岐黄醫道歸眞

——《素問》《靈樞》條分縷析

（上册）

陳錦明 撰編

中醫古籍出版社
Publishing House of Ancient Chinese Medical Books

圖書在版編目（CIP）數據

岐黄醫道歸真:《素問》《靈樞》條分縷析 / 陳錦明編撰 . —北京：中醫古籍出版社，2019.8

ISBN 978-7-5152-1898-4

Ⅰ . ①岐…　Ⅱ . ①陳…　Ⅲ . ①《素問》—研究 ②《靈樞經》—研究

Ⅳ . ① R221.1 ② R221.2

中國版本圖書館 CIP 數據核字（2019）第 150359 號

岐黄醫道歸真——《素問》《靈樞》條分縷析

陳錦明　撰編

責任編輯　孫志波
封面設計　映象視覺
出版發行　中醫古籍出版社
社　　址　北京東直門内南小街 16 號（100700）
電　　話　010-64089446（總編室）010-64002949（發行部）
網　　址　www.zhongyiguji.com.cn
印　　刷　北京博圖彩色印刷有限公司
開　　本　787mm × 1092mm　1/16
印　　張　87
字　　數　1798 千字
版　　次　2019 年 8 月第 1 版　2019 年 8 月第 1 次印刷
書　　號　ISBN 978-7-5152-1898-4
定　　價　520.00 圓

作者簡介

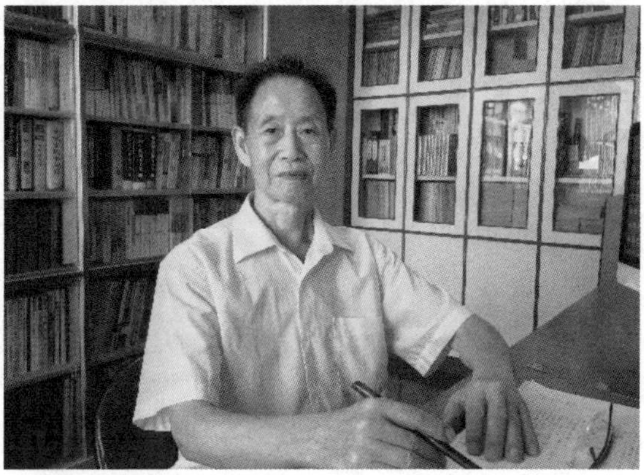

敝陳氏，名錦明，字璨熙，閩仙境洞宮山磐谿人，中醫世家，民間傳統中醫，高等教育自學考試中醫大專文憑。長期研究《內經》《傷寒》《易經》。從事傳統中醫全科（內、外、婦、兒等）臨床四十多年，學驗俱豐。

敝以爲，傳統中醫，乃“道器結合”“天人相應”之醫學，源於岐黄傳統經典，與中華傳統文化唇齒相依。“心身不適”即是病，儘管證情複雜，病名千百，究其源不越三因：外者，風、熱、暑、濕、燥、寒；內因，怒、喜、憂思、悲、恐驚；不內外者，飲食、勞倦、跌打、湯火、蟲獸所傷也。或問：“一醫者，能治幾多病？”答曰：“自古一明醫，普治天下病，猶今一醫院。”或曰：“曷吹牛乎？”歉曰：“弗敢也！蓋明醫目中無百病，僅三病焉。”“何謂？”“一者，外感病；二者，內傷病；三者，雜病也。”

緊遵“五運六氣”“治病求本”，通過“四診八綱”“因時、因地、因人”製宜，合理遣方用藥，促使“陰平陽秘”“五行協調”“出入昇降”“運行圓轉”，病即告愈。

故而，一切疾病，絶非單純殺菌、滅毒、消炎、控製、割切者也。縱觀醫史，自有張仲景，不學華元化，非失傳，實無須承傳也。

曹　序

正本清源，問道岐黄。

福建陳錦明先生與我網絡相識，互相交流中醫學術多年。最近，接到陳先生書稿《岐黄醫道歸眞——〈素問〉〈靈樞〉條分縷析》，拜讀之後，感慨良多。

一百多年以來，西學東漸，漢字、國學、中醫，一度成爲“歲寒三友”，被一些留洋的書生列入到行將取消的行列。隨著漢字順暢地進入電腦，中國綜合國力的增強，民族文化復興也已經日漸繁榮，惟有中醫復興仍然處於黎明前的階段。

雖然政府領導高度重視，人民大眾深切期盼，《中华人民共和国中醫藥法》也進入實施階段，但是目前科學界、學術界，不承認中醫的指導理論具有科學性，陰陽、五行、藏府、經絡、氣血精津液等，都被排斥在科學大門之外，只承認中醫有技術、方藥，並且方藥要“研究”，技術須“規範”，所以，中醫還處於“廢醫存藥”“廢醫驗藥”的階段，這個階段仍然是“中醫的末法時期”。

反思一百年的發展道路，雖然前賢也很努力，但是由於發展道路出了問題，用西醫擅長的解剖和疾病診斷爲標準，評價中醫學術體系，造成了自身的信心大失，事業逐漸萎縮，這是因爲“求同存異，丟了自己”。

匯通，實匯而不通；科學化，爲城下之盟；中西醫結合，乃沒實現之美好理想。“重術輕道，衰落難逃”，要想步入復興，必須“道術並重”；在中西醫的關係上，要採取“求異存同，彰顯個性，走向復興”，否則就不可能達到“中西醫並重”。因爲“求同存異，逐漸失去了自己”，自立已不能，如何談復興？

一百多年的道路迷失，造成了中醫人理論不自信、療效不自強、傳承不自覺、體系不自立。因此，回歸中醫原創思維，培養後繼人才，是一個大問題。陳先生此著的出版，有助於解決這一百多年的難題。

我們不能盲目樂觀，以爲一部《中华人民共和国中醫藥法》就可以解決所有問題。目前的中醫，仍然是步履艱難的傳承階段，中醫的春天仍是未來才能見到百花齊放的景色，還要做好“忍冬藤”的工作，爲中醫完整體系而守候，是一項長期的工作。

傳承中醫，首先是人才培養問題，清代名醫徐大椿《醫學源流論》曾經說過，醫生是“重任也，精藝也，賤工也”，不是人人都可以成爲一個好醫生的，更不是輕易就可以成爲醫學大家。

陳錦明先生這部醫學著作，立足於從學術源頭探索中醫獨特的優秀特質，把王氷、張景岳、馬元台、張志聰等著名醫家對《黄帝内經》的闡述，經過自己精心選擇，再加上多年的苦心研究，集成在一起，成爲一部走向經典的重要引導。

要想成爲時代的好中醫、蒼生大醫，如果讀不懂這部書，就説明素養還不深厚，需要努力和下功夫的地方還有很多。假如見到陳先生這部著作，能夠很輕鬆地進入心田，啟迪智慧，得到共鳴，説明你對中醫學的認識已經有了比較好的基礎，可以登堂入室，穿越時空，去“造訪”歷代名醫，與他們心心相印無障礙交流了。

中醫必將與時俱進，也有義務説明自己的學術特質。

無論走多遠，中醫都必須堅守自己的原創思維，善於解決時代的醫學難題，爲大衆的健康保駕護航，維護健康，糾正亞健康，治療不健康，讓人們健康長壽，快快樂樂到天年。

在陳先生大作出版發行的前夕，我感到中醫界的根脈依然深厚健壯，中醫事業必將“醫隨國運”，逐步走向復興。心情高興之餘，抒發感慨如上，與大家一起預祝這部好作品，傳遍四方，成爲中醫人的座右銘。

河北省中醫藥科學院曹東義

2017 年 5 月 19 日序於求石得玉書屋

劉　序

與錦明先生相識是在2015年秋，馬有度教授與我在編著《中醫心悟感言》徵文中。當年我們的徵稿啟事發出不久，即收到來自全國各省市中醫人及支援關注中醫藥事業發展人士的積極回應，投稿支援，其中福州陳錦明先生就是让我们印象較深的投稿作者之一。錦明先生的《岐黄醫工必須堅持傳統》文章較有份量，得到了有度教授的肯定和認可，文章部分精彩片段被收入《中醫心悟感言》刊載。

錦明先生國學功底深厚，醫術精湛，在福州中醫館坐堂，用傳統中醫醫技，解除病人疾苦，常能著手成春，享譽遐邇。

陳先生不但醫術高明，且爲人謙虛。去年冬，錦明先生將診病之餘，花數年時間著成的書稿《岐黄醫道歸眞》傳給我，讓我提意見，批評指正。憑心而論，我雖然出版過幾本書，但不管是國學文化功底還是傳統中醫醫術，我本人都無法以錦明相比。由此可見，陳先生爲人謙恭，行醫做學問精益求精，不恥下問。

眾所周知，《黄帝内經》是中醫源頭理論淵藪。要學好中醫，必須溯本求源，從中醫經典源頭上下功夫。怎奈《黄帝内經》成書，迄今二千餘年，文字古奥，義理艱澀難明。況且，《黄帝内經》成書年代大約爲戰國或西漢時代，非一人一時之作，是一部眾多中醫學者研究中醫的“論文集”，所以，難免“龐雜無序”、義理晦澀，給今人後學帶來困難，使人欲溯中醫經典源泉，奈何未得舟楫，只能“望洋興嘆”。

且喜福州錦明先生受景岳《類經》編著范式啟發，診病之餘，花數年時間將《黄帝内經》融會貫通，分門別類編撰，並加以考校釋義，使《黄帝内經》義理明白曉暢，讓後學能較爲輕鬆閱讀經典，明白義理，爲學好中醫打下堅實基礎，用以指導臨床實踐，提高療效，增強中醫能治病之自信。

錦明先生堅持中醫傳統，在中醫經典中尋求提高中醫療效的途徑，在中醫同行中屬爲數不多的佼佼者。正是由於陳先生在中醫經典中，在堅持使用傳統中醫中獲得了較爲顯著療效，堅信中醫要復興，必須堅持中醫傳統，回歸岐黄醫道，別無選擇。

我與錦明神交已久，蒙陳先生不棄，請爲《岐黄醫道歸眞》作序。我推崇先生學識、醫術及爲人，草擬數言，仍以張景岳《類經》自序片言預贈：他山之石可以攻玉，斷流之水可以鑒形，竹頭木屑曾利兵家。學者若能參閱錦明是書，必將提高中醫醫術和治療效果，從而增強中醫人文化自信、理論自信，使中醫藥隊伍不斷壯大並走向偉大復興！

劉世峯

2017年8月作於榮昌區昌元街道上河城

王　　序

中醫是濟世活人的智慧之學，醫聖張仲景對中醫家不僅提出了才高識妙的素質要求，還提出了思求經旨的學術要求。《素問》與《靈樞》作爲中醫理論的奠基之作，是歷代中醫家立足於臨床實踐的根基。中醫理論之所以能夠代代相傳，不斷地走向完善，就是因爲每個時代都有返本開新的醫家。他們深深地紮根於經典，以自己獨有的智慧刻苦鑽研經典理論，默默無聞地傳承著中醫的道統。

放眼今天的中醫學界，大多數中醫家受科學主義的影響，都在借助西醫和現代科技理論與手段進行著中醫理論創新。他們早已忘掉了醫聖的教誨，遺棄了中醫理論經典，長年累月地待在實驗室裏進行著闡釋中醫理論的各種病理、藥理以及毒理的實驗，企圖通過現代西醫的研究途徑獲取像古代那些大醫家一樣的成就。這種緣木求魚的行爲，不僅沒有讓他們實現中醫理論創新，而且導致他們喪失了中醫的主體意識和理論自信。

喧囂時代的背後，總會有少數的清醒者。每當打開並仔細拜讀陳錦明老師歷經八年的嘔心泣血之作《岐黄醫道歸眞》時，我心裏都會由衷地敬佩。就在今天那些中醫院校培養出來的高級中醫人才連《黄帝内經》都還讀不懂的時候，陳錦明老師卻能以自己的智慧深入經旨，在明代著名醫家張介賓所著的《類經》啟示之下，將《素問》與《靈樞》的内容按著自己的認知加以條分縷析的分類闡釋，最終完成了《岐黄醫道歸眞》。能夠寫出這樣的理論巨著，除了需要智慧，還要有勇氣和毅力。陳錦明老師是民間中醫的中流砥柱，他的學術成就再次證明了中醫的復興在民間。如果有誰還在懷疑民間中醫的理論素質，不妨拜讀陳老師這本中醫理論巨著。

《岐黄醫道歸眞》的推出，無疑是當下中醫學界湧現出來的一股清流。經常研讀這本鉅著，能幫助廣大中醫家或者中醫愛好者深入理解和把握《素問》與《靈樞》的經旨。同時，本書能爲其他中醫家的理論研究提供示範作用，淨化當下浮躁的創新風氣，重新引導廣大中醫家學經典、用經典，提高自己的基本理論以及思維水準，進而推動整個中醫學界理論水準的提高。

王世保

2017年8月16日

洪　序

《黄帝内經》是中國文化瑰寶，更是一部中國人類進步史和人文發展史的寫實巨篇。它起源於黄帝時代，甚至記錄了更早的遠古文明以及先祖傳説，延續到戰國時期西元前二百多年，其間隔二千年以上的時光，或者更多年代。這階段是中國人類歷史發展的關鍵時期，是原始走向文明的重要時空。中國人從新石器時代的末期積累的智慧文明和樸素哲學，通過黄帝時代初創的文字才得以記載下來，這才是中國文明史精彩的開端。這樣的記錄一直下來到戰國時代，有關醫學、醫藥、醫理、病理、診視、預防、養生等方面内容便集結成了《黄帝内經》一書。它是中國傳統四大醫書《黄帝内經》《難經》《傷寒雜病論》《神農本草經》中的第一部醫書，也是最早成書的一部醫學典籍，到現在影響了我們後代四千多年了，而今這部書不但在中國更被世界各國醫學界有識之士奉爲聖典。

《黄帝内經》堂奥極深，内藏豐富的自然知識和人文知識。據説有心精研也要三十年才能把握其要略。我在閒暇之餘也看這本書，但只是流覽而已，走馬觀花，難得要領，久久未收其功。但看到坊間寫的《黄帝内經》解注文章，内容恐怕一般人難以明白也用不上，我想寫書的人自己也可能一頭霧水，只是寫寫而已，其實不得要旨。書不能用不如無書，否則亂人視覺。我雖然無法窺到《黄帝内經》更多的神彩，但總希望能看到把《黄帝内經》解釋得通俗易懂的著作，把我們帶入這個奥妙的中醫學知識寶庫裏。

我認識陳錦明醫生是近一兩年的事。陳老醫師，雖年踰古稀，猶見解焯然，平日坐堂把脈視診著書立説堅持不輟。閒暇時間每每談論起國學國醫更是精神頓增，慷慨激昂，侃侃而談。其視傳承中华傳統文化爲己任的精神，令人動容。

有一天陳老捧來幾本書送給我，其所著的《岐黄醫道歸真——〈素問〉〈靈樞〉條分縷析》這一部書，全書凡一百五十余萬字，洋洋灑灑，索引《黄帝内經》全文而釐分成“道、宇宙、天道、地道、人道……”三十三章。細讀後知道此書是按義理程式歸類的，每章羅列若干節條《黄帝内經》中名辭章句，謂之條分；又盡其詳細地引用《黄帝内經》中相關的内容，再加以引注解釋，謂之縷析，使人一目了然。陳老循章按節逐條編寫，有條不紊，反復此道，嘔心付出，工程繁鉅耗時無計，非常之毅力的人是難湊到如此之神功的。

我被陳老醫生的治學精神深深地感動，正是陳師心中有強大的醫道救世精神做支柱，他才能如此用心爲傳統中醫學這座殿堂添磚加瓦。讀是書更能領會到陳師以宏揚醫道爲己任的心懷，和他效法《道德經》“道大、天大、地大、人亦大。域中有四大，而人居其一焉”這個理念。從“道”開篇，而漸入“天道、地道、人道、醫道、治道、攝生之道”，迴圈而進，引人入勝。這本書也是他受《易經》“其內無小，其外無大”思想的影響，不辭辛苦對《黄帝内經》探賾索隱、鈎深致遠、極深而研而結成的傳統中醫學學術的一顆碩果，這顆碩果必能在這個新時代全面振興國學的春風裏香飄更遠，會讓更多的人享受到它的果實。

最後我引用《素問・上古天眞論》一句話“壽敝天地，淳德全道”，祝願陳錦明醫生學術之樹常青。是为之序。

丁酉年冬捭闔文化讀書會洪守義謹識

自　序

自有人類，惟我中華民族自始至今，繁衍昌盛於地球東方，沒有滅亡。他如羅馬、埃及、印度，則無此殊榮也。中華民族先祖盤古、女媧、燧人、有巢等上帝，爲子民發明抗拒自然災害生存技術，鑽木或用冰制凸透鏡取火，烹煮熟食，制衣蔽體，蓋房定居，制耒農耕，守獵漁魚，制車乘運，等等。伏羲、神農、黃帝三皇及夏商周之舜禹等五帝，創造文明，改造山河，上觀天文，下察地理，八卦、曆法、算術、文化、醫療、軍事、商賈等人類賴以生存之條件措施，應有盡有。迨至春秋、戰國，諸子著書立說，百家爭鳴，百花齊放，處世倫禮，科學技術，政治文明，"天下爲公"。此人類發展，人類文明，登峯造極，舉世無雙，絕無僅有。此等昌盛景象，明白人劉明武褒之曰"黃帝文化"。

考《春秋元命苞》曰："天地開闢，至春秋獲麟之歲，凡二百二十六萬七千年，分爲十紀。"春秋及今，又三千年矣。據考古發掘發現，元謀猿人，距今約一百七十萬年（1965年在雲南元謀發現）。縱觀我中華民族歷史之悠久，民族之偉大，文明之高尚，身爲我中華炎黃子孫，能不引之而驕傲乎？！若云"中華歷史上下五千年"，乃棄炎帝以上而言黃帝始也；若云"中華民族兩千多年"者，要麼無知，要麼別有用心也。

《易》理"無中生有"者，今人釋曰"無是生非"，實不知此乃中華科學宇宙生成之道，猶今西人"宇宙大爆炸"之說是也。"無中生有"說，萬年以上也，而"宇宙大爆炸"說，僅百年而已耳。我中華民族之炎黃子孫，何不崇敬百萬年之祖先，反拜倒於百年洋人之膝下耶？實民族虛無主義，崇洋媚外思想作祟是也。

考《漢書·第三十卷·志十·藝文》載："《黃帝內經》十八卷，《外經》三十七卷。《扁鵲內經》九卷，《外經》十七卷。《白氏內經》三十八卷，《外經》三十六卷；《旁篇》二十五卷。右（上）醫經七家，二百一十六卷。《五藏六府痺十二病方》三十六卷。《五藏六府痺十六病方》四十卷。《五藏六府癉十二病方》四十卷。《風寒熱十六病方》二十六卷。《泰始黃帝扁鵲俞拊方》二十三卷。《五藏傷中十一病方》三十一卷。《客疾五藏狂顛病方》十七卷。《金創瘲瘛方》三十卷。《婦人嬰兒方》十九卷。《湯液經法》三十二卷。《神農黃帝食禁》七卷。右（上）經方十一家，二百七十四卷。《容成陰道》二十六卷。《務成子陰道》三十六卷。《堯舜陰道》二十三卷。《湯盤庚陰道》二十卷。

《天老雜子陰道》二十五卷。《天一陰道》二十四卷。《黃帝三王養陽方》二十卷。《三家內房有子方》十七卷。右（上）房中八家，百八十六卷。神仙十家，二百五卷。凡方技三十六家，八百六十八卷。”今存幾何，無存不等於原本無有焉。

漢前有多少醫書不可考，然至漢，官家尚存“凡方伎三十六家，八百六十八卷”；民閒岂無私傳珍藏焉。漢之“廢拙百家，獨尊儒術”，董仲舒之“三綱五常”，致使帝王官朝“腐敗”，後朝掀焚前朝，天下兵荒馬亂，致使強大之中華民族，兩千多年來逐漸衰敗，文明繁榮昌盛，喪失貽盡，變成任由西方列強宰割之“東亞病夫”。此皇族“家天下”之“變態”，萎縮成全民族之“病態”，明白人劉明武貶之曰“皇帝文化”。

我等中華炎黃子孫，不應以三百年父輩無能，而言二百多萬年祖輩皆無能。“五四”運動剔除了腐敗的“皇帝文化”，然而同時剷除了文明的“黃帝文化”，眞是“親者痛，仇者快”。尚若再不反思，恢復“國學”傳承教育，恢復“國醫”傳承授徒，將是後患無窮矣。

如今，西方興起“中文熱”“孔子學院熱”“中醫熱”“鍼灸熱”，我等中華炎黃子孫，大可不必自暴自棄，繼續妄行西化也。

今存《素問》《靈樞》各九卷，計百六十二篇，若云即是《黃帝內經》十八卷，亦僅存其“八百六十八卷”之百分之二。當下國家倡導民族復興，中醫復興，東風來臨，我等岐黃後學，當即自覺興起“國學熱”“國醫熱”“內經熱”“傷寒熱”，使有限之“珠寶”，發揚無限之“光芒”。

敝某魯鈍，行醫四十多年，雖非國家評定名醫，然時有沉痾之效，民間認可。蓋因長期沉潛《素問》《靈樞》《傷寒論》《易經》，未敢言其精通，然頗有感悟心得焉。八年前見閱明景岳張介賓之《類經》，突萌《類經再類》之念，以切今人思維應用。歷時八載春秋，今已脫稿，不願子孫單獨傳承，故付梓同享。蓋眾人推牆，路障何懼？！尚若有益於岐黃後學，老朽廢食忘寢，心血何惜哉！

拋磚引玉之作，思淺文薄，企盼高明斧正。

璨熙陳锦明識

二〇一七丁酉仲春於榕瑞來春堂

岐黄醫工必須堅持傳統論

地球自有人類，惟獨我中華民族自始至今，繁衍昌盛於地球東方，沒有滅亡。他如羅馬、埃及、印度，則無此殊榮也。《春秋元命苞》曰："天地開闢，至春秋獲麟之歲，凡二百二十六萬七千年，分爲十紀。"春秋及今，又近三千年矣。考古發掘發現，元謀猿人，距今約一百七十萬年（1965年在雲南元謀發現）。我中華歷史之悠久，民族之偉大，身爲中華之炎黄子孫，能不引之而驕傲乎？！

有問曰："其基石何？其砥柱何？其後盾何？"曰："然。一國學也，二國醫也，三國藥也。"

《易經》者，國學之本，諸子百家賴以爲源。中華民族聖人，創造了七八萬個"音形義"於一體的"漢字"，一字如一圖，優美壯觀，雖萬年而能識能解，焉遜於二十六個音符乎？

《神農本草經》《黄帝内經》《難經》《傷寒雜病論》者，國醫之本，號曰"岐黄醫道"，中華醫工千萬年賴之以爲教本，賴之以爲治病，賴之以爲健身，賴之以確保中華民族之茁壯成長旺盛。

中華民族古聖，發掘了七八千種取之不竭的國藥——本草雖萬年，無甚變異，能治病，能健體，永無失效，人類賴之永無"耐藥性"。豈遜於"道高一尺"之化學品，永遠難抵"魔高一丈"之"病毒細菌"耶。

國醫、國藥與國學，猶之唇齒與舌，三者相依者，國學亡，則國醫亡；國醫亡，則國藥亡也。蓋國學乃國醫之載體，國醫複爲國藥之載體也。

三者最大命運之共同體，在於"形神合一"。老子曰："形而上爲道，形而下爲器。"去其道，則僅剩其器也。道者，精神也；器者，形體也。神去，形雖存，僅殭屍也。

國學、國醫認爲，"天地人"號曰"三才"，"天地合氣，命之曰人""人生於地，懸命於天"，故號人爲"三才"之一。人者，乃"形而上"與"形而下"之無縫結合體。然西人僅察"形而下"，而無視"形而上"，故喻人體爲一台機器。國醫強調"天人相應"，言天地生病，人應感亦生病焉。"五運六氣"，詳述而實用，惜哉！今有幾人而知之焉。"上醫治國，中醫治人，下醫治病"，故知"道"者，號曰"上工"，"上工"者，"上醫"

也。今舉其說，可窺一斑。觀“䷋”卦，“乾爲天，在上；坤爲地，在下。”此爲“形而下”，視而知之，故曰爲“體”；若其“用”，當悟而知之，當從“形而上”而解之，命之爲“否”卦。相反，“䷊”卦，“坤在上，乾在下”反贊曰之爲“泰”卦。何哉？蓋地在下，要其地氣上騰；天在上，要其天氣下降，“雲出地氣，雨出天氣”，此之謂順。順者，豈不爲“泰”乎？！反之，地在下，地氣不上騰反下潛；天在上，天氣不下降反上昇，豈非天地決裂，曷不爲逆，逆之非泰，豈不“否”乎？此“䷋否”“䷊泰”之深意也。複觀，“䷾”，乃水火之“既濟”卦，“䷿”，則爲水火之“未濟”卦。《内經》云觀古者，驗之於今；觀天地者，驗之於人。“䷿”，號曰“未濟”卦，言腎水在下，心火在上，此爲“形而下”，目可視而知之；然從“形而上”去體悟，則稱之爲“病態”，何哉？蓋腎水本在下焦，且“水曰潤下”；心火本居上焦，且“火曰炎上”。試想，心火在上，本炎上，今複炎上；腎水居下，本潤下，今複潤下，豈非水火離決，而“未濟”乎？人若此，豈非病態乎？考之，“䷾”，號曰“既濟”卦，從“形而上”而言，腎水上騰，上濟心而潤上，則心火不過亢，不過亢，不複炎上也；心火下降，則少陽龍火能潛歸大海，則腎水不致冰凍，腎水不凍，則腎水騰騰蒸上。夫如是，水火交融，上下交泰。人若常此，豈非健康而體壯乎？！

故岐黄醫工，當加大力量，向祖宗“接軌”。岐黄醫籍，杏林診案，汗牛充棟，何遜“小白鼠試驗”。雖國醫泰斗鄧鐵濤，亦慨然歎曰：僅知百分之一二。有繼承，才有發展，倘若舍本而求末，“去醫留藥”“去醫驗藥”，與洋醫“接軌”，只能使“形而下”小部分勉強結合，而“形而上”絕大部分將遺失殆盡。其結果，只能是岐黄醫道斷代無繼。夫如是，我們將愧對祖宗，將愧對子孫也。身爲岐黄後學之行事者，當慎之也！

陳錦明

乙未季夏於福州瑞來春堂國醫館

凡　例

一　是撰集，效《類經》之法，以“道”爲“綱”，以“經文”爲目，將《素問》《靈樞》全部經文“條分縷析”，曰《類經再類》可也，曰《素靈條目辭典》可也，而曰《岐黄醫道歸眞——〈素問〉〈靈樞〉條分縷析》更切也。蓋綱舉目張，按義列條，可佐岐黄後學、院校師生、社會學者，研習經義之參考也；可供論文撰寫者，索取論點論據之便利也。尤其便於檢測自我標榜所謂“傳統中醫”之理論是否偏離經旨；便於檢測所謂“傳統中醫”之临床是否偏離經旨；便於檢測所謂“傳統養生”之理論与措施是否偏離經旨；便於檢測所謂“宏揚傳統中醫”之方向是否偏離經旨焉。

一　是撰集，擇取史上四大重經名家王冰之《重廣補註》、馬蒔之《注證發微》、張介賓之《類經》與張志聰之《素問集註》相應註文，融合整理，略以修飾，夾以感言，附於經文“條分縷析”之後，以示“繼承”之舉。敝某生性魯鈍，不敢做過多發揮，以免“異解”，偏離經旨。尚若人人“異解”，卻美其名曰“創新”，則經旨亡矣。

一　是撰集，取“文言”表述，繁體排印，以示“國學”復興。“國學”興，方能“國醫”興。“新文化運動”後，推行“白話文”“我手寫我口”一百年；1956年後，“漢字簡化”普及一甲子。此二項，爲平民百姓“掃除文盲”起到不可抹滅之功績。考中華傳統文化，乃萬千年文化精英們前僕後繼腦力辛勤勞動歷煉而成。近百年讀西洋書之所謂“精英”們，不顧歷史《六書》有造字原則和《康熙字典》部首有分類標準，而“土”“士”不分；“人”“入”無別；“月”“月（肉）”混同；“吃麵”寫成“吃面”；“腹”“服”同旁；“發”“髪”同“发”；“昇”乃“昇斗”，风马牛相及也；“谷”爲“巖谷”，“穀”爲“五穀”，豈可同日而語哉；“愛無心、親不見、廠空空”，眞乃魯魚亥豕，笑話罄行難書耶！岐黄後學，若視“繁體”“文言”爲學醫“險阻”，慾進“汗牛充棟”古籍廟殿難矣。設使專食他人“嚼飯”“流質”，若云“入門”者，容易；自表“登堂”者，置疑；企圖“入室”者，難矣。

一　是撰集，提示“繁簡”置換，決非鼠標一點即得矣！有云“我姓余，余粮之余”，“我姓范，模范之范”，是否數典亡宗矣。京都有一“名醫”，書“白术”爲“白術”，豈非畫蛇添足乎。“桔”乃“桔梗”本字，借給“橘”爲簡體，應知“桔”“橘”，音义迴异，本爲二字，岂可混淆哉。

一 是撰集，考《第一批推行的260個簡化漢字表》，“癥”簡寫爲“症”，“證”簡寫爲“证”，未見“病證”之“證”簡寫爲“症”。今中醫已恢復“癥”之本字應用，是爲明舉，“癥”“證”，本不可混也；復考《康熙字典》，無有“症”字；又翻《現代漢語詞典》，將“證明”“證據”“證件”三義簡寫爲“证”，而凡“病證”一義，簡寫爲“症”，是以“證狀”不寫“证狀”，而成“症狀”。近年中醫界未知何據，強推“证狀”“症狀”分解分寫，夫如是，若將民國前醫書強加“證狀”“症狀”分解分寫，將是一項浩繁之愚民無稽工程，勢必引導岐黄後學誤入岐途，漂泊茫洋，徘徊“國醫”門堂之外，後果不堪設想。

一 是撰集，考中華傳統文化萬千年，集成漢字八九萬個，歷代書籍不乏本字、古文、別字、異體混用習俗，今爲統一標準，古文、別字、異體僅限經文及目錄中應用，註文非特殊不與焉。

一 考“國醫”，乃“形而上”與“形而下”之綜合醫學，故本撰集恢復《素問》《内經》本字應用，典型二字爲“藏府”，如是則“神藏五，形藏四”“藏象”真義，迎刃而解也。

璨熙陳锦明識

旹二〇一七丁酉仲春於榕瑞來春堂

總 目 錄

上 冊

下 冊

上冊目錄

第六章　人道 …………………… 47

第十一章　生化………………… 299

第十五章　形神藏府…………… 451

第一章　道

一、道之大

◎道之大者擬於天地配於四海

嗚呼！窈窈冥冥，熟知其道？道之大者，擬於天地，配於四海。汝不知道之諭，受以明爲晦。（《素問·徵四失論第七十八》）

嗚呼，歎也。窈窈冥冥，言深玄、玄遠也。“熟”當作“孰”，“孰”，“誰”也。擬於天地，言高下之不可量也。配於四海，言深廣之不可測也。晦，暗也。不知道之諭，受以明爲晦者，言不能曉諭於道，則受明道而成暗昧也。考《道德經》第一章曰：“道，可道，非常道；名，可名，非常名。無，名萬物之始；有，名萬物之母。故常無，欲以觀其妙；常有，欲以觀其徼。此兩者，同出而異名，同謂之玄，玄之又玄，衆妙之門。”第二十五章曰：“有物混成，先天地生，寂兮寥兮，獨立而不改，周行而不殆，可以爲天下母，吾不知其名，強字之曰道，強爲之名曰大。”第二十一章曰：“道之爲物，惟恍惟惚，恍兮惚兮，其中有像，恍兮惟兮，其中有物。”又第四十二章曰：“道生一，一生二，二生三，三生萬物。”夫道生一者，無極生太極，即所謂“無中生有”也，猶今西人所謂“宇宙大爆炸”之說是也。一生二者，太極生兩儀也。兩儀者，乾坤也，陰陽也，天地也，男女也。三者，三陰三陽也，三男三女也，坎離震兑艮巽也，三生萬物者，謂有天地人之三才而後有萬物也。又曰一爲太極，太極生兩儀，一生二也；兩儀生四象，二生三也；四象生八卦，八卦生六十四卦，六十四卦總析三百八十四爻，三百八十四爻者，總天下萬物於其中，亦是爲三生萬物也。無者，道也，不可視見者也；有者，三才及萬物，可見可觸者也。“無中生有”者，三才生萬物之始生，無形之動力也。夫天之所以廣，能容日月星辰之永恆；地之所以大，能容萬物之廣博；人者，天地之中，萬物之靈，能假萬物而爲用，生衍不息者也。夫天之日月星辰，地之木火土金水，人之頭面五官幹支皮毛，可視可觸也；而天之風熱暑濕燥寒之循環变化，人身活體內藏肝心脾肺腎之生尅制化，萬物之生長化收藏之消息變化，僅可悟可感而不可視也。故《易經·系辭》曰：“形而上者謂之道，形而下者謂之器。”是以知其然，又能曉其所以然者；能順其然，又能從其所以然者，皆謂之德也。是以知其道，且尚其德者，則明而不晦矣。

二、至道

◎至道在微變化無窮

至道在微，變化無窮，孰知其原？窘乎哉！消者瞿瞿，孰知其要？閔閔之當，孰者爲良？恍惚之數，生於毫氂，毫氂之數，起於度量，千之萬之，可以益大，推之大之，其形迺製。（《素問・靈蘭秘典論第八》）

至道在微，變化無窮者，言至道之小則微妙，而細無不入；其大則廣遠，而變化無窮也。孰，誰也。孰知其原者，言人多見其大，而少有見其小，故欲知其淵原者，有誰所能知察焉？窘，窮，窮盡也。消，消息，消長也。瞿瞿，不審貌。窘乎哉！消者瞿瞿，孰知其要者，言道小則微妙，大之廣遠，而消長變化無窮，孰知其要耶？不知其要，誰能知其原也。閔，《說文》以爲病與傷痛也。閔閔，憂恤病痛也。良，善也。閔閔之當，孰者爲良者，謂有孰能憂人之憂而恤人之危者，然有孰能知何人爲良，何法爲善耶？蓋言其知道者之甚少也。恍惚者，無形之始。毫氂者，有象之初，即至道在微之微也。毫氂者，度量之所起也。千之萬之者，積而不已，而形制益多也。喻言大必由於小，著必始於微，是以變化雖多，原則一耳。故但能知一，則無一之不知也；不能知一，則無一之能知也。

◎至數極而道不惑

鬼臾區曰：至數之機，迫迮以微，其來可見，其往可追，敬之者昌，慢之者亡，無道行私，必得夭殃，謹奉天道，請言眞要。帝曰：善言始者，必會於終；善言近者，必知其遠。是則至數極而道不惑，所謂明矣。願夫子推而次之，令有條理，簡而不匱，久而不絕，易用難忘，爲之綱紀。至數之要，願盡聞之。鬼臾區曰：昭乎哉問！明乎哉道！如鼓之應桴，響之應聲也。（《素問・天元紀大論第六十六》）

至數者，太過不及之定數也。機者，先期而動也。至數之機者，即五六相合之類也。迫，近也。迮，起也。迫迮以微者，謂天地之氣數，其精微切近，無物不然也。其來可見，其往可追者，謂因氣可以察至，因至可以求數也。然至數之微，爲安危所系，故敬畏者，則災眚可避；忽慢者，必罹夭殃。敬者，凡合同於道者皆是也。設或無道行私，而逆天妄爲，夭殃必及之矣，可不慎哉！無道，謂不修養生之道。行私，謂放縱嗜慾也。眞要，至眞之要道也。簡，省要也。匱，乏也。必精明於道者，庶能言始以會終，自始至終，由近至遠，簡而明，易而難，有條有理，有紀有綱也。然至道者，昭也，明也，能明乎斯道，如桴鼓聲響，未有不相應者矣。

三、道無鬼神

◎道無鬼神獨來獨往

若夫法天則地，隨應而動，和之者若響，隨之者若影。道無鬼神，獨來獨往。（《素問·寶命全形論第二十五》）

何謂鬼神？《說文》曰："人所歸爲鬼。"《爾雅·釋訓》曰："鬼之爲言歸也。"《說文》曰："天神引出萬物者也。"《康熙辭典》曰："鬼神，陽魂爲神，陰魄爲鬼。"徐公遐曰："來者爲陽，往者爲陰。鬼神者，陰陽之氣也。"朱子曰："鬼神，天地之功用，造化之跡也。以二氣言，則鬼者陰之靈也，神者陽之靈也；以一氣言，則至而伸者爲神，返而歸者爲鬼，其實一物而已。"道者，天地之道也。夫法天則地者，法道守道也。道無鬼神，獨來獨往者，隨應而動，如響隨聲，如影隨形，無鬼無神也。

四、與道合同

◎與道合同惟眞人也

帝曰：善。有不生不化乎？岐伯曰：悉乎哉問也！與道合同，惟眞人也。帝曰：善。（《素問·六微旨大論第六十八》）

有不生不化乎者，言人有逃陰陽，免生化，而不生不化，無始無終，同太虛自然者也。與道合同，惟眞人也者，言眞人之體合於道，道無窮則體亦無窮，隱見莫測，出入天地内外，順道至眞以生，其爲小也入於無閒，其爲大也過虛空界，故能出入生死，壽敝天地，無有終時也。

第二章　宇宙

一、太虛寥廓

◎太虛寥廓

帝曰：願聞五運之主時也，何如？鬼臾區曰：五氣運行，各終朞日，非獨主時也。帝曰：請聞其所謂也。鬼臾區曰：臣稽考《太始天元冊》文曰：太虛寥廓，肇基化元，萬物資始，五運終天，布氣眞靈，揔統坤元，九星懸朗，七曜周旋，曰陰曰陽，曰柔曰剛，幽顯既位，寒暑弛張，生生化化，品物咸章。（《素問·天元紀大論第六十六》）

太虛者，謂空玄之境，大氣之所充，神明之官府也。寥廓者，謂空大無際之器也。肇，始也。基，立也。化元者，造化之本原也。五運者，謂木火土金水之運行也。終天者，謂日行一度，五運各主一歲，終周天之三百六十五度四分度之一也。萬物資始，五運終天者，謂萬物借化元而始生，五行終天運而無已也。故《易》曰："大哉乾元，萬物資始。"眞靈者，人與萬物也。揔，總也。總統坤元者，謂地居天之中，天包乎地之外也。故《易》曰："至哉坤元，萬物資生。"九星者，謂天蓬、天芮、天衝、天輔、天禽、天心、天任、天柱、天英九星也。是以九星懸朗於天，下應九州之分野也。七曜者，日月與五星，《虞書》謂之七政也。周，謂周天之度。旋，謂左循天度而行也。曰陰與陽，曰柔與剛者，引見於《易》曰："立天之道曰陰與陽，立地之道曰柔與剛。"陽主晝，陰主夜。幽顯既位者，陰陽定位也。寒暑弛張者，寒暑往來也。《易》曰："日月運行，一寒一暑。"又曰："雲行雨施，品物流形。"又曰："天地氤氳，萬物化醇。"此所以生生不息，化化無窮，而品物咸章矣。敝以爲歷朝注經釋典，何處不離《易》道者也。目《易》爲中華文化之原，故諸子百家引之以爲用。是以自古垂今，未有業醫而不通《易》之而可謂大師者也。

二、宇

◎器者生化之宇

是以昇降出入，無器不有。故器者生化之宇，器散則分之，生化息矣。

（《素問・六微旨大論第六十八》）

凡有形者謂之器，言人與萬物生於天地氣交之中，有生長壯老已，皆由乎昇降出入之氣化，是以無器不有此昇降出入也。凡有形之物，無不感此天地四方之氣，而生而化，故器者，廼生化之宇；器散則陽歸於天，陰歸於地，而生化息矣。

三、六合

◎六合之内皆通於天氣

黄帝曰：夫自古通天者，生之本，本於陰陽。天地之間，六合之内，其氣九州、九竅、五藏、十二節，皆通於天氣。（《素問・生氣通天論篇第三》）

夫“形而上爲道，形而下爲器”，故無形者爲道，有形者爲器。器至大者，宇宙也；至小者，任何中空之器物是也。是以宇宙及任何中空之器物，無論形狀，皆號之曰六合。蓋其居内探外，皆有上下前後左右六方者是也。宇宙者，有當下一時一地之宇宙，有歷史無止境之宇宙。何以言之？細剖如次。一時一地之宇宙者，考中華古典，言君王治政，臣民朝君，尊貴卑賤，均不能位越。故今人檢閱古典書籍，當明古人處世臨事及著書立傳，均有約束規矩，能知君位臣位相反相對，才不迷惑。設我爲君者，必坐北面南而見臣，此時有此時之六合六方之宇宙，故上曰天，下曰地，左曰東，右曰西，前曰南，後曰北也；設我爲臣者，必立南面北而聽君，則此時之宇宙，天地上下雖同，然左曰西，右曰東，前曰北，後曰南，正好相反也。我等檢閱古籍圖書，必明圖書中描述是以君抑以臣而言，回味書中所言宇宙六合方位，方不迷茫。若言歷史無止境之宇宙者，上下左右無歧義，只須將前（從前）無止境向前延伸，將後（將來）無止境向後延伸，此情此景須悟方可知也。有鑒如此，則歷史無止境之宇宙，猶如一條宇宙長管，以六十年爲一圓圈，又以後六十年爲一圓圈接續前之六十年爲一圓圈，無止境環繞下一個六十之六十大圓圈軌道循環運行，是以無止境六十之六十之積乘之管形隧道，無止境向將來方向發展，以至宇宙之終結。故一言以畢之，此歷史無止境之宇宙，始於宇宙之始，將終於宇宙之終者是也。九州、九竅、五藏、十二節，皆容於宇宙六合之内。六合之内，充滿大氣。大氣者，天氣也，故曰天地之間，六合之内，其氣九州、九竅、五藏、十二節，皆通於天氣也。

◎上下左右（一）

故曰：天地者，萬物之上下也。左右者，陰陽之道路也。（《素問・陰陽應象大論第五》）

天地者，萬物之上下也者，言天覆物，故在上，地載物，故在下。此以“形而下爲器”而言者也。若《五運行大論》曰：“所謂上下者，歲上下見陰陽之所在也。”則以

“形而上爲道”而言者是也。“左右者，陰陽之道路也”者，以“形而上爲道”而言，蓋司天在泉左右閒氣六者循環運行，以陽左而昇天（司天），陰右而降地（在泉），若《五運行大論》曰“左右者，諸上見厥陰，左少陰，右太陽之類”者是也。

◎上下左右（二）

帝曰：善。《論》言“天地者，萬物之上下；左右者，陰陽之道路”，未知其所謂也。

此論六氣之上下左右也。司天在上，在泉在下，萬物化生於其閒，故天地爲萬物之上下。左右者，閒氣也。閒氣者紀步。蓋天右旋於外，而寒暑六入以舉其地；地受天六入以爲五行，左轉化生人物於天之中也，故曰爲陰陽之道路也。另見《陰陽應象大論》云：“天地者，萬物之上下；陰陽者，血氣之男女；左右者，陰陽之道路也；水火者，陰陽之徵兆也；陰陽者，萬物之能始也。”

岐伯曰：所謂上下者，歲上下見陰陽之所在也。

上下者，謂在上者，司天之位；在下者，在泉之位。故天之三陰三陽，於其六位右旋。如子午歲，少陰在上，則陽明在下矣；丑未歲，太陰在上，則太陽在下矣；寅申歲，少陽在上，則厥陰在下矣；卯酉歲，陽明在上，則少陰在下矣；辰戌歲，太陽在上，則太陰在下矣；巳亥歲，厥陰在上，則少陽在下矣。此三陰三陽迭見上下之所在也。

左右者，諸上見厥陰，左少陰，右太陽；見少陰，左太陰，右厥陰；見太陰，左少陽，右少陰；見少陽，左陽明，右太陰；見陽明，左太陽，右少陽；見太陽，左厥陰，右陽明。所謂面北而定其位，言其見也。

司天在泉，俱有左右。諸上見者，言司天也。所謂面北而定其位，言其見也者，謂司天主體之位雖在南，今言得見者，禮司天猶禮君也，臣民朝君固当面北而立，君之左右即司天之左右也。故上見厥陰，則左少陰，右太陽；上見少陰，則左太陰，右厥陰；上見太陰，則左少陽，右少陰；上見少陽，則左陽明，右太陰；上見陽明，則左太陽，右少陽；上見太陽，則左厥陰，右陽明也。

帝曰：何謂下？岐伯曰：厥陰在上，則少陽在下，左陽明，右太陰；少陰在上，則陽明在下，左太陽，右少陽；太陰在上，則太陽在下，左厥陰，右陽明；少陽在上，則厥陰在下，左少陰，右太陽；陽明在上，則少陰在下，左太陰，右厥陰；太陽在上，則太陰在下，左少陽，右少陰。所謂面南而命其位，言其見也。（《素問·五運行大論第六十七》）

諸上見者，言司天；此所謂下者，言在泉也。司天猶君，在泉猶臣，司天君位之左右，已詳上解。今在泉猶臣，亦自有其左右也。如巳亥歲，厥陰在上，則少陽在下矣，而陽明在少陽之左，太陰在少陽之右；如子午歲，少陰在上，則陽明在下，而太陽在陽明之左，少陽在陽明之右；如丑未歲，太陰在上，則太陽在下，而厥陰在太陽之左，陽明在太陽之右；如寅申歲，少陽在上，則厥陰在下，而少陰在厥陰之左，太陽在厥陰之右；如卯酉歲，陽明在上，則少陰在下，而太陰在少陰之左，厥陰在少陰之右；如辰戌歲，太陽在上，則太陰在下，而少陽在太陰之左，少陰在太陰之右。所謂面南而命其位，言其見也者，謂設我爲君面南而見臣也。此言左右者，謂臣之左右方位也。

◎上下左右（三）

岐伯曰：上下有位，左右有紀。故少陽之右，陽明治之；陽明之右，太陽治之；太陽之右，厥陰治之；厥陰之右，少陰治之；少陰之右，太陰治之；太陰之右，少陽治之。此所謂氣之標，蓋南面而待之也。（《素問·六微旨大論第六十八》）

此言六位之序，以明客氣之盛衰也。此即天道六六之節也。三陰三陽以六氣爲本，六氣以三陰三陽爲標。然此右字，以南面待之而言也，故有少陽之右，陽明治之；陽明之右，太陽治之；太陽之右，厥陰治之；厥陰之右，少陰治之；少陰之右，太陰治之；太陰之右，少陽治之。故曰：因天之序，盛衰之時，移光定位，正立而待之。此之謂也。

◎前後

帝曰：願聞三陰三陽之離合也。岐伯曰：聖人南面而立，前曰廣明，後曰太衝。太衝之地，名曰少陰；少陰之上，名曰太陽。太陽根起於至陰，結於命門，名曰陰中之陽。中身而上，名曰廣明；廣明之下，名曰太陰；太陰之前，名曰陽明，陽明根起於厲兌，結於顙大，名曰陰中之陽。厥陰之表，名曰少陽，少陽根起於竅陰，結於窗籠，名曰陰中之少陽。是故三陽之離合也，太陽爲開，陽明爲闔，少陽爲樞。三經者，不得相失也，摶而勿浮，命曰一陽。（《素問·陰陽離合論第六》）

聖人南面而立者，君位言也，廼中華傳統聖人祭祀天地之位也。凡言南面而立者，即當設我爲君而言六合方位，即面南而背北，則左東而右西也。蓋南面爲陽，故爲廣明；背北爲陰，故爲太衝。

◎外內

帝曰：願聞三陰。岐伯曰：外者爲陽，內者爲陰。然則中爲陰，其衝在下，名曰太陰。太陰根起於隱白，名曰陰中之陰。太陰之後名曰少陰，少陰根起於湧泉，結於廉泉，名曰陰中之少陰。少陰之前名曰厥陰，厥陰根起於大敦，結於玉英，陰之絕陽，名曰陰之絕陰。是故三陰之離合也，太陰爲開，厥陰爲闔，少陰爲樞。三經者不得相失也，摶而勿沈，名曰一陰。（《素問·陰陽離合論第六》）

陽氣出而主外，陰氣昇而主內。蓋三陽之氣，開闔於形身之外內；三陰之氣，開闔於內之前後。故曰陽在外，陰之使也；陰在內，陽之守也。

四、三才其位

◎地爲人之下太虛之中也

帝曰：地之爲下否乎？岐伯曰：地爲人之下，太虛之中者也。帝曰：馮乎？岐伯曰：大氣舉之也。（《素問·五運行大論第六十七》）

人在地之上，天在人之上。以人之所見言，則上爲天，下爲地。以天地之全體言，則天包地之外，地居天之中，故曰太虛之中者也。由此觀之，則地非天之下矣。然則司天者，主地之上。在泉者，主地之下。五行之麗地者，是爲五運，而運行於上下之中者也。此特舉地爲辨者，蓋以明上中下之大象耳。馮，凴同。言地在太虛之中而不墜者，果亦有所依凴否也？大氣者，太虛之元氣也。乾坤萬物，無不賴之以立。故地在太虛之中，亦惟元氣任持之耳。是以人居地之上，地爲人之下，地之下，大氣舉之也，故地浮懸於太虛之中焉。太虛者，虛玄之氣，無邊無際，又號之曰宇。宇者，猶容物之器，人與地，容其中；日月星辰與萬物，亦容其中。人所能見者，號之曰天。故天地人，號曰三才。

五、大氣

◎地者大氣舉之也

帝曰：地之爲下否乎？岐伯曰：地爲人之下，太虛之中者也。帝曰：馮乎？岐伯曰：大氣舉之也。（《素問·五運行大論第六十七》）

大氣者，太虛之元氣也。乾坤萬物，無不賴之以立。故地在太虛之中，亦惟元氣任持之耳。徵之風者，亦天地之大氣也。

六、天人古今

◎天人古今

黄帝問曰：余聞善言天者，必有驗於人；善言古者，必有合於今；善言人者，必有厭於己。如此則道不惑而要數極，所謂明也。今余問於夫子，令言而可知，視而可見，捫而可得，令驗於己，而發蒙解惑，可得而聞乎？（《素問·舉痛論第三十九》）

善言天者，言天四時之氣，溫涼寒暑，生長收藏，在人形氣，五藏參應，可驗而指示善惡，天與人一理，其陰陽氣數，無不相合，故曰善言天者必有驗於人。古者今之鑒，欲察將來，須觀既往。善言古者，謂言上古聖人養生損益之跡，與今養生損益之理，可合而與論成敗，故曰善言古者必有合於今。善言人者，謂言形骸骨節，更相枝拄，筋脈束絡，皮肉包裹，而五藏六府，次居其中，假七神五藏而運用之，氣絕神去，則之於死，是以知彼浮形，不能堅久，靜慮於己，亦與彼同。是以彼之有善，可以爲法，彼之有不善，可以爲戒，故善言人者必有厭於己。厭，足也，美也。夫如此者，是知道要數之極，悉無疑惑，深明此三者至理，尚何所不明哉？發蒙者，如去其蒙蔽也。言如開發童蒙之耳，解於凝惑者之心，令一一條理，而目視手循，驗之可得也。捫，猶循也。

七、六十甲子

◎六十甲子次序表

甲子	乙丑	丙寅	丁卯	戊辰	己巳	庚午	辛未	壬申	癸酉
甲戌	乙亥	丙子	丁丑	戊寅	己卯	庚辰	辛巳	壬午	癸未
甲申	乙酉	丙戌	丁亥	戊子	己丑	庚寅	辛卯	壬辰	癸巳
甲午	乙未	丙申	丁酉	戊戌	己亥	庚子	辛丑	壬寅	癸卯
甲辰	乙巳	丙午	丁未	戊申	己酉	庚戌	辛亥	壬子	癸丑
甲寅	乙卯	丙辰	丁巳	戊午	己未	庚申	辛酉	壬戌	癸亥

八、刻度步候氣時歲

◎日候氣時歲之謂

帝曰：余已聞六六九九之會也，夫子言積氣盈閏，願聞何謂氣？請夫子發蒙解惑焉！岐伯曰：此上帝所秘，先師傳之也。帝曰：請遂聞之！岐伯曰：五日謂之候，三候謂之氣，六氣謂之時，四時謂之歲，而各從其主治焉。五運相襲，而皆治之，終朞之日，周而復始，時立氣布，如環無端，候亦同法。（《素問·六節藏象論第九》）

天地之氣，五行而已。日行天之五度，則五日也。日有十二時，五日則六十時，是甲子一周，五行畢而氣候易矣，故五日謂之候，而一歲三百六十日，共成七十二候也。氣，節也。歲有二十四節，亦曰二十四氣。一氣統十五日二時五刻有奇，故三候謂之氣。歲有四時，亦曰四季。時各九十一日有奇，積六氣而成也，故謂之時。按此一季六節，亦曰六氣，非一歲三陰三陽之六氣各得六十度有奇之謂，蓋彼爲大六氣，此爲小六氣也。積四九而成三百六十日，故四時謂之歲。歲易時更，故各有所主之氣，以爲時之治令焉。五運，即五行也。襲，承也。治，主也。此言歲時氣候皆五運相承，各治其時，以終朞歲之日。故時立則氣布，如春氣主木，夏氣主火，長夏氣主土，秋氣主金，冬氣主水，周而復始，如環無端也。不惟周歲之氣爲然，即五日爲候，而氣亦迭更，故云候亦同法者也。

◎度步刻日之謂

帝曰：善。願聞其步何如？岐伯曰：所謂步者，六十度而有奇，故二十四步，積盈百刻而成日也。（《素問·六微旨大論第六十八》）

晝夜曰日，一日一度，度即日也。周歲共三百六十五日二十五刻，即三百六十五度又四分一度，以六步分之，則每步得六十日又八十七刻半，即六十度而有奇，故曰有奇也。一步即一氣，氣者，言五運六氣之氣也。四歲之中，共計二十四步，每步氣盈八十七刻半，共積盈二千一百刻，以二千刻分爲四歲之氣盈五日，尚積盈一百刻，而成有餘之一日也。是爲二十一日。

◎刻日周紀之謂

帝曰：願聞其歲候何如？岐伯曰：悉乎哉問也！日行一周，天氣始於一刻；日行再周，天氣始於二十六刻；日行三周，天氣始於五十一刻；日行四周，天氣始於七十六刻；日行五周，天氣復始於一刻，所謂一紀也。（《素問·六微旨大論第六十八》）

日行一周，天氣始於一刻者，甲子歲也。日行再周，天氣始於二十六刻者，乙丑歲也。日行三周，天氣始於五十一刻者，丙寅歲也。日行四周，天氣始於七十六刻者，丁卯歲也。日行五周，天氣復始於一刻者，戊辰歲也。餘五十五歲循環，周而復始也。法以四年爲一紀，循環不已，餘三歲一會同，故有三合也。

◎紀歲紀步之謂

帝曰：何以異之？岐伯曰：主歲者紀歲，間氣者紀步也。（《素問·至眞要大論第七十四》）

五行主歲，主歲者紀歲，司天主歲半之前，在泉主歲半之後也。間氣者紀步，歲有六步，每步各主六十日八十七刻半也。

第三章　天道

一、道之所生

◎候之所始道之所生

夫候之所始，道之所生，不可不通也。(《素問·五運行大論第六十七》)

候者，天氣物候也。候之所始，天道之所生也。蓋丹黅素蒼玄，天道之五氣，經於分野，所謂五天五運也。氣太過則先天而至，氣不及則後天而至，嘗以寅卯前候之自然可見也。青黃赤白黑，地理之五色也。是以天之所生，地之所成，不可不通也。

二、天德

◎天道藏德不止

天氣，清淨光明者也，藏德不止，故不下也。天明，則日月不明，邪害空竅。陽氣者閉塞，地氣者冒明，雲霧不精，則上應白露不下。交通不表，萬物命故不施，不施則名木多死；惡氣不發，風雨不節，白露不下，則菀槁不榮；賊風數至，暴雨數起，天地四時不相保，與道相失，則未央絕滅。(《素問·四氣調神大論第二》)

上天之氣，清淨光明，天氣下降，地氣上昇，斯成地天之泰，惟其運用不止也。天德不露，故曰藏德。健運不息，故曰不止。然明德惟藏，而健運不息者也。惟其藏德，故應用無窮，惟其健運，故萬古不下，天道無爲故無不爲也。《老子》曰："上德不德，是以有德也。"天至尊高，德猶見隱也。天所以藏德者，爲其欲隱大明。此德藏而不止，萬古有下降之妙，故雖降而實未之下，其尊仍在焉。設使天道自明，則日月無以借之生明矣，是以大明見則小明滅，天明則日月不明矣。明天德之藏隱，則明何晝明者日焉，夜明者月焉之道理也。

◎天行公平正直

黃帝問於少俞曰：余聞百疾之始期也，必生於風雨寒暑，循毫毛而入腠

理，或復還，或留止，或爲風腫汗出，或爲消癉，或爲寒熱，或爲留痹，或爲積聚。奇邪淫溢，不可勝數，願聞其故。夫同時得病，或病此，或病彼。意者，天之爲人生風乎？何其異也？少俞曰：夫天之生風者，非以私百姓也。其行公平正直，犯者得之，避者得無，殆非求人，而人自犯之。（《靈樞·五變第四十六》）

此言人之感邪同，而有病，有不病，有病同，有病異者，非天之有私百者也。蓋有避有不避之異，有攝生得道失道不同也。所謂"正氣藏內邪不可干""邪之所湊其氣必虛"者也。是以道行公平正直，犯者得之，避者得無，殆非求人，而人自犯之也。

三、天運

◎天運當以日光明

陽氣者，若天與日，失其所，則折壽而不彰。故天運當以日光明，是故陽因而上，衛外者也。（《素問·生氣通天論第三》）

此發明陽氣之本也。日不明則天爲陰晦，陽不固則人爲夭折，皆陽氣之失所也。天不自明，明在日月，月體本黑，得日迺明，此天運必以日光明也。日即陽也，陽即明也，陽之所在，明必隨之，明之所及，陽之至耳，陽明一體，本無二也。然陽在午則爲晝，而日麗中天，著有象之神明，離之陽在外也；陽在子則爲夜，而火伏水中，化無形之元氣，坎之陽在內也。如《天元紀大論》曰君火以明，正此明也；相火以位，亦此位也。蓋明而在上則爲君火，伏明而在下則爲相火，曰君曰相，無非陽氣之所在耳。然則天之陽氣，惟日爲本，天無此日，則晝夜無分，四時失序，萬物不彰矣。其在於人，則自表自裏，自上自下，亦惟此陽氣而已。人而無陽，猶天之無日，欲保天年，不可得也。內經一百六十二篇，天人大義，此其最要者也，不可不詳察之。清陽爲天，包覆萬物，故因於上而衛於外；人之衛風，亦猶是也。苟不知重，則邪從而入。故《禁服篇》曰："審察衛氣，爲百病母。"

四、天氣

◎天氣清淨光明者也

天氣，清淨光明者也，藏德不止，故不下也。天明，則日月不明，邪害空竅。陽氣者閉塞，地氣者冒明，雲霧不精，則上應白露不下。交通不表，萬物命故不施，不施則名木多死；惡氣不發，風雨不節，白露不下，則菀槁不榮；賊風數至，暴雨數起，天地四時不相保，與道相失，則未央絕滅。（《素問·四氣調神大論第二》）

天之氣，至清靜、至光明者也，人稟此氣而生，故特言之，以明人之本質亦猶是也。天德不露，故曰藏德。健運不息，故曰不止。惟其藏德，故應用無窮，惟其健運，故萬古不下，天道無爲故無不爲，天猶若此，可以修身之士而不知所藏德乎？惟天藏德，不自爲用，故日往月來，寒往暑來，以成陰陽造化之道。設使天不藏德，自專其明，是大明見則小明滅，日月之光隱矣，晝夜寒暑之令廢，而陰陽失其和矣。此所以大明之德不可不藏也。所喻之意，蓋謂人之本元不固，發越於外而空竅疏，則邪得乘虛而害之矣。空，孔同。若天氣自用，必孤陽上亢，而閉塞乎陰氣，則地氣隔絕，而冒蔽乎光明矣。霧者雲之類，露者雨之類。《陰陽應象大論》曰："地氣上爲雲，天氣下爲雨；雨出地氣，雲出天氣。"若上下否隔，則地氣不昇，而雲霧不得精於上，天氣不降，而白露不得應於下，是即至陰虛天氣絕，至陽盛地氣不足之謂也。是以人身膻中之氣，猶雲霧也。膻中氣化則通調水道，下輸膀胱。若膻中之氣不化，則不能通調水道，下輸膀胱，而失降下之令，猶之白露不降矣。獨陽不生，獨陰不成，若上下不交，則陰陽乖而生道息，不能表見於萬物之命，故生化不施，不施則名木先應，故多死。惡氣不發，濁氣不散也。風雨不節，氣候乖亂也。白露不下，陰精不降也。氣交若此，則草木之類，皆當抑菀枯槁而不榮矣。央，中半也。陰陽既失其和，則賊風暴雨，數爲殘害。天地四時，不保其常，是皆與道相違，故凡稟化生氣數者，皆不得其半而絕滅矣。

◎蒼天之氣不得無常

帝曰：有不襲乎？岐伯曰：蒼天之氣，不得無常也，氣之不襲，是謂非常，非常則變矣。帝曰：非常而變奈何？岐伯曰：變至則病，所勝則微，所不勝則甚，因而重感於邪，則死矣。故非其時則微，當其時則甚也。（《素問·六節藏象論第九》）

不襲，言五行之氣，有不相承襲者乎？變，謂變易無常也。蒼天布氣，尚不越於五行；人在氣中，豈不應於天道？夫人之氣亂，不順天常，故有病死之徵矣。《左傳》曰"違天不祥"，此之類也。假令木直之年，有火氣至，後二歲病矣；土氣至，後三歲病矣；金氣至，後四歲病矣；水氣至，後五歲病矣。眞氣不足，復重感邪，眞氣內微，故重感於邪則死也。假令非主直年，而氣相干者，宜爲微病，不必內傷於神藏，故非其時則微而且持也。若當所直之歲，則易中邪氣，故當其直時，則病疾甚也。諸氣當其王者，皆必受邪，故曰非其時則微，當其時則甚也。《通評虛實論》曰："非其時則生，當其時則死。"當，謂正直之年也。

◎天氣周紀循環

帝曰：願聞其歲候何如？岐伯曰：悉乎哉問也！日行一周，天氣始於一刻；日行再周，天氣始於二十六刻；日行三周，天氣始於五十一刻；日行

四周，天氣始於七十六刻；日行五周，天氣復始於一刻。所謂一紀也。（《素問·六微旨大論第六十八》）

甲子歲，日行一周，天氣始於一刻；乙丑歲，日行再周，天氣始於二十六刻；丙寅歲，日行三周，天氣始於五十一刻；丁卯歲，日行四周，天氣始於七十六刻；戊辰歲，日行五周，天氣復始於一刻。餘五十五歲循環，周而復始也。

天氣周紀環表

歲次	日行	天氣始於
甲子	一周	一刻
乙丑	再周	二十六刻
丙寅	三周	五十一刻
丁卯	四周	七十六刻
戊辰	五周	復始於一刻
餘五十五歲循環，周而復始		

五、太乙九宮

◎太乙居遊終而復始常以冬至始

太乙常以冬至之日，居葉蟄之宮四十六日，明日居天留四十六日，明日居倉門四十六日，明日居陰洛四十五日，明日居天宮四十六日，明日居玄委四十六日，明日居倉果四十六日，明日居新洛四十五日，明日復居葉蟄之宮，日冬至矣。（《靈樞·九宮八風第七十七》）

太乙者，北辰也。蓋太者至尊之稱，乙者，一也，萬數之始，爲天元之主宰，故曰太乙，即北極也。北極居中不動而斗運於外，斗有七星，附者一星。自一至四爲魁，自五至七爲杓。斗杓旋指十二辰，以建時節，而北極統之，故曰北辰，古云太乙運璿璣以齊七政者，此之謂也。斗杓所指之辰，謂之月建，即氣令所王之方，如冬至節，月建在正北，故云太乙居葉蟄之宮。葉蟄，坎宮也。以周歲日數分屬八宮，則每宮得四十六日，惟乾巽天門地戶兩宮止四十五日，共紀三百六十六日，以盡一歲之數。常以冬至之日，居於坎方葉蟄之宮，計有四十六日；至次日，廼第四十七日也，則爲立春，而居於艮方之天留宮，亦計四十六日，連前共計九十二日；至次日，廼第九十三日也，則爲春分，而居於震方之倉門宮，亦計四十六日，連前共計一百三十八日；至次日，廼一百三十九日也，則爲立夏，而居於巽方之陰洛宮，亦計四十五日，連前共計一百八十三日；至次日，廼一百八十四日也，則爲夏至，而居於離方之上天宮，亦計四十六日，連前共計二百二十九日；至次日廼二百三十日也，則爲立秋，而居於坤方之玄委宮，亦計四十六日，連前共計二百七十四日；至次日，廼二百七十五日也，則爲秋分，而居於兑方之倉果宮，亦計四十六日，連前共計三百二十一日；至次日，廼三百二十二日也，則爲立冬，而居於乾方之新洛宮，亦計四十五日，連前共計三百六十五日。至次日廼來歲之冬至，又居坎方之葉蟄宮矣。周一歲之全數而止。歲盡一周，復起於葉蟄之宮，交於冬至，廼爲來歲之首也。太乙居九宮之日，各有所忌也。故太乙者，又曰歲神也。

太乙（歲神）居遊九宮終而復始表

立夏 陰洛 巽宮（天門） 45 日（139—183）	夏至 天宮 離宮 46 日（184—229）	立秋 玄委 坤宮 46 日（230—275）
春分 倉門 震宮 46 日（93—138）	招搖 中央	秋分 倉果 兑宮 46 日（276—321）
立春 天留 艮宮 46 日（47—92）	冬至 坎宮 葉蟄 46 日（1—46）	立冬 乾宮 新洛（地戶） 45 日（322—366）

◎太乙日遊終而復始

太乙日遊，以冬至之日，居葉蟄之宮，數所在日，從一處至九日，復反於一，常如是無已，終而復始。（《靈樞·九宮八風第七十七》）

此太乙日遊於九宮也。數所在日者，以所在之宮，數至九日，而復反於本宮也。如居葉蟄之宮，即從葉蟄之一處，一日而至天留，二日而至倉門，三日而至陰洛，四日而至天宮，五日而至中宮，六日而至玄委，七日而至倉果，八日而至新洛，九日而復反於葉蟄之宮，如居天留之宮，即從天留數至九日，而復反於天留也。常如是無已，終而復始。蓋太乙始於坎，終於乾，廼八宮之日也，八盡而九，則復反於一而循環無已矣。然河圖宮九，而此居惟八，蓋中宮爲太乙所主，而臨禦乎八宮者也。

太乙日遊終而復始表

三日 陰洛 巽宮	四日 天宮 離宮	六日 玄委 坤宮
二日 倉門 震宮	五日 中央	七日 倉果 兑宮
一日 天留 艮宮	九日 坎宮 葉蟄	八日 乾宮 新洛

六、五氣經天

◎五氣經天

帝曰：願聞其所始也。岐伯曰：昭乎哉問也！臣覽《太始天元冊》文，丹天之氣，經於牛女戊分；黅天之氣，經於心尾己分；蒼天之氣，經於危室柳鬼；素天之氣，經於亢氐昴畢；玄天之氣，經於張翼婁胃。（《素問·五運行大論第六十七》）

五天之象，丹黅素蒼玄也。其所經星宿分野，獨當五運之干位，不及六氣之支位，蓋干之與支，即根本之與枝葉，經言干，則支在其中矣。《太始天元冊》，太古占天之文。丹，赤色，火之氣也，牛女在癸度，經於牛女戊分，戊癸合而化火也；黅，黃色，土之氣也，心尾在甲度，經於心尾己分，甲己合而化土也；蒼，青色，木之氣也，危室在壬度，柳鬼在丁度，丁壬合而化木也；素，白色，金之氣也，亢氐在乙度，昴畢在庚度，乙庚合而化金也；玄，黑色，水之氣也，張翼在丙度，婁胃在辛度，丙辛合而化水也。此天干五運之所由也。

七、歲氣

◎歲氣會同

是故寅午戌歲氣會同，卯未亥歲氣會同，辰申子歲氣會同，巳酉丑歲氣會同，終而復始。（《素問·六微旨大論第六十八》）

此言天數之與地支會同，是以四歲而爲一紀。辰申子歲，皆主日行一周，天氣始於一刻；巳酉丑歲，皆主日行三周，天數始二十六刻；寅午戌歲，皆主日行三周，天氣始於五十一刻；亥卯未歲，皆主日行四周，天氣始於七十六刻。四會而地支已周，終而復始。六十年氣數周流，皆如前之四年，故四年之後，氣復如初，所以辰申子爲會同，巳酉丑爲會同，寅午戌爲會同，卯未亥爲會同。

歲氣會同表

歲次	日行	天氣始於	會局
申子辰	一周	一刻	水
巳酉丑	再周	二十六刻	金
寅午戌	三周	五十一刻	火
亥卯未	四周	七十六刻	木

八、歲候

◎歲候

帝曰：願聞其歲候何如？岐伯曰：悉乎哉問也！日行一周，天氣始於一刻；日行再周，天氣始於二十六刻；日行三周，天氣始於五十一刻；日行四周，天氣始於七十六刻；日行五周，天氣復始於一刻，所謂一紀也。（《素問·六微旨大論第六十八》）

歲候者，因步候而及歲候，通歲之大候。此總其氣數之始也。一周者，一周於天，謂甲子一年爲歲之首也。日行再周，乙丑歲也。日行三周，丙寅歲也。日行四周，丁卯歲也。日行五周，戊辰歲也。如前四年是也，一紀盡而復始於一刻矣。紀者，如《天元紀大論》所謂終地紀者，即此紀字之義。

九、二十八宿

◎天周二十八宿

伯高曰：歲有十二月，日有十二辰，子午爲經，卯酉爲緯。天周二十八宿，而一面七星，四七二十八星，房昴爲緯，虛張爲經。是故房至畢爲陽，昴至心爲陰。陽主晝，陰主夜。（《靈樞·衛氣行第七十六》）

十二辰，即十二支也，在月爲建，在日爲時。天象定者爲經，動者爲緯。子午當南北二極，居其所而不移，故爲經。卯酉常東昇西降，列宿周旋無已，故爲緯。天分四面，曰東西南北，一面七星。如角亢氐房心尾箕，東方七宿也；斗牛女虛危室壁，北方七宿也；奎婁胃昴畢觜參，西方七宿也；井鬼柳星張翼軫，南方七宿也，是爲四七二十八星。房在卯中，昴在酉中，故爲緯。虛在子中，張在午中，故爲經。自房至畢，其位在卯辰巳午未申，故屬陽而主晝。自昴至尾，其位在酉戌亥子丑寅，故屬陰而主夜。衛氣之行於身者，一日一夜凡五十周於身。天之陽主晝，陰主夜；人之陽主府，陰主藏。故衛氣晝則行於陽分二十五周，夜則行於陰分二十五周。陽分者言表言府，陰分者言裏言藏也，故夜則周於五藏。

十、天地門戶

◎天地之門戶

所謂戊己分者，奎壁角軫，則天地之門戶也。（《素問·五運行大論第六十七》）

戊己居中宮，戊土屬乾，己土屬巽。《遁甲經》曰：“六戊爲天門，六己爲地戶，晨暮占雨，以西北、東南。”在奎壁角軫之分，奎壁在乾方，角軫在巽方。

十一、天序

◎因天之序盛衰之時也

黄帝問曰：嗚呼遠哉！天之道也，如迎浮雲，若視深淵，視深淵尚可測，迎浮雲莫知其極。夫子數言，謹奉天道，余聞而藏之，心私異之，不知其所謂也。願夫子溢志，盡言其事，令終不滅，久而不絶，天之道可得聞乎？岐伯稽首再拜對曰：明乎哉問，天之道也！此因天之序，盛衰之時也。（《素問·六微旨大論第六十八》）

此論天道之難窮也。天之道者，陰陽之道也，言陰陽之道，高遠而淵深也。夫有形者尚可測，在天之爲氣者，莫知其極也。張玉師曰：“天包乎地，六氣繞地環轉，故不曰在地而曰在泉。”視深淵尚可測者，喻六氣之在泉也。因天之序者，言天以六爲節，因六氣而環序也。盛衰者，六氣之有太過不及也，

十二、數度

◎正天之度氣之數也

黄帝問曰：余聞天以六六之節，以成一歲。人以九九制會，計人亦有三百六十五節，以爲天地久矣，不知其所謂也？岐伯對曰：昭乎哉問也！請遂言之。夫六六之節，九九制會者，所以正天之度，氣之數也。天度者，所以制日月之行也。氣數者，所以紀化生之用也。天爲陽，地爲陰；日爲陽，月爲陰，行有分紀，周有道理，日行一度，月行十三度而有奇焉。故大小月三百六十五日而成歲，積氣餘而盈閏矣。立端於始，表正於中，推餘於終，而天度畢矣。（《素問·六節藏象論第九》）

六六之節，謂六竟於六甲之日，以成一歲之節限。九九制會，謂九周於九野之數，以制人形之會通也。言人之三百六十五節，以應天之六六之節久矣。若復以九九爲紀法，則兩歲太半，迺曰一周。六六之節，天之度也。九九制會，氣之數也。所謂氣數者，生成之氣也。周天之分，凡三百六十五度四分度之一，以十二節氣均之，則歲有三百六十日而終，兼之小月，日又不足其數矣，是以六十四氣而常置閏焉。以其積差分故也。天地之生育，本阯於陰陽，人神之運爲，始終於九氣，然九之爲用，豈不大哉！《律書》曰：“黄鐘之律，管長九寸，冬至之日，氣應灰飛。”由此則萬物之生，咸因於九氣矣。古之九寸，《重廣補注》云：“即今之七寸三分，大小不同，以其先秬黍之制，而有異也。”“五四”後“科學”“曆法”西化。未知“律曆”官方有否研究，敝某僅知民間

楊景磐著有《太乙道解》《皇極經世演譯》等，書中有詳解“量天尺”。制，謂準度。紀，謂綱紀。準日月之行度者，所以明日月之行遲速也。紀化生之爲用者，所以彰氣至而斯應也。氣應無差，則生成之理不替；遲速以度，而大小之月生焉。故日異長短，月移寒暑，收藏生長，無失時宜也。日行遲，故晝夜行天之一度，而三百六十五日一周天，而猶有度之奇分矣。月行速，故晝夜行天之十三度餘，而二十九日一周天也。言有奇者，謂十三度外，復行十九度分之七，故云月行十三度而有奇也。《禮義》及漢《律曆志》云：“二十八宿及諸星，皆從東而循天西行，日月及五星，皆從西而循天東行。”太史云：“並循天而東行，從東而西轉也。”諸曆家說：“月一日至四日，月行最疾，日夜行十四度餘；自五日至八日，行次疾，日夜行十三度餘；自九日至十九日，其行遲，日夜行十二度餘；二十日至二十二日行又小疾，日夜行十三度餘；二十四日至晦日，行又大疾，日夜行十四度餘。”太史說月行之率，不如此矣。月行有十五日前疾，有十五日後遲者；有十五日前遲，有十五日後疾者。大率一月四分之，而皆有遲疾，遲速之度，固無常準矣。雖爾，終以二十七日，月行一周天，凡行三百六十一度，二十九日，日行二十九度，月行三百八十七度，少七度，而不及日也。至三十日，日復還，計率至十三分日之八，月方及日矣，此大盡之月也。大率其計率至十三分日之半者，亦大盡法也。其計率至十三分日之五之六而及日者，小盡之月也。故云：“大小月，三百六十五日而成歲也。”正言之者，三百六十五日四分日之一，廼一歲法，以奇不成日，故舉大以言之。若通以大小爲法，則歲止有三百五十四日，歲少十一日餘矣。取月所少之辰，加歲外餘之日，故從閏後三十二日而盈閏焉。《尚書》曰：“朞三百有六旬有六日，以閏月定四時成歲。”則其義也。積餘盈閏者，蓋以月之大小，不盡天度故也。端，首也。始，初也。表，彰示也。正，斗建也。中，月半也。推，退位也。言立首氣於初節之日，示斗建於月半之辰，退餘閏於根望之後，是以閏之前，則氣不及月，閏之後，斯月不及氣，故常月之制，建初立中，閏月之紀，無初無中，縱曆有之，皆他節氣也。故曆元云某候，閏某月節，閏某月中也，推終之義，斷可知乎？故曰立端於始，表正於中，推餘於終也。由斯推日成閏，故能令天度畢焉。

◎天以六六之節以成一歲

黄帝問曰：余聞天以六六之節，以成一歲。人以九九制會，計人亦有三百六十五節，以爲天地久矣，不知其所謂也？岐伯對曰：昭乎哉問也！請遂言之。夫六六之節，九九制會者，所以正天之度，氣之數也。天度者，所以制日月之行也。氣數者，所以紀化生之用也。天爲陽，地爲陰；日爲陽，月爲陰，行有分紀，周有道理，日行一度，月行十三度而有奇焉。故大小月三百六十五日而成歲，積氣餘而盈閏矣。立端於始，表正於中，推餘於終，而天度畢矣。（《素問·六節藏象論第九》）

六六之節，謂六竟於六甲之日，以成一歲之節限。九九制會，謂九周於九野之數，以制人形之會通也。言人之三百六十五節，以應天之六六之節矣。故六六之節，天之度也；九九制會，氣之數也。所謂氣數者，生成之氣也。周天之分，凡三百六十五度四分度之一，以十二節氣均之，則歲有三百六十日而終，兼之小月，日又不足其數矣，是以六十四氣而常置閏焉。參見上條詳解。

◎六六之節之盛衰

帝曰：願聞天道六六之節盛衰，何也？岐伯曰：上下有位，左右有紀。故少陽之右，陽明治之；陽明之右，太陽治之；太陽之右，厥陰治之；厥陰之右，少陰治之；少陰之右，太陰治之；太陰之右，少陽治之。此所謂氣之標，蓋南面而待之也。故曰：因天之序，盛衰之時，移光定位，正立而待之。此之謂也。（《素問·六微旨大論第六十八》）

六六者，謂司天之三陰三陽，上合天之六氣也。上下，謂司天在泉二位也。左右，謂司天之左閒右閒，及在泉之左閒右閒，爲四紀也。上下有位者，言少陰在上，則陽明在下；太陰在上，則太陽在下；少陽在上，則厥陰在下；陽明在上，則少陰在下；太陽在上，則太陰在下；厥陰在上，則少陽在下。六朞環轉，而各有上下之定位也。左右有紀者，如少陰在上，則厥陰在左，太陰在右；太陰在上，則少陰在左，少陽在右；少陽在上，則太陽在左，陽明在右；陽明在上，則少陽在左，太陽在右；太陽在上，則陽明在左，厥陰在右；厥陰在上，則太陽在左，少陰在右。各隨氣之在上，而有左右之定紀也。故少陽之右，陽明治之；陽明之右，太陽治之。此言六位之序，以明客氣之盛衰也。此即天道六六之節也。三陰三陽以六氣爲本，六氣以三陰三陽爲標。然此右字，皆自南面而觀以待之，所以少陽之右爲陽明也。蓋以右位之陰陽，轉遷於上而主歲也。氣之標者，標見於上也。夫天氣右旋，故南面觀之，而待其循序環轉也。移光者，日月運行也。以日行一周天，以定一氣之位。正立，正南面而立也。此言天道右轉，有六節之盛衰者，迺天道之常，正所謂上者右行，又因所見而命標本中氣之所在，又因氣應而察病變之所生也。天道六六之節盛衰者，天之三陰三陽右旋天外，更治歲政，每歲各一盛衰，至六歲周遍，通得盛衰之節六六也。

◎六十甲子之六氣始終

帝曰：願聞其歲，六氣始終，蚤晏何如？岐伯曰：明乎哉問也！甲子之歲，初之氣，天數始於水下一刻，終於八十七刻半；二之氣，始於八十七刻六分，終於七十五刻；三之氣，始於七十六刻，終於六十二刻半；四之氣，始於六十二刻六分，終於五十刻；五之氣，始於五十一刻，終於三十七刻半；六之氣，始於三十七刻六分，終於二十五刻。所謂初六，天之數也。

乙丑歲，初之氣，天數始於二十六刻，終於一十二刻半；二之氣，始於一十二刻六分，終於水下百刻；三之氣，始於一刻，終於八十七刻半；四之氣，始於八十七刻六分，終於七十五刻；五之氣，始於七十六刻，終於六十二刻半；六之氣，始於六十二刻六分，終於五十刻。所謂六二，天之數也。

丙寅歲，初之氣，天數始於五十一刻，終於三十七刻半；二之氣，始於三十七刻六分，終於二十五刻；三之氣，始於二十六刻，終於一十二刻半；四之氣，始於一十二刻六分，終於水下百刻；五之氣，始於一刻，終於八十七刻半；六之氣，始於八十七刻六分，終於七十五刻。所謂六三，天之數也。

丁卯歲，初之氣，天數始於七十六刻，終於六十二刻半；二之氣，始於六十二刻六分，終於五十刻；三之氣，始於五十一刻，終於三十七刻半；四之氣，始於三十七刻六分，終於二十五刻；五之氣，始於二十六刻，終於一十二刻半；六之氣，始於一十二刻六分，終於水下百刻。所謂六四，天之數也。

次戊辰歲，初之氣，復始於一刻，常如是無已，周而復始。（《素問·六微旨大論第六十八》）

六十甲子之六氣始終表

歲次	初之氣	二之氣	三之氣	四之氣	五之氣	六之氣
甲子歲（初六）	天數始於水下一刻，終於八十七刻半	始於八十七刻六分，終於七十五刻	始於七十六刻，終於六十二刻半	始於六十二刻六分，終於五十刻	始於五十一刻，終於三十七刻半	始於三十七刻六分，終於二十五刻
乙丑歲（六二）	天數始於二十六刻，終於一十二刻半	始於一十二刻六分，終於水下百刻	始於一刻，終於八十七刻半	始於八十七刻六分，終於七十五刻	始於七十六刻，終於六十二刻半	始於六十二刻六分，終於五十刻
丙寅歲（六三）	天數始於五十一刻，終於三十七刻半	始於三十七刻六分，終於二十五刻	始於二十六刻，終於一十二刻半	始於一十二刻六分，終於水下百刻	始於一刻，終於八十七刻半	始於八十七刻六分，終於七十五刻
丁卯歲（六四）	天數始於七十六刻，終於六十二刻半	始於六十二刻六分，終於五十刻	始於五十一刻，終於三十七刻半	始於三十七刻六分，終於二十五刻	始於二十六刻，終於一十二刻半	始於一十二刻六分，終於水下百刻
次戊辰歲	初之氣，復始於一刻，常如是無已，周而復始					

◎初中之謂

帝曰：何謂初中？岐伯曰：初凡三十度而有奇，中氣同法。（《素問·六微旨大論第六十八》）

度，即日也。一步之數，凡六十日八十七刻半，而兩分之，則前半步始於初，是爲初氣，凡三十度而有奇。奇，謂四十三刻又四分刻之三也。後半步始於中，是爲中氣，其數如初，故曰同法。但本篇所謂初中者，以一步之氣爲言，故曰初凡三十度而有奇，中氣同法。

◎太過者其數成不及者其數生

帝曰：太過不及，其數何如？岐伯曰：太過者其數成，不及者其數生，土常以生也。（《素問·六元正紀大論第七十一》）

太過者其數成，成者氣之盛也。不及者其數生，生者氣之微也。土氣長生於四季，故常以生數，而不待於成也。《易·系辭》曰："天一生水，地六成之；地二生火，天七成之；天三生木，地八成之；地四生金，天九成之；天五生土，地十成之。"此生成之數所以分也。土常以生者，土位中央，感天干而始化，天地之氣，皆本於五，而終於九，此《洛書》之數也。故曰："天地之閒，不離於五，人亦應之。"王龍谿曰："五行有氣有質，皆藉於土。如天一生水，水之氣也。一得五而爲六，水之質始成。《洛書》所陳《九疇》，皆帝王治天下之大經大法，每疇之首，不過以數起之。"

◎五氣鬱發之差數

帝曰：善。五氣之發，不當位者何也？岐伯曰：命其差。帝曰：差有數乎？岐伯曰：後皆三十度而有奇也。（《素問·六元正紀大論第七十一》）

差有數乎，言日數也。後者，自始及終也。度，日也。三十度而有奇，一月之數也。奇，謂四十三刻七分半也。蓋氣有先至後至之差，不過三十度耳。即如氣盈朔虛節序置閏之法，蚤至者先十五日有奇，遲至者後十五日有奇，或前或後，總不出一月有奇之數，正此義也。

◎勝復之變之差數

帝曰：勝復之變，蚤晏何如？岐伯曰：夫所勝者，勝至已病，病已慍慍，而復已萌也。夫所復者，勝盡而起，得位而甚，勝有微甚，復有少多，勝和而和，勝虛而虛，天之常也。帝曰：勝復之作，動不當位，或後時而至，其故何也？岐伯曰：夫氣之生，與其化，衰盛異也。寒暑溫涼，盛衰之用，其在四維。故陽之動，始於溫，盛於暑；陰之動，始於清，盛於寒。春夏秋冬，各差其分。故《大要》曰：彼春之暖，爲夏之暑；彼秋之忿，爲冬之怒。謹按四維，斥候皆歸，其終可見，其始可知，此之謂也。帝曰：差有數乎？岐伯曰：又凡三十度也。（《素問·至眞要大論第七十四》）

凡氣有遲蚤，總不出一月之外，三十度即一月之日數也。

◎綱紀始於一終於九焉

黃帝問於岐伯曰：余子萬民，養百姓，而收其租稅。余哀其不給，而屬有疾病。余欲勿使被毒藥，無用砭石，欲以微鍼通其經脈，調其血氣，榮其逆順出入之會。令可傳於後世，必明爲之法。令終而不滅，久而不絕，易用難忘，爲之經紀；異其章，別其表裏，爲其終始。令各有形，先立《鍼經》。願聞其情。岐伯答曰：臣請推而次之，令有綱紀，始於一，終於九焉。（《靈樞·九鍼十二原第一》）

始於一，終於九，天地之全數也。鍼合三才而通萬變，故數亦應之。

第四章　地道

一、地之位

◎地者人之下太虛之中大氣舉之也

帝曰：地之爲下否乎？岐伯曰：地爲人之下，太虛之中者也。帝曰：馮乎？岐伯曰：大氣舉之也。（《素問·五運行大論第六十七》）

人在地之上，天在人之上。以人之所見言，則上爲天，下爲地。以天地之全體言，則天包地之外，地居天之中，故曰太虛之中者也。馮，憑同。言地在太虛之中而不墜者，果亦有所依憑否也？大氣者，太虛之元氣也。乾坤萬物，無不賴之以立。故地在太虛之中，亦惟元氣任持之耳。是以人居地之上，地爲人之下，地之下，大氣舉之也，故地浮懸於太虛之中焉。太虛者，虛玄之氣，無邊無際，又號之曰宇。宇者，猶容物之器，人與地，容其中；日月星辰與萬物，亦容其中。人所能見者，號之曰天。故天地人，號曰三才。

二、九九制會

◎地以九九制會

帝曰：余已聞天度矣，願聞氣數何以合之？岐伯曰：天以六六爲節，地以九九制會，天有十日，日六竟而周甲，甲六復而終歲，三百六十日法也。夫自古通天者，生之本，本於陰陽。其氣九州九竅，皆通乎天氣。故其生五，其氣三；三而成天，三而成地，三而成人；三而三之，合則爲九；九分爲九野，九野爲九藏。故形藏四，神藏五，合爲九藏以應之也。（《素問·六節藏象論第九》）

氣數何以合者？蓋言人之九九，以應天之六六；地之九九，亦應天之六六也。十者成數之極，天地之至數也。十干主天，故天有十日，如一月之數凡三十，一歲之數凡三百六十，皆以十爲制也。故天以六六爲節而成一歲也。地之九九，人之九九，而通乎天之六六者，皆本於陰陽。陰陽之氣各有其三，是謂三陰三陽，故曰其氣三。夫其生五其氣三者，即運五氣六之義，不言六而言三者，合陰陽而言也。是以地之九州，人之九竅，皆通乎天氣，蓋天有此三氣，地有此三氣，人有此三氣也。生五者，天之十干，化生地之五行也。氣三者，五行所生三陰三陽之氣也。是以五行所生之三氣，而後能合六六九九之數也。以此三氣，三而三之，以成天之六氣，地之六氣，人之六氣也。天之六氣者，以冬至後得甲子少陽王，復得甲子陽明王，復得甲子太陽王，復得甲子厥陰王，復得甲子少陰王，復得甲子太陰王，所謂天以六六之節，以成一歲也。地之六氣者，顯明之右，君火之位也；君火之右，退行一步，相火治之；復行一步，土氣治之；復行一步，金氣治之；復行一步，水氣治之；復行一步，木氣治之；復行一步，君火治之，此地理之應六節氣位也。人之六氣者，藏府三陰三陽之氣也。是以人迎一盛病在少陽，二盛病在太陽，三盛病在陽明；寸口一盛病在厥陰，二盛病在少陰，三盛病在太陰。所謂亢則害，承迺制，害則敗亂生化大病也。再以天地人之六氣，三而三之，合則爲九九。九九分爲地之九野，人之九藏，蓋以九州配九竅，九野配九藏，故曰九野爲九藏也。以地之九州通乎天氣，天之三氣分爲九野，是地以九九製會，而合天之六六也。以人之九竅通乎天氣，天之三氣分爲九藏，是人以九九製會，而合天之六六也。夫邑外謂之郊，郊外謂之牧，牧外謂之野，野附城郭者也。《脹論》曰："胷腹，藏府之郭也。膻中者，心主之宫城也。"蓋以九野在内，九州在八方之外；九藏在内，九竅在形身之外，故曰九野爲九藏也。以九野之草生五色，普遍於九州八荒，是五色之變不可勝視矣。五氣五味藏於心肺腸胃，外使九竅之五色修明，音聲能彰，此五味之美，不可勝極矣。是人之九竅，與天氣相通，而九藏之又與地氣相通也。形藏者，藏有形之物也。神藏者，藏五藏之神也。藏有形之物者，胃與大腸小腸膀胱也。藏五藏之神者，心藏神、肝藏魂、脾藏意、肺藏魄、腎藏志也。蓋五味入口，藏於腸胃，津液藏於膀胱，以養五藏之神氣，故以形藏神藏合而爲九藏，以配地之九野九州也。夫藏府各六，止五藏藏神。腸胃膀胱受盛水穀，膽迺奇恆之府，不藏有形。三焦雖主決瀆，迺無形之氣，而亦不藏有形者也。故以九藏在内以應九野，九竅在外以應九州。

第五章　天地之道

一、天地之氣

◎雨出地氣雲出天氣

故清陽爲天，濁陰爲地；地氣上爲雲，天氣下爲雨；雨出地氣，雲出天氣。（《素問·陰陽應象大論第五》）

此亦即天地由陰陽以爲之昇降，而及人身之凡屬陰陽者，亦有昇降之妙也。故積陽爲天，則陽氣之至清者爲天也。積陰爲地，則陰氣之至濁者爲地也。然地雖在下，而陰中之陽者昇，故其上也爲雲。故陰爲陽得，則飄揚爲雲而昇。天雖在上，而陽中之陰者降，故其下也爲雨。故陽爲陰累，則相持爲雨而降。由雲而後有雨，則雨雖天降，而實本之地氣所昇之雲也，故雨出地氣。由雨之降而後有雲之昇，則雲雖地昇，而實本之天氣所降之雨也，故雲出天氣。夫陰陽昇降惟一氣，以爲合一之妙者如此，若以人身觀之，凡人身之物，有屬清陽者，如涕唾氣液之類，則出於上竅，耳目口鼻之爲七竅者，皆清陽之所出也；有屬濁陰者，如汙穢溺之類，則出於下竅，前陰後陰之爲二竅者，皆濁陰之所出也。凡人身所用之物，亦有屬清陽者，如飲食藥物之性，有屬陽之類，據曰發、曰走、曰實、曰歸，知其爲在外之物，惟陽者主昇，故發於腠理，以腠理主表爲陽也。亦有屬濁陰者，如飲食藥物，有屬陰之類。惟陰者主降，故走於五藏，以五藏主裏爲陰也。凡清陽之物，實於四支，以四支爲諸陽之本也。凡濁陰之物，歸於六府，以六府受化物而不藏也。人身之有陰陽，其清濁昇降之妙，何以異於天地哉？

◎天氣下降地氣上昇

帝曰：其昇降何如？岐伯曰：氣之昇降，天地之更用也。帝曰：願聞其用何如？岐伯曰：昇已而降，降者謂天；降已而昇，昇者謂地。天氣下降，氣流於地；地氣上昇，氣騰於天。故高下相召，昇降相因，而變作矣。（《素問·六微旨大論第六十八》）

昇，謂上昇。降，謂下降。昇極則降，降極則昇，天無地之昇，則不能降，地無天之降，則不能昇。昇出於地，昇無所昇，則昇已而降，故降者謂天。降出於天，降無所降，則降已而昇，故昇者謂地。召，猶招也。上者必降，下者必昇，此天運循環之道也。陽必召陰，陰必召陽，此陰陽配合之理也。故高下相召則有昇降，有昇降則強弱相因而變作矣。《六元正紀大論》曰："天氣不足，地氣隨之，地氣不足，天氣從之，運居其中而常先也。惡所不勝，歸所同和，隨運歸從而生其病也。故上勝則天氣降而下，下勝則地氣遷而上，勝多少而差其分，微者小差，甚者大差，甚則位易氣交，易則大變生而病作矣。"

二、候氣時歲

◎候氣時歲之謂

帝曰：余已聞六六九九之會也，夫子言積氣盈閏，願聞何謂氣？請夫子發蒙解惑焉！岐伯曰：此上帝所秘，先師傳之也。帝曰：請遂聞之！岐伯曰：五日謂之候，三候謂之氣，六氣謂之時，四時謂之歲，而各從其主治焉。五運相襲，而皆治之，終朞之日，周而復始，時立氣布，如環無端，候亦同法。（《素問·六節藏象論第九》）

此言積氣盈閏之法也。蒙者，蒙昧於目。惑者，疑惑於心也。上帝，謂上古帝君也。先師，岐伯祖之師僦貸季，上古理色脈者也。遂，盡也。天地之氣，五行而已。日行天之五度，則五日也。日有十二時，五日則六十時，是甲子一周，五行畢而氣候易矣，故五日謂之候，而一歲三百六十日，共成七十二候也。氣，節也。歲有二十四節，亦曰二十四氣。一氣統十五日二時五刻有奇，故三候謂之氣。歲有四時，亦曰四季。時各九十一日有奇，積六氣而成也，故謂之時。按此廼一季之六節，亦曰六氣，非一歲三陰三陽之六氣各得六十者之謂，蓋彼爲大六氣，此爲小六氣也。積四九而成三百六十日，故四時謂之歲。歲易時更，故各有所主之氣，以爲時之治令焉。五運，即五行也。襲，承也。治，主也。此承上文而言歲時氣候皆五運相承，各治其時，以終朞歲之日。故時立則氣布，如春氣主木，夏氣主火，長夏氣主土，秋氣主金，冬氣主水，周而復始，如環無端也。不惟周歲之氣爲然，即五日爲候，而氣亦迭更，故云候亦同法。

三、天地氣數

◎天地不可度量

岐伯曰：悉哉問也！天至廣不可度，地至大不可量。（《素問·六節藏象論第九》）

因氣之合而有萬物之形，因形之變而有萬物之名，皆天地之運，陰陽之化也。然萬物之廣，孰少孰多，無不有數。然天地廣大，不可度量，萬物衆多，亦難盡悉。可舉其要而言之耳。以草言者，木亦在其中矣。青黄赤白黑，五色之正也，然色有淺深閒雜之異，故五色之變不可勝視。酸辛甘苦鹹，五味之正也，然味有厚薄優劣之殊，故五味之美，不可勝極。即此五色五味之變，已不可窮，而天地萬物之化，又烏得而量哉？物性不齊，各有嗜欲，聲色臭味，各有相宜，故各有所通也。天以五氣食人者，臊氣入肝，焦氣入心，香氣入脾，腥氣入肺，腐氣入腎也。地以五味食人者，酸先入肝，苦先入心，甘先入脾，辛先入肺，鹹先入腎也。清陽化氣出乎天，濁陰成味出乎地，故天食人以氣，地食人以味，此即天地之運，陽陰之化，而人形之所以成也。五氣入鼻，由喉而藏於心肺，以達五藏。心氣充則五色修明，肺氣充則聲音彰著。蓋心主血，故華於面。肺主氣，故發於聲。五味入口，由咽而藏於腸胃，胃藏五味，以養五藏之氣，而化生津液以成精。精氣充而神自生，人生之道，止於是耳。而其所以成之者，則在於天之氣，地之味。氣味之切於用者，則在乎藥食之閒而已。

◎上下周紀有數

帝曰：上下周紀，其有數乎？鬼臾區曰：天以六爲節，地以五爲制。周天氣者，六朞爲一備。終地紀者，五歲爲一周。君火以明，相火以位。五六相合，而七百二十氣爲一紀，凡三十歲，千四百四十氣，凡六十歲，而爲一周。不及太過，斯皆見矣。（《素問·天元紀大論第六十六》）

上下周紀者，天干地支，五六相合，凡三十歲爲一紀，六十歲爲一周也。天以六爲節者，以三陰三陽爲節度也。地以五爲制者，以五行之位爲制度也。周天氣者，子屬少陰君火司天，丑屬太陰濕土司天，寅屬少陽相火司天，卯屬陽明燥金司天，辰屬太陽寒水司天，巳屬厥陰風木司天，六朞爲三陰三陽之一備。終地紀者，甲主土運，乙主金運，丙主水運，丁主木運，戊主火運，五歲五運之一周，是以君火以明而在天，相火以位而在下。蓋言地以一火而成五行，天以二火而成六氣也。玉師曰："地之十二支，上應司天之氣；天之十干，下合地之五行。"十五日爲一氣，五運六氣相合而主歲，一歲凡二十四氣，計七百二十氣爲一紀。紀，小會也。蓋以五六爲三十，六五亦爲三十，故以三十歲爲一會。自甲子而終於癸亥，凡六十歲爲一周，其太過不及之氣，於此皆可見矣。

◎天地陰陽者不以數推以象之謂也

夫數之可數者，人中之陰陽也，然所合，數之可得者也。夫陰陽者，數之可十，推之可百，數之可千，推之可萬。天地陰陽者，不以數推，以象之謂也。（《素問·五運行大論第六十七》）

人中之陰陽，言其淺近可數，而人所易知者也。然陰陽之道，或本陽而標陰，或內陽而外陰，或此陽而彼陰，或先陽而後陰，故小之而十百，大之而千萬，無非陰陽之變化，此天地之陰陽無窮，誠有不可以限數推言者，故當因象求之，則無不有理存焉。然五運六氣之陰陽不相合也。如五行之甲乙，東方木也；而甲化土運，乙化金運。六氣之亥子，北方水也；而亥年之上，風木主之，子年之上，君火主之。又如君火司氣，火本陽也，而反屬少陰；寒水司氣，水本陰也，而反屬太陽之類，似皆不合於陰陽者也。鬼臾區之言，是明顯之道也。其所云運五氣六不合陰陽者，正所以明天地之陰陽也。

◎五氣鬱發之數度

帝曰：善。五氣之發，不當位者，何也？岐伯曰：命其差。帝曰：差有數乎？岐伯曰：後皆三十度而有奇也。（《素問・六元正紀大論第七十一》）

不當位者，謂有不應其時也。氣有盛衰，則至有先後，故曰命其差。差者，不當其位也。如《至眞要大論》曰："勝復之作，動不當位，或後時而至。"但彼論勝復之至不當位，此論五氣之發不當位，雖所論似異，而義則一也。差有數乎，言日數也。後者，自始及終也。度，日也。三十度而有奇，一月之數也。奇，謂四十三刻七分半也。蓋氣有先至後至之差，不過三十度耳。即如氣盈朔虛節序置閏之法，蚤至者先十五日有奇，遲至者後十五日有奇，或前或後，總不出一月有奇之數，正此義也。

◎天地之氣盈虛之數

帝曰：天地之氣盈虛如何？岐伯曰：天氣不足，地氣隨之；地氣不足，天氣從之，運居其中而常先也。惡所不勝，歸所同和，隨運歸從而生其病也。故上勝則天氣降而下，下勝則地氣遷而上，勝多少而差其分，微者小差，甚者大差，甚則位易氣交，易則大變生而病作矣。《大要》曰：甚紀五分，微紀七分，其差可見，此之謂也。（《素問・六元正紀大論第七十一》）

天氣即司天之氣，地氣即在泉之氣，運即歲運。歲運居上下之中，氣交之分，故天氣欲降，則運必先之而降，地氣欲昇，則運必先之而昇也。此亦言中運也。如以木運而遇燥金司其天地，是爲不勝則惡之。遇水火司其天地，是爲同和則歸之。不勝者受其制，同和者助其勝，皆能爲病，故曰隨運歸從而生其病也。上勝者，司天之氣有餘也，上有餘則氣降而下。下勝者，在泉之氣有餘也，下有餘則氣遷而上。故天氣不足，地氣隨之；地氣不足，天氣隨之之謂。勝多少，言氣之微甚也。勝微則遷降少，勝多則遷降多，勝有多少，則氣交之變有多寡之差分矣。小差則小變，大差則大變，甚則上下之位，易於氣交之際，運居其中而常先之，故易則大變生，民病之作矣。甚紀五分，勝氣居其半也。微紀七分，勝止十之三也。此天地盈虛之數有大差小差之分，故變病亦有微甚之別。

◎九鍼者天地之大數

黄帝曰：余聞九鍼於夫子，衆多博大矣。余猶不能寤，敢問九鍼焉生？何

因而有名？

岐伯曰：九鍼者，天地之大數也，始於一而終於九。

此言九鍼所以應天地之數，而詳其大小長短之法也。

故曰，一以法天，二以法地，三以法人，四以法時，五以法音，六以法律，七以法星，八以法風，九以法野。

黄帝曰：以鍼應九之數，奈何？岐伯曰：夫聖人之起天地之數也，一而九之，故以立九野，九而九之，九九八十一，以起黄鍾數焉，以鍼應數也。

夫九鍼者，應天地之大數，一以法天，二以法地，三以法人，四以法四時，五以法五音，六以法六律，七以法七星，八以法八風，九以法九野，正以聖人起天地之數，一以至九，故分天下爲九野，若九而九之，則爲八十一，廼黄鍾之數亦然也。以鍼應數，故制之爲九鍼耳。

一者，天也。天者，陽也。五藏之應天者肺，肺者，五藏六府之蓋也。皮者，肺之合也，人之陽也。故爲之治鍼，必以大其頭而鋭其末，令無得深入而陽氣出。

其鍼之曰第一者，所以應天也。天屬陽，而五藏應天者惟肺，肺爲五藏之華蓋，皮則爲肺之合，廼人之陽也，故爲之治鍼者，其頭大，象天之陽也，其末鋭，令無得深入，而使陽氣出也。

二者，地也。人之所以應土者肉也。故爲之治鍼，必筩其身而員其末，令無得傷肉分，傷則氣得竭。

其鍼之曰第二者，所以應地也，地爲土，人之應土者惟肉，故爲之治鍼者，其身雖筩，筩以竹爲之，其體直，故謂之爲筩。其末則圓，令無得傷肉分，則邪得竭。

三者，人也。人之所以成生者血脈也。故爲之治鍼，必大其身而員其末，令可以按脈勿陷，以致其氣，令邪氣獨出。

其鍼之曰第三者，所以應人也。人之所以成其身，而得生者，唯血脈。故爲之治鍼者，其身則大，其末則圓，令可以按脈而勿陷，以致復其正氣，令邪氣獨出耳。

四者，時也。時者，四時八風之客於經絡之中，爲瘤病者也。故爲之治鍼，必筩其身而鋒其末，令可以寫熱出血，而痼病竭。

其鍼之曰第四者，所以應四時也。四時有八風，而客於經絡中，廼爲瘤病。瘤者，留也，痼病也。故爲之治鍼者，必筩其身而鋒其末，令可以瀉其熱，出其血，而使痼病之得竭。

五者，音也。音者，冬夏之分，分於子午。陰與陽別，寒與熱爭，兩氣相搏，合爲癰膿者也。故爲之治鍼，必令其末如劍鋒，可以取大膿。

其鍼之曰第五者，所以應五音也。夫五音主冬夏之分，以子午而分，所以爲病者，陰與陽別，寒與熱爭，兩氣相搏，合爲癰膿。故爲之治鍼者，令其末如劍鋒，可以取大臏也。

六者，律也。律者，調陰陽四時，而合十二經脈。虛邪客於經絡，而爲暴痹者也。故爲之治鍼，必令尖如氂，且員且鋭，中身微大，以取暴氣。

其鍼之曰第六者，所以應六律也。六律所以調陰陽四時，而合於人身十二經脈，令虛邪客於經絡，而爲暴痹。故爲之治鍼者，必令其尖如氂，且圓且鋭，其中身則微大，所以取此暴氣也。

七者，星也。星者，人之七竅。邪之所客於經，而爲痛痹，舍於經絡者也。故爲之治鍼，令尖如蚊虻喙，靜以徐往，微以久留，正氣因之，眞邪俱往，出鍼而養者也。

其鍼之曰第七者，所以應七星也。天有七星，人有七竅，爲邪之所客，則舍於經絡，而爲痛痹。故爲之治鍼者，令尖如蚊蝱之喙，靜以徐往，微以久留，則正氣因之而復，其眞邪雖俱往，以出鍼而可以養其正氣，不使之外洩也。

八者，風也。風者，人之股肱八節也。八正之虛風，八風傷人，内舍於骨解腰脊節腠理之間，爲深痹也。故爲之治鍼，必長其身，鋒其末，可以取深邪遠痹。

其鍼之曰第八者，所以應八風。人之手足，各有股肱關節計八，令八正之虛風，二至、二分、四立爲八，正合於東、西、南、北、東南、西南、西北、東北之八風。即八風以傷人，則内於骨解、腰脊節、腠理之間，爲深痹。故爲之治鍼者，必長其身，鋒其末，而可以取深遠之痹。

九者，野也。野者，人之節解皮膚之間也。淫邪流溢於身，如風水之狀，而溜不能過於機關大節者也。其爲之治鍼，令尖如鋌，其鋒微員，以取大氣之不能過於關節者也。（《靈樞・九鍼論第七十八》）

其鍼之曰第九者，所以應九野。人之節解皮膚之間，似地之有九野，而淫邪流泆於身，如風水狀，其流不能通於機關大節。故爲之治鍼者，令小其狀，可大如鋌，其鋒微圓，以取大氣之不能過於關節。

四、天地動靜

◎天地之動靜神明爲之紀

黄帝坐明堂，始正天綱，臨觀八極，考建五常，請天師而問之曰:《論》言天地之動靜，神明爲之紀，陰陽之昇降，寒暑彰其兆。（《素問・五運行大論第六十七》）

明堂，王者朝會之堂也。正天綱者，天之大綱在於斗，正斗綱之建，以占天也。八極，八方之輿極也。觀八極之理，以誌地也。考，察也。建，立也。五常，五行氣運之常也。考建五常，以測陰陽之變化也。神明者，日月斗星也。紀者，以日月紀度，星斗定位也。陰陽之昇降，徵兆於寒暑。《論》者，古之醫論。

◎天地動靜五行遷復

帝曰：動靜何如？岐伯曰：上者右行，下者左行，左右周天，餘而復會也。帝曰：余聞鬼臾區曰：應地者靜。今夫子廼言下者左行，不知其所謂也，願聞何以生之乎？岐伯曰：天地動靜，五行遷復，雖鬼臾區其上候而已，猶不能遍明。夫變化之用，天垂象，地成形，七曜緯虛，五行麗地。地者，所以載生成之形類也。虛者，所以列應天之精氣也。形精之動，猶根本之與枝葉也。仰觀其象，雖遠可知也。（《素問·五運行大論第六十七》）

動靜者，言天地之行左右也。上者司天，下者紀地。上者右行，言天氣右旋，自東而西以降於地；下者左行，言地氣左轉，自西而東以昇於天。故司天在上，必歷巳午未申而西降；在泉在下，必歷亥子丑寅而東昇也。天順地而左回，地承天而東轉。木運之後，天氣常餘，餘氣不加於君火，卻退一步，加臨相火之上，是以每五歲已，退一位而右遷，故曰左右周天。會，遇也，合也。餘而復會者，言五六相合，積氣餘而復會其始之義。靜者，地之體也。生，謂動之所生。動生於靜，故曰生。天地動靜，謂司天在泉之氣，繞地而環轉也。五行遷復，謂五運相襲，周而復始也。地之靜形，猶不能遍明天地陰陽之運行也。地居天之中，天包乎地之外，是以在上之天氣右旋，在地下之氣左轉也。變化之用者，謂天地陰陽之運動也。在天無形而垂象，在地有形而成形。七曜，日月五星也。緯虛者，經緯於太虛之間，亦繞地而環轉也。五行，五方五氣之所生而成形者。麗，章著也。地者，所以載生成之物類也。精者，天之所生之精水也。應天之精氣者，在天爲氣。在下爲水，水應天而天連水也。形，謂地之體，靜而不動者也。形精之動者，謂地下在泉之氣旋轉，猶根本不動而枝葉動搖。然根氣又與枝葉之相通也。仰觀其天象，見日月五星之繞地右旋。道雖深遠，可得而知矣。

五、分至

◎氣至之謂至氣分之謂分

帝曰：分至何如？岐伯曰：氣至之謂至，氣分之謂分，至則氣同，分則氣異，所謂天地之正紀也。（《素問·至眞要大論第七十四》）

分至，有寒熱、晝夜、陰陽三義：一者，寒熱言，至，寒熱至極，分，寒熱平分，故冬至，寒極而止，後漸轉溫，至春分而寒熱平分，後漸轉熱，至夏至，熱極而止，後漸轉涼，至秋分而熱寒平分，後漸轉寒，至冬至，寒極而止。後周而復始，年復一年，循環不已。二者，晝夜言，冬至，夜長極而止，後漸轉短，而晝轉長，至春分而晝夜平均；夏至，晝長極而止，後漸轉短而夜轉長，至秋分而晝夜平分，後漸轉夜長，至冬至而止。後周而復始，年復一年，循環不已。三者，陰陽言，春夏屬陽，秋冬屬陰，然春爲陰中之陽，夏爲陽中之陽，秋爲陽中之陰，冬爲陰中之陰，其陰陽漸多漸少又漸少漸多，此義悟之可明，勿庸多贅。

六、星辰八正

◎星辰以制日月八正以候八風虛邪

帝曰：星辰八正何候？岐伯曰：星辰者，所以制日月之行也。八正者，所以候八風之虛邪以時至者也。四時者，所以分春秋冬夏之氣所在，以時調之也。八正之虛邪，而避之勿犯也。以身之虛，而逢天之虛，兩虛相感，其氣至骨。入則傷五藏，工候救之，弗能傷也。故曰：天忌不可不知也。（《素問·八正神明論第二十六》）

歲有十二月，日有十二辰，子午爲經，卯酉爲緯。周天二十八宿，而一面七星，四七二十八星，房昴爲緯，虛張爲經，是故房至畢爲陽，昴至心爲陰。蓋日月經天，有南陸北陸之行，有朔望虛盈之度，故星辰者，所以制日月之行，而人之榮衛，亦有陰陽虛實之應也。八正者，八方之正位也。

七、方位

◎前曰廣明後曰太衝

帝曰：願聞三陰三陽之離合也。岐伯曰：聖人南面而立，前曰廣明，後曰太衝。太衝之地，名曰少陰；少陰之上，名曰太陽。太陽根起於至陰，結於命門，名曰陰中之陽。中身而上，名曰廣明；廣明之下，名曰太陰；太陰之前，名曰陽明，陽明根起於厲兑，結於顙大，名曰陰中之陽。厥陰之表，名曰少陽，少陽根起於竅陰，結於窗籠，名曰陰中之少陽。是故三陽之離合也，太陽爲開，陽明爲闔，少陽爲樞。三經者，不得相失也，搏而勿浮，命曰一陽。（《素問·陰陽離合論第六》）

離則爲三陰三陽，合則爲一陰一陽。南面者，中華傳統聖人祭祀天地聽治理政之位。以聖人而推及於萬民，故人皆面南而背北，左東而右西也。南面爲陽，故曰廣明。背北爲陰，故曰太衝。

◎外者爲陽內者爲陰

帝曰：願聞三陰。岐伯曰：外者爲陽，內者爲陰。然則中爲陰，其衝在

下，名曰太陰。太陰根起於隱白，名曰陰中之陰。太陰之後名曰少陰，少陰根起於湧泉，結於廉泉，名曰陰中之少陰。少陰之前名曰厥陰，厥陰根起於大敦，結於玉英，陰之絕陽，名曰陰之絕陰。是故三陰之離合也，太陰爲開，厥陰爲闔，少陰爲樞。三經者不得相失也，摶而勿沈，名曰一陰。（《素問·陰陽離合論第六》）

陽氣出而主外，陰氣昇而主內。

◎面北面南而命其位

帝曰：善。論言天地者，萬物之上下，左右者，陰陽之道路，未知其所謂也。

此論六氣之上下左右也。司天在上，在泉在下，萬物化生於其閒，故天地爲萬物之上下。左右者，閒氣也。閒氣者紀步。蓋天右旋於外，而寒暑六入以舉其地；地受天六入以爲五行，左轉化生人物於天之中也。故曰爲陰陽之道路。

岐伯曰：所謂上下者，歲上下，見陰陽之所在也。

天地萬物之上下，左右陰陽之道路者，天右旋六節之位也。上下，謂在上者司天之位，在下者在泉之位。左右，謂在上之左右，即司天左閒右閒之位；在下之左右，即在泉左閒右閒之位也。故天之三陰三陽，於其六位右旋。如子午歲，少陰在上，則陽明在下矣；丑未歲，太陰在上，則太陽在下矣；寅申歲，少陽在上，則厥陰在下矣；卯酉歲，陽明在上，則少陰在下矣；辰戌歲，太陽在上，則太陰在下矣；巳亥歲，厥陰在上，則少陽在下矣。此三陰三陽上下之所在也。

左右者，諸上見厥陰，左少陰，右太陽；見少陰，左太陰，右厥陰；見太陰，左少陽，右少陰；見少陽，左陽明，右太陰；見陽明，左太陽，右少陽；見太陽，左厥陰，右陽明。所謂面北而命其位，言其見也。

司天在泉，俱有左右。曰見曰左曰右者，言上見司天，及司天之左閒、右閒也。故見厥陰司天，則左見少陰，右見太陽；見少陰司天，則太陰在左，厥陰在右；見太陰司天，則少陽在左，少陰在右；見少陽司天，則陽明在左，太陰在右；見陽明司天，則太陽在左，少陽在右；見太陽司天，則厥陰在左，陽明在右。如此隨司天旋轉也。所謂面北而定其位，言其見也，見者上見司天也。上見司天者，若上見帝君而言，臣見君故曰見。君者，坐北面南，時臣見君，固當面北也。定其位者，定君坐北面南之位，以此時君體而言其左右也。故首句言左右者，以君位爲主體而言左右也，非以己爲臣位而言其左右也。

帝曰：何謂下？岐伯曰：厥陰在上則少陽在下，左陽明，右太陰；少陰在上則陽明在下，左太陽，右少陽；太陰在上則太陽在下，左厥陰，右陽明；少陽在上則厥陰在下，左少陰，右太陽；陽明在上則少陰在下，左太陰，右

厥陰；太陽在上則太陰在下，左少陽，右少陰。所謂面南而命其位，言其見也。（《素問·五運行大論第六十七》）

諸上見者，言司天；所謂下者，言在泉也。言在泉，自有其左右也。如巳亥歲，厥陰在上，則少陽在下矣，而陽明在少陽之左，太陰在少陽之右；如子午歲，少陰在上，則陽明在下矣，而太陽在陽明之左，少陽在陽明之右；如丑未歲，太陰在上，則太陽在下矣，而厥陰在太陽之左，陽明在太陽之右；如寅申歲，少陽在上，則厥陰在下矣，而少陰在厥陰之左，太陽在厥陰之右；如卯酉歲，陽明在上，則少陰在下矣，而太陰在少陰之左，厥陰在少陰之右；如辰戌歲，太陽在上，則太陰在下矣，而少陽在太陰之左，少陰在太陰之右。所謂面南而命其位，言其見也者，言君本位北，今欲召臣，自當面南而視也。命其位者，命臣其位也。故此時言左右者，則當以臣身之左右也，非言君體之左右也。

◎氣之標南面而待也

岐伯曰：上下有位，左右有紀。故少陽之右，陽明治之；陽明之右，太陽治之；太陽之右，厥陰治之；厥陰之右，少陰治之；少陰之右，太陰治之；太陰之右，少陽治之。此所謂氣之標，蓋南面而待之也。（《素問·六微旨大論第六十八》）

此言六位之序，以明客氣之盛衰也。此即天道六六之節也。三陰三陽以六氣爲本，六氣以三陰三陽爲標。然此右字，以南面待之而言也，故有少陽之右，陽明治之；陽明之右，太陽治之；太陽之右，厥陰治之；厥陰之右，少陰治之；少陰之右，太陰治之；太陰之右，少陽治之。故曰：因天之序，盛衰之時，移光定位，正立而待之。此之謂也。

八、幽明

◎幽明之謂

帝曰：幽明何如？岐伯曰：兩陰交盡，故曰幽；兩陽合明，故曰明。幽明之配，寒暑之異也。（《素問·至眞要大論第七十四》）

幽明者，陰陽也。兩陰交盡，交盡於戌亥，陰之極也，故曰幽。兩陽合明，合明於辰巳，陽之極也，故曰明。經云：亥，十月，左足之厥陰，戌，九月，右足之厥陰，此兩陰交盡，故曰厥陰。辰，三月，左足之陽明，巳，四月，右足之陽明，此兩陽合於前，故曰陽明。然陰交則幽，陽合則明，幽明之象，當由是也。寒暑位西南、東北，幽明位西北、東南。幽明之配，寒暑之位，誠斯異也。《太始天元冊》文云：“幽明既位，寒暑弛張。”

九、氣象物候

◎四時氣象物候

春三月，此謂發陳，天地俱生，萬物以榮。

正二三月，謂之春三月也。三陽開泰，氣潛發散，生育庶物，陳其姿容，故曰發陳也。發，啟也。陳，故也。當是之時，天地以生物爲德，萬物榮茂。

夏三月，此謂蕃秀，天地氣交，萬物華實。

四五六月，謂之夏三月也。陽自春生，至夏洪盛，物生以長，故蕃秀也。蕃，茂也，盛也。秀，華也，美也。天地氣交，萬物華實，舉夏至也。當是之時，天地氣交，萬物有得陰氣而斂，華英成實者，正以陽化氣而陰成形也。

秋三月，此謂容平，天氣以急，地氣以明。

七八九月，謂之秋之月也。萬物夏長，華實已成，容狀至秋，平而定也。容，盛也。容平，萬物皆盛實而平定也。天氣以燥而急，地氣以燥而明。

冬三月，此謂閉藏，水冰地坼。（《素問·四氣調神大論第二》）

十月、十一、十二月，謂之冬三月也。陽氣已伏，草木凋，蟄蟲伏，地戶閉塞，陽氣伏藏。萬物潛藏，故氣象謂之閉藏，陽氣下沈，水冰地坼也。

◎四時氣始前後

帝曰：夫子言春秋氣始於前，冬夏氣始於後，余已知之矣。（《素問·至眞要大論第七十四》）

以分至明六氣分位，則初之氣，始於立春前十五日；四之氣，始於立秋前十五日，故春秋氣始於前；三之氣，始於立夏後十五日；終之氣，始於立冬後十五日，故冬夏氣始於後，此不易之次序也。

◎諸風所發之氣象物候

諸所謂風者，皆發屋，折樹木，揚沙石，起毫毛，發腠理者也。（《靈樞·歲露論第七十九》）

此釋上文諸所謂風者，必其異常若是乃爲凶兆，否則不當概論。因發木揚沙，故國有災也。天寒而風，二月丑風，謂和風也。諸所謂風者，皆折木揚沙之烈風，又無和潤之雨露，故民有死亡也。此章論人之虛實，因天氣之盛衰，而四時之風露，又有和厲之異氣，故聖人曰：避虛邪之道，如避矢石然，庶邪勿能害也。

◎本標不同氣應異象

少陽之上，火氣治之，中見厥陰；陽明之上，燥氣治之，中見太陰；太

陽之上，寒氣治之，中見少陰；厥陰之上，風氣治之，中見少陽；少陰之上，熱氣治之，中見太陽；太陰之上，濕氣治之，中見陽明。所謂本也，本之下，中之見也。見之下，氣之標也。本標不同，氣應異象。（《素問·六微旨大論第六十八》）

少陽之上，火氣治之，中見厥陰；陽明之上，燥氣治之，中見太陰；太陽之上，寒氣治之，中見少陰；厥陰之上，風氣治之，中見少陽；少陰之上，熱氣治之，中見太陽；太陰之上，濕氣治之，中見陽明者，其火燥風寒熱濕爲治之氣，皆所謂六氣之本也。其中見之氣，廼六氣之中氣也。通前六氣之標言之，則本居上，標居下，中氣居本標之中，故曰本之下，中之見也，見之下，氣之標也。中氣者，三陰三陽各猶夫婦之配合相守，而人之藏府經脈皆應之也。故少陽本標之中見厥陰，厥陰本標之中見少陽，而互爲中氣相守，則人之膽三焦少陽經，亦絡肝心包，肝心包厥陰經，亦絡膽三焦，而互交也；陽明本標之中見太陰，太陰本標之中見陽明，而互爲中氣相守，則人之胃大腸陽明經亦絡脾肺，脾肺太陰經亦絡胃大腸，而互交也；太陽本標之中見少陰，少陰本標之中見太陽，而互爲中氣相守，則人之膀胱小腸太陽經亦絡腎心，腎心少陰經亦絡膀胱小腸而互交也。本標不同，氣應異象者，謂太陽少陰二氣也。太陽之上，寒氣治之，是標陽本寒不同，其氣應，則太陽所至爲寒生，中爲溫，而寒溫異象也；少陰之上，熱氣治之，是標陰本熱不同，其氣應，則少陰所至爲熱生，中爲寒，而熱寒異象也。

◎五運太過氣象物候

帝曰：五運之化，太過何如？岐伯曰：歲木太過，風氣流行，脾土受邪……上應歲星。……化氣不政，生氣獨治，雲物飛動，草木不寧，甚而搖落……上應太白星。

太過，謂歲氣有餘也。此下言五運之太過也。歲運有餘爲太過，如甲丙戊庚壬，五陽年是也。若過而有制，則爲平歲，不在太過之例。歲木太過，六壬歲也。木之化風，木勝則克土，故脾藏受邪。上應歲星，木星也。木氣勝，則歲星明而專其令。化氣，土氣也。生氣，木氣也。木盛則土衰，故化氣不能布政於萬物，而木之生氣獨治也。風不務德，則太虛之中雲物飛動，草木不寧。木勝不已，金則承之，故甚至草木搖落者，金之氣也。太白星，金星也。木勝而金制之，故太白星光芒以應其氣。是歲木之爲災，先臨宿屬，金氣之復，後及東方。

歲火太過，炎暑流行，金肺受邪……上應熒惑星。……收氣不行，長氣獨明，雨水霜寒，上應辰星。……上應熒惑星。

歲火太過，六戊歲也。火之化暑，火勝則克金，故肺藏受邪。熒惑星，火星也。火氣勝，則熒惑星明而當其令。收氣，金氣也。長氣，火氣也。火盛則金衰，故收氣不行而長氣獨明也。火不務德，水則承之，故雨水霜寒也。辰星，水星也，火亢而水制之，故辰星光芒以應其氣。是歲火之爲災，先臨宿屬，水氣之復，並及南方。凡此戊年，皆太過之火，而又遇子午，則上臨少陰君火也。遇寅申，則上臨少陽相火也。皆爲天符，其熱尤甚，故火當燔焫，水泉當涸，物當焦枯也。火盛天符之歲，其盛其衰，則皆應於熒惑也。

歲土太過，雨濕流行，腎水受邪……上應鎮星。……變生得位，藏氣伏，化氣獨治之，泉湧河衍，涸澤生魚，風雨大至，土崩潰，鱗見於陸……上應歲星。

歲土太過，六甲年也。土之化濕，雨濕流行。土勝則克水，故腎藏受邪。鎮星，土星也。土氣勝，則鎮星明耀主其令。詳太過五運。獨此言變生得位者，蓋土無定位，凡在四季中土邪爲變，即其得位之時也。藏氣，水氣也。化氣，土氣也。衍，溢也。土勝則水衰，故藏氣伏而化氣獨治也。土不務德，濕令大行，故泉湧河衍，涸澤生魚。濕甚不已，風木承之，故爲風雨大至。土崩潰，鱗見於陸者，木氣之復也。歲星，木星也，土勝而木承之，故歲星光芒應其氣。是歲土盛爲災，先臨宿屬，木氣之復，後及中宮。

歲金太過，燥氣流行，肝木受邪……肅殺而甚……上應太白星。……應熒惑星。收氣峻，生氣下，草木斂，蒼乾凋隕……上應太白星。

歲金太過，六庚年也。金之化燥，金勝則克木，故肝藏受邪。太白星，金星也。金氣勝，則太白星明而當其令。甚則金邪有餘，肺經自病。熒惑星，火星也。金勝則火復，故熒惑光芒而應其氣。是歲金氣太過，宿屬爲災，火氣承之，西方並及。收氣，金氣也。生氣，木氣也。隕，墜落也。金勝木衰，則收氣峻速，生氣下而不伸，故草木多斂而蒼乾凋隕也。其勝其復，皆太白星應之。

歲水太過，寒氣流行，邪害心火……寒氣早至，上應辰星。……大雨至，埃霧朦鬱，上應鎮星。上臨太陽，雨冰雪霜不時降，濕氣變物……上應熒惑、辰星。（《素問·氣交變大論第六十九》）

歲水太過，六丙歲也。水不務德，暴虐廼然。則寒氣流行，而水來剋火，心受水邪。其寒氣當早至，水精之氣，上爲辰星，其應在於辰星也。甚則水邪有餘，腎經爲病。歲水太過，則藏氣廼盛，長氣失政，故大雨時至，而水氣洪盛也。水盛不已，爲土所乘，故爲埃霧朦鬱者，土之氣也。惟土氣折水之強，其上應者，當在鎮星，水勝土復也。且丙爲太過之水，而丙辰、丙戌，太羽上臨太陽，名曰天符，其雨水雪霜，不時下降，其水濕之氣，變乎物類，《五常政大論》云："流衍之紀，上羽而長氣不化。"其上應之星，當爲熒惑與辰星也。辰戌，天符之歲，水勝而火絕，熒惑減曜，晨星明瑩，逆守宿屬，知有災也。火爲水克，故熒惑見。土來復水，故辰星見。

◎五運不及氣象物候

帝曰：善。其不及何如？岐伯曰：悉乎哉問也！歲木不及，燥廼大行，生

氣失應，草木晚榮，肅殺而甚，則剛木辟著，柔萎蒼乾，上應太白星。……涼雨時至，上應太白星。其穀蒼，上臨陽明，生氣失政，草木再榮，化氣迺急，上應太白、鎮星。其主蒼早。復則炎暑流火，濕性燥，柔脆草木焦槁，下體再生，華實齊化……上應熒惑、太白，其穀白堅。白露早降，收殺氣行，寒雨害物，蟲食甘黃。……白氣迺屈，其穀不成……上應熒惑、太白星。

此以下言五運不及之化，如乙丁己辛癸，五陰年是也。歲氣不及，則己所不勝，侮而乘之。若不及有助，則爲平歲，不在不及之例。是以主歲之木運不及，則金之燥氣大行。木之生氣失時而應，是以草木晚榮。辟，刑也。著，附也。肅殺之氣太甚，故雖堅剛之木，亦受其刑傷，而柔萎者則蒼乾矣。金氣反勝，故上應太白增光。木運不及，六丁歲也。中清者，清涼之氣，乘於中而中氣冷也。金氣清涼，故涼雨時至，金能生水也。金氣勝，故上應太白，光芒倍大。夫五穀受在地五行之氣，而生長化收藏者也。木受金制，故其穀色蒼。陽明燥金，臨於司天之上，迺丁卯丁酉二歲，所謂天刑歲也。歲木不及，而又上臨金氣，是以木之生氣失政，草木受金刑而再榮，木不及則不能制土，故化氣迺急，金土之氣勝，上應太白鎮星光明。木受金制，故主蒼色早見，即制則生化之義。按諸陰年主不及，故止有丁卯丁酉及己巳己亥辛丑辛未歲，其諸癸諸乙歲。無曰天之合勝也。張玉師曰："化氣迺急，故草木得以再榮。"復者，母鬱而子復也。火，大火。流，下也。夏秋之交，大火西流，暑熱鑠金矣。長夏濕土主氣，因暑熱而濕性反燥，故萬物柔脆，草木焦槁，火主長氣，故下體再生。夫夏主華而秋主成實，火制其金，是以華實齊化。寒熱瘡瘍痱胗，皆暑熱病也。上應熒惑增光，太白減耀。其穀白堅。堅，實也。蓋秋主收成，因火制之，故早實也。而堅實也。蓋秋主收成，因火制之，故早實也。又上臨陽明之歲，金氣用事，故至夏秋之交，白露早降，收殺氣行，而火復在後也。蓋不及之歲，所勝之氣妄行，而反自虛其位，故復氣得以勝之。今上臨陽明，金氣原盛，金氣盛則金之子氣亦能勝火，木之子欲復之，而金之子能勝之，是以赤氣後化也。寒雨，寒水之氣，金之子也。長氣後發，而收藏之令早行，故萬物爲之賊害，而其穀不成也。蟲感雨濕之氣而生，夏秋之交，土氣用事，而反爲寒雨所勝，是以蟲食甘黃，而脾土受邪也。肺開竅於鼻，故欬而鼽。鼽者，鼻流清涕也。上應熒惑復曜，太白減明。張玉師曰："陽明燥金司天，則少陰君火主終之氣，故赤氣後化，而白氣始屈也。其穀不成，當與其穀白堅對看。蓋火主長氣。金主收成。上節火制其金，是以華實齊化，其穀堅成，此收殺氣盛，寒雨早行，而長氣後發，四時失序，故其穀不成也。如云其穀蒼，其穀白堅，其穀丹，其穀黅，其穀堅芒，其穀秬，其主黅穀，皆當在成物上論。如云其穀不成，玄穀不成，蒼穀迺損，秀而不實，其穀不登，斯在敗上論也。"

歲火不及，寒迺大行，長政不用，物榮而下，凝慘而甚，則陽氣不化，迺折榮美，上應辰星。……上應熒惑、辰星，其穀丹。復則埃鬱大雨，且至黑氣迺辱……上應鎮星、辰星，玄穀不成。

歲火不及，六癸歲也。歲火不及，水反勝之，故寒迺大行，而長政不用也。蓋夫萬物得長氣而榮美，夏長之氣被寒折於上，故物榮而下。凝慘，陰寒之氣也。太陽之氣，生於寒水之中，如凝慘太甚，則陽氣不生化矣。萬物得陽氣而榮，陽氣不化，而榮美迺折矣。水氣勝，當上應辰星增曜。火運不及，寒迺勝之，則陽氣不能施化，故爲此諸痛，所謂寒勝爲痛痹也。鬱冒朦昧，寒濕之氣冒明也。上應熒惑失色，辰星倍明。火受其制，故其穀丹。水淫甚而土氣復也。埃，土。鬱，蒸也。濕土之氣，鬱蒸於上，是以大雨且至，所謂地氣昇而爲雲爲雨也。《六元正紀論》曰："太陰所至爲濕生，終爲注雨。"黑氣，水氣也。辱，下也。土氣復而水氣迺下伏也。上應鎮星增明，辰星減曜，寒濕相勝，而無燥熱之化，是以玄穀不成。

歲土不及，風迺大行，化氣不令，草木茂榮，飄揚而甚，秀而不實，上應歲星。……藏氣舉事，蟄蟲早附……上應歲星、鎮星，其穀黅。復則收政嚴峻，名木蒼彫……蟲食甘黃，氣客於脾，黅穀迺減……上應太白、歲星。上臨厥陰，流水不冰，蟄蟲來見，藏氣不用，白迺不復，上應歲星。

土運不及，六己歲也。土不及而木乘之，木反勝之，故風迺大行，而土之化氣，不能章其政令也。風主生物，土主成物，故草木雖茂榮，而多不成實也。上應歲星增光。土氣不及，則水無所制，故藏氣舉事，而蟄蟲早歸附也。咸病寒中者，水寒上乘而火土衰也。上應歲星增光，鎮星失色。土受其制，故其穀黅。土弱水亢，金迺復之，故收政嚴峻，而名木蒼彫。蟲感寒濕之氣而生。氣，水氣也。蟲食甘黃，水氣客脾，水侵土也。蓋土運不及，而藏氣舉事，故金雖復之，而子亦隨之，金氣復，則蒼穀迺損；水氣勝，則黅穀迺減。上應太白增光。上臨厥陰，己巳己亥歲也。厥陰在上，則少陽在下，是以流水不冰，蟄蟲不藏，而藏氣不用，謂歲半以下，得少陽之火，而冬令不寒也。歲運之木，雖不務其德，而乘侮其土，然值厥陰司天，木氣不虛，故白迺不復，上應歲星增光。勝氣在於歲半以前，復氣在於歲半以後，秋冬之時，木氣已平，金氣不復，故民迺得康矣。當知勝氣妄行，反自虛其本位，而子母皆虛，故復氣得以復之。如本氣不虛，則子氣亦實，復氣亦畏其子而不敢復矣。

歲金不及，炎火迺行，生氣迺用，長氣專勝，庶物以茂，燥爍以行，上應熒惑星。……收氣迺後，上應太白星，其穀堅芒。復則寒雨暴至，迺零冰雹霜雪殺物，陰厥且格，陽反上行……上應辰星，丹穀不成。

歲金不及，六乙歲也。金運不及，則所勝之火氣迺行，金不能制木，故木之生氣迺用。火之長氣專勝，生長之氣盛，故庶物以茂，火氣專勝，故燥爍以行，上應熒惑，光芒倍大。金受其制，是以收氣至秋深而後迺行，上應太白失色。收氣迺後，故其穀後成。堅芒，成實也。金弱火亢，水迺復之，故寒雨暴至，繼以冰雹殺物，迺寒水之變也。厥，逆。格，拒也。秋冬之時，陽氣應收藏於陰藏，因寒氣厥逆，且格陽於外，致陽反上行。上應辰星倍明。水勝其長氣，是以丹穀不成。

歲水不及，濕迺大行，長氣反用，其化迺速，暑雨數至，上應鎮星。……藏氣不政，腎氣不衡，上應辰星，其穀秬。上臨太陰，則大寒數舉，蟄蟲早藏，地積堅冰，陽光不治……上應鎮星，其主黅穀。復則大風暴發，草偃木零，生長不鮮……物疎璺……黃氣迺損，其穀不登，上應歲星。（《素問·氣交變大論第六十九》）

歲水不及，六辛歲也，水運不及，土迺勝之，故濕氣大行。水弱而不能制火，故長氣反用，火土合化，故土化氣迺速，而暑雨數至。《六元正紀論》曰："太陰所至爲化，爲雲雨。"上應鎮星倍明。其上應者，當爲辰星之微也。其穀之所生者秬。夫辛爲水氣之不及，而上臨太陰，則爲辛丑、辛未，其歲爲太陽在泉，故大寒數舉，在物則蟄蟲早藏，在地則積有堅冰，在天則陽光不治。其上應者，當爲鎮星之明，而土氣終有餘也。惟土氣有餘，故穀主於黃。至於木復其土，則風氣大行，而大風暴發，草僕木落。凡生長二氣，皆不鮮明。凡物受木侮，故黃氣迺損，其穀不登，上之所應者，當在歲星之明耳。

◎五運不及勝復其時氣象物候

帝曰：善。願聞其時也。岐伯曰：悉乎哉問也！木不及，春有鳴條律暢之化，則秋有霧露清涼之政；春有慘悽殘賊之勝，則夏有炎暑燔爍之復。其眚東。

四時亦有五運之勝復也。《至眞要論》曰："初氣至三氣，天氣主之，勝之常也。四氣至終氣，地氣主之，復之常也。"蓋五運主歲，所勝之氣在歲半以前，所復之氣在歲半以後，若夫四時之勝復，隨所主之時以勝之，亦隨所主之時以復之，與歲運不同。一歲之中，有歲運之勝復，有四時之勝復，知歲與時而運始詳悉。如歲木不及，金當克之，使金不來勝，而木氣無傷，則春有鳴條律暢之化，至秋之時，則金亦無復，而有霧露清涼之政，此氣之和也。若春見金氣而有慘淒殘賊之勝。殘賊者，以肅殺之氣而害生氣。則木生火，火來克金，而夏有炎暑燔爍之復矣，此氣之變也。然此之勝復皆因於木，故災眚當見於東方。

火不及，夏有炳明光顯之化，則冬有嚴肅霜寒之政；夏有慘悽凝冽之勝，則不時有埃昏大雨之復。其眚南。

歲火不及，水當乘之，如水不乘之，而夏有炳明光顯之化，則至冬之時，水無所復，而有嚴肅霜寒之政，各不相悖也。如水來乘之，而夏有慘悽凝冽之勝，則火生土，土來乘水，而不時有埃昏大雨之復，曰不時者，土主四季也。惟火被水淩，則火主於南，其災眚當見於南方也。

土不及，四維有埃雲潤澤之化，則春有鳴條鼓拆之政；四維發振拉飄騰之變，則秋有肅殺霖霪之復。其眚四維。

四維，爲東南、東北、西南、西北四方也。維，隅也。謂日在四隅月也。歲土不及，木當乘之，如木不乘之，而日在四隅之月，四維有埃雲潤澤之化，則至春之時，木無所復，而有鳴條鼓拆之政，各不相悖也。如木來乘之，而四維發振拉飄騰之變，則土生金，金乘木，而秋有肅殺霖霪之復。惟土主四維，其災眚當見於四維也。

金不及，夏有光顯鬱蒸之令，則冬有嚴凝整肅之應；夏有炎爍燔燎之變，則秋有冰雹霜雪之復。其眚西。

歲金不及，火當乘之，如火不乘之，而夏有光顯鬱蒸之令，六月建未，屬土，當兼鬱蒸而言。則至冬之時，水無所復，而有嚴凝整肅之應，各不相悖也。如火來乘之，而夏有炎爍燔燎之變，則金生水，水剋火，而秋有冰雹霜雪之復，惟金主於西，其災眚當見於西方也。

水不及，四維有湍潤埃雲之化，則不時有和風生發之應；四維發埃昏驟注之變，則不時有飄蕩振拉之復。其眚北。（《素問·氣交變大論第六十九》）

歲水不及，土當乘水，如土不乘之，而四維有湍潤埃雲之化，則四維之月，土無所復，而不時有和風生發之應，各不相悖也。如土來乘之，而四維發埃昏驟注之變，則水生木，木剋土，而不時有飄蕩振拉之復。惟水主於北，其眚當見於北方也。

◎五運鬱發之氣象物候

帝曰：水發而雹雪，土發而飄驟，木發而毀折，金發而清明，火發而曛昧，何氣使然？岐伯曰：氣有多少，發有微甚，微者當其氣，甚者兼其下，徵其下氣，而見可知也。（《素問·六元正紀大論第七十一》）

此發明承制之義也。氣有多少，太過不及也。發有微甚，鬱微則發微，鬱甚則發甚也。微者當其氣，本氣之見也。甚者兼其下，承氣兼見也。如水位之下，土氣承之；土位之下，木氣承之；木位之下，金氣承之；金位之下，火氣承之；火位之下，水氣承之是也。故水發之微者爲寒，甚者爲雹雪，是兼乎土，雹雪之體如土故也。土發之微者爲濕，甚者爲飄驟，是兼乎木，風主飄驟故也。木發之微者爲風，甚者爲毀折，是兼乎金，金主殺伐故也。金發之微者爲燥，甚者爲清明，是兼乎火，火主光明故也。火發之微者爲熱，甚者爲曛昧，是兼乎水，水主昏昧故也。徵，證也。取證於下承之氣，而鬱發之微甚可知矣。

◎歲之在泉之氣象物候

帝曰：善。天地之氣，內淫而病，何如？岐伯曰：歲厥陰在泉，風淫所勝，則地氣不明，平野昧，草迺早秀。

淫，邪勝也，不務其德，是謂之淫。內淫者，自外而入，氣淫於內，言在泉之變病也。厥陰在泉，謂甲寅、丙寅、戊寅、庚寅、壬寅、甲申、丙申、戊申、庚申、壬申歲也。厥陰爲風木，故風淫所勝，則木勝土而風勝濕，地氣不明，平野亦昧，氣色皆昏暗也。草廼早秀，木齊土化也。

歲少陰在泉，熱淫所勝，則焰浮川澤，陰處反明……蟄蟲不藏。

少陰在泉，謂乙卯、丁卯、己卯、辛卯、癸卯、乙酉、丁酉、己酉、辛酉、癸酉之歲也。少陰爲君火暑熱，故熱淫所勝，則火勝金而熱勝燥，焰浮於川澤之中，而陰處反明。陰處，北方也。時則蟄蟲亦不藏，火邪盛也。

歲太陰在泉，草廼蚤榮，濕淫所勝，則埃昬巖谷，黃反見黑，至陰之交。

太陰在泉，謂甲辰、丙辰、戊辰、庚辰、壬辰、甲戌、丙戌、戊戌、庚戌、壬戌之歲也。太陰爲濕土，故土爲草木之所資生，故草廼蚤榮。濕淫所勝，則土勝水而濕勝寒，巖谷埃昏，黃色見於北方黑處，而水土同見，是至陰之交合其氣色也。

歲少陽在泉，火淫所勝，則焰明郊野，寒熱更至。

少陽在泉，謂乙巳、丁巳、己巳、辛巳、癸巳、乙亥，丁亥、己亥、辛亥、癸亥之歲也。少陽爲火，故火淫所勝，則火勝金而熱勝燥，焰明於郊野，當寒之時，而熱更其氣，熱氣既往，熱極生寒，故寒熱更至。

歲陽明在泉，燥淫所勝，則霿霧清瞑。

陽明在泉，甲子、丙子、戊子、庚子、壬子、甲午、丙午、戊午、庚午、壬午之歲也。陽明爲燥金，故燥淫所勝，則金勝木而燥勝風，霧則霿暗而清冷晦瞑。霿霧，謂霧暗不分，似霧也。清，薄寒也。言霧起霿暗，不辨物形而爲薄寒也。

歲太陽在泉，寒淫所勝，則凝肅慘慄。（《素問・至眞要大論第七十四》）

太陽在泉，謂乙丑、丁丑、己丑、辛丑、癸丑、乙未、丁未、己未、辛未、癸未之歲也。太陽爲寒水，故寒淫所勝，則水勝火而寒勝熱，凝肅慘慄，寒之象也。凝肅，謂寒氣靄空，凝而不動，萬物靜肅其儀形也。慘慄，寒甚也。

◎六氣相勝之氣象物候

帝曰：六氣相勝奈何？

此言六氣相勝，各有天時氣象物候也。

岐伯曰：厥陰之勝……大風數舉，倮蟲不滋。

相勝者，六氣互有強弱，而乘虛相勝也。厥陰之勝，巳亥之歲，大風數舉，風邪盛也。倮蟲不滋，土氣衰也。

少陰之勝……炎暑至，木廼津，草廼萎。

少陰之勝，子午之歲，君火盛也。其在天則炎暑至，在物則木廼津，草廼萎。

太陰之勝……雨數至，燥化廼見。

太陰之勝，丑未之歲，濕邪盛也。其在天則雨數至，在物則濕化見。從化者，燥廼見。

少陽之勝……暴熱消爍，草萎水涸，介蟲廼屈。

少陽之勝，寅申之歲，相火盛也。熱極則害物，故草萎水涸。介蟲屬金，故遇火而屈。

陽明之勝……大涼肅殺，華英改容，毛蟲迺殃。

陽明之勝，卯酉之歲，金邪盛也。在天則大涼肅殺，在物則華英改容。毛蟲，木蟲也，故受其殃。

太陽之勝，凝溧且至，非時水冰，羽迺後化。（《素問·至眞要大論第七十四》）

太陽之勝，辰戌之歲，水邪盛也，故爲凝栗水冰。羽蟲屬火，故後化。

◎六氣之復之氣象物候

帝曰：六氣之復何如？

此言六氣相復，各有天時氣象物候也。復者，凡有所勝，後必有復。六氣分正化、對化，厥陰正司於亥，對化於巳；少陰正司於午，對化於子；太陰正司於未，對化於丑；少陽正司於寅，對化於申；陽明正司於酉，對化於卯；太陽正司於戌，對化於辰。正司化令之實，對司化令之虛。對化勝而有復，正化勝而不復。蓋復已而勝，不復則害，故凡有所勝者，必有所復也。

岐伯曰：悉乎哉問也！厥陰之復……偃木飛沙，倮蟲不榮。

厥陰風木之復，偃木飛沙，風之甚也。倮蟲不榮，木制土也。

少陰之復……赤氣後化，流水不冰，熱氣大行，介蟲不復。

少陰君火之復，赤氣後化，陽明先勝，少陰後復也。流水不冰，熱氣大行。介蟲不復，火盛制金也。

太陰之復……大雨時行，鱗見於陸。

太陰濕土之復，大雨時行，鱗見於陸，濕令行也，

少陽之復，大熱將至，枯燥燔爇，介蟲迺耗。

少陽之火，復發於秋冬之時，是以枯燥燔焫，介蟲迺耗，謂木枯草焦，而甲蟲耗散也。

陽明之復，清氣大舉，森木蒼乾，毛蟲迺厲。

陽明燥金之復，故清氣大舉，森木蒼乾，毛蟲迺厲，金克木也。

太陽之復，厥氣上行，水凝雨冰，羽蟲迺死。（《素問·至眞要大論第七十四》）

太陽寒水之復，其氣上行，則水凝雨冰。羽蟲屬火，水盛迺死也。

◎諸風所發之氣象物候

諸所謂風者，皆發屋，折樹木，揚沙石，起毫毛，發腠理者也。（《靈

樞・歲露論第七十九》)

此釋上文諸所謂風者，必其異常若是迺爲凶兆，否則不當概論。蓋因發木揚沙，故國有災也。天寒而風，二月丑風，謂和風也。諸所謂風者，皆折木揚沙之烈風，又無和潤之雨露，故民有死亡也。此章論人之虛實，因天氣之盛衰，而四時之風露，又有和厲之異氣，故聖人曰：避虛邪之道，如避矢石然，庶邪勿能害也。

◎有勝則復無勝則否

帝曰：勝復之動，時有常乎？氣有必乎？岐伯曰：時有常位，而氣無必也。帝曰：願聞其道也。岐伯曰：初氣終三氣，天氣主之，勝之常也；四氣盡終氣，地氣主之，復之常也。有勝則復，無勝則否。(《素問・至眞要大論第七十四》)

此言勝復之時有常位，而其氣之有無不可必也。謂雖位有常，而發動有無，不必定之也。蓋自初氣以至三氣，司天之氣主之，太過則勝其所勝，不及則不勝來勝，此勝之常也。自四氣以至終氣，在泉之氣主之，則子爲母復之，復之常也，此其時之有常位也。但有勝則復，無勝則不復，此又氣不可必者如此也。

◎復已而勝不復則害

帝曰：善。復已而勝，何如？岐伯曰：勝至則復，無常數也，衰迺止耳。復已而勝，不復則害，此傷生也。(《素問・至眞要大論第七十四》)

復已而勝，謂既復之後而又勝也。勝至則復，言再勝則再復，本無常數也。勝復之變，本由乎氣，若氣有餘而勝復微，則氣有未盡，故不免再勝再復。若勝復甚，則彼此氣盡而已，故衰迺止耳。若有勝無復，則亢而爲害，故傷生也。

◎客主之氣勝而無復

帝曰：善。客主之勝復奈何？岐伯曰：客主之氣，勝而無復也。(《素問・至眞要大論第七十四》)

客者，天地之六氣。主者，四時之六步。凡前云勝復者，皆客氣之變，故此復明主氣也。客氣動而變，主氣靜而常，氣強則勝，時去則已，故但以盛衰相勝而無復也。

◎主勝逆客勝從

帝曰：其逆從何如？岐伯曰：主勝逆，客勝從，天之道也。(《素問・至眞要大論第七十四》)

客氣者，迺司天在泉，及左右之間氣，在天之六氣也。天包乎地之外，從泉下而六氣環轉，天之道也。主氣者，五方四時之定位，地之道也；客承天命，部統其方，主爲之下，固宜只奉天命。客行天令，運動不息；主守其位，只奉天命者也。坤順承天，若不順而勝，則天命不行，故主勝爲逆；客勝爲從，客勝於主，承天之道，故爲順也。

十、天地之和

◎得天地之和故能至完至堅

黃帝問曰：爲五穀湯液及醪醴奈何？岐伯對曰：必以稻米，炊之稻薪。稻米者完，稻薪者堅。帝曰：何以然？岐伯曰：此得天地之和，高下之宜，故能至完，伐取得時，故能至堅也。（《素問·湯液醪醴論篇第十四》）

五穀者，謂黍、稷、稻、麥、菽五行之穀，以養五藏者也。五穀皆可爲湯液醪醴，以養五藏。湯者，熱水也。液者，汁也，瀋也，氣液也。醪者，醅酒也，濁酒也。醴者，甘濁而不泲之酒也。凡五穀經炊煮而成爲汁爲液者曰湯液，爲酒者曰醪醴。後世歷代，凡本草諸品經炊煮而成之汁液，亦統曰湯液。湯液醪醴之制做，必以中央之稻米，炊以稻薪，蒸煮熟透，而後依法而制也。堅，謂資其堅勁。完，謂取其完全。完全則酒清冷，堅勁則氣迅疾而效速也。蓋稻者，生於陰水之精，首戴天陽之氣，二者和合，然廼化成，故云得天地之和，而能至完。天地之政令，春生秋殺，秋氣勁切，霜露凝結，稻以秋冬而採，故云伐取得時而能至堅也。中穀之液，可以灌養四藏，生養精氣神也。暮世之人，止知毒藥攻內，鍼石治外，不知精氣壞弛，其功不立，以神去故也。

第六章　人道

一、人始生

◎人以天地之氣生

黃帝問曰：天覆地載，萬物悉備，莫貴於人，人以天地之氣生，四時之法成。（《素問・寶命全形論第二十五》）

《道德經》曰："道生一，一生二，二生三，三生萬物。"一者天也，二者地也，三者人也，此謂三才。三才理念，廼中華古聖先進文明之舉。覆，蓋也，載，裝載承受也。天覆地載者，言天在人之上，地在人之下。地之下，大氣舉之也，故地浮懸於太虛之中焉。太虛者，虛玄之氣，無邊無際，號之曰天，又號之曰宇。宇者，猶容物之器，人與地，容其中；日月星辰與萬物，亦容其中。三生萬物，萬物悉備，莫貴於人者，在萬千年前，古聖即將動物中"有靈"之物提純而稱之曰"人"。人爲萬物之靈，知道尚德，具忠信孝悌禮義廉恥之心。尙若回歸號曰動物，豈不縱其弱肉強食，適者生存之動物本性，何來世界和諧與太平哉。人以天地之氣生，四時之法成者，《易》曰："天地絪緼，萬物化醇。"是以天以德流，地以氣化，德氣相合，而廼生焉。人假天地溫涼寒暑，生長收藏，四時運行之道，而方成立也。

◎人生於地懸命於天

岐伯曰：夫人生於地，懸命於天，天地合氣，命之曰人，人能應四時者，天地爲之父母。（《素問・寶命全形論第二十五》）

人者，形假物成，故生於地；命惟天賦，故懸於天。德氣同歸，故謂之人也。《靈樞經》曰："天之在我者德，地之在我者氣，德流氣薄而生者也。"然德者，道之用；氣者，生之母也。人合天地以生，則天之理吾之理一也，故人能應四時和氣而養生者，天地恆畜養之，故天地爲之父母。

◎人始生先成精

黄帝曰：人始生，先成精，精成而腦髓生，骨爲幹，脈爲榮，筋爲剛，肉爲牆，皮膚堅而毛髮長。穀入於胃，脈道以通，血氣迺行。（《靈樞·經脈第十》）

人始生，先成精者，《決氣》云：“兩神相搏，合而成形，常先身生，是謂精。”本於先天水火之精氣，而先生兩腎。腦爲精髓之海，腎精上注於腦，而腦髓生。骨爲幹者，骨生於水藏，如木之幹也。脈爲榮者，猶將之榮。《史記》云：“以師兵爲榮衛。”榮舍之所以藏血氣也。筋爲剛者，言筋之強勁也。肉爲牆者，肉生於土，猶城牆之外衛也。皮膚堅而毛髮長者，血氣之充盛也。此言皮膚脈肉筋骨，迺五藏之外合，本於先天之精氣也。穀入於胃，脈道以通，血氣迺行，言榮衛氣血，生於後天水穀之精也。

二、生之本

◎生之本本於陰陽

黄帝曰：夫自古通天者，生之本，本於陰陽。天地之間，六合之內，其氣九州、九竅、五藏、十二節，皆通於天氣。（《素問·生氣通天論第三》）

大哉乾元，萬物資始，生生不息，天之德也。凡自古之有生者，皆通天元之氣。人氣即陽氣，又曰衛氣。《靈樞·衛氣行》篇亦謂衛氣爲人氣，即稟蒼天之氣而生者。天以陰陽生萬物，而人之生也本於陰陽。故天地之間，六合之內，上下四方爲六合，皆通天氣。曰其者，天氣也。其氣之在地者，通於九州，冀、兗、青、徐、荊、揚、豫、梁、雍。在人者，通於九竅、五藏、十二節，曰九竅者，陽竅之在頭者有七：耳二，目二，鼻二，口一；陰竅之在下者二，前陰後陰也。曰五藏者，肝、心、脾、肺、腎也。曰十二節者，十二氣也，天之十二節氣，人手有三陰三陽經，足有三陰三陽經，而外應之，此皆以通乎天氣者也。

三、身之本

◎精者身之本也

夫精者，身之本也。故藏於精者，春不病溫。（《素問·金匱眞言論第四》）

精者，身之本也。冬不按蹻，其精得藏。藏其精者，春不病溫，不特不病鼽衄及不病頸項已也。且精之在內者不可出，而邪之在外者不可入也。

四、壽命之本

◎其生五其氣三此壽命之本

黄帝曰：夫自古通天者，生之本，本於陰陽。天地之閒，六合之内，其氣九州、九竅、五藏、十二節，皆通於天氣。其生五，其氣三，數犯此者，則邪氣傷人，此壽命之本也。（《素問·生氣通天論第三》）

天之十干化生地之五行，故曰其生五。地之五行，上應三陰三陽之氣，故曰其氣三。三陰者，寒、燥、濕也。三陽者，風、熱、暑也。如不能調養，而數犯此三陰三陽之氣者，則邪氣傷人，而爲病矣。夫人稟五行之氣而生，犯此五行之氣而死，有如水之所以載舟而亦能覆舟，故曰，此壽命之本也。

五、基楯

◎以母爲基以父爲楯

黄帝問於岐伯曰：願聞人之始生，何氣築爲基？何立而爲楯？何失而死？何得而生？岐伯曰：以母爲基，以父爲楯，失神者死，得神者生也。（《靈樞·天年第五十四》）

基，址也。楯，材具也。人之生也，合父母之精而有其身。父得乾之陽，母得坤之陰，陽一而施，陰二而承，故以母爲基，坤道成物也；以父爲楯，陽氣以爲捍衛也。譬之稼穡者，必得其地，迺施以種。種劣地優，肖由乎父；種優地劣，變成乎母；地種皆得，而陰陽失序者，雖育無成也。故三者相合，而象變斯無窮矣。夫地者基也，種者楯也，賴陰陽精氣之神也，知乎此則知人生之所以然矣。故謂得神者昌，失神者亡也。

六、成人

◎魂魄畢具迺成爲人

黄帝曰：何者爲神？岐伯曰：血氣已和，榮衛已通，五藏已成，神氣舍心，魂魄畢具，迺成爲人。（《靈樞·天年第五十四》）

此言人之所以得神則生也。人有血氣，皆已融和；人有榮衛，皆已通暢。二氣合而生人，則血氣榮衛五藏，以次相成，神明從而見矣。神者，陰陽合德之靈也。其義有二：分言之，則陽神曰魂，陰神曰魄，以及意志思慮之類皆神也。合言之，則神藏於心，而凡情志之屬，惟心所統，是爲吾身之全神也。夫精全則氣全，氣全則神全，未有形氣衰而神能王者，亦未有神既散而形獨存者，是以人之所以爲人，而得此者則生也。故曰失神者死，得神者生。

七、全形

◎君王衆庶盡欲全形

君王衆庶，盡欲全形。（《素問·寶命全形論第二十五》）

貴賤雖殊，然其寶命一矣，故好生惡死者，貴賤之常情也。此帝欲用鍼以除民病，而伯以病有難治者告之也。帝以天地之間惟人爲貴，而使君王衆庶盡欲全形，故欲用鍼以除其病，思至渥矣。

八、平人

◎九候若一命曰平人

帝曰：實者何道從來？虛者何道從去？虛實之要，願聞其故。岐伯曰：夫陰與陽，皆有俞會，陽注於陰，陰滿之外，陰陽匀平，以充其形，九候若一，命曰平人。（《素問·調經論第六十二》）

此言氣血之虛實，必有道以爲之往來也。道，謂血氣出入之道路，來則爲實，去則爲虛，有來有往，則和平矣。血氣相通，陰陽交互之爲和平也。俞者，謂三百六十五俞穴，迺血脈之所流注。會者，謂三百六十五會，迺神氣之所遊行，皆陰陽血氣之所俞會者也。脈外之陽氣，從孫脈而注於陰中，在内之陰血，從經俞而溢之脈外，此陰陽相和，是爲匀平。血氣相通，以充其形，則三部九候之脈，上下若一，是爲平人矣。

◎形肉氣血必相稱也是謂平人

謹奉天道，請言終始。終始者，經脈爲紀，持其脈口人迎，以知陰陽有餘不足，平與不平，天道畢矣。所謂平人者不病，不病者，脈口人迎應四時也，上下相應而俱往來也，六經之脈不結動也，本末之寒溫之相守司也，形肉氣血必相稱也，是謂平人。（《靈樞·終始第九》）

夫所謂平人者，不病之人也。上謂人迎，下謂脈口，春夏人迎微大，秋冬寸口微大，四時相應往來，無結脈，無動脈。藏氣爲本，肌體爲末，審其本末，察其寒溫，表裏司守不致相失，故必外之形肉，内之血氣皆相稱者，謂之平人。

九、稟賦

◎天地陰陽所不能全也

天不足西北，故西北方陰也，而人右耳目不如左明也。地不滿東南，故東南方陽也，而人左手足不如右強也。帝曰：何以然？岐伯曰：東方陽也，陽

者其精竝於上，竝於上則上明而下虛，故使耳目聰明，而手足不便也。西方陰也，陰者其精竝於下，竝於下則下盛而上虛，故其耳目不聰明，而手足便也。故俱感於邪，其在上則右甚，在下則左甚，此天地陰陽所不能全也，故邪居之。（《素問·陰陽應象大論第五》）

夫陰陽之應天地，猶水之在器也，器圓則水圓，器曲則水曲，人之血氣亦如是，故隨不足而不足也。天爲陽，西北陰方，故天不足西北。地爲陰，東南陽方，故地不滿東南。日月星辰，天之四象，猶人之有耳目口鼻，故耳目之左明於右，以陽勝於東南也。水火土石，地之四體，猶人之有皮肉筋骨，故手足之右強於左，以陰強於西北也。蓋以天之陽不全於上之右，地之陰不全於下之左，故邪得居之而病獨甚也。

◎逆順五體之謂

黄帝曰：逆順五體者，言人骨節之小大，肉之堅脆，皮之厚薄，血之清濁，氣之滑濇，脈之長短，血之多少，經絡之數，余已知之矣，此皆布衣匹夫之士也。夫王公大人，血食之君，身體柔脆，肌肉耎弱，血氣慓悍滑利，其刺之徐疾淺深多少，可得同之乎？岐伯答曰：膏粱菽藿之味，何可同也？氣滑即出疾，其氣濇則出遲。氣悍則鍼小而入淺，氣濇則鍼大而入深。深則欲留，淺則欲疾。以此觀之，刺布衣者，深以留之；刺大人者，微以徐之。此皆因氣慓悍滑利也。（《靈樞·根結第五》）

五體者，五形之人也。逆順五體者，謂三陰三陽之氣，出入於皮膚經脈之外内，交相逆順，而行有疾有徐也。夫行於脈外之皮薄肉脆者則行疾，皮厚肉堅者則行遲；行於脈中之血清脈短者則出疾，血濁脈長者則出遲，此因有形之皮肉血脈而疾遲也。然又有因於無形而爲之疾遲者，氣之滑濇也。膏，謂膏肥之厚味。粱，稻也。王公貴人，美其食，厚其味，則肌肉柔弱，血氣滑利而行疾；山野之人，啜菽茹藿，則其氣濇而行遲。此貴賤所秉之氣不同，而氣生於味也。故其骨節皮肉，血氣經脈，稟有不齊，刺治亦異，所以有逆順之變。

◎人之生也有剛柔有弱強有短長有陰陽

黄帝問於少師曰：余聞人之生也，有剛有柔，有弱有強，有短有長，有陰有陽，願聞其方。少師答曰：陰中有陰，陽中有陽，審知陰陽，刺之有方，得病所始，刺之有理。謹度病端，與時相應，内合於五藏六府，外合於筋骨皮膚。是故内有陰陽，外亦有陰陽。在内者，五藏爲陰，六府爲陽；在外者，筋骨爲陰，皮膚爲陽。（《靈樞·壽夭剛柔第六》）

立天之道，曰陰與陽，立地之道，曰柔與剛。人秉天地陰陽而生，在天爲氣，在地成形，形與氣相任則壽，不相任則夭。剛柔者，陰陽之道也。剛柔強弱短長，無非陰陽之化，然曰陰曰陽，曰柔曰剛，曰強曰弱，曰短曰長，人皆知之。至若陰中復有陰，陽中復有陽，柔中復有剛，剛中復有柔，則人所不知也。其內合於五藏六府，而分陰分陽，故五藏爲陰，六府爲陽；外合於筋骨皮膚，而亦分陰分陽，故筋骨爲陰，皮膚爲陽。故當詳審陰陽，得病所始者，知其或始於陰，或始於陽，度其端，故應之合其時，故刺之有方也。

◎人有白黑肥瘦小長者

黄帝曰：願聞人之白黑肥瘦小長，各有數乎？岐伯曰：年質壯大，血氣充盈，膚革堅固，因加以邪。刺此者，深而留之，此肥人也。廣肩腋項，肉薄皮厚而黑色，脣臨臨然，其血黑以濁，其氣濇以遲，其爲人也，貪於取與，刺此者，深而留之，多益其數也。（《靈樞・逆順肥瘦第三十八》）

人之形質不同，有白黑肥瘦小長之異。年大者氣血正盛，故與肥壯之人同其法。廣肩腋者，廣闊於四傍也。項廼太陽之所主，項肉薄而皮厚黑色者，太陽之水氣盛也。脣廼脾土之外候，臨臨然者，土氣厚大也。黑者水之色，血黑以濁者，精水之重濁也。氣濇以遲者，肌肉厚而氣道滯也。夫太過則能與，不及則貪取。貪於取與者，不得中和之道，過猶不及也。

◎人有肥有膏有肉者

黄帝曰：何以度知其肥瘦？伯高曰：人有肥有膏有肉。黄帝曰：別之奈何？伯高曰：膕肉堅，皮滿者肥；膕肉不堅，皮緩者膏；皮肉不相離者肉。（《靈樞・衛氣失常第五十九》）

此言人之有肥、有膏、有肉者之分也。肥者，即所謂脂也。膝後曲處爲膕，膕肉堅而皮滿者曰肥，蓋肥在皮之內，肉之外，故肉堅而皮滿也。膏者，油也，即肥之脂膏，謂如豕肉之紅白相閒，而有數層者爲膏。膏者澤而大，即肉淖垂腴也。皮肉連實而上下相應者曰肉，即身體容大也。皮肉不相離者，謂肉勝而連於皮，內無膏而外無肥，此亦衛氣之盛於肉理者也。

◎瘦人之體態

黄帝曰：刺瘦人奈何？岐伯曰：瘦人者，皮薄色少，肉廉廉然，薄脣輕言，其血清氣滑，易脫於氣，易損於血。（《靈樞・逆順肥瘦第三十八》）

瘦人者，皮薄色少，肉廉廉然，薄脣輕言，其血清氣滑，易脫於氣，易損於血也。廉，薄也。疾，速也。

◎肥瘦大小之所由然

黄帝曰：其肥瘦大小奈何？伯高曰：膏者，多氣而皮縱緩，故能縱腹垂腴。肉者，身體容大；脂者，其身收小。（《靈樞·衛氣失常第五十九》）

此言人身有肥瘦大小也。大凡人之有膏者，其氣必多，而皮自縱緩，故能縱腹垂腴者，縱，寬縱，腴，脂肥，此之謂肥也。反是則爲瘦矣。人之有肉者，其身體自然容大，此之爲大也。人之有脂者，其身必收小，此之謂小也。

◎膏肉脂三形之氣血多少

黄帝曰：三者之氣血多少，何如？伯高曰：膏者，多氣，多氣者熱，熱者耐寒；肉者，多血，則充形，充形則平；脂者，其血清，氣滑少，故不能大。此别於衆人者也。（《靈樞·衛氣失常第五十九》）

此言人之有膏、有肉、有脂者，其氣血各有多少，而身之冷熱遂别也。膏者，衛氣盛，其氣必多，氣爲陽，陽氣多則身必熱，故能耐寒也。肉者，肌肉隆盛，其血必多，多血則形充，而不寒不熱也。脂者，肌肉緊密，衛氣不充於分肉，其血清氣少，而氣必滑且少，故其身形不大，而不能耐寒也。此三者之異於衆，而不能多也。

◎身寒溫之所由然

黄帝曰：身之寒溫何如？伯高曰：膏者，其肉淖，而粗理者身寒，細理者身熱。脂者，其肉堅，細理者熱，粗理者寒。（《靈樞·衛氣失常第五十九》）

此言人身之有冷熱也。大凡人之多膏者，其肉必淖。淖，柔而潤也。膏者肉淖，脂者肉堅。故腠理粗，衛氣外泄，則其身寒；細理者，衛氣收藏，則其身熱也。

◎壯士眞骨之體態

黄帝曰：刺壯士眞骨者奈何？岐伯曰：刺壯士，眞骨堅肉緩節監監然。此人重則氣濇血濁，刺此者，深而留之，多益其數；勁則氣滑血清。（《靈樞·逆順肥瘦第三十八》）

所謂壯士者，得天眞之完固也。先天之眞元藏於腎，而腎主骨，天眞完固，而後骨肉充滿也。眞骨堅肉緩節監監然，筋骨和而肌肉充也。眞骨者，骨多堅剛也。監監然，堅固貌。肉少而骨粗者，其肉堅。其節緩，則監監然，壯士之辨有二：若堅肉緩節，其體若重，故其勢難動，不好動而安重也；其氣必濇，其血必濁也。

◎嬰兒之體態

黄帝曰：刺嬰兒奈何？岐伯曰：嬰兒者，其肉脆，血少氣弱。（《靈樞·逆

順肥瘦第三十八》)

嬰兒者，繈褓乳養曰嬰，初生之嬰，未得天眞充盛，故其肉脆而血少氣弱也。蓋形肉血氣，得借後天水穀之所資生，亦本於先天之生原也。故男子八歲，女子七歲，腎氣始盛，齒更髮長；男子四八，女子四七，則筋骨隆盛，肌肉滿壯者。

◎衆人之體態

黄帝曰：衆人奈何？伯高曰：衆人皮肉脂膏，不能相加也。血與氣不能相多，故其形不小不大，各自稱其身，命曰衆人。(《靈樞·衛氣失常第五十九》)

衆人者，言膏肉脂三者之外，平常之大衆也。其皮肉脂膏血氣各有品格，故不能相加，謂血氣和平，則皮肉脂膏，不能相加於肥大也。血氣之浮沉淺深，各有常所，不能相多於肌肉閒也。皮肉筋骨，各自稱其身，故其形不大不小也。

◎異其五形之人而二十五人具矣

黄帝曰：余聞陰陽之人何如？伯高曰：天地之閒，六合之内，不離於五，人亦應之。故五五二十五人之政，而陰陽之人不與焉。其態又不合於衆者五，余已知之矣。願聞二十五人之形，血氣之所生別，而以候從外知内，何如？岐伯曰：悉乎哉問也！此先師之秘也，雖伯高猶不能明之也。黄帝避席遵循而卻曰：余聞之，得其人弗教，是謂重失；得而泄之，天將厭之。余願得而明之，金匱藏之，不敢揚之。岐伯曰：先立五形，金木水火土，別其五色，異其五形之人，而二十五人具矣。黄帝曰：願卒聞之。岐伯曰：愼之愼之，臣請言之。

由陰陽而化五行，故天地萬物之理，總不離五，天有五色、五氣、五時、五音，地有五方、五行、五運、五味也。而人身之相應者，亦惟此耳。五行之中，又各有五，如下文以五形之人，而又分左之上下，右之上下，是爲五矣。五而五之，計有二十五人也。然此言五行之詳，非若前《通天》篇所謂太陽少陽太陰少陰和平五態而已，故曰陰陽之人不與焉，又不合於衆者五也。別而以候，欲別其外而知其内也。

木形之人，比於上角，似於蒼帝。其爲人蒼色，小頭長面，大肩背，直身，小手足，好有才，勞心，少力，多憂，勞於事，能春夏，不能秋冬，感而病生，足厥陰佗佗然。太角之人，比於左足少陽，少陽之上遺遺然。左角之人，比於右足少陽，少陽之下隨隨然。釱角之人，比於右足少陽，少陽之上推推然。判角之人，比於左足少陽，少陽之下栝栝然。

此言木形之人有五，有全偏之分也。木主東方，其音角，其色蒼，故木形之人，言稟木氣之全者也，當比之上角，比，屬也，言似於上天之蒼帝。色蒼者，木之色蒼也；頭小者，木之巔小也；面長者，木之體長也；肩背大者，木之枝葉繁生，其近肩之所闊大也；身直者，木之體直也；小手足者，木之枝細，而根之分生者小也。此自其體而言耳。好有才者，木隨用而可以成材也。力少者，木易動搖也；內多憂而外勞於事者，木不能靜也；能春夏者，能，耐同，下倣此。木以春夏適當盛也；不耐秋冬者，木以秋冬而彫落也。此自其時而言耳。故秋冬有感於邪，則病易生。肝經屬足厥陰爲根幹，故足厥陰經之分肉形體佗佗然也，佗佗，筋柔遲重之貌。足厥陰爲木之藏，足少陽爲木之府，此以藏言，主也，全也；下以府言，用也，偏也。蓋足少陽膽經，與足厥陰肝經爲表裏，而藏爲府之主耳。故首云上角厥陰者，總言木形之全也，後云大角、左角、釱角、判角少陽者，分言木形之詳也。茲於上角而分左右，左右而又分上下，正以明陰陽之中復有陰陽也。餘准此。稟五形之偏者各四，曰左之上下，右之上下。而此言木形之左上者，是謂大角之人也。其形之見於外者，屬於左足少陽之經，如下文所謂足少陽之上，氣血盛則通髯美長，以及血氣多少等辨，正合此大角之人也。遺遺，柔退貌。太角之人，比於左足少陽，釱角之人，比於右足少陽。少陽之上，遺遺推推然者，下文之所謂足少陽之上，血氣盛則通髯美長也。遺遺，謙下之態，如枝葉之下垂也。推推，上進之態，如枝葉之上達也。半謂之判，即少角也。左角之人，比於右足少陽。判角之人，比於左足少陽，少陽之下，隨隨栝栝然者，下文所謂足少陽之下，血氣盛則脛毛美長，外踝肥也。隨隨，從順之態，如木體之委曲也。栝栝，正直之態，如木體之挺直也。

火形之人，比於上徵，似於赤帝。其爲人，赤色，廣朋，銳面，小頭，好肩背髀腹，小手足，行安地，疾心，行搖肩，背肉滿，有氣，輕財，少信，多慮，見事明，好顏，急心，不壽暴死。能春夏，不能秋冬，秋冬感而病生，手少陰核核然。質徵之人，比於左手太陽，太陽之上肌肌然。少徵之人，比於右手太陽，太陽之下慆慆然。右徵之人，比於右手太陽，太陽之上鮫鮫然。質判之人，比於左手太陽，太陽之下支支頤頤然。

此言火形之人，有全偏之分也。火主南方，其音徵，徵爲火音，其色赤，故火形之人，總言火氣之全者也。似於上天南方之赤帝，色赤者，火之色赤也；朋者，脊肉也。廣朋者，火之中勢熾而廣大也；面銳頭小者，火勢炎上而漸大盛於中，上必銳且小也。好肩背髀腹者，故謂之好也；手足小者，火之傍及之勢小也；行安地者，火必著地而起也；疾心者，火勢猛也；行搖肩者，火之勢搖也；背肉滿者，即廣朋之義也；有氣者，火有氣勢也。此自其體而言耳。輕財者，火性義發，而不聚也。少信者，火性不常也。多慮而見事明者，火性多散，火性易變也。見事明者，火性通明，火明而善燭也。好顏者，火色光明也。急心者，火性急也，急速之性，不耐久也。陽王春夏而畏水，不壽暴死者，火勢不久也。手少陰心經屬火，耐春夏者，火令行於暑時也；不耐秋冬者，火畏水也，故秋冬生病。故秋冬有感於邪，則病易生。手少陰心經屬火，其經脈穴道之行於分部者，若核核然，有眞實之義。火不得散而結聚爲形也。手少陰與手太陽相合，質者，火之形質也。質徵之人，比於左手太陽；右徵之人，比於右手太陽。太陽之上，肌肌鮫鮫然者，下文之所謂手太陽之上，血氣盛，則有多鬚，面多肉以平也。肌肌然者，肉之充滿也。鮫鮫然者，性之踴躍也。少徵之人，比於右手太陽。質判之人，比於左手太陽。太陽之下慆慆支支然者，下文之所謂手太陽之下，血氣盛則掌肉充滿也。慆慆，喜悦之態。支支頤頤，上下之相應也。

土形之人，比於上宮，似於上古黄帝。其爲人，黄色，員面，大頭，美肩背，大腹，美股脛，小手足，多肉，上下相稱，行安地，舉足浮。安心，好利人，不喜權勢，善附人也。能秋冬，不能春夏，春夏感而病生，足太陰敦敦然。太宮之人，比於左足陽明，陽明之上婉婉然。加宮之人，比於左足陽明，陽明之下坎坎然。少宮之人，比於右足陽明，陽明之上樞樞然。左宮之人，比於右足陽明，陽明之下兀兀然。

此言土形之人，有全偏之分也。中央主土，其音宮，其色黄。故土形之人，比於上宮，土氣之全者也，似於上古之黄帝。曰上古者，以别於本帝也。色黄者，土之色黄也。面圓者，土之體圓也。頭大者，土之高阜也。腹大者，土之闊充也。股脛美者，充於四體也。小手足者，土溉四傍，至四末而土氣漸微也。多肉者，土主肉也。上下相稱者，土自上而下，其體如一也。行安重者，土體安重也。舉足浮者，土揚之則浮也。此自其體而言耳。安心者，土性静也。好利人者，土人生物爲德也。不喜權勢，善附人者，土能藏垢納汙，不棄賤趨貴也。耐秋冬者，土得令也。不耐春夏者，受木剋而土燥也。故春夏感而病生焉。此自其性而言耳。足太陰濕土主氣，敦敦然者，有敦厚之道也。足太陰與足陽明相合。太宮之人，比於左足陽明；少宮之人，比於右足陽明。陽明之上，婉婉樞樞然者，下文之所謂足陽明之上，血氣盛則髯美長也。婉婉，和順之態，土之德也。樞樞，如樞轉之持重，土之體也。加宮，土之加厚，比上宮也。加宮之人，比於左足陽明；左宮之人，比於右足陽明。陽明之下，坎坎兀兀然者，下文之所謂足陽明之下，血氣盛則下毛美長至胷也。坎坎然者，行地之或安或浮，如山路之不平也。兀兀，不動貌，如平陸之安夷也。

金形之人，比於上商，似於白帝。其爲人，方面，白色，小頭，小肩背，小腹，小手足，如骨發踵外，骨輕，身清廉，急心，静悍，善爲吏。能秋冬，不能春夏，春夏感而病生，手太陰敦敦然。釱商之人，比於左手陽明，陽明之上廉廉然。右商之人，比於左手陽明，陽明之下脱脱然。左商之人，比於右手陽明，陽明之上監監然。少商之人，比於右手陽明，陽明之下嚴嚴然。

此言金形之人，有全偏之分也。西方主金，其音商，其色白，故金形之人比於上商，似於上古之白帝。西方者，金之方位也。色白者，金之色也。頭腹肩背俱小者，金體沉重收斂而不浮大也。小手足如骨發踵外骨輕者，金體堅剛而骨勝也。身清廉者，金之體冷，而廉潔，不受汙也。此自其體而言耳。急心者，金性至急也。静悍者，金之性不動則静，動之則悍也。善爲吏者，有斧斷之才也，主肅殺有威也。耐秋冬者，金令王於涼寒之候也。秋冬者，金水相生之時也。不能春夏者，金畏火也。故春夏有感於邪，則病易生。此自其性而言耳。手太陰肺經屬金，凡其經脈穴道所行之分部。敦敦然者，如金體之敦重也。下文言手陽明大腸經者，以肺與大腸爲表裏耳。釱商之人，上文以釱角屬右，則此當云太商之人也。後有手陽明之上，血氣盛，則髭美，血少氣多，則髭惡；血氣皆少，則無髭等語，則此手陽明之上，凡經脈穴道之行於上體者是也。廉廉然者，有稜角之義也。右商之人，疑是左商之人，後有手陽明之下，血氣盛，則腋下毛美，手魚肉已温；血氣皆少，則手瘦已寒等語，則此手陽明之下，廼大腸經之經脈穴道，行於下體者是也。脱脱然者，無累之義也。左商之人，當是右商之人。監監然者，有所制也。嚴嚴然者，不敢肆也。

水形之人，比於上羽，似於黑帝。其爲人，黑色，面不平，大頭，廉頤，小肩，大腹，動手足，發行搖身，下尻長，背延延然。不敬畏，善欺紿人，戮死。能秋冬，不能春夏，春夏感而病生，足少陰汙汙然，太羽之人，比於右足太陽，太陽之上頰頰然。少羽之人，比於左足太陽，太陽之下紆紆然。眾之爲人，比於右足太陽，太陽之下潔潔然。桎之爲人，比於左足太陽，太陽之上安安然。

此言水形之人，有全偏之分也。北方主水，其音羽，其色黑，故水形之人，比於上羽，似於上天之黑帝。色黑者，水之色黑也。面不平者，水面有波也。頭大者，水面平闊也。頤廼腎之部，廉頤者，如水之清濂也。小肩大腹者，水體之在下也。動手足者，水流於四傍也。發行身搖者，水動而不靜也。下尻長者，足太陽之部，如水之長也。背主督脈，背延延然，太陽之水上通於天也。水懦弱，民狎而玩之，則多死焉，故人不敬畏而善欺紿人也。戮死者，多因勠力勞傷而死，蓋水質柔弱而不宜過勞也。耐秋冬者，秋冬金水相生之時，水以秋冬不虧也。不耐春夏者，春時木泄水氣，夏時火熯水涸也，故春夏有感於邪，則病易生。足少陰腎經屬水，故其經脈分部，皆汙汙然。汙汙然者，卑下之態，如川澤之納汙也。足少陰與足太陽相合。是爲大羽之人，而屬於右足太陽之上也。頰頰，得色貌。少羽之人，屬於左足太陽之下也。紆紆，曲折貌。眾，常也。眾之爲人，而屬於右足太陽之下也。潔潔，清淨貌。諸形皆言大少，而此獨曰眾，意者水形多變，而此獨潔潔，故可同於眾也。桎，窒同，局窒不通之義。居左之上者曰桎之爲人，而屬於左足太陽之上也。安安，定靜貌。諸不言桎而此獨言者，蓋以水性雖流，而爲器所局，則安然不動，故云桎也。凡此頰頰之類者，皆所以表水形之象也。

是故五形之人二十五變者，眾之所以相欺者是也。（《靈樞·陰陽二十五人第六十四》）

此總結上文五行之人，形分爲五，而又分爲二十五，稟賦既偏，則不免強弱勝負之相欺，故惟不偏不易，而鍾天地之正氣者，斯爲陰陽和平之人，是以有聖跡賢愚之别也。有二十五等之異者，廼眾人之難辨，而易欺者也。

◎陰陽五人之體態（一）

黄帝問於少師曰：余嘗聞人有陰陽，何謂陰人？何謂陽人？少師曰：天地之間，六合之內，不離於五，人亦應之，非徒一陰一陽而已也，而略言耳，口弗能遍明也。黄帝曰：願略聞其意。有賢人聖人，心能備而行之乎？少師曰：蓋有太陰之人，少陰之人，太陽之人，少陽之人，陰陽和平之人。凡五人者，其態不同，其筋骨氣血各不等。

六合之內，數不離五，人亦應之。此舉五等之人而概言之，非徒有陰人陽人而已也。太陰少陰太陽少陽者，非如經絡之三陰三陽也，蓋以天稟之純陰者曰太陰，多陰少陽者曰少陰，純陽者曰太陽，多陽少陰者曰少陽，並陰陽和平之人而分爲五態也。此雖以稟賦爲言，至於血氣疾病之變，則亦有純陰純陽、寒熱微甚及陰陽和平之異也。故陽藏者偏宜於寒，陰藏者偏宜於熱，或先陽而後變爲陰者，或先陰而後變爲陽者，皆醫家不可不察也。一陰一陽者，始生之兩儀，應陰陽和平之人也。太陰少陰太陽少陽，應所生之四象也。人秉天地之氣而生，成此形氣，是以《陰陽二十五人》，論地之五行以生此形，故論五音之形；此論人合天之陰陽四象，故篇名《通天》，而論人之態也。

黄帝曰：其不等者，可得聞乎？少師曰：太陰之人，貪而不仁，下齊湛湛，好內而惡出，心和而不發，不務於時，動而後之。此太陰之人也。

太陰之人，太偏於陰矣。其人陰險，故貪而不仁；陰內而陽外，故好內而惡出。下齊湛湛者，內存陰險，外假謙虛，貌似下抑整齊，湛然無私也。心和而不發，不務於時，動而後之者，心似和氣，不即順應，而或有舉動，必己隨人後起，覘人利害，以爲趨避也。其深情厚貌，奸狡虛假之情如此。

少陰之人，小貪而賊心，見人有亡，常若有得，好傷好害；見人有榮，廼反慍怒，心疾而無恩。此少陰之人也。

此即少陰之人而言之也。小貪而賊心者，小貪比太陰之人則小異耳，賊心則同於太陰之不仁也。見他人之有失，彼則喜之，若己之得志，幸災樂禍也。人之有所榮，彼則怒之，若己有失也。好傷人，好害人，心存嫉妒，而無恩者如此。

太陽之人，居處於於，好言大事，無能而虛說，志發於四野，舉措不顧是非。爲事如常自用，事雖敗而無常悔。此太陽之人也。

此即太陽之人而言之也。於於，無爭之意，自足貌。好言大事，無能而虛說者，大言不慚，無必爲之志也。志發於四野者，放曠而肆志也。舉措不顧是非者，姿意妄行，顛倒從違也。自用者，言不式古，行不遵先也。雖敗而無常悔者，陽剛而矯強也。陽在外，故偏陽之人，好誇張於外，而無內之實行也。

少陽之人，諟諦好自貴，有小小官，則高自宜，好爲外交，而不內附。此少陽之人也。

此即少陽之人而言之也。諟諦者，凡事自審也。好自貴者，妄自尊貴也。有小官則高者，妄爲尊高也。好外交而不內附者，陽性之外務也。

陰陽和平之人，居處安靜，無爲懼懼，無爲欣欣，婉然從物，或與不爭，與時變化，尊則謙謙，譚而不治，是謂至治。（《靈樞·通天第七十二》）

此即陰陽和平之人而言之也。居處安靜者，恬淡虛無也。無爲懼懼，無爲欣欣者，心安而不懼，志閒而少欲也。婉然從物，或與不爭者，與物無競，與世不爭也。與時變化者，隨世變遷。所謂禹稷顏回同道也。居尊而謙，其德愈光也。譚而不治者，無爲而治也。至治者，不治之治也。此陰陽和平之象，賢人聖人，心能備而行之，則心正身修，而可以平治天下矣。

◎陰陽五人之體態（二）

黄帝曰：治人之五態奈何？少師曰：太陰之人，多陰而無陽，其陰血濁，其衛氣濇，陰陽不和，緩筋而厚皮。

此言陰陽五態之人。太陰之人，多陰而無陽，與少陰之人，多陰而少陽者異矣。無陽則氣少，故血濁不清，而衛氣濇滯也。惟陰多，故陰血濁；惟無陽，故衛氣濇；惟多陰而無陽，故陰陽不和。氣少不行，故其筋緩。陰體重濁，故其皮厚。

少陰之人，多陰少陽，小胃而大腸，六府不調。其陽明脈小，而太陽脈大，必審調之。其血易脫，其氣易敗也。

少陰之人，在內者，五藏爲陰，六府爲陽，多陰少陽，故六府不調也。陽氣生於中焦，小胃，生陽之本不足，故足陽明之胃脈亦小。太陽之氣，生於水中，大腸，故手太陽之小腸脈亦大，寒水之氣盛也。此其多陰少陽者，以陽明爲五藏六府之海，小腸爲傳送之府，胃小則藏貯少而氣必微，小腸大則傳送速而氣不蓄，陽氣既少而又不蓄，則多陰少陽矣。

太陽之人，多陽而少陰，必謹調之，無脫其陰，而寫其陽。陰重脫者，易狂；陰陽皆脫者，暴死不知人也。

太陽之人，惟多陽少陰，故無脫其陰，而瀉其陽者，陽爲陰之固也。若陰氣重脫，則爲陽狂；陰陽皆脫，則爲暴死，蓋陽爲陰之固，陰爲陽之守，陽氣生於陰中，陰重脫則陽亦脫矣。

少陽之人，多陽少陰，經小而絡大，血在中而氣外，實陰而虛陽，獨寫其絡脈則強。氣脫而疾，中氣不足，病不起也。

少陽之人，經脈深而屬陰，絡脈淺而屬陽，經脈爲裏，支而横者爲絡。小胃而大腸者，以上爲陽而下爲陰也。經小而絡大者，以裏爲陰而表爲陽也。血在中而氣外者，陰在內而陽在外，血爲陰而氣爲陽也。故少陽之人，多陽而絡大，少陰而經小也。惟絡脈大，故獨瀉其絡脈，則身強，若瀉之太過，以致氣脫而出速則中氣不足，病不能起也。

陰陽和平之人，其陰陽之氣和，血脈調，謹診其陰陽，視其邪正，安容儀，審有餘不足，盛則寫之，虛則補之，不盛不虛，以經取之。此所以調陰陽，別五態之人者也。（《靈樞·通天第七十二》）

陰陽和平之人，陰陽之氣和，氣有陰陽也。血脈調謹，診其陰陽，血有陰陽也。視其邪正，安其容儀，形中之陰陽也。不盛不虛以經取之者，言本無盛虛之可據，而或有邪正之不調者，但求所在之經以取其病也。

◎陰陽五人之體態（三）

黃帝曰：夫五態之人者，相與毋故，卒然新會，未知其行也。何以別之？少師答曰：衆人之屬，不知五態之人者，故五五二十五人，而五態之人不與焉。五態之人，尤不合於衆者也。

此下言五態之人也。衆人者，即下陰陽二十五人之謂，與五態之人不同，與五音之二十五人不同也，尤不合於衆也。視其狀而知其態也。蓋陰陽五態之人，與五音之二十五人不同也，尤不合於衆人者也，故當視其形狀以別之。

黃帝曰：別五態之人奈何？少師曰：太陰之人，其狀黮黮然黑色，念然下意；臨臨然長大，膕然未僂。此太陰之人也。

太陰之人，其狀黮黮然者，黑暗而無光明也。念然下意，即下齊足恭之意也。身半以下爲陰，是以臨臨然，膕脛之長大也。膕脛長大，故俯恭於身半以上，而膕未傴僂也。念然下意，而膕未僂者，形容其無陽之人，而作此態也。

少陰之人，其狀清然竊然，固以陰賊，立而躁嶮，行而似伏。此少陰之人也。

少陰之人，其狀清然者，言貌似清也。竊然者，言行如鼠雀也。固以陰賊者，殘賊之心，堅不可破也。雖曰清然竊然，實以陰險賊害爲心。即上文所謂賊心者，而始有此態也。立而躁嶮者，陰險之性，時多躁暴也。嶮惡覘望。其行也，伏如傴僂，此其內藏沉思，反側之心故耳。較之太陰之人，長大其膕，然未傴僂，此狀可以辨也。

太陽之人，其狀軒軒儲儲，反身折膕。此太陽之人也。

太陽之人，其狀軒軒然者，高碩貌，猶俗軒昂也。儲儲者，蓄積貌，盈盈自得，挺然之意也。反身折膕者，腹仰而倨然也。此居處於於，好言大事之人。若反其身，而在後視之，則其膕似折，亦不檢之態也。

少陽之人，其狀立則好仰，行則好搖，其兩臂兩肘，則常出於背。此少陽之人也

少陽之人，其狀立則好仰者，志務高也。行則好搖者，初陽生動之象，性多動也。兩臂兩肘常出於背者，謂常反挽其手於背，喜露而不喜藏，無叉手掬恭之貌，輕倨傲慢之狀。此則少陽人之態度。

陰陽和平之人，其狀委委然，隨隨然，顒顒然，愉愉然，䀢䀢然，豆豆然，衆人皆曰君子。此陰陽和平之人也。（《靈樞·通天第七十二》）

陰陽和平之人，其狀委委然，安重貌。隨隨然，不急遽也。顒顒然，尊嚴貌。愉愉然，和悅也。䀢䀢然。周旋貌。豆豆然，不亂貌。君子者，自聖人以至咸德之士，皆可以君子稱也。蓋如禹、湯、文、武、成王、周公者也。

◎異其五音之人而二十五人具

右徵、少徵、質徵、上徵、判徵。　右角、釱角、上角、太角、判角。
右商、少商、釱商、上商、左商。　少宮、上宮、太宮、加宮、左宮。
衆羽、桎羽、上羽、太羽、少羽。（《靈樞·五音五味第六十五》）

此言五音之人，復分爲五，計二十有五之數也。夫上徵、上角、上商、上宮、上羽者，廼五音五行，而合於手足之三陰者也。左右太少者，廼四變之形，而比於手足之三陽者也。以五陰而錯綜在中者，陰內而陽外也。上章論質徵之人，比於左手太陽上；少徵之人，比於右手太陽下；右徵之人，比於右手太陽上；質判之人，比於左手太陽下。蓋以上徵之人，變質徵、右徵於上之左右，少徵、質判於下之左右也。今復以五音錯綜其中者，是右徵之人，可比於左太陽上；少徵之人，可比於右太陽上也。質徵之人，可比於右太陽下；判徵之人，可比於左太陽下也。當知五音之人，肌肌然而美眉者，即變徵之人，又不必拘於質徵、右徵、少徵、判徵，及太陽左手右手之人也。夫分太少、釱判左右上下者，因四變而分也。是以上章以左右太少之人，比於手足左右之三陽。此章論調手足左右之陰陽，以養五音五變之人也。五變之中，又不必專主於質在左而少在右，質在上而少在下。

◎五色之人勝四時虛風各不同也

黃帝問於少俞曰：有人於此，竝行竝立，其年之長少等也，衣之厚薄均也，卒然遇烈風暴雨，或病或不病，或皆病，或皆不病，其故何也？少俞曰：帝問何急？黃帝曰：願盡聞之。少俞曰：春青風，夏陽風，秋涼風，冬寒風，凡此四時之風者，其所病各不同形。

黃帝曰：四時之風，病人如何？少俞曰：黃色薄皮弱肉者，不勝春之虛風；白色薄皮弱肉者，不勝夏之虛風；青色薄皮弱肉，不勝秋之虛風；赤色薄皮弱肉，不勝冬之虛風也。

黃帝曰：黑色不病乎？少俞曰：黑色而皮厚肉堅，固不傷於四時之風，其皮薄而肉不堅，色不一者，長夏至而有虛風者病矣。其皮厚而肌肉堅者，長夏至而有虛風不病矣。其皮厚而肌肉堅者，必重感於寒，外內皆然，廼病。黃帝曰：善。（《靈樞·論勇第五十》）

凡此四時之風，各有所王，有所王則有所制，故其所病各不同形也。人之受邪，而有病否者，以其色有不一，皮有厚薄，肉有堅脆也。蓋四時各有虛邪賊風，在春名爲青風，在夏名爲陽風，在秋名爲涼風，在冬名爲寒風。人之色，黃者，土之色，黃皮薄肉弱者，主脾氣不足，不能勝春之青風，而爲病，木來剋土也；白者，金之色，色白皮薄肉弱者，主肺氣不足，不能勝夏之陽風，而爲病，火來剋金也；青者，木之色，色青皮薄肉弱者，主肝氣不足，不能勝秋之涼風，而爲病，金來剋木也；赤者，火之色，色赤皮薄肉弱者，主心氣不足，不能勝冬之寒風，而爲病，水來剋火也。其所以成病者如此。黑者，水之色，黑色而皮薄肉不堅，及色時變而不一者，腎氣不足也，故不勝長夏土令之虛風而爲病；若黑色而皮厚肉堅者，雖遇長夏之虛風，亦不能病；但既感於風，又感於寒，是爲重感，既傷於內，又傷於外，是爲外內俱傷，廼不免於病也。然則黑色而皮肉堅者，誠有異於他色之易病者矣。

◎勝毒與否之所由然

黃帝曰：人之勝毒，何以知之？少俞曰：胃厚色黑，大骨及肥者，皆勝毒。故其瘦而薄胃者，皆不勝毒也。（《靈樞·論痛第五十三》）

此言人於毒藥，有勝與不勝之異也。蓋少陰與陽明之相合也，陽明居中土，主受納水穀，藉少陰之氣上昇，戊癸相合，化大火土之氣，而後能蒸泌水穀之精微，是以胃厚色黑，大骨及肥者，少陰陽明之氣並盛，故皆能勝毒。

◎忍痛與否者非勇怯之分也

黃帝曰：夫人之忍痛與不忍痛者，非勇怯之分也。夫勇士之不忍痛者，見難則前，見痛則止。夫怯士之忍痛者，聞難則恐，遇痛不動。夫勇士之忍痛者，見難不恐，遇痛不動。夫怯士之不忍痛者，見難與痛，目轉面眄，恐不能言，失氣，驚，顏色變化，乍死乍生。余見其然也，不知其何由？願聞其故。少俞曰：夫忍痛與不忍痛者，皮膚之薄厚，肌肉之堅脆緩急之分也，非勇怯之謂也。（《靈樞·論勇第五十》）

此言人之忍痛不忍痛者，以其皮肉有不同，而非由於勇怯之故也。勇士氣剛，若有不忍痛者，見難雖不恐，而能向前，然見痛則止。彼怯士氣餒，有能忍痛者，見難雖恐，而遇痛則不動也。勇士有忍痛者，見難固不恐懼，而遇痛亦不動。彼怯士之不忍痛，不分見難與痛，目轉而眩旋，面盼驚顧，恐懼不敢言，退然失氣，恍然而驚，顏色卒變，甚至乍死乍生也。殊不知忍痛者，以皮厚肉堅且緩也；不忍痛者，以皮薄肉脆且急也，豈關於勇怯之故哉？

◎耐痛與否之所由然

黄帝問於少俞曰：筋骨之強弱，肌肉之堅脆，皮膚之厚薄，腠理之疎密，各不同，其於鍼石火焫之痛何如？腸胃之厚薄堅脆亦不等，其於毒藥何如？願盡聞之！少俞曰：人之骨強筋弱肉緩皮膚厚者，耐痛，其於鍼石之痛，火焫亦然。黄帝曰：其耐火焫者，何以知之？少俞答曰：加以黑色而美骨者，耐火焫。黄帝曰：其不耐鍼石之痛者，何以知之？少俞曰：堅肉薄皮者，不耐鍼石之痛，於火焫亦然。（《靈樞·論痛第五十三》）

筋骨之強弱，肌肉之堅脆，皮膚之厚薄，腠理之疏密，各不同，其於鍼石火焫，有耐痛與不耐痛之異也。鍼石者，古人以石爲鍼也。焫，火焫也，灸灼之類也。人之骨強、筋弱、肉緩、皮膚厚者，必耐於痛，凡鍼石火焫皆然也。然耐火焫者，又加以黑色，而其骨美者，耐火焫。人之肉堅皮薄者，不耐於痛，凡鍼石火焫皆然。人之皮肉筋骨，皆藉少陰陽明之所滋生，而滋養者也。少陰秉先天之精氣，陽明化水穀之精微，是以筋骨之強弱，肌肉之堅脆，皮膚之厚薄，腠理之疏密，皆秉氣於少陰陽明者也。黑色而美骨者，少陰之血氣盛也。肉緩皮膚厚者，陽明之血氣盛也。夫腎爲水藏，故少陰之氣盛者，能耐火焫。陽明秉秋金之氣，故氣弱則不能耐鍼石火焫矣。

◎勇怯之所由然

黄帝曰：願聞勇怯之所由然。少俞曰：勇士者，目深以固，長衝直揚，三焦理横，其心端直，其肝大以堅，其膽滿以傍，怒則氣盛而胷張，肝舉而膽横，眥裂而目揚，毛起而面蒼，此勇士之由然者也。

黄帝曰：願聞怯士之所由然。少俞曰：怯士者，目大而不減，陰陽相失，其焦理縱，䯏骬短而小，肝系緩，其膽不滿而縱，腸胃挺，脅下空，雖方大怒，氣不能滿其胷，肝肺雖舉，氣衰復下，故不能久怒，此怯士之所由然者也。（《靈樞·論勇第五十》）

勇士，目深以固者，目者，五藏六府之精也，固者，藏氣之堅也。長衡，闊大也，即從衡之意。直揚，長衝直揚之勢也。三焦理横者，剛急紋理横生。其心端直者，剛勇之氣也。肝大以堅，膽滿以傍者，傍即傍開之謂，過於人之常度也。怒則氣盛而胷張，肝舉而膽横，眥裂而目揚者，肝氣上衝也。毛起者，肝血外溢也。面蒼者，肝色外見也。此皆勇士之由然。然則勇怯之異，其由於肝膽者爲多，故肝曰將軍之官，而取決於膽。此皆勇士之所以然也。勇者剛之氣，怯者懦之質。然勇有二：曰血氣之勇，曰禮義之勇。若臨難不恐，遇痛不動，此其資稟過人；然隨觸而發，未必皆能中節也。若夫禮義之勇，固亦不恐不動，而其從容有度，自非血氣之勇所可並言者。蓋血氣之勇出乎肝，禮義之勇出乎心。苟能守之以禮，制之以義，則血氣之勇可自有而無；充之以學，擴之以見，則禮義之勇可自無而有。昔人謂勇可學人，在明理養性而已。然則勇與不勇雖由肝膽，而其爲之主者，則仍在乎心耳。

◎怯士之得酒怒不避勇士

黄帝曰：怯士之得酒，怒不避勇士者，何藏使然？少俞曰：酒者，水穀之精，熟穀之液也，其氣慓悍，其入於胃中，則胃脹，氣上逆，滿於胷中，肝浮膽橫。當是之時，固比於勇士。氣衰則悔，與勇士同類，不知避之，名曰酒悖也。（《靈樞·論勇第五十》）

此言怯士得酒，而不避勇士之故也。慓，急也。悍，猛也。酒爲水穀之液，血爲水穀之精，酒入中焦，必求同類，故先歸血分。凡飲酒者身面皆赤，即其徵也。然血屬陰而性和，酒屬陽而氣悍，血欲靜而酒動之，血欲藏而酒亂之，血無氣不行，故血亂氣亦亂，氣散血亦散，擾亂一番，而血氣能無秏損者，未之有也。又若人之稟賦，藏有陰陽，而酒之氣質，亦有陰陽。蓋酒成於釀，其性則熱；汁化於水，其質則寒。故陽藏者得之則愈熱，陰藏者得之則愈寒。所以縱酒不節者，無論陰陽，均能爲害。凡熱盛而過飲者，陽日勝則陰日消，每成風癉腫脹；寒盛而過飲者，熱性去而寒質留，多至傷腎敗脾。當其少壯，則旋秏旋生，固無所覺；及乎中衰而力有不勝，則宿孽爲殃，莫能禦矣。然則酒悖之爲害也，所關於壽元者非細，其可不知節乎？酒之性熱氣悍，故能脹胃浮肝，上氣壯膽。方其醉也，則神爲之惑，性爲之亂，自比於勇而不知避；及其氣散肝平，廼知自悔。是因酒之所使，而作爲悖逆，故曰酒悖。

◎人之病有易已難已者

黄帝曰：人之病，或同時而傷，或易已，或難已，其故何如？少俞曰：同時而傷，其身多熱者易已，多寒者難已。（《靈樞·論痛第五十三》）

此言人有同病，而有易已難已之分也。蓋多熱則邪氣在表，故易已；多寒則邪入於裏，故難已耳。少陰者，至陰也，先天之精氣，而爲生氣之原，藉後天水穀以資培，兩火並合，故曰陽明。陽明，秉燥熱之氣者也。故其身多熱者，少陰之生氣盛也。少陰之氣盛，受陽明之所資也。多寒者，少陰之生氣虛也。人之形氣，生於後天之水穀，始於先天之陰陽，形氣盛則邪散，形氣虛則邪留，是以病之難易已者，由少陰生氣之盛衰也。

◎婦人無鬚之所由然

黄帝曰：婦人無鬚者，無血氣乎？岐伯曰：衝脈、任脈，皆起於胞中，上循背裏，爲經絡之海。其浮而外者，循腹右上行，會於咽喉，別而絡脣口。血氣盛，則充膚熱肉；血獨盛，則澹滲皮膚，生毫毛。今婦人之生，有餘於氣，不足於血，以其數脫血也。衝任之脈，不榮口脣，故鬚不生焉。（《靈

樞・五音五味第六十五》）

凡男婦之有鬚無鬚者，皆由於衝任二脈之血有盛衰也。衝任爲經絡之海，其起脈之處，則在胞中而上行於背裏。所謂胞者，子宮是也，此男女藏精之所，皆得稱爲子宮；惟女子於此受孕，因名曰胞。然衝任督脈皆起於此，所謂一原而三歧也。今婦人無鬚，豈無氣血乎？伯言婦人之所以無鬚者，以其數脫血也。蓋婦人衝任二脈，皆起於受胎之胞絡宮中，上循背之裏而行，爲經絡之海；其浮而外行者，循腹右上行，會於咽喉；其別而行者，絡於脣口。惟血氣盛，則膚充而肉熱；血獨盛，則皮膚滲而毫毛生。今婦人之生，氣有餘而血不足，以其月事以時下，而數脫血也，故衝任之脈，不榮口脣，鬚之所以不生也。

◎士人鬚不去宦者鬚不生之由然

黃帝曰：士人有傷於陰，陰氣絕而不起，陰不用，然其鬚不去，其故何也？宦者獨去，何也？願聞其故。岐伯曰：宦者去其宗筋，傷其衝脈，血寫不復，皮膚内結，脣口不榮，故鬚不生。（《靈樞・五音五味第六十五》）

此言宦者之所以無鬚也。士人有傷於陰器，而陰器絕而不起，陰不用者，陽痿不舉也。故亦不能復有所用，其鬚之生者自若，惟宦者陰器既傷，而鬚獨不生。夫士人雖有傷於陰器，其宗筋未嘗去，而衝脈未嘗傷也。彼宦者不然，以去其宗筋也。宗筋者，前陰也。去其宗筋，則傷其衝脈，血瀉而不復上榮於脣口，故鬚不生。

◎天宦鬚不生之由然

黃帝曰：其有天宦者，未嘗被傷，不脫於血，然其鬚不生，其故何也？岐伯曰：此天之所不足也。其任衝不盛，宗筋不成，有氣無血，脣口不榮，故鬚不生。（《靈樞・五音五味第六十五》）

此言天宦之所以無鬚也。天宦，謂之天閹不生，前陰即有，而小縮不挺不長，不能與陰交而生子，此先天所生之不足也。其貌如宦者，未嘗如宦者之被傷，亦未嘗如婦人之脫血。其鬚不生，蓋先天之所以不足，其任衝不盛，宗筋不成，止有氣而無血，脣口不榮，故鬚不生也。

◎通髯極鬚美眉美鬚者之由然

黃帝曰：善乎哉，聖人之通萬物也！若日月之光影，音聲鼓響，聞其聲而知其形，其非夫子，孰能明萬物之精。是故聖人視其顏色，黃赤者，多熱氣；青白者，少熱氣；黑色者，多血少氣。美眉者，太陽多血；通髯極鬚者，少陽多血；美鬚者，陽明多血。此其時然也。（《靈樞・五音五味第六十五》）

日月有光，見影可識；音聲有應，聞響可知。惟聖人者，能明物理之精，故因此可以知彼，因外可以知内也。黄赤者爲陽，青白黑者爲陰也。在頰曰髯，在口下及兩頤者曰鬚，在口上曰髭。夫人道之歸於天道也。青黄赤白黑，五音五行之色也。赤主夏，而黄主長夏，故黄赤者多熱氣，熱氣者，陽氣也；青主春而白主秋，故青白者少熱氣也；黑主冬令之水，而陽氣深藏，故多血而少氣也。三陰三陽者，迺天之六氣，亦合於四時。初之氣，厥陰風木；二之氣，少陰君火；三之氣，少陽相火；四之氣，太陰濕土；五之氣，陽明燥金；終之氣，太陽寒水。在天有此六氣，而人有此六氣者也，合人之藏府經脈，有手足十二之分，在天之陰陽，止有太少之六氣也。故美眉者，太陽多血；通髯極鬚者，少陽多血；美鬚者，陽明多血。此論人歸於天道，而合於天之四時，又無分手與足也。

◎發鍼行氣有六者各不同形

黄帝問於岐伯曰：余聞九鍼於夫子，而行之於百姓，百姓之氣血，各不同形。或神動而氣先鍼行，或氣與鍼相逢，或鍼已出氣獨行，或數刺迺知，或發鍼而氣逆，或數刺病益劇。凡此六者，各不同形，願聞其方。（《靈樞·行鍼第六十七》）

此言受鍼有六者之異也。夫五音之人多陰，左右太少之人多陽。百姓者，天下之大衆。蓋天地之閒，六合之内，不離於五，而人亦應之。百姓之血氣各不同形者，謂形中之血氣，有盛有少也。六者，爲重陽之人，陽中有陰之人，陰陽和平之人，多陰之人，陰中有陽之人也。

◎重陽之人神動而氣先行

岐伯曰：重陽之人，其神易動，其氣易往也。黄帝曰：何謂重陽之人？岐伯曰：重陽之人，熇熇高高，言語善疾，舉足善高，心肺之藏氣有餘，陽氣滑盛而揚，故神動而氣先行。（《靈樞·行鍼第六十七》）

此言重陽之人，神氣之易行也。故神動而氣先鍼以行者，必其爲重陽之人也。夫五藏内合五行，外合五音，三陰之所主也。心肺居上爲陽，肝腎脾居下爲陰，陰中之有陽也。重陽之人者，手足左右太少之三陽，及心肺之藏氣有餘者也。熇熇高高，手三陽之在上也。言語善急，陰中之陽在中也。舉足善高，足三陽之在下也。心藏神，肺主氣，心肺之藏氣有餘也。熇熇高高，手三陽之在上也。言語善疾，陰中之陽在中也。舉足善高，足三陽之在下也。心藏神，心肺之藏氣有餘。陽氣滑盛而揚，故神動而氣先行也。

黄帝曰：重陽之人，而神不先行者何也？岐伯曰：此人頗有陰者也。黄帝曰：何以知其頗有陰也？岐伯曰：多陽者多喜，多陰者多怒，數怒者易解，故曰頗有陰。其陰陽之離合難，故其神不能先行也。

重陽之人，陽勝者也。而神不先行者，陽中頗有陰也。陽中有陰，未免陽爲陰累，故其離合難而神不能先行也。凡多陽之人必多喜，多陰之人必多怒，惟此重陽之人，而怒亦數有，但比重陰之人則易解耳，故曰頗有陰也。蓋以陽中有陰，則陽爲陰滯，初雖鍼入而與陽合，又因陰滯而復相離，其神氣不能易動，而先鍼以行也以此。

◎陰陽和調之人氣與鍼相逢也

黄帝曰：其氣與鍼相逢奈何？岐伯曰：陰陽和調，而血氣淖澤滑利，故鍼入而氣出疾，而相逢也。（《靈樞·行鍼第六十七》）

此言陰陽和平之人，血氣淖澤滑利，故氣出疾而與鍼相逢也。以其氣之出速，而相逢也。正以此人，陰陽各經，相爲和調，而血氣淖澤故耳。

◎多陰少陽之人數刺迺知也

黄帝曰：數刺迺知，何氣使然？岐伯曰：此人之多陰而少陽，其氣沉而氣往難，故數刺迺知也。（《靈樞·行鍼第六十七》）

此言陰中有陽之人，數刺而始知也。陰中有陽者，多陰而少陽，其氣沉而難於往來，故數刺迺知，此陰陽廝守於內也。二節言多陰少陽之人，有陰陽之相離者，有相守者。陰陽離合之道，行鍼者不可不知。多陰少陽，故陰陽不合，陰中有陽，故陰陽相和，蓋陽生於陰也。此言人有數刺而始知者，以其陰氣多而沉也，蓋比上節之沉，則沉之又甚矣。

十、壽夭

◎古今壽夭不同

迺問於天師曰：余聞上古之人，春秋皆度百歲，而動作不衰；今時之人，年半百而動作皆衰者，時世異耶？人將失之耶？（《素問·上古天眞論第一》）

度，越也。度百歲者，百二十歲也。《尚書·洪範》篇以百二十歲爲壽，則越百歲矣。

◎上古知道者度百歲迺去

岐伯對曰：上古之人，其知道者，法於陰陽，和於術數，食飲有節，起居有常，不妄作勞，故能形與神俱，而盡終其天年，度百歲迺去。（《素問·上古天眞論第一》）

岐伯稱上古者，今當號太古也。所言太古之人者，以其知於道，法於陰陽，和於術數，食飲有節，起居有常，不妄作勞，故能形與神俱，而盡終其天年，度百歲迺去。

◎今人半百而衰

今時之人不然也，以酒爲漿，以妄爲常，醉以入房，以欲竭其精，以耗散其眞，不知持滿，不時禦神，務快其心，逆於生樂，起居無節，故半百而衰也。（《素問·上古天眞論第一》）

今時之人不然也者，謂不同於古人，離於道也。甘於酒，肆乎行，酒色並行也。惟務快樂，不能積精全神，是以半百而衰也。非但以其時世之異，實由於人事之失也。

◎一州之氣生化壽夭不同

帝曰：善。一州之氣，生化壽夭不同，其故何也？岐伯曰：高下之理，地勢使然也。崇高則陰氣治之，汙下則陽氣治之。陽盛者先天，陰勝者後天。此地理之常，生化之道也。帝曰：其有壽夭乎？岐伯曰：高者其氣壽，下者其氣夭，地之小大異也，小者小異，大者大異。（《素問·五常政大論第七十》）

一州之地，非若天下之廣，其中亦有生化壽夭之不同者，以地勢有高下耳。高者陰氣昇而治之，陰性遲，故物之榮枯皆後天而至。後天者，其榮遲，其枯亦遲，故多壽也。下者陽氣降而治之，陽性速，故物之成敗皆先天而至。後天而至，其成速，其敗亦速，故多夭也。

◎形氣骨肉皮不同則壽夭有異

黃帝問於伯高曰：余聞形有緩急，氣有盛衰，骨有大小，肉有堅脆，皮有厚薄，其以立壽夭奈何？伯高答曰：形與氣相任則壽，不相任則夭；皮與肉相果則壽，不相果則夭；血氣經絡勝形則壽，不勝形則夭。黃帝曰：何謂形之緩急？伯高答曰：形充而皮膚緩者則壽，形充而皮膚急者則夭。形充而脈堅大者順也，形充而脈小以弱者氣衰，衰則危矣。若形充而顴不起者骨小，骨小而夭矣。形充而大肉，䐃堅而有分者肉堅，肉堅則壽矣。形充而大肉，無分理不堅者肉脆，肉脆則夭矣。此天之生命，所以立形定氣而視壽夭者，必明乎此，立形定氣，而後以臨病人，決死生。黃帝曰：余聞壽夭，無以度之。伯高答曰：牆基卑高，不及其地者，不滿三十而死；其有因加疾者，不及二十而死也。黃帝曰：形氣之相勝，以立壽夭奈何？伯高答曰：平人而氣勝形者壽；病而形肉脫，氣勝形者死，形勝氣者危矣。（《靈樞·壽夭剛柔第六》）

此詳言立形定氣，可以決人之壽夭也。人身之大體爲形，人形之所充者爲氣，形緩而氣盛，是之謂相任也。相任者，相當也，蓋形以寓氣，氣以充形，有是形當有是氣，有是氣當有是形，故表裏相稱者，故曰壽；若形緩而氣反衰，形急而氣反盛，或形急氣衰，則不相當也，其夭必矣。有皮必有肉，皮厚而內堅，是謂之相果也。相果者，如果木之果，肉居皮之裹，皮爲肉之表，肉堅皮固者是爲相果，相果者氣必蓄故壽，故曰壽；若皮厚而肉脆，皮薄而肉堅，或皮薄而肉脆，則不相果也，其夭必矣。人身形體，有血有氣，有經有絡，血氣經絡者，內之根本也。四者能勝其形，如形緩而氣血經絡皆盛也，故曰壽；若四者不能勝其形，形緩而氣血經絡皆衰也，其夭必矣。若形體充大，而皮膚緊急，氣脈促迫者，則必夭矣。凡形體充大，而脈氣堅大者，爲順；若形體充大，而脈氣小弱者，則爲危矣。人之形體，骨爲君，肉爲臣，君勝臣者順，顴者骨之本也，凡形體充大而顴骨起者骨大，蓋顴爲諸骨之宗，顴大則一身之骨皆大，而勝其形體之充大者，故曰壽；若形體充大而顴骨不起，其骨必小，骨小肉充，臣勝君者也，故當夭。形體雖充，又必以肉之堅脆分壽夭，其必驗於大肉者，以大肉爲諸肉之宗也。凡形體充大，而臀爲大肉，其膕脂內堅，外有紋理爲分者，則一身之肉皆堅，蓋大肉爲諸肉之宗，肉堅則有壽；凡形充而臀削者，必非福壽之兆。若形體充大，而大肉無有分理，則肉急，按之不堅則肉脆，肉脆則夭矣，此天造命於有生之初者，立其形，即定其氣。而凡視人之壽夭，亦必立形定氣，而後可決死生於有生之後也。今面部四傍爲牆，其基甚卑，故牆基者，面部四傍骨胳也。地者，面部之肉也。基牆不及其地者，骨衰肉勝也，當不滿三十歲而死也。其有所因，而加之以疾者，蓋不如慎守，而或爲外感內傷致疾，其夭更速，則不滿二十歲而死矣。人之生死由乎氣，氣勝則神全，故平人者，不病之人也。有是形體，必有是元氣，氣勝其形，則爲壽；設外貌雖充而中氣不足者，必非壽器。若病而至於形肉脫，雖其氣尚勝形，形必難復，亦所必死。或形肉未至盡脫，而元氣衰甚，不及於形，是謂形勝其氣，其病必危也。夫曰形者，可以概皮肉骨矣。曰氣者，則凡氣盡於是矣。蓋氣爲陽，形爲陰，陰以配陽，形以寓氣，陰脫則陽無所附，形脫則氣難獨留，故不免於死。

◎人之壽夭各不同

黃帝曰：人之壽夭各不同，或夭壽，或卒死，或病久。願聞其道。岐伯曰：五藏堅固，血脈和調，肌肉解利，皮膚緻密，榮衛之行，不失其常，呼吸微徐，氣以度行，六府化穀，津液布揚，各如其常，故能長久。（《靈樞·天年第五十四》）

此言人有壽夭生死之殊，當觀其壽者，而可以推夭者之反是也。五藏堅固者，不易損。血脈和調者，不易亂。肌肉解利者，可無留滯。皮膚緻密者，可免中傷。榮衛之行不失其常者，經脈和也。呼吸微徐，氣以度行者，三焦治也。六府化穀，津液布揚者，則藏府和平，精神充暢，故能長久而多壽也。

◎壽夭之因

帝曰：其於壽夭何如？岐伯曰：陰精所奉其人壽，陽精所降其人夭。（《素問・五常政大論第七十》）

陰精所奉，高之地也。陽精所降，下之地也。陰方之地，陽不妄泄，寒氣外持，邪不數中而正氣堅守，元氣固藏，故壽延。陽方之地，陽氣耗散，發泄無度，風濕數中，眞氣傾竭，則元陽外泄，故夭折。即事驗之，今中原之境，西北方衆人壽，東南方衆人夭，其中猶各有微甚爾，此壽夭之大異也。曰陰精，曰陽精，當知地有精，而天有精。蓋在地爲陰，在天則爲陽也。

◎壽百歲而死之由

黄帝曰：人之壽百歲而死，何以致之？岐伯曰：使道隧以長，基牆高以方，通調榮衛，三部三裏起，骨高肉滿，百歲廼得終。（《靈樞・天年第五十四》）

此言人百歲而終者之由也。使道者，五藏所使之道路，如肺氣通於鼻，肝氣通於目，脾氣通於口，心氣通於舌，腎氣通於耳，是即五官之道路也。隧，深邃貌。其隧道以長；基牆，指面部爲基，蕃蔽爲牆，廼高以方；榮衛之氣皆已通調，而面之三部三裏，其骨高，其肉滿。即致壽之道，所以百歲廼得終也。

◎中壽而盡之因

黄帝曰：其不能終壽而死者，何如？岐伯曰：其五藏皆不堅，使道不長，空外以張，喘息暴疾，又卑基牆，薄脈少血，其肉不石，數中風寒，血氣虛，脈不通，眞邪相攻，亂而相引，故中壽而盡也。（《靈樞・天年第五十四》）

此言不能終壽而死之診。人稟先天之氣虛薄，而後天猶可資培，更能無犯賊風虛邪，亦可延年益壽。若秉氣虛弱，而又不能調養，兼之數中風寒，以致中道夭而不能盡其天年矣。五藏不堅者，五藏皆脆，較之五藏堅固者異也。使道不長者，水溝不長，較之使道隧以長者異也。空外以張者，其鼻孔向外而張，鼻爲肺竅，肺氣泄矣。肺主氣，今肺氣不足，或先天之氣不足。故喘息而爲暴疾。又基牆甚卑，較之基牆高以方者異也。又脈薄血少而肉脆，較之骨高肉滿者異也。薄脈少血，其肉不實，又失其飲食起居之調養矣。以其血氣虛，脈道不通，所以眞邪相攻而相引也。眞爲正氣，邪爲邪氣也。數中風寒，又不知虛邪賊風，避之有時，致使眞邪相攻，亂而相引，故中壽而盡也。

十一、生長節段

◎女子七七爲節

岐伯曰：女子七歲，腎氣盛，齒更髮長；二七，而天癸至，任脈通，太衝脈盛，月事以時下，故有子；三七，腎氣平均，故眞牙生而長極；四七，筋骨堅，髮長極，身體盛壯；五七，陽明脈衰，面始焦，髮始墮；六七，三陽脈衰於上，面皆焦，髮始白；七七，任脈虛，太衝脈衰少，天癸竭，地道不通，故形壞而無子也。（《素問·上古天眞論第一》）

陰陽之道，孤陽不生，獨陰不長，陰中有陽，陽中有陰，是以天一生水，地二生火，老陽之數極於九，少陽之數次於七。七爲少陽之數，女子本陰體，而得陽數者，陰中有陽，其卦象爲“坎”；男子本陽體，而得陰數者，陽中有陰，其卦象爲“離”。蓋天地萬物之道，惟陰陽二氣而已，陰陽作合，原不相離，故陽中必有陰，陰中必有陽。故離火屬陽居南，而其中則偶，是外陽而內陰也；坎水屬陰居北，而其中則奇，是外陰而內陽也。震坎艮是爲三男，而陰多於陽；巽離兑是爲三女，而陽多於陰。故女子外爲陰體而內合陽數，男子外爲陽體而內合陰數。故七歲腎氣盛，齒更髮長。二七則天癸自至，癸，謂壬癸，北方水干名也。任脈衝脈，皆奇經脈也。腎氣全盛，衝任流通，經血漸盈，應時而下，天眞之氣降，與之從事，故云天癸也。然衝爲血海，任主胞胎，二者相資，故能有子。所以謂之月事者，平和之氣，常以三旬而一見也。故愆期者，謂之有病。三七腎氣平均，故牙之最後生者，名曰眞牙，今人曰智齒，由此而生，且長極矣。女子四七，肝主筋，腎主骨者，皆堅，精血盛極之時，髮長極，身體壯盛。五七陽明脈衰，面始焦，髮始墮。女子大體有餘於陰，不足於陽，故其衰也，自足陽明始。陽明之脈氣榮於面，故其衰也，髮墮面焦。六七，三陽之脈盡上於頭，三陽脈衰，故面皆焦。血脈華於色，血脈衰，故髮白也。女子天癸之數，七七而終，七任脈虛，太衝脈衰少。天癸已竭，應前“天癸至”而言。地道者，坤也；地道不通者，月事止也。應前“月事以時下”而言。至是而形體衰壞，不能有子矣。

◎男子八八爲節

丈夫八歲，腎氣實，髮長齒更；二八，腎氣盛，天癸至，精氣溢寫，陰陽和，故能有子；三八，腎氣平均，筋力勁強，故眞牙生而長極；四八，筋骨隆盛，肌肉滿壯；五八，腎氣衰，髮墮齒槁；六八，陽氣衰竭於上，面焦，髮鬢頒白；七八，肝氣衰，筋不能動，天癸竭，精少，腎氣衰，形體皆極；八八，則齒髮去。（《素問·上古天眞論第一》）

老陰之數極於十，少陰之數次於八，男子爲少陽之氣，故以少陰數合之。男本陽體而得陰數者，陽中有陰也。其卦象爲“離”。《易·繫辭》曰“天九地十”，則其敷也。男女有陰陽之質不同，天癸則精血之形亦異。陰靜海滿而去血，陽動應合而泄精，二者通和，故能有子。有子之道，必陰陽合而後胎孕成，故天一生水而成於地之六，地二生火而成於天之七，所以萬物之生，未有不因陰陽相感而能成其形者，此一陰一陽之謂道也。《易·繫辭》曰："男女媾精，萬物化生。"此之謂也。《家語》云："男子八月而生齒，八歲而齔；二八十有六歲而化。"二八腎氣已盛，天癸始至，天癸者，陽精也，蓋男女之精，皆主腎水，故皆可稱爲天癸也。惟精氣溢瀉，故陰陽之精一和，而遂能有子矣。三八，腎氣平均，平，足也。均，和也。眞牙長極，極，止也。故眞牙生而筋骨所長，以至於極。腎水生肝血，故筋亦勁強也。丈夫天癸，八八而終，年居四八，亦材之半也。筋骨隆盛，肌肉滿壯。腎主於骨，齒爲骨餘，腎氣既衰，精無所養，故令髮墮，齒復乾枯。陽氣，亦陽明之氣也。《靈樞經》曰："足陽明之脈，起於鼻，交頞中，下循鼻外，入上齒中，還出俠口環脣，下交承漿，卻循頤後下廉，出大迎，循頰車，上耳前，過客主人，循髮際，至額顱。"故衰於上，則面焦髮鬢白也。五八腎氣始衰，髮墮齒槁，男子大體有餘於陽，不足於陰，故其衰也，自足少陰始，六八根氣先衰，而標陽漸竭矣，陽氣，亦三陽氣也。頒，班同。七八，肝衰故筋不能動，腎主骨，腎衰故形體疲極。肝氣養筋，肝衰故筋不能動；腎氣養骨，腎衰故形體疲極，天癸已竭，故精少也。匪惟材力衰謝，固當天數使然。八八，陽氣竭，精氣衰，故齒髮不堅，離形骸矣。去，落也。

◎生長凡十節段之體狀

黄帝曰：其氣之盛衰，以至其死，可得聞乎？岐伯曰：人生十歲，五藏始定，血氣已通，其氣在下，故好走。二十歲，血氣始盛，肌肉方長，故好趨。三十歲，五藏大定，肌肉堅固，血脈盛滿，故好步。四十歲，五藏六府十二經脈，皆大盛以平定，腠理始疎，榮華頹落，髮頗斑白，平盛不搖，故好坐。五十歲，肝氣始衰，肝葉始薄，膽汁始滅，目始不明。六十歲，心氣始衰，善憂悲，血氣懈惰，故好臥。七十歲，脾氣虛，皮膚枯。八十歲，肺氣衰，魄離，故言善誤。九十歲，腎氣焦，四藏經脈空虛。百歲，五藏皆虛，神氣皆去，形骸獨居而終矣。（《靈樞·天年第五十四》）

此與前篇《上古天眞論》女盡七七、男盡八八互相發明。天地之氣，陽主乎昇，昇則向生；陰主乎降，降則向死。故幼年之氣在下者，亦自下而昇也。十歲至三十歲，其氣在下，氣盛於足之六經也，盛滿則輕捷，故好走好趨好步也。趨者，較走更疾矣。步者，較趨更緩矣。此春夏生動之氣也。四十至於百歲，以漸而衰也。天地消長之道，物極必變，盛極必衰，日中則昃，月盈則虧，人之衰老，從上而下，自陽而陰。人當四十，陰氣已半，故髮頗斑白而平盛不搖，故好坐也。坐者，較步似倦矣，衰之漸也。五十歲以後，肝膽始衰而心，心而脾，脾而肺，肺而腎。每十歲而日衰，故五十歲肝膽衰，六十歲心氣衰。善憂悲者，以心主於憂也。好臥者，衛氣不精也。七十歲脾氣衰，八十歲肺氣衰。魄離者，以肺藏魄，失其處也。言善誤，肺主言也。九十歲腎氣衰，形體衰敗也。百歲五藏俱衰，眞陰虧竭也。腎氣焦者，水竭則焦也。此秋冬收藏之氣也。《方盛衰論》曰："老從上，少從下。"朱氏曰："人之生長，先本於腎藏之精氣，從水火而生木金土，先天之五行也。人之衰老，從肝木以及於火土金水，後天之五行也。"

◎年四十五十六十之體狀

帝曰：謂此二者，奈何？岐伯曰：能知七損八益，則二者可調，不知用此，則蚤衰之節也。年四十，而陰氣自半也，起居衰矣。年五十，體重，耳目不聰明矣。年六十，陰痿，氣大衰，九竅不利，下虛上實，涕泣俱出矣。故曰：知之則強，不知則老。故同出而名異耳。智者察同，愚者察異。愚者不足，智者有餘。有餘則耳目聰明，身體輕強，老者復壯，壯者益治。是以聖人爲無爲之事，樂恬惔之能，從欲快志於虛無之守，故壽命無窮，與天地終。此聖人之治身也。(《素問·陰陽應象大論第五》)

女子二七天癸至，月事以時下。丈夫二八天癸至，精氣溢瀉。人年四十，腠理始疏，榮華稍落，髮斑白。年五十，衰之漸也。六十，衰之甚矣。苟知七損八益，而能固守其精，則陰陽俱益，而筋骨壯強，不知陰陽所生之原，以欲竭其精，以耗散其眞，至半百而衰老矣。

十二、老壯少小

◎老壯少小之謂

黃帝問於伯高曰：人之肥瘦、大小、寒溫，有老壯少小，別之奈何？

伯高對曰：人年五十已上爲老，二十已上爲壯，十八已下爲少，六歲已下爲小。(《靈樞·衛氣失常第五十九》)

此言人之肥瘦寒溫老壯少小有所分別也。大小者，身之大小也。寒溫者，身之寒暖也。人之老壯少小，則以年齡而別之也。數始於一，成於三，三而兩之爲六，三而三之成九。十八者，二九之數也；二十者，陰陽之生數始也；五十者，五行之生數終也。故人年五十已上爲老，二十已上爲壯，十八已下爲少，六歲已下爲小。

十三、人之常數

◎人之常數（一）

夫人之常數，太陽常多血少氣，少陽常少血多氣，陽明常多氣多血，少陰常少血多氣，厥陰常多血少氣，太陰常多氣少血，此天之常數。(《素問·血氣

形志第二十四》）

此言手足六經之氣血，各有多少，見調之者，當視其氣血以爲主也。太陽者，手太陽小腸、足太陽膀胱也。少陽者，手少陽三焦、足少陽膽也。陽明者，手陽明大腸、足陽明胃也。太陰者，手太陰肺、足太陰脾也。少陰者，手少陰心、足少陰腎也。厥陰者，手厥陰包絡、足厥陰肝也。是以太陽、太陰常多血少氣，少陽、少陰、厥陰常多氣少血，陽明常多血多氣，此天之常數也。知其氣血多少，則可以辨二十五人之形，而行施治補瀉之法也。此節與《素問・九鍼論》篇、本經《五音五味》篇大同小異，當以《素問》爲的。

◎人之常數（二）

夫人之常數，太陽常多血少氣，少陽常多氣少血，陽明常多血多氣，厥陰常多氣少血，少陰常多血少氣，太陰常多血少氣，此天之常數也。（《靈樞・五音五味第六十五》）

此言手足六經之氣血，各有多少，見調之者，當視其氣血以爲主也。太陽者，手太陽小腸、足太陽膀胱也。少陽者，手少陽三焦、足少陽膽也。陽明者，手陽明大腸、足陽明胃也。太陰者，手太陰肺、足太陰脾也。少陰者，手少陰心、足少陰腎也。厥陰者，手厥陰包絡、足厥陰肝也。夫太陽、太陰、少陰，俱多血少氣；少陽、厥陰，俱多氣少血；陽明氣血皆多。此天之常數也。知其氣血多少，則可以辨二十五人之形，而行施治補瀉之法也。此節與《血氣形志》篇、本經《九鍼論》篇大同小異，當以《素問》爲的。

◎人之常數（三）

陽明多血多氣，太陽多血少氣，少陽多氣少血，太陰多血少氣，厥陰多血少氣，少陰多氣少血。（《靈樞・九鍼論第七十八》）

此節與《素問・血氣形志》、本經《五音五味》大同小異。當以《素問》爲的。

◎人以九九制會

黄帝問曰：余聞天以六六之節，以成一歲。人以九九制會，計人亦有三百六十五節，以爲天地久矣，不知其所謂也？岐伯對曰：昭乎哉問也！請遂言之。夫六六之節，九九制會者，所以正天之度，氣之數也。天度者，所以制日月之行也。氣數者，所以紀化生之用也。天爲陽，地爲陰；日爲陽，月爲陰，行有分紀，周有道理，日行一度，月行十三度而有奇焉。故大小月三百六十五日而成歲，積氣餘而盈閏矣。立端於始，表正於中，推餘於終，而天度畢矣。（《素問・六節藏象論第九》）

天以六六之節者，十干主天，六十日甲子一周而爲一節。六六三百六十日以成一歲也。人以九九制會者，人之九竅九藏，以會合生五氣三之數也。《靈樞經》曰：“歲有三百六十五日，人有三百六十五節。”言人亦有六六之節，以應天六六之數也。按下文曰“地以九九制會”，蓋人有九竅九藏，地有九州九野，以會三而成天，三而成地，三而成人，故先言人以九九制會，而後言地以九九制會也。按此篇廼論歲運之總綱，天之十干，成六六之節，以應一歲，而天之十干，化生地之五行；地之五行，上呈天之六氣。《五運行論》云：“帝曰：‘寒暑燥濕風火，在人合之，奈何？’伯曰：‘東方生風，風生木，木生酸，酸生肝。’”是在天之六氣，在地之五行五味，而又化生人之五藏也。然人之五藏，地之五行，皆由天之十干所化，故曰《六節藏象論》也。夫人之五藏，又化生六氣，六氣者，即末章之所謂人迎一盛，病在少陽，二盛病在太陽是也。蓋人之五藏，應地之五行，食地之五味；人之六氣，復應天之六氣，氣亢害而無承制，則爲病矣。夫先以九九制會，以應六六之節者，言地有九州，人有九竅，天有六節，而皆合乎生五氣三之數。昭，明也。遂，因也。六六之節，所以正天之度。蓋歲有三百六十五日，而天有三百六十五度也。九九制會，所以紀氣之數也。制，度也，天度者，周天三百六十五度。日，日行一度，一歲而一周天。月，日行十三度，一月而一周天。蓋以天之度數，以紀日月之行也。氣數者，生五氣三之數也。化者，陰陽之化，在天而成六六，在地在人而成九九，皆陰陽氣化之爲盛也。此复申明天度，以纪日月之行也。行有分紀者，謂日月之行，有分野紀度。周有道理者，謂日月之周天，有南道北道之理路也。按曆法，周天三百六十五度四分度之一，左旋於地，一晝一夜，則其行一周而又過一度。日月皆右行於天，一晝一夜，則日行一度，月行十三度十九分度之七，故曰有奇也。故日一歲而一周天，月二十九日有奇而一周天，以二十九日有奇，故有大月小月也。每歲朔虛五日有奇，故止三百五十四日，又氣盈五日有奇，合氣盈朔虛而閏生焉。故每歲連閏，共計三百六十五日有奇也。《漢・曆志》云：“日月五星，從西而循天東行，天道從東西行，一晝一夜，日月隨天西轉一周，如蟻行磨上，磨轉一回，而日往東行止一度，月從西而東行十三度，故月行疾，而一月與日一會而一周天。是以每歲冬至夏至，日行有南道北道之分；每月上弦下弦，而月有南道北道之分也。”立端，豎端正之木，以正天表也。上古樹八尺之臬，度其日出入之影，以正東西，参日中之影與極星以正南北。以周天三百六十五度之餘四分度之一，推日月行度之有奇，氣盈五日之有餘，朔虛五日之有餘，推而算之，以終一歲之數，以終天道之周，而天度畢矣。

十四、嗣育

◎人年老而無子之由

帝曰：人年老而無子者，材力盡耶？將天數然也？

材，謂精力，材幹，可以立身者也。天數，凡人所稟於天之數也。蓋男女者，陰陽之氣血，有始有終，有盛有衰，各有自然之天數也。

岐伯曰：女子……二七而天癸至，任脈通，太衝脈盛，月事以時下，故有子。……七七，任脈虛，太衝脈衰少，天癸竭，地道不通，故形壞而無子也。丈夫……二八，腎氣盛，天癸至，精氣溢寫，陰陽和，故能有子。……七八，肝氣衰，筋不能動，天癸竭，精少，腎氣衰，形體皆極。八八，則齒髮去。腎者主水，受五藏六府之精而藏之，故五藏盛迺能寫。今五藏皆衰，筋骨解墮，天癸盡矣，故髮鬢白，身體重，行步不正，而無子耳。（《素問·上古天眞論第一》）

腎者屬水，受五藏六府之精而藏之者，受後天水穀之精而充之。蓋五味入胃，各歸所喜，津液各走其道，腎爲水藏，受五穀之精而藏之。腎之精液入心化赤而爲血，流溢於衝任爲經血之海，養肌肉，生毫毛，所謂流溢於中布散於外者是也。五藏盛迺能瀉。今五藏皆衰，筋骨懈惰，天癸盡矣，故髮鬢白，身體重，行步不正，而無子耳。然則男女之老而無子者，皆由於材力之盡，非由於天數之適值也。若少而無子者，則謂之天數斯可矣。

◎人年已老而有子之由

帝曰：有其年已老而有子者，何也？岐伯曰：此其天壽過度，氣脈常通，而腎氣有餘也。此雖有子，男不過盡八八，女不過盡七七，而天地之精氣皆竭矣。（《素問·上古天眞論第一》）

此言年老而有子者，非天癸之數也。正以其天壽過度，氣脈常通，而腎氣有餘也。曰年老有子，則雖八八已後，亦能有子也，然此等之人，雖或有子，大略天地間之爲男者不過八八之數，爲女者不過七七之數，而天地所稟之精氣皆竭矣。能如此等之有子者，不亦少乎？

◎道者身年雖壽能生子也

帝曰：夫道者，年皆百數，能有子乎？岐伯曰：夫道者，能卻老而全形，身年雖壽，能生子也。（《素問·上古天眞論第一》）

道者，是所謂合道得道之人也。既能道合天地，則其材力天數，自是非常，皆能卻老而全形，非若平人之年老而形體皆極者比，其身年雖過百歲，亦能生子而無疑也。

◎歲有胎孕不育治之不全

帝曰：歲有胎孕不育，治之不全，何氣使然？岐伯曰：六氣五類，有相勝制也。同者盛之，異者衰之，此天地之道，生化之常也。

治，謂治歲之氣。五類者，五行所化，各有其類。如毛蟲三百六十，麟爲之長；羽蟲三百六十，鳳爲之長；倮蟲三百六十，人爲之長；介蟲三百六十，龜爲之長；鱗蟲三百六十，龍爲之長。凡諸有形動物，其大小高下五色之異，各有其類，通謂之蟲也。然毛蟲屬木，羽蟲屬火，倮蟲屬土，介蟲屬金，鱗蟲屬水。夫一歲之內，凡胎孕有不育者，而歲氣之同有不能全也。蓋六氣五類，有相勝相制，氣之同者，則其胎孕盛，氣之異者，則其胎孕衰，此廼天地之道，生化之常耳。

故厥陰司天，毛蟲靜，羽蟲育，介蟲不成；在泉，毛蟲育，倮蟲耗，羽蟲不育。

厥陰司天，巳亥年也，厥陰風木司天，則少陽相火在泉。毛蟲同天之氣，故安靜無損。羽蟲同地之氣，故多育。火制金之化，故介蟲不成。在泉，寅申歲也，厥陰風木在泉。毛蟲同其氣，故育。木剋土，故倮蟲耗。木鬱於下，火失其生，故羽蟲雖生而不育。夫此六氣五類，勝制不育，歲有司天在泉之分，故其氣應各有時，而五類之生育亦各有時，以生育之期，而合氣應之候，再以五色五性参其盛衰，無不應者。觀《六元正紀大論》曰："歲半之前，天氣主之；歲半之後，地氣主之；上下交互，氣交主之。則司天之氣，當自大寒節爲始，以主上半年。在泉之氣，當自大暑節爲始，以主下半年。上下交互之氣，則閒於二者之閒，而主乎中也。"

少陰司天，羽蟲靜，介蟲育，毛蟲不成；在泉，羽蟲育，介蟲耗不育。

少陰司天，子午歲也。少陰君火司天，則陽明燥金在泉，故主羽蟲靜，而介蟲育。毛蟲不成，謂庚子、庚午歲，受金運之勝制，是以木類之蟲不成。少陰在泉，故主羽蟲育。地氣制己勝，故主介蟲耗。少陰在泉，廼陽明司天之歲，如癸卯、癸酉歲，受火運之勝制，當至介蟲不育，故曰介蟲耗不育。蓋謂耗則所勝微，不育則勝制甚，故下文曰："諸乘所不成之運則甚。"謂受五運之所乘制，以致不育不成，廼勝制之甚者也。

太陰司天，倮蟲靜，鱗蟲育，羽蟲不成；在泉，倮蟲育，鱗蟲不成。

太陰司天，丑未歲也。太陰濕土司天，則太陽寒水在泉，故主倮蟲靜而鱗蟲育，如辛丑、辛未歲，受水運之勝制，則火類之蟲不成。太陰在泉，故主倮蟲育。制己所勝，當主鱗蟲耗。如甲辰、甲戌歲，受土運之勝制，當主鱗蟲不成。按太陰濕土司天，太陽寒水在泉，寒濕相合，而無生長之氣，故不曰耗而曰不成。是以鱗蟲生育於歲半以前，不能長成於歲半以後。

少陽司天，羽蟲靜，毛蟲育，倮蟲不成；在泉，羽蟲育，介蟲耗，毛蟲不育。

少陽司天，寅申歲也。少陽相火司天，則厥陰風木在泉，故主羽蟲靜，而毛蟲育。倮蟲不成者，謂壬寅、壬申歲，受木運之勝制，而土類之蟲不成。少陽在泉，故主羽蟲育，制己所勝，故主介蟲耗。如乙巳、乙亥歲，受金運之勝制，則木類之蟲不育。

陽明司天，介蟲靜，羽蟲育，介蟲不成；在泉，介蟲育，毛蟲耗，羽蟲不成。

陽明司天，卯酉歲也。陽明燥金司天，則少陰君火在泉，故主介蟲靜而羽蟲育。如癸卯、癸酉歲，受火運之勝制，則金類之蟲不成。陽明在泉，故主介蟲育，制己所勝，故主毛蟲耗。如逢丙子、丙午歲，受水運之勝制，則火類之蟲不成。

太陽司天，鱗蟲靜，倮蟲育；在泉，鱗蟲耗，倮蟲不育。(《素問·五常政大論第七十》)

太陽司天，辰戌歲也。太陽寒水司天，則太陰濕土在泉，故主鱗蟲靜，而倮蟲育。太陽寒水在泉，廼太陰濕土司天，水濕合化，則土不能制水矣。耗，散也。鱗蟲耗者，土崩潰而鱗見於陸也。如丁丑、丁未歲受木運之勝制，則土類之蟲不成。

十五、帝王聖賢

◎眞人

帝曰：善。有不生不化乎？岐伯曰：悉乎哉問也！與道合同，惟眞人也。帝曰：善。(《素問·六微旨大論第六十八》)

有不生不化乎者，言人有逃陰陽，免生化，而不生不化，無始無終，同太虛自然者也。與道合同，惟眞人也者，言眞人之體合於道，道無窮則體亦無窮，隱見莫測，出入天地內外，順道至眞以生，其爲小也入於無閒，其爲大也過虛空界，故能出入生死，壽敝天地，無有終時也。

◎上古眞人

黄帝曰：余聞上古有眞人者，提挈天地，把握陰陽，呼吸精氣，獨立守神，肌肉若一，故能壽敝天地，無有終時，此其道生。(《素問·上古天眞論第一》)

上古有眞人者，不假修爲，而此眞渾然全具，隱竅莫測，其爲小也，入於無閒，其爲大也，遍於空境。其變化也，出入天地，內外莫見，跡順至眞，以表道成之證。凡如此者，能提挈天地，把握陰陽也。心合於氣，氣合於神，神合於無。呼接於天，吸接於地，通乎精氣。有道獨存，故能獨立，神不外馳，故曰守神。神守於中，形全於外，身心皆合於道，故肌肉若一。肌膚若冰雪，綽約如處子。體同於道，壽與道同，故能無有終時，而壽盡天地也。

◎眞人與道合同

帝曰：善。有不生不化乎？岐伯曰：悉乎哉問也！與道合同，惟眞人也。帝曰：善。(《素問·六微旨大論第六十八》)

有不生不化乎者，言人有逃陰陽，免生化，而不生不化，無始無終，同太虛自然者也。與道合同，惟眞人也者，言眞人之體合於道，道無窮則體亦無窮，隱見莫測，出入天地內外，順道至眞以生，其爲小也入於無閒，其爲大也過虛空界，故能出入生死，壽敝天地，無有終時也。

◎至人

至陰虛，天氣絕；至陽盛，地氣不足。陰陽竝交，至人之所行。陰陽竝交者，陽氣先至，陰氣後至。（《素問·方盛衰論第八十》）

至，謂至盛也。此設言陰陽偏虛者，天地不交，惟至人者，和於陰陽，調於四時，呼吸精氣，獨立守神，而復歸於無極，故曰陰陽並交。至人之所行。

◎中古至人

中古之時，有至人者，淳德全道，和於陰陽，調於四時，去世離俗，積精全神，遊行天地之間，視聽八達之外。此蓋益其壽命而強者也，亦歸於眞人。（《素問·上古天眞論第一》）

中古至人者，至極之人也。淳德全道者，淳，厚也，其德淳而不漓，則道自全矣。和於陰陽，調於四時者，和，同和，調，調適，言至人動靜，必適中於四時生長收藏之令，參同於陰陽寒暑昇降之宜。去世離俗者，心遠世紛，身離俗染。去世離俗者，志異於人也。積精全神者，亦獨立守神之意也，惟神既全，則形自固。遊行天地之閒，視聽八遠之外者，神全故也。夫眞人者，得先天之眞者也；至人者，得後天之氣者也。其趨則一，故亦歸於眞人也。

◎上古聖人

帝曰：余聞上古聖人，論理人形，列別藏府，端絡經脈，會通六合，各從其經。氣穴所發，各有處名。谿谷屬骨，皆有所起。分部逆從，各有條理。四時陰陽，盡有經紀。外內之應，皆有表裏。其信然乎？（《素問·陰陽應象大論第五》）

帝言上古有能論理人形之聖人者。論理，講求也。列別，分辨也。端，言經脈之發端。絡，言支脈之橫絡。兩經交至謂之會。他經相貫謂之通。十二經之表裏，謂之六合。帝言人之藏府形身，與天之四時陰陽外內相應，惟上古聖人能論理人形，與天地參合，是以岐伯論天之五方、五氣、五色、五音，地之五行、五味，以應人之五體、五藏、五竅、五志也。六合，謂十二經脈之合也。足太陽與足少陰爲一合，足少陽與足厥陰爲二合，足陽明與足太陰爲三合，手太陽與手少陰爲四合，手少陽與手厥陰爲五合，手陽明與手太陰爲六合者，各從其經正而相通也。氣穴者，經氣所注之穴，有三百六十五穴，以應一歲，而各有定處，各有定名也。谿谷者，大小之分肉，連於骨而生起也。分部者，皮之分部也。皮部中之浮絡，分三陰三陽，有順有逆，各有條理也。言天地之四時陰陽，盡有經緯紀綱，應人形之外内，皆有表有裏也。

◎中古聖人

其次有聖人者，處天地之和，從八風之理，適嗜慾於世俗之閒，無恚嗔之心，行不欲離於世，被服章，舉不慾觀於俗，外不勞形於事，内無思想之患，以恬愉爲務，以自得爲功，形體不敝，精神不散，亦可以百數。（《素問·上古天眞論第一》）

與天地合其德，與日月合其明，與四時合其序，與鬼神合其吉凶，次眞人，至人者，故曰聖人。聖，大而化也。所以處天地之淳和，順八風之正理者，欲其養正，避彼虛邪。聖人志深於道，故適於嗜欲，心全廣愛，故不有恚嗔，是以常德不離，歿身不殆。聖人舉事行止，雖常在時俗之閒，然其見爲，則與時俗有異爾。蓋貴法道之清靜也。聖人爲無爲事，無事，是以内無思想，外不勞形。恬，靜也。愉，悦也。法道清靜，適性而動，故悦而自得也。外不勞形，内無思想，故形體不敝，敝，疲敝也。精神保全，神守不離，故年登百數，此蓋全性之所致爾。夫聖人之於聲色滋味也，利於性則取之，害於性則捐之，此全性之道也。

◎賢人

惟賢人上配天以養頭，下象地以養足，中傍人事以養五藏。天氣通於肺，地氣通於嗌，風氣通於肝，雷氣通於心，穀氣通於脾，雨氣通於腎。六經爲川，腸胃爲海，九竅爲水注之氣，以天地爲之陰陽。（《素問·陰陽應象大論第五》）

《氣交變大論》曰："大道者，上知天文，下知地理，中知人事，可以長久。"故《上古天眞論》曰："賢人者，法則天地，象似日月，辨列星辰，逆從陰陽，分別四時。"惟賢人者，以頭象乎天也，廼上配天以養其頭；以足象乎地也，廼下象地以養其足；以五藏在人身之中也，廼中傍人事而修之以養五藏。通三才以善養其身，非賢人不能也。

◎中古賢人

其次有賢人者，法則天地，象似日月，辯列星辰，逆從陰陽，分別四時，將從上古，合同於道，亦可使益壽而有極時。（《素問·上古天眞論第一》）

此帝勉人修爲，而不得以凡庸自棄，故《移精變氣》曰："去故就新，廼得眞人。"次聖人者，謂之賢人。賢，善也，才德之稱。然自強不息，精了百端，不慮而通，發謀必當，志同於天地，心燭於洞幽，故曰法則天地。法，效也。則，式也。天地之道，天圓地方，天高地厚，天覆地載，天動地靜。乾爲天，乾者健也。坤爲地，坤者順也。君子之自強不息，安時處順，能覆能載，能包能容，可方可圓，可動可靜，是皆效法天地之道。象，放也。似，肖也。日爲陽精，月爲陰精，月以夜見，日以晝明，日中則昃，月盈則虧，日去則死，日來則生，故賢人象似日月也。星，衆星也。辰，北辰也。辯列者，辯，辨，別也。列，分解也。謂定内外星官座位之所於天，三百六十五度遠近之分次也。二十八宿爲星之經，金木水火土爲星之緯，經有度數之常，緯有進退之變，日月所會謂之辰，辰有十二謂之次，會當朔晦之期，次定四方之位，故賢人辨列之。逆從陰陽者，逆，反也。從，順也。陽主生，陰主死，陽主長，陰主消，陽主昇，陰主降，昇者其數順，降者其數逆，然陽中有陰，陰中有陽，盛衰不可不辨也，故賢人逆從之。賢人以六甲等法，逆順數而推步吉凶之徵兆也。《陰陽書》云："人中甲子，從甲子起，以乙丑爲次，順數之；地下甲子，從甲戌起，以癸酉爲次，逆數之。"此之謂逆從也。分別四時之氣序，蓋合天道以盡人事也。將從上古，合同於道者，將，隨也，謂如上古知道之人，法於陰陽，和於術數，飲食有節，起居有常，不妄作勞也。極，盡也。賢人從道於上古，故亦可益壽，度百歲而去，然有窮盡也。

◎天子

岐伯曰：夫人生於地，懸命於天，天地合氣，命之曰人。人能應四時者，天地爲之父母；知萬物者，謂之天子。天有陰陽，人有十二節；天有寒暑，人有虛實。能經天地陰陽之化者，不失四時；知十二節之理者，聖智不能欺也；能存八動之變，五勝更立；能達虛實之數者，獨出獨入，呿吟至微，秋毫在目。（《素問·寶命全形論第二十五》）

知周萬物，則能參天地，贊化育，以壽國壽民，是謂天之子也。

◎上古之五帝

木形之人，比於上角，似於蒼帝。火形之人，比於上徵，似於赤帝。
土形之人，比於上宫，似於上古黄帝。金形之人，比於上商，似於白帝。
水形之人，比於上羽，似於黑帝。（《靈樞·陰陽二十五人第六十四》）

木形之人，木氣之全者也，木主東方，其音角，其色蒼，故木形之人，當比之上角，似於上天之蒼帝；火形之人，有全偏之分也，火主南方，其音徵，其色赤，故火形之人，似於上天之赤帝，色赤者，火之色赤也；土形之人，有全偏之分也，中央主土，其音宫，其色黄，故土形之人，比於上宫，似於上古之黄帝。曰上古者，以別於當朝之黄帝也。金形之人，有全偏之分也，西方主金，其音商，其色白，故金形之人，比於上商，似於上天之白帝，西方者，金之體方也，色白者，金之色白也；水形之人，有全偏之分也，北方主水，其音羽，其色黑，故水形之人，比於上羽，似於上天之黑帝，色黑者，水之色黑也。

◎上古先師僦貸季

帝曰：善。余欲臨病人，觀死生，決嫌疑，欲知其要，如日月光，可得聞乎？岐伯曰：色脈者，上帝之所貴也，先師之所傳也。上古使僦貸季理色脈而通神明，合之金木水火上，四時八風六合，不離其常，變化相移，以觀其妙，以知其要，欲知其要，則色脈是矣。色以應日，脈以應月，常求其要，則其要也。夫色之變化，以應四時之脈，此上帝之所貴以合於神明也，所以遠死而近生，生道以長，命曰聖王。（《素問·移精變氣論第十三》）

黄帝岐伯問對作《素問》，非天生麗質，一時興起，經文中明云："色脈者，上帝之所貴也，先師之所傳也。"並云"上古使僦貸季"也。故僦貸季者，岐伯之先師也。觀黄帝時代，今人號爲"上古"，而《素問》書又云有"上古"者，印證中華文明歷史豈止"上下五千年"，更何止"兩千多年"，我儕不能以地上或地下無藏物而斷曰史上虛無哉。今人考古，遍掘地下文物，以究史實，且曰"重大發現"，撰下不少文獻，此舉歷朝少有，功謂蓋世蓋史。敝慮今人有疑"阿房宮"之存在，千萬年後定有疑"圓明園"之存在；今人有疑《史記》之史實，千萬年後定有疑今考古家之考古之實，蓋地下無物可掘可證也。

◎鬼臾區之斯十世

帝曰：願聞五運之主時也，何如？鬼臾區曰：五氣運行，各終朞日，非獨主時也。帝曰：請聞其所謂也。鬼臾區曰：臣稽考《太始天元冊》文曰：太虛寥廓，肇基化元，萬物資始，五運終天，布氣眞靈，總統坤元，九星懸朗，七曜周旋，曰陰曰陽，曰柔曰剛，幽顯既位，寒暑弛張，生生化化，品物咸章。臣斯十世，此之謂也。（《素問·天元紀大論第六十六》）

岐黄醫術非自岐黄爲始，舉鬼臾區言，云傳習斯文，已十世於兹，不敢失墜也。中華先祖立言爲器重子孫，决不欺世盜名，我儕勿以今朝小人之心而度上古君子之腹。

◎岐伯之先師

黄帝問曰：五運更治，上應天期，陰陽往復，寒暑迎隨，眞邪相薄，内外分離，六經波蕩，五氣傾移，太過不及，專勝兼併，願言其始，而有常名，可得聞乎？岐伯稽首再拜對曰：昭乎哉問也！是明道也。此上帝所貴，先師傳之，臣雖不敏，往聞其旨。（《素問·氣交變大論第六十九》）

此言五運六氣，天人相應之理，岐伯云此上帝所貴，先師傳之。岐伯之先師者，僦貸季也，此復證岐黄醫術非自岐黄爲始也。

◎黄帝生平

昔在黄帝，生而神靈，弱而能言，幼而徇齊，長而敦敏，成而登天。（《素問·上古天眞論第一》）

按《史記》曰：黄帝，姓公孫，有熊國君少典之子。神靈，聰明之至也。弱而能言，哲睿齊莊。徇，順。齊，正。敦，信。敏，達也。習用干戈，以徵不享，平定天下，殄滅蚩尤。以土德王，都軒轅之丘，故號之曰軒轅黄帝。後鑄鼎於鼎湖山，鼎成而白日昇天，群臣葬衣冠於橋山，墓今猶在。近百年提倡西化，中華傳統文化、中華傳統醫學受到嚴重摧殘，多云“中華文明歷史上下五千年”；因西方學者不承認中華歷史，我中華大地數典忘宗削首適冠者，亦云僅兩千多年。有云“夏朝存疑”，將夏朝以上歷史及其古聖帝王高功偉跡文明創造戲爲“神話”“傳說”。有考古者瞎子摸象，抓住漢後文學寫作特徵一鱗半爪，云《黄帝内經》爲漢人作品，未知千古後是否又有考古瞎子摸象者如是步其後塵焉。

◎帝念百姓

帝曰：余念其痛，心爲之亂惑，反甚其病，不可更代，百姓聞之，以爲殘賊。（《素問·寶命全形論第二十五》）

帝念民病不除，反受民怨。蓋國患人疾同爲重要，故治國治疾之理一也，“政治”“證治”一“治”，“治國”“治疾”，同理，是以明古巫即國君，國君亦古巫，神農嘗百草，黄帝問對岐伯六臣而著《内經》之融醫政於一身之必要與苦心也。由此優良傳統，歷代多良相爲良醫，若太守張仲景、縣官陳修園者，比比皆是。

◎黄帝與天師岐伯問對

昔在黄帝，生而神靈，弱而能言，幼而徇齊，長而敦敏，成而登天。廼問於天師曰：余聞上古之人，春秋皆度百歲，而動作不衰；今時之人，年半百而動作皆衰者，時世異耶？人將失之耶？岐伯對曰：上古之人，其知道者，法於陰陽，和於術數，食飲有節，起居有常，不妄作勞，故能形與神俱，而盡終其天年，度百歲廼去。（《素問·上古天眞論第一》）

天師，對岐伯之尊稱也。天者，謂能修其天眞。師，廼先知先覺者也。言道者，上帝之所貴。師所以傳道而設教，故稱伯曰天師。度，越也。度百歲者，百二十歲也。《尚書·洪範》以百二十歲爲壽，則越百歲矣。

◎黄帝與天師鬼臾區問對

黄帝坐明堂，始正天綱，臨觀八極，考建五常，請天師而問之曰：論言

天地之動靜，神明爲之紀，陰陽之昇降，寒暑彰其兆。（《素問·五運行大論第六十七》）

明堂，王者朝會之堂也。正天綱者，天之大綱在於斗，正斗綱之建，以占天也。八極，八方之輿極也。觀八極之理，以志地也。考，察也。建，立也。五常，五行氣運之常也。考建五常，以測陰陽之變化也。神明者，日月斗星也。紀者，以日月紀度，星斗定位也。寒暑者，陰陽之徵兆也。此言黃帝坐明堂，始正天綱，臨觀八極，考建五常，請天師鬼臾區而言天地之道。

余聞五運之數於夫子，夫子之所言，正五氣之各主歲耳，首甲定運，余因論之。鬼臾區曰：土主甲己，金主乙庚，水主丙辛，木主丁壬，火主戊癸。子午之上，少陰主之；丑未之上，太陰主之；寅申之上，少陽主之；卯酉之上，陽明主之；辰戌之上，太陽主之；巳亥之上，厥陰主之。（《素問·五運行大論第六十七》）

首甲定運，謂六十年以甲子始，而定其運也。此三陰三陽之所主也，主者司天也。《陰陽法》曰："甲己合，乙庚合，丙辛合，丁壬合，戊癸合。"《天元紀大論》："甲己之歲，土運統之；乙庚之歲，金運統之；丙辛之歲，水運統之；丁壬之歲，木運統之；戊癸之歲，火運統之。"《天元紀大論》曰："子午之歲，上見少陰；丑未之歲，上見太陰；寅申之歲，上見少陽；卯酉之歲，上見陽明；辰戌之歲，上見太陽；巳亥之歲，上見厥陰。"正五氣之各主歲耳。考《素問》九九八十一篇，帝與岐伯鬼區臾論對僅此一篇。

◎黃帝與鬼臾區問對

帝曰：願聞五運之主時也，何如？鬼臾區曰：五氣運行，各終朞日，非獨主時也。帝曰：請聞其所謂也。鬼臾區曰：臣稽考《太始天元冊》文曰：太虛寥廓，肇基化元，萬物資始，五運終天，布氣眞靈，總統坤元，九星懸朗，七曜周旋，曰陰曰陽，曰柔曰剛，幽顯既位，寒暑弛張，生生化化，品物咸章。臣斯十世，此之謂也。（《素問·天元紀大論第六十六》）

岐黃醫術非自岐黃爲始，舉鬼臾區言，云傳習斯文，已十世於茲，不敢失墜也。中華先祖立言爲器重子孫，決不欺世盜名，我儕勿以今朝小人之心而度上古君子之腹。考《素問》九九八十一篇，帝與鬼區臾論對僅此一篇。

◎黃帝與岐伯問對

黃帝問曰：五運更治，上應天期，陰陽往復，寒暑迎隨，眞邪相薄，內外分離，六經波蕩，五氣傾移，太過不及，專勝兼併，願言其始，而有常名，可得聞乎？岐伯稽首再拜對曰：昭乎哉問也！是明道也。此上帝所貴，先師傳之，臣雖不敏，往聞其旨。（《素問·氣交變大論第六十九》）

此言五運六氣，天人相應之理，岐伯云此上帝所貴，先師傳之。岐伯之先師者，僦貸季也，此復證岐黄醫術非自岐黄爲始也。考《素問》九九八十一篇，除專論無對與諸臣論二十篇對外，帝與岐伯論對者有六十一篇；《靈樞》九九八十一篇，除專論無對與諸臣論三十三篇對外，帝與岐伯論對者有四十八篇。

◎黄帝與雷公問對

黄帝坐明堂，召雷公而問之曰：子知醫之道乎？雷公對曰：誦而頗能解，解而未能别，别而未能明，明而未能彰，足以治羣僚，不足治侯王。願得受樹天之度，四時陰陽合之，别星辰與日月光，以彰經術，後世益明，上通神農，著至教，疑於二皇。帝曰：善。無失之。此皆陰陽表裏，上下雌雄相輸應也。而道上知天文，下知地理，中知人事，可以長久，以教聚庶，亦不疑殆，醫道論篇，可傳後世，可以爲寶。雷公曰：請受道，諷誦用解。（《素問·著至教論第七十五》）

明堂，天子布政之所，聖人向明而治，故曰明堂。頗能解，粗解其義耳。别者，别其條理。明者，明其精微。彰，則利於用矣。夫習道有五：一誦，二解，三别，四明，五彰也。群僚之情易通，侯王之意難測，所以有不同也。然則膏粱藜藿，其爲難易亦然。樹，立也。天度立則四時陰陽之序可以合，星辰日月之光可以别，用以彰經術，令後世益明，是上通神農之道，著爲至教。疑，擬也。擬德於二皇矣。二皇，伏羲、神農也。陰陽表裏上下雌雄相輸應者，即指上文天度四時陰陽星辰日月光言，所以醫道合於三才，必盡知之，斯可以垂教後世，永傳爲寶矣。而道上知天文等四句，與《氣交變大論》同。考《素問》九九八十一篇，帝與雷公論對有第七十五至第八十一章計七篇；《靈樞》九九八十一篇，帝與雷公論對有第十、第四十八、第四十九章計三篇。

◎黄帝與少師問對

黄帝問於少師曰：余聞人之生也，有剛有柔，有弱有強，有短有長，有陰有陽，願聞其方。少師答曰：陰中有陰，陽中有陽，審知陰陽，刺之有方，得病所始，刺之有理。謹度病端，與時相應，内合於五藏六府，外合於筋骨皮膚。是故内有陰陽，外亦有陰陽。在内者，五藏爲陰，六府爲陽；在外者，筋骨爲陰，皮膚爲陽。（《靈樞·壽夭剛柔第六》）

立天之道，曰陰與陽，立地之道，曰柔與剛。人秉天地陰陽而生，在天爲氣，在地成形，形與氣相任則壽，不相任則夭。剛柔者，陰陽之道也。剛柔強弱短長，無非陰陽之化，然曰陰曰陽，曰柔曰剛，曰強曰弱，曰短曰長，人皆知之。至若陰中復有陰，陽中復有陽，柔中復有剛，剛中復有柔，則人所不知也。其内合於五藏六府，而分陰分陽，故五藏爲陰，六府爲陽；外合於筋骨皮膚，而亦分陰分陽，故筋骨爲陰，皮膚爲陽。故當詳審陰陽，得病所始者，知其或始於陰，或始於陽，度其端，故應之合其時，故刺之有方也。考《靈樞》九九八十一篇，帝與少師論對者有第六十九、第七十二章計二篇。

◎黄帝與伯高問對

黄帝問於伯高曰：脈度言經脈之長短，何以立之？伯高曰：先度其骨節之大小廣狹長短，而脈度定矣。（《靈樞·骨度第十四》）

此言人身之脈度，由骨度而定也。脈度，脈之度數。欲知脈度者，必先求骨度以察其詳也。經脈之長短，從骨節之大小廣狹長短，而定其度數，故曰："骨爲幹，脈爲榮。"如藤蔓之榮附於木幹也。"考《靈樞》九九八十一篇，帝與伯高論對者有第十四、第三十、第三十一、第五十五、第五十六、第五十九章計六篇。

◎黄帝與少俞問對

黄帝問於少俞曰：余聞百疾之始期也，必生於風雨寒暑，循毫毛而入腠理，或復還，或留止，或爲風腫汗出，或爲消癉，或爲寒熱，或爲留痹，或爲積聚。奇邪淫溢，不可勝數，願聞其故。夫同時得病，或病此，或病彼。意者，天之爲人生風乎？何其異也？少俞曰：夫天之生風者，非以私百姓也。其行公平正直，犯者得之，避者得無，殆非求人，而人自犯之。（《靈樞·五變第四十六》）

此言人之感邪同而病否異者，非天之有私，而人有避不避之異也。天非求人而人自犯之，所以有少病多病者，亦在乎人之慎與不慎耳。殆，危也。考《靈樞》九九八十一篇，帝與少俞論對者有第四十六、第五十、第五十三、第六十三章計四篇。

◎黄帝與岐伯雷公問對

黄帝問於岐伯曰：余聞九鍼於夫子衆多矣，不可勝數。余推而論之，以爲一紀。余司誦之，子聽其理，非則語余，請正其道，令可久傳，後世無患。得其人迺傳，非其人勿言。岐伯稽首再拜曰：請聽聖王之道。黄帝曰：用鍼之理，必知形氣之所在，左右上下，陰陽表裏，血氣多少，行之逆順，出入之合，謀伐有過。知解結，知補虚寫實，上下氣門，明通於四海，審其所在，寒熱淋露，以輸異處，審於調氣，明於經隧，左右支絡，盡知其會。寒與熱爭，能合而調之；虚與實鄰，知決而通之；左右不調，把而行之；明於逆順，迺知可治。陰陽不奇，故知起時，審於本末，察其寒熱，得邪所在，萬刺不殆。知官九鍼，刺道畢矣。

此章論用鍼之理，必明知陰陽血氣之流行出入，逆順淺深，五藏六府之經俞配合，虚實疾徐，而鍼論畢矣。形氣之所在，左右上下，陰陽表裏，血氣多少，此形中之陰陽血氣也。行之逆順者，皮膚經脈之血氣，交相逆順而行也。出入之合者，經脈外内之氣血，有本標之出入，有離而有合也。謀伐有過者，謂有過之脈，宜伐而去之。知解結者，謂契紹之門戶，有所結而不通者，宜解之，此言血氣之流行於經脈外内之間，或留積於脈内，或阻滯於氣街之門也。知補虚瀉實，上下氣門者，知六府氣街之門戶，虚實之堅奭者，則知補瀉之所在也。明通於四海者，知膻中衝脈胃府腦髓之出入也。寒熱，陰陽血氣也。淋露，中焦所生之津液也。審其所在，以俞異處者，當知膻中之宗氣，俞於經脈之外内，以應呼吸漏下者也。衝脈之血氣，半俞於十二經脈之中，半散於皮膚之外者也。胃府所生之津液，淖澤注於骨而補益腦髓者也。審於調氣，明於經隧者，知胃府所出之血氣，注於經隧，經隧者，五藏六府之大絡也。左右支絡盡知其會者，左注右，而右注左。左右上下，與經相干，布於四支，出於絡脈，與脈外之氣血，相會於皮膚分肉間也，蓋中焦出氣如露也。寒與熱爭者，陰陽之氣不和也，故當合而調之。虚與實鄰者，血與氣之不和也，故知決而通之。左右不調者，人迎氣口之不調，故當犯而行之。陰陽不奇者，藏府陰陽交相配合，十二經脈交相貫通也。故知起時者，如乘秋則肺先受邪，乘春則肝先受邪之類也。如春甲乙傷於風者，爲肝風；以夏丙丁傷於風者，爲心風之類也；以冬遇此者，爲骨痹；以春遇此者，爲筋痹之類也。如正月太陽寅，故爲腰脽腫痛；陽明者午也，陽盛而一陰加之，故灑灑振寒之類也。如手太陽之筋病，名曰仲春痹；足少陽之筋病，名曰孟秋痹也。蓋知藏府之陰陽，故知病起之時也。本末，病之本標也。寒熱，陰陽之邪也。用鍼之理，知陰陽血氣之流行出入，則知邪之所在矣。按此篇迺全經之總綱，帝平時詳析諮訪於伯，已得其宗旨，故復宣揚以發明之。故曰："余聞九鍼於夫子衆多矣，不可勝數，餘推而論之，以爲一紀。"紀，綱也。

……雷公問於黄帝曰:《鍼論》曰：得其人迺傳，非其人勿言。何以知其可傳？黄帝曰：各得其人，任之其能，故能明其事。雷公曰：願聞官能奈何？黄帝曰：明目者，可以視色。聰耳者，可以聽音。捷疾辭語者，可使傳論；語徐而安静，手巧而心審諦者，可使行鍼艾，理血氣而調諸逆順，察陰陽而兼諸方；緩節柔筋，而心和調者，可使導引行氣：疾毒言語輕人者，可使唾癰呪病；爪苦手毒，爲事善傷人者，可使按積抑痹。各得其能，方迺可行，其名迺彰。不得其人，其功不成，其師無名。故曰：得其人迺言，非其人勿傳。此之謂也。手毒者，可使試按龜，置龜於器下，而按其上，五十日而死矣。手甘者，復生如故也。（《靈樞・官能第七十三》）

官之爲言司也。言各因其所能而分任之，以司其事，故曰官能。如目之明者，可使之察色；耳之聰者，可使之聽音；手巧者，可使行鍼艾者，任之以艾鍼之能；可使導引行氣者，任之以導引之能；口毒者，可使唾癰呪病；手毒者，可使按積抑痹。各得其能，方迺可行，其名迺彰，不得其人，其功不成。蓋聖人欲得其人，量材而官，授任而治，已不與於其閒，而總司其成也。試按龜者，言手毒之人，不可使之行鍼，即靈壽之物，亦遭其毒手，而况病人乎？惟手巧而甘美者，能活人也。夫五十者，迺大衍之數，謂不能盡百歲之天年。《陰陽別論》論五藏氣絕，亦合五十之數，此皆出於理數之自然也。夫麟鳳龜龍，謂之四靈，聖人制九鍼之法，所以救民之災異，豈試以毒手而傷其靈瑞乎？蓋以深戒夫非其人勿傳，非其人勿任耳。考《靈樞》九九八十一篇，帝與岐伯雷公論對者僅有第七十三章一篇。

◎黄帝與岐伯伯高問對

黄帝問於伯高曰：夫邪氣之客人也，或令人目不瞑，不臥出者，何氣使然？

衛氣行於形身之外內，宗氣行於經脈之外內，行於脈內者，偕榮氣而行，行於脈外者，隨衛氣而轉，外內自相逆順而行者也。夫邪之感於人身，令人目不得瞑，或不臥而出於外者，以其陽氣獨行於外，而內之陰氣亦虛也。

伯高曰：五穀入於胃也，其糟粕、津液、宗氣，分爲三隧。故宗氣積於胷中，出於喉嚨，以貫心脈而行呼吸焉。榮氣者，泌其津液，注之於脈，化以爲血，以榮四末，內注五藏六府，所應刻數焉。衛氣者，出其悍氣之慓疾，而先行於四末、分肉、皮膚之間，而不休者也。晝日行於陽，夜行於陰，常從足少陰之分，間行於五藏六府。

今厥氣客於五藏六府，則衛氣獨衛其外，行於陽，不得入於陰；行於陽，則陽氣盛，陽氣盛，則陽蹻陷；不得入於陰，陰虛，故目不瞑。

今邪氣厥逆，客於五藏六府，則衛氣獨衛其外，不得內入於陰，惟其不得內入於陰，則外之陽氣盛，而陽蹻之脈，不得入於陰，致內之榮氣虛，而陰蹻之脈，不得通於陽，陽盛而陰虛，此目之所以不瞑也。

……黄帝問於岐伯曰：余願聞持鍼之數，內鍼之理，縱舍之意，扞皮開腠理，柰何？脈之屈折，出入之處，焉至而出？焉至而止？焉至而徐？焉至而疾？焉至而入？六府之俞於身者，余願盡聞。少敘別離之處，離而入陰，別而入陽，此何道而從行？願盡聞其方。岐伯曰：帝之所問，鍼道畢矣。黄帝曰：願卒聞之。（《靈樞·邪客第七十一》）

此問用鍼之理，而兼問血氣之行於皮膚經脈之外內，有出入至止離別之處焉。皮腠者，脈外之氣分也。脈之屈折出入之處，焉至而出，焉至而止，謂血氣之行於經脈外內，有至止出入之處。而內鍼之理，何以爲之至止疾徐也。六府之俞於身者，即手足三陽之本標。別離之處者，別經脈而出於氣街之處也。夫皮膚爲陽，經脈爲陰。離而入陰者，脈外之氣血，離皮膚而入於經脈也。別而入陽者，脈內之血氣，別經脈而入於皮膚也。此何道從行，願盡聞其方。伯言帝之所問，迺陰陽血氣之流行，知血氣之外內，則知所以用鍼矣。夫此因鍼道，以明血氣之運行出入，蓋鍼道與血氣之流行，皆合天地之大道。

考《靈樞》九九八十一篇，帝與岐伯伯高論對者有第七十一、第七十六章計二篇。

◎黄帝與少師伯高問對

黄帝問於少師曰：余聞人之生也，有剛有柔，有弱有強，有短有長，有陰有陽，願聞其方。少師答曰：陰中有陰，陽中有陽，審知陰陽，刺之有方，得病所始，刺之有理。謹度病端，與時相應，内合於五藏六府，外合於筋骨皮膚。是故内有陰陽，外亦有陰陽。在内者，五藏爲陰，六府爲陽；在外者，筋骨爲陰，皮膚爲陽。

立天之道，曰陰與陽，立地之道，曰柔與剛。人秉天地陰陽而生，在天爲氣，在地成形，形與氣相任則壽，不相任則夭。剛柔者，陰陽之道也。剛柔強弱短長，無非陰陽之化，然曰陰曰陽，曰柔曰剛，曰強曰弱，曰短曰長，人皆知之。至若陰中復有陰，陽中復有陽，柔中復有剛，剛中復有柔，則人所不知也。其内合於五藏六府，而分陰分陽，故五藏爲陰，六府爲陽；外合於筋骨皮膚，而亦分陰分陽，故筋骨爲陰，皮膚爲陽。故當詳審陰陽，得病所始者，知其或始於陰，或始於陽，度其端，故應之合其時，故刺之有方也。

……黄帝問於伯高曰：余聞形氣，病之先後，外内之應，奈何？伯高答曰：風寒傷形，憂恐忿怒傷氣。氣傷藏，迺病藏。寒傷形，迺應形。風傷筋脈，筋脈迺應。此形氣内外之相應也。（《靈樞·壽夭剛柔第六》）

形見於外，氣運於中。病傷形氣，則或先或後，必各有所應。風寒外襲，故傷於形。情慾内勞，故傷於氣。内傷則病在藏府，外傷則應於皮毛。若風傷筋脈，則居於外内之閒，故應於筋脈。此形氣表裏之有辨也。考《靈樞》九九八十一篇，帝與少師伯高論對者有第六章計一篇。

◎黄帝與岐伯少師問對

黄帝問於岐伯曰：《經》言夏日傷暑，秋病瘧，瘧之發以時，其故何也？岐伯對曰：邪客於風府，病循膂而下，衛氣一日一夜，常大會於風府，其明日日下一節，故其日作晏。此其先客於脊背也，故每至於風府則腠理開，腠理開則邪氣入，邪氣入則病作，此所以日作尚晏也。衛氣之行風府，日下一節，二十一日下至尾底，二十二日入脊内，注於伏衝之脈，其行九日，出於缺盆之中，其氣上行，故其病稍益至。

衛氣充行於皮膚肌腠，爲形身之外衛。晝行陽，夜行陰，應天運之開闔。一日一夜大會於風府，其明日日下一節，二十二日，内注於伏衝之脈，其行九日，上出於缺盆，應月行一月而一周天。海水西盛，人血氣積，肌肉充；海水東盛，人血氣虚。衛氣去，形獨居，應海水之消長。蓋一日一夜，天道繞地一周，水天之氣，上下相通，而月以應水也。衛氣行於肌腠之閒，寒則皮膚急而腠理閉，暑則皮膚緩而腠理開，故以夏傷於暑，秋成痎瘧也。以證衛氣之行焉。瘧者，暑邪藏於肌膚，秋時陰氣外出，陰與陽遇，寒與熱爭，邪正相持，而發爲瘧也。風府，督脈穴，在腦後髮際中，邪氣客於風府，循脊胆而下，衛氣一日一夜，大會於風府，其明日日下一節，故其日作晏，此邪先客於脊背也。故衛氣每至於風府，則腠理開，開則邪氣入，而與衛氣相遇，則病作，衛氣日下一節，故作日晏也。蓋衛氣日下一節，則開其下節之腠理，邪氣因開而入，與衛氣相遇，而病廼作。伏衝者，衝脈伏行背裏，爲經絡之海，衛氣循外而下，從內而上，環轉一周，應天道也。

……黃帝問於少師曰：余聞四時八風之中人也，故有寒暑。寒則皮膚急，而腠理閉；暑則皮膚緩，而腠理開。賊風邪氣，因得以入乎？將必須八正虛邪，廼能傷人乎？少師答曰：不然。賊風邪氣之中人也，不得以時，然必因其開也，其入深，其內極病，其病人也卒暴，因其閉也，其入淺以留，其病也徐以遲。

此言四時八風之中人也，有寒風而有暑風，寒則皮膚急而腠理閉，暑則皮膚緩而腠理開。然賊風邪氣之中人也，蓋因人氣之虛實開闔，而入有淺深，不因寒暑之開閉也。凡四時乖戾不正之氣，是爲賊風邪氣，非如太乙所居八正虛邪之有常候，此則發無定期，亦無定位，故曰不得以時也。然其中人，必因膚腠之開，廼得深入，深則內病極，故其病患也卒暴。若因其閉，雖中必淺，淺而不去，其邪必留，亦致於病，但徐遲耳。考《靈樞》九九八十一篇，帝與岐伯少師論對者有第七十九章計一篇。

考《素問》九九八十一篇，帝與鬼區臾論對有第六十六章一篇；考《素問》九九八十一篇，帝與雷公論對有第七十五第八十一章計七篇；考《素問》九九八十一篇，帝與岐伯鬼區臾論對有第六十七章一篇；考《素問》九九八十一篇，專論無對者有第二、第十、第十三、第十四、第三十二、第三十六、第四十一、第四十八、第四十九、第五十五、第五十九章計十一篇；考《素問》九九八十一篇，除專論無對與諸臣論二十篇對外，帝與岐伯論對者有六十一篇。考《靈樞》九九八十一篇，帝獨言者有第十章一篇；考《靈樞》九九八十一篇，帝與雷公論對有第十、第四十八、第四十九章計三篇；考《靈樞》九九八十一篇，帝與少師論對者有第六十九、第七十二章計二篇；考《靈樞》九九八十一篇，帝與伯高論對者有第十四、第三十、第三十一、第五十五、第五十六、第五十九章計六篇；考《靈樞》九九八十一篇，帝與少俞論對者有第四十六、第五十、第五十三、第六十三章計四篇；考《靈樞》九九八十一篇，帝與岐伯伯高論對者有第七十一、第七十六章計二篇；考《靈樞》九九八十一篇，帝與少師伯高論對者有第六章計一篇；考《靈樞》九九八十一篇，帝與岐伯少師論對者有第十六章計一篇；考《靈樞》九九八十一篇，帝與岐伯雷公論對者有第七十三章計一篇；考《靈樞》九九八十一篇，專論無對者有第三、第七、第九、第十三、第二十至第二十六、第七十七章計十二篇；考《靈樞》九九八十一篇，除專論無對與諸臣論三十三篇對外，帝與岐伯論對者有四十八篇。

《素問》《靈樞》二經黃帝與諸臣論道統計表

	黃帝獨論	帝與天師岐伯	帝與天師鬼區臾	帝與雷公	帝與少師	帝與伯高	帝與少俞	帝與岐伯鬼雷公	帝與岐伯伯高	帝與少師伯高	帝與岐伯少師	專論無對
素問		（61）	66、67（2）	75～81（7）								2、10、13、14、32、36、41、48、49、55、59（11）
靈樞	16（1）	（48）		10、48、49（3）	69、72（2）	1、3、3、5、5、59（6）	4、5、5、63（4）	73（1）	71、76（2）	6（1）	79（1）	3、7、9、13、20～26、77（12）

◎夫子

帝曰：妙乎哉論也！合人形於陰陽四時虛實之應，冥冥之期，其非夫子，孰能通之？（《素問・八正神明論第二十六》）

形，謂身形，神，謂神氣。形，謂形診可觀。神，謂神智通悟。故形可見，神不可見也。形廼謂之器，利用出入，而民咸用之者，謂之神。所謂形者，目若冥冥，不能見物，問病人之所患者何病，索病之所在者何經，似乎亦爽然在其前矣。虛邪之中人也，灑淅動形。正邪之中人也微，先見於色，不知於身，若有若無，若亡若存，著形無形，莫知其情。故曰：按之不得，不知其情。所謂神者，謂氣至之若神也。耳不聞者，毋聞人聲以收其精也。目明者，觀於冥冥也。志者，心之所之也，言心開而志先慧悟也。口弗能言者，得氣之妙，不可以言語形容也。俱視獨見者，眾人之所共視，而我獨知之也。適，至也。言氣至若昏，而我昭然獨明也。氣至而有效，效之信，若風之吹雲，明乎若見蒼天，刺之道畢矣。原，謂十二原也。蓋言九鍼之論，以十二原主治五藏六府之病。今法則天地而以天地人之三部九候爲之原，則九鍼之論不必存矣。此言法往古者，已先知其《鍼經》，驗於來今者，知三部九候之道。今論三部九候之本原，則可通神悟之妙用，若以《九鍼》之論僉議，則其旨惟傳，其知彌遠矣。故曰三部九候爲之原，涉於形跡，持魚兔之筌蹄也，烏足存哉？不然，何以若是之神耶？

十六、先巫

◎先巫

黄帝曰：其祝而已者，其故何也？岐伯曰：先巫者，因知百病之勝，先知其病之所從生者，可祝而已也。（《靈樞·賊風第五十八》）

《康熙字典》云："《說文》：'祝也。女能事無形，以舞降神者也。象人兩褎，舞形。'《世本》：巫咸始作巫。《楚語》：古者民之精爽不攜二者，而又能齊肅巾正，其知能上下比義，其聖能光速宣朗。其明能光照之，其聰能聽徹之，如是神明降之，在男曰覡，在女曰巫。《周禮·春官·神仕·疎》：'男子陽，有兩稱，曰巫、曰覡。女子陰，不變，直名巫，無覡稱。'"《王雲五大辭典》云："管人祈禱治病的人。"《漢語大字典》云："1. 舊時以裝神弄鬼替人祈禱爲業的人，女稱巫，男稱巫稱覡。2. 古代醫師也稱巫。"《現代漢語詞典》云："'指女巫、巫師。' '女巫，以裝神弄鬼、搞迷信活動爲業的女人，也叫巫婆。' '巫師，以裝神弄鬼替人祈禱爲職業的人（多指男性）。'" 古巫即上古國君與地方官吏，他們集祭祀、通神、治國、育民與療疾於一身爲己任，護衛中華民族二百萬年繁衍昌盛，功不可沒，審一"毉（醫）"字，可窺全豹，所謂"上醫醫國"是也。"五四"始，滅"封建"，破"迷信"，將其汙名，且以一近巫之劣跡以汙萬千古巫，正如以一近之庸醫劣技以汙萬千年之國醫是也。

第七章　三才之道

一、三才本位

◎天地人之本位氣交

帝曰：願聞其用也。岐伯曰：言天者求之本，言地者求之位，言人者求之氣交。帝曰：何謂氣交？岐伯曰：上下之位，氣交之中，人之居也。故曰：天樞之上，天氣主之；天樞之下，地氣主之；氣交之分，人氣從之。萬物由之，此之謂也。（《素問·六微旨大論第六十八》）

用者，用前歲步始終之候，求天地之氣。是以言天者求之本，言地者求之用，言人者求之氣交者也。所謂本者，謂天六氣，風、熱、暑、濕、燥、寒也，三陰三陽，由其生化也，即六元者也。所謂位者，謂木、君火、相火、土、金、水也。夫天地之氣，上下之位，氣交之中，人之居也者，言自天之下，地之上，則二氣交合之分，人居其中，故曰氣交合之中，人之居也。就甲子歲初之氣言之，則言求天氣者，求司天之熱，在泉之燥，泉左閒之寒也。言求地氣者，求中運之土，本部之木也。言求人氣者，則求氣交所應見者，或熱或燥，或寒或土或木，五者之氣爲常，非是五者，皆勝復之邪變也。所謂氣交者，天地二氣之交接，以人之身半天樞爲界。天樞之上，至司天之位，屬天氣主之；天樞之下，至在泉之位，屬地氣主之。天地二氣，於天樞交接之界分。屬人氣之所從，故天樞者，在臍旁二寸，系足陽明胃經穴名。萬物之所由，故曰氣交也。凡此天地始終之候，亙古不易之體也。

二、三才度數

◎天地人之陰陽不可勝數

黄帝問曰：余聞天爲陽，地爲陰；日爲陽，月爲陰。大小月三百六十日成一歲，人亦應之。今三陰三陽，不應陰陽，其故何也。岐伯對曰：陰陽者，數之可十，推之可百；數之可千，推之可萬，萬之大不可勝數，然其要一也。

(《素問·陰陽離合論第六》)

“陰陽者，數之可十”數語，義見《五運行大論·陰陽系日月》篇。此言天地陰陽之數無窮，而人身必應之也。天爲陽，地爲陰，而一歲之中，十日象陽，一月象陰，月有大小，積至三百六十日以成一歲，而人亦應之，今人手有三陰三陽，足有三陰三陽，亦當與天地之陰陽相應，而茲有不應者，以天地之陰陽，數爲至賾，其始也，數之可十，推之則可百，其既也；數之可千，推之則可萬，至千萬之大，有不可勝數，然數之不可勝數者，離也，析而言之也；其數之萬而千,百而十者，合也，統而言之也。其爲要則一也，以人之三陰三陽，應天地之陰陽也。

◎天地人之度數

黄帝問曰：余聞天以六六之節，以成一歲。人以九九制會，計人亦有三百六十五節，以爲天地久矣，不知其所謂也？岐伯對曰：昭乎哉問也！請遂言之。夫六六之節，九九制會者，所以正天之度，氣之數也。天度者，所以制日月之行也。氣數者，所以紀化生之用也。天爲陽，地爲陰；日爲陽，月爲陰，行有分紀，周有道理，日行一度，月行十三度而有奇焉。故大小月三百六十五日而成歲，積氣餘而盈閏矣。立端於始，表正於中，推餘於終，而天度畢矣。(《素問·六節藏象論第九》)

天以六六之節者，十干主天，六十日甲子一周而爲一節。六六,三百六十日以成一歲也。人以九九制會者，人之九竅九藏，以會合生五氣三之數也。《靈樞經》曰：“歲有三百六十五日，人有三百六十五節。”言人亦有六六之節，以應天六六之數也。下文曰“地以九九制會”，蓋人有九竅九藏，地有九州九野，以會三而成天，三而成地，三而成人，故先言人以九九制會，而後言地以九九制會也。此篇迺論歲運之總綱，天之十干，成六六之節，以應一歲，而天之十干，化生地之五行；地之五行，上呈天之六氣。《五運行論》有云“寒暑燥濕風火，在人合之，奈何？”若“東方生風，風生木，木生酸，酸生肝”者，是在天之六氣，在地之五行五味，而又化生人之五藏焉。然人之五藏，地之五行，皆由天之十干所化，故有本篇《六節藏象論》者也。夫人之五藏，又化生六氣，六氣者，即末章之所謂“人迎一盛，病在少陽，二盛病在太陽”是也。蓋人之五藏，應地之五行，食地之五味；人之六氣，復應天之六氣，氣亢害而無承制，則爲病矣。夫先以九九制會，以應六六之節者，言地有九州，人有九竅，天有六節，而皆合乎生五氣三之數。昭，明也。遂，因也。六六之節，所以正天之度。蓋歲有三百六十五日，而天有三百六十五度也。九九制會，所以紀氣之數也。制，度也，天度者，周天三百六十五度。日，日行一度，一歲而一周天。月，日行十三度，一月而一周天。蓋以天之度數，以紀日月之行也。氣數者，生五氣三之數也。化者，陰陽之化，在天而成六六，在地在人而成九九，皆陰陽氣化之爲盛也。此復申明天度，以紀日月之行也。行有分紀者，謂日月之行，有分野紀度。周有道理者，謂日月之周天，有南道北道之理路也。按曆法，周天三百六十五度四分度之一，左旋於地，一晝一夜，則其行一周而又過一度。日月皆右行於天，一晝一夜，則日行一度，月行十三度十九分度之七，故曰有奇也。故日一歲而一周天，月二十九日有奇而一周天，以二十九日有奇，故有大月小月也。每歲朔虚五日有奇，故止三百五十四日，又氣盈五日有奇，合氣盈朔虚而閏生焉。故每歲連閏，共計三百六十五日有奇也。《漢·曆志》云："日月五星，從西而循天東行，天道從東西行，一晝一夜，日月隨天西轉一周，如蟻行磨上，磨轉一回，而日往東行止一度，月從西而東行十三度，故月行疾，而一月與日一會而一周天。是以每歲冬至夏至，日行有南道北道之分；每月上弦下弦，而月有南道北道之分也。"立端，豎端正之木，以正天表也。上古樹八尺之臬，度其日出入之影，以正東西，參日中之影與極星以正南北。以周天三百六十五度之餘四分度之一，推日月行度之有奇，氣盈五日之有餘，朔虚五日之有餘，推而算之，以終一歲之數，以終天道之周，而天度畢矣。

◎天度氣數之合

帝曰：余已聞天度矣，願聞氣數何以合之？岐伯曰：天以六六爲節，地以九九制會，天有十日，日六竟而周甲，甲六復而終歲，三百六十日法也。夫自古通天者，生之本，本於陰陽。其氣九州九竅，皆通乎天氣。故其生五，其氣三；三而成天，三而成地，三而成人；三而三之，合則爲九；九分爲九野，九野爲九藏。故形藏四，神藏五，合爲九藏以應之也。（《素問·六節藏象論第九》）

氣數何以合者？帝復以九九之數，以合六六之數而爲問也。首言人之九九，以應天之六六，此言地之九九，以應天之六六也。十干主天，故曰天有十日，此言天以六六爲節而成一歲也。此言地之九九，人之九九，而通乎天之六六者，皆本於陰陽。陰陽者，五行所生之三氣也。是以地之九州，人之九竅，皆通乎天氣，蓋天有此三氣，地有此三氣，人有此三氣也。生五者，天之十干，化生地之五行也。氣三者，五行所生三陰三陽之氣也。承上文而言，以五行所生之三氣，而後能合六六九九之數也。以此三氣，三而三之，以成天之六氣，地之六氣，人之六氣也。天之六氣者，以冬至後得甲子少陽王，復得甲子陽明王，復得甲子太陽王，復得甲子厥陰王，復得甲子少陰王，復得甲子太陰王，所謂天以六六之節，以成一歲也。地之六氣者，顯明之右，君火之位也。君火之右，退行一步，相火治之；復行一步，土氣治之；復行一步，金氣治之；復行一步，水氣治之；復行一步，木氣治之；復行一步，君火治之，此地理之應六節氣位也。人之六氣者，藏府三陰三陽之氣也。是以人迎一盛病在少陽，二盛病在太陽，三盛病在陽明；寸口一盛病在厥陰，二盛病在少陰，三盛病在太陰。所謂亢則害，承迺制，害則敗亂生化大病也。再以天地人之六氣，三而三之，合則爲九九。九九分爲地之九野，人之九藏，蓋以九州配九竅，九野配九藏，故曰九野爲九藏也。以地之九州通乎天氣，天之三氣分爲九野，是地以九九制會，而合天之六六也。以人之九竅通乎天氣，天之三氣分爲九藏，是人以九九制會，而合天之六六也。夫邑外謂之郊，郊外謂之牧，牧外謂之野，野附城郭者也。《脹論》曰："胷腹，腸胃之郭也。膻中者，心主之宮城也。"蓋以九野在內，九州在八方之外；九藏在內，九竅在形身之外，故曰九野爲九藏也。以九野之草生五色，普遍於九州八荒，是五色之變不可勝視矣。五氣五味藏於心肺腸胃，外使九竅之五色修明，音聲能彰，此五味之美，不可勝極矣。是人之九竅，與天氣相通，而九藏之又與地氣相通也。形藏者，藏有形之物也。神藏者，藏五藏之神也。藏有形之物者，胃與大腸小腸膀胱也。藏五藏之神者，心藏神、肝藏魂、脾藏意、肺藏魄、腎藏志也。蓋五味入口，藏於腸胃，津液藏於膀胱，以養五藏之神氣，故以形藏神藏合而爲九藏，以配地之九野九州也。

三、三部九候

◎三部九候

帝曰：何謂三部？岐伯曰：有下部，有中部，有上部。部各有三候，三候者，有天、有地、有人也。必指而導之，迺以爲眞。上部天，兩額之動脈；上部地，兩頰之動脈；上部人，耳前之動脈。中部天，手太陰也；中部地，手陽明也；中部人，手少陰也。下部天，足厥陰也；下部地，足少陰也；下部人，足太陰也。故下部之天以候肝，地以候腎，人以候脾胃之氣。帝曰：中部之候奈何？岐伯曰：亦有天，亦有地，亦有人。天以候肺，地以候胷中之氣，人以候心。

帝曰：上部以何候之？岐伯曰：亦有天，亦有地，亦有人。天以候頭角之氣，地以候口齒之氣，人以候耳目之氣。三部者各有天，各有地，各有人。三而成天，三而成地。三而成人，三而三之，合則爲九，九分爲九野，九野爲九藏，故神藏五，形藏四，合爲九藏。（《素問·三部九候論第二十》）

此詳論人必有三部，各部有三候，而合爲九藏，應於九野，所以爲天地之至數也。上部有天、有地、有人。天者兩額之動脈，以候頭角之氣，此脈在額兩傍瞳子髎、聽會等處，數應於指，足少陽脈氣所行也；地者兩頰之動脈，以候口齒之氣，此脈在鼻孔下兩傍，近於巨髎之分，動應於指，足陽明脈氣所行也；人者耳前之動脈，以候耳目之氣，此脈在耳前陷者中絲竹空、和髎等處，動應於指，手少陽脈氣所行也。凡此者，皆所以候之於頭面，故謂之上部也。中部有天、有地、有人。天者，手太陰肺經也，以候肺之謂，脈在掌後寸口中，是謂經渠，動應於指，即手太陰脈氣所行也；地者，手陽明大腸經也，以候胷中之氣，此脈在手大指次指歧骨閒合谷之分，動應於指，手陽明脈氣所行也；人者，手少陰心經也，以候心之謂，此脈在掌後鋭骨之端，神門之分，動應於指，即手少陰脈氣所行也。凡此者皆所以候之於手，故謂之中部也。下部有天、有地、有人，天者，足厥陰肝經也，以候肝，此脈在毛際外羊矢下一寸半五里之分，臥而取之，動應於指，即足厥陰脈氣所行也。女子取太衝，在足大指本節後二寸陷中。地者，足少陰腎經也，以候腎，此脈在足内踝後跟骨上陷中太谿之分，動應於指，即足少陰脈氣所行也；人者足太陰脾經也，以候脾胃之氣，此脈在魚腹上越筋閒直五里下箕門之分，動應於指，即足太陰脈氣所行也。凡此者皆所以候之於足，故謂之下部也。頭手足，分上中下爲三部矣，而三部之中，又各有天地人，合則爲九，所以應九野，而九野正合於吾身之九藏，故神藏五，以肝蔽魂，心藏神，脾藏意，肺藏魄，腎藏志也；形藏四，即頭角、耳目、口齒、胷中也。合爲九藏。人有九藏，地有九野，廼天地之至數有如此者。

第八章　天人相應

一、天德應見

◎藏德不止之應見

天氣，清淨光明者也，藏德不止，故不下也。天明，則日月不明，邪害空竅。陽氣者閉塞，地氣者冒明，雲霧不精，則上應白露不下。交通不表，萬物命故不施，不施則名木多死；惡氣不發，風雨不節，白露不下，則菀槁不榮；賊風數至，暴雨數起，天地四時不相保，與道相失，則未央絕滅。（《素問·四氣調神大論第二》）

上天之氣，至清淨光明，天氣下降，地氣上昇，斯成地天之泰，惟其運用不止。天德不露，故曰藏德。健運不息，故曰不止。然明德惟藏，而健運不息者也。惟其藏德，故應用無窮，惟其健運，故萬古不下，天道無爲故無不爲也。《老子》曰："上德不德，是以有德也。"天至尊高，德猶見隱也。天所以藏德者，爲其欲隱大明。此德藏而不止，萬古有下降之妙，故雖降而實未之下，其尊仍在焉。設使天道自明，則日月無以借之生明矣，是以大明見則小明滅，天明則日月不明矣。明天德之藏隱，則明何晝明者日焉，夜明者月焉之道理。

二、陰陽應見

◎天地陰陽之應見

黄帝問曰：余聞天爲陽，地爲陰；日爲陽，月爲陰。大小月三百六十日成一歲，人亦應之。今三陰三陽，不應陰陽，其故何也。岐伯對曰：陰陽者，數之可十，推之可百；數之可千，推之可萬，萬之大不可勝數，然其要一也。（《素問·陰陽離合論第六》）

"陰陽者，數之可十"數語，義見《五運行大論·陰陽系日月》。此言天地陰陽之數無窮，而人身必應之也。天爲陽，地爲陰，而一歲之中，十日象陽，一月象陰，月有大小，積至三百六十日以成一歲，而人亦應之，今人手有三陰三陽，足有三陰三陽，亦當與天地之陰陽相應，而兹有不應者，以天地之陰陽，數爲至賾，其始也，數之可十，推之則可百；其既也，數之可千，推之則可萬；至千萬之大，有不可勝數，然數之不可勝數者，離也，析而言之也。其數之萬而千,百而十者，合也，統而言之也。其爲要則一也，以人之三陰三陽，應天地之陰陽也。

天覆地載，萬物方生，未出地者，命曰陰處，名曰陰中之陰。則出地者，命曰陰中之陽。

天覆地載，萬物方生，言有天地，然後萬物生焉。然天地之化育萬物，由四時之陰陽出入，而能生長收藏，爲萬物之終始。未出地者，命曰陰處，言處於陰中，而爲陰中之陰，則出地者爲陽，其名曰陰中之陽，言從陰中所出而爲陽也。

陽予之正，陰爲之主。

陽正其氣，萬化迺生；陰主其質，萬形迺成。《易》曰："乾知大始，坤作成物。"大抵陽先陰後，陽施陰受，陽之輕清未形，陰之重濁有質，即此之謂。予，與同。

故生因春，長因夏，收因秋，藏因冬。

春夏秋冬者，天之陰陽也。生長收藏者，地之陰陽也；故地氣之出入，又因天氣之四時，而爲之生長收藏，此天地陰陽離合，而未始失其常也。

失常則天地四塞。

四時陰陽，先後有序，若失其常，則天地四塞矣。四塞者，陰陽痞隔，不相通也。故春不生，夏不長，秋不收，冬不藏也。

陰陽之變，其在人者，亦數之可數。(《素問·陰陽離合論第六》)

天地之陰陽之變，數之可十可百，推之可千可萬。陰陽之變，其在人者，則數之可數也。如人之身半以上爲陽，身半以下爲陰；手之十指爲陽，足之十二經脈爲陰；背爲陽，腹爲陰，左爲陽，右爲陰，外爲陽，内爲陰，府爲陽，藏爲陰，與三陰三陽相應也。

◎天人陰陽之應見

故曰：陰中有陰，陽中有陽。平旦至日中，天之陽，陽中之陽也。日中至黄昏，天之陽，陽中之陰也。合夜至雞鳴，天之陰，陰中之陰也。雞鳴至平旦，天之陰，陰中之陽也。故人亦應之。

夫言人之陰陽，則外爲陽，内爲陰。言人身之陰陽，則背爲陽，腹爲陰。言人身之藏府中陰陽，則藏者爲陰，府者爲陽。肝、心、脾、肺、腎五藏皆爲陰，膽、胃、大腸、小腸、膀胱、三焦六府皆爲陽。所以欲知陰中之陰，陽中之陽者，何也？爲冬病在陰，夏病在陽；春病在陰，秋病在陽，皆視其所在，爲施鍼石也。故背爲陽，陽中之陽，心也；背爲陽，陽中之陰，肺也；腹爲陰，陰中之陰，腎也；腹爲陰，陰中之陽，肝也；腹爲陰，陰中之至

陰，脾也。此皆陰陽、表裏、内外、雌雄相輸應也，故以應天之陰陽也。（《素問·金匱眞言論第四》）

故曰，引辭也。既言陰矣，而陰中又有陰；既言陽矣，而陽中又有陽。此陰陽之道，所以無窮也。一日之氣，自卯時日出地上爲晝，天之陽也；自酉時日入地中爲夜，天之陰也。然於陰陽之中，復有陰陽，如午前爲陽中之陽，午後則陽中之陰也；子前爲陰中之陰，子後爲陰中之陽也。故以一日分爲四時，則子午當二至之中，卯酉當二分之令；日出爲春，日中爲夏，日入爲秋，夜半爲冬也。人之陰陽，亦與一日四時之氣同。故子後則氣昇，午後則氣降，子後則陽盛，午後則陽衰矣。外爲陽，内爲陰者，以表裏言。背爲陽，腹爲陰者，以前後言。五藏屬裏，藏精氣而不瀉，故爲陰。六府屬表，傳化物而不藏，故爲陽。舉一歲之候，以明病治之陰陽也。冬氣伏藏故在陰，夏氣發越故在陽。春病在陰者，以春陽尚微而餘陰尚盛也。秋病在陽者，以秋陰尚微而餘陽尚盛也。必當體察氣宜，庶無誤治。此雖以四時鍼石言，而凡藥食之類，無不皆然，不可不爲詳察也。人身背腹陰陽，議論不一。有言前陽後陰者，如老子所謂萬物負陰而抱陽是也。有言前陰後陽者，如此節所謂背爲陽、腹爲陰是也，似乎相左。夫天之陽在南，陰在北；地之陰在南，陽在北。天陽在南，故日處之；地剛在北，故山處之。所以地高西北，天高東南。然則老子所言，言天之象，故人之耳目口鼻動於前，所以應天陽面南也。本經所言，言地之象，故人之脊膂肩背峙於後，所以應地剛居北也。矧以形體言之，本爲地象，故背爲陽，腹爲陰，而陽經行於背，陰經行於腹也。天地陰陽之道，當考伏羲六十四卦方圓圖，圓圖像天，陽在東南，方圖像地，陽在西北，其義最精，燎然可見。又如人之五藏，以心肺爲背之陽，肝脾腎爲腹之陰，蓋心肺居於膈上，連近於背，故爲背之二陽藏；肝脾腎居於膈下，藏載於腹，故爲腹之三陰藏。然陽中又分陰陽，則心象人之日，故曰牡藏，爲陽中之陽。肺象人之天，天象玄而不自明。朱子曰：天之無星空處謂之辰。故天體雖陽，而實包藏陰德，較乎日之純陽者，似爲有間。故肺曰牝藏，爲陽中之陰。若陰中又分陰陽，則腎屬人之水，故曰牝藏，陰中之陰也。肝屬人之木，木火同氣，故曰牡藏，陰中之陽也，脾屬人之土，其體象地，故曰牝藏，爲陰中之至陰也。雌雄，即牝牡之謂。輸應，轉輸相應也。此總結以人應天之義。地即天中之物，言天則地在其中矣。

◎清陽濁陰之應見

故清陽爲天，濁陰爲地；地氣上爲雲，天氣下爲雨；雨出地氣，雲出天氣。故清陽出上竅，濁陰出下竅；清陽發腠理，濁陰走五藏；清陽實四支，濁陰歸六府。（《素問·陰陽應象大論第五》）

此亦即天地由陰陽以爲之昇降，而及人身之凡屬陰陽者，亦有昇降之妙也。故積陽爲天，則陽氣之至清者爲天也。積陰爲地，則陰氣之至濁者爲地也。然地雖在下，而陰中之陽者昇，故其上也爲雲。故陰爲陽得，則飄揚爲雲而昇。天雖在上，而陽中之陰者降，故其下也爲雨。故陽爲陰累，則相持爲雨而降。由雲而後有雨，則雨雖天降，而實本之地氣所昇之雲也，故雨出地氣。由雨之降而後有雲之昇，則雲雖地昇，而實本之天氣所降之雨也，故雲出天氣。夫陰陽昇降惟一氣，以爲合一之妙者如此，曷即人身觀之？凡人身之物，有屬清陽者焉，如涕唾氣液之類，則出於上竅，耳目口鼻之爲七竅者，皆清陽之所出也；有屬濁陰者焉，如汙穢溺之類，則出於下竅，前陰後陰之爲二竅者，皆濁陰之所出也。凡人身所用之物，亦有屬清陽者焉，如飲食藥物之性，有屬陽之類，據曰發、曰走、曰實、曰歸，知其爲在外之物，惟陽者主昇，故發於腠理，以腠理主表爲陽也，指物類之陽氣言。亦有屬濁陰者焉，如飲食藥物，有屬陰之類。惟陰者主降，故走於五藏，以五藏主裹爲陰也，指物類之陰氣言。若物之有形質入於六府。凡清陽之物，實於四支，以四支爲諸陽之本也。指物之氣。凡濁陰之物，歸於六府，以六府受化物而不藏也。指物之有形質者言。人身之有陰陽，其清濁昇降之妙，何以異於天地哉？是以清陽發腠理，清之清者也；清陽實四支，清之濁者也。濁陰歸六府，濁之濁者也；濁陰走五藏，濁之清者也。皆指物類丙言。

◎天地動静之應見

黄帝坐明堂，始正天綱，臨觀八極，考建五常，請天師而問之曰:《論》言天地之動静，神明爲之紀，陰陽之昇降，寒暑彰其兆。(《素問·五運行大論第六十七》)

明堂，王者朝會之堂也。正天綱者，天之大綱在於斗，正斗綱之建，以占天也。八極，八方之輿極也。觀八極之理，以志地也。考，察也。建，立也。五常，五行氣運之常也。考建五常，以測陰陽之變化也。神明者，日月斗星也。紀者，以日月紀度，星斗定位也。陰陽之昇降，徵兆於寒暑。

◎天地陰陽非四時五行之以次行也

黄帝曰：五行以東方爲甲乙木，主春。春者，蒼色，主肝。肝者，足厥陰也。今廼以甲爲左手之少陽，不合於數，何也？岐伯曰：此天地之陰陽也，非四時五行之以次行也。且夫陰陽者，有名而無形，故數之可十，推之可百，數之可千，推之可萬，此之謂也。(《靈樞·陰陽繫日月第四十一》)

“數之可十”四句，又見《素問·陰陽離合論》《素問·五運行大論》。此承上文而言手經之屬十干者，廼天地之陰陽，而主四時所次之陰陽，正以陰陽之義至賾而不可窮也。五行以東方甲乙木，屬主於時則爲春，其色爲蒼，其藏主肝，肝者屬足厥陰也。今廼以甲日屬左手之少陽，廼三焦經，而不屬之於肝經，則是數有不合也。蓋所列陰陽者，廼天地之陰陽也，非四時五行之次相列之陰陽也。由此觀之，則陰陽者，在四時五行，固甲乙屬肝，而在天地之陰陽，則又可以三焦屬甲。甲與三焦皆少陽，故陰陽各有名色所屬，而無形體可泥。數之可十者，此陰陽也；推之而倍十爲百，亦不外是；數之可千者，此陰陽也，推之而倍千爲萬，亦不外是，變化無窮，眞妙矣哉！

◎陰陽以應五人

黄帝問於少師曰：余嘗聞人有陰陽，何謂陰人？何謂陽人？少師曰：天地之間，六合之内，不離於五，人亦應之，非徒一陰一陽而已也，而略言耳，口弗能遍明也。黄帝曰：願略聞其意。有賢人聖人，心能備而行之乎？少師曰：蓋有太陰之人，少陰之人，太陽之人，少陽之人，陰陽和平之人。凡五人者，其態不同，其筋骨氣血各不等。（《靈樞·通天第七十二》）

六合之内，數不離五，人亦應之。此舉五等之人而概言之，非徒有陰人陽人而已也。太陰少陰太陽少陽者，非如經絡之三陰三陽也，蓋以天稟之純陰者曰太陰，多陰少陽者曰少陰，純陽者曰太陽，多陽少陰者曰少陽，並陰陽和平之人而分爲五態也。此雖以稟賦爲言，至於血氣疾病之變，則亦有純陰純陽、寒熱微甚及陰陽和平之異也。故陽藏者偏宜於寒，陰藏者偏宜於熱，或先陽而後變爲陰者，或先陰而後變爲陽者，皆醫家不可不察也。一陰一陽者，始生之兩儀，應陰陽和平之人也。太陰少陰太陽少陽，應所生之四象也。人秉天地之氣而生，成此形氣，是以《陰陽二十五人》，論地之五行以生此形，故論五音之形；此論人合天之陰陽四象，故篇名《通天》，而論人之態也。

◎陰陽以應二十五人

黄帝曰：余聞陰陽之人何如？伯高曰：天地之間，六合之内，不離於五，人亦應之。故五五二十五人之政，而陰陽之人不與焉。其態又不合於衆者五，余已知之矣。願聞二十五人之形，血氣之所生，别而以候，從外知内，何如？岐伯曰：悉乎哉問也！此先師之秘也，雖伯高猶不能明之也。黄帝避席遵循而卻曰：余聞之，得其人弗教，是謂重失。得而泄之，天將厭之。余願得而明之，金匱藏之，不敢揚之。岐伯曰：先立五形，金木水火土，别其五色，異其五形之人，而二十五人具矣。黄帝曰：願卒聞之。岐伯曰：慎之慎之，臣請言之。（《靈樞·陰陽二十五人第六十四》）

天地之間，六合之内，不離於五者，天有五色、五氣、五時、五音，地有五方、五行、五運、五味也。夫東方生風，風生木，木生酸，酸生肝，在藏爲肝，在體爲筋；南方生熱，熱生火，火生苦，苦生心，在藏爲心，在體爲脈；中央生濕，濕生土，土生甘，甘生脾，在藏爲脾，在體爲肉；西方生燥，燥生金，金生辛，辛生肺，在藏爲肺，在體爲皮毛；北方生寒，寒生水，水生鹹，鹹生腎，在藏爲腎，在體爲骨。風寒熱濕燥，天之五氣也；木火土金水，地之五行也。在天成氣，在地成形，天地合氣，命之曰人。蒼黅丹素玄，天之氣色；青黄赤白黑，五行之色也。人之形體，稟在地五行之所生，然本於天之五氣，是以形合五行，而氣合五色五音也。五陰而合五陽者，在地之陰而合天之陽也。五五二十五者，合天之數也。陰陽之人不與者，《通天論》之所謂“少陰太陰少陽太陽之人”也。其態又不合於衆者，不合五行全備之人也。夫三陰三陽者，天之陰陽也。五人之形者，地之所成也。是以形合五行，而上應天之五氣。陰陽之人，應天氣之所生。

三、太乙應見

◎太乙移日之應見

太乙移日，天必應之以風雨，以其日風雨則吉，歲美民安少病矣。先之則多雨，後之則多汗。

太乙移日，太乙交節過宮之日也。節之前後，必有風雨應之。若當其日而風雨和調則吉，故歲美民安少病也。“汗”當作“旱”。風雨先期而至，其氣有餘，故多雨；風雨後期而至，其氣不足，則多旱燥。

太乙在冬至之日有變，占在君；太乙在春分之日有變，占在相；太乙在中宮之日有變，占在吏；太乙在秋分之日有變，占在將；太乙在夏至之日有變，占在百姓。

冬至爲一歲之首，位在正北，君居宸極，南面而治，其象應之，故占在君。春分爲卯之中，位在正東，相持文衡，職司教化，其象應春，故占在相。中宮屬土，王在四維，吏有分任，其象應之，故占在吏。秋分爲酉之中，位居正西，將在威武，職司殺伐，其象應秋，故占在將。夏至爲午之中，位在正南，兆民衆庶，如物蕃盛，其象應夏，故占在百姓。此太乙出遊之第一日，即移宮之第四十七日也。二至二分，廼陰陽離合之候，中宮廼占八風之時，是以遞居本宮之第一日有變，則占在君民將相也。

所謂有變者，太乙居五宮之日，疾風折樹木，揚沙石。各以其所主，占貴賤，因視風所從來而占之。

所謂有變者，言其病在風霾異常，折樹木，揚沙石者，廼謂之變，否則非也。太乙居五宮之日，言所重者，在子午卯酉四正之節及中宮之應，即四季土王用事之日是也。既察風雨之微甚以觀其變，又當察其方位以占吉凶。

風從其所居之鄉來，爲實風，主生長養萬物；從其衝後來，爲虚風，傷人者也，主殺主害者。（《靈樞·九宮八風第七十七》）

所居者，太乙所居之鄉也。如月建居子，風從北方來，冬氣之正也。月建居卯，風從東方來，春氣之正也。月建居午，風從南方來，夏氣之正也。月建居酉，風從西方來，秋氣之正也。四隅十二建，其氣皆然。氣得其正者，正氣王也，故曰實風，所以能生長養萬物。衝者，對衝也。後者，言其來之遠，遠則氣盛也。如太乙居子，風從南方來，火反勝也；太乙居卯，風從西方來，金勝木也；太乙居午，風從北方來，水勝火也；太乙居西，風從東方來，木反勝也。氣失其正者，正氣不足，故曰虛風，所以能傷人而主殺主害，最當避也。

四、星辰應見

◎象見高下之應見

帝曰：六者高下異乎？岐伯曰：象見高下，其應一也，故人亦應之。（《素問·氣交變大論第六十九》）

夫六者之象，雖高遠而小，下近而大，其應一也。故人應之，而爲吉凶禍福，亦無有分別也。

◎星辰八正之應見

帝曰：星辰八正何候？岐伯曰：星辰者，所以制日月之行也。八正者，所以候八風之虛邪以時至者也。四時者，所以分春秋冬夏之氣所在，以時調之也。八正之虛邪，而避之勿犯也。以身之虛，而逢天之虛，兩虛相感，其氣至骨。入則傷五藏，工候救之，弗能傷也。故曰：天忌不可不知也。（《素問·八正神明論第二十六》）

此言天忌不可不知也。制，節制也。察寒溫者在於日色，察盛衰者在於月光，察日月之盈虛往來，則在於星辰之宮度，故曰星辰者所以制日月之行也。天以日月爲陰陽，人以榮衛爲陰陽，故用鍼者必察日月星辰之氣度，以取榮衛之虛實。八正者，八方之正位也。八方之氣以時而至，謂之八風。從所居之鄉來者爲實風，從所衝之方來者爲虛風；實風主生長，虛風主殺害。察八正之位，則邪之傷人，虛實可知矣。八風者，東方嬰兒風，南方大弱風，西方剛風，北方大剛風，東北方兇風，東南方弱風，西南方謀風，西北方折風也。虛邪，謂乘人之虛而爲病者也。以時至，謂天應太乙移居，以八節之前後，風朝中宮而至者也。四時之氣所在，如春氣在經脈，夏氣在孫絡，長夏氣在肌肉，秋氣在皮膚，冬氣在骨髓中；又如正二月人氣在肝，三四月人氣在脾，五六月人氣在頭，七八月人氣在肺，九十月人氣在心，十一十二月人氣在腎，此皆氣在人身也。至於天氣所在，則八正之風，隨時而至者是也。人身之氣宜調於內，天地之氣宜調於外，故聖人日辟虛邪之道，如避矢石然，蓋恐因外而傷其內也。身之虛，血氣虛也。天之虛，八正之虛邪氣及三虛也。以虛感虛，故邪氣深入至骨而傷於五藏。工能知而勿犯，犯而能救，故可弗傷。凡太乙所居之鄉，氣有邪正虛實，出乎天道，所當避忌，故曰天忌。又《九鍼論》以身形九野時日之應，亦曰天忌。

◎星辰徐疾逆順禍福之應見

帝曰：其行之徐疾逆順何如？岐伯曰：以道留久，逆守而小，是謂省下。以道而去，去而速來，曲而過之，是謂省遺過也。久留而環，或離或附，是謂議災與其德也。應近則小，應遠則大。芒而大倍常之一，其化甚；大常之二，其眚即也；小常之一，其化減；小常之二，是謂臨視，省下之過與其德也。德者福之，過者伐之，是以象之見也，高而遠則小，下而近則大，故大則喜怒邇，小則禍福遠。歲運太過，則運星北越，運氣相得，則各行其道。故歲運太過，畏星失色而兼其母，不及則色兼其所不勝。肖者瞿瞿，莫知其妙。閔閔之當，孰者爲良。妄行無徵，示畏侯王。（《素問·氣交變大論第六十九》）

其行，謂五星之所行也。徐疾逆順者，謂五星之徐行疾行，順行逆行也。以道者，是謂五星所行之道路也。留久者，稽留延久也。逆守者，逆行不進而守其度也。小者，光芒不露也。省下者，謂察其分野之下，君民之有德有過也。去而速來，曲而過之者，謂既去而復速來，委曲逡巡，而過其度也。省遺過者，謂省察有未盡，而復省其所遺之過失也。久留者，守其位而不去也。環者，謂如環之遶，盤廻而不去也。或離或附者，欲去不去也。議災者，謂君民之有過者，議降之以災。有德者，議降之以福也。遠近，謂分野之遠近也。大小者，凡高而遠者，其象則小；下而近者，其象必大。應，謂禍福之應。所應者近而微，其星則小。所應者遠而甚，其星則大。芒，五星之光芒也。化，謂淫勝鬱復之氣化也。如勝復之氣盛，則上應之星光倍常而大；勝復之氣減，則上應之光芒倍常而小。甚，氣化之盛也。即，災眚即至也。減，氣化之衰也。今應遠則星應小，反下而大，其大較常大者一倍，則政化甚大，蓋得令而適中者也。若大者二倍，則太過矣，其災眚即至；小者較常小者一倍，則政化減小，蓋失令而非中者也。若小者二倍，則太不及矣，其眚亦即至。此是謂臨視，謂臨上而視下，省察其君民之有德者，降之以福，有過者伐之以災。省下之過與其德者，謂省察其宿屬分野之下，有德者錫之以福，有過者伐之以災也。大則近而喜怒之應亦近，小則遠而禍福之應亦遠。觀五星有遲留伏逆之變，則其或高或下又可知矣。歲運太過，則運星北越。運星，主歲之星，北越，謂越出本度而近於北也。北廼太乙所居之宫，北越而與天樞相合，故又名曰太乙天符。運氣相得者，謂木運臨卯，火運臨午，土運臨四季，金運臨酉，水運臨子，此運氣與歲氣相得，廼平氣之年，是以運星各自行其本度，而無侵淩之盛強。如歲運太過，則主歲之星，不守其度，而侵侮其所不勝，是以畏星失色也。如歲木太過，則歲星乘所不勝之土，而鎮星失色矣；如歲土太過，則鎮星乘所不勝之水，而辰星失色矣。兼其母者，謂畏星之母，亦兼失其色，蓋畏星之母，即勝星之子，謂亢則害，而不能生化其子氣也。如不及之歲，則所不勝之星，亦兼見其色，如歲木不及，則所勝之太白增光，而所不勝之土氣，無畏其鎮星，亦兼見其色矣。五運相同。肖，取法也。瞿瞿，卻顧貌。謂取法星象之吉凶，莫能知其微妙。閔閔，多憂也。憂瞻星象喜怒燥澤之當，當以孰法爲良？蓋甚言其星象之不易占。使不求良法，而妄言占象，則所言之吉凶，皆無徵驗矣。反以禍福之說，而示畏於侯王，此天官家之不學無術也。

五、日月應見

◎色脈之應見

帝曰：善。余欲臨病人，觀死生，決嫌疑，欲知其要，如日月光，可得聞乎？岐伯曰：色脈者，上帝之所貴也，先師之所傳也。上古使僦貸季，理色脈而通神明，合之金木水火土，四時八風六合，不離其常，變化相移，以觀其妙，以知其要，欲知其要，則色脈是矣。色以應日，脈以應月，常求其要，則其要也。夫色之變化，以應四時之脈，此上帝之所貴，以合於神明也，所以遠死而近生，生道以長，命曰聖王。（《素問·移精變氣論第十三》）

嫌疑者，不能決其死生也。要，要道也。如日月光，欲其明顯易見也。言明如日月者，無過色脈而已。上帝，上古之帝也。先師，作古之師，下文所謂僦貸季者其一也。理色脈，察內外之精微也。通神明，色脈辨而神明見也。色脈之應，無往不合，如五行之衰王，四時之往來，八風之變，六合之廣，消長相依，無不有常度也。五行四時八風之氣，迭有盛衰，則變化相移，色脈隨之而應，故可以觀其妙，知其要。凡人之五藏六府、百骸九竅，脈必由乎氣，氣必合乎天，雖其深微難測，而惟於色脈足以察之，故曰欲知其要，則色脈是矣。色分五行而明晦是其變，日有十干而陰晴是其變，故色以應日。脈有十二經而虛實是其變，月有十二建而盈縮是其變，故脈以應月。常求色脈之要，則明如日月而得其變化之要矣。上帝貴色脈之應，故能見幾察微，合於神明，常遠於死，常近於生，生道永昌，此聖王之治身如此。

六、月郭應見

◎月滿月郭空之應見

黄帝曰：有寒溫和適，腠理不開，然有卒病者，其故何也？少師答曰：帝弗知邪入乎？雖平居，其腠理開閉緩急，其故常有時也。

黄帝曰：可得聞乎？少師曰：人與天地相參也，與日月相應也，故月滿則海水西盛，人血氣積，肌肉充，皮膚致，毛髮堅，腠理郄，煙垢著，當是之時，雖遇賊風，其入淺不深；至其月郭空，則海水東盛，人氣血虛，其衛氣去，形獨居，肌肉減，皮膚縱，腠理開，毛髮殘，膲理薄，煙垢落，當是之

時，遇賊風則其入深，其病人也卒暴。（《靈樞·歲露論第七十九》）

此明人氣之虛實開闔，應天時之盛衰，人與天地相參也，與日月相應也。衛氣日行於陽，夜行於陰，應天道之開闔，日麗天而遶地一周，衛氣從風府而下至骶骨，注衝脈而上出缺盆，應一月而月與天會，月廼陰魄，故月之盈虧，應水之消長，月郭滿則海水西盛，月郭空則海水東盛，蓋月有盈昃，虧於西則滿於東，月生於西，故從西而盛於東也。《曲禮》曰："日生於東，月生於西。"衛氣者，所以溫分肉，充皮膚，肥腠理，司開闔者也。故衛氣盛，則肌肉充，皮膚致，毛髮堅，腠理郤，煙垢著。當是之時，雖遇賊風，其入淺不深。至月郭空則海水東盛，人氣血虛，其衛氣去而形獨居，肌肉減，皮膚縱，腠理開，毛髮殘。理者，肌肉之文理，廼三焦通會之處，故曰焦理。煙垢者，火土之餘也。三焦主火，肌肉主土，故焦理薄，則煙垢落，謂肌肉減，腠理開，則肌腠之氣亦消散也。當是之時，遇賊風則其入深，其病人也卒暴。夫衛氣去者，去形身而內入於伏衝之脈也。二十二日入於內，注於伏衝，其行九日，復出於缺盆，其氣上行，是每月朔旦，復出於形身，復會於風府也。故《八正神明論》曰："月始生則血氣始精，衛氣始行。"夫月晦初蘇曰朔，謂衛氣至朔日始行於陽，而大會於風府也。此衛氣之與天地相參，與日月相應者也。若海水初八起汐，十五大潮，念三落汐，是以衛氣應月滿而盛，至念三而去形也。

七、天地應見

◎上下相召之應見

帝曰：上下相召，奈何？鬼臾區曰：寒暑燥濕風火，天之陰陽也，三陰三陽，上奉之。木火土金水火，地之陰陽也，生長化收藏，下應之。天以陽生陰長，地以陽殺陰藏。天有陰陽，地亦有陰陽。木火土金水火，地之陰陽也，生長化收藏。故陽中有陰，陰中有陽。所以欲知天地之陰陽者，應天之氣，動而不息。故五歲而右遷；應地之氣，靜而守位，故六朞而環會。動靜相召，上下相臨，陰陽相錯，而變由生也。（《素問·天元紀大論第六十六》）

此明上下相召之義也。寒暑燥濕風火，六氣化於天者也，故爲天之陰陽。太陽之上，寒氣主之；少陰之上，熱氣主之；陽明之上，燥氣主之；太陰之上，濕氣主之；厥陰之上，風氣主之；少陽之上，火氣主之。是以三陰三陽，上奉天之六氣也。木火土金水火，五行成於地，故爲地之陰陽也。生長化收藏下應之者，謂木應生，火應長，土應化，金應收，水應藏也。寒暑燥濕風火，天之陰陽也。木火土金水火，地之陰陽也。蓋以在天之熱，分爲暑火而爲六，在地之火，分爲君相而爲六，此因五行以化六氣，而所以有三陰三陽之分也。夫天爲陽，陽主昇，昇則向生，故天以陽生陰長，陽中有陰也。地爲陰，陰主降，降則向死，故地以陽殺陰藏，陰中有陽也。以藏氣紀之，其徵可見。如上半年爲陽，陽昇於上，天氣治之，故春生夏長；下半年爲陰，陰降於下，地氣治之，故秋收冬藏也。是以天本陽也，然陽中有陰；地本陰也，然陰中有陽。此陰陽互藏之道，如坎中有奇、離中有偶、水之内明、火之内暗者皆是也。惟陽中有陰，故天氣得以下降；陰中有陽，故地氣得以上昇，此即上下相召之本也。應天之氣，五行之應天干也。動而不息，以天加地而六甲周旋也。五歲而右遷，天干之應也，即甲己之歲，土運統之之類是也。蓋甲乙丙丁戊，竟五運之一周，己庚辛壬癸，又五運之一周，甲右遷而己來，己左遷而甲來，故五歲而右遷也。應地之氣，六氣之應地支也。靜而守位，以地承天而地支不動也。六朞而環會，地支之周也，即子午之歲，上見少陰之類是也。蓋子丑寅卯辰巳，終六氣之一備；午未申酉戌亥，又六氣之一備，終而復始，故六朞而環會。動以應天，靜以應地，故曰動靜，曰上下，無非言天地之合氣，皆所以相召之義也。

◎氣上下之應見

帝曰：善。氣之上下，何謂也？岐伯曰：身半以上，其氣三矣，天之分也，天氣主之；身半以下，其氣三矣，地之分也，地氣主之。以名命氣，以氣命處，而言其病。半，所謂天樞也。故上勝而下俱病者，以地名之；下勝而上俱病者，以天名之。所謂勝至，報氣屈伏而未發也。復至，則不以天地異名，皆如復氣爲法也。（《素問·至眞要大論第七十四》）

氣之上下，司天在泉也，而人身應之，則身半以上，陽氣三，陰氣亦三，是爲手之六經，應天之分，故天氣主之，身半以下，亦陽氣三，陰氣三，是爲足之六經，應地之氣，故地氣主之。《六節藏象論》亦云“其氣三,三而成天，三而成地，三而成人”，亦是三陰三陽之義。以名命氣，謂正其名則氣有所屬，如三陰三陽者名也，名既立則六氣各有所主矣。以氣命處，謂六經之氣各有其位，察其氣則中外、前後、上下、左右病處可知矣。半，身半也，上下之中也。以人身言之，則前及於臍，後及於腰，故臍傍二寸名天樞穴，正取身半之義。上勝則下虛而下俱病者，即名地氣也。下勝則上虛而上俱病者，即名天氣也。《六元正紀大論》曰：“天氣不足，地氣隨之；地氣不足，天氣從之。”亦此之謂。凡勝至爲病者，以報氣未發也，故病在上則求乎天，病在下則求乎地。若復氣已至，則不以天地異名，但求復氣所居，隨微甚以爲治法也。

◎天地相感寒暖相移

岐伯曰：天地相感，寒暖相移，陰陽之道，孰少孰多？陰道偶，陽道奇。發於春夏，陰氣少，陽氣多，陰陽不調，何補何寫？發於秋冬，陽氣少，陰氣多，陰氣盛而陽氣衰，故莖葉枯槁，濕雨下歸，陰陽相移，何寫何補？奇邪離經，不可勝數，不知根結，五藏六府，折關敗樞，開闔而走，陰陽大失，不可復取。九鍼之玄，要在終始。故能知《終始》，一言而畢；不知《終始》，

鍼道咸絕。（《靈樞·根結第五》）

此言九鍼之玄，要在於《終始》也。天地相感而寒暑生，其陰陽之道，有多有少，陰道爲偶，陽道爲奇，故人身與天地相參。凡病發於春夏者，則陰氣少而陽氣多，是謂陰陽不調也，當於何經而補之瀉之？凡病發於秋冬者，則陽氣少而陰氣多，是謂陰陽相移也，當於何經而補之瀉之？奇邪，不正之邪也，感此入彼，謂之離經。脈氣所起爲根，所歸爲結。《素問·離合眞邪論》曰："太陽爲開，陽明爲闔，少陽爲樞。太陰爲開，厥陰爲闔，少陰爲樞。"義同。今曰關者，是有關廼所以開闔也。夫不正之邪，至變難紀，用鍼者，若不知穴之根結，則五藏六府關折樞敗，開闔誤走，其氣陰陽大失，氣難復取。是故九鍼玄妙之法，其要在《終始》中。故不知終始，鍼道咸絕。

◎德流氣薄之應見

黄帝問於岐伯曰：凡刺之法，必先本於神。血脈榮氣精神，此五藏之所藏也。至於淫泆離藏則精失，魂魄飛揚，志意恍亂，智慮去身者，何因而然乎？天之罪歟？人之過乎？何謂德氣生精神魂魄心意志思智慮？請問其故。

岐伯答曰：天之在我者，德也；地之在我者，氣也，德流氣薄而生者也。故生之來謂之精，兩精相搏謂之神，隨神往來者謂之魂，竝精而出入者謂之魄，所以任物者謂之心，心有所憶謂之意，意之所存謂之志，因志而存變謂之思，因思而遠慕謂之慮，因慮而處物謂之智。故智者之養生也，必順四時而適寒暑，和喜怒而安居處，節陰陽而調剛柔，如是則僻邪不至，長生久視。（《靈樞·本神第八》）

泆，淫放也。恍，恍惚也。人稟天地之氣以生。天地者，陰陽之道也。自太極而生兩儀，則清陽爲天，濁陰爲地；自兩儀而生萬物，則乾知大始，坤作成物。故《易》曰："天地之大德曰生。"《寶命全形論》曰："人生於地，懸命於天。"然則陽先陰後，陽施陰受，肇生之德本乎天，成形之氣本乎地，故天之在我者德也，地之在我者氣也。德流氣薄而生者，言理賦形全，而生成之道斯備矣。太極動而生陽，靜而生陰，陰陽二氣，各有其精。所謂精者，天之一、地之六也。天以一生水，地以六成之，而爲五行之最先。故萬物初生，其來皆水，如果核未實猶水也，胎卵未成猶水也，即凡人之有生，以及昆蟲草木無不皆然。《易》曰："男女構精，萬物化生。"此之謂也。兩精者，陰陽之精也。搏，交結也。《易》曰："天數五，地數五。"五位相得而各有合。周子曰："二五之精，妙合而凝。"是皆兩精相搏之謂。凡萬物生成之道，莫不陰陽交而後神明見。故人之生也，必合陰陽之氣，構父母之精，兩精相搏，形神廼成，所謂天地合氣，命之曰人也。又《決氣》曰："兩神相搏，合而成形，常先身生，是謂精。"夫神者，靈明之化也，無非理氣而已。理根據氣行，氣從形見，凡理氣所至，即陰陽之所居，陰陽所居，即神明之所在，故曰"陰陽者，神明之府也"。《天元紀大論》曰："陰陽不測之謂神。"《氣交變大論》曰："善言化言變者，通神明之理。"《易》曰："知變化之道者，其知神之所爲乎！"是皆神之爲義。然萬物之神，隨象而應，人身之神，惟心所主。故本經曰："心藏神。"又曰："心者君主之官，神明出焉。"此即吾身之元神也。外如魂魄志意五神五志之類，孰匪元神所化而統乎一心？是以心正則萬神俱正，心邪則萬神俱邪，迨其變態，莫可名狀。如《八正神明論》曰："神乎神，耳不聞，目明心開而志先，慧然獨悟，口弗能言，俱視獨見，適若昏，昭然獨明，若風吹雲，故曰神。"《淮南子》曰："'或問神。'曰：'心。''請聞之。'曰：'潛天而天，潛地而地，天地神明而不測者也。'"《黄庭經》曰："至道不煩訣存眞，泥丸百節皆有神。"《金丹大要》曰："心爲一身君主，萬神爲之聽命。以故虛靈知覺，作生作滅，隨機應境，千變萬化，瞬息千里，夢寐百般；又能逆料未來，推測禍福，大而天下國家，小而僻陋罅隙，無所不至。然則神至心必至，心住神亦住。"《邪客》篇曰："心者，五藏六府之大主也，精神之所舍也。心傷則神去，神去則死矣。故曰事其神者神去之，休其神者神居之。則凡治身者，太上養神，其次養形也。"精對神而言，則神爲陽而精爲陰；魄對魂而言，則魂爲陽而魄爲陰，故魂則隨神而往來，魄則並精而出入。是以精神魂魄，雖有陰陽之別，而陰陽之中，復有陰陽之別焉。如神之與魂皆陽也，何謂魂隨神而往來者？蓋神之爲德，如光明爽朗、聰慧靈通之類皆是也。魂之爲言，如夢寐恍惚、變幻遊行之境皆是也。神藏於心，故心靜則神清；魂隨乎神，故神昏則魂蕩。此則神魂之義，可想像而悟矣。精之與魄皆陰也，何謂魄並精而出入者？蓋精之爲物，重濁有質，形體因之而成也。魄之爲用，能動能作，痛癢由之而覺也。精生於氣，故氣聚則精盈；魄併於精，故形強則魄壯。此則精魄之狀，亦可默會而知也。然則神爲陽中之陽，而魂則陽中之陰也；精爲陰中之陰，而魄則陰中之陽者乎。雖然，此特其陰陽之別耳；至若魂魄眞境，猶有顯然可鞠者，則在夢寐之際。如夢有作爲而身不應者，廼魂魄之動靜，動在魂而靜在魄也；夢能變化而寤不能者，廼陰陽之離合，離從虛而合從實也。此雖皆魂魄之證，而實即死生之幾。苟能致心如太虛，而必清必靜，則夢覺死生之關，知必有洞達者矣。心爲君主之官，統神靈而參天地，故萬物皆其所任。憶，思憶也。謂一念之生，心有所向而未定者，曰意。意之所存，謂意已決而卓有所立者，曰志。因志而存變謂之思，因志而存變，謂意志雖定，而復有反復計度者，曰思。深思遠慕，必生憂疑，故曰慮。疑慮既生，而處得其善者，曰智。按此數者，各有所主之藏，今皆生之於心，此正諸藏爲之相使，而心則爲之主宰耳。四時也，寒暑也，喜怒也，居處也，皆明顯易曉；惟節陰陽調剛柔二句，其義最精，其用最博，凡食息起居，病治脈藥，皆有最切於此而不可忽者。欲明是理，當求易義而漸悟之。

◎治化之應見

帝曰：余聞得其人不教，是謂失道；傳非其人，慢泄天寶。余誠菲德，未足以受至道；然而衆子哀其不終，願夫子保於無窮，流於無極，余司其事，

則而行之奈何？岐伯曰：請遂言之也。《上經》曰：夫道者，上知天文，下知地理，中知人事，可以長久。此之謂也。帝曰：何謂也？岐伯曰：本氣位也。位天者，天文也。位地者，地理也。通於人氣之變化者，人事也。故太過者先天；不及者後天，所謂治化而人應之也。（《素問·氣交變大論第六十九》）

《上經》謂上世先師所傳之經，能知天地人三才之道，即天文、地理、人事咸通也。大無不通，細無不得，合同於道，永葆天年，故可以長久矣。故昔人云："能明內經之理而不壽者，未之有也。"即此之謂。三才氣位，各有所本。位天者爲天文，如陰陽五星、風雨寒暑之類是也。位地者爲地理，如方宜水土、草木昆蟲之類是也。通於人氣之變化者爲人事，如表裏血氣、安危病治之類是也。運太過者，氣先天時而至；運不及者，氣後天時而至。是以天之治化運於上，則人之安危應於下也。

◎天氣寒溫月郭空滿之應見

黃帝問曰：用鍼之服，必有法則焉，今何法何則？岐伯對曰：法天則地，合以天光。帝曰：願卒聞之。岐伯曰：凡刺之法，必候日月星辰四時八正之氣，氣定迺刺之。是故天溫日明，則人血淖液而衛氣浮，故血易寫，氣易行；天寒日陰，則人血凝泣而衛氣沈。月始生，則血氣始精，衛氣始行；月郭滿，則血氣實，肌肉堅；月郭空，則肌肉減，經絡虛，衛氣去，形獨居。是以因天時而調血氣也。是以天寒無刺，天溫無凝，月生無寫，月滿無補，月郭空無治，是謂得時而調之。因天之序，盛虛之時，移光定位，正立而待之。故曰：月生而寫，是謂藏虛。月滿而補，血氣揚溢，絡有留血，命曰重實。月郭空而治，是謂亂經。陰陽相錯，眞邪不別，沈以留止，外虛內亂，淫邪迺起。（《素問·八正神明論第二十六》）

服，事也。法，象也。則，準也，約也。法天則地，合以天光，謂合日月星辰之行度。候日月者，謂候日之寒溫，月之空滿也。星辰者，謂先知二十八宿之分，應水漏刻者也。略而言之，常以日加之於宿上，則知人氣在太陽否，日行一舍，人氣在三陽與陰分矣。細而言之，從房至畢十四宿，水下五十刻，半日之度也。從昴至心亦十四宿，水下五十刻，終日之度也。是故從房至畢者爲陽，從昴至心者爲陰，陽主晝，陰主夜也。凡日行一舍，故水下三刻與七分刻之四也。《靈樞經》曰："水下一刻，人氣在太陽；水下二刻，人氣在少陽；水下三刻，人氣在陽明；水下四刻，人氣在陰分。水下不止，氣行亦爾。"又曰："日行一舍，人氣行於身一周與十分身之八；日行二舍，人氣行於身三周與十分身之六；日行三舍，人氣行於身五周與十分身之四；日行四舍，人氣行於身七周與十分身之二；日行五舍，人氣行於身九周。"然日行二十八舍，人氣亦行於身五十周與十分身之四，由是故必候日月星辰也。四時八正之氣者，謂四時正氣，八節之風，來朝於太乙者也。謹候其氣之所在而刺之，氣定迺刺之者，謂八節之風氣靜定，迺可以刺經脈，調虛實也。故《曆忌》云："八節前後各五日，不可刺灸，凶。"是則謂氣未定，故不可灸刺也。八正者，八節之正氣也。四立、二分、二至，曰八正。是故天溫日明，天之陽氣盛矣，而吾人之血淖溢，故血易瀉；衛氣浮，故氣易行。此則可以用鍼之時，所以天溫無凝也。凝者，不使其血氣復凝結也。天寒日陰，天之陰氣盛矣，而吾人之血凝濇，衛氣沈，所以天寒無刺也，刺者補瀉皆不可也。月始生者，上下二弦之時，吾人之血氣始精，衛氣始行，所以月生無瀉也。苟日月生而瀉，是謂藏氣益虛耳；朔望之日，月郭正滿，月之四周爲郭，猶城郭之郭。吾人之血氣實，肌肉堅，所以月滿無補也。苟月滿而補，則血氣揚溢，絡有留血，是謂藏氣重實也。《歲露論》云："月滿則海水西盛，人血氣積，肌內充，皮膚致，毛髮堅，腠理郤，煙垢著。"兩弦之前，月郭正空，吾人之肌肉減，經絡虛，衛氣去，形獨居，所以月郭空無治其病也。苟月郭空而治，是謂亂經。《歲露論》云："月郭空，則海水東盛，人氣血虛，其衛氣去，形獨居，肌肉減，皮膚縱，腠理開，毛髮殘，膲理薄，煙垢落。"故陰陽諸經，至於相錯，眞邪二氣，無所分別，反致沈以留止，而外虛內亂，淫邪乃起矣。由此觀之，則用鍼以天溫日明爲主；而欲行瀉法，宜於朔望月滿之時；欲行補法，宜於兩弦初生之際；若天寒日陰，月郭正空，皆不可用鍼也。蓋陰陽榮衛皆虛，正不勝邪，則邪留不去，而正氣反錯亂矣。氣失紀，故淫邪起。

◎三才本位氣交之應見

帝曰：願聞其用也。岐伯曰：言天者求之本，言地者求之位，言人者求之氣交。帝曰：何謂氣交？岐伯曰：上下之位，氣交之中，人之居也。故曰：天樞之上，天氣主之；天樞之下，地氣主之；氣交之分，人氣從之。萬物由之，此之謂也。(《素問·六微旨大論第六十八》)

用者，用前歲步始終之候，求天地之氣。是以言天者求之本，言地者求之用，言人者求之氣交者也。所謂本者，謂天六氣，寒、暑、燥、濕、風、火也，三陰三陽，由其生化也，即六元者也。所謂位者，謂金、木、火、土、水、君火也。夫天地之氣，上下之位，氣交之中，人之居也者，言自天之下，地之上，則二氣交合之分，人居其中，故曰氣交合之中，人之居也。就甲子歲初之氣言之，則言求天氣者，求司天之熱，在泉之燥，泉左閒之寒也。言求地氣者，求中運之土，本部之木也。言求人氣者，則求氣交所應見者，或熱或燥，或寒或土或木，五者之氣爲常，非是五者，皆勝復之邪變也。所謂氣交者，天地二氣之交接，以人之身半天樞爲界。天樞之上，至司天之位，屬天氣主之；天樞之下，至在泉之位，屬地氣主之。天地二氣，於天樞交接之界分。屬人氣之所從，故天樞者，在臍旁二寸，系足陽明胃經穴名。萬物之所由，故曰氣交也。凡此天地始終之候，亙古不易之體也。

◎天地合氣之應見

帝曰：余念其痛，心爲之亂惑，反甚其病，不可更代，百姓聞之，以爲殘賊，爲之奈何？岐伯曰：夫人生於地，懸命於天，天地合氣，命之曰人。人能應四時者，天地爲之父母；知萬物者，謂之天子。天有陰陽，人有十二節；天有寒暑，人有虛實。能經天地陰陽之化者，不失四時；知十二節之理者，聖智不能欺也；能存八動之變，五勝更立；能達虛實之數者，獨出獨入，呿吟至微，秋毫在目。（《素問·寶命全形論第二十五》）

帝念子民疾苦病痛，心爲之亂惑，然鍼藥罔效，適甚其病，欲施他治，無法可更，故百姓聞之，必反謂殘賊而害之也。人之生，形成於地，故曰生於地，然命維天賦，故曰懸於天。天，陽也。地，陰也。陰精陽氣，合而成人，故人位乎中而爲三才之一。人能合於陰陽，調於四時，處天地之和以養生者，天必育之壽之，故曰爲之父母。《四氣調神論》曰："夫四時陰陽者，萬物之根本也，所以聖人春夏養陽，秋冬養陰，以從其根，故與萬物沈浮於生長之門。"此之謂也。設有逆天之道，失時之和，以妄爲常者，雖以天地爲之父母，亦焉得而庇之哉？是以知周萬物，則能參天地，贊化育，以壽國壽民，是謂天之子也。天有六陰六陽，人亦有六陰六陽，皆相應也。陽進則物盛，陰進則物衰，此天地之虛實也。陽固則神全，陰強則鬼見，此人之虛實也。如上文天地萬物四時十二節寒暑虛實等義，只陰陽二字包羅盡之也。能經天地陰陽之化者，聖智之道無遺蘊矣，又何有能欺之者歟？存，存於心也。八動之變者，八風之動變也。五勝更立者，五行之衰王也。獨出獨入者，獨得其妙用也。呿，開口而欠也。凡此者，皆天地陰陽之化也，知乎此則無所不知，故雖呿吟之聲至微，秋毫之形至細，無不在吾目中矣。此上之對，蓋謂知之真，見之切，則病之淺深，治之可否，發無不中，又何有心之亂惑，百姓以爲殘賊之慮哉？

◎天精地形氣通於人

故天有精，地有形，天有八紀，地有五里，故能爲萬物之父母。清陽上天，濁陰歸地，是故天地之動靜，神明爲之綱紀，故能以生長收藏，終而復始。惟賢人上配天以養頭，下象地以養足，中傍人事以養五藏。天氣通於肺，地氣通於嗌，風氣通於肝，雷氣通於心，穀氣通於脾，雨氣通於腎。六經爲川，腸胃爲海，九竅爲水注之氣。以天地爲之陰陽，陽之汗，以天地之雨名之；陽之氣，以天地之疾風名之。暴氣象雷，逆氣象陽。（《素問·陰陽應象大論第五》）

五行精氣，成象於天，則爲七政二十八宿，以定天之度；布位於地，則爲山川河海，以成地之形。惟天有精，故八節之紀正；惟地有形，故五方之里分。紀，考記也。里，道理也。乾知大始，坤作成物，陽以化氣，陰以成形，陰陽合德，變化見矣，故天地爲萬物之父母。清陽上天，濁陰歸地者，陽昇陰降也。神明者，陰陽之情狀也。天地動靜，陰陽往來，即神明之綱紀也。《易》曰："神也者，妙萬物而爲言者也。動萬物者莫疾乎雷，撓萬物者莫疾乎風，燥萬物者莫熯乎火，說萬物者莫說乎澤，潤萬物者莫潤乎水，終萬物始萬物者莫盛乎艮。故水火相逮，雷風不相悖，山澤通氣。"然後能變化既成萬物者，是皆神明綱紀之義。一陰一陽，互爲進退，故消長無窮，終而復始。清陽在上，故頭配天以養其清；濁陰在下，故足象地以養其靜。五氣運行於中，故五藏傍人事以養其和。此雖以頭足五藏爲言，而實謂上中下，無非法於天地人也。天氣，清氣也，謂呼吸之氣。地氣，濁氣也，謂飲食之氣。清氣通於五藏，由喉而先入肺。濁氣通於六府，由嗌而先入胃。嗌，咽也。《六節藏象論》曰："天食人以五氣，地食人以五味。五氣入鼻，藏於心肺；五味入口，藏於腸胃。"《太陰陽明論》曰："喉主天氣，咽主地氣。"其義皆同。風爲木氣，肝爲木藏，同氣相求，故通於肝。雷爲火氣，心爲火藏，故相通。山谷土氣，脾爲土藏，故相通。雨爲水氣，腎爲水藏，故相通。六經者，三陰三陽也，周流氣血，故爲人之川。腸胃者，盛受水穀，故爲人之海。上七竅，下二竅，是爲九竅。水注之氣，言水氣之注也，如目之淚，鼻之涕，口之津，二陰之尿穢皆是也。雖耳若無水，而耳中津氣濕而成垢，是即水氣所致。氣至水必至，水至氣必至，故言水注之氣。夫陰陽合一之妙，於氣水而見之矣。夫氣者陽也，氣主昇；水者陰也，水主降。然水中藏氣，水即氣也；氣中藏水，氣即水也。昇降雖分陰陽，氣水實爲同類。請以釜觀，得其象矣。夫水在釜中，下得陽火則水乾，非水乾也，水化氣而去也；上加復固則水生，非水生也，氣化水而流也。故無水則氣從何來？無氣則水從何至？水氣一體，於斯見矣。而人之精氣亦猶是也，故言氣注之水亦可，言水注之氣亦可；然不曰氣注之水，而曰水注之氣者，至哉妙哉！此神聖發微之妙，於顛倒中而見其眞矣。以天地爲之陰陽者，言賢人之養身，皆法乎天地之陰陽，如天氣地氣、風雷穀雨、川海九竅之類皆是也。汗出於陽而本於陰，故以天地之雨名之。雨即人之汗，汗即天之雨，皆陰精之所化。知雨之爲義，則可與言汗矣。氣本屬陽，陽勝則氣急，故以天地之疾風名之。知陰陽之權衡，動靜之承制，則可與言氣矣。天有雷霆，火鬱之發也；人有剛暴，怒氣之逆也。故語曰雷霆之怒。天地之氣，昇降和則不逆矣。天不降，地不昇，則陽亢於上，人之氣逆亦猶此也。

◎天食人以五氣地食人以五味

帝曰：善。余聞氣合而有形，因變以正名。天地之運，陰陽之化，其於萬物，孰少孰多，可得聞乎？岐伯曰：悉哉問也！天至廣不可度，地至大不可量，大神靈問，請陳其方。草生五色，五色之變，不可勝視。草生五味，五味之美，不可勝極。嗜欲不同，各有所通。天食人以五氣，地食人以五味。五氣入鼻，藏於心肺，上使五色脩明，音聲能彰。五味入口，藏於腸胃，味

有所藏，以養五氣，氣和而生，津液相成，神廼自生。（《素問·六節藏象論第九》）

因氣之合而有萬物之形，因形之變而有萬物之名，皆天地之運，陰陽之化也。然萬物之廣，孰少孰多，無不有數，欲詳知之，故以爲問。夫天地之廣大，不可度量；萬物之衆多，亦難盡悉。請陳其方，謂舉其要者言之耳。此以草言者，木亦在其中矣。青黄赤白黑，五色之正也，然色有淺深閒雜之異，故五色之變不可勝視。酸辛甘苦鹹，五味之正也，然味有厚薄優劣之殊，故五味之美，不可勝極。即此五色五味之變，已不可窮，而天地萬物之化，又烏得而量哉？物性不齊，各有嗜欲，聲色臭味，各有相宜，故各有所通也。天以五氣食人者，臊氣入肝，焦氣入心，香氣入脾，腥氣入肺，腐氣入腎也；地以五味食人者，酸先入肝，苦先入心，甘先入脾，辛先入肺，鹹先入腎也。清陽化氣出乎天，濁陰成味出乎地，故天食人以氣，地食人以味，此即天地之運，陽陰之化，而人形之所以成也。五氣入鼻，由喉而藏於心肺，以達五藏。心氣充則五色修明，肺氣充則聲音彰著。蓋心主血，故華於面。肺主氣，故發於聲。五味入口，由咽而藏於腸胃，胃藏五味，以養五藏之氣，而化生津液以成精。精氣充而神自生，人生之道，止於是耳。而其所以成之者，則在於天之氣，地之味。氣味之切於用者，則在乎藥食之閒而已。

◎三才之氣十二月中之應見

黄帝問曰：診要何如？岐伯對曰：正月二月，天氣始方，地氣始發，人氣在肝。三月四月，天氣正方，地氣定發，人氣在脾。五月六月，天氣盛，地氣高，人氣在頭。七月八月，陰氣始殺，人氣在肺。九月十月，陰氣始冰，地氣始閉，人氣在心。十一月十二月，冰復，地氣合，人氣在腎。（《素問·診要經終論第十六》）

此舉天氣地氣人氣而言之，見人氣所在，廼診家之至要也。診之爲義，所該者廣，有自診脈言者，如《脈要精微論》之謂；有自診病言者，如《經脈別論》之謂。《陰陽應象大論》有“善診者，察色按脈”，則所謂診者，不止於脈而已。方，正也，言天地氣正，發生其萬物也。木治東方，王七十二日，猶當三月節後一十二日，是木之用事，以月而取，則正月二月，人氣在肝。三月四月，天氣正方，以陽氣明盛，地氣定發，爲萬物華而欲實也。然季終土寄而王，土又生於丙，故人氣在脾。五月六月，天陽赫盛，地焰高昇，故言天氣盛，地氣高。火性炎上，故人氣在頭也。七月三陰交生，八月陰始肅殺，故云陰氣始殺也。然陰氣肅殺，類合於金，肺氣象金，故人氣在肺也。九月十月，陰氣始凝，地氣始閉，隨陽而入，故人氣在心。十一月十二月，陽氣深伏，故氣在腎也。夫氣之變也，故發生於木，長茂於土，盛高而上，肅殺於金，避寒於火，伏藏於水，斯皆隨順陽氣之昇沈也。《五藏生成》曰：“五藏之象，可以類推。”此之謂類也。

◎人之五體所應見（一）

人皮應天，人肉應地，人脈應人，人筋應時，人聲應音，人陰陽合氣應律，人齒面目應星，人出入氣應風，人九竅三百六十五絡應野。（《素問·鍼解第五十四》）

夫一者，天也。天者，陽也。五藏之應天者肺，肺者，五藏六府之蓋也。皮者，肺之合也，人之陽也，故人皮以應天，天覆萬物，而皮爲身之庇也。二者，地也，土也，人之所以應土者，脾也，脾合肉，故人肉應地，地以厚德載物，而肉則柔厚安靜者象之也。三者，人也。人之所以成生者，血脈也，故人脈應人，人有盛衰變易，而脈則虛實不常者象之也。此天地人三者不易之道也。四時之氣，皆歸始春，筋廼春陽甲木所生，故人筋應時，時候各有所司，而筋各有所分束者象之也。人之發聲，以備五音，音以聲生，五行備也。合氣者，六藏六府陰陽相合而爲六，以六氣之相合而應六律也，律有損益相生，而氣則陰陽象之也；人有出入之氣應風，風有往來，而氣則象之也。七者，星也，人齒面目應星者，森羅布列，星之象也。人有陽竅七，陰竅二，其九竅爲統之。九野者，九州之分野也，人有三百六十五絡，猶地之百川流注，通會於九州之閒也。

◎人之五體所應見（二）

人心意應八風，人氣應天，人髮齒耳目五聲應五音六律，人陰陽脈血氣應地，人肝目應之九。（《素問·鍼解第五十四》）

人之心意應八風，八風不常，而心意之變化如之。人氣應天，天道不息，而人氣出入如之。人髮齒耳目共爲六，則應六律。人五聲則應五音。人之陰陽十二經及脈血應地，蓋地承載萬物，而人身無乎不備，與之同象也。人肝目亦應之九，蓋木生於三,三而三之則爲九矣。

◎人合天道之所應

黄帝問於岐伯曰：余聞人之合於天道也，内有五藏，以應五音、五色、五時、五味、五位也；外有六府，以應六律，六律建陰陽諸經，而合之十二月、十二辰、十二節、十二經水、十二時、十二經脈者，此五藏六府之所以應天道。（《靈樞·經別第十一》）

此言人身藏府經脈，無非合於天道者。蓋十二經脈，十五大絡之外，而又有經別也。五位，五方之定位。六律建陰陽諸經者，建立六陰六陽以合諸經也。諸經者，十二經脈，十二大絡，十二經別也。六律分立陰陽，是以合天之十二月、十二節、十二時，合地之十二經水，合人之十二經脈，此正五藏六府之所以應天道也。

◎天不足地不滿之應見

帝曰：天不足西北，左寒而右涼；地不滿東南，右熱而左溫。其故何也？岐伯曰：陰陽之氣，高下之理，太少之異也。東南方，陽也，陽者其精降於下，故右熱而左溫。西北方，陰也，陰者其精奉於上，故左寒而右涼。是以地有高下，氣有溫涼。高者氣寒，下者氣熱。故適寒涼者脹，之溫熱者瘡。下之則脹已，汗之則瘡已。此腠理開閉之常，太少之異耳。（《素問・五常政大論第七十》）

萬千年中華文化典禮規矩，君坐乾面巽而言，臣立巽面乾而對也。具往矣，然談“國學”“國醫”者，不可對歷史蒼白無知也。高下，謂地形。太少，謂陰陽之氣盛衰之異。今中原地形，西北方高，東南方下，西方涼，北方寒，東方溫，南方熱，氣化猶然矣。陽精下降，故地以溫而知之於下矣。陽氣生於東而盛於南，故東方溫而南方熱，氣之多少明矣。陰精奉上，故地以寒而知之於上矣。陰氣生於西而盛於北，故西方涼而北方寒。是以地有高下，氣有溫涼。高者氣寒，下者氣熱者，《六元正紀大論》云：“至高之地，冬氣常在；至下之地，春氣常在。”西北、東南，言其大也。夫以氣候驗之，中原地形所居者，悉以居高則寒，處下則熱也。嘗試觀之，高山多雪，平川多雨；高山多寒，平川多熱，則高下寒熱可徵見矣。中華之地，凡有高下之大者，東西、南北各三分也。然九分之地，寒極於西北，熱極於東南。九分之地，其中有高下不同，地高處則燥，下處則濕，此一方之中小異也。若大而言之，是則高下之有二，中原地形，西高北高，東下南下。今百川滿湊，東之滄海，則東南西北高下可知。一爲地形高下，故寒熱不同；二則陰陽之氣有少有多，故表溫涼之異爾。今以氣候驗之，廼春氣西行，秋氣東行，冬氣南行，夏氣北行。以中分校之，每一百里，秋氣至晚一日，春氣發蚤一日。西行校之，以南向及西北東南者，每四十里，春氣發晚一日，秋氣至蚤一日；北向及東北西南者，每一十五里，春氣發晚一日，秋氣至蚤一日。南行校之，每一十五里，陽氣行晚一日，陰氣行蚤一日；南向及東南西北，每一十五里，熱氣至蚤一日，寒氣至晚一日；廣平之地，則每五十里，陽氣發蚤一日，寒氣至晚一日。北行校之，南向及東南西北者，每二十五里，陽氣行晚一日，陰氣行蚤一日；北向及東北西南，每一十五里，寒氣至蚤一日，熱氣至晚一日；廣平之地，則每二十里，熱氣行晚一日，寒氣至蚤一日。大率如此。然高處峻處，冬氣常在；平處下處，夏氣常在，觀其雪零草茂，則可知矣。然地土固有弓形川、蛇形川、月形川，地勢不同，生殺榮枯，地同而天異。凡此之類，有離向、丙向、巽向、乙向、震向、艮向處，則春氣蚤至，秋氣晚至，蚤晚校十五日。有丁向、坤向、庚向、兌向、辛向、乾向、坎向處，則秋氣蚤至，春氣晚至，蚤晚亦校二十日。是所謂帶山之地也，審觀向背，氣候可知。寒涼之地，腠理開少而閉多，閉多則陽氣不散，故適寒涼，腹必脹也。濕熱之地，腠理開多而閉少，開多則陽氣發散，故往溫熱，皮必瘖也。下之則中氣不餘，故脹。已汗之則陽氣外泄，故瘖已。

◎天地日月手足腰上下之應見

黄帝曰：余聞天爲陽，地爲陰；日爲陽，月爲陰。其合之於人，奈何？岐伯曰：腰以上爲天，腰以下爲地，故天爲陽，地爲陰。故足之十二經脈，以應十二月，月生於水，故在下者爲陰；手之十指，以應十日，日主火，故在上者爲陽。（《靈樞·陰陽繫日月第四十一》）

此言人身之陰陽，合於天之陰陽也。積陽爲天，故天爲陽。積陰爲地，故地爲陰。日爲陽之精，而曆家紀日者以之；月爲陰之精，而曆家紀月者以之。其以人之身，而合之日月者，以人身腰以上爲天，腰以下爲地。《素問·六微旨大論》云："天樞之上，天氣主之；天樞之下，地氣主之；氣交之分，人氣從之。"天樞穴，在臍之兩傍。天樞正當身之中，上分應天，下分盛地，中分應氣交。天地之氣，交合之際，謂之氣交。惟腰以上爲天，則體在腰之上者爲天，屬陽也；惟腰以下爲地，則體在腰之下者爲地，屬陰也。故足者，腰之下也，足有三陽三陰，左右共十二經，則與十二月而相應，正以十二月者，十二支爲陰也。蓋月生於水，水與月皆爲陰，宜足之在下爲陰者應之也。手者，腰之上也，手有十指，則與十日而相應，每月之內有三旬，每旬計十日，正以每旬者，迺十干爲陽也。蓋日主於火，火與日皆爲陽，宜手之在上，爲陽者應之也。是以人稟天地水火而生，故與天地參也。

◎人之支節所應見

黄帝問於伯高曰：願聞人之支節，以應天地，奈何？伯高答曰：天員地方，人頭員足方以應之；天有日月，人有兩目；地有九州，人有九竅；天有風雨，人有喜怒；天有雷電，人有音聲；天有四時，人有四支；天有五音，人有五藏；天有六律，人有六府；天有冬夏，人有寒熱；天有十日，人有手十指；辰有十二，人有足十指、莖垂以應之；女子不足二節，以抱人形；天有陰陽，人有夫妻；歲有三百六十五日，人有三百六十節。地有高山，人有肩膝；地有深谷，人有腋膕。地有十二經水，人有十二經脈；地有泉脈，人有衛氣；地有草蓂，人有毫毛。天有晝夜，人有臥起；天有列星，人有牙齒。地有小山，人有小節；地有山石，人有高骨；地有林木，人有募筋；地有聚邑，人有䐃肉。歲有十二月，人有十二節；地有四時不生草，人有無子。此人與天地相應者也。（《靈樞·邪客第七十一》）

此言人與天地相應也。四支骨節也，圓者，徑一圍三，陽奇之數；方者，徑一圍四，陰偶之數。人首屬陽居上，故圓而應天；人足屬陰居下，故方而應地。天有日月而照臨萬方，人有眼目而明見萬象。九州者，荊梁雍豫徐揚青兗冀也。九竅者，上有七竅，下有二陰。清陽出上竅，而有陽中之陰陽；濁陰出下竅，而有陰中之清濁。和風甘雨天之喜，摧拉霖潰天之怒。陰陽相搏，天地發爲雷電；情志所見，人物發爲音聲。四支者，兩手兩足也。五音者，宮、商、角、徵、羽。五藏者，心、肺、脾、肝、腎。六律者，黄鐘、太簇、姑洗、蕤賓、夷則、無射，爲六陽律；大吕、夾鐘、仲吕、林鐘、南吕、應鐘，爲六陰律。六府者，胃、膽、大腸、小腸、三焦、膀胱也。寒應冬，熱應夏也。十日者，甲、乙、丙、丁、戊、己、庚、辛、壬、癸，是謂天干，故應人之手指。十二辰者，子、丑、寅、卯、辰、巳、午、未、申、酉、戌、亥，是謂地支，故應人之足趾，足趾惟十，並莖垂爲十二。莖者，宗筋也。垂者，睾丸也。女子少此二節，故能以抱人形。此論似屬牽強，此遠古先祖之識，不可以今之解而強責之。猶人之生也，中華古聖曰："天地合氣，命之曰人。"然觀諸宗教教義有云泥捏而成，有云斧砍而就，有云肋骨而變者，知其然，何必究之也。抱者，懷胎之義，如西北稱伏雞爲抱者是也。天爲陽，地爲陰，夫爲陽，妻爲陰，故曰夫廼婦之天。愚少小常聞里有婦人扶棺而號啕："天啊，何別妾而去乎？"節，骨節也。肩膝骨大而高，故以應山。掖膕深陷，故以應穀。地有十二經水，人有十二經脈。泉脈出於地下，衛氣行於肉中。蓂莢，瑞草也，堯時生於庭，隨月彫榮，朔後一日莢生，望後一日莢落。曆得其分度，則蓂莢生。晝爲陽，人應陽而動；夜爲陰，人應陰而靜。齒牙疏朗，故象似列星。《說文》云："牙，牡齒也。"一曰鋭者爲牙，齊者爲齒。《上古天眞論》以女子三七，男子三八，則眞牙生而長極，是以後生之大者爲牙也。女子七歲，男子八歲，齒更，是以前生之小者爲齒也。故男子八月生齒，八歲而齔；女子七月生齒，七歲而齔。齔，毀齒也。小節者，小骨指節之類。高骨者，顴肩膝踝之類。募者，筋脈聚蓄之處。䐃肉者，脂肉之聚處也。四支各三節，是爲十二節。地有不毛之地，人有不育之人。是以人身小天地即此之謂也。

八、運氣應見

◎五運太過之應見

帝曰：五運之化，太過何如？岐伯曰：歲木太過，風氣流行，脾土受邪，民病飧泄，食減，體重，煩寃，腸鳴，腹支滿，上應歲星。甚則忽忽善怒，眩冒巔疾。化氣不政，生氣獨治，雲物飛動，草木不寧，甚而搖落，反脅痛而吐甚，衝陽絶者，死不治，上應太白星。

太過，謂歲氣有餘也。此下言五運之太過也。歲運有餘爲太過，如甲丙戊庚壬，五陽年是也。若過而有制，則爲平歲，不在太過之例。歲木太過，六壬歲也。木之化風，木勝則剋土，故脾藏受邪。水穀不化，故飧泄。脾虛不運，故食減。脾主肌肉，其氣衰，故體重。脾脈從胃別上膈注心中，故煩寃。寃，抑鬱不舒也。《口問》曰："中氣不足，腸爲之苦鳴。"《藏氣法時論》曰："脾虛則腹滿腸鳴，飧泄食不化。"上應歲星，木星也。

木氣勝，則歲星明而專其令。木勝則肝強，故善怒。厥陰隨督脈而會於巔，故眩冒巔疾。化氣，土氣也。生氣，木氣也。木盛則土衰，故化氣不能布政於萬物，而木之生氣獨治也。風不務德，則太虛之中雲物飛動，草木不寧。木勝不已，金則承之，故甚至草木搖落者，金之氣也。肝脈布於脅肋，木強則肝逆，故脅痛也。吐甚者，木邪傷胃也。衝陽者，胃脈也。木亢則胃絕，故死不治。太白星，金星也。木勝而金制之，故太白星光芒以應其氣。是歲木之爲災，先臨宿屬，金氣之復，後及東方；人之應之，則先傷於脾，後傷於肝。《書》曰："滿招損。"《六微旨大論》曰："承廼制。"此之類也。《新校正》曰："詳此太過五化，言星之例有三：木土二運，先言歲鎮，後言勝己之星；火金二運，先言熒惑太白，次言勝己之星，後又言熒惑太白；水運先言辰星，次言鎮星，後又言熒惑辰星，兼見己勝之星也。"

歲火太過，炎暑流行，肺金受邪，民病瘧，少氣欬喘，血溢血泄注下，嗌燥耳聾，中熱肩背熱，上應熒惑星。甚則胷中痛，脅支滿，脅痛，膺背肩胛閒痛，兩臂内痛，身熱骨痛而爲浸淫。收氣不行，長氣獨明，雨水霜寒，上應辰星。上臨少陰少陽，火燔焫，水泉涸，物焦槁，病反譫妄狂越，欬喘息鳴，下甚血溢泄不已，太淵絕者死不治，上應熒惑星。

歲火太過，六戊歲也。火之化暑，火勝則剋金，故肺藏受邪。火邪傷陰，寒熱交爭，故爲瘧。壯火食氣，故少氣。火乘肺金，故咳喘。火逼血而妄行，故上溢於口鼻，下泄於二便。火性急速，故水瀉注下。嗌燥耳聾中熱肩背熱，皆火炎上焦也。《藏氣法時論》曰："肺病者，喘咳逆氣肩背痛，虛則少氣不能報息，耳聾嗌乾。"熒惑星，火星也。火氣勝，則熒惑星明而當其令。胷中痛，脅支滿，脅痛，膺背肩胛閒痛，兩臂内痛，身熱骨痛，皆心經及手心主所行之處，火盛爲邪，故有是病。《藏氣法時論》曰："心病者，胸中痛，脅支滿，脅下痛，膺背肩甲閒痛，兩臂内痛。"火盛故身熱，水虧故骨痛，熱流周身故爲浸淫。《玉機眞藏論》曰："心脈太過，令人身熱而膚痛，爲浸淫。"收氣，金氣也。長氣，火氣也。火盛則金衰，故收氣不行而長氣獨明也。火不務德，水則承之，故雨水霜寒也。辰星，水星也，火亢而水制之，故辰星光芒以應其氣。是歲火之爲災，先臨宿屬，水氣之復，並及南方；人之應之，則先傷於肺，後傷於心。凡此戊年，皆太過之火，而又遇子午，則上臨少陰君火也。遇寅申，則上臨少陽相火也。皆爲天符，其熱尤甚，故火當燔焫，水泉當涸，物當焦枯也。火盛天符之歲，其在民病，則上爲譫妄狂越欬喘息鳴，下爲血溢血泄不已。太淵，肺脈也。火亢則肺絕，故死不治。其盛其衰，則皆應於熒惑也。

歲土太過，雨濕流行，腎水受邪。民病腹痛，清厥意不樂，體重煩冤，上應鎮星。甚則肌肉萎，足萎不收，行善瘈，腳下痛，飲發中滿，食減，四支不舉。變生得位，藏氣伏，化氣獨治之，泉湧河衍，涸澤生魚，風雨大至，土崩潰，鱗見於陸，病腹滿溏泄腸鳴，反下甚。而太谿絕者，死不治，上應

歲星。

歲土太過，六甲年也。土之化濕，雨濕流行。土勝則剋水，故腎藏受邪。腹痛，謂大腹小腹痛也。清厥，四支厥冷也。腹痛，謂大腹小腹痛也。《藏氣法時論》曰："腎病者身重。腎虛者大腹小腹痛，清厥意不樂。"鎮星，土星也。土氣勝，則鎮星明耀主其令。萎，痿同。瘈，抽掣也。甚則土邪有餘，脾經自病，脾主肌肉，外應四支，其脈起於足大趾而上行，故爲病如此。《藏氣法時論》曰："脾病者，善肌肉痿，行善瘈，腳下痛。"又《玉機眞藏論》曰："脾太過則令人四支不舉。"詳太過五運。獨此言變生得位者，蓋土無定位，凡在四季中土邪爲變，即其得位之時也。藏氣，水氣也。化氣，土氣也。衍，溢也。土勝則水衰，故藏氣伏而化氣獨治也。土不務德，濕令大行，故泉湧河衍，涸澤生魚。濕甚不已，風木承之，故爲風雨大至。土崩潰，鱗見於陸者，木氣之復也。病腹滿，溏泄，腸鳴反下，此皆土濕自傷，脾不能制，故爲是證。《藏氣法時論》曰："脾虛則腹滿腸鳴，飧泄食不化。"太谿，腎脈也。土亢則腎絕，故死不治。歲星，木星也，土勝而木承之，故歲星光芒應其氣。是歲土盛爲災，先臨宿屬，木氣之復，後及中宮；人之應之，則先傷於腎，後傷於脾。

歲金太過，燥氣流行，肝木受邪。民病兩脅下少腹痛，目赤痛眥瘍，耳無所聞；肅殺而甚，則體重煩冤，胷痛引背，兩脅滿，且痛引少腹，上應太白星。甚則喘欬逆氣，肩背痛，尻陰股膝髀腨䯒足皆病，上應熒惑星。收氣峻，生氣下，草木斂，蒼乾凋隕，病反暴痛，胠脅不可反側，欬逆甚而血溢，太衝絕者死不治，上應太白星。

歲金太過，六庚年也。金之化燥，金勝則克木，故肝藏受邪。兩脅少腹耳目，皆肝膽經氣所及，金勝則木藏受傷，故爲是病。金氣太過則肅殺甚，故傷及肝經而爲此病。《藏氣法時論》曰："肝病者，兩脅下痛引少腹。肝虛則目䀮䀮無所見，耳無所聞。"又《玉機眞藏論》曰："肝脈不及，則令人胸痛引背，下則兩脅胠滿。"太白星，金星也。金氣勝，則太白星明而當其令。甚則金邪有餘，肺經自病，故喘欬氣逆，肩背痛。金病不能生水，以致腎陰亦病，故尻陰股膝以下皆病也。《藏氣法時論》曰："肺病者，喘欬逆氣肩背痛，尻陰股膝髀䯒足皆痛。熒惑星，火星也。金勝則火復，故熒惑光芒而應其氣。是歲金氣太過，宿屬爲災，火氣承之，西方並及；而人之應之，則先傷於肝，後傷於肺。收氣，金氣也。生氣，木氣也。隕，墜落也。金勝木衰，則收氣峻速，生氣下而不伸，故草木多斂而蒼乾彫隕也。病反暴痛脅不可反側，金傷於肝也。咳逆甚而血溢，火復於肺也。太衝，肝脈也。金亢則肝絕，故死不治。其勝其復，皆太白星應之。

歲水太過，寒氣流行，邪害心火。民病身熱煩心，躁悸，陰厥，上下中寒，譫妄心痛，寒氣蚤至，上應辰星。甚則腹大脛腫，喘欬，寢汗出憎風，大雨至，埃霧朦鬱，上應鎮星。上臨太陽，雨冰雪霜不時降，濕氣變物，病反腹滿腸鳴，溏泄食不化，渴而妄冒。神門絕者，死不治，上應熒惑、辰星。

(《素問·氣交變大論第六十九》)

歲水太過，六丙歲也。水不務德，暴虐迺然。則寒氣流行，而水來剋火，心受水邪，故民病有爲身熱，爲煩心，爲躁，爲悸，爲陰厥，爲上下中之皆寒，爲譫妄，爲心痛者，皆心病也。其寒氣當早至，水精之氣，上爲辰星，其應在於辰星也。甚則水邪有餘，腎經爲病，爲腹大，爲脛腫，爲喘欬，爲寢汗出，爲憎風。正以腎脈從足下上行入腹，從腎上貫肝膈，入肺中，循喉嚨，故病如是。腎爲陰，故寢則汗出而憎風也。然歲水太過，則藏氣迺盛，長氣失政，故大雨時至，而水氣洪盛也。水盛不已，爲土所乘，故爲埃霧朦鬱者，土之氣也。惟土氣折水之強，其上應者，當在鎮星，水勝土復也。且丙爲太過之水，而丙辰、丙戌，太羽上臨太陽，名曰天符，其雨水雪霜，不時下降，其水濕之氣，變乎物類，《五常政大論》云："流衍之紀，上羽而長氣不化。"及爲民病者，當爲腹滿，爲腸鳴，爲溏泄而食不化，此皆長夏之候，脾氣之虛故耳。《藏氣法時論》云："脾虛則腹滿，腸鳴飧泄，食不化。"水來剋火，故心失其職，當爲渴而妄冒。神門者，係手少陰心經穴，在掌後鋭骨端陷中。其脈絕者，心氣絕也，故死不治。其上應之星，當爲熒惑與辰星也。辰戌，天符之歲，水勝而火絕，熒惑減曜，晨星明瑩，逆守宿屬，知有災也。火爲水克，故熒惑見。土來復水，故辰星見。

◎五運不及之應見

帝曰：善。其不及何如？岐伯曰：悉乎哉問也！歲木不及，燥迺大行，生氣失應，草木晚榮，肅殺而甚，則剛木辟著，柔萎蒼乾，上應太白星。民病中清，胠脅痛，少腹痛，腸鳴溏泄，涼雨時至，上應太白星。其穀蒼。上臨陽明，生氣失政，草木再榮，化氣迺急，上應太白鎮星，其主蒼蚤。復則炎暑流火，濕性燥柔脆，草木焦槁，下體再生，華實齊化，病寒熱瘡瘍，疿胗癰痤，上應熒惑太白，其穀白堅。白露蚤降，收殺氣行，寒雨害物，蟲食甘黃，脾土受邪，赤氣後化，心氣晚治，上勝肺金，白氣迺屈，其穀不成，欬而鼽，上應熒惑太白星。

此以下言五運不及之化，如乙丁己辛癸，五陰年是也。歲氣不及，則己所不勝，侮而乘之。若不及有助，則爲平歲，不在不及之例。是以主歲之木運不及，則金之燥氣大行。木之生氣失時而應，是以草木晚榮。辟，刑也。著，附也。肅殺之氣太甚，故雖堅剛之木，亦受其刑傷，而柔萎者則蒼乾矣。金氣反勝，故上應太白增光。木運不及，六丁歲也。中清者，清涼之氣，乘於中而中氣冷也。脅痛少腹痛，肝木病也。食氣入胃，散精於肝，行氣於筋，肝氣虛逆，而更兼中清，故腸鳴溏泄也。金氣清涼，故涼雨時至，金能生水也。金氣勝，故上應太白，光芒倍大。夫五穀受在地五行之氣，而生長化收藏者也。木受金制，故其穀色蒼。陽明燥金，臨於司天之上，迺丁卯丁酉二歲，所謂天刑歲也。歲木不及，而又上臨金氣，是以木之生氣失政，草木受金刑而再榮，木不及則不能制土，故化氣廼急，金土之氣勝，上應太白鎮星光明。木受金制，故主蒼色早見，即制則生化之義。按諸陰年主不及，故止有丁卯丁酉及己巳己亥辛丑辛未歲，其諸癸諸乙歲，無曰天之合勝也。張玉師曰："化氣廼急，故草木得以再榮。"復者，母鬱而子復也。火，大火。流，下也。夏秋之交，大火西流，暑熱鑠金矣。長夏濕土主氣，因暑熱而濕性反燥，故萬物柔脆，草木焦槁，火主長氣，故下體再生。夫夏主華而秋主成實，火制其金，是以華實齊化。寒熱瘡瘍疿胗，皆暑熱病也。上應熒惑增光，太白減耀。其穀白堅。堅，實也。蓋秋主收成，因火制之，故早實也。而堅實也。蓋秋主收成，因火制之，故早實也。又上臨陽明之歲，金氣用事，故至夏秋之交，白露早降，收殺氣行，而火復在後也。蓋不及之歲，所勝之氣妄行，而反自虛其位，故復氣得以勝之。今上臨陽明，金氣原盛，金氣盛則金之子氣亦能勝火，木之子欲復之，而金之子能勝之，是以赤氣後化也。寒雨，寒水之氣，金之子也。長氣後發，而收藏之令早行，故萬物爲之賊害，而其穀不成也。蟲感雨濕之氣而生，夏秋之交，土氣用事，而反爲寒雨所勝，是以蟲食甘黄，而脾土受邪也。肺開竅於鼻，故欬而鼽。鼽者，鼻流清涕也。上應熒惑復曜，太白減明。張玉師曰："明燥金司天，則少陰君火主終之氣，故赤氣後化，而白氣始屈也。其穀不成，當與其穀白堅對看。蓋火主長氣，金主收成。上節火制其金，是以華實齊化，其穀堅成，此收殺氣盛，寒雨早行，而長氣後發，四時失序，故其穀不成也。如云其穀蒼，其穀白堅，其穀丹，其穀黅，其穀堅芒，其穀秬，其主穀穀，皆當在成物上論。如云其穀不成，玄穀不成，蒼穀廼損，秀而不實，其穀不登，斯在敗上論也。"

歲火不及，寒廼大行，長政不用，物榮而下，凝慘而甚，則陽氣不化，廼折榮美，上應辰星。民病胷中痛，脅支滿，兩脅痛，膺背肩胛間及兩臂內痛，鬱冒朦昧，心痛暴瘖，胷腹大，脅下與腰背相引而痛，甚則屈不能伸，髖髀如別，上應熒惑辰星，其穀丹。復則埃鬱，大雨且至，黑氣廼辱，病騖溏腹滿，食飲不下，寒中腸鳴，泄注腹痛，暴攣痿痹，足不任身，上應鎮星辰星，玄穀不成。

歲火不及，六癸歲也。歲火不及，水反勝之，故寒廼大行，而長政不用也。蓋夫萬物得長氣而榮美，夏長之氣被寒折於上，故物榮而下。凝慘，陰寒之氣也。太陽之氣，生於寒水之中，如凝慘太甚，則陽氣不生化矣。萬物得陽氣而榮，陽氣不化，而榮美廼折矣。水氣勝，當上應辰星增曜。火運不及，寒廼勝之，則陽氣不能施化，故爲此諸痛。所謂寒勝爲痛痹也。鬱冒朦昧，寒濕之氣冒明也。水寒乘心，故心痛。心主言，故暴瘖也。夫太陽主諸陽之氣，生於寒水之中，寒淫太甚，則生陽自虛。屈不能伸者，其病在筋，太陽主筋，陽氣虛，不能養筋也。太陽氣之爲病，腰似折，髀不可以曲，膕如結，踹如裂，是爲踝厥，上應熒惑失色，辰星倍明。火受其制，故其穀丹。水淫甚而土氣復也。埃，土。鬱，蒸也。濕土之氣，鬱蒸於上，是以大雨且至，所謂地氣昇而爲雲爲雨也。《六元正紀論》曰："太陰所至爲濕生，終爲注雨。"黑氣，水氣也。辱，下也。土氣復而水氣迺下伏也。騖溏腹滿，足不任身，皆寒濕之證。蓋水寒太甚，而又濕土復之，故爲此諸病。上應鎮星增明，辰星減曜，寒濕相勝，而無燥熱之化，是以玄穀不成。

歲土不及，風迺大行，化氣不令，草木茂榮，飄揚而甚，秀而不實，上應歲星。民病飧泄霍亂，體重腹痛，筋骨繇復，肌肉瞤酸，善怒，藏氣舉事，蟄蟲早附，咸病寒中，上應歲星鎮星，其穀黅。復則收政嚴峻，名木蒼凋，胷脅暴痛，下引少腹，善太息，蟲食甘黃，氣客於脾，黅穀迺減，民食少失味，蒼穀迺損，上應太白歲星。上臨厥陰，流水不冰，蟄蟲來見，藏氣不用，白迺不復，上應歲星，民迺康。

土運不及，六己歲也。土不及而木乘之，木反勝之，故風迺大行，而土之化氣，不能章其政令也。風主生物，土主成物，故草木雖茂榮，而多不成實也。上應歲星增光。瞤，動也。飧泄霍亂，體重腹痛，肌肉瞤酸，皆風木傷土之病。徭，搖同。《根結篇》曰："所謂骨徭者，搖故也。筋骨搖動，迺厥陰少陽之病。風木太過，故筋骨復搖而善怒也。土氣不及，則水無所制，故藏氣舉事，而蟄蟲早歸附也。咸病寒中者，水寒上乘而火土衰也。上應歲星增光，鎮星失色。土受其制，故其穀黅。土弱水亢，金迺復之，故收政嚴峻，而名木蒼凋，病胷脅暴痛，下引少腹，肝木之病也。《靈樞經》曰："膽病者，善太息。"蓋木鬱則膽氣不舒，故太息以伸出之。蟲感寒濕之氣而生。氣，水氣也。蟲食甘黃，水氣客脾，水侵土也。蓋土運不及，而藏氣舉事，故金雖復之，而子亦隨之，金氣復，則蒼穀迺損；水氣勝，則黅穀迺減，民病食少失味，上應太白增光。上臨厥陰，己巳己亥歲也。厥陰在上，則少陽在下，是以流水不冰，蟄蟲不藏，而藏氣不用，謂歲半以下，得少陽之火，而冬令不寒也。歲運之木，雖不務其德，而乘侮其土，然值厥陰司天，木氣不虛，故白迺不復，上應歲星增光。勝氣在於歲半以前，復氣在於歲半以後，秋冬之時，木氣已平，金氣不復，故民迺得康矣。當知勝氣妄行，反自虛其本位，而子母皆虛，故復氣得以復之。如本氣不虛，則子氣亦實，復氣亦畏其子而不敢復矣。

歲金不及，炎火迺行，生氣迺用，長氣專勝，庶物以茂，燥爍以行，上應熒惑星。民病肩背瞀重，鼽嚏，血便注下，收氣迺後，上應太白星，其穀堅芒。復則寒雨暴至，迺零冰雹霜雪殺物，陰厥且格，陽反上行，頭腦戶痛，延及顖頂發熱，上應辰星，丹穀不成，民病口瘡，甚則心痛。

歲金不及，六乙歲也。金運不及，則所勝之火氣迺行，金不能制木，故木之生氣迺用。火之長氣專勝，生長之氣盛，故庶物以茂，火氣專勝，故燥爍以行，上應熒惑，光芒倍大。肺俞在肩背，故民病肩背。低目俯首曰瞀。《經脈》曰："肺是動則病缺盆中痛，甚則交兩手而瞀。"鼽嚏，肺病也。血便注下，火迫血液下注也。金受其制，是以收氣至秋深而後迺行，上應太白失色。收氣迺後，故其穀後成。堅芒，成實也。金弱火亢，水迺復之，故寒雨暴至，繼以冰雹殺物，迺寒水之變也。厥，逆。格，拒也。秋冬之時，陽氣應收藏於陰藏，因寒氣厥逆，且格陽於外，致陽反上行，而頭腦戶痛，延及腦頂發熱，上應辰星倍明。水勝其長氣，是以丹穀不成。水寒之氣上乘，迫其心火外炎，故民病口瘡，甚則心痛。

歲水不及，濕廼大行，長氣反用，其化廼速，暑雨數至，上應鎮星。民病腹滿，身重，濡泄，寒瘍流水，腰股痛發，膕腨股膝不便，煩冤足痿，清厥，脚下痛，甚則附腫。藏氣不政，腎氣不衡，上應辰星，其穀秬。上臨太陰，則大寒數舉，蟄蟲早藏，地積堅冰，陽光不治，民病寒疾於下，甚則腹滿浮腫，上應鎮星，其主黅穀。復則大風暴發，草偃木零，生長不鮮，面色時變，筋骨併闢，肉瞤瘛，目視䀮䀮，物踈璺，肌肉胗發，氣竝鬲中，痛於心腹，黄氣廼損，其穀不登，上應歲星。（《素問・氣交變大論第六十九》）

歲水不及，六辛歲也，水運不及，土廼勝之，故濕氣大行。水弱而不能制火，故長氣反用，火土合化，故土化氣廼速，而暑雨數至。《六元正紀論》曰："太陰所至爲化，爲雲雨。"上應鎮星倍明。爲民病者，爲腹滿，爲身重，爲濡泄，爲寒瘍流水，爲腰股痛發，爲膕腨股膝不便，爲煩冤，爲足痿，爲清厥，爲脚下痛，甚則爲胕腫，此皆病於腎水不足者，正以藏氣不政，腎氣不平故耳。其上應者，當爲辰星之微也。其穀之所生者秬。夫辛爲水氣之不及，而上臨太陰，則爲辛丑、辛未，其歲爲太陽在泉，故大寒數舉，在物則蟄蟲早藏，在地則積有堅冰，在天則陽光不治，在人則下有寒疾，甚則爲腹滿浮腫，此皆水氣不足所致耳。其上應者，當爲鎮星之明，而土氣終有餘也。惟土氣有餘，故穀主於黄。至於木復其土，則風氣大行，而大風暴發，草僕木落。凡生長二氣，皆不鮮明。在人則爲面色時變，爲筋骨併辟，爲肉之瞤瘛，爲目視䀮䀮。在物則爲風所裂，而爲疏璺。在肌肉則爲風疹所發，爲肝氣並於膈中，而痛及心腹。凡物受木侮，故黄氣廼損，其穀不登，上之所應者，當在歲星之明耳。

◎五運不及勝復之應見

帝曰：善。願聞其時也。岐伯曰：悉乎哉問也！木不及，春有鳴條律暢之化，則秋有霧露清涼之政；春有慘悽殘賊之勝，則夏有炎暑燔爍之復。其眚東，其藏肝，其病内舍胠脇，外在關節。

其災眚當主於東方，其藏在肝。其病内舍胠脅，肝之分也。外在關節，肝主筋也。餘四時同義。

火不及，夏有炳明光顯之化，則冬有嚴肅霜寒之政；夏有慘悽凝冽之勝，則不時有埃昏大雨之復。其眚南，其藏心，其病内舍膺脇，外在經絡。

其藏爲心。其病内舍膺脅，膺脅之内，心之分也。外在經絡，心主血脈也。

土不及，四維有埃雲潤澤之化，則春有鳴條鼓折之政；四維發振拉飄騰之變，則秋有肅殺霖霪之復。其眚四維，其藏脾，其病内舍心腹，外在肌肉四支。

土王四時，故曰四維，曰不時。心者，胃脘之分。腹者，脾土之郛郭也。夫四維者，乾坤艮巽之方。蓋東南西北，水火木金之正位，土王四季月，故在四維。

金不及，夏有光顯鬱蒸之令，則冬有嚴凝整肅之應；夏有炎爍燔燎之變，則秋有冰雹霜雪之復。其眚西，其藏肺，其病内舍膺脅肩背，外在皮毛。

膺胷之內，肺之分也。脅內迺雲門天府之分，肺脈之所出。肩背，肺俞之分。皮毛，肺所主也。

水不及，四維有湍潤埃雲之化，則不時有和風生發之應；四維發埃昏驟注之變，則不時有飄蕩振拉之復。其眚北，其藏腎，其病内舍腰脊骨髓，外在谿谷踹膝。（《素問·氣交變大論第六十九》）

腰脊者，腎之府。骨髓者，腎所主。谿谷者，骨所屬。踹膝者，腎脈之所循也。

◎德化政令災變之應見

帝曰：夫子之言五氣之變，四時之應，可謂悉矣。夫氣之動亂，觸遇而作，發無常會，卒然災合，何以期之？岐伯曰：夫氣之動變，固不常在，而德化政令災變，不同其候也。帝曰：何謂也？岐伯曰：東方生風，風生木，其德敷和，其化生榮，其政舒啟，其令風，其變振發，其災散落。

五運太過不及之氣，發作無常，以四時之德化政令變災，各有所屬，物必由之，人必應之，觀其所動屬於何時，則可以期之矣。敷，布也。和，和氣也。榮，滋榮也。舒，展也。啟，開也。振，怒也，發，出也。散落，謂物飄零而散落也。《五運行大論》云："其德爲和，其化爲榮，其政爲散，其令宣發，其變摧拉，其眚爲隕。"

南方生熱，熱生火，其德彰顯，其化蕃茂，其政明曜，其令熱，其變銷爍，其災燔焫。

彰，昭著也。蕃，盛也。燔焫，焚灼也，銷爍緩而燔甚也。《五運行大論》曰："其德爲顯，其化爲茂，其政爲明，其令鬱蒸，其變炎爍，其眚燔焫。"

中央生濕，濕生土，其德溽蒸，其化豐備，其政安靜，其令濕，其變驟注，其災霖潰。

溽蒸，濕熱也。豐備，充盈也。驟注，急雨也。霖，久雨也。潰，崩決也。《五運行大論》曰："其德爲濡，其化爲盈，其政爲謐，其令雲雨，其變動注，其眚淫潰。"

西方生燥，燥生金，其德清潔，其化緊斂，其政勁切，其令燥，其變肅殺，其災蒼隕。

緊斂，收縮也。勁切，鋭急也。肅殺，氣寒肅而殺令行也。蒼隕，草木蒼枯而彫落也。《五運行大論》曰："其德爲清，其化爲斂，其政爲勁，其令霧露，其變肅殺，其眚蒼落。"

北方生寒，寒生水，其德淒滄，其化清謐，其政凝肅，其令寒，其變凓

冽，其災冰雪霜雹。

淒滄，寒氣也。謐，靜也。凝肅，堅斂也。溧冽，寒甚也。冰霜雪雹，陰氣所凝，或太陽用事，或以水復火，則非時而見。《五運行大論》曰："其德爲寒，其化爲肅，其政爲靜，其變凝冽，其眚冰雹。"

是以察其動也，有德有化，有政有令，有變有災，而物由之，而人應之也。（《素問·氣交變大論第六十九》）

此節復論五運四時之氣，有德化之常，有災眚之變，必察其動而後知之。蓋言太過之歲有淫勝，不及之歲有勝復，此歲運之常，可與之期者也。然五運之氣生於五方，五方之氣合於四時，在歲運雖有淫勝鬱復之變，在四時又有德化政令之和，與歲運不同其候也。故必察其氣之動也。是德是化，是政是令，是變是災，萬物由之，而或成或敗，人應之而或病或康，此氣運之有歲有時，有常有變，又不能於先期而必者也，故當隨四時而察之。

◎六氣司天六氣下臨之應見

帝曰：願卒聞之！岐伯曰：少陽司天，火氣下臨，肺氣上從，白起金用，草木眚，火見燔焫，革金且耗，大暑以行。欬嚏鼽衄，鼻窒口瘍，寒熱胕腫。風行於地，塵沙飛揚，心痛胃脘痛，厥逆鬲不通，其主暴速。

少陽司天，寅申之歲候也。其金平之紀，其藏肺，其色白，其類金，皆五運五行之用也。上從者，因司天之氣下臨，畏其勝制而從之也。蓋五運之氣，根於中而運於外，司天之氣，位於上而臨於下。肺氣上從，白起金用，皆上從司天之氣，而不爲五運之所用。金用於上，則草木眚於下，金從火化，則變革而且耗。欬嚏鼽衄鼻窒，皆肺病也；口瘍寒熱胕腫，火熱證也。此金之運氣。而反從火化者也。此論運氣上從天化，與天刑歲運，少有分別。少陽司天，則厥陰在泉，故風行於地；風勝則動，故塵沙飛揚。《靈樞經》曰："厥陰心包絡所生病者，心痛煩心。"胃脘痛者，木剋土也。土位中央，中膈不通，則上下厥逆也。風氣迅速，故其主暴速。按此章重在天氣制之，藏氣上從，有司天則有在泉，故兼論其在泉之氣。

陽明司天，燥氣下臨，肝氣上從，蒼起木用而立，土迺眚，淒滄數至。木伐草萎，脅痛目赤，掉振鼓慄，筋痿不能久立。暴熱至，土迺暑，陽氣鬱發，小便變，寒熱如瘧，甚則心痛，火行於槁，流水不冰，蟄蟲迺見。

陽明燥金司天，卯酉歲也。立者，木之體也。蓋言五行之體在地，而其用上從於天，木從天化，故下爲土眚。金氣下臨，故木伐草萎，脅痛目赤，振掉筋痿，皆肝木之病。陽明司天，則少陰君火在泉，故暴熱至而土迺暑也。鬱，長也。陽熱甚，故小便變而寒熱如瘧，所謂夏傷於暑，秋必痎瘧也。心痛者，火淫於內也。槁，草木枯槁也。謂火行於草木枯槁之時，故流水不冰，而蟄蟲不藏也。夫在泉之氣，主歲半以後，故先言長夏之土，土而秋，秋而冬也。

太陽司天，寒氣下臨，心氣上從，而火且明，丹起，金迺眚，寒清時舉，勝則水冰，火氣高明，心熱煩，嗌乾善渴，鼽嚏，喜悲數欠。熱氣妄行，寒迺復，霜不時降，善忘，甚則心痛。土迺潤，水豐衍，寒客至，沈陰化，濕氣變物，水飲内稸，中滿不食，皮痛肉苛，筋脈不利，甚則胕腫，身後癰。

太陽寒水司天，辰戌歲也。火者，火之體；明者，火之用也。寒氣下臨，藏氣上從，火性炎上，水性潤下，是以火性高明於上，而水寒冰凝於下也。夫在地爲水，在天爲寒，火氣妄行於上，故霜寒以復之。心熱煩嗌乾善渴，火炎於上也。肺者，心之蓋。鼽嚏善悲，火熱鑠金也。火爲陽，水爲陰，數欠者，陽引而上，陰引而下也。善忘者，寒復而神氣傷也。太陽司天，則太陰濕土在泉，故土迺潤。水豐衍者，土能制水也。按辰戌之歲，太陽司天，則寒水之客氣，加臨於三之氣，濕土之主氣，主於四之氣，故曰寒客至。沈陰化，謂長夏之交，水濕相合，無火土之畏化，是以濕氣變物也。稸，積蓄。痛，痹也。水飲中滿，皮痹肉苛，皆水濕之爲病也。身後癰者，癰發於背也。《本經》曰："諸癰腫者，寒氣之變也。"太陽寒水主氣，而經脈循於背，故爲身後腫。

厥陰司天，風氣下臨，脾氣上從，而土且隆，黄起，水迺眚，土用革，體重肌肉萎，食減口爽。風行太虛，雲物搖動，目轉耳鳴。火縱其暴，地迺暑，大熱消爍，赤沃下，蟄蟲數見，流水不冰，其發機速。

厥陰司天，巳亥之歲候也。土平之紀，其類土，其藏脾，其色黄。土且隆者，土體豐厚於下也。黄起者，土用上從於天也。土從木化，則受其勝制，故土用變革，而爲體重食減之脾病也。目轉耳鳴，風淫於上也。夫風行太虛，土用革者，謂風斯在上，而土格於下也。勝則水冰，火氣高明者，謂火氣上炎，而水凝於下也。蓋五行之體在地，而五行之氣在天，故雖司天下臨，藏氣上從，而五行又各有從上從下之性。故有下臨上從之太過者，有風下黄起之氣交者。厥陰風木司天，則少陽相火在泉，木火相生，故火縱其暴。地迺暴者，太陰濕土，亦暑熱也。赤沃下者，雖沃若之木葉，亦焦赤而下落矣。至冬令嚴藏之時，而蟄蟲不見，流水不冰。火性速而少陽主樞，故其發機速。夫火從其暴，地迺暑。長夏之時也。赤沃下，秋令也。蓋亦從夏而秋，秋而冬也。

少陰司天，熱氣下臨，肺氣上從，白起金用，草木眚。喘嘔寒熱，嚏鼽衄鼻窒。大暑流行，甚則瘡瘍燔灼，金爍石流。地迺燥清，淒滄數至，脅痛善太息，肅殺行，草木變。

少陰君火司天，子午歲也。熱氣下臨，剋彼肺金，而肺氣上從白色，被剋而起，金動則草木受眚，火盛則肺必多病，爲喘嘔，爲寒熱，爲嚏爲鼽，爲衄，爲鼻窒。且大暑流行，甚則爲瘡瘍燔灼，金爍石流之氣也。然少陰司天，則陽明燥金在泉也，故地迺燥。淒滄數至，則民病有爲脅痛，爲善太息，皆肝受金剋之病耳。當是時，肅殺行，則草木變矣。

太陰司天，濕氣下臨，腎氣上從，黑起水變，埃冒雲雨，胷中不利，陰痿，氣大衰而不起不用，當其時，反腰脽痛，動轉不便也，厥逆。地廼藏陰，大寒且至，蟄蟲早附，心下否痛，地裂冰堅，少腹痛，時害於食，乘金則止，水增味廼鹹，行水減也。（《素問·五常政大論第七十》）

太陰濕土司天，丑未歲也。濕土下臨，水之所畏，故腎氣應而上從。黑起水變，用行而體變也。埃冒雲雨，濕土之氣化也。胷中不利，水氣上乘也。陰痿者，腎氣衰於下也。夫陽氣生於腎陰，而運用於膚表，腎氣大衰，故陽氣不起不用。陽氣不起，則手足爲之厥逆，當其冬令之時。腎藏主氣，而反腰脽痛，動轉不便，因腎氣上從而大衰於下也。太陰司天，則太陽寒水在泉，故地廼藏陰而蟄蟲早附也。心下否者，上下水火之氣不交也。地裂冰堅者，寒水之變易也。少腹痛者，腎病於下也。時害於食者，水上乘土也。夫腎爲本，肺爲末，皆積水也。乘金則止者，水氣上乘於肺則止耳。夫心氣通於舌，心和則知五味。水增味廼鹹者，水盛而上乘於心也。此水氣太過之爲病，故行水則病減也。

◎六氣司天政紀氣化運行先天之應見

太陽司天之政辰戌之紀氣化運行先天之應見

凡此太陽司天之政，氣化運行先天。天氣肅，地氣靜，寒臨太虛，陽氣不令，水土合德，上應辰星、鎮星。其穀玄黅。其政肅，其令徐，寒政大舉，澤無陽焰，則火發待時。少陽中治，時雨廼涯。止極雨散，還於太陰，雲朝北極，濕化廼布，澤流萬物，寒敷於上，雷動於下，寒濕之氣，持於氣交。民病寒濕發，肌肉萎，足萎不收，濡寫血溢。

此下總結辰戌年太陽司天六氣之化也。凡子寅辰午申戌六陽年皆爲太過，丑亥酉未巳卯六陰年皆爲不及。太過之氣，常先天時而至，故其生長化收藏，氣化運行皆蚤；不及之氣，常後天時而至，故其氣化運行皆遲。如《氣交變大論》曰："太過者先天，不及者後天。"本篇後文曰："運太過則其至先，運不及則其至後。"皆此義也。後倣此。太陽寒水司天，則太陰濕土在泉，故天氣肅，地氣靜，水土合德，而辰星、鎮星當先後明也。玄應司天，黅應在泉，本年正氣所化。政肅者寒之氣，令徐者陰之性也。寒盛則火鬱，鬱極必發，待王時而至也。少陽中治，三之主氣也。以相火王時，而寒水之客勝其主，故時雨廼涯。涯，水際也，雨至之謂。歲半之後，地氣主之。自三氣止極，雨散之後，交於四氣，則在泉用事，而太陰居之，故又雲朝北極，濕化布焉。澤流萬物，土之德也。雷動於下，火鬱發也。上寒下濕，相持於氣交之中，斯時民病爲寒濕，發爲肌肉萎，爲足痿不收，爲濡瀉，爲血溢，此皆火發之病也。

初之氣，地氣遷，氣廼大溫，草廼蚤榮。民廼厲，溫病廼作，身熱頭痛嘔

吐，肌腠瘡瘍。

方其初之生氣，本厥陰風木也。自斗建丑正至卯之中，則是大寒至驚蟄之末，六十日有奇，奇者謂八十七刻半也。厥陰木爲風化用事，風氣流行，陽氣發動，萬物發生以應春，此初氣主也。後仿此。而少陽相火客氣加之，則往歲卯酉少陰在泉，終之主氣本太陽寒水，而客氣廼少陰君火，今之客氣又少陽相火，故地氣遷，氣廼大溫，草木早榮。故民病厲，溫病廼作，爲身熱頭痛，嘔吐瘡瘍。

二之氣，大涼反至，民廼慘，草廼遇寒，火氣遂抑。民病氣鬱中滿，寒廼始。

二之主氣，本少陰君火也。自斗建卯正至巳之中，則自春分至立夏之末，六十日有奇。少陰君火爲熱化用事，暄淑廼行君德之象，不司炎暑以應夏，此二氣主也。後倣此。而陽明燥金，客氣加之，大涼反至，民廼慘，草廼遇寒，火氣遂抑矣。民病爲氣鬱，爲中滿，寒氣從茲始矣。

三之氣，天政布，寒氣行，雨廼降。民病寒，反熱中，癰疽注下，心熱瞀悶，不治者死。

三之主氣，本少陽相火也。自斗建巳正至未之中，則自小滿至小暑之末，六十日有奇。少陽相火暑化用事，此司天之位，炎暑廼行，以應長夏，此三氣主也。後倣此。而太陽寒水，客氣加之，故天政布，寒氣行，雨廼降。民病寒，然相火爲主，故民病反爲熱中，爲癰疽，爲注下，爲心熱瞀悶，若不治之則死也。

四之氣，風濕交爭，風化爲雨，廼長廼化廼成。民病大熱少氣，肌肉萎足萎，注下赤白。

四之主氣，本太陰濕土也。自斗建未正至酉之中，則自大暑至白露之末六十日有奇，太陰土濕化用事，雲雨廼行，此四氣主也。後倣此。而厥陰風木，客氣加之，故風濕交爭，風化爲雨，在氣候爲長爲化爲成。民病爲大熱，爲少氣，爲肌肉萎，爲足痿，爲注下赤白。

五之氣，陽復化，草廼長廼化廼成。民廼舒。

五之主氣，本陽明燥金也。自斗建酉正至亥之中，則自秋分至立冬之末，六十日有奇。陽明金燥化用事，清涼廼行，此五氣主也。餘倣此。而少陰君火，客氣加之，陽氣復化，草廼長，廼化，廼成。民氣廼舒，其病爲血熱妄行，爲肺氣逆也。

終之氣，地氣正，濕令行，陰凝太虛，埃昏郊野。民廼慘淒，寒風以至，反者孕廼死。（《素問·六元正紀大論第七十一》）

終之主氣，本太陽寒水也，自斗建亥正至丑之中，則自小雪至小寒之末，六十日有奇，太陽水寒化用事，嚴凝廼行，終氣主也。餘倣此。而太陰濕土，客氣加之，故地氣正，濕令行，陰凝太虛，埃昏郊野。民病慘淒，反寒風已至，則脾受濕，腎衰，其病反者，孕廼死。

陽明司天之政卯酉之紀氣化運行後天之應見

凡此陽明司天之政，氣化運行後天。天氣急，地氣明，陽專其令，炎暑大行，物燥以堅，淳風廼治，風燥橫運，流於氣交，多陽少陰，雲趨雨府，濕化廼敷，燥極而澤。其穀白丹，間穀命太者，其耗白甲品羽，金火合德，上應太白熒惑。其政切，其令暴，蟄蟲廼見，流水不冰。民病欬嗌塞，寒熱發暴，振溧癃閟。清先而勁，毛蟲廼死。熱後而暴，介蟲廼殃。其發燥，勝復之作，擾而大亂，清熱之氣，持於氣交。

此言陽明司天之政，有主氣又加以客氣，而天時、民病、治法因之也。凡此陽明司天之政，則卯酉之紀，曰乙卯、丁卯、己卯、辛卯、癸卯、乙酉、丁酉、己酉、辛酉，癸酉，皆主不及之歲，其氣化運行後天。蓋六步之氣，生長化收藏，皆後天時而至耳。餘歲後天倣此。所謂不及者，其至後。天氣急，燥金司天也。地氣明，君火在泉也。金爲不及，故陽專其令，炎暑大行。及金得其時，物燥以堅，淳風廼治。故風燥橫逆，流於氣交，多陽少陰，雲趨雨府，濕化廼敷，燥極而澤，是爲三氣之分也。其穀白丹，白爲金而丹爲火，金爲天而火爲地，廼正氣所化生也。若間穀，則以太者之間氣命之。夫太年則言其穀某色，並不言間穀；少年則言其穀某色，即所謂歲穀也。蓋若間穀則以太者命之。司天爲少，則在泉必爲太，宜以在泉間氣之色命之也。即如此篇陽明司天，則少陰在泉，司天爲少，在泉爲太。然在泉左爲太陰，其色黃，右爲厥陰，其色蒼，當是蒼黃之色也。後凡少年倣此。其耗竭物類，則有白甲品羽等蟲爲患也。此與厥陰有耗蟲，餘無，未詳。金火合德，上之所應者，太白與熒惑也。金之政切，火之令暴，蟄蟲廼見，流水不冰，民病爲欬，爲嗌塞，爲寒熱發暴，爲振慄，爲癃閉。先清而勁，則金先勝木，木已承害，故毛蟲廼死。後熱而暴，則金不勝，故介蟲廼殃。其發暴，勝復之作，擾而大亂，清熱之氣，持於氣交，正三四氣相交之際也。

初之氣，地氣遷，陰始凝，氣始肅，水廼冰，寒雨化。其病中熱脹，面目浮腫，善眠，鼽衄嚏欠嘔，小便黃赤，甚則淋。

初之氣，太陰之化也。地氣遷者，謂歲前在泉之終氣，交更於今之初氣，餘運倣此。夫卯酉歲初之客氣，廼太陰濕土，故陰凝而雨化。下文曰厥陰所至爲風生，終爲肅氣。始肅者，謂主時之初氣，廼厥陰也。陰凝於外，則陽鬱於內，故民病熱脹便赤諸證，面目浮腫善眠者，濕土之爲氣也。鼽衄嚏欠嘔者，風木之氣也。

二之氣，陽廼布，民廼舒，物廼生榮，厲大至，民善暴死。

二之主客，廼君相二火，陽氣得以敷布，故民廼舒，物得長氣而生榮。如厲大至，則民善暴死。蓋謂二火相交，臣位君上故也。

三之氣，天政布，涼廼行，燥熱交合，燥極而澤，民病寒熱。

三之主氣，本少陽相火司天，而陽明燥金客氣加臨，故天政布，涼廼行。三之主氣，迺少陽相火，故燥熱交合，三氣終而交於四氣之寒水濕土，故燥極而澤。燥濕水火相交，故民病寒熱。

四之氣，寒雨降，病暴僕，振栗，譫妄，少氣，嗌乾引飲，及爲心痛，癰腫瘡瘍，瘧寒之疾，骨痿血便。

四之主氣，本太陰濕土也，而太陽寒水加臨客氣，迺太陽寒水，主氣迺太陰濕土，故寒雨降。歲半以後，迺少陰君火主氣，反爲寒濕相加，故民病振慄譫妄，嗌乾便血等證，皆因寒凝於外，火鬱於内故也。是以諸禁鼓慄，如喪神守，皆屬於火。及爲心痛者，迺寒邪内淩君火也。故云邪在心則病心痛，時眩僕；諸癰腫筋攣骨痛，此寒氣之腫者是也。

五之氣，春令反行，草迺生榮，民氣和。

五之主氣，本陽明燥金也，而厥陰風木加臨於五氣，故春令反行，草得生氣，故迺生榮。少陰之鬱，得木氣而舒達，故民氣和。

終之氣，陽氣布，候反溫，蟄蟲來見，流水不冰，民迺康平，其病溫。（《素問·六元正紀大論第七十一》）

終之主氣，本太陽寒水也，而少陰君火加臨於終氣，故在泉之陽氣，得以舒布，而冬之時候反溫。冬氣溫煖，故蟄蟲不藏，流水不冰，地氣舒暢，故民迺康平。其有災眚，當主病溫，所謂冬溫病也。冬溫之病，與傷寒大異。蓋冬傷於寒，今感溫熱而爲病，故與傷寒異也。

少陽司天之政寅申之紀氣化運行先天之應見

凡此少陽司天之政，氣化運行先天。天氣正，地氣擾。風迺暴舉，木偃沙飛，炎火迺流。陰行陽化，雨迺時應。火木同德，上應熒惑歲星。其穀丹蒼，其政嚴，其令擾，故風熱參布，雲物沸騰，太陰橫流，寒迺時至，涼雨竝起。民病寒中，外發瘡瘍，内爲泄滿。故聖人遇之，和而不爭。往復之作，民病寒熱瘧泄，聾瞑嘔吐，上怫腫色變。

此言少陽司天之政，有主氣又加以客氣，而天時民病治法因之也。凡此少陽司天之政，歲運太過，其氣化運行先天而至。少陽司天，故天氣正；風木在泉，故地氣擾。惟風木在泉，故風迺舉，木偃沙飛；惟相火司天，故炎火迺流，陰行陽化，雨迺時應。火木同德，上之所應者，熒惑歲星也。夫六氣惟少陽厥陰司天司地，爲上下通和，無相勝剋，故言木火同德，餘氣皆有勝剋，故言合德。其穀丹蒼，丹爲火，而蒼爲木也。火之政嚴，木之令擾，故風熱參布，雲物沸騰，太陰橫流，寒迺時至，涼雨竝起，民病爲寒中，爲外發瘡瘍，内則爲泄滿。聖人遇之，和而不爭。往復之作，民病則爲寒熱，爲瘧，爲泄，爲聾，爲瞑，爲嘔吐，爲上怫腫色變也。

初之氣，地氣遷，風勝迺搖，寒迺去，候迺大溫，草木蚤榮。寒來不殺，

溫病迺起。其病氣怫於上，血溢目赤，咳逆頭痛，血崩，脅滿，膚腠中瘡。

初之主氣，木厥陰風木也，而少陰君火客氣加之，則地氣遷，風勝迺搖，寒迺去，候迺大溫。草木早榮，寒來不殺，溫病迺起，其病氣怫於上，爲血溢，爲目赤，爲欬逆，爲頭痛，爲血崩，爲脅滿，爲膚腠中瘡也。

二之氣，火反郁，白埃四起，雲趨雨府，風不勝濕，雨迺零，民迺康，其病熱鬱於上，欬逆嘔吐，瘡發於中，胷嗌不利，頭痛身熱，昏憒膿瘡。

二之主氣，本少陰君火也，而太陰濕土客氣加之，則火反鬱，白埃四起，雲趨雨府，風不能勝濕，雨迺零落也。民迺康，其有病者，熱鬱於上爲欬逆，爲嘔吐，爲瘡發於中，爲胷嗌不利，爲頭痛，爲身熱，爲昏憒，爲膿瘡也。

三之氣，天政布，炎暑至，少陽臨上，雨迺涯。民病熱中，聾瞑，血溢膿瘡，欬嘔，鼽衄，渴，嚏欠，喉痹，目赤，善暴死。

三之主氣，本少陽相火也，而又少陽相火客氣加之，則天政布，炎暑至，少陽臨上，雨迺涯。民病有爲熱中，爲聾，爲瞑，爲血溢，爲膿瘡，爲欬，爲嘔，爲鼽，爲衄，爲渴，爲嚏，爲欠，爲喉痹，爲目赤，爲善暴死也。

四之氣，涼迺至，炎暑間化，白露降，民氣和平，其病滿，身重。

四之加臨間氣，迺陽明清涼之氣，故涼迺至，白露降，少陽之火，與風熱之氣，交於氣交之中，故炎暑間化，風熱主歲，而遇此清涼，故民氣和平。燥勝者肺自病，故胷中滿。濕勝者脾自病，故身體重。

五之氣，陽迺去，寒迺來，雨迺降，氣門迺閉，剛木蚤彫，民避寒邪，君子周密。

五之主氣，本陽明燥金也，而太陽寒水客氣加之，故陽熱去而寒迺來，以秋冬之交，而行閉藏之冬令，故氣門迺閉，宜周密以避寒邪。曰聖人曰君子，蓋言聖賢之隨時調養，以和其氣，是以暴過不生，苛疾不起。

終之氣，地氣正，風迺至，萬物反生，霿霧以行。其病關閉不禁，心痛，陽氣不藏而欬。《素問・六元正紀大論第七十一》)

終之主氣，本太陽寒水也，而厥陰風木客氣加之，故風迺至，地氣正者，厥陰從中見少陽之化也。萬物遇生氣而反生，地氣反上昇，而霜霧以行，以閉藏之時，而反行發生之令，故其病關閉不禁。心痛者，腎氣上乘於心也。夫肺主氣，而腎爲生氣之原，故腎爲本，肺爲末。陽氣至冬而歸藏於腎藏，今反上乘於肺故欬。

太陰司天之政丑未之紀氣化運行後天之應見

凡此太陰司天之政，氣化運行後天，陰專其政，陽氣退避，大風時起，天氣下降，地氣上騰，原野昏霿，白埃四起，雲奔南極，寒雨數至，物成於差夏。民病寒濕，腹滿身䐜憤，胕腫痞逆，寒厥拘急。濕寒合德，黃黑埃昏，

流行氣交，上應鎮星辰星。其政肅，其令寂，其穀黅玄。故陰凝於上，寒積於下，寒水勝火，則爲冰雹，陽光不治，殺氣迺行。故有餘宜高，不及宜下，有餘宜晚，不及宜蚤。土之利，氣之化也，民氣亦從之。間穀命其太也。

太陰司天，寒水在泉，故陰專其政，陽氣退避，土令不及，風反勝之。天地之寒濕氣交，是以原野昏霧，寒雨數至也。差夏，長夏之時，秋之交也。民病腹滿諸證，皆感寒濕之氣而成。寒濕合德，是以黄黑埃昏，流行氣交，上應鎮辰二星明耀。肅者，土之政。寂者，水之令。黅玄之穀，感司天在泉之氣而成。蓋水氣南行也。太陰之濕氣凝於上，太陽之寒氣積於下，寒水勝火，則爲冰雹，即所謂火鬱之發，山川冰雪是也。陽氣在上，爲陰凝所勝，則肅殺之氣迺行，此言上下陰陽之氣也。上下皆陽，迺氣之環轉也。若五方之地土，各有高下厚薄之不同也。故歲氣有餘，地土宜高厚；歲氣不及，地土宜卑下。蓋太過之氣宜緩，不及之氣宜先，地土高厚，氣緩於出，地之下者，氣易於昇也。氣有餘，宜至之遲；氣不及，宜至之早。此地利之有高下，氣至之有早晏，而民氣亦從之。此論上下陰陽之氣者，謂天包乎地之外也；地土之有高下者，地居乎天之中也；氣至之有早晏者，氣貫乎地之内也；人氣從之者，人由乎氣交之中也。此當與《五常政大論》合看。間穀命其太也，注見前。

初之氣，地氣遷，寒迺去，春氣至，風迺來，生布，萬物以榮，民氣條舒，風濕相薄，雨迺後。民病血溢，筋絡拘強，關節不利，身重筋痿。

初之主氣，本厥陰風木也。而厥陰風木客氣加之。是以歲前之地氣遷，冬令之寒迺去，而春氣正，風迺來，生榮萬物，民氣條舒，主客之氣與司天之氣相薄，故雨迺後至也。民病血溢，筋痿諸證，皆感風濕之氣所致。

二之氣，大火正，物承化，民迺和。其病溫厲大行，遠近咸若，濕蒸相薄，雨迺時降。

二之主氣，本少陰君火也，而少陰君火，客氣加之，則大火正，蓋以少陰居君火之位，故大火正也。物承其化，民亦和也。火盛氣熱，故民病溫厲。以太陰司天，故濕蒸相薄。時雨應期，故曰時降。

三之氣，天政布，濕氣降，地氣騰，雨迺時降，寒迺隨之。感於寒濕，則民病身重，胕腫，胷腹滿。

三之主氣，本少陽相火也，而太陰濕土客氣加之，則天政下布，濕氣迺降，地氣上騰，時雨迺降，寒亦隨之。故感於寒濕，則民病爲身重，爲胕腫，爲胷腹滿也。

四之氣，畏火臨，溽蒸化，地氣騰，天氣否隔，寒風曉暮，蒸熱相薄，草木凝煙，濕化不流，則白露陰布，以成秋令。民病腠理熱，血暴溢，瘧，心腹滿熱，臚脹，甚則胕腫。

四之主氣，本太陰濕土也，而少陽相火客氣加之，則畏火臨，溽蒸化，地氣上騰，天氣否隔，寒風曉暮，蒸熱相薄，草木凝煙，濕化不流，則白露陰布，以成秋令，民病爲腠理熱，爲血暴溢，爲瘧，爲心腹滿熱，爲臚脹，甚則爲胕腫也。迺寒濕熱三氣雜至，合而爲病也。

五之氣，慘令已行，寒露下，霜迺蚤降，草木黄落，寒氣及體，君子周密，民病皮腠。

五之主氣，本陽明燥金也，而陽明燥金客氣加之，則慘令已行，霜露下降，草木黄落，寒氣及體，而君子當周密，民病則在皮腠中也。

終之氣，寒大舉，濕大化，霜迺積，陰迺凝，水堅冰，陽光不治。感於寒，則病人關節禁固，腰脽痛，寒濕持於氣交而爲疾也。《素問·六元正紀大論第七十一》）

終之主氣，本太陽寒水也，而太陽寒水客氣加之。故寒大舉。寒濕之氣，上下相交，故濕大化。霜積陰凝，濕之化也。冰堅陽伏，寒之令也。腎爲冬藏而主骨，關節禁固，骨節不利也。腰脽者，腎之府也。寒濕持於氣交，謂天地之氣上下相持，人在氣交之中而爲病也。

少陰司天之政子午之紀氣化運行先天之應見

凡此少陰司天之政，氣化運行先天，地氣肅，天氣明，寒交暑，熱加燥，雲馳雨府，濕化迺行，時雨迺降，金火合德，上應熒惑、太白。其政明，其令切，其穀丹白，水火寒熱，持於氣交，而爲病始也。熱病生於上，清病生於下，寒熱淩犯而爭於中。民病欬喘，血溢血泄，鼽嚏，目赤眥瘍，寒厥入胃，心痛腰痛腹大，嗌乾腫上。

少陰司天，太過之歲，其氣化運行，皆先天時而至。燥金在泉，故地氣肅。君火在天，故天氣明。歲前之終氣，迺少陽相火，今歲之初氣，迺太陽寒水，故爲寒交暑，而水火寒熱持於氣交，而爲病始也。君火在上，燥金在下，故曰熱加燥。雲馳雨府，濕化迺行，時雨迺降，即少陽臨土，雨迺涯之義。金火合德，上應熒惑太白光明。明者，火之政。切者，金之令也。其穀丹白，感金火之氣而成熟者。寒熱淩犯者，司天在泉之氣交相犯，而爭於中也。欬喘血溢鼽嚏，目赤眥瘍，嗌乾上腫，熱病生於上也。血溢寒厥，清病生於下也。入胃心痛，腰痛腹大，寒熱交爭於中而爲病也。

初之氣，地氣遷，燥將去，寒迺始，蟄復藏，水迺冰，霜復降，風迺至，陽氣鬱，民反周密，關節禁固，腰脽痛，炎暑將起，中外瘡瘍。

初之主氣，本厥陰風木也，而太陽寒水客氣加之。故歲前之燥熱將去，而寒迺始，蟄蟲復藏，冰霜復結也。初之時氣，迺厥陰風木，故風迺至。陽春之氣鬱，而民反周密。太陽主筋而爲腎之府，故關節禁固，而腰脽痛，時交於二氣之君火，故炎暑將至。又當爲中外瘡瘍也。

二之氣，陽氣布，風迺行，春氣以正，萬物應榮，寒氣時至，民迺和，其

病淋，目瞑目赤，氣鬱於上而熱。

二之主氣，本少陰君火也，而厥陰風木客氣加之。故陽氣布而風迺行，春氣始正，萬物應生長之氣以榮。按少陰之上，君火主之。少陰標陰而本熱，二氣三氣皆君火司令，而曰寒氣時至者，少陰從本從標也。寒熱氣交，故民迺和，其病淋目瞑者，寒氣之爲病也。經云："陽盛則瞋目，陰盛則瞑目。"目赤者，君火之氣也。氣鬱於上而熱者，寒氣上乘也。

三之氣，天政布，大火行，庶類蕃鮮，寒氣時至。民病氣厥心痛，寒熱更作，欬喘目赤。

三之主氣，本少陽相火也，而少陰君火客氣加之。故天政布，大火行，衆類得長氣而蕃鮮，在下之寒氣時至，故民病氣厥心痛。蓋君火在上，陰寒在下，寒氣厥逆淩心，則心痛而寒熱更作。乘於肺則爲欬喘，蓋肺迺心之蓋，而又下交於腎也，迫其君火上炎則目赤，當與厥陰從中見之化合參。

四之氣，溽暑至，大雨時行，寒熱互至。民病寒熱，嗌乾黄癉，鼽衄飲發。

四之主氣，本太陰濕土也，而太陰濕土客氣加之。故溽暑至，大雨時行，寒熱互至也。民病爲寒熱，爲嗌乾，爲黄癉，爲鼽，爲衄，爲飲發也，皆感溫熱之氣。

五之氣，畏火臨，暑反至，陽迺化，萬物迺生迺長迺榮，民迺康，其病溫。

五之主氣，本陽明燥金也，而少陽相火客氣加之。故畏長氣上臨。閒氣司令，故暑反至，陽迺化，萬物得長氣而生榮。涼熱之氣合化，故民迺康。其有災眚，感溫熱而爲溫病。

終之氣，燥令行，餘火内格，腫於上，欬喘，甚則血溢。寒氣數舉，則霿霧翳，病生皮腠，内舍於脅，下連少腹而作寒中，地將易也。（《素問·六元正紀大論第七十一》）

終之主氣，本太陽寒水也，而陽明燥金客氣加之。故燥令行氣交之餘熱内格，而爲欬喘，甚則爲血溢也。且寒氣數舉，則霿霧成翳，外則病生皮腠，内則病舍脅下，連小腹而作寒中，以其地氣之將易也。夫地支始於子而對於午，六氣已終，則在泉之氣，將易而交於丑未矣。

厥陰司天之政巳亥之紀氣化運行後天之應見

凡此厥陰司天之政，氣化運行後天。諸同正歲，氣化運行同天。天氣擾，地氣正，風生高遠，炎熱從之，雲趨雨府，濕化迺行，風火同德，上應歲星熒惑。其政撓，其令速，其穀蒼丹，閒穀言太者，其耗文角品羽。風燥火熱，勝復更作，蟄蟲來見，流水不冰，熱病行於下，風病行於上，風燥勝復形

於中。

厥陰司天不及之歲，氣運皆後天時而至。若厥陰少陽標本之相合也。少陽司天，則天氣正；少陽在泉，則地氣正，謂厥陰同少陽之諸正歲。如厥陰在泉，則厥陰之氣，同少陽司天之運行；厥陰司天，則少陽之氣，同厥陰司天之運行，故曰風生高遠，炎熱從之。蓋厥陰少陽標本相合，而厥陰又從少陽之氣化也。六氣之中，止二氣相合。彼此凡十干，故曰諸。風性動搖，故天氣擾。少陽之氣運行於中，故地氣正。風氣在天，故風生高遠。少陽之氣，上與厥陰相合，故炎熱從之。雲趨雨府，濕化廼行者，從風火之勝制也。風火同歸於正，故曰同德。上應歲星熒惑光明。撓者，風之政。速者，火之令也。蒼丹之穀，感司天在泉之氣而成熟者。間穀者，言左之少陰而下，右之太陽而下，感左右之間氣而成。文角品羽，感司天在泉之氣而生育者，不過文品之毛蟲羽蟲，又不能生聚而耗散也。勝復更作者，謂炎熱從之於上，而復相乘於氣交之中也。蟄蟲來見，流水不冰，相火之在泉也。感風氣則病行於上，感熱氣則病行於下，風燥勝復相乘，則形見於氣交之中。謂行於上，行於下也。又曰形於中，而不曰病也。蓋謂風火之氣行於上下，而復交於中也。炎熱從之於上者，子從母也。勝復更作者，厥陰之氣，復下歸於正也。故厥陰在泉，則地氣正，今厥陰司天而天氣亦正，斯謂之諸同正歲。蓋丹黅蒼素玄，天之氣色。其穀蒼丹者，謂果穀草木昆蟲，生於天之六氣，而成於地之五行也。又諸上見厥陰，左少陰，右太陽，二氣主太。分而合，合而分者，二氣環轉乎地之外，復貫乎地之中。故曰行於上行於下也。

初之氣，寒始肅，殺氣方至，民病寒於右之下。

初之主氣，本厥陰風木也，而陽明燥金客氣加之。故寒始肅，而殺氣方至。民病寒於右之下，謂陽明之間氣，在在泉少陽之右也。

二之氣，寒不去，華雪水冰，殺氣施化，霜廼降，名草上焦，寒雨數至，陽復化，民病熱於中。

二之主氣，本少陰君火也，而太陽寒水客氣加之。是以寒不去，而霜廼降。二之主氣，廼少陰君火，而寒水加臨於上，是以名草上焦，而陽復化於下也。民病熱中者，君火之氣，爲寒氣鬱於內也。

三之氣，天政布，風廼時舉，民病泣出，耳鳴掉眩。

三之主氣，本少陽相火也，而厥陰風木客氣加之。是以天政布，風廼時舉，民病泣出，耳鳴掉眩，廼風病行於上也。

四之氣，溽暑濕熱相薄，爭於左之上，民病黃癉而爲胕腫。

四之主氣，本太陰濕土也，而少陰君火客氣加之。是以溽暑濕熱相薄。爭於左之上者，謂少陰在司天厥陰之左也。厥陰司天之間氣，始於下之陽明，而交於太陽；少陽在泉之間氣，始於上之少陰，而交於太陰。故民病寒於右之下者，蓋從下而上也；爭於左之上者，謂從上而下也。是以間穀言太者，言在上左右之少陰太陽，而及於太陰陽明，所謂數之始，起於上而終於下也。故曰食間穀以保其精，謂保四氣主時之精氣也。又曰食間穀以避虛邪，謂避左右間氣之虛邪也。蓋能保其精，則能避其邪矣。民病黄癉胕腫，皆濕熱之爲病。

五之氣，燥濕更勝，沈陰廼布，寒氣及體，風雨廼行。

五之主氣，本陽明燥金也，而太陰濕土客氣加之，是以燥濕更勝。沈陰布而寒及體者，二氣並主清寒也。太陰所至，終爲雨；陽明所至爲悽鳴，故風雨廼行。

終之氣，畏火司令，陽廼大化，蟄蟲出見，流水不冰，地氣大發，草廼生，人廼舒，其病溫厲。（《素問・六元正紀大論第七十一》）

終之主氣，本太陽寒水也，而少陽相火客氣加之，故畏火司令。客勝其主，是以陽氣大化，流水不冰。少陽在泉之氣大發，草感生長之氣而生，人感溫煖之氣而舒。其病溫厲者，所謂冬溫病也。

◎正月朔日平旦明其應見

帝曰：夫子之言，可謂悉矣，然何以明其應乎？岐伯曰：昭乎哉問也！夫六氣者，行有次，止有位，故常以正月朔日平旦視之，睹其位而知其所在矣。運有餘，其至先；運不及，其至後。此天之道，氣之常也。運非有餘，非不足，是謂正歲，其至當其時也。（《素問・六元正紀大論第七十一》）

此言司天在泉之氣，六朞環轉，而各有定位也。行有次者，少陽之右，陽明治之；陽明之右，太陽治之；太陽之右，厥陰治之；厥陰之右，少陰治之；少陰之右，太陰治之；太陰之右，少陽治之。六氣終期，而六朞環會也。止有位者，上下有位，左右有紀，一氣各主六十日有奇也。以正月朔日平旦視之者，蓋以寅爲歲之首，朔爲月之首，寅爲日之首，而起初氣也。覩其司天在泉之定位，則知六氣之所在矣。運，謂六氣之化運。如子午寅申辰戌六歲，主有餘，其主歲主時之氣，皆先天時而至。如丑未卯酉巳亥六歲主不及，其主歲主時之氣，皆後天時而至。正歲，謂歲會之紀，非太過，非不及，其氣應時而至也。夫言天之道而不言地者，天包乎地也。

◎氣變常化之應見

厥陰所至，爲飄怒大涼；少陰所至，爲大暄寒；太陰所至，爲雷霆驟注烈風；少陽所至，爲飄風燔燎霜凝；陽明所至，爲散落溫；太陽所至，爲寒雪冰雹白埃，氣變之常也。（《素問・六元正紀大論第七十一》）

厥陰所至，爲飄怒大涼者，風位之下，金氣承之，木氣爲飄怒，金氣爲大涼也；少陰所至，爲大暄寒者，君火之下，陰精承之，君火爲大暄，陰精爲寒也；太陰所至，爲雷霆驟注烈風者，土位之下，風氣承之，土氣爲雷霆驟注，風氣爲烈風也；少陽所至，爲飄風燔燎霜凝者，相火之下，水氣承之，火氣爲飄風燔燎，水氣爲霜凝也；陽明所至，爲散落溫者，金位之下，火氣承之，金氣爲散落，火氣爲溫也；太陽所至，爲寒雪冰雹白埃者，水位之下，土氣承之，水氣爲霜雪冰雹，土氣爲白埃也。氣變之常者，變常平之氣而爲甚用也。惟用甚不已，則下承之氣兼行，故皆非本氣耳。

◎六氣所至令行常化之應見

厥陰所至，爲撓動，爲迎隨。少陰所至，爲高明焰，爲曛。太陰所至，爲沈陰，爲白埃，爲晦暝。少陽所至，爲光顯，爲彤雲，爲曛。陽明所至，爲煙埃，爲霜，爲勁切，爲悽鳴。太陽所至，爲剛固，爲堅芒，爲立，令行之常也。（《素問·六元正紀大論第七十一》）

厥陰所至，爲撓動，爲迎隨者，風之性也。少陰所至，爲高明，爲焰，爲曛；少陽所至，爲光顯，爲彤雲，爲曛者，火之性也。太陰所至，爲沈陰，爲白埃，爲晦暝者，土之性也。陽明所至，爲煙埃，爲霜，爲勁切，爲悽鳴者，金之性也。太陽所至，爲剛固，爲堅芒，爲立者，寒之性也。令行之常者，謂風熱暑濕燥寒而爲令，庶物莫能違也。

◎六紀之歲六氣昇之不前之應見

黄帝問曰：天元九室，余已知之，願聞氣交，何名失守？岐伯曰：謂其上下昇降，遷正退位，各有經論，上下各有不前，故名失守也。是故氣交失易位，氣交廼變，變易非常，即四時失序，萬化不安，變民病也。

此言左右間氣之昇降不前也。《天元玉冊》云："六氣常有三氣在天，三氣在地。"每一氣昇天作左間氣，一氣入地作左間氣，一氣遷正作司天，一氣遷正作在泉，一氣退位作天右間氣，一氣退位作地右間氣。氣交有合，常得位所在，至當其時，即天地交，廼變而泰，天地不交，廼作病也。當正不正，當遷不遷，則氣交有變。天地失其常政，則萬民爲病。

帝曰：昇降不前，願聞其故。氣交有變，何以明知？岐伯曰：昭乎問哉！明乎道矣。氣交有變，是爲天地機。但欲降而不得降者，地室刑之。又有五運太過，而先天而至者，即交不前。但欲昇而不得其昇，中運抑之。但欲降而不得其降，中運抑之。於是有昇之不前，降之不下者；有降之不下，昇而至天者；有昇降俱不前。作如此之分別，即氣交之變，變之有異，常各各不同，災有微甚者也。

氣交之變，吉兇之徵也，故謂天地機。地星勝之不降，義詳下文。五陽年中運太過，亦能抑昇降之氣。甲年土運太過，能抑水之昇降。丙年水運太過，能抑二火之昇降。戊年火運太過，能抑金之昇降。庚年金運太過，能抑木之昇降。壬年木運太過，能抑土之昇降。有天星室於上者，有地氣室於下者，有中運抑於中者，凡此三者之分，則氣交之變各各不同，而災有微甚矣。

帝曰：願聞氣交遇會勝抑之由，變成民病，輕重何如？岐伯曰：勝相會，抑伏使然。

六氣有遇有會，有勝有抑，則抑伏者爲變而爲民病。

是故辰戌之歳，木氣昇之，主逢天柱，勝而不前。又遇庚戌金運先天，中運勝之，忽然不前。木運昇天，金廼抑之，昇而不前，即清生風少，肅殺於春，露霜復降，草木廼萎。民病溫疫蚤發，咽嗌廼乾，四支滿，支節皆痛。久而化鬱，即大風摧拉，折隕鳴紊。民病卒中偏痹，手足不仁。

辰戌歲，太陽當遷正司天，而厥陰風木，以上年在泉之右間，當昇爲今歲司天之左間，故畏天柱，金星勝之也。庚以陽金有餘，其氣先天而至，歲運遇之，又能勝木也。庚戌庚辰皆同。清生風少等候，金勝木衰之化也。金氣肅殺於春，陰盛抑揚，故民病爲溫疫節痛等證。木鬱既久，其極必發，故爲大風摧拉等變，而民病爲卒中偏痹，手足不仁等證也。

是故巳亥之歳，君火昇天，主窒天蓬，勝之不前。又厥陰未遷正，則少陰未得昇天，水運以至其中者，君火欲昇，而中水運抑之。昇之不前，即清寒復作，冷生旦暮。民病伏陽，而內生煩熱，心神驚悸，寒熱間作。日久成鬱，即暴熱廼至，赤風腫翳，化疫，溫癘暖作，赤氣瘴而化火疫，皆煩而躁渴，渴甚，治之以泄之可止。

巳亥歲，厥陰當遷正司天，而少陰君火，以上年在泉之右間，當昇爲新歲司天之左間，故畏天蓬，水星勝之也。巳亥陰年，氣多不及，故凡司天厥陰不得遷正，則左間少陰亦不得其位，而陽年則不然也。後倣此。辛巳辛亥，皆水運之不及者，而亦能制抑君火，以巳亥陰年，氣本不及，則弱能制弱。然或以天蓬窒之，或以水運抑之，有一於此，皆能勝火不前也。後倣此。天蓬水勝，火昇不前，故氣候清寒，民病則熱鬱不散。火鬱之發，故暴熱至而民爲疫癘溫瘴等病。洩去其火熱，病可止矣。

是故子午之歳，太陰昇天，主窒天衝，勝之不前。又或遇壬子，木運先天而至者，中木運抑之也。昇天不前，即風埃四起，時舉埃昏，雨濕不化。民病風厥涎潮，偏痹不隨，脹滿。久而伏鬱，即黃埃化疫也，民病夭亡，臉支府黃膽滿閉；濕令弗布，雨化廼微。

子午年，少陰當遷正司天，而太陰濕土，以上年在泉之右間，當昇爲新歲少陰之左間，故畏天衝，木星勝之也。壬以陽木有餘，其氣先天而至，歲運遇之，廼能勝土，壬子壬午皆同。土鬱不前，木之勝也，故在天則風起，雨濕不化，在民則肝強脾病。土主脾胃，胃氣受抑，故至夭亡。臉爲陽明之經，四支皆主於脾，府言大腸小腸，皆屬於胃，故爲黃膽滿閉等證。濕令弗布，皆土鬱之化。

是故丑未之年，少陽昇天，主窒天蓬，勝之不前。又或遇太陰未遷正者，即少陽未昇天也。水運以至者，昇天不前，即寒雰反布，凜洌如冬，水復涸，

冰再結，暄暖乍作，冷復布之，寒暄不時。民病伏陽在內，煩熱生中，心神驚駭，寒熱間爭。以久成鬱，即暴熱廼生，赤風氣瞳翳，化成鬱癘，廼化作伏熱內煩，痹而生厥，甚則血溢。

丑未年，太陰當遷正司天，而少陽相火，以上年在泉之右間，當昇爲新歲太陰之左間，故畏天蓬，水勝也。丑未陰年不及，故太陰司天或未遷正，則少陽左間亦不得其位。辛丑辛未，皆水運之年，又遇天蓬，則相火被抑，昇天不前，其氣令民病，較前巳亥年君火不昇者尤甚。此相火鬱發爲病，亦與前君火之鬱者大同。

是故寅申之年，陽明昇天，主窒天英，勝之不前。又或遇戊申、戊寅，火運先天而至，金欲昇天，火運抑之，昇之不前，即時雨不降，西風數舉，鹹鹵燥生。民病上熱，喘嗽血溢。久而化鬱，即白埃翳霧，清生殺氣。民病脅滿悲傷，寒鼽嚏嗌乾，手拆皮膚燥。

寅申年，少陽當遷正司天，而陽明燥金，以上年在泉之右間，當昇爲新歲司天之左間，故畏天英，火勝制之也。戊爲陽火有餘，其氣先天而至，歲運遇之，亦抑陽明。燥金氣鬱於地，故時雨不降、硝鹹白見而燥生。火勝於上，故肺金受傷而喘嗽血溢。金鬱之發，肅殺氣行，民病爲脅滿悲傷，金邪伐肝也。金氣寒斂而燥，故爲寒鼽嚏嗌乾等證。

是故卯酉之年，太陽昇天，主窒天芮，勝之不前。又遇陽明未遷正者，即太陽未昇天也，土運以至，水欲昇天，土運抑之。昇之不前，即濕而熱蒸，寒生兩間。民病注下，食不及化。久而成郁，冷來客熱，冰雹卒至。民病厥逆而噦，熱生於內，氣痹於外，足脛痠疼，反生心悸懊熱，暴煩而復厥。（《素問·遺篇本病論第七十三》）

卯酉年，陽明當遷正司天，而太陽寒水，以上年在泉之右間，當昇爲新歲司天之左間，故畏天芮土勝也。卯酉陰年，氣有不及，凡司天陽明未得遷正，則左間太陽亦不得其位。己卯己酉，皆土運之年，亦能制抑太陽。濕勝於上，寒鬱於下，故氣令民病如此。水鬱之發，寒氣廼行，故民病寒束於外，熱生於中，爲氣痹厥逆等證。

◎六紀之歲六氣降之不下之應見

黄帝曰：昇之不前，余已盡知其旨，願聞降之不下，可得明乎？岐伯曰：悉乎哉問！是之謂天地微旨，可以盡陳斯道，所謂昇已必降也。至天三年，次歲必降，降而入地，始爲左間也。如此昇降往來，命之六紀者矣。

六氣之運，右者昇而左者降也。每氣在天各三年，凡左間一年，司天一年，右間一年。三年周盡，至次歲廼降而入地，爲在泉之左間，亦週三年而復昇於天也，此六氣之紀也。

是故子午之年，太陽降地，主窒地阜勝之，降而不入。又或遇土運太過，先天而至。土運承之，降而不入，即天彰黑氣，暝暗淒慘，才施黄埃而布濕，

寒化令氣，蒸濕復令。久而不降，伏之化鬱，民病大厥，四支重怠，陰痿少力。天布沈陰，蒸濕間作。

子午年，陽明當遷正在泉，而太陽寒水，以上年司天之右間，當降爲今歲在泉之左間，故畏地阜，土勝也。甲子甲午，陽土有餘之歲也。水爲土勝，故黑氣才施，黄埃即布，寒化欲行而蒸濕復令也。寒鬱於上而濕制之，則脾腎受邪，故民爲寒厥四支重怠陰痿等病，而沈陰蒸濕間作也。

是故丑未之歲，厥陰降地，主窒地皛，勝而不前。又或遇少陰未退位，即厥陰未降下，金運以至中，金運承之，降之不下，抑之變鬱。木欲降下，金承之，降而不下，蒼埃遠見，白氣承之，風舉埃昏，清躁行殺，霜露復下，肅殺布令。久而不降，抑之化鬱，即作風躁相伏，暄而反清，草木萌動，殺霜乃下，蟄蟲未見，懼清傷藏。

丑未歲，太陽當遷正在泉，而厥陰風木，以上年司天之右間，當降爲今歲在泉之左間，故畏地皛，金氣窒之也。如上年子午歲氣有餘，司天少陰不退位，則右間厥陰亦不能降下也。抑之變鬱，即乙丑乙未歲也，亦能制抑厥陰，鬱而爲病。木鬱金勝，故蒼埃見而殺令布。清寒勝木，故草木萌動，霜乃殺之而蟄蟲不見。其在民病亦懼清氣之傷肝藏也。

是故寅申之歲，少陰降地，主窒地玄，勝之不入。又或遇丙申、丙寅，水運太過，先天而至。君火欲降，水運承之，降而不下，即彤雲才見，黑氣反生，暄暖如舒，寒常布雪，凜冽復作，天雲慘淒。久而不降，伏之化鬱，寒勝復熱，赤風化疫；民病面赤心煩，頭痛目眩也，赤氣彰而溫病欲作也。

寅申歲，厥陰當遷正在泉，而少陰君火，以上年司天之右間，當降爲今歲厥陰之左間，故畏地玄，木勝窒之也。丙以陽水，其氣先天而至，亦能制抑君火，使之不降。降而不下，皆寒水勝火之化。彤，赤也。熱鬱於上，久而不降，故民多溫熱之病。

是故卯酉之歲，太陰降地，主窒地蒼，勝之不入。又或少陽未退位者，即太陰未得降也，或木運以至。木運承之，降而不下，即黄雲見而青霞彰，鬱蒸作而大風，霧翳埃勝，折損乃作。久而不降也，伏之化鬱，天埃黄氣，地布濕蒸。民病四支不舉，昏眩支節痛，腹滿填臆。

卯酉年，少陰當遷正在泉，而太陰濕土，以上年司天之右間，當降爲今歲少陰之左間，故畏地蒼，木勝窒之也。如上年寅申，歲氣有餘，司天少陽不退位，則右間太陰亦不能降下。木運以至，丁卯丁酉年也。降而不下，皆風木勝土之化。土氣久鬱不降，故天爲黄氣，地爲濕蒸，人病在脾胃，故爲四支不舉、滿填胸臆等病。

是故辰戌之歲，少陽降地，主窒地玄，勝之不入。又或遇水運太過，先天而至也。水運承之，降而不下，即彤雲才見，黑氣反生，暄暖欲生，冷氣卒至，甚即冰雹也。久而不降，伏之化鬱，冷氣復熱，赤風化疫。民病面赤心

煩，頭痛目眩也，赤氣彰而熱病欲作也。

辰戌年，太陰當遷正在泉，而少陽相火，以上年司天之右間，當降爲今歲在泉之左間，故畏地玄，水勝窒之也。先天而至，丙辰丙戌年也。降而不下，皆寒水勝火之化。此與上文寅申歲少陰不降者同義。少陽火鬱爲病，亦與上文少陰不降同。

是故巳亥之歲，陽明降地，主窒地彤，勝而不入。又或遇太陽未退位，即陽明未得降，即火運以至之。火運承之不下，即天清而肅，赤氣迺彰，暄熱反作。民皆昏倦，夜臥不安，咽乾引飲，懊熱內煩；天清朝暮，暄還復作。久而不降，伏之化鬱，天清薄寒，遠生白氣。民病掉眩，手足直而不仁，兩脅作痛，滿目䀮䀮。（《素問・遺篇本病論第七十三》）

巳亥年，少陽當遷正在泉，而陽明燥金，以上年司天之右間，當降爲今歲在泉之左間，故畏地彤，火氣勝之也。如上年辰戌，歲氣有餘，司天太陽不退位，則右間陽明亦不能降下。火運以至，癸巳癸亥年也。金欲降而火承之，故清肅行而熱反作也。熱傷肺氣，故民爲昏倦咽乾等病。金氣久鬱於上，故清寒生而白氣起。其於民病，則肝木受邪，故爲掉眩脅目等證。

◎六氣不遷正之應見

帝曰：昇降不前，晰知其宗，願聞遷正，可得明乎？岐伯曰：正司中位，是謂遷正位。司天不得其遷正者，即前司天以過交司之日，即遇司天太過有餘日也，即仍舊治天數，新司天未得遷正也。

晰，明也。新舊之交，大寒日也。新舊相遇，而舊者有餘未退，仍治天數，則新者未得遷正。

厥陰不遷正，即風暄不時，花卉萎瘁。民病淋溲，目系轉，轉筋喜怒，小便赤。風欲令而寒由不去，溫暄不正，春正失時。

巳亥年，太陽未退位，則厥陰不遷正，風暄不時，花卉萎瘁者，風木失時，故有此變。民病淋溲，目系轉，轉筋喜怒，小便赤者，木失其正，肝經病也。風欲令而寒由不去，溫暄不正，春正失時者，木王於春，其氣不伸，故失時也。

少陰不遷正，即冷氣不退，春冷後寒，暄暖不時。民病寒熱，四支煩痛，腰脊強直。木氣雖有餘，位不過於君火也。

子午年，若厥陰不退位，則少陰不遷正，君火不正，故春多寒冷，暄暖不能及時。陽氣不正，時多寒冷，故民爲寒熱煩痛等病。上年厥陰陰氣，至本年初氣之末，交於春分，則主客君火已皆得位，木雖有餘，故不能過此。

太陰不遷正，即雲雨失令，萬物枯焦，當生不發。民病手足支節腫滿，大腹水腫，填臆不食，飧泄脅滿，四支不舉。雨化欲令，熱猶治之，溫煦於氣，亢而不澤。

丑未年，若少陰不退位，則太陰不遷正，萬物賴土以生，土氣失正，雲雨失令，故萬物枯焦，當生不發。土氣失和，故民病手足支節腫滿，大腹水腫，填臆不食，飧洩脅滿，四支不舉，脾經爲病也。雨化欲令，熱猶治之，溫煦於氣，亢而不澤者，君火有餘，濕化不行也。

少陽不遷正，則炎灼弗令，苗莠不榮，酷暑於秋，肅殺晚至，霜露不時。民病痎瘧骨熱，心悸驚駭，甚時血溢。

寅申年，若太陰不退位，則少陽不遷正，相火失正，故炎灼弗令，苗莠不榮，暑熱肅殺，其至皆晚也。莠，似稷之草。民病，皆相火鬱熱之病。

陽明不遷正，則暑化於前，肅殺於後，草木反榮。民病寒熱鼽嚏，皮毛折，爪甲枯焦，甚則喘嗽息高，悲傷不樂。熱化廼布，燥化未令，即清勁未行，肺金復病。

卯酉年，若少陽不退位，則陽明不遷正，金爲火制，故暑熱在前，肅殺在後。金令衰遲，故草木反榮。民病寒熱鼽嚏，皮毛折，爪甲枯焦，甚則喘嗽息高，悲傷不樂者，相火灼金，肺經受病也。熱化廼布，燥化未令，即清勁未行，肺金復病。

太陽不遷正，則冬清反寒，易令於春，殺霜在前，寒冰於後，陽光復治，凜冽不作，雰雲待時。民病溫癘至，喉閉嗌乾，煩燥而渴，喘息而有音也。寒化待燥，猶治天氣，過失序，與民作災。（《素問·遺篇本病論第七十三》）

辰戌年，若陽明不退位，則太陽不遷正，水正衰遲，故冬清反寒，易令於春。陰氣不布故陽光復治，凜冽不作。水虧金燥，故民病溫癘至，喉閉嗌乾，煩燥而渴，喘息而有音也。寒化須待燥去，猶得治天，但過期失序，則與民爲災也。他氣皆然。

◎六氣不退位之應見

帝曰：遷正蚤晚，以命其旨，願聞退位，可得明哉？岐伯曰：所謂不退者，即天數未終，即天數有餘，名曰復布政，故名曰再治天也，即天令如故而不退位也。

天數未終，餘氣仍在，雖遇交司，故猶不退位，名曰復布政。天數有餘，應退不退，故於新歲，猶行舊歲之令，名曰再治天也。

厥陰不退位，即大風蚤舉，時雨不降，濕令不化。民病溫疫，疵廢風生，民病皆支節痛，頭目痛，伏熱內煩，咽喉乾引飲。

厥陰不退位，即大風蚤舉，時雨不降，濕令不化者，木制土，風勝濕也。疵，黑斑也。廢，支體偏廢也。民病溫疫，疵廢風生，民病皆支節痛，頭目痛，伏熱內煩，咽喉乾引飲，風氣有餘故也。

少陰不退位，即溫生春冬，蟄蟲蚤至，草木發生。民病鬲熱咽乾，血溢驚駭，小便赤澀，丹瘤㾉瘡瘍留毒。

少陰不退位，即溫生春冬，蟄蟲蚤至，草木發生者，君火再布溫熱盛行也。民病膈熱咽乾，血溢驚駭，小便赤澀，丹瘤瘀瘡瘍留毒者，皆火盛之病。

太陰不退位，而取寒暑不時，埃昏布作，濕令不去。民病四支少力，食飲不下，泄注淋滿，足脛寒，陰痿閉塞，失溺小便數。

太陰不退位，而取寒暑不時，埃昏布作，濕令不去者，太陰土氣，王在四維，再治不退也。濕滯在脾，故爲四支少力，食飲不下等病。土邪傷腎，故泄注淋滿，足脛寒，陰痿閉塞，失溺小便數等病。

少陽不退位，即熱生於春，暑廼後化，冬溫不凍，流水不冰，蟄蟲出見。民病少氣，寒熱更作，便血上熱，小腹堅滿，小便赤沃，甚則血溢。

上年少陽相火不退，故熱生於春，暑廼後化，冬溫不凍，流水不冰，蟄蟲出見也，民病少氣，寒熱更作，便血上熱，小腹堅滿，小便赤沃，甚則血溢者，皆相火之爲病。

陽明不退位，即春生清冷，草木晚榮，寒熱間作。民病嘔吐暴注，食飲不下，大便乾燥，四支不舉，目瞑掉眩。

舊司天未得退位，新司天未得遷正，金氣清肅，春生清冷，草木晚榮，故寒熱間作。嘔吐暴注，食飲不下，清寒犯胃也，大便乾燥，金之氣也，木受金邪，肝筋爲病，故四支不舉，目瞑掉眩。

太陽不退位，即春寒復作，冰雹廼降，沈陰昏翳，二之氣寒猶不去。民病痹厥，陰痿失溺，腰膝皆痛，溫癘晚發。（《素問·遺篇本病論第七十三》）

此條太陽不退位一條原缺，據金刻本補。舊太陽司天未得退位，新司天未得遷正，故春寒復作，冰雹廼降，沈陰昏翳，二之氣寒猶不去。民病痹厥，陰痿失溺，腰膝皆痛，溫癘晚發者，寒甚故也。

◎六氣分治司天地之應見

帝問曰：五氣交合，盈虛更作，余知之矣。六氣分治，司天地者，其至何如？岐伯再拜對曰：明乎哉問也！天地之大紀，人神之通應也。帝曰：願聞上合昭昭，下合冥冥，奈何？岐伯曰：此道之所主，工之所疑也。帝曰：願聞其道也。岐伯曰：厥陰司天，其化以風；少陰司天，其化以熱；太陰司天，其化以濕；少陽司天，其化以火；陽明司天，其化以燥；太陽司天，其化以寒。以所臨藏位，命其病者也。

帝曰：地化奈何？岐伯曰：司天同候，間氣皆然。帝曰：間氣何謂？岐伯曰：司左右者，是謂間氣也。帝曰：何以異之？岐伯曰：主歲者紀歲，間氣者紀步也。（《素問·至眞要大論第七十四》）

五行主歲，歲有少多，故曰盈虛更作也。《天元紀大論》曰：“其始也，有餘而往，不足隨之；不足而往，有餘從之。”則其義也。天分六氣，散生大虛，三之氣司天，終之氣監地，天地生化，是爲大紀。故言司天地者，餘四可知矣。天地變化，人神運爲，中外雖殊，然其通應則一也。工之所疑者，謂不知其要，流散無窮也。厥陰司天，其化以風者，謂飛揚鼓坼，和氣發生，萬物榮枯，皆因而化變成敗也。少陰司天，其化以熱，謂炎蒸鬱燠，故庶類蕃茂也。太陰司天，其化以濕者，謂雲雨潤澤，津液生成也。少陽司天，其化以火者，謂炎熾赫烈，以爍寒災也。陽明司天，其化以燥者，謂乾化以行，物無濕敗也。太陽司天，其化以寒者，對陽之化也。肝木位東方，心火位南方，脾土位西南及四維方，肺金位西方，腎水位北方，是五藏定位。然六氣所禦，五運所至，氣不相得則病，相得則和，故先以六氣所臨，後言五藏之病也。司天同候，間氣皆然者，謂六氣之本，自有常性，故雖位易，而化治皆同。六氣分化，常以二氣司天地，爲上下吉凶，勝復客主之事，歲中悔吝從而明之，餘四氣散居左右也。故《陰陽應象大論》曰："天地者，萬物之上下；左右者，陰陽之道路。"此之謂也。歲，三百六十五日四分日之一。步，六十日餘八十七刻半也。積步之日而成歲也。

◎司天氣變之應見

帝曰：善。天氣之變何如？岐伯曰：厥陰司天，風淫所勝，則太虛埃昏，雲物以擾，寒生春氣，流水不冰。民病胃脘當心而痛，上支兩脅，鬲咽不通，飲食不下，舌本強，食則嘔，冷泄腹脹，溏泄瘕水閉。蟄蟲不去。病本於脾。

此下言司天淫勝，天氣之變病。厥陰司天，巳亥歲也，風淫於上，故太虛埃昏，雲物擾亂。風木主溫，故寒生春氣而流水不冰。然風勝則金令承之，清肅氣行，故蟄蟲不出也。

少陰司天，熱淫所勝，怫熱至，火行其政。民病胷中煩熱，嗌乾，右胠滿，皮膚痛，寒熱，欬喘。大雨且至。唾血血泄，鼽衄嚏嘔，溺色變，甚則瘡瘍胕腫，肩背臂臑，及缺盆中痛，心痛，肺䐜，腹大滿，膨膨而喘欬，病本於肺。

少陰司天，子午歲也。怫，鬱也。蓋少陰之火發於陰中，故爲怫熱。少陰太陽，陰中有陽，陽中有陰，陰陽相從，標本互換，是以火熱甚而大雨至，水寒極而運火炎。

太陰司天，濕淫所勝，則沈陰且布，雨變枯槁。胕腫骨痛，陰痹。陰痹者，按之不得，腰脊頭項痛，時眩，大便難，陰氣不用，饑不欲食，欬唾則有血，心如懸。病本於腎。

太陰司天，丑未歲也。濕淫於上，是以沈陰且布，草木枯槁，得化氣之雨而變生。

少陽司天，火淫所勝，則溫氣流行，金政不平。民病頭痛，發熱惡寒而瘧，熱上皮膚痛，色變黃赤，傳而爲水，身面胕腫，腹滿仰息，泄注赤白，瘡瘍，欬唾血，煩心胷中熱，甚則鼽衄。病本於肺。

少陽司天，寅申歲也。火淫所勝，故金政不平。少陽之火，在天爲暑。

陽明司天，燥淫所勝，則木迺晚榮，草迺晚生。筋骨內變。民病左胠脅痛，寒清於中，感而瘧。大涼革候。欬，腹中鳴，注泄，鶩溏。名木斂，生菀於下，草焦上首。心脅暴痛，不可反側，嗌乾，面塵，腰痛，丈夫㿗疝，婦人少腹痛，目眛眥瘍，瘡痤癰。蟄蟲來見。病本於肝。

陽明司天，卯酉歲也。燥金淫勝於上，則木受其制，故草木生榮俱晚。且金氣大涼，能革發生之候，故草木之應如此。然陽明金氣在上，則少陰火氣在下，故蟄蟲來見也。

太陽司天，寒淫所勝，則寒氣反至，水且冰。血變於中，發爲癰瘍。民病厥心痛，嘔血，血泄，鼽衄，善悲，時眩僕。運火炎烈，雨暴迺雹。胷腹滿，手熱，肘攣，掖腫，心澹澹大動，胷脅胃脘不安，面赤目黃，善噫，嗌乾，甚則色炲，渴而欲飲。病本於心。（《素問·至眞要大論第七十四》）

太陽司天，辰戌歲也，寒淫於上，故寒反至，水且冰。曰寒氣反至者，謂太陽爲諸陽之首，即君火之陽也。然本於在下之寒水，今寒氣反從上而至，是上下皆寒，而太陽運居於中，故曰運火炎烈。

◎六氣之復之應見

帝曰：六氣之復何如？

此言六氣相復，各有天時民病，而有治之之法也。復者，凡有所勝，後必有復。六氣分正化、對化，厥陰正司於亥，對化於巳；少陰正司於午，對化於子；太陰正司於未，對化於丑；少陽正司於寅，對化於申；陽明正司於酉，對化於卯；太陽正司於戌，對化於辰。正司化令之實，對司化令之虛。對化勝而有復，正化勝而不復。蓋復已而勝，不復則害，故凡有所勝者，必有復也。

岐伯曰：悉乎哉問也！厥陰之復，少腹堅滿，裏急暴痛，偃木飛沙，倮蟲不榮。厥心痛，汗發嘔吐，飲食不入，入而復出，筋骨掉眩，清厥，甚則入脾，食痹而吐。

厥陰風木之復，內應肝氣。少腹堅滿，肝邪實也。裏急暴痛，肝主筋膜，其氣急也。偃木飛沙，風之甚也。倮蟲不榮，木制土也。厥心痛汗發，肝邪乘胃，上淩於心而陽氣泄也。飲食不入，入而復出，脾受肝傷也。掉爲顫掉，眩爲眩運，風淫所致也。風之甚者，必兼承制之化，故手足清冷而厥也。食痹者，食入不化，入則悶痛嘔汁，必吐出迺已也。

少陰之復，燠熱內作，煩躁鼽嚏，少腹絞痛，火見燔焫，嗌燥，分注時止，氣動於左，上行於右，欬，皮膚痛，暴瘖心痛，鬱冒不知人，迺灑淅惡寒，振慄譫妄，寒已而熱，渴而欲飲，少氣骨萎，隔腸不便，外爲浮腫，噦噫，赤氣後化。流水不冰，熱氣大行，介蟲不復。病疿胗瘡瘍，癰疽痤痔，甚則入肺，欬而鼻淵。

少陰君火之復，燠熱内作，煩躁鼽嚏，火盛於中而炎於上也。少腹絞痛，火在陰也。火見燔焫嗌燥，身表焦熱而火在喉也。分注時止，謂大腸或泄，膀胱或癃，火居二便也。氣動於左，陽昇在東也。上行於右，火必乘金也。欬而皮膚痛暴瘖，肺主聲音，外合皮毛而受火之傷也。心痛鬱冒不知人，心邪自實而神明亂也。灑淅惡寒，振慄譫妄，寒已而熱，水火相爭，熱極生寒也。渴而欲飲，亡津液也，少氣骨萎，壯火食氣，熱極傷精也。隔腸不便，熱結不通也。外爲浮腫、爲噦噫，熱勝則腫，火逆衝上也。赤氣後化，陽明先勝，少陰後復也，流水不冰，熱氣大行，介蟲不福，火盛制金也。痱胗瘡瘍，癰疽痤痔，火剋肺金而皮毛受病也。火甚必傷肺，故欬而鼻淵所由作矣。

太陰之復，濕變迺舉，體重中滿，食飲不化，陰氣上厥，胷中不便，飲發於中，欬喘有聲。大雨時行，鱗見於陸。頭頂痛重，而掉瘛尤甚，嘔而密默，唾吐清液，甚則入腎，竅寫無度。

太陰濕土之復，體重中滿，飲食不化，自傷同氣也。陰氣上厥，胸中不便，濕從寒化也。飲發於中，喘欬有聲，濕侵脾肺也，大雨時行，鱗見於陸，濕令行也，頭頂痛重而掉瘛尤甚，濕在三陽，筋脈濡耎也。嘔而密默，唾吐清液，寒濕内動也。甚則土邪傳腎，竅瀉無度，以腎開竅於二便，而門戶不要也。

少陽之復，大熱將至，枯燥燔爇，介蟲迺耗。驚瘛欬衄，心熱煩躁，便數憎風，厥氣上行，面如浮埃，目迺瞤瘛，火氣内發，上爲口糜，嘔逆，血溢血泄，發而爲瘧，惡寒鼓慄，寒極反熱，嗌絡焦槁，渴引水漿，色變黄赤，少氣脈萎，化而爲水，傳爲胕腫，甚則入肺，欬而血泄。

少陽之火，復發於秋冬之時，是以枯燥燔焫，介蟲迺耗，謂木枯草焦，而甲蟲耗散也。驚瘛欬衄，熱乘心肺也。便數憎風，表裏皆熱也，面如浮埃，面微有塵也。手足少陽之脈，皆上繫於目，故目迺瞤瘛。火氣内發者，陰火發於内也。上爲口糜，發於上焦也。發於中焦則嘔逆；發於下焦，則血溢血泄也。發而爲瘧者，少陽主樞，是以寒熱陰陽，外内出入，寒極反熱，從火化也。嗌絡焦槁，肺金傷也。渴飲水漿，陽明胃金燥也。太陰濕土，主四之氣，色變黄赤者，火土相合也。少氣脈痿者，氣血皆傷也。化而爲水，傳爲胕腫者，從四氣五氣，而直至於終之氣也。火盛必傷金故甚則入肺，欬而血泄。

陽明之復，清氣大舉，森木蒼乾，毛蟲迺厲。病生胠脅，氣歸於左，善太息，甚則心痛否滿，腹脹而泄，嘔苦，欬噦，煩心，病在鬲中，頭痛，甚則入肝，驚駭筋攣。

陽明燥金之復，故清氣大舉，森木蒼乾，毛蟲迺厲，金剋木也。病生胠脅，氣歸於左，肝木傷也。金氣盛則木鬱火衰而陽氣不達，故善太息。甚則心痛痞滿，腹脹而泄，嘔吐欬噦煩心，清邪在中也。頭痛者，陰寒外束，熱聚於經也。金強侮肝，故爲驚駭筋攣之病。

太陽之復，厥氣上行，水凝雨冰，羽蟲迺死，心胃生寒，胷鬲不利，心痛

否滿，頭痛善悲。時眩僕，食減，腰脽反痛，屈伸不便。地裂冰堅，陽光不治。少腹控睾，引腰脊，上衝心，唾出清水，及爲噦噫，甚則入心，善忘善悲。（《素問·至眞要大論第七十四》）

太陽寒水之復，其氣上行，則水凝雨冰。羽蟲屬火，水盛廼死也。其病心胃生寒，故胷中不利也。心痛痞滿，寒在膈閒也。頭痛善悲，寒並於上而陽神虛也。時眩僕食減，清陽失位而胃中寒也。腰脽反痛，屈伸不便，寒歸水藏而連及太陽經也。地裂冰堅，陽光不治，水令行也。少腹控睾，引腰脊，上衝於心，寒客三陰，上侵君火也。唾出清水，及爲噦噫，寒水侮土，胃脘無陽也。寒甚者必乘心，心藏神，神不足則善忘善悲。

◎勝復氣變之應見

帝曰：勝復之變，蚤晏何如？岐伯曰：夫所勝者，勝至已病，病已慍慍，而復已萌也。夫所復者，勝盡而起，得位而甚，勝有微甚，復有少多，勝和而和，勝虛而虛，天之常也。帝曰：勝復之作，動不當位，或後時而至，其故何也？岐伯曰：夫氣之生，與其化，衰盛異也。寒暑溫涼，盛衰之用，其在四維。故陽之動，始於溫，盛於暑；陰之動，始於清，盛於寒。春夏秋冬，各差其分。故《大要》曰：彼春之暖，爲夏之暑；彼秋之忿，爲冬之怒。謹按四維，斥候皆歸，其終可見，其始可知，此之謂也。帝曰：差有數乎？岐伯曰：又凡三十度也。（《素問·至眞要大論第七十四》）

勝復之變，蚤晏何如者，言遲速之應。勝氣之至，既已病矣。病將已，尚慍慍未除，而復氣隨之已萌矣。故凡治病者，於陰陽先後之變，不可不察也。慍，縕積貌。勝盡而起，隨而至也。得位而甚，專其令也。勝有微甚，則復有少多，報和以和，報虛以虛，故勝復之道，亦猶形影聲應之不能爽也。勝復之動，有不應時者也。生者發生之始，化者氣化大行，故衰盛異也。氣有衰盛，則勝復之動，有不當位而後先至矣。寒暑溫涼，四季之正氣也。四維，辰戌丑未之月也。春溫盛於辰，夏暑益於未，秋涼盛於戌，冬寒盛於丑，此四季盛衰之用。始於溫，陽之生也。盛於暑，陽之化也。始於清，陰之生也，盛於寒，陰之化也。氣至有微甚，故四季各有差分也。斥候，四時之大候也。春之暖即夏暑之漸，秋之忿即冬寒之漸，但按四維之正，則四時斥候之所歸也，故見其始，即可知其終矣。凡氣有遲蚤，總不出一月之外，三十度即一月之日數也。此二句與《六元正紀大論》同。

九、鬱發應見

◎五鬱之發之應見

帝曰：其發也何如？岐伯曰：土鬱之發，巖谷震驚，雷殷氣交，埃昏黃

黑，化爲白氣，飄驟高深，擊石飛空，洪水廼從，川流漫衍，田牧土駒，化氣廼敷，善爲時雨，始生始長，始化始成。故民病心腹脹，腸鳴，而爲數後，甚則心痛脅䐜，嘔吐霍亂，飲發注下，胕腫身重。雲奔雨府，霞擁朝陽，山澤埃昏，其廼發也。以其四氣，雲橫天山，浮游生滅，怫之先兆。

木勝制土，土之鬱也。鬱極則怒，怒動則發。巖谷者，土深之處。震驚者，土氣之發也。殷，盛也。氣交者，昇降之中，亦三氣四氣之間。蓋火濕合氣，發而爲雷，故盛於火濕之令。埃昏黃黑，塵霾蔽日也。化爲白氣，濕蒸之氣，嵐之屬也。飄風驟注，衝決高深也。巖崩石走，洪水從而出也。川流漫衍，涸沒郊原也。田牧土駒，以洪水之後，惟餘土石嵬然，若群駒散牧於田野也。土濕之化，鬱而伸也。土氣被鬱，物化皆遲，然土鬱之發，必在三氣四氣之時，故猶能生長化成，不失其時也。故此民病者，皆濕土爲病。濕在上中二焦，故心腹脹。濕在下焦，故數後下利。心爲濕乘，故心痛。肝爲濕侮，故脅䐜。䐜，脹也。有聲爲嘔，有物爲吐。霍亂者，吐利並行，而心目撩亂也。飲，痰飲也。注下，大便暴泄也。濕氣傷肉，則胕腫身重。皆土發濕邪之證。雨府，太陰濕聚之處也。霞擁朝陽，見於旦也。埃昏，土氣之濁也。土主四之氣，在大暑六月中後凡六十日有奇，故土鬱之發，以其四氣。浮游，蜉蝣也，朝生暮死，其出以陰。此言大者爲雲橫天山，小者爲浮游生滅，皆濕化也。二者之見，則土鬱將發，先兆彰矣。

金鬱之發，天潔地明，風清氣切，大涼廼舉，草樹浮煙，燥氣以行，霿霧數起，殺氣來至，草木蒼乾，金廼有聲。故民病欬逆，心脅滿，引少腹，善暴痛，不可反側，嗌乾，面塵色惡。山澤焦枯，土凝霜鹵，怫廼發也。其氣五，夜零白露，林莽聲悽，怫之兆也。

火勝制金，金之鬱也。金氣清明急切，故其發如此。大涼者，金之寒氣。浮煙者，金之斂氣。金風至則燥氣行，陰氣凝則霿霧起。霿霧，厚霧也。殺氣，陰氣也。蒼乾，彫落也。金廼有聲，金氣勁而秋聲發也。欬逆嗌乾，肺病而燥也。心脅滿引少腹，善暴痛不可反側，金氣勝而傷肝也。陳，晦也。金氣肅殺，故面色陳而惡也。燥氣行，故山澤焦枯。土面凝白，鹵結爲霜也。金王五之氣，主秋分八月中後凡六十日有奇，故其發也，在氣之五。夜雪白露，林莽聲淒，二者之見，皆金鬱欲發之先兆。

水鬱之發，陽氣廼辟，陰氣暴舉，大寒廼至，川澤嚴凝，寒雰結爲霜雪，甚則黃黑昏翳，流行氣交，廼爲霜殺，水廼見祥。故民病寒客心痛，腰脽痛，大關節不利，屈伸不便，善厥逆，痞堅腹滿。陽光不治，空積沈陰，白挨昏暝，而廼發也。其氣二火前後，太虛深玄，氣猶麻散，微見而隱，色黑微黃，怫之先兆也。

土勝制水，水之鬱也。水鬱而發，寒化大行，故陽氣廼闢。闢，避同。寒氛，寒氣之如霧者。黃，土色。黑，水色。水爲土鬱而發，故二色並見於氣交。祥，災異也，凡吉凶之兆皆曰祥，故民病皆寒水之氣爲病，火畏水故心痛。寒入腎，故腰脽痛。寒則氣血滯，筋脈急，故關節不利，屈伸不便。陰氣勝，陽氣不行，故厥逆痞堅腹滿。二火前後，君火二之氣，相火三之氣，自春分二月中而盡於小暑六月節，凡一百二十日，皆二火之所主。水本王於冬，其氣鬱，故發於火令之時，陰乘陽也。蓋陰精與水，皆上承火，故其發也，在君相二火之前後。深玄，黑色也。麻散，如麻散亂可見，微見而隱也。大都占氣之法，當於平旦候之，其色黑而微黄，黄爲土色，黑爲水色，微黄兼黑，水鬱將發之先兆也。

木鬱之發，太虚埃昏，雲物以擾，大風迺至，屋發折木，木有變。故民病胃脘當心而痛，上支兩脅，鬲咽不通，食飲不下，甚則耳鳴眩轉，目不識人，善暴僵僕。太虚蒼埃，天山一色，或氣濁色，黄黑鬱若，横雲不起雨，而迺發也。其氣無常，長川草偃，柔葉呈陰，松吟高山，虎嘯巖岫，怫之先兆也。

金勝制木，木之鬱也。木鬱之發，風氣大行，故有埃昏雲擾、發屋折木等候，皆木之爲變也。故此民病皆風木肝邪之爲病。厥陰之脈，挾胃貫膈，故胃脘當心而痛，膈咽不通，食飲不下也。上支兩脅，肝氣自逆也。肝經循喉嚨，入頏顙，連目系，上會於巔，故爲耳鳴眩轉、目不識人等證。風木堅疆，最傷胃氣，故令人善暴僵僕。蒼埃濁色，黄黑鬱若，皆風塵也。風勝濕，故雲雖横而不起雨。風氣之至，動變不定，故其發也，亦無常期。草偃，草尚之風必偃也。呈陰，凡柔葉皆垂，因風翻動而見葉底也。松吟，聲在樹間也。虎嘯則風生，風從虎也。凡見此者，皆木鬱將發之先兆。

火鬱之發，太虚腫翳，大明不彰，炎火行，大暑至，山澤燔燎，材木流津，廣廈騰煙，土浮霜鹵，止水迺減，蔓草焦黄，風行惑言，濕化迺後。故民病少氣，瘡瘍癰腫，脅腹胷背，面首四支，䐜憤臚脹，瘍痱嘔逆，瘛瘲骨痛，節迺有動，注下溫瘧，腹中暴痛，血溢流注，精液迺少，目赤心熱，甚則瞀悶懊憹，善暴死。刻終大溫，汗濡玄府，其迺發也。其氣四，動復則靜，陽極反陰，濕令迺化迺成，華發水凝，山川冰雪，燄陽午澤，怫之先兆也。（《素問·六元正紀大論第七十一》）

水勝制火，火之鬱也。“腫”字誤，當作“曛”。蓋火鬱而發，熱化大行，故太虚曛翳昏昧，大明反不彰也。燔燎騰煙，炎熱甚也。材木流津，汁溶流也。霜鹵，水泉乾涸而鹵爲霜也。止水，蓄積之水也。風行惑言，熱極風生，風熱交熾而人言惑亂也。濕化迺後，雨不至也。故此民病，皆火盛之爲病也。壯火食氣，故少氣。火能腐物，故瘡癰。陽邪有餘，故爲䐜塞憤悶、臚腔脹滿、瘍疿瘡毒等患。火氣上衝，故嘔逆。火傷筋則瘛瘲抽掣，火傷骨則骨痛難支，火伏於節則節迺有動，火在腸胃則注下，火在少陽則溫瘧，火實於腹則腹暴痛，火入血分則血溢流注，火爍陰分則精液迺少，火入肝則目赤，火入心則心熱，火炎上焦則瞀悶，火鬱膻中則懊憹。火性急速，敗絶眞陰則暴死。刻終者，百刻之終也。日之刻數，始於寅初，終於丑未，此陰極之時也，故一日之氣，惟此最涼。刻終大溫而汗濡玄府，他熱可知矣。玄府，汗空也。火本王於夏，其氣鬱，故發於未申之四氣。四氣者，陽極之餘也。上文言濕化迺後，至此則火王生土，故動復則靜，陽極反陰。土氣得行，濕令復至，故萬物得以化成也。群華之發，君火二氣之候也。午澤，南面之澤也。於華髮之時而水凝冰雪，見火氣之鬱也。於面南之澤而焰陽氣見，則火鬱將發之先兆也。

十、六合應見

◎五方派生萬物之應見

岐伯對曰：東方生風，風生木，木生酸，酸生肝，肝生筋，筋生心。肝主目，其在天爲玄，在人爲道，在地爲化。化生五味，道生智，玄生神。神在天爲風，在地爲木，在體爲筋，在藏爲肝，在色爲蒼，在音爲角，在聲爲呼，在變動爲握，在竅爲目，在味爲酸，在志爲怒。怒傷肝，悲勝怒，風傷筋，燥勝風，酸傷筋，辛勝酸。

風迺東方春生之氣，故主生風。寅卯屬木，春氣之所生也。地之五行，生陰之五味，故木生酸。陰之所生，本在五味，故酸生肝。此言內之五藏，外之筋骨皮肉，皆收受四時五行之氣味而相生，故曰："外內之應，皆有表裏也。"肝之精氣生筋，筋之精氣生心，內之五藏，合五行之氣，而自相資生也。肝氣通於目，肝和則目能辨五色，故目爲肝所主。承上文而言，在天之五方五氣，在人之五藏五體，在地之五味五行，皆陰陽變化之爲用也。陰陽變化之道，其在天爲玄。玄，幽遠也。玄生神，神者陰陽不測之謂。是以在天爲六氣，而在地爲五行也。其在人爲道。道者，陰陽五行不易之理也。道生智。智者，五藏之神志魂魄，因思慮而處物，是以人之五藏，生五神，化五志也。其在地爲化。物生謂之化，化生萬物，而五味之美，不可勝極也。按《天元紀論》曰："陰陽不測謂之神，神在天爲風，在地爲木；在天爲熱，在地爲火；在天爲濕，在地爲土；在天爲燥，在地爲金；在天爲寒，在地爲水。故在天爲氣，在地成形，形氣相感，而化生萬物矣。此陰陽不測之變化，是以在天則爲風、爲熱、爲濕、爲燥、爲寒，在地則爲木、爲火、爲土、爲金、爲水，在體則爲筋、爲脈、爲肉、爲皮毛、爲骨，在藏則爲肝、爲心、爲脾、爲肺、爲腎，在聲則爲呼、爲笑、爲歌、爲哭、爲呻，在變動則爲握、爲憂、爲噦、爲欬、爲慄，在竅則爲目、爲舌、爲口、爲鼻、爲耳，在色則爲蒼黃赤白黑，在味則爲酸苦甘辛鹹，在音則爲宮商角徵羽，在志則爲喜怒憂思恐，此皆陰陽應象之神化也。"蒼，薄青色，東方木色也。角，爲木音，和而長也。呼，叫呼也。在志爲怒，故發聲爲呼。變動，藏氣變動於經俞也。握者，拘急之象，筋之證也。目者，肝之官也。酸者，木之味也。肝者，將軍之官，故其志在怒。用志太過，則反傷其體矣，故怒傷肝。悲爲肺志，以情勝情也。風傷筋，是能生我者，亦所能害我也。燥屬西方之金氣，四時五行之氣，有相生而有相制也。酸傷筋，是能養我者，亦能傷我也。辛爲金味，故能勝酸，金勝木也。

南方生熱，熱生火，火生苦，苦生心，心生血，血生脾。心主舌。其在天爲熱，在地爲火，在體爲脈，在藏爲心，在色爲赤，在音爲徵，在聲爲笑，在變動爲憂，在竅爲舌。在味爲苦，在志爲喜。喜傷心，恐勝喜，熱傷氣，寒勝熱。苦傷氣，鹹勝苦。

南方主夏令，故生熱。夫火生熱，今以在天之熱而生火，正陰陽不測之變化。炎上作苦，火生苦味也。苦，心之味也，味爲陰，藏亦陰，故味生藏。血迺中焦之汁，奉心神而化赤，故血者神氣也。血生脾，迺由本藏之所生，而生及相生之藏。心氣通於舌，心和則能知五味，故舌迺心之主。風寒暑濕燥火，天之陰陽也，水火土金水火，地之陰陽也。人有五藏化五氣，以生喜怒悲憂恐，人之陰陽也。在天成象，在地成形，人則參天兩地者也。先言體而後言藏者，人稟天地之生氣，自外而內也。赤，南方之火色。徵爲火音，和而美也。心志喜，故發聲爲笑。心獨無俞，故變動在志，心氣並於肺則憂。舌者，心之官也。苦，火之味也。心中和樂則喜，過於喜則心志自傷。恐爲腎志，水勝火也。熱則氣泄，故熱傷氣。寒勝熱者，有亢害則有承制，陰陽五行之自然也。苦迺火味，故亦傷氣也鹹爲水味，故勝苦。

中央生濕，濕生土，土生甘，甘生脾，脾生肉，肉生肺，脾主口。其在天爲濕，在地爲土，在體爲肉，在藏爲脾，在色爲黄，在音爲宫，在聲爲歌，在變動爲噦，在竅爲口，在味爲甘，在志爲思。思傷脾，怒勝思，濕傷肉，風勝濕，甘傷肉，酸勝甘。

中央主土，而灌溉四傍，故生濕。濕生土者，在天爲氣，在地成形，以氣而生形也。土主稼穡，稼穡作甘。地食人以五味，甘先入脾，故主生脾。脾之精氣，主生肌肉。肉生肺，謂五行之相生者，以所生之氣而相生也。脾氣通於口，脾和則能知穀味，故脾主口。人之形身藏府，由五行五氣而生，五氣五行又歸於神化。黄，中央土色也。宫爲土音，大而和也。脾志思，思而得之，則發聲爲歌。氣逆於肺胃之閒，則爲噦。胃之上，肺之下，脾之分也，故脾氣變動則爲噦。脾者，主爲衛，使之迎糧，故脾竅在口。甘，土之味也。因志而存變謂之思。脾主運用，故所志在思。思傷脾者，五藏化五氣，以生五志，用志則傷氣，氣傷則藏傷。怒爲肝志，故能勝思。脾主肉而惡濕，故濕勝則傷肉。風迺木氣，故勝土濕。甘傷肉，味傷形也。酸迺木味，故勝土之甘。

西方生燥，燥生金，金生辛，辛生肺，肺生皮毛，皮毛生腎，肺主鼻。其在天爲燥，在地爲金，在體爲皮毛，在藏爲肺，在色爲白，在音爲商，在聲爲哭，在變動爲欬，在竅爲鼻，在味爲辛，在志爲憂。憂傷肺，喜勝憂，熱傷皮毛，寒勝熱，辛傷皮毛，苦勝辛。

西方主秋金之令，故其氣生燥。燥生金，因氣而生形。金生辛，因形而成味。辛生肺，因味而生藏。肺生皮毛，因藏而生形也。肺氣主於皮毛，因金氣而生腎。肺氣通於鼻，肺和則鼻能知香臭，故肺主開竅在鼻。在天爲氣，在地成形，形氣相感而化生萬物，人爲萬物之靈，在體爲皮毛，在藏爲肺者，感天地之形氣而化生也。白，肺金之色也。商，西方之音，輕而勁也。肺志在悲，故發聲爲哭。藏氣變動，則及於喉而爲欬。鼻者，肺之竅也。辛者，金之味也。精氣並於肺則憂，過則損也。喜則氣散，故能勝憂鬱。秋令燥熱，反傷皮毛。嚴肅之令復，則炎爍之氣消，故寒勝熱。氣主皮毛，辛散氣，故傷皮毛。火味勝金，故苦勝辛。

北方生寒，寒生水，水生鹹，鹹生腎，腎生骨髓，髓生肝，腎主耳。其在天爲寒，在地爲水，在體爲骨，在藏爲腎，在色爲黑，在音爲羽，在聲爲呻，在變動爲慄，在竅爲耳，在味爲鹹，在志爲恐。恐傷腎，思勝恐，寒傷血，燥勝寒，鹹傷血，甘勝鹹。（《素問·陰陽應象大論第五》）

北方主水，故生寒也。寒生水者，形生氣而氣生形也。水味鹹，故鹹生於水。而味之鹹者，主生養腎。腎之精氣，生長骨髓，腎之精髓，復生肝木，言五藏之相生由天之五氣，地之五味之所生也。腎氣通於耳，腎和則耳能聞五音，故腎氣所主在耳。五方生五氣，五氣生五行，五行生五味，五味生五體。五藏者，言人本天地之形氣而生成也。其在天爲寒，在地爲水，在體爲骨，在藏爲腎者，言天地人之成象成形者，皆本於陰陽不測之變化也。爲黑爲羽者，色聲有陰陽也。呻者，伸也。腎氣在下，故聲欲太息而伸出之。慄，戰慄貌，寒水之氣變也。腎開竅於耳，鹹水之味也。腎藏志，而爲作強之官，故慮事而時懷惕厲也。《靈樞經》曰："恐懼而不解，則傷精。"明感腎也。思慮深則處事精詳，故勝恐。寒甚則血凝泣，故傷血。燥主秋熱之令，故能勝寒。鹹走血，過食鹹則傷血矣。甘爲土味，故能勝鹹。

◎五方之異所應見

故東方之域，天地之所始生也。魚鹽之地，海濱傍水，其民食魚而嗜鹹，皆安其處，美其食。魚者使人熱中，鹽者勝血，故其民皆黑色疎理，其病皆爲癰瘍，其治宜砭石，故砭石者，亦從東方來。

域，區界也，宇內也。天地始生之氣，由東方之九野，以及於宇內之九州也。天地之氣，自東而昇，爲陽生之始，故發生之氣始於東方，而在時則爲春。地不滿東南，故東南低下而多水。魚鹽海濱，皆傍水之地利也。得魚鹽之利，故居安食美。魚，鱗蟲也。魚生水中，水體外陰而內陽，故能熱中。然水從寒化，亦脾寒者所忌。食鹹者渴，勝血之徵也。血弱故黑色疏理，熱多故爲癰瘍。砭石，石鍼也，即磁鋒之屬。東方之民疏理而癰瘍，其病在肌表，故用砭石。砭石者其治在淺。凡後世所用砭石之法，亦自東方來也。

西方者，金玉之域，砂石之處，天地之所收引也。其民陵居而多風，水土剛強，其民不衣而褐薦，其民華食而脂肥，故邪不能傷其形體。其病生於內，

其治宜毒藥。故毒藥者，亦從西方來。

地之剛在西方，故多金玉砂石。然天地之氣，自西而降，故爲天地之收引，而在時則應秋。陵居，高處也，故多風。金氣肅殺，故水土剛強。不衣，不事服飾也。褐，毛布也。薦，草茵也。華，濃厚也，謂酥酪膏肉之類。飲食華厚，故人多脂肥。水土剛強，飲食肥厚，肌肉充實，膚腠閉密，故邪不能傷其外，而惟飲食男女七情，病多生於內也。病生於內，故非鍼灸按導所能治，而宜用毒藥也。毒藥者，總括藥餌而言，凡能除病者，皆可稱爲毒藥。凡後世所用毒藥之法，亦自西方來也。

北方者，天地所閉藏之域也。其地高陵居，風寒冰冽，其民樂野處而乳食，藏寒生滿病，其治宜灸焫，故灸焫者，亦從北方來。

天之陰在北，故其氣閉藏，而在時則應冬。地高陵居，西北之勢也。風寒冰冽，陰氣勝也。野處乳食，北人之性，胡地至今猶然。地氣寒，乳性亦寒，故令人藏寒。藏寒多滯，故生脹滿等病。灸焫，艾灸火灼也，亦火鍼之屬，今北人多用之，故後世所用灸焫之法，亦自北方來也。

南方者，天地所長養，陽之所盛處也。其地下，水土弱，霧露之所聚也。其民嗜酸而食胕，故其民皆致理而赤色，其病攣痹，其治宜微鍼，故九鍼者，亦從南方來。

天之陽在南，故萬物長養，而在時則應夏。南方低下而濕，故水土弱而多霧露。胕，腐也。物之腐者，如豉鮓粬醬之屬是也。嗜酸者收，食胕者濕，故其民致理而攣痹。攣痹者，濕熱盛而病在筋骨也。南方屬火，故其色赤緻密也。病在經絡，故宜用九鍼。凡後世所用鍼法，亦自南方來也。

中央者，其地平以濕，天地之所以生萬物也眾。其民食雜而不勞，故其病多痿厥寒熱，其治宜導引按蹻，故導引按蹻者，亦從中央出也。（《素問·異法方宜論第十二》）

土體平，土性濕。土王於四方之中，而爲萬物之母，故其生物也眾。四方輻輳，萬物所歸，故民食雜。土性和緩，故不勤勞也。土氣通脾而主四支，故濕滯則爲痿，寒熱則爲厥。中央者，四方之氣交相集，故或寒或熱也。導引，謂搖筋骨，動支節，以行氣血也。按，捏按也。蹻，即陽蹻陰蹻之義。蓋謂推拿谿谷蹻穴以除疾病也。病在支節，故用此法。凡後世所用導引按摩之法，亦自中州出也。

◎八方陰陽所不能全之應見

天不足西北，故西北方，陰也，而人右耳目不如左明也。地不滿東南，故東南方，陽也，而人左手足不如右強也。帝曰：何以然？岐伯曰：東方陽也，陽者，其精竝於上，竝於上則上明而下虛，故使耳目聰明，而手足不便也。西方，陰也，陰者，其精竝於下，竝於下，則下盛而上虛，故其耳目不聰明，

而手足便也。故俱感於邪，其在上則右甚，在下則左甚，此天地陰陽所不能全也，故邪居之。(《素問·陰陽應象大論第五》)

此言天地陰陽之所不能全，惟其陰陽精氣運行，故能生長收藏，化生萬物。其在人亦當配天地以養頭足，勿使邪氣居之。天不足西北者，陽中之陰不足也，故西北方陰也，而人之右耳目不如左明也。左爲陽而右爲陰，陰不足於上也。地不滿東南者，陰中之陽不足也，故東南方陽也，而人左手足不如右強也，右爲陰，而左爲陽，陽不足於下也。天有精，地有形，東方陽也，其精氣上昇而並於上，並於上則上盛而下虛，故使人之耳目聰明而手足不便也。西方陰也，其精氣下降而並於下，並於下則下盛而上虛，故其人之耳目不聰明而手足便也。此以天地之左右而言也。以人之形身論之，其在上則右虛，在下則左虛，是天地陰陽之所不能全，而人身亦有左右之不足也。上文言天地左右之上下，此言人身上下之左右。蓋俱感於邪，然後知虛處之病甚。

十一、四時應見

◎法天則地隨應而動之應見

帝曰：人生有形，不離陰陽。天地合氣，別爲九野，分爲四時，月有小大，日有短長，萬物竝至，不可勝量。虛實呿吟，敢問其方？岐伯曰：木得金而伐，火得水而滅，土得木而達，金得火而缺，水得土而絕，萬物盡然，不可勝竭。故鍼有懸布天下者五，黔首共餘食，莫知之也。一曰治神，二曰知養身，三曰知毒藥爲眞，四曰制砭石小大，五曰知府藏血氣之診。五法俱立，各有所先。今末世之刺也，虛者實之，滿者泄之，此皆衆工所共知也。若夫法天則地，隨應而動，和之者若響，隨之者若影，道無鬼神，獨來獨往。(《素問·寶命全形論第二十五》)

人秉天地陰陽之氣，而生此形，是以與天地合氣而成九候也。別爲九野者，以身形之應九野也。分爲四時者，左足應立春，左脅應春分，左手應立夏，膺喉頭首應夏至，右手應立秋，右脅應秋分，右足應立冬，腰尻下竅應冬至也。月有小大，日有短長者，言氣候之有盈虛，人與天地萬物之氣皆然，而不可勝量也。虛實呿吟者，以呿吟之至微，而知其虛實也。欲法天則地而爲鍼刺之法，故問其方也。夫鍼石之道，必先定五藏，備九候，而後迺存鍼。然五藏五行之氣，有相勝更立，不可不知。如木得金則伐，火得水則滅，金得火則缺，水得土則絕，此所勝之氣而爲賊害也。如土得木而達，此得所勝之氣而爲制化也。萬物之理皆然，而不可勝竭。五行有勝剋，有制化，舉四者之剋，土亦有勝剋矣；舉土之制化，可類推於四傍矣。共，供同。黔首，黎民也。懸布天下者，先立《鍼經》以示人，而百姓止可力田以供租稅，有餘粟以供養，其於治鍼之道，莫之知也。《鍼經》曰："余子萬民，養百姓，而收其租稅，余滑其不給，而屬有疾病。欲助微鍼，通其經脈，調其血氣。”一曰治神，神在秋毫，屬意病者，神屬勿去，知病存亡。二曰知養身，以身之虛，而逢天之虛，兩虛相感，其氣至骨，入則傷五藏。故當知日之寒溫，月之虛盛，四時氣之浮沈，而調之於身，工候救之，勿能傷也。三曰知毒藥爲眞者，毒藥所以攻邪者也，如知之不眞，用之不當，則反傷其正氣矣。故帝曰：“余欲弗使被毒藥，欲以微鍼通其經脈，調其血氣。”四曰制砭石小大者，上古之世，未有冶鑄，以砭石爲鍼，制有大小，隨病所宜，黃帝始造九鍼，以代鑱石。《經》曰：“小之則無內，大之則無外。”蓋治外者，制小其鍼，治內者，制其大也。五曰知府藏血氣之診者，府爲陽，藏爲陰，氣爲陽，血爲陰，人生有形，不離陰陽，故必先知藏府氣血之虛實，而後可以行鍼。上古之世，立此五法，而各有所宜先者。今末世止知瀉有餘，補不足，此粗工之所共知也。若夫法天則地者，必候日月星辰四時八正之氣，隨氣應而用其鍼，是因天地之時而調和氣血也。迎之隨之，以意和之，如響應聲，如影隨形，得心應手，取效若神，而離合出入，自有獨見，不與衆聞。徐公遐曰：“來者爲陽，往者爲陰。鬼神者，陰陽之氣也。言道在純一，而若無鬼神矣。”朱子曰：“鬼神，天地之功用，造化之跡也。以二氣言，則鬼者陰之靈也，神者陽之靈也；以一氣言，則至而伸者爲神，返而歸者爲鬼，其實一物而已。”

◎脈合四時之應見

帝曰：脈，其四時動，奈何？知病之所在，奈何？知病之所變，奈何？知病乍在內，奈何？知病乍在外，奈何？請問此五者，可得聞乎？岐伯曰：請言其與天運轉大也。萬物之外，六合之內，天地之變，陰陽之應，彼春之暖，爲夏之暑，彼秋之忿，爲冬之怒，四變之動，脈與之上下。以春應中規，夏應中矩，秋應中衡，冬應中權。是故冬至四十五日，陽氣微上，陰氣微下。夏至四十五日，陰氣微上，陽氣微下。陰陽有時，與脈爲期，期而相失，知脈所分，分之有期，故知死時。微妙在脈，不可不察，察之有紀，從陰陽始，始之有經，從五行生，生之有度，四時爲宜，補寫勿失，與天地如一，得一之情，以知死生。是故聲合五音，色合五行，脈合陰陽。（《素問·脈要精微論第十七》）

凡此五者，即陰陽五行之理，而陰陽五行，即天地之道。天運轉大，則五者之變動，盡乎其中矣。物在天中，天包物外，天地萬物，本同一氣，凡天地之變，即陰陽之應。故春之暖者，爲夏暑之漸也；秋之忿者，爲冬怒之漸也。春生夏長，秋收冬藏，是即陰陽四變之動，而脈亦隨之以上下也。規者，所以爲圓之器。春氣發生，圓活而動，故應中規，而人脈應之，所以圓滑也。矩者，所以爲方之器，夏氣茂盛，盛極而止，故應中矩，而人脈應之，所以洪大方正也。衡，平也，秤橫也。秋氣萬寶俱成，平於地面，故應中衡，而人脈應之，所以浮毛而見於外也。權，秤錘也。冬氣閉藏，故應中權，而人脈應之，所以沈石而伏於內也。凡茲規矩權衡者，皆發明陰陽昇降之理，以合乎四時脈氣之變象也。冬至一陽生，故冬至後四十五日以至立春，陽氣以漸而微上，陽微上則陰微下矣。夏至一陰生，故夏至後四十五日以至立秋，陰氣以漸而微上，陰微上則陽微下矣，此所謂陰陽有時也。與脈爲期者，脈隨時而變遷也。期而相失者，謂春規夏矩秋衡冬權不合於度也。如脈所分者，謂五藏之脈，各有所屬也。分之有期者，謂衰王各有其時也。知此者，則知死生之時矣。脈之微妙，亦惟陰陽五行爲之經紀，而陰陽五行之生，各有其度。如陽生於冬至，陰生於夏至，木生於亥，火生於寅，金生於巳，水土生於申，此四時生王各有其宜也。紀，綱紀也。經，經常也。即大綱小紀之義。天地之道，損有餘而補不足。《易》曰："天道虧盈而益謙，地道變盈而流謙。"故不足則當補，有餘則當瀉，補瀉不失其宜，則與天地之道如一矣。一之精者，天人一理之精微也。天地之道，陽主乎動，陰主乎靜，陽來則生，陽去則死。知天道之所以不息者，則知人之所以死生矣。聲合宮商角徵羽，色合金木水火土，脈合四時陰陽，雖三者若乎有分，而理則一也。

◎其時有反者是不應四時之氣也

黃帝曰：其時有反者，何也？岐伯曰：是不應四時之氣，藏獨主其病者，是必以藏氣之所不勝時者甚，以其所勝時者起也。（《靈樞・順氣一日分爲四時第四十四》）

反，謂不應前說，病有不應旦慧晝安夕加夜甚者也。是以陰陽喜怒飲食居處者，五藏獨主其病，是必以藏氣之所不勝時者甚，以其所勝時者起也。如肝病，不能勝申酉時之金氣；心病，不能勝亥子時之水氣；脾病，不能勝寅卯時之木氣；肺病，不能勝巳午時之火氣；腎病，不能勝辰戌丑未時之土氣，是藏氣之所不勝時者甚也。如肝病，至辰戌丑未時而起；心病，至申酉時而起；脾病，至亥子時而起；肺病，至寅卯時而起；腎病，至巳午時而起，以其所勝時而起也。

◎解論與天地相應與四時相副

請言解論，與天地相應，與四時相副，人參天地，故可爲解。下有漸洳，上生葦蒲，此所以知形氣之多少也。陰陽者，寒暑也。熱則滋雨而在上，根荄少汁。人氣在外，皮膚緩，腠理開，血氣減，汗大泄，皮淖澤。寒則地凍水冰，人氣在中，皮膚致，腠理閉，汗不出，血氣強，肉堅濇。當是之時，善行水者，不能往冰；善穿地者，不能鑿凍；善用鍼者，亦不能取四厥。血脈凝結堅搏，不往來者，亦未可即柔。故行水者，必待天溫，冰釋凍解，而水可行，地可穿也，人脈猶是也。（《靈樞・刺節眞邪第七十五》）

解論，解結之論也。人與天地相參應，必即天地四時爲應爲副，而以人身參之，始可爲解。是故地下有漸洳，則上生葦蒲，人稟天地之氣有厚薄，斯有形氣之多少也。天地之陰陽者，即寒暑也。暑熱則地氣上蒸而滋雨，氣在於上，所以物之氣亦不在下而在上，其根荄當少汁。至以人身論之，其氣當在表，以皮膚則緩，以血氣則減，以汗則大泄，而皮上淖澤，此人得天地之暑熱，故氣之在外者如此。若天地氣寒，則地凍水冰，氣尚在裏，以皮膚則緻密，以腠理則閉，以汗則不出，以血氣則強硬，以肌肉則堅濇。當是之時，其水成冰，雖善行水者，不能使水之往流；其地正凍，雖善穿地者，不能鑿凍；人氣在中，雖善用鍼者，不能取四支厥逆之脈。血脈凝堅結聚，不能往來，未可使之即能和柔。故行水者，必待天溫，冰釋凍解，而水可行，地可穿也，人身之脈亦猶是。

◎諸原獨不應五時以經合之以應其數

黄帝曰：諸原安合，以致六俞？岐伯曰：原獨不應五時，以經合之，以應其數，故六六三十六俞。（《靈樞・順氣一日分爲四時第四十四》）

此六府之應五時也。春令木，夏令火，長夏主土，秋令金，冬令水，此五時之合於五行也。肝藏木，心藏火，脾藏土，肺藏金，腎藏水，此五藏之合於五行也。井主木，滎主火，俞主土，經主金，合主水，此五俞之合於五行也。六府有原穴，故不應五時，以經與原合之，則合於五行，以應六六三十六之數矣。蓋木火土金水，地之五行也。以生人之五藏，地之五行，上呈天之六氣，以合人之六府。六氣者，厥陰風木、少陰君火、少陽相火（暑）、太陰濕土、陽明燥金、太陽寒水也。君火以明，相火以位，是以六氣之中有二火，以合天之六氣且合六府，六府有六俞，故應六六三十六之數。以經火與原火合之，則又合五行之數矣。此陰陽離合之道，五行變化之機，天地生成之妙用也。是以六府之井滎俞經合，廼金水木火土也。又地天相合而後成三十年之一紀，六十歲爲一周也。

◎一日分四時之應見

黄帝曰：夫百病之所始生者，必起於燥濕寒暑風雨，陰陽喜怒，飲食居處，氣合而有形，得藏而有名，余知其然也。夫百病者，多以旦慧晝安，夕加夜甚，何也？岐伯曰：四時之氣使然。

此言百病，皆旦慧晝安夕加夜甚之由也。夫陽氣晝夜出入，應四時之生長收藏。五藏主五運於中，而外合木火土金水之五氣。人之百病，不出於外內二因。燥濕寒暑風雨，外因於天之六氣，氣合於有形而爲病，藉人氣之生長以慧安。蓋六淫之邪，外合於形而病形也。陰陽喜怒飲食居處，内因於人之失調，得之於藏而有病名，如傷喜則得之於心，而有心病矣；傷怒則得之於肝，而有肝病矣；傷悲則得之於肺，而有肺病矣；傷恐則得之於腎，而有腎病矣；傷於飲食則得之脾胃，而有脾胃之病矣。是必以藏氣之所勝時者起，蓋内因之病，得之於藏而病藏也。此論人之正氣，合天地之陰陽五行，人氣盛可以勝天之淫邪，得地之五行，可以起人之藏病，人與天地參合而互相資助者也。然病雖不同，大抵旦慧晝安夕加夜甚，蓋一日之間，亦合於四時之氣也。

黄帝曰：願聞四時之氣。岐伯曰：春生夏長，秋收冬藏，是氣之常也，人亦應之。以一日分爲四時，朝則爲春，日中爲夏，日入爲秋，夜半爲冬。朝則人氣始生，病氣衰，故旦慧；日中人氣長，長則勝邪，故安；夕則人氣始衰，邪氣始生，故加；夜半人氣入藏，邪氣獨居於身，故甚也。（《靈樞·順氣一日分爲四時第四十四》）

燥濕寒暑風雨，外感也。陰陽喜怒飲食居處，內傷也。氣合而有形，脈證可據也。得藏而有名，表裏可察也。雖病有不同，而多以旦慧晝安、夕加夜甚者，諸病皆相類也。春之生，陽氣昇也。夏之長，陽氣盛也。秋之收，陽氣降也。冬之藏，陽氣伏也。是氣之常，皆以陽氣爲言也。天地之交，四時之序，惟陰陽昇降而盡之矣。自子之後，太陽從左而昇，昇則爲陽；自午之後，太陽從右而降，降則爲陰。大而一歲，小而一日，無不皆然，故一日亦分四時也。朝時太陽在寅卯，自下而上，在人應之，陽氣正昇，故病氣衰而旦慧。日中太陽在巳午，自東而中，在人應之，陽氣正盛，故能勝邪而晝安。夕時太陽在申酉，由中而昃，在人應之，陽氣始衰，故邪氣漸盛而暮加重。夜半太陽在戌亥，自上而降，在人應之，陽氣伏藏，邪氣正盛，故夜則甚。蓋邪氣之輕重，由於正氣之盛衰。正氣者，陽氣也。昇則從陽，從陽則生；降則從陰，從陰則死。天人之氣，一而已矣。

◎合人形以法四時五行而治

黄帝問曰：合人形以法四時五行而治，何如而從？何如而逆？得失之意，願聞其事！岐伯對曰：五行者，金木水火土也。更貴更賤，以知死生，以決成敗，而定五藏之氣，間甚之時，死生之期也。帝曰：願卒聞之。（《素問·藏氣法時論第二十二》）

以藏府陰陽合於人形，陰陽揆度，以爲經脈之常，法於四時五行，而爲救治之法。反逆爲從謂之得，反順爲逆謂之失。五行者，金木水火土也。五行之道，當其王則爲貴，當其衰則爲賤。天之十干、四時，地之五穀、五味，人之五藏、五氣，皆合於此五者，以此五者而合參之，更貴更賤者，貴賤更互，則成敗死生可決矣。間甚，即輕重之謂。間者，持愈之時；甚者，加甚之時也。卒，盡也。

◎五五二十五俞以應五時

黄帝曰：善。余聞刺有五變，以主五俞，願聞其數。岐伯曰：人有五藏，五藏有五變，五變有五俞，故五五二十五俞，以應五時。

此詳言刺五藏者有五變，五變主於五俞也。法有不同之謂變。夫五藏之氣，應天之四時、五音、五色、五味也。五藏有五變者，有五時、五行、五音、五色之變異。五俞者，即井滎俞經合也。五變有五俞者，一藏之中，有春刺滎、夏刺俞、長夏刺經、秋刺合、冬刺井之五俞。故五五有二十五俞以應五時也。

黃帝曰：願聞五變。岐伯曰：肝爲牡藏，其色青，其時春，其音角，其味酸，其日甲乙；心爲牡藏，其色赤，其時夏，其日丙丁，其音徵，其味苦；脾爲牝藏，其色黃，其時長夏，其日戊己，其音宮，其味甘；肺爲牝藏，其色白，其音商，其時秋，其日庚辛，其味辛；腎爲牝藏，其色黑，其時冬，其日壬癸，其音羽，其味鹹。是謂五變。（《靈樞・順氣一日分爲四時第四十四》）

肝屬木，爲陰中之陽，心屬火，爲陽中之陽，故稱曰牡藏；脾屬土，爲陰中之至陰，肺屬金，爲陽中之陰，腎屬水，爲陰中之陰，故皆稱曰牝藏。其各藏之曰色，曰時，曰音，曰味，曰日，不同如此，是之謂五變也。

十二、九野應見

◎一州壽夭不同

帝曰：善。一州之氣，生化壽夭不同，其故何也？岐伯曰：高下之理，地勢使然也。崇高則陰氣治之，汚下則陽氣治之。陽盛者先天，陰勝者後天。此地理之常，生化之道也。帝曰：其有壽夭乎？岐伯曰：高者其氣壽，下者其氣夭，地之小大異也，小者小異，大者大異。（《素問・五常政大論第七十》）

一州之地，非若天下之廣，其中亦有生化壽夭之不同者，以地勢有高下耳。高者陰氣昇而治之，陰性遲，故物之榮枯皆後天而至。後天者，其榮遲，其枯亦遲，故多壽也。下者陽氣降而治之，陽性速，故物之成敗皆先天而至。先天者，其成速，其敗亦速，故多夭也。觀孫真人曰："嬰兒三歲以上，十歲以下，觀其性氣高下，即可知其壽夭。大略兒小時敏悟過人者多夭，則項橐、顔回之流是也。小兒骨法成就，威儀迴轉遲舒，稍費人精神雕琢者壽。其預知人意，迴旋敏速者亦夭，則楊修、孔融之流是也。"由此言之，壽夭大略可知也。亦由梅花蚤發，不睹歲寒，甘菊晚榮，終於年事，是知晚成者，壽之徵也。此即先天後天之義。地有高下，則氣有陰陽，壽夭之所由也。然大而天下，則千萬里之遙，有所異也；小而一州，則數十里之近，亦有所異也。故小有小之異，大有大之異。

◎身形應九野

黃帝曰：願聞身形應九野，奈何？岐伯曰：請言身形之應九野也。左足應立春，其日戊寅己丑；左脅應春分，其日乙卯；左手應立夏，其日戊辰己巳；膺喉首頭應夏至，其日丙午；右手應立秋，其日戊申己未；右脅應秋分，其日辛酉；右足應立冬，其日戊戌己亥；腰尻下竅應冬至，其日壬子。六府膈

下三藏應中州，其大禁，大禁太乙所在之日，及諸戊己。凡此九日，善候八正所在之處，所主左右上下身體，有癰腫者，欲治之，無以其所直之日潰治之，是謂天忌日也。(《靈樞·九鍼論第七十八》)

九野，即八卦九宮之位也。左足應艮宮，東北方也。立春後，東北節氣也。寅丑二日，東北日辰也。故其氣皆應於艮宮。然乾坤艮巽，四隅之宮也。震兌坎離，四正之宮也。土王於四季，故四隅之宮皆應戊己，而四正之宮各有所王。後倣此。左脅應震宮也。左脅，正東方也。春分後，正東節氣也。乙卯日，東方之正也。故其氣皆相應。左手應巽宮，東南方也。立夏後，東南節氣也。戊辰己巳，東南日辰也。故其氣皆相應。胷前曰膺。膺喉首頭應離宮，正南方也。夏至後，正南節氣也。丙午日，南方之正也。故其氣皆相應。右手應坤宮，西南方也。立秋後，西南節氣也。戊申己酉，西南日辰也。故其氣皆相應。右脅應兌宮，正西方也。秋分後，正西節氣也。辛酉日，西方之正也。故其氣皆相應。此右足應乾宮，西北方也。立冬後，西北節氣也。戊戌己亥，西北日辰也。故其氣皆相應。腰尻下竅應坎宮，正北方也。冬至後，正北節氣也。壬子日，北方之正也。故其氣皆相應。膈下應中宮也。膈下，腹中也。三藏，肝脾腎也。六府三藏，俱在膈下腹中，故應中州。

十三、九候應見

◎九候應九野

帝曰：願聞天地之至數，合於人形血氣，通決死生，爲之奈何？岐伯曰：天地之至數，始於一，終於九焉。一者天，二者地，三者人，因而三之，三三者九，以應九野。故人有三部，部有三候，以決死生，以處百病，以調虛實而除邪疾。(《素問·三部九候論第二十》)

數始於一而終於九，天地自然之數也。如易有太極，是生兩儀，兩儀生四象，四象生八卦，而太極運行乎其中，陽九之數也。又如四象之位，則老陽一，少陰二，少陽三，老陰四；四象之數，則老陽九，少陰八，少陽七，老陰六。以一二三四，連九八七六，而五居乎中，亦陽九之數也。故以天而言歲，則一歲統四季，一季統九十日，是天數之九也。以地而言位，則戴九履一，左三右七,二四爲肩，六八爲足，五位中宮，是《洛書》之九也。以人而言事，則黃鐘之數起於九,九而九之，則九九八十一分，以爲萬事之本，是人事之九也。九數之外是爲十,十則復變爲一矣，故曰天地之至數，始於一終於九焉。一者奇也，故應天。二者偶也，故應地。三者參也，故應人。故曰“天開於子，地闢於丑，人生於寅，所謂三才也。”三而三之，以應九野。九野者，即《洛書》九宮、《禹貢》九州之義。詳見《九宮星野》等圖。以天地人言上中下，謂之三才。以人身而言上中下，謂之三部。於三部中而各分其三，謂之三候。三而三之，是謂三部九候。其通身經隧由此出入，故可以決死生，處百病，調虛實，而除邪疾也。

◎九候應九藏

帝曰：何謂三部？岐伯曰：有下部，有中部，有上部。部各有三候，三候者，有天、有地、有人也。必指而導之，廼以爲眞。上部天，兩額之動脈；上部地，兩頰之動脈；上部人，耳前之動脈。中部天，手太陰也；中部地，手陽明也；中部人，手少陰也。下部天，足厥陰也；下部地，足少陰也；下部人，足太陰也。故下部之天以候肝，地以候腎，人以候脾胃之氣。帝曰：中部之候奈何？岐伯曰：亦有天，亦有地，亦有人。天以候肺，地以候胸中之氣，人以候心。

帝曰：上部以何候之？岐伯曰：亦有天，亦有地，亦有人。天以候頭角之氣，地以候口齒之氣，人以候耳目之氣。三部者各有天，各有地，各有人。三而成天，三而成地。三而成人，三而三之，合則爲九，九分爲九野，九野爲九藏，故神藏五，形藏四，合爲九藏。（《素問·三部九候論第二十》）

人有三部，部有三候，三而三之，合爲九藏，應於九野，所以爲天地之至數也。上部有天、有地、有人，天者兩額之動脈，以候頭角之氣，此脈在額兩傍瞳子髎、聽會等處，數應於指，足少陽脈氣所行也；地者兩頰之動脈，以候口齒之氣，此脈在鼻孔下兩傍，近於巨髎之分，動應於指，足陽明脈氣所行也；人者耳前之動脈，以候耳目之氣，此脈在耳前陷者中絲竹空、和髎等處，動應於指，手少陽脈氣所行也。凡此者，皆所以候之於頭面，故謂之上部也。中部有天、有地、有人，天者，手太陰肺經也，以候肺之謂，脈在掌後寸口中，是謂經渠，動應於指，即手太陰脈氣所行也；地者，手陽明大腸經也，以候胸中之氣，此脈在手大指次指岐骨閒合穀之分，動應於指，手陽明脈氣所行也；人者，手少陰心經也，以候心之謂，此脈在掌後銳骨之端，神門之分，動應於指，即手少陰脈氣所行也。凡此者皆所以候之於手，故謂之中部也。下部有天、有地、有人，天者，足厥陰肝經也，以候肝，此脈在毛際外羊矢下一寸半五里之分，臥而取之，動應於指，即足厥陰脈氣所行也，女子取太衝，在足大指本節後二寸陷中。地者，足少陰腎經也，以候腎，此脈在足內踝後跟骨上陷中太谿之分，動應於指，即足少陰脈氣所行也；人者足太陰脾經也，以候脾胃之氣，此脈在魚腹上越筋閒直五里下箕門之分，動應於指，即足太陰脈氣所行也。凡此者皆所以候之於足，故謂之下部也。頭手足，分上中下爲三部矣，而三部之中，又各有天地人，合則爲九，所以應九野，而九野正合於吾身之九藏，故神藏五，以肝蔵魂，心藏神，脾藏意，肺藏魄，腎藏志也；形藏四，即頭角、耳目、口齒、胸中也。合爲九藏。人有九藏，地有九野，廼天地之至數有如此者。

十四、人氣應見

◎十二月人氣之應見

黃帝曰：以治奈何？岐伯曰：正月二月三月，人氣在左，無刺左足之陽；四月五月六月，人氣在右，無刺右足之陽；七月八月九月，人氣在右，無刺右足之陰；十月十一月十二月，人氣在左，無刺左足之陰。（《靈樞·陰陽繫日月第四十一》）

此言足之十二經應十二月，其左右足各有陰陽所屬，人氣所在，不可以刺，恐傷其王氣也。刺之者當知所慎也。正月二月三月，人氣在左足之少陽太陽陽明，故用鍼者，無刺左足之三陽經也。四月五月六月，人氣在右足之陽明太陽少陽，故用鍼者，無刺右足之三陽經也。七月八月九月，人氣在右足之少陰太陰厥陰，故用鍼者，無刺右足之三陰經也。十月十一月十二月，人氣在左足之厥陰太陰少陰，故用鍼者，無刺左足之三陰經也。夫足之十二經，當知慎刺於十二月者如此，則甲乙丙日，不可以刺左手之少陽太陽陽明；丁戊己日，不可以刺右手之陽明太陽少陽；庚辛日，不可以刺右手之少陰太陰；壬癸日，不可以刺左手之太陰少陰者，可類推矣。夫陰陽二氣，皆從足而生，自下而上，故止言足而不言手，蓋以從其根也。

◎五十周人氣循行

是故日行一舍，人氣行一周與十分身之八；日行二舍，人氣行二周於身與十分身之六；日行三舍，人氣行於身五周與十分身之四；日行四舍，人氣行於身七周與十分身之二；日行五舍，人氣行於身九周；日行六舍，人氣行於身十周與十分身之八；日行七舍，人氣行於身十二周在身與十分身之六；日行十四舍，人氣二十五周於身有奇分與十分身之四。陽盡於陰，陰受氣矣。其始入於陰，常從足少陰注於腎，腎注於心，心注於肺，肺注於肝，肝注於脾，脾復注於腎爲周。是故夜行一舍，人氣行於陰藏一周與十分藏之八，亦如陽行之二十五周，而復合於目。陰陽一日一夜，合有奇分十分身之四，與十分藏之二。是故人之所以臥起之時有早晏者，奇分不盡故也。（《靈樞·衛氣行第七十六》）

此下言衛氣運行之數也。天週二十八舍而一日一周，人之衛氣晝夜凡行五十周。以五十周爲實，而用二十八歸除之，則日行一舍，衛氣當行一周與十分身之七分八厘五毫有奇爲正數。此言一周與十分身之八者，亦如天行過日一度而猶有奇分也。奇分義見後。舍即宿也。按太史公律書及天官等書，俱以二十八宿作二十八舍。曰舍者，爲七政之所舍也。日行二舍，人氣當行三周於身與十分身之五分七厘一毫有奇爲正數。云十分身之六者，有奇分也。後倣此。人氣當行五周與十分身之三分五厘七毫有奇爲正數，餘者爲奇分。人氣當行七周與十分身之一分四厘二毫有奇爲正數，餘者爲奇分。日行五舍，人氣當行八周與十分身之九分二厘八毫爲正數，餘者爲奇分。日行六舍，人氣當行十周與十分身之七分一厘四毫有奇爲正數，餘者爲奇分。日行七舍，人氣當行十二周與十分身之四分九厘有奇爲正數，餘者爲奇分，此一面七星之數也。日行七舍爲半日，行十四舍則自房至畢爲一晝，人氣當行二十五周爲正數。今凡日行一舍，人氣行一周與十分身之八，則每舍當餘一厘四毫有奇爲奇分。合十四舍而計之，共得十分身之二，是爲一晝之奇分也。晝盡則陽盡，陽盡則陰受氣而爲夜矣。此言衛氣夜行陰分，始於足少陰腎經以週五藏，其行也以相剋爲序，故腎心肺肝脾相傳爲一周，而復注於腎也。其正數奇分俱如前。衛氣行於陰分二十五周則夜盡，夜盡則陰盡，陰盡則人氣復出於目之睛明穴而行於陽分，是爲晝夜五十周之度。前日行十四舍，人氣行二十五周爲半日，凡得奇分者十分身之二；故此一晝一夜日行二十八舍，人氣行五十周合有奇分者，在身得十分身之四，在藏得十分藏之二。所謂奇分者，言氣有過度不盡也，故人之起臥，亦有蚤晏不同耳。

◎水下百刻人氣之行

水下一刻，人氣在太陽；水下二刻，人氣在少陽；水下三刻，人氣在陽明；水下四刻，人氣在陰分；水下五刻，人氣在太陽；水下六刻，人氣在少陽；水下七刻，人氣在陽明；水下八刻，人氣在陰分；水下九刻，人氣在太陽；水下十刻，人氣在少陽；水下十一刻，人氣在陽明；水下十二刻，人氣在陰分；水下十三刻，人氣在太陽；水下十四刻，人氣在少陽；水下十五刻，人氣在陽明；水下十六刻，人氣在陰分；水下十七刻，人氣在太陽；水下十八刻，人氣在少陽；水下十九刻，人氣在陽明；水下二十刻，人氣在陰分；水下二十一刻，人氣在太陽；水下二十二刻，人氣在少陽；水下二十三刻，人氣在陽明；水下二十四刻，人氣在陰分；水下二十五刻，人氣在太陽。此半日之度也。從房至畢一十四舍，水下五十刻，日行半度，迴行一舍，水下三刻與七分刻之四。《大要》曰：常以日之加於宿上也，人氣在太陽。是故日行一舍，人氣行三陽，行與陰分，常如是無已，與天地同紀，紛紛盼盼，終而復始，一日一夜，水下百刻而盡矣。（《靈樞·衛氣行第七十六》）

人氣者衛氣也。此詳衛氣有在陽在陰之時，正當候其氣而刺之也。方漏水下一刻，則衛氣在足手太陽經；漏水下二刻，則衛氣在足手少陽經；漏水下三刻，則衛氣在足手陽明經。然衛氣慓悍疾利，故日閒雖當行於陽經，而又於漏下四刻之時，則入足少陰腎經。本經《邪客》云“衛氣者，出其悍氣之慓疾，而先行於四末分肉皮膚之閒，而不休者也。晝日行於陽，夜行於陰，常從足少陰之分，閒行於五藏六府者”是也，故曰“水下四刻，衛氣在陰分”。下文“水下八刻、十二刻、十六刻、二十刻、二十四刻，皆曰在陰分”者，俱指足少陰腎經而言也。然入於陰分，而日當爲晝，故漏水下五刻之時，則又出於陽分，而在足手太陽經；漏水下六刻，則衛氣在足手少陽經；水下七刻，則衛氣在足手陽明經；至於八刻，則閒行於足少陰腎經；水下九刻，則衛氣又出，而在足手太陽經；水下十刻，則衛氣在足手少陽經；水下十一刻，則衛氣在足手陽明經；水下十二刻，則衛氣又閒行於足少陰腎經之分；水下十三刻，則衛氣又出，而在足手太陽經；水下十四刻，則衛氣在足手少陽經；水下十五刻，則衛氣在足手陽明經；水下十六刻，則衛氣又閒行足少陰腎經之分；水下十七刻，則衛氣又出，而在足手太陽經；水下十八刻，則衛氣在足手少陽經；水下十九刻，則衛氣在足手陽明經；水下二十刻，則衛氣又閒行於足少陰腎經之分。水下二十一刻，則衛氣又出，而在足手太陽經；水下二十二刻，則衛氣在足手少陽經；水下二十三刻，則衛氣在足手陽明經；水下二十四刻，則衛氣又閒行於足少陰腎經之分。水下二十五刻，則又出而在足手太陽經，此廼半日之閒所行之度也。至於再行半日，從房至畢，行一十四舍，則水下五十刻矣。又日行半度，轉行一舍，則水下三刻與七分刻之四。《大要》曰："常以日之加於宿上也，人氣在太陽。"是故日行一舍，人氣行三陽，行於陰分，常如是無已，與天地同紀，紛紛然，盼盼然，氣雖似亂而似章，終而復始，一日一夜，水下百刻而盡矣。

十五、經脈應見

◎四經十二從之應見

黃帝問曰：人有四經，十二從，何謂？岐伯對曰：四經應四時，十二從應十二月，十二月應十二脈。（《素問·陰陽別論第七》）

經，謂經脈也。從，謂順從也。四經應四時，肝木應春，心火應夏，肺金應秋，腎水應冬，不言脾者，脾主四經，而土王四季也。十二從者，手足三陰三陽之氣，從手太陰順行至足厥陰也。應十二月者，手太陰應正月寅，手陽明應二月卯，足陽明應三月辰，足太陰應四月巳，手少陰應五月午，手太陽應六月未，足膀胱應七月申，足少陰應八月酉，手厥陰應九月戌，手少陽應十月亥，足少陽應十一月子，足厥陰應十二月丑。十二脈者，六府六藏之經脈也，三陰三陽之氣，以應歲之十二月，十二月復應有形之十二脈也。

◎氣穴三百六十五以應一歲

黃帝問曰：余聞氣穴三百六十五，以應一歲。（《素問·氣穴論第五十八》）

此帝欲聞氣穴之眞數，而詳問之也。人身孔穴，皆氣所居，本篇言穴不言經，故曰氣穴。周身三百六十五氣穴，周歲三百六十五日，故以應一歲。

◎孫絡三百六十五穴會亦以應一歲

黃帝曰：余已知氣穴之處，遊鍼之居，願聞孫絡谿谷，亦有所應乎？岐

伯曰：孫絡三百六十五穴會，亦以應一歲，以溢奇邪，以通榮衛。榮衛稽留，衛散榮溢，氣竭血著，外爲發熱，内爲少氣。疾寫無怠，以通榮衛。見而寫之，無問所會。（《素問·氣穴論第五十八》）

遊鍼者，謂得鍼之道，而以神遇之，若遊刃然，恢恢乎有餘地矣。居，止也，謂鍼所止之處也。孫絡者，其絡尤盛，如子化而爲孫，不特十五絡而已，言孫絡亦會於三百六十五穴，亦以應一歲也。溢，注也，滿也。孫絡滿則流溢於大絡。奇邪者，不正之邪也。蓋大絡之血氣，外出於皮膚，而與孫絡相遇，是以脈外之衛，脈内之榮，相交通於孫絡皮膚之閒。孫絡外通於皮膚，内連於經脈，以通榮衛者也。故邪客之，則榮衛稽留，榮衛不能相將而行，則氣竭而血著矣。邪氣在外，則爲發熱，正氣稽留，内爲少氣，當疾瀉無怠，以通榮衛，見其血留色變之處，即刺洩之，無問其穴會之所在也。

◎谿谷三百六十五穴會亦應一歲

帝曰：善。願聞谿谷之會也。岐伯曰：肉之大會爲谷，肉之小會爲谿。肉分之閒，谿谷之會，以行榮衛，以會大氣。邪溢氣壅，脈熱肉敗，榮衛不行，必將爲膿。内銷骨髓，外破大膕。留於節湊，必將爲敗。積寒留舍，榮衛不居。卷肉縮筋，肋肘不得伸，内爲骨痹，外爲不仁，命曰不足，大寒留於谿谷也。谿谷三百六十五穴會，亦應一歲。其小痹淫溢，循脈往來，微鍼所及，與法相同。（《素問·氣穴論第五十八》）

肉之會依乎骨，骨之會在乎節，故大節小節之閒，即大會小會之所，而谿谷出乎其中。凡分肉之閒，谿谷之會，皆所以行榮衛之大氣者也。邪客於谿谷之閒而爲熱也。夫氣爲陽邪，留於肌腠之氣分，邪正相搏，則爲病熱，故有壅膿消破之敗證矣。邪氣淫溢，則正氣自壅，谿谷之氣，與脈相通。是以脈熱於内，而肉敗於外也。榮衛不行，則血氣留滯而爲癰膿。膕，足之股肉也，節湊，筋骨相連之處，邪留其閒，則筋骨必將爲敗矣。此論邪因氣以化熱，故止言熱證而不言熱邪。下論寒邪所客，故曰積寒。谿谷屬骨，蓋骨生筋，而筋生肉，故谿谷之邪，留而不去，必致節湊敗而骨髓銷。寒邪留於谿谷之閒，而不爲病熱者也。積寒留舍，致榮衛不能居其閒，寒邪凝滯，又不得正氣以和之，以致肉卷而筋縮也。肋肘，廼筋骨之機關，故不得伸舒。邪閉於外，故内爲骨痹。榮衛内逆，故外爲不仁，命曰不足。蓋熱邪淫溢，是屬有餘，寒性凝濇，故爲不足。此大寒之邪，流於谿谷之閒，以致筋骨皆爲病也。夫谿谷之閒，亦有三百六十五穴會，以應一歲，與孫絡相同，可以微鍼刺取，以瀉其邪。小痹者，謂邪始入於皮膚，未傷筋骨。脈，謂孫絡脈也。邪在皮膚，循脈往來，見而瀉之，與治孫絡之法相同，而亦不必問其穴會之所在也。此言邪之客於人也，必先始於皮膚，次於孫絡，入於肌肉，以及於筋骨，在淺之時，微鍼所及，易於散解，無使其入深而爲大痹也。

◎十二經水之應見（一）

黃帝問於岐伯曰：經脈十二者，外合於十二經水，而內屬於五藏六府。夫十二經水者，其有大小、深淺、廣狹、遠近，各不同，五藏六府之高下、小大、受穀之多少，亦不等，相應奈何？夫經水者，受水而行之。五藏者，合神氣魂魄而藏之。六府者，受穀而行之，受氣而揚之。經脈者，受血而榮之。合而以治，奈何？刺之淺深，灸之壯數，可得聞乎？

岐伯答曰：善哉問也！天至高不可度，地至廣不可量，此之謂也。且夫人生於天地之間，六合之內，此天之高地之廣也，非人力之所能度量而至也。若夫八尺之士，皮肉在此，外可度量切循而得之，其死可解剖而視之。其藏之堅脆，府之大小，穀之多少，脈之長短，血之清濁，氣之多少，十二經之多血少氣，與其少血多氣，與其皆多血氣，與其皆少血氣，皆有大數。其治以鍼艾，各調其經氣，固其常有合乎？（《靈樞·經水第十二》）

十二經脈，內屬於五藏六府，外合於十二經水，經水有大小淺深廣狹遠近之不同，藏府有高下大小受穀多少之不等，五藏主藏五藏之神志，六府主行水穀之精氣，經脈受榮血以榮行，可以合一而爲灸刺之治法。蓋天之高，地之廣，不可度量者也。人生於天地六合之內，亦猶此天之高，地之廣，非人力之所能度量。若夫有形之皮肉筋骨，外可度量切循，內可解剖而視。其於藏之堅脆，府之大小，穀之多少，脈之長短，血之清濁，氣之多少，十二經之多血少氣，多氣少血，血氣皆多，血氣皆少，皆有大數。大數者，即本藏篇之五藏堅脆，《腸胃》，府之大小；《絕穀》，穀之多少；《脈度》，脈之長短；《根結》，布衣大人之血氣；《九鍼》，之多血少氣，多氣少血，皆有數推之。

◎十二經水之應見（二）

黃帝曰：余聞之，快於耳，不解於心，願卒聞之。岐伯答曰：此人之所以參天地而應陰陽也，不可不察。

此言人身藏府十二經脈，而合十二經水者，蓋天位乎上爲陽，地位乎下爲陰，而人之腰以上像天，腰以下像地，故經水以東西南北，而分陰陽，及陰陽中之陰陽，則人身藏府十二經脈，亦以東西南北而合十二經水也。是以三陰三陽，合天之六氣。手足經脈，應地之經水。十二經脈外合於六氣，內屬於藏府，是以手足之三陰三陽，外合於十二經水，而經水又內屬於藏府，此人之所以參天地而應陰陽也。

足太陽外合於清水，內屬於膀胱，而通水道焉。

此下以經脈配經水，蓋欲因其象，以辨血氣之盛衰也。足太陽經內屬膀胱，是經多血少氣，故外合於清水。按清水即大小清河。清水者，廼黃河合淮處，分流爲清河。肺屬天而主氣，膀胱爲津液之府，受氣化而出，六府皆濁，而膀胱之水獨清，故足太陽外合於清水，内屬於膀胱而通水道焉。

足少陽外合於渭水，内屬於膽。

渭水出於雍州，合涇汭漆沮沔水，而渭水獨清，諸陽皆濁，而膽爲中精之府，獨受其清，故足少陽外合於渭水，内屬於膽。足少陽經内屬於膽，常少血多氣，故外合於渭水。

足陽明外合於海水，内屬於胃。

足陽明經内屬於胃，常多氣多血，爲五藏六府之海，故外合於海水。夫海水汪洋於地之外，而地居海之中，陽明居中土，爲萬物之所歸，又爲水穀之海，故足陽明外合於海水而内屬於胃。今云四海者，以東西南北而分言之也。故東曰渤海，南曰漲海，西曰青海，北曰瀚海。

足太陰外合於湖水，内屬於脾。

足太陰經内屬於脾，常多氣少血，故外合於湖水。湖即五湖，謂彭蠡、洞庭、巢湖、太湖、鑒湖也。五湖皆在東南，脾位中央，而灌漑於四傍，故足太陰外合於湖水，而内屬於脾也。

足少陰外合於汝水，内屬於腎。

足少陰經内屬於腎，常少血多氣，故外合於汝水。按汝水發源於河南天息山，河南居天地之中。夫天居地上，見者一百八十二度半強，地下亦然，北極出地上三十六度，南極入地下亦三十六度，而嵩正當天之中極，蓋天氣包於地之外，又從中而通貫於地中，故名天息。腎主天乙之水，而爲生氣之原，上應於喉，以司呼吸，故足少陰外合於汝水而内屬於腎。

足厥陰外合於澠水，内屬於肝。

足厥陰經内屬於肝，常多血少氣，故外合於澠水。按澠水即澗水，源出於青州之臨淄，而西入於淮，天下之水，皆從東去，澠水自東而來，故應足厥陰東方之肝木也。

手太陽外合於淮水，内屬於小腸而水道出焉。

手太陽經内屬小腸，常多血少氣，故外合於淮水。按淮水出唐州桐柏山，遶徐揚之界，東入於海。小腸者，受盛胃之水液，而濟泌於膀胱，故手太陽外合於淮水，内屬於小腸也。

手少陽外合於漯水，内屬於三焦。

手少陽經内屬三焦，常少血多氣，故外合於漯水。按漯水源出章丘長白山，入小清河歸海。夫少陽爲君主之相，陰陽相合，故手少陽合於漯水，而内屬於三焦也。

手陽明外合於江水，内屬於大腸。

手陽明經内屬大腸，常多血多氣，故外合於江水。按江源自西蜀岷山發源，曲折萬里，而東入於海。夫大腸傳道水穀，濟泌別汁，廻腸十六折，而滲入膀胱，故手陽明外合於江水，内屬於大腸也。

手太陰外合於河水，内屬於肺。

手太陰經内屬於肺，常多氣少血，肺爲藏府之蓋，其經最高而朝百脈，故外合於河水。按河源發於星宿海，自乾位而來，千里一曲，故曰“黄河之水天上來”。夫肺屬乾金而主天，爲水之生源，故手太陰外合於河水，而内屬於肺也。

手少陰外合於濟水，内屬於心。

手少陰經内屬於心，常少血多氣，故外合於濟水。按濟水發源於王屋山，截河而流，水不混其清，故名曰清濟，潛流屢絕，狀雖微而獨尊，故居四瀆之一。夫心爲君主之官而獨尊，故手少陰外合濟水，内屬於心也。

手心主外合於漳水，内屬於心包。

手厥陰經内屬心主，常多血少氣，故外合於漳水。按漳水有二，一出於上黨沾縣大黽谷，名爲清漳；一出上黨長子縣鹿谷山，名爲濁漳。二漳異源，而下流相合。夫血者神氣，陰中之清，心所主也，合厥陰包絡，而流行於經脈之中，猶二水之合流，故手心主外合於漳水，内屬於心包。此人之所以參天地而應陰陽也。

凡此五藏六府十二經水者，外有源泉，而内有所稟，此皆内外相貫，如環無端，人經亦然。故天爲陽，地爲陰。腰以上爲天，腰以下爲地。故海以北者，爲陰，湖以北者，爲陰中之陰；漳以南者，爲陽，河以北至漳者，爲陽中之陰；漯以南至江者，爲陽中之太陽。此一隅之陰陽也。所以人與天地相參也。（《靈樞·經水第十二》）

此以經水經脈相參，而合乎天地之陰陽也。夫經水者，河海行於外，而源泉出於地。經脈者，脈絡行於表，而藏府主於中。故内外相貫，如環無端也。然經水經脈，各有陰陽之分。如天以輕清在上，故天爲陽；地以重濁在下，故地爲陰。《六微旨大論》曰：“天樞之上，天氣主之；天樞之下，地氣主之。”《水熱穴論》曰：“腎者，至陰也。至陰者，盛水也。肺者，太陰也。少陰者，冬脈也。故其本在腎，其末在肺，皆積水也。”人身應天地，故腰以上爲天屬陽，腰以下爲地屬陰，而經脈藏府之應於經水者亦然。如海合於胃，湖合於脾，脾胃居於中州，腰之分也。海以北者爲陰，就胃府言，自胃而下，則小腸膽與膀胱皆屬府，居胃之北而爲陰也。湖以北者爲陰中之陰，就脾藏言，自脾而下，則肝腎皆屬藏，居脾之北，而爲陰中之陰也。腰以上者，如漳合於心主，心主之上，惟心與肺，故漳以南者爲陽也。河合於肺，肺之下亦惟心與心主，故河以北至漳者爲陽中之陰也，凡此皆以上南下北言陰陽耳。然更有其陽者，則藏府之外爲三焦，三焦之外爲皮毛。《本藏》曰：“肺合大腸，大腸者皮其應。”今三焦合於漯水，大腸合於江水，故曰漯以南至江者，爲陽中之太陽也。此天地人相合之道，天地至廣，而茲所言合者，特舉中國之水耳，故曰此一隅之陰陽也，所以人與天地相參也。若夫泉在地之下，地居天之中，水隨天氣上下環轉於地之外，而復通貫於地中，故曰：“外有源泉，而内有所稟。”蓋地稟在泉之水，而以外爲十二經水之源流，内外相貫，如環無端。故人生於天地之間，六合之內，以此身一隅之陰陽，應天地之上下四傍，所與天地參也。

◎四海之應見

黃帝問於岐伯曰：余聞刺法於夫子，夫子之所言，不離於榮衛血氣。夫十二經脈者，內屬於府藏，外絡於支節，夫子迺合之於四海乎？岐伯答曰：人亦有四海十二經水，經水者皆注於海，海有東西南北，命曰四海。

黃帝曰：以人應之奈何？岐伯曰：人有髓海，有血海，有氣海，有水穀之海，凡此四者以應四海也。

黃帝曰：遠乎哉，夫子之合人天地四海也。願聞應之奈何？岐伯答曰：必先明知陰陽表裏榮俞所在，四海定矣。

黃帝曰：定之奈何？岐伯曰：胃者水穀之海，其俞上在氣衝，下至三里。衝脈者，爲十二經之海，其俞上在於大杼，下出於巨虛之上下廉。膻中者，爲氣之海，其俞上在柱骨之上下，前在於人迎。腦爲髓之海，其俞上在於其蓋，下在風府。（《靈樞·海論第三十三》）

此言人之有四海也。人有四海者，即下髓海、血海、氣海、水穀之海也。十二經水者，即清水、渭水、海水、湖水、汝水、澠水、淮水、漯水、江水、河水、濟水、漳水也。夫天下經常之水固有十二，而此水皆注於海，海有東西南北之四方，故不曰十二，而止曰四海也。惟胃爲水穀之海，其俞穴上在氣衝，即氣街，天樞下八寸，腹下夾臍相去四寸，在鼠鼷上一寸，動脈應手宛宛中，迺沖脈所起也。下至三里。三里者，膝下三寸，骱骨外廉大筋內宛宛中，兩筋肉分間。惟衝脈爲十二經之血海，其俞穴上在於足太陽膀胱經之大杼。大杼者，項後第一椎下，相去脊中各一寸半陷中。下出於足陽明胃經之巨虛上廉與巨虛下廉。上巨虛者，三里下三寸，舉足取之。下巨虛者，上廉下三寸，蹲地舉足取之。惟膻中爲氣之海，其俞穴在於督脈，經天柱骨之上下，在夾項後髮際，大筋外廉陷中。前在於足陽明胃經之人迎。人迎者，在頸大脈應手，結喉兩旁一寸半。惟腦爲髓之海，其俞穴在於其蓋，即督脈經之百會。百會者，前頂後一寸半中夾。下在於督脈經之風府。風府者，一名舌本，項後入髮際一寸，大筋向宛宛中。疾言其肉立起，言休立已。

◎亂氣亂人之應見

黃帝曰：余聞十二經脈，以應十二經水者，其五色各異，清濁不同，人之血氣若一，應之奈何？岐伯曰：人之血氣，苟能若一，則天下爲一矣，惡有亂者乎？

黃帝曰：余問一人，非問天下之衆。岐伯曰：夫一人者，亦有亂氣，天下之衆，亦有亂人，其合爲一耳。（《靈樞·陰陽清濁第四十》）

此言陰陽清濁，天地之氣也。天氣下降，地氣上昇，清濁相干，命曰亂氣，不亂則生化滅矣。夫人之十二經脈，外合十二經水，內合五藏六府，其五色各異，清濁不同，故一人之身有亂氣，猶天下之衆有亂人，其理可合之爲一耳。夫一人者，亦有亂氣，天下之衆，豈無亂人，故天下之人，皆有此亂氣也。

◎十干合經脈之應見

甲主左手之少陽，己主右手之少陽；乙主左手之太陽，戊主右手之太陽；丙主左手之陽明，丁主右手之陽明，此兩火併合，故爲陽明。庚主右手之少陰，癸主左手之少陰；辛主右手之太陰，壬主左手之太陰。（《靈樞・陰陽繫日月第四十一》）

《注證發微》：此言手之十指，合十日之十干者，以其皆爲陽也。夫十日，固以其十干而爲陽矣，然自甲至己爲陽中之陽，而自庚至癸爲陽中之陰。是以甲日，主左手之少陽，廼三焦經脈氣所行也，而己日，則屬右手之少陽，兩手第四指外側以上，脈氣所行。乙日主左手之太陽，以自少之太，廼小腸經脈氣所行也，而戊日，則屬右手之太陽。兩手小指外側以上，脈氣所行。丙日主左手之陽明，廼大腸經脈氣所行也，而丁日則屬右手之陽明，兩手次指以上，脈氣所行。所謂陽明者，以少太二陽之火併合也。庚日主右手之少陰，廼心經脈氣所行也，而癸日則屬左手之少陰，兩手小指內廉以上，脈氣所行。辛日主右手之太陰，廼肺經脈氣所行也，而壬日則屬左手之太陰，兩手大指內側以上，脈氣所行。自壬至丙皆屬左手，自丁至辛皆屬右手，手之十指所屬者如此。

◎地支主經脈之應見

黄帝曰：合之於脈奈何？岐伯曰：寅者，正月之生陽也，主左足之少陽；未者六月，主右足之少陽。卯者二月，主左足之太陽；午者五月，主右足之太陽。辰者三月，主左足之陽明；巳者四月，主右足之陽明，此兩陽合於前，故曰陽明。申者，七月之生陰也，主右足之少陰；丑者十二月，主左足之少陰。酉者八月，主右足之太陰；子者十一月，主左足之太陰。戌者九月，主右足之厥陰；亥者十月，主左足之厥陰，此兩陰交盡，故曰厥陰。（《靈樞・陰陽繫日月第四十一》）

此言足之十二經，合十二月之十二支者，以其皆爲陰也。夫十二月，固以屬十二支而爲陰矣。然自正月以至六月，爲陰中之陽；自七月以至十二月，爲陰中之陰。但前六月之正、二、三月，又爲陰中之少陽，最屬左足之三陽；四五六月爲陰中之太陽，故屬右足之三陽。是以正月建寅，陽之生，主左足之少陽，廼膽經脈氣所屬也；六月建未，則爲右足之少陽，兩足第四指以上，脈氣所行。二月建卯，主左足之太陽，蓋自少而之太，廼膀胱經脈氣所屬也；五月建午，則爲右足之太陽，兩足小指外側，脈氣所行。三月建辰，主左足之陽明，廼胃經脈氣所屬也；四月建巳，則爲右足之陽明，兩足次指，脈氣所行。陽明者，正以正二五六月爲少陽太陽，而三四月居於其中，則彼兩陽合朔於其前，故曰陽明也。其後七月八月九月爲陰中之陰，故屬右足之三陰；十月十一月十二月爲陰盡陽生，故屬左足之三陰。是以七月建申，爲陰之生，主右足之少陰，廼腎經脈氣所行也；十二月建丑，則爲左足之少陰，兩足心，出內踝已上，脈氣所行。八月建酉，主右足之太陰，廼脾經脈氣所行也；十一月建子，則爲左足之太陰，兩足大指，內側已上，脈氣所行。九月建戌，主右足之厥陰，廼肝經脈氣所行也；十月建亥，則爲左足之厥陰，兩足大指，外側以上，脈氣所行。厥陰者，正以七月八月爲陰之初生，而十一十二月爲陽之初生，惟九十月則爲陰之盡，故曰厥陰也。厥者，盡也。

◎邪氣在經脈之應見

黃帝問曰：余聞《九鍼》九篇，夫子廼因而九之，九九八十一篇，余盡通其意矣。經言氣之盛衰，左右傾移，以上調下，以左調右，有餘不足，補寫於滎俞，余知之矣。此皆榮衛之傾移，虛實之所生，非邪氣從外入於經也。余願聞邪氣之在經也，其病人何如？取之奈何？岐伯對曰：夫聖人之起度數，必應於天地。故天有宿度，地有經水，人有經脈。天地溫和，則經水安靜；天寒地凍，則經水凝泣；天暑地熱，則經水沸溢。卒風暴起，則經水波湧而隴起。夫邪之入於脈也，寒則血凝泣，暑則氣淖澤，虛邪因而入客，亦如經水之得風也。經之動脈，其至也，亦時隴起；其行於脈中，循循然；其至寸口中手也，時大時小，大則邪至，小則平；其行無常處，在陰與陽，不可爲度。（《素問·離合眞邪論第二十七》）

《鍼經》之數，共八十一篇也。榮衛傾移，謂陰陽偏勝，則虛實內生而爲病，非邪氣在經之謂也。此言天有宿度，地有經水，人有經脈，三才相應也。宿，二十八宿也。天之二十八宿，房至畢爲陽，昴至心爲陰。度，三百六十五度也。經水者，地之十二經水，謂清水、渭水、海水、湖水、汝水、澠水、淮水、漯水、江水、河水、濟水、漳水，以其內合合人之十二經脈也。十二經脈者，謂手足三陰三陽之脈，足太陽外合於清水，內屬於膀胱；足少陽外合於渭水，內屬於膽；足陽明外合於海水，內屬於胃；足大陰外合於湖水，內屬於脾；足少陰外合於汝水，內屬於腎；足厥陰外合於澠水，內屬於肝；手太陽外合於淮水，內屬於小腸；手少陽外合於漯水，內屬於三焦；手陽明外合於江水，內屬於大腸；手太陰外合於河水，內屬於肺；手少陰外合於濟水，內屬於心；手心主外合於漳水，內屬於心包。所以言者，以內外參合，人氣應通，故言之也。經水之安靜凝泣，沸溢隴起，人經脈亦應之。循循然，順動貌。言隨順經脈之動息，因循呼吸之往來，但形狀或異耳。人與天地相通，故溫和、寒冷、暑熱，卒風暴至，而經水或靜或動或湧或起者如此，則是邪者，天地之邪也。其入於人脈者，寒則血凝濇，暑則氣淖澤，邪因而入，何異經水之得風也。各經動脈，其至也，亦時隆起，而行脈中殆循循然。其應於脈也，時大時小，大則邪至，小則邪平，其行無常處，或在陽經，或在陰經，不可爲度。不可爲度者，隨經脈之流運也。

十六、藏府應見

◎五藏之應四時各有收受

帝曰：五藏應四時，各有收受乎？岐伯曰：有。東方青色，入通於肝，開竅於目，藏精於肝，其病發驚駭。其味酸，其類草木，其畜雞，其穀麥，其應四時，上爲歲星，是以春氣在頭也。其音角，其數八，是以知病之在筋也，其臭臊。

收受者，言同氣相求，各有所歸也。此以下五節，言五藏上應四時，而各有所收受也。如曰精曰病曰味之類，皆其所收受者。東方甲乙木，其色青，吾人之肝屬木，故內入通於肝，而外開竅於目，正以目爲肝之外候也，其精則仍藏之於肝耳。木精之氣，其神魂，所謂精者魂也。肝藏魂，病象木而有屈伸，故發爲驚駭。《陰陽應象大論》曰："木生酸，酸生肝陰。"故曰味酸。肝性柔而能曲直，故其類爲草木也。《易》曰："巽，爲雞。"木主巽，故其畜雞；麥爲五穀之長，故肝之爲穀曰麥。木之精氣，上爲歲星，故應四時之星，當爲歲星也。歲星十二年而一周天，春氣上昇，故其應在頭。其在五音則爲角，蓋以角者木音也。孟春之月，律中大簇，林鐘所生，三分益一，榮率長八寸，仲春之月，律中夾鐘，夷則所生，三分益一，榮率長七寸五分；季春之月，律中姑洗，南吕所生，三分益一，榮率長七寸。凡是三榮，皆木氣應之。木生數三，成生八，故曰其數八。《易》曰："天三生木，地八成之。"肝主筋，是以知病之在筋也。其在五臭則爲臊，蓋氣因木變則爲臊也。《禮・月令》曰"其臭羶"，羶與臊同。肝之所收受者如此。

南方赤色，入通於心，開竅於耳，藏精於心，故病在五藏。其味苦，其類火，其畜羊，其穀黍，其應四時，上爲熒惑星，是以知病之在脈也。其音徵，其數七，其臭焦。

南方丙丁火，其色赤，吾人之心屬火，故內入通於心，而外開竅於耳。《陰陽應象大論》曰："心在竅爲舌，腎在竅爲耳。"而此又以耳爲心之竅，可見心之爲竅，不但在舌，而又在耳也，《繆刺論》曰："手足少陰太陰、足陽明之絡，皆會於耳中，上絡左角"，則耳信爲心之竅也。其精則仍藏之於心耳。火精之氣，其神神，所謂精者神也。心爲五藏之君主，故心有病，五藏應之。《陰陽應象大論》曰："火生苦，苦生心。"故曰其味苦。心屬火而上炎，故曰其類火。《五常政大論》曰："其畜馬。"而此曰羊者，意以午未皆屬南方耳。黍色赤，故曰其穀黍。南方火星曰熒惑，其應四時之星，當爲熒惑也。熒惑星，七百四十日一周天。心主血脈，是以知病之在脈也。其在五音則爲徵，以徵者火音也。孟夏之月，律中仲呂，無射所生，三分益一，桀率長六寸七分；仲夏之月，律中蕤賓，應鐘所生，三分益一，桀率長六寸三分；季夏之月，律中林鐘，黄鐘所生，三分減一，桀率長六寸。凡此三桀，皆火氣應之。火之生數二，成數七，故曰其數七；地二生火，天七成之。凡物火變則爲焦，故其臭焦，心之所收者如此。

中央黄色，入通於脾，開竅於口，藏精於脾，故病在舌本；其味甘，其類土，其畜牛，其穀稷，其應四時，上爲鎮星，是以知病之在肉也。其音宫，其數五，其臭香。

土王四季，位居中央，中央戊己土，其色黄，吾人之脾屬土，故内入通於脾，而外則開竅於口，其精則仍藏之於脾耳。蓋土精之氣，其神意，所謂精者意也。脾之脈上連於舌本，故病在舌本。土爰稼穡，稼穡作甘，故其味甘。脾性安静而統貫四藏，故曰其類土，土旺四季，而丑牛色黄，故其畜牛。稷之色黄，而其味甘，故其穀稷。土之精氣上爲鎮星，故脾應四時，當爲鎮星也。鎮星二十八年一周天。脾在體爲肉，是以知病之在肉也。宫者，土之音，故其音宫。律書以黄鐘爲濁宫，林鐘爲清宫，以林鐘當六月桀也。五音以宫爲主，律呂初起於黄鐘，爲濁宫，林鐘爲清官。天以五生土，而地以十成之，故其數五。凡物因土變則爲香，故其臭香。脾之所收受者如此。

西方白色，入通於肺，開竅於鼻，藏精於肺，故病在背，其味辛，其類金，其畜馬，其穀稻，其應四時，上爲太白星，是以知病之在皮毛也。其音商，其數九，其臭腥。

西方庚辛金，其色白，吾人之肺屬金，故内入通於肺，而外則開竅於鼻，肺主氣，鼻通氣，故開竅於鼻，其精則仍藏之於肺耳。蓋金精之氣，其神魄，所謂精者魄也。肺在胷中，懸於背，背爲胷中之府，故病在背。《陰陽應象大論》曰："金生辛，辛生肺。"故其味辛。肺主聲而堅勁，故其類金。《易》以"乾"爲金，"乾"爲馬，故其畜馬。稻之性堅而色白，故其穀稻。金之精氣，上爲太白星，故上應四時之星，當爲太白星也。太白星三百六十五日一周天。肺主身之皮毛，是以知病之在皮毛也，時至秋而肅殺，故在音則爲商，孟秋之月，律中夷則，大呂所生，三分減一，桀率長五寸七分；仲秋之月，律中南呂，大簇所生，三分減一，桀率長五寸三分；季秋之月，律中無射，夾鐘所生，三分減一，桀率長五寸。凡是三桀，皆金氣應之。地以四生金，而天以九成之，故其數九。凡氣受金變則爲腥，故其臭腥，肺之所收受者如此。

北方黑色，入通於腎，開竅於二陰，藏精於腎。故病在谿，其味鹹，其類水，其畜彘，其穀豆，其應四時，上爲辰星，是以知病之在骨也。其音羽，其數六，其臭腐。（《素問・金匱眞言論第四》）

北方壬癸水，其色黑，吾人之腎屬水，故内入通於腎，而外開竅於二陰。二陰者，前陰後陰也，《五常政大論》云："其主二陰。"以二陰居下，腎主水，實主之，其精則仍藏之於腎耳。水精之氣，其神志，所謂精者志也。《氣穴論》曰："肉之大會爲谷，肉之小會爲谿。"水之流注在谿，故病在谿。《陰陽應象大論》曰："水性鹹，鹹生腎。"故其味鹹。腎主水而性潤，故其類水。《易》曰："坎爲豕。"腎之所屬在坎，故其畜彘。豆主黑色，故其穀豆，本草以豆之黑色者入藥。水之精氣，上爲辰星，故上應四時之星，當爲辰星也。腎主骨，是以知病之在骨也。羽者，水之音，故其音羽。孟冬之月，律中應鐘，姑洗所生，三分减一，榮率長四寸七分半；仲冬之月，律中黄鐘，仲呂所生，三分益一，榮率長九寸；季冬之月，律中大呂，蕤賓所生，三分益一，榮率長八寸四分。凡是三管，皆水氣應之。天以一生水，而地以六成之，故其數六。凡物因水變則爲朽腐之氣，故其臭腐。《禮·月令》云："其臭朽。朽與腐同也。"腎之所收受者如此。

◎其歲有不病藏氣不應不用也

帝曰：善。其歲有不病，而藏氣不應不用者，何也？岐伯曰：天氣制之，氣有所從也。(《素問·五常政大論第七十》)

此下三節論天有五運，地有五方，而又有司天在泉之六氣，交相承制者也。歲有不病者，不因天之五運，地之五方，而爲病也。藏氣者，五藏之氣，應合五運五行。不應不用者，不應五運之用也。此因司天之氣制之，而人之藏氣從之也。按司天在上，在泉在下，五運之氣運化於中，此節論五運主歲，有司天之氣以制之，而反上從天化，下節論司天在泉之氣，主生育蟲類，而五運有相勝制，以致不育不成，後論五運之氣，主生化蕃育，而少陽在泉，則寒毒不生，陽明在泉，則濕毒不生，太陰在泉，則燥毒不生，迺上中下之交相貫通，五六之互爲承制，理數之自然也。

十七、化生應見

◎善言應者同天地之化

帝曰：善。所謂精光之論，大聖之業，宣明大道，通於無窮，究於無極也。余聞之，善言天者，必應於人；善言古者，必驗於今；善言氣者，必彰於物；善言應者，同天地之化；善言化言變者，通神明之理。(《素問·氣交變大論第六十九》)

精光之論，論神明之理也。大聖之業，通於無窮者，上以治民，下以治身，德澤下流，傳之後世，無有終時也。《易》曰："知變化之道者，其知神之所爲乎！"太過不及，歲化無窮，氣交遷變，流於無極。然天垂象，聖人則之，以知吉凶。蓋歲太過而星大或明瑩，歲不及而星小或失色，故吉兇可指而見也。謂物稟五常之氣以生成，莫不上參應之，有否有宜，故曰吉兇斯至矣。故曰善言天者，必應於人也。言古之道，而今必應之，故曰善言古者，必驗於今也。化氣生成，萬物皆稟，故言氣應者，以物明之，故曰善言應者，必彰於物也。彰，明也。氣化之應，如四時行，萬物備，故善言應者，必同天地之造化也。物生謂之化，物極謂之變，言萬物化變，終始，必契於神明運爲，故言化變者，通於神明之理。聖人智周萬物，無所不通，故言必有發，動無不應之也。

◎四時五行生化之應見

天有四時五行，以生長收藏，以生寒暑燥濕風；人有五藏，化五氣，以生喜怒悲憂恐。（《素問·陰陽應象大論第五》）

春生夏長，秋收冬藏，謂之四時生長收藏。冬水寒，夏火暑，秋金燥，春木風，長夏土濕，謂五行之寒暑濕燥風也。然四時之氣，土雖寄王，原其所主，則濕屬中央，故云五行以生寒暑燥濕風五氣也。五藏，謂肝心脾肺腎。五氣，謂喜怒悲憂恐。然是五氣更傷五藏之和氣矣。《天元紀大論》"悲"作"思"。故有云肝在志爲怒，心在志爲喜，脾在志爲思，肺在志爲憂，腎在志爲恐也。《玉機眞藏論》作"悲"，諸論不同。蓋言悲者，以悲能勝怒，取五志迭相勝而爲言也。舉思者，以思爲脾之志也。各舉一，則義俱不足，兩見之，則互相成義也。

◎四時氣血生化之應見

是故春氣在經脈，夏氣在孫絡，長夏氣在肌肉，秋氣在皮膚，冬氣在骨髓中。帝曰：余願聞其故。岐伯曰：春者，天氣始開，地氣始泄，凍解冰釋，水行經通，故人氣在脈；夏者，經滿氣溢，入孫絡受血，皮膚充實；長夏者，經絡皆盛，內溢肌中；秋者，天氣始收，腠理閉塞，皮膚引急；冬者，蓋藏，血氣在中，內著骨髓，通於五藏。是故邪氣者，常隨四時之氣血而入客也。至其變化，不可爲度，然必從其經氣，闢除其邪，除其邪，則亂氣不生。（《素問·四時刺逆從論第六十四》）

此言四時之氣，合於人身經脈，當隨時所在也。以春氣在經脈者，正以春時天氣始開，地氣始泄，凍解冰釋，此地之水行，而人之經脈通，所以人氣在於脈也。夏氣在孫絡者，正以夏時經脈甚滿，其氣溢入孫絡，孫絡受血，而外之皮膚皆已充實，所以人氣在孫絡也。長夏者，六月建未之月，其氣在肌肉者，正以長夏經脈絡脈皆盛，內溢於肌中，所以人氣在肌肉也。秋氣在皮膚者，正以秋時天氣始收，人之腠理閉塞，皮膚引急，所以人氣在皮膚也。冬氣在骨髓中者，正以冬主閉藏，血氣在中，著於骨髓之內，通於五藏之間，所以人氣在骨髓中也。是故風寒暑濕燥火之邪氣者，當隨四時之氣血，而入客於人身。至其變化，不可爲度，然必須四時之經氣以刺之，合經絡皮肉骨而總言之，皆可以經氣言，正合於諸經之氣也。闢除其邪，則亂氣不生矣。

◎變化爲用之應見

黄帝問曰：天有五行，禦五位，以生寒、暑、燥、濕、風。人有五藏，化五氣，以生喜、怒、憂、思、恐。《論》言五運相襲，而皆治之，終朞之日，周而復始，余已知之矣。願聞其與三陰三陽之候，奈何合之？鬼臾區稽首再拜對曰：昭乎哉問也。夫五運陰陽者，天地之道也，萬物之綱紀，變化之父母，生殺之本始，神明之府也，可不通乎？！故物生謂之化，物極謂之變，陰陽不測謂之神，神用無方謂之聖。夫變化之爲用也，在天爲玄，在人爲道，在地爲化。化生五味，道生智，玄生神。神在天爲風，在地爲木；在天爲熱，在地爲火；在天爲濕，在地爲土；在天爲燥，在地爲金；在天爲寒，在地爲水。故在天爲氣，在地成形，形氣相感，而化生萬物矣。然天地者，萬物之上下也；左右者，陰陽之道路也；水火者，陰陽之徵兆也；金木者，生成之終始也。氣有多少，形有盛衰，上下相召，而損益彰矣。（《素問·天元紀大論第六十六》）

變化之爲用者，應萬化之用也。玄，遠也。天道玄遠，變化無窮。道，謂妙用之道也。經術政化，非道不成。化，謂生化也。化生萬物者，地非土氣，孕育則形質不成也。化生五味，謂金石草木，根葉華實，酸、苦、甘、淡、辛、鹹，皆化氣所生，隨時而有。智通妙用，唯道所生。玄遠幽深，故生神也。神之爲用，觸遇玄通，契物化神，無不應也。風者，教之始，天之使也，天之號令也。木，東方之化。熱，應火爲用。火，南方之化。濕，應土爲用。土，中央之化。燥，應金爲用。金，西方之化。寒，應水爲用。水，北方之化。神之爲用，如上五化。木爲風所生，火爲熱所熾，金爲燥所發，水爲寒所資，土爲濕所全，蓋初因而成立也。雖初因之以化成，卒因之以敗散爾。非五行之獨有，凡因所因而成立者，悉因所因而散落爾。氣，謂風、熱、濕、燥、寒。形，謂木、火、土、金、水。此造化生成之大紀。天覆地載，上下相臨，萬物化生，無遺略也。由是故萬物自生自長，自化自成，自盈自虛，自復自變也。夫變者何？謂生之氣極，本而更始化也。天有六氣禦下，地有五行奉上。當歲者爲上，主司天，承歲者爲下，主司地。不當歲者，二氣居右，北行轉之；二氣居左，南行轉之。金、木、水、火運北面正之，常左爲右，右爲左，則左者南行，右者北行而反也。徵，信也，驗也。兆，先也。以水火之寒熱，彰陰陽之先兆也。木主發生應春，春爲生化之始。金主收斂應秋，秋爲成實之終。終始不息，其化常行，故萬物生長化成收藏自久。《陰陽應象大論》曰："天地者，萬物之上下也；陰陽者，血氣之男女也；左右者，陰陽之道路也；水火者，陰陽之徵兆也；陰陽者，萬物之能始也。"與此論相出入也。氣有多少，謂天之陰陽三等，多少不同秩也。形有盛衰，謂五運之氣，有太過不及也。由是多少盛衰，天地相召，而陰陽損益，昭然可見也。

◎物生其應見

帝曰：善。請言其應。岐伯曰：物生其應也，氣脈其應也。（《素問·六微旨大論第六十八》）

夫物之生榮有常時，脈之至應有常期，有餘歲早，不及歲晚，皆依時至也。《六元正紀大論》所謂“厥陰所至，爲風生”之類，是物生之應；“厥陰之至，其肝弦”之類，是氣脈之應也。物生其應，如《五常政大論》之五穀、五果、五蟲、五畜之類是也。氣脈其應，如《至眞要大論》之南北政，及厥陰之至其脈弦之類是也。至不至之義，物生其應者，如厥陰司天，毛蟲靜、羽蟲育；少陽司天，草木早榮；太陰司天，萬物以榮，此生物以應司天之候也。氣脈其應者，如太陽司天，寒臨太虛，陽氣不令；陽明司天，陽專其令，炎暑大行；太陰司天，陰專其政，陽氣退避。又厥陰之至，其脈弦；少陰之至，其脈鉤；太陰之至，其脈沈；少陽之至，大而浮；陽明之至，短而濇；太陽之至，大而長，此皆氣脈其應也。

◎德化政令災變之應見

帝曰：夫子之言五氣之變，四時之應，可謂悉矣。夫氣之動亂，觸遇而作，發無常會，卒然災合，何以期之？岐伯曰：夫氣之動變，固不常在，而德化政令災變，不同其候也。帝曰：何謂也？岐伯曰：東方生風，風生木，其德敷和，其化生榮，其政舒啟，其令風，其變振發，其災散落。

五運太過不及之氣，發作無常，以四時之德化政令變災，各有所屬，物必由之，人必應之，觀其所動屬於何時，則可以期之矣。敷，布也。和，和氣也。榮，滋榮也。舒，展也。啟，開也。振，怒也，發，出也。散落，謂物飄零而散落也。《五運行大論》云：“其德爲和，其化爲榮，其政爲散，其令宣發，其變摧拉，共眚爲隕。”

南方生熱，熱生火，其德彰顯，其化蕃茂，其政明曜，其令熱，其變銷爍，其災燔焫。

彰，昭著也。蕃，盛也。燔焫，焚灼也，銷爍緩而燔甚也。《五運行大論》曰：“其德爲顯，其化爲茂，其政爲明，其令鬱蒸，其變炎爍，其眚燔焫。”

中央生濕，濕生土，其德溽蒸，其化豐備，其政安靜，其令濕，其變驟注，其災霖潰。

溽蒸，濕熱也。豐備，充盈也。驟注，急雨也。霖，久雨也。潰，崩決也。《五運行大論》曰：“其德爲濡，其化爲盈，其政爲謐，其令雲雨，其變動注，其眚淫潰。”

西方生燥，燥生金，其德清潔，其化緊斂，其政勁切，其令燥，其變肅殺，其災蒼隕。

緊斂，收縮也。勁切，銳急也。肅殺，氣寒肅而殺令行也。蒼隕，草木蒼枯而彫落也。《五運行大論》曰："其德爲清，其化爲斂，其政爲勁，其令霧露，其變肅殺，其眚蒼落。"

北方生寒，寒生水，其德淒滄，其化清謐，其政凝肅，其令寒，其變溧冽，其災冰雪霜雹。

淒滄，寒氣也。謐，靜也。凝肅，堅斂也。溧冽，寒甚也。冰霜雪雹，陰氣所凝，或太陽用事，或以水復火，則非時而見。《五運行大論》曰："其德爲寒，其化爲肅，其政爲靜，其變凝冽，其眚冰雹。"

是以察其動也，有德有化，有政有令，有變有災，而物由之，而人應之也。（《素問·氣交變大論第六十九》）

此節復論五運四時之氣，有德化之常，有災眚之變，必察其動而後知之。蓋言太過之歲有淫勝，不及之歲有勝復，此歲運之常，可與之期者也。然五運之氣生於五方，五方之氣合於四時，在歲運雖有淫勝鬱復之變，在四時又有德化政令之和，與歲運不同其候也。故必察其氣之動也。是德是化，是政是令，是變是災，萬物由之，而或成或敗，人應之而或病或康，此氣運之有歲有時，有常有變，又不能於先期而必者也，故當隨四時而察之。

◎六氣五方生化之應見

帝曰：寒暑燥濕風火，在人合之奈何？其於萬物，何以生化？岐伯曰：東方生風，風生木，木生酸，酸生肝，肝生筋，筋生心。其在天爲玄，在人爲道，在地爲化。化生五味，道生智，玄生神，化生氣。神在天爲風，在地爲木，在體爲筋，在氣爲柔，在藏爲肝。其性爲暄，其德爲和，其用爲動，其色爲蒼，其化爲榮，其蟲毛，其政爲散，其令宣發，其變摧拉，其眚爲隕，其味爲酸，其志爲怒。怒傷肝，悲勝怒；風傷肝，燥勝風；酸傷筋，辛勝酸。

合，謂中外相應。生，謂承化而生。化，謂成立眾象也。東者日之初，風者教之始，天之使也，所以發號施令，故生自東方也。景霽山昏，蒼埃際合，崖谷若一，巖岫之風也。黃白昏埃，晚空如堵，獨見天垂，川澤之風也。加以黃黑白埃承下，山澤之猛風也。陽昇風鼓，草木敷榮，故曰風生木也，此和氣之生化也。若風氣施化，則飄揚鼓拆，其爲變極，則木拔草除也。運乘丁卯、丁丑、丁亥、丁酉、丁未、丁巳之歲，則風化不足。若乘壬申、壬午、壬辰、壬寅、壬子、壬戌之歲，則風化有餘於萬物也。萬物之味酸者，皆始自木氣之生化。酸味入胃，生養於肝藏。酸味入肝，自肝藏布化，生成於筋膜也。酸氣榮養筋膜畢已，自筋流化，迺入於心。玄，謂玄冥也。丑之終，東方白，寅之初，天色反黑，太虛皆闇，在天爲玄，象可見也。正理之道，生養之政化也。化，生化也。有生化而後有萬物，萬物無非化氣以生成者也。化生五味者，以金玉土石，草木菜果，根莖枝葉，花穀實核，無識之類，皆地化生也。智，正知也，慮遠也。知正則不疑於事，慮遠則不涉於危，以道處之，理符於智也。《靈樞經》曰："因慮而處物謂之智。"神用無方，深微莫測，蹟見形隱，物鮮能期，由是則玄冥之中，神明棲據，隱而不見，玄生神明也。飛走蚑行，鱗介毛倮羽，五類變化，内屬神機，雖爲五味所該，然其生稟則異，故又曰化生氣也。此上七句，通言六氣五行生化之大法，非東方獨有之也。風搖而動，無風則萬類皆靜。有形之類，乘木之化，則外色皆見薄青之色，今東方之地，草木之上，色皆蒼。遇丁歲，則蒼物兼白及黄，色不純也。榮，美色也。四時之中，物見華榮，顔色鮮麗者，皆木化之所生也。《氣交變大論》云："其化生榮。"其蟲毛者，萬物發生，如毛在皮。其政爲散者，發散生氣於萬物。其令宣發者，陽和之氣，舒而散也。摧，拔成者也。隕，墜也，大風暴起，草泯木墜。夫物之化之變而有酸味者，皆木氣之所成敗也。今東方之野，生味多酸。怒，直聲也。怒所以威物。凡物之用極，皆能自傷，怒發於肝，故反傷肝藏也。悲發而怒止，勝之信也。風傷肝者，亦猶風之折木也。風生於木而反折之，用極而衰也。風自木生，燥爲金化，風餘則制之以燥，肝盛則治之以涼，涼清所行，金之氣也。酸瀉肝氣，瀉甚則傷其肝氣也。《靈樞經》曰："酸走筋，筋病無多食酸。"以此爾。走筋，謂宣行其氣速疾也。氣血肉骨同。辛，金味，故勝木之酸，酸餘故勝之以辛也。

南方生熱，熱生火，火生苦，苦生心，心生血，血生脾。其在天爲熱，在地爲火，在體爲脈，在氣爲息，在藏爲心。其性爲暑，其德爲顯，其用爲躁，其色爲赤，其化爲茂，其蟲羽，其政爲明，其令鬱蒸，其變炎爍，其眚燔焫，其味爲苦，其志爲喜。喜傷心，恐勝喜；熱傷氣，寒勝熱；苦傷氣，鹹勝苦。

陽盛所生，相火、君火之政也。太虚昏翳，其若輕塵，山川悉然，熱之氣也。大明不彰，其色如丹，鬱熱之氣也。若行雲暴昇，蓯然葉積，乍盈乍縮，崖谷之熱也。熱盛之氣，火運盛明，故曰熱生火。火者，盛陽之生化也，熱氣施化，則炎暑鬱燠，其爲變極，則燔灼銷鎔。運乘癸酉、癸未、癸巳、癸卯、癸丑、癸亥歲，則熱化不足。若乘戊辰、戊寅、戊子、戊戌、戊申、戊午歲，則熱化有餘。火有君火、相火，故曰熱生火，又云火也。物之味苦者，皆始自火之生化也。甘物遇火，體焦則苦，苦從火化，其可徵也。苦物入胃，化入於心，故諸癸歲則苦化少，諸戊歲則苦化多。苦味自心化已，則布化生血脈也。苦味榮血已自血流化生養脾也。在天爲熱者，亦神化氣也。暄暑鬱蒸，熱之化也。炎赫沸騰，熱之用也。歲屬少陰、少陽在上，則熱化於天；在下，則熱行於地也。在地爲火者，光顯焫明，火之體也。燔燎焦然，火之用也。流行血氣，脈之體也。壅泄虛實，脈之用也。絡脈同。息，長也。心形如未敷蓮花，中有九空，以導引天眞之氣，神之宇也。心爲君主之官，神明出焉。乘癸歲，則心與經絡受邪而爲病，小腸府亦然。暑，熱也，心之性也。顯者，明顯見象，定而可取，火之德也。《氣交變大論》云："其德彰顯。"躁者，火性躁動，不專定也。凡生化之物，乘火化者，悉表備赭丹之色，今南方之地，草木之上，皆兼赤色。乘癸歲，則赤色之物，兼黑及白也。茂，蕃盛也。

《氣交變大論》云："其化蕃茂。"其蟲羽者，參差長短，象火之形也。明者，明曜彰見，無所蔽匿，火之政也。《氣交變大論》云："其政明曜。"夫火之政明，水之氣明，水非異而明同者，火之明明於外，水之明明於內，明雖同而實異也。鬱，盛也。蒸，熱也。其令鬱蒸者，言盛熱之氣如蒸也。熱甚炎赫，爍石流金，火之極變也。《氣交變大論》云："其變銷爍。"燔焫山川，旋及屋宇，火之災也。《氣交變大論》云："其災燔焫。"凡物之化之變，而有苦味者，皆火氣之所合散也。今南方之野，生物多苦。喜，悅樂也，悅以和志。喜傷心，言其過也。喜發於心而反傷心，亦猶風之折木也，過則氣竭，故見傷也。恐至則喜樂皆泯，勝喜之理，目擊道存。恐則水之氣也。天熱則氣伏不見，人熱則氣促喘急。熱之傷氣，理亦可徵，此皆謂大熱也。小熱之氣，猶生之氣也。《陰陽應象大論》曰"壯火散氣，少火生氣"此其義也。寒盛則熱退，陰盛則陽衰，制熱以寒，是求勝也。苦之傷氣，大凡如此爾。苦之傷氣，以其燥也。苦加以熱，則傷尤甚也。若飲酒氣促，多則喘急，此其信也。苦寒之物，偏服歲久，益火滋甚，亦傷氣也。暫同方治，廼同少火，反生氣也。夫詳此論所傷之旨有三：東方曰風傷肝，酸傷筋。中央曰濕傷肉，甘傷脾。西方曰辛傷皮毛，是自傷者也。南方曰熱傷氣，苦傷氣。北方曰寒傷血，寒傷血，是傷己所勝也。西方曰熱傷皮毛，是被勝傷己也。凡此五方所傷之例有三，若《太素》則俱云自傷焉。鹹勝苦者，酒得鹽而解，物理昭然。火苦之勝，制以水鹹也。

中央生濕，濕生土，土生甘，甘生脾，脾生肉，肉生肺。其在天爲濕，在地爲土，在體爲肉，在氣爲充，在藏爲脾。其性靜兼，其德爲濡，其用爲化，其色爲黄，其化爲盈，其蟲倮，其政爲謐，其令雲雨，其變動注，其眚淫潰，其味爲甘，其志爲思。思傷脾，怒勝思；濕傷肉，風勝濕；甘傷脾，酸勝甘。

中央，土也，高山土濕，泉出地中，水源山隈，雲生巖谷，則其象也。夫性內蘊，動而爲用，則雨降雲騰，中央生濕，不遠信矣。故《歷候》記"土潤溽暑於六月"，謂是也。濕氣內蘊，土體廼全。濕則土生，乾則土死。死則物類彫喪，生則萬物滋榮，此濕氣之化爾。濕氣施化，則土宅而雲騰雨降，其爲變極，則驟注土崩也。運乘己巳、己卯、己丑、己亥、己酉、己未之歲，則濕化不足，乘甲子、甲戌、甲申、甲午、甲辰、甲寅之歲，則濕化有餘也。物之味甘者，皆始自土之生化也。甘物入胃，先入於脾，故諸己歲則甘少化，諸甲歲則甘多化也。甘味入脾，自脾藏布化，生長脂肉也。甘氣榮肉已，自肉流化，廼生養肺藏也。在天爲濕者，言神化也。柔潤重澤，濕之化也。埃鬱雲雨，濕之用也。歲屬太陰在上，則濕化於天，太陰在下，則濕化於地也。敦靜安鎮，聚前復形，羣品以生，土之體也。含垢匿穢，靜而下民，爲變化母，土之德也。復裹筋骨，氣發其閒，肉之用也。疏密不時，中外否閉，肉之動也。土氣施化，則萬象盈也。脾者，形象馬蹄，內包胃脘，象土形也。經絡之氣，交歸於中，以運行眞靈之氣，意之舍也，爲倉廩之官，化物出焉。乘己歲，則脾及經絡受邪而爲病也。兼，謂兼寒熱暄涼之氣也。《白虎通》曰："脾之爲言併也。"謂四氣併之也。津溢潤澤，土之德也。《氣交變大論》云:“其德溽蒸。”化，謂兼諸四化，併己爲五化，所謂風化、熱化、燥化、寒化，周萬物而爲生長化成收藏也。其色爲黄者，物乘土化，則表見黅黄之色。今中央之地，草木之上，皆兼黄色。乘己歲則黄色之物，兼蒼及黑也。盈，滿也。土化所及，則萬物盈滿。《氣交變大論》云:“其化豐備。”倮者，倮露皮革，無毛介也。謐，静也。土性安静也。《氣交變大論》云:“其政安静。”詳土之政，諸水太過其政謐者，蓋水太過，而土下承之，故其政亦謐。雲雨，濕氣布化之所成。動，反静也。地之動則土失性，風搖不安，注雨久下也。久則垣岸復爲土矣。《氣交變大論》云:“其變驟注。”其眚霪潰者，霪，久雨也。潰，土崩潰也。《氣交變大論》云:“其災霖潰。”物之化之變而有甘味者，皆土化之所終始也。今中原之地，物味多甘淡。思以成務。《靈樞經》曰:“因志而存變謂之思。”思勞於智，過則傷脾。怒則不思，忿而忘禍，則勝可知矣。思甚不解，以怒制之，調性之道也。濕甚爲水，水盈則腫，水下去已，形肉已消，傷肉之驗，近可知矣。風，木氣，故勝土濕，濕勝則制之以風。甘傷脾者，過節也。《陰陽應象大論》云:“甘傷肉。”甘餘則制之以酸，所以救脾氣也。

西方生燥，燥生金，金生辛，辛生肺，肺生皮毛，皮毛生腎。其在天爲燥，在地爲金，在體爲皮毛，在氣爲成，在藏爲肺。其性爲凉，其德爲清，其用爲固，其色爲白，其化爲斂，其蟲介，其政爲勁，其令霧露，其變肅殺，其眚蒼落，其味爲辛，其志爲憂。憂傷肺，喜勝憂；熱傷皮毛，寒勝熱；辛傷皮毛，苦勝辛。

陽氣已降，陰氣復昇，氣爽風勁，故生燥也。夫巖谷青埃，川源蒼翠，煙浮草木，遠望氤氲，此金氣所生，燥之化也。夜起白朦，輕如微霧，遐邇一色，星月皎如，此萬物陰成，亦金氣所生，白露之氣也。太虚埃昏，氣郁黄黑，視不見遠，無風自行，從陰之陽，如雲如霧，此殺氣也。亦金氣所生，霜之氣也。山谷川澤，濁昏如霧，氣郁蓬勃，慘然慼然，咫尺不分，此殺氣將用，亦金氣所生，運之氣也。天雨大霖，和氣西起，雲卷陽曜，太虚廓清，燥生西方，義可徵也。若西風大起，木偃雲騰，是爲燥與濕爭，氣不勝也，故當復雨。然西風雨晴，天之常氣，假有東風雨止，必有西風復雨，因雨而廼自晴，觀是之爲，則氣有往復，動有燥濕，變化之象，不同其用矣。由此則天地之氣，以和爲勝，暴發奔驟，氣所不勝，則多爲復也。氣勁風切，金鳴聲遠，燥生之信，視聽可知，此則燥化，能令萬物堅定也。燥之施化，於物如是，其爲變極，則天地淒慘，肅殺氣行，人悉畏之，草木凋落。運乘乙丑、乙卯、乙巳、乙未、乙酉、乙亥之歲，則燥化不足，乘庚子、庚寅、庚辰、庚午、庚申、庚戌之歲，則燥化有餘，歲氣不同，生化異也。凡物之辛味者，皆始自金化之所成。辛物入胃，先入於肺，故諸乙歲則辛少化，諸庚歲則辛多化。辛味入肺，自肺藏布化，生養皮毛也。辛氣自入皮毛，廼流化生氣，入腎藏也。在天爲燥，言神化也。霧露清勁，燥之化也。肅殺凋零，燥之用也。歲屬陽明在上，則燥化於天，陽明在下，則燥行於地也。從革堅剛，金之體也。鋒釖銛刺，金之用也。柔韌包裹，皮毛之體也。滲泄津液，皮毛之用也。物乘金化則堅成。肺之形似人肩，二布葉，數小葉，中有二千四空，行列以分佈諸藏清濁之氣，主藏魄也。爲相傅之官，治節出焉。乘乙歲，則肺與經絡受邪而爲病。大腸府亦然。涼，清也，肺之性也。金以清涼爲德化。《氣交變大論》云："其德清涼。"固者，堅定也。白者，物乘金化，則表彰縞素之色。今西方之野，草木之上，色皆兼白，乘乙歲，則白色之物，兼赤及蒼也。斂，收也。金化流行，則物體堅斂。《氣交變大論》云："其化緊斂。"金之化爲斂，而木不及之氣亦斂者，蓋木不及而金勝之，故爲斂也。介，甲也。外披介甲，金堅之象也。勁者，前鋭也。《氣交變大論》云："其政勁切。"霧露者，涼氣化生也。其變肅殺者，天地慘悽，人所不喜，則其氣也，其眚蒼落，則青乾而彫落。夫物之化之變而有辛味者，皆金氣之所離合也。今西方之野，草木多辛，則爲辛可見。憂，慮也。《靈樞經》曰："愁憂則閉塞而不行。"又云："愁憂而不解，則傷意。"若是，則憂者愁也。愁憂則氣閉塞而不行，肺藏氣，故憂傷肺。神悅則喜，故喜勝憂。火有二別，故此再舉熱傷之形證也。火氣薄爍則物焦乾，故熱氣盛則皮毛傷。以陰消陽，故寒勝熱，《太素》作"燥傷皮毛，熱勝燥"。辛傷皮毛，亦過節也，辛熱又甚焉。苦，火味，故勝金之辛。

北方生寒，寒生水，水生鹹，鹹生腎，腎生骨髓，髓生肝。其在天爲寒，在地爲水，在體爲骨，在氣爲堅，在藏爲腎。其性爲凜，其德爲寒，其用爲（藏），其色爲黑，其化爲肅，其蟲鱗，其政爲靜，其令（霰雪），其變凝冽，其眚冰雹，其味爲鹹，其志爲恐。恐傷腎，思勝恐；寒傷血，燥勝寒；鹹傷血，甘勝鹹。（《素問・五運行大論第六十七》）

陽氣伏，陰氣昇，政布而大行，故寒生也。太虛澄淨，黑氣浮空，天色黯然，高空之寒氣也。若氣似散麻，本末皆黑，微見川澤之寒氣也。太虛清白，空猶雪映，遐邇一色，山谷之寒氣也。太虛白昏，火明不翳，如霧夜落，遐邇肅然，北望色玄，凝霧夜落，此水氣所生，寒之化也。太虛凝陰，白埃昏翳，天地一色，遠視不分，此寒濕凝結，雪之將至也。地裂水冰，河渠乾涸，枯澤浮鹹，水斂土堅，是土勝水。水不得自清，水所生，寒之用也。寒資陰化，水所由生，此寒氣之生化爾。寒氣施化，則水冰雪雹，其爲變極，則水涸冰堅。運乘丙寅、丙子、丙戌、丙申、丙午、丙辰之歲，則寒化大行；乘辛未、辛巳、辛卯、辛丑、辛亥、辛酉之歲，則寒化少。物之鹹味者，皆始水化之所成結也。水澤枯涸，鹵鹹迺蕃，滄海味鹹，鹽從水化，則鹹因水產，其事炳然，煎水味鹹，近而可見。鹹物入胃，先歸於腎，故諸丙歲鹹物多化，諸辛歲鹹物少化也。鹹味入腎，自腎藏布化，生養骨髓也。鹹氣自生骨髓，迺流化生氣，入肝藏也。在天爲寒，神化也。凝慘冰雪，寒之化也。凜冽霜雹，寒之用也。歲屬太陽在上，則寒化於天，太陽在下，則寒行於地。在地爲水者，陰氣布化，流於地中，則爲水泉。澄澈流衍，水之體也。漂蕩沒溺，水之用也。在體爲骨者，強幹堅勁，骨之體也。包裹髓腦，骨之用也。在氣爲堅者，柔耎之物，遇寒則堅，寒之化也。腎藏有二，形如紅豆相並，而曲附於膂筋，外有脂裹，裹白表黑，主藏精也，爲作強之官，伎巧出焉。乘辛歲，則腎藏及經絡受邪而爲病也。膀胱府同。凜，寒也。腎之性也。水以寒爲德化也。《氣交變大論》云：“其德淒滄。”其用爲藏，“藏”，本闕。物稟水成，則表被玄黑之色，今北方之野，草木之上，色皆兼黑。乘辛歲，則黑色之物，兼黃及赤也。肅，靜也。《氣交變大論》云：“其化清謐。”詳水之化爲肅，而金之政太過者爲肅，平金之政勁肅，金之變肅殺者何也？蓋水之化爲肅者，肅靜也。金之政肅者，肅殺也，文雖同而事異者也。鱗，謂魚蛇之族類。其政爲靜者，以水性澄澈而清靜也。《氣交變大論》云：“其政凝肅。”詳水之政爲靜，而平土之政安靜。土太過之政爲靜，土不及之政亦爲靜定。水土異而靜同者，非同也。水之靜，清淨也。土之靜，安靜也。其令霰雪，“霰雪”本闕。其變凝冽，寒甚故致是。《氣交變大論》云：“其變凜冽。”其眚冰雹者，非時而有及暴過也。《氣交變大論》云：“其災冰雪霜雹。”夫物之化之變，而有鹹味者，皆水化之所凝散也。今北方川澤，地多鹹鹵。其志爲恐，恐爲遠禍。恐甚動中則傷腎，《靈樞經》曰：“恐懼而不解則傷精。”腎藏精，故精傷而傷及於腎也。思傷恐者，思見禍機，故無憂恐。寒傷血者，明勝心也。寒甚血凝，故傷血也。燥勝寒者，寒化則水積，燥用則物堅，燥與寒兼，故相勝也。天地之化，物理之常也。鹹傷血者，味過於鹹，則咽乾引飲，傷血之義，斷可知矣。渴飲甘泉，咽乾自已。甘爲土味，故勝水鹹。

◎時化之常之應見

黃帝問曰：五運六氣之應見，六化之正，六變之紀，何如？岐伯對曰：夫六氣正紀，有化有變，有勝有復，有用有病，不同其候，帝欲何乎？帝曰：願盡聞之。岐伯曰：請遂言之。夫氣之所至也，厥陰所至，爲和平；少陰所至，爲暄；太陰所至，爲埃溽；少陽所至，爲炎暑；陽明所至，爲清勁；太陽所至，爲寒雰。時化之常也。（《素問・六元正紀大論第七十一》）

此詳論五運六氣應見之候也。六氣之正者，常氣也。六變之紀者，變氣也。正紀者，凡六氣應化之紀，皆曰正紀。有化有變，有勝有復，有用有病之六候者，其化之一候，六化之正應見也。變勝復用病五候，六變之紀應見也。遂，盡也。和平，初之應，木之化也。暄，二之氣，君火也。炎暑，三之氣，相火也。埃溽，四之氣，土之化也。清勁，五之氣，金之化。寒雰，終之氣，水之化。此四時氣正化之常候也。

◎六氣司化之應見

厥陰所至，爲風府，爲璺啟；少陰所至，爲火府，爲舒榮；太陰所至，爲雨府，爲員盈；少陽所至，爲熱府，爲行出；陽明所至，爲司殺府，爲庚蒼；太陽所至，爲寒府，爲歸藏。司化之常也。《素問・六元正紀大論第七十一》）

府者，言氣化之所司也。厥陰所至，爲風府，爲璺啟，微裂未破曰璺，開拆曰啟，皆風化所致。少陰爲君，故曰大火府。物得陽氣，故舒展榮美。太陰化濕，故爲雨府。物得土氣而後充實，故爲圓盈。圓，周也。少陽爲相，故曰熱府，相火用事，其熱尤甚。陽氣盛極，盡達於外，物得之而形全，故曰行出。陽明，金氣用事，故爲司殺府。庚，更也。蒼，木化也。物得發生之化者，遇金氣而更易也。太陽，寒水用事，物得其氣而歸藏也。司，主也。六氣各有所主，迺正化之常也。

◎六氣氣化之常所應見

厥陰所至，爲生，爲風搖；少陰所至，爲榮，爲形見；太陰所至，爲化，爲雲雨；少陽所至，爲長，爲蕃鮮；陽明所至，爲收，爲霧露；太陽所至，爲藏，爲周密。氣化之常也。（《素問·六元正紀大論第七十一》）

厥陰所至，木氣昇，故主昇。風性動，故爲搖。少陰所至，陽氣方盛，故物榮而形顯。太陰所至，土能化生萬物，雲雨其氣也。少陽所至，陽氣大盛，故物長而蕃鮮。陽明所至爲收，爲霧露，金之化也。太陽所至爲藏，爲周密，水之化也。六氣各有所化，亦正化之常也。以上二化，皆兼植物爲言。

◎德化之常所應見（一）

厥陰所至，爲風生，終爲肅；少陰所至，爲熱生，中爲寒；太陰所至，爲濕生，終爲注雨；少陽所至，爲火生，終爲蒸溽；陽明所至，爲燥生，終爲涼；太陽所至，爲寒生，中爲溫。德化之常也。（《素問·六元正紀大論第七十一》）

厥陰風化以生，則風生也。肅，靜也。《六微旨大論》云："風位之下，金氣承之。"故厥陰風生，而終爲整肅也。少陰熱化以生，則熱生也。陰精承上，故中爲寒也。《六微旨大論》云："少陰之上，熱氣治之，中見太陽。"故爲熱生，中爲寒也。又云："君火之下，陰精承之。"亦爲寒之義也。太陰濕化以生，則濕生也。太陰在上，故終爲注雨。《六微旨大論》云："土位之下，風氣承之。"夫疾風之後，雨迺零，濕爲風吹，化而爲雨，故太陰爲濕生，而終爲注雨也矣。少陽火化以生，則火生也。陽在上，故終蒸溽。《六微旨大論》云："相火之下，水氣承之。"故少陽爲火生，而終爲蒸溽也矣。陽明燥化以生，則燥生也。陰在上，故終爲涼。詳六氣俱先言本化，次言所反之氣，而獨陽明之化，言燥生，終爲涼，未見所反之氣。再尋上下文義，當云陽明所至爲涼生，終爲燥，方與諸氣之義同貫。蓋以金位之下，火氣承之。故陽明爲清生，而終爲燥也。太陽寒化以生，則寒生也。陽在內，故中爲溫。《五運行大論》云："太陽之上，寒氣治之，中見少陰。"故寒生而中爲溫。德化之常者，謂風生毛形，熱生翮形，濕生倮形，火生羽形，燥生介形，寒生鱗形。六化皆爲主歲及間氣所在，而各化生常無替也。非德化，則無能化生也。

◎德化之常所應見（二）

厥陰所至，爲毛化；少陰所至，爲羽化；太陰所至，爲倮化；少陽所至，爲羽化；陽明所至，爲介化；太陽所至，爲鱗化。德化之常也。（《素問・六元正紀大論第七十一》）

德化之常者，德生動物之常化也。厥陰毛化，謂形之有毛者。少陰羽化，謂有羽翼飛行之類也。太陰倮化，謂無毛羽鱗甲之類也。少陽羽化，謂薄明羽翼，蜂蟬之類，非翎羽之羽也。陽明介化，謂有甲之類也。太陽鱗化，謂身有鱗也。

◎司天其化所應見

帝曰：願聞其道也。岐伯曰：厥陰司天，其化以風；少陰司天，其化以熱；太陰司天，其化以濕；少陽司天，其化以火；陽明司天，以化其燥；太陽司天，其化以寒。（《素問・至眞要大論第七十四》）

此明司天、在泉、間氣之化，隨六氣所在而移之也。五行主歲，歲有少多，故曰盈虛更作也。《天元紀大論》曰："其始也，有餘而往，不足隨之；不足而往，有餘從之。"則其義也。天分六氣，散生大虛，三之氣司天，終之氣監地，天地生化，是爲大紀。故言司天地者，餘四間氣可知矣。天地變化，人神運爲，中外雖殊，然其通應則一也。工之所疑者，謂不知其要，流散無窮也。其化以風者，謂飛揚鼓坼，和氣發生，萬物榮枯，皆因而化變成敗也。其化以熱，謂炎蒸鬱燠，故庶類蕃茂也。其化以濕者，謂雲雨潤澤，津液生成也。其化以火者，謂炎熾赫烈，以爍寒災也。其化以燥者，謂乾化以行，物無濕敗也。其化以寒者，對陽之化也。肝木位東方，心火位南方，脾土位西南及四維方，肺金位西方，腎水位北方，是五藏定位。然六氣所禦，五運所至，氣不相得則病，相得則和，故先以六氣所臨，後言五藏之病也。司天同候，間氣皆然者，謂六氣之本，自有常性，故雖位易，而化治皆同。六氣分化，常以二氣司天地，爲上下吉凶、勝復客主之事，歲中悔吝從而明之，餘四氣散居左右也。故《陰陽應象大論》曰："天地者，萬物之上下；左右者，陰陽之道路。"此之謂也。歲，三百六十五日四分日之一。步，六十日餘八十七刻半也。積步之日而成歲也。

十八、榮衛應見

◎五十榮應見

黄帝曰：余願聞五十榮奈何？岐伯答曰：天周二十八宿，宿三十六分。人氣行一周，千八分，日行二十八宿。人經脈上下左右前後二十八脈，周身十六丈二尺，以應二十八宿，漏水下百刻，以分晝夜。故人一呼，脈再動，

氣行三寸；一吸，脈亦再動，氣行三寸；呼吸定息，氣行六寸。十息，氣行六尺，日行二分。二百七十息，氣行十六丈二尺，氣行交通於中，一周於身。水下二刻，日行二十五分。五百四十息，氣行再周於身。水下四刻，日行四十分。二千七百息，氣行十周於身。水下二十刻，日行五宿二十分。一萬三千五百息，氣行五十榮於身。水下百刻，日行二十八宿。漏水皆盡，脈終矣。所謂交通者，竝行一數也，故五十榮備，得盡天地之壽矣。凡行八百一十丈也。（《靈樞・五十榮第十五》）

此宗氣榮氣循行於脈中，循脈度之十六丈二尺，應呼吸漏下，而爲五十榮也。周天二十八宿，而一面七星，子午爲經，卯酉爲緯；房畢爲緯，虛張爲經；房至畢爲陽，昴至心爲陰。陽主晝，陰主夜，每宿約二十六分，共乘一千零八分。人氣晝夜五十榮，行二十八宿之一周，計一千八分，日麗天而遶地一周，亦行二十八宿之度分。人之經脈上下左右前後，共計二十八脈。蓋手之三陰三陽，足之三陰三陽，上下左右共計二十四脈，並左右之兩蹺脈，前之任脈，後之督脈，通共二十八脈。周身十六丈二尺，爲五十榮，以應二十八宿，以終漏下百刻，以分晝夜。故人一呼脈再動，氣行三寸，一吸脈亦再動，氣行三寸，呼吸定息，氣行六寸，十息則氣行六尺矣。二百七十息，氣行十六丈二尺，交通於二十八脈之中，爲一周於身，廼水下二刻，而日行二十分有奇矣。五百四十息，氣行再周於身，廼水下四刻，日行四十分有奇矣。二千七百息，氣行十周於身，廼水下二十刻，而日行五宿二十分，計二百分有奇矣。一萬三千五百息，氣行五十榮於身，廼水下百刻，而日行二十八宿，計一千零八分也，漏水皆盡，而脈終於五十榮矣。《邪客篇》曰："宗氣積於胸中，出於喉嚨，以貫心脈而行呼吸焉。榮氣者，泌其津液，注之於脈，化而爲血，以榮四末，內注五藏六府，以應刻數焉。"此宗氣上貫於心主之脈，偕榮氣榮行於脈中，以應呼吸漏下者也。《五味篇》曰："穀始入於胃，其精微者，出於胃之兩焦，以溉五藏，別出兩行榮衛之道，其大氣之摶而不行者，積於胸中，命曰氣海，出於肺，循喉嚨，故呼則出，吸則入。"夫肺主氣而主皮毛，人一呼則八萬四千毛竅皆闔，一吸則八萬四千毛竅皆開。此宗氣之散於脈外之皮毛，而行呼吸者也。故所謂交通者，謂皮膚經脈之宗氣，外內交通，而並行一百刻之數也。夫天主氣，地主血脈，故五十榮而外內之氣行周備，斯得盡天地之壽矣。凡經脈外內之宗榮，皆行八百一十丈也。

◎榮衛運行之應見

黃帝問於岐伯曰：人焉受氣？陰陽焉會？何氣爲榮？何氣爲衛？榮安從生？衛於焉會？老壯不同氣，陰陽異位，願聞其會！岐伯答曰：人受氣於穀，穀入於胃，以傳於肺，五藏六府，皆以受氣，其清者爲榮，濁者爲衛，榮在脈中，衛在脈外，榮周不休，五十而復大會，陰陽相貫，如環無端。衛氣行於陰二十五度，行於陽二十五度，分爲晝夜，故氣至陽而起，至陰而止。故

曰：日中而陽隴，爲重陽；夜半而陰隴，爲重陰。故太陰主内，太陽主外，各行二十五度，分爲晝夜。夜半爲陰隴，夜半後而爲陰衰，平旦陰盡而陽受氣矣。日中而陽隴，日西而陽衰，日入陽盡而陰受氣矣。夜半而大會，萬民皆臥，命曰合陰。平旦陰盡而陽受氣，如是無已，與天地同紀。（《靈樞·榮衛生會第十八》）

焉，何也。會，合也。五十以上爲老。二十以上爲壯。此帝問人身之氣，受必有由，會必有處，陰陽何所分，榮衛何所辨，而欲得其詳也。人之生由乎氣，氣者所受於天，與穀氣並而充身者也。故穀食入胃，化而爲氣，是爲穀氣，亦曰胃氣。此氣出自中焦，傳化於脾，上歸於肺，積於胸中氣海之間，廼爲宗氣。宗氣之行，以息往來，通達三焦，而五藏六府皆以受氣。是以胃爲水穀血氣之海，而人所受氣者，亦惟穀而已。故穀不入，半日則氣衰，一日則氣少矣。穀氣出於胃而氣有清濁之分，清者水穀之精氣也，濁者水穀之悍氣也。清者屬陰，其性精專，故化生血脈而周行於經隧之中，是爲榮氣。濁者屬陽，其性慓疾滑利，故不循經絡而直達肌表，充實於皮毛分肉之閒，是爲衛氣。然榮氣衛氣，無非資借於宗氣，故宗氣盛則榮衛和，宗氣衰則榮衛弱矣。榮，運行於中也。衛，護衛於外也。脈者非氣非血，其猶氣血之橐籥也。榮屬陰而主裹，衛屬陽而主表，故榮在脈中，衛在脈外。經云其浮氣之不循經者爲衛氣，其精氣之行於經者爲榮氣。榮氣之行，周流不休，凡一晝一夜五十周於身而復爲大會。其十二經脈之次，則一陰一陽，一表一裹，迭行相貫，終而復始，故曰如環無端也。衛氣之行，夜則行陰分二十五度，晝則行陽分二十五度，凡一晝一夜亦五十周於身。氣至陽而起，至陰而止，謂晝與夜息。日中而陽隴爲重陽，夜半而陰隴爲重陰者，此分晝夜之陰陽，以明榮衛之行也。隴，盛也。晝爲陽，日中爲陽中之陽，故曰重陽。夜爲陰，夜半爲陰中之陰，故曰重陰。太陰，手太陰也。太陽，足太陽也。内言榮氣，外言衛氣。榮氣始於手太陰，而復會於太陰，故太陰主内。衛氣始於足太陽，而復會於太陽，故太陽主外。榮氣周流十二經，晝夜各二十五度。衛氣晝則行陽，夜則行陰，亦各二十五度。榮衛各爲五十度以分晝夜也。夜半後爲陰衰，陽生於子也。日西而陽衰，陰生於午也。夫平旦至日中，天之陽，陽中之陽也；日中至黄昏，天之陽，陽中之陰也；合夜至雞鳴，天之陰，陰中之陰也；雞鳴至平旦，天之陰，陰中之陽也，故人亦應之。大會，言榮衛陰陽之會也。榮衛之行，表裹異度，故嘗不相值；惟於夜半子時，陰氣已極，陽氣將生，榮氣在陰，衛氣亦在陰，故萬民皆瞑而臥，命曰合陰。合陰者，榮衛皆歸於藏，而會於天乙之中也。平旦陰盡而陽受氣，故民皆張目而起。此陰陽消息之道，常如是無已而與天地同其紀。所謂天地之紀者，如天地日月各有所會之紀也。天以二十八舍爲紀，地以十二辰次爲紀，日月以行之遲速爲紀。故天與地一歲一會，如玄枵加於子宮是也。天與日亦一歲一會，如冬至日纏星紀是也。日與月則一月一會，如晦朔之同宮是也。人之榮衛，以晝夜爲紀，故一日凡行五十周而復爲大會焉。

◎衛氣運行之應見

黄帝問於岐伯曰：願聞衛氣之行，出入之合，何如？伯高曰：歲有十二月，日有十二辰，子午爲經，卯酉爲緯。天周二十八宿，而一面七星，四七二十八星，房昴爲緯，虚張爲經。是故房至畢爲陽，昴至心爲陰。陽主晝，陰主夜。故衛氣之行，一日一夜五十周於身，晝日行於陽二十五周，夜行於陰二十五周，周於五藏。

十二辰，即十二支也，在月爲建，在日爲時。天象定者爲經，動者爲緯。子午當南北二極，居其所而不移，故爲經。卯酉常東昇西降，列宿周旋無已，故爲緯。天分四面，曰東西南北，一面七星。如角亢氐房心尾箕，東方七宿也；斗牛女虚危室壁，北方七宿也；奎婁胃昴畢觜參，西方七宿也；井鬼柳星張翼軫，南方七宿也，是爲四七二十八星。房在卯中，昴在酉中，故爲緯；虚在子中，張在午中，故爲經。自房至畢，其位在卯辰巳午未申，故屬陽而主晝；自昴至尾，其位在酉戌亥子丑寅，故屬陰而主夜。衛氣之行於身者，一日一夜凡五十周於身。天之陽主晝，陰主夜；人之陽主府，陰主藏。故衛氣晝則行於陽分二十五周，夜則行於陰分二十五周。陽分者言表言府，陰分者言裏言藏也，故夜則周於五藏。

是故平旦陰盡，陽氣出於目，目張則氣上行於頭，循項下足太陽，循背下至小指之端。其散者，别於目鋭眥，下手太陽，下至手小指之間外側。其散者，别於目鋭眥，下足少陽，注小指次指之間。以上循手少陽之分側，下至小指之間；别者，以上至耳前，合於頷脈，注足陽明，以下行至跗上，入五指之間；其散者，從耳下，下手陽明，入大指之間，入掌中；其至於足也，入足心，出内踝，下行陰分，復合於目，故爲一周。（《靈樞·衛氣行第七十六》）

此下言衛氣晝行陽分，始於足太陽經以週六府而及於腎經，是爲一周。太陽始於睛明，故出於目。然目者宗脈之所聚，凡五藏六府之精陽氣皆上走於目而爲睛，故平旦陰盡則陽氣至目而目張。目張則衛氣由睛明穴上頭，循項下足太陽經之分，循背下行以至足小趾端之至陰穴也。散者，散行者也。衛氣之行，不循經相傳，故始自目内眥而下於足太陽，其散者自目鋭眥而行於手太陽也。下至手小指之間外側，少澤穴也。自太陽行於足手少陽也。目鋭眥，足少陽瞳子髎也。足小趾次趾之間，竅陰穴也。分側當作外側，小指下當有次指二字，謂手少陽關衝穴也。自少陽而行於手足陽明也。合於頷脈，謂由承泣頰車之分，下注足陽明經。五趾當作中趾，謂厲兑穴也。手陽明之别者入耳，故從耳下行本經。大指下當有次指二字，謂商陽穴也。自陽明入足心出内踝者，由足少陰腎經以下行陰分也。少陰之别爲蹻脈，蹻脈屬於目内，故復合於目，交於足太陽之睛明穴。此衛氣晝行之序，自足手六陽而終於足少陰經，迺爲一周之數也。

◎榮氣運行之應見

黄帝曰：榮氣之道，内穀爲寶。穀入於胃，廼傳之肺，流溢於中，佈散於外，精專者行於經隧，常榮無已，終而復始，是謂天地之紀。故氣從太陰出，注手陽明，上行，注足陽明；下行至跗上，注大指間，與太陰合；上行抵髀，從髀注心中，循手少陰，出腋下臂，注小指，合手太陽；上行乘腋，出䪼内，注目内眥，上巔下項，合足太陽；循脊下尻，下行，注小指之端，循足心，注足少陰，上行注腎，從腎注心，外散於胷中，循心主脈，出腋下臂，出兩筋之間，入掌中，出中指之端，還注小指次指之端，合手少陽；上行注膻中，散於三焦，從三焦注膽，出脅，注足少陽；下行至跗上，復從跗注大指間，合足厥陰；上行至肝，從肝上注肺，上循喉嚨，入頏顙之竅，究於畜門。其支別者，上額循巔下項中，循脊入骶，是督脈也。絡陰器，上過毛中，入臍中，上循腹裏，入缺盆，下注肺中，復出太陰。此榮氣之所行也，逆順之常也。（《靈樞・榮氣第十六》）

榮氣之行，由於穀氣之化，穀不入則榮氣衰，故云内穀爲寶。穀入於胃，以傳於肺，清者爲榮，榮行脈中，故其精專者行於經隧，常榮無已，終而復始，以周流於十二經也。是謂天地之紀。内，納同。榮氣運行之次，即前十二經脈之序也。榮氣出於中焦，上行於肺，故於寅時始於手太陰肺經，出注中府、雲門，下少商以交於手陽明商陽也。手陽明大腸經，循臂上行至鼻傍迎香穴，交於目下承泣穴，注足陽明胃經。下行至足跗，出次趾之厲兑。其支者，別跗上，入大趾出其端，以交於足太陰隱白也。足太陰脾經自足上行抵髀，入腹屬脾，上膈注於心中，以交於手少陰經也。心脈發自心中，循手少陰經出腋下極泉穴，下臂注小指内側少衝穴，出外側以交於手太陽少澤也。手太陽小腸經，自小指上行，乘腋外，上出於䪼内顴髎之次注目内眥，以交於足太陽睛明穴。足太陽膀胱經，過巔下項，循脊下尻，注小指端之至陰，循小趾入足心，以交於足少陰之湧泉，而上行注腎也。足少陰腎經，從足心上行入腎，注於心，外散於胷中，以交於手心主。其脈出腋下之天池下臂，出兩筋之間，入掌中，出中指端之中衝也。手厥陰心主之支者，別掌中，還注無名指端，以交於手少陽之關衝，循臂上行注膻中，下膈散於三焦也。手少陽經自三焦注於膽，出脅肋間以交於足少陽經，上者行於頭，起於目鋭眥瞳子髎穴，下者至足跗，出小趾次趾端之竅陰穴也。足少陽膽經，支者別跗上，注大趾間，以交於足厥陰之大敦穴，廼上行至肝上肺，上循喉嚨之上，入頏顙之竅。究，深也。蓄門，即喉屋上通鼻之竅門也。其支別者，自頏顙上出額，循巔以交於督脈，循脊下行入尾骶也。畜，臭同。督脈自尾骶前絡陰器，即名任脈，上過陰毛中，入臍上腹，入缺盆，下肺中，復出於手太陰經。前經脈篇未及任督，而此始全備，是十四經榮氣之序。

十九、胎孕應見

◎歲有胎孕不育之應見

帝曰：歲有胎孕不育，治之不全，何氣使然？岐伯曰：六氣五類，有相勝制也。同者盛之，異者衰之，此天地之道，生化之常也。

治，謂治歲之氣。五類者，五行所化，各有其類。如毛蟲三百六十，麟爲之長；羽蟲三百六十，鳳爲之長；倮蟲三百六十，人爲之長；介蟲三百六十，龜爲之長；鱗蟲三百六十，龍爲之長。凡諸有形動物，其大小高下五色之異，各有其類，通謂之蟲也。然毛蟲屬木，羽蟲屬火，倮蟲屬土，介蟲屬金，鱗蟲屬水。夫一歲之內，凡胎孕有不育者，而歲氣之同有不能全也。蓋六氣五類，有相勝相制，氣之同者，則其胎孕盛；氣之異者，則其胎孕衰，此廼天地之道，生化之常耳。

故厥陰司天，毛蟲靜，羽蟲育，介蟲不成；在泉，毛蟲育，倮蟲耗，羽蟲不育。

厥陰司天，巳亥年也，厥陰風木司天，則少陽相火在泉。毛蟲同天之氣，故安靜無損。羽蟲同地之氣，故多育。火制金之化，故介蟲不成。在泉，寅申歲也，厥陰風木在泉，毛蟲同其氣，故育。木剋土，故倮蟲耗。木鬱於下，火失其生，故羽蟲雖生而不育。夫此六氣五類，勝制不育，歲有司天在泉之分，故其氣應各有時，而五類之生育亦各有時，以生育之期，而合氣應之候，再以五色五性參其盛衰，無不應者。觀《六元正紀大論》曰："歲半之前，天氣主之；歲半之後，地氣主之；上下交互，氣交主之。則司天之氣，當自大寒節爲始，以主上半年。在泉之氣，當自大暑節爲始，以主下半年。上下交互之氣，則閒於二者之閒，而主乎中也。"

少陰司天，羽蟲靜，介蟲育，毛蟲不成；在泉，羽蟲育，介蟲耗不育。

少陰司天，子午歲也。少陰君火司天，則陽明燥金在泉，故主羽蟲靜，而介蟲育。毛蟲不成，謂庚子、庚午歲，受金運之勝制，是以木類之蟲不成。少陰在泉，故主羽蟲育。地氣制己勝，故主介蟲耗。少陰在泉，廼陽明司天之歲，如癸卯、癸酉歲，受火運之勝制，當至介蟲不育，故曰介蟲耗不育。蓋謂耗則所勝微，不育則勝制甚，故下文曰："諸乘所不成之運則甚。"謂受五運之所乘制，以致不育不成，廼勝制之甚者也。

太陰司天，倮蟲靜，鱗蟲育，羽蟲不成；在泉，倮蟲育，鱗蟲不成。

太陰司天，丑未歲也。太陰濕土司天，則太陽寒水在泉，故主倮蟲靜而鱗蟲育，如辛丑、辛未歲，受水運之勝制，則火類之蟲不成。太陰在泉，故主倮蟲育。制己所勝，當主鱗蟲耗。如甲辰、甲戌歲，受土運之勝制，當主鱗蟲不成。按太陰濕土司天，太陽寒水在泉，寒濕相合，而無生長之氣，故不曰耗而曰不成。是以鱗蟲生育於歲半以前，不能長成於歲半以後。

少陽司天，羽蟲靜，毛蟲育，倮蟲不成；在泉，羽蟲育，介蟲耗，毛蟲

不育。

少陽司天，寅申歲也。少陽相火司天，則厥陰風木在泉，故主羽蟲靜，而毛蟲育。倮蟲不成者，謂壬寅、壬申歲，受木運之勝制，而土類之蟲不成。少陽在泉，故主羽蟲育，制己所勝，故主介蟲耗。如乙巳、乙亥歲，受金運之勝制，則木類之蟲不育。

陽明司天，介蟲靜，羽蟲育，介蟲不成；在泉，介蟲育，毛蟲耗，羽蟲不成。

陽明司天，卯酉歲也。陽明燥金司天，則少陰君火在泉，故主介蟲靜而羽蟲育。如癸卯、癸酉歲，受火運之勝制，則金類之蟲不成。陽明在泉，故主介蟲育，制己所勝，故主毛蟲耗。如逢丙子、丙午歲，受水運之勝制，則火類之蟲不成。

太陽司天，鱗蟲靜，倮蟲育；在泉，鱗蟲耗，倮蟲不育。（《素問·五常政大論第七十》）

太陽司天，辰戌歲也。太陽寒水司天，則太陰濕土在泉，故主鱗蟲靜，而倮蟲育。太陽寒水在泉，迺太陰濕土司天，水濕合化，則土不能制水矣。耗，散也。鱗蟲耗者，土崩潰而鱗見於陸也。如丁丑、丁未歲受木運之勝制，則土類之蟲不成。

二十、災變應見

◎德化政令災變之應見

帝曰：夫子之言五氣之變，四時之應，可謂悉矣。夫氣之動亂，觸遇而作，發無常會，卒然災合，何以期之？岐伯曰：夫氣之動變，固不常在，而德化政令災變，不同其候也。帝曰：何謂也？

岐伯曰：東方生風，風生木，其德敷和，其化生榮，其政舒啟，其令風，其變振發，其災散落。

五運太過不及之氣，發作無常，以四時之德化政令變災，各有所屬，物必由之，人必應之，觀其所動屬於何時，則可以期之矣。敷，布也。和，和氣也。榮，滋榮也。舒，展也。啟，開也。振，怒也，發，出也。散落，謂物飄零而散落也。《五運行大論》云："其德爲和，其化爲榮，其政爲散，其令宣發，其變摧拉，共眚爲隕。"

南方生熱，熱生火，其德彰顯，其化蕃茂，其政明曜，其令熱，其變銷爍，其災燔焫。

彰，昭著也。蕃，盛也。燔焫，焚灼也，銷爍緩而燔甚也。《五運行大論》曰："其德爲顯，其化爲茂，其政爲明，其令鬱蒸，其變炎爍，其眚燔焫。"

中央生濕，濕生土，其德溽蒸，其化豐備，其政安靜，其令濕，其變驟注，其災霖潰。

溽蒸，濕熱也。豐備，充盈也。驟注，急雨也。霖，久雨也。潰，崩決也。《五運行大論》曰:“其德爲濡,其化爲盈,其政爲謐,其令雲雨,其變動注,其眚淫潰。”

西方生燥,燥生金,其德清潔,其化緊斂,其政勁切,其令燥,其變肅殺,其災蒼隕。

緊斂,收縮也。勁切,銳急也。肅殺,氣寒肅而殺令行也。蒼隕,草木蒼枯而彫落也。《五運行大論》曰:“其德爲清,其化爲斂,其政爲勁,其令霧露,其變肅殺,其眚蒼落。”

北方生寒,寒生水,其德淒滄,其化清謐,其政凝肅,其令寒,其變溧冽,其災冰雪霜雹。

淒滄,寒氣也。謐,靜也。凝肅,堅斂也。溧冽,寒甚也。冰霜雪雹,陰氣所凝,或太陽用事,或以水復火,則非時而見。《五運行大論》曰:“其德爲寒,其化爲肅,其政爲靜,其變凝冽,其眚冰雹。”

是以察其動也,有德有化,有政有令,有變有災,而物由之,而人應之也。(《素問·氣交變大論第六十九》)

此節復論五運四時之氣,有德化之常,有災眚之變,必察其動而後知之。蓋言太過之歲有淫勝,不及之歲有勝復,此歲運之常,可與之期者也。然五運之氣生於五方,五方之氣合於四時,在歲運雖有淫勝鬱復之變,在四時又有德化政令之和,與歲運不同其候也。故必察其氣之動也。是德是化,是政是令,是變是災,萬物由之,而或成或敗,人應之而或病或康,此氣運之有歲有時,有常有變,又不能於先期而必者也,故當隨四時而察之。

二十一、九鍼應見

◎鍼道之應見

黄帝問於岐伯曰:余聞鍼道於夫子,衆多畢悉矣。夫子之道,應若失,而據未有堅然者也,夫子之問學熟乎,將審察於物而心生之乎?

此論人之形體厚薄,血氣清濁,以應天地之道,逆順而行者也。夫子之道應若失者,謂道之幽遠難尋。堅,確也。察於物者,即物窮理。心生之者,豁然貫通也。蓋聖人之道,通乎天地,而合於事物之常,

岐伯曰:聖人之爲道者,上合於天,下合於地,中合於人事。必有明法,以起度數,法式檢押,廼後可傳焉。故匠人不能釋尺寸而意短長,廢繩墨而起平水也。工人不能置規而爲員,去矩而爲方。知用此者,固自然之物,易用之教,逆順之常也。

黄帝曰:願聞自然奈何?岐伯曰:臨深決水,不用功力,而水可竭也。循掘決衝,而經可通也。此言氣之滑濇,血之清濁,行之逆順也。(《靈樞·逆順

肥瘦第三十八》)

聖人之爲鍼道者，合於三才，必有明法以起度數，其法式檢押，迺可傳之後世也。譬之工匠，必用尺寸繩墨規矩，以爲長短平水方圓，此迺自然之道，其爲教易行，其行之逆順有常。能循其法，譬之臨深決水，循掘決衝，而水易竭，經可通也。蓋正以人之氣有滑濇，血有清濁，行有逆順，皆有自然之妙故耳。

◎九鍼之應見（一）

黄帝問曰：余聞《九鍼》於夫子，衆多博大，不可勝數。余願聞要道，以屬子孫，傳之後世，著之骨髓，藏之肝肺，歃血而受，不敢妄泄，令合天道，必有終始，上應天光，星辰歷紀，下副四時五行，貴賤更互，冬陰夏陽，以人應之奈何？願聞其方！岐伯對曰：妙乎哉問也！此天地之至數。(《素問·三部九候論第二十》)

《九鍼》之道，衆多博大，不可勝數。要道者，以神藏五，合形藏四，以應九候也。著之骨髓者，藏之深隧也。藏之肝肺者，知血氣之診也。歃血而受者，藏之於心也。不敢妄洩者，藏之於中，令合天道，必有終始，上應天光，星辰歷紀也。夫九鍼者，天地之大數也，始於一而終於九。故曰："一以法天，二以法地，三以法人，四以法時，五以法音，六以法律，七以法星，八以法風，九以法野。"夫聖人明天地之數，一而九之，故以立九野，九而九之，九九八十一，以起黄鐘數焉。以鍼應其數。一者，天也，天者，陽也。五藏之應天者肺，肺者，五藏六府之蓋也。皮者，肺之合也，人之陽也。二者，地也，人之所以應土者，肉也。三者，人也，人之所以生成者血脈也。四者，時也，時者四時八風之氣也。五者，音也，音者，冬夏之分，分於子午，陰與陽别，寒與熱爭，兩氣相搏也。六者，律也，律者，調陰陽四時，合於十二經脈也。七者，星也，星者，人之七竅也。八者，風也，風者，人之股肱八節八正之虛風，八風之邪，舍於骨節腠理之閒也。九者，野也，野者，人之節解，皮膚之閒也。此天地之至數，上應天光星辰歷紀，下副四時五行，中合人之九藏九竅三部九候也。貴賤更互者，四時五行之氣，以王爲貴，而相爲賤也。冬陰夏陽者，所謂"沈細懸絕爲陰，主冬，躁盛喘數爲陽，主夏。"是也。

◎九鍼之應見（二）

黄帝曰：余聞《九鍼》九篇，余親受其調，頗得其意。夫九鍼者，始於一而終於九，然未得其要道也。夫九鍼者，小之則無内，大之則無外，深不可爲下，高不可爲蓋，恍惚無窮，流溢無極，余知其合於天道人事四時之變也。然余願雜之毫毛，渾束爲一，可乎？岐伯曰：明乎哉問也！非獨鍼道焉，夫治國亦然。

黄帝曰：余願聞鍼道，非國事也。岐伯曰：夫治國者，夫惟道焉。非道，何可小大深淺雜合而爲一乎？（《靈樞・外揣第四十五》）

調，法度也，言頗得其詳也。此言九鍼之要，欲渾束爲一者，惟至明而已。夫九鍼者，其小無內，其大無外，其深不可以爲下，其高不可以爲蓋，恍恍惚惚，其妙無窮，泛溢漫散，其流無極，上合天道四時，中合人事，然而未得其要道，茲欲雜如毫毛之繁者，而渾束爲一。鍼道固然，治國亦然，皆有要道，務使小大深淺合之，而爲一焉可也。

◎九鍼之應見（三）

黄帝曰：夫子之言鍼甚駿，以配天地，上數天文，下度地紀，內別五藏，外次六府，經脈二十八會，盡有周紀。能殺生人，不能起死者，子能反之乎？岐伯曰：能殺生人，不能起死者也。黄帝曰：余聞之則爲不仁，然願聞其道，弗行於人。岐伯曰：是明道也，其必然也，其如刀劍之可以殺人，如飲酒使人醉也，雖勿診，猶可知矣。黄帝曰：願卒聞之。岐伯曰：人之所受氣者，穀也。穀之所注者，胃也。胃者，水穀氣血之海也。海之所行雲氣者，天下也。胃之所出氣血者，經隧也。經隧者，五藏六府之大絡也，迎而奪之而已矣。黄帝曰：上下有數乎？岐伯曰：迎之五里，中道而止，五至而已，五往而藏之氣盡矣，故五五二十五，而竭其俞矣。此所謂奪其天氣者也，非能絕其命，而傾其壽者也。黄帝曰：願卒聞之。岐伯曰：闚門而刺之者，死於家中；入門而刺之者，死於堂上。黄帝曰：善乎方！明哉道！請著之《玉版》，以爲重寶，傳之後世，以爲刺禁，令民勿敢犯也。（《靈樞・玉版第六十》）

駿，大也。二十八會者，手足十二經左右共二十四脈，加以任督兩蹻，共二十八也。此言鍼之能殺生人者，在於奪其五里，以竭經隧之氣，此其所以爲刺禁也。二十八會者，手足十二經，左右相同，共有二十四脈，加以兩蹻督任，共爲二十八會也。世有能於生人則殺之，死人則不能起之，此問之者，固爲不仁，而聞之而弗行，正所以明道也。故能殺生人之繆，眞如刀劍之殺人，如酒之醉人，雖勿診視之，而可以預知也。何也？試觀海之行雲氣者，本於地氣上爲雲，而後雲氣行於天之下也。胃之有氣血，本於穀氣所化，而後血氣行於十二經之隧也。是經隧者，誠五藏六府之大脈絡耳。迎其氣之來，而有以奪之，故能殺生人矣。究其上下各經之數，不必盡藏府之穴以刺之，止即五里穴以奪其氣，按五里系手陽明大腸經穴，肘上三寸，向裏大脈中央，前《本俞》云："尺動脈在五里，五俞之禁也。"《素問・氣穴論》云："大禁二十五，在天府下五寸。"約至中道而止鍼，候其氣之來者，五至而已，鍼凡五往以奪之，而此藏之氣盡矣。及奪至二十五次，而五藏俞穴之氣皆已竭矣。此廼奪其天氣，非由命之自絕，壽之自傾，實所以殺此生人也。又何也？吾窺門而見其刺，其人當死於家中，吾入門而見其刺，其人當死於堂上，死之最易又如是耶。

◎九鍼之應見（四）

帝曰：余聞九鍼，上應天地四時陰陽，願聞其方，令可傳於後世，以爲常也。岐伯曰：夫一天、二地、三人、四時、五音、六律、七星、八風、九野，身形亦應之。鍼各有所宜，故曰九鍼。（《素問·鍼解第五十四》）

此詳人與天地相參，無非因九鍼之義而擴推之也。夫天爲一，爲陽爲奇也。地爲二，爲陰爲偶也。人爲三，參天地而爲三也。時有四，音有五，律有六，星有七，風有八，野有九，故象之而有九鍼者此也。九鍼之法，各有所宜也。夫九鍼之應，已詳悉於《鍼經》，故帝曰："余聞九鍼，上應天地四時陰陽。"然應於人之身形，及用鍼之法，有未盡焉。故曰："願聞其方，令可傳於後世，以爲常也。"惜乎！今《鍼經》何在？有云即是某篇，非也，內容可能涉及，絕非即是也。

◎九鍼者天地之大數也

黃帝曰：余聞九鍼於夫子，眾多博大矣。余猶不能寤，敢問九鍼焉生？何因而有名？

岐伯曰：九鍼者，天地之大數也，始於一而終於九。

此言九鍼所以應天地之數，而詳其大小長短之法也。

故曰，一以法天，二以法地，三以法人，四以法時，五以法音，六以法律，七以法星，八以法風，九以法野。

黃帝曰：以鍼應九之數，奈何？岐伯曰：夫聖人之起天地之數也，一而九之，故以立九野，九而九之，九九八十一，以起黃鍾數焉，以鍼應數也。

夫九鍼者，應天地之大數，一以法天，二以法地，三以法人，四以法四時，五以法五音，六以法六律，七以法七星，八以法八風，九以法九野，正以聖人起天地之數，一以至九，故分天下爲九野，若九而九之，則爲八十一，廼黃鍾之數亦然也。以鍼應數，故制之爲九鍼耳。

一者，天也。天者，陽也。五藏之應天者肺，肺者，五藏六府之蓋也。皮者，肺之合也，人之陽也。故爲之治鍼，必以大其頭而銳其末，令無得深入而陽氣出。

其鍼之曰第一者，所以應天也。天屬陽，而五藏應天者惟肺，肺爲五藏之華蓋，皮則爲肺之合，廼人之陽也，故爲之治鍼者，其頭大，象天之陽也，其末銳，令無得深入，而使陽氣出也。

二者，地也。人之所以應土者肉也。故爲之治鍼，必筩其身而員其末，令無得傷肉分，傷則氣得竭。

其鍼之曰第二者，所以應地也，地爲土，人之應土者惟肉，故爲之治鍼者，其身雖筩，筩以竹爲之，其體直，故謂之爲筩。其末則圓，令無得傷肉分，則邪得竭。

三者，人也。人之所以成生者血脈也。故爲之治鍼，必大其身而員其末，令可以按脈勿陷，以致其氣，令邪氣獨出。

其鍼之曰第三者，所以應人也。人之所以成其身，而得生者，唯血脈。故爲之治鍼者，其身則大，其末則圓，令可以按脈而勿陷，以致復其正氣，令邪氣獨出耳。

四者，時也。時者，四時八風之客於經絡之中，爲瘤病者也。故爲之治鍼，必筩其身而鋒其末，令可以寫熱出血，而痼病竭。

其鍼之曰第四者，所以應四時也。四時有八風，而客於經絡中，廼爲瘤病。瘤者，留也，痼病也。故爲之治鍼者，必筩其身而鋒其末，令可以瀉其熱，出其血，而使痼病之得竭。

五者，音也。音者，冬夏之分，分於子午。陰與陽別，寒與熱爭，兩氣相搏，合爲癰膿者也。故爲之治鍼，必令其末如劍鋒，可以取大膿。

其鍼之曰第五者，所以應五音也。夫五音主冬夏之分，以子午而分，所以爲病者，陰與陽別，寒與熱爭，兩氣相搏，合爲癰膿。故爲之治鍼者，令其末如劍鋒，可以取大膿也。

六者，律也。律者，調陰陽四時，而合十二經脈。虛邪客於經絡，而爲暴痹者也。故爲之治鍼，必令尖如氂，且員且銳，中身微大，以取暴氣。

其鍼之曰第六者，所以應六律也。六律所以調陰陽四時，而合於人身十二經脈，令虛邪客於經絡，而爲暴痹。故爲之治鍼者，必令其尖如氂，且圓且鋭，其中身則微大，所以取此暴氣也。

七者，星也。星者，人之七竅。邪之所客於經，而爲痛痹，舍於經絡者也。故爲之治鍼，令尖如蚊虻喙，靜以徐往，微以久留，正氣因之，眞邪俱往，出鍼而養者也。

其鍼之曰第七者，所以應應七星也。天有七星，人有七竅，爲邪之所客，則舍於經絡，而爲痛痹。故爲之治鍼者，令尖如蚊蝱之喙，靜以徐往，微以久留，則正氣因之而復，其眞邪雖俱往，以出鍼而可以養其正氣，不使之外洩也。

八者，風也。風者，人之股肱八節也。八正之虛風，八風傷人，内舍於骨解腰脊節腠理之間，爲深痹也。故爲之治鍼，必長其身，鋒其末，可以取深邪遠痹。

其鍼之曰第八者，所以應八風。人之手足，各有股肱關節計八，今八正之虛風，二至、二分、四立爲八，正合於東、西、南、北、東南、西南、西北、東北之八風。即八風以傷人，則内於骨解、腰脊節、腠理之間，爲深痹。故爲之治鍼者，必長其身，鋒其末，而可以取深遠之痹。

九者，野也。野者，人之節解皮膚之間也。淫邪流溢於身，如風水之狀，

而溜不能過於機關大節者也。其爲之治鍼，令尖如鋌，其鋒微員，以取大氣之不能過於關節者也。《靈樞·九鍼論第七十八》）

其鍼之曰第九者，所以應九野。人之節解皮膚之間，似地之有九野，而淫邪流泆於身，如風水狀，其流不能通於機關大節。故爲之治鍼者，令其狀尖如鋌，其鋒微圓，以取大氣之不能過於關節。

◎小鍼之應見

黄帝曰：余以小鍼爲細物也，夫子廼言上合之於天，下合之於地，中合之於人，余以爲過鍼之意矣。願聞其故。岐伯曰：何物大於天乎？夫大於鍼者，惟五兵者焉。五兵者，死之備也，非生之具。且夫人者，天地之鎮也，其不可不參乎？夫治民者，亦惟鍼焉。夫鍼之與五兵，其孰小乎？（《靈樞·玉版第六十》）

過鍼之意，謂其言之若過也。五兵即五刃，刀劍矛戟矢也。五兵雖大，但備殺戮之用，置之死者也。小鍼雖小，能療萬民之病，保其生者也。夫天地之間，唯人最重，故爲天地之鎮，而治人之生，則又唯鍼最先。蓋鍼之爲用，從陽則上合乎天，從陰則下合乎地，從中則變化其間而動合乎人，此鍼道之所以合乎三才，功非小鍼，較之五兵，其孰大孰小爲可知矣。

第九章　五運六氣

一、五運性能

◎五運陰陽者天地之道也

《論》言五運相襲，而皆治之，終朞之日，周而復始，余已知之矣。願聞其與三陰三陽之候，奈何合之？鬼臾區稽首再拜對曰：昭乎哉問也。夫五運陰陽者，天地之道也，萬物之綱紀，變化之父母，生殺之本始，神明之府也，可不通乎？！（《素問·天元紀大論第六十六》）

五運者，甲己歲爲土運，乙庚歲爲金運，丙辛歲爲水運，丁壬歲爲木運，戊癸歲爲火運。三陰三陽者，子午之歲，少陰主之；丑未之歲，太陰主之；寅申之歲，少陽主之；卯酉之歲，陽明主之；辰戌之歲，太陽主之；巳亥之歲，厥陰治之。夫五運之氣，遞相沿襲，而一歲皆爲之主治。終朞，年之三百六十五日，周而復始，其與三陰三陽之主歲相合。夫五運獨主一歲，三陰三陽之主歲，有司天在泉，間氣客氣，故曰五運相襲而皆治之。天之十干，運化地之五行；地之五行，上呈三陰三陽之六氣。故曰五運陰陽者，天地之道也。蓋道，謂生化之道；綱紀，謂生長化收藏之綱紀也；父母，謂萬物形之先也；本始，謂生殺皆因而有之也。夫有形稟氣，而不爲五運陰陽之所攝者，未之有也。所以造化不極，爲萬物生化之元始者，以其是神明之府故也。然合散不測，生化無窮，非神明運爲，無能爾也。

◎五運太過命曰氣淫

未至而至，此謂太過，則薄所不勝而乘所勝也，命曰氣淫。《素問·六節藏象論第九》）

凡氣之至，皆謂在春前十五日，廼候之初也。未至而至，謂所直之氣，未應至而先期至也。先期而至，是氣有餘，故曰太過。至而不至，謂所直之氣，應至不至，而後期至。後期而至，是氣不足，故曰不及。太過，則薄所不勝而乘所勝，不及則所勝妄行，而所生受病。所不勝薄之者，凡五行之氣，我剋者爲所勝，剋我者爲所不勝，生我者爲所生。假令肝木有餘，是肺金不足，金不制木，故木太過，木氣既餘，則反薄肺金，而乘於脾土矣。故曰太過則薄所不勝，而乘所勝也。此皆五藏之氣，內相淫併爲疾，故命曰氣淫也。淫者，恃己之強而肆爲淫虐也。餘太過之氣皆同。

◎五運不及命曰氣迫

至而不至，此謂不及，則所勝妄行，而所生受病，所不勝薄之也，命曰氣迫。（《素問·六節藏象論第九》）

至而不至，謂時已至而氣不至，此不及也。不及則所勝者妄行，所生者受病，所不勝者薄之。所生者，生我者也。如木不及則土無畏，所勝妄行也。土妄行則水受剋，所生受病也。金因木衰而侮之，所不勝薄之也。故命曰氣迫。迫者，因此不及而受彼侵迫也，餘不及之氣皆同。

二、五運主時

◎五運各終朞日非獨主時

帝曰：願聞五運之主時也，何如？鬼臾區曰：五氣運行，各終朞日，非獨主時也。帝曰：請聞其所謂也。鬼臾區曰：臣稽考《太始天元冊》文曰：太虛寥廓，肇基化元，萬物資始，五運終天，布氣眞靈，揔統坤元，九星懸朗，七曜周旋，曰陰曰陽，曰柔曰剛，幽顯既位，寒暑弛張，生生化化，品物咸章。（《素問·天元紀大論第六十六》）

五運主時者，主四時之令也。各終朞日，謂五運各主朞年以終其日，如甲己之歲，土運統之之類是也，非獨主四時而已。“太虛寥廓，肇基化元”者，《太始天元冊》文，蓋太古之文，所以紀天元者也。太虛，即周子所謂無極，張子所謂由太虛有天之名也。寥廓，空而無際之謂。肇，始也。基，立也。化元，造化之本原也。資始者，萬物借化元而始生。終天者，五行終天運而無已也。布者，布天元之氣，無所不至也。氣有眞氣，化幾是也。物有靈明，良知是也。雖萬物形氣稟乎天地，然地亦天中之物，故《易》曰：“大哉乾元，萬物資始，廼統天；至哉坤元，萬物資生，廼順承天。”又曰：“成象之謂乾，效法之爲坤。”然則坤之元，不外乎乾之元也，故曰總統坤。九星者：天蓬一，天芮二，天衝三，天輔四，天禽五，天心六，天任七，天柱八，天英九也。今奇門陰陽家皆用之。七曜，日月五星也，舜典謂之七政。七者如緯，運行於天，有遲有速，有順有逆，故曰周旋。陰陽者，天道也。柔剛者，地道也。《易·系》曰：“立天之道，曰陰與陽；立地之道，曰柔與剛。”邵子曰：“天之大，陰陽盡之；地之大，剛柔盡之。”故天道資始，陰陽而已；地道資生，剛柔而已。然剛即陽之道，柔即陰之道，故又曰動靜有常，剛柔斷矣。此又以陰陽剛柔，合天地而總言之也。陽主晝，陰主夜，一日之幽顯也。自晦而朔，自弦而望，一月之幽顯也。春夏主陽而生長，秋冬主陰而收藏，一歲之幽顯也。幽顯既定其位，寒暑從而弛張矣。弛張，往來也。《易》曰："雲行雨施，品物流形。"又曰："天地，萬物化醇。"此所以生生不息，化化無窮，而品物咸章矣。章，昭著也。

三、五運統歲

◎五運統歲

臣聞之：甲己之歲，土運統之；乙庚之歲，金運統之；丙辛之歲，水運統之；丁壬之歲，木運統之；戊癸之歲，火運統之。（《素問·天元紀大論第六十六》）

太始，天地初分之時，陰陽析位之際，天分五氣，地列五行，五行定位，布政於四方，五氣分流，散支於十干。當時黄氣橫於甲己，白氣橫於乙庚，黑氣橫於丙辛，青氣橫於丁壬，赤氣橫於戊癸。故甲己應土運，乙庚應金運，丙辛應水運，丁壬應木運，戊癸應火運。太古聖人，望氣以書天冊，賢者謹奉以紀天元。運，化運也。《五運行大論》云："土主甲己，金主乙庚，水主丙辛，木主丁壬，火主戊癸。"故甲己應土運，而甲己之歲，土運統之；乙庚應金運，而乙庚之歲，金運統之；丙辛應水運，而丙辛之歲，水運統之；丁壬應木運，而丁壬之歲，木運統之；戊癸應火運，而戊癸之歲，火運統之。詳運有太過、不及、平氣，甲、庚、丙、壬、戊主太過，乙、辛、丁、癸、己主不不及，大法如此。取平氣之法，其説不一，俱如諸篇。

四、五運更治

◎五運相襲周而復始

五運相襲，而皆治之，終朞之日，周而復始，時立氣布，如環無端，候亦同法。（《素問·六節藏象論第九》）

五運，即五行也。襲，承也。治，主也。此言歲時氣候皆五運相承，各治其時，以終朞歲之日。故時立則氣布，如春氣主木，夏氣主火，長夏氣主土，秋氣主金，冬氣主水，周而復始，如環無端也。不惟周歲之氣爲然，即五日爲候，而氣亦迭更，故云候亦同法。

◎五運更治上應天朞

黄帝問曰：五運更治，上應天朞，陰陽往復，寒暑迎隨，眞邪相薄，內外分離，六經波蕩，五氣傾移，太過不及，專勝兼併，願言其始，而有常名，可得聞乎？岐伯稽首再拜對曰：昭乎哉問也！是明道也。（《素問·氣交變大論第

六十九》)

朞，三百六十五日四分日之一，即周歲也。五運更治，上應天朞者，即《六節藏象論》《天元紀大論》皆云："五運相襲，而皆治之，終朞之日，周而復始也。"《天元冊》文曰："萬物資始，五運終天。"之義是也。陰陽往復，寒暑迎隨者，即《天元紀大論》云"有餘而往，不足隨之；不足而往，有餘從之。知迎知隨，氣可與朞也"之義是也。眞邪相薄者，邪正相干也。內外分離者，表裏不相保也。六經波蕩者，五氣傾移，皆其變也。專勝，謂五運主歲太過也。兼併，謂主歲之不及也。常名，謂布化於太虛，人身參應病之形診也。

五、運氣盛虛

◎五氣更立各有所勝盛虛之變

帝曰：五運之始，如環無端，其太過不及，何如？岐伯曰：五氣更立，各有所勝，盛虛之變，此其常也。帝曰：平氣何如？岐伯曰：無過者也。帝曰：太過不及奈何？岐伯曰：在《經》有也。(《素問·六節藏象論第九》)

五運之始，如環無瑞者，始於甲己化土，土生金，乙庚化金；金生水，丙辛化水；水生木，丁壬化木；木生火，戊癸化火；五歲而右遷，火復生土，周而復始也。太過不及者，五行所主之歲，而各有太過不及也。五運更立者，五運之氣，五歲更立也。各有所勝者，即太過之年，則勝己所勝，而侮所不勝；不及之年，則爲己所不勝而勝之，己所勝而侮之是也。所勝之氣，不務其德，則反虛其本位，而復受其乘侮，此盛虛之變，此理之常也。《經》者，太古之經書也，非僅指《素問》《靈樞》有關諸篇，蓋《素問》《靈樞》絕非中華"國醫"最早經書，只因失傳也。

六、五氣運行方位

◎五氣運行之方位

帝曰：願聞其行，何謂也？岐伯曰：春氣西行，夏氣北行，秋氣東行，冬氣南行。故春氣始於下，秋氣始於上，夏氣始於中，冬氣始於標；春氣始於左，秋氣始於右，冬氣始於後，夏氣始於前。此四時正化之常，故至高之地，冬氣常在；至下之地，春氣常在。必謹察之。帝曰：善。(《素問·六元正紀大論第七十一》)

上文先天後天，止言其至，未及於行，故復有此問。春氣西行，夏氣北行，秋氣東行，冬氣南行者，觀萬物生長收藏如斯言也。春屬木而王於東，居東者其行必西，故春三月風自東方來，凡四季有東風者，皆得春之氣也。夏屬火而王於南，居南者其行必北，故夏三月風自南方來，凡四季有南風者，皆得夏之氣。秋屬金而王於西，居西者其行必東，故秋三月風自西方來，凡四季有西風者，皆得秋之氣。冬屬水而王於北，居北者其行必南，故冬三月風自北方來，凡四季有北風者，皆得冬之氣。春氣發生自下而昇，故曰始於下。秋氣收斂，自上而降，故曰始於上。夏氣長成，盛在氣交，故曰始於中。標，萬物盛長之表也。冬氣伏藏，由盛而殺，故始於標。春氣始於左，木氣自東而西也。秋氣始於右，金氣自西而東也。冬氣始於後，水氣自北而南也。夏氣始於前，火氣自南而北也。氣非正化，則爲虛邪賊風矣。《九宫八風》曰："風從其所居之鄉來爲實風，主生長養萬物；從其沖後來爲虛風，傷人者也。"又高山之巔，夏有冰雪，此冬氣常在也。卑下之地，冬有草生，此春氣常在也。《五常政大論》曰："高者氣寒，下者氣熱。"此之謂也。

七、六紀運氣

◎先立其年以明其氣

帝曰：願夫子推而次之，從其類序，分其部主，別其宗司，昭其氣數，明其正化，可得聞乎？岐伯曰：先立其年，以明其氣。金木水火土運行之數，寒暑燥濕風火臨禦之化。則天道可見，民氣可調，陰陽卷舒，近而無惑，數之可數者，請遂言之。（《素問·六元正紀大論第七十一》）

類序者，類分六元，序其先後，如太陽之類皆屬辰戌者是也。部主者，凡天地左右，主氣靜，客氣動，如厥陰之上，風氣主之，少陰之上，熱氣主之，以六氣爲六部，各主歲而主時也。宗司者，統者爲宗，分者爲司也。謂配五氣運行之位也。氣數者，五行之化，各有其氣，亦各有其數也，謂天地五運氣更遠之正數也。正化者，熱化、寒化、雨化，風化，謂歲直氣味所宜，酸苦甘辛鹹、寒溫冷熱也。當其位者爲正，非其位者爲邪也。先立其年者，如甲子、乙丑之類是也，年辰立則歲氣可明矣。明金木水火土運行之數，寒暑燥濕風火臨禦之化者，明司天在泉五行六氣之化也。

◎六氣司天六紀之歲之運化變病

少陰司天之政子午之紀

帝曰：善。少陰之政奈何？岐伯曰：子午之紀也。

少陰司天之政子午之紀也。

甲子甲午

少陰、太宫、陽明。甲子、甲午，其運陰雨，其化柔潤時雨，其變震驚飄驟，其病中滿身重。

少陰君火司天。甲爲陽土，爲太宫。陽明燥金在泉。其運陰雨者，甲土也。其化柔潤時雨，《五常政大論》云："其德柔潤重淖。"其變震驚飄驟，太宫之變也。其病中滿身重，土濕之滯也。

丙子丙午

少陰、太羽、陽明。丙子歲會、**丙午，其運寒，其化凝慘慄冽，其變冰雪霜雹，其病寒下。**

少陰君火司天。丙爲陽水，爲太羽。陽明燥金在泉。丙子歲會者，丙子皆水也。其運寒者，丙水也。《五常正大論》曰："其德凝慘寒氛。"其變冰雪霜雹，太羽之變也。寒下，中寒下利，腹足清冷也。

戊子戊午

少陰、太徵、陽明。戊子天符、**戊午**太乙天符，**其運炎暑，其化暄曜鬱燠，其變炎烈沸騰，其病上熱血溢。**

少陰君火司天。戊爲陽火，爲太徵。《五常政大論》云："上徵而收氣後。"陽明燥金在泉。其運炎暑者，《新校正》云："詳太徵運，太陽司天曰熱，少陽司天曰暑，少陰司天曰炎暑，皆兼司天之氣而言運也。"其化暄曜燠鬱者，《五常政大論》作"暄暑鬱燠"，此變"暑"爲"曜"者，以上臨少陰故也。其病上熱血溢。陽火盛也。

庚子庚午

少陰、太商、陽明。庚子同天符、**庚午**同天符，同正商。**其運涼勁，其化霧露蕭飋，其變肅殺彫零，其病下清。**

少陰君火司天，庚爲陽金，爲太商。陽明燥金在泉，同正商者，《五常政大論》云："堅成之紀，上徵與正商同。"其運涼勁，運與在泉同其氣，故曰涼勁。其化霧露蕭飋，此庚年太商之正化。其變肅殺凋零，太商之變也。下清，二便清泄，及下體清冷也，金氣之病。

壬子壬午

少陰、太角、陽明。壬子、壬午，其運風鼓，其化鳴紊啟坼，其變振拉摧拔，其病支滿。（《素問·六元正紀大論第七十一》）

少陰君火司天。壬爲陽木，爲太角。《五常政大論》云："上徵則與其氣逆。"陽明燥金在泉。其運風鼓者，壬爲風，火以鼓之。其變振拉摧拔者，太角風火之變也。

太陰司天之政丑未之紀

帝曰：善。太陰之政奈何？岐伯曰：丑未之紀也。

丑未屬太陰濕土，故以五丑、五未，爲太陰之政也。

乙丑乙未

太陰、少商、太陽。熱寒勝復同。乙丑、乙未，其運涼熱寒。

太陰濕土司天。乙爲陰金，爲少商。太陽寒水在泉。熱寒勝復同者，熱勝，寒復。其運涼熱寒者，運涼，熱勝，寒復也。

丁丑丁未

太陰、少角、太陽。清熱勝復同，同正宮。丁丑、丁未，其運風清熱。

太陰濕土司天。丁爲陰木，故爲少角。太陽寒水在泉。清熱勝復同者，清勝熱復。同正宮者，“委和之紀，上宮與正宮同”，蓋言上見太陰，與正宮同者也。其運風清熱者，運風，勝清，復熱也。太過之運，言病；不及之運，不言病，蓋太過者暴，不及者徐也。

己丑己未

太陰、少宮、太陽。風清勝復同，同正宮。己丑太乙天符**、己未**太乙天符**，其運雨風清。**

太陰濕土司天。己爲陰土，爲少宮。太陽寒水在泉。風清勝復同者，風勝，清復。同正宮者，《五常政紀大論》云：“卑監之紀，上宮與正宮同。”蓋上見太陰，當與正宮同也。己爲土，丑未亦爲土，司天之氣，與當年十二律五行相同，又是歲會，名曰太乙天符。其運雨風清者，運雨，風勝，清復。

辛丑辛未

太陰、少羽、太陽。雨風勝復同，同正宮。辛丑同歲會、**辛未**同歲會**，其運寒雨風。**

太陰濕土司天。辛爲陰水，爲少羽。太陽寒水在泉。風雨勝復同者，風勝，寒復。此曰雨者，疑誤。同正宮者，《五常政紀大論》云：“涸流之紀，上宮與正宮同。”辛丑同歲會，辛未同歲會者，運氣與在泉合，其氣化陰年曰同歲會。其運寒雨風者，運寒，風勝，涼復。

癸丑癸未

太陰、少徵、太陽。寒雨勝復同。癸丑、癸未，其運熱寒雨。（《素問·六元正紀大論第七十一》）

太陰濕土司天。癸爲陰火，爲少徵。太陽寒水在泉。寒雨勝復同者，寒勝雨復。其運熱寒雨者，火運不及，寒反勝之，土雨來復也。

少陽司天之政寅申之紀

帝曰：善。少陽之政奈何？岐伯曰：寅申之紀也。

寅申屬少陽相火，故以五寅五申爲屬少陽之政。

甲寅甲申

少陽、太宮、厥陰。甲寅、甲申，其運陰雨，其化柔潤重澤，其變震驚飄驟，其病體重胕腫痞飲。

少陽相火司天。甲爲陽土，爲太官。厥陰風木在泉。其運陰雨，其化柔潤重澤，甲年太宮之正化。其變震驚飄驟，太宮之變。其病體重胕腫痞飲者，感太宮之運而爲脾病也。夫太過之運氣有三，三五十五，爲民病少有異同，蓋以司天在泉之氣化少異耳。

丙寅丙申

少陽、太羽、厥陰。丙寅、丙申，其運寒肅，其化凝慘溧冽，其變冰雪霜雹，其病寒浮腫。

少陽相火司天。丙爲陽水，爲太羽。厥陰風木在泉。其運寒肅者，太羽爲寒水也。《新校正》云："詳此運不當言寒肅，已注太陽司天大羽運中。"其化凝慘溧冽者，《五常政大論》作"凝慘寒雰。"寒肅慘冽，冰雪霜雹，皆太羽之運化。少陽司天之政寅申之紀，丙寅丙申歲，病寒浮腫者，寒水之病也。

戊寅戊申

少陽、太徵、厥陰。戊寅天符、**戊申**天符，**其運暑，其化暄囂鬱燠，其變炎烈沸騰。其病上熱鬱，血溢血泄，心痛。**

少陽相火司天，戊爲陽火，爲太徵。《五常政大論》云："上徵而收氣後。"厥陰風木在泉。其運暑者，運與司天皆熱。其化暄囂鬱燠者，《五常政大論》作"暄暑鬱燠"，此變暑爲囂者，以上臨少陽故也。其病上熱鬱、血溢血洩心痛，火之爲病，内應於心。

庚寅庚申

少陽、太商、厥陰。庚寅、庚申，同正商。其運涼，其化霧露清切，其變肅殺凋零，其病肩背胷中。

少陽相火司天。庚爲陽金，爲太商。厥陰風木在泉。同正商者，《五常政大論》云："堅成之紀，上徵與正商同。"其運涼者，太商之氣涼也。其化霧露清切者，《五常政大論》云："霧露蕭瑟。"又，太商三運，兩蕭瑟，獨此言清勿切。此下加厥陰，當此蕭瑟言。少陽司天之政寅申之紀，庚寅庚申歲，其病肩背胷中者，肺脈出胷中，俞在肩背也。

壬寅壬申

少陽、太角、厥陰。壬寅同天符、**壬申**同天符，**其運風鼓，其化鳴紊啟坼，其變振拉摧拔，其病掉眩支脅驚駭。**《素問・六元正紀大論第七十一》）

少陽相火司天。太角，中運。厥陰，在泉。壬寅、壬申，俱同天符。乙太角之年而相火司天，子居母上，則其氣逆。其運風鼓，其化鳴紊啟拆，此壬年太角之正化。其變振拉摧拔，太角之變也。少陽司天之政寅申之紀壬寅壬申歲，但其病少異，掉眩支脅驚駭，風木相火合病也。

陽明司天之政卯酉之紀

帝曰：善。陽明之政奈何？岐伯曰：卯酉之紀也。

陽明司天之政，卯酉之紀也。卯酉之歲，陽明司天之政也。

乙卯乙酉

陽明、少商、少陰。熱寒勝復同，同正商。乙卯天符　**乙酉**歲會，太乙天符，**其運涼熱寒。**

陽明燥金司天。乙爲陰金，故爲少商。少陰君火在泉。熱寒勝復同者，熱勝寒復。同正商者，從革之紀，上商與正商同。乙卯天符；乙酉歲會，太乙天符者，夫三合爲治，天符歲會曰太乙天符，是爲三合者，一者天會，二者歲會，三者運會。其運涼熱寒者，司天爲涼，在泉爲熱，復爲寒也。

丁卯丁酉

陽明、少角、少陰。清熱勝復同，同正商。丁卯歲會、**丁酉，其運風清熱。**

陽明燥金司天，丁爲陰木，故主少角。少陰君火在泉。木運不及，故金之清氣勝之。有勝必有復，火來復之，故爲清熱勝復同者，謂清熱之氣與風氣同其運也。歲木不及，而上臨陽明，所謂上商與正商同，木運臨卯，是爲歲會。不及之運，常兼勝復之氣。風，運氣也。清，勝氣也。熱，復氣也。少運皆同。

己卯己酉

陽明、少宮、少陰。風涼勝復同。己卯、己酉，其運雨風涼。

陽明燥金司天。土運不及，己爲少宮。少陰君火在泉。風反勝之，清涼之金氣來復。土運不及，太陰所至爲雲雨，雨廼土之運氣，風爲勝氣，清爲復氣，因運氣不及，故勝復之氣同其化。

辛卯辛酉

陽明、少羽、少陰。雨風勝復同，同少宮。辛卯、辛酉，其運寒雨風。

陽明燥金司天。辛爲陰水，故屬少羽。少陰君火在泉。雨風勝復同，義同前。辛爲水運不及，土得乘之，故與少宮同也。夫五運不及之歲，凡三十年，內除丁巳丁亥、己巳己亥，乙巳乙亥同正角，丁卯丁酉、癸卯癸酉、乙卯乙酉同正商，丁丑丁未、己丑己未、辛丑辛未同正宮外，尚餘不及者十二年。內癸巳癸亥癸丑癸未四年，火不及也，當云少徵與少羽同。但巳亥二年，少陽在泉，同歲會也，火氣有助，故不言同少羽；丑未二年，濕土在上，土能制水，故亦不言同少羽。己卯己酉二年，土不及也，當云少宮與少角同。但卯酉燥金在上，金能制木，故不言同少角；乙丑乙未二年，金不及也，當云少商與少徵同。但丑未寒水在泉，水能制火，故不言同少徵。辛巳辛亥辛卯辛酉四年，水不及也，當云少羽與少宮同。但巳亥二年，風木司天，木能制土，故不言同少宮。凡此十二年中，除去以上十年，只有辛卯辛酉二年，爲少羽同少宮也，故於此獨言之。然但言少宮而不言正宮者，蓋非有司天當令，則氣不甚王也。本節止言辛卯，不言辛酉，或其傳久之誤耳。寒，運氣。雨，勝氣。風，復氣。

癸卯癸酉

陽明、少徵、少陰。寒雨勝復同，同正商。癸卯同歲會、**癸酉**同歲會，**其運熱寒雨。**（《素問·六元正紀大論第七十一》）

陽明燥金司天。癸爲陰火，故爲少徵。少陰君火在泉。寒雨勝復同者，寒勝雨復也。同正商者，上見陽明，同正商。伏明之紀，上商與正商同。癸卯同歲會，癸酉同歲會。夫不及而加，同歲會也。今此運少徵爲不及，下加少陰君火，故曰同歲會。所謂下者，在泉也。其運熱寒雨者，運氣爲熱，勝氣爲寒，復氣爲雨也。

太陽司天之政辰戌之紀

帝曰：太陽之政奈何？岐伯曰：辰戌之紀也。

太陽之政，辰戌之紀也。辰戌之歲，主太陽司天之政。首太陽者，太陽標陽而本水，即先天始生之精氣也。次陽明者，陽明之右太陽治之。

甲辰甲戌

太陽、太宮、太陰。甲辰歲會同天符、**甲戌**歲會同天符，**其運陰埃，其化柔潤重澤，其變震驚飄驟。其病濕，下重。**

太陽寒水司天，太陰濕土在泉。甲屬陽土，故爲太宮。甲辰甲戌歲，俱歲會，又同天符。四季者，辰戌丑未歲也。雲雨昏暝埃，廼濕土之氣，故其運陰埃。後節曰其運陰雨，柔潤重澤，土之化也。土運太過，故其變震驚飄驟。土運太過，故其變震驚飄驟，濕重，脾病也。

丙辰丙戌

太陽、太羽、太陰。丙辰天符、**丙戌**天符，**其運寒，其化凝慘凓冽，其變冰雪霜雹，其病大寒留於谿谷。**

辰戌太陽寒水司天，太陰濕土在泉。丙廼水運，與司天之氣相合，故爲天符。寒者，水之氣，凝慘凓冽，水令之化也。水運太過，故其變冰雪霜雹。變，盛極而變易也。丙辰丙戌歲，其運寒。水運太過，寒甚氣凝，故爲是病。腎主骨，大寒留於谿谷。谿谷者，屬骨，筋骨支節之會。運氣與藏氣相合而爲病也。

戊辰戊戌

太陽、太徵、太陰。戊辰、戊戌，同正徵。其運熱，其化暄暑鬱燠，其變炎烈沸騰，其病熱鬱。

太陽寒水司天，上太陽水，同前。戊爲陽火，故曰太徵。太陰濕土在泉。太陰，同前。本年火運太過，得司天寒水制之，則火得其平，故云同正徵，所謂赫曦之紀，上羽與正徵同者此也。後仿此。此戊年火運之正化也。《五常政大論》“燠”作“熱”。沸騰者，水氣之熏蒸也。火運太過，則寒水承之，故其變炎烈沸騰。戊辰戊戌歲，其運熱。鬱，鬱蒸也。火熱太過，故爲熱鬱之病。蓋火運上臨太陽，故熱鬱。

庚辰庚戌

太陽、太商、太陰。庚辰、庚戌，其運涼，其化霧露蕭飋，其變肅殺彫零。其病燥，背瞀胸滿。

太陽寒水司天，太陰濕土在泉。庚主金運太過，故爲太商。商主秋金，故其運涼，其化蕭飋。金氣太盛，故其變肅殺凋零。庚辰庚戌，金氣太過，故病燥。肺金受病，故背悶瞀而胸脹滿。蓋肺俞在肩背，胸中廼肺之宮城。瞀，目垂貌。

壬辰壬戌

太陽、太角、太陰，壬辰、壬戌，其運風，其化鳴紊啟拆，其變振拉摧拔，其病眩掉目瞑。（《素問·六元正紀大論第七十一》）

辰戌年，上太陽水，太陽寒水司天。司之爲言主也，主行天令，其位在上。後倣此。中太角木運，壬年歲運也。壬爲陽木，故屬太角。運之爲言動也，主氣交之化，其位在中。後倣此。下太陰土，本年濕土在泉也。在泉者主地之化，氣行地中，其位在下。後倣此。風爲木化。鳴，風木聲也。紊，繁盛也。啟拆，萌芽發而地脈開也。此單言壬年風運之正化。後倣此。《五常政大論》曰：“其德鳴靡啟拆。”振，撼動也。拉，支離也。摧，敗折也。拔，發根也。壬爲陽木，風運太過，則金令承之，故其變振拉摧拔。

厥陰司天之政巳亥之紀

帝曰：善。厥陰之政奈何？岐伯曰：巳亥之紀也。

厥陰司天之政，巳亥之紀也。

乙巳乙亥

厥陰、少商、少陽。熱寒勝復同，同正角。乙巳、乙亥，其運涼熱寒。

厥陰風木司天。乙爲陰金，爲少商。少陽相火在泉。熱寒勝復同者，熱勝，寒復。

同正角者，《五常政大論》云："從革之紀，上見厥陰。上角與正角同。"其運涼熱寒者，運爲涼，勝爲熱，復爲寒也。

丁巳丁亥

厥陰、少角、少陽。清熱勝復同，同正角。丁巳天符**、丁亥**天符**，其運風清熱。**

厥陰風木司天。丁爲陰木，爲少角。少陽相火在泉。清熱勝復同者，清勝，熱復。同正角者，委和之紀，上見厥陰，上角與正角同也。丁巳天符，丁亥天符者，運氣司天皆木也。其運風清熱者，運爲風，勝爲清，復爲熱也。

己巳己亥

厥陰、少宮、少陽。風清勝復同，同正角。己巳、己亥，其運雨風清。

厥陰風木司天。己爲陰土，爲少宮。少陽相火在泉。風清勝復同者，風勝，清復。同正角者，《五常政大論》云："卑監之紀，上見厥陰。上角與正角同。"其運雨風清者，運爲雨，勝爲風，復爲清也。

辛巳辛亥

厥陰、少羽、少陽。雨風勝復同。辛巳、辛亥，其運寒雨風。

厥陰風木司天。辛爲陰水，爲少羽。少陽相火在泉。雨風勝復同者，雨勝，風復。其運寒雨風，運爲寒，勝爲雨，復爲風。

癸巳癸亥

厥陰、少徵、少陽。寒雨勝復同。癸巳同歲會**、癸亥**同歲會**，其運熱寒雨。**（《素問・六元正紀大論第七十一》）

厥陰風木司天。癸爲陰火，爲少徵。寒雨勝復同者，寒勝，雨復。癸巳同歲會，癸亥同歲會者，運氣與在泉合，其氣化陰年曰同歲會。其運熱寒雨者，運爲熱，勝爲寒，復爲雨也。

八、六紀五運之始終

◎六氣司天六紀之歲五運之始終

太陽司天之政辰戌之紀

甲辰甲戌

太宮、少商、太羽終**、太角**初**、少徵。**

從壬之太角，起初運以主春，角生癸火，火生甲土，土生乙金，金生丙水，蓋從壬而癸，復從癸而甲也。

丙辰丙戌

太羽終、**太角**初、**少徵、太宮、少商。**

主歲之氣，太過者，三年皆從壬起。壬癸甲乙丙；不及者，三年皆從丁起。丁戊己庚辛，俱横以觀之，六歲一周而後起也。主時之氣，陽年從壬起初，而終於丙；陰年從丁起初，而終於辛，俱竪以觀之。一太一少，而遞相沿襲，因以主歲之氣，提出於上，故止於角下注初，羽下注終，當知每歲皆應角木主春，徵火主夏，商金主秋，羽水主冬。夫司天之氣，以閒氣主時，廼加臨之客氣也。五運之氣，以餘氣主時，廼四時之主氣也。

戊辰戊戌

太徵、少宮、太商、少羽終、**少角**初。

戊主火運太過，故爲太徵，乙太徵居上者，尊主歲之氣也。四時之氣，始於角木，故從丁之少角生戊火，火生己土，土生庚金，金生辛水，從少而太，太而少，自上而下，下而復上也。餘運倣此。

庚辰庚戌

太商、少羽終、**少角**初、**太徵、少宮。**

丁接上節所降之丙，辛接下節初起之壬，五運之十干，皆連續不斷。

壬辰壬戌

太角初正、**少徵、太宮、少商、太羽**終。(《素問·六元正紀大論第七十一》)

太角初正者，從壬爲太角上起也。少徵初正、太宮、少商、太羽終者，太生少，少生太，此老變爲少，少變爲老之義。後倣此。

陽明司天之政卯酉之紀

乙卯乙酉

少商、太羽終、**太角**初、**少徵、太宮。**

從太角起壬木，而生徵，徵生太宮，宮生少商，商生太羽而終。

丁卯丁酉

少角初正、**太徵、少宮、太商、少羽**終。

歲以木爲首，故爲初正，從丁起少角，丁生戊火，火生己土，土生庚金，金生辛水而終。

己卯己酉

少宮、太商、少羽終、**少角**初、**太徵。**

從丁而起少角，丁生戊火，火生己土，土生庚金，金生辛水而終。

辛卯辛酉

少羽終、**少角**初、**太徵、少宮、太商**。

提少角少羽於上者，論主歲之氣也。太少之歲，皆以角爲始，而羽爲終，角下注初，羽下注終者，論主時之氣也。一少，皆以角爲始而羽爲終，後四氣準此。

癸卯癸酉

少徵、太宮、少商、太羽終、**太角**初。（《素問・六元正紀大論第七十一》）

從壬起太角，而生少徵之癸火，火生甲土，土生乙金，金生丙木而終。

少陽司天之政寅申之紀

甲寅甲申

太宮、少商、太羽終、**太角**初、**少徵**。

丙寅丙申

太羽終、**太角**初、**少徵、太宮、少商**。

戊寅戊申

太徵、少宮、太商、少羽終、**少角**初。

庚寅庚申

太商、少羽終、**少角**初、**太徵、少宮**。

壬寅壬申

太角初正、**少徵、太宮、少商、太羽**終。（《素問・六元正紀大論第七十一》）

太陰司天之政丑未之紀

乙丑乙未

少商、太羽終、**太角**初、**少徵、太宮**。

丁丑丁未

少角初正、**太徵、少宮、太商、少羽**終。

己丑己未

少宮、太商、少羽終、**少角**初、**太徵**。

辛丑辛未

少羽終、**少角**初、**太徵**、**少宮**、**太商**。

癸丑癸未

少徵、**太宮**、**少商**、**太羽**終、**太角**初。(《素問·六元正紀大論第七十一》)

少陰司天之政子午之紀

甲子甲午

太宮、**少商**、**太羽**終、**太角**初、**少徵**。

丙子丙午

太羽終、**太角**初、**少徵**、**太宮**、**少商**。

戊子戊午

太徵、**少宮**、**太商**、**少羽**終、**少角**初。

庚子庚午

太商、**少羽**終、**少角**初、**太徵**、**少宮**。

壬子壬午

太角初正、**少徵**、**太宮**、**少商**、**太羽**終。(《素問·六元正紀大論第七十一》)

厥陰司天之政巳亥之紀

乙巳乙亥

少商、**太羽**終、**太角**初、**少徵**、**太宮**。

丁巳丁亥

少角初正、**太徵**、**少宮**、**太商**、**少羽**終。

己巳己亥

少宮、**太商**、**少羽**終、**少角**初、**太徵**。

辛巳辛亥

少羽終、**少角**初、**太徵**、**少宮**、**太商**。

癸巳癸亥

少徵、**太宮**、**少商**、**太羽**終、**太角**初。(《素問·六元正紀大論第七十一》)

九、司天氣化運行有先天後天

◎六氣司天氣化運行有先天後天

太陽司天氣化運行先天

凡此太陽司天之政，氣化運行先天。天氣肅，地氣靜，寒臨太虛，陽氣不令，水土合德，上應辰星、鎮星。其穀玄黅。其政肅，其令徐，寒政大舉，澤無陽焰，則火發待時。少陽中治，時雨迺涯。止極雨散，還於太陰，雲朝北極，濕化迺布，澤流萬物，寒敷於上，雷動於下，寒濕之氣，持於氣交。民病寒濕發，肌肉萎，足萎不收，濡寫血溢。

此統論六氣之主歲而主時也。主歲者，司天在泉；主時者，主氣客氣。六氣雖各有分部，而司天之氣，又爲一歲之主，故曰凡此太陽司天之政，氣化運行先天。夫子午寅申辰戌爲六陽年，氣主太過；丑未卯酉巳亥爲六陰年，氣主不及。凡主歲主時之氣太過之年，皆先天時而至；不及之年，皆後天時而至，故曰運太過，則其至先；運不及，則其至後。太陽寒水司天，故天氣肅；太陰濕土在泉，故地氣靜。寒臨太虛，故陽氣不能章其政令。水土合德，故上應辰星鎮星。其穀主玄黅者成熟，感司天在泉之氣，所謂歲穀是也。肅者，天之政。徐者，地之令也。澤無陽燄者，謂陰中之生陽，爲寒水所抑，蓋二之氣，迺少陰君火主氣，因寒政大舉，故必待時而後發。待時者，至五之氣，少陰閒氣司令而後發，此言四時之主氣，而爲司天之所勝也。少陽中治者，少陽相火主三之氣，而又爲寒水加臨，是以時雨迺涯，此言四時之主氣，而爲加臨客氣之所勝也。歲半之前，天氣主之，歲半之後，地氣主之，而加臨之三氣主寒水，四之主氣屬太陰，是以寒水之氣至三氣止，而交於四氣之太陰也。太陰所至爲雲雨，雨朝北極者，在泉之氣運化於上也。澤流萬物者，濕土之氣，周備於下也。寒敷於上者，太陽寒水之在上也。雷動於下者，少陰之火氣，在太陰之右，至五氣而始發也。寒濕之氣，持於氣交者，上下交互也。

初之氣，地氣遷，氣迺大溫，草迺蚤榮。民迺厲，溫病迺作，身熱頭痛嘔吐，肌腠瘡瘍。

方其初之生氣，本厥陰風木也。自斗建丑正至卯之中，則是大寒至驚蟄之末，六十日有奇，奇者謂八十七刻半也。厥陰木爲風化用事，風氣流行，陽氣發動，萬物發生以應春，此初氣主也。後倣此。而少陽相火客氣加之，則往歲卯酉少陰在泉，終之主氣本太陽寒水，而客氣迺少陰君火，今之客氣又少陽相火，故地氣遷，氣迺大溫，草木早榮。

二之氣，大涼反至，民迺慘，草迺遇寒，火氣遂抑。民病氣鬱中滿，寒迺始。

二之主氣，本少陰君火也。自斗建卯正至巳之中，則自春分至立夏之末，六十日有奇。少陰君火爲熱化用事，暄淑迺行君德之象，不司炎暑以應夏，此二氣主也。後倣此。而陽明燥金，客氣加之，大涼反至，民迺慘，草迺遇寒，火氣遂抑矣。

三之氣，天政布，寒氣行，雨迺降。民病寒，反熱中，癰疽注下，心熱瞀悶，不治者死。

三之主氣，本少陽相火也。自斗建巳正至未之中，則自小滿至小暑之末，六十日有奇。少陽相火暑化用事，此司天之位，炎暑迺行，以應長夏，此三氣主也。後倣此。而太陽寒水，客氣加之，故天政布，寒氣行，雨迺降。

四之氣，風濕交爭，風化爲雨，迺長迺化迺成。民病大熱少氣，肌肉萎足萎，注下赤白。

四之主氣，本太陰濕土也。自斗建未正至酉之中，則自大暑至白露之末六十日有奇，太陰土濕化用事，雲雨迺行，此四氣主也。後倣此。而厥陰風木，客氣加之，故風濕交爭，風化爲雨，在氣候爲長爲化爲成。

五之氣，陽復化，草迺長迺化迺成。民迺舒。

五之主氣，本陽明燥金也。自斗建酉正至亥之中，則自秋分至立冬之末，六十日有奇。陽明金燥化用事，清涼迺行，此五氣主也。餘倣此。而少陰君火，客氣加之，陽氣復化，草迺長，迺化，迺成。

終之氣，地氣正，濕令行，陰凝太虛，埃昏郊野。民迺慘淒。寒風以至。反者孕迺死。（《素問·六元正紀大論第七十一》）

終之主氣，本太陽寒水也，自斗建亥正至丑之中，則自小雪至小寒之末，六十日有奇，太陽水寒化用事，嚴凝迺行，終氣主也。餘仿此。而太陰濕土，客氣加之，故地氣正，濕令行，陰凝太虛，埃昏郊野。

陽明司天氣化運行後天

凡此陽明司天之政，氣化運行後天。天氣急，地氣明。陽專其令，炎暑大行，物燥以堅。淳風迺治，風燥橫運，流於氣交，多陽少陰，雲趨雨府，濕化迺敷，燥極而澤。其穀白丹，間穀命太者，其耗白甲品羽。金火合德，上應太白熒惑。其政切，其令暴，蟄蟲迺見，流水不冰。民病欬嗌塞，寒熱發暴，振栗癃閟，清先而勁，毛蟲迺死。熱後而暴，介蟲迺殃。其發燥，勝復之作，擾而大亂，清熱之氣，持於氣交。

此言陽明司天之政，有主氣又加以客氣，而天時、民病、治法因之也。凡此陽明司天之政，則卯酉之紀，曰乙卯、丁卯、己卯、辛卯、癸卯、乙酉、丁酉、己酉、辛酉，癸酉，皆主不及之歲，其氣化運行後天。蓋六步之氣，生長化收藏，皆後天時而至耳。餘歲後天倣此。所謂不及者，其至後。天氣急，燥金司天也。地氣明，君火在泉也。金爲不及，故陽專其令，炎暑大行。及金得其時，物燥以堅，淳風迺治。故風燥橫逆，流於氣交，多陽少陰，雲趨雨府，濕化迺敷，燥極而澤，是爲三氣之分也。其穀白丹，白爲金而丹爲火，金爲天而火爲地，迺正氣所化生也。若間穀，則乙太者之間氣命之。夫太年則言其穀某色，並不言間穀；少年則言其穀某色，即所謂歲穀也。蓋若間穀則乙太者命之。司天爲少，則在泉必爲太，宜以在泉間氣之色命之也。即如此篇陽明司天，則少陰在泉，司天爲少，在泉爲太。然在泉左爲太陰，其色黄，右爲厥陰，其色蒼，當是蒼黄之色也。後凡少年仿此。其耗竭物類，則有白甲品羽等蟲爲患也。此與厥陰有耗蟲，餘無，未詳。金火合德，上之所應者，太白與熒惑也。金之政切，火之令暴，蟄蟲迺見，流水不冰。民病爲欬，爲嗌塞，爲寒熱發暴，爲振慄，爲癃閉。先清而勁，則金先勝木，木已承害，故毛蟲迺死。後熱而暴，則金不勝，故介蟲迺殃。其發暴，勝復之作，擾而大亂，清熱之氣，持於氣交，正三四氣相交之際也。

初之氣，地氣遷，陰始凝，氣始肅，水迺冰，寒雨化。其病中熱脹，面目浮腫，善眠，鼽衄嚏欠嘔，小便黄赤，甚則淋。

初之氣，太陰之化也。地氣遷者，謂歲前在泉之終氣，交更於今之初氣。餘運倣此。夫卯酉歲初之客氣，迺太陰濕土，故陰凝而雨化。下文曰厥陰所至爲風生，終爲肅氣。始肅者，謂主時之初氣，迺厥陰也。陰凝於外，則陽鬱於内，故民病熱脹便赤諸證，面目浮腫善眠者，濕土之爲氣也。鼽衄嚏欠嘔者，風木之氣也。

二之氣，陽迺布。民迺舒。物迺生榮。厲大至，民善暴死。

二之主客，迺君相二火，陽氣得以敷布，故民迺舒，物得長氣而生榮。如厲大至，則民善暴死。蓋謂二火相交，臣位君上故也。

三之氣，天政布，涼迺行，燥熱交合，燥極而澤。民病寒熱。

三之主氣，本少陽相火司天，而陽明燥金客氣加臨，故天政布，涼迺行。三之主氣，迺少陽相火，故燥熱交合，三氣終而交於四氣之寒水濕土，故燥極而澤。燥濕水火相交，故民病寒熱。

四之氣，寒雨降。病暴僕振慄，譫妄少氣，嗌乾引飲，及爲心痛，癰腫瘡瘍，瘧寒之疾，骨痿血便。

四之主氣，本太陰濕土也，而太陽寒水加臨客氣，迺太陽寒水，主氣迺太陰濕土，故寒雨降。歲半以後，迺少陰君火主氣，反爲寒濕相加，故民病振慄譫妄，嗌乾便血等證，皆因寒凝於外，火鬱於内故也。是以諸禁鼓慄，如喪神守，皆屬於火。及爲心痛者，迺寒邪内淩君火也。故云邪在心則病心痛，時眩僕，諸癰腫筋攣骨痛，此寒氣之腫者是也。

五之氣，春令反行，草迺生榮。民氣和。

五之主氣，本陽明燥金也，而厥陰風木加臨於五氣，故春令反行。草得生氣，故迺生榮。少陰之鬱，得木氣而舒達，故民氣和。

終之氣，陽氣布，候反溫，蟄蟲來見，流水不冰。民迺康平。其病溫。

(《素問·六元正紀大論第七十一》)

終之主氣，本太陽寒水也，而少陰君火加臨於終氣，故在泉之陽氣，得以舒布，而冬之時候反溫。冬氣溫煖。故蟄蟲不藏，流水不冰，地氣舒暢，故民迺康平。其有災眚，當主病溫，所謂冬溫病也。冬溫之病，與傷寒大異。蓋冬傷於寒，今感溫熱而爲病，故與傷寒異也。

少陽司天氣化運行先天

凡此少陽司天之政，氣化運行先天。天氣正，地氣擾。風迺暴舉，木偃沙飛，炎火迺流。陰行陽化，雨迺時應。火木同德，上應熒惑、歲星。其穀丹蒼，其政嚴，其令擾，故風熱參布，雲物沸騰，太陰橫流，寒迺時至，涼雨竝起。民病寒中，外發瘡瘍，内爲泄滿，故聖人遇之，和而不爭。往復之作，民病寒熱，瘧洩，聾瞑，嘔吐，上怫腫色變。

寅申歲主太過，六氣皆先天時而至。天氣正，此申明天地陰陽之氣，交相感召，所謂上下交互，氣交主之，歲紀畢矣。夫蒼黅丹素玄之氣，化生地之五行，地之五行，上呈天之六氣。故曰寒暑燥濕風火，天之陰陽也。三陰三陽上奉之，是三陰三陽在下，而六氣之在上也。是以少陽之上，火氣治之，中見厥陰，厥陰之上，風氣治之，中見少陽。正，中也。天氣正者，謂少陽司天，而氣化行於氣交之中，蓋以三陰三陽在下，故雖主司天而氣下行於中也。下節厥陰司天，而曰地氣正者，謂少陽在泉之氣，而亦行於中，蓋少陽爲厥陰之中見也。夫厥陰不從標本，從中見少陽之化，故凡此厥陰之政，諸同正歲，氣化運行同天，謂厥陰同少陽天氣正，地氣正之諸歲，而厥陰之氣，運行同少陽天氣之在中。蓋以少陽司天，則厥陰在中，少陽在泉，則地氣在中，少陽爲厥陰之中見也。厥陰在泉，則地氣在中；厥陰司天，則天氣亦在中，謂厥陰從中見少陽之化也。能明乎司天在泉及左右間氣，再於上下氣交中求之，斯得運化之微妙也。故曰少陽在上，則厥陰在下；少陽在下，則厥陰在上。厥陰在泉，故地氣擾。下文曰厥陰所至，爲撓動，爲迎隨，行令之常也。火，風之氣也。陰行陽化，雨迺時應，謂厥陰之氣上行，而從少陽之化，故雨迺時應。蓋少陽所至爲火生，終爲蒸溽，此德化之常也。火木同德，上應熒惑，歲星倍明也。是以厥陰從少陽之化，故止言少陽之蒸溽，又曰木火同德。其穀丹蒼，感司天在泉之氣而成熟者。嚴者，火之政，擾者，風之令也。風熱參佈者，少陽厥陰之氣，交相參合，而佈於氣交之中。雲物沸騰者，地氣上昇也。太陰橫流，涼雨並起者，蒸溽而爲雨也。按厥陰風木，上從司天之化，故太陰濕土從之，即風氣下臨，黃起上用之義，畏其勝制而從之也。

初之氣，地氣遷，風勝迺搖，寒迺去，候迺大溫，草木蚤榮，寒來不殺，溫病迺起，其病氣怫於上，血溢目赤，欬逆頭痛，血崩，脅滿，膚腠中瘡。

初之主氣，木厥陰風木也，而少陰君火客氣加之，則地氣遷，風勝迺搖，寒迺去，候迺大溫。草木早榮，寒來不殺，溫病迺起，其病氣怫於上，爲血溢，爲目赤，爲欬逆，爲頭痛，爲血崩，爲脅滿，爲膚腠中瘡也。

二之氣，火反郁，白埃四起，雲趨雨府，風不勝濕，雨迺零。民迺康，其病熱鬱於上，欬逆嘔吐，瘡發於中，胸嗌不利，頭痛身熱，昏憒膿瘡。

二之主氣，本少陰君火也，而太陰濕土客氣加之，則火反鬱，白埃四起，雲趨雨府，風不能勝濕，雨迺零落也。民迺康，其有病者，熱鬱於上爲欬逆，爲嘔吐，爲瘡發於中，爲胷嗌不利，爲頭痛，爲身熱，爲昏憒，爲膿瘡也。

三之氣，天政布，炎暑至，少陽臨上，雨迺涯。民病熱中，聾瞑，血溢，膿瘡，欬嘔，鼽衄，渴，嚏欠，喉痹，目赤，善暴死。

三之主氣，本少陽相火也，而又少陽相火客氣加之，則天政佈，炎暑至，少陽臨上，雨迺涯。民病有爲熱中，爲聾，爲瞑，爲血溢，爲膿瘡，爲欬，爲嘔，爲鼽，爲衄，爲渴，爲嚏，爲欠，爲喉痹，爲目赤，爲善暴死也。

四之氣，涼迺至，炎暑閒化，白露降。民氣和平。其病滿，身重。

四之加臨閒氣，迺陽明清涼之氣，故涼迺至，白露降，少陽之火，與風熱之氣，交於氣交之中，故炎暑閒化，風熱主歲，而遇此清涼，故民氣和平。燥勝者肺自病，故胸中滿。濕勝者脾自病，故身體重。

五之氣，陽迺去，寒迺來，雨迺降，氣門迺閉，剛木蚤彫。民避寒邪，君子周密。

五之主氣，本陽明燥金也，而太陽寒水客氣加之，故陽熱去而寒迺來，以秋冬之交，而行閉藏之冬令，故氣門迺閉，宜周密以避寒邪。曰聖人曰君子，蓋言聖賢之隨時調養，以和其氣，是以暴過不生，苛疾不起。

終之氣，地氣正，風迺至，萬物反生，霿霧以行。其病關閉不禁，心痛，陽氣不藏而欬。（《素問・六元正紀大論第七十一》）

終之主氣，本太陽寒水也，而厥陰風木客氣加之，故風迺至，地氣正者，厥陰從中見少陽之化也。萬物遇生氣而反生，地氣反上昇，而霜霧以行，以閉藏之時，而反行發生之令。

太陰司天氣化運行後天

凡此太陰司天之政，氣化運行後天，陰專其政，陽氣退避，大風時起，天氣下降，地氣上騰，原野昏霿，白埃四起，雲奔南極，寒雨數至，物成於差夏。民病寒濕腹滿，身䐜憤，胕腫，痞逆，寒厥，拘急。濕寒合德，黃黑埃昏，流行氣交，上應鎮星、辰星。其政肅，其令寂，其穀黅玄，故陰凝於上，寒積於下，寒水勝火，則爲冰雹，陽光不治，殺氣迺行，故有餘宜高，不及宜下，有餘宜晚，不及宜蚤，土之利，氣之化也。民氣亦從之。閒穀命其

太也。

太陰司天，寒水在泉，故陰專其政，陽氣退避，土令不及，風反勝之。天地之寒濕氣交，是以原野昏霧，寒雨數至也。差夏，長夏之時，秋之交也。民病腹滿諸證，皆感寒濕之氣而成。寒濕合德，是以黄黑埃昏，流行氣交，上應鎮辰二星明耀。肅者，土之政。寂者，水之令。黅玄之穀，感司天在泉之氣而成。蓋水氣南行也。太陰之濕氣凝於上，太陽之寒氣積於下，寒水勝火，則爲冰雹，即所謂火鬱之發，山川冰雪是也。陽氣在上，爲陰凝所勝，則肅殺之氣廼行，此言上下陰陽之氣也。上下皆陽，廼氣之環轉也。若五方之地土，各有高下厚薄之不同也。故歲氣有餘，地土宜高厚；歲氣不及，地土宜卑下。蓋太過之氣宜緩，不及之氣宜先，地土高厚，氣緩於出，地之下者，氣易於昇也。氣有餘，宜至之遲；氣不及，宜至之早。此地利之有高下，氣至之有早晏，而民氣亦從之。此論上下陰陽之氣者，謂天包乎地之外也；地土之有高下者，地居乎天之中也；氣至之有早晏者，氣貫乎地之內也；人氣從之者，人由乎氣交之中也，此當與《五常政大論》合看。閉穀命其太也，注見前。

初之氣，地氣遷，寒廼去，春氣至，風廼來，生布萬物以榮。民氣條舒。風濕相薄，雨廼後。民病血溢，筋絡拘強，關節不利，身重筋痿。

初之主氣，本厥陰風木也，而厥陰風木客氣加之。是以歲前之地氣遷，冬令之寒廼去，而春氣正，風廼來，生榮萬物。民氣條舒。主客之氣與司天之氣相薄，故雨廼後至也。民病血溢，筋痿諸證，皆感風濕之氣所致。

二之氣，大火正，物承化，民廼和。其病溫厲大行，遠近咸若。濕蒸相薄，雨廼時降。

二之主氣，本少陰君火也，而少陰君火，客氣加之。故大火氣正，物承其化，民亦和也。火盛氣熱，故民病溫厲。乙太陰司天，故濕蒸相薄。時雨應期，故曰時降。

三之氣，天政布，濕氣降，地氣騰，雨廼時降，寒廼隨之。感於寒濕，則民病身重，胕腫，胸腹滿。

三之主氣，本少陽相火也，而太陰濕土客氣加之，則天政下布，濕氣廼降，地氣上騰，時雨廼降，寒亦隨之。故感於寒濕，則民病爲身重，爲胕腫，爲胸腹滿也。

四之氣，畏火臨，溽蒸化，地氣騰，天氣否隔，寒風曉暮，蒸熱相薄，草木凝煙，濕化不流，則白露陰布，以成秋令。民病腠理熱，血暴溢，瘧，心腹滿熱，臚脹，甚則胕腫。

四之主氣，本太陰濕土也，而少陽相火客氣加之，則畏火臨，溽蒸化，地氣上騰，天氣否隔，寒風曉暮，蒸熱相薄，草木凝煙，濕化不流，則白露陰布，以成秋令。民病爲腠理熱，爲血暴溢，爲瘧，爲心腹滿熱，爲臚脹，甚則爲胕腫也。廼寒濕熱三氣雜至，合而爲病也。

五之氣，慘令已行，寒露下，霜廼早降，草木黄落。寒氣及體，君子周

密，民病皮腠。

五之主氣，本陽明燥金也，而陽明燥金客氣加之，則慘令已行，霜露下降，草木黄落。寒氣及體，而君子當周密。民病則在皮腠中也。

終之氣，寒大舉，濕大化，霜迺積，陰迺凝，水堅冰，陽光不治。感於寒，則病人關節禁固，腰脽痛，寒濕持於氣交而爲疾也。（《素問・六元正紀大論第七十一》）

終之主氣，本太陽寒水也，而太陽寒水客氣加之，故寒大舉。寒濕之氣，上下相交，故濕大化。霜積陰凝，濕之化也。冰堅陽伏，寒之令也。腎爲冬藏而主骨，關節禁固，骨節不利也。腰脽者，腎之府也。寒濕持於氣交，謂天地之氣上下相持，人在氣交之中而爲病也。

少陰司天氣化運行先天

凡此少陰司天之政，氣化運行先天，地氣肅，天氣明，寒交暑，熱加燥，雲馳雨府，濕化迺行，時雨迺降。金火合德，上應熒惑太白。其政明，其令切，其穀丹白。水火寒熱，持於氣交而爲病始也。熱病生於上，清病生於下，寒熱淩犯而爭於中。民病欬喘血溢，血泄，鼽嚏，目赤，眥瘍，寒厥入胃，心痛腰痛，腹大，嗌乾上腫。

少陰司天，太過之歲，氣運皆先天時而至。燥金在泉，故地氣肅。君火在天，故天氣明。歲前之終氣，迺少陽相火，今歲之初氣，迺太陽寒水，故爲寒交暑，而水火寒熱持於氣交，而爲病始也。君火在上，燥金在下，故曰熱加燥。雲馳雨府，濕化迺行，時雨迺降，即少陽臨土，雨迺涯之義。金火合德，上應熒惑太白光明。明者，火之政。切者，金之令也。其穀丹白，感金火之氣而成熟者。寒熱淩犯者，司天在泉之氣交相犯，而爭於中也。欬喘血溢鼽嚏，目赤眥瘍，嗌乾上腫，熱病生於上也。血溢寒厥，清病生於下也。入胃心痛，腰痛腹大，寒熱交爭於中而爲病也。

初之氣，地氣遷，燥將去，寒迺始，蟄復藏，水迺冰，霜復降，風迺至。陽氣鬱，民反周密，關節禁固，腰脽痛。炎暑將起，中外瘡瘍。

初之主氣，本厥陰風木也，而太陽寒水客氣加之。故歲前之燥熱將去，而寒迺始，蟄蟲復藏，冰霜復結也。初之時氣，迺厥陰風木，故風迺至。陽春之氣鬱，而民反周密。太陽主筋而爲腎之府，故關節禁固，而腰脽痛。時交於二氣之君火，故炎暑將至，又當爲中外瘡瘍也。

二之氣，陽氣布，風迺行，春氣以正，萬物應榮，寒氣時至。民皆和。其病淋，目瞑目赤，氣鬱於上而熱。

二之主氣，本少陰君火也，而厥陰風木客氣加之。故陽氣布而風迺行，春氣始正，萬物應生長之氣以榮。按少陰之上，君火主之。少陰標陰而本熱，二氣三氣皆君火司令，而曰寒氣時至者，少陰從本從標也。寒熱氣交，故民迺和。其病淋目瞑者，寒氣之爲病也。經云陽盛則瞋目，陰盛則瞑目。目赤者，君火之氣也。氣鬱於上而熱者，寒氣上乘也。

三之氣，天政布，大火行，庶類蕃鮮。寒氣時至，民病氣厥心痛。寒熱更作，欬喘目赤。

三之主氣，本少陽相火也，而少陰君火客氣加之，故天政布，大火行，衆類得長氣而蕃鮮。在下之寒氣時至，故民病氣厥心痛。蓋君火在上，陰寒在下，寒氣厥逆淩心，則心痛而寒熱更作。乘於肺則爲欬喘，蓋肺迺心之蓋，而又下交於腎也，迫其君火上炎則目赤。當與厥陰從中見之化合參。

四之氣，溽暑至，大雨時行，寒熱互至，民病寒熱，嗌乾，黄癉，鼽衄，飲發。

四之主氣，本太陰濕土也，而太陰濕土客氣加之，故溽暑至，大雨時行，寒熱互至也。民病爲寒熱，爲嗌乾，爲黄癉，爲鼽，爲衄，爲飲發也，皆感溫熱之氣。

五之氣，畏火臨，暑反至，陽迺化，萬物迺生、迺長、迺榮。民迺康。其病溫。

五之主氣，本陽明燥金也，而少陽相火客氣加之，故畏長氣上臨。間氣司令，故暑反至，陽迺化，萬物得長氣而生榮。涼熱之氣合化，故民迺康。其有災眚，感溫熱而爲溫病。

終之氣，燥令行，餘火内格，腫於上，欬喘，甚則血溢。寒氣數舉，則霧霿翳。病生皮腠，内舍於脅下，連少腹而作寒中，地將易也。（《素問·六元正紀大論第七十一》）

終之主氣，本太陽寒水也，而陽明燥金客氣加之。故燥令行氣交之餘熱内格，而爲欬喘，甚則爲血溢也。且寒氣數舉，則霿霧成翳，外則病生皮腠，内則病舍脅下，連小腹而作寒中，以其地氣之將易也。夫地支始於子而對於午，六氣已終，則在泉之氣，將易而交於丑未矣。

厥陰司天氣化運行後天

凡此厥陰司天之政，氣化運行後天，諸同正歲，氣化運行同天，天氣擾，地氣正，風生高遠，炎熱從之，雲趨雨府，濕化迺行，風火同德，上應歲星熒惑。其政撓，其令速，其穀蒼丹，間穀言太者，其耗文角品羽。風燥火熱，勝復更作，蟄蟲來見，流水不冰。熱病行於下，風病行於上，風燥勝復形於中。

厥陰司天不及之歲，氣運皆後天時而至，若厥陰少陽標本之相合也。少陽司天，則天氣正；少陽在泉，則地氣正。謂厥陰同少陽之諸正歲。如厥陰在泉，則厥陰之氣，同少陽司天之運行；厥陰司天，則少陽之氣，同厥陰司天之運行，故曰風生高遠，炎熱從之。蓋厥陰少陽標本相合，而厥陰又從少陽之氣化也。六氣之中，止二氣相合。彼此凡十干，故曰諸。風性動搖，故天氣擾。少陽之氣運行於中，故地氣正。風氣在天，故風生高遠。少陽之氣，上與厥陰相合，故炎熱從之。雲趨雨府，濕化廼行者，從風火之勝制也。風火同歸於正，故曰同德。上應歲星熒惑光明。撓者，風之政。速者，火之令也。蒼丹之穀，感司天在泉之氣而成熟者。閒穀者，言左之少陰而下，右之太陽而下，感左右之閒氣而成。文角品羽，感司天在泉之氣而生育者，不過文品之毛蟲羽蟲，又不能生聚而耗散也。勝復更作者，謂炎熱從之於上，而復相乘於氣交之中也。蟄蟲來見，流水不冰，相火之在泉也。感風氣則病行於上，感熱氣則病行於下，風燥勝復相乘，則形見於氣交之中。謂行於上，行於下也。又曰形於中，而不曰病也。蓋謂風火之氣行於上下，而復交於中也。炎熱從之於上者，子從母也。勝復更作者，厥陰之氣，復下歸於正也。故厥陰在泉，則地氣正，今厥陰司天而天氣亦正，斯謂之諸同正歲。蓋丹黅蒼素玄，天之氣色。其穀蒼丹者，謂果穀草木昆蟲，生於天之六氣，而成於地之五行也。又諸上見厥陰，左少陰，右太陽，二氣主太。分而合，合而分者，二氣環轉乎地之外，復貫乎地之中，故曰行於上行於下也。

初之氣，寒始肅，殺氣方至。民病寒於右之下。

初之主氣，本厥陰風木也，而陽明燥金客氣加之。故寒始肅，而殺氣方至。民病寒於右之下，謂陽明之閒氣，在在泉少陽之右也。

二之氣，寒不去，華雪水冰，殺氣施化，霜廼降，名草上焦，寒雨數至，陽復化。民病熱於中。

二之主氣，本少陰君火也，而太陽寒水客氣加之。是以寒不去，而霜廼降。二之主氣，廼少陰君火，而寒水加臨於上，是以名草上焦，而陽復化於下也。民病熱中者，君火之氣，爲寒氣鬱於內也。

三之氣，天政布，風廼時舉。民病泣出，耳鳴，掉眩。

三之主氣，本少陽相火也，而厥陰風木客氣加之。是以天政布，風廼時舉。民病泣出，耳鳴掉眩，廼風病行於上也。

四之氣，溽暑濕熱相薄，爭於左之上。民病黃癉而爲胕腫。

四之主氣，本太陰濕土也，而少陰君火客氣加之。是以溽暑濕熱相薄。爭於左之上者，謂少陰在司天厥陰之左也。厥陰司天之閒氣，始於下之陽明，而交於太陽。少陽在泉之閒氣，始於上之少陰，而交於太陰。故民病寒於右之下者，蓋從下而上也；爭於左之上者，謂從上而下也。是以閒穀言太者，言在上左右之少陰太陽，而及於太陰陽明。所謂數之始，起於上而終於下也。故曰食閒穀以保其精，謂保四氣主時之精氣也。又曰食閒穀以避虛邪。謂避左右閒氣之虛邪也。蓋能保其精，則能避其邪矣。民病黃癉胕腫，皆濕熱之爲病。

五之氣，燥濕更勝，沈陰廼布，寒氣及體，風雨廼行。

五之主氣，本陽明燥金也，而太陰濕土客氣加之。是以燥濕更勝。沈陰布而寒及體者，二氣並主清寒也。太陰所至，終爲雨。陽明所至爲悽鳴，故風雨廼行。眉批："四之氣濕熱相薄，五之間氣並於上之四氣而爲病，故不復言病。"

終之氣，畏火司令，陽廼火化，蟄蟲出見，流水不冰，地氣大發，草廼生。人廼舒。其病溫厲。(《素問·六元正紀大論第七十一》)

終之主氣，本太陽寒水也，而少陽相火客氣加之，故畏火司令。客勝其主，是以陽氣大化，流水不冰。少陽在泉之氣大發，草感生長之氣而生。人感溫煖之氣而舒。其病溫厲者，所謂冬溫病也。

十、司天在泉

◎司天

帝曰：其於三陰三陽，合之奈何？鬼臾區曰：子午之歲，上見少陰；丑未之歲，上見太陰；寅申之歲，上見少陽；卯酉之歲，上見陽明；辰戌之歲，上見太陽；巳亥之歲，上見厥陰。少陰所謂標也，厥陰所謂終也。(《素問·天元紀大論第六十六》)

合者，以五運而合六氣，以天干而合地支也。上者，言司天，如子午之歲，上見少陰司天是也，十二年皆然。《五運行大論》云："子午之上，少陰主之；丑未之上，太陰主之；寅申之上，少陽主之；卯酉之上，陽明主之；辰戌之上，太陽主之；巳亥之上，厥陰主之。"子午之歲，上見少陰熱氣；丑未之歲，上見太陰濕氣；寅申之歲，上見少陽相火；卯酉之歲，上見陽明燥氣；辰戌之歲，上見太陽寒氣；巳亥之歲，上見厥陰木氣。則上見少陰、太陰、少陽、陽明、太陽、厥陰者，不過謂之標耳。標者，猶所謂上首也。自少陰子午而數至厥陰巳亥，故曰厥陰爲三甲、六甲之終也。實由天有風氣，以爲厥陰之主；天有熱氣，以爲少陰之主；天有濕氣，以爲太陰之主；天有相火，以爲少陽之主；天有燥氣，以爲陽明之主；天有寒氣，以爲太陽之主。則有此天之六元以爲之本也。

◎六元

厥陰之上，風氣主之；少陰之上，熱氣主之；太陰之上，濕氣主之；少陽之上，相火主之；陽明之上，燥氣主之；太陽之上，寒氣主之。所謂本也，是謂六元。(《素問·天元紀大論第六十六》)

厥陰之上，風氣主之；少陰之上，熱氣主之；太陰之上，濕氣主之；少陽之上，相火主之；陽明之上，燥氣主之；太陽之上，寒氣主之者。三陰三陽者，由六氣之化爲之主，而風化厥陰，熱化少陰，濕化太陰，火化少陽，燥化陽明，寒化太陽，故六氣謂本，三陰三陽謂標也。然此六者，皆天元一氣之所化，一分爲六，故曰六元。

◎天干配司天

余聞五運之數於夫子，夫子之所言，正五氣之各主歲耳，首甲定運，余因論之。鬼臾區曰：土主甲己，金主乙庚，水主丙辛，木主丁壬，火主戊癸。子午之上，少陰主之；丑未之上，太陰主之；寅申之上，少陽主之；卯酉之上，陽明主之；辰戌之上，太陽主之；巳亥之上，厥陰主之。（《素問·五運行大論第六十七》）

首甲定運，謂六十年以甲子始，而定其運也。此三陰三陽之所主也，主者司天也。《陰陽法》曰："甲己合，乙庚合，丙辛合，丁壬合，戊癸合。"《天元紀大論》："甲己之歲，土運統之；乙庚之歲，金運統之；丙辛之歲，水運統之；丁壬之歲，木運統之；戊癸之歲，火運統之。"《天元紀大論》曰："子午之歲，上見少陰；丑未之歲，上見太陰；寅申之歲，上見少陽；卯酉之歲，上見陽明；辰戌之歲，上見太陽；巳亥之歲，上見厥陰。"正五氣之各主歲耳。

◎司天在泉天地之數

帝曰：天地之數，終始奈何？岐伯曰：悉乎哉問也！是明道也。數之始，起於上而終於下。歲半之前，天氣主之；歲半之後，地氣主之；上下交互，氣交主之，歲紀畢矣。故曰：位明氣月可知乎，所謂氣也。（《素問·六元正紀大論第七十一》）

天，謂司天。地，謂在泉。道，謂天地陰陽之道。數之始起於上者，謂數之始於一而起於天乙也；終於下者，謂天數之始於一而終於地六也。歲半之前者，即大寒至小暑，天氣之所主也。半歲之後者，即大暑至小寒，地氣之所主也。故歲半之前，歲半之後者，謂天地之氣上下有位也。氣交者，謂天地之氣上下相交也。所謂上下交互者，則三四氣之際，即天地之氣交主之，此則一歲之紀畢矣。故曰凡六氣之位明，則六十日餘八十七刻半，而爲每氣，有節氣中氣，而爲每月，皆可知矣。此正天氣、地氣、氣交之謂也。位，謂司天在泉及左右間氣之六位。氣月，謂一氣之各主兩月也。

十一、司天遷正退位

◎司天未得遷正

黄帝問曰：昇降之刺，以知其要，願聞司天未得遷正，使司化之失其常政，即萬化之或其皆妄，然與民爲病，可得先除，欲濟群生，願聞其說。岐伯稽首再拜曰：悉乎哉問！言其至理，聖念慈憫，欲濟群生，臣迺盡陳斯道，

可申洞微。

正司中位，是謂遷正位。司天不得其遷正者，即前司天已遇交司之日，即遇司天太過有餘日，即仍舊治天數，新司天未得遷正也。知其氣有不正，故當預防。申，明也。洞，幽也。

太陽復布，即厥陰不遷正，不遷正氣塞於上。

辰戌歲太陽司天之後，厥陰繼之。若寒水既退而復布，則巳亥之厥陰不得遷正，風化不行，木氣鬱塞於上，人病在肝。

厥陰復布，少陰不遷正，不遷正即氣塞於上，

巳亥歲厥陰司天之後，少陰繼之。若風氣既退而復佈，則子午之少陰不得遷正，火化不行，熱氣鬱塞於上，人病在心主。

少陰復布，太陰不遷正，不遷正即氣留於上。

子午歲少陰司天之後，太陰繼之。若君火復佈，則丑未之太陰不得遷正，雨化不行，土氣留滯於上，人病在脾。

太陰復佈，少陽不遷正，不遷正則氣塞未通。

丑未歲太陰司天之後，少陽繼之。若濕氣復佈，則寅申之少陽不得遷正，火化不行，熱氣鬱塞，人病在三焦。

少陽復佈，則陽明不遷正，不遷正則氣未通上。

寅申歲少陽司天之後，陽明繼之。若相火復佈，則卯酉之陽明不得遷正，金化不行，燥氣鬱滯，人病在肺。

陽明復佈，太陽不遷正，不遷正則復塞其氣。(《素問·遺篇刺法論第七十二》)

卯酉歲陽明司天之後，太陽繼之。若燥氣復布，則辰戌之太陽不得遷正，水化不行，寒氣復塞，人病在腎。

◎司天不退位

帝曰：遷正不前，以通其要，願聞不退，欲折其餘，無令過失，可得明乎？岐伯曰：氣過有餘，復作布正，是名不過位也。使地氣不得後化，新司天未得遷正，故復布化令如故也。

氣過有餘，復作布政，是名不退位也，惟當退位而不退位。夫當遷正而不遷正，其義本相因也。故天氣不退，則地氣不得後化，新歲司天不能遷正，仍布舊歲之令。

巳亥之歲，天數有餘，故厥陰不退位也，風行於上，木化布天。

巳亥之歲，天數有餘，故厥陰不退位，至子午之歲，猶尚治天。以子午年猶行巳亥之令，熱化不行，風反爲災也。

子午之歲，天數有餘，故少陰不退位也，熱行於上，火餘化佈天。

子午之歲，天數有餘，故少陰不退位，至丑未之歲，猶尚治天，雨化不行，熱氣尚治也，在人心氣有餘。

丑未之歲，天數有餘，故太陰不退位也，濕行於上，雨化布天。

丑未之歲，天數有餘，故太陰不退位，至寅申之歲，猶行丑未之政，火氣不行，濕仍佈天也。

寅申之歲，天數有餘，故少陽不退位也，熱行於上，火化佈天。

寅申之歲，天數有餘，故少陽不退位，至卯酉之歲，猶行寅申之政，火尚佈天，金化不行也。

卯酉之歲，天數有餘，故陽明不退位也，金行於上，燥化佈天。

卯酉之歲，天數有餘，故陽明不退位，至辰戌之歲，猶尚治天，而行卯酉之令，燥尚佈天，寒化不行也。

辰戌之歲，天數有餘，故太陽不退位也，寒行於上，凜水化佈天。（《素問·遺篇刺法論第七十二》）

辰戌之歲，天數有餘，故太陽不退位也，至巳亥之歲，猶尚治天，而行辰戌之令，寒氣佈天，風化不行也。

十二、三紀運化之候

◎天地氣之盈虛

帝曰：天地之氣，盈虛如何？岐伯曰：天氣不足，地氣隨之；地氣不足，天氣從之，運居其中，而常先也。惡所不勝，歸所同和，隨運歸從，而生其病也。故上勝則天氣降而下，下勝則地氣遷而上，多少而差其分，微者小差，甚者大差。甚則位易氣交，易則大變生而病作矣。《大要》曰：甚紀五分，微紀七分，其差可見。此之謂也。（《素問·六元正紀大論第七十一》）

天氣即司天，地氣即在泉，運即歲運。歲運居上下之中，氣交之分，故天氣欲降，則運必先之而降，地氣欲昇，則運必先之而昇也。此亦言中運也。如以木運而遇燥金司其天地，是爲不勝則惡之。遇水火司其天地，是爲同和則歸之。不勝者受其制，同和者助其勝，皆能爲病，故曰隨運歸從而生其病也。上勝者，司天之氣有餘也，上有餘則氣降而下。下勝者，在泉之氣有餘也，下有餘則氣遷而上。即天氣不足，地氣隨之；地氣不足，天氣隨之之謂。勝多少，言氣之微甚也。勝微則遷降少，勝多則遷降多，勝有多少，則氣交之變有多寡之差分矣。小差則小變，大差則大變，甚則上下之位，易於氣交之際，運居其中而常先之，故易則大變生，民病作矣。甚紀五分，勝氣居其半也。微紀七分，勝止十之三也。此天地盈虛之數有大差小差之分，故變病亦有微甚。

◎平氣之謂

故生而勿殺，長而勿罰，化而勿制，收而勿害，藏而勿抑，是謂平氣。（《素問・五常政大論第七十》）

凡此平氣之歲，惟生氣主歲，則木氣平，金爲收氣者，不能縱其殺；長氣主歲則火氣平，水爲藏氣者，不能縱其罰；化氣主歲則土氣平，木爲生氣者，不能縱其制；收氣主歲則金氣平，火爲長氣者，不能縱其害；藏氣主歲則水氣平，土爲化氣者，不能縱其抑。是謂天氣平，地氣正，五化之氣不以勝尅爲用，故曰平氣也。

◎太過不及之年

注《玄珠密語》云：陽年三十年，除六年天刑，計有太過二十四年。除此六年，皆作太過之用，令不然之旨。今言迭支迭位，皆可作其不及也。（《素問・遺篇本病論第七十三》）

庚子庚午，君火刑金運；庚寅庚申，相火刑金運，戊辰戊戌；寒水刑火運。此陽運之天刑，共計六年，本非有餘。其外二十四年，則皆陽剛太過之運。三十年中，除此六年天刑之外，皆作太過，廼陽運自勝而無邪傷者也。若剛柔迭失其位，氣有不正，雖屬陽年亦爲不及也。

◎五行之治各有太過不及

帝曰：善。何謂氣有多少，形有盛衰？鬼臾區曰：陰陽之氣，各有多少，故曰三陰三陽也。形有盛衰，謂五行之治，各有太過不及也。故其始也，有餘而往，不及隨之；不足而往，有餘從之。知迎知隨，氣可與期。應天爲天符，承歲爲歲直，三合爲治。（《素問・天元紀大論第六十六》）

此以下皆明形氣之盛衰也。陰陽之氣各有多少，故厥陰爲一陰，少陰爲二陰，太陰爲三陰，少陽爲一陽，陽明爲二陽，太陽爲三陽也。形有盛衰，如木有太少角，火有太少徵，土有太少宮，金有太少商，水有太少羽，此五行之治，各有太過不及也。此氣運迭爲消長也。始，先也。隨，後也。以六十年之常而言，如甲往則乙來，甲爲太宮，乙爲少商，此有餘而往，不足隨之也。乙往則丙來，乙爲少商，丙爲太羽，此不足而往，有餘從之也。歲候皆然。以盈虛之勝負言，如火炎者水必涸，水盛者火必滅，陰衰者陽湊之，陽衰者陰湊之，皆先往後隨之義也。蓋氣運之消長，有盛必有衰，有勝必有復，往來相因，強弱相加，而變由作矣。迎者，迎其至也。隨者，隨其去也。如時令有盛衰，則候至有遲速，至與不至，必先知之，是知迎也。氣運有勝復，勝微者復微，勝甚者復甚，其微其甚，必先知之，是知隨也。知迎知隨，則歲氣可期，而天和可自保矣。符，合也。承，下奉上也。直，會也。應天爲天符，如丁巳丁亥，木氣合也；戊寅戊申戊子戊午，火氣合也；己丑己未，土氣合也；乙卯乙酉，金氣合也；丙辰丙戌，水氣合也。此十二年者，中運與司天同氣，故曰天符。承歲爲歲直，如丁卯之歲，木承木也；戊午之歲，火承火也；乙酉之歲，金承金也；丙子之歲，水承水也；甲辰甲戌己丑己未之歲，土承土也。此以年支與歲，同氣相承，故曰歲直，即歲會也。然不分陽年陰年，但取四正之年爲四直承歲，如子午卯酉是也。惟土無定位，寄王於四季之末，各一十八日有奇，則通論承歲，如辰戌丑未是也，共計八年。三合爲治，言天氣運氣年辰也，凡天符歲會之類，皆不外此三者。若上中下三氣俱合，廼爲太乙天符，如乙酉歲金氣三合，戊午歲火氣三合，己丑己未歲土氣三合者是也，共四年。

◎五運平氣之名

黄帝問曰：太虚寥廓，五運迴薄，衰盛不同，損益相從。願聞平氣，何如而名？何如而紀也？岐伯對曰：昭乎哉問也！木曰敷和，火曰昇明，土曰備化，金曰審平，水曰静順。（《素問・五常政大論第七十》）

太虚，謂空冥之境。寥廓，幽遠也。迴薄，旋轉也。盛衰，太過不及也。有盛衰則損益相從矣。平氣，廼歲會之紀，氣之平者也。此言歲分平氣太過不及，而有三氣之紀名也。木歲平氣，名曰敷和，敷佈其和氣也；火歲平氣，名曰昇明，火昇而顯明也；土歲平氣，名曰備化，土以化物爲德，其化及羣品而周備也；金歲平氣，名曰審平，氣至金而平定，而其氣詳審也；水歲平氣，名曰静順，水性本順，而其氣又沈静也。

◎五運平氣之紀

敷和之紀

帝曰：三氣之紀，願聞其候。岐伯曰：悉乎哉問也！敷和之紀，木德周行，陽舒陰布，五化宣平。其氣端，其性隨，其用曲直，其化生榮，其類草木，其政發散，其候溫和，其令風，其藏肝，肝其畏清，其主目，其穀麻，其果李，其實核，其應春，其蟲毛，其畜犬，其色蒼，其養筋，其病裏急支滿，其味酸，其音角，其物中堅，其數八。（《素問・五常政大論第七十》）

此下詳言平運之紀也。木之平運，是曰敷和。木德周行，則陽氣舒而陰氣布，故凡生長化收藏之五化，無不由此而宣行其和平之氣也。此論與《金匱眞言論》《陰陽應象大論》《五運行大論》義通，所當參閲。蓋生長化收藏之五氣，先由生氣之宣佈，生氣和，則五氣皆平矣。其氣端，正而直也。其性隨，柔和隨物也。曲直成材也。其化生榮者，生氣榮茂也。凡長短堅脆，皆木類也。木主春，其氣上昇，故政主發散。其候溫和，春之候也。其令風，木之化也。肝屬木也。清者，金氣也。其主目，肝之竅也。麻之色蒼也，《金匱眞言論》曰："其穀麥。"無麻。其果李，味酸也。諸核皆屬木，其質強也。其應春，木王之時也。毛直如木，氣類同也。其畜犬，味酸也，《金匱眞言論》曰："其畜雞。"無犬。其色蒼，青翠色也。肝主筋也。其病裹急支滿，厥陰肝氣爲病也。酸爲木化也。角音屬木，其聲在清濁之間。其物中堅，象土中有木也。木之生數三，成數八也。

昇明之紀

昇明之紀，正陽而治，德施周普，五化均衡。其氣高，其性速，其用燔灼，其化蕃茂，其類火，其政明曜，其候炎暑，其令熱，其藏心，心其畏寒，其主舌，其穀麥，其果杏，其實絡，其應夏，其蟲羽，其畜馬，其色赤，其養血，其病瞤瘛，其味苦，其音徵，其物脈，其數七。（《素問·五常政大論第七十》）

火之平運，是曰昇明。火主南方，故曰正陽。陽氣無所不至，故曰周普。凡生長化收藏之五化，無不均衡；其氣高，陽主昇也。其性速，火性急也。其用燔灼，燒灸也。其化蕃茂，長氣盛也。諸火皆其類也。其政明曜，陽之光也。其候炎暑，火之候也。其令熱，火之化也。其藏心，心屬火也。其畏寒，寒爲水氣也。其主舌，心之宮也。其穀麥，色赤也，其果杏，味苦也。其實絡，實中之系，脈絡之類也。其應夏，火王之時也。羽翔而昇，屬乎火也。其畜馬，快健躁疾，得火性也。赤色屬火也。心主血也。其病瞤瘛，火性動也。苦爲火化也。徵音屬火，其聲次清。其物脈，脈之所至，即陽氣所及也。火之生數二，成數七。

備化之紀

備化之紀，氣協天休，德流四政，五化齊修，其氣平，其性順，其用高下，其化豐滿，其類土，其政安靜，其候溽蒸，其令濕，其藏脾，脾其畏風，其主口，其穀稷，其果棗，其實肉，其應長夏，其蟲倮，其畜牛，其色黃，其養肉，其病否，其味甘，其音宮，其物膚，其數五。（《素問·五常政大論第七十》）

土之平運，是曰備化。氣協天休，順承天化而濟其美也。德流四政，土德分助四方，以贊成金木水火之政也。故生長化收藏，鹹得其政而五者齊修矣。土之氣象，平而厚也。順萬物之性，而各成其化也。或高或下，皆其用也。其化豐滿，萬物成實，必賴乎土，故土曰充氣。諸土皆其類也。土厚而安靜，其政亦然。溽，濕也。蒸，熱也。長夏之候也。其令濕，土之化也。其藏脾，脾屬土也。脾其畏風，風者木氣也。其主口，脾之竅也。小米之粳者曰稷，黔穀也。其果棗，味甘也。土主肌肉也。長夏者，六月也。土生於火，長在夏中，既長而王，故云長夏。倮，赤體也。《禮記月令》亦曰："其蟲倮。"注曰："人爲倮蟲之長。"其畜牛，其性和緩，其功稼穡，得土氣也，黃屬土也。其養肉，脾土所主也。其病否，脾之病也。甘爲土化也。宮音屬土，其聲下而濁。其物膚，即肌肉也。土之生數五，成數十。

審平之紀

審平之紀，收而不爭，殺而無犯，五化宣明，其氣潔，其性剛，其用散落，其化堅斂，其類金，其政勁肅，其候清切，其令燥，其藏肺，肺其畏熱，其主鼻，其穀稻，其果桃，其實殼，其應秋，其蟲介，其畜鷄，其色白，其養皮毛，其病欬，其味辛，其音商，其物外堅，其數九。（《素問·五常政大論第七十》）

金之平運，是曰審平。金氣平則收而不爭，殺而無犯。犯，謂殘害於物也。金氣清肅，故五化得之，皆以宣明。潔白瑩明，金之氣也。剛勁鋒利，金之性也。散落萬物，金之用也。收斂堅強，金之化也，諸金皆其類也。急速而嚴，金之政也。其候清切，秋之候也。其令燥，金之化也。其藏肺，肺屬金也。熱爲火氣也，故畏熱。其主鼻，肺之竅也。其穀稻，色白也。其果桃，味辛也。凡物之皮殼皆堅，金剛居外也。其應秋，金之王也。其蟲介，甲堅而固，得金氣也。其畜雞，性好鬥，故屬金。《金匱眞言論》："木畜曰雞，金畜曰馬。"白色屬金也。其養皮毛，肺金所主也。其病咳，肺金病也。其味辛，辛爲金化也。商音屬金，其聲次濁。其物外堅，殼之類也。金之生數四，成數九。

靜順之紀

靜順之紀，藏而勿害，治而善下，五化咸整，其氣明，其性下，其用沃衍，其化凝堅，其類水，其政流演，其候凝肅，其令寒，其藏腎，腎其畏濕，其主二陰，其穀豆，其果栗，其實濡，其應冬，其蟲鱗，其畜彘，其色黑，其養骨髓，其病厥，其味鹹，其音羽，其物濡，其數六。（《素問·五常政大論第七十》）

水之平運，是曰靜順。水氣平則藏而勿害，治而善下矣。江海之所以爲百穀王者，以其德全善下也。五化得水而後齊，故曰咸整。水爲天乙之氣，故外暗而內明。其性下，流濕就卑，水之性也。沃，灌溉也。衍，溢滿也。藏氣布化，則萬物凝堅也。諸水皆其類也。演，長流貌。井泉不竭，川流不息，皆流演之義。演，衍同。其候凝肅，冬之候也。其令寒，水之化也，腎屬水也。腎其畏濕，濕爲土氣也。其主二陰，腎之竅也。其穀豆，菽也，穀色純黑，惟豆有之。其果栗，味鹹也。其實濡，實中津液也。其應冬，水之王也。其蟲鱗，生於水也。其畜彘，豕也。其色多黑，其性善下，黑色屬水也。其養骨髓，其氣深，腎水所主也。其病厥，陰氣之逆也。鹹爲水化也。羽音屬水，其聲高而清。濡，濕潤也。水之生數一，成數六。

◎五運太過之名

帝曰：太過何謂？岐伯曰：木曰發生，火曰赫曦，土曰敦阜，金曰堅成，水曰流衍。（《素問·五常政大論第七十》）

至於歲木太過，名曰發生，蓋木主生氣，而木盛則發生也；歲火太過，名曰赫曦，曦殖日光，而其氣則烜赫也；歲土太過，名曰敦阜，土本高厚，而其氣尤敦厚也；歲金太過，名曰堅成，金以成物爲德，而氣盛則甚堅也；歲水太過，名曰流衍，水盛則泮衍洋溢也。

◎五運太過之紀

發生之紀

發生之紀，是謂啟陳。土疏泄，蒼氣達，陽和布化，陰氣廼隨，生氣淳化，萬物以榮。其化生，其氣美，其政散，其令條舒，其動掉眩巔疾，其德鳴靡啟坼，其變振拉摧拔，其穀麻稻，其畜鷄犬，其果李桃，其色青黄白，其味酸甘辛，其象春，其經足厥陰少陽，其藏肝脾，其蟲毛介，其物中堅外堅，其病怒，太角與上商同，上徵則其氣逆，其病吐利，不務其德，則收氣復，秋氣勁切，甚則肅殺，清氣大至，草木彫零，邪廼傷肝。（《素問·五常政大論第七十》）

此下詳言太過之紀也。木之太過，是謂發生，陽剛之木，六壬是也。啟，開也。陳，佈也。佈散陽和，發生萬物之象也。《四氣調神論》曰："春三月，此謂發陳。"與此義同。木氣動，生氣達，故土體疏泄而通也。蒼氣，木氣也。木火相生，則陽和布化。陽氣日進，則陰氣日退。廼隨，猶言廼後也。木氣有餘，故能淳化以榮萬物。生，發生。美，芳美也。其政散，佈散和氣，風之象也。條舒，順氣化而修長暢達也。其動掉眩巔疾者，掉，顫搖也。眩，旋轉也。巔，頂巔也。風木太過，故其爲病如此。鳴，風木聲也。靡，散也，奢美也。啟拆，即發陳之義，其德應春也。《六元正紀大論》云："其化鳴紊啟拆。"振謂振怒。拉謂敗折。摧謂僕落。拔謂出本。麻，木穀。稻，金穀。齊其化也。雞，金畜。犬，木畜。犬齊雞也。李，木果，桃，金果。李齊桃也。其色青黄白者，木能剋土而齊金，故三色見象也。其味酸甘辛者，三味亦木土金也。其象春，風溫，春化同也。足厥陰肝，足少陽膽，木之應也。其藏肝脾，肝勝脾也。其蟲毛介者，毛齊介育也。其物中堅外堅者，木金併化也。其病怒者，木強也。太角與上商同者，六壬之年無卯酉，是太角本無上商也。上徵者，司天見少陰君火、少陽相火，廼壬子、壬午、壬寅、壬申四年是也。其病吐利者，木氣有餘而上行生火，子居母上，是爲氣逆，故其爲病如此。《五運行大論》曰："氣相得而病者，以下臨上，不當位者是也。"此不言壬辰、壬戌上羽者，水木相臨爲順，故不及之。若木恃太過，不務其德而侮土，則金必復之，故乘秋令而爲災如此。至其爲病，則邪反傷肝矣。

赫曦之紀

赫曦之紀，是謂蕃茂。陰氣內化，陽氣外榮，炎暑施化，物得以昌。其化

長，其氣高，其政動，其令鳴顯，其動炎灼妄擾，其德暄暑鬱蒸，其變炎烈沸騰，其穀麥豆，其畜羊彘，其果杏栗，其色赤白玄，其味苦辛鹹，其象夏，其經手少陰太陽、手厥陰少陽，其藏心肺，其蟲羽鱗，其物脈濡，其病笑瘧，瘡瘍血流，狂妄目赤。上羽與正徵同。其收齊，其病痓。上徵而收氣後也。暴烈其政，藏氣廼復，時見凝慘，甚則雨水霜雹切寒，邪傷心也。（《素問・五常政大論第七十》）

火之太過，是謂赫曦。六戊之歲，皆陽剛之火也。陽盛則萬物俱盛，故曰蕃茂。陰氣內化，陽氣外榮者，陰降於下，陽昇於上也。炎暑施化，物得以昌者，陽氣爲發生之本也。陽主進，故化長。火主昇，故氣高。其政動者，陽主動也。其令鳴顯者，火之聲壯，火之光明也。其動炎灼妄擾者，火盛之害也。其德暄暑鬱蒸者，熱化所行，其德應夏也。其變炎烈沸騰者，火氣太過，熱極之變也。麥，火穀。豆，水穀。麥齊豆也。羊，火畜。彘，水畜。其育齊也。杏，火果。栗，水果。其實同也。其色赤白玄者，火金水三色，盛衰見也。其味苦辛鹹，亦火金水三味也。其象夏者，熱曛昏火，夏化同也。手少陰心，手太陽小腸，手厥陰心包絡，手少陽三焦，皆火之應也。其藏心肺者，心勝肺也。羽屬火，鱗屬水，羽齊鱗化也。其物脈濡者，脈爲火，濡爲水，其化亦然。其病笑瘧、瘡瘍血流、狂妄目赤者，皆火盛也。上羽者，太陽寒水司天，戊辰、戊戌年是也。火運太過，得水制之，則與昇明正徵同其化。火既務德，則金不受傷，而收令齊備也。痓者，口噤如癎，支體拘強也，水火相激而然。痓證有二：無汗惡寒曰剛痓，有汗不惡寒曰柔痓，皆足太陽病。上徵者，二火司天也。謂戊子、戊午，上見少陰君火，戊寅、戊申，上見少陽相火，火盛則金衰，故收氣後也。若火不務德，暴烈其政，則金氣受傷，水必復之，時見凝慘。甚則雨水冰雹切寒，而心廼受傷也。

敦阜之紀

敦阜之紀，是謂廣化。厚德清靜，順長以盈，至陰內實，物化充成，煙埃朦鬱，見於厚土，大雨時行，濕氣廼用，燥政廼辟。其化員，其氣豐，其政靜，其令周備，其動濡積竝稸，其德柔潤重淖，其變震驚，飄驟崩潰，其穀稷麻，其畜牛犬，其果棗李，其色黅玄蒼，其味甘鹹酸，其象長夏，其經足太陰陽明，其藏脾腎，其蟲倮毛，其物肌核，其病腹滿，四支不舉，大風迅至，邪傷脾也。（《素問・五常政大論第七十》）

土之太過，是謂敦阜，六甲之歲，皆陽剛之土也。土之化氣，廣被於物，故曰廣化。土德至厚，土性至靜，順火之長氣，而化政以盈，土生於火也。至厚至靜，故曰至陰。萬物之化，無不賴土，故物化充成。土本厚矣，而尤厚者，則在山川。煙埃朦鬱，土之氣也，故見於此。土之化濕，濕氣行則燥氣辟。闢，避同。圓，周遍也。豐，盈充也。其德厚重，故其政安靜。土王四時而充萬物，故曰周備。濕則多濡，靜則積稸。稸，聚也。淖，泥濕也，又和也。震驚飄驟，雷霆暴風也。崩潰，洪水衝決也。此以土極而兼木復之化。稷，土穀。麻，木穀。土齊木化也。牛，土畜。犬，木畜。其育齊也。棗，土果。李，木果。其色黅玄蒼，土水木三色，土勝水而齊木也。其味甘鹹酸，義同上。凡雲雨昏暝埃，皆長夏化同。足太陰脾經，是陽明胃經，土之應也。其藏脾腎者，脾勝腎也。土氣有餘，倮毛齊化。其物肌核者，亦土木之化也。其病腹滿四支不舉者，土邪有餘則濡積壅滯，故其爲病如此。甲上六年，甲子、甲午、甲寅、甲申，上徵也。甲辰、甲戌，上羽也。此俱不言者，以不能犯於土也，故皆不及之。大風迅至，邪傷脾也者，土極木復，其變若此，故其爲病，邪反傷脾。

堅成之紀

堅成之紀，是謂收引。天氣潔，地氣明，陽氣隨，陰治化，燥行其政，物以司成，收氣繁布，化洽不終。其化成，其氣削，其政肅，其令鋭切，其動暴折瘍疰，其德霧露蕭飋，其變肅殺彫零，其穀稻黍，其畜雞馬，其果桃杏，其色白青丹，其味辛酸苦，其象秋，其經手太陰陽明，其藏肺肝，其蟲介羽，其物殼絡，其病喘喝，胷憑仰息。上徵與正商同，其生齊，其病欬，政暴變則名木不榮，柔脆焦首，長氣斯救，大火流，炎爍且至，蔓將槁，邪傷肺也。（《素問·五常政大論第七十》）

金之太過，是謂堅成，六庚之歲，陽金也，金勝則收氣大行，故曰收引。引者，陰盛陽衰，萬物相引而退避也。天氣潔，地氣明者，金氣清也。隨，後也。燥行其政，氣化迺堅，故司萬物之成也。金之收氣盛而蚤佈，則土之化氣不得終其令也。洽，和也，澤也。其化成者，收成也。其氣削者，消，削也。其政肅者，嚴肅也。其令鋭切者，剛勁也。暴折者，金氣爲餘。瘍疰者，皮膚之疾。其德霧露蕭飋，清肅之化也。其變肅殺凋零者，殺令行也。稻，金穀。黍，火穀。金齊火化也。其畜雞馬者，金火二畜，孕育齊也。其果桃杏，金齊火實也。其色白青丹者，金有餘則剋木齊火，故見於三色也。其味辛酸苦者，亦金木火三味也。凡燥清煙露，皆秋化同也。手太陰肺經，手陽明大腸經者，皆金之應也。其藏肺肝者，肺勝肝。其蟲介羽者，介齊羽化也。其物殼絡者，亦金火齊化也。其病喘喝胸憑仰息者，肺金邪實也。上徵者，少陰少陽二火司天，謂庚子、庚午、庚寅、庚申四年也。金氣太過，得火制之，則同審平之化，故與正商同。金氣和平，木不受傷，故生氣得齊其化也。火乘肺金，故其病爲欬。此不言庚辰、庚戌上羽者，以金水無犯也。金不務德而暴害乎木，火必報復而金反受傷，故其爲病則邪害於肺。

流衍之紀

流衍之紀，是謂封藏。寒司物化，天地嚴凝，藏政以布，長令不揚。其化凜，其氣堅，其政謐，其令流注，其動漂泄沃湧，其德凝慘寒雰，其變冰雪

霜雹，其穀豆稷，其畜彘牛，其果栗棗，其色黑丹齡，其味鹹苦甘，其象冬，其經足少陰太陽，其藏腎心，其蟲鱗倮，其物濡滿，其病脹，上羽而長氣不化也。政過則化氣大舉，而埃昏氣交，大雨時降，邪傷腎也。(《素問·五常政大論第七十》)

水之太過，是謂流衍，陽水之歲，六丙是也。水盛則陰氣大行，天地閉而萬物藏，故曰封藏。寒司物化，天地嚴凝者，陰氣盛也。藏政以布，長令不揚者，水勝火也。其化凜，其氣堅者，凜冽堅凝，寒之勝也。謐，安靜也。其令流注者，水之性也。漂，浮於上也。泄，瀉於下也。沃，灌也。湧，溢也。其德凝慘寒氛者，寒之化也。寒氛，雨雪貌。其變冰雪霜雹者，非時而有故曰變。豆，水穀。稷，土穀。水有餘則齊土化也。彘，水畜。牛，土畜。彘齊牛育也。其果栗棗者，栗齊棗實也。其色黑丹齡者，水勝火而齊土，三色之見有盛衰也。其味鹹苦甘者，亦水火土三味也。凡寒氣霜雪冰，皆冬化同也。足少陰腎經，足太陽膀胱經，皆水之應也。其藏腎心者，腎勝心。其蟲鱗倮者，水餘故鱗齊倮育。濡，水化也。"滿"，當作"肉"，土化也。其病脹者，水氣盛也。上羽者，太陽寒水司天，丙辰、丙戌歲也，水氣有餘，又得其助，則火之長氣不能布其化矣。按：此不言丙子、丙午、丙寅、丙申上徵者，運所勝也。水政太過，火受其害，土之化氣，起而復之，故天地昏翳，土水氣交，大雨斯降，而邪傷腎也。

◎五運不及之名

帝曰：其不及奈何？岐伯曰：木曰委和，火曰伏明，土曰卑監，金曰從革，水曰涸流。(《素問·五常政大論第七十》)

至於木歲不及，名曰委和，蓋氣以敷和爲平，而不及則和氣委屈也；火歲不及，名曰伏明，蓋氣以昇明爲平，而不及則明顯有所伏也；土氣不及，名曰卑監，上於五運爲尊，而不及則氣之卑者，得以制之也；金氣不及，名曰從革，金性至剛，而不及則從彼氣以變革也；水氣不及，名曰涸流，水以流衍爲性，而不及則水少而流涸也。

◎五運不及之紀

委和之紀

委和之紀，是謂勝生，生氣不政，化氣迺揚，長氣自平，收令迺蚤，涼雨時降，風雲竝興，草木晚榮，蒼乾彫落，物秀而實，膚肉內充。其氣斂，其用聚，其動緛戾拘緩，其發驚駭。其藏肝，其果棗李，其實核殼，其穀稷稻，其味酸辛，其色白蒼，其畜犬雞，其蟲毛介，其主霧露淒滄，其聲角商，其病搖動注恐，從金化也。少角與判商同，上角與正角同，上商與正商同。其病支廢，癰腫瘡瘍。其甘蟲，邪傷肝也。上宮與正宮同，蕭飂肅殺，則炎赫

沸騰，眚於三，所謂復也。其主飛蠹蛆雉，迺爲雷霆。（《素問·五常政大論第七十》）

委和之紀，是謂勝生。丁卯、丁丑、丁亥、丁酉、丁未、丁巳之歲。木少，故生氣不政。土寬，故化氣迺揚。火無忤犯，故長氣自平。木氣既少，故收令迺早。涼，金化也。雨，濕氣也。風，木化也。雲，濕氣也。草木晚榮，蒼乾彫落者，金氣有餘，木不能勝故也。夫委和之紀，木不及而金氣乘之，故蒼乾凋落。非金氣有餘，木不能勝也，蓋木不足而金勝之也。歲生雖晚，成者滿實。膚肉內充者，土化氣速，故如是也。氣斂，收斂，兼金氣故。用聚，不布散也。緛，縮短也。戾，了戾也。拘，拘急也。緩，不收也。大屈卒申，驚駭象也。內應肝藏。棗，土也。李，木實也。按火、土、金、水不及之果，“李”當作“桃”。其實核殼者，核，木。穀，金主。稷稻，金土穀也。味酸之物，熟兼辛也。蒼色之物熟，兼白也。犬雞，木從金畜也。毛介，毛從介。淒滄，金之化也。角商，角從商也。搖動注恐，木受邪也。木不自政，故化從金。少角木不及，故半與商金化同也。判，半也。按火、土、金、水之文，“判”作“少”，當云“少角與少商同”。不云“少商”者，蓋少角之運共有六年，而丁亥、丁巳，上角與正角同。丁丑、丁未，上宮與正宮同。是六年者，各有所同，與火、土、金、水之少運不同，故不云同少商，只大約而言，半從商化也。上角與正角同者，上見厥陰，與敷和歲化同，謂丁亥、丁巳歲，上之所見暑也。上商與正商同者，上見陽明，則與平金歲化同，丁卯、丁酉歲，上見陽明也。支廢癰腫瘡瘍者，金刑木也。甘蟲，子在母中也。雖化悉與金同，然其所傷，則歸於肝木也。上宮與正宮同者，土蓋其木，與未出等也。木未出土，與無木同，土自用事，故與正土運歲化同也。上見太陰，就謂上宮。丁丑、丁未歲，上見太陰，司天化之也。蕭飈肅殺，金無德也。炎赫沸騰，火之復也。火爲木復，故其眚在東。三，東方也。此言金之物勝也。《六元正紀大論》云：“災三宮也。”復，報復也。飛，羽蟲也。蠹，內生蟲也。蛆，蠅之生者，此物內自化者爾。雉，鳥耗也。雷，謂大聲，生於太虛雲暝之中也。霆，謂迅雷。卒如之爆者，卒如火之爆者，即霹靂也。

伏明之紀

伏明之紀，是謂勝長。長氣不宣，藏氣反布，收氣自政，化令迺衡，寒清數舉，暑令迺薄，承化物生，生而不長，成實而稚，遇化已老，陽氣屈伏，蟄蟲蚤藏，其氣鬱，其用暴，其動彰伏變易，其發痛，其藏心，其果栗桃，其實絡濡，其穀豆稻，其味苦鹹，其色玄丹，其畜馬彘，其蟲羽鱗，其主冰雪霜寒，其聲徵羽，其病昏惑悲忘，從水化也。少徵與少羽同，上商與正商同。邪傷心也，凝慘凓冽，則暴雨霖霪，眚於九，其主驟注，雷霆震驚，沈黔淫雨。（《素問·五常政大論第七十》）

伏明之紀，藏氣勝長也，謂癸酉、癸未、癸巳、癸卯、癸丑、癸亥之歲也。火之長氣，不能施化，故水之藏氣，反佈於時。金土之義，與歲氣素無干犯，故金自行其政，土自平其氣也。寒清數舉，暑令迺薄者，火氣不用故也。火令不振，故承化生之物，皆不長也。物實成熟，苗尚稚短，及遇化氣，未長極而氣已老矣。陽氣屈伏，蟄蟲早藏者，陽不用而陰勝也。若上臨癸卯、癸酉歲，則蟄反不藏。其氣鬱，鬱燠不舒暢。暴，速也。彰，明也。伏，隱也。變易，謂不常其象見也。其發痛，由心所生。其藏心，歲運之氣通於心也。栗，水。桃，金果也。絡，支脈也。濡，有汁者也。豆，水。稻，金穀也。苦鹹者，苦兼鹹也。玄丹者，色丹之物，熟兼玄也。馬彘，火從水畜。羽鱗，羽從鱗也。冰雪霜寒，水之氣也。徵羽，徵從羽也。火之躁動，不拘常律，陰冒陽火，故昏惑不治。心氣不足，故喜悲善忘也。此皆火弱水強，故伏明之紀，半從水之政化也。火少，故半同水化也。詳少徵運六年內，癸卯、癸酉年，同正商。癸巳、癸亥，同歲會外，癸未、癸丑二年少徵與少羽同，故不云判羽也。上商與正商同者，歲上見陽明，則與平金歲化同也。癸卯及癸酉歲，上見陽明也。詳此不言上宮上角者，蓋宮角於火無大剋罰，故經不備云。邪傷心，謂受病者心也。凝慘凓冽，水無德也。暴雨霖霪，土之復也。九，南方也。《六元正紀大論》云："災九宮。"騾注雷霆震驚者，天地氣爭，而生是變，氣交之內，害及粢盛，及傷鱗類也。沈陰淫雨，濕變所生。

卑監之紀

卑監之紀，是謂減化，化氣不令，生政獨彰，長氣整，雨迺愆，收氣平，風寒竝興，草木榮美，秀而不實，成而粃也。其氣散，其用靜定，其動瘍湧，分潰癰腫，其發濡滯，其藏脾，其果李栗，其實濡核，其穀豆麻，其味酸甘，其色蒼黃，其畜牛犬，其蟲倮毛，其主飄怒振發，其聲宮角，其病留滿痞塞，從木化也。少宮與少角同，上宮與正宮同，上角與正角同。其病飧洩，邪傷脾也。振拉飄揚，則蒼乾散落，其眚四維，其主敗折虎狼，清氣迺用，生政迺辱。（《素問·五常政大論第七十》）

《類經》：卑監之紀，土氣不及也。凡甲己皆屬土運，而己以陰柔，迺爲不及。故於六己之年，化氣不令，是謂減化。化氣不令，生政獨彰者，土氣不足，木專其政也。火土無犯，故長氣整。土德衰，故雨愆期，金無所生，故收氣平也。土衰而木肆其暴，水無所畏，故風寒並興。生政獨彰，故草木榮美。化氣不令，故雖秀而不實。粃，糠粃也。土從風化，飄揚而散也。土政本靜，其氣衰，則化不及物，而過於靜定矣。土藏病則爲湧嘔，肉理病則爲瘡瘍潰爛癰腫。其發濡滯，土不制水也。其藏脾，土氣通於脾也。李，木果。栗，水果。土不及而二果成也。濡應水，核應木也。豆，水穀。麻，木穀。二穀成也。其味酸甘，酸勝甘衰也。其色蒼黃，蒼多黃少也。牛爲土畜當衰。犬爲木畜當盛。倮屬土，毛屬木，有盛衰也。其主飄怒振發者，木之勝也。其聲宮角者，土從水也。其病留滿痞塞者，土不足而脾不運也。從木化也者，總結上文也。少宮與少角同者，此總言六己年也。宮爲土音，土之不及，故云少宮。土不足則木乘之，故與少角同其化。上宮與正宮同，上宮者，太陰濕土司天也。歲土不及，而有司天之助，是以少宮之紀，而得備化之氣，故與正宮同，己丑、己未年是也。上角與正角同，上角者，厥陰風木司天也。歲土不及，則半兼木化，若遇厥陰司天，木又有助，是以土運之紀，而行敷和之化，故上角與正角同，己巳、己亥年是也。此不言己卯、己酉上商者，以土金無犯，故不紀之。其病飧泄者，土衰風勝也。土氣不及，故邪傷在脾。振拉飄揚，木勝土也。蒼乾散落，金復木也。勝復皆因於土，故災眚見於四維。四維者，土位中宮而寄王於四隅，辰戌丑未之位是也。其主敗折虎野狼，敗折者金之變，虎野狼多刑傷，皆金復之氣所化。清氣迺用，生政迺辱者，金復之用，木勝之屈也。

從革之紀

從革之紀，是謂折收，收氣迺後，生氣迺揚，長化合德，火政迺宣，庶類以蕃。其氣揚，其用躁切，其動鏗禁瞀厥，其發咳喘，其藏肺，其果李杏，其實殼絡，其穀麻麥，其味苦辛，其色白丹，其畜雞羊，其蟲介羽，其主明曜炎爍，其聲商徵，其病嚏咳鼽衄，從火化也。少商與少徵同，上商與正商同，上角與正角同，邪傷肺也。炎光赫烈，則冰雪霜雹，眚於七，其主鱗伏彘鼠，藏氣蚤至，迺生大寒。(《素問・五常政大論第七十》)

從革之紀，金不及也。凡乙庚皆屬金運，而乙以陰柔，迺爲不及。故於六乙之年，收氣減折，是爲折收。金之收氣後時，則木之生氣布揚而盛也。金衰則火乘之，火王則土得所助，故長化合德，火政宣行而庶類蕃盛也。火之氣用，昇揚而躁急也。鏗然有聲，欬也。禁，聲不出也。瞀，悶也。厥，氣上逆也。金不足者肺應之，肺主氣，故爲是病。其發欬喘，肺病也。其藏肺，金氣通於肺也。李，木果。杏，火果。金不及，故二果成也。殼屬金，絡屬火，有盛衰也。麻，木穀。麥，火穀。二穀成也。其味苦辛，苦盛辛衰也。其色白丹，丹多白少也。其畜雞羊，雞爲金畜當衰，羊爲火畜當盛。《金匱眞言論》曰："火畜曰羊。"介，金蟲。羽，火蟲。有盛衰也。其主明曜炎爍，火氣之勝也。其聲商徵，金從火也。其病嚏咳鼽衄，火有餘而病及肺也。從火化也者，結上文金氣不及之化也。少商與少徵同者，此總言六乙年也。商爲金音，金不及，故云少商。金不及則火乘之，故與少徵同其化。上商與正商同者，上商者，陽明燥金司天也。歲金不及而有司天之助，是以少商之紀，而得審平之氣，故與正商同，乙卯、乙酉年是也。上角與正角同者，歲金不及而上見厥陰司天，木無所畏，則木齊金化，故與正角之氣同，乙巳、乙亥年是也。此不言乙丑、乙未上宮者，土金無犯也，故不及之。金不及，故邪傷於肺。炎光赫烈，火勝金也。冰雪霜雹，水復火也。勝復皆因於金，故災眚在七，西方兌宮也。其主鱗伏彘鼠，水復之化也。藏氣蚤至，迺生大寒，皆水之復也。

涸流之紀

涸流之紀，是謂反陽，藏令不舉，化氣廼昌，長氣宣佈，蟄蟲不藏，土潤水泉減，草木條茂，榮秀滿盛。其氣滯，其用滲泄，其動堅止，其發燥槁，其藏腎，其果棗杏，其實濡肉，其穀黍稷，其味甘鹹，其色黅玄，其畜彘牛，其蟲鱗倮，其主埃鬱昏翳，其聲羽宮，其病痿厥堅下，從土化也。少羽與少宮同，上官與正宮同。其病癃閟，邪傷腎也。埃昏驟雨，則振拉摧拔，眚於一，其主毛顯狐狢，變化不藏。（《素問·五常政大論第七十》）

涸流之紀，水不及也。凡丙辛皆屬水運，而辛以陰柔，廼爲不及。故於六辛陰水之年，陽反用事，是謂反陽。水衰，故藏氣不令。土勝，故化氣廼昌。火無所畏，故長氣宣佈，蟄蟲不藏也。此不言收氣者，金水無犯，故不及之。土潤水泉減者，土勝水也。草木條茂，榮秀滿盛者，長化之氣，豐而厚也。其氣滯者，從乎土也。其用滲泄者，水不畜也。其動堅止者，土邪留滯，則堅止爲證也。其發燥槁者，陰氣虛也。其藏腎者，水氣通於腎也。棗，土果。杏，火果。水不及，則二果當成。其實濡肉者，濡應水者衰，肉應土者盛也。黍，火穀。稷，土穀。二穀當成也。《金匱眞言論》曰："火穀曰黍。"而本論作麥，似乎二字有誤。其味甘鹹者，甘勝鹹衰也。其色黅玄，黃多黑少也。其畜彘牛者，彘，水畜當衰。牛，土畜當王。其蟲鱗倮者，鱗，水蟲。倮，土蟲。盛衰亦然。其主埃鬱昏翳者，土氣之勝也。其聲羽宮者，水從土也。其病痿厥堅下者，陽明實而少陰虛也。從土化也者，結上文水不及之化也。少羽與少宮同者，此總言六辛年也。羽爲水音，水之不及，故云少羽。水不及而土乘之，故與少宮同其化。上官與正宮同者，上宮，太陰司天也。水衰土勝之年，若司天遇土，又得其助，是以少羽之紀，而行備化之氣，故上宮與正宮同，辛丑、辛未年是也。按：此不言辛巳、辛亥上角者，水木無犯也；辛卯、辛酉上商者，金水無犯也，故皆不及之。其病癃閟，腎氣不化也。閟，閉同。水不及，故邪傷在腎。埃昏驟雨，土勝水也。振拉摧拔，水復土也。勝復皆因於水，故災眚在一，北方坎宮也。其主毛顯狐狢，變化不藏，木復之氣行也。

十三、六氣應五行之變

◎六氣應五行之變

帝曰：六氣應五行之變，何如？岐伯曰：位有終始，氣有初中，上下不同，求之亦異也。帝曰：求之奈何？岐伯曰：天氣始於甲，地氣始於子，子甲相合，命曰歲立。謹候其時，氣可與期。（《素問·六微旨大論第六十八》）

此論加臨之六氣，與主時之氣相應，而各有不同也。五行者，謂厥陰風木所主之初氣，君相二火所主之二氣三氣，太陰濕土所主之四氣，陽明燥金所主之五氣，太陽寒水所主之六氣。此主時之五行，守定位而不移者也。如加臨之六氣，應主時之五行，則更變不同矣。位，地位也，即步也。位有終始者，謂主時之六位，始於厥陰，終於太陽，有一定之本位也。氣，天氣也。氣與位互有差移，故氣有初中，氣之初，天道用事，氣之中，地道主之。即每步始終之盛，而治令之氣，分爲前後，前半步爲初氣，主地氣昇；後半步爲終氣，主天氣降也。天上地下之氣，相錯於位之終始，氣之初中不同，而求之之法亦異也。天氣始於甲，地氣始於子者，求位有終始之法也。是以天地之氣，皆自甲子歲始。故先立其歲，以候其時，則加臨之六氣，可與之相期而定矣。求之者，謹按其始終之時，則其氣候之至，可與之期也。歲六氣始終早晏者，蓋天地二氣之始終，有步候之分，其在步候，則一歲六步，每步天地之氣始終，各治六十日八十七刻半；其在歲候，則每歲天地之氣始終，各治三百六十五日二十五刻。一歲六步之氣，始終之候早晏也。

十四、六氣化治

◎六氣之所化

燥以乾之，暑以蒸之，風以動之，濕以潤之，寒以堅之，火以溫之。故風寒在下，燥熱在上，濕氣在中，火遊行其間，寒暑六入，故令虛而化生也。故燥勝則地乾，暑勝則地熱，風勝則地動，濕勝則地泥，寒勝則地裂，火勝則地固矣。（《素問·五運行大論第六十七》）

此即大氣之所化，是爲六氣而運用於天地之間者也。曰燥，曰暑，曰風，曰濕，曰寒，曰火，六者各一其性，而功用亦異。寒居北，風居東，自北而東，故曰風寒在下，下者左行也。熱居南，燥居西，自南而西，故曰燥熱在上，上者右行也。地者土也，土之化濕，故曰濕氣在中也。惟火有二，君火居濕之上，相火居濕之下，故曰火遊行其間也。凡寒暑再更而氣入者六，非虛無以寓氣，非氣無以化生，故曰令虛而化生也。凡此六者，皆言地氣本乎天也。夫受燥故乾性生焉，受暑故蒸性生焉，受風故動性生焉，受濕故潤性生焉，受寒故堅性生焉，受火故溫性生焉，此謂天之六氣也。是以燥勝則地乾，暑勝則地熱，風勝則地動，濕勝則地泥，寒勝則地裂，火勝則地固者，此六氣之用也。

◎六氣分治司天地

帝問曰：五氣交合，盈虛更作，余知之矣。六氣分治，司天地者，其至何如？岐伯再拜對曰：明乎哉問也！天地之大紀，人神之通應也。帝曰：願聞上合昭昭，下合冥冥，奈何？岐伯曰：此道之所主，工之所疑也。帝曰：願聞其道也。岐伯曰：厥陰司天，其化以風；少陰司天，其化以熱；太陰司天，

其化以濕；少陽司天，其化以火；陽明司天，其化以燥；太陽司天，其化以寒。以所臨藏位，命其病者也。

帝曰：地化奈何？岐伯曰：司天同候，間氣皆然。帝曰：間氣何謂？岐伯曰：司左右者，是謂間氣也。帝曰：何以異之？岐伯曰：主歲者紀歲，間氣者紀步也。（《素問・至眞要大論第七十四》）

五行主歲，歲有少多，故曰盈虛更作也。《天元紀大論》曰：“其始也，有餘而往，不足隨之；不足而往，有餘從之。”則其義也。天分六氣，散生大虛，三之氣司天，終之氣監地，天地生化，是爲大紀。故言司天地者，餘四可知矣。天地變化，人神運爲，中外雖殊，然其通應則一也。工之所疑者，謂不知其要，流散無窮也。厥陰司天，其化以風者，謂飛揚鼓坼，和氣發生，萬物榮枯，皆因而化變成敗也。少陰司天，其化以熱，謂炎蒸鬱燠，故庶類蕃茂也。太陰司天，其化以濕者，謂雲雨潤澤，津液生成也。少陽司天，其化以火者，謂炎熾赫烈，以爍寒災也。陽明司天，其化以燥者，謂乾化以行，物無濕敗也。太陽司天，其化以寒者，對陽之化也。肝木位東方，心火位南方，脾土位西南及四維方，肺金位西方，腎水位北方，是五藏定位。然六氣所禦，五運所至，氣不相得則病，相得則和，故先以六氣所臨，後言五藏之病也。司天同候，間氣皆然者，謂六氣之本，自有常性，故雖位易，而化治皆同。六氣分化，常以二氣司天地，爲上下吉凶，勝復客主之事，歲中悔吝從而明之，餘四氣散居左右也。故《陰陽應象大論》曰：“天地者，萬物之上下；左右者，陰陽之道路。”此之謂也。歲，三百六十五日四分日之一。步，六十日餘八十七刻半也。積步之日而成歲也。

十五、氣用化治

◎五運六氣同天化

帝曰：余司其事，則而行之，不合其數，何也？岐伯曰：氣用有多少，化治有盛衰，衰盛多少，同其化也。帝曰：願聞同化何如？岐伯曰：風溫春化同；熱曛昏火夏化同，勝與復同；燥清煙露秋化同；雲雨昏瞑埃長夏化同；寒氣霜雪冰冬化同。此天地五運六氣之化，更用盛衰之常也。（《素問・六元正紀大論第七十一》）

此論五運六氣，有同化之盛衰，是以有不合也。不合其數者，不合六氣之數也。氣用有多少者，謂六氣之用，有有餘不足也。化治有盛衰者，謂五運之化，有太過不及也。風熱寒燥者，言陰陽之六氣也。春夏秋冬者，言角徵宮商羽，主歲而主時也。風溫春化同者，厥陰與角運同化也。熱曛夏化同者，少陰少陽與徵運同化也。勝與復同者，謂五運之勝與復氣，亦與六氣之相同也。如清金勝角木，其勝氣即與陽明同。炎火復秋金，其復氣即與少陰少陽同也。此天地五運六氣之化，更用盛衰之常，是以有不合也。如風溫之多，合春化之盛，是氣運同其化矣。若六氣之少，合五運之盛；五運之衰，合六氣之多，此盛衰更用而不合矣。

◎五運六氣同地化

帝曰：五運行同天化者，命曰天符，余知之矣。願聞同地化者，何謂也？岐伯曰：太過而同天化者三，不及而同天化者亦三；太過而同地化者三，不及而同地化者亦三。此凡二十四歲也。

此明天符、同天符、同歲會之義，正以其下加上臨，而餘歲則不然也。夫五運之氣，太過之年而同天化者三，不及之年而同天化者亦三，皆謂之天符；太過而同地化者三，謂之同天符；不及而同地化者亦三，謂之同歲會。六十年中，同天地之化者，凡此有二十四歲，餘悉隨己多少。

帝曰：願聞其所謂也。岐伯曰：甲辰甲戌，太宮下加太陰；壬寅壬申，太角下加厥陰；庚子庚午，太商下加陽明。如是者三。

甲辰、甲戌之歲，迺土運太過爲太宮，上見太陽司天，而下則加以太陰濕土在泉；壬寅、壬申之歲，迺木運太過爲太角，上見少陽司天，而下則加以厥陰風木在泉；庚子、庚午之歲，迺金運太過爲太商，上見少陰司天，而下則加以陽明燥金在泉。此即上文以太過之年，而地化與運氣相同者三，所以謂之同天符也。此太過而同地化者，三運合六氣，計六歲。

癸巳癸亥，少徵下加少陽；辛丑辛未，少羽下加太陽；癸卯癸酉，少徵下加少陰。如是者三。

癸巳、癸亥之歲，迺火運不及爲少徵，上見厥陰司天，而下則加以少陽相火在泉；辛丑、辛未之歲，迺水運不及爲少羽，上見濕土司天，而下則加以太陽寒水在泉；癸卯、癸酉之歲，迺火運不及爲少徵，上見陽明司天，而下則加以少陰君火在泉。此即以不及之年，而地化與運氣相同者三，所以謂之同歲會也。《運氣全書》云：“火運不及，下加少陰、少陽之類，曰同歲會。”然此同天符、同歲會之六者，皆自在泉而論之耳，即所謂同地化也。所謂“太過而加曰同天符，不及而加曰同歲會”者，此也。此不及而同地化者，三運六氣計六年。

戊子戊午，太徵上臨少陰；戊寅戊申，太徵上臨少陽；丙辰丙戌，太羽上臨太陽。如是者三。

戊子、戊午之歲，迺火運太過爲太徵，而上則臨以少陰君火；戊寅、戊申之歲，迺火運太過爲太徵，而上則臨以少陽相火；丙辰、丙戌之歲，迺水運太過爲太羽，而上則臨乙太陽寒水。此即以太過之年，而司天之氣與運氣相同者三，所以謂之天符也。此太過而同天化者，三運六氣計六年。

丁巳丁亥，少角上臨厥陰；乙卯乙酉，少商上臨陽明；己丑己未，少宮上

臨太陰。如是者三。(《素問・六元正紀大論第七十一》)

丁巳、丁亥之歲，迺水運不及爲少角，而上則臨以厥陰風木；乙卯、乙酉之歲，迺金運不及爲少商，而上則臨以陽明燥金；己丑、己未之歲，迺土運不及爲少宫，而上則臨以太陰濕土。此即上文以不及之年，而司天之氣與運氣相同者三，亦謂之天符也。此六者，皆自司天而論之耳，即所謂同天化也。夫太過不及，皆曰天符也。《運氣全書》云:“何謂天符？如木運上見厥陰，運與司天合也。”但内有己丑、己未、戊午、乙酉，又爲太乙天符耳。又云:“何謂太乙天符？如火運上見少陰，年辰臨午之類。”

十六、六氣始終

◎六十甲子六氣始終

帝曰：願聞其歲，六氣始終，蚤晏何如？岐伯曰：明乎哉問也！甲子之歲，初之氣，天數始於水下一刻，終於八十七刻半；二之氣，始於八十七刻六分，終於七十五刻；三之氣，始於七十六刻，終於六十二刻半；四之氣，始於六十二刻六分，終於五十刻；五之氣，始於五十一刻，終於三十七刻半；六之氣，始於三十七刻六分，終於二十五刻。所謂初六，天之數也。

甲子之歲，始於水下一刻。戊辰、壬申、丙子、庚辰、甲申、戊子、壬辰、丙申、庚子、甲辰、戊申、壬子、丙辰、庚申歲同此。所謂辰申子歲氣會同，《陰陽法》以是爲三合。終於八十七刻半者，甲子歲六步，其天之氣，少陰司天，而左閒太陰，右閒厥陰，陽明在泉，而左閒太陽，右閒少陽，皆各於所在之步，更盛而相應地氣，同治其令。今初之氣，則在泉左閒，太陽寒氣盛，相應地東北木氣治令，而同主春分前六十日八十七刻半，始終之候早晏也。二之氣，始於八十七刻六分，終於七十五刻者，司天右閒厥陰風氣盛，相應地東南君火治令，而同主春分後六十日八十七刻半，始終之候早晏也。三之氣，始於七十六刻，終於六十二刻半者，司天少陰熱政布，相應地南方相火治令，而同主夏至前後六十日八十七刻半，始終之候早晏也。四之氣，始於六十二刻六分，終於五十刻者，司天左閒濕氣盛，相應地西南土氣治令，而同主秋分前六十日八十七刻半，始終之候早晏也。五之氣，始於五十一刻，終於三十七刻半者，在泉右閒火氣盛，相應地西北金氣治令，而同主秋分後六十日八十七刻半，始終之候早晏也。終之氣，始於三十七刻六分，終於二十五刻者，在泉陽明燥氣盛，相應地北方水氣治令，而同主冬至前後六十日八十七刻半，始終之候早晏也。天地之氣，在甲子歲六步，始終之候早晏，餘歲同例推之也。

乙丑歲，初之氣，天數始於二十六刻，終於一十二刻半；二之氣，始於一十二刻六分，終於水下百刻；三之氣，始於一刻，終於八十七刻半；四之氣，始於八十七刻六分，終於七十五刻；五之氣，始於七十六刻，終於

六十二刻半；六之氣，始於六十二刻六分，終於五十刻。所謂六二，天之數也。

初之氣，始於二十六刻，巳初初刻也。己巳、癸酉、丁丑、辛巳、乙酉、己丑、癸巳、丁酉、辛丑、乙巳、己酉、癸丑、丁巳、辛酉歲同，所謂巳酉丑歲氣會同也。終於一十二刻半，卯初四刻也。凡後之巳酉丑年皆同。二之氣，始於一十二刻六分，卯正初刻也，終於水下百刻，丑正四刻也。三之氣，始於一刻，寅初初刻也，終於八十七刻半，子初四刻也。四之氣，始於八十七刻六分，子正初刻也，終於七十五刻，戌正四刻也。五之氣，始於七十六刻，亥初初刻也，終於六十二刻半，酉初四刻也。六之氣，始於酉正初刻，終於未正四刻。此五十刻者，四分日之二也。丑次於子，故曰六二。天之數，義見前。

丙寅歲，初之氣，天數始於五十一刻，終於三十七刻半；二之氣，始於三十七刻六分，終於二十五刻；三之氣，始於二十六刻，終於一十二刻半；四之氣，始於一十二刻六分，終於水下百刻；五之氣，始於一刻，終於八十七刻半；六之氣，始於八十七刻六分，終於七十五刻。所謂六三，天之數也。

初之氣，始於申初初刻。庚午、甲戌、戊寅、壬午、丙戌、庚寅、甲午、戊戌、壬寅、丙午、庚戌、甲寅、戊午、壬戌歲同此，所謂寅午戌會同。終於午初四刻。凡後寅午戌年皆同。二之氣，始於午正初刻，終於辰正四刻。三之氣，始於巳初初刻，終於卯初四刻。四之氣，始於卯正初刻，終於丑正四刻。五之氣，始於寅初初刻，終於子初四刻。六之氣，始於子正初刻，終於戌正四刻。此七十五刻者，四分日之三也。寅次於丑，故曰六三。

丁卯歲，初之氣，天數始於七十六刻，終於六十二刻半；二之氣，始於六十二刻六分，終於五十刻；三之氣，始於五十一刻，終於三十七刻半；四之氣，始於三十七刻六分，終於二十五刻；五之氣，始於二十六刻，終於一十二刻半；六之氣，始於一十二刻六分，終於水下百刻。所謂六四，天之數也。

初之氣，始於亥初初刻。辛未、乙亥、己卯、癸未、丁亥、辛卯、乙未、己亥、癸卯、丁未、辛亥、乙卯、己未、癸亥歲同，此所謂卯未亥歲氣會同。終於酉初四刻，凡後之亥卯未年皆同。二之氣，始於酉正初刻，終於未正四刻。三之氣，始於申初初刻，終於午初四刻。四之氣，始於午正初刻，終於辰正四刻。五之氣，始於巳初初刻，終於卯初四刻。六之氣，始於卯正初刻，終於丑正四刻。此水下百刻者，即上文所謂二十四步，積盈百刻而成日也。卯次於寅，故曰六四，此一紀之全數也。

次戊辰歲，初之氣，復始於一刻，常如是無已，周而復始。（《素問·六微旨大論第六十八》）

以上丁卯年六之氣，終於水下百刻，是子丑寅卯四年氣數至此已盡，所謂一紀。故戊辰年，則氣復始於一刻，而辰巳午未四年又爲一紀。辰巳午未之後，則申酉戌亥四年又爲一紀。此所以常如是無已，周而復始也。

六十甲子六氣始終表

歲次	初之氣	二之氣	三之氣	四之氣	五之氣	六之氣
甲子之歲（初六）	天數始於水下一刻，終於八十七刻半	始於八十七刻六分，終於七十五刻	始於七十六刻，終於六十二刻半	始於六十二刻六分，終於五十刻	始於五十一刻，終於三十七刻半	始於三十七刻六分，終於二十五刻
乙丑歲（六二）	天數始於二十六刻，終於一十二刻半	始於一十二刻六分，終於水下百刻	始於一刻，終於八十七刻半	始於八十七刻六分，終於七十五刻	始於七十六刻，終於六十二刻半	始於六十二刻六分，終於五十刻
丙寅歲（六三）	天數始於五十一刻，終於三十七刻半	始於三十七刻六分，終於二十五刻	始於二十六刻，終於一十二刻半	始於一十二刻六分，終於水下百刻	始於一刻，終於八十七刻半	始於八十七刻六分，終於七十五刻
丁卯歲（六四）	天數始於七十六刻，終於六十二刻半	始於六十二刻六分，終於五十刻	始於五十一刻，終於三十七刻半	始於三十七刻六分，終於二十五刻	始於二十六刻，終於一十二刻半	始於一十二刻六分，終於水下百刻
次戊辰歲	初之氣，復始於一刻，常如是無已，周而復始					

十七、德化政令

◎五運之政猶權衡

夫五運之政猶權衡也，高者抑之，下者舉之，化者應之，變者復之，此生長化成收藏之理，氣之常也。失常則天地四塞矣。故曰：天地之動靜，神明爲之紀；陰陽之往復，寒暑彰其兆。此之謂也。（《素問·氣交變大論第六十九》）

夫天地陰陽之道，亦猶權衡之平，而不能少有損益也。故高而亢者，必有所抑，因太過也。卑而下者，必有所舉，因不及也。正而爲化，則有以應之，不相悖也。邪而爲變，則有以復之，承廼制也。此所以生長化成收藏，皆不失其物理之常，失常則高下不相保，而天地閉塞矣。如《玉版論要》曰："回則不轉，廼失其機。"即此之謂。應天之氣，動而不息；應地之氣，靜而守位。神明爲之紀，則九星懸朗，七曜周旋也。陰陽寒暑，即動靜神明之用也。此總言盛衰勝復，即天地之動靜；生長化成收藏，即陰陽之往復。動靜不可見，有神有明，則有紀可察矣。陰陽不可測，有寒有暑，則有兆可知矣。天地之道，此之謂也。

◎德化政令災變不同其候

帝曰：夫子之言五氣之變，四時之應，可謂悉矣。夫氣之動亂，觸遇而

作，發無常會，卒然災合，何以期之？岐伯曰：夫氣之動變，固不常在，而德化政令災變，不同其候也。帝曰：何謂也？岐伯曰：東方生風，風生木，其德敷和，其化生榮，其政舒啟，其令風，其變振發，其災散落。

敷，布也。和，和氣也。榮，滋榮也。舒，展也。啟，開也。振，怒也。發，出也。散，謂物飄零而散落也。《五運行大論》云："其德爲和，其化爲榮，其政爲散，其令宣發，其變摧拉，其眚爲隕。"義與此通。此詳四時之德化政令災變，人物之所不能外也。物必由之，人必應之，故五運太過不及之氣，發作無常，卒然生災，觀其所動屬於何時，則可以期之矣。是以東方生風，風生木，其德敷和，其化生榮，其政舒啟，其令風，其變振發，其災散落。

南方生熱，熱生火，其德彰顯，其化蕃茂，其政明曜，其令熱，其變銷爍，其災燔焫。

彰，昭著也。蕃，盛也。燔焫，焚灼也，銷爍緩而燔甚也。《五運行大論》曰："其德爲顯，其化爲茂，其政爲明，其令鬱蒸，其變炎爍，其眚燔焫。"此南方生熱，熱生火，德化政令災變不同其候也。

中央生濕，濕生土，其德溽蒸，其化豐備，其政安靜，其令濕，其變驟注，其災霖潰。

溽蒸，濕熱也。豐備，充盈也。驟注，急雨也。霖，久雨也。潰，崩決也。《五運行大論》曰："其德爲濡，其化爲盈，其政爲謐，其令雲雨，其變動注，其眚淫潰。"此中央生濕，濕生土，德化政令災變不同其候也。

西方生燥，燥生金，其德清潔，其化緊斂，其政勁切，其令燥，其變肅殺，其災蒼隕。

緊斂，收縮也。勁切，銳急也。肅殺，氣寒肅而殺令行也。蒼隕，草木蒼枯而彫落也。《五運行大論》曰："其德爲清，其化爲斂，其政爲勁，其令霧露，其變肅殺，其眚蒼落。"此西方生燥，燥生金，德化政令災變不同其候也。

北方生寒，寒生水，其德淒滄，其化清謐，其政凝肅，其令寒，其變凓冽，其災冰雪霜雹。

淒滄，寒氣也。謐，靜也。凝肅，堅斂也。凓冽，寒甚也。冰霜雪雹，陰氣所凝，或太陽用事，或以水復火，則非時而見。《五運行大論》曰："其德爲寒，其化爲肅，其政爲靜，其變凝冽，其眚冰雹。"此北方生寒，寒生水，德化政令災變不同其候也。

是以察其動也，有德有化，有政有令，有變有災，而物由之，而人應之也。（《素問·氣交變大論第六十九》）

此復論五運四時之氣，有德化之常，有災眚之變，必察其動而後知之。蓋言太過之歲有淫勝，不及之歲有勝復，此歲運之常，可與之期者也。然五運之氣生於五方，五方之氣合於四時，在歲運雖有淫勝鬱復之變，在四時又有德化政令之和，與歲運不同其候也。故必察其氣之動也。是德是化，是政是令，是變是災，萬物由之，而或成或敗，人應之而或病或康，此氣運之有歲有時，有常有變，又不能於先期而必者也，故當隨四時而察之也。

◎德化政令應常不應卒

帝曰：夫子之言歲候，其不及太過，而上應五星。今夫德化政令，災眚變易，非常而有也。卒然而動，其亦爲之變乎？岐伯曰：承天而行之，故無妄動，無不應也。卒然而動者，氣之交變也，其不應焉。故曰：應常不應卒，此之謂也。（《素問·氣交變大論第六十九》）

常者，謂五運主歲，有太過不及之氣，有淫勝鬱復之常。卒者，謂五方四時之氣，卒然而爲德化政令，卒然而爲災眚變易也。夫四時之氣生於五方，五方之氣，在地五行之氣也。因時氣而變歲氣者，地氣之變易天氣也。承天之蒼黅丹素玄，十干之分野。此言歲運之太過不及，必上應五星，今云德化政令，災眚變易，又非一定常有之氣，如卒然而爲德化政令，卒然而爲災眚變易，其於五星亦爲之變也。五星之應歲運，而不應時氣之卒變也。承天者，謂五運之氣上承天干之化運，承天運而行之，故無妄動，無不上應於五星也。卒然而動者，廼四時氣交之變也，其不上應於五星焉。故曰應常不應卒，此之謂也。

◎五氣交變從其氣化

帝曰：其應奈何？岐伯曰：各從其氣化也。（《素問·氣交變大論第六十九》）

五氣交變應，常各從其氣化者，歲星之化其應風，熒惑之化其應火，鎮星之化其應濕，太白之化其應燥，辰星之化其應寒也。以甲己運化土，乙庚運化金，丙辛運化水，丁壬運化木，戊癸運化火，五陽年主太過，五陰年主不及，而各上應乎天之五行也。

◎德化政令各從其動而復

帝曰：善。其德化政令之動靜損益皆何如？岐伯曰：夫德化政令災變，不能相加也。勝復盛衰，不能相多也。往來小大，不能相過也。用之昇降，不能相無也。各從其動而復之耳。（《素問·氣交變大論第六十九》）

此言歲氣之德化政令，災變勝復，往來昇降，各從其動而復之，皆自有相稱之妙。夫德化政令，以動靜損益，天地動靜，陰陽往復，以德報德，以化報化，政令災眚及動復亦然，故曰不能相加也。加，增重也，亦相陵也。勝盛則復盛，勝微則復微，不應以盛報微，以化報變，故曰不能相多也。勝復之日數往來，多少相同，故曰不能相過也。木之勝，金必報，火土金水皆然，未有勝而無報者，故其用之昇降，不能相無也。此皆各從其所動而復之耳。

十八、勝復化變

◎勝復之作有德有化有用有變

帝曰：善。寒濕相遘，燥熱相臨，風火相值，其有閒乎？岐伯曰：氣有勝復，勝復之作，有德有化，有用有變，變則邪氣居之。（《素問·六微旨大論第六十八》）

此論天地陰陽之變，寒暑相遘，燥濕相臨，風火相值也。其有閒乎者，閒，異也，帝承上文天地初中昇降之義，而問寒暑燥熱風火等氣，其於昇降相遘相臨相值之交接處，有空隙之閒乎否也？伯言氣有勝復者，言天地相遘相臨相值者，凡五氣有盈虛多少，常於昇降之交接處，強弱侵陵，乘勢勝復，無空隙之閒也。故其勝復之作於昇降交接處，有爲敷和、彰顯、溽蒸、清潔、淒滄之德者，有爲生榮、蕃茂、豐備、緊斂、清謐之化者，有爲曲直、燔爍、高下、散落、沃衍之用者，有爲摧拉、炎爍、淫潰、肅殺、凝冽之變者，惟變則邪氣居之，於人爲病死也。

十九、亢害承制

◎主歲有餘不及之乘侮

帝曰：主歲何如？岐伯曰：氣有餘，則制己所勝而侮所不勝；其不及，則己所不勝侮而乘之，己所勝輕而侮之。侮反受邪，侮而受邪，寡於畏也。帝曰：善。（《素問·五運行大論第六十七》）

此復論五運主歲之有太過不及也。如歲木太過，則制己所勝之土氣，而侮所不勝之金氣。如不及，則己所不勝之金氣，侮我而乘之，己所勝之土氣，來輕我而侮之。五運皆同，周而復始。言乘侮而反受其復也，如歲木不及，則所不勝之金氣侮而乘之，而金反自虛其位矣，至秋令之時，金氣虛而反受水之子氣來復，則火熱爍金。所謂侮反受邪也。侮而受邪，因木氣不及，而金氣又能制木，寡於畏之故也。此篇論五運之氣主歲主時，而兼論六氣之上下左右，蓋五六相合，而後成歲也，故篇名《五運行》，而末結五運之太過不及。

子午之歲，少陰司天，陽明在泉。司天在泉之氣主歲，加臨之氣主時。初之氣，厥陰風木主氣，太陽寒水加臨；二之氣，少陰君火主氣，厥陰風木加臨；三之氣，少陽相火主氣，少陰君火加臨，三之氣以終司天之三氣。四之氣，太陰濕土主氣，太陰濕土加臨；五之氣，陽明燥金主氣，少陽相火加臨；終之氣，太陽寒水主氣，陽明燥金加臨。六之氣，以終在泉之三氣。故曰，歲半之前，天氣主之；歲半之後，地氣主之。司天之氣，始於在泉之左，是天氣之本於地也。

丑未之歲，太陰司天，太陽在泉。司天在泉之氣主歲，加臨之氣主時。初之氣，厥陰風木主氣，厥陰風木加臨；二之氣，少陰君火主氣，少陰君火加臨；三之氣，少陽相火主氣，太陰濕土加臨；四之氣，太陰濕土主氣，少陽相火加臨；五之氣，陽明燥金主氣，陽明燥金加臨；終之氣，太陽寒水主氣，太陽寒水加臨。在泉之氣，始於司天之右，是地氣之本於天也。加臨爲客氣，六氣爲主氣。客勝爲從，主勝爲逆。

寅申之歲，少陽司天，厥陰在泉。司天在泉之氣主歲，加臨之氣主時。初之氣，厥陰風木主氣，少陰君火加臨；二之氣，少陰君火主氣，太陰濕土加臨；三之氣，少陽相火主氣，少陽相火加臨；四之氣，太陰濕土主氣，陽明燥金加臨；五之氣，陽明燥金主氣，太陽寒水加臨；終之氣，太陽寒水主氣，厥陰風木加臨。

卯酉之歲，陽明司天，少陰在泉。司天在泉之氣主歲，加臨之氣主時。初之氣，厥陰風木主氣，太陰濕土加臨；二之氣，少陰君火主氣，少陽相火加臨，是以下臨上，爲不當其位，民善暴死。四之氣，太陰濕土主氣，太陽寒水加臨；五之氣，陽明燥金主氣，厥陰風木加臨；終之氣，太陽寒水主氣，少陰君火加臨。

辰戌之歲，陽明司天，少陰在泉，司天在泉之氣主歲，加臨之氣主時。初之氣，厥陰風木主氣，少陽相火加臨，二之氣，少陰君火主氣，陽明燥金加臨；三之氣，少陽相火主氣，太陽寒水加臨；四之氣，太陰濕土主氣，厥陰風木加臨；五之氣，陽明燥金主氣，少陰君火加臨；終之氣，太陽寒水主氣，太陰濕土加臨。

巳亥之歲，厥陰司天，少陽在泉。司天在泉之氣主歲，加臨之氣主時。初之氣，厥陰風木主氣，陽明燥金加臨；二之氣，少陰君火主氣，太陽寒水加臨；三之氣，少陽相火主氣，厥陰風木加臨；四之氣，太陰濕土主氣，少陰君火加臨；五之氣，陽明燥金主氣，太陰濕土加臨；終之氣，太陽寒水主氣，少陽相火加臨。六氣准此。

歲運七篇，總以後項推之，其五運六氣，司天在泉，閒氣加臨，主時主歲，總括於中矣。再以天時民病，合而推之，已了然在目，不必多贅也。

主歲者，亦謂前五方之氣，各治一歲之政者也。歲氣有餘，則制己所勝，而侮所不勝，如歲木治政之氣有餘，則制土氣而濕化減少，侮金氣而風化大行也。其不及則己所不勝侮而乘之，己所勝輕而侮之，如歲木治政之氣不及，則金氣時侮而乘之，燥化迺行，土氣輕而侮之，濕氣反佈也。侮反受邪，侮而受邪，寡於畏者，金侮木不及，從而乘之，則木之子火，報復其勝而侮金，反受邪也。侮金受邪，則其不及之木，寡於畏而氣復疏伸也。《六節藏象論》曰："未至而至，此謂太過，則薄所不勝，而乘所勝也，命曰氣淫。不分邪僻內生，工不能禁。至而不至，此謂不及，則所勝妄行，而所生受病，所不勝薄也，命曰氣迫。

◎五運之政猶權衡

夫五運之政，猶權衡也。高者抑之，下者舉之，化者應之，變者復之。此生長化成收藏之理，氣之常也。失常則天地四塞矣。（《素問・氣交變大論第

六十九》）

夫天地陰陽之道，亦猶權衡之平，而不能少有損益也。故高而亢者，必有所抑，因太過也。卑而下者，必有所舉，因不及也。正而爲化，則有以應之，不相悖也。邪而爲變，則有以復之，承廼制也。此所以生長化成收藏，皆不失其物理之常，失常則高下不相保，而天地閉塞矣。如《玉版論要》曰："回則不轉，廼失其機。"即此之謂。應天之氣，動而不息；應地之氣，靜而守位。神明爲之紀，則九星懸朗，七曜周旋也。陰陽寒暑，即動靜神明之用也。此承上文而總言盛衰勝復，即天地之動靜；生長化成收藏，即陰陽之往復。動靜不可見，有神有明，則有紀可察矣。陰陽不可測，有寒有暑，則有兆可知矣。天地之道，此之謂也。

二十、位治氣承

◎五氣更立各有所先

五氣更立，各有所先，非其位則邪，當其位則正。（《素問·五運行大論第六十七》）

五行之氣，化有不同。天干所臨，是爲五運；地支所司，是爲六氣。五運六氣，皆有主客之分。故歲時變遷，五氣更立。五氣，五方之氣也。更立，四時之更換也。各有所先，以主歲氣也。其所先，非其位則邪，當其位則正者，謂前五方之氣，各治一部之令者也。五氣更立治令，皆各有所先，其所先者，風之立非春令，熱之立非夏令，濕之立非長夏令，燥之立非秋令，寒之立非冬令，是皆非其位之立，爲勝復之邪也。風當春令立，熱當夏令立，濕當長夏令立，燥當秋令立，寒當冬令立，是皆當其位之立，爲本氣之正也。蓋必先立其運，然後知非位與當位也。

◎地理之應六節氣位

帝曰：善。願聞地理之應六節氣位何如？岐伯曰：顯明之右，君火之位也。君火之右，退行一步，相火治之；復行一步，土氣治之；復行一步，金氣治之；復行一步，水氣治之；復行一步，木氣治之；復行一步，君火治之。

此論地道左遷，以外列爲盛衰，正所謂下者左行，而有當位非位之正變，又因邪之所在，而命其有微甚也。節，度也。氣位，六氣所主之步位也。顯明者，寅正立春節候，廼初之氣也；顯明之右，廼少陰君火之位，主二之氣也；退行一步者，從右而退轉一位也，君火之右，廼少陽相火之位，主三之氣也；復行一步者，復行一位也，復行一位，廼太陰濕土，主四之氣也；復行一位，廼陽明燥金，主五之氣也；復行一位，廼太陽寒水，主六之氣也；復行一位，廼厥陰風木，主初之氣也；復行一位，廼少陰君火之所主，周而復始也。

相火之下，水氣承之；水位之下，土氣承之；土位之下，風氣承之；風位之下，金氣承之；金位之下，火氣承之；君火之下，陰精承之。（《素問·六微旨大論第六十八》）

上節論六氣相生以主時，此論六氣承制而生化。六氣之下，各有所制之氣承之者，蓋五行之氣，一極則一生，而循環相承，無一息間斷也。相火之下，水氣承之者，夏相火極，水生承之，從微漸化，至冬著也。水位之下，土氣承之者，冬水極，土生承之，從微漸化，至長夏著也。土位之下，水氣承之者，長夏土極，木生承之，從微漸化，至春著也。木位之下，金氣承之者，春木極，金生承之，從微漸化，至秋著也。金位之下，火氣承之者，秋金極，火生承之，從微漸化，至夏著也。君火之下，陰精承之者，夏君火極，陰精承之，從微漸化，至冬著也。

◎當位則正非位則邪

帝曰：盛衰何如？岐伯曰：非其位則邪，當其位則正；邪則變甚，正則微。（《素問·六微旨大論第六十八》）

此詳盛衰之義也。非其位者，謂氣來有餘，則制己所勝而侮所不勝，此歲氣之盛也。氣來不及，則己所不勝侮而乘之，己所勝輕而侮之，此歲氣之衰也。此皆不守本位，而交相乘侮，則邪僻內生矣。當其位者，廼平氣之年，無太過不及之乘侮，而各當其本位，此氣之正也；邪則變甚，正則變微。是以地理之應，論主時而及於主歲。司天之氣，以主歲而及於主時。

◎當位之謂

帝曰：何謂當位？岐伯曰：木運臨卯，火運臨午，土運臨四季，金運臨酉，水運臨子，所謂歲會，氣之平也。（《素問·六微旨大論第六十八》）

非太過，非不及，是謂平運主歲。平歲之氣，物生脈應，皆必合期，無先後也。詳木運臨卯，丁卯歲也。火運臨午，戊午歲也。土運臨四季，甲辰、甲戌、己丑、己未歲也。金運臨酉，乙酉歲也。水運臨子，丙子歲也。此歲運與年支同氣，故曰歲會，其氣平也。共八年。內戊午、己丑、己未、乙酉，又爲太乙天符。

◎非位之謂

帝曰：非位何如？岐伯曰：歲不與會也。（《素問·六微旨大論第六十八》）
歲不與會者，不與本辰相逢會也。則氣有太過不及，其盛衰皆無序而非其位也。

◎位易之謂

帝曰：位之易也，何如？岐伯曰：君位臣則順，臣位君則逆，逆則其

病近，其害速；順則其病遠，其害微，所謂二火也。（《素問·六微旨大論第六十八》）

君者，君火也。臣者，相火也。君位臣者，如以少陰之客，而加於少陽之主，是君在上而臣在下，故爲順，順則病期遠而害亦微。臣位君者，如以少陽之客，而加於少陰之主，是臣在上而君在下，故爲逆，逆則病期近而害亦速，此以二火爲言也。惟此二火者，雖曰同氣，然亦有君相上下之分，故特舉而辨之。類而推之，餘四氣則以母子立言，謂母加於子爲順，子加於母爲逆。蓋五行各一，而其勝復逆順之相加，各有所辨。

◎位常之謂

凡此十二變者，報德以德，報化以化，報政以政，報令以令。氣高則高，氣下則下，氣後則後，氣前則前，氣中則中，氣外則外。位之常也。（《素問·六元正紀大論第七十一》）

凡此十二變者，言前德化政令病變十二節之候，若不當歲步主客正位而至者，則屬變氣而爲勝復也。凡勝復之候至，其勝氣變德，則報復以德；變化，則報復以化；變政令，則報復以政令，而其氣之往復，不能相移也。所變之氣居高，則報復亦高；居下，則報復亦下；居後，則報復亦後；居前，則報復亦前；居中，則報復亦中；居外，則報復亦外，而其位之高下，亦不能相移也。其在人之應之者，如手之三陰三陽其氣高，足之三陰三陽其氣下，足太陽行身之後，足陽明行身之前，足少陰太陰厥陰行身之中，足少陽行身之外，亦各有其位之常也。

◎常化之謂

帝曰：自得其位，何如？岐伯曰：自得其位，常化也。帝曰：願聞所在也。岐伯曰：命其位，而方月可知也。（《素問·六元正紀大論第七十一》）

自得其位者，四時之六氣，各自司其本位，此時化之常也。如子午歲，太陽在東北，主初之氣，於本位施其寒化，厥陰在東南，主二之氣，於本位施其風化之類，皆自得其位之常化也。命，命其名也。位，即上下左右之位也。方，方隅也。月，月令也。命其位則名次立，名次立則所直之方，所主之月各有其應而常變可知矣。

◎天地氣之盈虛

帝曰：天地之氣，盈虛如何？岐伯曰：天氣不足，地氣隨之；地氣不足，天氣從之，運居其中，而常先也。惡所不勝，歸所同和，隨運歸從，而生其病也。故上勝則天氣降而下，下勝則地氣遷而上，多少而差其分，微者小差，甚者大差。甚則位易氣交，易則大變生而病作矣。《大要》曰：甚紀五分，微紀七分，其差可見。此之謂也。《素問·六元正紀大論第七十一》）

天氣即司天，地氣即在泉，運即歲運。歲運居上下之中，氣交之分，故天氣欲降，則運必先之而降，地氣欲昇，則運必先之而昇也。此亦言中運也。如以木運而遇燥金司其天地，是爲不勝則惡之。遇水火司其天地，是爲同和則歸之。不勝者受其制，同和者助其勝，皆能爲病，故曰隨運歸從而生其病也。上勝者，司天之氣有餘也，上有餘則氣降而下。下勝者，在泉之氣有餘也，下有餘則氣遷而上。此即天氣不足，地氣隨之；地氣不足，天氣隨之之謂。勝多少，言氣之微甚也。勝微則遷降少；勝多則遷降多，勝有多少，則氣交之變有多寡之差分矣。小差則小變，大差則大變，甚則上下之位，易於氣交之際，運居其中而常先之，故易則大變生，民病作矣。甚紀五分，勝氣居其半也。微紀七分，勝止十之三也。此天地盈虛之數有大差小差之分，故變病亦有微甚也。

二十一、標本中氣

◎標本中氣

少陽之上，火氣治之，中見厥陰；陽明之上，燥氣治之，中見太陰；太陽之上，寒氣治之，中見少陰；厥陰之上，風氣治之，中見少陽；少陰之上，熱氣治之，中見太陽；太陰之上，濕氣治之，中見陽明。所謂本也，本之下，中之見也。見之下，氣之標也。本標不同，氣應異象。（《素問・六微旨大論第六十八》）

少陽之上，火氣治之，中見厥陰；陽明之上，燥氣治之，中見太陰；太陽之上，寒氣治之，中見少陰；厥陰之上，風氣治之，中見少陽；少陰之上，熱氣治之，中見太陽；太陰之上，濕氣治之，中見陽明者，其火燥風寒熱濕爲治之氣，皆所謂六氣之本也。其中見之氣，廼六氣之中氣也。通前六氣之標言之，則本居上，標居下，中氣居本標之中，故曰本之下，中之見也，見之下，氣之標也。中氣者，三陰三陽各猶夫婦之配合相守，而人之藏府經脈皆應之也。故少陽本標之中見厥陰，厥陰本標之中見少陽，而互爲中氣相守，則人之膽三焦少陽經，亦絡肝心包，肝心包厥陰經，亦絡膽三焦，而互交也；陽明本標之中見太陰，太陰本標之中見陽明，而互爲中氣相守，則人之胃大腸陽明經亦絡脾肺，脾肺太陰經亦絡胃大腸，而互交也；太陽本標之中見少陰，少陰本標之中見太陽，而互爲中氣相守，則人之膀胱小腸太陽經亦絡腎心，腎心少陰經亦絡膀胱小腸而互交也。本標不同，氣應異象者，謂太陽少陰二氣也。太陽之上，寒氣治之，是標陽本寒不同，其氣應，則太陽所至爲寒生，中爲溫，而寒溫異象也；少陰之上，熱氣治之，是標陰本熱不同，其氣應，則少陰所至爲熱生，中爲寒，而熱寒異象也。至於脈從病反，如瓜甜蒂苦，蔥白葉青，參補蘆瀉，麻黃發汗根節止汗之類，皆太陽少陰本標不同之氣異象也。

◎六元爲本

厥陰之上，風氣主之；少陰之上，熱氣主之；太陰之上，濕氣主之；少陽之上，相火主之；陽明之上，燥氣主之；太陽之上，寒氣主之。所謂本也，是謂六元。(《素問·天元紀大論第六十六》)

厥陰之上，風氣主之；少陰之上，熱氣主之；太陰之上，濕氣主之；少陽之上，相火主之；陽明之上，燥氣主之；太陽之上，寒氣主之者。三陰三陽者，由六氣之化爲之主，而風化厥陰，熱化少陰，濕化太陰，火化少陽，燥化陽明，寒化太陽，故六氣謂本，三陰三陽謂標也。然此六者，皆天元一氣之所化，一分爲六，故曰六元。

◎氣之標

岐伯曰：上下有位，左右有紀。故少陽之右，陽明治之；陽明之右，太陽治之；太陽之右，厥陰治之；厥陰之右，少陰治之；少陰之右，太陰治之；太陰之右，少陽治之。此所謂氣之標，蓋南面而待之也。(《素問·六微旨大論第六十八》)

六六者，謂司天之三陰三陽，上合天之六氣也。上下，謂司天在泉二位也。左右，謂司天之左閒右閒，及在泉之左閒右閒，爲四紀也。上下有位者，言少陰在上，則陽明在下；太陰在上，則太陽在下；少陽在上，則厥陰在下；陽明在上，則少陰在下；太陽在上，則太陰在下；厥陰在上，則少陽在下。六朞環轉，而各有上下之定位也。左右有紀者，如少陰在上，則厥陰在左，太陰在右；太陰在上，則少陰在左，少陽在右；少陽在上，則太陽在左，陽明在右；陽明在上，則少陽在左，太陽在右；太陽在上，則陽明在左，厥陰在右；厥陰在上，則太陽在左，少陰在右。各隨氣之在上，而有左右之定紀也。故少陽之右，陽明治之；陽明之右，太陽治之。此言六位之序，以明客氣之盛衰也。此即天道六六之節也。三陰三陽以六氣爲本，六氣以三陰三陽爲標。然此右字，皆自南面而觀以待之，所以少陽之右爲陽明也。蓋以右位之陰陽，轉遷於上而主歲也。氣之標者，標見於上也。夫天氣右旋，故南面觀之，而待其循序環轉也。移光者，日月運行也。以日行一周天，以定一氣之位。正立，正南面而立也。此言天道右轉，有六節之盛衰者，乃天道之常，正所謂上者右行，又因所見而命標本中氣之所在，又因氣應而察病變之所生也。天道六六之節盛衰者，天之三陰三陽右旋天外，更治歲政，每歲各一盛衰，至六歲周遍，通得盛衰之節六六也。

◎標終之謂

少陰所謂標也，厥陰所謂終也。(《素問·天元紀大論第六十六》)

上者言司天，標，首也。終，盡也。子午之歲，上見少陰熱氣；丑未之歲，上見太陰濕氣；寅申之歲，上見少陽相火；卯酉之歲，上見陽明燥氣；辰戌之歲，上見太陽寒氣；巳亥之歲，上見厥陰木氣。則上見少陰、太陰、少陽、陽明、太陽、厥陰者，不過謂之標耳。標者，猶所謂上首也。自少陰子午而數至厥陰巳亥，故曰厥陰爲三甲、六甲之終也。實由天有風氣，以爲厥陰之主；天有熱氣，以爲少陰之主；天有濕氣，以爲太陰之主；天有相火，以爲少陽之主；天有燥氣，以爲陽明之主；天有寒氣，以爲太陽之主。則有此天之六元以爲之本也。

二十二、初中

◎初者地氣中者天氣也

帝曰：何謂初中？岐伯曰：初凡三十度而有奇，中氣同法。帝曰：初中何也？岐伯曰：所以分天地也。帝曰：願卒聞之！岐伯曰：初者地氣也，中者天氣也。（《素問·六微旨大論第六十八》）

此詳言氣有初中也。度，即日也。一步之數。凡六十日八十七刻半，而兩分之，則前半步始於初，是爲初氣，凡三十度而有奇。奇，謂四十三刻又四分刻之三也。後半步始於中，是爲中氣，其數如初，故曰同法。初中者，所以分陰陽也。凡一氣之度必有前後，有前後則前陽而後陰。陽主進，自下而上，故初者地氣也。陰主退，自上而下，故中者天氣也。夫初中者，初言其始，氣自始而漸盛也。中言其盛，氣自盛而漸衰也。但本篇所謂初中者，以一步之氣爲言，故曰初凡三十度而有奇，中氣同法。然陰陽之氣，無往不在，故初中之數，亦無往不然。如以一歲言之，則冬至氣始於北，夏至氣中於南，北者盛之始，南者衰之始，此歲氣之初中也。以晝夜言之，夜則陽生於坎，晝則日中於離，坎者昇之始，離者降之始，此日度之初中也。不惟是也，即一月一節、一時一刻，靡不皆然。所以月有朔而有望，氣有節而有中，時有子而有午，刻有初而有正，皆所以分初中也。故明初中者則知陰陽，明陰陽則知上下，明上下則知昇降，明昇降則知孰爲天氣，孰爲地氣，孰爲氣交，而天地人盈虛消長死生之數，不外乎是矣。

二十三、歲主藏害

◎歲主藏害

帝曰：歲主藏害何謂？岐伯曰：以所不勝命之，則其要也。（《素問·至眞要大論第七十四》）

五運之氣，受司天在泉之勝制。歲主者，謂六氣之主歲。藏，五藏也。此言天有歲氣，人有藏氣，而歲主有害於五藏者，在所不勝者也。如木氣淫則脾不勝，火氣淫則肺不勝，土氣淫則腎不勝，金氣淫則肝不勝，水氣淫則心不勝，是皆藏害之要。

二十四、主歲常數

◎五運氣行主歲之常數

帝曰：善。五運氣行，主歲之紀，其有常數乎？岐伯曰：臣請次之。

此章與上章大意相同。前以太陽爲始，序三陽三陰之六氣，以角運爲初，序角徵宮商羽之五音，而年歲有所不齊也。故今以天干始於甲，地支始於子，從甲子而至癸巳，三十歲而爲一紀，復從甲午而至癸亥，六十歲而爲一周，斯歲運始順，故復次之。

甲子　甲午歲

上少陰火，中太宮土運，下陽明金。熱化二，雨化五，燥化四，所謂正化日也。其化上鹹寒，中苦熱，下酸熱，所謂藥食宜也。

上少陰火者，子午少陰君火司天也。中太宮土運者，甲爲土運，爲太宮也。下陽明金者，陽明燥金在泉也。夫天乙生水，地六成之；地二生火，天七成之；天三生木，地八成之；地四生金，天九成之；天五生土，地十成之。是以熱化二者，言司天，少陰主熱，正化從本生數，對化從標成數，則甲子之年，屬對化成數。主熱化七，其在泉亦主成數，主燥化九。甲午之年，屬正化生數，主熱化二，其在泉亦主燥化四，雨化五者，此言主運，土爲雨，故雨化五。夫太過者其數成，不及者其數生，土常以生也。今甲年土運太過，故言雨化五,五，土數也。燥化四者，此言在泉也，義見上。正化日者，詳後文有邪氣化日，則凡正化日者，皆正氣所化也。按：太過之年，止有正化日者，即如火主熱，土主雨，金主燥，無勝無復，謂之正氣所化之日。後凡不及之年，有邪化日，又有正化日者，以有勝有復，謂之邪化之日。其正化日，即如下節之乙丑年，丑爲濕，乙爲清，廼正化之日也。此句結上“熱雨燥化”三句，後倣此。上鹹寒，此言司天宜用之藥食也。蓋太過之土勝水，故用鹹寒以扶水，即所謂熱淫所勝，平以鹹寒也。中苦熱，此言土運宜用之藥食也。下酸熱，此言在泉宜用之藥食也，即所謂燥淫於內，治以苦溫。此誤言酸熱。所謂藥食宜也者，廼結上三句，後倣此。

乙丑　乙未歲

上太陰土，中少商金運，下太陽水。熱化寒化勝復同，所謂邪氣化日也。災七宮，濕化五，清化四，寒化六，所謂正化日也。其化上苦熱，中酸和，下甘熱，所謂藥食宜也。

上太陰土者，丑未太陰濕土司天。中少商金運者，乙爲金運，爲少商。下太陽水者，太陽寒水在泉。熱化寒化勝復同者，熱勝寒復，所謂邪氣化日者，因勝而復，廼邪氣所化之日。災七宮者，七宮，西室兌位，天柱司也。災之方，以運之當方言。濕化五者，此言司天，太陰正化於未，對化於丑，其化者五，以生數也。夫土常以生也，不必分太過不及，而皆曰五也。清化四者，此言運也。金之氣清，故言清化。不及者其數生，乙爲不及，故言生數四也。寒化六者，此言在泉，乙丑爲對化，從標成數，當爲寒化，六以未爲正化，從本生數，當爲寒化一也。正化日者，皆正氣所化之日也。上苦熱者，此言司天宜用之藥食。《至眞要大論》云："濕淫所勝，平以苦熱。"中酸和者，言金運宜用之藥食也。《玄珠》云："上酸平。"下甘熱，此言在泉宜用之藥食也。《至眞要大論》云："濕淫所勝，平以苦熱。寒淫於內，治以甘熱。"《玄珠》云："下甘溫。"

丙寅　丙申歲

上少陽相火，中太羽水運，下厥陰木。火化二，寒化六，風化三，所謂正化日也。其化上鹹寒，中鹹溫，下辛溫，所謂藥食宜也。

上少陽相火者，寅申少陽相火司天也。中太羽水運者，丙爲水運，爲太羽。下厥陰木者，厥陰風木在泉。火化二者，此言司天，丙寅爲正化，從本生數，當爲火化二。丙申爲對化，從標成數，當爲火化七。寒化六者，此言水運太過，主成數，故寒化六。風化三者，此言在泉，丙寅爲正化，從本生數，當云風化三；丙申爲對化，從標成數，當云風化八。舊誤。正化日者，非勝非復，正氣所化之日。上鹹寒者，此言司天宜用之藥食。《至眞要大論》云："火淫於內，平以鹹冷。"中鹹溫者，此言水運宜用之藥食。下辛溫者，此言在泉宜用之藥食。《至眞要大論》云："風淫於內，治以辛涼。"《玄珠》云："下辛涼。"

丁卯歲會　**丁酉歲**

上陽明金，中少角木運，下少陰火。清化熱化勝復同，所謂邪氣化日也。災三宮，燥化九，風化三，熱化七，所謂正化日也。其化上苦小溫，中辛和，下鹹寒，所謂藥食宜也。

丁卯歲會，丁爲木運，卯之年辰，亦爲木運臨加，故曰歲會。詳丁年正月，壬寅爲干德符，便爲平氣，勝復不至，運同正角，金不勝木，木亦不災土。又丁卯年，得卯佐之，即上陽明不能災之。上陽明金者，卯酉陽明燥金司天也。中少角木運者，丁爲木運，爲少角。下少陰火者，少陰君火在泉。清化熱化勝復同者，清勝，熱復。所謂邪化日者，因勝而復，廼邪氣所化之日。災三宮，詳三宮，東室震位，天衝司，災之方，以運之當方言。燥化九者，此言司天，卯酉主燥，正化從本生數，對化從標成數，則丁卯之年，屬對化成數，主燥化九；丁酉之年，屬正化生數，主燥化四。風化三者，此言木運。不及主生數，故風化三。熱化七者，丁卯對化，當云熱化七，丁酉正化，當云熱化二也。正化日者，廼正氣所化之日。上苦小溫者，此言司天宜用之藥食。《至眞要大論》云："燥淫所勝，平以苦溫。"中辛和者，此言木運宜用之藥食。下鹹寒，此言在泉宜用之藥食。《至眞要大論》云："熱淫於內，治以鹹寒。"

戊辰　戊戌歲

上太陽水，中太徵火運，下太陰土。寒化六，熱化七，濕化五，所謂正化

日也。其化上苦溫，中甘和，下甘溫，所謂藥食宜也。

上太陽水者，辰戌太陽寒水司天也。中太徵火運者，戊爲火運，爲太徵。下太陰濕土者，太陰濕土在泉。寒化六者，此言司天，戊辰對化，從標成數，當云寒化六；戊戌正化，從本生數，當云寒化一。熱化七者，此言火運。戊辰對化七，戊戌正化二。濕化五者，此言在泉之化，所謂土常以生也。正化日者，正氣所化。上苦溫者，此言司天宜用之藥食。《至眞要大論》云："寒淫所勝，平以辛熱。"中甘和者，此言火運宜用之藥食。下甘溫者，此言在泉宜用之藥食。《至眞要大論》云："濕淫於內，治以苦熱。"

己巳　己亥歲

上厥陰木，中少宮土運，下少陽相火。風化清化勝復同，所謂邪氣化日也。災五宮，風化三，濕化五，火化七，所謂正化日也。其化上辛涼，中甘和，下鹹寒，所謂藥食宜也。

上厥陰木者，巳亥爲厥陰，風木司天。中少宮土運者，己爲陰土，爲少宮。詳至九月甲戌月，己得甲戌，方還正宮。下少陽相火者，少陽相火在泉。風化清化勝復同者，風勝，清復。所謂邪氣化日者，因勝而復，邪氣所化之日。災五宮者，《五常政大論》云："其眚四維。"《天元玉冊》云："中室，天禽司，非維宮，同正宮，寄位二宮坤位。"風化三者，此言司天，己巳對化，從標成數，當云風化八；己亥正化，從本生數，當云風化三。濕化五者，此言土運也。火化七者，此言在泉，己巳屬對化，從標成數，主熱化七，己亥屬正化，從本生數，主熱化二。所謂正化日者，正氣所化。上辛涼者，此言司天宜用之藥食。《至眞要大論》云："風淫所勝，平以辛涼。"中甘和者，此言土運宜用之藥食。下鹹寒者，此言在泉宜用之藥食。《至眞要大論》云："火淫於內，治以鹹冷。"

庚午同天符　**庚子歲**同天符

上少陰火，中太商金運，下陽明金。熱化七，清化九，燥化九，所謂正化日也。其化上鹹寒，中辛溫，下酸溫，所謂藥食宜也。

上少陰火者，子午爲少陰君火司天。中太商金運者，庚爲陽金，爲太商。詳庚午年，金令減半，以上見少陰君火，年午亦爲火故也。庚子年，子是水，金氣相得，與庚午年又異。下陽明金者，陽明燥金在泉。熱化七者，此言司天。庚午年，屬正化，從本生數，主熱化二；庚子年，屬對化，從標成數，主熱化七。清化九，此言金運。庚午年，亦從正化生數，主清化四；庚子年，亦從對化成數，主清化九。燥化九者，此言在泉。庚午年燥化四，庚子年燥化九，義同上。所謂正化日者，正氣所化。上鹹寒者，此言司天宜用之藥食。《至眞要大論》云："熱淫所勝，平以鹹寒。"中辛溫者，此言金運宜用之藥食。下酸溫者，此言在泉宜用之藥食。《至眞要大論》云："燥淫於內，治以苦溫。"

辛未同歲會　**辛丑歲**同歲會

上太陰土，中少羽水運，下太陽水。雨化風化勝復同，所謂邪氣化日也。災一宮，雨化五，寒化一，所謂正化日也。其化上苦熱，中苦和，下苦熱，

所謂藥食宜也。

上太陰土者，丑未太陰濕土司天。中少羽水運者，辛爲水運，爲少羽。下太陽水者，太陽寒水在泉。雨化風化勝復同者，雨勝，風復。所謂邪氣化日者，因勝而復，迺邪氣所化之日。災一宫者，詳一宫，北室坎位，天玄司。雨化五者，此言司天之化，土常以生，故辛未、辛丑年皆土，雨化五。寒化一者，此言在泉。詳此以運與在泉俱水，故只言寒化一。寒化一者，少羽之化氣也。若太陽在泉之化，則辛未寒化一，辛丑寒化六也。正化日者，正氣所化。上苦熱者，此言司天宜用之藥食。《至眞要大論》云："濕淫所勝，平以苦熱。"中苦和者，此言運氣宜用之藥食。下苦熱者，言在泉宜用之藥食。《至眞要大論》云："寒淫於内，治以甘熱。"

壬申同天符　**壬寅歲**同天符

上少陽相火，中太角木運，下厥陰木。火化二，風化八，所謂正化日也。其化上鹹寒，中酸和，下辛涼，所謂藥食宜也。

壬寅同天符，壬申同天符。蓋木運太過，下加厥陰，即厥陰爲在泉也。故曰同天符。上少陽相火者，寅申爲相火司天。中太角木運者，壬爲陽木，爲太角。下厥陰木者，厥陰風木在泉。火化二者，壬申爲對化，從標成數，當云火化七；壬寅爲正化。從本生數，當云火化二。風化八者，詳此以運與在泉俱木，故只有風化八，迺太角之運化也。若厥陰在泉之化，則壬申風化三，壬寅風化八。正化日者，正氣所化。上鹹寒，此言司天宜用之藥食。中酸和者，此言木運宜用之藥食。下辛涼者，此言在泉宜用之藥食。

癸酉同歲會　**癸卯歲**同歲會

上陽明金，中少徵火運，下少陰火。寒化雨化勝復同，所謂邪氣化日也。災九宫，燥化九，熱化二，所謂正化日也。其化上苦小溫，中鹹溫，下鹹寒，所謂藥食宜也。

癸卯同歲會，癸酉歲同歲會。火運不及，下加少陰，以在泉爲火，故曰同歲會。上陽明金者，陽明燥金司天。中少徵火運者，癸爲陰火，爲少徵。下少陰火者，少陰君火在泉。寒化雨化勝復同者，寒勝，雨復。災九宫，詳九宫離位南室，天英司。燥化九者，詳癸酉燥化四，癸卯燥化九。熱化二者，詳此以運與在泉俱火，故只言熱化二。熱化二者，少徵之運化也。若少陰在泉之化，則癸酉熱化七，癸卯熱化二。正化日者，正氣所化。上苦小溫，此言司天宜用之藥食。中鹹溫者，此言火運宜用之藥食。下鹹寒，此言在泉宜用之藥食。

甲戌歲會同天符　**甲辰歲**歲會同天符

上太陽水，中太宫土運，下太陰土。寒化六，濕化五，正化日也。其化上苦熱，中苦溫，下苦溫，所謂藥食宜也。

甲戌歲會，同天符，甲辰歲會，同天符。運與年辰皆土，曰歲會；又土運太過，下加厥陰在泉，曰同天符。上太陽水者，辰戌爲太陽寒水司天。中太宫土運者，甲爲陽土，爲太宮。下太陰土者，濕土在泉也。寒化六者，詳甲戌正化，從本生數，當云寒化一；甲辰對化，從標成數，當云寒化六。濕化五者，詳此以運與在泉俱土，故只言濕化五也。上苦熱者，此言司天宜用之藥食。《至眞要大論》云："寒淫所勝，平以苦熱。"中苦溫者，此言土運宜用之藥食。下苦溫，此言在泉宜用之藥食。《至眞要大論》云："濕淫於內，治以苦熱。"

乙亥　乙巳歲

上厥陰木，中少商金運，下少陽相火。熱化寒化勝復同，邪氣化日也。災七宮，風化八，清化四，火化二，正化度也。其化上辛涼，中酸和，下鹹寒，所謂藥食宜也。

上厥陰木者，巳亥爲厥陰，風木司天。中少商金運者，乙爲陰金，爲少商。詳乙亥年三月得庚辰，早見乾德符，即氣還正商，火未得王而先平，火不勝則水不復。又亥是水得力年，故火不勝也。乙巳歲火來小勝，巳爲火，佐於勝也。即於二月中氣，君火時化日，火來行勝，不待水復，遇三月庚辰月，乙見庚而氣自全，金還正商。下少陽相火者，相火在泉。熱化寒化勝復同者，熱勝，寒復。災七宮者，七爲金方。風化八者，此言司天。詳乙亥正化，從本生數，當云風化三；乙巳對化，從標成數，當云風化八。清化四者，此言金運。乙亥清化四，乙巳清化九。火化二，此言在泉。乙亥熱化二，乙巳熱化七。度，謂日也。上辛涼者，此言司天宜用之藥食。中酸和者，此言金運宜用之藥食。下鹹寒者，此言在泉宜用之藥食。

丙子歲會　丙午歲

上少陰火，中太羽水運，下陽明金。熱化二，寒化六，清化四，正化度也。其化上鹹寒，中鹹熱，下酸溫，所謂藥食宜也。

丙子，歲會。丙爲水運，子爲年辰，又爲水，故曰歲會。上少陰火者，子午爲少陰君火司天。中太羽水運者，丙爲陽水，爲太羽。下陽明金者，燥金在泉。熱化二者，此言司天。詳丙子歲熱化七，金之災得其半，以運水太過，勝於天令，天令減半。丙午熱化二，午爲火，少陰君火同天，運雖水，一水不能勝二火，故異於丙子歲。寒化六者，此言水運太過者，其數成，故寒化六。清化四者，此言在泉，丙子燥化九，丙子燥化四。上鹹寒者，此言司天宜用之藥食。中鹹熱者，言水運宜用之藥食。下酸溫者，此言在泉宜用之藥食。《至眞要大論》云："燥淫於內，治以酸溫。"

丁丑　丁未歲

上太陰土，中少角木運，下太陽水。清化熱化勝復同，邪氣化度也。災三宮，雨化五，風化三，寒化一，正化度也。其化上苦溫，中辛溫，下甘熱，所謂藥食宜也。

上太陰土者，丑未爲太陰濕土司天，詳此木運平氣上刑，天令減半也。中少角木運者，丁爲陰木，爲正角。詳丁年正月壬寅爲乾德符，爲正角。下太陽水者，太陽寒水在泉。清化熱化勝復同者，清勝，熱復。災三宮者，三爲木方。雨化五者，此言司天，雨爲濕土，五爲土數。風化三者，此言木運。不及者其數生，故風化三。寒化一者，此言在泉，丁丑寒化六，丁未寒化一。上苦溫者，此言司天宜用之藥食。《至眞要大論》云："濕淫所勝，平以苦熱。"中辛溫者，此言木運宜用之藥食。下甘熱者，此言在泉宜用之藥食。《至眞要大論》云："寒淫於内，治以甘熱。"

戊寅天符　**戊申歲**天符

上少陽相火，中太徵火運，下厥陰木。火化七，風化三，正化度也。其化上鹹寒，中甘和，下辛涼，所謂藥食宜也。

火運上見少陽火，與司天相合，故曰天符。又詳戊申年與戊寅年小異，申爲金，佐於肺，肺受火刑，其氣稍實，民病得半。上少陽火者，寅申爲相火司天。中太徵火運者，戊爲陽火，爲太徵。下厥陰木者，厥陰風木在泉。火化七者，此言司天。詳天符司天與運合，故只言火化七。又火化七者，太徵之運氣也。若少陽司天之氣，則戊寅火化二，戊申火化七。風化三者，此言在泉。戊寅風化八，戊申風化三。上鹹寒者，此言司天宜用之藥食。中甘和者，此言火運宜用之藥食。下辛涼者，此言在泉宜用之藥食。

己卯　己酉歲

上陽明金，中少宮土運，下少陰火。風化清化勝復同，邪氣化度也。災五宮，清化九，雨化五，熱化七，正化度也。其化上苦小溫，中甘和，下鹹寒，所謂藥食宜也。

詳己卯，金與運土相得，子臨父位爲逆。上陽明金者，陽明燥金司天。中少宮土運者，己爲陰土，爲少宮。詳復罷，土氣未正，後九月甲戌月，土還正宮，己酉之年，木勝火微也。下少陰火者，少陰君火在泉。風化清化勝復同者，木勝，金復。災五宮者，五爲中土。清化九者，此言司天。己卯燥化九，己酉燥化四。雨化五者，此言土運。熱化七者，此言在泉。詳己卯熱化二，己酉熱化七。上苦小溫者，此言司天宜用之藥食。中甘和者，此言土運宜用之藥食。下鹹寒，此言在泉宜用之藥食。

庚辰　庚戌歲

上太陽水，中太商金運，下太陰土。寒化一，清化九，雨化五，正化度也。其化上苦熱，中辛溫，下甘熱，所謂藥食宜也。

上太陽水者，辰戌爲太陽寒水司天。中太商金運者，庚爲陽金，爲太商。下太陰土者，濕土在泉。寒化一者，此言司天。詳庚辰寒化六，庚戌寒化一。清化九者，此言金運，太過者其數成。雨化五者，此言在泉也，五爲土數。上苦熱者，此言司天宜用之藥食。中辛溫者，此言金運宜用之藥食。下甘熱者，此言在泉宜用之藥食。

辛巳　辛亥歲

上厥陰木，中少羽水運，下少陽相火。雨化風化勝復同，邪氣化度也。災一宮，風化三，寒化一，火化七，正化度也。其化上辛涼，中苦和，下鹹寒，

所謂藥食宜也。

上厥陰木者，巳亥爲厥陰風木司天。中少羽水運者，辛爲陰水，爲少羽。詳辛巳年，未復土罷，至七月丙申月，水還正羽，辛亥年爲水準氣，以亥爲水相佐，爲正羽，與辛巳年小異。下少陽相火者，相火在泉。雨化風化勝復同者，雨勝，風復。邪氣化度者，義見前。災一宮者，一爲水之方。風化三者，此言司天。詳辛巳風化八，辛亥風化三。寒化一者，此言水運，不及者其數生。火化七者，此言在泉。辛巳熱化七，辛亥熱化二。上辛涼者，此言司天宜用之藥食。中苦和者，此言水運宜用之藥食。下鹹寒者，此言在泉宜用之藥食。

壬午　壬子歲

上少陰火，中太角木運，下陽明金。熱化二，風化八，清化四，正化度也。其化上鹹寒，中酸涼，下酸溫，所謂藥食宜也。

上少陰火者，子午爲少陰君火司天。中太角木運者，壬爲陽木，爲太角。下陽明金者，燥金在泉。熱化二者，此言司天。壬午熱化二，壬子熱化七。風化八者，此言木運。太過者，其數成。清化四者，此言在泉。壬午燥化四，壬子燥化九。上鹹寒者，此言司天宜用之藥食。中酸涼者，此言木運宜用之藥食。下酸溫者，此言在泉宜用之藥食。

癸未　癸丑歲

上太陰土，中少徵火運，下太陽水。寒化雨化勝復同，邪氣化度也。災九宮，雨化五，火化二，寒化一，正化度也。其化上苦溫，中鹹溫，下甘熱，所謂藥食宜也。

上太陰土者，丑未爲太陰濕土司天。中少徵火運者，癸爲陰火，爲少徵。詳癸未、癸丑，左右二火爲閒相佐，又五月戊午乾德符，癸見戊而氣全，水來行勝，爲正徵。下太陽水者，寒水在泉。寒化雨化勝復同者，寒勝，雨復。災九宮者，九爲火之方。雨化五者，此言司天，土之數五。火化二者，此言火運。不及者其數生。寒化一者，癸未寒化一，癸丑寒化六。上苦溫者，此言司天宜用之藥食。《至眞要大論》云："濕熱所勝，平以苦熱。"中鹹溫者，此言火運宜用之藥食。下甘熱者，此言在泉宜用之藥食。《至眞要大論》云："寒淫於內，治以甘熱。"

甲申　甲寅歲

上少陽相火，中太宮土運，下厥陰木。火化二，雨化五，風化八，正化度也。其化上鹹寒，中鹹和，下辛涼，所謂藥食宜也。

上少陽相火者，寅申爲少陽相火司天。中太宮土運者，甲爲陽土，爲太宮。詳甲寅之歲，小異於甲申，以寅木可刑土，氣之平也。下厥陰木者，風木在泉。火化二者，言司天。詳甲申火化七，甲寅火化二。雨化五者，此言土運，土常以生。風化八者，此言在泉。詳甲申歲風化三，甲寅風化八。上鹹寒者，此言司天宜用之藥食。中鹹和者，此言土運宜用之藥食。下辛涼者，此言在泉宜用之藥食。

乙酉太乙天符　**乙卯歲**天符

上陽明金，中少商金運，下少陰火。熱化寒化勝復同，邪氣化度也。災七宮，燥化四，清化四，熱化二。正化度也。其化上苦小溫，中苦和，下鹹寒，所謂藥食宜也。

乙卯，天符。乙酉歲，歲會，太乙天符。上陽明金者，卯酉爲陽明燥金司天。中少商金運者，乙爲陰金，爲少商。詳乙酉爲正商，以酉金相佐，故得平氣。乙卯之年，二之氣，君火分中，火來行勝，水未行復，其氣以平，以三月庚辰，乙得庚合，金運正商，其氣廼平。下少陰者，少陰君火在泉。熱化寒化勝復同者，熱勝，寒復。災七宮者，金之方。燥化四者，此言司天。詳乙酉燥化四，乙卯燥化九。清化四者，此言金運，不及其數生也。熱化二者，此言在泉。詳乙酉熱化七，乙卯熱化二。上苦小溫者，此言司天宜用之藥食。中苦和者，此言金運宜用之藥食。下鹹寒者，此言在泉宜用之藥食。

丙辰天符　**丙戌歲**天符

上太陽水，中太羽水運，下太陰土。寒化六，雨化五，正化度也。其化上苦熱，中鹹溫，下甘熱，所謂藥食宜也。

丙辰、丙戌歲，俱天符。上太陽水者，辰戌爲太陽寒水司天。中太羽水運者，丙爲陽水，爲太羽。下太陰土者，濕土在泉。寒化六者，此言司天與運。詳此以運與司天俱水運，故只言寒化六。寒化六者，太羽之運化也。若太陽司天之化，則丙戌寒化一，丙辰寒化六也。雨化五者，此言在泉，土生數。上苦熱者，此言司天宜用之藥食。《至眞要大論》云："寒淫所勝，平以辛熱。"中鹹溫者，此言水運宜用之藥食。下甘熱者，此言在泉宜用之藥食。《至眞要大論》云："濕淫於內，治以苦熱。"

丁亥歲天符　**丁巳**天符

上厥陰木，中少角木運，下少陽相火。清化熱化勝復同，邪氣化度也。災三宮，風化三，火化七，正化度也。其化上辛涼，中辛和，下鹹寒，所謂藥食宜也。

丁巳、丁亥歲，俱天符。上厥陰木者，巳亥爲厥陰風木司天。中少角木運者，丁爲陰木，爲少角。詳丁年正月壬寅，丁得壬合，爲乾德符，爲正角平氣也。下少陽相火者，相火在泉。清化熱化勝復同者，清勝，熱復。災三宮者，木之方三。風化三者，此言司天與運。詳此運與司天俱木，故只言風化三。風化三者，少角之運化也。若厥陰司天之化，則丁亥風化三，丁巳風化八也。火化七，此言在泉。詳丁亥熱化二，丁巳熱化七。上辛涼者，此言司天宜用之藥食。中辛和者，此言木運宜用之藥食。下鹹寒者，此言在泉宜用之藥食。

戊子天符　**戊午歲**太乙天符

上少陰火，中太徵火運，下陽明金。熱化七，清化九，正化度也。其化上鹹寒，中甘寒，下酸溫，所謂藥食宜也。

戊子，天符。戊午歲，太以天符。上少陰火者，子午爲少陰君火司天。中太徵火運者，戊爲陽火，爲太徵。下陽明金者，燥金在泉。熱化七者，此言司天與運。詳此運與司天俱火，故只言熱化七。熱化七者，太徵之運化。若少陰司天之化，則戊子熱化七，戊午熱化二也。清化九者，此言在泉。詳戊子清化九，戊午清化四。上鹹寒者，此言司天宜用之藥食。中甘寒者，此言火運宜用之藥食。下酸溫者，此言在泉宜用之藥食。《至眞要大論》云："燥淫於內，治以苦溫。"

己丑太乙天符　**己未歲**太乙天符

上太陰土，中少宮土運，下太陽水。風化清化勝復同，邪氣化度也。災五宮，雨化五，寒化一，正化度也。其化上苦熱，中甘和，下甘熱，所謂藥食宜也。

己丑、己未歲，俱太乙天符。上太陰土者，丑未爲太歲濕土司天也。中少宮土運者，己爲陰土爲少宮也。詳是歲木得初氣而來勝，脾廼病久，土至危，金廼來復，至九月甲戌月，己得甲合，土還正宮也。下太陽水者，寒水在泉也。風化清化勝復同者，風勝清復也。災五宮者，土之方生數也。雨化五，言司天與運，詳此運與司天俱土，故只言雨化五也。寒化一，言在泉詳己丑寒化六，己未寒化一也。上苦熱，言司天宜用之藥食。《至眞要大論》云："濕淫所勝，平以苦熱。"中甘和，言土運宜用之藥食。下甘熱，言在泉宜用之藥食。

庚寅　庚申歲

上少陽相火，中太商金運，下厥陰木。火化七，清化九，風化三，正化度也。其化上鹹寒，中辛溫，下辛涼，所謂藥食宜也。

上少陽相火者，庚申爲少陽相火司天。中太商金運者，庚爲陽金爲太商。詳庚寅歲爲正商，得平氣，以上見少陽相火，下剋於金運，不能太過。庚申之歲，申酉佐之，廼爲太商。下厥陰木者，風木在泉。火化七者，此言司天。詳庚寅熱化二，庚申熱化七也。清化九者，此言金運太過以成數。風化三者，此言在泉詳庚辰風化八，庚申風化三也。上鹹寒者，此言司天宜用之藥食。中辛溫者，此言金運宜用之藥食。下辛涼者，此言在泉宜用之藥食。

辛卯　辛酉歲

上陽明金，中少羽水運，下少陰火。雨化風化勝復同，邪氣化度也。災一宮，清化九，寒化一，熱化七，正化度也。其化上苦小溫，中苦和，下鹹寒，所謂藥食宜也。

上陽明金者，卯酉爲陽明燥金司天。中少羽水運者，辛爲陰水，爲少羽。詳此歲七月丙申，水還正羽。下少陰火者，君火在泉。雨化風化勝復同者，雨勝，風復。災一宮者，水之方。清化九者，此言司天。詳辛卯燥化九，辛酉燥化四。寒化一者，此言水運不及之生數。熱化七者，此言在泉。詳辛卯熱化二，辛酉熱化七。上苦小溫者，此言司天宜用之藥食。中苦和者，此言水運宜用之藥食。下鹹寒者，此言在泉宜用之藥食。

壬辰　壬戌歲

上太陽水，中太角木運，下太陰土。寒化六，風化八，雨化五，正化度也。其化上苦溫，中酸溫，下甘溫，所謂藥食宜也。

上太陽水者，辰戌爲太陽寒水司天。中太角木運者，壬爲陽木，爲太角。下太陰土者，濕土在泉。寒化六者，此言司天。詳壬辰寒化六，壬戌寒化一。風化八者，此言木運太過之成數。雨化五者，此言在泉濕土，常以生數。上苦溫者，此言司天宜用之藥食。《玄珠》云："上甘溫。"《至眞要大論》云："寒淫所勝，平以辛熱。"中酸和者，此言木運宜用之藥食。下甘溫者，此言在泉宜用之藥食。《玄珠》云："下酸平。"《至眞要大論》云："濕淫於內，治以苦熱。"

癸巳同歲會　**癸亥歲**同歲會

上厥陰木，中少徵火運，下少陽相火。寒化雨化勝復同，邪氣化度也。災九宮，風化八，火化二，正化度也。其化上辛涼，中鹹和，下鹹寒，所謂藥食宜也。

癸巳、癸亥歲，俱同歲會。上厥陰木者，巳亥爲厥陰風木司天。中少徵火運者，癸爲陰火，爲少徵。詳癸巳正徵，火氣平。一謂巳爲火，亦名歲會；二謂水未得化；三謂五月戊午月，癸得戊合，故得平氣。癸亥之歲，亥爲水，水得年力，便來行勝，至五月戊午月，火還正徵，其氣始平也。下少陽火者，相火在泉。寒化雨化勝復同者，寒勝，雨復。災九宮者，火之方。風化八者，言司天。詳癸巳風化八，癸亥風化三。火化二者，此言運與在泉。詳此運與在泉俱火，故只言火化二。火化二者，少徵火運之化，若少陽在泉歲之化，則癸巳熱化七，癸亥熱化二也。上辛涼者，此言司天宜用之藥食。中鹹和者，此言火運宜用之藥食。下鹹寒者，此言在泉宜用之藥食。

凡此定期之紀，勝復正化，皆有常數，不可不察。故知其要者，一言而終，不知其要，流散無窮，此之謂也。帝曰：善。（《素問·六元正紀大論第七十一》）

定期之紀，謂天干始於甲，地支始於子，子甲相合，三十歲而爲一紀，六十歲而成一周。勝復者，不及之年；正化者，太過之紀，皆有經常不易之數。要者，總屬陰陽之盛衰耳。此總結上文定期之紀，迺要之當知者。《至眞要大論》亦有"知其要者"四句，彼言南北政。

二十五、歲會

◎歲氣會同

是故寅午戌歲氣會同，卯未亥歲氣會同，辰申子歲氣會同，巳酉丑歲氣會

同，終而復始。(《素問·六微旨大論第六十八》)

六十年氣數周流，皆如前之四年，故四年之後，氣復如初。所以寅午戌爲會同，卯未亥爲會同，辰申子爲會同，巳酉丑爲會同。今陰陽家但知此爲三合類局，而不知由於氣數之會同如此。此言天數之與地支會同，是以四歲而爲一紀。寅午戌歲，皆主日行三周，天氣始於五十一刻。亥卯未歲，皆主日行四周，天氣始於七十六刻。辰申子歲，皆主日行一周，天氣始於一刻。巳酉丑歲，皆主日行三周，天數始二十六刻。四會而地支已周，終而復始。

◎歲會及歲不與會

帝曰：何謂當位？岐伯曰：木運臨卯，火運臨午，土運臨四季，金運臨酉，水運臨子，所謂歲會，氣之平也。帝曰：非位何如？岐伯曰：歲不與會也。(《素問·六微旨大論第六十八》)

非太過，非不及，是謂平運主歲。平歲之氣，物生脈應，皆必合期，無先後也。詳木運臨卯，丁卯歲也。火運臨午，戊午歲也。土運臨四季，甲辰、甲戌、己丑、己未歲也。金運臨酉，乙酉歲也。水運臨子，丙子歲也。內戊午、己丑、己未、乙酉，又爲太乙天符。歲不與會者，不與本辰相逢會也。則氣有太過不及，其盛衰皆無序而非其位也。

◎太乙天符之會

帝曰：天符歲會何如？岐伯曰：太乙天符之會也。(《素問·六微旨大論第六十八》)

太乙天符之會，是謂三合，一者天會，二者歲會，三者運會也。《天元紀大論》曰："三合爲治。"如上之己丑、己未、戊午、乙酉，四歲是也。太乙者，至尊無二之稱。

◎天之與會曰天符

帝曰：土運之歲，上見太陰；火運之歲，上見少陽少陰；金運之歲，上見陽明；木運之歲，上見厥陰；水運之歲，上見太陽。奈何？岐伯曰：天之與會也，故《天元冊》曰天符。(《素問·六微旨大論第六十八》)

司天與運氣相會，《天元冊》名曰天符，《六元正紀大論》曰："應天爲天符。"上，謂司天。土運上見太陰，己丑、己未歲也。火運上見少陽，戊寅，戊申歲也。上見少陰，戊子、戊午歲也。金運上見陽明，乙卯、乙酉歲也。木運上見厥陰，丁巳、丁亥歲也。水運上見太陽，丙辰、丙戌歲也。奈何者，謂此十二年，以歲運與司天同氣者，又何以然也。天符，天與運會也。

◎天符

帝曰：五運行同天化者，命曰天符……岐伯曰：太過不及，皆曰天符。（《素問・六元正紀大論第七十一》）

六十年中，太乙天符四年，天符十二年，歲會八年，同天符六年，同歲會六年，五者分而言之，共三十六年，合而言之，止三十二年，經言二十四歲，除歲會八年也。上天符、歲會，同天符、同歲會，具《天元紀大論》中。此二十四歲，上臨下加，故有三者之分，除此之外，則不加不臨也。

二十六、加臨

◎加臨之謂

帝曰：加者何謂？岐伯曰：太過而加同天符，不及而加同歲會也。帝曰：臨者何謂？岐伯曰：太過不及，皆曰天符，而變行有多少，病形有微甚，生死有早晏耳。（《素問・六元正紀大論第七十一》）

此承上文而明下加上臨之義也。夫所以謂之加者，正以太過之年，而在泉者與運氣相合，猶運氣與司天相合，故謂之同天符也；不及之年而在泉者，與歲辰相合，猶運氣與歲辰相合，故謂之同歲會也。此亦下加之義也。至於所謂臨者，太過不及之年，而運氣與司天相合，皆謂之天符。其太乙天符，則戊午爲太過，己丑、己未、乙酉爲不及，此四年者皆是也。經文止曰天符，而不曰太乙天符，以其均謂之天符也。但見變行有多少，病形有微甚，生死有早晏。《六微旨大論》曰“天符爲執法，歲會爲行令，太乙天符爲貴人。邪中執法，其病速而危；中行令者，其病徐而持；中貴人者，其病暴而死”者，是也。

◎加臨者二十四歲也

帝曰：五運行同天化者，命曰天符，余知之矣。願聞同地化者，何謂也？岐伯曰：太過而同天化者三，不及而同天化者亦三；太過而同地化者三，不及而同地化者亦三。此凡二十四歲也。

此明天符、同天符、同歲會之義，正以其下加上臨，而餘歲則不然也。夫五運之氣，太過之年而同天化者三，不及之年而同天化者亦三，皆謂之天符；太過而同地化者三，謂之同天符；不及而同地化者亦三，謂之同歲會。六十年中，同天地之化者，凡此有二十四歲，餘悉隨己多少。

帝曰：願聞其所謂也。岐伯曰：甲辰甲戌，太宮下加太陰；壬寅壬申，太角下加厥陰；庚子庚午，太商下加陽明。如是者三。

甲辰、甲戌之歲，廼土運太過爲太宮，上見太陽司天，而下則加以太陰濕土在泉；壬寅、壬申之歲，廼木運太過爲太角，上見少陽司天，而下則加以厥陰風木在泉；庚子、庚午之歲，廼金運太過爲太商，上見少陰司天，而下則加以陽明燥金在泉。此即上文乙太過之年，而地化與運氣相同者三，所以謂之同天符也。此太過而同地化者，三運合六氣，計六歲。

癸巳癸亥，少徵下加少陽；辛丑辛未，少羽下加太陽；癸卯癸酉，少徵下加少陰。如是者三。

癸巳、癸亥之歲，廼火運不及爲少徵，上見厥陰司天，而下則加以少陽相火在泉；辛丑、辛未之歲，廼水運不及爲少羽，上見濕土司天，而下則加以太陽寒水在泉；癸卯、癸酉之歲，廼火運不及爲少徵，上見陽明司天，而下則加以少陰君火在泉。此即以不及之年，而地化與運氣相同者三，所以謂之同歲會也。《運氣全書》云：“火運不及，下加少陰、少陽之類，曰同歲會。”然此同天符、同歲會之六者，皆自在泉而論之耳，即所謂同地化也。所謂“太過而加曰同天符，不及而加曰同歲會”者，此也。此不及而同地化者，三運六氣計六年。

戊子戊午，太徵上臨少陰；戊寅戊申，太徵上臨少陽；丙辰丙戌，太羽上臨太陽。如是者三。

戊子、戊午之歲，廼火運太過爲太徵，而上則臨以少陰君火；戊寅、戊申之歲，廼火運太過爲太徵，而上則臨以少陽相火；丙辰、丙戌之歲，廼水運太過爲太羽，而上則臨以太陽寒水。此即以太過之年，而司天之氣與運氣相同者三，所以謂之天符也。此太過而同天化者，三運六氣計六年。

丁巳丁亥，少角上臨厥陰；乙卯乙酉，少商上臨陽明；己丑己未，少宮上臨太陰。如是者三。（《素問·六元正紀大論第七十一》）

丁巳、丁亥之歲，廼水運不及爲少角，而上則臨以厥陰風木；乙卯、乙酉之歲，廼金運不及爲少商，而上則臨以陽明燥金；己丑、己未之歲，廼土運不及爲少宮，而上則臨以太陰濕土。此即上文以不及之年，而司天之氣與運氣相同者三，亦謂之天符也。此六者，皆自司天而論之耳，即所謂同天化也。夫太過不及，皆曰天符也。《運氣全書》云：“何謂天符？如木運上見厥陰，運與司天合也。”但內有己丑、己未、戊午、乙酉，又爲太乙天符耳。又云：“何謂太乙天符？如火運上見少陰，年辰臨午之類。”

◎除加臨者則不加不臨也

岐伯曰：太過而同天化者三，不及而同天化者亦三，太過而同地化者三，不及而同地化者亦三，此凡二十四歲也。……除此二十四歲，則不加不臨也。（《素問·六元正紀大論第七十一》）

六十年中，太乙天符四年，天符十二年，歲會八年，同天符六年，同歲會六年，五者分而言之，共三十六年，合而言之，止三十二年，經言二十四歲，除歲會八年也。上天符、歲會，同天符、同歲會俱有圖，具前《天元紀大論》中。此二十四歲，上臨下加，故有三者之分，除此之外，則不加不臨也。

二十七、間氣

◎司左右者是謂間氣也

帝曰：地化奈何？岐伯曰：司天同候，間氣皆然。帝曰：間氣何謂？岐伯曰：司左右者，是謂間氣也。（《素問·至眞要大論第七十四》）

六氣分主六步，上謂司天，下謂在泉，餘四者謂之間氣，在上者，爲司天左間，司天右間；在下者，爲在泉左間，在泉右間。夫風寒暑濕燥火，天之六氣也。三陰三陽上奉之，故六氣爲司天之化。然六氣司天而環遶於地下，是曰在泉也。地化者，在泉之化，故與司天同候也。間氣者，司天在泉之左右也。《陰陽應象大論》曰："天地者，萬物之上下；左右者，陰陽之道路。"是以司天在泉之氣紀歲，間氣紀步也。

◎間氣者隨氣所在期於左右也

帝曰：間氣何如？岐伯曰：隨氣所在，期於左右。（《素問·五運行大論第六十七》）

間氣者，加臨之六氣也。以上之左右，下之左右，兼於其間，共爲六氣，故曰間氣。每一氣加臨於四時之中，各主六十日，故曰間氣者紀步，步者以六十日零八十七刻半爲一步也。《六微旨論》曰："天樞之上，天氣主之。天樞之下，地氣主之。"又曰："加者，地氣也；中者，天氣也。"蓋以在下之氣左轉，在上之氣右旋，各主六十日以終一歲。故曰"隨氣所在，期於左右"，謂隨在上在下之氣之所在，而期於左右之旋轉也。如子年少陰在上，則陽明在下；少陰在上，則厥陰在左，太陰在右；陽明在下，則太陽在左，少陽在右。蓋以地之左轉而主初氣，故以太陽主正月朔日之寅初一刻爲始；次厥陰，次少陰，以司天之氣，終三氣而主歲半以上；次太陰，次少陽，次陽明，以在泉之氣終六氣，而主歲半以下，各加臨六十日，以終一歲也。六氣環轉相同。夫司天之氣，始於地而終於天；在泉之氣，始於天而終於地，此地天昇降之妙用也。

◎面北面南而命左右其位

帝曰：善。《論》言天地者，萬物之上下；左右者，陰陽之道路，未知其所謂也。

此論六氣之上下左右也。司天在上，在泉在下，萬物化生於其間，故天地爲萬物之上下。左右者，間氣也。間氣者紀步。蓋天右旋於外，而寒暑六入以舉其地；地受天六入以爲五行，左轉化生人物於天之中也。故曰爲陰陽之道路。另見《陰陽應象大論》云："天地者，萬物之上下；陰陽者，血氣之男女；左右者，陰陽之道路也；水火者，陰陽之徵兆也；陰陽者，萬物之能始也。"

岐伯曰：所謂上下者，歲上下見陰陽之所在也。

天地萬物之上下，左右陰陽之道路者，天右旋六節之位也。上下，謂在上者司天之位，在下者在泉之位。左右，謂在上之左右，即司天左間右間之位；在下之左右，即在泉左間右間之位也。故天之三陰三陽，於其六位右旋。如子午歲，少陰在上，則陽明在下矣；丑未歲，太陰在上，則太陽在下矣；寅申歲，少陽在上，則厥陰在下矣；卯酉歲，陽明在上，則少陰在下矣；辰戌歲，太陽在上，則太陰在下矣；巳亥歲，厥陰在上，則少陽在下矣。此三陰三陽上下之所在也。

左右者，諸上見厥陰，左少陰，右太陽；見少陰，左太陰，右厥陰；見太陰，左少陽，右少陰；見少陽，左陽明，右太陰；見陽明，左太陽，右少陽；見太陽，左厥陰，右陽明。所謂面北而定其位，言其見也。

司天在泉，俱有左右。諸上見者，即言司天。故厥陰司天，則左見少陰，右見太陽，是爲司天之左右間也。見少陰在上，則太陰在左，厥陰在右；見太陰在上，則少陽在左，少陰在右；見少陽在上，則陽明在左，太陰在右；見陽明在上，則太陽在左，少陽在右；見太陽在上，則厥陰在左，陽明在右。如此隨司天旋轉也。所謂面北而定其位，言其見也，見者上見司天也。上見司天者，若上見帝君而言，臣見君故曰見。君者，坐北面南，時臣見君，固當面北也。定其位者，定君坐北面南之位，以此時君體而言其左右也。故首句言左右者，以君位而言左右，非以己爲臣位而言其左右也。如是訓之，方符經旨耳。

帝曰：何謂下？岐伯曰：厥陰在上，則少陽在下，左陽明，右太陰；少陰在上，則陽明在下，左太陽，右少陽；太陰在上，則太陽在下，左厥陰，右陽明；少陽在上，則厥陰在下，左少陰，右太陽；陽明在上，則少陰在下，左太陰，右厥陰；太陽在上，則太陰在下，左少陽，右少陰。所謂面南而命其位，言其見也。（《素問·五運行大論第六十七》）

諸上見者，言司天；所謂下者，言在泉也。言在泉，自有其左右也。如巳亥歲，厥陰在上，則少陽在下矣，而陽明在少陽之左，太陰在少陽之右；如子午歲，少陰在上，則陽明在下矣，而太陽在陽明之左，少陽在陽明之右；如丑未歲，太陰在上，則太陽在下矣，而厥陰在太陽之左，陽明在太陽之右；如寅申歲，少陽在上，則厥陰在下矣，而少陰在厥陰之左，太陽在厥陰之右；如卯酉歲，陽明在上，則少陰在下矣，而太陰在少陰之左，厥陰在少陰之右；如辰戌歲，太陽在上，則太陰在下矣，而少陽在太陰之左，少陰在太陰之右。所謂面南而命其位，言其見也者，言君本位北，今欲召臣，自當面南而視也。命其位者，命臣之位也。故此時言左右者，則當以臣身之左右也，非言君體之左右也。如是訓之，方符經旨耳。

二十八、氣交

◎氣交之分人氣從之

帝曰：願聞其用也。岐伯曰：言天者求之本，言地者求之位，言人者求之氣交。帝曰：何謂氣交？岐伯曰：上下之位，氣交之中，人之居也。故曰：天樞之上，天氣主之；天樞之下，地氣主之；氣交之分，人氣從之。萬物由之，此之謂也。（《素問·六微旨大論第六十八》）

用者，用前歲步始終之候，求天地人之氣也。言天者求之本，言地者求之用，言人者求之氣交也。夫言求天氣者，則求風寒暑濕燥火之本氣，其標與中氣不必求之也。言求地氣者，則求木火土金水火之位氣，其下承之氣不必求之也。言求人氣者，則求氣交中所應見之氣，其不應見者不必求之也。就甲子歲初之氣言之，則言求天氣者，求司天之熱，在泉之燥，泉左閒之寒也；言求地氣者，求中運之土，本部之木也；言求人氣者，則求氣交所應見者，或熱或燥，或寒或土或木，五者之氣爲常，非是五者，皆勝復之邪變也。氣交者，天地二氣之交接，以人之身半天樞爲界。天樞，系足陽明胃經穴名，在臍旁二寸。天樞之上，至司天之位，屬天氣主之；天樞之下，至在泉之位，屬地氣主之。天地二氣，於天樞交接之界分，屬人氣之所從，萬物之所由，故曰氣交也。凡此天地始終之候，亙古不易之體也。

二十九、勝復常氣

◎微者復微甚者復甚

故乘危而行，不速而至，暴虐無德，災反及之。微者復微，甚者復甚，氣之常也。（《素問·五常政大論第七十》）

通言五行氣少，而有勝復之大凡也。是以大凡勝氣乘彼孤危而行，恃其強盛。不速而至，暴虐無德，至於子來復讎，災反及之，其勝微則復微，勝甚則復甚，廼五氣之常也。即如木弱金勝，暴瘧倉卒，是無德也；木被金害，火必讎之，金受火燔，則災及也。勝微則復微，勝甚則復甚，此勝復之常氣也。

三十、氣至

◎氣至有至有不至有至而太過者

帝曰：其有至而至，有至而不至，有至而太過，何也？岐伯曰：至而至者

和；至而不至，來氣不及也；未至而至，來氣有餘也。帝曰：至而不至，未至而至何如？岐伯曰：應則順，否則逆，逆則變生，變則病。（《素問·六微旨大論第六十八》）

至，謂天之六氣也。初之氣，起於立春前十五日，餘二三四五終氣次至，而分治六十日餘八十七刻半。如時至而氣至，和平之應，此則爲平歲也。假令甲子歲，氣有餘，於癸亥歲，未當至之期，先期而至也。以丑歲氣不足，於甲子歲當至之期，後時而至也。故曰來氣不及，來氣有餘也。言初氣之至期如此，歲氣有餘，六氣之至皆先期；歲氣不及，六氣之至皆後時。先時後至，後時先至，各差三十日而應也。《金匱要略》云："有未至而至，有至而不至，有至而不去，有至而太過。"冬至之後得甲子夜半少陽起，少陽之時陽始生，天得溫和，以未得甲子，天因溫和，此未至而至也。以得甲子而天未溫，此爲至而不至。以得甲子而天寒不解，此爲至而不去。以得甲子而天溫如盛夏時，此爲至而太過，此亦論應之一端也。至而不至，未至而至者，言太過不及歲，當至晚至早之時應也。當期爲應，愆期爲否。天地之氣，生化不息，無止礙也。不應有而有，應有而不有，是造化之氣失常，失常則氣變，變常則氣血紛撓而爲病。天地變而失常，則萬物皆病也。

◎氣至有先後

帝曰：氣至而先後者何？岐伯曰：運太過則其至先，運不及則其至後，此候之常也。（《素問·六元正紀大論第七十一》）

先言其蚤，後言其遲也。此論五運六氣主時之有太過不及也。氣，謂四時之氣。運，謂五運之化。五運各主七十二日有奇，運太過則其氣至先；運不及則其氣至後，此時候之常也。

◎當時而至非是者眚

帝曰：當時而至者，何也？岐伯曰：非太過，非不及，則至當時。非是者眚也。帝曰：善。（《素問·六元正紀大論第七十一》）

當時而至者，當時應期而至也，是爲正歲。非太過，非不及，則氣至當時也。非是者，則生長化收藏之氣不應，而爲四時之災眚矣。

◎至有蚤晏高下左右者

帝曰：四時之氣，至有蚤晏高下左右，其候何如？岐伯曰：行有逆順，至有遲速，故太過者化先天，不及者化後天。（《素問·六元正紀大論第七十一》）

此論四時之氣，而有太過不及也。早晏者，先天而至，後天而至也。順者，春氣西行，夏氣北行，秋氣東行，冬氣南行也。逆者，反順則爲逆也。是以太過之運，則先天而至；不及之運，則後天而至也。

三十一、歲立

◎歲立之謂

帝曰：六氣應五行之變何如？岐伯曰：位有終始，氣有初中上下不同，求之亦異也。帝曰：求之奈何？岐伯曰：天氣始於甲，地氣始於子，子甲相合，命曰歲立。謹候其時，氣可與期。（《素問·六微旨大論第六十八》）

此論天之陰陽，與地之陰陽，相錯而變生，所謂動靜相召，上下相臨，陰陽相錯者也。六氣應五行之變者，上文天道六六之節，及地理應六節氣位二節之義，合而言天六氣風熱濕火燥寒之盛衰，相應地五行木君火相火土金水之治令者，同一歲步，而其氣錯之變，何如求之也。位，即步也，位有終始者，即天六氣之盛者，應地五行之治令者，同在一步，而其候有終始也。氣有初中者，即每步始終之盛，而治令之氣，分爲前後，前半步爲初氣，主地氣昇，後半步爲終氣，主天氣降也。天上地下之氣，相錯於位之終始，氣之初中不同，而求之之法亦異也。天氣始於甲，地氣始於子者，求位有終始之法也。言天地之氣，皆自甲子歲始，求之者，謹按其始終之時，則其氣候之至，可與之期也。歲六氣始終早晏者，蓋天地二氣之始終，有步候之分，其在步候，則一歲六步，每步天地之氣始終，各治六十日八十七刻半；其在歲候，則每歲天地之氣始終，各治三百六十五日二十五刻。一歲六步之氣，始終之候早晏也。

三十二、五時所勝

◎五行時之勝各以氣命其藏

帝曰：何謂所勝？岐伯曰：春勝長夏，長夏勝冬，冬勝夏，夏勝秋，秋勝春，所謂得五行時之勝，各以氣命其藏。帝曰：何以知其勝？岐伯曰：求其至也，皆歸始春。未至而至，此謂太過，則薄所不勝，而乘所勝也，命曰氣淫。不分邪僻內生，工不能禁；至而不至，此謂不及，則所勝妄行，而所生受病，所不勝薄之也，命曰氣迫。所謂求其至者，氣至之時也。謹候其時，氣可與期，失時反候，五治不分，邪僻內生，工不能禁也。（《素問·六節藏象論第九》）

所勝，五氣互有所勝也。春應木，木勝土，長夏應土；土勝水，冬應水，水勝火，夏應火；火勝金，秋應金，金勝木，常如是矣。四時之中，加之長夏，故謂得五行時之勝也。所謂長夏者，六月也，土生於火，長在夏中，既長而王，故曰長夏也。以氣命藏者，春之木，內合肝；長夏土，內合脾；冬之水，內合腎；夏之火，內合心；秋之金，內合肺，故曰各以氣命其藏也。命，名也。始春，謂立春之日也。春爲四時之長，故候氣皆歸於立春前之日也。凡氣之至，皆謂在春前十五日，迺候之初也。未至而至，謂所直之氣，未應至而先期至也。先期而至，是氣有餘，故曰太過。至而不至，謂所直之氣，應至不至，而後期至。後期而至，是氣不足，故曰不及。太過，則薄所不勝而乘所勝，不及則所勝妄行，而所生受病。所不勝薄之者，凡五行之氣，我剋者爲所勝，剋我者爲所不勝，生我者爲所生。假令肝木有餘，是肺金不足，金不制木，故木太過，木氣既餘，則反薄肺金，而乘於脾土矣。故曰太過則薄所不勝，而乘所勝也。此皆五藏之氣，內相淫併爲疾，故命曰氣淫也。餘太過例同之。又如肝木氣少，不能制土，土氣無畏，而遂妄行，水被土淩，故云所勝妄行而所生受病也。肝木之氣不平，肺金之氣自薄，故曰所不勝薄也。然木氣不平，土金交薄，相迫爲疾，故曰氣迫也，餘不及，例皆同。時，謂氣至時也。候其年，則始於立春之日；候其氣，則始於四氣定期；候其日，則隨於候日。故曰謹候其時，氣可與期也。反，謂反背也。五治，謂五行所治，主統一歲之氣也。然不分五治，謬引八邪，天眞氣運，尚未該通，人病之由，安能精達？故曰"工不能禁"也。

三十三、上下周紀

◎上下相召之義

帝曰：上下相召奈何？鬼臾區曰：寒暑燥濕風火，天之陰陽也，三陰三陽上奉之。木火土金水火，地之陰陽也，生長化收藏下應之。天以陽生陰長，地以陽殺陰藏。天有陰陽，地亦有陰陽。故陽中有陰，陰中有陽。所以欲知天地之陰陽者，應天之氣，動而不息，故五歲而右遷；應地之氣，靜而守位，故六朞而環會。動靜相召，上下相臨，陰陽相錯，而變由生也。（《素問·天元紀大論第六十六》）

此明上下相召之義也。寒暑燥濕風火，天之六氣也。太陽之上，寒氣主之；少陰之上，熱氣主之；陽明之上，燥氣主之；太陰之上，濕氣主之；厥陰之上，風氣主之；少陽之上，火氣主之。是以三陰三陽，上奉天之六氣也。木火土金水火，地之五行也。在春主木而主生，在夏主火而主長，在長夏主土而主化，在秋主金而主收，在冬主水而主藏，是以生長化收藏下應之。蓋天之五氣，運化地之五行；地之五行，上呈天之六氣，是以上下相感召，而三陰三陽之氣，天地之所共有，故曰："天有陰陽，地亦有陰陽也。"夫木火火，地之三陽也；金水土，地之三陰也。火火者，火有二也，謂二之氣君火，三之氣相火，故地亦有三陰三陽之六氣也。故曰："木火土金水火，地之陰陽也。"夫歲半以上，天氣主之，是春夏者，天之陰陽也，故天以陽生陰長。歲半以下，地氣主之，是秋冬者，地之陰陽也，故地以陽殺陰藏。又司天之氣，主上半歲。在泉之氣，主下半歲。

故曰歲半以上，天氣主之；歲半以下，地氣主之。然司天之氣，始於地之左；在泉之氣，本乎天之右。天地之氣，互相感召，而共主一歲。又非獨天主上半歲，而地主下半歲也。此申明地亦有三陰三陽之氣也。風寒暑濕燥火，三陰三陽上奉之，是天有陰陽也。木火土金水火，生長化收藏，下應之，是地有陰陽也。夫天爲陽，而天有三陰三陽之氣，是陽中有陰也。地爲陰，地有三陰三陽之氣，是陰中有陽也。應天之氣者，丹黅蒼素玄之氣也。動而不息，五歲而右遷者，自甲而乙，乙而丙，丙而丁，丁而戊，五運之氣已終，而復起五運也。應地之氣者，木火土金水火之氣也。靜而守位，六朞而環會者，自子而丑，丑而寅，六歲已周，至午歲而復起少陰也。動靜相召者，天地之氣相感也。上下相臨者，天之五氣下槼地之五行，地之木火土金水火，上臨天之六氣，是以天五地六，天六地五，陰陽交錯而變生，三十年之一紀，六十歲之一周也。按天之五氣，經於十干之分，運化地之五行，是天五地五也。地之木火土金水火，分主十二支之位。子午少陰君火司天，丑未太陰濕土司天，寅申少陽相火司天，卯酉陽明燥金司天，辰戌太陽寒水司天，巳亥厥陰風木司天，是地六天六也。是以此云："應天之氣，五歲而右遷；應地之氣，六朞而環會。"後文云："周天氣者，六朞爲一備，終地紀者，五歲爲一周。"

◎上下周紀之義

帝曰：上下周紀，其有數乎？鬼臾區曰：天以六爲節，地以五爲制。周天氣者，六朞爲一備。終地紀者，五歲爲一周。君火以明，相火以位。五六相合，而七百二十氣爲一紀。凡三十歲，千四百四十氣，凡六十歲，而爲一周。不及太過，斯皆見矣。（《素問·天元紀大論第六十六》）

上下周紀者，天干地支，五六相合，凡三十歲爲一紀，六十歲爲一周也。天以六爲節者，以三陰三陽爲節度也。地以五爲制者，以五行之位爲制度也。周天氣者，子屬少陰君火司天，丑屬太陰濕土司天，寅屬少陽相火司天，卯屬陽明燥金司天，辰屬太陽寒水司天，巳屬厥陰風木司天，六朞爲三陰三陽之一備。終地紀者，甲主土運，乙主金運，丙主水運，丁主木運，戊主火運，五歲五運之一周，是以君火以明而在天，相火以位而在下。蓋言地以一火而成五行，天以二火而成六氣也。玉師曰："地之十二支，上應司天之氣；天之十干，下合地之五行。"十五日爲一氣，五運六氣相合而主歲，一歲凡二十四氣，計七百二十氣爲一紀。紀，小會也。蓋以五六爲三十，六五亦爲三十，故以三十歲爲一會，自甲子而終於癸亥，凡六十歲爲一周，其太過不及之氣，於此皆可見矣。

第十章　攝生

一、聖人攝生

◎上古知道者之攝生

岐伯對曰：上古之人，其知道者，法於陰陽，和於術數，食飲有節，起居有常，不妄作勞，故能形與神俱，而盡終其天年，度百歲廼去。（《素問·上古天眞論第一》）

上古，太古也。道，造化之名也，老子曰：“有物混成，先天地生，寂兮寥兮，獨立而不改，周行而不殆，可以爲天下母，吾不知其名，強字之曰‘道’，強爲之曰‘大’者，是也。”《四時調神大論》曰：“陰陽四時者，萬物之終始，死生之本，逆之則災害生，從之則苛疾不起，是謂得道。”法，取法也。和，調也。《老子》曰：“萬物負陰而抱陽，沖氣以爲和。”術數，修身養性之法也。天以陰陽而化生萬物，人以陰陽而榮養一身，陰陽之道，順之則生，逆之則死，故知道者，必法則於天地，和調於術數也。節飲食以養內，慎起居以養外，不妄作勞以保其天眞，則形神俱全，故得盡其天年。天年者，天畀之全。百歲者，天年之概。去者，五藏俱虛，神氣皆去，形骸獨居而終矣。

◎上古聖人之教下

夫上古聖人之教下也，皆謂之虛邪賊風，避之有時，恬惔虛無，眞氣從之，精神內守，病安從來。是以志閑而少欲，心安而不懼，形勞而不倦，氣從以順，各從其欲，皆得所願。故美其食，任其服，樂其俗，高下不相慕，其民故曰樸。是以嗜欲不能勞其目，淫邪不能惑其心，愚智賢不肖不懼於物，故合於道。所以能年皆度百歲而動作不衰者，以其德全不危也。（《素問·上古天眞論第一》）

上古聖人使人行者，身先行之，爲不言之教。不言之教，勝有言之教，故下百姓倣行者眾，故曰下皆爲之。虛邪，虛鄉不正之邪風也。竊害中和，謂之賊風。避之有時，謂八節之日，及太乙徙立於中宮，朝八風之日也。故聖人之畏虛邪，如避矢石然，此治外之道也。恬，安靜也。惔，樸素也。虛，湛然無物也。無，窅然莫測也。恬惔者，泊然不願乎其外；虛無者，漠然無所動於中也。所以眞氣無不從，精神無不守，又何病之足慮哉？此治內之道也。志閑而無貪，何欲之有？心安而無慮，何懼之有？形勞而神逸，何倦之有？氣得所養，則必從順。惟其少欲，廼能從欲，故無所往而不遂。精粗皆甘也。美惡隨便也。與天和者，樂天之時；與人和者，樂人之俗也。高忘其貴，下安其分，兩無相慕，皆歸於樸，知止所以不殆也。嗜欲，人欲也。目者，精神之所注也。心神既樸，則嗜欲不能勞其目；目視不妄，則淫邪焉能惑其心？無論愚智賢不肖，但有養於中，則無懼於物，故皆合養生之道矣。以上古聖人教下有法，而在下者從之，故皆能度百歲而不衰也。執道者德全，德全者形全，形全者聖人之道也，又何危焉？

◎天氣藏德聖人從之

天氣，清淨光明者也。藏德不止，故不下也。天明則日月不明，邪害空竅。陽氣者閉塞，地氣者冒明。雲霧不精，則上應白露不下，交通不表，萬物命故不施，不施則名木多死。惡氣不發，風雨不節，白露不下，則菀槁不榮。賊風數至，暴雨數起，天地四時不相保，與道相失，則未央絕滅。惟聖人從之，故身無奇病，萬物不失，生氣不竭。（《素問·四氣調神大論第二》）

上文言人當順四時之氣，此言天地有昇降之妙，惟聖人從之，故病卻而壽永也。從，順也。道非遠於人，人心遠於道，惟聖人能順天道，處天地之和，從八風之理，法於陰陽，和於術數，所以身無奇病。夫萬物有自然之生氣，雖遇不正之陰陽，而不至於絕滅，惟人爲嗜欲所傷，更逆其時則死。聖人內修養生之道，外順不正之時，與萬物不失其自然，而生氣不絕也。

◎聖人春夏養陽秋冬養陰

夫四時陰陽者，萬物之根本也。所以聖人春夏養陽，秋冬養陰，以從其根，故與萬物沉浮於生長之門。逆其根，則伐其本，壞其眞矣。故陰陽四時者，萬物之終始也，死生之本也。逆之則災害生，從之則苛疾不起，是謂得道。道者，聖人行之，愚者佩之。從陰陽則生，逆之則死，從之則治，逆之則亂。反順爲逆，是謂內格。（《素問·四氣調神大論第二》）

四時陰陽者，生成之所由也。夫陰根於陽，陽根於陰，陰以陽生，陽以陰長。所以聖人春夏則養陽，以爲秋冬之地，秋冬則養陰，以爲春夏之地，皆所以從其根也。今人有春夏不能養陽者，每因風涼生冷，傷此陽氣，以致秋冬，多患瘧瀉，此陰勝之爲病也。有秋冬不能養陰者，每因縱欲過熱，傷此陰氣，以致春夏，多患火證，此陽勝之爲病也。善養生者，宜切佩之！能順陰陽之性，則能沈浮於生長之門矣。萬物有所生，而獨知守其根，百事有所出，而獨知守其門，則聖人之能事也。陰陽之理，陽爲始，陰爲終。四時之序，春爲始，冬爲終。死生之道，分言之，則得其陽者生，得其陰者死；合言之，則陰陽和者生，陰陽離者死。故爲萬物之始終，死生之本也。苛，殘虐也。聖人與道無違，故能行之；愚者通道不篤，故但佩服而已。夫既佩之，已匪無悟，而尚稱爲愚；今有並陰陽不知而曰醫者，又何如其人哉？！老子曰："上士聞道，勤而行之；中士聞道，若存若亡；下士聞道，大笑之，不笑不足以爲道。"正此謂也。陰陽即道，道即陰陽，從道則生，逆道則死。若反順爲逆，則陰陽內外，皆相格拒。內格者，逆天者也。世有逆天而能生者，吾未之見也。

◎聖人傳精神服天氣而通神明

蒼天之氣，清淨則志意治，順之則陽氣固，雖有賊邪，弗能害也，此因時之序。故聖人傳精神，服天氣，而通神明。（《素問·生氣通天論第三》）

天色深玄，故曰蒼天。天氣者，陽氣也。蒼天之氣，至清淨者也，吾能法天地之清淨，則志意自治，陽氣自固，當是之時，雖有賊邪，弗能害也。此因時之序，所以弗能害耳。夫精神可傳，惟聖人得道者知之，隨四時，以運此身之精氣，服蒼天之陽氣，以通天氣之神明。

◎聖人陳陰陽

是以聖人陳陰陽，筋脈和同，骨髓堅固，氣血皆從。如是則內外調和，邪不能害，耳目聰明，氣立如故。（《素問·生氣通天論第三》）

陳，敷布也。從，順也。是以爲聖人者，陳示榮衛藏府，分爲陰陽，出入表裏，使在內爲筋，在中爲脈，在內爲骨髓者，和同堅固，氣血各順，如是則內外調和，邪不能害，其耳目聰明，以九竅之要者言，神氣之全可知也。人受天地之氣以立命，故曰氣立。然必陰陽調和而後氣立如故。

◎聖人之治身

帝曰：調此二者，奈何？岐伯曰：能知七損八益，則二者可調，不知用此，則蚤衰之節也。年四十，而陰氣自半也，起居衰矣。年五十，體重，耳目不聰明矣。年六十，陰痿，氣大衰，九竅不利，下虛上實，涕泣俱出矣。故曰：知之則強，不知則老。故同出而名異耳。智者察同，愚者察異。愚者不足，智者有餘。有餘則耳目聰明，身體輕強，老者復壯，壯者益治。是以聖人爲無爲之事，樂恬惔之能，從欲快志於虛無之守，故壽命無窮，與天地終。此聖人之治身也。（《素問·陰陽應象大論第五》）

帝以陰陽爲病俱能死，故問調和二者之道。上文言陰陽之變病，此言死生之本原也。七爲少陽之數，八爲少陰之數。七損者言陽消之漸，八益者言陰長之由也。夫陰陽者，生殺之本始也。生從乎陽，陽不宜消也；死從乎陰，陰不宜長也。使能知七損八益之道，而得其消長之幾，則陰陽之柄，把握在我，故二者可調，否則未央而衰矣。陰陽二氣，形莫大乎天地，明莫著乎日月。雖天地爲對待之體，而地在天中，順天之化；日月爲對待之象，而月得日光，賴日以明。此陰陽之徵兆，陰必以陽爲主也。故陽長則陰消，陽退則陰進，陽來則物生，陽去則物死，所以陰邪之進退，皆由乎陽氣之盛衰耳。陽者生之本，陰者死之基。陰常宜損，陽常宜盈。順陽者多長生，順陰者多消滅。《周易》三百八十四爻，皆卷卷於扶陽抑陰者，蓋恐其自消而剝，自剝而盡，而生道不幾乎息矣。觀聖賢慮始之心，相符若此，則本篇損益大義，又安能外乎是哉？一曰七損八益者，廼互言陰陽消長之理，欲知所預防也。如《上古天眞論》云，女得七數，男得八數。使能知七之所以損，則女可預防其損而益自在也；能知八之所以益，則男可常守其益而損無涉也。陰陽皆有損益，能知所預，則二者何不可調哉？眞陰之義，即天乙也，即坎水也，丹家謂之元精。道書曰：“涕唾精津汗血液，七般靈物總屬陰。”又曰：“四大一身皆屬陰，不知何物是陽精？”此陽精二字，專指神氣爲言，謂神必由精而生也。又《鐘呂集》曰：“眞氣爲陽，眞水爲陰。陽藏水中，陰藏氣中。氣主於昇，氣中有眞水；水主於降，水中有眞氣。眞水廼眞陰也，眞氣廼眞陽也。”凡此之說，皆深得陰陽之精義。試以人之陽事驗之，夫施而泄者，陰之精也，堅而熱者，陽之氣也，精去而陽痿，則陰之爲陽，尤易見也。此即陰氣自半之謂。故《本神篇》曰：“五藏主藏精者也，不可傷，傷則失守而陰虛，陰虛則無氣，無氣則死矣。”由此觀之，可見眞陰者，即眞陽之本也。夫水火皆宅於命門，拆之則二，合之則一，造化由此而生，萬物由此而出。其在人身，爲性命之根柢，爲藏府之化原。故許叔微云：“補脾不若補腎。”誠獨見之玄談，醫家之宗旨也。後世有以苦寒爲補陰者，伐陰者也，害莫甚矣，不可不爲深察。年四十眞陰已半，所以衰也。肝受血而能視，足受血而能步，今精血漸衰，故體重而耳目不聰矣。陰痿，陽不舉也。陰氣內虧，故九竅不利。陰虛則陽無所歸而氣浮於上，故上實下虛而涕泣俱出。知，謂知損益之道。同出者，人生同此陰陽也。而知與不知，則智愚之名異矣。智者所見，皆合於道，故察同。愚者聞道則笑，而各是其是，故察異。愚者失之，智者得之也。此智者有餘之徵驗。無爲者，天地之道也。恬憺者，自然之樂也。老子曰：“道常無爲而無不爲。”又曰：“人法地，地法天，天法道，道法自然。”夫自然而然者，即恬憺無爲之道也。莊子曰：“天無爲以之清，地無爲以之寧，故兩無爲相合，萬物皆化。”芒乎芴乎而無從出乎？芴乎芒乎而無有象乎？萬物職職，皆從無爲殖。故曰天地無爲也，而無不爲也，人也孰能得無爲哉？二子之言，皆本乎此。能者，如關尹子所謂惟有道之士能爲之，亦能能之而不爲之之義。從欲，如孔子之從心所欲也。快志，如莊子之樂全得志也。虛無之守，守無爲之道也。故欲無不從，志無不快，壽命可以無窮，而與天地同其終矣。聖人之道，惟聖人能之，人非生知，誠未能也。然而效法聖賢，則在明哲之所必不容已者，欲得其門，當自養心保身始。故但能於動中藏靜，忙裏偷閒，致遠鉤深，庶乎近矣。觀譚景昇曰："明鏡無心，無物不照，昊天無心，萬象自馳；行師無狀，敵不敢欺；至人無慮，元精自歸。能師於無者，無所不之。故鏡以察物，物去而鏡自鏡；心以應事，事去而心自心。"此養心之道也。《南華經》曰："知道者，必達於理；達於理者，必明於權，明於權者，不以物害己。故至德者，火弗能熱，水弗能溺，寒暑弗能害，禽獸弗能賊，非謂其薄之也，言察乎安危，寧於禍福，謹於去就，莫之能害也。"《淮南子》曰："得道之士，內有一定之操，而外能詘伸卷舒，於物推移，故萬舉而不陷。"所以貴聖人者，以其能龍變也，此保身之道也。知此二者，則躋聖功夫，必有能因學而至者矣。

◎聖人日避虛邪之道

太乙移日，天必應之以風雨，以其日風雨則吉，歲美民安少病矣。先之則多雨，後之則多汗。太乙在冬至之日有變，占在君；太乙在春分之日有變，占在相；太乙在中宮之日有變，占在吏；太乙在秋分之日有變，占在將；太乙在夏至之日有變，占在百姓。所謂有變者，太乙居五宮之日，疾風折樹木，揚沙石。各以其所主，占貴賤，因視風所從來而占之。風從其所居之鄉來，爲實風，主生長養萬物；從其衝後來，爲虛風，傷人者也，主殺主害者。謹候虛風而避之，故聖人日避虛邪之道，如避矢石然，邪弗能害，此之謂也。（《靈樞·九宮八風第七十七》）

謹宜審候虛風而避之，唯聖人避之如矢石，所以邪弗能害也。日避者，太乙出遊之一日也。

◎聖人避風如避矢石焉

三虛相搏，則爲暴病卒死；兩實一虛，病則爲淋露寒熱；犯其雨濕之地，則爲痿。故聖人避風，如避矢石焉。其有三虛，而偏中於邪風，則爲擊僕偏枯矣。（《靈樞·九宮八風第七十七》）

三虛者，據《素問·刺法》《素問·本病》二篇，則以人憂愁思慮傷心，及汗出於心，驚而奪精，爲人二虛；遇司天失守，爲天之虛，爲三虛。據後《歲露論》，以乘年之虛爲一虛，即司天失守是也；逢月之虛爲一虛，即月郭空則海水東盛是也；失時之和爲一虛，即春應煖而反寒之盛是也。據此篇其人已虛，其風又虛，其歲又虛，是謂三虛。三虛相搏，則爲暴病卒死矣。假如人實、歲實而風虛，則止爲淋露寒熱，蓋人爲露所淋，必發爲寒熱也。或犯其雨濕之地，則爲痿病。故聖人避此虛邪之風，如避矢石，若有三虛而爲邪風偏中之，則又爲擊僕，爲偏枯矣。擊僕者，如擊之而僕暈也。偏枯者，或左或右偏枯也。

◎智者之養生

故智者之養生也，必順四時而適寒暑，和喜怒而安居處，節陰陽而調剛柔，如是則僻邪不至，長生久視。（《靈樞·本神第八》）

此詳言人身德氣等義，而唯智者爲能養生也。天非無氣，而主之以理，故在我之德，天之德也；地非無德，而運之以氣，故在我之氣，地之氣也。則吾之生，德所流，氣所薄而生者也，故謂之生。然生之來者謂之精，《易》曰："男女媾精，萬物化生。"則吾人之精，雖見於有生之後，而實由有生之初之精爲之本也。人生有陰斯有榮，有陽斯有衛，榮衛相搏，神斯見焉。其所謂魂者，屬於陽，然魂則隨神而往來；其所謂魄者，屬於陰，然魄則並精而出入。正以精對神而言，則精爲陰而神爲陽，故魂屬神而魄屬精也。其所謂心意志思智慮，舉不外於一心焉耳，故凡所以任物者謂之心。《素問·靈蘭秘典論》曰："心者，君主之官，神明出焉。"則萬物之夥，孰非吾心之所任者乎？由是而心有所憶者，意也；意有所存者，志也；志有所變者，思也；思有所慕者，慮也；慮有所處者，智也。此十三者，愚人則傷之，智者善於養之，上盡天時，下盡人事，爲能節陰陽而調剛柔，所以邪僻不至，而能長生久視於天地閒也。

◎道者聖人行之愚者佩之

夫四時陰陽者，萬物之根本也。所以聖人春夏養陽，秋冬養陰，以從其根，故與萬物沉浮於生長之門。逆其根，則伐其本，壞其眞矣。故陰陽四時者，萬物之終始也，死生之本也。逆之則災害生，從之則苛疾不起，是謂得道。道者，聖人行之，愚者佩之。從陰陽則生，逆之則死，從之則治，逆之則亂。反順爲逆，是謂内格。（《素問·四氣調神大論第二》）

天地合氣，陰陽變化，時序運行，化生萬物，生長收藏，故爲萬物之根本。陽氣根於陰，陰氣根於陽，無陰則陽無以生，無陽則陰無以化，全陰則陽氣不極，全陽則陰氣不窮。故春夏之時，陽盛於外而虛於内，秋冬之時，陰盛於外而虛於内。故春食涼，夏食寒，以養於陽；秋食溫，冬食熱，以養於陰。以斯調節，從順其根，二氣常存。滋苗者，必固其根，伐下者，必枯其上。蓋由根固，百刻曉暮，食亦宜然。故聖人春夏養陽，秋冬養陰，以從其根而培養也。上節言秋冬之時，陰主收藏，此復言秋冬之時，陰盛於外，斯陰陽之道，有二義乎？蓋天爲陽，地爲陰，天包乎地之外，地居於天之中，陰陽二氣。皆從地而出，復收藏於地中，故曰未出地者，名曰陰中之陰，已出地者，命曰陰中之陽。所謂陰主收藏者，收藏所出之陽氣也，萬物有此根而後能生長。聖人知培養其根本，故能與萬物同歸於生長之門。根者，如樹之有根。本者，如樹之有幹。眞者，如草木之有性命也。逆春氣則少陽不生，逆夏氣則太陽不長，所謂逆其根矣。逆春氣則奉長者少，逆夏氣則奉收者少，所謂逆其根則伐其本矣。逆之則死，是謂壞其眞矣。故天地之陰陽四時，化生萬物，有始有終，有生有死，如逆之則災害生，從之則苛疾不起，是謂得陰陽順逆之道矣，然不能出於死生之數，故曰爲萬物之終始也，死生之本也。逆其根，則伐其本，壞其眞者，是則失四時陰陽之道也。蓋以從陰陽則生，不但苛疾不起也；逆陰陽則死，不但災害自生也。順陰陽則此身之氣治，治則必能有生也。逆陰陽則此身之氣亂，亂則必至於死也。若果不能順，而反之以爲逆，則吾身之陽不能入，陰不能出，而在外者，格拒於內矣，其災害死亡之至，良有故哉。得道，謂得養生之道。愚者止於佩服，而不能修爲，是知而不能行者，不可謂得道之聖賢也。上節言天地四時之陰陽，有順逆死生之道。此復言吾身中之陰陽，亦有順逆死生之道焉。蓋天地之陰陽，不外乎四時五行，而吾身之陰陽，亦不外乎五行六氣。是以順之則生，逆之則死。所謂順之者，陰陽相合，五氣相生。東方肝木，而生南方心火，火生脾土，土生肺金，金生腎水，水生肝木。五藏相通，移皆有次。若反順爲逆，是謂內格。內格者，格拒其五藏相生之氣，而反逆行也。

二、陰陽攝生

◎陰平陽祕

凡陰陽之要，陽密廼固。兩者不和，若春無秋，若冬無夏。因而和之，是謂聖度。故陽強不能密，陰氣廼絕。陰平陽祕，精神廼治。陰陽離決，精氣廼絕。（《素問·生氣通天論第三》）

陰陽交會之要者，正在於陰陽閉密，而不妄泄爾。密不妄泄，廼生氣強固而能久長，此聖人之道也。兩，謂陰陽，和，謂和合，即交會也。若，如也，言絕陰陽和合之道者，如天四時，有春無秋，有冬無夏也。所以然者，絕廢於生成也。故聖人不絕和合之道，但貴於閉密以守，固天眞法也。因而和之者，因陽氣盛發，中外相應，賈勇有餘，廼相交合，則聖人交會之制度也。陽自強而不能閉密，則陰泄瀉而精氣竭絕矣。陰陽和平，陽氣閉密，則精神之用，日益治也。若陰不和平，陽不閉密，強用施瀉，損耗天眞，二氣分離，經絡決憊，則精氣不化，廼絕流通也。

三、四時攝生

◎因時之序（一）

蒼天之氣，清淨則志意治，順之則陽氣固，雖有賊邪，弗能害也，此因時之序。故聖人傳精神，服天氣，而通神明。（《素問·生氣通天論第三》）

天色深玄，故曰蒼天。天氣者，陽氣也。蒼天之氣，至清淨者也，吾能法天地之清淨，則志意自治，陽氣自固，當是之時，雖有賊邪，弗能害也。此因時之序，所以弗能害耳。夫精神可傳，惟聖人得道者知之，隨四時，以運此身之精氣，服蒼天之陽氣，以通天氣之神明。

◎因時之序（二）

故風者，百病之始也。清淨則肉腠閉拒。雖有大風苛毒，弗之能害，此因時之序也。（《素問·生氣通天論第三》）

凡邪傷衛氣，無不由於寒暑濕氣風者，莫不緣風氣以入也，故曰風者百病之始也。然衛氣者，陽氣也，人惟清靜，無過勞擾，則腠理閉而陽氣固，雖有大風苛毒，弗之能害也。所謂清靜者無他，在因四時之氣序耳。如《四氣調神論》曰：“應春氣以養生，應夏氣以養長，應秋氣以養收，應冬氣以養藏。逆之則災害生，從之則苛疾不起，順其自然，是得四時清靜之道。”

◎四時之攝生

春三月，此謂發陳，天地俱生，萬物以榮。夜臥蚤起，廣步於庭，被髮緩形，以使志生，生而勿殺，予而勿奪，賞而勿罰，此春氣之應，養生之道也。

正二三月，謂之春三月也。三陽開泰，氣潛發散，生育庶物，陳其姿容，故曰發陳也。發，啟也。陳，故也。當是之時，天地以生物爲德，萬物榮茂，萬象更新也。夫春氣發生於萬物之首，故夜臥早起，以舒春陽生氣也。廣步於庭，被髮緩形，以使志生者，以布夜臥之氣，被髮而無所束，緩形而無所拘，使志意於此而發生。生而勿殺，予而勿奪，賞而勿罰者，皆所以養發生之德也。蓋君子待物於啟蟄不殺，方長不折。予，與同。四時之令，春生夏長，秋收冬藏。凡此應春氣者，正所以養生氣也。

夏三月，此謂蕃秀，天地氣交，萬物華實。夜臥蚤起，無厭於日，使志無怒，使華英成秀，使氣得泄，若所愛在外，此夏氣之應，養長之道也。

四五六月，謂之夏三月也。陽自春生，至夏洪盛，物生以長，故蕃秀也。蕃，茂也，盛也。秀，華也，美也。當是之時，天地氣交，萬物有得陰氣而斂，華英成實者，正以陽化氣而陰成形也。夜臥早起者，吾人於此，當有善養之術，其臥則夜，其起則早，與春同也。無厭於日者，蓋夏日晝行之度，較夜最永，炎日如火，一年最烈，人所易厭也。《陰陽書》云：“四六月，日出即寅時；五月，寅時則日高三丈矣。”地下陽氣，賴此而蓄積，天人相應，人身之陽氣，亦賴此而蓄積也，故曰厭於日矣。使志無怒，使華英成秀，使氣得泄者，緩陽氣則物化，寬志意則氣泄，物化則華英成秀，氣泄則膚腠宣通。時令發陽，故所愛亦順陽而在外也。凡若此者，以夏氣主長，皆以應夫夏氣而盡養長之道也。

秋三月，此謂容平，天氣以急，地氣以明。蚤臥蚤起，與雞俱興，使志安寧，以緩秋刑；收斂神氣，使秋氣平；無外其志，使肺氣清。此秋氣之應，

養收之道也。

七八九月，謂之秋之月也。萬物夏長，華實已成，容狀至秋，平而定也。容，盛也。容平，萬物皆盛實而平定也。天氣以燥而急，地氣以燥而明。其臥則早，較春夏異，懼中寒露，與雞俱興，較春夏尤早也。欲使安寧，故早起。志氣躁則不慎其動，不慎其動則助秋刑急，順殺伐生。使此志安寧而不妄動，使秋刑緩用而不妄殺，蓋用刑不緩，志仍不寧也；必收斂神氣，使秋氣之在吾身者和平也；無外馳其志，使肺氣之藏吾內者清淨也。凡若此者，蓋以秋時主收，皆以應夫秋氣，而盡養收之道也。

冬三月，此謂閉藏，水冰地坼。無擾乎陽，蚤臥晚起，必待日光，使志若伏若匿，若有私意，若己有得，去寒就溫，無泄皮膚，使氣亟奪。此冬氣之應，養藏之道也。（《素問·四氣調神大論第二》）

十、十一、十二月，謂之冬三月也。陽氣已伏，草木凋，蟄蟲伏，地戶閉塞，陽氣伏藏。萬物潛藏，故氣象謂之閉藏，陽氣下沈，水冰地坼也。坼，裂也。當此之時，水以寒而冰，地以寒而坼，君子居室，如蟄蟲之周密，無擾亂衛氣可也。《生氣通天論》曰："因於寒，欲於運樞，起居如驚，神氣迺浮。"其臥則早，與秋同也；其起則晚，必待日光，與秋異也。使其志若有所伏匿然。若有私意，若己有得，皆無擾乎陽之意也。去寒以就溫，無泄皮膚之汗，而使陽氣之數奪。凡若此者，蓋冬時主藏，皆以應夫冬氣而盡養藏之道也。

◎聖人春夏養陽秋冬養陰

夫四時陰陽者，萬物之根本也。所以聖人春夏養陽，秋冬養陰，以從其根，故與萬物沉浮於生長之門。逆其根，則伐其本，壞其眞矣。故陰陽四時者，萬物之終始也，死生之本也。逆之則災害生，從之則苛疾不起，是謂得道。道者，聖人行之，愚者佩之。從陰陽則生，逆之則死，從之則治，逆之則亂。反順爲逆，是謂內格。（《素問·四氣調神大論第二》）

四時陰陽者，生成之所由也。夫陰根於陽，陽根於陰，陰以陽生，陽以陰長。所以聖人春夏則養陽，以爲秋冬之地，秋冬則養陰，以爲春夏之地，皆所以從其根也。今人有春夏不能養陽者，每因風涼生冷，傷此陽氣，以致秋冬，多患瘧瀉，此陰勝之爲病也。有秋冬不能養陰者，每因縱欲過熱，傷此陰氣，以致春夏，多患火證，此陽勝之爲病也。善養生者，宜切佩之！能順陰陽之性，則能沈浮於生長之門矣。萬物有所生，而獨知守其根，百事有所出，而獨知守其門，則聖人之能事也。陰陽之理，陽爲始，陰爲終。四時之序，春爲始，冬爲終。死生之道，分言之，則得其陽者生，得其陰者死；合言之，則陰陽和者生，陰陽離者死。故爲萬物之始終，死生之本也。苛，殘虐也。聖人與道無違，故能行之；愚者通道不篤，故但佩服而已。夫既佩之，已匪無悟，而尚稱爲愚；今有並陰陽不知而曰醫者，又何如其人哉？！老子曰："上士聞道，勤而行之；中士聞道，若存若亡；下士聞道，大笑之，不笑不足以爲道。”正此謂也。陰陽即道，道即陰陽，從道則生，逆道則死。若反順爲逆，則陰陽內外，皆相格拒。內格者，逆天者也。世有逆天而能生者，吾未之見也。

四、一日攝生

◎一日三時之攝生

故陽氣者，一日而主外，平旦人氣生，日中而陽氣隆，日西而陽氣已虛，氣門迺閉。是故暮而收拒，無擾筋骨，無見霧露，反此三時，形迺困薄。（《素問·生氣通天論第三》）

陽氣之盛衰，由於日之昇降，正若天與日焉。一日而主外，晝則陽氣在外也。平旦人氣生，以日初昇也；日中陽氣隆，以日當午也；日西陽氣虛，以日漸降也。人氣應之，故晝則衛氣行於陽分二十五度，至日暮則陽氣之門閉，而行於陰分二十五度矣。氣門，玄府也，所以通行榮衛之氣，故曰氣門。此所以順陽氣也。陽出而出，陽藏而藏，暮時陽氣藏於陰分，故動宜收斂，以拒虛邪。無擾筋骨，則陽不耗於內；無見霧露，則邪不侵於外。若勞擾不分朝暮，反此三時，則陽氣失養，形體勞困衰薄矣。上二節言不但因時之序，雖以一日之間，亦當知所調養如此也。

五、藏府攝生

◎主明則下安

故主明則下安，以此養生則壽，歿世不殆，以爲天下則大昌。（《素問·靈蘭秘典論第八》）

故十二官之中，唯心爲君主，君主不病則百體自寧，猶人主明，則下民自安也。以人身而言，用此法以養生，心泰而體寧，必有壽，而終身不殆。以人主而言，用此法以治世，君明而下安，必大昌，而天下盛治。

六、食飲起居

◎五方民俗

故東方之域，天地之所始生也。魚鹽之地，海濱傍水，其民食魚而嗜鹹，皆安其處，美其食。魚者使人熱中，鹽者勝血，故其民皆黑色疎理，其病皆爲癰瘍，其治宜砭石，故砭石者，亦從東方來。

域，區界也，宇內也。天地始生之氣，由東方之九野，以及於宇內之九州也。天地之氣，自東而昇，爲陽生之始，故發生之氣始於東方，而在時則爲春。地不滿東南，故東南低下而多水。魚鹽海濱，皆傍水之地利也。得魚鹽之利，故居安食美。魚，鱗蟲也。魚生水中，水體外陰而内陽，故能熱中。然水從寒化，亦脾寒者所忌。食鹹者渴，勝血之徵也。血弱故黑色疏理。熱多故爲癰瘍。砭石，石鍼也，即磁鋒之屬。東方之民疏理而癰瘍，其病在肌表，故用砭石。砭石者其治在淺。凡後世所用砭石之法，亦自東方來也。

西方者，金玉之域，砂石之處，天地之所收引也。其民陵居而多風，水土剛強，其民不衣而褐薦，其民華食而脂肥，故邪不能傷其形體。其病生於内，其治宜毒藥。故毒藥者，亦從西方來。

地之剛在西方，故多金玉砂石。然天地之氣，自西而降，故爲天地之收引，而在時則應秋。陵居，高處也，故多風。金氣肅殺，故水土剛強。不衣，不事服飾也。褐，毛布也。薦，草茵也。華，濃厚也，謂酥酪膏肉之類。飲食華厚，故人多脂肥。水土剛強，飲食肥厚，肌肉充實，膚腠閉密，故邪不能傷其外，而惟飲食男女七情，病多生於内也。病生於内，故非鍼灸按導所能治，而宜用毒藥也。毒藥者，總括藥餌而言，凡能除病者，皆可稱爲毒藥。凡後世所用毒藥之法，亦自西方來也。

北方者，天地所閉藏之域也。其地高陵居，風寒冰冽，其民樂野處而乳食，藏寒生滿病，其治宜灸焫，故灸焫者，亦從北方來。

天之陰在北，故其氣閉藏，而在時則應冬。地高陵居，西北之勢也。風寒冰冽，陰氣勝也。野處乳食，北人之性，胡地至今猶然。地氣寒，乳性亦寒，故令人藏寒。藏寒多滯，故生脹滿等病。灸焫，艾灸火灼也，亦火鍼之屬，今北人多用之。故後世所用灸焫之法，亦自北方來也。

南方者，天地所長養，陽之所盛處也。其地下，水土弱，霧露之所聚也。其民嗜酸而食胕，故其民皆致理而赤色，其病攣痹，其治宜微鍼。故九鍼者，亦從南方來。

天之陽在南，故萬物長養，而在時則應夏。南方低下而濕，故水土弱而多霧露。胕，腐也。物之腐者，如豉鮓粬醬之屬是也。嗜酸者收，食胕者濕，故其民致理而攣痹。攣痹者，濕熱盛而病在筋骨也。南方屬火，故其色赤緻密也。病在經絡，故宜用九鍼。凡後世所用鍼法，亦自南方來也。

中央者，其地平以濕，天地之所以生萬物也眾。其民食雜而不勞，故其病多痿厥寒熱，其治宜導引按蹻，故導引按蹻者，亦從中央出也。（《素問·異法方宜論第十二》）

土體平，土性濕。土王於四方之中，而爲萬物之母，故其生物也眾。四方輻輳，萬物所歸，故民食雜。土性和緩，故不勤勞也。土氣通脾而主四支，故濕滯則爲痿，寒熱則爲厥。中央者，四方之氣交相集，故或寒或熱也。導引，謂搖筋骨，動支節，以行氣血也。按，捏按也。蹻，即陽蹻陰蹻之義。蓋謂推拿谿谷蹻穴以除疾病也。病在支節，故用此法。凡後世所用導引按摩之法，亦自中州出也。

◎往古處世

岐伯對曰：往古，人居禽獸之閒，動作以避寒，陰居以避暑，內無眷慕之累，外無伸宦之形，此恬憺之世，邪不能深入也。故毒藥不能治其內，鍼石不能治其外，故可移精祝由而已。（《素問・移精變氣論第十三》）

古人巢居穴處，故居禽獸之閒。動作者，陽生而暖，故可避寒。陰居者，就涼遠熱，故可避暑。伸，屈伸之情。宦，利名之累。內無眷慕，外無趨求，精神完固，故曰恬憺之世。恬憺則天眞完固，氣血堅實，邪不能入，故無事於毒藥鍼石，但以祝由即可移易精氣而愈其病也。祝，呪同。由，病所從生也。故曰祝由。王氏曰："祝說病由，不勞鍼石而已。"

◎今人處世

當今之世不然，憂患緣其內，苦形傷其外，又失四時之從，逆寒暑之宜，賊風數至，虛邪朝夕，內至五藏骨髓，外傷空竅肌膚，所以小病必甚，大病必死，故祝由不能已也。帝曰：善。（《素問・移精變氣論第十三》）

當今之世不然者，情慕雲爲，而動遠於道也。心志憂慮則傷神，苦形煩勞則傷精，逆其四時則傷氣。賊風，賊害之風。虛邪，虛鄉不正之氣也。精神內虛，故小病必甚；無正氣以勝邪，故大病必死也。後世必得毒藥以治其內，鍼石以治其外，迺可以已病，而非祝由之所能施也。其不同者如此。

七、食飲宜忌

◎謹和五味長有天命

陰之所生，本在五味，陰之五宮，傷在五味。是故味過於酸，肝氣以津，脾氣迺絕；味過於鹹，大骨氣勞，短肌，心氣抑；味過於甘，心氣喘滿，色黑，腎氣不衡；味過於苦，脾氣不濡，胃氣迺厚；味過於辛，筋脈沮弛，精神迺央。是故謹和五味，骨正筋柔，氣血以流，腠理以密。如是則氣骨以精，謹道如法，長有天命。（《素問・生氣通天論第三》）

所謂陰者，手太陰肺，手少陰心，足太陰脾，足少陰腎，足厥陰肝，五藏皆屬陰。此下言陰之所以生者在五味，而所以傷者亦在五味也。宮者，五神之舍也。《六節藏象論》曰："地食人以五味。"夫味得地氣，故能生五藏之陰，若五味不節，則各有所克，反傷其陰矣。津，溢也。酸入肝，酸多食之，令人癃，小便不利，則肝多津液，津液內溢則肝葉舉，肝葉舉，則脾經之氣絕而不行，以酸從木化，木實則克土，故脾氣迺絕也。鹹入腎，所以生腎也。腎主骨，過於鹹則傷腎，故大骨氣勞。勞，困劇也。鹹走血，血傷故肌肉短縮。以鹹從水化，水勝則克火，故心氣抑。又令心氣抑滯而不行，以鹹走血也，大骨氣勞，鹹歸腎也。甘入脾，所以生肉也。過於甘，則脾邪有餘，子來乘母，從前來者爲實邪，而心氣喘滿。令人心悶。甘性滯緩上焦，故令氣喘滿而腎不平，以甘從土化，且土往剋水，土勝則水病，傳其所勝，故黑色見於外而腎氣不衡於內。衡，平也。苦入心，所以生心也，味過於苦，則苦反傷心，其性堅燥，母邪乘子，火氣爍土，脾氣不能濡澤，胃氣迺反加厚。蓋邪氣有餘，則胃厚也。過於苦則心陽受傷，而脾失所養，氣迺不濡。濡者，潤也。脾氣不濡則胃氣留滯，故曰迺厚。厚者，脹滿之謂。《五味論》曰："苦入於胃，五穀之氣皆不能勝苦，苦入下脘，三焦之道皆閉而不通。"故變嘔者，其義亦此。沮，壞也。弛，縱也。央，殃同。辛入肺，所以生肺也，辛味過於辛，金邪剋木，肺氣乘肝，肝主筋，故筋脈沮弛。辛散氣則精神耗傷，故曰迺央。以辛性潤澤，散養於筋，故令筋緩脈潤，精神長久。謹和五味，則骨正筋柔，而腠理以密，是陽氣生於陰精，而爲陰之外衛。故曰"陰者，藏精而起亟也；陽者，衛外而爲固也"。知陰陽外內之道，無煩勞以傷其陽，節五味以養其陰，謹能調養如法，則陰陽和平，而長有天命矣。

味過於常

味過於常	危害	謹和五味
味過於酸	肝氣以津，脾氣迺絕。	骨正筋柔，氣血以流，腠理以密。 氣骨以精，謹道如法，長有天命。
味過於苦	脾氣不濡，胃氣迺厚。	
味過於甘	心氣喘滿，色黑，腎氣不衡。	
味過於辛	筋脈沮弛，精神迺央。	
味過於鹹	大骨氣勞，短肌，心氣抑。	

◎病在五藏急食之味

病在肝……肝欲散，急食辛以散之，用辛補之，酸寫之。

病在心……心欲耎，急食鹹以耎之，用鹹補之，甘寫之。

病在脾……脾欲緩，急食甘以緩之，用苦寫之，甘補之。

病在肺……肺欲收，急食酸以收之，用酸補之，辛寫之。

病在腎……腎欲堅，急食苦以堅之，用苦補之，鹹寫之。（《素問·藏氣法時論第二十二》）

五藏所苦

病在	目的	急食	功效	補之	瀉之
肝	欲散	辛	散之	辛	酸
心	欲耎	鹹	耎之	鹹	甘
脾	欲緩	甘	緩之	甘	苦
肺	欲收	酸	收之	酸	辛
腎	欲堅	苦	堅之	苦	寫

◎五味所禁

五味所禁：辛走氣，氣病無多食辛；鹹走血，血病無多食鹹；苦走骨，骨病無多食苦；甘走肉，肉病無多食甘；酸走筋，筋病無多食酸。是謂五禁，無令多食。（《素問·宣明五氣第二十三》）

陰之所生，本在五味，陰之五官，傷在五味，故禁多食。肺主氣，辛入肺，故走氣。氣病而多食之，反辛散而傷氣也。心主血，潤下作鹹。鹹走血者，水氣上交於心也，血病而多食之，則水反勝火矣。腎主骨，炎上作苦。苦走骨者，火氣下交於腎也，骨病而多食之，則火氣反勝矣。此與“並於心則喜，拌於腎則恐”之義相同。蓋心腎水火之氣，時相既濟，故所走互更，其餘三藏，是本藏之味，而走本藏所主之筋肉也。脾主肌肉，甘爲土味，脾病而多食之，則反傷脾氣。肝合筋，酸走肝，筋病而多食之，則反傷其肝氣。五味所以養五藏之氣者也，病則氣虛，故無令多食，蓋少則補，多則反傷其氣。

◎五藏宜食

肝色青，宜食甘，粳米、牛肉、棗、葵皆甘。

心色赤，宜食酸，小豆、犬肉、李、韭皆酸。

肺色白，宜食苦，麥、羊肉、杏、薤皆苦。

脾色黄，宜食鹹，大豆、豕肉、栗、藿皆鹹。

腎色黑，宜食辛，黄黍、雞肉、桃、葱皆辛。

辛散，酸收，甘緩，苦堅，鹹耎。（《素問·藏氣法時論第二十二》）

肝性善急，故食甘物而取其寬緩也。心性善緩，故食酸物以收斂也。肺善氣上逆，故宜此苦物以宣洩也。究斯宜食，廼調利關機之義也。腎爲胃關，胃與脾合，故假鹹柔耎而利其關，關利則胃氣廼行，胃行而脾氣方化，故應脾宜味與衆不同也。上文曰：“肝苦急，急食甘以緩之。心苦緩，急食酸以收之。脾苦濕，急食苦以燥之。肺苦氣上逆，惟苦爲能泄之。腎苦燥，急食辛以潤之。”此肝心肺腎食宜皆與前文合，獨脾食鹹宜用苦。腎性喜燥，故食辛物而取其津潤也。辛散，酸收，甘緩，苦堅，鹹耎，皆自然之氣也。

◎五音人五時所食之色之味

上徵與右徵同，穀麥，畜羊，果杏。手少陰，藏心，色赤，味苦，時夏。

上徵右徵者，火音之人也。上徵者，手少陰之人也。右徵者，左右上下手足三陽之人也。上徵與右徵同者，舉一而概四也。蓋四變之人，本於五音之所出，是以五味調五音，而四變之人，亦調之以此五味也。故五穀、五畜、五果之內，其麥、羊、杏皆屬火，宜火音之人，用此以調之也。

上羽與太羽同，穀大豆，畜彘，果栗。足少陰，藏腎，色黑，味鹹，時冬。

上羽太羽者，水音之人也。上羽，足少陰之人也。太羽者，二十五變之形也。曰右徵，曰太羽，經文錯綜其閒者，舉一而左右太少，總調之以此味也。豆色黑，性沈，水之穀，彘廼水之畜，栗色黑，味鹹，腎之果也。上羽者，在經氣爲足少陰，在藏爲腎，在色爲黑，在味爲鹹，在時爲冬。

上宮與太宮同，穀稷，畜牛，果棗。足太陰，藏脾，色黃，味甘，時季夏。

上宮太宮者，土音之人也。上宮，足太陰之人也。太宮者，變而爲足陽明也。稷色黃，味甘，土之穀也。牛廼土之畜。棗者，脾之果也。在經氣爲足太陰，在藏爲脾，在色爲黃，在味爲甘，在時爲長夏。上宮太宮加宮左宮少宮之人，同調此穀畜之味也。

上商與右商同，穀黍，畜雞，果桃。手太陰，藏肺，色白，味辛，時秋。

上商、右商者，金音之人也。上商，手太陰之人也。右商，四變之形也。黍色白而秋成，金之穀也。雞屬酉，而鳴於巳酉丑，廼金之畜。桃色白有毛，肺之果也。在經氣主手太陰，在藏爲肺，在色爲白，在味爲辛，在時爲秋。上商右商少商釱商左商之人，同調此穀畜之味也。

上角與太角同，穀麻，畜犬，果李。足厥陰，藏肝，色青，味酸，時春。（《靈樞·五音五味第六十五》）

上角、太角者，木音之人也。上角，足厥陰之人也。太角，四變之形也。麻色青莖直，木之穀。犬屬戌而味酸，厥陰之畜也。李色青味濇，肝之果也。在經氣主足厥陰，在藏爲肝，在色爲青，在味爲酸，在時爲春。上角太角右角釱角判角，同調此穀果之味也。

五音人所食之色味

五音人	五經	五藏	五色	五味	五時	五穀	五畜	五果
上角與太角同	足厥陰	肝	青	酸	春	麻	犬	李
上徵與右徵同	手少陰	心	赤	苦	夏	麥	羊	杏

续表

五音人	五經	五藏	五色	五味	五時	五穀	五畜	五果
上宫與太宫同	足太陰	脾	黄	甘	季夏	稷	牛	棗
上商與右商同	手太陰	肺	白	辛	秋	黍	雞	桃
上羽與太羽同	足少陰	腎	黑	鹹	冬	大豆	彘	栗

◎五味所入

五味所入：酸入肝，辛入肺，苦入心，鹹入腎，甘入脾，是謂五入。（《素問·宣明五氣第二十三》）

夫木生酸，酸生肝；金生辛，辛生肺；火生苦，苦生心；水生鹹，鹹生腎；土生甘，甘生脾。此酸之所以入肝，辛之所以入肺，苦之所以入心，鹹之所以入腎，甘之所以入脾也。是五味隨五藏而入，遂名之曰五入。

五藏宜食

五藏	五色	天十干	五行	五入	所苦	宜食					
						五穀	五畜	五果	五蔬	五味	功效
肝	青	甲乙	木	酸	急	粳米	牛肉	棗	葵	甘	甘緩
心	赤	丙丁	火	苦	緩	小豆	犬肉	李	韭	酸	酸收
脾	黄	戊己	土	甘	濕	大豆	豕肉	栗	藿	鹹	鹹耎
肺	白	庚辛	金	辛	逆	麥	羊肉	杏	薤	苦	苦堅
腎	黑	壬癸	水	鹹	燥	黄黍	雞肉	桃	葱	辛	辛散

◎病熱當禁

帝曰：病熱當何禁之？岐伯曰：病熱少愈，食肉則復，多食則遺，此其禁也。（《素問·熱論第三十一》）

病熱少愈者，邪熱未盡也。肉，謂豕肉，豕廼水畜之肉，其性寒冷，是以多食則遺。蓋天之寒邪，即太陽寒水之氣，邪未盡而食以豕肉，是動吾身之寒，以應病之餘熱，似猶寒傷太陽而復病也。復者，病復作，遺則延久也。凡病後脾胃氣虚，未能消化飲食，故於肉食之類皆當從緩，若犯食復，爲害非淺。其有挾虚內餒者，又不可過於禁制，所以貴得宜也。此言天之六淫，與人之六氣相合者也。

◎氣增而久夭之由也

帝曰：不治王而然者，何也？岐伯曰：悉乎哉問也。不治五味屬也。夫五味入胃，各歸所喜攻，酸先入肝，苦先入心，甘先入脾，辛先入肺，鹹先入

腎，久而增氣，此物化之常也。氣增而久，夭之由也。（《素問·至眞要大論第七十四》）

夫不治王氣，而病不愈者，迺不治五味之所屬也。《宣明五氣篇》云："酸入肝，辛入肺，苦入心，鹹入腎，甘入脾，是謂五入也。"五味入胃，各歸於所喜攻之藏。喜攻者，謂五味五藏各有所屬也。故酸先入肝，爲溫；苦先入心，爲熱；甘先入脾，爲至陰而四氣兼之；辛先入肺，爲清；鹹先入腎，爲寒。惟五味偏用，則五藏互傷。故久服黄連、苦參而反熱者，此其類也。《生氣通天論》曰："味過於酸，肝氣以津，脾氣迺絕；味過於鹹，大骨氣勞，短肌，心氣抑；味過於甘，心氣喘滿，色黑，腎氣不衡；味過於苦，脾氣不濡，胃氣迺厚；味過於辛，筋脈沮弛，精神迺央。"故凡日久而增其氣者，物化之常也。今服藥氣增，而又久服之，則藥氣偏勝者，必致藏氣偏絕，而暴夭者，有由然矣。《九鍼論》曰："病在筋，無食酸；病在氣，無食辛；病在骨，無食鹹；病在血，無食苦；病在肉，無食甘。"犯之者，即所謂不治五味屬也。

五味久服之害

五味	各歸所喜攻	久服之害
酸	肝	久而增氣，此物化之常也。氣增而久，夭之由也。
苦	心	
甘	脾	
辛	肺	
鹹	腎	

◎飲食衣服便其相逆

黄帝曰：便其相逆者奈何？岐伯曰：便此者，飲食衣服，亦欲適寒溫，寒無悽愴，暑無出汗。食飲者，熱無灼灼，寒無滄滄。寒溫中適，故氣將持，迺不致邪僻也。（《靈樞·師傳第二十九》）

便其相逆者，謂於不可順之中，而復有不得不委曲以便其情者也。適，當也。此言必不得已而欲便病患之情者，於便之之中，而但欲得其當也。即如飲食衣服之類，法不宜寒而彼欲寒，但可令其微寒，而勿使至於悽愴。法不宜熱而彼欲熱者，但可令其微熱，而勿使至於汗出。又如飲食之欲熱者，亦不宜灼灼之過，欲寒者亦不滄滄之甚。寒熱適其中和，則元氣得以執持，邪僻無由而致，是即用順之道也。否則治民與自治，治彼與治此，治小與治大，治國與治家，入國則問俗，入家則問諱，上堂則問禮，未有逆而能治之也，故曰夫惟順而已矣。愴，悽愴，寒甚淒涼之貌。滄，寒也。僻，不正之謂。

八、將養宜忌

◎冬不按蹻則四時不病

故冬不按蹻，春不鼽衄，春不病頸項，仲夏不病胷脅，長夏不病洞泄寒中，秋不病風瘧，冬不病痹厥，飧泄，而汗出也。（《素問・金匱眞言論第四》）

按，謂按摩。蹻，謂如蹻捷者之舉動手足，是所謂導引也。三冬元氣伏藏在陰，當伏藏之時而擾動筋骨，則精氣洩越，以致春夏秋冬各生其病。故冬宜養藏，則春時陽氣雖昇，陰精自固，何有鼽衄春夏秋冬之患哉？蓋冬不按蹻，則水王，水王則生春木，木王則生夏火，火王則生長夏土，土王則生秋金，金王則生冬水，故可免四時之病也。

◎藏於精者春不病溫

夫精者，身之本也。故藏於精者，春不病溫。（《素問・金匱眞言論第四》）

精者，身之本也。冬不按蹻，以藏其精。藏其精者，春不病溫，不特不病鼽衄及不病頸項已也。且精之在內者不可出，而邪之在外者不可入。

◎病在五藏所禁所食所用

病在肝，愈於夏，夏不愈，甚於秋，秋不死，持於冬，起於春，禁當風。肝病者，愈在丙丁，丙丁不愈，加於庚辛，庚辛不死，持於壬癸，起於甲乙。肝病者，平旦慧，下晡甚，夜半靜。肝欲散，急食辛以散之，用辛補之，酸寫之。

病在肝，愈於夏者，子制其鬼也。夏屬火，木所生也。肝木畏金，火能平之。子制其鬼，故愈。餘同。夏不愈，甚於秋，勝己者也。秋不死，持於冬，得母氣以養之，生我者也，故可執持無害矣。餘持同。起於春，木王之時也。風氣通於肝，故禁之勿犯。愈在丙丁，同前夏氣，能制勝己者也。丙丁不愈，加於庚辛，同前秋氣，金伐木也。庚辛不死，持於壬癸，同前冬氣，得所生也。起於甲乙，同前春氣，逢其王也。平旦寅卯，木王時也，故爽慧。下晡申酉，金之勝也，故加甚。夜半亥子，木得生也，故安靜。肝氣受邪，則木鬱。木不宜鬱，故欲以辛散之。順其性者爲補，逆其性者爲瀉，肝喜散而惡收，故辛爲補、酸爲瀉。此下五藏補瀉之味，與《至眞要大論》主客正味義同。

病在心，愈在長夏，長夏不愈，甚於冬，冬不死，持於春，起於夏，禁溫食熱衣。心病者，愈在戊己，戊己不愈，加於壬癸，壬癸不死，持於甲乙，起於丙丁。心病者，日中慧，夜半甚，平旦靜。心欲耎，急食鹹以耎之，用鹹補之，甘寫之。

病在心，愈於長夏者，子制其鬼也。長夏土，火之子也。甚於冬者，火不勝水也。持於春者，火得所生也。起於夏者，火之王也。禁溫食熱衣者，恐助火邪也。愈在戊己者，應長夏也。加於壬癸者，應冬氣也。持於甲乙者，應春氣也。起於丙丁者，應夏氣也。日中巳午，火王時也，故慧。夜半亥子，水之勝也，故甚。平旦寅卯，火得生也，故靜。心火太過則爲躁越，然所以治之者，心欲耎，惟鹹爲能耎堅。故急宜食鹹以耎之，蓋鹹從水化，能相濟也。心欲耎，故以鹹耎爲補。心苦緩，故以甘緩爲瀉。

病在脾，愈在秋；秋不愈，甚於春；春不死，持於夏，起於長夏。禁溫食飽食、濕地濡衣。脾病者，愈在庚辛；庚辛不愈，加於甲乙；甲乙不死，持於丙丁，起於戊己。脾病者，日昳慧，日出甚，下晡靜。脾欲緩，急食甘以緩之，用苦寫之，甘補之。

病在脾，愈於秋者，子制其鬼也。秋屬金，土之子也。甚於春者，土不勝木也。持於夏者，土得火生也。持於夏者，土之王也。禁溫食飽食濕地濡衣者，溫言非熱，防滯也，濕地濡衣，陰寒也，皆能病脾，故當禁之。愈在庚辛者，應愈在秋也。加於甲乙者，應甚於春也。持於丙丁者，應持於夏也。起於戊己者，應起於長夏也。日昃曰昳，未土王也，故慧。日出寅卯，木勝土也，故甚。下晡申酉，其子鄉也，故靜。土德和厚，故欲緩，病則失其中和之氣矣，故宜食甘以緩之。脾病則土鬱矣，故用苦味之湧泄，以瀉奪之，以甘之緩補之。《金匱要略》曰："五藏病各有所得者愈，五藏病各有所惡。"隨其所不喜者爲病，是以順其所欲之味爲補也。

病在肺，愈在冬，冬不愈，甚於夏，夏不死，持於長夏，起於秋。禁寒飲食寒衣。肺病者，愈在壬癸；壬癸不愈，加於丙丁；丙丁不死，持於戊己，起於庚辛。肺病者，下晡慧，日中甚，夜半靜。肺欲收，急食酸以收之，用酸補之，辛寫之。

病在肺，愈於冬者，子制其鬼也。愈在冬者，金之子鄉也。甚於夏者，金所不勝也。持於長夏者，金氣得生也。起於秋者，金氣王也。禁寒飲食寒衣者，形寒飲冷則傷肺也。愈在壬癸者，應愈在冬也。加於丙丁者，應甚於夏也。持於戊己者，應持於長夏也。起於庚辛者，應起於秋也。下晡金王，故慧。日中火勝之，故甚。夜半水鄉，則子能制邪，故靜。肺主秋收之令，病則反其常矣。故宜食酸以收之。肺氣宜聚不宜散，故酸收爲補，辛散爲瀉。

病在腎，愈在春；春不愈，甚於長夏；長夏不死，持於秋，起於冬。禁犯焠㶼熱食，溫炙衣。腎病者，愈在甲乙；甲乙不愈，甚於戊己；戊己不死，持於庚辛，起於壬癸。腎病者，夜半慧，四季甚，下晡靜。腎欲堅，急食苦以堅之，用苦補之，鹹寫之。（《素問・藏氣法時論第二十二》下同）

病在腎，愈於春者，子制其鬼也。愈在春者，水之子鄉也。甚於長夏者，水不勝土也。持於秋者，水得生也。起於冬者，水所王也。禁犯焠㶼熱食溫炙衣者，焠㶼，燒爆之物也。腎惡燥烈，故當禁此。愈在甲乙者，應愈在春也。甚於戊己者，應甚於長夏也。持於庚辛者，應持於秋也。起於壬癸者，應起於冬也。夜半水王，故慧。四季土勝之，故甚。下晡金王，水得所生，故静。腎主閉藏，氣貴周密，故腎欲堅，宜食苦以堅之也。苦能堅，故爲補。鹹能耎堅，故爲瀉。

◎五味所禁

五味所禁：辛走氣，氣病無多食辛；鹹走血，血病無多食鹹；苦走骨，骨病無多食苦；甘走肉，肉病無多食甘；酸走筋，筋病無多食酸。是謂五禁，無令多食。（《素問・宣明五氣第二十三》）

陰之所生，本在五味，陰之五官，傷在五味，故禁多食。氣病無多食辛，辛能散氣也。血病無多食鹹，血得鹹則凝結不流也。《五味論》曰："血與鹹相得則凝。"苦性沈降，陰也；骨屬腎，亦陰也。骨得苦，則沈陰益甚，骨重難舉矣，故骨病者禁苦。《五味論》曰："苦走骨，多食之令人變嘔。"又《九鍼論》曰："苦走血，病在血，無食苦；鹹走骨，病在骨，無食鹹。"與此稍異，蓋火化苦，故走血，水化鹹，故走骨，義亦當然也。甘能緩中，善生脹滿，故肉病者無多食甘。《五味論》曰："甘走肉。"多食之令人悗心，酸能收縮，故病在筋者無多食酸。《五味論》曰："酸走筋，多食之令人癃。"《九鍼論》曰："口嗜而欲食之，不可多也，必自裁也，命曰五裁。"

◎養神之必知

故養神者，必知形之肥瘦，榮衛血氣之盛衰，血氣者，人之神，不可不謹養。（《素問・八正神明論第二十六》）

形者神之體，神者形之用。無神則形不可活，無形則神無以生。神安則壽延，神去則形弊。故形之肥瘦，榮衛血氣之盛衰，皆人神之所賴也。故欲養神者，不可不謹養其形。

◎病去而瘠之養

帝曰：其久病者，有氣從不康，病去而瘠奈何？岐伯曰：昭乎哉聖人之問也。化不可代，時不可違。夫經絡以通，血氣以從，復其不足，與衆齊同，養之和之，静以待時，謹守其氣，無使傾移，其形廼彰，生氣以長，命曰聖王。故《大要》曰：無代化，無違時，必養必和，待其來復。此之謂也。帝曰：善。（《素問・五常政大論第七十》）

謂氣已順而身猶不康，病已去而形則瘠瘦也。化，造化也。凡造化之道，衰王各有不同，如木從春化，火從夏化，金從秋化，水從冬化，土從四季之化，以及五運六氣各有所主，皆不可以相代也，故曰化不可代。人之藏氣，亦必隨時以爲衰王，欲復藏氣之虧，不因時氣不可也，故曰時不可違。不違時者，如金水根於春夏，木火基於秋冬，藏氣皆有化原，設不預爲之地，則臨時不易於復元，或邪氣乘虚再至，雖有神手，無如之何矣。是以天地有自然之化，人力不足以代之，故曰化不可代。然則當聽之矣，而曰養之和之者，又非以人力而贊天工者不然也。疾病既去而不求其復，則元氣由衰而瘠矣。養者，養以氣味。和者，和以性情。靜以待時者，預有修爲而待時以復也。如陽虛者喜春夏，陰虛者喜秋冬，病在肝者愈於夏，病在心者愈於長夏，病在脾者愈於秋，病在肺者愈於冬，病在腎者愈於春，皆其義也。謹守其氣，無使傾移，則固有弗失，日新可期，是即復原之道，而生氣可漸長矣。《大要》者，上古書名也。此引古語以明化不可代，時不可失，不可不養，不可不和，以待其來復，未有不復者矣。來復之義，即《易》之復卦，一陽生於五陰之下，陽氣漸回則生意漸長，同此理也。

◎痳水之食飲

徒痳，先取環谷下三寸，以鈹鍼鍼之。已刺而筩之，而內之，入而復之，以盡其痳，必堅。來緩則煩悗，來急則安靜。閒日一刺之，痳盡廼止。飲閉藥，方刺之時徒飲之，方飲無食，方食無飲，無食他食，百三十五日。（《靈樞·四時氣第十九》）

此洩水之法也。徒，但也。有水無風，故曰徒水。環谷，義無所考，或即足少陽之環跳穴，其下三寸許，垂手著股，中指盡處，惟奇穴中有風市一穴。鈹鍼，第五鍼也。筩，箭室也。已刺而筩之而內之，入而復之，以盡其痳，謂用鍼如箭之歸筩，出入頻復，開通其道，以盡其痳也。然痳在膚中，其候必堅。若鍼後水來遲緩，則必煩悶；若來急速，則必安靜矣。仍須閒日一刺，以水盡而止。《鍼要》曰："凡水氣惟得鍼水溝，若鍼餘穴，水盡即死。"是又不可不知也。凡患水病者，小便多不利，既已刺治如前，仍須飲通閉之藥以拔其本，即方刺之時，亦但飲無礙也。藥食不宜相混，混則難於取效。水腫既消，當忌傷脾發濕等物，至一百三十五日之外，方保其不復矣。

◎天忌

帝曰：星辰八正何候？岐伯曰：星辰者，所以制日月之行也。八正者，所以候八風之虛邪以時至者也。四時者，所以分春秋冬夏之氣所在以時調之也。八正之虛邪，而避之勿犯也。以身之虛而逢天之虛，兩虛相感，其氣至骨。入則傷五藏，工候救之，弗能傷也。故曰，天忌不可不知也。（《素問·八正神明論第二十六》）

歲有十二月，日有十二辰，子午爲經，卯酉爲緯。周天二十八宿，而一面七星，四七二十八星，房昴爲緯，虛張爲經，是故房至畢爲陽，昴至心爲陰。蓋日月經天，有南陸北陸之行，有朔望虛盈之度，故星辰者，所以制日月之行，而人之榮衛，亦有陰陽虛實之應也。八正者，八方之正位也。八方之氣，以時而至，謂之八風。風從其所居之鄉來，爲實風，主生長，養萬物。如月建在子，風從北方來，冬氣之正也；月建在卯，風從東方來，春氣之正也；月建在午，風從南方來，夏氣之正也；月建在酉，風從西方來，秋氣之正也；如春夏之交，風從東南來；夏秋之交，風從西南來；秋冬之交，風從西北來；春冬之交，風從東北來。此四方四維之正氣，主生長萬物者也。從其衝後來爲虚風，傷人者也，主殺主害。衝後來者，從衝犯之方而來，如太乙居子，風從南方來，火反衝水也；太乙居卯風，從西方來，金來犯木也。故以八方之位，以候八風之正氣，八節之虚邪也。四時之氣所在，如春氣在經脈，夏氣在孫絡，長夏氣在肌肉，秋氣在皮膚，冬氣在骨髓。又如正月二月，人氣在肝；三月四月，人氣在脾；五月六月，人氣在頭；七月八月，人氣在肺；九月十月，人氣在心；十一月十二月，人氣在腎。此皆氣之所在，以時而調之也。八方之虚邪，主殺主害者，謹候而避之，故聖人避虚邪之道，如避矢石然，邪勿能害也。蓋避者，候太乙徙居中宫之日而避之也。身之虚，血氣虚也。天之虚，虚鄉之邪風也。兩虚相感，故邪氣至骨，而入傷五藏，上工調其九候而救之，始弗能傷害其性命。天忌者，謂太乙徙居中宫，廼天道所當避忌之日。太乙，北極也，斗杓所指之辰，謂之月建，即氣令所主之方。如冬至四十六日，月建在北，太乙居葉蟄之宫，葉蟄，坎宫也；立春四十六日居天留，天留，艮宫也；春分四十六日居倉門，倉門，震宫也；立夏四十五日居陰洛，陰洛，巽宫也；夏至四十六日居天宫，天宫，離宫也；立秋四十六日居玄委，玄委，坤宫也；秋分四十六日居倉果，倉果，兑宫也；立冬四十五日居新洛，新洛，乾宫也。明日復居葉蟄之宫，曰冬至矣。此太乙一歲所居之宫也。又太乙日遊，以冬至之日，居葉蟄之宫，數所在日，從一處至九，日復反於一，常如是無已，終而復始。太乙移日者，天必應之以風雨，以其日風雨則吉，歲美民安少病矣。移日者，始移宫之第一日也。如太乙徙立於中宫，廼朝八風以占吉凶，其日大禁者也。徙人中官日者，廼九日之中第五日也。其日風從南方來，名曰大弱風，其傷人也，内舍於心，外在於脈氣主熱；風從西南方來，名曰謀風，其傷人也，内舍於脾，外在於肌，其氣主爲弱；風從西方來，名曰剛風，其傷人也，内舍於肺，外在於皮膚，其氣主爲燥；風從西北方來，名曰折風，其傷人也，内舍於小腸，外在於手太陽脈，脈絕則溢，脈閉則結不通，善暴死；風從北方來，名曰大剛風，其傷人也，内舍於腎，外在於骨與肩背之膂筋，其氣主爲寒也；風從東北方來，名曰凶風，其傷人也，内舍於大腸，外在於兩脅掖骨，下及支節；風從東方來，名曰嬰兒風，其傷人也，内舍於肝，外在於筋紐，其氣主爲身濕；風從東南方來，名曰弱風，其傷人也，内舍於胃，外在肌肉，其氣主體重。此八風皆從其虚之鄉來，廼能病人。三虚相搏，則爲暴病卒死；兩實一虚，病則爲淋露寒熱，犯其雨濕之地則爲痿，故曰大禁。太乙所在之日，是爲天忌，言太乙所在中宫之日，大宜禁忌，此天時之不可不知也。又身形之應九野，左足應立春，其日戊寅己丑；左脅應春分，其日乙卯；左手應立夏，其日戊辰己巳；膺喉頭首應夏至，其日丙午；右手應立秋，其日戊申己未；右脅應秋分，其日辛酉；右足應立冬，其日戊戌己亥；腰尻下竅應冬至，其日壬子；六府膈下三藏應中州，其大禁。大禁，太乙所在日及諸戊己，是謂天忌，宜避鍼刺，此醫者之不可不知也。

九、補神固根

◎補神固根

是故《刺法》有全神養眞之旨，亦法有修眞之道，非治疾也，故要修養和神也。道貴常存，補神固根，精氣不散，神守不分。然即神守，而雖不去，亦能全眞。人神不守，非達至眞。至眞之要，在乎天玄，神守天息，復入本玄，命曰歸宗。（《素問·遺篇刺法論第七十二》）

道貴常存者，貴其不衰也。不衰之道，在補神以固根。欲全其神，在精氣不散，則神守不分矣。此言人貴守神，守神則爲全眞，末示人以守神全眞之訣也。至眞之道，要在守神，不知守神，非達道也。言此《刺法》中有全神養眞之旨，非俟有疾而始治之也。其要在修養和神而已。此節凡言神者五，言眞者四。玄者，水之色。天玄者，天乙之義。以至眞之要，重在精也。天息者，鼻息通乎天也。守息則氣存，氣存則神存，故曰神守天息。以上三節，首言神，次言精，此言氣。夫人始生，先成精，精其本也。兒在母腹，先通胎息，氣其元也。既寶其精，又養其氣，復其本，返其元矣。精氣充而神自全，謂之內三寶。三者合一，即全眞之道也，故曰歸宗。

第十一章　生化

一、肇基化元

◎太虚寥廓肇基化元

帝曰：願聞五運之主時也，何如？鬼臾區曰：五氣運行，各終朞日，非獨主時也。帝曰：請聞其所謂也。鬼臾區曰：臣稽考《太始天元冊》文曰：太虛寥廓，肇基化元，萬物資始，五運終天，布氣眞靈，揔統坤元，九星懸朗，七曜周旋，曰陰曰陽，曰柔曰剛，幽顯既位，寒暑弛張，生生化化，品物咸章。（《素問·天元紀大論第六十六》）

五運主時者，主四時之令也。各終朞日，謂五運各主朞年以終其日，如甲己之歲，土運統之之類是也，非獨主四時而已。"太虛寥廓，肇基化元"者，《太始天元冊》文，蓋太古之文，所以紀天元者也。太虛，即周子所謂無極，張子所謂由太虛有天之名也。寥廓，空而無際之謂。肇，始也。基，立也。化元，造化之本原也。資始者，萬物借化元而始生。終天者，五行終天運而無已也。布者，布天元之氣，無所不至也。氣有眞氣，化幾是也。物有靈明，良知是也。雖萬物形氣稟乎天地，然地亦天中之物，故《易》曰："大哉乾元，萬物資始，迺統天。至哉坤元，萬物資生，迺順承天。"又曰："成象之謂乾，效法之爲坤。"然則坤之元，不外乎乾之元也，故曰總統坤。九星者：天蓬一，天芮二，天衝三，天輔四，天禽五，天心六，天任七，天柱八，天英九也。見補遺本病論，及詳九宮星野圖，今奇門陰陽家皆用之。七曜，日月五星也，舜典謂之七政。七者如緯，運行於天，有遲有速，有順有逆，故曰周旋。陰陽者，天道也。柔剛者，地道也。易系曰："立天之道，曰陰與陽；立地之道，曰柔與剛。"邵子曰："天之大，陰陽盡之；地之大，剛柔盡之。"故天道資始，陰陽而已；地道資生，剛柔而已。然剛即陽之道，柔即陰之道，故又曰動靜有常，剛柔斷矣。此又以陰陽剛柔，合天地而總言之也。陽主晝，陰主夜，一日之幽顯也。自晦而朔，自弦而望，一月之幽顯也。春夏主陽而生長，秋冬主陰而收藏，一歲之幽顯也。幽顯既定其位，寒暑從而弛張矣。弛張，往來也。《易》曰："雲行雨施，品物流形。"又曰："天地 ，萬物化醇。"此所以生生不息，化化無窮，而品物咸章矣。章，昭著也。

二、神機氣立

◎神機氣立之謂

所謂中根也，根於外者亦五，故生化之别，有五氣、五味、五色、五類、五宜也。帝曰：何謂也？岐伯曰：根於中者，命曰神機，神去則機息；根於外者，命曰氣立，氣止則化絕。故各有制，各有勝，各有生，各有成。故曰：不知年之所加，氣之同異，不足以言生化，此之謂也。（《素問·五常政大論第七十》）

凡動物之有血氣心知者，其生氣之本，皆藏於五内，以神氣爲主，故曰中根。凡植物之無知者，其生成之本，悉由外氣所化，以皮殼爲命，故根於外。無論動植之物，凡在生化中者，皆有五行之别。如臊焦香腥腐，五氣也。酸苦甘辛鹹，五味也。青赤黄白黑，五色也。物各有類，不能外乎五者。物之類殊，故各有互宜之用。物之根於中者，以神爲之主，而其知覺運動，即神機之所發也，故神去則機亦隨而息矣。物之根於外者，必假外氣以成立，而其生長收藏，即氣化之所立也，故氣止則化亦隨而絕矣。所以動物之神去即死，植物之皮剝即死，此其生化之根，動植之有異也。故《六微旨大論》曰："出入廢則神機化滅，昇降息則氣立孤危。故非出入，則無以生長壯老已；非昇降，則無以生長化收藏。即根於中外之謂。"根中根外，皆如是也。考《六節藏象論》曰："不如年之所加，氣之盛衰，虚實之所起，不可以爲工矣。"此則就治病者而言，義與此異。

三、化變神聖

◎化變神聖之謂

故物生謂之化，物極謂之變，陰陽不測謂之神，神用無方謂之聖。（《素問·天元紀大論第六十六》）

萬物之生，皆陰陽之氣化也。盛極必衰，衰極復盛，故物極者必變。《六微旨大論》曰："物之生從乎化，物之極由乎變，變化之相薄，成敗之所由也。"《五常政大論》曰："氣始而生化，氣散而有形，氣布而蕃育，氣終而象變，其致一也。"莫之爲而爲者謂之不測，故曰神。此以天道言也。神之爲用，變化不測，故曰無方。無方者，大而化之之稱。《南華天運篇》曰："無方之傳，應物而不窮者也。故謂之聖。此以人道言也。"

◎變化之爲用

夫變化之爲用也，在天爲玄，在人爲道，在地爲化。化生五味，道生智，

玄生神。神在天爲風，在地爲木；在天爲熱，在地爲火；在天爲濕，在地爲土；在天爲燥，在地爲金；在天爲寒，在地爲水。故在天爲氣，在地成形，形氣相感，而化生萬物矣。然天地者，萬物之上下也；左右者，陰陽之道路也；水火者，陰陽之徵兆也；金木者，生成之終始也。氣有多少，形有盛衰，上下相召，而損益彰矣。（《素問·天元紀大論第六十六》）

變化之爲用者，應萬化之用也。玄，遠也。天道玄遠，變化無窮。《傳》曰："天道遠，人道邇。"道，謂妙用之道也。經術政化，非道不成。化，謂生化也。化生萬物者，地非土氣，孕育則形質不成也。化生五味，謂金石草木，根葉華實，酸、苦、甘、淡、辛、鹹，皆化氣所生，隨時而有。智通妙用，唯道所生。玄遠幽深，故生神也。神之爲用，觸遇玄通，契物化神，無不應也。風者，教之始，天之使也，天之號令也。木，東方之化。熱，應火爲用。火，南方之化。濕，應土爲用。土，中央之化。燥，應金爲用。金，西方之化。寒，應水爲用。水，北方之化。神之爲用，如上五化。木爲風所生，火爲熱所熾，金爲燥所發，水爲寒所資，土爲濕所全，蓋初因而成立也。雖初因之以化成，卒因之以敗散爾。非五行之獨有，凡因所因而成立者，悉因所因而散落爾。氣，謂風、熱、濕、燥、寒。形，謂木、火、土、金、水。此造化生成之大紀。天覆地載，上下相臨，萬物化生，無遺略也。由是故萬物自生自長，自化自成，自盈自虛，自復自變也。夫變者，生之氣極，本而更始化也。天有六氣禦下，地有五行奉上，當歲者爲上，主司天，承歲者爲下，主司地。不當歲者，二氣居右，北行轉之；二氣居左，南行轉之。金、木、水、火運北面正之，常左爲右，右爲左，則左者南行，右者北行而反也。徵，信也，驗也。兆，先也。以水火之寒熱，彰陰陽之先兆也。木主發生應春，春爲生化之始。金主收斂應秋，秋爲成實之終。終始不息，其化常行，故萬物生長化成收藏自久。《陰陽應象大論》曰："天地者，萬物之上下也；陰陽者，血氣之男女也；左右者，陰陽之道路也；水火者，陰陽之徵兆也；陰陽者，萬物之能始也。"與此論相出入也。氣有多少，謂天之陰陽三等，多少不同秩也。形有盛衰，謂五運之氣，有太過不及也。由是多少盛衰，天地相召，而陰陽損益，昭然可見也。

◎六氣在泉之生化

帝曰：氣始而生化，氣散而有形，氣布而蕃育，氣終而象變，其致一也。然而五味所資，生化有薄厚，成熟有少多，終始不同，其故何也？岐伯曰：地氣制之也，非天不生，地不長也。

此論五運之氣主生化萬物，而受在泉之氣以制之，非天地之不生長也。氣，謂五運之化氣。始，謂始發動。氣始而生化者，得生氣也。散，謂流散於物中，氣散而有形者，得長氣也。布，謂布化於結成之形所，氣布而蕃育者，得化氣也。終，謂所終極於收藏之用，氣終而象變者，感收藏之氣，物極而變成也。此五運之氣，主生長化收藏，自始至終，其致一也。資，助也。夫化生五味，五味所資者，以五運所化之味，而反資助其地氣也。蓋言五運之氣主生化，而因地氣以制之，是以生化有厚薄，成熟有多少者。地氣制之，謂在泉之六氣也。天地之氣，廼陰陽寒暑之氣。故曰："非天不生，地不長也。"

帝曰：願聞其道。岐伯曰：寒熱燥濕，不同其化也。

寒熱燥濕，廼司天在泉之六氣，與五運不同其化，是以五運所主之生化蕃育，因地氣以制之，致有厚薄多少也。氣有六而言其四，舉寒熱燥濕四氣不同，則溫清異化可知之矣。以寒熱燥濕清溫不同其化故耳。

故少陽在泉，寒毒不生，其味辛，其治苦酸，其穀蒼丹。

少陽相火在泉，巳亥歲也。所謂毒者，凡五行暴烈之氣，各有所化，故火在地中，則寒毒之物不生，火氣制金，則味辛之物應之。少陽之上，厥陰主之，下火上木，故其治苦酸，其穀蒼丹。苦丹屬火，地氣所化；酸蒼屬木，天氣所生也。夫在泉六化之治，惟少陽、厥陰不言閒味者，以木火相生，氣無所閒也。其他生化皆有上下克伐，故閒味不能無矣。

陽明在泉，濕毒不生，其味酸，其氣濕，其治辛苦甘，其穀丹素。

陽明燥金在泉，子午歲也。燥在地中，故濕毒之物不生。金克木，故味酸者應之。燥勝濕，故氣濕者應之。陽明之上，少陰主之，下金上火，故其治辛苦，其穀丹素。辛素屬金，地氣所化；苦丹屬火，天氣所生。然治兼甘者，火金之閒味也。甘屬土，爲火之子，爲金之母，故能調和於二者之閒。

太陽在泉，熱毒不生，其味苦，其治淡鹹，其穀黅秬。

太陽寒水在泉，丑未之歲也，寒在地中，故熱毒之物不生。水勝火味，故味苦者不化。太陽之氣，上奉太陰，故其歲化所治者淡鹹，淡屬土而鹹屬水，以淡爲甘之薄味也。夫土氣上主於天，氣遠而高，故甘之化薄而爲淡也。其穀之所生者黅秬，黅屬土而秬屬水。淡黅爲天氣所生，鹹秬爲地氣所生也。

厥陰在泉，清毒不生，其味甘，其治酸苦，其穀蒼赤，其氣專，其味正。

厥陰風木在泉，寅申之歲也，風氣與火氣相合，則溫在地中，故清毒之物不生；木勝其土，故味甘者少化也。厥陰之氣，上合少陽，氣無乖忤，故其歲化所治者酸苦，酸屬木而苦屬火。其穀之所生者蒼赤，蒼屬木而赤屬火，酸蒼爲地氣所生，苦赤爲天氣所生也。氣無勝尅，故不閒氣以甘化耳。惟此厥陰在泉之歲，少陽司天，水火相合，氣化專一，味亦純正，故曰其氣專，其味正。餘歲則有上下相尅之氣，皆有閒氣與閒味矣。

少陰在泉，寒毒不生，其味辛，其治辛苦甘，其穀白丹。

少陰君火在泉，卯酉之歲也，熱在地中，故寒毒之物不生；火勝其金，故味之辛者不化。少陰之火，上奉陽明，上金下火，故其歲化所治者辛苦甘，辛屬金，苦屬火，而甘則閒氣所生也。其穀之所生者白丹，白屬金而丹屬火。苦丹爲地氣所育，辛白爲天氣所生也。

太陰在泉，燥毒不生，其味鹹，其氣熱，其治甘鹹，其穀黅秬。化淳則鹹守，氣專則辛化，而俱治。（《素問·五常政大論第七十》）

太陰濕土在泉，辰戌之歲也，濕在地中，故燥毒之物不生。土勝其水，故味之鹹者少化也。寒濕不爲大忤，故間氣同而氣熱者應之。太陰之氣，上奉太陽，下濕上寒，故其歲化所治者甘鹹，甘屬土而鹹屬水。其穀黅秬，黅屬土而秬屬水。甘黅爲地氣所化，鹹秬爲天氣所化也。凡此諸氣在泉，惟少陽在泉之歲，火來居泉，而反能化育，是水鹹自守，不與火爭化，迺化之至淳者也。淳，厚也。厥陰在泉之歲，木居於水，而復下化，金不受害，故辛復生化，與鹹俱王，是氣之至專者也。上文厥陰在泉，而曰其氣專，其味正，正謂此耳。蓋此兩歲，上下之氣，無剋伐之嫌，故辛得與鹹同應，王而生化，餘歲則上下有勝剋之變，故其中間其味兼化，以緩其制抑，餘苦鹹酸三味不同其生化也。是以天地之間，藥物辛甘者居多耳。

四、四時生化

◎生長收藏因四時

故生因春，長因夏，收因秋，藏因冬。（《素問·陰陽離合論第六》）

春夏秋冬者，天之陰陽也。生長收藏者，地之陰陽也；故地氣之出入，又因天氣之四時，而爲之生長收藏，此天地陰陽離合，而未始失其常也。

五、運氣生化

◎所勝同化

故曰：不恒其德，則所勝來復，政恒其理，則所勝同化，此之謂也。（《素問·五常政大論第七十》）

恒，謂守常之化，不肆威刑，如是則剋己之氣，歲同治化也。不恒，謂恃己有餘，淩犯不勝也。不恒其德，則所勝來復者，謂暴虐無德，侮彼不勝，則所勝者必起而報之也。政恒其理，則所勝同化者，謂安其常，處其順，則所勝者亦同我之氣而與之俱化矣，如木與金同化，火與水齊育之類是也。此總結五運之氣，如恃強而不恒其德，則所勝之氣來復，所謂侮反受邪，寡於畏也。如政令和平，各守其理則所勝之氣同化矣。同化者，即春有鳴條律暢之化，則秋有霧露清涼之政是也。若五運之氣有餘而往，不足隨之；不足而往，有餘從之。太過不及，爲民病物變，上應五星，故曰《氣交變大論》。蓋五運主歲，有平氣，有太過，有不及。各主果穀蟲畜草木生物，數聲色味，生長收藏，皆五行政令之常。

◎六化六變勝復淫治

黄帝問曰：六化六變，勝復淫治，甘苦辛鹹酸淡先後，余知之矣。夫五運之化，或從五氣，或逆天氣，或從天氣而逆地氣，或從地氣而逆天氣，或相得，或不相得，余未能明其事。欲通天之紀，從地之理，和其運，調其化，使上下合德，無相奪倫，天地昇降，不失其宜，五運宣行，勿乖其政，調之正味，從逆奈何？岐伯稽首再拜對曰：昭乎哉問也！此天地之綱紀，變化之淵源，非聖帝孰能窮其至理歟！臣雖不敏，請陳其道。令終不滅，久而不易。（《素問・六元正紀大論第七十一》）

六化，謂司天在泉，各有六氣之化。六變，謂勝制之變也。勝復者，謂五運之氣，亦復其歲，有相勝制，而治之不全也。甘苦辛鹹酸淡，謂五味所資，生化有厚薄，成熟有多少，先後之各有制，各有勝，各有生，各有成也。此言司天在泉之氣，制勝其五運，五運之氣，制勝其司天在泉，今欲調之正味，使氣運和平，上下合德，無相奪倫，天地昇降，不失其宜，五運宣行，勿乖其政，蓋盡人事以救天地之淫邪，故謂之《正紀大論》。五運，謂五行之化運，或從五氣者，謂敷和、昇明、審平、靜順之紀，五運和平，與六氣無犯也。或逆天氣者，如丙子、丙午歲，火運司天，而行水運；甲辰、甲戌歲，水運司天，而行土運也。或從天氣，或從地氣者，太過而從天化者三，不及而同天化者亦三，太過而同地化者三，不及而同地化者亦三。凡此二十四歲，與天地相符，與地氣相合也。或逆地氣，或逆天氣者，除天符歲會之年，而與司天在泉之氣不相合也。或相得，或不相得者，謂四時之氣，如風溫春化同，熱曛夏化同，清露秋化同，雲雨長夏化同，冰雪冬化同，此客氣與時氣之相得也。如主氣不足，客反勝之，是客氣與時氣之不相得也。通天之紀，從地之理，使上下合德，無相奪倫者，使司天在泉之氣，上下和平也。天地昇降，不失其宜者，昇已而降，降已而昇，天地之更用，無失其宜也。和其運，調其化，使五運宣行，勿乖其政者，調和五運之氣，宣行德化，勿乖其政令也。夫五運六氣，有德化政令之和祥，必有淫勝鬱復之變易，今欲使氣運和平，須以五味折之資之，益之抑之，故曰“調之正味”。蓋在天爲氣，在地爲味，以味而調其氣也。從逆者，謂資之益之者，從之折之抑之者，當逆取也。五運陰陽者，天地之道也，萬物之綱紀，變化之父母，生殺之本始，神明之府也。令，善也。謂能調其氣運，得令終而無殄滅之患，垂永久而無變易之災。

◎氣有非時而化

帝曰：善。氣有非時而化者，何也？岐伯曰：太過者當其時，不及者歸其己勝也。（《素問・六元正紀大論第七十一》）

此論六氣主時之有太過不及也。六氣各主六十日有奇，如清肅之氣行於春，炎熱之氣行於秋，凝寒之氣行於夏，溽蒸之氣行於冬，是謂非時而化。蓋太過者，當其時而各司寒熱溫涼之氣；不及者，歸其己勝，己勝者，謂歸於勝己之氣，即非時之化也。冬雨、春涼，秋熱、夏寒之類，皆爲歸其己勝也。夫五運六氣之主歲，而有盛衰；然其主時，而亦有太過不及也。

◎六氣所至布政之常化

厥陰所至，爲生化；少陰所至，爲榮化；太陰所至，爲濡化；少陽所至，爲茂化；陽明所至，爲堅化；太陽所至，爲藏化。布政之常也。（《素問·六元正紀大論第七十一》）

厥陰生化，謂溫化也。少陰榮化，謂喧化也。太陰濡化，謂濕化也。少陽茂化，謂熱化也。陽明堅化，謂涼化也。太陽藏化，謂寒化也。布政之常者，亦正化之常也。

◎地土産化萬物失時之化

帝曰：天歲蚤晚，余以知之，願聞地數，可得聞乎？岐伯曰：地下遷正，昇天及退位不前之法，即地土産化，萬物失時之化也。（《素問·遺篇本病論第七十三》）

天氣三，地氣亦三。地之三者，左間當遷正，右間當昇天，在泉當退位也，若地數不前而失其正，即應於地土之産化，皆萬物失時之化也。

◎六氣司天在泉司氣間氣之化

黄帝曰：善。歲主奈何？岐伯曰：厥陰司天爲風化，在泉爲酸化，司氣爲蒼化，間氣爲動化。

歲主者，謂六氣之各主一歲，風寒暑濕燥火，廼在天之六氣，故爲司天之化。夫在地爲化，化生五味。故在地爲味化。司氣者，司五運之氣化，五運者，五行之氣也，感天之蒼黅丹素玄之五色，而化生地之五行，是以司氣爲蒼，爲丹，爲黅，爲素。君火以明而在天，故不司在地之火化。所謂居氣者，言少陰不司氣化，在六氣之中，自有所居之上下，即南政居南，北政居北也。間氣之爲動，爲灼、爲柔、爲明、爲清、爲藏者，六氣之用也。此論六氣之司天在泉，及化運間氣之分治，皆有盛有虚，而爲民病。巳亥之歲，厥陰司天而爲風化，風高氣遠，雲物飛揚也。若寅申之歲，則在泉而爲酸化，蓋木司地氣，物化廼從酸也。丁壬之歲，則司木運之氣而爲蒼化，至於丑未之歲，則爲在泉之左間，主初之氣；子午之歲，則爲司天之右間，主二之氣；辰戌之歲，則爲司天之左間，主四之氣；卯酉之歲，則爲在泉之右間，主五之氣。而皆爲動化，徧生左右處，爲動搖也。此皆各主六十日餘八十七刻半耳。後倣此。

少陰司天爲熱化，在泉爲苦化，不司氣化，居氣爲灼化。

君火在天爲熱化，而爲陽光明耀，溫養萬物，如子午歲少陰司天是也。火氣在地則味爲苦化，如卯酉歲少陰在泉是也，君不司運也。夫五運六氣之有異者，運出天干，故運惟五；氣出地支，故氣有六。五者，五行各一也。六者，火分君相也。故在六氣則有君火相火所主之不同，而五運則火居其一耳。於六者而缺其一，則惟君火獨不司五運之氣化。正以君火者太陽之火也，爲陽氣之本，爲萬化之原，無氣不司，故不司氣化也。居，所在也。灼，光明也。不曰間氣而曰居氣者，君之所居，無往不尊，故不敢言間也。如寅申歲居在泉之左，主初之氣；丑未歲居司天之右，主二之氣；巳亥歲居司天之左，主四之氣；辰戌歲居在泉之右，主五之氣，而爲灼化也。

太陰司天爲濕化，在泉爲甘化，司氣爲黅化，間氣爲柔化。

丑未之歲，太陰司天，而爲濕化，埃鬱蒙昧，雲雨潤濕也。若辰戌之歲，則在泉而爲甘化，土司地氣，甘化先焉。甲己之歲，則司土運之氣，而爲黅化。至於卯酉之歲，則爲在泉之左間，主初之氣；寅申之歲，則爲司天之右間，主二之氣；子午之歲，則爲司天之左間，主四之氣；巳亥之歲，則爲在泉之右間，主五之氣，而爲柔化，濕化流行，則庶物柔耎也。

少陽司天爲火化，在泉爲苦化，司氣爲丹化，間氣爲明化。

寅申之歲，少陽司天，而爲火化，炎光赫烈，燔灼焦然也。若巳亥之歲，則在泉而爲苦化，火司地氣，苦化先焉。戊癸之歲，則司火運之氣，而爲丹化。至於辰戌之歲，則爲在泉之左間，主初之氣；卯酉之歲，則爲司天之右間，主二之氣；丑未之歲，則爲司天之左間，主四之氣；子午之歲，則爲在泉之右間，主五之氣。而皆爲明化，明，炳明也，炳明霞燒，草木榮美也。

陽明司天爲燥化，在泉爲辛化，司氣爲素化，間氣爲清化。

卯酉之歲，陽明司天，而爲燥化，清涼勁切，霧露蕭飋也。若子午之歲，則在泉而爲辛化，金司地氣，辛化先焉。以庚之歲，則司金運之氣，而爲素化。至於巳亥之歲，則爲在泉之左間，主初之氣；辰戌之歲，則爲司天之右間，主二之氣；寅申之歲，則爲司天之左間，主四之氣；丑未之歲，則爲在泉之右間，主五之氣。而皆爲清化，風生高勁，草木清冷也。

太陽司天爲寒化，在泉爲鹹化，司氣爲玄化，間氣爲藏化。（《素問·至眞要大論第七十四》）

辰戌之歲，太陽司天，而爲寒化，嚴肅峻整，慘慄凝堅也。若丑未之歲，則在泉而爲鹹化，水司地氣，物化從鹹也。丙辛之歲，則司水運之氣，而爲玄化。至於子午之歲，則爲在泉之左間，主初之氣；巳亥之歲，則爲司天之右間，主二之氣；卯酉之歲，則爲司天之左間，主四之氣；寅申之歲，則爲在泉之右間，主五之氣，而皆爲藏化，陰凝寒冷，庶物歸藏也。

◎天地合氣六節分而萬物化生

帝曰：厥陰在泉而酸化先，余知之矣。風化之行也，何如？岐伯曰：風行於地，所謂本也，餘氣同法。本乎天者，天之氣也，本乎地者，地之氣也，天地合氣，六節分而萬物化生矣。故曰：謹候氣宜，無失病機，此之謂也。（《素問·至眞要大論第七十四》）

此問厥陰在泉既爲酸化，而上文之言地化者，曰司天同候，則厥陰在泉亦曰風化，然則酸之與風，其辨爲何如也，有風化而後有酸化，是風爲酸化之本。其他餘氣皆同此義，故有熱化火化而後有苦，有濕化而後有甘，有燥化而後有辛，有寒化而後有鹹。凡六氣之行乎地者，即化生五味之本也。《天元紀大論》曰："所謂本也，是謂六元。"與此"本"字義同。六氣之在天，即爲天之氣，六氣之在地，即爲地之氣，上下之位不同，而氣化之本則一。天氣下降，地氣上昇，會於氣交，是謂合氣，由是六節氣分，而萬物化生無窮矣。本於天地者，是爲氣宜。應於人身者，是爲病機。

◎六氣所從有標本中氣之異

帝曰：六氣標本，所從不同，奈何？岐伯曰：氣有從本者，有從標本者，有不從標本者也。帝曰：願卒聞之。岐伯曰：少陽太陰從本，少陰太陽從本從標；陽明厥陰，不從標本，從乎中也。故從本者，化生於本；從標本者，有標本之化；從中者，以中氣爲化也。（《素問·至眞要大論第七十四》）

六氣者，風寒暑濕火燥，天之令也。標，末也。本，原也。猶樹木之有根枝也。分言之則根枝異形，合言之則標出乎本。此篇當與《六微旨大論》云："少陽之上，火氣治之，中見陽明。厥陰之上，燥氣治之，中見太陰。太陽之上，寒氣治之，中見少陰。厥陰之上，風氣治之，中見少陽。少陰之上，熱氣治之，中見太陽。太陰之上，濕氣治之，中見陽明。所謂本也，本之下，中之見也，見之下，身之標也。本標不同，氣應異象，此之謂也。"之義參看。不從標本者，從中氣也。六氣少陽爲相火，是少陽從火而化，故火爲本，少陽爲標。太陰爲濕土，是太陰從濕而化，故濕爲本，太陰爲標。二氣之標本同，故經病之化皆從乎本。少陰爲君火，從熱而化，故熱爲本，少陰爲標，是陰從乎陽也。太陽爲寒水，從寒而化，故寒爲本，太陽爲標，是陽從乎陰也。二氣之標本異，故經病之化，或從乎標，或從乎本。陽明爲燥金，從燥而化，故燥爲本，陽明爲標。厥陰爲風木，從風而化，故風爲本，厥陰爲標。但陽明與太陰爲表裏，故乙太陰爲中氣，而金從濕土之化。厥陰與少陽爲表裏，故以少陽爲中氣，而木從相火之化。是皆從乎中也。六氣以太過不及皆能爲病，病之化生必有所因，故或從乎本，或從乎標，或從乎中氣，知其所從，則治無失矣。

六、出入昇降

◎清陽濁陰出入昇降

故清陽出上竅，濁陰出下竅。清陽發腠理，濁陰走五藏。清陽實四支，濁陰歸六府。(《素問·陰陽應象大論第五》)

此亦即天地由陰陽以爲之昇降，而及人身之凡屬陰陽者，亦有昇降之妙也。故積陽爲天，則陽氣之至清者爲天也。積陰爲地，則陰氣之至濁者爲地也。然地雖在下，而陰中之陽者昇，故其上也爲雲。故陰爲陽得，則飄揚爲雲而昇。天雖在上，而陽中之陰者降，故其下也爲雨。故陽爲陰累，則相持爲雨而降。由雲而後有雨，則雨雖天降，而實本之地氣所昇之雲也，故雨出地氣。由雨之降而後有雲之昇，則雲雖地昇，而實本之天氣所降之雨也，故雲出天氣。夫陰陽昇降惟一氣，以爲合一之妙者如此。若以人身觀之，凡人身之物，有屬清陽者，如涕唾氣液之類，則出於上竅，耳目口鼻之爲七竅者，皆清陽之所出也；有屬濁陰者，如汗穢溺之類，則出於下竅，前陰後陰之爲二竅者，皆濁陰之所出也。凡人身所用之物，亦有屬清陽者，如飲食藥物之性，有屬陽之類，據曰發、曰走、曰實、曰歸，知其爲在外之物，惟陽者主昇，故發於腠理，以腠理主表爲陽也。亦有屬濁陰者，如飲食藥物，有屬陰之類，惟陰者主降，故走於五藏，以五藏主裏爲陰也。凡清陽之物，實於四支，以四支爲諸陽之本也。凡濁陰之物，歸於六府，以六府受化物而不藏也。人身之有陰陽，其清濁昇降之妙，何以異於天地哉？《湯液本草》李東垣云："清陽發腠理，清之清者也；清陽實四支，清之濁者也。濁陰歸六府，濁之濁者也；濁陰走五藏，濁之清者也。"

◎陰陽氣味之出竅

陰味出下竅，陽氣出上竅。(《素問·陰陽應象大論第五》)

味爲陰故降，氣爲陽故昇。氣味之陰陽，而陰陽之中，復各有陰陽也。味爲陰矣，而厚者爲純陰，薄者爲陰中之陽；氣爲陽矣，而厚者爲純陽，薄者爲陽中之陰。陰味下行，故味厚者能泄於下，薄者能通利；陽氣上行，故氣薄者能洩於表，厚者能發熱也。

◎物之化變有成敗

帝曰：何謂邪乎？岐伯曰：夫物之生從於化，物之極由乎變，變化之相薄，成敗之所由也。故氣有往復，用有遲速，四者之有，而化而變，風之來也。帝曰：遲速往復，風所由生，而化而變，故因盛衰之變耳。成敗倚伏遊乎中，何也？岐伯曰：成敗倚伏生乎動，動而不已，則變作矣。(《素問·六微旨大論第六十八》)

凡六氣之不當位者，皆互相爲邪也。物之生，從於化者，由化而生也；物之極，由乎變，由極而變也。《天元紀大論》曰："物生謂之化，物極謂之變。"《五常政大論》曰："氣始而生化，氣終而象變。"諸家之釋此者，有曰："陰陽運行則爲化，春生秋落則爲變。"有曰："萬物生息則爲化，寒暑相易則爲變。"有曰："離形而易謂之化，因形而易謂之變。"有曰："自無而有、自有而無則爲化，自少而壯、自壯而老則爲變。"是皆變化之謂。故變化之薄於物者，生由化而成，其氣進也；敗由變而致，其氣退也，故曰變化之相薄，成敗之所由也。薄，侵迫也。氣有往復者，進退也。用有遲速者，盛衰也。凡此四者之有，而爲化爲變矣。但從乎化，則爲正風之來；從乎變，則爲邪風之來。而人之受之者，安危系之矣。倚伏者，禍福之萌也。夫物盛則衰，樂極則哀，是福之極而禍之倚也；未濟而濟，否極而泰，是禍之極而福所伏也。故當其成也，敗實倚之；當其敗也，成實伏之。此成敗倚伏遊行於變化之中者也。本節特以爲言者，蓋示人以處變處常之道耳。《易》曰："知進退存亡，而不失其正者，其惟聖人乎？"動靜者，陰陽之用也。所謂動者，即形氣相感也，即上下相召也，即往復遲速也，即昇降出入也。由是而成敗倚伏，無非由動而生也。故《易》曰："吉凶悔吝者，生乎動者也。"然而天下之動，其變無窮，但動而正則吉，不正則凶，動而不已，則災變由之而作矣。

◎天氣地氣之昇降

帝曰：其昇降何如？岐伯曰：氣之昇降，天地之更用也。帝曰：願聞其用何如？岐伯曰：昇已而降，降者謂天；降已而昇，昇者謂地。天氣下降，氣流於地；地氣上昇，氣騰於天。故高下相召，昇降相因，而變作矣。（《素問·六微旨大論第六十八》）

昇，謂上昇。降，謂下降。昇極則降，降極則昇。天無地之昇，則不能降；地無天之降，則不能昇。昇出於地，昇無所昇，則昇已而降，故降者謂天；降出於天，降無所降，則降已而昇，故昇者謂地。召，猶招也。上者必降，下者必昇，此天運循環之道也。陽必召陰，陰必召陽，此陰陽配合之理也。故高下相召則有昇降，有昇降則強弱相因而變作矣。《六元正紀大論》曰："天氣不足，地氣隨之；地氣不足，天氣從之。運居其中而常先也。"惡所不勝，歸所同和，隨運歸從而生其病也。故上勝則天氣降而下，下勝則地氣遷而上。勝多少而差其分，微者小差，甚者大差。甚則位易氣交，易則大變生而病作矣。

◎出入廢則神機化滅昇降息則氣立孤危

帝曰：有期乎？岐伯曰：不生不化，靜之期也。帝曰：不生化乎？岐伯曰：出入廢則神機化滅，昇降息則氣立孤危。故非出入，則無以生長壯老已；非昇降，則無以生長化收藏。是以昇降出入，無器不有。故器者，生化之宇。器散則分之，生化息矣。故無不出入，無不昇降，化有小大，期有近遠，四

者之有，而貴常守，反常則災害至矣。故曰無形無患，此之謂也。（《素問·六微旨大論第六十八》）

有期乎者，兼動靜而問，但生化以動爲期，不生化以靜爲期，上已言成敗倚伏生於動，故下但言靜之爲期而死耳。期者，變作之期也，言變動而不以之動作也。不生不化，靜之爲期而列矣。故曰不生不化，靜之期也。故動物靜，則以口鼻出入之息廢，而神機化滅爲期；植物靜，則以根柯昇降之化已，而氣立孤危爲期也。夫出入，謂喘息也；昇降，謂化氣也。若毛羽倮鱗介及飛走蚑行，皆生氣根於身中，以神爲動靜之主，故曰神機也。然金玉土石，熔埏草木，皆生氣根於外，假氣以成立主持，故曰氣立也。故無是四者，則神機與氣立者生死皆絕。《五常政大論》曰："根於中者，命曰神機，神去則機息；機於外者，命曰氣立，氣止且化絕。"又《易》云："本乎天者親上，本乎地者親下。"《周禮·大宗伯》有"天產、地產"，《大司徒》云"動物，植物"，即此"神機氣立"之謂也。故動物非息出入，則無以生長壯老已，植物非化昇降，則無以生長化收藏，是以昇降出入，無器不有。故動植之器，廼化生之宅宇，氣散則出入昇降各相離分，而生化息矣。器，謂天地及諸身也。宇，謂屋宇也。以其身形包藏府，藏與天地同，故皆名器也。諸身者，小生化之氣宇；太虛者，廣生化之氣宇也。夫無不出入，無不昇降。化有小大，自蠢動之微，至天地之廣。期有遠近，自蜉蝣之朝生暮滅，至聃彭之壽年千百。凡此出入昇降四者，何物不有，而貴常守，否則災害至矣。故曰無形無患者，蓋言動而不已則變作，人能忘形而常守出入昇降之氣，不至煩勞，則自無化滅之患。正此四者之有而貴常守，反常則災害至之謂也。老子曰："吾所以有大患者，爲吾有身，及吾無身，吾有何患？"

七、氣用化治

◎六氣之用各歸不勝而爲化

帝曰：願聞其用也。岐伯曰：夫六氣之用，各歸不勝而爲化。故太陰雨化，施於太陽；太陽寒化，施於少陰；少陰熱化，施於陽明；陽明燥化，施於厥陰；厥陰風化，施於太陰。各命其所在以徵之也。（《素問·六元正紀大論第七十一》）

此言施化之用也。各歸不勝，謂必從可克者而施其化也。故太陰雨化，施於太陽，土能勝水也；太陽寒化，施於少陰，水能勝火也；少陰熱化，施於陽明，火能勝金也；陽明燥化，施於厥陰，金能勝木也；厥陰風化，施於太陰，木能勝土也。所在，即方月也。徵，驗也。主氣之方月有常，如九宮八方各有所屬，六氣四時各有其序也。客氣之方月無定，如子午歲少陰司天，則太陽在東北，厥陰在東南，少陰在正南，太陰在西南，少陽在西北，陽明在正北，此子午客氣之方也。太陽主初氣，厥陰主二氣，少陰主三氣，太陰主四氣，少陽主五氣，陽明主六氣，此子午客氣之月也。若其施化，則太陽寒化，當施於正南之少陰及西北之少陽，初氣之徵也；厥陰風化，當施於西南之太陰，二氣之徵也；少陰熱化，當施於正北之陽明，三氣之徵也；太陰雨化，當施於東北之太陽，四氣之徵也；少陽火化，當施於正北之陽明，五氣之徵也；陽明燥化，當施於東南之厥陰，終氣之徵也，此子午年少陰司天方月施化之義也。然歲步各有盛衰，氣太過，則乘彼不勝而施其邪化；氣不及，則爲彼所勝而受其制化；氣和平，則各布其政令而無災變之化。是以盈虛消長，又各有微妙存焉。舉此一年，他可類求矣。

八、榮衛氣血

◎血之與氣異名而同類

黄帝曰：夫血之與氣，異名同類，何謂也？岐伯答曰：榮衛者，精氣也。血者，神氣也。故血之與氣，異名同類焉。故奪血者無汗，奪汗者無血。故人生有兩死而無兩生。（《靈樞·榮衛生會第十八》）

榮衛之氣，雖厘清濁，然皆水穀之精華，故曰榮衛者精氣也。血由化而赤，莫測其妙，故曰血者神氣也。然血化於液，液化於氣，是血之與氣，本爲同類，而血之與汗，亦非兩種。但血主榮，爲陰爲裹；汗屬衛，爲陽爲表。一表一裹，無可並攻，故奪血者無取其汗，奪汗者無取其血。若表裹俱奪，則不脫於陰，必脫於陽，脫陽亦死，脫陰亦死，故曰人生有兩死。然而人之生也，陰陽之氣皆不可無，未有孤陽能生者，亦未有孤陰能生者，故曰無兩生也。

◎氣者有眞氣正氣邪氣

黄帝曰：余聞氣者，有眞氣，有正氣，有邪氣。何謂眞氣？岐伯曰：眞氣者，所受於天，與穀氣竝而充身者也。正氣者，正風也，從一方來，非實風，又非虛風也。邪氣者，虛風之賊傷人也，其中人也深，不能自去。正風者，其中人也淺，合而自去，其氣來柔弱，不能勝眞氣，故自去。（《靈樞·刺節眞邪第七十五》）

此言氣者，有眞氣，有正氣，有邪氣。眞氣者，即元氣也，與生俱生，受之於天日，與穀氣相併，而充滿於身者也。氣在天者，受於鼻而喉主之；在水穀者，入於口而咽主之。然鐘於未生之初者，曰先天之氣；成於已生之後者，曰後天之氣。氣在陽分即陽氣，在陰即陰氣，在表曰衛氣，在裹曰榮氣，在脾曰充氣，在胃曰胃氣，在上焦曰宗氣，在中焦曰中氣，在下焦曰元陰，元陽之氣，皆無非其別名耳。正氣者，正風也，從一方來，謂太乙所居之方也。風得時之正者，是爲正風。然正風、實風，本同一方，此風非實非虛，如春之東風，夏之南風，秋之西風，冬之北風者是也。其中人也淺，以其風氣之來柔弱，不能勝人眞氣，故邪與正合而正勝之，故自去也。邪氣者，廼虛風之賊傷人者也，如冬居葉蟄之宮，而風自後來者是也。從衝後來者爲虛風，其中人也甚，故深入不能自去。實風之來暴而烈，故與虛風對言也。

◎血之功效

故人臥，血歸於肝，肝受血而能視，足受血而能步，掌受血而能握，指受血而能攝。（《素問·五藏生成第十》）

人寤則動，動則血隨氣行陽分而運於諸經。人臥則靜，靜則血隨氣行陰分而歸於肝，以肝爲藏血之藏也。《靈樞·本藏》云："肝藏血。"故人凡寐者，其面色多白，以血藏故耳。肝開竅於目，肝得血則神聚於目，故能視。足得之則神在足，故步履健矣。掌得之則神在手，故把握固矣。指得之則神在指，故攝持強矣。夫血氣者，人之神也，而此數節皆但言血而不言氣。蓋氣屬陽而無形，血屬陰而有形，而人之形體，以陰而成。如《九鍼》曰："人之所以生成者，血脈也。"《榮衛生會》曰："血者神氣也。"《平人絕穀》曰："血脈和則精神廼居。"故此皆言血者，謂神依形生，用自體出也。

◎五十榮備得盡天地之壽矣

黄帝曰：余願聞五十榮奈何？岐伯答曰：天周二十八宿，宿三十六分。人氣行一周，千八分，日行二十八宿。人經脈上下左右前後二十八脈，周身十六丈二尺，以應二十八宿，漏水下百刻，以分晝夜。故人一呼，脈再動，氣行三寸；一吸，脈亦再動，氣行三寸；呼吸定息，氣行六寸。十息，氣行六尺，日行二分。二百七十息，氣行十六丈二尺，氣行交通於中，一周於身。水下二刻，日行二十五分。五百四十息，氣行再周於身。水下四刻，日行四十分。二千七百息，氣行十周於身。水下二十刻，日行五宿二十分。一萬三千五百息，氣行五十榮於身。水下百刻，日行二十八宿。漏水皆盡，脈終矣。所謂交通者，竝行一數也，故五十榮備，得盡天地之壽矣。凡行八百一十丈也。（《靈樞·五十榮第十五》）

此詳言經脈之行，晝夜有五十度之數也。榮者，運也。五十榮者，謂五十度也。經脈之行於晝者二十五度，行於夜者二十五度，故曰五十榮。夫人身經脈之行，上合於天星之度，下合於漏水之下者也。天周二十八宿，即角、亢、氐、房、心、尾、箕、斗、牛、女、虛、危、室、壁、奎、婁、胃、昴、畢、觜、參、井、鬼、柳、星、張、翼、軫也。歲有十二月，日有十二辰。子午爲經，卯酉爲緯。天周二十八宿，而一面七星，四七二十八宿，房昴爲緯，虛張爲經，是故房至畢爲陽，昴至心爲陰，陽主晝，陰主夜者是也。每宿析爲三十六分，積而推之，十宿得三百六十分，二十宿得七百二十分。八宿三八得二百四十分，六八得四十八分，共得一千八分。人之脈氣，其晝夜一周，亦合此一千八分之數，而日之所行者，已周二十八宿，正以人之經脈，上下昇降，凡左右前後，共二十八脈。蓋十二經有十二脈，而左右相同，則爲二十四脈，加以陽蹻、陰蹻、督脈、任脈，共計二十八脈。其脈總計長短之數，凡手之三陰三陽，足之三陰三陽，兩蹻督任，周身共有一十六丈二尺，上應天之二十八宿，下應漏水百刻，以分爲晝夜運行之度也。故人一呼脈再動，其脈氣行三寸；一吸脈亦再動，其脈氣行三寸。呼吸總爲一息，則其脈氣行六寸。積至十息，則其脈氣行六尺，而天之日，其行爲七釐五毫。此云日行二分者，傳久之誤也。下倣此。凡一百三十五息，水下一刻之度也，人氣當半周於身，脈行八丈一尺；故二百七十息，氣行於身一周，水下當二刻，日行當得二十分一厘六毫爲正。氣行二周，脈行三十二丈四尺，日行當得四十分三厘二毫爲正。上文言二十五分者太多，本節言四十分者太少，此其所以有誤也。氣行十周，脈行一百六十二丈，日行當得五宿二十一分六厘爲正。一萬三千五百息者，此一晝夜百刻之總數，人氣亦盡而復起矣。所謂交通者，並行一數也。併行一數，謂併二十八脈通行一周之數也。使五十榮之數常周備無失，則壽亦無窮，故得盡天地之壽矣。八百一十丈，脈氣周行晝夜五十榮之總數也。

◎榮衛之行如環之無端

黄帝曰：榮衛之行也，上下相貫，如環之無端。今有其卒然遇邪氣，及逢大寒，手足懈惰，其脈陰陽之道，相輸之會，行相失也，氣何由還？岐伯曰：夫四末陰陽之會者，此氣之大絡也。四街者，氣之徑路也。故絡絶則徑通，四末解則氣從合，相輸如環。黄帝曰：善。此所謂如環無端，莫知其紀，此之謂也。（《靈樞·動俞第六十二》）

此言榮衛之行，相輸如環，非邪氣大寒之所能失也。夫榮氣隨宗氣，以行於經隧之中，始於手太陰，而終於足厥陰；衛氣行於各經皮膚分肉之間，始於足太陽，而終於足太陰。陰陽諸經，相貫而行，如環無端。但卒然遇邪氣大寒，則手足懈惰，其脈氣所行，陰陽之道，輸運之會，宜乎其相失也，則榮氣何由而還，復欲始於手太陰以終於足厥陰，衛氣亦何由而還，復欲始於足太陽以終於足太陰者，難矣。四支，爲四末，廼陰陽諸經所會，而爲榮衛二氣之大絡也。四街者，胷氣有街、腹氣有街、頭氣有街、脛氣有街者，是也。此四街爲榮衛二氣之徑路，故大絡雖或阻絶，而徑路則自相通，彼逢邪氣大寒之時，手足固嘗懈惰，及懈惰已畢而少解，則二氣復從而合，相輸如環，故不相失之也。

◎榮衛生會與天地同紀

黄帝問於岐伯曰：人焉受氣？陰陽焉會？何氣爲榮？何氣爲衛？榮安從生？衛於焉會？老壯不同氣，陰陽異位，願聞其會！岐伯答曰：人受氣於穀，穀入於胃，以傳於肺，五藏六府，皆以受氣，其清者爲榮，濁者爲衛，榮在

脈中，衛在脈外，榮周不休，五十而復大會，陰陽相貫，如環無端。衛氣行於陰二十五度，行於陽二十五度，分爲晝夜，故氣至陽而起，至陰而止。故曰：日中而陽隴，爲重陽；夜半而陰隴，爲重陰。故太陰主內，太陽主外，各行二十五度，分爲晝夜。夜半爲陰隴，夜半後而爲陰衰，平旦陰盡而陽受氣矣。日中而陽隴，日西而陽衰，日入陽盡而陰受氣矣。夜半而大會，萬民皆臥，命曰合陰。平旦陰盡而陽受氣，如是無已，與天地同紀。（《靈樞·榮衛生會第十八》）

焉，何也。會，合也。五十以上爲老。二十以上爲壯。此帝問人身之氣，受必有由，會必有處，陰陽何所分，榮衛何所辨，而欲得其詳也。人之生由乎氣，氣者所受於天，與穀氣並而充身者也。故穀食入胃，化而爲氣，是爲穀氣，亦曰胃氣。此氣出自中焦，傳化於脾，上歸於肺，積於胸中氣海之閒，廼爲宗氣。宗氣之行，以息往來，通達三焦，而五藏六府皆以受氣。是以胃爲水穀血氣之海，而人所受氣者，亦唯穀而已。故穀不入，半日則氣衰，一日則氣少矣。穀氣出於胃而氣有清濁之分，清者水穀之精氣也，濁者水穀之悍氣也。清者屬陰，其性精專，故化生血脈而周行於經隧之中，是爲榮氣。濁者屬陽，其性慓疾滑利，故不循經絡而直達肌表，充實於皮毛分肉之閒，是爲衛氣。然榮氣衛氣，無非資借於宗氣，故宗氣盛則榮衛和，宗氣衰則榮衛弱矣。榮，運行於中也。衛，護衛於外也。脈者非氣非血，其猶氣血之橐籥也。榮屬陰而主裏，衛屬陽而主表，故榮在脈中，衛在脈外。經云其浮氣之不循經者爲衛氣，其精氣之行於經者爲榮氣。榮氣之行，周流不休，凡一晝一夜五十周於身而復爲大會。其十二經脈之次，則一陰一陽，一表一裹，迭行相貫，終而復始，故曰如環無端也。衛氣之行，夜則行陰分二十五度，晝則行陽分二十五度，凡一晝一夜亦五十周於身。氣至陽而起，至陰而止，謂晝與夜息。日中而陽隴爲重陽，夜半而陰隴爲重陰者，此分晝夜之陰陽，以明榮衛之行也。隴，盛也。晝爲陽，日中爲陽中之陽，故曰重陽。夜爲陰，夜半爲陰中之陰，故曰重陰。太陰，手太陰也。太陽，足太陽也。內言榮氣，外言衛氣。榮氣始於手太陰，而復會於太陰，故太陰主內。衛氣始於足太陽，而復會於太陽，故太陽主外。榮氣周流十二經，晝夜各二十五度。衛氣晝則行陽，夜則行陰，亦各二十五度。榮衛各爲五十度以分晝夜也。夜半後爲陰衰，陽生於子也。日西而陽衰，陰生於午也。夫平旦至日中，天之陽，陽中之陽也；日中至黄昏，天之陽，陽中之陰也；合夜至雞鳴，天之陰，陰中之陰也；雞鳴至平旦，天之陰，陰中之陽也，故人亦應之。大會，言榮衛陰陽之會也。榮衛之行，表裏異度，故嘗不相值；惟於夜半子時，陰氣已極，陽氣將生，榮氣在陰，衛氣亦在陰，故萬民皆瞑而臥，命曰合陰。合陰者，榮衛皆歸於藏，而會於天乙之中也。平旦陰盡而陽受氣，故民皆張目而起。此陰陽消息之道，常如是無已而與天地同其紀。所謂天地之紀者，如天地日月各有所會之紀也。天以二十八舍爲紀，地以十二辰次爲紀，日月以行之遲速爲紀。故天與地一歲一會，如玄枵加於子宮是也。天與日亦一歲一會，如冬至日纏星紀是也。日與月則一月一會，如晦朔之同宫是也。人之榮衛，以晝夜爲紀，故一日凡行五十周而復爲大會焉。

◎榮衛之由生（一）

帝曰：榮衛之氣，亦令人痹乎？岐伯曰：榮者，水穀之精氣也，和調於五藏，灑陳於六府，迺能入於脈也，故循脈上下，貫五藏，絡六府也。衛者，水穀之悍氣也，其氣慓疾滑利，不能入於脈也，故循皮膚之中，分肉之閒，熏於肓膜，散於胷腹。逆其氣則病，從其氣則愈，不與風寒濕氣合，故不爲痹。（《素問·痹論第四十三》）

《類經》：榮氣者，陰氣也，由水穀精微之所化，故爲水穀之精氣。《衛氣》曰："精氣之行於經者爲榮氣。"《正理論》曰："穀入於胃，脈道迺行，水入於經，其血迺成，"夫穀入於胃，以傳於肺，五藏六府皆以受氣，其清者爲榮，濁者爲衛，榮在脈中，衛在脈外，故於藏府脈絡則無所不至。衛氣者，陽氣也，陽氣之至，浮盛而疾，故曰悍氣。慓，急也。皮膚之中、分肉之閒，脈之外也。肓者，凡腔腹肉理之閒，上下空隙之處，皆謂之肓。如《刺禁論》曰："鬲肓之上，中有父母。"《左傳》曰："膏之上，肓之下，者，是皆言鬲上也。"又《腹中論》曰："其氣溢於大腸而著於肓，肓之原在齊下。"《九鍼十二原》曰："肓之原，出於脖　。"《脹論》曰："陷於肉肓而中氣穴。"則肓之爲義，不獨以胸膈爲言，又可知也。膜，筋膜也。衛氣不入於脈，無所不至，故其行如此。如《衛氣》曰："其浮氣之不循經者爲衛氣。"《邪客》曰："衛氣者，出其悍氣之慓疾，而先行於四末分肉皮膚之閒而不休者也。"《本藏》曰："衛氣者，所以溫分肉，充皮膚，肥腠理，司開闔者也。"皆與此節互有發明。榮衛之氣，但不可逆，故逆之則病，從之則愈。然非若皮肉筋骨血脈藏府之有形者也，無跡可著，故不與三氣爲合，蓋無形亦無痹也。

◎榮衛之由生（二）

黄帝曰：五藏者，所以藏精神魂魄者也。六府者，所以受水穀而化行物者也。其氣内於五藏，而外絡支節，其浮氣之不循經者，爲衛氣；其精氣之行於經者，爲榮氣。陰陽相隨，外内相貫，如環之無端，亭亭淳淳乎，孰能窮之。（《靈樞·衛氣第五十二》）

人之精神魂魄，賴五藏以藏。食飲水穀，賴六府以化。其表裏運行之氣，内則爲藏府，外則爲經絡。其浮氣之不循經者爲衛氣，衛行脈外也。其精氣之行於經者爲榮氣，榮行脈中也。此陰陽外内相貫之無窮也。亭，《釋名》曰："停也。"淳，《廣韻》曰："清也。"亭亭淳淳乎，言停集雖多而不亂也，然孰能窮之哉？

◎榮衛之所出

黃帝曰：願聞榮衛之所行，皆何道從來？岐伯答曰：榮出於中焦，衛出於下焦。(《靈樞・榮衛生會第十八》)

何道從來，言榮衛所由之道路也。榮氣者，由穀入於胃，中焦受氣取汁，化其精微而上注於肺，廼自手太陰始，周行於經隧之中，故榮氣出於中焦。衛氣者，出其悍氣之慓疾，而先行於四末分肉皮膚之間，不入於脈，故於平旦陰盡，陽氣出於目，循頭項下行，始於足太陽膀胱經而行於陽分，日西陽盡，則始於足少陰腎經而行於陰分，其氣自膀胱與腎，由下而出，故衛氣出於下焦。夫人身不過表裏，表裏不過陰陽，陰陽即榮衛，榮衛即血氣。藏府筋骨居於內，必賴榮氣以資之，經脈以疏之。皮毛分肉居於外，經之所不通，榮之所不及，故賴衛氣以呴之，孫絡以濡之。而後內而精髓，外而髮膚，無弗得其養者，皆榮衛之化也。然榮氣者，猶天之有宿度，地之有經水，出入有期，運行有序者也。衛氣者，猶天之有清陽，地之有鬱蒸，陰陽晝夜，隨時而變者也。衛氣屬陽，廼出於下焦，下者必昇，故其氣自下而上，亦猶地氣上爲雲也。榮本屬陰，廼自中焦而出於上焦，上者必降，故榮氣自上而下，亦猶天氣降爲雨也。雖衛主氣而在外，然亦何嘗無血。榮主血而在內，然亦何嘗無氣。故榮中未必無衛，衛中未必無榮，但行於內者便謂之榮，行於外者便謂之衛，此人身陰陽交感之道，分之則二，合之則一而已。

◎榮氣之所行

黃帝曰：榮氣之道，內穀爲寶。穀入於胃，廼傳之肺，流溢於中，佈散於外，精專者行於經隧，常榮無已，終而復始，是謂天地之紀。故氣從太陰出，注手陽明，上行，注足陽明；下行至跗上，注大指間，與太陰合；上行抵髀，從髀注心中，循手少陰，出掖下臂，注小指，合手太陽；上行乘掖，出䪼內，注目內眥，上巔下項，合足太陽；循脊下尻，下行，注小指之端，循足心，注足少陰，上行注腎，從腎注心，外散於胷中，循心主脈，出掖下臂，出兩筋之間，入掌中，出中指之端，還注小指次指之端，合手少陽；上行注膻中，散於三焦，從三焦注膽，出脅，注足少陽；下行至跗上，復從跗注大指間，合足厥陰；上行至肝，從肝上注肺，上循喉嚨，入頏顙之竅，究於畜門。其支別者，上額循巔下項中，循脊入骶，是督脈也。絡陰器，上過毛中，入臍中，上循腹裏，入缺盆，下注肺中，復出太陰。此榮氣之所行也，逆順之常也。(《靈樞・榮氣第十六》)

榮氣之行，由於穀氣之化，穀不入則榮氣衰，故云內穀爲寶。穀入於胃，以傳於肺，清者爲榮，榮行脈中，故其精專者行於經隧，常榮無已，終而復始，以周流於十二經也。天地之紀，義見前章。內，納同。此下言榮氣運行之次，即前十二經脈之序也。榮氣出於中焦，上行於肺，故於寅時始於手太陰肺經，出注中府、雲門，下少商以交於手陽明商陽也。手陽明大腸經，循臂上行至鼻傍迎香穴，交於目下承泣穴，注足陽明胃經。下行至足跗，出次趾之厲兌。其支者，別跗上，入大趾出其端，以交於足太陰隱白也。足太陰脾經自足上行抵髀，入腹屬脾，上膈注於心中，以交於手少陰經也。心脈發自心中，循手少陰經出掖下極泉穴，下臂注小指內側少衝穴，出外側以交於手太陽少澤也。手太陽小腸經，自小指上行，乘掖外，上出於頔內顴髎之次注目內眥，以交於足太陽睛明穴。足太陽膀胱經，過巔下項，循脊下尻，注小指端之至陰，循小趾入足心，以交於足少陰之湧泉，而上行注腎也。足少陰腎經，從足心上行入腎，注於心，外散於胸中，以交於手心主。其脈出掖下之天池下臂，出兩筋之閒，入掌中，出中指端之中衝也。手厥陰心主之支者，別掌中，還注無名指端，以交於手少陽之關衝，循臂上行注膻中，下膈散於三焦也。手少陽經自三焦注於膽，出脅肋閒以交於足少陽經，上者行於頭，起於目銳眥瞳子髎穴，下者至足跗，出小趾次趾端之竅陰穴也。足少陽膽經，支者別跗上，注大趾閒，以交於足厥陰之大敦穴，廼上行至肝上肺，上循喉嚨之上，入頏顙之竅。究，深也。蓄門，即喉屋上通鼻之竅門也。其支別者，自頏顙上出額，循巔以交於督脈，循脊下行入尾骶也。畜，臭同。督脈自尾骶前絡陰器，即名任脈，上過陰毛中，入臍上腹，入缺盆，下肺中，復出於手太陰經。前經脈篇未及任督，而此始全備，是十四經榮氣之序。

◎榮氣之功效

黄帝曰：願聞中焦之所出。岐伯答曰：中焦亦竝胃中，出上焦之後。此所受氣者，泌糟粕，蒸津液，化其精微，上注於肺脈，廼化而爲血，以奉生身，莫貴於此。故獨得行於經隧，命曰榮氣。（《靈樞·榮衛生會第十八》）

此言榮氣出於中焦，廼化血而行經隧者也。榮氣者，陰氣也，本屬下焦，而由中焦之氣降以生之，故曰榮氣出於中焦。是中焦之氣，亦並胃之中脘，出於上焦之下，此廼榮氣之所受也。榮氣泌別糟粕，蒸其津液，化其精微，隨宗氣以上注於肺，而行於十二經之中。凡心中所生之血，賴此榮氣而化，以奉養生活之身，廼至貴而無以尚焉者也。但陰性精專，故得獨行於經隧耳。此以衛氣之在外者而較之，則榮氣在內，如將之守榮，故名之曰榮氣者以此。《生氣通天論》云："陰在內，陽之守也。"正謂此耳。

◎衛氣之行（一）

黄帝問於岐伯曰：願聞衛氣之行，出入之合，何如？伯高曰：歲有十二月，日有十二辰，子午爲經，卯酉爲緯。天周二十八宿，而一面七星，四七二十八星，房昴爲緯，虚張爲經。是故房至畢爲陽，昴至心爲陰。陽主晝，陰主夜。故衛氣之行，一日一夜五十周於身，晝日行於陽二十五周，夜行於陰二十五周，周於五藏。

十二辰，即十二支也，在月爲建，在日爲時。天象定者爲經，動者爲緯。子午當南北二極，居其所而不移，故爲經；卯酉常東昇西降，列宿周旋無已，故爲緯。天分四面，曰東西南北，一面七星。如角亢氐房心尾箕，東方七宿也，斗牛女虛危室壁，北方七宿也，奎婁胃昴畢觜參，西方七宿也；井鬼柳星張翼軫，南方七宿也，是爲四七二十八星。房在卯中，昴在酉中，故爲緯；虛在子中，張在午中，故爲經。自房至畢，其位在卯辰巳午未申，故屬陽而主晝；自昴至尾，其位在酉戌亥子丑寅，故屬陰而主夜。衛氣之行於身者，一日一夜凡五十周於身。天之陽主晝，陰主夜；人之陽主府，陰主藏。故衛氣晝則行於陽分二十五周；夜則行於陰分二十五周。陽分者言表言府；陰分者言裏言藏也，故夜則周於五藏。

是故平旦陰盡，陽氣出於目，目張則氣上行於頭，循項下足太陽，循背下至小指之端。其散者，别於目鋭眥，下手太陽，下至手小指之間外側。其散者，别於目鋭眥，下足少陽，注小指次指之間。以上循手少陽之分側，下至小指之間；别者，以上至耳前，合於頷脈，注足陽明，以下行至跗上，入五指之間；其散者，從耳下，下手陽明，入大指之間，入掌中；其至於足也，入足心，出内踝，下行陰分，復合於目，故爲一周。（《靈樞·衛氣行第七十六》）

此陽氣者，即衛氣也，出於目之睛明穴，正以目開則衛氣上行於頭，迺循項下足太陽膀胱經之眾穴，又循背下至足小指之端至陰穴；其在頭而散者，别於目之鋭眥近聽宫穴，下手太陽小腸經，而至於手小指外側之少澤穴；其在頭而又散者，别於目鋭眥，即足少陽之瞳子髎穴，以下足少陽之經，而注於足第四指間之竅陰穴；又從而上循手少陽之分側，以下至手小指之間關衝穴；其别而散者，以上至耳前，合於頷脈，上近足陽明經之承泣穴，迺注足陽明之經，而下行至足跗面之衝陽穴，入次指之間厲兑穴；其在頭而散者，從耳下下行手陽明經之迎香等穴，入手大指，當作次指，指之間商陽穴，入手掌中。此則晝行於陽經者如此，計二十五度，至夜則行於陰經，亦二十五度。其至於足少陰腎經，迺足心之湧泉穴，出内踝下，行陰分，自足少陰腎經，而行手少陰心經，手太陰肺經，足厥陰肝經，足太陰脾經，其夜行於陰經者，計有二十五度，至明日平旦，陰經已盡，而陽經又受氣，則復因目開，而會於目，又自足太陽膀胱經之睛明穴始也。謂五十度爲一周者以此。

◎衛氣之行（二）

黄帝曰：衛氣每至於風府，腠理迺發，發則邪入焉。其衛氣日下一節，則不當風府，奈何？岐伯曰：風府無常，衛氣之所應，必開其腠理，氣之所舍節，則其府也。（《靈樞·歲露論第七十九》）

此言邪氣，雖因衛氣而或入或發，然邪之所感無常形，則凡邪之所舍無常府也。夫衛氣每至於風府，則腠理迺發，發則邪入，其邪氣隨衛氣而日下一節，固宜邪之所發者，必從風府而出也。然有不當於風府者，風之所府者無常也。如《瘧論》所謂衛氣之虛實不同，邪中異所，則不得當其風府也。故邪中於頭項者，邪氣至頭項而病；中於背者，邪氣至於背而病；中於腰脊者，邪氣至腰脊而病；中於手足者，邪氣至手足而病。由是衛氣之所出，與邪氣合，則必開腠理而病發，信乎邪氣之所舍，則其府也，豈必盡由風府而入哉？

九、形氣味精歸化

◎形氣味精之歸化

水爲陰，火爲陽，陽爲氣，陰爲味。味歸形，形歸氣，氣歸精，精歸化。精食氣，形食味，化生精，氣生形。（《素問・陰陽應象大論第五》）

水性潤下，故爲陰；火性炎上，故爲陽。清陽上昇，故爲氣；濁陰下降，故爲味。蓋以水火而徵兆氣味之陰陽也。陰爲味，陰成形，地食人以五味以養此形，故味歸形。陽化氣，諸陽之氣通會於皮膚肌腠之閒以生此形，故形歸氣。陽氣生於陰精，故氣歸於精。水穀之精氣，以化生此精，故精歸化。水穀之精氣，以生此精，故精食氣。五味入胃以養此形，故形食味。水穀之精氣以化生此精，諸陽之神氣以生養此形。蓋天食人以五氣，地食人以五味，氣味化生此精氣，以生養此形也。

◎氣形味精之互傷

味傷形，氣傷精，精化爲氣，氣傷於味。（《素問・陰陽應象大論第五》）

《類經》：味既歸形，而味有不節，必反傷形。氣既歸精，而氣有失調，必反傷精。精化爲氣，謂元氣由精而化也。《珠玉集》曰："水是三才之祖，精爲元炁之根。"其義即此。夫氣歸精，是氣生精也；而精化氣，是精生氣也。二者似乎相反，而不知此正精氣互根之妙，猶天地雲雨之義也。是以陽化氣，即雲之類；陰成形，即雨之類。雨廼不生於地而降於天之雲，氣歸精也；雲廼不出於天而昇於地之氣，精化爲氣也。人身精氣，全是如此。故氣聚則精盈，精盈則氣盛，精氣充而形自強矣。故先舉雲雨爲言者，正欲示人以精氣昇降之如此耳。若曰味傷形者，則未有形傷而氣不傷者；如云味過於酸，肝氣以津，脾氣廼絕之類，是皆味傷氣也。

◎氣味厚薄之功用

味厚者爲陰，薄爲陰之陽。氣厚者爲陽，薄爲陽之陰。味厚則泄，薄則通。（《素問・陰陽應象大論第五》）

味爲陰故降，氣爲陽故昇。氣味之陰陽，而陰陽之中，復各有陰陽也。味爲陰矣，而厚者爲純陰，薄者爲陰中之陽；氣爲陽矣，而厚者爲純陽，薄者爲陽中之陰。陰味下行，故味厚者能泄於下，薄者能通利；陽氣上行，故氣薄者能泄於表，厚者能發熱也。

◎氣味分屬陰陽

氣味辛甘發散爲陽，酸苦湧泄爲陰。（《素問·陰陽應象大論第五》）

言氣味固分陰陽，而味中復有陰陽之别。辛走氣而性散，甘廼中央之味，而能灌溉四傍，故辛甘主發散爲陽也。苦主泄下，而又炎上作苦，酸主收降，而又屬春生之木味，皆能上湧而下泄，故酸苦湧泄爲陰也。

十、精氣津液血脈

◎精者身之本

夫精者，身之本也。故藏於精者，春不病溫。（《素問·金匱眞言論第四》）

精者，身之本也。冬不按蹺，以藏其精。藏其精者，春不病溫，不特不病鼽衄及不病頸項已也。且精之在內者不可出，而邪之在外者不可入。

◎五藏化液

五藏化液：心爲汗，肺爲涕，肝爲淚，脾爲涎，腎爲唾，是謂五液。（《素問·宣明五氣第二十三》）

此與《靈樞·九鍼論》同。言五藏各有其液也。飲食入胃，其精微之氣有所化而爲液者，在心爲汗，故得熱則汗出，心氣有餘也；在肺爲涕，故鼻爲肺之竅，涕出於肺也；在肝爲淚，故目爲肝之竅者，淚注於目也；在脾爲涎，故脣口主脾者，涎出於脾也；在腎爲唾，故齒爲骨類者，唾生於齒也。是謂五藏之液也。

◎精氣津液血脈有六名實爲一氣

黄帝曰：余聞人有精氣津液血脈，余意以爲一氣耳，今廼辨爲六名，余不知其所以然。岐伯曰：兩神相搏，合而成形，常先身生，是謂精。何謂氣？岐伯曰：上焦開發，宣五穀味，熏膚充身澤毛，若霧露之溉，是謂氣。何謂津？岐伯曰：腠理發泄，汗出溱溱，是謂津。何謂液？岐伯曰：穀入氣滿，淖澤注於骨，骨屬屈伸泄澤，補益腦髓，皮膚潤澤，是謂液。何謂血？岐伯曰：中焦受氣取汁，變化而赤，是謂血。何謂脈？岐伯曰：壅遏營氣，令無所避，是謂脈。（《靈樞·決氣第三十》）

此詳言氣之義也。精氣津液血脈，分而言之則有六，總而言之則曰氣，故此謂之曰一氣，而下則曰六氣。《易》曰：“男女媾精，萬物化生。”蓋當男女相媾之時，兩神相合，而成所生男女之形，此精常先其身而生，有其精斯有其形，夫是之謂精也。宗氣即大氣，積於上焦，上焦開發於藏府，而宣佈五穀精微之氣味，此氣熏於皮膚，充其身形，澤其毫毛，誠若霧露之灌溉萬物也，《榮衛生會》云：“上焦如霧。”夫是之謂氣也。津生於內，而腠理發泄於外，其汗出似溱溱然，夫是之謂津也。穀氣入於胃，化爲精微之氣，充滿淖澤，分注於骨，骨屬屈伸，泄澤其骨，上通於腦，腦爲髓海，從茲補益，外而皮膚，從茲潤澤，夫是之謂液也。又曰：“中焦亦併胃中，出上焦之後，此所受氣者，泌糟粕，蒸津液，化其精微，上注於肺脈，廼化而爲血，以奉生身。”故中焦受氣取汁，變化而赤，夫是之謂血也。宗氣行於經脈之中，其脈流佈諸經，而榮氣從之以行，無所避匿，夫是之謂脈也。

◎六氣之貴賤

黄帝曰：六氣者，貴賤何如？岐伯曰：六氣者，各有部主也。其貴賤善惡，可爲常主，然五穀與胃爲大海也。（《靈樞·決氣第三十》）

部主，謂各部所主也，如腎主精，肺主氣，脾主津液，肝主血，心主脈也。貴賤善惡，以衰旺邪正言，如春夏則木火爲貴，秋冬則金水爲貴，而失時者爲賤也；六氣之得正者爲善，而太過不及者爲惡也。貴賤善惡，主各有時，故皆可爲常主。然六氣資於五穀，五穀運化於胃，是爲水穀之海，故胃氣爲藏府之本。

◎五液所出

五液：心主汗，肝主泣，肺主涕，腎主唾，脾主涎，此五液所出也。（《靈樞·九鍼論第七十八》）

與《宣明五氣》同，此言五藏各有液也。夫水穀入口，其味有五，津液各走其道，五藏受水穀之津液，淖注於外竅，是爲五液。津液奉心神化赤而爲血，血之液爲汗，故心主汗。鼻廼肺之竅，目廼肝之竅，口廼脾之竅，三藏之液，各出於本竅，而爲涕爲淚爲涎也。廉泉玉英，上液之道也。腎之液，從任脈上出於舌下，故腎主唾也。又云腎爲水藏，受五藏之精而藏之，腎之液復入心爲血，入肝爲淚，入肺爲涕，入脾爲涎，自入爲唾。故曰液者所以灌精濡空竅者也，此謂腎藏之液耳。

◎五穀精液功效

五穀之精液，和合而爲高者，内滲入於骨空，補益腦髓，而下流於陰股。

此津液之爲精髓也。高，當作膏，脂膏也。精液和合爲膏，以填補於骨空之中，則爲腦爲髓，爲精爲血，故上至巔頂，得以充實，下流陰股，得以交通也。

陰陽不和，則使液溢而下流於陰，髓液皆減而下，下過度則虚，虚故腰背痛而脛痠。

陰陽不和則精氣俱病，氣病則不攝，精病則不守，精氣不相統攝，故液溢於下而流泄於陰竅。精髓皆減，輸泄過度，則眞陰日虚，故爲腰痛脛痠等病，此勞瘵之所由作也。

陰陽氣道不通，四海閉塞，三焦不寫，津液不化。水穀竝於腸胃之中，別於廻腸，留於下焦，不得滲膀胱，則下焦脹，水溢則爲水脹，此津液五別之逆順也。（《靈樞・五癃津液別第三十六》）

陰陽氣道不通，則津液不得注於海，而四海閉塞矣。三焦不能輸瀉，其精液無自而化，其水穀並居於腸胃之中，別於廻腸而不入，廻腸者，大腸也，留於下焦而不行，不得滲入膀胱，故下焦脹而水溢，遂使水脹之病所由成也。此津液五別之逆順如此。

十一、色味所當

◎色味所當五藏五體

色味當五藏，白當肺辛，赤當心苦，青當肝酸，黃當脾甘，黑當腎鹹。故白當皮，赤當脈，青當筋，黃當肉，黑當骨。（《素問・五藏生成第十》）

當，合也。此五色五味之合於五藏者，皆五行之一理也。肺主皮毛，故白當皮。心主血脈，故赤當脈。肝主筋，故青當筋。脾主肉，故黃當肉。腎主骨，故黑當骨也。

十二、呼吸食飲

◎天食人以五氣地食人以五味

帝曰：善。余聞氣合而有形，因變以正名。天地之運，陰陽之化，其於萬物，孰少孰多，可得聞乎？岐伯曰：悉哉問也！天至廣不可度，地至大不可量，大神靈問，請陳其方。草生五色，五色之變，不可勝視。草生五味，五味之美，不可勝極。嗜欲不同，各有所通。天食人以五氣，地食人以五味。五氣入鼻，藏於心肺，上使五色脩明，音聲能彰。五味入口，藏於腸胃，胃有所藏，以養五氣，氣和而生，津液相成，神廼自生。（《素問・六節藏象論第九》）

因氣之合而有萬物之形，因形之變而有萬物之名，皆天地之運，陰陽之化也。然萬物之廣，孰少孰多，無不有數，欲詳知之，故以爲問。天地廣大，不可度量，萬物衆多，亦難盡悉，請陳其方，謂舉其要者言之耳。此以草言者，木亦在其中矣。青黃赤白黑，五色之正也，然色有淺深間雜之異，故五色之變不可勝視。酸辛甘苦鹹，五味之正也，然味有厚薄優劣之殊，故五味之美，不可勝極。即此五色五味之變，已不可窮，而天地萬物之化，又烏得而量哉？物性不齊，各有嗜欲，聲色臭味，各有相宜，故各有所通也。天以五氣食人者，臊氣入肝，焦氣入心，香氣入脾，腥氣入肺，腐氣入腎也。地以五味食人者，酸先入肝，苦先入心，甘先入脾，辛先入肺，鹹先入腎也。清陽化氣出乎天，濁陰成味出乎地，故天食人以氣，地食人以味，此即天地之運，陽陰之化，而人形之所以成也。五氣入鼻，由喉而藏於心肺，以達五藏。心氣充則五色脩明，肺氣充則聲音彰著。蓋心主血，故華於面。肺主氣，故發於聲。五味入口，由咽而藏於腸胃，胃藏五味，以養五藏之氣，而化生津液以成精。精氣充而神自生，人生之道，止於是耳。而其所以成之者，則在於天之氣，地之味。氣味之切於用者，則在乎藥食之間而已。

◎穀氣有五味各走其所喜

黄帝曰：願聞穀氣有五味，其入五藏，分别奈何？伯高曰：胃者，五藏六府之海也。水穀皆入於胃，五藏六府皆稟氣於胃，五味各走其所喜。穀味酸，先走肝；穀味苦，先走心；穀味甘，先走脾；穀味辛，先走肺；穀味鹹，先走腎。穀氣津液已行，榮衛大通，廼化糟粕，以次傳下。（《靈樞·五味第五十六》）

《玉版》曰："胃者，水穀氣血之海也。"此曰："胃者，爲五藏六府之海也。"蓋氣味之正者莫如水穀，水穀入胃以養五藏，故藏府者皆稟氣於胃，而胃爲五藏六府之本也。五藏嗜欲不同，各有所喜，肝喜酸，心喜苦，脾喜甘，肺喜辛，腎喜鹹，故穀氣之五味，各先走之也。故穀味酸，先走肝；穀味苦，先走心；穀味甘，先走脾；穀味辛，先走肺；穀味鹹，先走腎。然既有所先，必有所後，而生克佐使，五藏皆有相涉矣。人受氣於穀，故穀氣入於榮衛，其糟粕之質，降爲便溺，以次下傳，而出於大腸膀胱之竅。

◎五穀五果五畜五菜有五色五宜

黄帝曰：穀之五味，可得聞乎？伯高曰：請盡言之！

五穀：秔米甘，麻酸，大豆鹹，麥苦，黄黍辛。

五果：棗甘，李酸，栗鹹，杏苦，桃辛。

五畜：牛甘，犬酸，豬鹹，羊苦，雞辛。

五菜：葵甘，韭酸，藿鹹，薤苦，葱辛。

五色：黄色宜甘，青色宜酸，黑色宜鹹，赤色宜苦，白色宜辛。凡此五者，各有所宜。

所謂五宜者：脾病者，宜食秔米飯、牛肉、棗、葵；心病者，宜食麥、羊肉、杏、薤；腎病者，宜食大豆黄卷、豬肉、栗、藿；肝病者，宜食麻、犬肉、李、韭；肺病者，宜食黄黍、雞肉、桃、葱。（《靈樞·五味第五十六》）

此言五穀五果五畜五菜，各有五味也。五色與五味相宜，而五藏之病，各有所當用也。黄色屬土，甘味屬土，脾亦屬土，故色之黄者，宜甘，而脾病者，主脾氣不足，宜食穀果畜菜之甘者，以益之；赤色屬火，苦味屬火，心亦屬火，故色之赤者，宜苦，而心病者，主心氣不足，宜食穀果畜菜之苦者，以益之；黑色屬水，鹹味屬水，腎亦屬水，故色之黑者，宜鹹，而腎病者，主腎氣不足，宜食穀果畜菜之鹹者，以益之；青色屬木，酸味屬木，肝亦屬木，故色之青者，宜酸；而肝病者，主肝氣不足，宜食穀果畜菜之酸者，以益之；白色屬金，辛味屬金，肺亦屬金，故色之白者，宜辛，而肺病者，主肺氣不足，宜食穀果畜菜之辛者，以益之，此即《宣明五氣論》之所謂五入也。秔，俗作粳。麻，芝麻也。大豆，黄黑青白等豆均稱大豆。黍，糯小米也，可以釀酒，北人呼爲黄米，又曰黍子。秔米甘，麻酸，大豆鹹，麥苦，黄黍辛，此五穀之味合五行者。棗甘，李酸，栗鹹，杏苦，桃辛，此五果之味合五行者。牛甘，犬酸，豬鹹，羊苦，雞辛，此五畜之味合五行者。藿，大豆葉也。薤，野蒜也。薤似韭而無實。葵甘，韭酸，藿鹹，薤苦，蔥辛，此五菜之味合五行者。此五色之合於五味者。

◎食飲入胃之輸歸

食氣入胃，散精於肝，淫氣於筋；食氣入胃，濁氣歸心，淫精於脈；脈氣流經，經氣歸於肺；肺朝百脈，輸精於皮毛；毛脈合精，行氣於府，府精神明，留於四藏，氣歸於權衡；權衡以平，氣口成寸，以決死生。飲入於胃，遊溢精氣，上輸於脾；脾氣散精，上歸於肺；通調水道，下輸膀胱；水精四布，五經竝行，合於四時五藏，陰陽揆度，以爲常也。(《素問·經脈別論第二十一》)

精，食氣之精華也。肝主筋，故胃散穀氣於肝，則浸淫滋養於筋也。濁，言食氣之厚者也。如《陰陽清濁》曰："受穀者濁，受氣者清是也。"心主血脈，故食氣歸心，則精氣浸淫於脈也。精淫於脈，脈流於經，經脈流通，必由於氣，氣主於肺，故爲百脈之朝會。皮毛爲肺之合，故肺精輸焉。肺主毛，心主脈；肺藏氣，心生血。一氣一血，稱爲父母，二藏獨居胸中，故曰毛脈合精，行氣於府。府者，氣聚之府也，是謂氣海，亦曰膻中。宗氣積於肺，神明出於心，氣盛則神王，故氣府之精爲神明。神王則藏安，故肺肝脾腎四藏，無不賴神明之留以爲主宰，然後藏氣咸得其平而歸於權衡矣。權衡，平也，故曰："主明則下安，主不明則十二官危。"藏府之氣既得其平，則必變見於氣口而成寸尺也。氣口者，脈之大會，百脈俱朝於此，故可以決生死。凡如上文所言者，皆食氣之所化，而食氣之化，又必由於胃氣，故上文言食氣入胃，下文言飲入於胃也。遊，浮遊也。溢，湧溢也。水飲入胃，則其氣化精微，必先輸運於脾，是謂中焦如漚也。脾廼散氣，上如雲霧，而歸於肺，是謂上焦如霧也。肺氣運行，水隨而注，故肺能通調水道，下輸膀胱，是謂水出高原，下焦如瀆也。水因氣生，氣爲水母，凡肺氣所及，則水精布焉。然水名雖一，而清濁有分。清者爲精，精如雨露；濁者爲水，水如江河。故精歸五藏，水歸膀胱，而五經併行矣。五經，五藏之經絡也。若是則食飲精氣，即得其滋養昇降之宜，故四時五藏，皆合於陰陽揆度以爲常也。

◎水穀入口輸於腸胃者液别爲五

黄帝問於岐伯曰：水穀入於口，輸於腸胃，其液别爲五。天寒衣薄，則爲溺與氣；天熱衣厚，則爲汗；悲哀氣竝，則爲泣；中熱胃緩，則爲唾；邪氣内逆，則氣爲之閉塞而不行，不行則爲水脹。余知其然也，不知其所由生，願聞其道。

此論水穀所生之津液，各走其道，别而爲五。如五道癃閉，則爲水脹。五别者，爲汗，爲溺，爲唾，爲淚，爲髓。五癃者，液不滲於腦而下流，陰陽氣道不通，四海閉塞，三焦不瀉，而津液不化，水穀留於下焦，不得滲於膀胱，則水溢而爲水脹。

岐伯曰：水穀皆入於口，其味有五，各注其海，津液各走其道。故三焦出氣，以溫肌肉，充皮膚，爲其津，其流而不行者爲液。

水穀入口，五液之所由生也。五味之入，各有所歸，辛先入肺，苦先入心，甘先入脾，酸先入肝，鹹先入腎也。各注其海者，人身有四海，腦爲髓海，衝脈爲血海，膻中爲氣海，胃爲水穀之海也。五藏四海，各因經以受水穀之氣味，故津液隨化而各走其道，此津液之有辨也。宗氣積於上焦，榮氣出於中焦，衛氣出於下焦。達於表者，陽之氣也，故三焦出氣以溫肌肉，充皮膚，而爲其津，津屬陽也。榮於裏者，陰之氣也，故周流於血脈之間，而不散行於外，注於藏府，益於精髓，而爲之液，液屬陰也。

天暑衣厚則腠理開，故汗出，寒留於分肉之間，聚沫則爲痛。

此論津之爲汗也。熱蒸於表則津泄，故腠理開而汗出。或爲寒邪所感則液凝，留於肌肉之間，故汁沫聚而爲痛。

天寒則腠理閉，氣濕不行，水下流於膀胱，則爲溺與氣。

此津之爲溺氣也。腠理閉密則氣不外泄，故氣化爲水。水必就下，故留於膀胱。然水即氣也，水聚則氣生，氣化則水注，故爲溺與氣。

五藏六府，心爲之主，耳爲之聽，目爲之候，肺爲之相，肝爲之將，脾爲之衛，腎爲之主外。故五藏六府之津液，盡上滲於目，心悲氣竝則心系急，心系急則肺舉，肺舉則液上溢。夫心系與肺，不能盡舉，乍上乍下，故欬而泣出矣。

心總五藏六府，爲精神之主，故耳目肺肝脾腎，皆聽命於心。是以耳之聽，目之視，無不由乎心也。肺朝百脈而主治節，故爲心之相。肝主謀慮決斷，故爲心之將。脾主肌肉而護養藏府，故爲心之衛。腎主骨而成立其形體，故爲心之主外也。心爲藏府之主，故五藏之系皆入於心，心之總系復上貫於肺，通於喉，而息由以出。故心悲則系急而肺葉舉，液即隨之而上溢。然心系與肺本不常舉，故有乍上乍下。當其氣舉而上，則爲欬爲泣也。凡人之泣甚而繼以嗽者，正以氣並於上而奔迫於肺耳。《口問》曰："心者，五藏六府之主也；目者，宗脈之所聚也，上液之道也；口鼻者，氣之門戶也。故悲哀愁憂則心動，心動則五藏六府皆搖，搖則宗脈感，液道通，故涕泣出焉。”

中熱，則胃中消穀，消穀則蟲上下作，腸胃充郭，故胃緩，胃緩則氣逆，故唾出。（《靈樞・五癃津液別第三十六》）

此津之爲唾也。蟲爲濕熱所化，常居腸中，胃熱則消穀中空，蟲行求食，故或上或下，動作於腸胃之閒。充郭者，縱滿之謂。腸郭則胃緩，胃緩則氣逆上行，涎隨而溢，故多唾也。《口問》曰：“胃緩則廉泉開，故涎下。”《宣明五氣》曰：“腎爲唾。”而此曰胃爲唾，是胃之與腎皆主爲唾，蓋土鬱之唾在胃，水泛之唾在腎也。

◎氣味厚薄之功用

陰味出下竅，陽氣出上竅。味厚者爲陰，薄爲陰之陽。氣厚者爲陽，薄爲陽之陰。味厚則泄，薄則通。氣薄則發泄，厚則發熱。（《素問・陰陽應象大論第五》）

味有質，爲陰故降，故下流於便溺之竅。氣無形，爲陽故昇，故上出於呼吸之門。氣味之陰陽，而陰陽之中，復各有陰陽也。味爲陰矣，而厚者爲純陰，薄者爲陰中之陽；氣爲陽矣，而厚者爲純陽，薄者爲陽中之陰。陰味下行，故味厚者能泄於下，薄者能通利；陽氣上行，故氣薄者能泄於表，厚者能發熱也。

◎五味所入五藏（一）

五味所入：酸入肝，辛入肺，苦入心，鹹入腎，甘入脾，是謂五入。（《素問・宣明五氣第二十三》）

此言五味各入五藏也。《陰陽應象大論》云：“木生酸，酸生肝；金生辛，辛生肺；火生苦，苦生心；水生鹹，鹹生腎；土生甘，甘生脾。”此酸之所以入肝，辛之所以入肺，苦之所以入心，鹹之所以入腎，甘之所以入脾也。是五味隨五藏而入，遂名之曰“五入”。

◎五味所入五藏（二）

五味：酸入肝，辛入肺，苦入心，甘入脾，鹹入腎，淡入胃，是謂五味。（《靈樞・九鍼論第七十八》）

此言五味之入五藏也，與《宣明五氣》同，但此多“淡入胃”一句。夫胃者，五藏六府之海也，水穀皆入於胃，五藏六府，皆稟氣於胃，五味各走其所喜，穀氣津液已行，榮衛大通，以次傳下。蓋淡附於甘，故淡入胃也。

◎五穀入胃其糟粕津液宗氣分爲三隧

伯高曰：五穀入於胃也，其糟粕、津液、宗氣，分爲三隧。故宗氣積於

胷中，出於喉嚨，以貫心脈而行呼吸焉；榮氣者，泌其津液，注之於脈，化以爲血，以榮四末，内注五藏六府，所應刻數焉；衛氣者，出其悍氣之慓疾，而先行於四末、分肉、皮膚之間，而不休者也。晝日行於陽，夜行於陰，常從足少陰之分間，行於五藏六府。（《靈樞·邪客第七十一》）

正以五穀入胃，下焦爲糟粕之隧，中焦爲津液之隧，上焦爲宗氣之隧。故宗氣積於胷中者，即上焦也，出喉嚨，以貫心脈而行呼吸，一呼脈行三寸，一吸脈行三寸，呼吸總爲一息，則脈行六寸。凡人一日一夜，計有一萬三千五百息，則脈行八百一十丈。其榮氣由中焦之氣，降於下焦，而生此陰氣者，泌其津液，注之於脈，化以爲血，以榮四支，内隨宗氣，以行於五藏六府經脈之中，而百刻之内，其脈數與刻數相應也。衛氣者，由下焦之氣，以昇於中上二焦，而生此陽氣，但衛氣慓悍滑疾，不隨宗氣以行，而先行於四末、分肉、皮膚之間，而不休者也，晝行於陽經，夜行於陰經，以司晝夜之開闔，行於陽則目張而起，行於陰則目瞑而臥。然晝行陽經之時，如行足太陽經已畢，則必入於足少陰腎經，而又出行於陽經；行足陽明已畢，則亦必入於足少陰腎經，而又出行於陽經。諸陽皆然。正以陽氣迅而陰氣弱，故必一入而即出也。所謂常從足少陰之分，間行於五藏六府者，如此。大義見《衛氣行》。

◎五味有五走

五走：酸走筋，辛走氣，苦走血，鹹走骨，甘走肉，是謂五走也。（《靈樞·九鍼論第七十八》）

此言五味之入五藏也。與《宣明五氣》同，彼曰："辛走氣，氣病無多食辛；鹹走血，血病無多食鹹；苦走骨，骨病無多食苦；甘走肉，肉病無多食甘；酸走筋，筋病無多食酸。是謂五禁，無令多食。"較此更詳。

◎五藏各有宜食

肝色青，宜食甘，秔米飯、牛肉、棗、葵，皆甘；心色赤，宜食酸，犬肉、麻、李、韭，皆酸；脾色黄，宜食鹹，大豆、豕肉、栗、藿，皆鹹；肺色白，宜食苦，麥、羊肉、杏、薤，皆苦；腎色黑，宜食辛，黄黍、雞肉、桃、葱，皆辛。（《靈樞·五味第五十六》）

《素問·藏氣法時論》曰："肝苦急，急食甘以緩之；心苦緩，急食酸以收之；脾苦濕，急食苦以燥之；肺苦氣上逆，急食苦以泄之，腎苦燥，急食辛以潤之。"又曰："肝色青，宜食甘，粳米、牛肉、棗、葵皆甘；心色赤，宜食酸，小豆（本經作麻）、犬肉、李、韭皆酸；肺色白，宜食苦，麥、羊肉、杏、薤皆苦；脾色黄，宜食鹹，大豆、豕肉、栗、藿皆鹹；腎色黑，宜食辛，黄黍、雞肉、桃、葱皆辛。"此節與《素問》同。夫色者，氣之華也。緩急燥濕，藏氣之不和也。五藏有五氣之苦，故宜五味以調之，用陰而和陽也。夫“脾苦濕，急食苦以燥之”，又曰“脾色黄，宜食鹹，大豆豕肉栗藿皆鹹”者，蓋脾爲陰中之至陰，主濕土之氣，喜燥而惡寒濕者也，故宜食苦以燥之；然灌溉於四藏，土氣潤濕而後流行，故又宜食鹹以潤之，是以《玉機眞藏論》曰“脾者，土也，孤藏以灌四傍者也”。其來如水之流者，此謂太過，病在外，故宜急食苦以燥之；如烏之喙者，此謂不及，病在中，謂如黔喙之屬，艮止而不行，故以食鹹，以滋其潤濕而溉灌也。蓋脾爲土藏，位居中央，不得中和之氣，則有太過不及之分，是以食味之有兩宜也。

◎五藏之病有五禁

五禁：肝病禁辛，心病禁鹹，脾病禁酸，腎病禁甘，肺病禁苦。（《靈樞·五味第五十六》）

此言五藏之味，有五禁，皆五行之相剋者也。金剋木，故肝病禁辛；水剋火，故心病禁鹹；木剋土，故脾病禁酸；土剋水，故腎病禁甘；火剋金，故肺病禁苦。此節當與《素問·宣明五氣》之五禁、本經《九鍼論》之五裁參看。

◎五味入口各有所走各有所病

黄帝問於少俞曰：五味入於口也，各有所走，各有所病。酸走筋，多食之令人癃；鹹走血，多食之令人渴；辛走氣，多食之，令人洞心；苦走骨，多食之，令人變嘔；甘走肉，多食之，令人悗心。余知其然也，不知其何由，願聞其故。

夫東方生風，風生木，木生酸，酸生肝，肝生筋；南方生熱，熱生火，火生苦，苦生心，心生血。是五藏本於五味之所生，而生外合之筋骨血肉也。是以五味入口，而各有所走。夫心主血，腎主骨，苦廼火之味，鹹廼水之味，苦走骨而鹹走血者。陰陽水火之交濟也。肺主氣，故辛走氣也。癃，小便不通也。洞心者，心内空也。悗心者，心内悶也。

少俞答曰：酸入於胃，其氣濇以收，上之兩焦，弗能出入也。不出即留於胃中，胃中和溫，則下注膀胱。膀胱之胞薄以懦，得酸則縮綣，約而不通，水道不行，故癃。陰者，積筋之所終也，故酸入而走筋矣。

夫酸之多食，令人癃也。癃，小水不利也。蓋酸之氣味，濇滯而收斂，既入於胃之中脘，則上兩焦，即上中二焦也。其氣味弗遽能出入，廼留於胃中，久則胃中和溫，而下注膀胱。膀胱爲胞之室，胞在其中，其體薄，其氣懦，得此酸味，則縮而且綣，綣，不分也。約，束也。所以約而不通，水道不行而爲癃也。至於外而爲陰器者，廼一身之筋，於此而終。彼肝既主筋，又主於酸，故酸入則走筋，其陰器亦有所約，而小便不利矣，

黄帝曰：鹹走血，多食之，令人渴，何也？少俞曰：鹹入於胃，其氣上走中焦，注於脈，則血氣走之，血與鹹相得則凝，凝則胃中汁注之，注之則胃中竭，竭則咽路焦，故舌本乾而善渴。血脈者，中焦之道也，故鹹入而走血矣。

夫多食鹹之令人渴也。蓋鹹入於胃，其氣上走於中焦。人之爲脈，必由中焦而始。今鹹走中焦，則必注於脈，脈行而血氣隨之以走，惟血與鹹味相得則凝，世俗宰牲加鹽，以凝血者爲此。凝則血燥，而胃中之汁，注以潤之，由是胃中之汁竭，竭則咽路枯焦，故舌根乾而善渴也。血脈爲中焦之路，故鹹入而走於血耳。《宣明五氣》曰："鹹走血，血病無多食鹹。"

黄帝曰：辛走氣，多食之，令人洞心，何也？少俞曰：辛入於胃，其氣走於上焦。上焦者，受氣而榮諸陽者也。薑韭之氣熏之，榮衛之氣，不時受之，久留心下，故洞心。辛與氣俱行，故辛入而與汗俱出。

久多食辛者，令人洞心也。洞心，透心若空也。蓋辛入於胃，其氣必走於上焦，上焦者，受氣而運諸陽者也。故辛味既走於上焦，則不得不走於氣耳。即如薑韭者，氣味之辛者也。榮氣由中焦而生，必上隨宗氣，以行於徑隧之中，衛氣由下焦而生，亦必出而行於分肉之間，所以不時有此辛味之氣也。惟此薑韭之氣，久留心下，則物在心下，而氣熏於上焦，上焦氣湊，心内似空，故多食辛者，必洞心也。且此辛氣，與心中之氣，相得而俱行，辛入則汗必出，汗之出者，以氣之出也，故心洞也。

黄帝曰：苦走骨，多食之，令人變嘔，何也？少俞曰：苦入於胃，五穀之氣，皆不能勝苦。苦入下脘，三焦之道，皆閉而不通，故變嘔。齒者，骨之所終也，故苦入而走骨，故入而復出，知其走骨也。

夫多食苦者，令人嘔也。蓋苦入於胃，而胃中五穀之氣，皆不能勝其苦味，故苦入下脘，則上中下焦之氣，皆閉而不通，遂使五穀在胃者，氣味不和，所以變而爲嘔也。況齒者，廼骨之所終，故苦入則走骨，走骨則走齒，令入而復出者，即從齒出也，此可以知苦之必走骨矣。

黄帝曰：甘走肉，多食之，令人悗心，何也？少俞曰：甘入於胃，其氣弱小，不能上至於上焦，而與穀留於胃中者，令人柔潤者也。胃柔則緩，緩則蟲動，蟲動則令人悗心。其氣外通於肉，故甘走肉。（《靈樞·五味論第六十三》）

夫多食甘者，令人悗心也。蓋甘入於胃，則甘本屬土，其性主柔，故甘味之氣最弱而小，不能上至於上焦，而與五穀留於中脘，所以胃氣亦柔潤也。胃柔則氣緩，氣緩則蟲因味甘而動，食在而動，蟲動則心自悶耳。且所謂甘走肉者，甘既屬土，土主於肉，肉在於外，甘味之氣，必走而聚之也。内與外不相通，故心悶矣。

◎穀不入半日則氣衰一日則氣少

黄帝曰：榮衛之行奈何？伯高曰：穀始入於胃，其精微者，先出於胃，之兩焦，以溉五藏，别出兩行榮衛之道。其大氣之摶而不行者，積於胷中，命曰氣海，出於肺，循喉咽，故呼則出，吸則入。天地之精氣，其大數常出三入一，故穀不入半日，則氣衰，一日則氣少矣。（《靈樞·五味第五十六》）

《類經》：此言入胃水穀所生之精氣，先出於胃之兩焦，兩焦，上焦中焦也，以溉五藏。之，至也。溉，灌注也。兩行，言清者入榮，榮行脈中，濁者入衛，衛行脈外，故榮主血而濡於内，衛主氣而佈於外，以分榮衛之道。大氣，宗氣也。摶，聚也。循，由也。氣海，即上氣海，一名膻中，居於膈上。蓋人有三氣，榮氣出於中焦，衛氣出於下焦，宗氣積於上焦，出於肺，由喉嚨而爲呼吸出入，故曰氣海。人之呼吸，通天地之精氣，以爲吾身之眞氣。故眞氣者，所受於天，與穀氣並而充身也。然天地之氣，從吸而入；穀食之氣，從呼而出。總計出入大數，則出者三分，入止一分。惟其出多入少，故半日不食，則穀化之氣衰；一日不食，則穀化之氣少矣。知氣爲吾身之寶，而得養氣之玄者，可以語道矣。

◎平人不食飲者七日而死

黄帝曰：願聞人之不食，七日而死，何也？伯高曰：臣請言其故。胃大一尺五寸，徑五寸，長二尺六寸，横屈受水穀三斗五昇，其中之穀，常留二斗，水一斗五昇而滿。上焦泄氣，出其精微，慓悍滑疾，下焦下溉諸腸。小腸大二寸半，徑八分分之少半，長三丈二尺，受穀二斗四昇，水六昇三合合之大半；迴腸大四寸，徑一寸寸之少半，長二丈一尺，受穀一斗，水七昇半。廣腸大八寸，徑二寸寸之大半，長二尺八寸，受穀九昇三合八分合之一。腸胃之長，凡五丈八尺四寸，受水穀九斗二昇一合合之大半。此腸胃所受水穀之數也。平人則不然，胃滿則腸虚，腸滿則胃虚，更虚更滿，故氣得上下，五藏安定，血脈和利，精神廼居，故神者，水穀之精氣也。故腸胃之中，常留穀二斗，水一斗五昇。故平人日再後，後二昇半，一日中五昇。七日，五七三斗五昇，而留水穀盡矣。故平人不食飲，七日而死者，水穀精氣津液皆盡故也。（《靈樞·平人絶穀第三十二》）

此詳言平人皆不食而死之故也。夫人之藏府形骸，精神氣血，皆藉水穀之所資生。水穀絶則形與氣俱絶矣。《六節藏象論》曰："五味入口，藏於腸胃，味有所藏，以養五氣，氣和而生，津液相成，神廼自生。"故神者，水穀之精氣也。平人不然者，謂平常無病之人，胃滿則腸虚，腸滿則胃虚，日夜消化，止留三斗五昇，無有如此之留積也。是以不飲食七日，則所留之水穀盡矣。水穀盡，則精氣津液皆盡矣。然病人不飲食，七日不死者，水穀留積故也，蓋留積則爲病矣。

◎飲酒致經絡充盛

飲酒者，衛氣先行皮膚，先充絡脈，絡脈先盛，故衛氣已平，榮氣迺滿，而經脈大盛。（《靈樞·經脈第十》）

衛氣者，水穀之悍氣也，其氣慓疾滑利，不入於經。酒亦水穀之悍氣，其慓疾之性亦然。故飲酒者，必隨衛氣先達皮膚，先充絡脈，絡脈先盛，則衛氣已平，而後榮氣滿，經脈迺盛矣。平，猶潮平也，即盛滿之謂。夫脈有經絡，經在内，絡在外；氣有榮衛，榮在内，衛在外。今飲酒者，其氣自内達外，似宜先經而後絡，茲迺先絡而後經者也。蓋榮氣者，猶原泉之混混，循行地中，周流不息者也，故曰榮行脈中。衛氣者，猶雨霧之鬱蒸，透徹上下，遍及萬物者也，故曰衛行脈外。是以雨霧之出於地，必先入百川而後歸河海；衛氣之出於胃，必先充絡脈而後達諸經，故十二經分發十二水。然則經即大地之江河，絡猶原野之百川也。此經絡榮衛之辨。

◎飲酒入胃小便獨先下

黄帝曰：人飲酒，酒亦入胃，穀未熟而小便獨先下，何也？岐伯答曰：酒者，熟穀之液也，其氣悍以清，故後穀而入，先穀而液出焉。（《靈樞·榮衛生會第十八》）

此言水穀入胃必濟泌別汁而後出，而飲酒者，先行皮膚，則水津四佈，而下輸膀胱矣。蓋酒之氣悍，則直連下焦，酒之質清，則速行無滯，故後穀而入，先穀而出也。

◎酒悖之由

黄帝曰：怯士之得酒，怒不避勇士者，何藏使然？少俞曰：酒者，水穀之精，熟穀之液也，其氣慓悍，其入於胃中，則胃脹氣上逆，滿於胷中，肝浮膽横，當是之時，固比於勇士。氣衰則悔與勇士同類，不知避之，名曰酒悖也。（《靈樞·論勇第五十》）

此言怯士得酒，而不避勇士之故也。慓，急也。悍，猛也。酒爲水穀之液，血爲水穀之精，酒入中焦，必求同類，故先歸血分。凡飲酒者身面皆赤，即其徵也。然血屬陰而性和，酒屬陽而氣悍，血欲静而酒動之，血欲藏而酒亂之，血無氣不行，故血亂氣亦亂，氣散血亦散，擾亂一番，而血氣能無耗損者，未之有也。又若人之稟賦，藏有陰陽，而酒之氣質，亦有陰陽。蓋酒成於釀，其性則熱；汁化於水，其質則寒。故陽藏者得之則愈熱，陰藏者得之則愈寒。所以縱酒不節者，無論陰陽，均能爲害。凡熱盛而過飲者，陽日勝則陰日消，每成風癉腫脹；寒盛而過飲者，熱性去而寒質留，多至傷腎敗脾。當其少壯，則旋耗旋生，固無所覺；及乎中衰而力有不勝，則宿孽爲殃，莫能禦矣。然則酒悖之爲害也，所關於壽元者非細，其可不知節乎？酒之性熱氣悍，故能脹胃浮肝，上氣壯膽。方其醉也，則神爲之惑，性爲之亂，自比於勇而不知避；及其氣散肝平，廼知自悔。是因酒之所使，而作爲悖逆，故曰酒悖。

十三、起臥寤寐

◎臥起之時有早晏

是故日行一舍，人氣行一周與十分身之八；日行二舍，人氣行二周於身與十分身之六；日行三舍，人氣行於身五周與十分身之四；日行四舍，人氣行於身七周與十分身之二；日行五舍，人氣行於身九周；日行六舍，人氣行於身十周與十分身之八；日行七舍，人氣行於身十二周在身與十分身之六；日行十四舍，人氣二十五周於身有奇分與十分身之四。陽盡於陰，陰受氣矣。其始入於陰，常從足少陰注於腎，腎注於心，心注於肺，肺注於肝，肝注於脾，脾復注於腎爲周。是故夜行一舍，人氣行於陰藏一周與十分藏之八，亦如陽行之二十五周，而復合於目。陰陽一日一夜，合有奇分十分身之四，與十分藏之二。是故人之所以臥起之時有早晏者，奇分不盡故也。（《靈樞·衛氣行第七十六》）

此下言衛氣運行之數也。天周二十八舍而一日一周，人之衛氣晝夜凡行五十周。以五十周爲實，而用二十八歸除之，則日行一舍，衛氣當行一周與十分身之七分八厘五毫有奇爲正數。此言一周與十分身之八者，亦如天行過日一度而猶有奇分也。舍即宿也，按太史公律書及天官等書，俱以二十八宿作二十八舍。曰舍者，爲七政之所舍也。日行二舍，人氣當行三周於身與十分身之五分七厘一毫有奇爲正數。云十分身之六者，有奇分也。後倣此。人氣當行五周與十分身之三分五厘七毫有奇爲正數，餘者爲奇分。人氣當行七周與十分身之一分四厘二毫有奇爲正數，餘者爲奇分。日行五舍，人氣當行八周與十分身之九分二厘八毫爲正數，餘者爲奇分。日行六舍，人氣當行十周與十分身之七分一厘四毫有奇爲正數，餘者爲奇分。日行七舍，人氣當行十二周與十分身之四分九厘有奇爲正數，餘者爲奇分，此一面七星之數也。日行七舍爲半日，行十四舍則自房至畢爲一晝，人氣當行二十五周爲正數。今凡日行一舍，人氣行一周與十分身之八，則每舍當餘一厘四毫有奇爲奇分。合十四舍而計之，共得十分身之二，是爲一晝之奇分也。晝盡則陽盡，陽盡則陰受氣而爲夜矣。此言衛氣夜行陰分，始於足少陰腎經以周五藏，其行也以相克爲序，故腎心肺肝脾相傳爲一周，而復注於腎也。其正數奇分俱如前。衛氣行於陰分二十五周則夜盡，夜盡則陰盡，陰盡則人氣復出於目之睛明穴而行於陽分，是爲晝夜五十周之度。前日行十四舍，人氣行二十五周爲半日，凡得奇分者十分身之二；故此一晝一夜日行二十八舍，人氣行五十周合有奇分者，在身得十分身之四，在藏得十分藏之二。所謂奇分者，言氣有過度不盡也，故人之起卧，亦有蚤晏不同耳。

十四、人氣

◎人氣清濁之輸注（一）

黄帝曰：願聞人氣之清濁。岐伯曰：受穀者濁，受氣者清。清者注陰，濁者注陽。濁而清者，上出於咽；清而濁者，則下行。清濁相干，命曰亂氣。（《靈樞·陰陽清濁第四十》）

人身之氣有二：曰清氣，曰濁氣。濁氣者，穀氣也，故曰受穀者濁；清氣者，天氣也，故曰受氣者清。二者總稱眞氣。《刺節眞邪》曰："眞氣者，所受於天，與穀氣並而充身也。"《五味》曰："天地之精氣，其大數常出三入一，故穀不入，半日則氣衰，一日則氣少矣。"是指入者爲天氣，出者爲穀氣。喉主天氣，故天之清氣，自喉而注陰，陰者五藏也。咽主地氣，故穀之濁氣，自咽而注陽，陽者六府也。濁之清者，自内而出，故上行。清之濁者，自外而入，故下行。一上一下，氣必交並，二者相合而一有不正，則陰與陽不昇降，則清與濁始相犯，而氣之所以有亂者也。

◎人氣清濁之輸注（二）

黄帝曰：夫陰清而陽濁，濁者有清，清者有濁，清濁别之奈何？岐伯曰：氣之大别，清者上注於肺，濁者下走於胃。胃之清氣，上出於口；肺之濁氣，下注於經，内積於海。（《靈樞·陰陽清濁第四十》）

此明陰經清，而陽經濁，濁中有清，而清中有濁之義也。蓋氣之大别而分者，受氣者清，故清者上注於肺，肺爲陰，所以曰受氣者清，而清者注陰也；受穀者濁，故濁者下走於胃，所以曰受穀者濁，而濁者注陽也。且胃之清氣，上出於口，即咽喉爲水穀之道路，所以曰濁而清者，上出於咽也；肺之濁氣，下注於十二經，而内積於膻中之氣海，即喉嚨爲氣之上下，所以曰清而濁者，則下行也。故清濁有别也。

◎手太陽獨受陽之濁手太陰獨受陰之清

黄帝曰：諸陽皆濁，何陽獨甚乎？岐伯曰：手太陽獨受陽之濁，手太陰獨受陰之清。其清者上走空竅，其濁者下行諸經。諸陰皆清，足太陰獨受其濁。（《靈樞·陰陽清濁第四十》）

此言陽經受濁，而手太陽小腸爲尤濁；陰經受清，而手太陰肺爲尤清。然陰經雖皆受清，而足太陰脾則獨受其濁也。蓋手太陽小腸者，則上承胃之所受，脾之所化，其水穀尚未及分，而穢汙俱存，此所以獨受陽經之最濁者也，故爲濁之濁也。諸陰經皆受清氣，而陰經獨受清氣之甚者，唯手太陰肺也。手太陰肺者，爲五藏之華蓋，獨受陰經之最清者也。蓋肺金之清氣，上走於空竅之中，而其濁氣，下行於十二經，及內積於膻中之氣海，則手太陰肺最居上，所以獨受陰經之清也，故爲清之清也。然諸陰皆受清氣，唯足太陰脾，則胃中濁氣賴以運化，所謂獨受其濁也，是爲清中之濁也。

◎清滑濁澀此氣之常也

黄帝曰：治之奈何？岐伯曰：清者其氣滑，濁者其氣澀，此氣之常也。（《靈樞·陰陽清濁第四十》）

清氣屬陰，故陰經必清，其氣必滑；濁氣屬陽，故陽經必濁，其氣必澀，此迺氣之常也。然陰者主裏，既曰清而濁者則下行，又曰肺之濁氣，下行諸經。

十五、不生不化

◎眞人與道合同不生不化也

帝曰：善。有不生不化乎？岐伯曰：悉乎哉問也！與道合同，惟眞人也。帝曰：善。（《素問·六微旨大論第六十八》）

有不生不化乎者，言人有逃陰陽，免生化，而不生不化，無始無終，同太虛自然者也。與道合同，惟眞人也者，言眞人之體合於道，道無窮則體亦無窮，隱見莫測，出入天地內外，順道至眞以生，其爲小也入於無閒，其爲大也過虛空界，故能出入生死，壽敝天地，無有終時也。

第十二章　陰陽五行

一、陰陽之義

◎陰陽之謂

黄帝曰：陰陽者，天地之道也，萬物之綱紀，變化之父母，生殺之本始，神明之府也。（《素問・陰陽應象大論第五》）

道者，陰陽之理也。陰陽者，一分爲二也。太極動而生陽，靜而生陰，天生於動，地生於靜，故陰陽爲天地之道。大曰綱，小曰紀，總之爲綱，周之爲紀，物無巨細，莫不由之，故爲萬物之綱紀，王氏曰“滋生之用也，陽與之正氣以生，陰爲之主持以立”者，亦是。《天元正紀大論》曰：“物生謂之化，物極謂之變。”《易》曰：“在天成象，在地成形，變化見矣。”朱子曰：“變者化之漸，化者變之成。”陰可變爲陽，陽可化爲陰。然而變化雖多，無非陰陽之所生，故爲之父母。生殺之道，陰陽而已，陽來則物生，陽去則物死。凡日從冬至以後，自南而北謂之來，來則春爲陽始，夏爲陽盛，陽始則温，温則生物，陽盛則熱，熱則長物；日從夏至以後，自北而南謂之去，去則秋爲陰始，冬爲陰盛，陰始則涼，涼則收物，陰盛則寒，寒則藏物，此陰陽生殺之道也。然如下文曰：“陽生陰長，陽殺陰藏。”則陽亦能殺，陰亦能長矣。《六節藏象論》曰：“生之本，本於陰陽。”則陰亦能生矣。故生於陽者，陰能殺之，生於陰者，陽能殺之，萬物死生，皆由乎此，故謂之本始。本，根本也。始，終始也。神，變化不測也。明，三光著象也。府，所以藏物也。神明出於陰陽，故陰陽爲神明之府。

◎五運陰陽之謂

《論》言五運相襲，而皆治之，終朞之日，周而復始，余已知之矣。願聞其與三陰三陽之候，奈何合之？鬼臾區稽首再拜對曰：昭乎哉問也。夫五運陰陽者，天地之道也，萬物之綱紀，變化之父母，生殺之本始，神明之府也，可不通乎？！（《素問・天元紀大論第六十六》）

五運者，甲己歲爲土運，乙庚歲爲金運，丙辛歲爲水運，丁壬歲爲木運，戊癸歲爲火運。三陰三陽者，子午之歲，少陰主之；丑未之歲，太陰主之；寅申之歲，少陽主之；卯酉之歲，陽明主之；辰戌之歲，太陽主之；巳亥之歲，厥陰治之。帝言五運之氣，遞相沿襲，而一歲皆爲之主治。終朞，年之三百六十五日，周而復始，其與三陰三陽之主歲相合。夫五運獨主一歲，三陰三陽之主歲，有司天在泉，間氣客氣，故曰五運相襲而皆治之。天之十干，運化地之五行；地之五行，上呈三陰三陽之六氣。故曰五運陰陽者，天地之道也。蓋道，謂生化之道；綱紀，謂生長化收藏之綱紀也；父母，謂萬物形之先也；本始，謂生殺皆因而有之也。夫有形稟氣，而不爲五運陰陽之所攝者，未之有也。所以造化不極，爲萬物生化之元始者，以其是神明之府故也。然合散不測，生化無窮，非神明運爲，無能爾也。

◎天地陰陽之謂

帝曰：上下相召奈何？鬼臾區曰：寒暑燥濕風火，天之陰陽也，三陰三陽上奉之。木火土金水火，地之陰陽也，生長化收藏下應之。天以陽生陰長，地以陽殺陰藏。天有陰陽，地亦有陰陽。故陽中有陰，陰中有陽。所以欲知天地之陰陽者，應天之氣，動而不息，故五歲而右遷；應地之氣，靜而守位，故六朞而環會。動靜相召，上下相臨，陰陽相錯，而變由生也。（《素問·天元紀大論第六十六》）

此明上下相召之義也。寒暑燥濕風火，六氣化於天者也，故爲天之陰陽。太陽之上，寒氣主之；少陰之上，熱氣主之；陽明之上，燥氣主之；太陰之上，濕氣主之；厥陰之上，風氣主之；少陽之上，火氣主之。是以三陰三陽，上奉天之六氣也。木火土金水火，五行成於地，故爲地之陰陽也。生長化收藏下應之者，謂木應生，火應長，土應化，金應收，水應藏也。寒暑燥濕風火，天之陰陽也。木火土金水火，地之陰陽也。蓋以在天之熱，分爲暑火而爲六，在地之火，分爲君相而爲六，此因五行以化六氣，而所以有三陰三陽之分也。夫天爲陽，陽主昇，昇則向生，故天以陽生陰長，陽中有陰也。地爲陰，陰主降，降則向死，故地以陽殺陰藏，陰中有陽也。以藏氣紀之，其徵可見。如上半年爲陽，陽昇於上，天氣治之，故春生夏長；下半年爲陰，陰降於下，地氣治之，故秋收冬藏也。是以天本陽也，然陽中有陰；地本陰也，然陰中有陽。此陰陽互藏之道，如坎中有奇、離中有偶、水之內明、火之內暗者皆是也。惟陽中有陰，故天氣得以下降；陰中有陽，故地氣得以上昇，此即上下相召之本也。應天之氣，五行之應天干也。動而不息，以天加地而六甲周旋也。五歲而右遷，天干之應也，即甲己之歲，土運統之之類是也。蓋甲乙丙丁戊，竟五運之一周，己庚辛壬癸，又五運之一周，甲右遷而己來，己左遷而甲來，故五歲而右遷也。應地之氣，六氣之應地支也。靜而守位，以地承天而地支不動也。六朞而環會，地支之周也，即子午之歲，上見少陰之類是也。蓋子丑寅卯辰巳，終六氣之一備；午未申酉戌亥，又六氣之一備，終而復始，故六朞而環會。動以應天，靜以應地，故曰動靜，曰上下，無非言天地之合氣，皆所以相召之義也。

二、陰陽之氣

◎氣之多少逆從

雷公請問：氣之多少，何者爲逆？何者爲從？黄帝答曰：陽從左，陰從右，老從上，少從下。

此言氣在左右老少，四時皆有順逆，而逆之則爲厥也。氣之屬陽者，在左爲順；氣之屬陰者，在右爲順。《陰陽應象大論》曰："左右者，陰陽之道路也。"老者穀衰，故在上爲順；少者慾甚，故在下爲順。

是以，春夏歸陽爲生，歸秋冬爲死；反之，則歸秋冬爲生。是以氣多少，逆皆爲厥。（《素問·方盛衰論第八十》）

春夏以陽盛之時，或證或脈皆當歸陽爲生，若得陰候如秋冬者，爲逆爲死。反之，謂秋冬也。秋冬以陰盛陽衰之時，故歸陰爲順曰生，然不曰歸春夏爲死者，可見陰中有陽，未必至害，而陽爲陰賊，廼不免矣。氣有多少，則陰陽不和，不和則逆，故爲厥也，此與《五常政大論》"春氣始於左，秋氣始於右，春氣始於下，秋氣始於上"同義。

三、陰陽性類

◎水爲陰火爲陽

水爲陰，火爲陽。（《素問·陰陽應象大論第五》）

水性潤下，故爲陰；火性炎上，故爲陽。

◎陽爲氣陰爲味

陽爲氣，陰爲味。（《素問·陰陽應象大論第五》）

清陽上昇，故爲氣；濁陰下降，故爲味。

◎陰陽者血氣之男女也

陰陽者，血氣之男女也。（《素問·陰陽應象大論第五》）

陽爲氣爲男，陰爲血爲女。

◎六氣爲天之陰陽五行爲地之陰陽

帝曰：上下相召奈何？鬼臾區曰：寒暑燥濕風火，天之陰陽也，三陰三陽上奉之。木火土金水火，地之陰陽也，生長化收藏下應之。天以陽生陰長，

地以陽殺陰藏。天有陰陽，地亦有陰陽。故陽中有陰，陰中有陽。所以欲知天地之陰陽者，應天之氣，動而不息，故五歲而右遷；應地之氣，靜而守位，故六朞而環會。動靜相召，上下相臨，陰陽相錯，而變由生也。（《素問·天元紀大論第六十六》）

此明上下相召之義也。寒暑燥濕風火，六氣化於天者也，故爲天之陰陽。太陽之上，寒氣主之；少陰之上，熱氣主之；陽明之上，燥氣主之；太陰之上，濕氣主之；厥陰之上，風氣主之；少陽之上，火氣主之。是以三陰三陽，上奉天之六氣也。木火土金水火，五行成於地，故爲地之陰陽也。生長化收藏下應之者，謂木應生，火應長，土應化，金應收，水應藏也。寒暑燥濕風火，天之陰陽也。木火土金水火，地之陰陽也。蓋以在天之熱，分爲暑火而爲六，在地之火，分爲君相而爲六，此因五行以化六氣，而所以有三陰三陽之分也。夫天爲陽，陽主昇，昇則向生，故天以陽生陰長，陽中有陰也。地爲陰，陰主降，降則向死，故地以陽殺陰藏，陰中有陽也。以藏氣紀之，其徵可見。如上半年爲陽，陽昇於上，天氣治之，故春生夏長；下半年爲陰，陰降於下，地氣治之，故秋收冬藏也。是以天本陽也，然陽中有陰；地本陰也，然陰中有陽。此陰陽互藏之道，如坎中有奇、離中有偶、水之内明、火之内暗者皆是也。惟陽中有陰，故天氣得以下降；陰中有陽，故地氣得以上昇，此即上下相召之本也。應天之氣，五行之應天干也。動而不息，以天加地而六甲周旋也。五歲而右遷，天干之應也，即甲己之歲，土運統之之類是也。蓋甲乙丙丁戊，竟五運之一周，己庚辛壬癸，又五運之一周，甲右遷而己來，己左遷而甲來，故五歲而右遷也。應地之氣，六氣之應地支也。靜而守位，以地承天而地支不動也。六朞而環會，地支之周也，即子午之歲，上見少陰之類是也。蓋子丑寅卯辰巳，終六氣之一備；午未申酉戌亥，又六氣之一備，終而復始，故六朞而環會。動以應天，靜以應地，故曰動靜，曰上下，無非言天地之合氣，皆所以相召之義也。

四、陰陽性能

◎四時陰陽者萬物之根本也

夫四時陰陽者，萬物之根本也。所以聖人春夏養陽，秋冬養陰，以從其根，故與萬物沉浮於生長之門。逆其根，則伐其本，壞其眞矣。故陰陽四時者，萬物之終始也，死生之本也。（《素問·四氣調神大論第二》）

天地合氣，陰陽變化，時序運行，化生萬物，生長收藏，故爲萬物之根本。陽氣根於陰，陰氣根於陽，無陰則陽無以生，無陽則陰無以化，全陰則陽氣不極，全陽則陰氣不窮。故春夏之時，陽盛於外而虛於内，秋冬之時，陰盛於外而虛於内。故春食涼，夏食寒，以養於陽；秋食溫，冬食熱，以養於陰。以斯調節，從順其根，二氣常存。滋苗者，必固其根，伐下者，必枯其上。蓋由根固，百刻曉暮，食亦宜然。故聖人春夏養陽，秋冬養陰，以從其根而培養也。上節言秋冬之時，陰主收藏，此復言秋冬之時，陰盛於外，斯陰陽之道，有二義乎？蓋天爲陽，地爲陰，天包乎地之外，地居於天之中，陰陽二氣。皆從地而出，復收藏於地中，故曰未出地者，名曰陰中之陰，已出地者，命曰陰中之陽。所謂陰主收藏者，收藏所出之陽氣也。萬物有此根而後能生長。聖人知培養其根本，故能與萬物同歸於生長之門。根者，如樹之有根。本者，如樹之有幹。眞者，如草木之有性命也。逆春氣則少陽不生，逆夏氣則太陽不長，所謂逆其根矣。逆春氣則奉長者少，逆夏氣則奉收者少，所謂逆其根則伐其本矣。逆之則死，是謂壞其眞矣。故天地之陰陽四時，化生萬物，有始有終，有生有死，如逆之則災害生，從之則苛疾不起，是謂得陰陽順逆之道矣，然不能出於死生之數，故曰爲萬物之終始也，死生之本也。逆其根，則伐其本，壞其眞者，是則失四時陰陽之道也。蓋以從陰陽則生，不但苛疾不起也；逆陰陽則死，不但災害自生也。順陰陽則此身之氣治，治則必能有生也。逆陰陽則此身之氣亂，亂則必至於死也。若果不能順，而反之以爲逆，則吾身之陽不能入，陰不能出，而在外者，格拒於內矣，其災害死亡之至，良有故哉。得道，謂得養生之道。愚者止於佩服，而不能脩爲，是知而不能行者，不可謂得道之聖賢也。上節言天地四時之陰陽，有順逆死生之道。此復言吾身中之陰陽，亦有順逆死生之道焉。蓋天地之陰陽，不外乎四時五行，而吾身之陰陽，亦不外乎五行六氣。是以順之則生，逆之則死。所謂順之者，陰陽相合，五氣相生。東方肝木，而生南方心火，火生脾土，土生肺金，金生腎水，水生肝木。五藏相通，移皆有次。若反順爲逆，是謂內格。內格者，格拒其五藏相生之氣，而反逆行也。

◎水火者陰陽之徵兆也

水火者，陰陽之徵兆也。（《素問・陰陽應象大論第五》）

徵，證也。兆，見也。陰陽不可見，水火即其證而可見也。

◎陰陽者萬物之能始也

陰陽者，萬物之能始也。（《素問・陰陽應象大論第五》）

能始者，能爲變化生成之元始也，能始則能終矣。

◎陽予之正陰爲之主

陽予之正，陰爲之主。（《素問・陰陽離合論第六》）

陽正其氣，萬化廼生；陰主其質，萬形廼成。《易》曰：“乾知大始，坤作成物。”大抵陽先陰後，陽施陰受，陽之輕清未形，陰之重濁有質，即此之謂。予，與同。

◎陰爲柔陽爲剛

帝曰：願聞五運之主時也，何如？鬼臾區曰：五氣運行，各終朞日，非獨主時也。帝曰：請聞其所謂也。鬼臾區曰：臣稽考《太始天元冊》文曰：太虛寥廓，肇基化元，萬物資始，五運終天，佈氣眞靈，揔統坤元，九星懸朗，七曜周旋，曰陰曰陽，曰柔曰剛，幽顯既位，寒暑弛張，生生化化，品物章。（《素問・天元紀大論第六十六》）

五運主時者，主四時之令也。各終朞日，謂五運各主朞年以終朞日，如甲己之歲，土運統之之類是也，非獨主四時而已。“太虛寥廓，肇基化元”者，《太始天元冊》文，蓋太古之文，所以紀天元者也。太虛，即周子所謂無極，張子所謂由太虛有天之名也。寥廓，空而無際之謂。肇，始也。基，立也。化元，造化之本原也。資始者，萬物借化元而始生。終天者，五行終天運而無已也。佈者，佈天元之氣，無所不至也。氣有眞氣，化幾是也。物有靈明，良知是也。雖萬物形氣稟乎天地，然地亦天中之物，故《易》曰：“大哉乾元，萬物資始，廼統天。至哉坤元，萬物資生，廼順承天。”又曰：“成象之謂乾，效法之爲坤。”然則坤之元，不外乎乾之元也，故曰總統坤。九星者：天蓬一，天芮二，天衝三，天輔四，天禽五，天心六，天任七，天柱八，天英九也。見《補遺本病論》，及詳九宮星野圖，今奇門陰陽家皆用之。七曜，日月五星也，舜典謂之七政。七者如緯，運行於天，有遲有速，有順有逆，故曰周旋。陰陽者，天道也。柔剛者，地道也。易系曰：“立天之道，曰陰與陽；立地之道，曰柔與剛。”邵子曰：“天之大，陰陽盡之；地之大，剛柔盡之。”故天道資始，陰陽而已；地道資生，剛柔而已。然剛即陽之道，柔即陰之道，故又曰動靜有常，剛柔斷矣。此又以陰陽剛柔，合天地而總言之也。陽主晝，陰主夜，一日之幽顯也。自晦而朔，自弦而望，一月之幽顯也。春夏主陽而生長，秋冬主陰而收藏，一歲之幽顯也。幽顯既定其位，寒暑從而弛張矣。弛張，往來也。《易》曰：“雲行雨施，品物流形。”又曰：“天地 ，萬物化醇。”此所以生生不息，化化無窮，而品物章矣。章，昭著也。

◎陰陽之氣各有多少

帝曰：善。何謂氣有多少，形有盛衰？鬼臾區曰：陰陽之氣，各有多少，故曰三陰三陽也。形有盛衰，謂五行之治，各有太過不及也。故其始也，有餘而往，不足隨之；不足而往，有餘從之。知迎知隨，氣可與期。應天爲天符，承歲爲歲直，三合爲治。（《素問・天元紀大論第六十六》）

此以下皆明形氣之盛衰也。陰陽之氣各有多少，故厥陰爲一陰，少陰爲二陰，太陰爲三陰，少陽爲一陽，陽明爲二陽，太陽爲三陽也。形有盛衰，如木有太少角，火有太少徵，土有太少宮，金有太少商，水有太少羽，此五行之治，各有太過不及也。此氣運迭爲消長也。始，先也。隨，後也。以六十年之常而言，如甲往則乙來，甲爲太宮，乙爲少商，此有餘而往，不足隨之也。乙往則丙來，乙爲少商，丙爲太羽，此不足而往，有餘從之也。歲候皆然。以盈虛之勝負言，如火炎者水必涸，水盛者火必滅，陰衰者陽湊之，陽衰者陰湊之，皆先往後隨之義也。蓋氣運之消長，有盛必有衰，有勝必有復，往來相因，強弱相加，而變由作矣。迎者，迎其至也。隨者，隨其去也。如時令有盛衰，則候至有遲速，至與不至，必先知之，是知迎也。氣運有勝復，勝微者復微，勝甚者復甚，其微其甚，必先知之，是知隨也。知迎知隨，則歲氣可期，而天和可自保矣。符，合也。承，下奉上也。直，會也。應天爲天符，如丁巳丁亥，木氣合也；戊寅戊申戊子戊午，火氣合也；己丑己未，土氣合也；乙卯乙酉，金氣合也；丙辰丙戌，水氣合也。此十二年者，中運與司天同氣，故曰天符。承歲爲歲直，如丁卯之歲，木承木也；戊午之歲，火承火也；乙酉之歲，金承金也；丙子之歲，水承水也；甲辰甲戌己丑己未之歲，土承土也。此以年支與歲，同氣相承，故曰歲直，即歲會也。然不分陽年陰年，但取四正之年爲四直承歲，如子午卯酉是也。惟土無定位，寄王於四季之末，各一十八日有奇，則通論承歲，如辰戌丑未是也，共計八年。三合爲治，言天氣運氣年辰也，凡天符歲會之類，皆不外此三者。若上中下三氣俱合，廼爲太乙天符，如乙酉歲金氣三合，戊午歲火氣三合，己丑己未歲土氣三合者是也，共四年。

◎陰陽䨻䨻積傳爲一周

陰陽䨻䨻，積傳爲一周，氣裏形表，而爲相成也。（《素問·陰陽離合論第六》）

䨻䨻，言氣之往來也。積，謂積脈之動也。傳，謂陰陽之氣流傳也。夫脈氣往來，動而不止，積其所動，氣血循環，應水下二刻而一周於身，故曰積傳爲一周也。然榮衛之氣，因息遊布，周流形表，拒捍虛邪，中外主司，互相成立，故言氣裏形表，而爲相成也。

◎陰氣者靜則神藏躁則消亡

陰氣者，靜則神藏，躁則消亡。（《素問·痹論第四十三》）

陰氣者，藏氣也。五藏者，所以藏精神魂魄志意者也。人能安靜，則邪不能，故精神完固而內藏。若躁擾妄動，則精氣耗散，神志消亡，故外邪得以乘之，五藏之痹因而生矣。

五、陰陽體用

◎陰在內陽之守也陽在外陰之使也

故曰：天地者，萬物之上下也；陰陽者，血氣之男女也；左右者，陰陽

之道路也；水火者，陰陽之徵兆也；陰陽者，萬物之能始也。故曰：陰在內，陽之守也；陽在外，陰之使也。（《素問·陰陽應象大論第五》）

“天地者，萬物之上下也”者，言天覆物，故在上；地載物，故在下。此以“形而下爲器”而言者也。若《五運行大論》曰：“所謂上下者，歲上下見陰陽之所在也。”則以“形而上爲道”而言者是也。“左右者，陰陽之道路也”者，以“形而上爲道”而言司天在泉左右閒氣六者循環運行軌道，以陽左而昇天（司天），陰右而降地（在泉）者也。若《五運行大論》曰“左右者，諸上見厥陰，左少陰，右太陽之類”者是也。徵，證也。兆，見也。陰陽不可見，水火即其證而可見也。能始者，能爲變化生成之元始也，能始則能終矣。陰性靜，故爲陽之守；陽性動，故爲陰之使。守者，守於中，使者，運於外。以法象言，則地守於中，天運於外；以人倫言，則妻守於中，夫運於外；以氣血言，則榮守於中，衛運於外。故朱子曰：“陽以陰爲基，陰以陽爲偶。”

◎人生有形不離陰陽

帝曰：人生有形，不離陰陽。（《素問·寶命全形論第二十五》）

人秉天地陰陽之氣，而生此形，是以與天地合氣而成九候也。

◎陽氣者一日而主外

故陽氣者，一日而主外，平旦人氣生，日中而陽氣隆，日西而陽氣已虛，氣門迺閉。是故暮而收拒，無擾筋骨，無見霧露，反此三時，形迺困薄。（《素問·生氣通天論第三》）

此下言陽氣之盛衰，由於日之昇降，正以明上文若天與日之義也。一日而主外，晝則陽氣在外也。平旦人氣生，以日初昇也。日中陽氣隆，以日當午也。日西陽氣虛，以日漸降也。人氣應之，故晝則衛氣行於陽分二十五度，至日暮則陽氣之門閉，而行於陰分二十五度矣。氣門，玄府也，所以通行榮衛之氣，故曰氣門。此所以順陽氣也。陽出而出，陽藏而藏，暮時陽氣藏於陰分，故動宜收斂，以拒虛邪。無擾筋骨，則陽不耗於內；無見霧露，則邪不侵於外。若勞擾不分朝暮，反此三時，則陽氣失養，形體勞困衰薄矣。上二節言不但因時之序，雖以一日之閒，亦當知所調養如此也。

◎陰陽體用（一）

故積陽爲天，積陰爲地。陰靜陽躁，陽生陰長，陽殺陰藏，陽化氣，陰成形。（《素問·陰陽應象大論第五》）

陰陽體象，大小不同，形氣生成，不積不厚，故必積陽至大而爲天，積陰至厚而爲地。陰性柔，陽性剛也。此即四象之義，陽生陰長，言陽中之陽陰也；陽殺陰藏，言陰中之陰陽也。蓋陽不獨立，必得陰而後成，如發生賴於陽和，而長養由乎雨露，是陽生陰長也；陰不自專，必因陽而後行，如閉藏因於寒洌，而肅殺出乎風霜，是陽殺陰藏也。此於對待之中，而復有互藏之道，所謂獨陽不生，獨陰不成也。如《天元紀大論》曰："天以陽生陰長，地以陽殺陰藏。"實同此義。一曰陽之和者爲發生，陰之和者爲成實，故曰陽生陰長。陽之亢者爲焦枯，陰之凝者爲固閉，故曰陽殺陰藏。此以陰陽之淑慝言，於義亦通。陽動而散，故化氣。陰靜而凝，故成形。

◎陰陽體用（二）

然天地者，萬物之上下也；左右者，陰陽之道路也；水火者，陰陽之徵兆也；金木者，生成之終始也。（《素問・天元紀大論第六十六》）

天覆物，故在上。地載物，故在下。《五運行大論》曰："所謂上下者，歲上下見陰陽之所在也。"以司天在泉言。陽爲氣爲男，陰爲血爲女。陽左而昇，陰右而降。《五運行大論》曰："左右者，諸上見厥陰，左少陰，右太陽之類。"以司天在泉左右間氣言。徵，證也。兆，見也。陰陽不可見，水火即其證而可見也。能始者，能爲變化生成之元始也，能始則能終矣。陰性靜，故爲陽之守；陽性動，故爲陰之使。守者，守於中，使者，運於外。以法象言，則地守於中，天運於外；以人倫言，則妻守於中，夫運於外；以氣血言，則榮守於中，衛運於外。故朱子曰："陽以陰爲基，陰以陽爲偶。"

◎陽氣精柔異用

陽氣者，精則養神，柔則養筋。（《素問・生氣通天論第三》）

陽氣者，內養五藏之神，出而榮養筋骨，匪則通會於肌腠，外衛於皮毛，蓋有開有闔，有出有入者也。夫五味入口，藏於腸胃，味有所藏，以養五氣，氣和而生，津液相成，神迺自生。蓋陽氣者，水穀之精也，故先養於五藏之神。柔者，少陽初生之氣也，初出之微陽而榮養於筋，是以少陽之主筋也。

六、陰陽再分

◎陰陽之中復有陰陽

故曰：陰中有陰，陽中有陽。平旦至日中，天之陽，陽中之陽也；日中至黃昏，天之陽，陽中之陰也；合夜至雞鳴，天之陰，陰中之陰也；雞鳴至平旦，天之陰，陰中之陽也。故人亦應之。夫言人之陰陽，則外爲陽，內爲陰。言人身之陰陽，則背爲陽，腹爲陰。言人身之藏府中陰陽，則藏者爲陰，府者爲陽。肝心脾肺腎五藏皆爲陰，膽胃大腸小腸膀胱三焦六府皆爲陽。所以欲知陰中之陰、陽中之陽者何也？爲冬病在陰，夏病在陽，春病在陰，秋病在陽，皆視其所在，爲施鍼石也。故背爲陽，陽中之陽心也；背爲陽，陽

中之陰肺也；腹爲陰，陰中之陰腎也；腹爲陰，陰中之陽肝也；腹爲陰，陰中之至陰脾也。此皆陰陽表裏、内外雌雄相輸應也，故以應天之陰陽也。（《素問・金匱眞言論第四》）

故曰者，引辭也。既言陰矣，而陰中又有陰；既言陽矣，而陽中又有陽。此陰陽之道，所以無窮也。一日之氣，自卯時日出地上爲晝，天之陽也；自酉時日入地中爲夜，天之陰也。然於陰陽之中，復有陰陽，如午前爲陽中之陽，午後則陽中之陰也；子前爲陰中之陰，子後爲陰中之陽也。故以一日分爲四時，則子午當二至之中，卯酉當二分之令；日出爲春，日中爲夏，日入爲秋，夜半爲冬也。人之陰陽，亦與一日四時之氣同。故子後則氣昇，午後則氣降，子後則陽盛，午後則陽衰矣。外爲陽，内爲陰者，以表裏言。背爲陽，腹爲陰者，以前後言。五藏屬裏，藏精氣而不瀉，故爲陰。六府屬表，傳化物而不藏，故爲陽。舉一歲之候，以明病治之陰陽也。冬氣伏藏故在陰，夏氣發越故在陽。春病在陰者，以春陽尚微而餘陰尚盛也。秋病在陽者，以秋陰尚微而餘陽尚盛也。必當體察氣宜，庶無誤治。此雖以四時鍼石言，而凡藥食之類，無不皆然，不可不爲詳察也。人身背腹陰陽，議論不一。有言前陽後陰者，如老子所謂萬物負陰而抱陽是也。有言前陰後陽者，如此節所謂背爲陽，腹爲陰是也。似乎相左。觀邵子曰："天之陽在南，陰在北；地之陰在南，陽在北。天陽在南，故日處之；地剛在北，故山處之。所以地高西北，天高東南。"然則老子所言，言天之象，故人之耳目口鼻動於前，所以應天陽面南也。本經所言，言地之象，故人之脊膂肩背峙於後，所以應地剛居北也。矧以形體言之，本爲地象，故背爲陽，腹爲陰，而陽經行於背，陰經行於腹也。天地陰陽之道，當考伏羲六十四卦方圓圖，圓圖像天，陽在東南，方圖像地，陽在西北，其義最精，燎然可見。又如人之五藏，何以心肺爲背之陽，肝脾腎爲腹之陰？蓋心肺居於膈上，連近於背，故爲背之二陽藏；肝脾腎居於膈下，藏載於腹，故爲腹之三陰藏。然陽中又分陰陽，則心象人之日，故曰牡藏，爲陽中之陽。肺象人之天，天象玄而不自明。朱子曰："天之無星空處謂之辰。"故天體雖陽，而實包藏陰德，較乎日之純陽者，似爲有間。故肺曰牝藏，爲陽中之陰。若陰中又分陰陽，則腎屬人之水，故曰牝藏，陰中之陰也。肝屬人之木，木火同氣，故曰牡藏，陰中之陽也。脾屬人之土，其體象地，故曰牝藏，爲陰中之至陰也。雌雄，即牝牡之謂。輸應，轉輸相應也。此總結上文以人應天之義。地即天中之物，言天則地在其中矣。

◎陰中之陰陰中之陽之謂

天覆地載，萬物方生，未出地者，命曰陰處，名曰陰中之陰。則出地者，命曰陰中之陽。（《素問・陰陽離合論第六》）

天覆地載，萬物方生，言有天地，然後萬物生焉。然天地之化育萬物，由四時之陰陽出入，而能生長收藏，爲萬物之終始。未出地者，命曰陰處，言處於陰中，而爲陰中之陰，則出地者爲陽，其名曰陰中之陽，言從陰中所出而爲陽也。

◎晝夜陰陽再分陰陽

黄帝問於岐伯曰：人焉受氣？陰陽焉會？何氣爲榮？何氣爲衛？榮安從生？衛於焉會？老壯不同氣，陰陽異位，願聞其會！岐伯答曰：人受氣於穀，穀入於胃，以傳於肺，五藏六府，皆以受氣，其清者爲榮，濁者爲衛，榮在脈中，衛在脈外，榮周不休，五十而復大會，陰陽相貫，如環無端。衛氣行於陰二十五度，行於陽二十五度，分爲晝夜，故氣至陽而起，至陰而止。故曰：日中而陽隴爲重陽，夜半而陰隴爲重陰。故太陰主内，太陽主外，各行二十五度，分爲晝夜。夜半爲陰隴，夜半後而爲陰衰，平旦陰盡而陽受氣矣。日中而陽隴，日西而陽衰，日入陽盡而陰受氣矣。夜半而大會，萬民皆臥，命曰合陰。平旦陰盡而陽受氣，如是無已，與天地同紀。（《靈樞·榮衛生會第十八》）

焉，何也。會，合也。五十以上爲老。二十以上爲壯。此帝問人身之氣，受必有由，會必有處，陰陽何所分，榮衛何所辨，而欲得其詳也。人之生由乎氣，氣者所受於天，與穀氣並而充身者也。故穀食入胃，化而爲氣，是爲穀氣，亦曰胃氣。此氣出自中焦，傳化於脾，上歸於肺，積於胸中氣海之間，廼爲宗氣。宗氣之行，以息往來，通達三焦，而五藏六府皆以受氣。是以胃爲水穀血氣之海，而人所受氣者，亦唯穀而已。故穀不入，半日則氣衰，一日則氣少矣。穀氣出於胃而氣有清濁之分，清者水穀之精氣也，濁者水穀之悍氣也。清者屬陰，其性精專，故化生血脈而周行於經隧之中，是爲榮氣。濁者屬陽，其性慓疾滑利，故不循經絡而直達肌表，充實於皮毛分肉之間，是爲衛氣。然榮氣衛氣，無非資借於宗氣，故宗氣盛則榮衛和，宗氣衰則榮衛弱矣。榮，運行於中也。衛，護衛於外也。脈者非氣非血，其猶氣血之橐籥也。榮屬陰而主裏，衛屬陽而主表，故榮在脈中，衛在脈外。經云其浮氣之不循經者爲衛氣，其精氣之行於經者爲榮氣。榮氣之行，周流不休，凡一晝一夜五十周於身而復爲大會。其十二經脈之次，則一陰一陽，一表一裏，迭行相貫，終而復始，故曰如環無端也。衛氣之行，夜則行陰分二十五度，晝則行陽分二十五度，凡一晝一夜亦五十周於身。氣至陽而起，至陰而止，謂晝與夜息。日中而陽隴爲重陽，夜半而陰隴爲重陰者，此分晝夜之陰陽，以明榮衛之行也。隴，盛也。晝爲陽，日中爲陽中之陽，故曰重陽。夜爲陰，夜半爲陰中之陰，故曰重陰。太陰，手太陰也。太陽，足太陽也。内言榮氣，外言衛氣。榮氣始於手太陰，而復會於太陰，故太陰主内。衛氣始於足太陽，而復會於太陽，故太陽主外。榮氣周流十二經，晝夜各二十五度。衛氣晝則行陽，夜則行陰，亦各二十五度，榮衛各爲五十度以分晝夜也。夜半後爲陰衰，陽生於子也。日西而陽衰，陰生於午也。夫平旦至日中，天之陽，陽中之陽也；日中至黄昏，天之陽，陽中之陰也；合夜至雞鳴，天之陰，陰中之陰也；雞鳴至平旦，天之陰，陰中之陽也，故人亦應之。大會，言榮衛陰陽之會也。榮衛之行，表裏異度，故嘗不相値；惟於夜半子時，陰氣已極，陽氣將生，榮氣在陰，衛氣亦在陰，故萬民皆瞑而臥，命曰合陰。合陰者，榮衛皆歸於藏，而會於天乙之中也。平旦陰盡而陽受氣，故民皆張目而起。此陰陽消息之道，常如是無已而與天地同其紀。所謂天地之紀者，如天地日月各有所會之紀也。天以二十八舍爲紀，地以十二辰次爲紀，日月以行之遲速爲紀。故天與地一歲一會，如玄枵加於子宮是也。天與日亦一歲一會，如冬至日纏星紀是也。日與月則一月一會，如晦朔之同宮是也。人之榮衛，以晝夜爲紀，故一日凡行五十周而復爲大會焉。

◎五藏陰陽再分陰陽

其於五藏也，心爲陽中之太陽，肺爲陽中之少陰，肝爲陰中之少陽，脾爲陰中之至陰，腎爲陰中之太陰。(《靈樞・陰陽繫日月第四十一》)

其在内之五藏亦然。心肺居膈之上，本爲陽也。然心爲牡藏，爲陽中之太陽；肺爲牝藏，爲陽中之少陰。脾肝腎居膈之下，本爲陰也。然肝爲牡藏，爲陰中之少陽；脾爲牝藏，爲陰中之至陰；腎爲牝藏，爲陰中之太陰。蓋以陰陽之大義，陰中有陽，陽中有陰，陰中有太有少，陽中有太有少，故分之爲陰陽者，其妙有如是夫。

◎藏府陰陽再分陰陽

五藏有六府，六府有十二原，十二原出於四關，四關主治五藏。五藏有疾，當取之十二原。十二原者，五藏之所以稟三百六十五節氣味也。五藏有疾也，應出十二原。十二原各有所出。明知其原，覩其應，而知五藏之害矣。陽中之少陰，肺也，其原出於太淵，太淵二。陽中之太陽，心也，其原出於大陵，大陵二。陰中之少陽，肝也，其原出於太衝，太衝二。陰中之至陰，脾也，其原出於太白，太白二。陰中之太陰，腎也，其原出於太谿，太谿二。膏之原，出於鳩尾，鳩尾一。肓之原，出於脖胦，脖胦一。凡此十二原者，主治五藏六府之有疾者也。(《靈樞・九鍼十二原第一》)

此言五藏六府之有疾者，當取之十二原穴也。内有五藏，外有六府，以爲之表裏。藏府有十二原穴，十二原穴出於四關。四關者，即手肘足膝之所，廼關節之所係也。故凡井滎俞經合之穴，皆手不過肘，而足不過膝也。此四關者，主治五藏。凡五藏有疾，當取之十二原，正以十二原者，五藏之所以稟三百六十五節之氣味也。故五藏有疾，應出於十二原。十二原各有所出，必明知其原，覩其應，而知五藏之爲害矣。故心肺居於膈上，皆爲陽。陽中之少陰，肺也，其原出於太淵，左右各一，在掌後陷中，肺脈所注，爲俞土，鍼二分，留二呼，灸三壯。陰經無原，俞穴代之，餘倣此。陽中之太陽，心也，其原出於大陵，左右各一，大陵係手厥陰心包絡經穴，所注爲俞土。此經代心經以行事，故不曰本經之神門，而曰包絡經之大陵。在掌後骨下兩筋間，鍼六分，留七呼，灸三壯。腎肝居於膈下，而脾居中州，皆爲陰。陰中之少陽，肝也，其原出於太衝，左右各一。在足大指本節後二寸，動脈應手陷中，肝脈所注，爲俞土，鍼三分，留七呼，灸三壯。陰中之至陰，脾也，其原出於太白，左右各一。在足大指内側，内踝前核骨下陷中，脾脈所注爲，俞土，鍼三分，留七呼，灸三壯。陰中之太陰，腎也，其原出於太谿，左右各一。在足内踝，後跟骨上，動脈陷中，男子婦人病，有此脈則生，無則死，腎脈所注，爲俞土，鍼三分，留七呼，灸三壯。膏之原，出於鳩尾，其穴一。一名尾翳，一名䯏骬，蔽骨之端，在臆前，蔽骨下五分。人無蔽骨者，從歧骨下一寸。言其骨垂下如鳩尾形也。禁灸。大妙手方可鍼。肓之原，出於脖胦，其穴一。一名下氣海，一名下肓，臍下一寸半宛宛中。男子生氣之海，鍼八分，得氣瀉後宜補之，灸七壯。本篇止言五藏之原，而不言六府，迺以鳩尾、脖胦足之。《難經·六十六難》則五藏之外，言少陰之原出於兑骨，膽之原出於坵墟，胃之原出於衝陽，三焦之原出於陽池，膀胱之原出於京骨，大腸之原出於合谷，小腸之原出於腕骨，則始於十二原爲悉耳。

◎手足陰陽再分陰陽

故足之陽者，陰中之少陽也；足之陰者，陰中之太陰也。手之陽者，陽中之太陽也；手之陰者，陽中之少陰也。腰以上者爲陽；腰以下者爲陰。（《靈樞·陰陽繫日月第四十一》）

此結上文手足所屬之干支，左右各有陰陽少太之義，而至於五藏在人，亦有陰陽少太之義也。夫由足之十二經脈，應十二月之十二支者觀之，則正月左足少陽，二月左足太陽，三月左足陽明，四月右足陽明，五月右足太陽，六月右足少陽，則是足之屬陽經者，正以足本爲陰而陽經屬焉，迺陰中之少陽也。七月右足少陰，八月右足太陰，九月右足厥陰，十月左足厥陰，十一月左足太陰，十二月左足少陰，則是足之屬陰經者，正以足本爲陰，而陰經屬焉，迺陰中之太陰也。由上文手之十指應十日之十者觀之，則甲主左手之少陽，己主右手之少陽，乙主左手之太陽，戊主右手之太陽，丙主左手之陽明，丁主右手之陽明，則是手之屬陽經者，正以手本爲陽，而陽經屬焉，迺陽中之太陽也。庚主右手之少陰，癸主左手之少陰，辛主右手之太陰，壬主左手之太陰，則是手之屬陰經者，正以手本爲陽而陰經屬焉，迺陽中之少陰也。夫曰手者，雖腰以上，而凡腰以上者，不止於手，皆爲陽也。夫曰足者，雖腰以下，而凡腰以下者，不止於足，皆爲陰也。

◎十二經水陰陽再分陰陽

凡此五藏六府十二經水者，外有源泉而内有所稟，此皆内外相貫，如環無端，人經亦然。故天爲陽，地爲陰。腰以上爲天，腰以下爲地。故海以北者爲陰，湖以北者爲陰中之陰；漳以南者爲陽，河以北至漳者爲陽中之陰，

漯以南至江者爲陽中之太陽。此一隅之陰陽也。所以人與天地相參也。（《靈樞·經水第十二》）

此以經水經脈相參，而合乎天地之陰陽也。夫經水者，河海行於外，而源泉出於地。經脈者，脈絡行於表，而藏府主於中。故內外相貫，如環無端也。然經水經脈，各有陰陽之分。如天以輕清在上，故天爲陽；地以重濁在下，故地爲陰。《六微旨大論》曰："天樞之上，天氣主之；天樞之下，地氣主之。"《水熱穴論》曰："腎者，至陰也。至陰者，盛水也。肺者，太陰也。少陰者，冬脈也。故其本在腎，其末在肺，皆積水也。"人身應天地，故腰以上爲天屬陽，腰以下爲地屬陰，而經脈藏府之應於經水者亦然。如海合於胃，湖合於脾，脾胃居於中州，腰之分也。海以北者爲陰，就胃府言，自胃而下，則小腸膽與膀胱皆屬府，居胃之北而爲陰也。湖以北者爲陰中之陰，就脾藏言，自脾而下，則肝腎皆屬藏，居脾之北，而爲陰中之陰也。腰以上者，如漳合於心主，心主之上，惟心與肺，故漳以南者爲陽也。河合於肺，肺之下亦惟心與心主，故河以北至漳者爲陽中之陰也。凡此皆以上南下北言陰陽耳。然更有其陽者，則藏府之外爲三焦，三焦之外爲皮毛。《本藏篇》曰："肺合大腸，大腸者皮其應。"今三焦合於漯水，大腸合於江水，故曰漯以南至江者，爲陽中之太陽也。此天地人相合之道，天地至廣，而茲所言合者，特舉中國之水耳，故曰此一隅之陰陽也，所以人與天地相參也。若夫泉在地之下，地居天之中，水隨天氣上下環轉於地之外，而復通貫於地中，故曰："外有源泉，而內有所稟。"蓋地稟在泉之水，而以外爲十二經水之源流，內外相貫，如環無端。故人生於天地之閒，六合之內，以此身一隅之陰陽，應天地之上下四傍，所與天地參也。

七、陰陽轉變

◎重陰必陽重陽必陰

故重陰必陽，重陽必陰。（《素問·陰陽應象大論第五》）

重者，重疊之義，謂當陰時而復感寒，陽時而復感熱，或以天之熱氣傷人陽分，天之寒氣傷人陰分，皆謂之重。蓋陰陽之道，同氣相求，故陽傷於陽，陰傷於陰；然而重陽必變爲陰證，重陰必變爲陽證，如以熱水沐浴身反涼，涼水沐浴身反熱，有"冬傷於寒，春必病溫；春傷於風，夏生飧泄；夏傷於暑，秋必痎瘧；秋傷於濕，冬生欬嗽"八句，即其徵驗。此與上文重寒則熱、寒極生熱，義相上下，所當互求。

◎陰陽更勝之變

帝曰：法陰陽奈何？岐伯曰：陽勝則身熱，腠理閉，喘麤爲之俛仰，汗不出而熱，齒乾，以煩寃腹滿死，能冬不能夏。陰勝則身寒，汗出身常清，數慄而寒，寒則厥，厥則腹滿死，能夏不能冬。此陰陽更勝之變，病之形能也。

（《素問・陰陽應象大論第五》）

法，則也，以辨病之陰陽也。陽勝者火盛，故身熱。陽盛者表實，故腠理閉。陽實於胸，則喘粗不得臥，故爲仰。汗閉於外，則熱鬱於內，故齒乾。陽極則傷陰，故以煩冤腹滿死。陰竭者，得冬之助，猶可支持；遇夏之熱，不能耐受矣。冤，鬱而亂也。能，耐同。陰勝則陽衰，故身寒。陽衰則表不固，故汗出而身冷。慄，戰慄也。厥，厥逆也。陰極者，陽竭於中，故腹滿而死。陽衰者，喜煖惡寒，故能夏不能冬也。《脈要精微論》亦曰："陽氣有餘爲身熱無汗，陰氣有餘爲多汗身寒。"更勝，迭爲勝負也，即陰勝陽病、陽勝陰病之義。形，言陰陽之病形。能，言氣令之耐受也。

八、陰陽互用

◎陰陽互用

岐伯曰：陰者，藏精而起亟也；陽者，衛外而爲固也。（《素問・生氣通天論第三》）

此特明陰氣亦所當重。謂人有陰陽，陽雖主外而爲衛，所以固氣也；陰則主內而藏精，所以起亟也。陰內陽外，氣欲和平，不和則病矣。亟，即氣也，觀《陰陽應象大論》曰"精化爲氣"，即此藏精起氣之謂。又《本神篇》曰"陰虛則無氣"，亦其義也。故此當以氣字爲解，以見陽能生陰，陰亦能生陽，庶爲得理。

◎陰陽互爲守使

故曰：陰在內，陽之守也；陽在外，陰之使也。（《素問・陰陽應象大論第五》）

陰性靜，故爲陽之守；陽性動，故爲陰之使。守者，守於中；使者，運於外。以法象言，則地守於中，天運於外；以人倫言，則妻守於中，夫運於外；以氣血言，則榮守於中，衛運於外。故朱子曰："陽以陰爲基，陰以陽爲偶。"

◎陽強不密陰氣迺絕

凡陰陽之要，陽密迺固。兩者不和，若春無秋，若冬無夏。因而和之，是謂聖度。故陽強不能密，陰氣迺絕。陰平陽祕，精神迺治。陰陽離決，精氣迺絕。（《素問・生氣通天論第三》）

陰陽交會之要者，正在於陰陽閉密，而不妄泄爾。密不妄泄，迺生氣強固而能久長，此聖人之道也。兩，謂陰陽，和，謂和合，即交會也。若，如也，言絕陰陽和合之道者，如天四時，有春無秋，有冬無夏也。所以然者，絕廢於生成也。故聖人不絕和合之道，但貴於閉密以守，固天眞之法也。因而和之者，因陽氣盛發，中外相應，賈勇有餘，迺相交合，則聖人交會之制度也。陽自強而不能閉密，則陰泄瀉而精氣竭絶矣。陰陽和平，陽氣閉密，則精神之用，日益治也。若陰不和平，陽不閉密，強用施瀉，損耗天眞，二氣分離，經絡決憊，則精氣不化，廼絶流通也。

九、陰陽偏盛

◎重陰必陽重陽必陰

四時之變，寒暑之勝，重陰必陽，重陽必陰。故陰主寒，陽主熱。故寒甚則熱，熱甚則寒。故曰寒生熱，熱生寒。此陰陽之變也。故曰，冬傷於寒，春生癉熱；春傷於風，夏生後泄腸澼；夏傷於暑，秋生痎瘧；秋傷於濕，冬生咳嗽，是謂四時之序也。（《靈樞·論疾診尺第七十四》）

此節與《素問·陰陽應象大論》第九節大義相同。此言陰陽有四時之變，而即四時之病以證之也。夫四時有變，以寒暑之相勝也。重陰，則必變而爲陽，故陰主寒，而寒甚則必熱，故曰寒生熱也。重陽，則必變而爲陰，故陽主熱，而熱甚則必寒，故曰熱生寒也。此廼陰陽之變也。試觀冬傷於寒，而至春變爲癉熱之病；春傷於風，而至夏變爲後泄、腸澼之病，則寒生熱之義可見矣。夏傷於暑，而至秋變爲痎瘧之病，秋傷於濕，而至冬變爲咳嗽之病，則熱生寒之義可見矣。此雖四時之變，要亦四時之序爲之也。

十、陰陽竝交

◎陰陽竝交者陽氣先至陰氣後至

至陰虛，天氣絶；至陽盛，地氣不足。陰陽竝交，至人之所行。陰陽竝交者，陽氣先至，陰氣後至。（《素問·方盛衰論第八十》）

至陰至陽，即天地之道也，設有乖離，敗亂廼至。《六微旨大論》曰：“氣之昇降，天地之更用也。昇已而降，降者謂天；降已而昇，昇者謂地。天氣下降，氣流於地；地氣上昇，氣騰於天。”故《易》以地在天上而爲泰，言其交也；天在地上而爲否，言其不交也。此云至陰虛者，言地氣若衰而不昇，不昇則無以降，故天氣絶。至陽盛者，言天氣若亢而不降，不降則無以昇，故地氣不足。蓋陰陽二氣，互藏其根，更相爲用，不可偏廢。此借天地自然之道，以喻人之陰陽貴和也。

十一、陰陽可數

◎陰陽之變在人者可數

陰陽之變，其在人者，亦數之可數。（《素問·陰陽離合論第六》）

天地之陰陽之變，數之可十可百，推之可千可萬。陰陽之變，其在人者，則數之可數也。如人之身半以上爲陽，身半以下爲陰；手之十指爲陽，足之十二經脈爲陰；背爲陽，腹爲陰，左爲陽，右爲陰，外爲陽，內爲陰，府爲陽，藏爲陰，與三陰三陽相應也。

◎陰陽不可勝數

岐伯對曰：陰陽者，數之可十，推之可百，數之可千，推之可萬，萬之大不可勝數，然其要一也。（《素問・陰陽離合論第六》）

“陰陽者，數之可十”數語，義見《五運行大論》《陰陽系日月》。此言天地陰陽之數無窮，而人身必應之也。天爲陽，地爲陰，而一歲之中，十日象陽，一月象陰，月有大小，積至三百六十日以成一歲，而人亦應之，今人手有三陰三陽，足有三陰三陽，亦當與天地之陰陽相應，而茲有不應者，以天地之陰陽，數爲至賾，其始也，數之可十，推之則可百；其既也，數之可千，推之則可萬；至千萬之大，有不可勝數，然數之不可勝數者，離也，析而言之也。其數之萬而千,百而十者，合也，統而言之也。其爲要則一也，以人之三陰三陽，應天地之陰陽也。

◎人之陰陽可數天地之陰陽不以數推

夫數之可數者，人中之陰陽也，然所合，數之可得者也。夫陰陽者，數之可十，推之可百，數之可千，推之可萬。天地陰陽者，不以數推，以象之謂也。（《素問・五運行大論第六十七》）

不合陰陽，五運六氣之陰陽不相合也。如五行之甲乙，東方木也；而甲化土運，乙化金運。六氣之亥子，北方水也；而亥年之上，風水主之，子年之上，君火主之。又如君火司氣，火本陽也，而反屬少陰；寒水司氣，水本陰也，而反屬太陽之類，似皆不合於陰陽者也。言鬼臾區之言，是明顯之道也。其所云運五氣六不合陰陽者，正所以明天地之陰陽也。人中之陰陽，言其淺近可數，而人所易知者也。然陰陽之道，或本陽而標陰，或內陽而外陰，或此陽而彼陰，或先陽而後陰，故小之而十百，大之而千萬，無非陰陽之變化，此天地之陰陽無窮，誠有不可以限數推言者，故當因象求之，則無不有理存焉。

◎陰陽有名而無形推之可萬

黃帝曰：五行以東方爲甲乙木主春，春者蒼色，主肝。肝者，足厥陰也。今廼以甲爲左手之少陽，不合於數，何也？岐伯曰：此天地之陰陽也，非四時五行之以次行也。且夫陰陽者，有名而無形，故數之可十，推之可百，數之可千，推之可萬，此之謂也。（《靈樞・陰陽繫日月第四十一》）

“數之可十”四句，又見《素問・陰陽離合論》《素問・五運行大論》。此言手經之屬十者，廼天地之陰陽，而主四時所次之陰陽，正以陰陽之義至賾而不可窮也。五行以東方甲乙木，屬主於時則爲春，其色爲蒼，其藏主肝，肝者屬足厥陰也。今廼以甲日屬左手之少陽，廼三焦經，而不屬之於肝經，則是數有不合也。蓋所列陰陽者，廼天地之陰陽也，非四時五行之次相列之陰陽也。由此觀之，則陰陽者，在四時五行，固甲乙屬肝，而在天地之陰陽，則又可以三焦屬甲。甲與三焦皆少陽，故陰陽各有名色所屬，而無形體可泥。數之可十者，此陰陽也；推之而倍十爲百，亦不外是；數之可千者，此陰陽也，推之而倍千爲萬，亦不外是，變化無窮，眞妙矣哉！

十二、不合陰陽

◎天地陰陽不以數推以象之謂也

不合陰陽，其故何也？岐伯曰：是明道也，此天地之陰陽也。夫數之可數者，人中之陰陽也，然所合，數之可得者也。夫陰陽者，數之可十，推之可百，數之可千，推之可萬。天地陰陽者，不以數推，以象之謂也。（《素問·五運行大論第六十七》）

不合陰陽，五運六氣之陰陽不相合也。如五行之甲乙，東方木也；而甲化土運，乙化金運。六氣之亥子，北方水也；而亥年之上，風水主之，子年之上，君火主之。又如君火司氣，火本陽也，而反屬少陰；寒水司氣，水本陰也，而反屬太陽之類，似皆不合於陰陽者也。言鬼臾區之言，是明顯之道也。其所云運五氣六不合陰陽者，正所以明天地之陰陽也。人中之陰陽，言其淺近可數，而人所易知者也。然陰陽之道，或本陽而標陰，或內陽而外陰，或此陽而彼陰，或先陽而後陰，故小之而十百，大之而千萬，無非陰陽之變化，此天地之陰陽無窮，誠有不可以限數推言者，故當因象求之，則無不有理存焉。

十三、三陰三陽

◎陰陽之三者異用之謂也

帝曰：願聞陰陽之三也，何謂？岐伯曰：氣有多少異用也。（《素問·至眞要大論第七十四》）

厥陰、少陰、太陰，三陰也。少陽、陽明、太陽，三陽也。《易》曰："一陰一陽之謂道。"而此曰三者，以陰陽之氣各有盛衰，盛者氣多，衰者氣少。《天元紀大論》曰："陰陽之氣各有多少，故曰三陰三陽也。"《陰陽類論》曰："厥陰爲一陰，少陰爲二陰，太陰爲三陰，少陽爲一陽，陽明爲二陽，太陽爲三陽，數各不同，故氣亦有異。"

◎陽明者兩陽合明也

帝曰：陽明何謂也？岐伯曰：兩陽合明也。（《素問·至眞要大論第七十四》）

兩陽合明，陽之盛也。《陰陽系日月》曰："寅者，正月之生陽也，主左足之少陽；未者，六月，主右足之少陽；卯者，二月，主左足之太陽；午者，五月，主右足之太陽；辰者三月，主左足之陽明。巳者四月，主右足之陽明。此兩陽合於前，故曰陽明。丙主左手之陽明，丁主右手之陽明，此兩火併合，故曰陽明。"夫陽明主陽盛之氣，故多氣而多血。

◎厥陰者兩陰交盡也

帝曰：厥陰何也？岐伯曰：兩陰交盡也。（《素問·至眞要大論第七十四》）

厥，盡也。兩陰交盡，陰之極也。《陰陽系日月》曰："申者，七月之生陰也，主右足之少陰；丑者，十二月，主左足之少陰；酉者，八月，主右足之太陰；子者，十一月，主左足之太陰；戌者九月，主右足之厥陰。亥者十月，主左足之厥陰。此兩陰交盡，故曰厥陰也。"夫厥陰主於陰盡，而一陽始蒙，氣之微者也，故爲陰中之少陽而少氣。

◎三陽經之開闔樞者命曰一陽

帝曰：願聞三陰三陽之離合也。岐伯曰：聖人南面而立，前曰廣明，後曰太衝。太衝之地，名曰少陰；少陰之上，名曰太陽。太陽根起於至陰，結於命門，名曰陰中之陽。中身而上，名曰廣明；廣明之下，名曰太陰；太陰之前，名曰陽明，陽明根起於厲兌，結於顙大，名曰陰中之陽。厥陰之表，名曰少陽，少陽根起於竅陰，結於窗籠，名曰陰中之少陽。是故三陽之離合也，太陽爲開，陽明爲闔，少陽爲樞。三經者，不得相失也，摶而勿浮，命曰一陽。（《素問·陰陽離合論第六》）

離則爲三陰三陽，合則爲一陰一陽。南面者，中華傳統聖人聽治理政之位。以聖人而推及於萬民，故人皆面南而背北，左東而右西也。南面爲陽，故曰廣明。背北爲陰，故曰太衝。太衝廼陰血之原，位處下焦，上循背裏，是以三陰以太衝爲主。太衝所起之地，爲足少陰之處。少陰與太陽合，陽出於陰，故在陰之上。至陰，穴名，在足小指外側。太陽經脈之根，起於至陰。結，交結也。《靈樞·根結篇》曰："太陽結於命門，命門者目也。陽明結於顙大，顙大者鉗耳也。少陽結於窻籠，窻籠者耳中也。太陰結於太倉，少陰結於廉泉，厥陰結於玉英。"身半以上，天氣主之；身半以下，地氣主之。陽出於陰，從下而上，故中身而上名曰廣明。先以前面爲陽，此復以中身而上爲陽。太陰主中土，而爲陰中之至陰，故位居廣明之下。太陽與陽明合，並主中土，故位居太陰之前。厲兌，穴名，在足大趾之端，廼足陽明經脈之所起。太陽之氣在上，故曰少陰之上。兩陽合明曰陽明，在二陽之閒而居中土，故曰太陰之前。厥陰處陰之極，陰極於裏，則生表出之陽，故曰厥陰之表。蓋以前爲陽，上爲陽，表爲陽也。曰上曰前曰表者，言三陽之氣也。曰至陰厲兌竅陰者，言三陽之經脈也。手足十二經脈，主三陰三陽之氣，在經脈則分爲三陰三陽，在氣相搏命曰一陰一陽耳。竅陰，穴名，在足小指次指之端，少陽主初生之氣，故名陰中之少陽。三陽之氣皆出於陰，故曰陰中之陽，而止論足之三經也。陰陽之氣，分而爲三陰三陽，故有開闔樞也。太陽者，巨陽也，爲盛陽之氣，故主開；陽明合於二陽之閒，故主闔；少陽廼初出之氣，故主樞。開闔者，如戶之扉；樞者，扉之轉柱也，舍樞不能開闔，舍開闔不能轉樞。是以三經者不得相失也。開主外出，闔主內入，樞主外內之閒，若搏於中而勿浮，則合而爲一陽矣。

◎三陰經之開闔樞者命曰一陰

帝曰：願聞三陰。岐伯曰：外者爲陽，內者爲陰。然則中爲陰，其衝在下，名曰太陰。太陰根起於隱白，名曰陰中之陰。太陰之後名曰少陰，少陰根起於湧泉，結於廉泉，名曰陰中之少陰。少陰之前名曰厥陰，厥陰根起於大敦，結於玉英，陰之絕陽，名曰陰之絕陰。是故三陰之離合也，太陰爲開，厥陰爲闔，少陰爲樞。三經者不得相失也，搏而勿沈，名曰一陰。（《素問·陰陽離合論第六》）

陽氣出而主外，陰氣昇而主內。陰陽二氣，皆出於下，陰氣出而在內，是以中爲陰，其所出之太衝在下，而衝之上名曰太陰。衝脈爲十二經脈之原，故三陰三陽，皆以太衝爲主。太陰根起於隱白。隱白，穴名，在足大指端。太陰，爲陰中之至陰。中爲陰，故曰後曰前，言陰氣出於下，而並處於裏之中也。湧泉，穴名，在足心下蜷指宛宛中。少陰廼一陰初生之氣，故爲陰中之少陰。少陰主水，厥陰主水生之木，故在少陰之前。大敦，穴名，在足大指三毛中，足厥陰肝經所出之井穴。陰在下，故論足之三陰也。十一月一陽初生，厥陰主十月，爲陽之盡，故曰陰之絕陽。兩陰交盡，名曰厥陰，故爲陰之絕陰。太陰者，三陰也，爲陰之盛，故主開；厥陰爲兩陰之交盡，故主闔；少陰爲一陰之初生，故主樞。陰氣從下而出在內之中，搏聚而勿沈，命爲一陰也。陽氣主浮，故曰勿浮；陰氣主沈，故曰勿沈。蓋三陽之氣，開闔於形身之外內；三陰之氣，開闔於內之前後。故曰陽在外，陰之使也；陰在內，陽之守也。

十四、五行性能

◎天之五行之性能

黄帝問曰：天有五行，禦五位，以生寒暑燥濕風。（《素問·天元紀大論第六十六》）

禦，臨禦也。位，方位也。化，生化也。天有五行者，丹黅蒼素玄之五氣也。五位，五方之位，地之五行也。寒暑燥濕風火，天之六氣也。蓋言天之五氣，經於十之分，十之氣，以化地之五行，地之五行，以生天之六氣也。故天有五行以臨五位，故東方生風，木也；南方生暑，火也；中央生濕，土也；西方生燥，金也；北方生寒，水也。

◎天之四時五行之性能

天有四時五行，以生長收藏，以生寒暑燥濕風。（《素問・陰陽應象大論第五》）

春生夏長，秋收冬藏，謂之四時生長收藏。冬水寒，夏火暑，秋金燥，春木風，長夏土濕，謂五行之寒暑濕燥風也。然四時之氣，土雖寄王，原其所主，則濕屬中央，故云五行以生寒暑燥濕風五氣也。

十五、五行生克

◎五行生克之作用

岐伯曰：木得金而伐，火得水而滅，土得木而達，金得火而缺，水得土而絕，萬物盡然，不可勝竭。（《素問・寶命全形論第二十五》）

五藏五行之氣，有相勝更立，不可不知。如木得金則伐，火得水則滅，金得火則缺，水得土則絕，此所勝之氣而爲賊害也。如土得木而達，此得所勝之氣而爲制化也。萬物之理皆然，而不可勝竭。五行有勝克，有制化，舉四者之克，土亦有勝克矣；舉土之制化，可類推於四傍矣。

◎逆行一過不復可數

八風四時之勝，終而復始，逆行一過，不復可數，論要畢矣。（《素問・玉版論要第十五》）

八風，八方之風也。四時之勝者，春勝長夏，長夏勝冬，冬勝夏，夏勝秋，秋勝春也。終而復始者，言脈之逆行，而亦循度環轉也。前節論本氣虛消之逆傳，此復論八風之邪，四時之勝，以致脈氣逆行，榮衛內陷，而亦循度迴轉也。逆行一過，不復可數者，言風寒客於人，始傷皮毛，而內舍於肺，肺傳之肝，肝傳之脾，脾傳之腎，腎傳之心，逆行一過則死矣，不復如順行之循環無端之可數也。夫論奇恒之要，五藏次序，通移而不回，病則回而不轉，以至於外因八風之邪，四時之勝，逆行環轉一周不復可數，奇恒之道，盡於此矣。

十六、四時之勝

◎四時之勝

黄帝問曰：天有八風，經有五風，何謂？岐伯對曰：八風發邪，以爲經風，觸五藏，邪氣發病。所謂得四時之勝者，春勝長夏，長夏勝冬，冬勝夏，夏勝秋，秋勝春，所謂四時之勝也。（《素問·金匱眞言論第四》）

"春勝長夏"五句，又見《六節藏象論》。若是者，凡以勝所不勝，故不勝者受病。試以四時之勝者言之，春主木，夏主火，長夏主土，秋主金，冬主水。所謂得四時之勝者，春勝長夏，長夏勝冬，冬勝夏，夏勝秋，秋勝春耳。彼五藏受八風之病者，亦以其相勝故耳。

第十三章　首面身形

一、首面

◎面不衣之由

黄帝問於岐伯曰：首面與身形也，屬骨連筋，同血合於氣耳。天寒則裂地淩冰，其卒寒，或手足懈惰，然而其面不衣，何也？岐伯答曰：十二經脈，三百六十五絡，其血氣皆上於面而走空竅，其精陽氣上走於目而爲睛，其别氣走於耳而爲聽，其宗氣上出於鼻而爲臭，其濁氣出於胃，走脣舌而爲味。其氣之津液，皆上熏於面，而皮又厚，其肉堅，故天熱，甚寒，不能勝之也。（《靈樞·邪氣藏府病形第四》）

人之頭面身形，本同一氣，至於猝暴嚴寒，則地裂水冰，支體爲之凜溧，而面獨不懼。蓋頭面爲人之首，凡周身陰陽經絡無所不聚，故其血氣皆上行於面而走諸竅。空，孔同。精陽氣者，陽氣之精華也，故曰五藏六府之精氣，皆上注於目而爲之精。别氣者，傍行之氣也。氣自兩側上行於耳，氣達則竅聰，所以能聽。宗氣，大氣也。宗氣積於胸中，上通於鼻而行呼吸，所以能臭。濁氣，穀氣也。穀入於胃，氣達於脣舌，所以知味。凡諸氣之津液，皆上熏於面。如《脈度》曰："五藏常内閱於上七竅也，故肺氣通於鼻，心氣通於舌，肝氣通於目，脾氣通於口，腎氣通於耳。"此五藏之氣皆上通乎七竅，不獨諸陽經絡迺得上頭也。一身血氣既皆聚於頭面，故其皮厚肉堅異於他處，而寒氣不能勝之也。

◎顔面之分部

雷公問於黄帝曰：五色獨決於明堂乎？小子未知其所謂也。黄帝曰：明堂者，鼻也；闕者，眉間也；庭者，顔也；蕃者，頰側也；蔽者，耳門也。其間欲方大，去之十步，皆見於外，如是者，壽必中百歲。（《靈樞·五色第四十九》）

諸臣之中，惟雷公獨少，故自稱小子。明堂者，鼻也。闕者，眉間也。庭者，顔也。

蕃者，頰側也。蔽者，耳門也。其閒欲方大，去之十步，皆見於外，如是者壽必中百歲。蓋言面部之形色，應天地之形氣，欲其清明而廣厚也。夫五藏生於地之五行，地之五行上呈天之五色，及三陰三陽之六氣，故色見於明堂，脈出於氣口，迺五藏之氣見於色，而應於脈也。

二、五官

◎顏面五官之名謂

黄帝曰：願聞五官。岐伯曰：鼻者，肺之官也；目者，肝之官也；口脣者，脾之官也；舌者，心之官也；耳者，腎之官也。（《靈樞·五閱五使第三十七》）

此言五官之所在也。肺在內，而鼻爲之竅，所以司吸呼也，故爲肺之官；肝在內，而目爲之竅，所以別五色也，故爲肝之官；脾在內，而口唇爲之竅，所以納五穀也，故爲脾之官；心在內，而舌爲之竅，所以辨五味也，故爲心之官；腎在內，而耳爲之竅，所以聽五聲也，故爲腎之官。

◎目之功能（一）

目者，宗脈之所聚也，上液之道也。（《靈樞·口問第二十八》）

此言人之所以泣涕也。蓋人之泣涕，出於目，本於心，形於口鼻，正以心爲五藏六府之主，目爲宗脈之所聚也。宗，總也。又爲液氣上昇之道路，口鼻爲氣之門戶，故凡悲哀愁憂者，則心主動，而五藏六府隨之以搖，搖則宗脈動而液道開，泣涕之所以出也。且此液者，所以灌精濡空竅者也。

◎目之功能（二）

夫心者，五藏之專精也；目者，其竅也；華色者，其榮也。是以人有德也，則氣和於目；有亡，憂知於色。是以悲哀則泣下，泣下水所由生。水宗者，積水也。積水者，至陰也。至陰者，腎之精也。宗精之水所以不出者，是精持之也，輔之裹之，故水不行也。夫水之精爲志，火之精爲神，水火相感，神志俱悲，是以目之水生也。故諺言曰：心悲名曰志悲。志與心精，共湊於目也。是以俱悲，則神氣傳於心，精上不傳於志，而志獨悲，故泣出也。泣涕者，腦也；腦者，陰也；髓者，骨之充也，故腦滲爲涕。志者，骨之主也，是以水流而涕從之者，其行類也。夫涕之與泣者，譬如人之兄弟，急則俱死，生則俱生。其志以早悲，是以涕泣俱出而横行也。夫人涕泣俱出而相從者，所屬之類也。雷公曰：大矣！（《素問·解精微論第八十一》）

此言悲則泣下，而泣則淚生涕出者，皆由於心腎之精所使也。蓋心者主悲，而心悲則水生，況腎志亦曰悲也。腎者主水，而志悲則水下，況腦涕亦水類也。心神腎志，哭泣涕淚，相應而至者也。蓋心者，五藏之專精也。目者，專精之外竅也。色者，專精之外榮也。是以人有道德則心和，心和則氣和，氣和則目和。人有失忘則心憂，心憂則氣憂，氣憂則色憂，由內達外者如此。故心悲則泣下，泣下則水生，正以腎者主五藏之液，是水之宗也。水之宗者，水之積也。腎爲陰中之陰，是陰之至陰也。陰之至者，腎之精也。宗精之水，先此未下者，是精持之也；持之者，輔之裹之也，所以水不下也。夫腎屬水，其所藏之精曰志；心屬火，其所藏之精曰神。今者水火相感，神志俱悲，是以目中之水所由生也。夫心悲，又謂志悲，可見腎之志與心之精爲神者，共湊於目，是以心志俱悲，則精皆上傳於心之神，不下傳於腎之志，而志亦專悲，與心相同，所以水從泣下也。涕所生者，屬於腦也。腦者，屬於陰也。以腦爲地氣所生，皆藏陰而象於地。故言腦者陰也。腦爲髓之海，髓爲骨之充，涕爲水之液，故腦滲液爲涕也。況腎之合爲骨，則志亦爲骨之主，由是水流而涕從者，其類同耳。夫涕之從泣，譬如人之兄弟，有急難則俱死，不必赴難則俱生，今曰心志俱悲，是以涕泣俱出而横行。以其所屬之類同也。

◎目之功用（三）

黄帝問於岐伯曰：余嘗上於清冷之臺，中階而顧，匍匐而前，則惑。余私異之，竊内怪之，獨瞑獨視，安心定氣，久而不解。獨博獨眩，被髮長跪，俛而視之，後久之不已也。卒然自上，何氣使然？岐伯對曰：五藏六府之精氣，皆上注於目而爲之精，精之窠爲眼，骨之精爲瞳子，筋之精爲黑眼，血之精爲絡，其窠氣之精爲白眼，肌肉之精爲約束，裹擷筋骨血氣之精，而與脈竝爲系，上屬於腦，後出於項中。故邪中於項，因逢其身之虚，其入深，則隨眼系以入於腦，入於腦則腦轉，腦轉則引目系急，目系急則目眩以轉矣。邪其精，其精所中，不相比也，則精散，精散則視歧，視歧見兩物。目者，五藏六府之精也，榮衛魂魄之所常榮也，神氣之所生也。故神勞，則魂魄散，志意亂。是故瞳子黑眼法於陰，白眼赤脈法於陽也。故陰陽合傳，而精明也。目者，心使也，心者，神之舍也，故神精亂，而不轉，卒然見非常處，精神魂魄，散不相得，故曰惑也。（《靈樞·大惑論第八十》）

此明惑之所由然也。清冷之臺，東苑之所有也。惑者，眩惑也，形容精神惑亂之義也。然此氣卒然而然，殆不可測。蓋人之精神魂魄，散不能收，故以之而惑，然惑本於心，心主五藏六府，五藏六府通於目，目見非常之處，而心遂以惑耳。夫五藏六府之精氣，皆上注於目而爲之睛，睛之窠爲眼。腎主骨，骨之精爲瞳子；肝主筋，筋之精爲黑眼；心主血，血之精爲絡，所以絡其窠也；肺主氣，氣之精爲白眼；脾主肉，肉之精爲約束。所以裹擷筋骨血氣之精也，而與血脈相併，則爲系，上屬於腦，後出於項中，故邪中於項。又因逢其身之虛，則邪入深，即隨眼系以入於腦，由是腦因邪而轉動，至於牽引目系而急，惟目系急，則目遂眩以轉，其睛自斜，不相比併，精氣自散，視物歧一爲二，而爲惑也。蓋目爲五藏六府之精，榮衛魂魄之所常通，神氣之所內生，今神勞則魂魄散，志意亂，是以不免於惑也。且此目者，有陰陽之義，故瞳子黑眼法於陰，白眼赤脈法於陽，必陰陽相合而傳，斯精且明。今見物歧一爲二，則陰陽不相傳，而不得精明矣。況此目者，固爲五藏六府之精，而實統之於心，是目眞爲心之所使也。惟心爲神之所舍，今心之神精既亂，而目自不能轉，故卒然見非常之處，而精神魂魄散不相得，此惑之所由然也。今帝上清冷之臺而惑者，其見非常之處乎。

◎精明之功用

夫精明者，所以視萬物，別白黑，審短長。(《素問·脈要精微論第十七》)

夫人之精明者，其神在目，所以視萬物，別黑白，審短長，若以長爲短，以白爲黑，則人之精氣衰矣。故凡觀其五色者，必觀其精明也。《六節藏象論》曰："天食人以五氣，五氣入鼻，藏於心肺，上使五色修明。"

◎目眥有外內上下之分

目眥，外決於面者，爲鋭眥；在內近鼻者，爲內眥；上爲外眥，下爲內眥。(《靈樞·癲狂第二十二》)

此言目眥分爲內外，而又各統其上下也。眥，眼角也。目眥外決於面者，爲鋭眥，俗云外眼角。在內近鼻者，爲內眥，俗云內眼角。眼之上泡屬於外眥，眼之下泡屬於內眥也。太陰之氣主約束，目外角爲鋭眥，內角爲內眥者，廼太陰之氣，主乎外內之目眥也。太陽爲目上綱，陽明爲目下綱，上爲外眥，下爲內眥者，廼太陽陽明之氣，主於上下之目眥也。手太陰主天，足太陰主地，太陽爲開，陽明爲闔，天地之氣，晝明夜晦，人之兩目，晝開夜闔，此人應天地之晝夜開闔者也。

◎口鼻之功能

口鼻者，氣之門戶也。(《靈樞·口問第二十八》)

此言人之所以泣涕。蓋人泣涕，出於目，本於心，形於口鼻，正以心爲五藏六府之主，目爲宗脈之所聚。宗，總也。又爲液氣上昇之道路，口鼻爲氣之門戶，故凡悲哀愁憂者，則心主動，而五藏六府隨之以搖，搖則宗脈動而液道開，泣涕之所以出也。且此液者，所以灌精濡空竅者也。

三、四支八谿

◎四支八谿之朝夕也

諸脈者，皆屬於目；諸髓者，皆屬於腦；諸筋者，皆屬於節；諸血者，皆屬於心；諸氣者，皆屬於肺。此四支八谿之朝夕也。（《素問·五藏生成第十》）

五藏六府之精，十二經脈皆上注於目，屬於腦，後出於項，故曰諸脈皆屬於目。腦爲精髓之海，故諸髓屬之。筋氣之堅結，生於骨，連絡於骨節之閒。血者，神氣也。中焦之汁，五藏之精，奉心神化赤而爲血，故諸血皆屬於心。上焦開發，宣五穀味，熏膚，充身，澤毛，若霧露之溉，是謂氣。五穀入胃，淫精於脈，肺居上焦，朝百脈而輸精於皮毛，故主周身之氣也。四支，五藏經俞之所出也。八谿，即四支股肱之肉，五藏玄眞之所通會也。此言五藏之經血，總屬於心，五藏之氣，總屬於肺。經氣循行於四支八谿，注於目，會於腦，濡筋骨，利關節，朝夕循行，外內出入，如環無端者也。故善察色者，當知五藏之氣，善診脈者，當以五脈爲始也。

四、藏府之郭

◎藏府在胷脅腹裹之內

黄帝曰：藏府之在胷脅腹裹之內也，若匣匱之藏禁器也，各有次舍，異名而同處，一域之中，其氣各異，願聞其故。（《靈樞·脹論第三十五》）

藏府在於胷腹之內，如匣匱所藏之禁器，而各有界畔，五藏六府，其氣各異。

五、玄府

◎玄府者汗空也

所謂玄府者，汗空也。（《素問·水熱穴論第六十一》）

汗屬水，水色玄，汗之所居，故曰玄府。從孔而出，故曰汗空。然汗由氣化，出乎玄微，是亦玄府之義。空，孔同。

六、骨

◎骨爲幹

骨爲幹。（《靈樞·四時氣第十九》）

骨之爲病，在骨之髓節也。幹者，猶木幹之堅勁，是故溫瘧之邪，藏於骨髓，濕痹之氣，流於關節，其骨如幹而不受邪傷也。

◎楗機骸關連骸輔膕關枕之謂

輔骨上横骨下爲楗，俠髖爲機，膝解爲骸關，俠膝之骨爲連骸，骸下爲輔，輔上爲膕，膕上爲關，頭横骨爲枕。（《素問・骨空論第六十》）

輔骨，膝輔骨。横骨，前陰横骨。楗，爲股骨也。楗，剛木。髖，尻也，即脽臀也，一曰兩股間也。機，樞機也，挾臀之外，即楗骨上運動之機，故曰挾髖爲機，當環跳穴處是也。骸，脛骨也。脛骨之上，膝之節解也，是爲骸關。膝上兩側，皆有挾膝高骨，與骸骨相爲接連，故曰連骸。連骸下高骨，是爲内外輔骨。輔骨上向膝後曲處爲膕，即委中穴也。膕上骨節動處，即所謂骸關也。腦後横骨爲枕骨。

七、孔竅

◎髓空骨空之功用

髓空，在腦後三分，在顱際鋭骨之下，一在齗基下；一在項後中復骨下；一在脊骨上空，在風府上；脊骨下空，在尻骨下空。數髓空，在面俠鼻，或骨空在口下當兩肩。兩髆骨空，在髆中之陽；臂骨空，在臂陽去踝四寸，兩骨空之間；股骨上空，在股陽，出上膝四寸；骭骨空，在輔骨之上端；股際骨空，在毛中動下；尻骨空，在髀骨之後，相去四寸；扁骨，有滲理湊，無髓孔，易髓無空。（《素問・骨空論第六十》）

髓必有空，在腦後三分，顱際鋭骨之下，即項後入髮際一寸，廼風府穴也，係督脈經。有一骨空在齗基之下，蓋齗交在脣内上齒縫中，則下齒之下，廼齗基也。今居齗基之下者，當頤之下骨陷中有穴，是之謂齗基之下也，係任脈經。有一骨空在項後之中，復骨之下，即瘖門穴也，係督脈經。有一骨空在脊骨之上，其空在風府之上，即腦戶穴也，係督脈經。有一骨空在脊骨之下，其空在尻骨之俠閒有空，即長強穴也，係督脈經。有數處髓空在面鼻處，廼顴髎等穴也，係足陽明胃經。或有骨空在口之下，當兩肩處，即大迎穴也，係足陽明胃經。其兩髆閒骨有空，在髆中之表，後凡言陽者倣此。即近肩髃穴之處也，係手陽明大腸經；其臂閒之骨亦有空，在臂之表，去踝四寸，兩骨空之閒，即手少陽三焦經之三陽絡穴也。其股骨之上亦有空，在股之陽上膝四寸，即伏兔穴也，係足陽明胃經。其骭骨亦有空，在輔骨之上端，即犢鼻穴也，係足陽明胃經。其股際亦有空，在毛中動脈之下，疑是任脈經曲骨穴。其尻骨下亦有空，在髀骨之後，相去四寸，即上次中下八髎穴也。其尻閒扁骨有滲灌文理歸湊，則無髓孔。蓋凡有骨者必有髓，今以滲灌文理者易之，則無髓亦無空也。

◎汗空之謂

所謂玄府者，汗空也。（《素問・水熱穴論第六十一》）

汗屬水，水色玄，汗之所居，故曰玄府。從孔而出，故曰汗空。然汗由氣化，出乎玄微，是亦玄府之義。空，孔同。

◎咽喉喉嚨會厭口脣舌懸雍垂頏顙橫骨之功用

少師答曰：咽喉者，水穀之道也。喉嚨者，氣之所以上下者也。會厭者，音聲之戶也。口脣者，音聲之扇也。舌者，音聲之機也。懸雍垂者，音聲之關也。頏顙者，分氣之所泄也。橫骨者，神氣所使主發舌者也。故人之鼻洞涕出不收者，頏顙不開，分氣失也。（《靈樞・憂恚無言第六十九》）

胃之上管爲咽喉，主進水穀，在喉嚨之後；肺之上管爲喉嚨，主氣之呼吸出入，在咽喉之前。會厭者，在咽喉之上，迺咽喉交會之處，凡人飲食，則會厭掩其喉嚨，而後可入於咽，此喉嚨之上管，故爲音聲之戶，謂聲氣之從此而外出也。脾開竅於口脣，口開闔而後語句清明，故爲音聲之扇。心開竅於舌，足少陰之脈，上挾舌本，舌動而後能發言，故爲音聲之機。懸雍者，喉間之上齶，有如懸雍之下垂者，聲從此而出，故爲音聲之關。肝脈循喉嚨，入頏顙。頏顙者，齶之上竅，口鼻之氣及涕唾，從此相通，故爲分氣之所泄，謂氣之從此而分出於口鼻者也。橫骨者，在舌本內，心藏神，而開竅於舌，骨節之交，神氣之所遊行出入，故爲神氣之所使主發舌者也。蓋言橫骨若弩，舌之發機，神氣之所使也。

八、門

◎門之功用

在門者，邪循正氣之所出入也。（《靈樞・小鍼解第三》）

出入所由，故謂之門。

◎魄門之功用

魄門亦爲五藏使，水穀不得久藏。（《素問・五藏別論第十一》）

魄門，肛門也。大腸與肺爲表裏，肺藏魄而主氣，肛門失守則氣陷而神去，故曰魄門。不獨是也，雖諸府糟粕固由其瀉，而藏氣昇降亦賴以調，故亦爲五藏使。五藏之濁，從此而出，故亦爲五藏之下竅，腸胃之腐穢，從此而瀉出，故曰水穀不得久藏。

九、度量

◎衆人之度

黄帝問於伯高曰：脈度言經脈之長短，何以立之？伯高曰：先度其骨節之大小廣狹長短，而脈度定矣。

此言人身之脈度，由骨度而定也。脈度，脈之度數。欲知脈度者，必先求骨度以察其詳也。經脈之長短，從骨節之大小廣狹長短，而定其度數，故曰："骨爲幹，脈爲榮。"如藤蔓之榮附於木幹也。"

黄帝曰：願聞衆人之度。人長七尺五寸者，其骨節之大小長短各幾何？

衆人，謂天下之大衆。衆人之度者，衆人之常度也。常人之長多以七尺五寸爲率，然古今之尺度長短有異，選適中之人可也。古云"八尺之士"，迺指偉人之度而言。

伯高曰：頭之大骨，圍二尺六寸。

此言頭之大骨有度也。髮所覆者，顱至項一尺二寸，此下言頭圍胸圍腰圍之總數也。圍，周遭也。二尺六寸，皆古黍尺之數，後放此。人身之骨，頭爲最巨，頭骨謂之髑髏。適中之人，則頭骨亦適中矣。頭骨適中，通體之骨皆適中矣。

胷圍四尺五寸，腰圍四尺二寸。

此言胷圍、腰圍各有其度也，此兼胸脅而言也。缺盆之下兩乳之閒爲胷，胷前横骨三條，左右肋骨各十二條，八長四短。平臍周遭曰腰。人之肥瘦不同，腰之大小亦異，四尺二寸，以中人之大略言也。

髮所覆者，顱至項尺二寸；髮以下至頤長一尺，君子終折。

此言仰人之骨度，蓋縱而數之也。顱，頭顱也。顱之皮生髮，髮所覆者即顱也，顱至項，長一尺二寸。頷下爲頤，髮際以下至頤，長一尺。君子終折，言士君子之面部，三停齊等，可以始中終而三折之也，衆人未必然耳。

結喉以下至缺盆中，長四寸；缺盆以下至髑骬，長九寸，過則肺大，不滿則肺小；髑骬以下至天樞，長八寸，過則胃大，不及則胃小；天樞以下至横骨，長六寸半，過則廻腸廣長，不滿則狹短；横骨長六寸半；横骨上廉以下至内輔之上廉，長一尺八寸；内輔之上廉以下至下廉，長三寸半；内輔下廉下至内踝，長一尺三寸；内踝以下至地，長三寸；膝膕以下至跗屬，長一尺六寸；跗屬以下至地，長三寸。故骨圍，大則太過，小則不及。

巨骨上陷中爲缺盆，亦穴名，即足陽明胃經穴也。結喉以下至缺盆中，長四寸。髑骬，骨名，一名尾翳，一名鳩尾，蔽骨之端，在臆前蔽骨下五分，人無蔽骨者，從歧骨際下行一寸，缺盆以下至髑骬，長九寸。若過於九寸而始至髑骭，則其肺必大；若不滿九寸而即至髑骬，則其肺必小。天樞，在臍傍二寸，足陽明胃經穴也。《素問・六微旨大論》曰："天樞之上，天氣主之。天樞之下，地氣主之。氣交之分，人氣從之。"髑骬以下至天樞，長八寸。若過於八寸，而始至天樞，則其胃必大；若不及八寸，而即是天樞，則其胃必小。然天樞無形，以臍之高下爲驗也。橫骨，即曲骨下，蓋臍下四寸爲中極，中極下一寸爲曲骨，曲骨之分爲毛際，毛際下迺橫骨也。天樞以下至橫骨，長六寸半。若過於六寸半而始至橫骨，則廻腸廣闊而長；若不滿六寸半而即是橫骨，則廻腸狹而且短。且橫骨之横，長當有六寸半耳。内輔者，膝内輔骨也。橫骨之上廉以下，至内輔骨之上廉，長一尺八寸。内輔骨之上廉，以下至外輔骨之下廉，僅長三寸半。内踝者，足跟前兩傍起骨爲踝，在外爲外踝骨，而在内爲内踝骨也。内輔骨之下廉，以下至内踝骨，長一尺三寸。内踝骨以下至地，僅長三寸。腓腸上膝後曲處爲膕，膝在前，膕在後，因至下之長相同，故並及之。足面爲跗，跗屬者，自内踝以前而統之，以跗去内踝骨不遠，故膝膕以下至跗屬，則長一尺六寸；跗屬以下至地，僅長三寸。上節頭之大骨爲圍，此節腰骨爲圍者，大則以下之數皆太過，小則以下之數皆不及。自髮所覆者至此，皆仰人之骨度也。

角以下至柱骨，長一尺。行掖中不見者，長四寸。掖以下至季脅，長一尺二寸。季脅以下至髀樞，長六寸。髀樞以下至膝中，長一尺九寸。膝以下至外踝，長一尺六寸。外踝以下至京骨，長三寸。京骨以下至地，長一寸。

此言側人之度，亦縱而數之也。耳上之傍爲骨角，肩胛上際會處爲柱骨，挾項後髮際大筋外廉陷中，自角以下至柱骨，長一尺。肩上脅下際爲掖，自柱骨行於掖下之隱處，長四寸。脅骨之下爲季脅，掖以下至季脅，長一尺二寸。捷骨之下爲髀樞，一名髀厭，股外爲髀，季脅以下，至髀樞，長六寸。髀樞以下，至膝之中，長一尺九寸。膝以下，至外踝骨，長一尺六寸。京骨，足太陽膀胱經穴名，在足外側大骨下赤白肉際陷中，外踝骨以下，至京骨，長三寸。京骨以下至地，長一寸。

耳後當完骨者，廣九寸。

此言左右完骨之相去，約有九寸，蓋橫而言之也。耳後高骨曰完骨，入髮際四分，蓋亦承上文側人之狀，而備言之耳。

耳前當耳門者，廣一尺三寸。

此又言仰人之骨度，蓋橫而數之也。耳前當耳門者，從耳而至於鼻準也。此頭側之横度也。左右耳前之耳門，相去一尺三寸。

兩顴之閒，相去七寸。

目下高骨爲顴，兩顴之閒，相去七寸，此當面之横度也。

兩乳之閒，廣九寸半。

兩乳之閒，相去九寸半，此形身前面之横度也。

兩髀之閒，廣六寸半。

兩髀之閒，言兩股之中，橫骨兩頭盡處也，此形身背面之横度也。

足長一尺二寸，廣四寸半。

足長一尺二寸，廣四寸半，此兩足之縱橫數也。

肩至肘，長一尺七寸。肘至腕，長一尺二寸半。腕至中指本節，長四寸。本節至其末，長四寸半。

此兩臂兩手之骨度也。肩，肩端也。臂之中節曰肘。臂掌之節曰腕。本節者，指掌交接之骨節。末者，指尖也。自手而言，肩至肘，長一尺七寸。肘至於腕，長一尺二寸半。腕至中指之本節，長四寸。本節至指之末，長四寸半。

項髮以下，至背骨，長二寸半。膂骨以下，至尾骶二十一節，長三尺。上節長一寸四分分之一，奇分在下，故上七節至於膂骨，九寸八分分之七。

此言伏人之骨度也。項髮，項後髮際也。背骨，除項骨之外，以第一節大椎骨爲言也。項髮以下至背骨者，自項後之髮際，至背骨之大椎也，長二寸半。脊骨爲膂，膂骨以下至尾骶，共二十一節，計長三尺，上節每節長一寸四分一釐，其奇分之九釐在下節。故膂骨以下，計有七節，廼自膈俞而上至膂骨之數也。每節長一寸四分一釐，則七得七寸，四七二寸八分，共九寸八分。又每節一釐，共計九寸八分七釐，故曰九寸八分分之七也。

此衆人骨之度也，所以立經脈之長短也。是故視其經脈之在於身也，其見浮而堅，其見明而大者，多血，細而沉者，多氣也。(《靈樞·骨度第十四》)

此結言骨度，可以定脈度之長短，而遂言視經脈血氣之法也。經脈之浮而堅，明而大者多血，細而沉者多氣。

第十四章　經絡血脈

一、經絡功能

◎經絡各有所主

皮肉筋脈各有所處者，言經絡各有所主也。（《靈樞·小鍼解第三》）

皮肉筋脈，各有淺深，各有所主，以應四時之氣也。

◎經脈功能

雷公曰：願卒聞經脈之始生。黃帝曰：經脈者，所以能決死生，處百病，調虛實，不可不通。（《靈樞·經脈第十》）

經脈者，可以決死生、處百病、調虛實、施治療矣。調虛實者，言虛者補之，實者瀉之也。不可不通者，言醫工不可不精通者也。《三部九候論》云："必先知經脈，然後知病脈。"

二、經絡之別

◎經絡之別

黃帝問曰：夫絡脈之見也，其五色各異，青黃赤白黑不同，其故何也？岐伯對曰：經有常色，而絡無常變也。帝曰：經之常色何如？岐伯曰：心赤，肺白，肝青，脾黃，腎黑，皆亦應其經脈之色也。（《素問·經絡論第五十七》）

經行氣，故色見常應於時。絡主血，故絡脈無病之色有常，有病之色無常，皆異於經脈有常之色，而可以驗病也。前篇言絡脈之色，多青則痛，多黑則痹，黃赤則熱，多白則寒，五色皆見，則爲寒熱等語，故帝以絡脈之見五色，所以異者問之。伯言經有常色者，心主赤，肺主白，肝主青，脾主黃，腎主黑，故經脈之色，與此相應也。絡有不常而爲變者，或五色各見，或五色俱見，而無常者也。

◎經脈深而不見絡脈浮而常見

經脈十二者，伏行分肉之間，深而不見。其常見者，足太陰過於外踝之上，無所隱故也。諸脈之浮而常見者，皆絡脈也。六經絡，手陽明少陽之大絡，起於五指間，上合肘中。(《靈樞·經脈第十》)

此言經脈與絡脈之別。經脈者，十二經脈是也，其伏行於各經分肉之間，深而不可見，其常見者，僅有足太陰之脈，過於外踝之上，與胃脈相通，無所隱焉故耳。分肉者，言各經肉中之分理也。凡諸脈之浮而常見者，皆絡脈也。此舉手絡之最大者，以明視絡之法也。手足各有六經，而手六經之絡，則惟陽明少陽之絡爲最大。手陽明之絡名偏曆，左腕後三寸上側間，別走太陰；手少陽之絡名外關，在臂表腕後二寸兩筋間，邪行向內，歷陽明、太陰別走厥陰。二絡之下行者，陽明出合谷之次，分絡於大食二指；少陽出陽池之次，散絡於中名小三指，故起於五指間。其上行者，總合於肘中內廉厥陰曲澤之次。凡人手背之露筋者，皆顯然可察，俗謂之青筋，此本非筋非脈，即蓄血之大絡也。凡浮絡之在外者，皆可推此而知耳。

◎經脈常不可見絡脈常可見

雷公曰：何以知經脈之與絡脈異也？黄帝曰：經脈者，常不可見也。其虛實也，以氣口知之。脈之見者，皆絡脈也。(《靈樞·經脈第十》)

氣口者，手太陰肺經也。肺朝百脈，氣口爲脈之大會，凡十二經脈，深不可見，而其虛實，惟於氣口可知之，因其無所隱也。若其他浮露在外而可見者，皆絡脈而非經也。

◎當數者爲經不當數者爲絡

黄帝曰：蹻脈有陰陽，何脈當其數？岐伯答曰：男子數其陽，女子數其陰；當數者爲經，不當數者爲絡也。(《靈樞·脈度第十七》)

陰蹻之脈，從足上行，應地氣之上昇，故女子數其陰。陰蹻屬目內眥，合陽蹻而上行，是陽蹻受陰蹻之氣，復從髮際而下行至足，應天氣之下降，故男子數其陽。陰蹻迺足少陰之別，陽蹻迺足太陽之別，男子之宗榮，注於太陽之陽蹻；女子之宗榮，注於少陰之陰蹻。氣之所注者，故爲大經隧，氣不榮者爲絡脈也。上節論少陰之精水，從陰蹻而上併於陽蹻。此節論榮氣宗氣之行於蹻脈，有男女陰陽之分，二節是當分看。

◎血絡

黄帝曰：願聞其奇邪而不在經者。岐伯曰：血絡是也。(《靈樞·血絡論第三十九》)

《玉版論》曰："人之所受氣者，穀也。穀之所注者，胃也。胃者，水穀血氣之海也。

海之所行雲氣者，天下也。胃之所出血氣者，經隧也。經隧者，五藏六府之大絡也。”夫穀入於胃，廼傳之肺，流溢於中，佈散於外。精專者，行於經隧，是水穀所生之血氣，榮行於脈中者也。水穀之精氣，從胃之大絡，注於藏府之經隧，通於孫絡，出於皮膚，以溫肌肉，此水穀所生之氣血，散於脈外者也。夫大絡與經脈繆處，故奇邪而不在經者，血絡是也。《繆刺》云：“‘邪客於皮毛，入舍於孫絡，留而不去，閉塞不通，不得入於經，流溢於大絡而生奇病。’故曰：‘奇邪者，血絡是也。’”

◎經脈絡脈孫脈之別

經脈爲裏，支而橫者爲絡，絡之別者爲孫。（《靈樞・脈度第十七》）

此言脈之分有經脈與絡脈別，而絡之別出者又有孫絡之稱。《類經》曰：“經脈直行深伏，故爲裏而難見。絡脈支橫而淺，故在表而易見。絡之別者爲孫，孫者言其小也，愈小愈多矣。凡人遍體細脈，即皆膚腠之孫絡也。”

三、經脈循行

◎脈行之逆順

黄帝曰：脈行之逆順奈何？岐伯曰：手之三陰，從藏走手；手之三陽，從手走頭。足之三陽，從頭走足；足之三陰，從足走腹。（《靈樞・逆順肥瘦第三十八》）

脈之逆順，以各經之所行者，有自上而下，或自下而上也。手之三陰，從藏走手者，太陰肺經，從中府，而走大指之少商；少陰心經，從極泉，而走小指之少衝；厥陰心包絡經，從天池，而走中指之中衝也。若手之三陽，從手走頭者，陽明大腸經，從次指商陽，而走頭之迎香；太陽小腸經，從小指少澤，而走頭之聽宫；少陽三焦經，從四指之關衝，而走頭之絲竹空也。足之三陽，從頭走足者，太陽膀胱經，從頭睛明而走足小指之至陰；陽明胃經脈，從頭維而走足次指之厲兑；少陽膽經，從頭上關而走足四指之竅陰也。足之三陰，從足走腹者，太陰脾經，從足大指內側隱白，而走腹之大包；少陰腎經，從足心湧泉，而走腹之俞府；厥陰肝經，從足大指外側大敦，而走腹之期門也。夫手之陰經，自藏而走手爲順，則自手而走藏爲逆；手之陽經，自手而走頭爲順，則自頭而走手爲逆；足之陰經，自足而走腹爲順，則自腹而走足爲逆；足之陽經，自頭而走足爲順，則自足而走頭爲逆。所謂脈有逆順者如此。

◎十二經脈之循行

肺手太陰脈之循行

肺手太陰之脈，起於中焦，下絡大腸，還循胃口，上鬲屬肺，從肺系横

出掖下，下循臑內，行少陰心主之前，下肘中，循臂內，上骨下廉，入寸口，上魚，循魚際，出大指之端。其支者，從腕後直出次指內廉，出其端。(《靈樞·經脈第十》)

十二經脈所屬，首言肺手太陰經脈也。中焦當胃中脘，在臍上四寸之分。手之三陰，從藏走手，故手太陰脈發於此。凡後手三陰經，皆自內而出也。此十二經者，即榮氣也。榮行脈中，而序必始於肺經者，以脈氣流經，經氣歸於肺，肺朝百脈以行陰陽，而五藏六府皆以受氣，故十二經以肺經爲首，循序相傳，盡於足厥陰肝經而又傳於肺，終而復始，是爲一周。絡，聯繫也。當任脈水分穴之分，肺脈絡於大腸，以肺與大腸爲表裏也。夫十二經相通，各有表裏。凡在本經者皆曰屬，以此通彼者皆曰絡，故在手太陰則曰屬肺絡大腸，在手陽明則曰屬大腸絡肺，彼此互更，皆以本經爲主也。下文十二經皆倣此。還，復也。循，巡遶也。自大腸而上，復循胃口。膈，膈膜也。人有膈膜，居心肺之下，前齊鳩尾，後齊十一椎，周遭相著，所以遮隔濁氣，不使上熏心肺也。屬者，所部之謂。肺系，喉嚨也。喉以通氣，下連於肺。膊之下，脅之上曰掖。掖下，即中府之傍。膊之內側，上至掖，下至肘，嫩耎白肉曰臑，天府俠白之次也。少陰，心經也。心主，手厥陰經也。手之三陰，太陰在前，厥陰在中，少陰在後也。膊臂之交曰肘中，穴名尺澤。肘以下爲臂。內，內側也。行孔最、列缺、經渠之次。骨，掌後高骨也。下廉，骨下側也。寸口，關前動脈也，即太淵穴處。手腕之前，大指本節之間，其肥肉隆起形如魚者，統謂之魚。寸口之前，魚之後，曰魚際穴。端，指尖也，即少商穴，手太陰肺經止於此。支者，如木之有枝，此以正經之外而復有傍通之絡也。臂掌之交曰腕，此本經別絡，從腕後上側列缺穴直出次指之端，交商陽穴而接乎手陽明經也。又曰肺曰脈者，廼有形之藏府經脈；曰太陰者，無形之六氣也。血脈內生於藏府，外合於六氣，以脈氣分而論之。病在六氣者，見於人迎氣口，病在氣而不在脈也；病在藏府者，病在內而外見於藏府所主之尺寸也。合而論之，藏府經脈，內合五行，外合六氣，五六相得而各有合也。是以曰“肺手太陰之脈”，概藏府經脈陰陽之氣而言也。此篇論榮血榮行脈中，始於手太陰肺，終於足厥陰肝，腹走手而手走頭，頭走足而足走腹，環轉無端，終而復始。古離爪甲如韭，今曰如米許。

手太陰穴位歌

手太陰，十一穴，中府雲門天府列，俠白下尺澤，孔最見列缺。經渠太淵下魚際，抵指少商如韭葉。

分寸歌

太陰肺兮出中府，雲門之下一寸許。雲門璿璣傍六寸，巨骨之下二骨數。
天府腋下三寸求，夾白肘上五寸主。尺澤肘中約紋論，孔最腕上七寸取。
列缺腕側一寸半，經渠寸口陷中是。太淵掌後橫紋頭，魚際節後散脈舉。
少商大指端內側，此穴若鍼疾減愈。共十一穴，左右二十二穴。

大腸手陽明脈之循行

大腸手陽明之脈，起於大指次指之端，循指上廉，出合谷兩骨之間，上入兩筋之間，循臂上廉，入肘外廉，上臑外前廉，上肩，出髃骨之前廉，上出於柱骨之會上，下入缺盆，絡肺，下鬲，屬大腸。其支者，從缺盆上頸貫頰，入下齒中，還出挾口，交人中，左之右，右之左，上挾鼻孔。（《靈樞·經脈第十》）

此言大腸手陽明經脈氣之行，迺爲第二經也。大指次指，即食指之端也，穴名商陽。手之三陽，從手走頭，故手陽明脈發於此。凡後手三陽經皆然。循義見前，凡前已註明者後不再註，餘倣此。上廉，上側也。凡經脈陽行於外，陰行於內，後諸經皆同。循指上廉，二間、三間也。合谷，穴名。兩骨，即大指次指後岐骨間也，俗名虎口。腕中上側兩筋陷中，陽谿穴也，循陽谿等穴以上曲池也。上臑外前廉，行肘髎、五里、臂臑也。肩端骨罅爲髃骨，以上肩髃，巨骨也。髃，隅同。上出於柱骨之會上，肩背之上，頸項之根，爲天柱骨。六陽皆會於督脈之大椎，是爲會上。自大椎而前，入足陽明之缺盆，絡於肺中，復下膈，當臍傍天樞之分屬於大腸，與肺相爲表裏也。頭莖爲頸。耳下曲處爲頰。頸中之穴，天鼎、扶突也。人中，即督脈之水溝穴。由人中而左右互交、上挾鼻孔者，自禾髎以交於迎香穴也。手陽明經止於此，迺自山根交承泣穴而接乎足陽明經也。

大腸經諸穴歌

手陽明，廿穴名，商陽二間三間行。歷合谷陽谿之俞，過偏歷溫溜之濱。
下廉上廉三里而近，曲池肘髎五里之程。臂臑肩髃上於巨骨，天鼎紆乎扶突。
禾彈髎脣連，迎香鼻迫。

分寸歌

商陽食指內側邊，二間來尋本節前。三間節後陷中取，合谷虎口歧骨間，
陽谿上側腕中是，偏歷腕後三寸安。溫溜腕後去五寸，池前五寸下廉看。
池前三寸上廉中，池前二寸三里連。曲池曲骨紋頭盡，肘髎大骨外廉近。
大筋中央尋五里，肘上三寸行向裏。臂臑肘上七寸量，肩髃肩端舉臂取。
巨骨肩尖端上行，天鼎喉旁四寸眞。扶突天突旁三寸，禾髎水溝旁五分。
迎香禾髎上一寸，大腸經穴自分明。左右共四十穴。

胃足陽明脈之循行

胃足陽明之脈，起於鼻之交頞中，傍約太陽之脈，下循鼻外，上入齒中，還出挾口環脣，下交承漿，卻循頤後下廉，出大迎，循頰車，上耳前，過客主人，循髮際，至額顱；其支者，從大迎前下人迎，循喉嚨，入缺盆，下鬲，屬胃絡脾；其直者，從缺盆下乳內廉，下挾臍，入氣街中；其支者，起於胃口，下循腹裏，下至氣街中而合，以下髀關，抵伏兔，下膝臏中，下循脛外

廉，下足跗，入中指內間；其支者，下廉三寸而別，下入中指外間；其支者，別跗上，入大指間，出其端。（《靈樞·經脈第十》）

此言胃足陽明經脈氣之行，迺爲第三經也。頞，鼻莖也，亦曰山根。交頞，其脈左右互交也。足之三陽，從頭走足，故足陽明脈發於此，凡後足三陽經皆然。納，入也。足太陽起於目內眥睛明穴，與頞相近，陽明由此下行，故入之也。鼻外，即承泣、四白、巨髎之分。環，遶也。承漿，任脈穴。腮下爲頷，頷中爲頤，由地倉以下大迎也。頰車，本經穴，在耳下。上耳前，下關也。客主人，足少陽經穴，在耳前。循髮際以上頭維，至額顱，會於督脈之神庭。額顱，髮際前也。人迎，缺盆，俱本經穴。屬胃，謂本經之所屬也。絡脾，胃與脾爲表裏也。此支自缺盆入內下膈，當上脘中脘之分，屬胃絡脾。直者，直下而外行也。從缺盆下行氣戶等穴，以至乳中、乳根也。下挾臍，天樞等穴也。自外陵等穴下入氣街，即氣衝也，在毛際兩傍鼠鼷上一寸。胃口，胃之下口，當下脘之分，《難經》謂之幽門者是也。循腹裏，過足少陰肓俞之外，此即上文支者之脈，由胃下行，而與直者復合於氣街之中也。髀，股也。抵，至也。髀關、伏兔，皆膝上穴名。自此由陰市諸穴以下。膝蓋曰髕，骭骨曰脛，足面曰跗。此三者，即犢鼻、巨虛、衝陽等穴之次。迺循內庭入中趾內間而出厲兌，足陽明經止於此。厲兌義詳本穴條下。廉，上廉也。下廉三寸，即豐隆穴。是爲陽明別絡，故下入中趾外間。又其支者，自跗上衝陽穴次，別行入大趾間，斜出足厥陰行間之次，循大趾出其端，而接乎足太陰經也。

胃經諸穴歌

足陽明，四十五，自承泣四白而數。巨髎有地倉之積，大迎來頰車之夥。
下關頭維以人迎，永突氣舍與缺盆。氣戶兮庫房屋翳，膺窗兮乳中乳根。
不容承滿，梁門關門。太乙滑肉，天樞外陵。大巨從水道歸來，氣沖入髀關之境。
伏宛至陰市梁丘，犢鼻自三里而行。上巨虛兮條口，下巨虛兮豐隆。
解谿沖陽入陷谷，下內庭厲兌而終。

分寸歌

胃之經兮足陽明，承泣目下七分尋。四白目下方一寸，巨髎鼻孔傍八分。
地倉夾吻四分近，大迎頷下寸三中。頰車耳下八分穴，下關耳前動脈行。
頭維神庭傍四五，人迎喉旁寸五眞。水突筋前迎下在，氣舍突下穴相乘。
缺盆擠下橫骨肉，各去中行寸半明。氣戶璿璣傍四寸，至乳六寸又四分。
庫房屋翳膺窗近，乳中正在乳頭心。次有乳根出乳下，各一寸六不相侵，
卻去中行須四寸，以前穴道與君陳。不容巨闕傍三寸，卻近幽門寸五新。
其下承滿與梁門，關門大一滑肉門，上下一寸無多少，共去中行三寸中。
天樞臍傍二寸間，樞下一寸外陵安。樞下二寸大巨穴，樞下四寸水道全。
樞下六寸歸來好，共去中行二寸邊。氣沖鼠鼷上一寸，又去中行四寸專。

髀關膝上有尺二，伏兔膝上六寸是。陰市膝上方三寸，梁丘膝上二寸記。

膝臏陷中犢鼻存，膝下三寸三里至。膝下六寸上廉穴，膝下七寸條口味。

膝下入寸下廉看，膝下九寸豐隆系。厲兑大指次指端，去爪如韭胃井判。

左右各四十五穴，共九十穴。

脾足太陰脈之循行

脾足太陰之脈，起於大指之端，循指內側白肉際，過核骨後，上內踝前廉，上踹內，循脛骨後，交出厥陰之前，上膝股內前廉，入腹，屬脾絡胃，上鬲挾咽，連舌本，散舌下；其支者，復從胃別，上鬲，注心中。（《靈樞·經脈第十》）

此言脾足太陰經脈氣之行，廼爲第四經也，起於足大趾端隱白穴。足之三陰，從足走腹，故足太陰脈發於此，凡後足三陰經皆然。循趾內側白肉際，行大都、太白等穴。核骨，即大趾本節後內側圓骨也。滑氏言爲孤拐骨者非，蓋孤拐即名踝骨，古有擊踝之說，即今北人所謂打孤拐也。核骨唯一，踝骨則有內外之分。滑氏以足跟骨爲踝者亦非，蓋彼曰跟踵，非踝也。踹，足肚也，亦名腓腸。本經自漏谷上行，交出厥陰之前，即地機，陰陵泉也。踹，本經與腨通用。蓋踹，《玉篇》以足跟爲踹。股，大腿也，一曰髀內爲股。前廉，上側也，當血海、箕門之次。自衝門穴入腹內行。脾與胃爲表裏，故於中脘、下脘之分，屬脾絡胃也。咽以咽物，居喉之後。自胃脘上行至此，連舌本，散舌下而終。本，根也。足太陰外行者，由腹之四行，上府舍，腹結等穴，散於胸中，而止於大包。其內行而支者，自胃脘別上膈，注心中，而接乎手少陰經也。

脾經諸穴歌

足太陰脾中州，二十一穴隱白遊。赴大都兮瞻太白，訪公孫兮至商丘。

越三陰之交，而漏谷地機可即。步陰陵之泉，而血海箕門是求。

入衝門兮府舍軒豁，解腹結兮大橫優遊。腹哀食竇兮，接天谿而同派。

胷鄉周榮兮，綴大包而如鉤。

分寸歌

大指端內側隱白，節後陷中求大都。太白內側核骨下，節後一寸公孫呼。

商丘內踝微前陷，踝上三寸三陰交。踝上六寸漏谷是，踝上五寸地機朝。

膝下內側陰陵泉，血海膝臏上內廉。箕門穴在魚腹取，動脈應手越筋間。

衝門期下尺五分，府舍期下九寸看。腹結期下六寸入，大横期下五寸半。

腹哀期下方二寸，期門肝經穴道現。巨闕之傍四寸五，卻連脾穴休胡亂。

自此以上食竇穴，天谿胸鄉周榮貫。相去寸六無多寡，又上寸六中府換。

大包掖下有六寸，淵液掖下三寸絆。左右共四十二穴。

心手少陰脈之循行

心手少陰之脈，起於心中，出屬心系，下鬲，絡小腸；其支者，從心系上挾咽，繫目系；其直者，復從心系卻上肺，下出腋下，循臑内後廉，行太陰心主之後，下肘内，循臂内後廉，抵掌後鋭骨之端，入掌内後廉，循小指之内出其端。（《靈樞·經脈第十》）

此言心經脈氣之行，廼爲第五經也。脈發於心中，心當五椎之下，其系有五，上系連肺，肺下系心，心下三系連脾肝腎，故心通五藏之氣而爲之主也。心與小腸爲表裏，故下膈當臍上二寸下脘之分絡小腸也。支者，從心系出任脈之外，上行挾咽，系目系，以合於内眥。直者，經之正脈也。此自前心系復上肺，由足少陽淵掖之次出掖下，上行極泉穴，手少陰經行於外者始此。内後廉，青靈穴也。手之三陰，少陰居太陰、厥陰之後。少海、靈道等穴也。手腕下踝爲鋭骨，神門穴也。小指之内出其端，少府、少衝也。手少陰經止於此，廼交小指外側，而接乎手太陽經也。滑氏曰：心爲君主之官，尊於他藏，故其交經接受，不假支别云。

心經諸穴歌

手少陰，九穴成，極泉青靈少海深。

自靈道通裏而達，過陰郤神門而迎。

抵於少府，少沖可尋。

分寸歌

少陰心起極泉中，腋下筋間脈入胷。青靈肘上三寸取，少海肘後端五分。

靈道掌後一寸半，通裏掌後一寸同。陰郤腕後方半寸，神門掌後兑骨隆。

少府節後勞宫直，小指内側取少沖。凡九穴，左右一十八穴。

小腸手太陽脈之循行

小腸手太陽之脈，起於小指之端，循手外側上腕，出踝中，直上循臂骨下廉，出肘内側兩筋之閒，上循臑外後廉，出肩解，繞肩胛，交肩上，入缺盆，絡心，循咽，下鬲，抵胃，屬小腸；其支者，從缺盆循頸上頰，至目鋭眥，卻入耳中；其支者，别頰上䪼抵鼻，至目内眥，斜絡於顴。（《靈樞·經脈第十》）

此言小腸經脈氣之行，廼爲第六經也。起於小指外側端少澤穴，前谷、後谿、腕骨等穴也。循臂骨下廉陽谷等穴，出肘内側兩骨尖陷中，小海穴也。此處捺之，應於小指之上。行手陽明、少陽之外。肩後骨縫曰肩解，即肩貞穴也。肩胛，臑俞、天宗等處也。肩上，秉風、曲垣等穴也。左右交於兩肩之上，會於督脈之大椎。滑氏曰：脊兩傍爲膂，膂上兩角爲肩解，肩解下成片骨爲肩胛，即肩骨也。自缺盆由胸下行，入膻中絡心，心與小腸爲表裏也。自缺盆之下，循咽下膈，抵胃下行，當臍上二寸之分屬小腸，此本經之行於內者。其支行於外者，出缺盆，循頸中之天窗，上頰後之天容，由顴髎以入耳中聽宫穴也，手太陰經止於此。目下爲䪼。目內角爲內眥。顴，即顴骨下顴髎穴，手太陽自此交目內眥，而接乎足太陽經也。

小腸經諸穴歌

小腸穴，十九中，路從少澤，步前谷後谿之隆。

道遵腕骨，觀陽谷養老之崇。

得支正於小海，逐肩貞相從。值臑俞兮遇天宗，乘秉風兮曲垣中。

肩外俞兮肩中俞，啟天窻兮見天容。非由顴髎，曷造聽宫。

分寸歌

小指端外爲少澤，前谷外側節前覓。節後捏拳取後谿，腕骨腕前骨陷側。

兌骨下陷陽谷討，腕上一寸名養老。支正腕後量五寸，小海肘端五分好。

肩貞胛下兩骨解，臑俞大骨下陷保。天宗秉風後骨中，秉風髎外舉有空。

曲垣肩中曲胛陷，外俞胛後一寸從。肩中二寸大杼傍，天窻扶突後陷詳。

天容耳下曲頰後，顴髎面頄鋭端量。聽宫耳端大如菽，此爲小腸手太陽。

左右凡三十八穴。

膀胱足太陽脈之循行

膀胱足太陽之脈，起於目內眥，上額交巔；其支者，從巔至耳上角；其直者，從巔入絡腦，還出别下項，循肩髆內，挾脊抵腰中，入循膂，絡腎屬膀胱；其支者，從腰中下挾脊，貫臀入膕中；其支者，從髆內左右，别下貫胛，挾脊內，過髀樞，循髀外，從後廉下合膕中，以下貫踹內，出外踝之後，循京骨，至小指外側。（《靈樞·經脈第十》）

此言膀胱經經脈之行，廼爲第七經也，起於目內眥睛明穴。由攢竹上額，歷曲差、五處等穴，自絡郤穴左右斜行，而交於項巔之百會。其支者由百會傍行，至耳上角，過足少陽之曲鬢、率谷、天衝、浮白、竅陰、完骨，故此六穴者皆爲足太陽、少陽之會。自百會行通天、絡郤、玉枕，入絡於腦中也。自腦復出别下項，由天柱而下會於督脈之大椎、陶道，郤循肩髆內分作四行而下。此節言內兩行者，挾脊兩傍，各相去一寸半，自大杼行風門及藏府諸俞而抵腰中等穴也。中行椎骨曰脊，臀骨上曰腰。自腰中入膂，絡腎，前屬膀胱，腎與膀胱爲表裏也。挾脊兩傍之肉曰膂。從腰中循髖骨下挾脊，歷四髎穴，貫臀之會陽，下行承扶、殷門、浮郤、委陽，入膕之委中也。尻傍大肉曰臀。膝後曲處曰膕。此支言肩髆內、大杼下，外兩行也。左右貫胛，去脊各三寸别行，歷附分、魄戸、膏肓等穴，挾脊下行，由秩邊而過髀樞也。過髀樞，會於足少陽之環跳，循髀外後廉，去承扶一寸五分之間下行，復與前之入膕踹中者相合。貫踹內者，由合陽以下承筋、承山等穴也。出外踝之後，昆侖、僕參等穴也。小趾本節後大骨曰京骨。小趾外側端曰至陰，足太陽經穴止此，乃交於小趾之下，而接乎足少陰經也。

膀胱經諸穴歌

足太陽，六十三。

晴明攢竹，詣曲釜五處之鄉；承光通天，見絡郄玉枕之行。

天柱高兮大杼抵，風門開兮肺俞當。厥陰心膈之俞，肝膽脾胃之藏。

三焦腎兮大腸小腸，膀胱俞兮中膂白環。

自從大杼至此，去脊中寸半之間。

又有上次中下四髎，在腰四空以和調。

會陽居尻尾之旁，吾背二行始了。

仍上二椎旁附分，三椎旁魄戶，膏肓並四帷而過。

神堂譩譆兮膈關魂門，陽綱意舍兮胃倉肓門。

志室胞肓，背以秩邊而分。承扶浮郄與委陽，殷門委中而合陽。

至承筋與承山，到飛擄與附陽。會昆侖僕參申脈，探金門京骨之場。

由束骨而通谷，抵小指外至陰之間。

分寸歌

足太陽兮膀胱經，目内眥角始睛明。眉頭陷中攢竹取，曲差髮際上五分。

五處髮上一寸是，承光髮上二寸半。通天絡郄玉枕穴，相去寸五調勻看。

玉枕夾腦一寸三，入髪二寸枕骨現。天柱項後髪際中，大筋外廉陷中獻。

自此夾脊開寸五，第一大杼二風門。三椎肺俞厥陰四，心俞五椎之下論。

膈七肝九十膽俞，十一脾俞十二胃。十三三焦十四腎，大腸十六之下推。

小腸十八膀十九，中膂内俞二十椎。白環廿一椎下當，以上諸穴可排之。

更有上次中下髎，一二三四腰空好。會陽陰尾尻骨傍，背部二行諸穴了。

又從脊上開三寸，第二椎下爲附分。三椎魄產四膏肓，第五椎下神堂尊。

第六譩譆膈關七，第九魂門陽綱十。十一意舍之穴有，十二胃倉穴以分。

十三肓門端正在，十四志室不級論。十九胞肓廿秩邊，背部三行諸穴勻。

又從臀下陰紋取，承扶居於陷中主。浮郄扶下方六分，委陽扶下寸六數。

殷門扶下六寸長，膕中外廉兩筋鄉。委中膝膕約紋里，此下三寸尋合陽。

承筋腳跟上七寸，穴在腨腸之中央。承山腨下分肉間，外踝七寸上飛揚。

附陽外踝上三寸，昆侖後跟陷中央。僕參亦在踝骨下，申脈踝下五分張。

金門申脈下一寸，京骨外側骨際量。束骨本節後陷中，通谷節前陷中強。

至陰卻在小指側，太陽之穴始周詳。計六十三穴，左右共一百二十六穴。

腎足少陰脈之循行

腎足少陰之脈，起於小指之下，邪趨足心，出於然谷之下，循内踝之後，

別入跟中，以上踹內，出膕內廉，上股內後廉，貫脊，屬腎絡膀胱；其直者，從腎上貫肝鬲，入肺中，循喉嚨挾舌本；其支者，從肺出絡心，注胷中。（《靈樞·經脈第十》）

此言腎經脈氣之行，廼爲第八經也。起於小趾下，斜走足心之湧泉穴。邪，斜同。然谷，在內踝前大骨下。內踝之後別入跟中，即太谿、大鐘等穴。自復溜、交信，過足太陰之三陰交，以上踹內之築賓，出膕內廉之陰谷。上股內後廉，結於督脈之長強，以貫脊中而後屬於腎，前當關元、中極之分而絡於膀胱，以其相爲表裏也。滑氏曰：由陰谷上股內後廉、貫脊，會於脊之長強穴，還出於前，循横骨、大赫、氣穴、四滿、中注、肓俞，當肓俞之所齊之左右屬腎，下臍，過關元、中極而絡膀胱也。滑氏曰：其直行者，從肓俞屬腎處上行，循商曲、石關、陰都、通谷諸穴，貫肝，上循幽門上膈，歷步廊入肺中，循神封、靈墟、神藏、彧中、俞府而上循喉嚨，並人迎，挾舌本而終也。愚按：足少陰一經，考之本篇及經別、經筋等篇，皆言由脊裏，上注心肺而散於胸中；惟《骨空論》曰：衝脈者，起於氣街，並少陰之經，挾齊上行，至胸中而散。故《甲乙經》於俞府、彧中、神藏、靈墟、神封、步廊等穴，皆云足少陰脈氣所發；幽門、通谷、陰都、石關、商曲、肓俞、中注、四滿、氣穴、大赫、横骨十一穴，皆云衝脈足少陰之會。故滑氏之註如此，實本於《甲乙》《銅人》諸書，而《甲乙》等書實本之《骨空論》也。其支者，自神藏之際，從肺絡心注胸中，以上俞府諸穴，足少陰經止於此，而接乎手厥陰經也。胸中，當兩乳之間，亦曰膻中。

腎經諸穴歌

足少陰兮廿七，湧泉流於然谷。

大谿大鐘兮水泉緣，照海復溜兮交信續。

從築賓兮上陰谷，俺横骨兮大赫篇。

氣穴四滿兮中注，肓俞上通乎商曲。

守石關兮陰部甯，閉通谷兮幽門肅。

步廊神封而靈墟存，神藏彧中而俞府足。

分寸歌

足掌心中是湧泉，然谷踝下一寸前。大谿踝後跟骨上，大鐘跟後踵中邊。

水泉谿下一寸覓，照海踝下四分安。復溜跟上前二寸，交信踝上二寸聯。

二穴止隔筋前後，太陰之後少陰前。築賓內踝上腨分，陰谷膝下曲膝間。

横骨大赫麓氣穴，四滿中注亦相連。各開中行止寸半，上下相去一寸便。

上膈肓俞亦一寸，肓俞臍旁半寸邊。肓俞商曲石關來，陰都通谷幽門開。

各開中行五分使，六穴上下一寸裁。步廊神封靈墟存，神藏彧中俞府尊。

各開中行計二寸，上下寸六六穴同。俞府璿璣旁二寸，取之得法有成功。左右凡五十四穴。

心主手厥陰心包絡脈之循行

心主手厥陰心包絡之脈，起於胷中，出屬心包絡，下鬲，歷絡三焦；其支者，循胷中出脅，下腋三寸，上抵腋，下循臑內，行太陰少陰之間，入肘中下臂，行兩筋之間，入掌中，循中指出其端；其支者，別掌中，循小指次指出其端。（《靈樞・經脈第十》）

此言心包絡經脈氣之行，迺爲第九經也。《邪客》曰：“心者，五藏六府之大主也。諸邪之在心者，皆在心之包絡。”包絡者，心主之脈也。其脈之出入屈折，行之疾徐，皆如手少陰心主之脈行也。故曰心主手厥陰心包絡之脈。胸中義見上文。滑氏曰：“或問：‘手厥陰經曰心主，又曰心包絡何也？’曰：‘君火以明，相火以位。手厥陰代君火行事，以用而言，故曰手心主，以經而言，則曰心包絡，一經而二名，實相火也。’”心包絡，包心之膜絡也。包絡爲心主之外衛，三膲爲藏府之外衛，故爲表裏而相絡。諸經皆無“歷”字，獨此有之，蓋指上中下而言，上即膻中，中即中脘，下即齊下，故任脈之陰交穴爲三膲募也。膲，焦通用。脅上際爲腋。腋下三寸，天池也，手厥陰經穴始此。上抵腋下之天泉，循臑內行太陰、少陰之間，以手之三陰，厥陰在中也。入肘中，曲澤也。下臂行兩筋之間，郄門、間使、內關、大陵也。入掌中，勞宮也。中指端，中衝也，手厥陰經止於此。小指次指，謂小指之次指，即無名指也。其支者，自勞宮別行名指端，而接乎手少陽經也。

心包絡經諸穴歌

手厥陰心包之脈，計有九穴之奇。
自天池天泉而始，逐曲澤郄門而弛。
間使通乎內關，大陵近於勞宮。
既由掌握，抵於中衝。

分寸歌

心包起自天池間，乳後一寸腋下三。天泉曲腋下二寸，曲澤屈肘陷中央。
郄門去腕方五寸，間使腕後三寸量。內關去腕止二寸，大陵掌後兩筋間。
勞宮屈中名指取，中指之末中衝良。天池，腋下三寸，乳後一寸。
勞宮，屈中指無名指兩者之間取之。

三焦手少陽脈之循行

三焦手少陽之脈，起於小指次指之端，上出兩指之間，循手錶腕，出臂外兩骨之間，上貫肘，循臑外上肩，而交出足少陽之後，入缺盆，佈膻中，散絡心包，下隔，循屬三焦；其支者，從膻中上出缺盆，上項，繫耳後，直上出耳上角，以屈下頰至頔；其支者，從耳後入耳中，出走耳前，過客主人前，交頰，至目銳眥。（《靈樞・經脈第十》）

此言三焦經脈氣之行，廼爲第十經也，起於無名指端關衝穴，即小指次指之間液門、中渚穴也。手表之腕，陽池也。臂外兩骨間，外關、支溝等穴也。上貫肘之天井，循臑外，行手太陽之前，手陽明之後，歷清冷淵、消濼、臑會上肩髎，過足少陽之肩井，自天髎而交出足少陽之後也。其內行者入缺盆，復由足陽明之外，下佈膻中，散絡心包，相爲表裏，廼自上焦下膈，循中焦下行，併足太陽之正入絡膀胱以約下焦，故足太陽經委陽穴爲三焦下輔俞也，詳見後十六。其支行於外者，自膻中上行，出缺盆，循天髎上項，會於督脈之大椎，循天牖，系耳後之翳風、瘈脈、顱息，出耳上角之角孫，過足少陽之懸厘、頷厭，下行耳頰至䪼會於手太陽顴髎之分。䪼，目下也。此支從耳後翳風入耳中，過手太陽之聽宮，出走耳前之耳門，過足少陽之客主人，交頰，循和髎，上絲竹空，至目銳眥，會於瞳子髎穴，手少陽經止於此，而接乎足少陽經也。

三焦經諸穴歌

手少陽三焦之脈，二十三穴之中。

關衝連開液門，中渚陽池外關。

支溝會宗三陽絡，四瀆天井清冷淵。

消濼臑會，肩髎相聯。天髎處天牖之下，翳風讓瘈脈居先。

顱顖定而角孫近耳，絲竹空而和髎倒懸。

耳門既辟，夏蚋聞焉。

分寸歌

無名之外端關衝，液門小次指陷中。中渚液下去一寸，陽池腕上之陷中。

外關腕後方二寸，腕後三寸開支溝。腕後三寸內會宗，空中有穴細心求。

腕後四寸三陽絡，四瀆肘前五寸著。天井肘外大骨後，骨罅中間一寸摸。

肘後二寸清冷淵，消濼對掖臂外看。臑會肩前三寸中，肩髎臑上陷中央。

天髎缺盆陷處上，天牖天容之後存。翳風耳後尖角陷，瘈脈耳後青脈現。

顱息亦在青絡脈，角孫耳廓中間上。耳門耳前起肉中，禾髎耳前動脈張。

欲知絲竹空何在，眉後陷中仔細量。計二十穴，左右凡四十六穴。

膽足少陽脈之循行

膽足少陽之脈，起於目銳眥，上抵頭角，下耳後，循頸行手少陽之前，至肩上，卻交出手少陽之後，入缺盆；其支者，從耳後入耳中，出走耳前，至目銳眥後；其支者，別銳眥，下大迎，合手少陽，抵於䪼，下加頰車下頸，合缺盆，以下胷中，貫鬲，絡肝屬膽，循脅裏，出氣街，繞毛際，橫入髀厭中；其直者，從缺盆下掖，循胷過季脅，下合髀厭中，以下循髀陽，出膝外廉，下外輔骨之前，直下抵絕骨之端，下出外踝之前，循足跗上，入小指次指之間；其支者，別跗上，入大指之間，循大指岐骨內出其端，還貫爪甲，

出三毛。(《靈樞·經脈第十》)

此言膽經脈氣之行，廼爲第十一經也，起於目銳眥瞳子髎穴。目之外角曰銳眥，自目銳眥，由聽會、客主人上抵頭角，循頷厭，下懸顱、懸厘，從耳上髮際入曲鬢、率谷，歷手少陽之角孫外折下耳後，行天衝、浮白、竅陰、完骨，又自完骨外折上行，循本神，前至陽白，復內折上行，循臨泣、目窗、正榮、承靈、腦空，由風池而下行也。自風池循頸，過手少陽之天牖，行少陽之前，下至肩上，循肩井，復交出手少陽之後，過督脈之大椎，會於手太陽之秉風，而前入於足陽明缺盆之外。其支者，從耳後顳顬間，過手少陽之翳風，入耳中，過手太陽之聽宮，出走耳前，復自聽會至目銳眥後瞳子髎之分。其支者，別自目外眥瞳子，下足陽明大迎之次，由手少陽之絲竹、和髎而下抵於䪼也。其下於足陽明者，合於下關，廼自頰車下頸，循本經之前，與前之入缺盆者相合，以下胷中。其內行者，由缺盆下胷，當手厥陰天池之分貫膈，足厥陰期門之分絡肝，本經日月之分屬膽，而相爲表裏，廼循脅裏，由足厥陰之章門下行，出足陽明之氣街，繞毛際，合於足厥陰，以橫入髀厭中之環跳穴也。其直下而行於外者，從缺盆下掖循胸，歷淵掖、輒筋、日月過季脅，循京門、帶脈等穴下行，由居髎入足太陽之上髎、中髎、下髎下行，復與前之入髀厭者相合。髀陽，髀之外側也。輔骨，膝下兩傍高骨也。由髀陽行太陽陽明之中，歷中瀆、陽關、出膝外廉，下外輔骨之前，自陽陵泉以下陽交等穴也。外踝上骨際曰絕骨，絕骨之端，陽輔穴也。下行懸鐘，循足面上之丘墟、臨泣等穴，廼入小趾次趾之間，至竅陰穴，足少陽經止於此。足大趾次趾本節後骨縫爲歧骨。大趾爪甲後二節間爲三毛。其支者自足跗上別行入大趾，循歧骨內，出大趾端，還貫入爪甲，出三毛，而接乎足厥陰經也。

膽經諸穴歌

足少陽兮四十三，瞳子髎近聽會間。客主人在頷厭集，懸顱懸釐曲鬢前。
由率谷天衝而下，見浮白竅陰之妍。完骨露兮，本神陽白。臨泣見兮，目窗與連。
正榮承靈居其後，腦空穴繼靈而安。風池肩井兮淵液，輒筋日月兮京門辟。
帶脈五樞由維道，居髎而續環跳。風市抵中瀆，飲陽關之陽陵泉。
至陽交外丘間，光明穴陽輔懸鍾。丘墟臨泣地五會，俠谿竅陰膽經全。

分寸歌

足少陽兮四十三，頭上廿穴分三折。起自瞳子至風池，積數陳之序說。
瞳子髎近眥五分，耳前陷中聽會穴。客主人名上關同，耳前起骨開口空。
頷厭懸顱之二穴，腦空上廉曲角下。懸釐之穴異於茲，腦空下廉曲角上。
曲鬢耳上髮際隅，率谷耳上寸半安。天衝耳後入髮二，浮白入髮一寸間。
竅陰即是枕骨穴，完骨之上有空連。完骨耳後入髮際，量得四分須用記。
本神神庭傍三寸，入髮一寸耳上係。陽白眉上方一寸，髮上五分臨泣用。
髮上一寸當陽穴，髮上寸半目窗貢。正榮髮上二寸半，承靈髮上四寸擁。

腦空髮上五寸半，風池耳後髮陷中。肩井肩上陷中求，大骨之前一寸半。
淵液掖下方三寸，輒筋期下五分判。期門卻是肝經穴，相去巨闕四寸半。
日月期門下五分，京門監骨下腰絆。帶脈章門下寸八，五樞章下四八貫。
維道章下五寸三，居髎章下八寸三。章門緣是肝經穴，下脘之傍九寸含。
環跳髀樞宛宛中，屈上伸下取穴同。風市垂手中指盡，膝上五寸中瀆論。
陽關陽陵上三寸，陽陵膝下一寸從。陽交外踝上七寸，踝上六寸外丘用。
踝上五寸光明穴，踝上四寸陽輔分。踝上三寸懸鍾在，丘墟踝前之陷中。
此去俠谿四寸五，卻是膽經原穴功。臨泣俠谿後寸半，地五會去谿一寸。
夾谿在指岐骨間，竅陰四五二指端。計四十三穴，左右共八十六穴。

肝足厥陰脈之循行

肝足厥陰之脈，起於大指叢毛之際，上循足跗上廉，去内踝一寸，上踝八寸，交出太陰之後，上膕内廉，循股陰，入毛中，過陰器，抵小腹，挾胃，屬肝絡膽，上貫鬲，佈脅肋，循喉嚨之後，上入頏顙，連目繫，上出額，與督脈會於巔；其支者，從目系下頰裏，環脣内；其支者，復從肝别，貫鬲，上注肺。（《靈樞・經脈第十》）

此言肝經脈氣之行，廼爲第十二經也。起於足大趾，去爪甲横紋後，叢毛際大敦穴。叢毛，即上文所謂三毛也。足跗上廉，行間、太衝也。内踝前一寸，中封也。上踝過足太陰之三陰交，歷蠡溝、中都，復上一寸，交出太陰之後，上膕内廉，至膝關、曲泉也。股陰，内側也。循股内之陰包、五里、陰廉，上會於足太陰之衝門、府舍，入陰毛中之急脈，遂左右相交，環繞陰器，而會於任脈之曲骨。自陰上入小腹，會於任脈之中極、關元，循章門至期門之所挾胃屬肝，下足少陽日月之所絡膽，而肝膽相爲表裏也。自期門上貫膈，行足太陰食竇之外，大包之裏，散佈脅肋，上足少陽淵掖、手太陰雲門之下，足厥陰經穴止於此。頏顙，咽顙也。目内深處爲目系。其内行而上者，自脅肋間，由足陽明人迎之外，循喉嚨之後入頏顙，行足陽明大迎、地倉、四白之外，内連目系，上出足少陽陽白之外，臨泣之裏，與督脈相會於頂巔之百會。此支者，從前目系之分，下行任脈之外，本經之裏，下頰裏，交環於口脣之内。又其支者，從前期門屬肝所行足太陰食竇之外，本經之裏，别貫膈，上注於肺，下行至中焦，挾中脘之分，復接於手太陰肺經，以盡十二經之一周，終而復始也。

肝經諸穴歌

足厥陰，一十三穴終。起大敦於行間，循太衝於中封。蠡溝中都之會，
膝關曲泉之宫。襄陰包於五里，陰廉廼發；尋羊矢於章門，期門可攻。

分寸歌

足大指端名大敦，行間大指縫中存。太衝本節後二寸，踝前一寸號中封。

蠡溝踝上五寸是，中都踝上七寸中。膝關犢鼻下二寸，曲泉曲膝盡橫紋。
陰包膝上方四寸，氣衝三寸下五里。陰廉衝下有二寸，羊矢衝下一寸許。
氣衝卻是胃經穴，鼠鼷之上一寸主。鼠鼷橫骨端盡處，相去中行四寸止。
章門下脘傍九寸，肘尖盡處側臥取。期門又在巨闕傍，四寸五分無差矣。
計十三穴，左右共二十六穴。

◎少陰之脈獨下行

黃帝曰：少陰之脈獨下行，何也？岐伯曰：不然。夫衝脈者，五藏六府之海也，五藏六府皆稟焉。其上者，出於頏顙，滲諸陽，灌諸精；其下者，注少陰之大絡，出於氣街，循陰股內廉入膕中，伏行骭骨內，下至內踝之後，屬而別。其下者，竝於少陰之經，滲三陰；其前者，伏行出跗，屬下，循跗入大指間，滲諸絡而溫肌肉。故別絡結，則跗上不動，不動則厥，厥則寒矣。

黃帝曰：何以明之？岐伯曰：以言導之，切而驗之，其非必動，然後迺可明逆順之行也。黃帝曰：窘乎哉，聖人之爲道也！明於日月，微於毫釐，其非夫子，孰能道之也。(《靈樞・逆順肥瘦第三十八》)

足之三陰，從足走腹，皆自下而上；獨少陰之脈若有下行者，迺衝脈也。夫衝脈起於胞中，爲十二經精血之海，故五藏六府之氣，皆稟於衝脈而行。其上行者，俞在於大抒，足太陽經也，故出於頏顙，主滲灌諸陽之精。其下行者，並少陰之大絡，出陽明之氣街，循陰股內廉入膕中，伏行骭骨內，下至內踝之後，屬而別。骭，脛骨也。跗屬，足掌屬也。其別而下者，自少陰以滲及肝脾二經，是爲三陰，此其所以下行也。滲諸絡而溫肌肉。衝脈爲十二經之海，故能溫肌肉，溫足脛，皆衝脈之氣也。故別絡結，則少陰之氣不能行於跗上，而跗上不動矣。不動者，迺少陰之氣厥於內，故厥則寒矣。何以明者，恐人因厥而疑畏也。故必先導以言，次切其脈，其有素所必動而今則非者，如衝陽太谿太衝等脈，當動不動，迺可知其不動者爲逆，動者爲順，而其厥逆微甚可以明矣。

◎眼繫之循行

足太陽有通項入於腦者，正屬目本，名曰眼繫。頭目苦痛，取之在項中兩筋間，入腦迺別。陰蹻、陽蹻，陰陽相交，陽入陰，陰出陽，交於目銳眥。陽氣盛則瞋目，陰氣盛則瞑目。(《靈樞・寒熱病第二十一》)

此言頭目痛者，當取玉枕，而又言睛明爲陰陽二蹻之所交，迺寤寐之所以分病也。足太陽膀胱經，有通項入於腦者，名曰玉枕，開督脈一寸半，腦戶枕骨上，入髮際二寸。此正屬於目之根，兩眼中之繫，皆繫於此，故名之曰眼繫。凡苦頭痛，或苦目痛者，皆取之。其脈在項中兩筋間，入於腦，與陰蹻、陽蹻相別，實各陰陽諸經交會之所也。又陽蹻之脈入於陰，陰蹻之脈出於陽，交於目銳眥之睛明穴。陽蹻之氣盛，則目瞋而不得閉；陰蹻之氣盛，則目瞑而不得開也。

四、奇經八脈

◎任脈之循行

任脈者，起於中極之下，以上毛際，循腹裏，上關元，至咽喉，上頤循面入目。（《素問·骨空論第六十》）

以下任衝督脈，皆奇經也。中極，任脈穴名，在曲骨上一寸。中極之下，即胞宮之所。任衝督三脈皆起於胞宮，而出於會陰之間。任由會陰而行於腹，督由會陰而行於背，衝由會陰出並少陰而散於胸中，故此自毛際行腹裏關元上至咽喉面目者，皆任脈之道也。

任脈經諸穴歌

任脈二十四，穴行腹與胷。會陰始兮曲骨從，中極關元，石門通。

氣海陰交，神闕水分逢。下脘建裏兮中脘上脘，巨闕鳩尾兮中庭膻中。

玉堂上紫宮華蓋，璿璣上天突之尊。飲彼廉泉承漿味融。

分寸歌

任脈會陰兩陰間，曲骨毛際陷中安。中極臍下四寸取，關元臍下三寸連。

臍下二寸名石門，臍下寸半氣海全。臍下一寸陰交穴，臍之中央即神闕。

臍上一寸爲水分，臍上二寸下脘列。臍上三寸名建裏，臍上四寸中脘許。

臍上五寸上脘在，巨闕臍上六寸五。鳩尾蔽骨下五分，中庭膻下寸六取。

膻中卻在兩乳間，膻上寸六玉堂主。膻上紫宮三寸二，膻上華蓋四八舉。

膻上璿璣五寸八，璣上一寸天突起。天突喉下約四寸，廉泉頷下骨尖已。

承漿頤前脣稜下，任脈中央行腹裏。凡二十四穴。

◎衝脈之循行

衝脈者，起於氣街，竝少陰之經，俠齊上行，至胷中而散。（《素問·骨空論第六十》）

起，言外脈之所起，非發源之謂也。下倣此。氣街即氣衝，足陽明經穴，在毛際兩傍。衝脈起於氣街，並足少陰之經會於横骨大赫等十一穴，挾臍上行至胸中而散，此言衝脈之前行者也。然少陰之脈上股内後廉，貫脊屬腎，衝脈亦入脊内爲伏衝之脈，然則衝脈之後行者，當亦並少陰無疑也。《痿論》曰："衝脈者，經脈之海也，主滲灌谿谷，與陽明合於宗筋，陰陽總宗筋之會，會於氣街，而陽明爲之長，皆屬於帶脈而絡於督脈。"《五音五味》曰："衝脈任脈，皆起於胞中，上循背裏，爲經絡之海。其浮而外者，循腹右上行，會於咽喉，別而絡脣口。"《逆順肥瘦》曰："衝脈者，五藏六府之海也，五藏六府皆稟焉。其上者，出於頏顙，滲諸陽，灌諸精；其下者，注少陰之大絡，出於氣街，循陰股内廉，入膕中，伏行骭骨内，下至内髁之後屬而別；其下者，併於少陰之經，滲三陰；其前者，伏行出跗屬，下循跗，入大趾閒，滲諸絡而溫肌肉。故別絡結則跗上不動、不動則厥，厥則寒矣。”《動俞》曰：“衝脈者，十二經之海也，與少陰之大絡起於腎下，出於氣街，並足少陰之經入足下；其別者，邪入踝，出屬跗上，入大趾之閒，注諸絡以溫足脛。”《海論》曰：“衝脈者，爲十二經之海，其俞上在於大杼，下出於巨虛之上下廉。”夫言衝脈之下行者，雖會於陽明之氣街，而實並於足少陰之經。且其上自頭，下自足，後自背，前自腹，内自谿谷，外自肌肉，陰陽表裏無所不涉。又《歲露》曰：“入脊內，注於伏衝之脈。”《百病始生》曰：“傳舍於伏衝之脈。所謂伏衝者，以其最深也。”故凡十二經之氣血，此皆受之以榮養周身，所以爲五藏六府之海也。又衝爲血海也。

◎督脈之循行

督脈者，起於少腹以下骨中央，女子入繫廷孔。其孔，溺孔之端也。其絡循陰器，合篡閒，遶篡後，別遶臀，至少陰，與巨陽中絡者，合少陰，上股内後廉，貫脊屬腎；與太陽起於目内眥，上額交巔上，入絡腦，還出別下項，循肩髆內，俠脊抵腰中，入循絡膂腎；其男子循莖下至篡，與女子等；其少腹直上者，貫齊中央，上貫心，入喉，上頤環脣，上繫兩目之下中央。（《素問·骨空論第六十》）

此言督脈所起所止，起，非初起，亦猶任脈、衝脈起於胞中也。任衝督三脈，一源而三歧，督由會陰而行背，任由會陰而行腹，衝由氣衝而行足少陰。會陰在於少腹之下，少腹，小腹也，横骨之中央，女子入繫廷孔，廷，正也，直也。廷孔，言正中之直孔，即溺孔也。以其陰廷繫屬於中，故名之爲繫廷孔也。督脈有別脈，蓋自溺孔之端，分而各行，循陰器，合篡閒，正在前陰後陰之兩閒也。又自兩閒之後，已復分而行繞篡之後。又別絡者，分而行之，繞其臀肉内廉，貫脊屬腎。彼足太陽膀胱經之絡從外行者，循髀樞絡股陽而下，其中行者，下貫臀至膕中，與外行絡合足少陰腎經，自股内後廉，貫脊屬腎。督脈之別遶臀者，至此則與二經相合而行也。又與足太陽起於目内眥，上額交巔，上入絡腦，還出別下項，循肩髆内，俠脊抵腰中，入循膂絡腎，一如足太陽經脈之所行也。若男子溺孔亦在横骨下中央，第爲宗筋所函，故不見耳。始於會陰之時，即循下至篡，與女子同。然而督脈、任脈名色雖異，而氣脈不殊。其督脈所行者，一如任脈之行，故自少腹直上者，貫齊中央，上貫心入喉，上頤環脣，上繫兩目之中央。

督脈諸穴歌

督脈在背之中行，二十七穴始長強。舞腰俞兮歌陽關，入命門兮懸樞閒。
脊中筋縮造至陽，靈臺神道身柱詳，陶道大椎至瘂門，風府腦戶強閒分；
後頂百會兮前頂，顖會近星兮神庭，素髎水溝於鼻下，兑端交齦於内脣。

分寸歌

督脈齦交脣內鄉，兌端正在脣端央。水溝鼻下溝中索，素髎宜向鼻端詳。

頭形北高面南下，先以前後髮際量。分爲一尺有二寸，髮上五分神庭當。

髮上一寸上星位，髮上二寸顖會良。前頂髮上三寸半，髮上百會五寸央。

會後寸半即後項，會後三寸強閒明。會後腦戶四寸半，後髮入寸風府行。

髮上五分瘂門在，神庭至此十穴眞。自此項骨下脊骶，分爲二十有四椎。

大椎上有項骨在，約有三椎莫算之。尾有長強亦不算，中間廿一可排椎。

大椎大骨爲第一，二椎節內陶道知。第三椎間身柱在，第五神道不須疑。

第六靈臺至陽七，第九身內筋縮思。十一脊中之穴在，十二懸樞之穴奇。

十四命門腎俞並，十六陽關自此知。二十一椎即腰俞，脊尾骨端長強隨。

◎蹻脈之循行

黄帝曰：蹻脈安起安止？何氣榮水？岐伯答曰：蹻脈者，少陰之別，起於然骨之後，上内踝之上，直上循陰股入陰，上循胷裏，入缺盆，上出人迎之前，入頄，屬目内眥，合於太陽，陽蹻而上行，氣竝相還則爲濡目，氣不榮則目不合。（《靈樞・脈度第十七》）

蹻脈有二：曰陰蹻，曰陽蹻，皆奇經也。何氣榮水者，言蹻脈爲何經之氣，迺亦如經水之榮行也。少陰之別，足少陰腎經之別絡也。然骨之後，照海也，足少陰穴，即陰蹻之所生。本篇止言陰蹻之起而未及陽蹻，惟《繆刺論》曰：“邪客於足陽蹻之脈，刺外踝之下半寸所。”蓋陽蹻爲太陽之別，故《二十八難》曰：“陽蹻脈者，起於跟中，循外踝上行，入風池。陰蹻者，亦起於跟中，循內踝上行，至咽喉，交貫衝脈。”故陰蹻爲足少陰之別，起於照海，陽蹻爲足太陽之別，起於申脈，庶得其詳也。蹻脈自內踝直上陰股，入陰，循胷裏者，皆並足少陰而上行也。然足少陰之直者，循喉嚨而挾舌本。此則入缺盆，上出人迎之前，入頄屬目內 ，以合於足太陽之陽蹻，是蹻脈有陰陽之異也。陰蹻陽蹻之氣，並行回還而濡潤於目。若蹻氣不榮，則目不能合。故《寒熱病》曰：“陰蹻陽蹻，陰陽相交，陽入陰，陰出陽，交於目銳眥，陽氣盛則瞋目，陰氣盛則瞑目。”此所以目之瞑與不瞑，皆蹻脈爲之主也。

◎陰蹻陽蹻脈之循行

足太陽，有通項入於腦者，正屬目本，名曰眼繫。頭目苦痛取之，在項中兩筋間入腦，迺別陰蹻、陽蹻，陰陽相交，陽入陰，陰出陽，交於目銳眥，陽氣盛則瞋目，陰氣盛則瞑目。（《靈樞・寒熱病第二十一》）

足太陽之脈有通項入於腦者，即項中兩筋間玉枕穴也，頭目痛者當取之。太陽經自項入腦，廼別屬陰蹻陽蹻，而交合於目內眥之睛明穴，陽蹻氣盛，則陰氣不榮，故目張如瞋而不得合。陰蹺氣盛，則陽氣不榮，故目瞑而不能開也。《脈度篇》言蹻脈屬目內眥，合於太陽。《熱病篇》曰："目中赤痛，從內眥始，取之陰蹻。"然則此云銳眥者，當作內眥也。

五、經脈順行逆數之屈折

◎手太陰順行逆數之屈折

岐伯曰：手太陰之脈，出於大指之端；內屈循白肉際，至本節之後太淵，留以澹；外屈上於本節之下；內屈與陰諸絡，會於魚際，數脈竝注，其氣滑利，伏行壅骨之下；外屈出於寸口而行，上至於肘內廉，入於大筋之下；內屈上行臑陰，入掖下；內屈走肺。此順行逆數之屈折也。（《靈樞·邪客第七十一》）

此言手太陰經之脈，有屈折出入順逆之數也。手太陰肺經之脈，出於大指之端少商穴，內屈之以循白肉之際。蓋白肉屬陰經，赤肉屬陽經，陰陽之經，以赤白肉際爲界也。至本指節後，有太淵穴，大凡脈會太淵，而留止於此，澹滲諸經，從外而曲，上於本節之下，又從內而曲，與陰經諸絡會於魚際。但數經之脈，並注於此。其氣滑利，伏行壅骨之下，即掌後高骨也。又外往少曲，出於寸口之太淵穴而行，故曰脈會太淵也。上從經渠、列缺、孔最，又至肘內之俠白穴，入於大筋之上，從內少曲，上行臑之陰廉，入掖下之雲門、天府，又內曲而走於肺，此則從外而走內者爲逆，若自雲門、中府以出少商，則自內而出外者爲順，此廼順行逆數之屈折也。

◎心主之順行逆數之屈折

心主之脈，出於中指之端，內屈，循中指內廉以上，留於掌中，伏行兩骨之間；外屈，出兩筋之間，骨肉之際，其氣滑利，上二寸，外屈出行兩筋之間，上至肘內廉，入於小筋之下，留兩骨之會。上入於胷中，內絡於心脈。（《靈樞·邪客第七十一》）

此言心主之脈，有曲折出入順逆之數也。心主之脈，即手厥陰心包絡之脈也。手少陰心經，本爲君主之官，而此以包絡爲心主者，正以其脈之所行，悉代君主，而遂謂之心主之脈也。其脈行於中指之端中衝穴，從內少曲，循中指之內廉以上，留於掌中之勞宮穴，伏行於兩骨之間，外屈而行，出於兩筋之間，正骨肉之際大陵穴之所在也。其氣滑利，上於二寸之內關穴，又外屈出行兩筋之間，上至肘之內廉曲澤穴，入於小筋之下，留於兩骨之會，上入於胷之天泉、天池，而內絡於心肺兩經，此廼心主順行逆數之屈折也。

◎手少陰之順行逆數之屈折

黃帝曰：手少陰之脈，獨無俞，何也？岐伯曰：少陰，心脈也。心者，五藏六脈之大主也，精神之所舍也。其藏堅固，邪弗能容也。容之則心傷，心傷則神去，神去則死矣。故諸邪之在於心者，皆在於心之包絡。包絡者，心主之脈也，故獨無俞焉。（《靈樞·邪客第七十一》）

此明手少陰心經，不必有治病之俞也。俞者，穴也，《本俞篇》止言心出於中衝云云，而不言心經者，豈心經獨無治病之俞乎？非謂心經無俞穴也。言少陰者，心之脈也，心爲五藏六府之大主，迺所以藏神者，故爲精神之所舍也。其藏堅固，而邪弗能容，若邪容之，則心傷而神去，迺至於死矣。故凡諸邪之在心者，皆不在於心，而在於心之包絡。此包絡者，遂得以同於心主之脈，而即以心主稱之也。故治病者，亦治心包絡之穴而已，獨不取於心之俞者有已哉。

六、絡脈循行

◎絡脈所行

雷公曰：細子無以明其然也。黃帝曰：諸絡脈皆不能經大節之間，必行絕道，而出入復合於皮中，其會皆見於外。（《靈樞·經脈第十》）

此言刺絡脈者，必出其血，診絡脈者，必別其色也。大節，大關節也。絕道，間道也。凡經脈所行，必由谿谷大節之間。絡脈所行，迺不經大節，而於經脈不到之處，出入聯繫以爲流通之用。然絡有大小，大者曰大絡、小者曰孫絡。大絡猶木之幹，行有出入；孫絡猶木之枝，散於膚腠，故其會皆見於外。

◎十六別絡之循行

手太陰別絡之循行

手太陰之別，名曰列缺，起於腕上分間，竝太陰之經，直入掌中，散入於魚際。（《靈樞·經脈第十》）

去腕半寸，當作寸半。此下十二節，詳言十二絡穴，而此先以肺經言之也。夫不曰絡而曰別者，以此穴由本經而別走鄰經也。手太陰肺經之別穴，名曰列缺，去腕側上一寸半，鍼二分，留三呼，瀉五吸，灸三壯。起於腕上分肉之間，並本經太陰之經，入手陽明大腸經，以直入掌中，而散入於魚際。

手少陰別絡之循行

手少陰之別，名曰通裏，去腕一寸半，別而上行，循經入於心中，繫舌本，屬目繫。（《靈樞·經脈第十》）

手少陰之別絡名曰通裏，去腕一寸半，別經而上行，循經入於心中，繫舌本，屬目繫。

手心主別絡之循行

手心主之別，名曰内關，去腕二寸，出於兩筋之間，循經以上，繫於心包絡。心繫實則心痛，虛則爲頭強。取之兩筋間也。（《靈樞·經脈第十》）

手厥陰之絡名内關，在掌後去腕二寸兩筋間，別走手少陽者也。此經繫心包，絡心繫，又去耳後，合少陽完骨之下。

手太陽別絡之循行

手太陽之別，名曰支正，上腕五寸，内注少陰。其別者，上走肘，絡肩髃。（《靈樞·經脈第十》）

此言小腸經之絡穴也。支正上手腕外廉五寸，鍼三分，灸三壯。内注於手少陰心經，以心與小腸爲表裏也。其別行者，上走於肘，絡手陽明大腸經之肩髃穴。

手陽明別絡之循行

手陽明之別，名曰偏歷，去腕三寸，別入太陰。其別者，上循臂，乘肩髃，上曲頰偏齒。其別者，入耳合於宗脈。（《靈樞·經脈第十》）

此言大腸經之絡穴也。偏歷，去手腕後三寸，別走入於手太陰肺經。其支別者，上循臂之溫溜、下廉、上廉、三里、曲池，以乘肩髃，上曲頰，入上齒縫中。又其支別者，入耳合於宗脈。

手少陽別絡之循行

手少陽之別，名曰外關，去腕二寸，外繞臂，注胷中，合心主。（《靈樞·經脈第十》）

手少陽之絡名外關，去手腕外廉二寸，外遶於臂，注於胷中，以合手厥陰心主之脈，以三焦與心包絡爲表裏也。

足太陽別絡之循行

足太陽之別，名曰飛揚，去踝七寸，別走少陰。（《靈樞·經脈第十》）

足太陽之絡名飛陽，在足外踝上七寸，別走足少陰者也。以膀胱與腎爲表裏也。

足少陽別絡之循行

足少陽之別，名曰光明，去踝五寸，別走厥陰，下絡足跗。（《靈樞·經脈第十》）

足少陽之絡名光明，在外踝上五寸，別走足厥陰者也。以膽與肝爲表裏也。下絡足之跗面，即俠谿、地五會、臨泣等處也。

足陽明別絡之循行

足陽明之別，名曰豐隆，去踝八寸，別走太陰；其別者，循脛骨外廉，上絡頭項，合諸經之氣，下絡喉嗌。（《靈樞·經脈第十》）

足陽明之絡名豐隆，去外踝上八寸，別走足太陰者也。以胃與脾爲表裏也。循脛骨外廉之上下巨虛等穴，上至頭項而絡之，以合於諸經之氣，蓋胃爲五藏六府之大海也。其頭項之下，則絡於喉嗌。

足太陰別絡之循行

足太陰之別，名曰公孫，去本節之後一寸，別走陽明；其別者，入絡腸胃。（《靈樞·經脈第十》）

足太陰之絡名公孫，在足大趾本節後一寸，別走足陽明者也，以脾與胃爲表裏也。其別者，入絡於腸胃之中。

足少陰別絡之循行

足少陰之別，名曰大鍾，當踝後遶跟，別走太陽；其別者，竝經上走於心包下，外貫腰脊。（《靈樞·經脈第十》）

足少陰之絡名大鍾，穴當內踝後遶跟處，別走足太陽膀胱經，以腎與膀胱爲表裏也。又其別者，竝本經脈氣之行，以上走於手厥陰心包絡經之下，而外則貫於腰脊間。

足厥陰別絡之循行

足厥陰之別，名曰蠡溝，去內踝五寸，別走少陽；其別者，經脛上睾，結於莖。（《靈樞·經脈第十》）

足厥陰之絡名蠡溝，去內踝上五寸陷中，別走足少陽膽經，以肝與膽爲表裏也。經於足脛，以上於睾丸，結於莖垂。

任脈別絡之循行

任脈之別，名曰尾翳，下鳩尾，散於腹。（《靈樞·經脈第十》）

任脈經之絡名屏翳，即會陰穴，在大便前、小便後，兩陰之間，任督衝三脈所起之處，此經由鳩尾下行散於腹。

督脈別絡之循行

督脈之別，名曰長強，挾膂上項，散頭上下，當肩胛左右，別走太陽，入貫膂。（《靈樞・經脈第十》）

督脈之絡名長強，在尾骶骨端，別走任脈足少陰者也。挾脊上項，散於頭上，下則當於肩胛之左右。其別者，則走於足太陽膀胱經，以入貫於膂筋之間。

脾之大絡之循行

脾之大絡，名曰大包，出淵液下三寸，佈胷脅。（《靈樞・經脈第十》）

此言脾經又有大絡穴也。脾固有公孫穴爲絡，又有大絡，名曰大包，出足少陽膽經淵液下之三寸，舉臂取之。佈於胷脅之中。

胃之大絡之循行

胃之大絡，名曰虛裏，貫鬲絡肺，出於左乳下，其動應衣，脈宗氣也。（《素問・平人氣象論第十八》）

土爲萬物之母，四時之脈，皆以胃氣爲主。此言胃氣所出之大絡，名曰虛裏，其脈從胃貫膈，上絡於肺而出左乳之下，其動應於衣，是爲十二經脈之宗，故曰脈宗氣也。宗，主也，本也。蓋宗氣積於膻中，化於水穀而出於胃也。《經脈篇》所載十五絡，並此共十六絡。

七、經筋循行

◎十二經筋之循行

足太陽經筋之循行

足太陽之筋，起於足小指，上結於踝，邪上結於膝；其下循足外踝，結於踵，上循跟，結於膕；其別者，結於踹外，上膕中內廉，與膕中竝上結於臀，上挾脊上項；其支者，別入結於舌本；其直者，結於枕骨，上頭下顏，結於鼻；其支者，爲目上網，下結於頄；其支者，從掖後外廉，結於肩髃；其支者，入掖下，上出缺盆，上結於完骨；其支者，出缺盆，邪上出於頄。（《靈樞・經筋第十三》）

足太陽之筋，起於足小趾爪甲之側，即足太陽經脈所止之處，至陰穴次也。循足跗外側上結於外踝崑崙之分，廼邪上附陽而結於膝膕之分。結，聚也。凡後十二經筋所起所行之次，與十二經脈多相合；其中有小異者，廼其支別，亦互相發明耳。獨足之三陰，則始同而終不同也，所當並考。十二經脈之外，而復有所謂經筋者何也？蓋經脈榮行表裏，故出入藏府，以次相傳，經筋聯綴百骸，故維絡周身，各有定位。雖經筋所行之部，多與經脈相同，然其所結所盛之處，則惟四支谿谷之閒爲最，以筋會於節也。筋屬木，其華在爪，故十二經筋皆起於四支指爪之閒，而後盛於輔骨，結於肘腕，繫於膝關，聯於肌肉，上於頸項，終於頭面，此人身經筋之大略也。筋有剛柔，剛者所以束骨，柔者所以相維，亦猶經之有絡，綱之有紀，故手足項背直行附骨之筋皆堅大，而胸腹頭面支別橫絡之筋皆柔細也。但手足十二經之筋又各有不同者，如手足三陽行於外，其筋多剛，手足三陰行於內，其筋多柔；而足三陰、陽明之筋皆聚於陰器，故曰前陰者，宗筋之所聚，此又筋之大會也。然一身之筋，又皆肝之所生，故惟足厥陰之筋絡諸筋，而肝曰罷極之本，此經脈經筋之所以異也。其下，足跗之下也。踵即足跟之突出者，跟即踵上之鞕筋處也，乃僕參申脈之分。結於膕，委中也。鞕，硬同。此即大筋之傍出者，別爲柔耎短筋，亦猶木之有枝也。後凡言別者、支者皆放此。此支自外踝別行，由足腨肚之下尖處，行少陽之後，結於腨之外側絡穴飛陽之分，乃上膕內廉，合大筋於委中而一之也。尾骶骨傍，會陽之分也。挾脊背，分左右上項，會於督脈之陶道、大椎，此皆附脊之剛筋也。其支者，自項別入內行，與手少陽之筋結於舌本，散於舌下。自此以上，皆柔之筋而散於頭面。其直者，自項而上，與足少陰之筋，合於腦後枕骨閒，由是而上過於頭，前下於顏，以結於鼻下之兩傍也。額上曰顏。網，綱維也，所以約束目睫、司開闔者也。目下曰頄，即顴也。此支自通項入腦者下屬目本，散於目上，爲目上網，下行者結於頄，與足少陽之筋合。又其支者，從挾脊，循掖後外廉，行足少陽之後，上至肩，會手陽明之筋，結於肩髃。此支後行者，從掖後走掖下，向前邪出陽明之缺盆，乃從耳後直上，會手太陽、足少陽之筋，結於完骨。完骨，耳後高骨也。此支前行者，同前缺盆之筋岐出，別上頤頷，邪行出於頄，與前之下結於頄者相合也。

足少陽經筋之循行

足少陽之筋，起於小指次指，上結外踝，上循脛外廉，結於膝外廉；其支者，別起外輔骨，上走髀，前者結於伏兔之上，後者結於尻；其直者，上乘眇季脅，上走掖前廉，系於膺乳，結於缺盆；直者，上出掖，貫缺盆，出太陽之前，循耳後，上額角，交巔上，下走頷，上結於頄；支者，結於目眥爲外維。（《靈樞·經筋第十三》）

足少陽之筋，起於足小指之次指，即第四趾竅陰之次也。外踝丘墟之次。脛外廉外丘、陽交之次。膝外廉陽陵泉、陽關之次。此皆剛筋也。膝下兩傍突出之骨曰輔骨，膝上六寸起肉曰伏兔，尾骶骨曰尻。此支自外輔骨上走於髀，分爲二歧，前結於陽明之伏兔，後結於督脈之尻，至此剛柔相制，所以聯臀膝而運樞機也。季脅下兩傍耎處曰眇。胸上兩傍高處曰膺。此直者，自外輔骨走髀，由髀樞上行乘眇，循季脅上走掖，當手太陰之下，出掖前廉，橫系於胸乳之分，上結於缺盆，與手太陰之筋相合，皆剛筋也。眇，一作眇，《五音》曰少也，蓋其處少骨之義。此直者，自上走掖處直上出掖，貫於缺盆，與上之結於缺盆者相合，迺行足太陽經筋之前，循耳上額角，交太陽之筋於巔上，復從足陽明頭維之分走耳前，下腮頷，復上結於頄。頷，腮下也，云燕頷者即此。此支者，從顴上斜趨結於目外眥，而爲目之外維，凡人能左右盼視者，正以此筋爲之伸縮也。

足陽明經筋之循行

足陽明之筋，起於中三指，結於跗上，邪外上加於輔骨，上結於膝外廉，直上結於髀樞，上循脅，屬脊；其直者，上循骭，結於膝；其支者，結於外輔骨，合少陽；其直者，上循伏兔，上結於髀，聚於陰器，上腹而佈，至缺盆而結，上頸，上挾口，合於頄，下結於鼻，上合於太陽。太陽爲目上網，陽明爲目下網。其支者，從頰結於耳前。（《靈樞·經筋第十三》）

足陽明之筋，起於足之中三指，即足之中趾，厲兌之傍也。結於跗上衝陽之次，迺從足面邪行，出太陰、少陽兩筋之閒，上輔骨，結於膝之外廉，直上髀樞，行少陽之前，循脅向後，内屬於脊。骭，足脛骨也。其直者，自跗循骭，結於膝下外廉三里之次，以上膝臏中。其支者，自前跗上邪外上行，結於外輔骨陽陵泉之分，與少陽相合。此直者，由膝臏直上，循伏兔、髀關之分，結於髀中，迺上行聚於陰器，陰陽總宗筋之會，會於氣街而陽明爲之長也。迺自橫骨之分，左右挾行，循天樞、關門等穴，而上佈於腹，此上至頸，皆剛筋也。自缺盆上頸中人迎穴，迺循頤頰上挾口吻、與陽蹻會於地倉，上合於顴髎，下結於鼻傍，復上睛明穴合於足太陽。太陽細筋，散於目上，故爲目上網；陽明細筋，散於目下，故爲目下網。其支者，自頤頰閒上結耳前，會於足少陽之上關、頷厭，上至頭維而終也。

足太陰經筋之循行

足太陰之筋，起於大指之端内側，上結於内踝；其直者，絡於膝内輔骨，上循陰股，結於髀，聚於陰器，上腹，結於齊，循腹裏，結於肋，散於胷中，其内者，著於脊。（《靈樞·經筋第十三》）

足太陰之筋，起於大趾之端内側，隱白也。循覈骨而上，結於内踝下商丘之次。“絡”當作“結”。此自内踝直上，結於膝内輔骨陰陵泉之次。股之内側曰陰股。結於髀，箕門之次也。迺上橫骨兩端，與足厥陰會於衝門，橫遶曲骨，並足少陰陽明之筋而聚於陰器，皆剛筋也。其前行者，自陰器上腹，會手少陰之筋結於齊，循腹裏由大橫、腹哀之次結於肋，迺散爲柔細之筋上行，佈於胸中胸鄉、大包之次。其内行者，由陰器宗筋之閒，並陽明少陰之筋而上著於脊。

足少陰經筋之循行

足少陰之筋，起於小指之下，竝足太陰之筋，邪走内踝之下，結於踵，與太陽之筋合，而上結於内輔之下，竝太陰之筋而上，循陰股，結於陰器，循

脊内，挾膂，上至項，結於枕骨，與足太陽之筋合。（《靈樞·經筋第十三》）

足少陰之筋，起於小趾下，邪趨足心湧泉穴。又邪趨内側，上然谷，竝足太陰商丘之次，走内踝之下，結於根踵之間，與太陽之筋合，由踵内側上行，結於内輔骨下陰谷之次。竝太陰之筋，而上循陰股，結於陰器。自内輔並太陰之筋，上循陰股，上横骨，與太陰、厥陰、陽明之筋合，而結於陰器，皆剛筋也。自陰器内行，由子宫上系腎間，並衝脈循脊兩傍，挾膂上至項，與足太陽之筋合，結於枕骨，内屬髓海。

足厥陰經筋之循行

足厥陰之筋，起於大指之上，上結於内踝之前，上循脛，上結内輔之下，上循陰股，結於陰器，絡諸筋。（《靈樞·經筋第十三》）

足厥陰之筋，起於大指上大敦穴之次也。行跗上，與足太陰之筋並行，結於内踝前中封之次。由内踝上足脛，循三陰交之分上行，竝足少陰之筋，上結於内輔骨下曲泉之次。復竝太陰之筋，上循陰股中五里、陰廉之分，上急脈而結於陰器。陰器者，合太陰、厥陰、陽明、少陰之筋，以及衝、任、督之脈皆聚於此，故曰宗筋。厥陰屬肝，肝主筋，故絡諸筋而一之，以成健運之用。

手太陽經筋之循行

手太陽之筋，起於小指之上，結於腕，上循臂内廉，結於肘内鋭骨之後，彈之應小指之上，入結於掖下；其支者，後走掖後廉，上繞肩胛，循頸，出走太陽之前，結於耳後完骨；其支者，入耳中；直者，出耳上，下結於頷，上屬目外眥。（《靈樞·經筋第十三》）

手太陽之筋，起於手小指上外側之少澤穴也。上行結於手腕外側腕骨、陽谷之次，上循臂内側，結於肘下鋭骨之後，小海之次。但於肘尖下兩骨罅中，以指捺其筋，則痠麻應於小指之上，是其驗也。又由肘上臑外廉，入結於後掖之下，此皆剛筋也。其支者，自掖下與足太陽之筋合，走掖後廉，上遶肩胛，行肩外俞、肩中俞，循頸中天窗之分。出走太陽經筋自缺盆出者之前，同上結於耳後完骨之次也。此支者，自頸上曲牙，入耳中聽宫之分。其直者，上行出耳上，會於手少陽角孫之次。其前而下者，循頤結於頷，與手陽明之筋合。其前而上者，屬目外眥瞳子髎之次，與手足少陽之筋合也。

手少陽經筋之循行

手少陽之筋，起於小指次指之端，結於腕，中循臂，結於肘，上繞臑外廉，上肩走頸，合手太陽；其支者，當曲頰入繫舌本；其支者，上曲牙，循耳前，屬目外眥，上乘頷，結於角。（《靈樞·經筋第十三》）

手少陽之筋，起於手小指之次指之端，無名指關衝之次也。上結於手腕之陽池，中循臂外關、支溝之次，出臂上兩骨間結於肘，自肘上臑外廉，由臑會行太陽之裏、陽明之外，上肩髎，走頸中天牖之分，與手太陽之筋合，此皆剛筋也。其支者，自頸中當曲頰下入繫舌本，與足太陽之筋合。又支者，自頰行曲牙，會足陽明之筋，循耳前上行，與手太陽、足少陽之筋屈曲交縮，而會於耳上之角孫，迺屬目外眥而復會於瞳子髎之次。頷當作額，蓋此筋自耳前行外，與三陽交會，上出兩額之左右，以結於額之上角也。

手陽明經筋之循行

手陽明之筋，起於大指次指之端，結於腕，上循臂，上結於肘外，上臑，結於髃；其支者，繞肩胛，挾脊；直者，從肩髃上頸；其支者，上頰，結於頄；直者，上出手太陽之前，上左角，絡頭，下右頷。（《靈樞・經筋第十三》）

手陽明之筋，起於大指次指之端，食指尖商陽之次也。歷合谷，結於腕上陽谿之次，循臂上廉，又結於肘外肘髎之次，迺上臑會與足太陽之筋合，結於肩髃，此皆剛筋也。此支自肩髃屈曲後行，遶肩胛，與手足太陽之筋合而挾於脊。此直者自肩，行巨骨，上頸中天鼎、扶突之次。此支者，自頸上頰入下齒中，上結於手太陽顴髎之分。此直者，自頸，出手太陽天窗、天容之前，行耳前上額左角絡頭，以下右頷。此舉左而言，則右在其中，亦如經脈之左之右右之左也。故右行者，亦上額右角，交絡於頭，下左頷，以合於太陽、少陽之筋。

手太陰經筋之循行

手太陰之筋，起於大指之上，循指上行，結於魚後，行寸口外側，上循臂，結肘中，上臑內廉，入腋下，出缺盆，結肩前髃，上結缺盆，下結胷裏，散貫賁，合賁，下抵季脅。（《靈樞・經筋第十三》）

手太陰之筋，起於手大指端之少商之次也。魚後，魚際也。行寸口外側，即列缺之次。上循臂結於肘中尺澤之次，上臑內廉天府之次，迺橫入腋下，與手少陰之筋合，此上皆剛筋也。此自腋下上出缺盆，行肩上三陽之前，而結於肩之前髃也。此上行者，自腋而上，並足三陽之筋上結於缺盆。下行者，自腋入胷，結於胷裏，散貫於胃上口賁門之分，與手厥陰之筋合，下行抵季脅，與足少陽、厥陰之筋合也。夫賁者，膈也，胃氣之所出，胃出穀氣以傳於肺，肺在膈上，故胃爲賁門。

手心主經筋之循行

手心主之筋，起於中指，與太陰之筋竝行，結於肘內廉，上臂陰，結腋下，下散前後挾脅；其支者，入腋，散胷中，結於臂。（《靈樞・經筋第十三》）

手心主之筋，起於手中指端，中衝之次也。循指入掌中，至掌後大陵之次，竝手太陰之筋，上結於肘內廉曲澤之次。上臂陰天泉之次，由曲腋間並太陰之筋結於腋下，當天池之次下行，前後佈散挾脅，聯於手太陰、足少陽之筋。此經自掌至腋，皆剛筋也。此支者，自天池之分，入腋內，散於胸中。臂當作賁，蓋此支並太陰之筋入散胸中，故同結於賁也。

手少陰經筋之循行

手少陰之筋，起於小指之內側，結於鋭骨，上結肘內廉，上入掖，交太陰，挾乳裏，結於胷中，循臂，下繫於齊。（《靈樞·經筋第十三》）

手少陰之筋，起於手小指內側，少衝次也。結於鋭骨，神門次也。肘內廉，少海次也。上入掖極泉之次，交手太陰之筋，邪絡挾乳內行。此經自指至掖，皆剛筋也。自乳裏內行結於胷中，與三陰之筋合。臂字亦當作賁，蓋心主、少陰之筋，皆與太陰合於賁而下行也。

八、經脈功效

◎十二經脈功效

夫十二經脈者，人之所以生，病之所以成，人之所以治，病之所以起。學之所始，工之所止也，粗之所易，上之所難也。（《靈樞·經別第十一》）

經脈者，藏府之枝葉；藏府者，經脈之根本。六藏脈屬藏絡府，六府脈屬府絡藏，合曰十二經脈。知十二經脈之道，則陰陽明，表裏悉，氣血分，虛實見，天道之逆從可察，邪正之安危可辨。凡人之生，病之成，人之所以治，病之所以起，莫不由之。故初學人必始於此，工之良者亦止於此而已。第粗工忽之，謂其尋常易知耳；上工難之，謂其應變無窮也。

九、三陰三陽

◎一陽之義

帝曰：願聞三陰三陽之離合也。岐伯曰：聖人南面而立，前曰廣明，後曰太衝。太衝之地，名曰少陰；少陰之上，名曰太陽。太陽根起於至陰，結於命門，名曰陰中之陽。中身而上，名曰廣明；廣明之下，名曰太陰；太陰之前，名曰陽明，陽明根起於厲兑，結於顙大，名曰陰中之陽。厥陰之表，名曰少陽，少陽根起於竅陰，結於窗籠，名曰陰中之少陽。是故三陽之離合也，太陽爲開，陽明爲闔，少陽爲樞。三經者，不得相失也，搏而勿浮，命曰一陽。（《素問·陰陽離合論第六》）

離則爲三陰三陽，合則爲一陰一陽。南面者，中華傳統聖人聽治理政之位。以聖人而推及於萬民，故人皆面南而背北，左東而右西也。南面爲陽，故曰廣明。背北爲陰，故曰太衝。太衝廼陰血之原，位處下焦，上循背裏，是以三陰以太衝爲主。太衝所起之地，爲足少陰之處。少陰與太陽合，陽出於陰，故在陰之上。至陰，穴名，在足小指外側。太陽經脈之根，起於至陰。結，交結也。《靈樞·根結篇》曰："太陽結於命門，命門者目也。陽明結於顙大，顙大者鉗耳也。少陽結於窻籠，窻籠者耳中也。太陰結於太倉，少陰結於廉泉，厥陰結於玉英。"身半以上，天氣主之；身半以下，地氣主之。陽出於陰，從下而上，故中身而上名曰廣明。先以前面爲陽，此復以中身而上爲陽。太陰主中土，而爲陰中之至陰，故位居廣明之下。太陽與陽明合，並主中土，故位居太陰之前。厲兌，穴名，在足大趾之端，廼足陽明經脈之所起。太陽之氣在上，故曰少陰之上。兩陽合明曰陽明，在二陽之間而居中土，故曰太陰之前。厥陰處陰之極，陰極於裏，則生表出之陽，故曰厥陰之表。蓋以前爲陽，上爲陽，表爲陽也。曰上曰前曰表者，言三陽之氣也。曰至陰厲兌竅陰者，言三陽之經脈也。手足十二經脈，主三陰三陽之氣，在經脈則分爲三陰三陽，在氣相搏命曰一陰一陽耳。竅陰，穴名，在足小指次指之端，少陽主初生之氣，故名陰中之少陽。三陽之氣皆出於陰，故曰陰中之陽，而止論足之三經也。陰陽之氣，分而爲三陰三陽，故有開闔樞也。太陽者，巨陽也，爲盛陽之氣，故主開；陽明合於二陽之間，故主闔；少陽廼初出之氣，故主樞。開闔者，如戶之扉；樞者，扉之轉柱也，舍樞不能開闔，舍開闔不能轉樞，是以三經者不得相失也。開主外出，闔主內入，樞主外內之間，若搏於中而勿浮，則合而爲一陽矣。

◎一陰之義

帝曰：願聞三陰。岐伯曰：外者爲陽，內者爲陰。然則中爲陰，其衝在下，名曰太陰。太陰根起於隱白，名曰陰中之陰。太陰之後名曰少陰，少陰根起於湧泉，結於廉泉，名曰陰中之少陰。少陰之前名曰厥陰，厥陰根起於大敦，結於玉英，陰之絕陽，名曰陰之絕陰。是故三陰之離合也，太陰爲開，厥陰爲闔，少陰爲樞。三經者不得相失也，搏而勿沈，名曰一陰。（《素問·陰陽離合論第六》）

陽氣出而主外，陰氣昇而主內。陰陽二氣，皆出於下，陰氣出而在內，是以中爲陰，其所出之太衝在下，而衝之上名曰太陰。衝脈爲十二經脈之原，故三陰三陽，皆以太衝爲主。太陰根起於隱白。隱白，穴名，在足大指端。太陰，爲陰中之至陰。中爲陰，故曰後曰前，言陰氣出於下，而並處於裏之中也。湧泉，穴名，在足心下蜷指宛宛中。少陰廼一陰初生之氣，故爲陰中之少陰。少陰主水，厥陰主水生之木，故在少陰之前。大敦，穴名，在足大指三毛中，足厥陰肝經所出之井穴。陰在下，故論足之三陰也。十一月一陽初生，厥陰主十月，爲陽之盡，故曰陰之絕陽。兩陰交盡，名曰厥陰，故爲陰之絕陰。太陰者，三陰也，爲陰之盛，故主開；厥陰爲兩陰之交盡，故主闔；少陰爲一陰之初生，故主樞。陰氣從下而出在內之中，搏聚而勿沈，命爲一陰也。陽氣主浮，故曰勿浮；陰氣主沈，故曰勿沈。蓋三陽之氣，開闔於形身之外內；三陰之氣，開闔於內之前後。故曰陽在外，陰之使也；陰在内，陽之守也。

◎三陰三陽之義

雷公曰：臣悉盡意，受傳經脈，頌得從容之道，以合《從容》，不知陰陽，不知雌雄。帝曰：三陽爲父，二陽爲衛，一陽爲紀。三陰爲母，二陰爲雌，一陰爲獨使。（《素問・陰陽類論第七十九》）

此即六經而示以陰陽雌雄之義也。三陽者，即太陽也。太陽爲表之經，覆庇羣生，尊猶父也，《陰陽離合論》謂"太陽爲開"者以此。二陽者，即陽明也。陽明爲表之維，捍衛諸部，所以爲衛也，《陰陽離合論》謂"陽明爲合"者以此。一陽者，即少陽也，少陽爲表之遊部，布絡諸經，所以爲紀也，《陰陽離合論》謂"少陽爲樞"者以此。三陰者，即太陰也，太陰爲裏之經，長養諸經，尊猶母也，《陰陽離合論》謂"太陰爲開"者以此。二陰者，即少陰也，少陰爲裏之維，生由此始，所以爲雌也，《陰陽離合論》謂"二陰爲合"者以此。一陰者，即厥陰也，厥陰爲裏之遊部，將軍謀慮，所以爲獨使也，《陰陽離合論》謂"一陰爲樞"者以此。

◎三陽知五藏終始三陰合以正其理

孟春始至，黄帝燕坐，臨觀八極，正八風之氣，而問雷公曰：陰陽之類，經脈之道，五中所主，何藏最貴？雷公對曰：春，甲乙青，中主肝，治七十二日，是脈之主時，臣以其藏最貴。帝曰：卻念《上下經》《陰陽》《從容》，子所言貴，最其下也。雷公致齋七日，且復侍坐。帝曰：三陽爲經，二陽爲維，一陽爲遊部，此知五藏終始。三陽爲表，二陰爲裏，一陰至絕作朔晦，卻具合以正其理。雷公曰：受業未能明。（《素問・陰陽類論第七十九》）

三陽者，天之道也。在天爲至陽，應於四時，有春夏之開，秋冬之闔，寒暑往來之樞。合之於人，太陽主開而爲經，陽明主闔而爲維，少陽主樞而爲遊部，以此而知五藏之終始。蓋因天之四時，以應肝木之主歲首，腎水之主歲終也。夫經者，徑也。維者，絡也。周天二十八宿，而一面七星，四七二十八星，房昴爲緯，虚張爲經，是故房至畢爲陽，昴至星爲陰，是天之陽，而又分陰陽也。太陽主開而爲陽，故三陽爲經；陽明主闔而爲陰，故二陽爲維。是人之陽，而又分陰陽也。遊部者，遊行於外内陰陽之閒，外内皆有所居之部署。陽外而陰内，陽生於陰也。三陽者，太陽也，廼至陽之氣而主表；二陰者，少陰也，廼至陰之氣而主裏。一陰者，厥陰也，厥陰爲陰中之少陽，廼陰盡而陽生，是以一陰至絕，作晦朔觀之，卻具合陽生於陰，陰陽消長之理。夫月始生，則人之血氣始精，衛氣始行；月廓滿，則血氣實，肌肉堅；月廓空，則肌肉減，經絡虚，衛氣去，形獨居。是人之肌肉衛氣，隨月之消長，從陰而復生長於外也。是以一陰絕而復生，猶月之晦而始朔。上節論陰陽之經緯，以知五藏之始終，此以月之晦朔，以應人之表裏陰陽生長虛實，蓋月行一月而一周天也。是以太陽少陰，廼陰陽水火之主。故以三陽並於一陽。一陽，太陽也。以三陰並於一陰。一陰，少陰也。此節曰三陽爲表，二陰爲裏。即是陽爲表，而陰爲裏。陽從裏，陰之所生也。

◎陽明厥陰之謂

黄帝曰：合之於脈奈何？岐伯曰：寅者，正月之生陽也，主左足之少陽；未者六月，主右足之少陽。卯者二月，主左足之太陽；午者五月，主右足之太陽。辰者三月，主左足之陽明；巳者四月，主右足之陽明，此兩陽合於前，故曰陽明。申者，七月之生陰也，主右足之少陰；丑者十二月，主左足之少陰。酉者八月，主右足之太陰；子者十一月，主左足之太陰。戌者九月，主右足之厥陰；亥者十月，主左足之厥陰，此兩陰交盡，故曰厥陰。（《靈樞·陰陽繫日月第四十一》）

此言十二支爲陰，足亦爲陰，故足經以應十二月也。然一歲之中，又以上半年爲陽，故合於足之六陽。下半年爲陰，故合於足之六陰。人之兩足，亦有陰陽之分，則左爲陽，右爲陰。以上下半年之陰陽而合於人之兩足，則正二三爲陽中之陽，陽之進也，故正月謂之生陽。陽先於左而後於右，故正月主左足之少陽，二月主左足之太陽，三月主左足之陽明。四五六爲陽中之陰，陽漸退、陰漸生也，故四月主右足之陽明，五月主右足之太陽，六月主右足之少陽。然則一歲之陽，會於上半年之辰巳兩月，是爲兩陽合於前，故曰陽明。陽明者，言陽盛之極也。七八九爲陰中之陰，陰之進也，故七月謂之生陰。陰先於右而後於左，故七月主右足之少陰，八月主右足之太陰，九月主右足之厥陰。十月十一十二月爲陰中之陽，陰漸退、陽漸生也，故十月主左足之厥陰，十一月主左足之太陰，十二月主左足之少陰。然則一歲之陰，會於下半年之戌亥兩月，是爲兩陰交盡，故曰厥陰。厥者，盡也，陰極於是也。此總計一歲陰陽之盛衰，故正與六合，二與五合，三與四合，而陽明合於前也。七與十二合，八與十一合，九與十合，而厥陰合於後也。非如六氣厥陰主風木、陽明主燥金者之謂。

十、表裏三合

◎手足陰陽之表裏三合（一）

足太陽與少陰爲表裏，少陽與厥陰爲表裏，陽明與太陰爲表裏，是謂足陰陽也。手太陽與少陰爲表裏，少陽與心主爲表裏，陽明與太陰爲表裏，是謂手之陰陽也。（《素問·血氣形志第二十四》）

此節自與《靈樞·九鍼論》同，此言手足各有陰陽兩經爲之表裏也。表裏者，內外也。足太陽者，膀胱也；足少陰者，腎也。膀胱之井滎俞原經合，始於足小指之外側；

腎之井滎俞經合，始於足心，故皆稱曰足。膀胱爲府，故曰表；腎爲藏，故曰裏，是足太陽與足少陰，爲表裏者如此。足少陽者，膽也；足厥陰者，肝也。膽之井滎俞原經合，始於足之第四指之端；肝之井滎俞經合，始於足大指外側之端，故皆稱曰足。膽爲府，故曰表；肝爲藏，故曰裏，是足少陽與厥陰爲表裏者如此。足陽明者，胃也；足太陰者，脾也。胃之井滎俞原經合，始於足次指之端；脾之井滎俞經合，始於足大指內側之端，故皆稱曰足。胃爲府，故曰表；脾爲藏，故曰裏，是足陽明與太陰爲表裏者如此，此廼所以爲足之陽經陰經也。手太陽者，小腸也；手少陰者，心也。小腸之井滎俞原經合，始於手小指外側之端；心之井滎俞經合，始於手小指內之端，故皆稱曰手。小腸爲府，故曰表；心爲藏，故曰裏，是手太陽與少陰爲表裏者如此。手少陽者，三焦也；手厥陰者，心包絡經也。三焦之井滎俞原經合，始於手第四指之端；心包絡經之井滎俞經合，始於手中指之端，故皆稱之曰手。夫曰手心主者，蓋包絡居心之下，代心主以行事，心不受邪，而治病者亦治手心主，故即稱之曰心主。三焦爲府，故曰表；心主爲藏，故曰裏，是手少陽與心主爲表裏者如此。手陽明者，大腸經也；手太陰者，肺也。大腸之井滎俞原經合，始於手次指之端；肺之井滎俞經合，始於手大指之端，故皆稱曰手。大腸爲府，故曰表；肺爲藏，故曰裏，是手陽明與太陰爲表裏者如此，此廼所以爲手之陽經陰經也。

◎手足陰陽之表裏三合（二）

足陽明太陰爲表裏，少陽厥陰爲表裏，太陽少陰爲表裏，是謂足之陰陽也。手陽明太陰爲表裏，少陽心主爲表裏，太陽少陰爲表裏，是謂手之陰陽也。（《靈樞·九鍼論第七十八》）

此與《血氣形志》同。此言手足，各有陰陽兩經，爲表裏也。胃與脾，膽與肝，膀胱與腎，各爲表裏，廼足之陰陽六經也。大腸與肺，三焦與心包絡，小腸與心，各爲表裏，廼手之陰陽六經也。曰足者，以其井滎俞經合等穴，自足而行也；曰手者，以其井滎俞經合等穴，自手而行也。三陰三陽者，天之六氣也，而人亦有此六氣，合於手足十二經脈，六藏六府。蓋鍼有九九，人有九九，地有九九，皆上通於天之六六也。

十一、脈動不休

◎手足三陽動脈之所

足陽明，俠喉之動脈也，其俞在膺中。手陽明，次在其俞外，不至曲頰一寸。手太陽，當曲頰。足少陽，在耳下曲頰之後。手少陽，出耳後，上加完骨之上。足太陽，俠項大筋之中髮際。（《靈樞·本俞第二》）

此下廼重言上文六陽經脈以明其詳也。挾喉動脈，即足陽明人迎也。陽明之脈，自挾喉而下行於胸膺，凡氣戶、庫房之類，皆陽明之俞，故曰其俞在膺中。手陽明次在其俞外，不至曲頰一寸者，此復言扶突穴，在足陽明動俞之外，當曲頰下一寸也。手太陽當曲頰者，此復言天窗穴也。足少陽在耳下曲頰之後者，耳下曲頰後，仍如上文言手太陽之天容也。此非足少陽之穴而本篇重言在此，意者古以此穴屬足少陽經也。手少陽出耳後，上加完骨之上者，此復言天牖穴也。足太陽挾項大筋之中髮際者，此復言天柱穴，挾後項大筋中髮際也。

◎手太陰獨動不休之功用

黄帝曰：經脈十二，而手太陰、足少陰、陽明獨動不休，何也？岐伯曰：是明胃脈也。胃爲五藏六府之海，其清氣上注於肺，肺氣從太陰而行之，其行也，以息往來，故人一呼脈再動，一吸脈亦再動。呼吸不已，故動而不止。

黄帝曰：氣之過於寸口也，上十焉息，下八焉伏，何道從還，不知其極。岐伯曰：氣之離藏也，卒然如弓弩之發，如水之下岸，上於魚以反衰，其餘氣衰散以逆上，故其行微。（《靈樞·動俞第六十二》）

此因帝問肺腎胃經之脈，獨動不休，而先以肺言之也。手足經脈，共有十二，惟手太陰肺經、足少陰腎經、足陽明胃經，其脈獨動不休，即如肺之太淵，腎之太谿，胃之上則人迎，下則衝陽，誠動之不休也。他經之脈，行之甚微，似有所休，故問耳。伯廼以肺經言之。蓋肺脈雖行於肺，而實始之於胃，是必明之於胃脈，而後可以知肺脈也。胃爲五藏六府之海，受水穀之氣，以生精微之氣，其積於上焦者，名曰宗氣，又名大氣。其由中焦以降於下焦而生者，名曰榮氣，所謂清者爲榮是也，故此篇遂名之曰清氣；出下焦以昇於中上二焦而生者，名曰衛氣，所謂濁者爲衛是也，故下節名曰悍氣。是清氣隨宗氣以行於經脈之中，始從中焦注於肺，從太陰經而行之，由是而行於手陽明大腸經、足陽明胃經、足太陰脾經、手少陰心經、手太陽小腸經、足太陽膀胱經、足少陰腎經、手厥陰心包絡經、手少陽三焦經、足少陽膽經、足厥陰肝經，又自肝經以行於肺經。其行也，以息往來，蓋一呼一吸總爲一息，惟其一呼脈廼再動，一吸脈亦再動，一呼一吸脈廼四動，閏以太息，脈廼五動，呼吸不已，故動而不止。良由寸口者，即手太陰經之太淵穴，十二經脈必會於此，此脈之所以動而不休也。然脈之過於寸口也，上之從息而行者，可擬十分，下之伏於藏內者，可擬八分，但不知其何道而來，何道而還？罔有抵極，帝之所以復問也。言脈氣之離於各藏也，如矢之離於弓弩，如水之下於岸，矢發則往，水下則流，及其會於寸口，上於魚際，則會於肺經矣。又從肺經而行之，一晝一夜共五十度，但其上魚之際，十焉在息，下魚之後，八焉伏藏，故上魚既已，則氣似反衰，及其餘氣衰散既已，則又逆而上之於魚，是以各經上魚之後，行之甚微，惟肺則爲百脈所朝，而獨動不休者，非他經之可同也。

◎足陽明動不休之功用

黄帝曰：足之陽明，因何而動？岐伯曰：胃氣上注於肺，其悍氣上衝頭者，循咽，上走空竅，循眼系，入絡腦，出顑，下客主人，循牙車，合陽明，竝下人迎，此胃氣別走於陽明者也。故陰陽上下，其動也若一。故陽病，而陽脈小者，爲逆；陰病，而陰脈大者，爲逆。故陰陽俱靜俱動，若引繩相傾者，病。（《靈樞·動俞第六十二》）

足之陽明，胃經脈也。胃氣上注於肺，而其悍氣之上頭者，循咽喉上行，上走空竅，從眼系入絡腦，出顑，下會於足少陽之客主人，以及牙車，廼合於陽明之本經，竝下人迎之動脈，此内爲胃氣之所發，而外爲陽明之動也。牙車即曲牙，當是頰車也。此云陰陽上下者，統上文手太陰而言也。蓋胃氣上注於肺，本出一原。雖胃爲陽明，脈上出於人迎，肺爲太陰，脈下出於寸口，而其氣本相貫，故彼此之動，其應若一也。然人迎屬府爲陽，陽病則陽脈宜大，而反小者爲逆。寸口屬藏爲陰，陰病則陰脈宜小，而反大者爲逆。蓋氣口候陰，人迎候陽也。是以陰陽大小，脈各有體。設陰陽不分，而或爲俱靜，或爲俱動，若引繩之勻者，則其陰陽之氣，非此則彼，必有偏傾而致病者矣。

◎足少陰獨動不休之功用

黄帝曰：足少陰何因而動？岐伯曰：衝脈者，十二經之海也，與少陰之大絡，起於腎，下出於氣街，循陰股内廉，邪入膕中，循脛骨内廉，竝少陰之經，下入内踝之後，入足下；其別者，邪入踝，出屬跗上，入大指之間，注諸絡，以溫足脛。此脈之常動者也。（《靈樞·動俞第六十二》）

足少陰，腎經脈也。足少陰之脈動者，以衝脈與之並行也。脈有奇經者八，其衝脈爲十二經之海，與少陰之絡同起於腎下，出於足陽明之氣街。循陰股内廉者，血氣出於皮膚，仍循少陰之經而行也。斜入膕中者，與太陽之承山踝上以下也。其別者，廼少陰之支絡，別走於踝跗，上入大指之間，而散於十指之絡，是以陽氣起於足五指之表，陰氣起於足五指之裏。注諸絡以溫足脛，此太谿等脈所以常動不已也，此節與《逆順肥瘦》大同。

十二、手足六經之本標

◎足六經之標本

岐伯曰：博哉！聖帝之論！臣請盡意悉言之。足太陽之本，在跟以上五寸中，標在兩絡命門，命門者，目也。足少陽之本，在竅陰之間，標在窻籠之前，窻籠者，耳也。足少陰之本，在内踝下上三寸中，標在背俞與舌下兩脈

也。足厥陰之本，在行間上五寸所，標在背俞也。足陽明之本，在厲兌，標在人迎，頰挾頏顙也。足太陰之本，在中封前上四寸之中，標在背俞與舌本也。(《靈樞·衛氣第五十二》)

此分別十二經脈之本，出於手足之腕踝，其標在於胷腹頭氣之街。標者，猶樹之梢杪，杪絕而出於絡外之徑路也。本者，猶木之根幹，經脈之血氣，從此而出也。足太陽之本，在跟以上五寸中，其標在於兩目，而出於頭氣之街。目者，所謂命門也。夫氣在頭者，止之於腦，兩目之脈入於腦，而絕於內也。足少陽之本，在足竅陰之間，其標在耳窻籠之前，而出於頭氣之街。足少陰之本，在內踝下上三寸中，其標在於背俞與舌下之兩脈，而出於胷氣之街。蓋氣在胷者，止之膺與背俞，謂絡脈之循於胷者，或絕於膺胷之間，或行至背俞而始絕也。《根結》曰“少陰結於廉泉”，舌下兩脈，廉泉，玉英也。蓋少陰主先天之精氣，及受藏水穀之精，故從本經之絡脈，而出於胷氣之街，復從任脈而上出於廉泉，從衝脈而下出於脛氣之街，少陰爲水藏，而富於精血者也。足厥陰之本，在行間上五寸所，標在背俞，而出於胷氣之街。足陽明之本，在足之厲兌，標在人迎頰俠頏顙，而出於頭氣之街。頏顙者，鼻之上竅，以收津涕者也。足太陰之本，在中封前上四寸之中，標在背俞與舌本，而出於胷氣之街。蓋三陽之經，上循於頭，是以絡脈亦上出於頭而始絕。三陰之脈，止於膺胷之間，故絡脈亦至膺與背俞而止。按此章與《根結篇》大義相同，而各有分別，《根結》論三陰三陽之開闔樞，此章論十二絡脈之標本出入也。

◎手六經之本標

手太陽之本，在外踝之後，標在命門之上一寸也。手少陽之本，在小指次指之間上二寸，標在耳後上角下外眥也。手陽明之本，在肘骨中，上至別陽，標在顏下，合鉗上也。手太陰之本，在寸口之中，標在腋內動也。手少陰之本，在銳骨之端，標在背俞也。手心主之本，在掌後兩筋之間二寸中，標在腋下下三寸也。(《靈樞·衛氣第五十二》)

手太陽之本，在外踝之後，標在命門之上一寸，而出於頭氣之街。手少陽之本，在小指次指之間上二寸，標在耳後上角下外眥，而出於頭氣之街。手陽明之本，在肘骨上至別陽，標在顏下合鉗上而出於頭氣之街。鉗上者，耳上也。手太陰之本，在寸口之中，標在腋內之動處，而出於胷氣之街。手少陰之本，在銳骨之端，標在背俞而出於胷氣之街。手心主之本，在掌後兩筋之間二寸中，標在腋下三寸，而出於胷氣之街。按十二經脈之終始，出於井，溜於滎，注於俞，行於經，入於合，而內屬於藏府，此藏府之十二經脈也。十二經脈之本標，廼經脈之支別，故曰此氣之大路也。路絕則徑通，蓋血氣從絡脈之起處爲本，盡處爲標，而出於氣街也。然支絡廼經脈之分派，故曰足太陽之本，在跟以上五寸中；足少陰之本，在內踝下三寸中。蓋以本支所分之處爲本，而不定在於經俞之穴會也。至於標在頭氣之街者，止之於腦，如太陽之在目內，少陽之在耳中，陽明之在頄顙，廼三陽之絡脈，絕於頭腦之中，亦非頭面之穴會也。經脈之內屬藏府，外絡形身，應神機之出入；血氣之從絡脈出於氣街，運行於膚表，應精氣之昇降。出入廢則神機化滅，昇降息則氣立孤危也。

十三、孫絡

◎孫絡之脈功用

岐伯曰：孫絡之脈別經者，其血盛而當寫者，亦三百六十五脈，竝注於絡，傳注十二絡脈，非獨十四絡脈也。內解寫於中者十脈。（《素問·氣穴論第五十八》）

此復申明孫絡之與大絡相通也。夫經脈之支別曰絡脈，絡脈之支別曰孫絡，而孫絡之脈又有與經脈相別，而與大絡相通者，亦三百六十五脈，竝注於大絡，復傳注於十二脈絡，非獨十四脈絡也。蓋言十四脈絡之外，而又有十二脈絡。十四脈絡者，十二藏府與任督之別，共十四大絡也。十二脈絡者，十二藏府之經正也。是十二經正與十四大絡相通，十四大絡復與三百六十五絡相通，是以邪舍於孫絡，留而不去，閉塞不通，不得入於經流，溢於大絡，而生奇病。故曰以溢奇邪，以通榮衛。十脈者，謂五藏之脈也。此言孫絡三百六十五脈，與十二脈絡，十四大絡，設有邪客於其閒者，當從五藏之經脈以瀉解之。蓋諸絡之原，本於五藏也。故《繆刺》曰："凡刺之數，先治其經脈，切而從之，審其虛實而調之。不調者，經刺之；有病而經不病者，繆刺之。因視其皮部有血絡者，盡取之。"夫邪之中人，始於皮膚孫絡，入筋骨經脈，有留舍於外者，有流溢於內者，有從淺而入深者，有從裏而復出之表者，邪氣淫溢，無有恆常也。學人皆當體會。

十四、天干地支合手足經脈

◎十干合手足經脈

甲主左手之少陽，己主右手之少陽；乙主左手之太陽，戊主右手之太陽；丙主左手之陽明，丁主右手之陽明，此兩火併合，故為陽明。庚主右手之少陰，癸主左手之少陰；辛主右手之太陰，壬主左手之太陰。（《靈樞·陰陽繫日月第四十一》）

此言十干為陽，手亦為陽，故手經以應十日也。十日之中，居前者木火土為陽，居後者金水為陰，陽以應陽經，陰以應陰經，亦如足之與月也。故甲主左手之少陽，乙主左手之太陽，丙主左手之陽明，己主右手之少陽，戊主右手之太陽，丁主右手之陽明。十干之火在於丙丁，此兩火併合，故為陽明也。自己以後，則庚辛壬癸，俱金水為陰，故庚主右手之少陰，辛主右手之太陰，癸主左手之少陰，壬主左手之太陰。第足言厥陰而手不言者，蓋足以歲言，歲氣有六；手以旬言，旬惟五行而已。且手厥陰者心包絡也，其藏附心，故不言耳。

◎十二地支合手足經脈

黄帝曰：合之於脈奈何？岐伯曰：寅者，正月之生陽也，主左足之少陽；未者六月，主右足之少陽。卯者二月，主左足之太陽；午者五月，主右足之太陽。辰者三月，主左足之陽明；巳者四月，主右足之陽明，此兩陽合於前，故曰陽明。申者，七月之生陰也，主右足之少陰；丑者十二月，主左足之少陰。酉者八月，主右足之太陰；子者十一月，主左足之太陰。戌者九月，主右足之厥陰；亥者十月，主左足之厥陰，此兩陰交盡，故曰厥陰。（《靈樞·陰陽繫日月第四十一》）

此言十二支爲陰，足亦爲陰，故足經以應十二月也。然一歲之中，又以上半年爲陽，故合於足之六陽。下半年爲陰，故合於足之六陰。人之兩足，亦有陰陽之分，則左爲陽，右爲陰。以上下半年之陰陽而合於人之兩足，則正二三爲陽中之陽，陽之進也，故正月謂之生陽。陽先於左而後於右，故正月主左足之少陽，二月主左足之太陽，三月主左足之陽明。四五六爲陽中之陰，陽漸退，陰漸生也，故四月主右足之陽明，五月主右足之太陽，六月主右足之少陽。然則一歲之陽，會於上半年之辰巳兩月，是爲兩陽合於前，故曰陽明。陽明者，言陽盛之極也。七八九爲陰中之陰，陰之進也，故七月謂之生陰。陰先於右而後於左，故七月主右足之少陰，八月主右足之太陰，九月主右足之厥陰。十月十一十二月爲陰中之陽，陰漸退，陽漸生也，故十月主左足之厥陰，十一月主左足之太陰，十二月主左足之少陰。然則一歲之陰，會於下半年之戌亥兩月，是爲兩陰交盡，故曰厥陰。厥者，盡也，陰極於是也。此總計一歲陰陽之盛衰，故正與六合，二與五合，三與四合，而陽明合於前也。七與十二合，八與十一合，九與十合，而厥陰合於後也。非如六氣厥陰主風木、陽明主燥金者之謂。

十五、六經血氣

◎六經血氣之多少（一）

夫人之常數，太陽常多血少氣，少陽常少血多氣，陽明常多氣多血，少陰常少血多氣，厥陰常多血少氣，太陰常多氣少血，此天之常數。（《素問·血氣形志第二十四》）

此言手足六經之氣血，各有多少，見調之者，當視其氣血以爲主也。太陽者，手太陽小腸、足太陽膀胱也。少陽者，手少陽三焦、足少陽膽也。陽明者，手陽明大腸、足陽明胃也。太陰者，手太陰肺、足太陰脾也。少陰者，手少陰心、足少陰腎也。厥陰者，手厥陰包絡、足厥陰肝也。是以太陽、厥陰常多血少氣，少陽、少陰、太陰常多氣少血，陽明常多血多氣。此天之常數也。知其氣血多少，則可以辨二十五人之形，而行施治補瀉之法也。此節與《靈樞・九鍼論》《靈樞・五音五味》大同小異，當以《素問》爲的。

◎六經氣血之多少（二）

夫人之常數，太陽常多血少氣，少陽常多氣少血，陽明常多血多氣，厥陰常多氣少血，少陰常多血少氣，太陰常多血少氣，此天之常數也。（《靈樞・五音五味第六十五》）

此言手足六經之氣血，各有多少，見調之者，當視其氣血以爲主也。太陽者，手太陽小腸、足太陽膀胱也。少陽者，手少陽三焦、足少陽膽也。陽明者，手陽明大腸、足陽明胃也。太陰者，手太陰肺、足太陰脾也。少陰者，手少陰心、足少陰腎也。厥陰者，手厥陰包絡、足厥陰肝也。夫太陽、太陰、少陰，俱多血少氣；少陽、厥陰，俱多氣少血；陽明氣血皆多，少陰多氣少血，此天之常數也。知其氣血多少，則可以辨二十五人之形，而行施治補瀉之法也。此節與《素問・血氣形志》《靈樞・九鍼論》大同小異，當以《素問》爲的。

◎六經血氣之多少多少（三）

陽明多血多氣，太陽多血少氣，少陽多氣少血，太陰多血少氣，厥陰多血少氣，少陰多氣少血。（《靈樞・九鍼論第七十八》）

此節與《素問・血氣形志》《靈樞・五音五味》大同小異，當以《素問》爲的。

十六、六經離合

◎三陽之離合

帝曰：願聞三陰三陽之離合也。岐伯曰：聖人南面而立，前曰廣明，後曰太衝。太衝之地，名曰少陰；少陰之上，名曰太陽。太陽根起於至陰，結於命門，名曰陰中之陽。中身而上，名曰廣明；廣明之下，名曰太陰；太陰之前，名曰陽明，陽明根起於厲兌，結於顙大，名曰陰中之陽。厥陰之表，名曰少陽，少陽根起於竅陰，陰出窗籠，名曰陰中之少陽。是故三陽之離合也，太陽爲開，陽明爲闔，少陽爲樞。三經者，不得相失也，摶而勿浮，命曰一陽。（《素問・陰陽離合論第六》）

離則爲三陰三陽，合則爲一陰一陽。南面者，中華傳統聖人聽治理政之位。以聖人而推及於萬民，故人皆面南而背北，左東而右西也。南面爲陽，故曰廣明。背北爲陰，故曰太衝。太衝廼陰血之原，位處下焦，上循背裏，是以三陰以太衝爲主。太衝所起之地，爲足少陰之處。少陰與太陽合，陽出於陰，故在陰之上。至陰，穴名，在足小指外側。太陽經脈之根，起於至陰。結，交結也。《靈樞·根結》曰："太陽結於命門，命門者目也。陽明結於顙大，顙大者鉗耳也。少陽結於窻籠，窻籠者耳中也。太陰結於太倉，少陰結於廉泉，厥陰結於玉英。"身半以上，天氣主之；身半以下，地氣主之。陽出於陰，從下而上，故中身而上名曰廣明。先以前面爲陽，此復以中身而上爲陽。太陰主中土，而爲陰中之至陰，故位居廣明之下。太陽與陽明合，並主中土，故位居太陰之前。厲兌，穴名，在足大趾之端，廼足陽明經脈之所起。太陽之氣在上，故曰少陰之上。兩陽合明曰陽明，在二陽之間而居中土，故曰太陰之前。厥陰處陰之極，陰極於裏，則生表出之陽，故曰厥陰之表。蓋以前爲陽，上爲陽，表爲陽也。曰上曰前曰表者，言三陽之氣也。曰至陰厲兌竅陰者，言三陽之經脈也。手足十二經脈，主三陰三陽之氣，在經脈則分爲三陰三陽，在氣相搏命曰一陰一陽耳。竅陰，穴名，在足小指次指之端，少陽主初生之氣，故名陰中之少陽。三陽之氣皆出於陰，故曰陰中之陽，而止論足之三經也。陰陽之氣，分而爲三陰三陽，故有開闔樞也。太陽者，巨陽也，爲盛陽之氣，故主開；陽明合於二陽之間，故主闔；少陽廼初出之氣，故主樞。開闔者，如戶之扉；樞者，扉之轉柱也，舍樞不能開闔，舍開闔不能轉樞。是以三經者不得相失也。開主外出，闔主內入，樞主外內之間，若搏於中而勿浮，則合而爲一陽矣。

◎三陰之離合

帝曰：願聞三陰。岐伯曰：外者爲陽，內者爲陰。然則中爲陰，其衝在下，名曰太陰。太陰根起於隱白，名曰陰中之陰。太陰之後，名曰少陰，少陰根起於湧泉，結於廉泉，名曰陰中之少陰。少陰之前，名曰厥陰，厥陰根起於大敦，結於玉英，陰之絕陽，名曰陰之絕陰。是故三陰之離合也，太陰爲開，厥陰爲闔，少陰爲樞。三經者不得相失也，搏而勿沈，名曰一陰。（《素問·陰陽離合論第六》）

陽氣出而主外，陰氣昇而主內。陰陽二氣，皆出於下，陰氣出而在內，是以中爲陰，其所出之太衝在下，而衝之上名曰太陰。衝脈爲十二經脈之原，故三陰三陽，皆以太衝爲主。太陰根起於隱白，隱白，穴名，在足大指端。太陰，爲陰中之至陰。中爲陰，故曰後曰前，言陰氣出於下，而並處於裏之中也。湧泉，穴名，在足心下蜷指宛宛中。少陰廼一陰初生之氣，故爲陰中之少陰。少陰主水，厥陰主水生之木，故在少陰之前。大敦，穴名，在足大指三毛中，足厥陰肝經所出之井穴。陰在下，故論足之三陰也。十一月一陽初生，厥陰主十月，爲陽之盡，故曰陰之絕陽。兩陰交盡，名曰厥陰，故爲陰之絕陰。太陰者，三陰也，爲陰之盛，故主開；厥陰爲兩陰之交盡，故主闔；少陰爲一陰之初生，故主樞。陰氣從下而出在內之中，搏聚而勿沉，命爲一陰也。陽氣主浮，故曰勿浮；陰氣主沉，故曰勿沉。蓋三陽之氣，開闔於形身之外內；三陰之氣，開闔於內之前後。故曰陽在外，陰之使也；陰在內，陽之守也。

◎手足三陽三陰離合出入

請問其離合出入奈何？岐伯稽首再拜曰：明乎哉問也！此粗之所過，上之所息也。請卒言之！（《靈樞·經別第十一》）

十二經脈已具前《經脈》。但其上下離合，內外出入之道猶有未備，故此復明其詳。然《經脈》以首尾循環言，故上下起止有別；此以離合言，故但從四末始。雖此略彼詳，然義有不同，所當參閱。過猶經過，謂忽略不察也。息如止息，謂必所留心也。

足太陽少陰離合出入

足太陽之正，別入於膕中。其一道下尻五寸，別入於肛，屬於膀胱，散之腎，循膂當心入散；直者，從膂上出於項，復屬於太陽，此爲一經也。

足少陰之正，至膕中，別走太陽而合，上至腎，當十四顀，出屬帶脈；直者，繫舌本，復出於項，合於太陽，此爲一合。成以諸陰之別，皆爲正也。（《靈樞·經別第十一》）

此足太陽與足少陰爲一合也。正者，謂經脈之外，別有正經，非支絡也。足太陽之正，從經脈而別入於膕中。其一道者，經別之又分兩岐也。尻，臀也。肛廼大腸之魄門，別入於肛者，別從肛門而入屬於膀胱。散之腎，復循脊膂上行，當心而散。其直行者，從背膂上出於項，復屬於太陽之經脈，此爲一經別也。蓋從經而別行，復屬於太陽經脈，故名經別，謂經脈之別經也。足少陰之正，至膕中，別走於太陽之部分，而與太陽之正相合，上行至腎，當脊之十四椎處，外出而屬於帶脈。其直行者，從腎上系舌本，復出於項，與太陽上出於項之經正，相合於項間，以爲一合也。《陰陽離合論》曰：“陽予之正，陰爲之主。少陰之上，名曰太陽；太陰之前，名曰陽明；厥陰之表，名曰少陽。”謂陽廼陰予之正，而陰爲之主，陽本於陰之所生，故曰成以諸陰之別。謂三陽之經正，合於三陰，以成手足三陰之經別，此三陽仍歸於三陰之正，故曰皆爲正也。是以三陽之別，外合於三陰之經，而內合於五藏；三陰之別，止合三陽之經而不合於六府也。

足少陽厥陰離合出入

足少陽之正，遶髀入毛際，合於厥陰。別者入季脅之間，循胷裏屬膽，散之上肝，貫心，以上挾咽，出頤頷中，散於面，繫目系，合少陽於外眥也。

足厥陰之正，別跗上，上至毛際，合於少陽，與別俱行。此爲二合也。（《靈樞·經別第十一》）

此言肝與膽經爲一合也。足少陽膽經之正，循脅裏出氣街，入髀厭中，遶毛際，合於足厥陰肝經。其別者入季脅之閒，循胷裏屬膽散之，上肝貫心俠咽，出頤頷中，抵䪼，下加頰車，散於面，繫目系，合足少陽於目之外眥也。足厥陰之正，別足跗上，上至毛際，合於足少陽膽經。以二經相爲表裏，與膽經之別脈俱行，此肝膽之爲一合，即上節而次第之，故曰二合，下文可倣此推之。

足陽明太陰離合出入

足陽明之正，上至髀，入於腹裏，屬胃，散之脾，上通於心，上循咽，出於口，上頞䪼，還繫目系，合於陽明也。

足太陰之正，上至髀，合於陽明，與別俱行，上結於咽，貫舌中，此爲三合也。(《靈樞·經別第十一》)

此言胃與脾經爲一合也。前篇論胃經脈氣之行，起於鼻之迎香穴，而下至厲兌。此節所論，則自下井滎俞經合而上行也。故言足陽明之正，由足次指上足跗，循䯒外廉，入膝臏，抵伏兔，以上髀關，至氣衝，入腹裏，屬胃絡脾，上通於心，入缺盆，上循喉嚨，出於口，上頞䪼，還繫目系，合於足陽明之經隧也。足太陰脾經，與胃經爲表裏，亦上至髀關，合於足陽明胃經，與胃之別穴豐隆偕行，上結於咽，連舌本，散舌中，此胃與脾爲第三合也。

手太陽少陰離合出入

手太陽之正，指地，列於肩解，入掖，走心，繫小腸也。

手少陰之正，別入於淵液兩筋之閒，屬於心，上走喉嚨，出於面，合目內眥。此爲四合也。(《靈樞·經別第十一》)

此小腸與心表裏經脈相爲一合也。指地者，地屬陰，居天之內。手太陽內行之脈，別於肩解，入掖走心，系於小腸，皆自上而下，自外而內，故曰指地。《經脈》言交肩上，入缺盆絡心；此言別於肩解，入掖走心。蓋前後皆有入心之脈。手少陰之正，自掖下三寸足少陽淵掖之次，行兩筋之閒，內屬於心，與手太陽入掖走心者合，廼上行挾於咽，出於面，合於目內眥，是當與足太陽睛明相會矣。此四合也。

手少陽心主離合出入

手少陽之正，指天，別於巔，入缺盆，下走三焦，散於胷中也。

手心主之正，別下淵液三寸，入胷中，別屬三焦，出循喉嚨，出耳後，合少陽完骨之下。此爲五合也。(《靈樞·經別第十一》)

此三焦心主表裏經脈相爲一合也。少陽，初陽也，從陰而生，自下而上，故曰指天。曰指地者，謂手合於足；曰指天者，謂足合於手也。手少陽之正，上別於巔，入缺盆，下走三焦，散於胸中，包羅藏府之外。手厥陰之正，其別而內行者，與少陰之脈，同自掖下三寸，足少陽淵掖之次，入胸中，屬於三焦，廼出循喉嚨，行耳後，合手足少陽於完骨之下，此六合之五也。

手陽明太陰離合出入

手陽明之正，從手循膺乳，別於肩髃，入柱骨，下走大腸，屬於肺，上循喉嚨，出缺盆，合於陽明也。

手太陰之正，別入淵液少陰之前，入走肺，散之太陽，上出缺盆，循喉嚨，復合陽明。此六合也。（《靈樞・經別第十一》）

此言大腸與肺經爲一合也。手陽明之正，起於大指次指之端，出合谷兩骨之間，循臂入肘，循臑上肩，別循髃骨之前廉，上出柱骨，下入缺盆，絡肺下膈，屬大腸，與肺爲表裏，上循喉嚨，出缺盆，合於手陽明之經隧也。手太陰之正，別於心包絡經之淵液穴少陰心經之前，入走於肺相合，散之本經太陽之脈，上出缺盆，循喉嚨，復合於陽明。此其爲六合也。此各經皆名曰正，則正者，正經也，宜與《經脈》其直行者相合；別者，絡也，宜與《經脈》其支者，其別者相合。今此篇之所謂正，較之《經脈》甚略，且非盡出正行之經，是其意之所重者在合，而於經脈之行，不必及其詳耳。

十七、脈度

◎先度其骨節之大小廣狹長短而脈度定矣

黄帝問於伯高曰：脈度言經脈之長短，何以立之？伯高曰：先度其骨節之大小廣狹長短，而脈度定矣。黄帝曰：願聞衆人之度。人長七尺五寸者，其骨節之大小長短各幾何？（《靈樞・骨度第十四》）

此言人身之脈度，由骨度而定也。脈度，脈之度數。欲知脈度者，必先求骨度以察其詳也。經脈之長短，從骨節之大小廣狹長短，而定其度數，故曰："骨爲幹，脈爲榮。"如藤蔓之榮附於木幹也。衆人，謂天下之大衆。衆人之度者，衆人之常度也。常人之長多以七尺五寸爲率，然古今之尺度長短有異，選適中之人可也。古云"八尺之士"，廼指偉人之度而言。

◎手足六脈及督任蹻脈之脈度

黄帝曰：願聞脈度。岐伯答曰：手之六陽，從手至頭，長五尺，五六三丈。手之六陰，從手至胷中，三尺五寸，三六一丈八尺，五六三尺，合二丈一尺。足之六陽，從足上至頭，八尺，六八四丈八尺。足之六陰，從足至胷中，六尺五寸，六六三丈六尺，五六三尺，合三丈九尺。蹻脈從足至目，七尺五寸，二七一丈四尺，二五一尺，合一丈五尺。督脈任脈各四尺五寸，二四八尺，二五一尺，合九尺。凡都合一十六丈二尺，此氣之大經隧也。（《靈

樞·脈度第十七》）

手有三陽，以左右言之，則爲六陽。凡後六陰及足之六陰六陽皆倣此。手太陽起小指少澤，至頭之聽宮。手陽明起次指商陽，至頭之迎香。手少陽起四指關衝，至頭之絲竹空。六經各長五尺，五六共長三丈。手太陰起大指少商，至胸中中府。手少陰起小指少衝，至胸中極泉。手厥陰起中指中衝，至胸中天池。各長三尺五寸，六陰經共長二丈一尺。夫手足十二經脈，手之三陰從藏走手，手之三陽從手走頭，足之三陽從頭走足，足之三陰從足走腹，此其起止之度。今云手之六陰，從手至胸中，蓋但計其丈尺之數，俱以四末爲始而言，非謂其行度如此也。後倣此。足太陽起小趾至陰，至頭之睛明。足陽明起次趾厲兌，至頭之頭維。足少陽起四趾竅陰，至頭之瞳子髎。各長八尺，六八共長四丈八尺。足太陰起大趾隱白，至胸中大包。足少陰起足心湧泉，至胸中俞府。足厥陰起大趾大敦，至胸中期門。各長六尺五寸，六陰經共長三丈九尺。蹻脈者，足少陰太陽之別，從足至目内眥，各長七尺五寸，左右共長一丈五尺。考蹻脈有陰蹻陽蹻，陽蹻自足申脈行於目，陰蹻自足照海行於目。然陽蹻左右相同，陰蹻亦左右相同，則蹻脈宜乎有四。今曰二七一丈四尺，二五一尺，則止於二脈者，蓋男子數其陽，女子數其陰。則知男子之所數者左右陽蹻，女子之所數者左右陰蹻也。督行於背，任行於腹，各長四尺五寸，共長九尺。右連前共二十八脈，通長一十六丈二尺，此周身經隧之總數也。夫人身經脈之行，始於水下一刻，晝夜五十周於身，總計每日氣候凡百刻，則二刻當行一周。故《衛氣行》曰："日行一舍，人氣行一周與十分身之八。"《五十營》曰："二百七十息，氣行十六丈二尺，一周於身。" 此經脈之常度也。而後世《子午流注》《鍼灸》等書，因水下一刻之紀，遂以寅時定爲肺經，以十二時挨配十二經，而爲之歌曰："肺寅大卯胃辰宮，脾巳心午小未中，膀申腎酉心包戌，亥三子膽丑肝通。" 繼後張世賢、熊宗立復爲分時注釋，遂致歷代相傳，用爲模範。

◎蹻脈者男子數其陽女子數其陰

黄帝曰：蹻脈有陰陽，何脈當其數？岐伯答曰：男子數其陽，女子數其陰；當數者爲經，不當數者爲絡也。（《靈樞·脈度第十七》）

陰蹻之脈，從足上行，應地氣之上昇，故女子數其陰。陰蹻屬目内眥，合陽蹻而上行，是陽蹻受陰蹻之氣，復從髮際而下行至足，應天氣之下降，故男子數其陽。陰蹻迺足少陰之別，陽蹻迺足太陽之別，男子之宗榮，注於太陽之陽蹻；女子之宗榮，注於少陰之陰蹻。氣之所注者，故爲大經隧，氣不榮者爲絡脈也。上節論少陰之精水，從陰蹻而上並於陽蹻。此節論榮氣宗氣之行於蹻脈，有男女陰陽之分，二節是當分看。

十八、脈氣

◎二十七氣所行皆在五俞也

黄帝曰：願聞五藏六府所出之處。岐伯曰：五藏五俞，五五二十五俞。六府六俞，六六三十六俞。經脈十二，絡脈十五，凡二十七氣以上下。所出爲井，所溜爲滎，所注爲俞，所行爲經，所入爲合。二十七氣所行，皆在五俞也。（《靈樞・九鍼十二原第一》）

言脈氣所出之處也。藏府有井滎俞原經合之穴，皆經絡之脈所由行也。五藏者，心肝脾肺腎也。五藏有五俞，即各經井滎俞經合穴。六府者，膽胃大腸小腸三焦膀胱也。六府復多一原穴，故各有六俞。藏有五，府有六，而復有手厥陰心主一經，是爲十二經。十二經各有絡脈，如手太陰別絡在列缺之類是也。此外又有任脈之絡曰屏翳，督脈之絡曰長強，脾之大絡曰大包，共爲十五絡。十二、十五，總二十七氣，以通周身上下也。所出爲井者，脈氣由此而出，如井泉之發，其氣正深也。急流曰溜。小水曰滎。脈出於井而溜於滎，其氣尚微也。注，灌注也。俞，輸運也。脈注於此而輸於彼，其氣漸盛也。所行爲經者，言脈氣大行，經滎於此，其氣正盛也。所入爲合者，言脈氣至此，漸爲收藏，而入合於內也。二十七經絡所行之氣，皆在五俞之閒也。

◎脈氣之功用

黄帝曰：氣獨行五藏，不滎六府，何也？岐伯答曰：氣之不得無行也，如水之流，如日月之行不休，故陰脈滎其藏，陽脈滎其府，如環之無端，莫知其紀，終而復始。其流溢之氣，内溉五藏，外濡腠理。（《靈樞・脈度第十七》）

此承上文復申明經脈外內之氣，滎於脈中，濡於脈外，流行而不息也。按衛氣日行於陽二十五度，夜行於陰二十五度，周於五藏，其始入於陰，常從足少陰入於腎，腎注於心，心注於肺，肺注於肝，肝注於脾，脾復注於腎爲一周。脈外之血氣相將，婦隨夫轉，是止滎於五藏，而不滎於六府。上文論脈外之血氣，則爲濡目，故帝有此問，伯言氣之不得無行於六府也。滎於脈中者，如水之流，而運於脈外者，如日月之行，隨天道之運行無息，故陰脈滎其藏，陽脈滎其府，如環之無端，莫知其紀，終而復始。其流溢之氣，內溉五藏，外濡腠理。腠理者，皮膚肌肉之紋理，五藏募原之肉理也。滎氣之行，腎傳於心包絡，包絡傳之肝，肝傳之肺，肺傳之脾，脾傳之心。水火木金土，先天之五行也。衛氣之行，腎注於心，心注於肺，肺注於肝，肝注於脾，脾復注於腎，交相勝制，後天之五行也。故曰："此順逆之常也。"蓋脈內之氣順行，脈外之氣逆行，有順有逆，斯成天地之紀。豈曰獨行於五藏，而不滎於六府者哉？

十九、根結

◎三陽根結之開闔樞及其開折闔折樞折之謂

太陽根於至陰，結於命門，命門者，目也。陽明根於厲兑，結於顙大，顙大者，鉗耳也。少陽根於竅陰，結於窻籠，窻籠者，耳中也。太陽爲開，陽明爲闔，少陽爲樞。故開折則肉節瀆而暴病起矣，故暴病者，取之太陽，視有餘不足。瀆者，皮肉宛焦而弱也。闔折則氣無所止息而痿疾起矣，故痿疾者，取之陽明，視有餘不足。無所止息者，眞氣稽留，邪氣居之也。樞折即骨繇而不安於地，故骨繇者，取之少陽，視有餘不足。骨繇者，節緩而不收也。所謂骨繇者，搖故也，當窮其本也。（《靈樞·根結第五》）

此言足三陽經之有根結，而成病有由，治病有法也。足太陽膀胱經，其根起於至陰。至陰者，在足小指外側，去爪甲如韭葉，鍼一分，留五呼，灸三壯。結於命門。命門者，目也，謂睛明穴也。睛明穴，在目內眥頭一分宛宛中，鍼一分，留六呼，禁灸。足陽明胃經，根於厲兑，厲兑者，在足大指次指之端，去爪甲如韭葉，鍼一分，灸三壯。結於顙大，顙大者，鉗耳也，謂頭維穴也。頭維穴者，在額角入髮際，本神傍一寸半，神庭傍四寸半，鍼三分，禁灸。足少陽膽經，根於竅陰。竅陰者，在足小指四指之端，去爪甲如韭葉，鍼一分，留一呼，灸三壯。結於窻籠，窻籠者，耳中也，謂聽宮穴也。聽宮穴，在耳微前陷中，上關上一寸動脈宛宛中，張口得之，鍼三分。太陽爲三陽，最在表，故爲關之開；陽明爲二陽，居陽之中，故爲關之闔；少陽爲一陽，最在裹，故爲關之樞。故關之開折，則肉節瀆而暴病起，是以有暴病者，當取足之太陽，視其有餘不足而補瀉之。所謂肉節瀆者，其皮肉宛焦而弱也；關之闔折，則氣無所止息而痿疾起，是以有痿疾者，當取足之陽明，視其有餘不足而補瀉之。所謂氣鍼無止息者，正氣稽留，而邪氣反居之也；若關之樞折，則骨繇而不安於地。是以有骨繇病者，當取足之少陽，視其有餘不足而補瀉之。所謂骨繇者，正以其節緩而不能收，即骨之搖動故也。夫曰瀆，曰氣無所止息，曰骨搖，皆折關敗樞，開闔而走使然也，皆當窮其本以治其病者。

◎三陰根結之開闔樞及其開折闔折樞折之謂

太陰根於隱白，結於太倉。少陰根於湧泉，結於廉泉。厥陰根於大敦，結於玉英，絡於膻中。太陰爲開，厥陰爲闔，少陰爲樞。故開折則倉廩無所俞鬲洞，鬲洞者，取之太陰，視有餘不足。故開折者，氣不足而生病也。闔折即氣絕而喜悲，喜悲者，取之厥陰，視有餘不足。樞折則脈有所結而不通，不通者，取之少陰，視有餘不足。有結者，皆取之不足。（《靈樞·根結第五》）

此言足三陰經之有根結，而成病有由，治病有法也。足太陰脾經，其根起於隱白，隱白者，在大指端內側，去爪甲如韭葉，鍼一分，留三呼，灸三壯。結於太倉，以胃與脾相爲表裏也。太倉即中脘穴，係任脈經，齊上四寸，鍼八分，灸七壯。足少陰腎經，根於湧泉，湧泉者，在足心陷中，鍼三分，留三呼，灸三壯。結於廉泉，廉泉者，一名舌本，在頷下結喉上四寸中央，鍼二分，留七呼，灸三壯。足厥陰肝經，其根起於大敦，大敦者，在足大指端，去爪甲如韭葉三毛中。一云內側爲隱白，外側爲大敦，鍼三分，留十呼，灸三壯。結於玉英，即玉堂穴，係任脈經，在紫宮下一寸六分，鍼三分，灸五壯。絡於膻中，玉堂下一寸六分，兩乳閒陷中，禁鍼，灸五壯。太陰爲三陰，爲陰之表，故爲關之開。厥陰爲一陰，居陰之裏，故爲關之闔。少陰爲二陰，居陰之中，故爲關之樞。故關之開折，則脾不運化，倉廩無所轉輸，其病爲膈證，爲洞泄。是以有膈洞病者，當取足之太陰，視其有餘不足而補瀉之。正以開折者，其脾氣不足，而病生膈洞也。關之闔折，則肝氣絕而喜悲，是以氣絕喜悲者，當取足之厥陰，視其有餘不足而補瀉之。開關之樞折，則腎脈有所結，而下焦不通。是以下焦不通者，當取足之少陰，視其有餘不足而補瀉之。然此有結者，不可以有餘視之，仍以不足取之也。

◎手足三陽根結之功用

足太陽根於至陰，溜於京骨，注於崑崙，入於天柱、飛揚也。足少陽根於竅陰，溜於丘墟，注於陽輔，入於天容、光明也。足陽明根於厲兌，溜於衝陽，注於下陵，入於人迎、豐隆也。手太陽根於少澤，溜於陽谷，注於少海，入於天窗、支正也。手少陽根於關衝，溜於陽池，注於支溝，入於天牖、外關也。手陽明根於商陽，溜於合谷，注於陽谿，入於扶突、偏歷也。此所謂十二經者，盛絡皆當取之。（《靈樞・根結第五》）

"天容"當作"天沖"，"下陵"當作"解谿"。此言手足六陽之經，皆自井而入於絡也。足太陽膀胱經，根於至陰之井，流於京骨之原，注於崑崙之經，入於天柱之在頭者，絡於飛揚之在足者；足少陽膽經，根於竅陰之井，流於丘墟之原，注於陽輔之經，入於天衝之在頭者，絡於光明之在足者；足陽明胃經，根於厲兌之井，流於衝陽之原，注於解谿之經，入於人迎之在頭者，絡於豐隆之在足者；手太陽小腸經，根於少澤之井，流於陽谿之經，注於少海之合，入於天窻之在頭者，絡於支正之在手者；手少陽三焦經，根於關衝之井，流於陽池之原，注於支溝之經，入於天牖之在頭者，絡於外關之在手者；手陽明大腸經，根於商陽之井，流於合谷之原，注於陽谿之經，入於扶突之在頭者，絡於偏歷之在手者。此所謂十二經之盛絡也，皆當取之。

二十、節交

◎節交三百六十五會之功用（一）

節之交，三百六十五會者，絡脈之滲灌諸節者也。（《靈樞・小鍼解第三》）

所謂節者，神氣之所遊行出入，實經絡滲灌諸節者，非皮肉筋骨之謂也。

◎節交三百六十五會之功用（二）

節之交，三百六十五會。知其要者，一言而終，不知其要，流散無窮。所言節者，神氣之所遊行出入也，非皮肉筋骨也。（《靈樞·九鍼十二原第一》）

此言節之交，計三百六十五會。所謂節者，神氣之所遊行出入，實經絡滲灌諸節者，非皮肉筋骨之謂也。《小鍼解》曰："節之交三百六十五會者，絡脈之滲灌諸節者也。"此節者，廼要之所在，故能知其要，可一言而終，不知其要，則流散無窮矣。則欲行鍼者，當守其神，而欲守神者，當知其節，

二十一、皮部

◎欲知皮部以經脈爲紀

黄帝問曰：余聞皮有分部，脈有經紀，筋有結絡，骨有度量。其所生病各異，別其分部，左右上下，陰陽所在，病之始終，願聞其道。岐伯對曰：欲知皮部，以經脈爲紀者，諸經皆然。（《素問·皮部論第五十六》）

人身之皮，分爲各部，如背之中行爲督脈，督脈兩傍四行屬足太陽經，肋後背傍屬足少陽經，肋屬足厥陰經等義是也。分部，分屬之部署也。經，徑也。紀，維也。經紀，言脈絡有徑之經，横之紀也。結，綁定也。絡，聯繫也。言筋之繫於分肉，連於骨節也。度量，大小長短也。邪在皮肉筋骨絡脈藏府，各有淺深，或爲筋攣骨痛，肉鑠破䐃，或入舍於藏府，而爲藏府之病也。別其絡脈所分之上下左右，十二經脈之陰陽所在，而知病之始終也。循經脈行止所主，則皮部可知。諸經，謂十二經脈也。

◎十二經絡脈者皮之部也

凡十二經絡脈者，皮之部也。（《素問·皮部論第五十六》）

凡此六藏六府所合十二經絡之脈者，廼皮之部也，能知之則可以知百病之始終矣。

二十二、氣街

◎氣街者有胷腹頭脛諸街也

請言氣街，胷氣有街，腹氣有街，頭氣有街，脛氣有街。故氣在頭者，止之於腦；氣在胷者，止之膺與背俞；氣在腹者，止之背俞，與衝脈於臍左右之動脈者；氣在脛者，止之於氣街，與承山踝上以下。（《靈樞·衛氣第五十二》）

街，路也。氣街者，氣之徑路，路絕則徑通，廼絡脈之盡絕處，血氣從此通出於皮

腠者也。止，盡也。止之於腦者，言頭氣之街，絡脈盡於腦也。止之膺與背俞者，謂胷氣之街，絡脈有盡於膺胷之間者，有從胷上循肩背而始絕者，脈內之血氣，或從膺腋之絡脈盡處，而出於皮膚，或從背俞之絡脈盡處，而出於皮膚也。夫十二經脈，止出於頭氣之街，胷氣之街者，血氣從下而上出於標也。經云："衝脈者，經脈之海也，主滲灌谿谷，與陽明合於宗筋，陰陽總宗筋之會，會於氣街，而陽明爲之長，皆屬於帶脈，而絡於督脈。"是陽明之血氣，又從衝脈而出於腹氣之街，故與衝脈會於臍之左右動脈也。《動俞》曰："衝脈與少陰之大絡，起於腎，下出於氣街，循陰股內廉，邪入膕中。膕中迺足太陽之部分，故與足太陽之承山，交會於踝上以下，此足少陰又同衝脈，而出於脛氣之街也。"此蓋假積以申明經絡之榮血出於氣街，與衛氣偕行，環轉無端，或有因於氣逆，或有因於血逆也。陽明爲血氣所生之府，少陰迺先天精氣之藏，故復從衝脈出於腹氣之街，脛氣之街，而充佈於皮膚肌腠。是以《動俞篇》論足少陰陽明獨動不休者，迺血氣之盛也。

二十三、氣口

◎氣口獨爲五藏主

帝曰：氣口何以獨爲五藏主？岐伯曰：胃者，水穀之海，六府之大源也。五味入口，藏於胃，以養五藏氣，氣口亦太陰也。是以五藏六府之氣味，皆出於胃，變見於氣口。(《素問・五藏別論第十一》)

氣口，手太陰之兩脈口。五藏之氣，皆變見於氣口，故爲五藏主。此論水穀入胃，以養五藏，五藏之精氣，復榮於脈，以見於氣口也。蓋水穀之清者，榮於五藏；水穀之濁者，出於六府。清中之清者，榮於經脈；清中之濁者，復傳化於腸胃膀胱。此論飲食於胃，有氣味清濁上下出入之分，當知奇恒之府，亦受清中之清者也。此言五藏六府與奇恒之府，並受胃府水穀之滋養，足太陰之轉輸，手太陰之行氣。水穀入胃，由足太陰脾藏轉輸，以灌溉四藏，然水入於胃，又由手太陰肺藏之通調四佈。穀入於胃，淫精於脈，肺朝百脈，輸精於皮毛，毛脈合精，行氣於藏府，是五藏六府之氣味，皆出於胃，變見於氣口，故曰氣口亦太陰也。言足太陰轉輸水穀之精，而手太陰亦爲胃以養五藏氣，是以五藏之氣，皆見於氣口也。

◎氣口成寸以決死生

權衡以平，氣口成寸，以決死生。(《素問・經脈別論第二十一》)

藏府之氣既得其平，則必變見於氣口而成寸尺也。氣口者，脈之大會，百脈俱朝於此，故可以決生死。

二十四、氣穴

◎五藏俞之取法

欲知背俞，先度其兩乳間，中折之，更以他草度去半已，即以兩隅相拄也。廼舉以度其背，令其一隅居上，齊脊大椎，兩隅在下，當其下隅者，肺之俞也；復下一度，心之俞也；復下一度，左角肝之俞也，右角脾之俞也；復下一度，腎之俞也。是謂五藏之俞，灸刺之度也。（《素問·血氣形志第二十四》）

此言五藏有俞，而有度之之法也。背俞，五藏俞也，屬足太陽膀胱經，以其在背，故總名之曰背俞也。度，量也。言人欲知背中五藏之俞者，當先度其兩乳之間，居中相半摺之，正膻中也。其中豎起分爲三隅之象，另以他草量其去半之中，即對半摺之，廼以兩頭對豎下之兩隅，所謂以兩隅相拄也。其兩隅當以三寸爲闊，則各俞正合去脊一寸五分之度，廼舉此革以度量其背，令其一隅居上，齊脊中之大椎穴，又名百勞，系督脈經穴，居於項骨之下，平肩取之。兩隅在下，當其下之兩隅者，即肺俞也，在三椎之傍，左右各開一寸五分。復下一度，將上隅拄第三椎間，即肺俞之中央，其下兩隅之穴，即心俞也。復下一度，將上隅拄第五椎間，其下兩隅，左角爲肝俞穴，右角爲脾俞穴。兩隅左右各開一寸五分，宜爲膈俞穴，廼第七椎旁。復將上隅拄第七椎間，其下兩隅，廼腎俞穴也。腎俞在第十四椎之傍，各開一寸五分，此宜爲肝俞穴，今曰腎俞者亦誤也。是謂五藏之俞。欲灸五俞者，可以是法爲準矣。

◎熱病氣穴

熱病氣穴：三椎下間，主胷中熱；四椎下間，主鬲中熱；五椎下間，主肝熱；六椎下間，主脾熱；七椎下間，主腎熱。滎在骶也。項上三椎陷者中也。（《素問·刺熱第三十二》）

此言刺熱病者，當取之氣穴也。氣穴者，瀉五藏氣分之熱，故曰："三椎下間，四椎下間。"廼谿谷之穴會，與五藏之俞穴不同也。胷中膈上，廼心肺之宮城。主胃中熱者，瀉肺熱也；膈中熱者，瀉心熱也。不曰心肺而曰胷中、膈中者，意言熱在氣分，而不干於藏眞也。若此言五藏之熱入於經滎者，當取之骨穴也。脊骨之盡處曰骶，謂如取滎穴，當在骶而至項上之三椎陷者中而取之。蓋氣爲陽，滎血爲陰，故取氣穴在三椎至七椎之間，從上而下也。取滎俞之穴，在骶骨之十四椎，而上至項上之三椎陷者中而取之也。

◎三里跗上巨虛下廉之取法

所謂三里者，下膝三寸也。所謂跗之者，舉膝分易見也。巨虛者，蹻足䯒獨陷者。下廉者，陷下者也。（《素問·鍼解第五十四》）

此言取穴之法也。三里有二，此言足三里，即足陽明胃經之穴。所謂跗之者，即足陽明胃經衝陽穴，舉膝，下三里而重按之，則衝陽動脈止矣。故曰："舉其膝分則易見也。"巨虛者，有巨虛上廉，又名上巨虛，在三里下三寸；有巨虛下廉，又名下巨虛，在上廉下三寸。蹻足骱獨陷者，取之，蹻者，舉也。蓋大骨之分有陷者，直路可以取此二穴也。故曰下廉者，陷下者也，言下廉則上廉可推矣。

◎胃脘關元天突

岐伯再拜而起曰：臣請言之，背與心相控而痛，所治天突與十椎及上紀。上紀者，胃脘也；下紀者，關元也。背胷邪系陰陽左右如此，其病前後痛濇，胷脅痛而不得息，不得臥，上氣短氣偏痛，脈滿起斜出尻，脈絡胷脅，支心貫鬲，上肩加天突，斜下肩，交十椎下。（《素問·氣穴論第五十八》）

心，謂心胷也。夫背爲陽，胷腹爲陰。督脈循於背，總督一身之陽。任脈循於腹，統任一身之陰。控，引也。背與心相控而痛者，陰陽相引而痛也。此先論陰陽二氣，總屬任督之所主，而後論藏府陰陽之氣，各有所注之穴焉。天突在結喉下中央，廼陰維任脈之會。十椎在大椎下第七椎，廼督脈至陽之穴，督脈陽維之會也。蓋大椎上尚有三椎，總數之爲十椎也。胃脘，中脘也。中脘者，胃之募也。手太陽少陽足陽明三脈所生，脈氣所發也。關元，在臍下三寸，足三陰任脈之會。此四穴者，廼陰陽氣之交會也。先以胸背分陰陽，後以上下分陰陽。背胷之邪繫於陰陽，引及於左右，偏痛亦如此，蓋左爲陽而右爲陰也。其病前後痛濇者，背胷邪繫陰陽也。胷脅痛者，其脈絡胷脅，故左右如此也。不得息，不得臥，上氣短氣者，督脈上貫心膈入喉，任脈入膻中，上喉嚨也。偏痛者，其脈邪出尻絡脅，上肩而斜下也。陰陽繫邪，胷背相引，由任督之相交，任督之合，又由督之大絡，而交通於任脈也。督之大絡，名曰長強，俠脊上項散頭上下，當肩胛左右，別走太陽，入貫膂。所謂大絡者，若江河之外，別有江河。經脈滿則轉溢於大絡，故督脈滿則斜出於尻脈。蓋督脈之別，斜出於尻絡胷脅也。其絡支心貫膈，上肩胛，而與任脈交會於天突，復斜下肩而與督脈交合於十椎下間，故胷背相控而痛。所治在天突與十椎間者，廼大絡之通會處也。

◎藏俞五十穴

藏俞五十穴。（《素問·氣穴論第五十八》）

藏，謂五藏肝、心、脾、肺、腎，非兼四形藏也。俞，謂井、滎、俞、經、合，非背俞也。然井、滎、俞、經、合者，肝之井，大敦也；滎，行閒也；俞，太衝也；經，中封也；合，曲泉也。大敦，在足大指端，去爪甲角如韭葉，及三毛之中，足厥陰脈之所出也，刺可入同身寸之三分，留十呼，若灸者，可灸三壯。行閒，在足大指之閒脈動應手陷者中，足厥陰脈之所流也。《甲乙經》"流"作"留"，餘所"流"並作"留"。刺可入同身寸之六分，留十呼，若灸者，可灸三壯。太衝，在足大指本節後同身寸之二寸陷者中，《刺腰痛》注云："本節後內間同身寸之二寸陷者中，動脈應手。"足厥陰脈之所注也，刺可入同身寸之三分，留十呼，若灸者，可灸三壯。中封，在足內踝前同身寸之一寸半，《甲乙經》云"一寸"。陷者中，仰足而取之，伸足廼得之，足厥陰脈之所行也，刺可入同身寸之四分，留七呼，若灸者，可灸三壯。曲泉，在膝內輔骨下大筋上小筋下陷者中，屈膝而得之，足厥陰脈之所入也，刺可入同身寸之六分，留十呼，若灸者，可灸三壯。心包之井者，中衝也；滎，勞宮也；俞，太陵也；經，間使也；合，曲澤也。中衝，在手中指之端，去爪甲角如韭葉陷者中，手心主脈之所出也，刺可入同身寸之一分，留三呼，若灸者，可灸一壯。勞宮，在掌中央動脈，手少陰心主脈之所流也，刺可入同身寸之三分，留六呼，若灸者，可灸三壯。太陵，在掌後骨兩筋間陷者中，手少陰心主脈之所注也，刺可入同身寸之六分，留七呼，若灸者，可灸三壯。間使，在掌後同身寸之三寸兩筋間陷者中，手少陰心主脈之所行也，刺可入同身寸之六分，留七呼，若灸者，可灸七壯，《甲乙經》作"灸三壯"。曲澤，在肘內廉下陷者中，屈肘而得之，手少陰心主脈之所入也，刺可入同身寸之三分，留七呼，若灸者，可灸三壯。脾之井，隱白也；滎，大都也；俞，太白也；經，商丘也；合，陰陵泉也。隱白，在足大指之端內側，去爪甲角如韭葉，足太陰脈之所出也，刺可入同身寸之一分，留三呼，若灸者，可灸三壯。大都，在足大指本節後陷者中，足太陰脈之所流也，刺可入同身寸之三分，留七呼，若灸者，可灸三壯。太白，在足內側核骨下陷者中，足太陰脈之所注也，刺可入同身寸之三分，留七呼，若灸者，可灸三壯。商丘，在足內踝下微前陷者中，足太陰脈之所行也，刺可入同身寸之四分，留七呼，若灸者，可灸三壯。陰陵泉，在膝下內側輔骨下陷者中，伸足廼得之，足太陰脈之所入也，刺可入同身寸之五分，留七呼，若灸者，可灸三壯。肺之井，少商也；滎，魚際也；俞，太淵也；經，經渠也；合，尺澤也。少商，在手大指之端內側，去爪甲角如韭葉，手太陰脈之所出也，刺可入同身寸之一分，留一呼，若灸者，可灸三壯，《甲乙經》作"一壯"。魚際，在手大指本節後內側散脈，手太陰脈之所流也，刺可入同身寸之二分，留三呼，若灸者，可灸三壯。太淵，在掌後陷者中，手太陰脈之所注也，刺可入同身寸之二分，留二呼，若灸者，可灸三壯。經渠，在寸口陷者中，手太陰脈之所行也，刺可入同身寸之三分，留三呼，不可灸，傷人神明。尺澤，在肘中約上動脈，手太陰脈之所入也，刺可入同身寸之三分，留三呼，若灸者，可灸三壯。腎之井者，湧泉也；滎，然谷也；俞，太谿也；經，復溜也。《甲乙經》"溜"作"留"，餘"復溜"字並同。谷，陰谷也。湧泉，在足心陷者中，屈足捲指宛宛中，足少陰脈之所出也，刺可入同身寸之三分，留三呼，若灸者，可灸三壯。然谷，在足內踝前起大骨下陷者中，足少陰脈之所流也，刺可入同身寸之三分，留三呼，若灸者，可灸三壯，刺此多見血，令人立飢欲食。太谿，在足內踝後跟骨上動脈陷者中，足少陰脈之所注也，刺可入同身寸之三分，留七呼，若灸者，可灸三壯。復溜，在足內踝上同身寸之二寸陷者中。《刺腰痛》注云："在内踝後上二寸動脈。"足少陰脈之所行也，刺可入同身寸之三分，留三呼，若灸者，可灸五壯。陰谷，在膝下内輔骨之後，大筋之下，小筋之上，按之應手，屈膝而得之，足少陰脈之所入也，刺可入同身寸之四分，若灸者，可灸三壯。如是五藏之俞，藏各五俞，則二十五俞，以左右脈具而言之，則五十穴。

◎府俞七十二穴

府俞七十二穴。(《素問·氣穴論第五十八》)

府，謂六府。非兼九形府也。俞，亦謂井、滎、俞、原、經、合，非背俞也。肝之府膽，膽之井，竅陰也；滎，俠谿也；俞，臨泣也；原，坵墟也；經，陽輔也；合，陽陵泉也。竅陰，在足小指次指之端，去爪甲角如韭葉，足少陽脈之所出也，刺可入同身寸之一分，留一呼，《甲乙經》作"三呼"。若灸者，可灸三壯。俠谿，在足小指次指岐骨間，本節前陷者中，足少陽脈之所流也，刺可入同身寸之三分，留三呼，若灸者，可灸三壯。臨泣，在足小指次指本節後間陷者中，去俠谿入同身寸之一寸半，足少陽脈之所注也，刺可入同身寸之三分，《甲乙經》作"二分"。留五呼，若灸者，可灸三壯。坵墟，在足外踝下如前陷者中，去臨泣同身寸之三寸，足少陽脈之所過也，刺可入同身寸之五分，留七呼，若灸者，可灸三壯。陽輔，在足外踝上，《甲乙經》云"外踝上四寸"。輔骨前絶骨之端，如前同身寸之三分所，去坵墟同身寸之七寸，足少陽脈之所行也，刺可入同身寸之五分，留七呼，若灸者，可灸三壯。陽陵泉，在膝下同身寸之一寸骱外廉陷者中，足少陽脈之所入也，刺可入同身寸之六分，留十呼，若灸者，可灸三壯。脾之府胃，胃之井，厲兑也；滎，内庭也；俞，陷谷也；原，衝陽也；經，解谿也；合，三里也。厲兑，在足大指次指之端，去爪甲角如韭葉，足陽明脈之所出也，刺可入同身寸之一分，留一呼，若灸者，可灸一壯。内庭，在足大指次指外間陷者中，足陽明脈之所流也，刺可入同身寸之三分，留十呼，《甲乙經》作"二十呼"。若灸者，可灸三壯。陷谷，在足大指次指外間本節後陷者中，去内庭同身寸之二寸，足陽明脈之所注也，刺可入同身寸之五分，留七呼，若灸者，可灸三壯。衝陽，在足跗上同身寸之五寸骨間動脈上，去陷谷同身寸之三寸，足陽明脈之所過也，刺可入同身寸之三分，留十呼，若灸者，可灸三壯。解谿，在衝陽後同身寸之二寸半，《甲乙經》作"一寸半"，《刺瘧》注作"三寸半"。腕上陷者中，足陽明脈之所行也，刺可入同身寸之五分，留五呼，若灸者，可灸三壯。三里，在膝下同身寸之三寸，骱骨外廉兩筋肉分間，足陽明脈之所入也，刺可入同身寸之一寸，留七呼，若灸者，可灸三壯。肺之府大腸，大腸之井，商陽也；滎，二間也；俞，三間也；原，合谷也；經，陽谿也；合，曲池也。商陽，在手大指次指内側，去爪甲角如韭葉，手陽明脈之所出也，刺可入同身寸之一分，留一呼，若灸者，可灸三壯。二間，在手大指次指本節前内側陷者中，手陽明脈之所流也，刺可入同身寸之三分，留六呼，若灸者，可灸三壯。三間，在手大指次指本節後内側陷者中，手陽明脈之所注也，刺可入同身寸之三分，留三呼，若灸者，可灸三壯。合谷，在手大指次指歧骨之間，手陽明脈之所過也，刺可入同身寸之三分，留六呼，若灸者，可灸三壯。陽谿，在腕中上側兩筋間陷者中，手陽明脈之所行也，刺可入同身寸之三分，留七呼，若灸者，可灸三壯。曲池，在肘外輔骨屈肘兩骨之中，手陽明脈之所入也，以手拱胸取之，刺可入同身寸之五分，留七呼，若灸者，可灸三壯。心之府小腸，小腸之井，少澤也；滎，前谷也；俞，後谿也；原，腕骨也；經，陽谷也；合，少海也。少澤，在手小指之端，去爪甲下同身寸之一分陷者中，手太陽脈之所出也，刺可入同身寸之一分，留二呼，若灸者，可灸一壯。前谷，在手小指外側本節前陷者中，手太陽脈之所流也，刺可入同身寸之一分，留三呼，若灸者，可灸三壯。後谿，在手小指外側本節後陷者中，手太陽脈之所注也，刺可入同身寸之一分，留二呼，若灸者，可灸一壯。腕骨，在手外側腕前起骨下陷者中，手太陽脈之所過也，刺可入同身寸之二分，留三呼，若灸者，可灸三壯。陽谷，在手外側腕中鋭骨之下陷者中，手太陽脈之所行也，刺可入同身寸之二分，留三呼，《甲乙經》作“二呼”，若灸者，可灸三壯。少海，在肘內大骨外，去肘端同身寸之五分陷者中，屈肘乃得之，手太陽脈之所入也，刺可入同身寸之二分，留七呼，若灸者，可灸五壯。心包之府三焦，三焦之井者，關衝也；滎，液門也；俞，中渚也；原，陽池也；經，支溝也；合，天井也。關衝，在手小指次指之端，去爪甲角如韭葉，手少陽脈之所出也，刺可入同身寸之一分，留三呼，若灸者可灸三壯。液門，在手小指次指間陷者中，手少陽脈之所流也，刺可入同身寸之二分，留二呼，若灸者，可灸三壯。中渚，在手小指次指本節後間陷者中，手少陽脈之所注也，刺可入同身寸之二分，留三呼，若灸者，可灸三壯。陽池，在手錶腕上陷者中，手少陽脈之所過也，刺可入同身寸之二分，留六呼，若灸者，可灸三壯。支溝，在腕後同身寸之三寸兩骨之間陷者中，手少陽脈之所行也，刺可入同身寸之二分，留七呼，若灸者可灸三壯。天井，在肘外大骨之後同身寸之一寸兩筋間陷者中，屈肘得之，手少陽脈之所入也，刺可入同身寸之一寸，留七呼，若灸者，可灸三壯。腎之府膀胱，膀胱之井者，至陰也；滎，通谷也；俞，束骨也；原，京骨也；經，崑崙也；合，委中也。至陰，在足小指外側，去爪甲角如韭葉，足太陽脈之所出也，刺可入同身寸之一分，留五呼，若灸者，可灸三壯。通谷，在足小指外側本節前陷者中，足太陽脈之所流也，刺可入同身寸之二分，留五呼，若灸者，可灸三壯。束骨，在足小指外側本節後赤白肉際陷者中，足太陽脈之所注也，刺可入同身寸之三分，留三呼，若灸者，可灸三壯。京骨，在足外側大骨下赤白肉際陷者中，按而得之，足太陽脈之所過也，刺可入同身寸之三分，留七呼，若灸者，可灸三壯。崑崙，在足外踝後跟骨上陷者中細脈，動應手，足太陽脈之所行也，刺可入同身寸之五分，留十呼，若灸者，可灸三壯。委中，在膕中央約文中動脈，詳“委中”，與《甲乙經》及《刺瘧篇》《痹論》注同。又《骨空論》云：“在膝解之後，曲腳之中，背面取之。”又《熱穴論》《刺熱篇》注云：“在足膝後屈處。”足太陽脈之所入，刺可入同身寸之五分，留七呼，若灸者，可灸三壯。

如是六府之俞，府各六穴，則三十六俞。以左右脈具而言之，則七十二穴。

◎熱俞五十九穴

熱俞五十九穴。（《素問・氣穴論第五十八》）

此言刺熱之俞，共有五十九穴也。頭上五行，每行五穴，中行上星、顖會、前頂、百會、後頂，次兩傍五處、承光、通天、絡郤、玉枕，又次兩傍臨泣、目窻、正榮、承靈、腦空，以上共二十五穴；又大杼、膺俞、缺盆、風門，左右共八穴，又氣衝、三里、上巨虚、下巨虚，左右共八穴，又雲門、髃骨、委中、腰俞，左右共八穴也，以上共三八二十四穴；又五俞之傍魄戶、神堂、魂門、意舍、志室，左右共十穴，通共五十九穴。其分寸刺灸之數，俱見《水熱穴論》中。

◎水俞五十七穴

水俞五十七穴。（《素問・氣穴論第五十八》）

此言刺水之俞，共有五十七穴也。尻上五行行五，廼背脊當中行督脈氣所發者，即脊中、懸樞、命門、腰俞、長強，計五穴；次俠督脈兩傍，足太陽脈氣所發者，即大腸俞、小腸俞、膀胱俞、中胎内俞、白環俞，左右共十穴；又次外俠兩傍，亦足太陽脈氣所發者，即胃倉、肓門、志室、胞肓、秩邊，左右共十穴；伏兔上各二行行五，廼足少陰脈氣所發者，即中注、四滿、氣穴、大赫、横骨，左右共十穴；又次俠衝脈足少陰兩傍，廼足陽明脈氣所發者，即外陵、大巨、水道、歸來、氣衝，左右共十穴；又踝上各一行行六，廼足少陰陰蹻脈氣所發者，即太沖、復溜、陰谷、照海、交信、築賓，左右共十二穴。通共五十七穴，其分寸鍼灸之數，見《水熱穴論》中。“熱俞”又見《刺熱》注。

◎軀體諸穴

頭上五行行五，五五二十五穴。

此即前熱俞五十九穴中之數，而重言之也。

中胎兩傍各五，凡十穴。

謂五藏之背俞也。肺俞，在第三椎下兩傍；心俞，在第五椎下兩傍；肝俞，在第九椎下兩傍；脾俞，在第十一椎下兩傍；腎俞，在第十四椎下兩傍。此五藏俞者，各俠脊相去同身寸之一寸半，並足太陽脈之會，刺可入同身寸之三分，肝俞留六呼，餘並留七呼，若灸者，可灸三壯。俠脊數之，則十穴也。

大椎上兩傍各一，凡二穴。

此言大椎上兩傍，即大杼穴，左右共二穴也。

目瞳子髎、浮白二穴。

瞳子髎，在目外去眥同身寸之五分，手太陽、手足少陽三脈之會，刺可入同身寸之三分，若灸者，可灸三壯。浮白，在耳後入髮際同身寸之一寸，足太陽、少陽二脈之會，刺可入同身寸之三分，若灸者，可灸三壯，左右言之各二爲四也。

兩髀厭分中二穴。

兩髀厭分中，謂環跳穴也，在髀樞後，足少陽太陽二脈之會，刺可入同身寸之一寸，留二十呼，若灸者，可灸三壯。

犢鼻二穴。

犢鼻，在膝髕下䯒上俠解大筋中，足陽明脈氣所發，刺可入同身寸之六分，若灸者，可灸三壯。

耳中多所聞二穴。

多所聞穴，一名聽宮穴。在耳中珠子，大如赤小豆，手足少陽、手太陽三脈之會，刺可入同身寸之一分，若灸者，可灸三壯，《甲乙經》云“刺可入三分”。

眉本二穴。

眉本，攢竹穴也，在眉頭陷者中，足太陽脈氣所發，刺可入同身寸之三分，留六呼，若灸者，可灸三壯。

完骨二穴。

完骨穴，在耳後入髮際同身寸之四分，足太陽、少陽之會，刺可入同身寸之三分，留七呼，若灸者，可灸三壯，《甲乙經》云：“刺可入二分，灸七壯。”

項中央一穴。

風府穴也，在項上入髮際，同身寸之一寸大筋內宛宛中，督脈、陽維二經之會，疾言其肉立起，言休其肉立下，刺可入同身寸之四分，留三呼，灸之不幸使人瘖。

枕骨二穴。

枕骨穴，一名竅陰穴也，在完骨上，枕骨下，搖動應手有空，足太陽、少陽之會，刺可入同身寸之三分，若灸者，可灸三壯，《甲乙經》云：“刺可入四分，可灸五壯。”

上關二穴。

《鍼經》所謂刺之則呿不能欠者也，在耳前上廉起骨，開口有空，手少陽足陽明之會，刺可入同身寸之三分，留七呼，若灸者，可灸三壯。刺深，令人耳無所聞。

大迎二穴。

大迎穴，在曲頷前同身寸之一寸三分骨陷中動脈，足陽明脈氣所發，刺可入同身寸之三分，留七呼，若灸者，可灸三壯。

下關二穴。

《鍼經》所謂刺之則欠不能呿者也，在上關下，耳前動脈下廉，合口有空，張口則閉，足陽明、少陽二脈之會，刺可入同身寸之三分，留七呼，若灸者，可灸三壯，耳中有乾撻之，不得灸也。《甲乙經》“撻之”作“撻抵”。

天柱二穴。

天柱穴，在俠項後髮際大筋外廉陷者中，足太陽脈氣所發，刺可入同身寸之二分，留六呼，若灸者，可灸三壯。

巨虛上下廉四穴。

巨虛上廉，足陽明與大腸合也，在膝犢鼻下骱外廉同身寸之六寸，足陽明脈氣所發，刺可入同身寸之八分，若灸者，可灸三壯。巨虛下廉，足陽明與小腸合也，在上廉下同身寸之三寸，足陽明脈氣所發，刺可入同身寸之三分，若灸者，可灸三壯。《甲乙經》並《刺熱》注《水熱穴》注“上廉”在“三里下三寸”，此云“犢鼻下六寸”，蓋“三里”在犢鼻下三寸，上廉又在三里下三寸，故云六寸。

曲牙二穴。

曲牙，一名頰車，一名機關，在耳下曲頰端陷者中，開口有空，足陽明脈氣所發，刺可入同身寸之三分，若灸者，可灸三壯也。

天突一穴。

天突穴，止一穴也。在結喉下四寸宛宛中，屬任脈所發。

天府二穴。

天府穴，在掖下同身寸之三寸臂臑內廉動脈陷中，手太陰脈氣所發，禁不可灸，刺可入同身寸之四分，留三呼。

天牖二穴。

天牖穴，在頸筋間缺盆上，天容後，天柱前，完骨下髮際上，手少陽脈氣所發，刺可入同身寸之一寸，留七呼，若灸者，可灸三壯。

扶突二穴。

扶突穴，在頸當曲頰下同身寸之一寸，人迎後，手陽明脈氣所發，仰而取之，刺可入同身寸之四分，若灸者，可灸三壯。

天窻二穴。

天窗穴，一名窻籠，在曲頰下扶突後動脈應手陷者中，手太陽脈氣所發，刺可入同身寸之六分，若灸者，可灸三壯。

肩解二穴。

謂肩井也。在肩上陷解中，缺盆上大骨前，手足少陽、陽維之會，刺可入同身寸之五分，若灸者，可灸三壯，《甲乙經》云“灸五壯”。

關元一穴。

關元穴，止一穴也。任脈經穴，在臍下三寸，屬任脈。

委陽二穴。

委陽穴，三焦下俞俞也。在膕中外廉兩筋間，此足太陽之別絡，刺可入同身寸之七分，留五呼，若灸者，可灸三壯，屈身而取之。

肩貞二穴。

肩貞穴，在肩曲胛下兩骨解間，肩髃後陷者中，手太陽脈氣所發，刺可入同身寸之八分，若灸者，可灸三壯。

瘖門一穴。

瘖門穴，一名瘂門，一名舌厭，又名舌橫，在項髮際宛宛中，入繫舌本，督脈、陽維二經之會，仰頭取之，刺可入同身寸之四分，不可灸，灸之令人瘖。

齊一穴。

齊中也，任脈神闕穴，禁不可刺，刺之使人齊中惡瘍，潰矢出者，死不可治。若灸者，可灸三壯

胷俞十二穴。

胷中有六俞穴，謂俞府、彧中、神藏、靈墟、神封、步廊，左右則十二穴也。俞府，在巨骨下俠任脈兩傍，横去任脈各同身寸之二寸陷者中。下五穴，遞相下同身寸之一寸六分陷者中，並足少陰脈氣所發，仰而取之，刺可入同身寸之四分，若灸者，可灸五壯。

背俞二穴。

背俞，大杼穴也。在脊第一椎下兩傍，相去各同身寸之一寸半陷者中，督脈别絡、手足太陽三脈氣之會，刺可入同身寸之三分，留七呼，若灸者，可灸七壯。

膺俞十二穴。

膺俞，謂雲門、中府、周榮、胷鄉、天谿、食竇，左右共十二穴也，《甲乙經》作“周榮、胷鄉”。雲門，在巨骨下，俠任脈傍，横去任脈各同身寸之六寸，《水熱穴》注作“胷中行兩傍”，與此文雖異，處則無別。陷者中，動脈應手。雲門、中府，相去同身寸之一寸，餘五穴，遞相去同身寸之一寸六分陷者中，並手太陰脈氣所發。雲門、食竇，舉臂取之，餘並仰而取之。雲門，刺可入同身寸之七分，太深，令人逆息。中府，刺可入同身寸之三分，留五呼。餘刺可入同身寸之四分，若灸者，可灸五壯。《甲乙經》云：“雲門廼手太陰，中府廼足太陰之會，周榮以下廼足太陰，非十二穴並手太陰也。”

分肉二穴。

分肉穴，在足外踝上絕骨之端同身寸之三分筋肉分間，陽維脈氣所發，刺可入同身寸之三分，留七呼，若灸者，可灸三壯。《甲乙經》無分肉穴，詳處所謂是陽輔，在足外踝上，輔骨前絕骨端如前三分所，又《刺腰痛》注作“絕骨之端如後二分，刺入五分，留十呼”，與此注小異。

踝上横二穴。

內踝上者，交信穴也。交信，去內踝上同身寸之二寸，少陰前，太陰後，筋骨間，足陰蹻之郄，刺可入同身寸之四分，留五呼，若灸者，可灸三壯。外踝上，附陽穴也。附陽，去外踝上同身寸之三寸，太陽前，少陽後，筋骨間，陽蹻之郄，刺可入同身寸之

六分，留七呼，若灸者，可灸三壯。《甲乙經》“附陽”作“付陽”。

陰陽蹻四穴。

陰蹻穴，在足内踝下，是謂照海，陰蹻所生，刺可入同身寸之四分，留六呼，若灸者，可灸三壯。陽蹻穴，是謂申脈，陽蹻所生，在外踝下陷者中，《刺腰痛》注作“在外踝下五分”，《繆刺論》注云“在外踝下半寸”。容爪甲，刺可入同身寸之二分，留七呼，若灸者，可灸三壯。”《甲乙經》留“七呼”作“六呼”，《刺腰痛》注作“十呼”。

水俞在諸分，熱俞在氣穴，寒熱俞在兩骸厭中二穴。（《素問·氣穴論第五十八》）

分，謂肉之分理閒，治水取之。熱俞，瀉熱則取之。骸厭，謂膝外俠膝之骨厭中也。此重言治水治熱治寒熱之俞，各有所在也。言水俞固有五十七穴，其穴在諸經分肉之閒；熱俞固有五十九穴，其穴皆爲氣會之穴；寒熱俞自有灸寒熱之法，其穴皆在兩骸之中。厭中二穴，此重言髀厭中之穴，左右共有二也。

◎大禁二十五

大禁二十五，在天府下五寸。（《素問·氣穴論第五十八》）

大禁者，禁刺之穴，謂手陽明五里也，在手太陰天府穴下五寸，左右共二穴。《玉版篇》曰：“迎之五里，中道而止，五至而已，五往而藏之氣盡矣。”《鍼經》曰：“迎之五里，中道而止，五至而已，五注而藏之氣盡矣，故五五二十五而竭其俞矣。”

◎凡三百六十五穴鍼之所由行

凡三百六十五穴，鍼之所由行也。（《素問·氣穴論第五十八》）

自天突、十椎、上紀，關元至厭中二穴，共計三百六十四穴，然内多重復，想有脱簡，故不全耳。

◎孫絡三百六十五穴會

黄帝曰：余已知氣穴之處，遊鍼之居，願聞孫絡谿谷，亦有所應乎？岐伯曰：孫絡三百六十五穴會，亦以應一歲，以溢奇邪，以通榮衛。榮衛稽留，衛散榮溢，氣竭血著，外爲發熱，内爲少氣。疾寫無怠，以通榮衛，見而寫之，無問所會。（《素問·氣穴論第五十八》）

遊鍼者，謂得鍼之道，而以神遇之，若遊刃然，恢恢乎有餘地矣。居，止也，謂鍼所止之處也。孫絡者，其絡尤盛，如子化而爲孫，不特十五絡而已，言孫絡亦會於三百六十五穴，亦以應一歲也。溢，注也，滿也，孫絡滿則流溢於大絡。奇邪者，不正之邪也。蓋大絡之血氣，外出於皮膚，而與孫絡相遇，是以脈外之衛，脈内之榮，相交通於孫絡皮膚之閒。孫絡外通於皮膚，内連於經脈，以通榮衛者也。故邪客之，則榮衛稽留，榮衛不能相將而行，則氣竭而血著矣。邪氣在外，則爲發熱，正氣稽留，內爲少氣，當疾瀉無怠，以通榮衛，見其血留色變之處，即刺洩之，無問其穴會之所在也。

◎足太陽脈氣所發七十八穴

足太陽脈氣所發者七十八穴：兩眉頭各一；入髮至項三寸半，傍五，相去三寸；其浮氣在皮中者凡五行，行五，五五二十五；項中大筋兩傍各一；風府兩傍各一；俠背以下至尻尾二十一節，十五間各一；五藏之俞各五；六府之俞各六；委中以下至足小指傍各六俞。（《素問·氣府論第五十九》）

詳考七十八穴者，兼氣浮薄相通者言之，當言九十三穴，非七十八穴也。正經脈會發者七十八穴，浮薄相通者一十五穴，則其數也。兩眉頭各一，謂攢竹穴也，所在刺灸分壯，與《氣穴》同法。入髮至項三寸半，傍五相去三寸，謂大杼、風門各二穴也，所在刺灸分壯，與《氣穴》同法。別本云“入髮至項三寸”，又注云：“寸，同身寸也，諸寸同法。”與此注全別。此注謂大杼、風門各二穴，所在刺灸分壯，與《氣穴》同法。今《氣穴》篇中無風門穴，而注言與同法，此注之非可見。此非王氏之誤，誤在後人。詳此“入髮至項三寸半，傍五相去三寸”，蓋是說下文浮氣之在皮中五行行五之穴，故王都不解釋，直云“寸，同身寸也”。但以“頂”誤作“項”，剩半字耳，所以言入髮至頂者，自入髮顖會穴至頂百會凡三寸，自百會後至後頂又三寸，故云入髮至頂三寸。傍五者，爲兼四行傍數有五行也。相去三寸者，蓋謂自百會頂中數左右前後各三寸，有五行行五，共二十五穴也。後人誤認，將“頂”爲“項”，以爲大杼、風門，此甚誤也。況大杼在第一椎下兩傍，風門又在第二椎下，上去髮際非止三寸半也，其誤甚明。浮氣，謂氣浮而通之可以去熱者也。五行，謂頭上自髮際中同身寸之二寸後至項之後者也。二十五者，其中行，則顖會、前頂、百會、後頂、強閒五，督脈氣也。次俠傍兩行，則五處、承光、通天、絡卻、玉枕各五，本經氣也。又次傍兩行，則臨泣、目窻、正榮、承靈、腦空各五，足少陽氣也。兩傍四行各五，則二十穴。中行五，則二十五也，其刺灸分壯，與《水熱穴》同法。項中大筋兩傍各一，謂天柱二穴也。所在刺灸分壯，與《氣穴》同法。風府兩傍各一，謂風池二穴也。刺灸分壯，與《氣穴》同法。《甲乙經》云：“風池足少陽陽維之會，非太陽之所發了。”經言風府兩傍，廼天柱穴之分位，此亦復明上項中大筋兩傍穴也，此注剩出風池二穴於九十三數外，更剩前大杼、風門，及此風池六穴也。十五閒各一者，今《中誥孔穴圖經》所存者十三穴，左右共二十六，謂附分、魄戶、神堂、譩譆、膈關、魂門、陽綱、意舍、胃倉、肓門、志室、胞肓、秩邊十三也。附分，在第二椎下附項內廉兩傍，各相去俠脊同身寸之三寸，足太陽之會，刺可入同身寸之八分，若灸者，可灸五壯。魄戶，在第三椎下兩傍，上直附分，足太陽脈氣所發，下十二穴並同，正坐取之，刺可入同身寸之五分，若灸者，如附分法。神堂，在第五椎下兩傍上直魄戶，刺可入同身寸之三分，灸同附分法。譩譆，在第六椎下兩傍，上直神堂，《骨空論》注云：“以手厭之，令病人呼譩譆之聲，則指下動矣。”刺可入同身寸之六分，留七呼，灸並如附分法。膈關，在第七椎下兩傍上直譩譆，正坐開肩取之，刺可入同身寸之五分，若灸者，可灸三壯，《甲乙經》作“可灸五壯”。魂門，在第九椎下兩傍上直膈關，正坐取之，刺灸分壯如膈關法。陽綱，在第十椎下兩傍，上直魂門，正坐取之，刺灸分壯如魂門法。意舍，在第十一椎下兩傍，上直陽綱，正坐取之，刺灸分壯如陽綱法。胃倉，在第十二椎下兩傍，上直意舍，刺灸分壯如意舍法。肓門，在第十三椎下兩傍上直胃倉，刺同胃倉，可灸三十壯。肓門“灸三十壯”，與《甲乙經》同，《水穴》注作“灸三壯”。志室，在第十四椎下兩傍，上直肓門，正坐取之，刺灸分壯並如魄戶法。胞肓，在第十九椎下兩傍，上直志室，伏而取之，刺灸分壯如魄戶法。志室、胞肓灸如魄戶“五壯”，《甲乙經》作“三壯”，《水穴》注亦作“三壯”，《熱穴》注志室亦作“三壯”。秩邊，在第二十一椎下兩傍，上直胞肓，伏而取之，刺灸分壯並如魄戶法。五藏之俞各五：肺俞，在第三椎下兩傍，俠脊相去各同身寸之一寸半，刺可入同身寸之三分，留七呼，若灸者，可灸三壯。心俞，在第五椎下兩傍，相去及如肺俞法，留七呼。肝俞，在第九椎下兩傍，相去及刺如心俞法，留六呼。脾俞，在第十一椎下兩傍，相去及刺如肝俞法，留七呼。腎俞，在第十四椎下兩傍，相去及刺如脾俞法，留七呼。六府之俞各六：膽俞，在第十椎下兩傍相去如肺俞法，正坐取之，刺可入同身寸之五分，留七呼。胃俞，在第十二椎下兩傍，相去及刺如脾俞法，留七呼。三焦俞，在第十三椎下兩傍，相去及刺如膽俞法。大腸俞，在第十六椎下兩傍，相去及刺如肺俞法，留六呼。小腸俞，在第十八椎下兩傍，相去及刺如心俞法，留六呼。膀胱俞，在第十九椎下兩傍，相去及刺如腎俞法，留六呼。五藏六府之俞，若灸者，並可灸三壯。所以言各者，謂左右各五各六，非謂每藏府而各五各六也。委中以下至足小指傍，各六俞，謂委中、崑崙、京骨、束骨、通谷、至陰六穴也。左右言之，則十二俞也。其所在刺灸如《氣穴法》。經言“脈氣所發者七十八穴”，今此所有兼亡者九十三穴，由此則大數差錯，傳寫有誤也。

◎足少陽脈氣所發者六十二穴

足少陽脈氣所發者六十二穴：兩角上各二，直目上髮際內各五，耳前角上各一，耳前角下各一，銳髮下各一，客主人各一，耳後陷中各一，下關各一，耳下牙車之後各一，缺盆各一，掖下三寸，脅下至胠，八間各一，髀樞中傍各一，膝以下至足小指次指各六俞。（《素問·氣府論第五十九》）

此言足少陽脈氣所發者六十二穴者，兩角上各二，謂天衝、曲鬢左右各二也。天衝，在耳上如前同身寸之三分，足太陽少陽二脈之會，刺可入同身寸之三分，若灸可灸五壯。曲鬢，在耳上入髮際曲隅陷者中，鼓頷有空，足太陽少陽二脈之會，刺灸分壯如天衝法。直目上髮際內各五，謂臨泣、目窻、正榮、承靈、腦空左右是也，臨泣，直目上入髮際同身寸之五分，足太陽少陽陽維三脈之會，留七呼。目窻，在臨泣後同身寸之一寸。正榮，在目窻後同身寸之一寸。承靈，在正榮後同身寸之一寸半。腦空，在承靈同身寸之一寸半，俠枕骨後枕骨上，並足少陽陽維二脈之會，刺可入同身寸之四分，餘並刺可入同身寸之三分，若灸者並可灸五壯。“腦空”在“枕骨後枕骨上”，《甲乙經》作“玉枕骨下”。耳前角上各一，謂頷厭二穴也，在曲角下顳顬之上廉，手足少陽足陽明三脈之會，刺可入同身寸之七分，留七呼，若灸者可灸三壯，刺深令人耳無所聞。耳前角下各一，謂懸釐二穴也，在曲角上顳顬之下廉，手足少陽陽明四脈之交會，刺可入同身寸之三分，留七呼，若灸者，可灸三壯。後手少陽中云“角上”，此云“角下”，必有一誤。鋭髮下各一，謂和髎二穴也，在耳前鋭髮下横動脈，手足少陽二脈之會，刺可入同身寸之三分，若灸者可灸三壯。《甲乙經》云：“手足少陽、手太陽之會。”客主人，穴名也，在耳前上廉起骨，開口有空，手足少陽、陽明三脈之會，刺可入同身寸之三分，留七呼，若灸者，可灸三壯。《甲乙經》及《氣穴》注、《刺禁》注並云：“手足少陽、足陽明之會。”與此異。耳後陷中各一，謂翳風二穴，在耳後陷中，按之引耳中，手足少陽二脈之會，刺可入同身寸之三分，若灸者，可灸三壯。下關，穴名也，所在刺灸，《氣穴》同法。耳下牙車之後各一，謂頰車二穴也。刺灸分壯，《氣穴》同法。缺盆，穴名也，在肩上横骨陷者中，足陽明脈氣所發，刺可入同身寸之二分，留七呼，若灸者，可灸三壯，太深令人逆息。《骨空》注作“手陽明”。掖下三寸，同身寸也，掖下，謂淵掖、輒筋、天池；脅下至胠，則日月、章門、帶脈、五樞、維道、居髎九穴，左右共計十八穴也。淵掖，在掖下同身寸之三寸，足少陽脈氣所發，舉臂得之，刺可入同身寸之三分，禁不可灸。輒筋，在掖下同身寸之三寸，復前行同身寸之一寸搓脅，《甲乙經》“搓”作“著”，下同。足少陽脈氣所發，刺可入同身寸之六分，若灸者，可灸三壯。天池，在乳後同身寸之二寸，《甲乙經》作“一寸”。掖下三寸，搓脅直掖撅肋閒，手心主足少陽二脈之會，刺可入同身寸之三分，《甲乙經》作“七分”，若灸者可灸三壯。日月，膽募也，在第三肋端，横直心蔽骨傍各同身寸之二寸五分，上直兩乳，《甲乙經》云“日月，在期門下五分”。足太陰少陽二脈之會，刺可入同身寸之七分，若灸者，可灸五壯。章門，脾募也，在季肋端，足厥陰少陽二脈之會，側臥屈上足伸下足，舉臂取之，刺可入同身寸之八分，留六呼，若灸者，可灸三壯。帶脈，在季肋下同身寸之一寸八分，足少陽帶脈二經之會，刺可入同身寸之六分，若灸者，可灸五壯。五樞，在帶脈下同身寸之三寸，足少陽帶脈二經之會，刺可入同身寸之一寸，若灸者，可灸五壯。維道，在章門下同身寸之五寸三分，足少陽帶脈二經之會，刺灸分壯如章門法。居髎，在章門下同身寸之四寸三分骼骨上，《甲乙經》作“監骨”。陷者中，陽蹻足少陽二脈之會，刺灸分壯如維道法。所以謂八閒者，自掖下三寸至季肋，凡八肋骨也。髀樞，中傍各一，謂環跳二穴也。刺灸分壯，《氣穴》同法。《氣穴論》云“兩髀厭分中”，王注爲“環跳穴”。又《甲乙經》云“環跳，在髀樞中”，今云“髀樞中傍各一”者，蓋謂此穴在髀樞中也。“傍各一”者，謂左右各一穴也，非謂環跳在髀樞中傍也。膝以下至足小指次指各六俞，謂陽陵泉、陽輔、坵墟、臨泣、俠谿、竅陰六穴也。左右言之，則十二俞也。其所在刺灸分壯，《氣穴》同法。

◎足陽明脈氣所發者六十八穴

足陽明脈氣所發者六十八穴：額顱髮際傍各三，面鼽骨空各一；大迎之骨空各一，人迎各一，缺盆外骨空各一，膺中骨間各一，俠鳩尾之外，當乳下三寸，俠胃脘各五，俠齊廣三寸各三，下齊二寸俠之各三，氣街動脈各一，伏菟上各一，三里以下至足中指各八俞，分之所在穴空。（《素問·氣府論第五十九》）

此言足陽明胃經脈氣所發之穴，計六十八穴。額顱髮際傍各三，謂懸顱、陽白、頭維，左右共六穴也。正面髮際橫行數之，懸顱，在曲角上顳顬之中，足陽明脈氣所發，刺可入同身寸之三分，留三呼，若灸者，可灸三壯。陽白，在眉上同身寸之一寸直瞳子，足陽明、陰維二脈之會，刺可入同身寸之三分，灸三壯。頭維，在額角髮際俠本神兩傍各同身寸之一寸五分，足少陽、陽明二脈之交會，刺可入同身寸之五分，禁不可灸。面鼽骨空各一，謂四白穴也，在目下同身寸之一寸，足陽明脈氣所發，刺可入同身寸之四分，不可灸，《甲乙經》“刺入三分，灸七壯”。大迎，穴名也，在曲頰前，同身寸之一寸三分骨陷者中動脈，足陽明脈氣所發，刺可入同身寸之三分，留七呼，若灸者，可灸三壯。人迎，穴名也，在頸俠結喉傍大脈動應手，足陽明脈氣所發，刺可入同身寸之四分，過深殺人，禁不可灸。缺盆外骨空各一，謂天髎二穴也，在肩缺盆中上伏骨之陬陷者中，手足少陽、陽維三脈之會，刺可入同身寸之八分，若灸者，可灸三壯，《甲乙經》“伏骨”作“毖骨”。膺中骨間各一，謂膺窻等六穴也。膺窻，在胷兩傍俠中行，各相去同身寸之四寸，巨骨下同身寸之四寸八分陷者中，足陽明脈氣所發，仰而取之，刺可入同身寸之四分，若灸者，可灸五壯。此穴之上，又有氣戶、庫房、屋翳，下又有乳中、乳根。氣戶，在巨骨下，下直膺窻，去膺窻上同身寸之四寸八分。庫房，在氣戶下同身寸之一寸六分。屋翳，在氣戶下同身寸之三寸二分，下即膺窻也，膺窻之下即乳中也。乳中穴下同身寸之一寸六分陷者中，則乳根穴也。並足陽明脈氣所發，仰而取之。乳中禁不可灸刺，灸刺之不幸生蝕瘡，瘡中有清汁膿血者可治，瘡中有瘜肉若蝕瘡者死。餘五穴並刺可入同身寸之四分，若灸者可灸三壯，《甲乙經》“灸五壯”。俠鳩尾之外，當乳下三寸俠胃脘各五，謂不容、承滿、梁門、關門、太乙五穴也，左右共十穴也。俱俠腹中行兩傍相去各同身寸之四寸，《甲乙經》云“各二寸”。不容，在第四肋端，下至太乙，各上下相去同身之一寸，並足陽明脈氣所發，刺可入同身寸之八分，若灸者可灸五壯。《甲乙經》“不容刺入五分”，此云併入“八分”，疑此注誤。廣，謂去齊横廣也，廣三寸者，各如太乙之遠近也。各三者，謂滑肉門、天樞、外陵也。滑肉門，在太乙下同身寸之一寸。天樞，在滑肉門下同身寸之一寸，正當於齊。外陵，在天樞下同身寸之一寸，並足陽明脈氣所發。天樞刺可入同身寸之五分，留七呼。滑肉門、外陵各刺可入同身寸之八分，若灸者並可灸五壯。《甲乙經》“天樞”在齊傍各二寸，上曰“滑肉門”，下曰“外陵”，是三穴者，去下齊二寸也，今此經注云“廣三寸”。《素問》《甲乙經》不同，然《甲乙經》分寸與諸書同，特此經爲異也。下齊二寸，則外陵下同身寸之一寸，大巨穴也。各三者，謂大巨、水道、歸來也。大巨，在外陵下同身寸之一寸，足陽明脈氣所發，刺可入同身寸之八分，若灸者，可灸五壯。水道，在大巨下同身寸之三寸，足陽明脈氣所發，刺可入同身寸之二寸半，若灸者，可灸五壯。歸來，在水道下同身寸之二寸，刺可入同身寸之八分，若灸者，可灸五壯。氣街，穴名也，在歸來下鼠鼷上同身寸之一寸脈動應手，足陽明脈氣所發，刺可入同身寸之三分，留七呼，若灸者，可灸三壯。詳此注與《甲乙經》同。《刺熱》注及《熱穴》注云“氣街”在“腹齊下，横骨兩端，鼠鼷上”，《刺禁論》注在“腹下俠齊兩傍，相去四寸，鼠僕上”，《骨空》注云“毛際兩傍鼠鼷上”。諸注不同，今備錄之。伏菟上各一，謂髀關二穴也，在膝上伏菟後交分中，刺可入同身寸之六分，若灸者，可灸三壯。三里以下至足中指各八俞，謂三里、上廉、下廉、解谿、衝陽、陷谷、內庭、厲兑八穴也。左右言之，則十六俞也。上廉，足陽明與大腸合；下廉，足陽明與小腸合也，其所在刺灸分壯與《氣穴》同法。所謂分之所在穴空者，足陽明脈自三里穴分而下行，其直者循骺過跗入中指出其端，則厲兑也。其支者與直者，俱行至足跗上，入中指次間，故云分之所在穴空也。之，往也。言分而各行往指間穴空處也。

◎手太陽脈氣所發者三十六穴

手太陽脈氣所發者三十六穴：目內眥各一，目外各一，鼽骨下各一，耳郭上各一，耳中各一，巨骨穴各一，曲掖上骨穴各一，柱骨上陷者各一，上天窻四寸各一，肩解各一，肩解下三寸各一，肘以下至手小指本各六俞。（《素問・氣府論第五十九》）

此言手太陽小腸經脈氣所發之穴，計有三十六穴。目內眥各一，謂睛明二穴也。在目內眥，手足太陽，足陽明，陰蹻，陽蹻五脈之會，刺可入同身寸之一分，留六呼，若灸者，可灸三壯。諸穴有云數脈會發而不於所會脈下言之者，出從其正者也。目外各一，謂瞳子髎二穴也，在目外去眥同身寸之五分，手太陽，手足少陽三脈之會，刺可入同身寸之三分，若灸者，可灸三壯。鼽骨下各一，謂顴髎二穴也。鼽，頄也。頄，面顴也，在面頄骨下陷者中，手太陽、少陽二脈之會，刺可入同身寸之三分。耳郭上各一，謂角孫二穴也，在耳上郭表之中間上，髮際之下，開口有空，手太陽、手足少陽三脈之會，刺可入同身寸之三分，若灸者，可灸三壯，《甲乙經》“手太陽”作“手陽明”。耳中各一，謂聽宮二穴也，所在刺灸分壯與《氣穴》同法。巨骨，穴名也，在肩端上行兩叉骨間陷者中，手陽明、蹻脈二經之會，刺可入同身寸之一寸半，若灸者，可灸三壯。《甲乙經》作“五壯”。曲掖上骨穴各一，謂臑俞二穴也。在肩臑後大骨下胛上廉陷者中，手太陽、陽維、蹻脈三經之會，舉臂取之，刺可入同身寸之八分，若灸者，可灸三壯，《甲乙經》作“手足太陽”。柱骨上陷者各一，謂肩井兩穴也。在肩上陷解中缺盆上大骨前，手足少陽、陽維三脈之會，刺可入同身寸之五分，若灸者，可灸三壯。上天窻四寸各一，謂天窻、竅陰四穴也，所在刺灸分壯與《氣穴》同法。肩解各一，謂秉風二穴也。在肩上小髃骨後，舉臂有空，手太陽、陽明、手足少陽四脈之會，舉臂取之，刺可入同身寸之五分，若灸者，可灸三壯，《甲乙經》作“灸五壯”。肩解下三寸各一，謂天宗二穴也。在秉風後大骨下陷者中，手太陽脈氣所發，刺可入同身寸之五分，留六呼，若灸者，可灸三壯。肘以下至手小指本各六俞，六俞所起於指端，經言至小指本，則以端爲本，言上之本也，下文陽明、少陽同也。六俞，謂小海、陽谷、腕骨、後谿、前谷、少澤六穴也。左右言之，則十二俞也。其所在刺灸分壯，與《氣穴》同法。

◎手陽明脈氣所發者二十二穴

手陽明脈氣所發者二十二穴：鼻空外廉項上各二，大迎骨空各一，柱骨之會各一，髃骨之會各一，肘以下至手大指次指本各六俞。（《素問·氣府論第五十九》）

此言手陽明大腸經脈氣所發之穴，計二十二穴。鼻空外廉項上各二，謂迎香、扶突各二穴也。迎香，在鼻下孔傍五分，手足陽明二脈之會，刺可入同身寸之三分。扶突，在曲頰下同身寸之一寸人迎後，手陽明脈氣所發，仰而取之，刺可入同身寸之四分，若灸者，可灸三壯。大迎，穴名也。在曲頷前同身寸之一寸三分，骨陷者中動脈，足陽明脈氣所發，刺可入同身寸之三分，留七呼，若灸者，可灸三壯。柱骨之會各一，謂天鼎二穴也。在頸缺盆上，直扶突，氣舍後同身寸之半，手陽明脈氣所發，刺可入同身寸之四分，若灸者，可灸三壯，《甲乙經》作“一寸半”。髃骨之會各一，謂肩髃二穴也。所在刺灸分壯與《氣穴》同法。“髃骨”，《氣穴》注中無，《刺熱》注、《水熱穴》注、《骨空論》注中有之。肘以下至手大指、次指本各六俞，謂三里、陽谿、合谷、三間、二間、商陽六穴也，左右言之，則十二俞也，所在刺灸分壯與《氣穴》同法。《氣穴論》注有“曲池”而無“三里”。“曲池”，手陽明之合也，此誤出“三里”而遺“曲池”也。

◎手少陽脈氣所發者三十二穴

手少陽脈氣所發者三十二穴：鼽骨下各一，眉後各一，角上各一，下完骨後各一，項中足太陽之前各一，挾扶突各一，肩貞各一，肩貞下三寸分間各一，肘以下至手小指次指本各六俞。（《素問·氣府論第五十九》）

此言手少陽三焦經脈氣所發之穴，計三十二穴。鼽骨下各一，謂顴髎二穴也。所在刺灸分壯，與手太陽脈同法。此穴手少陽太陽脈氣俱會於中，等無優劣，故重說於此，下有者同。眉後各一，謂絲竹空二穴，在眉後陷者中，手少陽脈氣所發，刺可入同身寸之三分，留六呼，不可灸，灸之不幸，使人目小及盲。角上各一，謂懸釐二穴也。此與足少陽脈中同，以是二脈之會也。下完骨後各一，謂天牖二穴也，所在刺灸分壯與《氣穴》同法。項中足太陽之前各一，謂風池二穴也，在耳後陷者中，按之引於耳中，手足少陽脈之會，刺可入同身寸之四分，若灸者，可灸三壯。《甲乙經》在"顳顬後髮際，足少陽、陽維之會，刺可入三分"。俠扶突各一，謂天窻二穴也。在曲頰下扶突後動脈應手陷者中，手太陽脈氣所發，刺可入同身寸之六分，若灸者，可灸三壯。肩貞，穴名也。在肩曲胛下兩骨解間，肩髃後陷者中，手太陽脈氣所發，刺可入同身寸之八分，若灸者，可灸三壯。肩貞下三寸分間各一，謂肩髎、臑會、消濼各二穴也，其穴名在肉分間也。肩髎，在肩端臑上，斜舉臂取之，手少陽脈氣所發，刺可入同身寸之七分，若灸者，可灸三壯。臑會，在臂前廉，去肩端同身寸之三寸，手陽明、少陽二絡氣之會，刺可入同身寸之五分，若灸者，可灸五壯。消濼，在肩下臂外關掖斜肘分下行間，手少陽脈之會，刺可入同身寸之五分，若灸者，可灸三壯。肘以下至手小指次指本各六俞，謂天井、支溝、陽池、中渚、液門、關衝六穴也，左右言之，則十二俞也，所在刺灸分壯與《氣穴》同法。

◎督脈氣所發者二十八穴

督脈氣所發者二十八穴：項中央二，髮際後中八，面中三，大椎以下至尻尾及傍十五穴，至骶下凡二十一節，脊椎法也。(《素問·氣府論第五十九》)

此言督脈經脈氣所發之穴，計二十八穴，今少一穴。項中央二，謂風府、瘖門二穴也，悉在項中，餘一穴今亡。風府，在項上入髮際同身寸之一寸，大筋內宛宛中，督脈陽維之會，刺可入同身寸之四分，留三呼，不可妄灸，灸之不幸令人瘖。瘖門，在項髮際宛宛中，去風府同身寸之一寸，督脈、陽維二經之會，仰頭取之，刺可入同身寸之四分，禁不可灸，灸之令人瘖。髮際後中八，謂神庭、上星、顖會、前頂、百會、後頂、強間、腦戶八穴也。其正髮際之中也。神庭，在髮際直鼻，督脈、足太陽、陽明脈三經之會，禁不可刺，若刺之令人癲疾，目失睛，若灸者，可灸三壯。上星，在顱上直鼻中央，入髮際同身寸之一寸陷者中容豆。顖會，在上星後同身寸之一寸陷者中。前頂，在顖會後同身寸之一寸五分骨間陷者中。百會，在前頂後同身寸之一寸五分，頂中央旋毛中陷容指，督脈足太陽之交會。後頂，在百會後同身寸之一寸五分。強間，在後頂後同身寸之一寸五分。腦戶，在強間後同身寸之一寸五分，督脈、足太陽之會，不可灸。此八者，並督脈氣所發也。上星、百會、強間、腦戶，各刺可入同身寸之三分，上星留六呼，腦戶留三呼，餘並刺可入同身寸之四分，若灸者，可灸五壯。《甲乙經》"腦戶不可灸"，《骨空論》注云"不可妄灸"。面中三，謂素髎、水溝、齗交三穴也。素髎，在鼻柱上端，督脈氣所發，刺可入同身寸之三分。水溝，在鼻柱下人中，直脣取之，督脈、手陽明之會，刺可入同身寸之二分，留六呼，若灸者，可灸三壯。齗交，在脣內齒上齗縫，督脈、任脈二經之會，可逆刺之入同身寸之三分，若灸者，可灸三壯。此三者，正居面左右之中也。大椎以下至尻尾及傍十五穴，脊椎之閒有大椎、陶道、身柱、神道、靈臺、至陽、筋縮、中樞、脊中、懸樞、命門、陽關、腰俞、長強、會陽十五俞也。大椎，在第一椎上陷者中，三陽、督脈之會。陶道，在項大椎節下閒，督脈、足太陽之會，俛而取之。身柱，在第三椎節下閒，俛而取之。神道，在第五椎節下閒，俛而取之。靈臺，在第六椎節下閒，俛而取之。至陽，在第七椎節下閒，俛而取之。筋縮，在第九椎節下閒，俛而取之。中樞，在第十椎節下閒，俛而取之。脊中，在第十一椎節下閒，俛而取之，禁不可灸，令人僂。懸樞，在第十三椎節下閒，俛而取之。命門，在第十四椎節下閒，俛而取之。陽關，在第十六椎節下閒，坐而取之。腰俞，在第二十一椎節下閒。長強，在脊骶端，督脈別絡、少陰二脈所結會。會陽穴，在陰尾骨兩傍，凡此十五者，並督脈氣所發。腰俞、長強，各刺可入同身寸之二分，《甲乙經》作“二寸”，《水穴》注作“二分”。“腰俞”，《繆刺論》注作“二寸”，《熱穴》注作“二寸”，《刺熱》注作“二分”，諸注不同。雖《甲乙經》作“二寸”，疑太深，與其失之深，不若失之淺，宜從“二分”之說，留七呼，懸樞。刺可入同身寸之三分。會陽，刺可入同身寸之八分，餘並刺可入同身寸之五分。陶道、神道，各留五呼，陶道、身柱、神道、筋縮，可灸五壯。大椎可灸九壯，餘並可灸三壯。《甲乙經》無“靈台、中樞、陽關”三穴。至骶下凡二十一節，通項骨三節，即二十四節。

◎任脈氣所發者二十八穴

任脈之氣所發者二十八穴：喉中央二，膺中骨陷中各一，鳩尾下三寸，胃脘五寸，胃脘以下至橫骨六寸半一，腹脈法也。下陰別一，目下各一，下脣一，齗交一。（《素問·氣府論第五十九》）

任脈之氣所發者二十八穴，今少一穴。喉中央二，謂廉泉、天突二穴也。廉泉，在頷下結喉上舌本下，陰維、任脈之會，刺可入同身寸之三分，留三呼，若灸者，可灸三壯。天突，在頸結喉下同身寸之四寸中央宛宛中，陰維、任脈之會，低鍼取之，刺可入同身寸之一寸，留七呼，若灸者，可灸三壯。膺中骨陷中各一，謂璿璣、華蓋、紫宮、玉堂、膻中、中庭六穴也。璿璣，在天突下同身寸之一寸。華蓋，在璿璣下同身寸之一寸。紫宮、玉堂、膻中、中庭各相去同身寸之一寸六分陷者中，並任脈氣所發，仰而取之，各刺可入同身寸之三分，若灸者，可灸五壯。胃脘以下至橫骨六寸半一者，鳩尾，心前穴名也，其正當心蔽骨之端，言其骨垂下，如鳩鳥尾形，故以爲名也。鳩尾下有鳩尾、巨闕、上脘、中脘、建裏、下脘、水分、齊中、陰交、脖胦、丹田、關元、中極、曲骨十四俞也。鳩尾，在臆前，蔽骨下同身寸之五分，任脈之別，不可灸刺。刺人無蔽骨者，從歧骨際下行同身寸之一寸，《甲乙經》云“一寸半”。下次巨闕、上脘、中脘、建裏、下脘、水分，遞相去同身寸之一寸。上脘，則足陽明、手太陽之會；中脘，則手太陽、少陽、足陽明三脈所生也。齊中禁不可刺，刺之使人齊中惡瘍潰矢出者，死不治。

陰交在齊下同身寸之一寸，任脈、陰衝之會。脖胦，在齊下同身寸之一寸。丹田，三焦募也，在齊下同身寸之二寸。關元，小腸募也，在齊下同身寸之三寸，足三陰任脈之會也。中極，在關元下一寸，足三陰之會也。曲骨，在橫骨上，中極下同身寸之一寸，足厥陰之會。凡此十四者，並任脈氣所發。建裏、丹田並刺，可刺入同身寸之六分，留七呼，《甲乙經》作"五分十呼"。上脘、陰交，並刺可入同身寸之八分。下脘、水分，並刺可入同身寸之一寸。中脘、脖胦，並刺可入同身寸之一寸二分。曲骨，刺可入同身寸之一寸半，留七呼，餘並刺可入同身寸之一寸二分。若灸者，關元、中脘各可灸七壯；齊中、中極、曲骨各三壯，餘並可五壯。至鳩尾下至陰閒，並任脈主之，此腹脈法也。關元在中，與《甲乙經》及《氣穴》、《骨空》注"刺入二寸"不同，當從《甲乙經》之寸數。下陰別一，謂會陰一穴也。自曲骨下至陰，陰之下兩陰之閒，則此穴也，是任脈別絡俠督脈者衝脈之會，故曰下陰別一也。刺可入同身寸之二寸，留七呼，若灸者，可灸三壯，《甲乙經》"七呼"作"三呼"。目下各一，謂承泣二穴也，在目下同身寸之七分，上直瞳子，陽蹻、任脈、足陽明三經之會，刺可入同身寸之三分，不可灸。下脣一，謂承漿穴也。在頤前下脣之下陷中，足陽明脈、任脈之會，開口取之，刺可入同身寸之二分，留五呼，若灸者，可灸三壯，《甲乙經》作"留六呼"。齗交，穴名也，所在刺灸分壯與脈同法。

◎衝脈氣所發者二十二穴

衝脈氣所發者二十二穴：俠鳩尾外各半寸，至齊寸一；俠齊下傍各五分，至橫骨寸一。腹脈法也。（《素問・氣府論第五十九》）

此言衝脈氣所發者二十二穴，俠鳩尾外各半寸至齊寸一，謂幽門、通谷、陰都、石關、商曲、肓俞六穴，左右則十二穴也。幽門，俠巨闕兩傍，相去各同身寸之半寸陷者中，下五穴各相去同身寸之一寸，並衝脈、足少陰二經之會，各刺可入同身寸之一寸，若灸者，可灸五壯，《甲乙經》云"幽門、通谷刺入五分"。俠齊下傍各五分至橫骨寸一，腹脈法也，謂中注、髓府、胞門、陰關、下極五穴，左右則十穴也。中注，在肓俞下同身寸之五分，上直幽門。下四穴各相去同身寸之一寸，並衝脈、足少陰二經之會，各刺可入同身寸之一寸，若灸者，可灸五壯。

◎足少陰舌下各一穴

足少陰舌下……各一。（《素問・氣府論第五十九》）

足少陰舌下，廉泉也。在人迎前陷中動脈前，是日月本，左右二穴也。足少陰脈氣所發，刺可入同身寸之四分。

◎厥陰毛中急脈各一穴

厥陰毛中急脈各一。（《素問·氣府論第五十九》）

足厥陰毛中急脈者，在陰毛中，陰上兩傍陰上相去同身寸之二寸半，按之隱指堅然，甚按則痛引上下也。其左者，中寒則上引少腹，下引陰丸，善爲痛，爲少腹急，中寒。此兩脈皆厥陰之大絡通行其中，故曰厥陰急脈，即睪之系也。可灸而不可刺。病疝，少腹痛，即可灸。

◎手少陰各一穴

手少陰各一。（《素問·氣府論第五十九》）

手少陰各一，謂手少陰郄穴也，在腕後同身寸之半寸，手少陰郄也，刺可入同身寸之三分，若灸者，可灸三壯，左右二穴也。

◎陰陽蹻各一穴

陰陽蹻各一。（《素問·氣府論第五十九》）

陰蹻一，謂交信穴也。交信，在足內踝上同身寸之二寸，少陰前太陰後筋骨閒。陰蹻之郄，刺可入同身寸之四分，留五呼，若灸者，可灸三壯。陽蹻一，謂附陽穴也。附陽，在足外踝上同身寸之三寸，太陽前少陽後筋骨閒，謹取之，陽蹻之郄，刺可入同身寸之六分，留七呼，若灸者，可灸三壯。左右四也。

◎手足諸魚際脈氣所發

手足諸魚際脈氣所發者。（《素問·氣府論第五十九》）

魚際者，手足諸魚際，言手足魚際非一也。然則手足掌兩傍豐肉處，皆謂之魚。此舉諸魚際爲言者，蓋四支爲十二經發脈之本，故言此以明諸經氣府之綱領也。

◎凡三百六十五穴

凡三百六十五穴也。（《素問·氣府論第五十九》）

此總結全文。手足三陽經脈氣所發者，二百九十八穴，督任衝脈所發者七十八穴，五藏脈氣所發者十穴，陰陽蹻四穴，通共三百九十穴。內太陽經內，重督脈五穴，重足少陽十穴；手陽明內，重大迎二穴；手少陽內，重懸釐二穴、風池二穴、天窻二穴、顴髎二穴，共重二十五穴。除去所重，實三百六十五穴也。

◎風府之穴所

大風頸項痛，刺風府，風府在上椎。（《素問·骨空論第六十》）

大風病者，致頸項皆痛，刺風府，風府在上椎。上椎，謂大椎上入髮際同身寸之一寸。

◎譩譆之穴所

譩譆在背下俠脊傍三寸所，厭之令病者呼譩嘻，譩譆應手。（《素問·骨空論第六十》）

譩譆，系足大陽膀胱經，在背下俠脊第六椎下，兩旁各開一寸五分，共計有三寸所，醫工以手指壓之，令病者呼譩譆譩譆，諺請，則其脈應手者是也。鍼六分，留三呼，瀉五吸，灸二七壯。

◎八髎之穴所

腰痛不可以轉搖，急引陰卵，刺八髎與痛上。八髎在腰尻分間。（《素問·骨空論第六十》）

此言腰痛不可以轉搖者，當刺八髎穴也。八髎者，上髎、次髎、中髎、下髎也，左右相同，故曰八，係足太陽膀胱經。上髎在第一空，腰髁第一寸俠脊陷中，次髎在第二空，中髎在第三空，下髎在第四空，俱俠脊陷中，鍼三分，灸三壯。

◎水俞五十七穴（一）

水俞五十七穴者：尻上五行，行五；伏菟上兩行，行五；左右各一行，行五；踝上各一行，行六穴。（《素問·骨空論第六十》）

此言治水之俞，計有五十七穴也。尻上五行，每行五穴，謂背脊當中行，督脈經脈氣所發者，迺脊中、懸樞、命門、腰俞、長強是也；次俠督脈兩傍足太陽脈氣所發者，迺大腸俞、小腸俞、膀胱俞、中胎內俞、白環俞是也；又次外俠兩傍，亦足太陽脈氣所發，迺胃倉、肓門、志室、胞肓、秩邊是也。伏菟上兩行，行五者，中行任脈兩傍，迺中注、四滿、氣穴、大赫、横骨是也；次俠足少陰兩傍，足陽明脈氣所發，迺外陵、大巨、水道、歸來、氣衝是也。以上在背在腹者，俱左右之穴相同，每穴在左在右，各有一行，故在背在腹，數之各有五行也。每行六者，謂足內踝之上，足少陰脈，即太衝、復溜，陰谷三穴，陰蹻脈有照海、交信、築賓等三穴，共爲六穴也。與《水熱穴論》同。

◎水俞五十七穴（二）

帝曰：水俞五十七處者，是何主也？岐伯曰：腎俞五十七穴，積陰之所聚也，水所從出入也。尻上五行，行五者，此腎俞。故水病，下爲胕腫大腹，上爲喘呼，不得臥者，標本俱病。故肺爲喘呼，腎爲水腫，肺爲逆，不得臥，分爲相俞，俱受者，水氣之所留也。伏兔上各二行，行五者，此腎之街也。

三陰之所交，結於脚也。踝上各一行，行六者，此腎脈之下行也，名曰太衝。凡五十七穴者，皆藏之陰絡，水之所客也。(《素問·水熱穴論第六十一》)

凡此五十七穴者，皆積陰之所聚，水所從出入者也。背部之俞，凡有五行，當其中者，督脈氣所發，次兩傍四行皆足太陽脈氣也。水下居於腎，則腹至足而胕腫，上入於肺，則喘息賁急而大呼也。標本者，肺爲標，腎爲本。如此者，是肺腎俱水爲病也。肺爲喘呼，氣逆不得臥者，以其主呼吸也。腎爲水腫者，以其主水故也。分其居處以名之，則是氣相俞應，本其俱受病氣，則皆是水所留也。街，謂道也。腹部正俞，凡有五行，俠齊兩傍，則腎藏足少陰脈及衝脈氣所發，次兩傍則胃府足陽明氣所發，此四行穴則伏菟之上也。腎脈與衝脈並下行循足，合而盛大，故曰太衝。經所謂五十七者，然尻上五行行五，則背脊當中行，督脈氣所發者，脊中、懸樞、命門、腰俞、長強當其處也。次俠督脈兩傍，足太陽脈氣所發者，有大腸俞、小腸俞、膀胱俞、中胎內俞、白環俞當其處也。又次外俠兩傍，足太陽脈氣所發者，有胃倉、肓門、志室、胞肓、秩邊當其處也。伏菟上各二行行五者，腹部正俞，俠中行任脈兩傍，衝脈足少陰之會者，有中注，四滿、氣穴、大赫、横骨當其處也。次俠衝脈足少陰兩傍，足陽明脈氣所發者，有外陵、大巨、水道、歸來、氣街當其處也。踝上各一行行六者，足內踝之上，有足少陰陰蹻脈，並循腨上行，足少陰脈有大鐘、復溜、陰谷三穴，陰蹻脈有照海、交信、築賓三穴，陰蹻既足少陰脈之別，亦可通而主之。兼此數之，猶少一穴。脊中，在第十一椎節下間，俛而取之，刺可入同身寸之五分，不可灸，令人僂。懸樞，在第十三椎節下間，伏而取之，刺可入同身寸之三分，若灸者，可灸三壯。命門，在第十四椎節下間，伏而取之，刺可入同身寸之五分，若灸者，可灸三壯。腰俞，在第二十一椎節下間，刺可入同身寸之二分。留七呼，若灸者，可灸三壯。長強，在脊骶端，督脈別絡，少陰所結，刺可入同身寸之二分，留七呼，若灸者，並可灸三壯。此五穴者，並督脈氣所發也。次俠督脈兩傍，大腸俞，在第十六椎下，俠督脈兩傍，去督脈各同身寸之一寸半，刺可入同身寸之三分，留六呼，若灸者，可灸三壯。小腸俞，在第十八椎下兩傍，相去及刺灸分壯法，如大腸俞。膀胱俞，在第十九椎下兩傍，相去及刺灸分壯法如大腸俞。中胎內俞，在第二十椎下兩傍，相去及刺灸分壯法如大腸俞，俠脊胎胂起肉，留十呼。白環俞，在第二十一下兩傍，相去如大腸俞，伏而取之，刺可入同身寸之五分，若灸者，可灸三壯。此五穴者，並足太陽脈氣所發，所謂腎俞者即此也。又次外兩傍，胃倉，在第十二椎下兩傍，相去各同身寸之三寸，刺可入同身寸之五分，若灸者，可灸三壯。肓門，在第十三椎下兩傍，相去及刺灸分壯法如胃倉。志室，在第十四椎下兩傍，相去及刺灸分壯法如胃倉，正坐取之。胞肓，在第十九椎兩傍，相去及刺灸分壯法如胃倉，伏而取之。秩邊，在第二十一椎下兩傍，相去及刺灸分壯法如胃倉，伏而取之。此五穴並足太陽脈氣所發也。次伏菟上兩行，中注，在齊下同身寸之五分，兩傍相去任脈，各同身寸之五分。四滿，在中注下同身寸之一寸。氣穴，在四滿下同身寸之一寸。大赫，在氣穴下同身寸之一寸。橫骨，在大赫下同身寸之一寸，各橫相下同身寸之一寸，並衝脈足少陰之會，刺可入同身寸之一寸，若灸者，可灸五壯。次外兩傍穴，外陵，在齊下同身寸之一寸。兩傍去衝脈各同身寸之一寸半。大巨，在外陵下同身寸之一寸。水道，在大巨下同身寸之三寸。歸來，在水道下同身寸之三寸。氣街，在歸來下。鼠鼷上同身寸之一寸，各橫相去同身寸之二寸。此五穴者，並足陽明脈氣所發。水道，刺可入同身寸之二寸半，若灸者，可灸五壯。氣街，刺可入同身寸之三分，留七呼，若灸者，可灸三壯。餘三穴並刺可入同身寸之八分，若灸者，並可灸五壯。所謂腎之街者，則此也。踝上各一行，行六者：大鐘，在足內踝後街中。足少陰絡別走太陽者，刺可入同身寸之二分，留三呼，若灸者，可灸三壯。復溜，在內踝上同身寸之二寸陷者中，足少陰脈之所行也，刺可入同身寸之三分，留三呼，若灸者，可灸五壯。照海，在內踝下，刺可入同身寸之四分，留六呼，若灸者，可灸三壯。交信，在內踝上同身寸之二寸，少陰前太陰後筋骨閒，陰蹻之郄，刺可入同身寸之四分，留五呼，灸者可灸三壯。築賓，在內踝上腨分中，陰維之郄，刺可入同身寸之三分，若灸者，可灸五壯。陰谷，在膝下內輔骨之後，大筋之下，小筋之上，按之應手，屈膝而得之，足少陰脈之所入也，刺可入同身寸之四分，若灸者，可灸三壯。所謂腎經之下行名曰太衝者，則此也。

◎治熱病五十九俞

帝曰：夫子言治熱病五十九俞，余論其意，未能領別其處，願聞其處，因聞其意。

此詳言刺熱病者，有五十九穴，復明感寒生熱之義也。

岐伯曰：頭上五行，行五者，以越諸陽之熱逆也。

頭上五行者，當中行謂上星、顖會、前頂、百會、後頂。次兩傍謂五處、承光、通天、絡郤、玉枕。又次兩傍謂臨泣、目窻、正榮、承靈、腦空也。上星，在顱上直鼻中央，入髮際同身寸之一寸陷者中容豆，刺可入同身寸之三分。顖會，在上星後同身寸之一寸陷者中，刺可入同身寸之四分。前頂，在顖會後同身寸之一寸五分骨閒陷者中，刺如顖會法。百會，在前頂後同身寸之一寸五分，頂中央旋毛中陷容指，督脈足太陽脈之交會，刺如上星法。後頂，在百會後同身寸之二寸五分枕骨上，刺如顖會法。然是五者，皆督脈氣所發也。上星留六呼，若灸者，並可灸五壯。次兩傍穴，五處，在上星兩傍同身寸之一寸五分。承光，在五處後同身寸之一寸。通天，在承光後同身寸之一寸五分。絡郤，在通天後同身寸之一寸五分。玉枕，在絡郤後同身寸之七分。然是五者，並足太陽脈氣所發，刺可入同身寸之三分。五處、通天各留七呼，絡郤留五呼，玉枕留三呼，若灸者，可灸三壯。又次兩傍，臨泣，在頭直目上入髮際同身寸之五分，足太陽、少陽、陽維三脈之會。目窻、正榮遞相去同身寸之一寸。承靈、腦空遞相去同身寸之一寸半。然是五者並足少陽、陽維二脈之會。腦空一穴，刺可入同身寸之四分，餘並可刺入同身寸之三分，臨泣留七呼，若灸者，可灸五壯。

大杼、膺俞、缺盆、背俞，此八者，以寫胷中之熱也。

大杼，在項第一椎下兩傍，相去各同身寸之一寸半陷者中，督脈別絡手足太陽三脈氣之會，刺可入同身寸之三分，留七呼，若灸者，可灸五壯。膺俞者，膺中之俞也，正名中府，在胷中行兩傍相去同身寸之六寸，雲門下一寸，乳上三肋間，動脈應手陷者中，仰而取之，手足太陰脈之會，刺可入同身寸之三分，留五呼，若灸者，可灸五壯。缺盆，在肩上横骨陷者中，手陽明脈氣所發，刺可入同身寸之二分，留七呼，若灸者，可灸三壯。背俞，即風門熱府俞也，在第二椎下兩傍，各同身寸之一寸三分。督脈、足太陽之會，刺可入同身寸之五分，留七呼，若灸者，可灸五壯。今《中誥孔穴圖經》雖不名之，既曰風門熱府，即治熱之背俞也。

氣街、三里、巨虚上下廉，此八者，以寫胃中之熱也。

氣街，在腹齊下横骨兩端，鼠鼷上同身寸之一寸動脈應手，足陽明脈氣所發，刺可入同身寸之三分，留七呼，若灸者，可灸三壯。三里，在膝下同身寸之三寸，骱外廉兩筋肉分間，足陽明脈之所入也，刺可入同身寸之一寸，留七呼，若灸者，可灸三壯。巨虚上廉，足陽明與大腸合，在三里下同身寸之三寸，足陽明脈氣所發，刺可入同身寸之八分，若灸者，可灸三壯。巨虚下廉，足陽明與小腸合，在上廉下同身寸之三寸，足陽明脈氣所發，刺可入同身寸之三分，若灸者，可灸三壯也。

雲門、髃骨、委中、髓空，此八者，以寫四支之熱也。

雲門，在巨骨下，胷中行兩傍，相去同身寸之六寸，動脈應手，足太陰脈氣所發，舉臂取之，刺可入同身寸之七分，若灸者，可灸五壯。驗今《中誥孔穴圖經》無髃骨穴，有肩髃穴，穴在肩端兩骨間，手陽明、蹻脈之會，刺可入同身寸之六分，留六呼，若灸者，可灸三壯。委中，在足膝後屈處膕中央約文中動脈，足太陽脈之所入也，刺可入同身寸之五分，留七呼，若灸者，可灸三壯。今《中誥孔穴圖經》云：“腰俞穴一名髓空，在脊中第二十一椎節下，主汗不出，足清不仁，督脈氣所發也，刺可入同身寸之二寸，留七呼，若灸者，可灸三壯。

五藏俞傍五，此十者，以寫五藏之熱也。

俞傍五者，謂魄戶、神堂、魂門、意舍、志室五穴，俠脊兩傍分相去同身寸之三寸，並足太陽脈氣所發也。魄戶，在第三椎下兩傍，正坐取之，刺可入同身寸之五分，若灸者，可灸五壯。神堂，在第五椎下兩傍，刺可入同身寸之三分，若灸者，可灸五壯。魂門，在九椎下兩傍，正坐取之，刺可入同身寸之五分，若灸者，可灸三壯。意舍，在第十一椎兩傍，正坐取之，刺可入同身寸之五分，若灸者，可灸三壯。志室，在第十四椎下兩傍，正坐取之，刺可入同身寸之五分，若灸者，可灸五壯也。

凡此五十九穴者，皆熱之左右也。(《素問·水熱穴論第六十一》)

凡此五十九穴者，皆治熱之左右穴也。

◎六府有十二原

五藏有六府，六府有十二原，十二原出於四關，四關主治五藏。五藏有疾，當取之十二原。十二原者，五藏之所以稟三百六十五節氣味也。五藏有疾也，應出十二原。十二原各有所出。明知其原，覩其應，而知五藏之害矣。陽中之少陰，肺也，其原出於太淵，太淵二。陽中之太陽，心也，其原出於大陵，大陵二。陰中之少陽，肝也，其原出於太衝，太衝二。陰中之至陰，脾也，其原出於太白，太白二。陰中之太陰，腎也，其原出於太谿，太谿二。膏之原，出於鳩尾，鳩尾一。肓之原，出於脖胦，脖胦一。凡此十二原者，主治五藏六府之有疾者也。（《靈樞·九鍼十二原第一》）

此言五藏六府之有疾者，當取之十二原穴也。內有五藏，外有六府，以爲之表裏。藏府有十二原穴，十二原穴出於四關。四關者，即手肘足膝之所，迺關節之所繫也。故凡井滎俞經合之穴，皆手不過肘，而足不過膝也。此四關者，主治五藏。凡五藏有疾，當取之十二原，正以十二原者，五藏之所以稟三百六十五節之氣味也。故五藏有疾，應出於十二原。十二原各有所出，必明知其原，覩其應，而知五藏之爲害矣。故心肺居於膈上，皆爲陽。陽中之少陰，肺也，其原出於太淵，左右各一，在掌後陷中，肺脈所注，爲俞土，鍼二分，留二呼，灸三壯。陰經無原，俞穴代之，餘倣此。陽中之太陽，心也，其原出於大陵，左右各一，大陵係手厥陰心包絡經穴，所注爲俞土。此經代心經以行事，故不曰本經之神門，而曰包絡經之大陵。在掌後骨下兩筋間，鍼六分，留七呼，灸三壯。腎肝居於膈下，而脾居中州，皆爲陰。陰中之少陽，肝也，其原出於太衝，左右各一。在足大指本節後二寸，動脈應手陷中，肝脈所注，爲俞土，鍼三分，留七呼，灸三壯。陰中之至陰，脾也，其原出於太白，左右各一。在足大指內側，內踝前核骨下陷中，脾脈所注爲，俞土，鍼三分，留七呼，灸三壯。陰中之太陰，腎也，其原出於太谿，左右各一。在足內踝，後跟骨上，動脈陷中，男子婦人病，有此脈則生，無則死，腎脈所注，爲俞土，鍼三分，留七呼，灸三壯。膏之原，出於鳩尾，其穴一。一名尾翳，一名髑骬，蔽骨之端，在臆前，蔽骨下五分。人無蔽骨者，從歧骨下一寸。言其骨垂下如鳩尾形也。禁灸。大妙手方可鍼。肓之原，出於脖胦，其穴一。一名下氣海，一名下肓，臍下一寸半宛宛中。男子生氣之海，鍼八分，得氣瀉後宜補之，灸七壯。本篇止言五藏之原，而不言六府，迺以鳩尾、脖胦足之。《難經·六十六難》則五藏之外，言少陰之原出於兌骨，膽之原出於坵墟，胃之原出於衝陽，三焦之原出於陽池，膀胱之原出於京骨，大腸之原出於合谷，小腸之原出於腕骨，則始於十二原爲悉耳。

◎五藏六府之井滎俞原經合

黃帝問於岐伯曰：凡刺之道，必通十二經絡之所終始，絡脈之所別處，五

俞之所留，六府之所與合，四時之所出入，五藏之所溜處，闊數之度，淺深之狀，高下所至。願聞其解。

此言肺經井滎俞經合之穴也。十二經者，手足經各有三陰三陽也。十二絡者，十二經各有一絡穴，惟脾有公孫、大包二絡，其督脈經之長強，任脈經之尾翳，共有十五絡穴也。五俞者，即每經之井滎俞經合也。六府者，膽胃大小腸膀胱三焦也。凡經脈之所出者爲井，所流者爲滎，所注者爲俞，所行者爲經，所入者爲合，如水之出於谷井，而流之注之經之，始有所合也。陽經則有原穴，遇俞穴並過之，故治原即所以治俞也。陰經止有俞穴，遇俞穴即代之，故治俞即所以治原也。陽經之井屬庚金，以陰經之井以木爲之合。陰經之井屬以木，以陽經之井庚金爲之合。陽井金生陽滎水，陽滎水生陽俞木，陽俞木生陽經火，陽經火生陽合土。陰井木生陰滎火，陰滎火生陰俞土，陰俞土生陰經金，陰經金生陰合水。此五行相生之次也。

岐伯曰：請言其次也。肺出於少商，少商者，手大指端內側也，爲井木；溜於魚際，魚際者，手魚也，爲滎；注於太淵，太淵，魚後一寸陷者中也，爲俞；行於經渠，經渠，寸口中也，動而不居，爲經；入於尺澤，尺澤，肘中之動脈也，爲合。手太陰經也。

試以肺經言之。肺出於少商，手大指端內側也，爲井木，去爪甲如韭葉，鍼一分，留三呼，瀉五吸，不宜灸。溜者，流也，流於魚際，即手之魚肉也，爲滎火，在大指本指後，內側陷中，鍼一分，留三呼，灸三壯。注於太淵，魚後一寸陷者中也，爲俞土。在掌後陷中，鍼一分，留二呼，灸三壯。行於經渠，寸口中也，動而不居，爲經金，在寸口陷中，鍼一分，留三呼，禁灸。入於尺澤，肘中約紋之動脈也，爲合水，鍼三分，留三呼，灸三壯。此皆手太陰肺經之穴也。

心出於中衝，中衝，手中指之端也，爲井木；溜於勞宮，勞宮，掌中中指本節之內間也，爲滎；注於大陵，大陵，掌後兩骨之間方下者也，爲俞；行於間使，間使之道，兩筋之間三寸之中也，有過則至，無過則止，爲經；入於曲澤，曲澤，肘內廉下陷者之中也，屈而得之，爲合。手少陰也。

又以手厥陰心包絡經言之。出於中衝，在手中指之端，爲井木，去爪甲如韭葉陷中，鍼一分，留三呼，灸一壯。溜於勞宮，在掌中，即中指本節後之內間也，爲滎火，鍼三分，留六呼，禁灸。注於大陵，在掌後兩骨之間方下者也，爲俞土，鍼五分，留七呼，灸三壯。行於間使，間使脈行兩筋之間，三寸之中，有過者，有病也，有病則其脈至，無病則其脈止，所行爲經金，鍼三分，留三呼，灸三壯。入於曲澤，即肘內廉下陷者之中也，屈肘而得之，所入爲合水，鍼三分，留七呼，灸三壯，此皆手少陰心經之穴也。蓋心爲五藏六府之大主，不可受病，而心包絡與心經相通，代君主以行事者也。凡刺穴者，刺心包絡而已。故此諸穴，本係心包絡經，而遂以手少陰心經名之也。

肝出於大敦，大敦者，足大指之端，及三毛之中也，爲井木；溜於行間，

行間，足大指間也，爲滎；注於太衝，太衝，行間上二寸陷者之中也，爲俞；行於中封，中封，内踝之前一寸半陷者之中，使逆則宛，使和則通，搖足而得之，爲經；入於曲泉，曲泉，輔骨之下，大筋之上也，屈膝而得之，爲合。足厥陰也。

此言肝經井滎俞經合之穴也。肝出於大敦，在足大指之端，三毛之中也，爲井木，去爪甲如韭葉，一云内側爲隱白，外側爲大敦。鍼三分，留十呼，灸三壯。流於行間，在足大指縫間，動脈應手之陷中，爲滎火，鍼三分，留五呼，灸三壯。注於太沖，在行間上二寸陷者之中，動脈應手，爲俞土，鍼三分，留十呼，灸三壯。行於中封，在内髁之前一寸半，筋裹宛宛陷中，使鍼而逆其氣，是謂迎之也，迎而瀉之，則宛宛中之穴可得，使其氣既和，則其氣自通，搖其足而得之，爲經金，鍼四分，留七呼，灸三壯。入於曲泉，在膝輔骨之下，大筋之上，屈膝横紋頭取之，爲合水，鍼六分，留十呼，灸三壯。此皆足厥陰肝經之穴也。

脾出於隱白，隱白者，足大指之端内側也，爲井木；溜於大都，大都，本節之後下陷者之中也，爲滎；注於太白，太白，腕骨之下也，爲俞；行於商丘，商丘，内踝之下陷者之中也，爲經；入於陰之陵泉，陰之陵泉，輔骨之下，陷者之中也，伸而得之，爲合。足太陰也。

此言脾經井滎俞經合之穴也。脾出於隱白，在足大指之端内側，爲井木，去爪甲如韭葉，鍼一分，留三呼，灸三壯。流於大都，在本節之後，内側陷者之中，赤白肉之際，爲滎火，鍼三分，灸三壯。注於太白，在内踝前核骨下陷中，爲俞土，鍼三分，灸三壯。行於商丘，在内踝之下陷者之中，爲經金，鍼三分，灸三壯。入於陰陵泉，在膝内廉輔骨之下，陷者之中，伸足而得之，爲合水，取曲泉當屈膝，取陰陵泉當伸足，與外廉陽陵泉相對，鍼五分。此皆足太陰脾經之穴也。

腎出於湧泉，湧泉者，足心也，爲井木；溜於然谷，然谷，然骨之下者也，爲滎；注於太谿，太谿，内踝之後，跟骨之上，陷者中也，爲俞；行於復溜，復溜，上内踝二寸，動而不休，爲經；入於陰谷，陰谷，輔骨之後，大筋之下，小筋之上也，按之應手，屈膝而得之，爲合。足少陰經也。

此言腎經井滎俞經合之穴也。腎出於湧泉，在足心，爲井木，屈足踡指，足心宛宛陷中，跪取之，鍼三分，留三呼，無令出血，灸三壯，灸不及鍼。流於然谷，在然骨之下，爲滎火，一名龍淵，足内踝起大骨一寸下陷中，鍼三分，留三呼，不宜見血，令人立饑，灸三壯。注於太谿，在内踝之後，跟骨之上，動脈應手，爲俞土，男女有此脈則生，無此則死。鍼三分，留七呼，灸三壯。行於復溜，在足内踝上二寸，筋骨陷中，其脈動而不休，爲經金，前傍骨是復溜，後傍筋是交信，三穴止隔一條筋，鍼三分，留七呼，灸五壯。入於陰谷，在輔骨之後，大筋之下，小筋之上，按之應手，屈膝廼得之，爲合水。此皆足少陰腎經之穴也。

膀胱出於至陰，至陰者，足小指之端也，爲井金；溜於通谷，通谷，本節之前外側也，爲滎；注於束骨，束骨，本節之後陷者中也，爲俞；過於京骨，京骨，足外側大骨之下，爲原；行於崑崙，崑崙，在外踝之後，跟骨之上，爲經；入於委中，委中，膕中央，爲合，委而取之。足太陽也。

此言膀胱經井滎俞原經合之穴也。膀胱出於至陰，在足小指外側端，爲井金，去爪甲如韭葉，鍼一分，留五呼，灸三壯。流於通谷，在本節前外側陷中，爲滎水，鍼三分，留五呼，灸三壯。注於束骨，在本節之後，赤白肉際陷者中，爲俞木，鍼三分，留七呼，灸三壯。過於京骨，在外側大骨之下，赤白肉際陷中，爲原木，鍼三分，留七呼，灸三壯。行於崑崙，在外踝之後，跟骨之上，細脈應手，爲經火，鍼五分，留十呼，妊婦刺之落胎，灸三壯。入於委中，膝後膕中約紋中動脈，爲合土，一名郄血，令人面挺伏地，臥取之，鍼五分，留七呼，灸三壯。此皆足太陽膀胱經之穴也。

膽出於竅陰，竅陰者，足小指次指之端也，爲井金；溜於俠谿，俠谿，足小指次指之閒也，爲滎；注於臨泣，臨泣，上行一寸半，陷者中也，爲俞；過於丘墟，丘墟，外踝之前下，陷者中也，爲原；行於陽輔，陽輔，外踝之上，輔骨之前，及絕骨之端也，爲經；入於陽之陵泉，陽之陵泉，在膝外陷者中也，爲合，伸而得之。足少陽也。

此言膽經井滎俞原經合之穴也。膽出於竅陰，在足小指之次指，即第四指之端，爲井金，去爪甲如韭葉，鍼一分，留三呼，灸三壯。流於俠谿，在足小指次指歧骨閒本節前，爲滎水，鍼三分，留三呼，灸三壯。注於臨泣，去俠谿上行一寸半，即本節後陷者中，爲俞木，鍼二分，留五呼，灸三壯。過於丘墟，在足外踝之前陷中，去臨泣三寸，爲原木，鍼五分，留七呼，灸三壯。行於陽輔，在外踝之上四寸，輔骨之前，絕骨之端三分，去丘墟七寸，爲經火，鍼五分，留七呼，灸三壯。入於陽陵泉，在膝外廉下一寸陷者中，伸足而得之，爲合土（鍼六分，留十呼，灸七壯）。此皆足少陽膽經之穴也。

胃出於厲兑，厲兑者，足大指內次指之端也，爲井金；溜於內庭，內庭，次指外閒也，爲滎；注於陷谷，陷谷者，上中指內閒，上行二寸，陷者中也，爲俞；過於衝陽，衝陽，足跗上五寸，陷者中也，爲原，搖足而得之；行於解谿，解谿，上衝陽一寸半，陷者中也，爲經；入於下陵，下陵，膝下三寸，骱骨外三里也，爲合。復下三里三寸，爲巨虛上廉；復下上廉三寸，爲巨虛下廉也。大腸屬上，小腸屬下，足陽明胃脈也。大腸小腸，皆屬於胃，是足陽明也。

此言胃經井滎俞原經合之穴也。胃出於厲兑，在足大指之次指端，爲井金，去爪甲如韭葉，鍼一分，灸一壯。流於內庭，在次指外閒陷中，爲滎水，鍼三分，留十呼，灸三壯。注於陷谷，在次指之外閒上，中指之內閒，上行去內庭二寸陷者中，爲俞木，鍼五分，留七呼，灸三壯。過於衝陽，在足跗上五寸，去陷谷三寸陷者中，搖足而得之，爲原木，鍼三分，留十呼，灸三壯。行於解谿，上衝陽一寸半陷者中，爲經火，鍼五分，留三呼，灸三壯。入於下陵，即膝下三寸，䯒骨外廉大筋宛宛中之三里穴也，爲合土，鍼五分，留五呼，多可日灸七壯，加至百壯。又三里下三寸，爲巨虛上廉一名上巨虛。復下上廉三寸，爲巨虛下廉，一名下巨虛。大腸經屬於上巨虛，小腸經屬於下巨虛，正以胃爲五藏六府之海，而大小腸二經又屬之胃穴耳。此皆足陽明胃經之穴也。

三焦者，上合手少陽，出於關衝，關衝者，手小指次指之端也，爲井金；溜於液門，液門，小指次指之閒也，爲滎；注於中渚，中渚，本節之後，陷者中也，爲俞；過於陽池，陽池，在腕上，陷者之中也，爲原；行於支溝，支溝，上腕三寸，兩骨之閒，陷者中也，爲經；入於天井，天井，在肘外大骨之上，陷者中也，爲合，屈肘廼得之。三焦下俞，在於足大指之前，少陽之後，出於膕中外廉，名曰委陽，是太陽絡也，手少陽經也。三焦者，足少陽太陰之所將，太陽之別也，上踝五寸，別入貫腨腸，出於委陽，竝太陽之正，入絡膀胱，約下焦，實則閉癃，虛則遺溺。遺溺則補之，閉癃則寫之。

此言三焦經井滎俞原經合之穴也。《本藏》言："腎合三焦膀胱。"故曰上合於手之少陽也。出於關衝，在手小指之次指，即手第四指之端也，爲井金，鍼一分，留三呼，灸三壯。流於液門，在小指之次指閒陷中，握拳取之，爲滎水，鍼二分，留二呼，灸三壯。注於中渚，在手小指之次指本節後陷中，爲俞木，液門下一寸，鍼二分，留三呼，灸三壯。過於陽池，在手腕上陷中，爲原木，鍼二分，留六呼，禁灸。行於支溝，上手腕後臂外二寸，兩骨閒陷中，爲經火，一名飛虎，鍼二分，留七呼，灸三壯。入於天井，在肘外大骨之上陷中，屈肘拱胷得之，爲合土，鍼三分，留七呼，灸五壯，此手少陽三焦經穴也。然三焦之經脈，雖行於手，而其府則附於腎而生，故其所附之下俞，又在於足，其穴在足大指之前，即足太陽膀胱經脈氣所行，及足少陽膽經脈氣所行之後，出於膕中外廉，名曰委陽，是足太陽膀胱經之絡脈所別，正手少陽三焦經之下俞也。此三焦者，廼足少陽膽經足太陽膀胱經之所將，將者，相將而行也。此委陽者，正足太陽膀胱經脈，別行之穴也。其上外踝計五寸，名光明穴，又足少陽膽經之絡穴。別行者，三焦與之別入貫腨腸，腨腸者，即足腹也，共出於委陽穴，廼並足太陽膀胱經之正脈，入內絡於膀胱，同約束下焦。實則閉癃，閉癃者，水道不利也，當瀉之；虛則遺溺，當補之。

手太陽小腸者，上合手太陽，出於少澤，少澤，小指之端也，爲井金；溜於前谷，前谷，在手外廉本節前，陷者中也，爲滎；注於後谿，後谿者，在手外側本節之後也，爲俞；過於腕骨，腕骨，在手外側腕骨之前，爲原；行於陽谷，陽谷，在鋭骨之下，陷者中也，爲經；入於小海，小海，在肘內大骨之外，去端半寸，陷者中也，伸臂而得之，爲合，手太陽經也。

此言小腸經井滎俞原經合之穴也。手太陽小腸經，其府在於腹，而經脈所行在於手，故曰上合手太陽俞。出於少澤，在手小指之端外側，爲井金，去爪甲如韭葉，鍼一分，留二呼，灸三壯。流於前谷，在手小指外側本節前陷中，爲滎水，鍼二分，留三呼，灸三壯。注於後谿，在手小指外側本節後，捏拳得之，爲俞木，鍼一分，留二呼，灸三壯。過於腕骨，在手外側腕骨之前陷中，爲原木，鍼二分，留三呼，灸三壯。行於陽谷，在手外側腕中鋭骨下陷中，爲經火，鍼二分，留三呼，灸三壯。入於小海，在肘內大骨外，去肘端半寸陷者中，屈手向頭取之，爲合土，鍼二分，留七呼，灸五壯，此皆手太陽小腸經之穴也。

大腸上合手陽明，出於商陽，商陽，大指次指之端也，爲井金；溜於本節之前二間，爲滎；注於本節之後三間，爲俞；過於合谷，合谷，在大指歧骨之間，爲原；行於陽谿，陽谿，在兩筋間陷者中也，爲經；入於曲池，在肘外輔骨陷者中，屈臂而得之，爲合，手陽明也。

此言大腸經井滎俞原經合之穴也。大腸之爲府在下，而其經脈則行於手，故曰上合手陽明也。出於商陽，在手大指之次指端，爲井金，去爪甲如韭葉，鍼一分，留一呼，灸三壯。流於二間，在次指本節前內側陷中，爲滎水，鍼三分，留六呼，灸三壯。注於三間，在本節後內側陷中，爲俞木，鍼三分，留三呼，灸三壯。過於合谷，在大指次指岐骨間陷中，爲原木，鍼三分，留六呼，灸三壯。行於陽谿，在腕中上側兩筋間陷中，爲經火，鍼三分，留七呼，灸三壯。入於曲池，在肘外輔骨屈肘兩骨中，以手拱胸取之，爲合土，鍼五分，留七呼，灸七壯，此皆手陽明大腸經之穴也。

是謂五藏六府之俞，五五二十五俞，六六三十六俞也。六府皆出足之三陽，上合於手者也。（《靈樞·本俞第二》）

此承上文之論諸穴者，而結言其數也。夫五藏各有井滎俞經合五穴，是謂五五二十五俞也。六府各有井滎俞原經合六穴，是謂六六三十六俞也。六府足有太陽膀胱經，而手則有太陽小腸經；足有陽明胃經，而手則有陽明大腸經；足有少陽膽經，而手則有少陽三焦經。是足經上合於手經者也。然謂之曰足者。正以其井滎俞原經合等穴，自足而行；謂之曰手者，正以其井滎俞原經合等穴，自手而行，此曰手曰足之辨也。

◎頸項諸經之穴

缺盆之中，任脈也，名曰天突，一次脈；任脈側之動脈，足陽明也，名曰人迎，二次脈；手陽明也，名曰扶突，三次脈；手太陽也，名曰天窗，四次脈；足少陽也，名曰天容，五次脈；手少陽也，名曰天牖，六次脈；足太陽也，名曰天柱，七次脈。頸中央之脈，督脈也，名曰風府；掖內動脈手太陰也，名曰天府；掖下三寸，手心主也，名曰天池。（《靈樞·本俞第二》）

此舉諸經之穴，有列其行次者，有指其穴所者，皆示人覓穴之法也。腹部中行，係任脈經，然在缺盆之中間，是爲任脈，其穴天突，在頸前結喉下四寸宛宛中，廼腹中央第一行次之脈也。缺盆，係足陽明胃經穴，在肩下橫骨陷中，去中行二寸，故任脈當爲缺盆之中間。任脈之側開二寸，即足陽明胃經也，其在頸之穴，名曰人迎，夾結喉兩傍一寸半，廼腹部第二行次之脈也。又手陽明大腸經，名曰扶突，廼腹部第三行次之脈也。在頸，當曲頰下一寸，人迎後一寸半。手太陽小腸經，名曰天窻，廼前部第四行次之脈也。在頸大筋外前，曲頰下，扶突後，動脈應手陷中。足少陽膽經，名曰天容，廼側部第五行次之脈也，在耳後髮際二寸，耳上如前三寸。手少陽三焦經，名曰天牖，廼側部第六行次之脈也。在頸大筋外，缺盆上，天容後，天柱前，完骨下，髮際上。足太陽膀胱經，名曰天柱，廼背後第七行次之脈也，蓋自在前任脈爲第一行，次自前而側而後，則以此爲第七行也宜矣。天柱，俠項後髮際，大筋外廉陷中。頸之中央，即後項也，後項之下，廼督脈一經，其在項後入髮際一寸，大筋内宛宛中，名曰風府。一名舌本，疾言其肉立起，言休立下，禁灸，令人失音。由此而一直下行，以至長強，皆督脈經穴也。掖内動脈，即掖下三寸，臂臑内廉動脈陷中，以鼻取之，係手太陰肺經也，其穴名曰天府，自此而下行肘臂，以至大指之端少商，皆肺經穴也。掖下三寸，即乳後一寸，著脅直掖撅肋間，係手心主，即手厥陰心包絡經也，其穴名曰天池，自此而上行於掖，以至下於肘臂之天泉、曲澤，至於中指之中衝，皆手厥陰心包絡經穴也。夫自督脈至此三經，蓋各指在項、在臂、在掖之首穴，無非示人以覓穴之法耳。

◎合各有名

黄帝曰：合各有名乎？岐伯答曰：胃合於三里，大腸合入於巨虛上廉，小腸合入於巨虛下廉，三焦合入於委陽，膀胱合入於委中央，膽合入於陽陵泉。（《靈樞·邪氣藏府病形第四》）

五藏六府皆有五俞，五俞之所入爲合，即各經之合穴也。然手之三陽，復有連屬上下。氣脈相通者，亦謂之合，故此以入安連過爲問。六陽之經，内屬於府，因以明手之三陽，下合在足也。滎俞氣脈浮淺，故可治外經之病。合則氣脈深入，故可治内府之病。胃，足陽明也。三里，本經所入爲合也。大腸，手陽明也。本經之合在曲池，其下俞則合於足陽明之巨虛上廉。小腸，手太陽也。本經之合在小海，其下俞則合於足陽明之巨虛下廉。三焦，手少陽也。本經之合在天井，其下俞則合於足太陽之委陽穴。夫大腸小腸三焦，皆手三陽之經。然大小腸爲下焦之府，連屬於胃，其經雖在上，而氣脈不離於下，故合於足陽明之巨虛上下廉。三焦爲孤獨之府，其於三部九候無所不統，故經之在上者屬手，俞之在下者居足。所以十二經中，惟此手之三陽，廼有下俞。故《本俞》曰："大腸小腸，皆屬於胃。三焦下俞，在於足小趾之前，少陽之後，出於俞中外廉，名曰委陽。"即此謂也。膀胱，足太陽也。委中，即本經之合。膽，足少陽也。陽陵泉，即本經之合。

◎大牖五部

頸側之動脈人迎，人迎，足陽明也，在嬰筋之前。嬰筋之後，手陽明也，名曰扶突。次脈，足少陽也，名曰天牖。次脈，足太陽也，名曰天柱。掖下動脈，臂太陰也，名曰天府。

人迎之穴，廼頸側之動脈，在嬰筋之前。嬰筋者，頸之豎筋也。頸大脈動應手，夾結喉兩傍一寸五分，以候五藏氣。一云禁，又云鍼四分，過則殺人。扶突穴，在嬰筋之後，氣舍後一寸半，在頸當曲頰下一寸，仰而取之。鍼三分，灸二壯。天牖穴，其脈次於扶突之後，本手少陽三焦經之穴，而此以爲足少陽者，誤以“手’爲“足”。觀前《本俞》第十三節云:“手少陽也，名曰天牖，六次脈。”可證。頸大筋外，缺盆上，天容後，天柱前，完骨下，髮際上。鍼五分，得氣即瀉，瀉盡更留三呼，瀉三吸，不宜補。天柱穴，其脈次於天牖之後，挾項後髮際大筋外廉陷中，鍼二分，留三呼，灸不及鍼。天府穴，廼掖下之動脈，其脈行於臂，故不稱曰手太陰，而曰臂太陰也。穴在腋下三寸，臂臑內廉動脈陷中，以鼻取之，鍼四分，留七呼，禁灸。

此爲大牖五部。(《靈樞·寒熱病第二十一》)

大，當作天。牖，窻也。頭面之穴竅，如樓閣之大牖，所以通氣者也。氣厥於下，以致在上之經脈不通，而爲耳目不明、暴瘖癎眩諸證。蓋言三陽之氣，由下而生，從上而出。故此句總結上文五節，其穴爲天牖五部也。曰天牖五部者，舉一穴以統五穴耳，猶後世立湯藥之方，舉一品以概衆品也。

◎角孫之穴所

足太陽有入頄遍齒者，名曰角孫。上齒齲取之，在鼻與頄前。(《靈樞·寒熱病第二十一》)

足太陽膀胱經之脈，亦入頄遍齒，其所入之脈，廼手少陽三焦經之角孫穴。其上齒齲者，正足陽明胃經脈氣之所歷，取之在鼻與頄前，廼地倉、巨髎等穴也。

◎懸顱之穴所

足陽明有挾鼻入於面者，名曰懸顱。屬口對入，繫目本。(《靈樞·寒熱病第二十一》)

足陽明胃經之脈，有挾鼻孔入於面者，其脈會於足少陽膽經之懸顱穴，屬口對入，以繫於目本。

◎五十九刺之穴所

所謂五十九刺者，兩手外內側各三，凡十二痏；五指間各一，凡八痏；足

亦如是；頭入髮一寸傍三分各三，凡六痏；更入髮三寸邊五，凡十痏；耳前後口下者各一，項中一，凡六痏；巔上一，顖會一，髮際一，廉泉一，風池二，天柱二。（《靈樞·熱病第二十三》）

此明上文之五十九穴也。魚際在大指內側，商陽在次指內側，中衝在中指內廉，關衝在四指外廉，少衝在小指內廉，少澤在小指外側。或外內廉或側，各三，則手有六經，計六井穴，左右手共十二痏也。曰痏者，刺瘡也，有刺必有瘢，故即以痏爲數。五指閒各一，則每指第三節盡處縫閒，計有四處，左右共八痏也。其足所刺八處，亦如是也。頭入髮一寸傍三分，此“分”字，猶言三處也。蓋督脈之上星在頭，直入髮一寸，今足太陽膀胱經之五處穴，在上星傍一寸半，其曰承光，五處後一寸半。曰通天，承光後一寸半。則又在五處之上也。四傍各三，計有六穴，故刺之者，凡六痏也。更入髮三寸邊五，謂臨泣、目窻、正榮、承靈、腦空，此皆足少陽膽經之穴，去督脈中行各三寸，左右共十穴，故刺之者，凡十痏也。耳前聽會穴，左右共二；耳後完骨穴，左右共二，俱係足少陽膽經；口下承漿穴，係任脈經；項中風府穴，係督脈經，凡所以刺之者，六痏也。巔上一謂百會穴，前頂後一寸半。顖會一，上星後一寸。髮際一，前髮際謂神庭，入髮際五分。後髮際謂風府，係督脈經穴。項後入髮際一寸。廉泉一，係任脈經穴。頷下，結喉上四寸，仰而取之。風池二，係足少陽膽經穴。耳後，顳顬後，腦孔下，髮際陷中。天柱二，係足太陽膀胱經穴。挾項後髮際大筋陷中。由前計之，共有五十九穴也。按此與《素問·水熱穴論》中五十九穴不同。要知彼之五十九穴，所以刺水病，而此則刺熱病。病有不同，故穴因以異。成無己註《傷寒論》廼兩入之，蓋不考諸穴所在耳。既曰治傷寒，則當從《靈樞》，而不宜以治水之穴入矣。

◎背俞之穴所

黄帝問於岐伯曰：願聞五藏之俞出於背者。岐伯曰：背中大俞在杼骨之端，肺俞在三焦之閒，心俞在五焦之閒，鬲俞在七焦之閒，肝俞在九焦之閒，脾俞在十一焦之閒，腎俞在十四焦之閒，皆挾脊相去三寸所，則欲得而驗之，按其處，應在中而痛解，廼其俞也。（《靈樞·背俞第五十一》）

此言五藏之俞，皆在於背，故背中大俞在杼骨之端。大俞者，大杼穴也，去中行督脈經大椎穴左右各開一寸半。其肺俞，以中行三椎爲主；心俞，以中行五椎爲主；膈俞，以中行七椎爲主；肝俞，以中行九椎爲主；脾俞，以中行十一椎爲主；腎俞，以中行十四椎爲主。左右各開中行一寸半，挾中行脊骨而計之，則相去三寸所。故欲得驗諸穴者，廼按其處，其中必應之，而內痛廼解，是廼五藏之各俞穴也。

二十五、四海

◎四海之謂

黃帝問於岐伯曰：余聞刺法於夫子，夫子之所言，不離於榮衛血氣。夫十二經脈者，内屬於府藏，外絡於支節，夫子迺合之於四海乎？岐伯答曰：人亦有四海，十二經水。經水者，皆注於海，海有東西南北，命曰四海。

黃帝曰：以人應之奈何？岐伯曰：人有髓海，有血海，有氣海，有水穀之海，凡此四者，以應四海也。

黃帝曰：遠乎哉，夫子之合人天地四海也，願聞應之奈何？岐伯答曰：必先明知陰陽表裏滎俞所在，四海定矣。

黃帝曰：定之奈何？岐伯曰：胃者，水穀之海，其俞上在氣衝，下至三里。衝脈者，爲十二經之海，其俞上在於大杼，下出於巨虛之上下廉。膻中者，爲氣之海，其俞上在柱骨之上下，前在於人迎。腦爲髓之海，其俞上在於其蓋，下在風府。（《靈樞・海論第三十三》）

此言人之有四海也。人有四海者，即下髓海、血海、氣海、水穀之海也。十二經水者，即清水、渭水、海水、湖水、汝水、澠水、淮水、漯水、江水、河水、濟水、漳水也。夫天下經常之水固有十二，而此水皆注於海，海有東西南北之四方，故不曰十二，而止曰四海也。惟胃爲水穀之海，其俞穴上在氣衝，即氣街，天樞下八寸，腹下夾臍相去四寸，在鼠鼷上一寸，動脈應手宛宛中，迺沖脈所起也。鍼三分，留七呼，氣至即瀉。灸三壯。下至三里，膝下三寸，䯒骨外廉大筋内宛宛中，兩筋肉分閒。鍼八分，留十呼，瀉七吸，灸可至百壯。惟衝脈爲十二經之血海，其俞穴上在於足太陽膀胱經之大杼，項後第一椎下，相去脊中各一寸半陷中。鍼三分，留七呼，禁灸，下出於足陽明胃經之巨虛上廉與巨虛下廉。上巨虛，三里下三寸，舉足取之，鍼三分，灸七壯。下巨虛，上廉下三寸，蹲地舉足取之，鍼三分，灸可至七七壯。惟膻中爲氣之海，其俞穴在於督脈，經天柱骨之上下，夾項後髮際，大筋外廉陷中，鍼三分，留六呼，灸七壯。前在於足陽明胃經之人迎，頸大脈應手，結喉兩傍一寸半，禁鍼灸。惟腦爲髓之海，其俞穴在於其蓋，即督脈經之百會（前頂後一寸半中夾。鍼二分，炙七壯），下在於督脈經之風府。一名舌本，項後入髮際一寸，大筋向宛宛中。疾言其肉立起，言休立已。禁灸，令人失音，鍼三分。

二十六、谿谷

◎大谷小谿之謂

人有大谷十二分，小谿三百五十四名，少十二俞，此皆衛氣之所留止，邪

氣之所客也。鍼石緣而去之。（《素問·五藏生成第十》）

大谷者，言關節之最大者也。節之大者無如四支，在手者肩肘腕，在足者髁膝腕，四支各有三節，是爲十二分。分，處也。此即上文八谿之義，夫既曰谿，何又曰谷？如《氣穴論》曰："肉之大會爲谷，小會爲谿，肉分之閒，谿谷之會，以行榮衛，以會大氣。"是谿谷雖以小大言，而爲氣血之會則一，故可以互言也。上文單言之，故止云八谿；此節與下文小谿三百五十四名相對爲言，故云大谷也。諸注以大谷十二分爲十二經脈之部分者，皆非。小谿者，言通身骨節之交也。《小鍼解》曰："節之交三百六十五會者，絡脈之滲灌諸節者也。"十二俞，謂十二藏之俞，如肺俞、心俞之類是也。此除十二俞皆通於藏氣者，不在小谿之列，則當爲三百五十三名，茲云五十四者，傳寫之誤也。凡此谿谷之會，本皆衛氣留止之所，若其爲病，則亦邪氣所客之處也。邪客於經，治以鍼石，必緣其所在，取而去之。緣，因也。

◎谿谷之會

帝曰：善。願聞谿谷之會也。岐伯曰：肉之大會爲谷，肉之小會爲谿。肉分之閒，谿谷之會，以行榮衛，以會大氣。邪溢氣壅，脈熱肉敗，榮衛不行，必將爲膿。內銷骨髓，外破大膕，留於節湊，必將爲敗，積寒留舍，榮衛不居，卷肉縮筋，肋肘不得伸，內爲骨痹，外爲不仁，命曰不足，大寒留於谿谷也。谿谷三百六十五穴會，亦應一歲。其小痹淫溢，循脈往來，微鍼所及，與法相同。（《素問·氣穴論第五十八》）

肉之會依乎骨，骨之會在乎節，故大節小節之閒，即大會小會之所，而谿谷出乎其中。凡分肉之閒，谿谷之會，皆所以行榮衛之大氣者也。《說文》："泉出通川爲谷。"又《詩》有"谷風"，《詩詁》："風自谷出也。"宋均曰："無水曰谷，有水曰谿。"故谿谷之在天地，則所以通風水；在人身，則所以通血氣。凡諸經俞穴，有曰天曰星者，皆所以應天也。有曰地曰山陵、谿谷、淵海、泉澤、都里者，皆所以應地也。又如穴名府者，爲神之所集。穴名門戶者，爲神之所出入。穴名宅舍者，爲神之所安。穴名臺者，爲神之所遊行。此先聖之取義命名，皆有所因，用以類推，則庶事可見。"膕"當作"䐃"，誤也。蓋"䐃"可稱大，"膕"不必稱大也。若邪氣溢壅於谿谷，鬱而成熱，則榮衛不行，必爲癰膿破䐃等疾；設或留於節湊，則必更甚而爲敗矣。若積寒留舍於谿谷，陰凝而滯，則榮衛之氣不能居，卷肉縮筋，故肋肘不得伸，廼爲骨痹不仁等疾，皆陽氣不足而寒邪得留也。卷，捲同。有骨節而後有谿谷，有谿谷而後有穴俞，人身骨節三百六十五，而谿谷穴俞應之，故曰穴會亦應一歲之數。邪在孫絡，邪未深也，是爲小痹，故可微鍼以治，而用法則同也。

第十五章　形神藏府

一、道器形神

◎形神之謂

帝曰：妙乎哉論也！合人形於陰陽四時，虛實之應，冥冥之期，其非夫子，孰能通之！然夫子數言形與神，何謂形？何謂神？願卒聞之！岐伯曰：請言形，形乎形，目冥冥，問其所病，索之於經，慧然在前，按之不得，不知其情，故曰形。帝曰：何謂神？岐伯曰：請言神，神乎神，耳不聞，目明心開，而志先，慧然獨悟，口弗能言，俱視獨見，適若昏，昭然獨明，若風吹雲，故曰神。三部九候爲之原，《九鍼》之論不必存也。（《素問·八正神明論第二十六》）

形，謂身形，神，謂神氣。形，謂形診可觀。神，謂神智通悟。故形可見，神不可見也。形迺謂之器，利用出入，而民咸用之者，謂之神。所謂形者，目若冥冥，不能見物，問病人之所患者何病，索病之所在者何經，似乎亦爽然在其前矣。虛邪之中人也，灑淅動形。正邪之中人也微，先見於色，不知於身，若有若無，若亡若存，著形無形，莫知其情。故曰：按之不得，不知其情。所謂神者，謂氣至之若神也。耳不聞者，毋聞人聲以收其精也。目明者，觀於冥冥也。志者，心之所之也，言心開而志先慧悟也。口弗能言者，得氣之妙，不可以言語形容也。俱視獨見者，衆人之所共視，而我獨知之也。適，至也。言氣至若昏，而我昭然獨明也。氣至而有效，效之信，若風之吹雲，明乎若見蒼天，刺之道畢矣。原，謂十二原也。蓋言九鍼之論，以十二原主治五藏六府之病。今法則天地而以天地人之三部九候爲之原，則九鍼之論不必存矣。此言法往古者，已先知其《鍼經》，驗於來今者，知三部九候之道。今論三部九候之本原，則可通神悟之妙用，若以《九鍼》之論僉議，則其旨惟傳，其知彌遠矣。故曰三部九候爲之原，涉於形跡，持魚兔之筌蹄也，烏足存哉？不然，何以若是之神耶？

◎胷脅腹裹若匣匱

黄帝曰：藏府之在胷脅腹裹之内也，若匣匱之藏禁器也，各有次舍，異名而同處一域之中，其氣各異，願聞其故。黄帝曰：未解其意，再問。岐伯曰：夫胷腹，藏府之郭也；膻中者，心主之宫城也；胃者，太倉也；咽喉小腸者，傳送也；胃之五竅者，閭里門戶也；廉泉玉英者，津液之道也。故五藏六府者，各有畔界，其病各有形狀。榮氣循脈，衛氣逆爲脈脹，衛氣竝脈循分爲膚脹。（《靈樞·脹論第三十五》）

此言藏府之在胷脅腹裹之內也，若匣匱之藏禁器也，各有次舍，異名而同處一域之中，其氣各異之故也。夫衛氣生於胃府水穀之精，日行於陽，夜行於陰，逆於陽則爲脈脹膚脹，逆於陰則爲空郭之脹，及五藏六府之脹也。以胷腹者，所以保障五內，藏府之郛郭；膻中者，胸中也。肺覆於上，膈膜障於下，爲清虚周密之宫，心主之所居也，故曰宫城。脹者皆在於藏府之外，排藏府而郭胷脅，此衛氣逆於陰，而將爲藏府之脹矣。胃爲水穀之海，主受納水穀，故曰太倉，而居中焦，在上爲咽喉，主傳氣而送水穀，在下口爲小腸，主傳送糟粕津汁，胃之五竅，猶閭里之門戶。閭，巷門也。里，鄰里也。如咽門、賁門、幽門、闌門、魄門，皆胃氣之所行也，蓋水穀入胃，其味有五，津液各走其道，酸先入肝，苦先入心，甘先入脾，辛先入肺，鹹先入腎。五藏主藏水穀之精者也，其流溢於下焦之津液，從任脈而出於廉泉玉英，以濡上之空竅，故五藏六府各有界畔，其病各有形狀也。如榮氣循脈，衛氣逆於脈中則爲脈脹；若並脈而循行於分肉，則爲膚脹。蓋衛氣雖常，然並脈循行於分肉，而行有逆順，若並脈順行而乘於脈中，則爲脈脹，行於膚肉，則爲膚脹，此皆衛氣之逆行，故曰若順逆也。

◎日醒夜瞑

今余聞陰陽之要，虚實之理，傾移之過，可治之屬。願聞病之變化，淫傳絕敗而不可治者，可得聞乎？岐伯曰：要乎哉問道，昭乎其如日醒，窘乎其如夜瞑。能被而服之，神與俱成。畢將服之，神自得之。生神之理，可著於竹帛，不可傳於子孫。

此論形與神俱病，則無由入其腠理，不致血脈流傳，而成不救之死證也。陰陽之要者，皮膚肌腠爲陽，血脈爲陰。肌腠者，三焦通會元眞之處。血脈者，神氣之所藏也。虚實者，血氣之虚實也。如腠理固密，元眞通暢，血脈和調，精神内守，邪氣何由內入？虚則傳溜入藏，而不可以致生。是以生神之理，可著於竹帛，以教化後世，不可傳於子孫，蓋言調養此神氣者，迺自修之功也。傾移之過者，折毛髮理，正氣横傾也。可治之屬者，邪尚在於皮膚肌腠之間，未至血脈傳流，大邪入藏也。此言邪在於外，猶爲可治之屬，守一勿失，不使邪溜於內。故善治者，治皮毛，其次治肌肉，其次治經脈，其次治五藏，治五藏者半死半生。蓋閒傳者生，傳之於其所勝者不治也。若夫病之變化淫傳絕敗而不可治者，廼淫邪泮衍，血脈流傳，大氣入藏，不可以致生也。

黄帝曰：何謂日醒？岐伯曰：明於陰陽，如惑之解，如醉之醒。黄帝曰：何謂夜瞑？岐伯曰：瘖乎其無聲，漠乎其無形，折毛髮理，正氣横傾，淫邪泮衍，血脈傳溜，大氣入藏，腹痛下淫，可以致死，不可以致生。（《靈樞·病傳第四十二》）

明於陰陽，如惑之解，如醉之醒，畢將服之，神自得之。所謂上古之人，其知道者，法於陰陽，和於術數，食飲有節，起居有常，不妄作勞，故能形與神俱，而盡終其天年。瘖乎其無聲，漠乎其無形，謂不知道者，膚腠空疏，血脈虚脱。虚邪之中人也微，莫知其情，莫見其形，漸致淫邪入藏，不可以致生。夫邪之中於人也，始於皮毛，則毛髮折而腠理開，開則邪從毛髮入，入則抵深而入於腠理。腠理者，三焦通會元眞之處，是以正氣横傾，淫邪泮衍於肌腠之閒，則傳流於血脈，而内入於藏矣。蓋經脈内屬於藏府，外絡於形身，是以經脈受邪，入藏府爲内所因也。淫邪泮衍於肌腠則傷氣，傳流於血脈而入藏則傷神，神氣並傷，故可以致死，而不可以致生。是以聖人之教下也，虚邪賊風，避之有時，恬淡虚無，精神内守，病從何來？故可著於竹帛，蓋欲使天下後世，子孫黎民，咸知此養生之道焉。

◎胃大腸小腸三焦膀胱者名曰器

胃、大腸、小腸、三焦、膀胱者，倉廩之本，榮之居也，名曰器，能化糟粕，轉味而入出者也。（《素問·六節藏象論第九》）

脾胃大腸小腸三焦膀胱，皆主盛受水穀，故同稱倉廩之本。榮者水穀之精氣也，水穀貯於六府，故爲榮之所居，而皆名曰器。凡所以化糟粕轉五味者，皆由乎此也。四白，脣之四際白肉也。脣者脾之榮。肌肉者脾之合。甘者，土之味。黄者，土之色也。脾以陰中之至陰而分王四季，故通於土氣。此雖若指脾爲言，而實總結六府者，皆倉廩之本，無非統於脾氣也，故曰此至陰之類。

二、血氣精神

◎血氣精神人之常平

黄帝問於岐伯曰：人之血氣精神者，所以奉生而周於性命者也。經脈者，所以行血氣而榮陰陽，濡筋骨，利關節者也。衛氣者，所以溫分肉，充皮膚，肥腠理，司開闔者也。志意者，所以禦精神，收魂魄，適寒溫，和喜怒者也。是故血和則經脈流行，榮復陰陽，筋骨勁強，關節清利矣。衛氣和，則分肉解利，皮膚調柔，腠理緻密矣。志意和，則精神專直，魂魄不散，悔怒不起，

五藏不受邪矣。寒溫和，則六府化穀，風痹不作，經脈通利，支節得安矣。此人之常平也。（《靈樞·本藏第四十七》）

經脈者，即榮氣之道。榮，運也。濡，潤也。榮行脈中，故主於裹而利筋骨。肉有分理，故云分肉。衛行脈外，故主表而司皮毛之闔闔。禦，統禦也。適，調燮也。復，包藏也。專直，如易系所謂其靜也專，其動也直，言其專一而正也。凡此者，是皆常人之平者也。

三、形神九藏

◎形神九藏

故神藏五，形藏四，合爲九藏。（《素問·三部九候論第二十》）

頭手足，分上中下爲三部矣，而三部之中，又各有天地人，合則爲九，所以應九野，而九野正合於吾身之九藏，故神藏五，以肝藏魂，心藏神，脾藏意，肺藏魄，腎藏志也；形藏四，即頭角、耳目、口齒、胸中也。合爲九藏。人有九藏，地有九野，迺天地之至數有如此者。

四、藏象功能

◎五藏之功能

所謂五藏者，藏精氣而不寫也，故滿而不能實。（《素問·五藏別論第十一》）

精氣爲滿，水穀爲實。五藏主藏精氣，六府主傳化物。精氣質清，藏而不瀉，故但有充滿而無所積實。

◎五藏所藏（一）

五藏所藏：心藏神，肺藏魄，肝藏魂，脾藏意，腎藏志，是謂五藏所藏。（《素問·宣明五氣第二十三》）

心藏神，精氣之靈明也。《本神》曰："兩精相搏謂之神。"肺藏魄，精氣之匡佐也。《靈樞》曰："並精而出入者謂之魄。"肝藏魂，神氣之輔弼也。《本神》曰："隨神往來者謂之魂。"脾藏意，記而不忘者也。《本神》曰："心有所憶謂之意。"腎藏志，專意而不移者也。《本神》曰："意之所存謂之志。"腎受五藏六府之精，元氣之本，生成之根，爲胃之關，是以志能則命通。《九鍼論》曰："腎藏精、志也。"《九鍼論》曰："腎藏精，志也。"

◎五藏所藏（二）

帝曰：人有精氣津液，四支九竅，五藏十六部，三百六十五節，廼生百病。百病之生，皆有虚實。今夫子廼言有餘有五，不足亦有五，何以生之乎？岐伯曰：皆生於五藏也。夫心藏神，肺藏氣，肝藏血，脾藏肉，腎藏志，而此成形。志意通，内連骨髓，而成身形五藏。五藏之道，皆出於經隧，以行血氣，血氣不和，百病廼變化而生，是故守經隧焉。（《素問·調經論第六十二》）

兩神相薄，合而成形，常先身生，是謂精。上焦開發，宣五穀味，熏膚充身澤毛，若霧露之溉，是謂氣。腠理發泄，汗出腠理，是謂津。液之滲於空竅，留而不行者爲液也。十六部者，謂手足二,九竅九,五藏五，合爲十六部也。三百六十五節者，非謂骨節，是神氣出入之處也。所謂節之交，三百六十五會，皆神氣出入遊行之所。五藏，謂五神藏也。言病皆生於五藏者，以内藏五神而成形也。志意者，通言五神之大凡也；骨髓者，通言表裹之成化也。言五神通泰，骨髓化成，身形既立，廼五藏互相爲有矣。隧，潛道也。經脈伏行而不見，故謂之經隧焉。血氣者，人之神，邪侵之則血氣不正，血氣不正，故變化而百病廼生矣。然經脈者，所以決死生，處百病，調虛實，故守經隧焉。

◎何藏最貴

孟春始至，黄帝燕坐，臨觀八極，正八風之氣，而問雷公曰：陰陽之類，經脈之道，五中所主，何藏最貴？雷公對曰：春，甲乙，青，中主肝，治七十二日，是脈之主時，臣以其藏最貴。帝曰：卻念《上下經》《陰陽》《從容》，子所言貴，最其下也。

孟春始至，謂立春之日也。燕，安也。觀八極，謂視八方遠際之色。正八風，謂候八方所至之風，朝會於太乙者也。五中，謂五藏。詳八風朝太乙，具《天元玉冊》中。夫天爲陽，地爲陰，人爲和。陰無其陽，衰殺無已，陽無其陰，生長不止。生長不止則傷於陰，陰傷則陰災起。衰殺不已則傷於陽，陽傷則陽禍生矣。故須聖人在天地閒，和陰陽氣，令萬物生也。和氣之道，謂先修身爲德，則陰陽氣和。陰陽氣和，則八節風調。八節風調，則八虛風止。於是疵癘不起，嘉祥競集，此亦不知所以然而然也。故黄帝問身之經脈脈貴賤，依之調攝，修德於身，以正八風之氣。東方甲乙，春氣主之，自然青色内通於肝,《金匱眞言論》曰："東方青色，入通於肝。"故青，中主肝也。然五行之氣，各王七十二日，五積而乘之，則終一歲之數三百六十日，故云治七十二日也。夫四時之氣，以春爲始，五藏之應，肝藏合之，公故以其藏爲最貴。從容，謂安緩比類也。帝念《脈經·上下篇》，陰陽比類形氣，不以肝藏爲貴，寂其下也。

雷公致齋七日，旦復侍坐。

悟己之非，積誠復請也。七日取七日來復，天道運轉之義。

帝曰：三陽爲經，二陽爲維，一陽爲遊部，此知五藏終始。三陽爲表，二陰爲裏，一陰至絕作朔晦，卻具合以正其理。雷公曰：受業未能明。（《素問·陰陽類論第七十九》）

雷公以肝爲最貴，而不知肝屬一陰，爲陰之盡，帝謂最其下者以此，故公曰受業未能明也。

◎五藏所主（一）

五藏所主：心主脈，肺主皮，肝主筋，脾主肉，腎主骨，是謂五主。（《素問·宣明五氣第二十三》）

心主血脈，應火之動而運行周身也。肺主皮毛，應金之堅而保障全體，捍禦諸邪也。肝主筋膜，應木之柔而聯絡關節也。脾主肌肉，應土之厚而蓄養萬物也。腎主骨髓，應水石之沈而爲立身之幹，爲萬化之原也。

◎五藏所主（二）

岐伯對曰：肺主身之皮毛，心主身之血脈，肝主身之筋膜，脾主身之肌肉，腎主身之骨髓。（《素問·痿論第四十四》）

五藏所主不同，故痿生亦異。夫五藏各有所合，故五藏熱而成痿，則其所合者，有皮毛焦而爲痿躄，有脈痿，有筋痿，有肉痿，有骨痿也。正以五藏皆有合，肺主身之皮毛，心主身之血脈，肝主身之筋膜，脾主身之肌肉，腎主身之骨髓，然五藏之痿皆始於肺，而後四藏之痿所由成。夫筋膜者，人皮下肉上之筋膜也，膜猶幕也，凡肉理藏府之間，其成片聯繫薄筋，皆謂之膜，所以屏障血氣者也。凡筋膜所在之處，脈絡必分，血氣必聚，故又謂之膜原，亦謂之脂膜。

◎五藏所主（三）

五主：心主脈，肺主皮，肝主筋，脾主肌，腎主骨。（《靈樞·九鍼論第七十八》）

此與《宣明五氣》同。此言五藏之所主也。《痿論》曰："肺主身之皮毛，心主身之血脈，肝主身之筋膜，脾主身之肌肉，腎主身之骨髓。"是之謂五主也。蓋上節論五藏內藏之神，此論五藏外合之形也。

◎五藏五藏

五藏：心藏神，肺藏魄，肝藏魂，脾藏意，腎藏精志也。（《靈樞·九鍼論第

七十八》）

此與《宣明五氣》同。但彼則腎止曰藏精，不及志。《難經》兼言腎藏精與志，故言有兩腎之說，此言五藏各有所藏之神也。《本神》曰："何謂德氣生精神，魂魄心意志思智慮？"以"天之在我者德也，地之在我者氣也，德流氣薄而生者也。故生之來謂之精，兩精相搏謂之神，隨神往來謂之魂，並精而出入者謂之魄。所以任物者謂之心，心之所憶謂之意，意之所存謂之志，因志而存變謂之思，因思而遠慕謂之慮，因慮而處物謂之智"。又曰："肝藏血，血舍魂；脾藏榮，榮藏意；心藏脈，脈舍神；肺藏氣，氣舍魄；腎藏精，精舍志。"陰陽觀此則本節大意可識矣。

◎五藏化五氣以生五志（一）

人有五藏，化五氣，以生喜怒悲憂恐。（《素問·陰陽應象大論第五》）

五藏者，心肺肝脾腎也。五氣者，五藏之氣也。由五氣以生五志，喜怒悲憂恐者是也。然是五氣更傷五藏之和氣矣。《天元紀大論》"悲"作"思"。又本篇下文，肝在志爲怒，心在志爲喜，脾在志爲思，肺在志爲憂，腎在志爲恐。《玉機眞藏論》作"悲"，諸論不同。蓋言悲者，以悲能勝怒，取五志迭相勝而爲言也。舉思者，以思爲脾之志也。各舉一，則義俱不足，兩見之，則互相成義也。

◎五藏化五氣以生五志（二）

人有五藏，化五氣，以生喜怒憂思恐。（《素問·天元紀大論第六十六》）

人有五藏以化五氣，由五氣以生五志，喜怒悲憂恐者是也。故心化火，其志喜；肝化木，其志怒；脾化土，其志思；肺化金，其志憂；腎化水，其志恐，而天人相應也。《陰陽應象大論》"思"作"悲"。

◎藏之要害

黃帝問曰：願聞禁數。岐伯對曰：藏有要害，不可不察。肝生於左，肺藏於右，心部於表，腎治於裏，脾爲之使，胃爲之市。鬲肓之上，中有父母，七節之傍，中有小心。（《素問·刺禁論第五十二》）

要害，言各有所要，亦各有所害，當詳察也。肝木王於東方而主發生，故其氣生於左。肺金王於西方而主收斂，故其氣藏於右。心火主陽在上，故其氣部於表。腎水主陰在下，故其氣治於裏。脾土王於四季，主運行水穀以溉五藏，故爲之使。胃納水穀，無物不容，故爲之市。膈，膈膜也。肓，心之下，膈之上也。膈肓之上，心肺所居。心爲陽中之陽，肺爲陽中之陰，心主血，肺主氣，榮衛於身，故稱父母。人之脊骨共二十一節，自上而下當十四節之間，自下而上是爲第七節。其兩傍者，迺腎俞穴。其中，則命門外俞也。人生以陽氣爲本，陽在上者謂之君火，君火在心，陽在下者謂之相火，相火在命門，皆眞陽之所在也，故曰七節之傍，中有小心。從謂順其氣，逆謂喪其眞也。上文八者，皆人生神氣之所在，順之則福延，逆之則咎至，廼所謂藏之要害也。

◎五藏之五變

黄帝曰：願聞五變。岐伯曰：肝爲牡藏，其色青，其時春，其音角，其味酸，其日甲乙。心爲牡藏，其色赤，其時夏，其日丙丁，其音徵，其味苦。脾爲牝藏，其色黄，其時長夏，其日戊己，其音宫，其味甘。肺爲牝藏，其色白，其音商，其時秋，其日庚辛，其味辛。腎爲牝藏，其色黑，其時冬，其日壬癸，其音羽，其味鹹。是謂五變。（《靈樞·順氣一日分爲四時第四十四》）

肝屬木，爲陰中之陽，心屬火，爲陽中之陽，故稱曰牡藏；脾屬土，爲陰中之至陰，肺屬金，爲陽中之陰，腎屬水，爲陰中之陰，故皆稱曰牝藏。其各藏之曰色，曰時，曰音，曰味，曰日，不同如此，是之謂五變也。

◎五藏之合及其榮其主

心之合脈也，其榮色也，其主腎也。

心生血，血行脈中，故合於脈。血華在貌，故榮於色。心屬火，受水之制，故以腎爲主。

肺之合皮也，其榮毛也，其主心也。

肺屬金，皮得金之堅，故合於皮。毛得皮之養，故榮於毛。五藏之應天者肺，故肺主皮毛。凡萬物之體，其表必堅，正合乾金之象，所謂物物一太極也。金受火之制，故肺以心爲主。

肝之合筋也，其榮爪也，其主肺也。

肝屬木，木曲直而柔，筋體象之，故合於筋。爪者筋之餘，故榮於爪。木受金之制。故肝以肺爲主。

脾之合肉也，其榮脣也，其主肝也。

脾屬土，肉象地之體，故合肉也。脾氣通於脣，故榮脣也。土受木之制，故脾以肝爲主。

腎之合骨也，其榮髮也，其主脾也。（《素問·五藏生成第十》）

腎屬水，腎藏精，骨藏髓，精髓同類，故腎合骨。髮爲精血之餘，精髓充滿，其髮必榮，故榮在髮。水受土之制，故腎以脾爲主。

◎五藏者中之守也

五藏者，中之守也。（《素問·脈要精微論第十七》）

五藏者各有所藏，藏而勿失則精神完固，故爲中之守也。

◎五藏者身之強也

夫五藏者，身之強也。（《素問・脈要精微論第十七》）

此言形氣之不守，而內應乎五藏也。藏氣充則形體強，故五藏爲身之強。

◎五藏常內閱於上七竅也

五藏常內閱於上七竅也。故肺氣通於鼻，肺和則鼻能知香臭矣；心氣通於舌，心和則舌能知五味矣；肝氣通於目，肝和則目能辨五色矣；脾氣通於口，脾和則口能知五穀矣；腎氣通於耳，腎和則耳能聞五音矣。（《靈樞・脈度第十七》）

閱，歷也。七竅者，陽竅也。陽竅在於面部，目二，鼻二，耳二，口舌一。若加陰竅二，則前陰後陰，廼在下部者也，總名曰九竅。五藏雖在內，而上通於七竅，故鼻爲肺之竅，必肺和而後鼻能知香臭也。舌爲心之竅，必心和而後舌能知五味也。目爲肝之竅，必肝和而後目能辨五色也。口爲脾之竅，必脾和而後口能知五穀也。口知五穀，即舌知五味，故分之雖有二，而實爲一竅。腎氣通於耳，必腎和而後能聞五音也。

◎德流氣薄而生精神魂魄心意志思智慮

黄帝問於岐伯曰：凡刺之法，必先本於神。血脈榮氣精神，此五藏之所藏也。至於淫泆離藏則精失，魂魄飛揚，志意恍亂，智慮去身者，何因而然乎？天之罪歟？人之過乎？何謂德氣生精神魂魄心意志思智慮？請問其故。

岐伯答曰：天之在我者，德也；地之在我者，氣也，德流氣薄而生者也。故生之來，謂之精，兩精相搏謂之神，隨神往來者謂之魂，竝精而出入者謂之魄，所以任物者謂之心，心有所憶謂之意，意之所存謂之志，因志而存變謂之思，因思而遠慕謂之慮，因慮而處物謂之智。故智者之養生也，必順四時而適寒暑，和喜怒而安居處，節陰陽而調剛柔，如是則僻邪不至，長生久視。（《靈樞・本神第八》）

泆，淫放也。恍，恍惚也。人稟天地之氣以生，天地者，陰陽之道也。自太極而生兩儀，則清陽爲天，濁陰爲地；自兩儀而生萬物，則乾知大始，坤作成物。故《易》曰："天地之大德曰生。"《寶命全形論》曰："人生於地，懸命於天。"然則陽先陰後，陽施陰受，肇生之德本乎天，成形之氣本乎地，故天之在我者德也，地之在我者氣也。德流氣薄而生者，言理賦形全，而生成之道斯備矣。太極動而生陽，靜而生陰，陰陽二氣，各有其精。所謂精者，天之一、地之六也。天以一生水，地以六成之，而爲五行之最先。故萬物初生，其來皆水，如果核未實猶水也，胎卵未成猶水也，即凡人之有生，以及昆蟲草木無不皆然。《易》曰："男女構精，萬物化生。"此之謂也。兩精者，陰陽之精也。

搏，交結也。《易》曰："天數五，地數五。"五位相得而各有合。周子曰："二五之精，妙合而凝。"是皆兩精相搏之謂。凡萬物生成之道，莫不陰陽交而後神明見。故人之生也，必合陰陽之氣，構父母之精，兩精相搏，形神廼成，所謂天地合氣，命之曰人也。又《決氣》曰："兩神相搏，合而成形，常先身生，是謂精。"夫神者，靈明之化也，無非理氣而已。理根據氣行，氣從形見，凡理氣所至，即陰陽之所居，陰陽所居，即神明之所在，故曰"陰陽者，神明之府也"。《天元紀大論》曰："陰陽不測之謂神。"《氣交變大論》曰："善言化言變者，通神明之理。"《易》曰："知變化之道者，其知神之所爲乎！"是皆神之爲義。然萬物之神，隨象而應，人身之神，惟心所主。故"心藏神""心者君主之官，神明出焉"。此即吾身之元神也。外如魂魄志意五神五志之類，孰匪玄神所化而統乎一心乎？是以心正則萬神俱正，心邪則萬神俱邪，迨其變態，莫可名狀。如《八正神明論》曰："神乎神，耳不聞，目明心開而志先，慧然獨悟，口弗能言，俱視獨見，適若昏，昭然獨明，若風吹雲，故曰神。"淮南子曰："'或問神。'曰：'心。請聞之。'曰：'潛天而天，潛地而地，天地神明而不測者也。'"《黄庭經》曰："至道不煩訣存眞，泥丸百節皆有神。"《金丹大要》曰："心爲一身君主，萬神爲之聽命。以故虛靈知覺，作生作滅，隨機應境，千變萬化，瞬息千里，夢寐百般；又能逆料未來，推測禍福，大而天下國家，小而僻陋罅隙，無所不至。然則神至心必至，心住神亦住。"《邪客》曰："心者，五藏六府之大主也，精神之所舍也。心傷則神去，神去則死矣。故曰事其神者神去之，休其神者神居之。則凡治身者，太上養神，其次養形也。"諸神詳義見《藏象會通》。精對神而言，則神爲陽而精爲陰；魄對魂而言，則魂爲陽而魄爲陰。故魂則隨神而往來，魄則並精而出入。是以精神魂魄，雖有陰陽之別，而陰陽之中，復有陰陽之別焉。如神之與魂皆陽也，何謂魂隨神而往來？蓋神之爲德，如光明爽朗、聰慧靈通之類皆是也。魂之爲言，如夢寐恍惚、變幻遊行之境皆是也。神藏於心，故心靜則神清；魂隨乎神，故神昏則魂蕩。此則神魂之義，可想像而悟矣。精之與魄皆陰也，何謂魄並精而出入乎？蓋精之爲物，重濁有質，形體因之而成也。魄之爲用，能動能作，痛癢由之而覺也。精生於氣，故氣聚則精盈；魄並於精，故形強則魄壯。此則精魄之狀，亦可默會而知也。然則神爲陽中之陽，而魂則陽中之陰也；精爲陰中之陰，而魄則陰中之陽者乎。雖然，此特其陰陽之別耳；至若魂魄眞境，猶有顯然可鞠者，則在夢寐之際。如夢有作爲而身不應者，廼魂魄之動靜，動在魂而靜在魄也；夢能變化而寤不能者，廼陰陽之離合，離從虛而合從實也。此雖皆魂魄之證，而實即死生之幾。苟能致心如太虛，而必清必靜，則夢覺死生之關，知必有洞達者矣。又心爲君主之官，統神靈而參天地，故萬物皆其所任。憶，思憶也。謂一念之生，心有所向而未定者，曰意。意之所存，謂意已決而卓有所立者，曰志。因志而存變謂之思，因志而存變，謂意志雖定，而復有反復計度者，曰思。深思遠慕，必生憂疑，故曰慮。疑慮既生，而處得其善者，曰智。按此數者，各有所主之藏，今皆生之於心，此正諸藏爲之相使，而心則爲之主宰耳。四時也，寒暑也，喜怒也，居處也，皆明顯易曉；惟節陰陽調剛柔二句，其義最精，其用最博，凡食息起居，病治脈藥，皆有最切於此而不可忽者。欲明是理，當求易義而漸悟之。

◎心之功能

心者，五藏六府之主也。（《靈樞・口問第二十八》）

此言人之所以泣涕。蓋人泣涕，出於目，本於心，形於口鼻，正以心爲五藏六府之主，目爲宗脈之所聚。宗，總也。又爲液氣上昇之道路，口鼻爲氣之門戶，故凡悲哀愁憂者，則心主動，而五藏六府隨之以搖，搖則宗脈動而液道開，泣涕之所以出也。且此液者，所以灌精濡空竅者也。

◎主明則下安

故主明則下安，以此養生則壽，歿世不殆，以爲天下則大昌。（《素問・靈蘭秘典論第八》）

故十二官之中，唯心爲君主，君主不病則百體自寧，猶人主明，則下民自安也。以人身而言，用此法以養生，心泰而體寧，必有壽，而終身不殆。以人主而言，用此法以治世，君明而下安，必大昌，而天下盛治。

◎脾爲胃行其津液

帝曰：脾與胃以膜相連耳，而能爲之行其津液，何也？岐伯曰：足太陰者，三陰也，其脈貫胃屬脾絡嗌，故太陰爲之行氣於三陰。陽明者，表也，五藏六府之海也，亦爲之行氣於三陽。藏府各因其經，而受氣於陽明，故爲胃行其津液。四支不得稟水穀氣，日以益衰，陰道不利，筋骨肌肉，無氣以生，故不用焉。（《素問・太陰陽明論第二十九》）

膜，募原也。言有形之津液，不能以膜相通。夫三陰三陽之脈皆稟於脾胃之氣也。爲之者，爲胃也。太陰之爲胃行其津液者，由經脈之相通也。脾脈，足太陰也，脾脈貫胃屬脾，故爲之行氣於三陰。三陰者，五藏之謂。陽明者，太陰之表也，主受水穀以溉藏府，故爲五藏六府之海。雖陽明行氣於三陽，然亦賴脾氣而後行，故曰亦也。三陽者，即六府也。因其經，因脾經也。藏府得稟於陽明者，以脾經貫胃，故能爲胃行其津液也。陰道，血脈也。此復明脾主四支之義。

◎脾不主時

帝曰：脾不主時，何也？岐伯曰：脾者土也，治中央，常以四時長四藏，各十八日寄治，不得獨主於時也。脾藏者，常著胃土之精也。土者，生萬物而法天地，故上下至頭足，不得主時也。（《素問・太陰陽明論第二十九》）

此言時惟四而藏有五，如肝心肺腎分主四時，而脾爲五藏之一，獨無所主者，何也？蓋五藏所主，如肝木主春而王於東，心火主夏而王於南，肺金主秋而王於西，腎水主冬而王於北；惟脾屬土而蓄養萬物，故位居中央，寄王四時各一十八日，爲四藏之長，而不得獨主於時也。考之《曆法》："凡於辰戌丑未四季月，當立春立夏立秋立冬之前，各土王用事十八日，一歲共計七十二日。凡每季三月各得九十日，於九十日中除去十八日，則每季亦止七十二日，而爲五行分王之數。總之五七三十五,二五一十，共得三百六十日，以成一歲之常數也。脾胃相爲表裏，脾常依附於胃，以膜連著，而爲之行其精液；然脾胃皆屬乎土，所以生成萬物，故曰法天地也。土爲萬物之本，脾胃爲藏府之本，故上至頭，下至足，無所不及，又豈得獨主一時而已哉？《平人氣象論》曰："人無胃氣曰逆，逆者死。脈無胃氣亦死。"此所以四時五藏，皆不可一日無土氣也。

◎少陰主腎主水

黄帝問曰：少陰何以主腎？腎何以主水？岐伯對曰：腎者，至陰也。至陰者，盛水也。肺者，太陰也。少陰者，冬脈也。故其本在腎，其末在肺，皆積水也。（《素問·水熱穴論第六十一》）

此言腎爲陰，而陰主水也。蓋腎應北方之氣，其藏居下，故曰至陰也。水王於冬而腎主之，故曰盛水也。肺爲手太陰經，其藏屬金。腎爲足少陰經，其藏屬水。少陰脈從腎上貫肝膈入肺中，所以腎邪上逆，則水客於肺。故凡病水者，其本在腎，其末在肺，亦以金水相生，母子同氣，故皆能積水。

◎十一藏之藏象

帝曰：藏象何如？

象，形象也。藏居於內，形見於外，故曰藏象。

岐伯曰：心者，生之本，神之變也，其華在面，其充在血脈，爲陽中之太陽，通於夏氣。

心爲君主而屬陽，陽主生，萬物繫之以存亡，故曰生之本。心藏神，神明由之以變化，故曰神之變。心主血脈，血足則面容光彩，脈絡滿盈，故曰其華在面，其充在血脈。心屬火，以陽藏而通於夏氣，故爲陽中之太陽。

肺者，氣之本，魄之處也，其華在毛，其充在皮，爲陽中之太陰，通於秋氣。

諸氣皆主於肺，故曰氣之本。肺藏魄，故曰魄之處。肺主身之皮毛，故其華在毛，其充在皮；肺與心居於隔上，皆屬陽，而肺爲陽中之陰，當爲陽中之太陰也；自時而言，秋主金，肺亦屬金，其通於秋氣也。

腎者，主蟄，封藏之本，精之處也，其華在髮，其充在骨，爲陰中之少

陰，通於冬氣。

腎者，胃之關也，位居亥子，開竅二陰而司約束，故爲主蟄，封藏之本。腎主水，受五藏六府之精而藏之，故曰精之處也。髮爲血之餘，精足則血足而髮盛，故其華在髮。腎之合骨也，故其充在骨。腎爲陰藏，故爲陰中之少陰，通於冬氣。言全玄起本及《甲乙經》《太素》，俱以肺作陽中之少陰，腎作陰中之太陰。蓋謂肺在十二經雖屬太陰，然陰在陽中，當爲少陰也；腎在十二經雖屬少陰，然陰在陰中，當爲太陰也。此說雖亦理也，然考之《刺禁論》云：膈肓之上，中有父母。迺指心火肺金爲父母也。父曰太陽，母曰太陰，自無不可；腎雖屬水而陽生於子，即曰少陰，於義亦當。此當仍以本經爲正。

肝者，罷極之本，魂之居也，其華在爪，其充在筋，以生血氣，其味酸，其色蒼，此爲陽中之少陽，通於春氣。

人之運動，由乎筋力，運動過勞，筋必罷極。肝藏魂，故爲魂之居。爪者筋之餘，故其華在爪，其充在筋，肝屬木，位居東方，爲發生之始，故以生血氣。酸者，木之味。蒼者，木之色。木王於春，陽猶未盛，故爲陽中之少陽，通於春氣。

脾、胃、大腸、小腸、三焦、膀胱者，倉廩之本，營之居也，名曰器，能化糟粕，轉味而入出者也，其華在脣四白，其充在肌，其味甘，其色黄，此至陰之類，通於土氣。

脾胃大腸小腸三焦膀胱，此六者皆主盛受水穀，故同稱倉廩之本。營者水穀之精氣也，水穀貯於六府，故爲營之所居，而皆名曰器。凡所以化糟粕轉五味者，皆由乎此也。四白，脣之四際白肉也。脣者脾之榮。肌肉者脾之合。甘者，土之味。黄者，土之色也。脾以陰中之至陰而分王四季，故通於土氣。此雖若指脾爲言，而實總結六府者，皆倉廩之本，無非統於脾氣也，故曰此至陰之類。

凡十一藏，取決於膽也。（《素問·六節藏象論第九》）

五藏六府，共爲十一，禀賦不同，情志亦異，必資膽氣，庶得各成其用，故皆取決於膽也。夫五藏者，主藏精而不瀉，故五藏皆內實；六府者，主化物而不藏，故六府皆中虛。惟膽以中虛，故屬於府；然藏而不瀉，又類乎藏。故足少陽爲半表半裏之經，亦曰中正之官，又曰奇恒之府，所以能通達陰陽，而十一藏皆取決乎此也。或曰膽者少陽春昇之氣，春氣昇則萬化安。故膽氣春昇，則餘藏從之，所以十一藏皆取決於膽。其說亦通。

◎十二藏之相使

黄帝問曰：十二藏之相使，神失位，使神彩之不圓，恐邪干犯，治之可刺，願聞其要。岐伯稽首再拜曰：悉乎哉問！至理道眞宗，此非聖帝，焉究斯源？是謂氣神合道，契符上天。

神彩者，凡五藏六府，神全則有光彩圓滿，形現於外也。

心者，君主之官，神明出焉。

心爲一身之主，萬幾之舍，故神明出焉。若情欲傷心，最爲五勞之首，心傷則神不守舍，損抑元陽，夭人長命，莫此爲甚，而實人所不知。澄心則養神，抱元守一之道，端從此始。

肺者，相傅之官，治節出焉。

肺藏氣，主行榮衛，故治節由之。若形寒飲冷，悲憂過度，則肺氣受傷，神失守位。

肝者，將軍之官，謀慮出焉。

氣強而勇，故號將軍。性多變動，故主謀慮。若恚怒氣逆，上而不下，則肝神受傷也。

膽者，中正之官，決斷出焉。

膽氣剛果，故官爲中正而主決斷。若大驚卒怒，其氣必傷，神光散失，病爲惶懼膈噎等證。

膻中者，臣使之官，喜樂出焉。

膻中者，心包絡所居，相火之位，故爲臣使。衛護君主，故喜樂出焉。若五情不節，皆能傷之，令人失志恍惚，神光不聚，則邪犯之。

脾爲諫議之官，知周出焉。

脾藏意，神志未定，意能通之，故爲諫議之官。慮周萬事，皆由乎意，故智周出焉。若意有所著，思有所傷，勞倦過度，則脾神散失矣。

胃爲倉廩之官，五味出焉。

饑飽失宜，飲食無度，偏於嗜好，其神廼傷。

大腸者，傳道之官，變化出焉。

大腸者，食物至此，變化其形而出，閉結則腸胃壅滯，泄利則門戶不要，傳道失守，三焦元氣之所關也。

小腸者，受盛之官，化物出焉。

受盛水穀而厘清濁，故曰化物出焉。清濁不分，則小腸失其化矣。

腎者，作強之官，伎巧出焉。

色欲恐懼，強力入水，皆能傷腎。腎傷則作強伎巧，神失其職矣。

三焦者，決瀆之官，水道出焉。

決瀆者，水道流通之義。如江河淮濟，不變其道，百川歸之，以入於海，故曰四瀆。人之三焦，在上主納，在中主運，在下主出。若出納運行不得其正，則三焦失守，神氣不聚，邪乘虛而犯之矣。

膀胱者，州都之官，精液藏焉，氣化則能出矣。

膀胱爲三焦之下澤，津液所聚，故曰州都。然賴下焦之氣，施化而通，若其不約而遺，不利而癃，皆氣海之失職也。

凡此十二官者，不得相失也。（《素問·遺篇刺法論第七十二》）

不相失者，謂之相使，失則神氣散亂，有邪干犯，災害至矣。

◎十二藏之相使貴賤

黄帝問曰：願聞十二藏之相使，貴賤，何如？岐伯曰：悉乎哉問也，請遂言之。心者，君主之官也，神明出焉。肺者，相傅之官，治節出焉。肝者，將軍之官，謀慮出焉。膽者，中正之官，決斷出焉。膻中者，臣使之官，喜樂出焉。脾胃者，倉廩之官，五味出焉。大腸者，傳道之官，變化出焉。小腸者，受盛之官，化物出焉。腎者，作強之官，伎巧出焉。三焦者，決瀆之官，水道出焉。膀胱者，州都之官，津液藏焉，氣化則能出矣。凡此十二官者，不得相失也。（《素問·靈蘭秘典論第八》）

藏，藏也。六藏六府，總爲十二。分言之，則陽爲府，陰爲藏；合言之，則皆可稱藏，猶言庫藏之藏，所以藏物者。如《宣明五氣》曰“心藏神、肺藏魄”之類是也。相使者，輔相臣使之謂。貴賤者，君臣上下之分。心爲一身之君主，禀虛靈而含造化，具一理以應萬幾，藏府百骸，惟所是命，聰明智能，莫不由之，故曰神明出焉。肺與心皆居膈上，位高近君，猶之宰輔，故稱相傅之官。肺主氣，氣調則榮衛藏府無所不治，故曰治節出焉。節，制也。肝屬風木，性動而急，故爲將軍之官。木主發生，故爲謀慮所出。膽禀剛果之氣，故爲中正之官，而決斷所出。膽附於肝，相爲表裏，肝氣雖強，非膽不斷。肝膽相濟，勇敢迺成。故《奇病論》曰：“肝者中之將也，取決於膽。”膻中在上焦，亦名上氣海，爲宗氣所積之處，主奉行君相之令而佈施氣化，故爲臣使之官。《行鍼》曰：“多陽者多喜，多陰者多怒。”膻中爲二陽藏所居，故喜樂出焉。按十二經表裏，有心包絡而無膻中。心包之位正居膈上，爲心之護衛。《脹論》曰：“膻中者，心主之宫城也。”正合心包臣使之義，意者其即指此。脾主運化，胃司受納，通主水穀，故皆爲倉廩之官。五味入胃，由脾布散，故曰五味出焉。《刺法論》曰：“脾爲諫議之官，知周出焉。”大腸居小腸之下，主出糟粕，故爲腸胃變化之傳道。小腸居胃之下，受盛胃中水穀而厘清濁，水液由此而滲於前，糟粕由此而歸於後，脾氣化而上昇，小腸化而下降，故曰化物出焉。伎，技同。腎屬水而藏精，精爲有形之本，精盛形成則作用強，故爲作強之官。水能化生萬物，精妙莫測，故曰伎巧出焉。決，通也。瀆，水道也。上焦不治則水泛高原，中焦不治則水留中脘，下焦不治則水亂二便。三焦氣治，則脈絡通而水道利，故曰決瀆之官。膀胱位居最下，三焦水液所歸，是同都會之地，故曰州都之官，津液藏焉。膀胱有下口而無上口，津液之入者爲水，水之化者由氣，有化而入，而後有出，是謂氣化則能出矣。《榮衛生會》曰：“水穀俱下而成下焦，濟泌別汁，循下焦而滲入膀胱。正此謂也。然氣化之原，居丹田之間，是名下氣海，天一元氣，化生於此。”

元氣足則運化有常，水道自利，所以氣爲水母。知氣化能出之旨，則治水之道，思過半矣。氣化大義，又見三焦胞絡命門辨及膀胱圖注中。凡此十二官者，失則氣不相使而災害至矣。

五、父母及小心

◎父母及小心

黄帝問曰：願聞禁數。岐伯對曰：藏有要害，不可不察。肝生於左，肺藏於右，心部於表，腎治於裏，脾爲之使，胃爲之市。鬲肓之上，中有父母，七節之傍，中有小心。（《素問·刺禁論第五十二》）

要害，言各有所要，亦各有所害，當詳察也。肝木王於東方而主發生，故其氣生於左。肺金王於西方而主收斂，故其氣藏於右。心火主陽在上，故其氣部於表。腎水主陰在下，故其氣治於裏。脾土王於四季，主運行水穀以溉五藏，故爲之使。胃納水穀，無物不容，故爲之市。膈，膈膜也。肓，心之下，膈之上也。膈肓之上，心肺所居。心爲陽中之陽，肺爲陽中之陰，心主血，肺主氣，榮衛於身，故稱父母。人之脊骨共二十一節，自上而下當十四節之間，自下而上是爲第七節。其兩傍者，廼腎俞穴。其中，則命門外俞也。人生以陽氣爲本，陽在上者謂之君火，君火在心，陽在下者謂之相火，相火在命門，皆眞陽之所在也，故曰七節之傍，中有小心。從謂順其氣，逆謂喪其眞也。上文八者，皆人生神氣之所在，順之則福延，逆之則咎至，廼所謂藏之要害也。

六、藏府六合

◎六府之所與合

肺合大腸，大腸者，傳道之府；心合小腸，小腸者，受盛之府；肝合膽，膽者，中精之府；脾合胃，胃者，五穀之府；腎合膀胱，膀胱者，津液之府也。少陽屬腎，腎上連肺，故將兩藏。三焦者，中瀆之府也，水道出焉，屬膀胱，是孤之府也。是六府之所與合者。（《靈樞·本俞第二》）

此言藏府各有所合，是爲一表一裏。肺與大腸爲表裏，故相合也。大腸爲傳道之官。心與小腸爲表裏，故相合也。小腸爲受盛之官。肝與膽爲表裏，故相合也。膽爲中正之官，藏清淨之液，故曰中精之府，蓋以他府所盛者皆濁，而此獨清也。脾與胃爲表裏，故相合也，而胃司受納，故爲五穀之府。腎與膀胱爲表裏，而膀胱津液藏焉，故爲津液之府。少陽，三焦也。三焦之正脈指天，散於胸中，而腎脈亦上連於肺；三焦之下俞屬於膀胱，而膀胱爲腎之合，故三焦亦屬乎腎也。然三焦爲中瀆之府，膀胱爲津液之府，腎以水藏而領水府，理之當然，故腎得兼將兩藏。將，領也。兩藏，府亦可以言藏也。

《本藏》曰："腎合三焦膀胱。"其義即此。中瀆者，謂如川如瀆，源流皆出其中也。即水穀之入於口，出於便，自上而下，必歷三焦，故曰："中瀆之府，水道出焉。"膀胱受三焦之水，而當其疏泄之道，氣本相依，體同一類，故三焦下俞出於委陽，並太陽之正入絡膀胱約下焦也。然於十二藏之中，惟三焦獨大，諸藏無與匹者，故名曰是孤之府也。蓋表裏相配者，肺合大腸皆金也，心合小腸皆火也，肝合膽皆木也，脾合胃皆土也，腎合膀胱皆水也；惟三焦者，雖爲水瀆之府，而實總護諸陽，亦稱相火，是又水中之火府。故在本篇曰三焦屬膀胱，在《血氣形志》曰少陽與心主爲表裏。蓋其在下者爲陰，屬膀胱而合腎水；在上者爲陽，合包絡而通心火。此三焦之所以際上極下，象同六合，而無所不包也。

◎五藏六府之合應

黄帝曰：願聞六府之應。岐伯答曰：肺合大腸，大腸者，皮其應；心合小腸，小腸者，脈其應；肝合膽，膽者，筋其應；脾合胃，胃者，肉其應；腎合三焦膀胱，三焦膀胱者，腠理毫毛其應。（《靈樞·本藏第四十七》）

此言五藏與六府相合，而亦有知六府之法也。肺本合皮，而大腸亦應之，心本合脈，而小腸亦應之，膽胃皆然，故表裏之氣相同也。惟是腎本合骨，而此云三焦膀胱者腠理毫毛其應。《五癃津液别》曰："三焦出氣以溫肌肉、充皮毛。"此其所以應腠理毫毛也。腎將兩藏，一合三焦，一合膀胱。

◎五藏六府之功效（一）

五藏者，所以藏精神血氣魂魄者也。六府者，所以化水穀而行津液者也。此人之所以具受於天也，無愚智賢不肖，無以相倚也。然有其獨盡天壽，而無邪僻之病，百年不衰，雖犯風雨卒寒大暑，猶有弗能害也。（《靈樞·本藏第四十七》）

倚，偏也。一曰當作異。卒，猝同。此言天稟有出常之強者，有出常之弱者，然又有因於藏府之形質，而能長壽不衰，雖犯風雨寒暑，邪不能害者。

◎五藏六府之功效（二）

黄帝曰：五藏者，所以藏精神魂魄者也。六府者，所以受水穀而化行物者也。（《靈樞·衛氣第五十二》）

人有五藏，精神魂魄賴之以藏；人有六府，水穀等物賴之以化。

七、藏氣

◎五藏之氣

五藏常内閱於上七竅也。故肺氣通於鼻，肺和則鼻能知香臭矣；心氣通於舌，心和則舌能知五味矣；肝氣通於目，肝和則目能辨五色矣；脾氣通於口，脾和則口能知五穀矣；腎氣通於耳，腎和則耳能聞五音矣。（《靈樞·脈度第十七》）

閱，歷也。七竅者，陽竅也。陽竅在於面部，目二，鼻二，耳二，口舌一。有曰九竅者，則加陰竅二，前陰後陰也。《陰陽應象大論》曰："肺在竅爲鼻，心在竅爲舌，肝在竅爲目，脾在竅爲口，腎在竅爲耳。"五藏雖在内，其氣各有所通，亦各有所用，然必五藏氣和而後各稱其職，否則藏有所病則竅有所應矣。是以上通於七竅，故鼻爲肺之竅，必肺和而後鼻能知香臭也。舌爲心之竅，必心和而後舌能知五味也。目爲肝之竅，必肝和而後目能辨五色也。口爲脾之竅，必脾和而後口能知五穀也。口知五穀，即舌知五味，口舌一者，言口舌分之雖有二，而實爲一竅也。腎氣通於耳，必腎和而後能聞五音也。

八、五藏喜惡

◎五藏所欲

故心欲苦，肺欲辛，肝欲酸，脾欲甘，腎欲鹹，此五味之所合也，五藏之氣。（《素問·五藏生成第十》）

心欲苦者，合於火也。肺欲辛者，合於金也。肝欲酸者，合於木也。脾欲甘者，合於土也。腎欲鹹者，合於水也。凡此皆五味之合於五藏者。合者，猶所謂相宜也。

◎五藏五惡（一）

五藏所惡：心惡熱，肺惡寒，肝惡風，脾惡濕，腎惡燥，是謂五惡。（《素問·宣明五氣第二十三》）

此與《九鍼論》同，此言五藏之性有所惡也。心本屬火，火之性熱，而受熱則病，故惡熱。肺本屬金，金之體寒，而受寒則病，故惡寒。肝屬木，其性與風氣相通，而感風則傷筋，故惡風。脾屬土，土濕則傷肉，故惡濕。腎屬水，其性潤，而得燥則精涸，故惡燥，是謂五藏之所惡也。

◎五藏五惡（二）

五惡：肝惡風，心惡熱，肺惡寒，腎惡燥，脾惡濕，此五藏氣所惡者也。（《靈樞·九鍼論第七十八》）

肝惡風，心惡熱，脾惡濕，惡本氣之勝。肺爲清金，故惡寒；腎爲水藏，故喜潤而惡燥。蓋五行之道，制生則化，故各有所欲，而各有所惡也。

九、傳化之府

◎傳化之府

夫胃、大腸、小腸、三焦、膀胱，此五者，天氣之所生也，其氣象天，故寫而不藏，此受五藏濁氣，名曰傳化之府，此不能久留輸寫者也。（《素問·五藏別論第十一》）

凡此五者，是名六府，膽稱奇恒，則此惟五矣。若此五府，包藏諸物而屬陽，故曰天氣所生；傳化濁氣而不留，故曰瀉而不藏，名曰傳化之府；因其轉輸運動，故曰象天之氣也。

十、六府功能

◎六府功能

六府者，傳化物而不藏，故實而不能滿也。（《素問·五藏別論第十一》）

謂膽胃大小腸三焦膀胱爲六府者，正以六府傳化物而不藏，故一至於實，而不能有所滿，惟不能滿，則不能不有所瀉也。所以實而不能滿者，方其水穀入口之時，上之爲胃者實，而下之爲腸者尚虛，及其食下下脘之後，則下之爲腸者實，而上之爲胃者已虛，故一有所實，則不能有所滿，而必至於瀉也。故曰實而不滿者以此。

◎胃腸功能

所以然者，水穀入口，則胃實而腸虛；食下，則腸實而胃虛。故曰實而不滿，滿而不實也。（《素問·五藏別論第十一》）

水穀入口，則胃實而腸虛者，食未下也。腸實而胃虛，水穀下也。胃實而腸虛，腸實而胃虛。此復申明實而不滿，滿而不實之義。

◎三焦功效

黃帝曰：善。余聞上焦如霧，中焦如漚，下焦如瀆，此之謂也。（《靈樞·榮衛生會第十八》）

如霧者，氣浮於上也。言宗氣積於胸中，司呼吸而佈濩於經隧之間，如天之霧，故曰上焦如霧也。漚者，水上之泡，水得氣而不沉者也。言榮血化於中焦，隨氣流行以奉生身，如漚處浮沉之間，故曰中焦如漚也。瀆者，水所注泄。言下焦主出而不納，逝而不反，故曰下焦如瀆也。然則肺象天而居上，故司霧之化。脾象地而在中，故司漚之化。大腸膀胱象江河淮泗而在下，故司川瀆之化也。愚按：三焦者，本全體之大藏，統上中下而言也。本經發明不啻再四，如《本俞》《本藏》《論勇》《決氣》《榮衛生會》《五藏別論》《六節藏象論》《邪客》《背俞》等篇，皆有詳義。而《二十五難》經獨言三焦包絡皆有名而無形，遂起後世之疑，莫能辨正。第觀本經所言，凡上中下三焦之義，既明且悉，烏得謂其以無爲有、以虛爲實哉？

◎上焦中焦之功能

黄帝曰：余聞腸胃受穀，上焦出氣，以溫分肉，而養骨節，通腠理。中焦出氣如露，上注谿谷，而滲孫脈，津液和調，變化而赤爲血，血和則孫脈先滿溢，廼注於絡脈，皆盈，廼注於經脈。陰陽已張，因息廼行，行有經紀，周有道理，與天合同，不得休止。（《靈樞·癰疽第八十一》）

胃受穀氣，言腸胃者，其腸則帶言也。化爲精微之氣，其宗氣出於上焦，出喉嚨，司呼吸，以行於十二經隧之中，上谿谷而滲孫脈，內則津液和調，變化而赤爲血，《榮衛生會》云：“中焦亦並胃中，出上焦之後，此所受氣者，泌糟粕，蒸精液，化其精微，上注於肺脈，廼化而爲血，以奉生身，莫貴於此，故獨得行於經隧，命曰榮氣。又《決氣》云：“言中焦受氣取汁，變化而赤，是爲血。”血和，則孫脈先滿溢，而後注於絡脈，絡脈皆滿，而後注於經脈。陰陽諸經，此血張之，皆因呼吸而爲之行，一如宗氣之所行也。其行有經有紀，周之於身，有道有理，《六節藏象論》亦有“周有道理”一句。與天同行，而不得休止。

◎上焦之所出

黄帝曰：願聞三焦之所出。岐伯答曰：上焦出於胃上口，竝咽以上，貫鬲，而佈胷中，走掖，循太陰之分而行，還至陽明，上至舌，下足陽明，常與榮俱行於陽二十五度，行於陰亦二十五度，一周也。故五十度而復大會於手太陰矣。（《靈樞·榮衛生會第十八》）

胃上口，即上脘也。咽爲胃系，水穀之道路也。膈上曰胷中，即膻中也。其傍行者，走兩掖，出天池之次，循手太陰肺經之分而還於手陽明。其上行者，至於舌。其下行者，交於足陽明，以行於中下二焦，凡此皆上焦之部分也。上焦者，肺之所居，宗氣之所聚。榮氣者，隨宗氣以行於十四經脈之中。故上焦之氣，常與榮氣俱行於陽二十五度，陰亦二十五度。陽陰者，言晝夜也。晝夜周行五十度，至次日寅時復會於手太陰肺經，是爲一周。然則榮氣雖出於中焦，而施化則由於上焦也。

◎中焦之所出

黃帝曰：願聞中焦之所出。岐伯答曰：中焦亦竝胃中，出上焦之後，此所受氣者，泌糟粕，蒸津液，化其精微，上注於肺脈，廼化而爲血，以奉生身，莫貴於此。故獨得行於經隧，命曰榮氣。（《靈樞·榮衛生會第十八》）

此言榮氣出於中焦，廼化血而行經隧者也。榮氣者，陰氣也，本屬下焦，而由中焦之氣降以生之，故曰榮氣出於中焦。是中焦之氣，亦並胃之中脘，出於上焦之下，此廼榮氣之所受也。榮氣泌別糟粕，蒸其津液，化其精微，隨宗氣以上注於肺，而行於十二經之中。凡心中所生之血，賴此榮氣而化，以奉養生活之身，廼至貴而無以尚焉者也。但陰性精專，故得獨行於經隧耳。此以衛氣之在外者而較之，則榮氣在內，如將之守榮，故名之曰榮氣者以此。《生氣通天論》云："陰在內，陽之守也。"正謂此耳。

◎下焦之所出

黃帝曰：願聞下焦之所出。岐伯答曰：下焦者，別廻腸，注於膀胱而滲入焉。故水穀者，常竝居於胃中，成糟粕而俱下於大腸，而成下焦。滲而俱下，濟泌別汁，循下焦而滲入膀胱焉。（《靈樞·榮衛生會第十八》）

此言下焦之所司，見衛氣之所生也。下焦者，在臍下一寸陰交之處，由上焦在膻中，中焦在中脘較之，而此則屬下焦也。胃納水穀，脾廼化之，化已入於小腸，小腸之下口在左，則膀胱相著，但膀胱無上口而有下口，在右則大腸接之。此下焦之氣，渣滓則別入於廻腸，而在後以出之；水液注滲於膀胱，而在前以出之。故知水穀者，常並居於胃中，入小腸，成糟粕，以俱下於大腸，其精微之氣，由上中二焦以降於此，而成下焦。若水液則滲而俱下，濟泌別汁，循此下焦之氣，而滲入膀胱焉。但此下焦之氣，陰中有陽者，昇於中上二焦，以生陽氣，廼謂之衛氣也。故命之曰"衛氣出於下焦"。

十一、奇恒之府

◎奇恒之府

黃帝問曰：余聞方士，或以腦髓爲藏，或以腸胃爲藏，或以爲府，敢問更相反，皆自謂是，不知其道，願聞其說。岐伯對曰：腦、髓、骨、脈、膽、女子胞，此六者，地氣之所生也，皆藏於陰，而象於地，故藏而不寫，名曰奇恒之府。（《素問·五藏別論第十一》）

方士，修煉方術之士。道，理也。大凡藏物者，皆可名藏名府，故皆自以爲是也。以此明藏精氣者名藏，傳化物者爲府，然又有腦髓骨脈膽女子胞，亦所以藏精神氣血者也。修養之士，欲積精全神，通玄牝，養胎息，結靈孕者，不可不知也。腦名泥丸宮，爲上丹田。骨藏髓，脈藏血，諸髓血脈皆會於腦，故腦爲精髓之海。舌下爲華池，有廉泉玉英二竅通於膽液。女子，玄母也。胞者，養胎息結靈胎者也。《胎息經》曰："胎從伏氣中結，氣從有胎中息結。"精育胞，化生身，留胎止精可長生。故曰腦、髓、骨、脈、膽、女子胞，此六者更當藏密而不可虛瀉者也。曰方士者，謂能上通泥丸，下養胎息。地主閉藏而上昇，天主化施而下降，言人之藏府形骸，應象天地陰陽之氣。此六者，與傳化之府不同，故名曰奇恒之府。蓋奇恒之府與五藏並主精，皆可名藏。

第十六章　解剖

一、解剖

◎人死可解剖而視之

岐伯答曰：善哉問也！天至高不可度，地至廣不可量，此之謂也。且夫人生於天地之間，六合之內，此天之高地之廣也，非人力之所能度量而至也。若夫八尺之士，皮肉在此，外可度量切循而得之，其死可解剖而視之。其藏之堅脆，府之大小，穀之多少，脈之長短，血之清濁，氣之多少，十二經之多血少氣，與其少血多氣，與其皆多血氣，與其皆少血氣，皆有大數。（《靈樞·經水第十二》）

天之高，地之廣，不可度量者也。人生於天地六合之內，氣數亦與天地相合，亦猶此天之高，地之廣，似難測識。然而八尺之士，有形可據，其生也可度量其外，其死也可剖視其內。其於藏之堅脆，府之大小，穀之多少，脈之長短，血之清濁，氣之多少，十二經之多血少氣，多氣少血，血氣皆多，血氣皆少，皆有大數。大數者，即《本藏》之五藏堅脆，《腸胃》府之大小，《絕穀》穀之多少，《脈度》脈之長短，《根結》布衣大人之血氣，《九鍼》之多血少氣，多氣少血，皆有數推之。

二、數度

◎可爲度量者取其中度也

岐伯答曰：善哉問也！天至高不可度，地至廣不可量，此之謂也。且夫人生於天地之間，六合之內，此天之高地之廣也，非人力之所能度量而至也。若夫八尺之士，皮肉在此，外可度量切循而得之，其死可解剖而視之。其藏之堅脆，府之大小，穀之多少，脈之長短，血之清濁，氣之多少，十二經之多血少氣，與其少血多氣，與其皆多血氣，與其皆少血氣，皆有大數。（《靈樞·經水第十二》）

此言人之經脈有小大，血有多少，膚有厚薄，肉有堅脆，及膕有大小。故可爲度量者，取其中度也。中度者，即瘦而不甚脫肉，雖弱而血氣不衰，是謂適其中而爲度之眞也。若肌體痟而形肉脫，不得以程度拘泥也。故必當審切循摸，隨其盛衰而善調之。

◎可爲度量者取其中度也

黃帝問於伯高曰：余願聞六府傳穀者，腸胃之小大長短，受穀之多少，奈何？伯高曰：請盡言之，穀所從出入，淺深遠近長短之度。脣至齒長九分，口廣二寸半。齒以後至會厭，深三寸半，大容五合。舌重十兩，長七寸，廣二寸半。咽門重十兩，廣二寸半，至胃長一尺六寸。胃紆曲屈，伸之長二尺六寸，大一尺五寸，徑五寸，大容三斗五昇；小腸後附脊，左環迴周疊積，其注於迴腸者，外附於臍上，迴運環十六曲，大二寸半，徑八分分之少半，長三丈三尺。迴腸當臍左環，迴周葉積而下，迴運環反十六曲，大四寸，徑一寸寸之少半，長二丈一尺；廣腸傅脊，以受迴腸，左環葉脊，上下辟，大八寸，徑二寸寸之大半，長二尺八寸。腸胃所入至所出，長六丈四寸四分，迴曲環反，三十二曲也。（《靈樞·腸胃第三十一》）

此言腸胃自所入至所出之度數也。越人曰："脣爲飛門，齒爲戶門，會厭爲吸門，胃爲賁門，太倉下口爲幽門，大小腸會爲闌門，下極爲魄門。"脣至齒長九分，長，深也。口廣二寸半。廣，闊也。齒以後至會厭，深三寸半，大容五合。會厭在咽喉之上，迺所以分水穀，司呼吸，而不容其相混者也。舌重十兩，長七寸，廣二寸半。咽門重十兩，廣二寸半，咽門，即食喉也，其名曰咽。至胃長一尺六寸。迺並胃脘而言。胃紆曲屈，紆曲，曲折也。伸之長二尺六寸，大一尺五寸，大言周遭之數，徑五寸，徑言直過之數，大容三斗五昇；小腸後附脊，左環迴周疊積，其注於迴腸者，外附於臍上，迴運環十六曲，大二寸半，徑八分分之少半，長三丈三尺。迴腸當臍左環，迴腸，大腸也。迴周葉積而下，葉積，如葉之積，亦疊積之義。迴運環反十六曲，大四寸，徑一寸寸之少半，長二丈一尺；廣腸傅脊，廣腸，大腸下節也，亦名直腸。直腸居後，遶脊而下，故曰傅脊。傅，俯也。以受迴腸，左環葉脊，葉脊上下，言疊於脊之上下而至尾骶也。上下辟，大八寸，辟，闢同。以其最廣，故云辟大八寸。徑二寸寸之大半，長二尺八寸。腸胃所入至所出，長六丈四寸四分，此總結上文自口而入，自便而出之全數。迴曲環反，三十二曲也。三十二曲，合小腸大腸而言也。

◎腸胃所受水穀之度數

黃帝曰：願聞人之不食，七日而死，何也？伯高曰：臣請言其故。胃大一尺五寸，徑五寸，長二尺六寸，橫屈受水穀三斗五昇，其中之穀，常留二斗，水一斗五昇而滿。上焦泄氣，出其精微，慓悍滑疾，下焦下漑諸腸。小

腸大二寸半，徑八分分之少半，長三丈二尺，受穀二斗四昇，水六昇三合合之大半；廻腸大四寸，徑一寸寸之少半，長二丈一尺，受穀一斗，水七昇半。廣腸大八寸，徑二寸寸之大半，長二尺八寸，受穀九昇三合八分合之一。腸胃之長，凡五丈八尺四寸，受水穀九斗二昇一合合之大半。此腸胃所受水穀之數也。平人則不然，胃滿則腸虛，腸滿則胃虛，更虛更滿，故氣得上下，五藏安定，血脈和利，精神廼居，故神者，水穀之精氣也。故腸胃之中，常留穀二斗，水一斗五昇。故平人日再後，後二昇半，一日中五昇。七日，五七三斗五昇，而留水穀盡矣。故平人不食飲，七日而死者，水穀精氣津液皆盡故也。（《靈樞·平人絕穀第三十二》）

平人者，無病之人也。平人之胃大一尺五寸，徑五寸，長二尺六寸，橫屈受水穀三斗五昇，其中之穀，常留二斗，水一斗五昇而滿。小腸大二寸半，徑八分分之少半，長三丈二尺，受穀二斗四昇，水六昇三合合之大半；廻腸大四寸，徑一寸寸之少半，長二丈一尺，受穀一斗，水七昇半。廣腸大八寸，徑二寸寸之大半，長二尺八寸，受穀九昇三合八分合之一。腸胃之長，凡五丈八尺四寸，受水穀九斗二昇一合合之大半。此腸胃所受水穀之數也。

第十七章　病因病機

一、病機十九條

◎病機十九條

帝曰：願聞病機，何如？

岐伯曰：諸風掉眩，皆屬於肝。諸痛癢瘡，皆屬於心。諸濕腫滿，皆屬於脾。諸氣膹鬱，皆屬於肺。諸寒收引，皆屬於腎。

諸厥固泄，皆屬於下。諸痿喘嘔，皆屬於上。

諸暴強直，皆屬於風。

諸脹腹大，皆屬於熱。諸病有聲，鼓之如鼓，皆屬於熱。諸轉反戾，水液混濁，皆屬於熱。諸嘔吐酸，暴注下迫，皆屬於熱。

諸熱瞀瘛，皆屬於火。諸逆衝上，皆屬於火。諸躁狂越，皆屬於火。諸禁鼓慄，如喪神守，皆屬於火。諸病胕腫，疼酸驚駭，皆屬於火。

諸痙項強，皆屬於濕。

諸病水液，澄澈清冷，皆屬於寒。(《素問·至眞要大論第七十四》)

二、三因所傷

◎新故合邪

黄帝曰：夫子言賊風邪氣之傷人也，令人病焉。今有其不離遮罩，不出室穴之中，卒然病者，非不離賊風邪氣，其故何也？岐伯曰：此皆嘗有所傷於濕氣，藏於血脈之中，分肉之間，久留而不去，若有所墮墜，惡血在內而不去，卒然喜怒不節，飲食不適，寒溫不時，腠理閉而不通。其開而遇風寒，則血氣凝結，與故邪相襲，則爲寒痹。其有熱則汗出，汗出則受風，雖不遇賊風邪氣，必有因加而發焉。(《靈樞·賊風第五十八》)

賊者，傷害之名。凡四時不正之氣，皆謂之賊風邪氣。室穴者，言古人多穴居也。

非不離賊風邪氣，言雖避風邪而亦有病者也。嘗有所傷，謂故有所傷也。或傷於濕氣，留藏於分肉血脈之間；或有所墮墜，惡血留而不去；或卒然喜怒不節，則氣有所逆；或飲食不適其宜，則內有所傷；或寒溫不時，致腠理閉而衛氣不通。凡此五者，皆所謂故邪也。其開者，謂冒露於風寒也。故邪在前，風寒繼之，二者相值，則血氣凝結，故爲寒痹。夫寒氣勝者爲痛痹也。其或有因熱汗出而受風者，雖非賊風邪氣，亦爲外感。必有因加而發者，謂因於故而加以新也，新故合邪，故病發矣。

◎風雨寒熱不得虛邪不能獨傷人

黃帝曰：余固不能數，故問先師，願卒聞其道。岐伯曰：風雨寒熱，不得虛邪，不能獨傷人。卒然逢疾風暴雨而不病者，蓋無虛，故邪不能獨傷人。此必因虛邪之風，與其身形，兩虛相得，廼客其形。兩實相逢，衆人肉堅。其中於虛邪也，因於天時，與其身形，參以虛實，大病廼成。氣有定舍，因處爲名，上下中外，分爲三員。（《靈樞·百病始生第六十六》）

夫虛邪之中人也，灑淅動形。正邪之中人也，微先見於色，不知於其身，若有若無，若亡若存，有形無形，莫知其情。是虛邪傷形而正邪傷氣也。正邪者，天之正氣，風寒暑濕燥火也。蓋天有此六氣，而人亦此六氣，是以正邪中氣，同氣相感也。故曰："風雨寒熱，不得虛邪，不能獨傷人。"傷人者，謂傷人之形也。虛邪者，虛鄉不正之邪風。形者，皮脈肉筋骨，五藏之外合，應地之五行也。地之五行，應天之五時，地之五方。虛風者，春時之風，從西方來；夏時之風，從北方來。此五行不正之氣，故傷人之形。是天之六氣，傷人之六氣；地之五行，傷人之五形。蓋人秉天地之形氣，而生成此形氣也。是以虛邪之風，與其身形，兩虛相搏，廼客於形，傳舍於腸胃之外而成積也。衆人肉堅者，承上文而言二十五形之人，血氣不足，不能充膚熱肉，以致虛邪之客於形，非比衆人之肉堅也。因於天時者，因於春時之西風，夏時之北風也。大病廼成者，大邪著於腸胃之間而成積也。氣有定舍者，言邪氣淫泆不可勝論，或著於孫絡，或著於經俞，而後有定名也。此論風雨傷上，下節論清濕傷下，末節論喜怒傷中，而分爲三員也。三員者，即虛邪之中人，病因表也；積聚之已成，病因內也；情慾之傷藏，病在陰也，即內外三部之謂也。

◎天地邪氣水穀寒熱傷人

故天之邪氣，感則害人五藏；水穀之寒熱，感則害於六府；地之濕氣，感則害皮肉筋脈。（《素問·陰陽應象大論第五》）

四時之氣，八正之風，皆天邪也。故天之邪氣，凡風寒暑濕燥火皆是也，感則害人五藏。地氣通於嗌，由嗌而入。蓋水穀雖所以養生，而水穀之寒熱，凡寒熱之非時失宜，皆足以傷人六府也。清氣在下者，言清濕地氣之中人也，必從足始。故地之濕氣，感則害人皮肉筋脈也。

◎邪氣在上濁氣在中清氣在下

夫氣之在脈也，邪氣在上者，言邪氣之中人也高，故邪氣在上也。濁氣在中者，言水穀皆入於胃，其精氣上注於肺，濁溜於腸胃，言寒溫不適，飲食不節，而病生於腸胃，故命曰濁氣在中也。清氣在下者，言清濕地氣之中人也，必從足始，故曰清氣在下也。（《靈樞·小鍼解第三》）

傷於風者，上先受之，故凡八風寒邪之中人，其氣必高而在上。水穀入胃，其清者化氣，上歸於肺，是爲精氣。若寒溫失宜，飲食過度，不能運化，則必留滯腸胃之閒而爲病，此濁氣在中也。傷於濕者，下先受之，故凡清濕地氣之中人，必在下而從足始。

◎邪客六府

帝曰：其客於六府者，何也？岐伯曰：此亦其食飲居處，爲其病本也。六府亦各有俞，風寒濕氣中其俞，而食飲應之，循俞而入，各舍其府也。（《素問·痹論第四十三》）

此言六府之痹，廼循俞而內入者也。夫居處失常，則邪氣外客，飲食不節，則腸胃內傷，故食飲居處，爲六府之病本。食飲入胃，大小腸濟泌糟粕，膀胱決瀆水濁，蒸化精液。榮養經俞，如居處失常，而又食飲應之於內，則經脈虛傷，邪循俞而入，舍其府矣。故曰六府亦各有俞，而食飲應之。夫風寒雨濕合而爲痹矣。居處失常，則邪中藏府之俞矣。喜怒病藏，驚恐傷陰，則陰氣消亡矣。飲食自倍，則腸胃廼傷矣。是以上古之人，食飲有節，起居有常，不妄作勞，和於陰陽，故能形與神居，度百歲廼去。

◎陰可生實生虛

帝曰：善。陰之生實，奈何？岐伯曰：喜怒不節，則陰氣上逆，上逆則下虛，下虛則陽氣走之，故曰實矣。

帝曰：陰之生虛，奈何？岐伯曰：喜則氣下，悲則氣消，消則脈虛空。因寒飲食，寒氣熏滿，則血泣氣去，故曰虛矣。（《素問·調經論第六十二》）

內傷之生實者。陰逆於上則虛於下，陰虛則陽邪湊之，所以爲實。然則實因於虛，此所以內傷多不足也。後節以喜則氣下爲虛，前節所重在怒，故曰實也。觀陰氣上逆之意，言怒可知。又《舉痛論》曰："怒則氣上。"正此之謂。此內傷之生虛也。下，陷也。消，散也。《舉痛論》曰："喜則氣緩。"與此稍異。因寒飲食者，寒氣熏滿中焦，必傷陽氣，故血濇氣去而中爲虛也。若飲食過度，留滯不消，雖亦內傷，此則虛中挾實，是又不可不爲詳辨。

◎三虛相搏爲病

三虛相搏，則爲暴病卒死；兩實一虛，病則爲淋露寒熱；犯其雨濕之地，則爲痿。故聖人避風，如避矢石焉。其有三虛，而偏中於邪風，則爲擊僕偏枯矣。(《靈樞·九宮八風第七十七》)

三虛者，據《素問·刺法、本病》二篇，則以人憂愁思慮傷心，及汗出於心，驚而奪精，爲人二虛；遇司天失守，爲天之虛，爲三虛。據後《歲露論》，以乘年之虛爲一虛，即司天失守是也；逢月之虛爲一虛，即月郭空則海水東盛是也；失時之和爲一虛，即春應煖而反寒之盛是也。據此篇其人已虛，其風又虛，其歲又虛，是謂三虛，三虛相搏，則爲暴病卒死矣。假如人實、歲實而風虛，則止爲淋露寒熱，蓋人爲露所淋，必發爲寒熱也。或犯其雨濕之地，則爲痿病。故聖人避此虛邪之風，如避矢石，若有三虛而爲邪風偏中之，則又爲擊僕，爲偏枯矣。擊僕者，如擊之而僕暈也。偏枯者，或左或右偏枯也。

◎邪中人藏

黄帝曰：邪之中人藏，奈何？岐伯曰：愁憂恐懼則傷心，形寒寒飲則傷肺，以其兩寒相感，中外皆傷，故氣逆而上行。有所墮墜，惡血留内，若有所大怒，氣上而不下，積於脅下，則傷肝。有所擊僕，若醉入房，汗出當風，則傷脾。有所用力舉重，若入房過度，汗出浴水，則傷腎。(《靈樞·邪氣藏府病形第四》)

此下言邪之中於五藏也。然必其内有所傷，而後外邪得以入之。心藏神，憂愁恐懼則神怯，故傷心也。肺合皮毛，其藏畏寒，形寒飲冷，故傷肺也。若内有所傷，而外復有感，則中外皆傷，故氣逆而上行，在表則爲寒熱疼痛，在裏則爲喘咳嘔噦等病。《本病論》曰："憂愁思慮即傷心，飲食勞倦即傷脾；人坐濕地，強力入水即傷腎；恚怒氣逆，上而不下即傷肝。"肝藏血，其志爲怒，其經行脅下也。脾主肌肉，飲食擊僕者，傷其肌肉。醉後入房，汗出當風者，因於酒食，故所傷皆在脾。腎主精與骨，用力舉重則傷骨，入房過度則傷精，汗出浴水，則水邪犯其本藏，故所在腎。

◎形氣内外之相應

黄帝問於伯高曰：余聞形氣，病之先後，外内之應奈何？伯高答曰：風寒傷形，憂恐忿怒傷氣。氣傷藏，廼病藏。寒傷形，廼應形。風傷筋脈，筋脈廼應。此形氣内外之相應也。(《靈樞·壽夭剛柔第六》)

形見於外，氣運於中。病傷形氣，則或先或後，必各有所應。風寒外襲，故傷於形。情欲内勞，故傷於氣。内傷則病在藏府，外傷則應於皮毛。若風傷筋脈，則居於外内之閉，故應於筋脈。此形氣表裏之有辨也。

◎病生於陰

黄帝曰：其生於陰者奈何？岐伯曰：憂思傷心；重寒傷肺；忿怒傷肝；醉以入房，汗出當風，傷脾；用力過度，若入房汗出，則傷腎。此内外三部之所生病者也。（《靈樞·百病始生第六十六》）

此言喜怒不節，則傷五藏之形，而病起於陰也。憂思傷心；形寒飲冷則傷肺；忿怒不節則傷肝；醉以入房，汗出當風則傷脾；用力過度，若入房汗出，則傷腎。此外因於天之風雨，地之清濕，内因於五藏之情志，而成上中下三部之積也。按五藏止曰生病，而不曰積，蓋五藏之病，積在氣而非有形也。《難經》所謂在肝曰肥氣，在肺曰息賁，在心曰伏梁，在脾曰痞氣，在腎曰奔豚，此迺無形之氣積，而非有形之血積也。蓋憂思忿怒傷氣，故積在氣也。

◎喜怒寒暑所傷

故喜怒傷氣，寒暑傷形；暴怒傷陰，暴喜傷陽。厥氣上行，滿脈去形。

蓋肝在志爲怒，心在志爲喜，脾在志爲思，肺在志爲憂，腎在志爲恐也。故喜怒之所生者，皆生於吾人之節，則喜怒不節，遂能傷吾人之氣也，舉喜怒而凡思憂恐可知矣。如怒傷肝，喜傷心，思傷脾，憂傷肺，恐傷腎者是也。寒暑之所勝者，皆勝於形，則寒暑能傷吾人之形也，舉寒暑而凡燥濕風可推矣。上文言寒傷形、熱傷氣，與此二句似乎不同，蓋彼以陰陽分形氣，此以内外分形氣也。氣爲陽，血爲陰。肝藏血，心藏神。暴怒則肝氣逆而血亂，故傷陰。暴喜則心氣緩而神逸，故傷陽。如《行鍼》曰："多陽者多喜，多陰者多怒"。亦各從其類也。厥，逆也。言寒暑喜怒之氣，暴逆於上，則陽獨實，故滿脈。陽亢則陰離，故去形。此孤陽之象也。

喜怒不節，寒暑過度，生迺不固。（《素問·陰陽應象大論第五》）

經曰："智者之養生也，必順四時而適寒暑，和喜怒而安居處。"故知喜怒不節，寒暑過度者，其生迺不固耳。

三、六淫傷害

◎四時傷於六淫

故曰：冬傷於寒，春必病溫；春傷於風，夏生飧泄；夏傷於暑，秋必痎瘧；秋傷於濕，冬生欬嗽。（《素問·陰陽應象大論第五》）

冬傷於寒者，以類相求，其氣入腎，其寒侵骨。其即病者，爲直中陰經之傷寒；不即病者，至春夏則陽氣發越，榮氣漸虚，所藏寒毒，外合陽邪而變爲溫病。然其多從足太陽始者，正以腎與膀胱爲表裏，受於陰而發於陽也。夫傷寒溫疫，多起於冬不藏精，及辛苦饑餓之人。蓋冬不藏精，則邪能深入，而辛苦之人，其身常暖，其衣常薄，暖時竅開，薄時忍寒，兼以饑餓勞倦，致傷中氣，則寒邪易入，待春而發，此所以大荒之後，必有大疫，正爲此也。但此輩疫氣既盛，勢必傳染，又必於虛者先受其氣，則有不必冬寒而病者矣。避之之法，必節欲節勞，仍勿忍饑而近其氣，自可無慮。春傷於風，木氣通於肝膽，即病者廼爲外感，若不即病而留連於夏，脾土當令，木邪相侮，變爲飧泄也。飧，完穀而泄也。夏傷於暑，金氣受邪，即病者廼爲暑證，若不即病而暑汗不出，延至於秋，新涼外束，邪郁成熱，金火相拒，寒熱交爭，故病爲痎瘧。夏秋之交，土金用事，秋傷於濕，其即病者，濕氣通脾，故爲濡泄等證，若不即病，而濕蓄金藏，久之變熱，至冬則外寒內熱，相搏乘肺，病爲欬嗽。《生氣通天論》亦云："秋傷於濕，上逆而欬。"按此四節，春夏以木火傷人而病反寒，秋冬以寒濕傷人而病反熱，是即重陰必陽、重陽必陰之義。若云重陰必陽、重陽必陰者，是謂秋冬時之陰也。寒濕，氣之陰也。冬傷寒，秋傷濕，謂之重陰。冬傷寒而春必溫，秋傷濕而冬欬嗽，廼重陰而變陽病也。春夏，時之陽也；風暑，氣之陽也。春傷風而夏傷暑，謂之重陽。春傷風而飧泄，夏傷暑而秋病痎瘧，廼重陽而變陰病也。夫寒邪伏藏，春時陽氣外出，化寒而爲溫熱也。暑氣伏藏，秋時陰氣外出，化熱而爲陰瘧也。此天之陰陽，又由吾身之陰陽而變化也。傷於風者，上先受之，傷於濕者，下先受之。陽病者，上行極而下，故變爲飧泄之陰病矣。陰病者，下行極而上，故變爲欬嗽之陽證矣。此四時之陰陽，又由吾身之陰陽而昇降也。

◎六淫偏勝

風勝則動，熱勝則腫，燥勝則乾，寒勝則浮，濕勝則濡寫。（《素問·陰陽應象大論第五》）

風勝則庶物皆搖，故爲動，風淫末疾也。熱勝則陽氣內鬱，故洪腫暴作，甚則榮氣逆於肉理，聚爲癰膿之腫。燥勝則津液竭涸，故皮膚乾燥。寒勝則陰氣結於玄府，玄府閉密，陽氣不行，爲脹滿浮虛之病，即醫和云陰淫寒疾之類。濕勝則內攻於脾胃，脾胃受濕，則水穀不分。水穀相和，故大腸傳道而注瀉也。以濕內盛而瀉，故謂之濡瀉。《左傳》曰："雨淫腹疾。"

◎風邪爲害

諸暴強直，皆屬於風。（《素問·至眞要大論第七十四》）

《類經》：暴，猝也。強直，筋病強勁不柔和也。肝主筋，其化風，風者，木火之氣。皆能生風。風氣有餘，如木鬱之發，善暴僵僕之類，肝邪實也。風氣不足，如委和之紀，其動緛戾拘緩之類，肝氣虛也。此皆肝木本氣之化，故曰屬風，非外來虛風八風之謂。凡諸病風而筋爲強急者，正以風位之下，金氣乘之，燥逐風生，其燥益甚。治宜補陰以制陽，養榮以潤燥，故曰治風先治血，血行風自滅，此最善之法也。設誤認爲外感之邪，而用疏風愈風等劑，則益躁其躁，非惟不能去風，而適所以致風矣。

◎風者百病之長也（一）

是故風者百病之長也。（《素問・玉機眞藏論第十九》）

百病之長，言先百病而有之。

◎風者百病之長也（二）

故風者，百病之長也，至其變化，迺爲他病也，無常方，然致有風氣也。（《素問・風論第四十二》）

夫風迺東方之生氣，爲四時之首，能生長萬物，亦能害萬物，如水能浮舟，亦能覆舟，故爲百病之長。至其變化無常，故爲病不一。如春時之非東風，夏時之非南風，或從虛鄉來之剛風謀風之類，皆其變化而爲他病也。方，處也。言風邪之客於人，無有常處。如風氣客於皮膚之間，則爲寒熱，客於脈中則爲寒中熱中，客於藏府則爲藏府之風，循於風府則爲腦風，風入系頭則爲目風。無有常處，而致有風氣也。

◎風從外入

黄帝問曰：余聞風者，百病之始也，以鍼治之奈何？岐伯對曰：風從外入，令人振寒，汗出頭痛，身重惡寒。（《素問・骨空論第六十》）

風之中人，必先皮毛而後及於經絡藏府，由淺入深，自微而甚，善行數變，所以爲百病之始。故聖人之避風，如避矢石者，正以防其微也。風邪外襲，陽氣内拒，邪正分爭，故振寒。風傷衛，故汗出。邪客三陽，故頭痛身重。衛傷則表怯，故惡寒。

◎風之傷人

黄帝問曰：風之傷人也，或爲寒熱，或爲熱中，或爲寒中，或爲癘風，或爲偏枯，或爲風也，其病各異，其名不同，或内至五藏六府，不知其解，願聞其説。

風迺陽動之邪，而人之表裏陰陽，血氣藏府，又有虛有實，故其爲氣也，善行而數變，因其善行數變，是以或爲寒熱或爲偏枯，或外在於形身，或内至於藏府，其病各異，其名不同。此帝悉舉風病諸名爲問也。而欲解其義也。

岐伯對曰：風氣藏於皮膚之閒，内不得通，外不得泄。風者，善行而數變，腠理開，則灑然寒，閉則熱而悶。其寒也，則衰食飲；其熱也，則消肌肉，故使人怢慄而不能食，名曰寒熱。

風寒襲於膚腠，則玄府閉封，故内不得通，外不得泄，此外感之始也。風性動，故善行數變。風本陽邪，陽主疏泄，故令腠理開，開則衛氣不固，故灑然而寒。若寒勝則腠理閉，閉則陽氣内壅，故煩熱而悶。寒邪傷陽，則胃氣不化，故衰少食飲。熱邪傷陰，則津液枯涸，故消瘦肌肉。寒熱交作則振寒，故爲怢栗不食。怢慄，卒振寒貌。

風氣與陽明入胃，循脈而上，至目内眥。其人肥，則風氣不得外泄，則爲熱中而目黄；人瘦，則外泄而寒，則爲寒中而泣出。

風氣客於陽明，則内入於胃，胃居中焦，其脈上行系於目系，人肥則腠理緻密，邪不得泄，留爲熱中，故目黄。人瘦則肌肉疏淺，風寒犯之，陽氣易泄，泄則寒中而泣出。此明風氣之變，或爲熱中，或爲寒中也。

風氣與太陽俱入，行諸脈俞，散於分肉之間，與衛氣相干，其道不利，故使肌肉憤䐜而有瘍，衛氣有所凝而不行，故其肉有不仁也。(《素問・風論第四十二》)

風由太陽經入者，自背而下，凡五藏六府之俞皆附焉，故邪必行諸脈俞而散於分肉也。分肉者，衛氣之所行也。衛氣晝行於陽，自足太陽始，風與衛氣相搏，俱行於分肉之間，故氣道濇而不利。不利則風邪搏聚，故肌肉腫如憤䐜而爲瘡瘍。或衛氣不行則體有不仁。不仁，謂㾓而不知寒熱痛癢者。

◎臥出風吹之

臥出而風吹之，血凝於膚者爲痹，凝於脈者爲泣，凝於足者爲厥。此三者，血行而不得反其空，故爲痹厥也。(《素問・五藏生成第十》)

臥出之際，若玄府未閉，魄汗未藏者，爲風所吹，則血凝於膚，或致麻木，或生疼痛而病爲痹。風寒外襲，血凝於脈，則脈道泣滯而爲病矣。四支爲諸陽之本，風寒客之而血凝於足，則陽衰陰勝而氣逆爲厥也。血得熱則行，得寒則凝。凡此上文三節者，以風寒所客，則血脈凝澀，不能運行而反其空，故爲痹厥之病也。空，孔同，謂血行之道。

◎因於露風

因於露風，廼生寒熱。是以春傷於風，邪氣流連，廼爲洞泄。夏傷於暑，秋爲痎瘧。秋傷於濕，上逆而欬，發爲痿厥。冬傷於寒，春必病温。四時之氣，更傷五藏。(《素問・生氣通天論第三》)

露，陰邪也。風，陽邪也。寒，陰病也。熱，陽病也。言陰陽不能固密，則在天陰陽之邪，傷吾身之陰陽，而爲寒熱病矣。是以有傷四時之陽邪而爲陰病者，傷四時之陰邪而爲陽病者，皆吾身中之陰陽上下出入而變化者也。夫喉主天氣，咽主地氣，陽受風氣，陰受濕氣。傷於風者，上先受之；傷於濕者，下先受之。陽病者，上行極而下，是以春傷於風，廼爲洞泄；陰病者，下行極而上，是以秋傷於濕，上逆而欬，此陰陽上下之相乘也。夏傷於暑，暑汗不泄，炎氣伏藏，秋時陰氣外出，於熱相遇，發爲痎瘧；冬傷於寒，邪不即發，寒氣伏藏，春時陽氣外出，邪隨氣而化熱，發爲溫病，此陰陽出入之氣化也。夫風爲陽邪，洞泄，陰病也。濕爲陰邪，欬逆，陽病也。暑爲陽邪，痎瘧陰病也。寒爲陰邪，溫病陽病也。此皆人身中之陰陽氣化也。天有陰陽之邪，人有陰陽之氣，有病天之陰陽而爲寒熱者，有感人之氣化而爲陰病陽病者。邪正陰陽，變化不測，陰陽二氣，可不和平而秘密歟？經曰："地之濕氣，感則害人皮肉筋骨。"上逆而欬，病陰陽之氣也。發爲痿厥，病有形之筋骨也。有曰秋主燥氣，而曰秋傷於濕者，何也？蓋長夏濕土主氣，是以四之氣大暑、立秋、處暑、白露，廼太陰所主，然六淫之邪，正風寒暑濕，傷人陽氣也。四時之氣，寒暑溫涼，遞相勝負，故四時之邪，更傷五藏之有形，是以病久則傳化也。

◎勞汗當風

勞汗當風，寒薄爲皶，鬱廼痤。（《素問·生氣通天論第三》）

形勞汗出，坐卧當風，寒氣薄之，液凝爲皶，皶，酒皶鼻也。若鬱而稍大，廼成小癤，是名曰痤。凡若此者，皆陽氣不固之使然。

◎風客淫氣

風客淫氣，精廼亡，邪傷肝也。（《素問·生氣通天論第三》）

淫氣者，陰陽之亂氣也。表不和則風邪客之，風木生火，淫氣化熱，熱則傷陰，精廼消亡。風邪通於肝，故必先傷肝也。然風爲百病之始，故凡病因於外而內連五藏者，皆由乎風也。

◎五方生風

東風生於春，病在肝，俞在頸項；南風生於夏，病在心，俞在胷脅；西風生於秋，病在肺，俞在肩背；北風生於冬，病在腎，俞在腰股；中央爲土，病在脾，俞在脊。故春氣者，病在頭；夏氣者，病在藏；秋氣者，病在肩背；冬氣者，病在四支。（《素問·金匱眞言論第四》）

此言五藏隨時爲病，然必冬藏其精，而四時不爲病也。春主甲乙木，其位東，故東風生於春。《陰陽應象大論》謂："在天爲風，在藏爲肝。"故人之受病，當在於肝，凡外而頸項之所，廼甲乙木氣之所主也，則俞穴之在頸項者，其病從之而外應矣。夏主丙丁火，其位南，故南風生於夏。《陰陽應象大論》謂"在天爲熱，在藏爲心"，故人之受病當在於心，凡外而胷脅之所，廼丙丁火氣之所主也，則俞穴之在胷脅者，其病從之而外應矣。秋主庚辛金，其位西，故西風生於秋，《陰陽應象大論》謂"在天爲燥，在藏爲肺"，故人之受病，當在於肺，凡外而肩背之所，廼肺之所繫也，則俞穴之在肩背者，其病從之而外應矣。冬主壬癸水，其位北，故北風生於冬，《陰陽應象大論》謂"在天爲寒，在藏爲腎”，故人之受病，當在於腎，凡外而腰股之所，迺腎之部分也，則俞穴之在腰股者，其病從之而外應矣。中央屬戊己土，故脾屬土，當病在脾。脊者，體之中也，則俞穴之在脊者，其病從之而外應矣。由是觀之，則春氣者病在頭，頸項即頭也；夏氣者，病在藏，外爲胷脅而內爲藏也；秋氣者病在肩背；冬氣者病在四支，上文言腰股而此言四支者，以四支爲末，如木之枝得寒而凋，故不但腰股爲病，而四支亦受病也。《左傳》云："風淫末疾。"

◎八風發邪

黃帝問曰：天有八風，經有五風，何謂？岐伯對曰：八風發邪，以爲經風，觸五藏，邪氣發病。（《素問·金匱眞言論第四》）

八風，八方之風。經，謂五藏之經俞。五風，五經之風也。八風發邪，謂八方不正之邪風，發而爲五經之風，觸人五藏，則邪氣在內而發病也。蓋言在天則爲八方之風，在人則爲五經五藏之風矣。

◎八風傷人（一）

是故太乙徙立於中宮，迺朝八風，以占吉兇也。

風從南方來，名曰大弱風，其傷人也，內舍於心，外在於脈，氣主熱；

風從西南方來，名曰謀風，其傷人也，內舍於脾，外在於肌，其氣主爲弱；

風從西方來，名曰剛風，其傷人也，內舍於肺，外在於皮膚，其氣主爲燥；

風從西北方來，名曰折風，其傷人也，內舍於小腸，外在於手太陽脈，脈絕則溢，脈閉則結不通，善暴死；

風從北方來，名曰大剛風，其傷人也，內舍於腎，外在於骨，與肩背之膂筋，其氣主爲寒也；

風從東北方來，名曰兇風，其傷人也，內舍於大腸，外在於兩脇掖骨，下及支節；

風從東方來，名曰嬰兒風，其傷人也，內舍於肝，外在於筋紐，其氣主爲身濕；

風從東南方來，名曰弱風，其傷人也，內舍於胃，外在肌肉，其氣主體重。

此八風皆從其虛之鄉來，迺能病人。（《靈樞·九宮八風第七十七》）

此正以明太乙即北極也。蓋中不立，則方隅氣候皆不得其正，故太乙立於中宮，而斗建其外，然後可以朝八風，占吉凶，所謂北辰北極，天之樞紐者以此。此下皆言虛風傷人之爲病。南方，離火宮也。凡熱盛之方，風至必微，故曰大弱風。其在於人，則火藏應之，內舍於心，外在於脈，其病爲熱，心病則包絡在其中矣。西南方，坤土宮也。陰氣方生，陽氣猶盛，陰陽去就，若有所議，故曰謀風。其在於人，則土藏應之，故內舍於脾，外在於肌。脾惡陰濕，故其氣主爲弱。西方，兌金宮也。金氣剛勁，故曰剛風。其在於人，則金藏應之，內舍於肺，外在皮膚，其病氣主燥也。西北方，乾金宮也。金主折傷，故曰折風。凡風氣傷人，南應在上，北應在下，故此小腸手太陽經受病者，以小腸屬丙，爲下焦之火府，而乾亥虛風，其衝在巳也。然西方之金，其氣肅殺，北方之水，其氣慘冽，西北合氣，最伐生陽，故令人善暴死。北方，坎水宮也，氣寒則風烈，故曰大剛風。其在於人，則水藏應之，內舍於腎，外在於骨、肩背膂筋，足太陽經也。言腎則膀胱亦在其中，而病氣皆主寒也。東北方，艮土宮也。陰氣未退，陽和未盛，故曰凶風。其在於人，則傷及大腸。以大腸屬庚，爲下焦之金府，而艮寅虛風，其衝在申也。兩脅掖骨下，大腸所近之位。支節，手陽明脈氣所及。東方，震木宮也，風生於東，故曰嬰兒風。其在於人，則木藏應之，故病舍於肝，外在於筋紐，肝病則膽在其中矣。風本勝濕，而其氣反爲身濕者，以東南水鄉，濕氣所居，故東風多雨，濕徵可見矣。東南方，巽木宮也。氣暖則風柔，故曰弱風。東南濕勝，挾木侮土，故其傷人，則內舍於胃，外在肌肉，其病氣主體重也。凡上文之爲病者，皆以虛風爲言，而實風不在其列。乘年之衰，逢月之空，失時之和，是謂三虛，義詳下章。又三虛云驚而奪精、汗出於心等義，詳後四十三、四二章。兩實一虛，言三虛犯一亦能爲病，其病則或因淋雨、或因露風而爲寒熱，或犯其雨濕之地而爲痿，皆一虛之爲病也。邪風，非時不正之風也。擊僕，爲風所擊而僕倒也。然必犯三虛而後爲此病，則人之正氣實者，邪不能傷可知矣。

◎八風傷人（二）

黄帝曰：願聞歲之所以皆同病者，何因而然？少師曰：此八正之候也。

黄帝曰：候之奈何？少師曰：常以冬至之日，太乙立於葉蟄之宮，其至也，天必應之以風雨者矣。風雨從南方來者，爲虛風，賊傷人者也。其以夜半至也，萬民皆臥而弗犯也，故其歲民少病。其以晝至者，萬民懈怠，而皆中於虛風，故萬民多病。虛邪入客於骨，而不發於外，至其立春，陽氣大發，腠理開，因立春之日，風從西方來，萬民又皆中於虛風，此兩邪相搏，經氣結代者矣。故諸逢其風，而遇其雨者，命曰遇歲露焉。因歲之和，而少賊風者，民少病而少死；歲多賊風邪氣，寒溫不和，則民多病而死矣。（《靈樞·歲露論第七十九》）

八正者，冬至夏至、春分秋分、立春立夏、立秋立冬，定八方之正位，以候八方之風雨也。冬至之日，風從南方來；立春之日，風從西方來，此從其衝後來爲虛風，傷人者也。冬至子之半，其氣始蒙，故虛邪入客於骨，而不即發，立春時陽氣大發，腠理開，而立春之日，又逢西方來之衝風，兩邪相搏，則經脈結代矣。風者，天之氣；雨者，天之露，故諸逢其風而遇其雨者，命曰遇歲露焉。一歲之中，得及時之風雨，而少賊風者，是因歲之和，則歲美民安少病。如風雨不時，又多烈風邪氣，而失時之和，則民多病而死矣。

◎熱氣所留

熱氣留於小腸，腸中痛，癉熱，焦渴，則堅乾不得出，故痛而閉不通矣。（《素問·舉痛論第三十九》）

有熱氣留於小腸，腸中作痛，癉熱焦渴，則且堅而乾不得出，故痛而便閉不通也。由此觀之，則諸痛皆寒，而惟便閉不通爲有熱者，此皆言而可知者也。

◎熱邪爲害

諸脹腹大，皆屬於熱。

諸脹腹大，皆屬於熱者，熱氣内盛，在肺則脹於上，在脾胃則脹於中，在肝腎則脹於下，此以火邪所至，廼爲煩滿。故曰："諸脹腹大，皆屬於熱。"如歲火太過，民病脅支滿；少陰司天，肺䐜腹大滿膨膨而喘咳；少陽司天，身面胕腫腹滿仰息之類，皆實熱也。然歲水太過，民病腹大脛腫；歲火不及，民病脅支滿胸腹大；流衍之紀，其病脹；水鬱之發，善厥逆痞堅腹脹；太陽之勝，腹滿食減；陽明之復，爲腹脹而泄。又如《五常政大論》曰："適寒涼者脹。"《異法方宜論》曰："藏寒生滿病。"《經脈》曰："胃中寒則脹滿。"是皆言熱不足寒有餘也。仲景曰："腹滿不減，減不足言，須當下之，宜與大承氣湯。"言實脹也。腹脹時減復如故，此爲寒，當與溫藥。言虛脹也。東垣曰："大抵寒脹多，熱脹少。"豈虛語哉？故治此者，不可以諸脹腹大，悉認爲實熱，而不察其盛衰之義。

諸病有聲，鼓之如鼓，皆屬於熱。

諸病有聲，鼓之如鼓，皆屬於熱者。凡病主有聲，而鼓之如鼓，脹而有聲也。爲陽氣所逆，故屬於熱。然《師傳》曰："胃中寒則腹脹，腸中寒則腸鳴飧泄。"《口問》曰："中氣不足，腸爲之苦鳴。"此又皆寒脹之有聲者也。

諸轉反戾，水液混濁，皆屬於熱。

反戾，筋轉也。諸轉反戾，轉筋拘攣也。水液，小便也。河間曰："熱氣燥爍於筋則攣瘛爲痛，火主燔灼燥動故也。"小便混濁者，天氣熱則水混濁，寒則清潔，水體清而火體濁故也。又如清水爲湯，則自然濁也。此所謂皆屬於熱，宜從寒者是也。然其中亦各有虛實之不同者，如傷暑霍亂而爲轉筋之類，宜用甘涼調和等劑清其亢烈之火者，熱之屬也。如感冒非時風寒，或因豪雨之後，濕毒中藏而爲轉筋霍亂，宜用辛溫等劑，理中氣以逐陰邪者，寒之屬也。大抵熱勝者必多煩燥焦渴，寒勝者必多厥逆畏寒。故太陽之至爲痙，太陽之復爲腰脽反痛、屈伸不便，水鬱之發爲大關節不利，是皆陽衰陰勝之病也。水液之濁，雖爲屬火，然思慮傷心，勞倦傷脾，色欲傷腎，三陰虧損者多有是病。治宜慎起居，節勞欲，陰虛者壯其水，陽虛者益其氣，金水既足，便當自清，若用寒涼，病必益甚。故《玉機眞藏論》曰："冬脈不及則令人少腹滿，小便變。"《口問》曰："中氣不足，溲便爲之變。"陰陽盛衰，義有如此，又豈可盡以前證爲實熱。

諸嘔吐酸，暴注下迫，皆屬於熱。（《素問·至眞要大論第七十四》）

暴注，卒暴注泄也。腸胃熱甚而傳化失常，火性疾速，故如是也。下迫，後重裏急迫痛也，火性急速而能燥物故也。是皆就熱爲言耳。不知此云皆屬於熱者，言熱之本也；至於陰陽盛衰，則變如冰炭，胡可偏執爲論。如《舉痛論》曰："寒氣客於腸胃，厥逆上出，故痛而嘔也。"《至眞要等論》曰："太陽司天，民病嘔血善噫；太陽之復，心胃生寒，胸中不和，唾出清水，及爲噦噫；太陽之勝，寒入下焦，傳爲濡泄之類，是皆寒勝之爲病也。"又如歲木太過，民病飧泄腸鳴，反脅痛而吐甚；發生之紀，其病吐利之類，是皆木邪乘土，脾虛病也。又如歲土不及，民病飧泄霍亂；土鬱之發，爲嘔吐注下；太陰所至爲霍亂吐下之類，是皆濕勝爲邪，脾家本病，有濕多成熱者，有寒濕同氣者，濕熱宜清，寒濕宜溫，無失氣宜，此之謂也。至於吐酸一證，在本節則明言屬熱，又如少陽之勝爲嘔酸，亦相火證也，此外別無因寒之說。

◎火邪爲害

諸熱瞀瘛，皆屬於火。

瞀，昏悶也。瘛，抽掣也。火象徵也。邪熱傷神則瞀，亢陽傷血則瘛，故皆屬於火。然歲火不及，則民病兩臂內痛，郁冒矇昧；歲水太過，則民病身熱煩心躁悸，渴而妄冒。此義火之所以有虛實也。

諸禁鼓栗，如喪神守，皆屬於火。

諸禁鼓慄，如喪神守，皆屬於火者，蓋心藏神，又主火，凡諸有所禁，不能運持，而鼓動戰慄，如喪失守神，皆屬於火，以火極則寒也。

諸逆衝上，皆屬於火。

《類經》：火性炎上，故諸逆衝上者皆屬於火。然諸藏諸經皆有逆氣，則其陰陽虛實有不同矣。其在心脾胃者，如《脈解》曰："太陰所謂上走心爲噫者，陰盛而上走於陽明，陽明絡屬心，故曰上走心爲噫也。"有在肺者，如《藏氣法時論》曰："肺苦氣上逆也。"有在脾者，如《經脈》曰："足太陰厥氣上逆則霍亂也。"有在肝者，如《脈要精微論》曰："肝脈若搏，令人喘逆也。"有在腎者，如《脈解》曰："少陰所謂嘔咳上氣喘者，陰氣在下，陽氣在上，諸陽氣浮，無所依從也。"又《繆刺》曰："邪客於足少陰之絡，令人無故善怒，氣上走賁上也。"又《示從容論》曰："咳喘煩冤者，是腎氣之逆也。"又《邪氣藏府病形》曰："腎脈微緩爲洞。洞者食不化，下嗌還出也。"有在胃者，如《宣明五氣》曰："胃爲氣逆爲噦也。"又《陰陽別論》曰："二陽之病發心脾，其傳爲息奔也"。有在膽胃者，如《四時氣》曰："善嘔，嘔有苦，長太息，心中憺憺，恐人將捕之，邪在膽，逆在胃也。"有在小腸者，曰："少腹控睾引腰脊，上衝心也。"有在大腸者，曰："腹中常鳴，氣上衝胸，喘不能久立也。"又《繆刺》曰："邪客於手陽明之絡，令人氣滿胸中喘息也。"有在膀胱者，如《經脈別論》曰："太陽藏獨至，厥喘虛氣逆，是陰不足陽有餘也。"有在衝督者，如《骨空論》曰："衝脈爲病，逆氣裏急。"督脈生病，從少腹上衝心而痛，不得前後，爲衝疝也。凡此者，皆諸逆衝上之病。雖諸衝上皆屬於火，但陽盛者火之實，陽衰者火之虛，治分補瀉，當於此詳察之矣。

諸躁狂越，皆屬於火。

火者，少陽包絡之相火。躁，煩躁不寧也。狂，狂亂也。越，失常度也。熱盛於外，則支體躁擾；熱盛於內，則神志躁煩。蓋火入於肺則煩，火入於腎則躁，煩爲熱之輕，躁爲熱之甚耳。如少陰之勝，心下熱，嘔逆躁煩；少陽之復，心熱煩躁便數憎風之類，是皆火盛之躁也。然有所謂陰躁者，如歲水太過，寒氣流行，邪害心火，民病心熱煩心躁悸、陰厥譫妄之類，陰之勝也。是爲陰盛發躁，名曰陰躁。且凡內熱而躁者，有邪之熱也，病多屬火；外熱而躁者，無根之火也，病多屬寒。此所以熱躁宜寒，陰躁宜熱也。狂，陽病也。《宣明五氣》曰："邪入於陽則狂。"《難經》曰："重陽者狂。"如赫曦之紀，血流狂妄之類，陽狂也。然復有虛狂者，如《本神》曰："肝悲哀動中則傷魂，魂傷則狂妄不精。肺喜樂無極則傷魄，魄傷則狂，狂者意不存人。"《通天》曰："陽重脫者陽狂。"《腹中論》曰："石之則陽氣虛，虛則狂。"是又狂之有虛實補瀉，不可誤用也。

諸病胕腫，疼酸驚駭，皆屬於火。（《素問·至眞要大論第七十四》）

胕腫，浮腫也。胕腫疼酸者，陽實於外，火在經，熱氣多也。驚駭不寧者，熱乘陰分，火在藏也。故如少陰少陽司天，皆爲瘡瘍胕腫之類，是火之實也。然伏明之紀其發痛，太陽司天爲胕腫身後癰，太陰所至爲重胕腫，太陽在泉，寒復內餘則腰尻股脛足膝中痛之類，皆以寒濕之勝而爲腫爲痛，是又火之不足也。至於驚駭，虛實亦然。如少陰所至爲驚駭，君火盛也。若委和之紀其發驚駭，陽明之復亦爲驚駭，此又以木衰金勝，肝膽受傷，火無生氣，陽虛所致當知也。

◎因於暑

因於暑，汗，煩則喘喝，靜則多言，體若燔炭，汗出而散。（《素問·生氣通天論第三》）

天之陽邪，傷人陽氣，氣傷外弛，故汗出也。氣分之邪，熱盛則追及所生，心主脈，故心煩。肺廼心之蓋，故煩則喘喝也。如不煩而靜，此邪仍在氣分而氣傷，神氣虛，故多言也。《脈要精微論》曰："言而微，終日廼復言者，此奪氣也。"天之陽邪，傷人陽氣，兩陽相搏，故體若燔炭，陽熱之邪，得吾身之陰液而解，故汗出廼散也。按《傷寒論》曰："病常自汗出者，此衛氣不和也。復發其汗，榮衛和則愈。"故因於暑而汗出者，暑傷陽而衛氣不和也。汗出而散者，得榮衛和而汗出迺解也。是以因於寒邪，運陽氣以外禦；因於暑邪，得陰液而散解。是以陳陰陽，和血氣，雖有賊邪，勿能爲害。

◎濕邪爲害

諸痓項強，皆屬於濕。（《素問·至眞要大論第七十四》）

痓，風強病，太陽傷濕也。蓋項爲足之太陽，濕兼風化而侵寒水之經，濕之極也。然太陽所至爲屈伸不利，太陽之復爲腰脽反痛、屈伸不便者，是又爲寒水反勝之虛邪矣。

◎因於濕

因於濕，首如裹，濕熱不攘，大筋緛短，小筋弛長，緛短爲拘，弛長爲痿。（《素問·生氣通天論第三》）

濕土用事，雖屬長夏之氣，然土王四季，則感發無時。但濕之中人，有內外上下之辨：濕傷外者，雨霧陰濕之屬也。濕傷內者，酒漿乳酪之屬也。濕在上則首如裹，謂若以物蒙裹然者，凡人行瘴霧之中及酒多之後，覺脹壅頭面，即其狀也。濕熱，濕郁成熱也。攘，退也。濕熱不退而下及支體，大筋受之則血傷，故爲緛短。小筋受之則柔弱，故爲弛長。緛短故拘攣不伸，弛長故痿弱無力。攘，縮也。弛，廢弛也。

◎寒邪爲害

諸病水液，澄澈清冷，皆屬於寒。（《素問·至眞要大論第七十四》）

水液者，上下所出皆是也。水體清，其氣寒，故凡或吐或利，水穀不化而澄澈清冷者，皆得寒水之化，如秋冬寒冷，水必澄清也。

◎因於寒

因於寒，欲如運樞，起居如驚，神氣迺浮。（《素問·生氣通天論第三》）

陽氣不固者，四時之邪，皆得以傷之也。運樞，如天樞之獨運於中也。起居如驚，謂暴卒也。言因天之寒，當深居周密，如樞紐之內動。不當煩擾筋骨，使陽氣發泄於皮膚，而傷於寒毒也。若起居暴卒，馳騁荒佚，則神氣浮越，無所綏寧矣。《脈要精微論》曰："冬日在骨，蟄蟲周密，君子居室。"《四氣調神大論》曰："冬三月，此謂閉藏，水冰地坼，無擾乎陽。"又曰："使志若伏若匿，若有思意，若已有得，去寒就溫，無泄皮膚，使氣亟奪。"皆此謂也。

◎人傷於寒

帝曰：人傷於寒而傳爲熱，何也？岐伯曰：夫寒盛則生熱也。（《素問·水

熱穴論第六十一》）

寒邪外束，則陽氣內鬱，故傳而爲熱，所以寒盛則生熱也。然則外感發熱者，因傷於寒也，散其寒則陽氣泄而熱自除矣。世有不知標本者，但見發熱，輒用苦寒。夫陰寒沉滯，焉能解表？表不解則熱愈甚，所以輕者致重，重者致危，是不知熱無犯熱，寒無犯寒之戒也。

◎寒氣客於經脈肢體藏府

岐伯再拜稽首對曰：何道之問也？帝曰：願聞人之五藏卒痛，何氣使然？岐伯對曰：經脈流行不止，環周不休，寒氣入經而稽遲，泣而不行，客於脈外則血少，客於脈中則氣不通，故卒然而痛。

帝曰：其痛或卒然而止者，或痛甚不休者，或痛甚不可按者，或按之而痛止者，或按之無益者，或喘動應手者，或心與背相引而痛者，或脅肋與少腹相引而痛者，或腹痛引陰股者，或痛宿昔而成積者，或卒然痛死不知人，有少間復生者，或痛而嘔者，或腹痛而後泄者，或痛而閉不通者。

經氣流轉，如環無端，寒氣客之，則凝泣而不行矣。客於脈外，則脈縮踡而血少；客於脈中，則脈滿而氣不通，故卒然而痛也。夫氣爲陽，血爲陰。氣無形，血有形。氣行脈外，血行脈中。客於脈外則血少，客於脈中則氣不通，正言其形氣交感之要道。形，證也。何道之問也者，岐伯請示問端也。言卒痛證，凡十四種，其候各異，將何以別之。

凡此諸痛，各不同形，別之奈何？岐伯曰：寒氣客於脈外則脈寒，脈寒則縮踡，縮踡則脈絀急，絀急則外引小絡，故卒然而痛，得炅則痛立止。

踡，不伸也。絀，屈曲也。炅，熱也。寒氣客於脈外者，邪不甚深，衛氣不得流通，則外引小絡而卒然爲痛，故但得炅暖之氣，其痛則立止也。

因重中於寒，則痛久矣。

有等痛甚不休者，蓋以寒氣客於經脈之外，既中於前，而又中於後，則重中於寒，故痛久而不止也。

寒氣客於經脈之中，與炅氣相薄則脈滿，滿則痛而不可按也。

陽氣行於脈中而寒襲之，則寒熱相搏，留而不行，則邪實於經，故脈滿而痛，不可按也。

寒氣稽留，炅氣從上，則脈充大而血氣亂，故痛甚不可按也。

炅氣從上，陽主昇也。寒邪遏之，則脈滿則充大，時血與氣亂，故痛甚而不可按也。

寒氣客於腸胃之間，膜原之下，血不得散，小絡急引故痛，按之則血氣散，故按之痛止。

膜，謂膈間之膜。原，謂膈肓之原。有寒氣客於腸胃之間，膜原之下，內有血因寒而不散，內有小絡因寒而急引，故痛，按之則血氣自散，小絡自緩，故按之而痛止也。《百病始生》曰："其著於腸胃之募原也，飽食則安，饑則痛。"義與此通。但按後復痛，當有祛寒之法耳。

寒氣客於挾脊之脈，則深按之不能及，故按之無益也。

寒氣客於俠脊之脈，則中爲督脈，而兩傍爲足太陽膀胱經之脈，俠脊而行者也，寒氣入於風門，則日深一日，雖按之亦不能及，故按之無益，而痛自若也。

寒氣客於衝脈，衝脈起於關元，隨腹直上，寒氣客則脈不通，脈不通，則氣因之，故喘動應手矣。

衝脈，奇經脈也。關元，任脈穴，在臍下三寸。言起於關元，即隨腹而上，非生出於此也。其本生出，迺起於腎下也。直上者，謂上行會於咽喉也。寒氣客於衝脈，脈不通，氣因之，謂衝脈不通，足少陰氣因之上滿。衝脈與少陰並行，故喘動應於手也。

寒氣客於背俞之脈則脈泣，脈泣則血虛，血虛則痛，其俞注於心，故相引而痛，按之則熱氣至，熱氣至則痛止矣。

背俞，五藏俞也，皆足太陽經穴。太陽之脈循膂當心入散，上出於項，故寒氣客之，則脈澀血虛，爲背與心相引而痛，因其俞注於心也。按之則熱至而痛止者，正以血虛故耳。

寒氣客於厥陰之脈，厥陰之脈者，絡陰器，繫於肝。寒氣客於脈中，則血泣脈急，故脅肋與少腹相引痛矣。

有等脅肋與少腹相引而痛者，蓋以寒氣客於足厥陰肝經之脈，止脈循陰股入毛中，環陰器，抵少腹，上貫膈，布脅肋，今寒氣客於肝經之脈，則血濇脈急，故脅肋與少腹相引而痛矣。

厥氣客於陰股，寒氣上及少腹，血泣在下相引，故腹痛引陰股。

有厥氣客於陰股者，以肝脈循陰股而上，寒氣上抵少腹，則血濇不行，上下相引，故腹痛引陰股也。

寒氣客於小腸膜原之間，絡血之中，血泣不得注於大經，血氣稽留不得行，故宿昔而成積矣。

有寒氣客於小腸膜原之閒，絡血之中，其血凝泣，不得外注於大經之脈，血氣稽留而不行，故痛至夙昔而成積聚也。宿昔，稽留久也。息，止也。大經，藏府之大絡也。

寒氣客於五藏，厥逆上泄，陰氣竭，陽氣未入，故卒然痛死不知人，氣復反則生矣。

寒氣客於五藏，藏陰之氣，厥逆於上，而從上泄，則陰氣內竭矣。陽熱之氣，又未入於內，則裏氣虛傷，故卒然痛死不知人，得陰陽之氣，復反於內則生矣。

寒氣客於腸胃，厥逆上出，故痛而嘔也。

寒氣客於腸胃之閒，從胃上出，故痛而嘔。夫在藏之邪，溜腑而解。在腸胃之邪，從下泄而解。今藏腑之邪，皆從上逆而出者，病氣而不入經也。

寒氣客於小腸，小腸不得成聚，故後泄腹痛矣。（《素問・舉痛論第三十九》）

有等腹痛而後泄者，蓋以寒氣客於小腸，小腸爲丙火之府，而寒邪勝之，則陽氣不化，水穀不得停留，故爲後泄腹痛。

◎重寒則熱重熱則寒

重寒則熱，重熱則寒。（《素問・陰陽應象大論第五》）

物極則變也。此即上文寒極生熱、熱極生寒之義。蓋陰陽之氣，水極則似火，火極則似水，陽盛則隔陰，陰盛則隔陽。故有眞寒假熱，眞熱假寒之辨，此而錯認，則死生反掌。

◎寒熱傷害

寒傷形，熱傷氣。氣傷痛，形傷腫。故先痛而後腫者，氣傷形也；先腫而後痛者，形傷氣也。（《素問・陰陽應象大論第五》）

凡天時物類之寒熱，皆能致吾人之病，故寒者能傷吾人之形，正以寒爲陰，而形亦屬陰，寒則氣收而形斯傷矣，陰化形也。熱者能傷吾人之氣，正以熱爲陽，而氣亦屬陽，炅則氣散，而氣斯病矣，陽化氣也。夫惟熱之傷氣也，則氣之傷者，其痛生焉，所謂諸痛皆屬於火者是也。夫惟寒之傷形也，則形之傷者，其腫生焉，所謂寒則堅凝而腫斯作也。然其爲腫爲痛，復有相因之機，先有是痛而後發腫者，蓋以氣先受傷，而形亦受傷，謂之氣傷形也。先有是腫而後爲痛者，蓋以形先受傷，而氣亦受傷，謂之形傷氣也。形非氣不充，氣非形不生，形氣相爲依附，而病之相因者又如此。

◎傷寒傷暑

氣盛身寒，得之傷寒；氣虛身熱，得之傷暑。（《素問・刺志論第五十三》）

氣盛身寒，得之傷寒者，寒傷形也。氣虛身熱，得之傷暑者，暑傷氣也。《熱論》曰：“人之傷於寒也，則爲病熱。”本節復以身寒者爲傷寒，身熱者爲傷暑，其說若乎相反。不知四時皆有傷寒，而傷暑惟在夏月，病不同時者，自不必辨。惟於夏至之後，有感寒暑而同時爲病者，則不可不察其陰陽也。蓋陰邪中人，則寒集於表，氣聚於裏，故邪氣盛實而身本因寒也。暑邪中人，則熱觸於外，氣傷於中，故正氣疲困而因熱無寒也。此夏月寒暑之明辨，故以二者並言於此，非謂凡患傷寒者，皆身寒無熱也。

◎風雨寒濕之傷人

帝曰：風雨之傷人奈何？岐伯曰：風雨之傷人也，先客於皮膚，傳入於孫脈，孫脈滿則傳入於絡脈，絡脈滿則輸於大經脈。血氣與邪竝客於分腠之間，

其脈堅大，故曰實。實者，外堅充滿，不可按之，按之則痛。

帝曰：寒濕之傷人奈何？岐伯曰：寒濕之中人也，皮膚不收，肌肉堅緊，榮血泣，衛氣去，故曰虛。虛者，聶辟氣不足，按之則氣足以溫之，故快然而不痛。帝曰：善。（《素問·調經論第六十二》）

此論外因之風雨寒暑，而有虛有實也。夫經脈爲裏，支而横者爲絡，絡之別者爲孫。風雨之傷人也，先客於皮膚，而次入於裏，血氣與邪並客於分腠之間，其脈堅大，故曰實。此邪在於分腠之陽，迫及於脈而爲堅大，未入於裏，故按之則痛，寒濕之傷人肌肉也。夫表陽之氣，主於皮膚，寒濕之陰邪傷人陽氣，是以皮膚不收，陽氣不能外禦，致邪入於肌肉，而肌肉堅緊也。榮血泣而不行，衛氣去於膚表，故爲虛也。聶，僵同。辟，積也。此虛者，虛於外而僻積於内也。此表氣不足，故按摩之，則裏氣出以溫之，故快然而不痛。此二節論陽受之風雨寒濕，陽氣主於膚表，蓋以陽氣實者爲實，而陽氣虛者爲虛也。

四、七情傷害

◎七情傳化相乘

然其卒發者，不必治於傳，或其傳化有不以次，不以次入者，憂恐悲喜怒，令不得以其次，故令人有大病矣。因而喜，大虛則腎氣乘矣，怒則肝氣乘矣，悲則肺氣乘矣，恐則脾氣乘矣，憂則心氣乘矣，此其道也。故病有五，五五二十五變，及其傳化。傳，乘之名也。（《素問·玉機眞藏論第十九》）

病有發於倉卒者，隨氣爲患，不以次而入，亦不必依次以治其傳。此又於逆傳順傳之外，而復有不次相乘者矣。卒，猝同。五志之發無常，隨觸而動，故生病亦不以其次。喜則氣下，故傷心，心傷而大虛，則腎氣乘之，水勝火也。怒則氣逆於肝而乘於脾，木勝土也。悲則氣並於肺而乘於肝，金勝木也。恐傷腎而腎氣虛，則脾氣乘之，土勝水也。憂傷肺則心氣乘之，火勝金也。或以有餘而乘彼，或以不足而被乘，皆乘所不勝，此不次之道也。藏惟五，而五藏之傳，又能各兼五藏，則有二十五變。傳者以此傳彼，乘者以強淩弱，故有曰傳曰乘之異名耳。

◎五神所傷

是故怵惕思慮者則傷神，神傷則恐懼，流淫而不止。因悲哀動中者，竭絕而失生。喜樂者，神憚散而不藏。愁憂者，氣閉塞而不行。盛怒者，迷惑而不治。恐懼者，神蕩憚而不收。

此言情志所傷之爲害也。怵，恐也。惕，驚也。流淫，謂流泄淫溢，蓋恐懼而不解則傷精，精時自下者是也。思慮而兼怵惕，則神傷而心怯，心怯則恐懼，恐懼則傷腎，腎傷則精不固。蓋以心腎不交，故不能收攝如此。悲則氣消，悲哀太甚則胞絡絕，故致失生。竭者絕之漸，絕則盡絕無餘矣。喜發於心，樂散在外，暴喜傷陽，故神氣憚散而不藏。憚，驚惕也。愁憂則氣不能舒，故脈道爲之閉塞。怒則氣逆，甚者必亂，故致昏迷皇惑而不治。不治，亂也。恐懼則神志驚散，故蕩憚而不收。夫喜樂者，神憚散而不藏，故神不能持而流蕩也；恐懼者，神蕩憚而不收，故神爲恐懼而散失也。二者略同，然所當詳辨也。

心，怵惕思慮則傷神，神傷則恐懼自失，破䐃脫肉，毛悴色夭，死於冬。

此下言情志所傷之病，而死各有時也。心藏神，神傷則心怯，故恐懼自失。䐃者，筋肉結聚之處。心虛則脾弱，故破䐃脫肉。毛悴者，皮毛憔悴也。下文准此。色夭者，心之色赤，欲如白裹赤，不欲如赭也。火衰畏水，故死於冬。

脾，愁憂而不解則傷意，意傷則悗亂，四支不舉，毛悴色夭，死於春。

憂本肺之志，而亦傷脾者，母子氣通也。憂則脾氣不舒，不舒則不能運行，故悗悶而亂。四支皆稟氣於胃而不得至經，必因於脾迺得稟也，故脾傷則四支不舉。脾色之夭者，黃欲如羅裹雄黃，不欲如黃土也。土衰畏木，故死於春。

肝，悲哀動中則傷魂，魂傷則狂忘不精，不精則不正，當人陰縮而攣筋，兩脅骨不舉，毛悴色夭，死於秋。

肝藏魂，悲哀過甚則傷魂，魂傷則爲狂爲忘而不精明，精明失則邪妄不正，其人當陰縮攣筋。兩脅骨不舉者，皆肝經之敗也。肝色之夭者，青欲如蒼璧之澤，不欲如藍也。木衰畏金，故死於秋。

肺，喜樂無極則傷魄，魄傷則狂，狂者意不存人，皮革焦，毛悴色夭，死於夏。

喜本心之志，而亦傷肺者，暴喜傷陽，火邪乘金也。肺藏魄，魄傷則神亂而爲狂。意不存人者，傍若無人也。五藏之傷無不毛悴，而此獨云皮革焦者，以皮毛爲肺之合，而更甚於他也。肺色之夭者，白欲如鵝羽，不欲如鹽也。金衰畏火，故死於夏。

腎，盛怒而不止則傷志，志傷則喜忘其前言，腰脊不可以俛仰屈伸，毛悴色夭，死於季夏。

怒本肝之志，而亦傷腎者，肝腎爲子母，其氣相通也。腎藏志，志傷則意失，而善忘其前言也。腰脊不可俯仰屈伸者，腰爲腎之府也。腎色之夭者，黑欲如重漆色，不欲如地蒼也。水衰畏土，故死於季夏。

恐懼而不解則傷精，精傷則骨痠痿厥，精時自下。是故五藏主藏精者也，不可傷，傷則失守而陰虛，陰虛則無氣，無氣則死矣。（《靈樞・本神第八》）

是故五藏皆有氣，則各有精，而五藏各有以藏之，傷則失守而陰氣虛，以五藏皆屬陰也。陰虛則五藏無氣，所以隨時而死耳。

◎精神內傷

診有三常，必問貴賤，封君敗傷，及欲侯王。故貴脫勢，雖不中邪，精神內傷，身必敗亡；始富後貧，雖不傷邪，皮焦筋屈，痿躄爲攣。醫不能嚴，不能動神，外爲柔弱，亂至失常，病不能移，則醫事不行，此治之四過也。（《素問·踈五過論第七十七》）

三常，即常貴賤，常貧富，常苦樂之義。封君敗傷者，追悔已往。及欲侯王者，妄想將來。皆致病之因。抑鬱不伸，故精神內傷。迷而不達，不亡不已也。憂愁思慮，則心肺俱傷，氣血俱損，故爲是病。躄，足不能行也。戒不嚴，則無以禁其欲。言不切，則無以動其神。又其詞色外爲柔弱，而委隨從順，任其好惡，則未有不亂而至失其常者。如是則病不能移，其於醫也何有？此過誤之四也。

◎暴樂暴苦皆傷精氣

凡欲診病者，必問飲食居處，暴樂暴苦，始樂後苦，皆傷精氣，精氣竭絕，形體毀沮。暴怒傷陰，暴喜傷陽，厥氣上行，滿脈去形。愚醫治之，不知補寫，不知病情，精華日脫，邪氣迺竝，此治之二過也。（《素問·踈五過論第七十七》）

飲食居處，其有不同。《異法方宜論》曰："東方之域，天地之所始生也。魚鹽之地，海濱傍水，其民食魚而嗜鹹，皆安其處，美其食。西方者，金玉之域，砂石之處，天地之所收引也，其民陵居而多風，水土剛強，其民不衣而褐薦，其民華食而脂肥。北方者，天地所閉藏之域也，其地高陵居，風寒冰冽，其民樂野處而乳食。南方者，天地所長養，陽之所盛處也，其地下，水土弱，霧露之所聚也，其民嗜酸而食胕。中央者，其地平以濕，天地之所以生萬物也衆，其民食雜而不勞。"由此則診病之道，當先問焉。故聖人雜合以法，各得其所宜，此之謂也。暴樂暴苦，始樂後苦者，喜則氣緩，悲則氣消，然悲哀動中者，竭絕而失生，故精氣竭絕，形體殘毀，心神沮喪矣。怒則氣逆，故傷陰，喜則氣緩，故傷陽。厥，氣逆也。逆氣上行，滿於經絡，則神氣殫散，去離形骸矣。愚醫不知喜、怒、哀、樂之殊情，概爲補瀉而同貫，則五藏精華之氣日脫，邪氣薄蝕而迺並於正眞之氣矣。

◎暴憂傷害

隔塞閉絕，上下不通，則暴憂之病也。（《素問·通評虛實論第二十八》）

隔塞閉絕，中焦之氣不通也。上下不通，上下之氣閉塞，而水穀有不通也。憂，鬱也。三焦不通，五鬱之爲病也。

◎大怒傷害

陽氣者，大怒則形氣絶，而血菀於上，使人薄厥。有傷於筋，縱，其若不容。(《素問·生氣通天論第三》)

此下言怒氣傷肝及汗濕肥甘風寒之類，皆足以傷陽氣也。人之陽氣，惟貴充和。若大怒傷肝，則氣血皆逆，甚至形氣俱絶，則經脈不通，故血逆妄行，菀積於上焦也。上，謂心胷也。菀，積也。相迫曰薄，氣逆曰厥，氣血俱亂，故爲薄厥。《舉痛論》曰："怒則氣逆，甚則嘔血。"《邪氣藏府病形》曰："有所大怒，氣上而不下，積於脅下則傷肝。"《靈樞經》曰："盛怒而不止，則傷志。"《陰陽應象大論》曰："喜怒傷氣。"皆此謂也。怒傷形氣，必及於筋，肝主筋也。筋傷則縱緩不收，手足無措，其若不能容者。

◎五藏空虛血氣離守

凡診者，必知終始，有知餘緒，切脈問名，當合男女；離絶菀結，憂恐喜怒，五藏空虛，血氣離守，工不能知，何術之語；嘗富大傷，斬筋絶脈，身體復行，令澤不息，故傷敗結，留薄歸陽，膿積寒炅；粗工治之，亟刺陰陽，身體解散，四支轉筋，死日有期，醫不能明，不問所發，惟言死日，亦爲粗工。此治之五過也。(《素問·疏五過論第七十七》)

終始，謂氣色也。《脈要精微論》曰："知外者終而始之。"明知五氣色象，終而復始也。餘緒，謂病發端之餘緒也。切，謂以指按脈也。問名，謂問病證之名也。男子陽氣多而左脈大爲順，女子陰氣多而右脈大爲順，故宜以候，常先合之。離，謂離間親愛。絶，謂絶念所懷。菀，謂菀積思慮。結，謂結固餘怨。夫問親愛者魂遊，絶所懷者意喪，積所慮者神勞，結餘怨者志苦，憂愁者閉塞而不行，恐懼者蕩殫而失守，盛忿者迷惑而不治，喜樂者殫散而不藏。由是八者，故五藏空虛，血氣離守，工不思曉，又何言哉！斬筋絶脈，言非分之過損也。身體雖以復舊而行，且令津液不爲滋息也，蓋精氣減耗也。澤者，液也。陽，謂諸陽脈及六府也。炅，謂熱也。言非分傷敗筋脈之氣，血氣內結，留而不去，薄於陽脈，則化爲膿，久積腹中，則外爲寒熱也。粗工不知寒熱爲膿積所生，以爲常熱之疾，概施其法，數刺陰陽經脈，氣奪病甚，故身體解散而不用，四支廢運而轉筋，如是故知死日有期也。豈謂命不謂醫耶？粗工不必謂解，不備學者，縱備盡三世經法，診不備三常，療不慎五過，不求餘緒，不問持身，亦爲粗略之醫爾。

五、食飲居處

◎穀入或多或少之由

穀入多而氣少者，得之有所脫血，濕居下也；穀入少而氣多者，邪在胃及

與肺也。（《素問·刺志論第五十三》）

夫腎爲生氣之原，胃爲血氣之海，穀入多而氣反少者，得之有所脫血，濕居下也。蓋脫血者，陰氣下泄，濕居下則下焦受傷，以致生原虧損而氣少，病不在上，故穀入多也。夫上焦主納，中焦主化，邪在肺胃，則不能納化水穀，而穀入少矣。穀入少而反氣多者，生氣之原不傷也。此言氣之發於下焦也。凡下病者，下行極而上。此言下焦受病，不及中上，故曰居。

◎五味所傷（一）

陰之所生，本在五味，陰之五宮，傷在五味。是故味過於酸，肝氣以津，脾氣迺絕；味過於鹹，大骨氣勞，短肌，心氣抑；味過於甘，心氣喘滿，色黑，腎氣不衡；味過於苦，脾氣不濡，胃氣迺厚；味過於辛，筋脈沮弛，精神迺央。是故謹和五味，骨正筋柔，氣血以流，腠理以密，如是則骨氣以精，謹道如法，長有天命。（《素問·生氣通天論第三》）

所謂陰者，手太陰肺，手少陰心，足太陰脾，足少陰腎，足厥陰肝，五藏皆屬陰。此下言陰之所以生者在五味，而所以傷者亦在五味也。宮者，五神之舍也。《六節藏象論》曰："地食人以五味。"夫味得地氣，故能生五藏之陰，若五味不節，則各有所克，反傷其陰矣。津，溢也。酸入肝，酸多食之，令人癃，小便不利，則肝多津液，津液內溢則肝葉舉，肝葉舉，則脾經之氣絕而不行也。蓋酸從木化，木實則克土，故脾氣迺絕。鹹入腎，所以生腎也。腎主骨，過於鹹則傷腎，故大骨氣勞。勞，困劇也。鹹走血，血傷故肌肉短縮也。鹹從水化，水勝則克火，故心氣抑。又令心氣抑滯而不行也。蓋鹹走血也。大骨氣勞，鹹歸腎也。甘入脾，所以生肉也。過於甘，則脾邪有餘，子來乘母，從前來者爲實邪，而心氣喘滿。令人心悶。甘性滯緩上焦，故令氣喘滿而腎不平也。蓋甘從土化，且土往剋水，土勝則水病，傳其所勝，故黑色見於外而腎氣不衡於內。衡，平也。苦入心，所以生心也，味過於苦，則苦反傷心，其性堅燥，母邪乘子，火氣爍土，脾氣不能濡澤，胃氣迺反加厚。蓋邪氣有餘，則胃厚也。過於苦則心陽受傷，而脾失所養，氣迺不濡。濡者，潤也。脾氣不濡則胃氣留滯，故曰迺厚。厚者，脹滿之謂。《五味論》曰："苦入於胃，五穀之氣皆不能勝苦，苦入下脘，三焦之道皆閉而不通。"故變嘔者，其義亦此。沮，壞也。弛，縱也。央，殃同。辛入肺，所以生肺也，辛味過於辛，金邪剋木，肺氣乘肝，肝主筋，故筋脈沮弛。辛散氣則精神耗傷，故曰迺央也。蓋辛性潤澤，散養於筋，故令筋緩脈潤，精神長久。謹和五味，則骨正筋柔，而腠理以密，是陽氣生於陰精，而爲陰之外衛。故曰"陰者，藏精而起亟也；陽者，衛外而爲固也。"知陰陽外內之道，無煩勞以傷其陽，節五味以養其陰，謹能調養如法，則陰陽和平，而長有天命矣。

◎五味所傷（二）

是故多食鹹，則脈凝泣而色變。多食苦，則皮槁而毛拔。多食辛，則筋急而爪枯。多食酸，則肉胝䐢而脣揭。多食甘，則骨痛而髮落。此五味之所傷也。（《素問·五藏生成第十》）

心合脈，其榮色，鹹益腎，勝於心，心不勝，故脈凝泣，而顏色變易也。肺合皮，其榮毛，苦益心，勝於肺，肺不勝，故皮枯槁，而毛拔去也。肝合筋，其榮爪，辛益肺，勝於肝，肝不勝，故筋急，而爪乾枯也。脾合肉，其榮脣，酸益肝，勝於脾，脾不勝，故肉胝䐢，而脣皮揭舉也。腎合骨，其榮髮，甘益脾，勝於腎，腎不勝，故骨痛，而髮墮落也。五味入口，輸於腸胃，而內養五藏，各有所養，有所欲，欲則互有所傷。故下文曰：“故心欲苦，肺欲辛，肝欲酸，脾欲甘，腎欲鹹。”

◎飲食不節

黄帝問曰：有病心腹滿，旦食則不能暮食，此爲何病？岐伯對曰：名爲鼓脹。帝曰：治之奈何？岐伯曰：治之以雞矢醴，一劑知，二劑已。帝曰：其時有復發者何也？岐伯曰：此飲食不節，故時有病也。雖然，其病且已，時故當病，氣聚於腹也。（《素問·腹中論第四十》）

復，謂再發，言如舊，脹病多反復也。蓋飲食不節則傷胃，胃脈者循腹裏而下行，故飲食不節，時有病者，復病氣聚於腹中也。鼓脹之病，本因留滯，故不可復縱飲食也。病雖將愈而復傷其脾，所以氣復聚也。

◎因而飽食

因而飽食，筋脈横解，腸澼爲痔。（《素問·生氣通天論第三》）

苟因所食太飽，至於腸胃填滿，筋脈横解而不屬，其腸日當澼積，漸出肛門而爲痔，蓋以人之腸胃筋脈有度，故不可多食者也。

◎飲食自倍腸胃廼傷

飲食自倍，腸胃廼傷。（《素問·痹論第四十三》）

六府者，所以受水穀而化物者也。若飲食自倍，過用不節，致傷腸胃，則六府之痹因而生矣。

◎因而大飲則氣逆

因而大飲，則氣逆。（《素問·生氣通天論第三》）

夫飲入於胃，脾爲輸轉，肺氣通調，肺主周身之氣，氣爲邪傷而復大飲，則水津不能四布，而氣反逆矣。

◎高梁生疾

凡治消癉、僕擊、偏枯、痿厥、氣滿發逆，甘肥貴人，則高梁之疾也。（《素問·通評虛實論第二十八》）

消癉，熱消也。僕擊，暴僕如擊也。偏枯，半身不隨也。痿，痿弱無力也。厥，四支厥逆也。高梁，膏粱也。肥貴之人，每多厚味，夫肥者令人熱中，甘者令人中滿，熱蓄於內，多傷其陰，故爲此諸病也。

六、勞倦傷害

◎陽氣者煩勞則張

陽氣者，煩勞則張，精絕，辟積於夏，使人煎厥，目盲不可以視，耳閉不可以聽，潰潰乎若壞都，汩汩乎不可止。（《素問·生氣通天論第三》）

起居不節，致傷陽氣也。辟，病也。人以陽氣爲生，惟恐散失。若煩勞過度，則形氣施張於外，精神竭絕於中，陽擾陰虧，不勝炎熱，故病積至夏，日以益甚，令人五心煩熱，如煎如熬，孤陽外浮，眞陰內奪，氣逆而厥，故名煎厥。脹病多反復也。目盲耳閉，九竅廢也。潰潰，壞貌。都，城郭之謂。汩汩，逝而不返也。陰以陽虧，精因氣竭，精神日銷，漸至衰敗，眞潰潰乎若都邑之壞，汩汩乎其去不可縮也。

◎生病起於過用

故春秋冬夏，四時陰陽，生病起於過用，此爲常也。（《素問·經脈別論第二十一》）

春秋冬夏，四時陰陽，自有經常，血氣循行，各有調理。不適其性，而強雲爲，過即病生，此其常理。五藏受氣，蓋有常分，如動作過傷，則血氣妄逆而生病，此自然之理也。《口問篇》曰：“百病之始生也，皆生於風雨寒暑，陰陽喜怒，飲食居處，大驚卒恐，則血氣分離，陰陽破散，經絡厥絕，脈道不通，陰陽相逆，衛氣稽留，經脈空虛，血氣不次，廼失其常。”是以驚恐恚勞、動作飲食，以致喘汗出者，皆使氣血不次，脈道失常，故欲知經度之循行，先識變常之逆氣。

◎身有所傷

身有所傷，血出多，及中風寒，若有所墮墜，四支懈惰不收，名曰體惰。（《靈樞·寒熱病第二十一》）

身有所傷，血出多而中風寒者，破傷風之屬也。或因墮墜，不必血出，而四肢懈惰不收者，皆名體惰也。

◎強力所傷

因而強力，腎氣迺傷，高骨迺壞。（《素問·生氣通天論第三》）

高骨，腰之高骨也。凡因風強力者，其傷在骨，骨傷則腎氣亦傷，腎主骨也。若強力入房，尤傷精髓，髓者骨之充，骨者髓之府，精髓耗傷，故高骨壞而不爲用。蓋凡陰陽之要，陽密迺固也。

◎五勞所傷

五勞所傷：久視傷血，久臥傷氣，久坐傷肉，久立傷骨，久行傷筋，是謂五勞所傷。（《素問·宣明五氣第二十三》）

此言五藏所勞，各有所傷也。勞，謂太過也。上古之民，形勞而不倦。久視損神，故傷血。久臥則氣不行，故傷氣。脾喜運動，故久坐傷肉。久立則傷腰腎膝脛，故傷骨。行走罷極則傷筋。是五勞而傷，五藏所主之血氣筋骨也。

◎五久勞所病

五勞：久視傷血，久臥傷氣，久坐傷肉，久立傷骨，久行傷筋，此五久勞所病也。（《靈樞·九鍼論第七十八》）

此與《宣明五氣》同。勞，謂太過也。夫四體不勞，則血氣不行而爲病，是以上古之人，形勞而不倦，蓋不可久而太過也。然五藏久勞，各有所傷也。久視者，必勞心，故傷血；久臥者，必勞肺，故傷氣；久坐者，必勞脾，故傷肉；久立者，必勞腎，故傷骨；久行者，必勞肝，故傷筋。是以五勞而傷五藏所主之形也。

七、稟賦

◎同時得病其病各異

黄帝曰：一時遇風，同時得病，其病各異，願聞其故。少俞曰：善乎哉問！請論以比匠人。匠人磨斧斤礪刀，削斲材木，木之陰陽，尚有堅脆，堅者不入，脆者皮弛，至其交節，而缺斤斧焉。夫一木之中，堅脆不同，堅者則剛，脆者易傷。況其材木之不同，皮之厚薄，汁之多少，而各異耶？夫木之蚤花先生葉者，遇春霜烈風，則花落而葉萎；久曝大旱，則脆木薄皮者，枝條汁少而葉萎；久陰淫雨，則薄皮多汁者，皮潰而漉；卒風暴起，則剛脆之木，枝折杌傷；秋霜疾風，則剛脆之木，根搖而葉落。凡此五者，各有所傷，況於人乎？

黄帝曰：以人應木奈何？少俞答曰：木之所傷也，皆傷其枝，枝之剛脆而堅，未成傷也。人之有常病也，亦因其骨節皮膚腠理之不堅固者，邪之所舍也，故常爲病也。（《靈樞·五變第四十六》）

此借木之材質以方人之稟賦也。弛，解弛也。又借木之彫殘，各有所因，以方人之疾病，亦無不有所致之也。萎，蔫枯也。蔫，物不鮮而色敗也。潰，壞爛也。漉，水濕貌。杌，木之無枝者也。此總言人之感邪成病者，以骨節皮膚腠理之不堅固也。一時遇風，同時得病，而病有各異，除不病者言也。蓋人之所以感於邪者，亦因其骨節皮膚腠理之不堅固耳。試觀一木之中，尚有堅脆，故匠人斲削之有斧斤所不能入者，蓋以堅者必剛也，有斧斤所加，而木皮即弛者，蓋以弛者必脆也。不惟一木堅脆不同，凡木生之皮有厚薄，汁有多少者，寧能同哉？是以木之有花與葉，而早發先生者，不惟四時之難歷也，遇春霜烈風，亦花落而葉萎矣；木之質脆皮薄者，遇久曝大旱，亦枝枯而葉萎矣；木之皮薄汁多者，遇久陰淫雨，亦皮潰而漉矣；時或有卒風暴起，則不分剛脆之木，亦枝折而杌傷矣；時逢秋霜疾風，則不分剛脆之木，亦根搖而葉落矣。凡此五者，尚爲風所傷，況於人乎。然以人應木者，正以木之所傷，皆傷其枝，枝有堅脆，而堅者不至於有傷，蓋必先傷其枝，而後皮汁漸傷也。人有常病於風者，亦因其骨節皮膚腠理之不堅固，而後漸入於府藏耳，何以異於木之先傷其枝者哉？

◎所病各不同形之由

黄帝問於少俞曰：有人於此，竝行竝立，其年之長少等也，衣之厚薄均也，卒然遇烈風暴雨，或病或不病，或皆病，或皆不病，其故何也？少俞曰：帝問何急？黄帝曰：願盡聞之。少俞曰：春青風，夏陽風，秋涼風，冬寒風，凡此四時之風者，其所病各不同形。

黄帝曰：四時之風，病人如何？少俞曰：黄色薄皮弱肉者，不勝春之虚風；白色薄皮弱肉者，不勝夏之虚風；青色薄皮弱肉，不勝秋之虚風；赤色薄皮弱肉，不勝冬之虚風也。

黄帝曰：黑色不病乎？少俞曰：黑色而皮厚肉堅，固不傷於四時之風，其皮薄而肉不堅，色不一者，長夏至而有虚風者病矣；其皮厚而肌肉堅者，長夏至而有虚風不病矣。其皮厚而肌肉堅者，必重感於寒，外內皆然，迺病。黄帝曰：善。（《靈樞·論勇第五十》）

此言人之受邪，而有病與否者，以其色有不一，皮有厚薄，肉有堅脆也。夫四時各有虚邪賊風，在春名爲青風，在夏名爲陽風，在秋名爲涼風，在冬名爲寒風。人之色黄皮薄肉弱者，主脾氣不足，不能勝春之青風，而爲病，木來剋土也；色白皮薄肉弱者，主肺氣不足，不能勝夏之陽風，而爲病，火來剋金也；色青皮薄肉弱者，主肝氣不足，不能勝秋之涼風，而爲病，金來剋木也；色赤皮薄肉弱者，主心氣不足，不能勝冬之寒風，而爲病，水來剋火也。其所以成病者如此。至於有不病者，正以色黑而皮厚肉堅者，不傷於四時之虛風。若色黑而皮薄肉脆者，則傷於長夏之虛風耳。長夏虛風者，見於六月，而與陽風同也，亦土能剋水之義耳。彼黑色而皮厚肉堅者，雖長夏之虛風，亦不能傷之也，豈特不傷於四時之風哉！但色黑而皮厚肉堅者，亦有四時而爲病，必其既感於風，又重感於寒，既病於内，又感於外，始有所病，不然，則未必成病也。其異於他色之易病者遠矣。

◎善病風厥漉汗之由

黄帝曰：人之善病風厥漉汗者，何以候之？少俞答曰：肉不堅，腠理疎，則善病風。黄帝曰：何以候肉之不堅也？少俞答曰：膕肉不堅而無分理，理者，粗理，粗理而皮不緻者，腠理疎，此言其渾然者。（《靈樞・五變第四十六》）

善病風厥而汗出漉漉不止者，以其肉不堅，腠理疏，故能病風也。然所以驗其肉之不堅者，腓腸之上膝後曲處爲膕，廼委中穴所在也。其肉不堅，而無分理者，其理必粗，粗理而皮不堅緻，則一身之腠理必疏，所以善病風厥也。是以其肉之渾然者，則皮必密，理不疏，尚何病風之有？

◎善病消癉之由

黄帝曰：人之善病消癉者，何以候之？少俞答曰：五藏皆柔弱者，善病消癉。黄帝曰：何以知五藏之柔弱也？少俞答曰：夫柔弱者，必有剛強，剛強多怒，柔者易傷也。黄帝曰：何以候柔弱之與剛強？少俞答曰：此人薄皮膚，而目堅固以深者，長衝直揚，其心剛，剛則多怒，怒則氣上逆，胷中蓄積，血氣逆留，𦛗皮充肌，血脈不行，轉而爲熱；熱則消肌膚，故爲消癉。此言其人暴剛，而肌肉弱者也。（《靈樞・五變第四十六》）

消癉者，消則多飢渴而肉瘦，癉則内熱也。蓋因五藏皆柔弱，則津液竭而善病消癉矣。夫五藏之柔弱者，心則剛強，剛強多怒，五藏柔弱，則易傷耳。何也？正以此人皮膚甚薄，肌肉甚弱，其目堅固以深，其人甚剛，有長衝直撞之勢，故心剛則多怒。怒則氣上逆，血爲之積，《素問・生氣通天論》云："大怒則形氣絶，而血菀於上。"氣爲之留，皮膚肌肉爲之充塞，而血脈不能通，所以蒸而爲熱。熱則消肌膚，而消癉之病成矣。

八、邪氣

◎邪生之由

夫邪之生也，或生於陰，或生於陽。其生於陽者，得之風雨寒暑；其生於

陰者，得之飲食居處，陰陽喜怒。(《素問·調經論第六十二》)

風雨寒暑，生於外也，是爲外感，故曰陽。飲食居處，陰陽喜怒，生於內也，是爲內傷，故曰陰。外感多有餘，內傷多不足，此實之所以來，虛之所以去也。

◎邪氣傷人

黄帝曰：夫自古通天者，生之本，本於陰陽。天地之間，六合之內，其氣九州、九竅、五藏、十二節，皆通於天氣。其生五，其氣三，數犯此者，則邪氣傷人，此壽命之本也。(《素問·生氣通天論第三》)

天之十化生地之五行，故曰其生五。地之五行，上應三陰三陽之氣，故曰其氣三。三陰者，寒、燥、濕也。三陽者，風、火、暑也。如不能調養，而數犯此三陰三陽之氣者，則邪氣傷人，而爲病矣。夫人稟五行之氣而生，犯此五行之氣而死，有如水之所以載舟而亦能覆舟，故曰，此壽命之本也。

◎五邪所亂

五邪所亂：邪入於陽則狂，邪入於陰則痹，搏陽則爲巔疾，搏陰則爲瘖，陽入之陰則靜，陰出之陽則怒，是謂五亂。(《素問·宣明五氣第二十三》)

邪入陽分，則爲陽邪，邪熱熾盛，故病爲狂。《生氣通天論》曰："陰不勝其陽，則脈流薄疾，並迺狂。"邪入陰分，則爲陰邪，陰盛則血脈凝澀不通，故病爲痹，《壽夭剛柔》曰："病在陰命曰痹。"《九鍼論》曰："邪入於陰，則爲血痹。"搏，擊也。巔，癲也。邪搏於陽，則陽氣受傷，故爲癲疾。上文言邪入於陽則狂者，邪助其陽，陽之實也。此言搏陽則爲巔疾者，邪伐其陽，陽之虛也。故有爲狂爲巔之異。《九鍼論》曰："邪入於陽，轉則爲癲疾。"言轉入陰分，故爲癲也。邪搏於陰，則陰氣受傷，故聲爲瘖啞。陰者，五藏之陰也。蓋心主舌，而手少陰心脈上走喉嚨系舌本；手太陰肺脈循喉嚨；足太陰脾脈上行結於咽，連舌本，散舌下；足厥陰肝脈循喉嚨之後上入頏顙，而筋脈絡於舌本；足少陰腎脈循喉嚨系舌本，故皆主病瘖也。《九鍼論》曰："邪入於陰，轉則爲瘖。"言轉入陽分則氣病，故爲瘖也。按《難經》曰："重陽者狂，重陰者癲。"陽斂則藏，故靜。陰發則躁，故怒。五亂，謂邪氣亂於五藏之陰陽。

◎五邪入陰入陽

五邪：邪入於陽，則爲狂；邪入於陰，則爲血痹；邪入於陽，轉則爲癲疾；邪入於陰，轉則爲瘖。陽入之於陰，病靜；陰出之於陽，病喜怒。(《靈樞·九鍼論第七十八》)

"癲"當作"巔"，"喜"當作"善"，此與《宣明五氣》同。此言五邪之爲病也。邪氣不入於陰而入於陽，則陽邪有餘而爲狂；《生氣通天論》曰："陰不勝其陽，則脈流迫疾，並爲狂。邪氣不入於陽，而入於陰，則陰邪有餘，而爲血痹。《生氣通天論》曰：“陽不勝其陰，則五藏氣爭，九竅不通。”而按此曰陰陽，廼榮氣衛氣，然陰陽諸經爲表爲裏，其義亦該之矣。《宣明五氣論》曰：“搏陽則爲癲疾。”而此曰：“邪入於陽，轉則爲癲疾。”則癲，當爲巔，正以陽氣上昇，故頂巔有疾，如頭痛眩暈等證也。《宣明五氣論》曰：“搏陰則爲瘖。”而此曰：“邪入於陰，轉則爲瘖。”正以陰爲邪傷，則榮氣不足而爲瘖也。此曰陰陽者，亦榮衛二氣也。陽氣之邪，入之於陰，則其病也能靜；陰氣之邪，出之於陽，則其病也多怒。是廼五邪爲病也。

◎邪氣中人（一）

邪氣之中人也，灑淅動形，正邪之中人也微，先見於色，不知於其身，若有若無，若亡若存，有形無形，莫知其情。是故上工之取氣，廼救其萌芽；下工守其已成，因敗其形。（《靈樞·官能第七十三》）

此與《八正神明論》、本經《邪氣藏府病形》大義俱相同。據兩篇，當以虛邪、正邪爲說。此言邪氣之微，言虛邪也。虛邪之中人也甚，故灑淅動形。正邪之中人也微，故但先見於色而不知於身。灑淅，惡寒貌。動形者，振動其形也。《八正神明論》曰：“虛邪者，八正之虛邪氣也。正邪者，身形若用力，汗出腠理開，逢虛風，其中人也微，故莫知其情，莫見其形。”《邪氣藏府病形》曰：“虛邪之中身也，灑淅動形。正邪之中人也微，先見於色，不知於身，若有若無，若亡若存，有形無形，莫知其情。”又《八正神明論》曰：“上工救其萌芽，必先見三部九候之氣，盡調不敗而救之，故曰上工。下工救其已成者，言不知三部九候之相失，因病而敗之也。”上工論氣不論形，所以預取其氣，而早救其萌芽，彼下工則反是矣。

◎邪氣中人（二）

黃帝曰：邪之中人，其病形何如？岐伯曰：虛邪之中身也，灑淅動形。正邪之中人也微，先見於色，不知於身，若有若無，若亡若存，有形無形，莫知其情。黃帝曰：善哉！（《靈樞·邪氣藏府病形第四》）

此與《八正神明論》《官能篇》大義相同。此言邪中人身之形，虛邪則易見，而正邪則難知也。《八正神明論》曰：“虛邪者，八正之虛邪風也。正邪者，身形若用力汗出，腠理開，逢虛風，其中人也微，故莫知其情，莫見其形。”者是也。天之正氣，而偏寒偏熱，偏濕偏燥，故曰正邪。夫人氣與天氣之相合也。風寒暑濕燥火，天之六氣也。而人亦有此六氣，是以正邪之中人也，微見於色。色，氣色也。中於氣，故微見於色，不知於身，若有若無，若亡若存。蓋天之六氣，有正有邪，如虛邪之中於身也，灑淅動形。虛者，八正之虛邪氣。形者，皮肉筋脈之有形。此節論天地之氣中於人也，有病在氣而見於色者，有病在形而見於脈者，有病在氣而見於尺膚者，有病在形而見於尺脈者，有病在氣而應於形者，有病在形而應於氣者。邪之變化，無有恆常，而此身之有形無形，亦莫知其情，能參合而行之，斯可爲上工也。

◎虛邪正邪生病

虛邪者，八正之虛邪氣也。正邪者，身形若用力，汗出腠理開，逢虛風，其中人也微，故莫知其情，莫見其形。（《素問・八正神明論第二十六》）

虛邪者，廼八方虛鄉所來之邪氣，其入於身也深。正邪者，即八方之正風也。蓋正風之大者爲實風，微者即正風。從其衝後來者爲虛風。《刺節眞邪》曰："正氣者，正風也。"從一方來，非實風，又非虛風也。邪氣者，虛風之賊傷人也。《賊風》曰："其有熱則汗出，汗出則受風。"雖不遇賊風邪氣，必有因加而發焉，是皆正風之謂。雖爲正風，亦能傷人，故曰正邪，亦曰虛風耳。第其中人也微，不若虛邪賊風之甚，故莫知其情形而人不之覺也。

◎虛邪中人

虛邪之中人也，灑淅動形，起毫毛而發腠理，其入深，內搏於骨，則爲骨痹；搏於筋，則爲筋攣；搏於脈中，則爲血閉不通，則爲癰；搏於肉，與衛氣相搏，陽勝者則爲熱，陰勝者則爲寒，寒則眞氣去，去則虛，虛則寒；搏於皮膚之間，其氣外發腠理開，毫毛摇，氣往來，行則爲癢，留而不去爲痹，衛氣不行，則爲不仁。（《靈樞・刺節眞邪第七十五》）

虛邪之中人也，初時灑淅惡寒，以振動其形，起人毫毛，發人腠理，其邪既入深，內搏於骨，則爲骨痹；搏於筋，則爲筋攣；搏於脈中，而血閉不通，則爲癰腫。搏於肉，而與衛氣相搏，當是時，陽氣勝者，則爲熱，廼陽經之氣勝陰經也；陰氣勝者，則爲寒，廼陰經之氣勝陽經也。寒則眞氣去而且虛，其寒搏於皮膚之間，邪氣外發腠理，開其毫毛，搖氣往來而行，則爲癢，留而不去則爲痹。衛氣不行則爲不仁，不知痛癢也。

◎虛邪偏客於身半

虛邪偏客於身半，其入深，內居榮衛，榮衛稍衰，則眞氣去，邪氣獨留，發爲偏枯。其邪氣淺者，脈偏痛。（《靈樞・刺節眞邪第七十五》）

虛邪若中於半身，其入深而重者，則榮衛衰，眞氣去，廼發爲偏枯。若邪之淺者，亦當爲半身偏痛也。

◎虛邪之入

虛邪之入於身也深，寒與熱相搏，久留而內著，寒勝其熱，則骨疼肉枯；熱勝其寒，則爛肉腐肌爲膿，內傷骨，內傷骨爲骨蝕。有所疾前筋，筋屈不

能伸，邪氣居其間而不反，發爲筋溜；有所結，氣歸之，衛氣留之，不得反，津液久留，合而爲腸溜。久者數歲廼成，以手按之柔；已有所結，氣歸之，津液留之，邪氣中之，凝結日以易甚，連以聚居，爲昔瘤，以手按之堅。有所結，深中骨，氣因於骨，骨與氣竝，日以益大，則爲骨疽；有所結，中於肉，宗氣歸之，邪留而不去，有熱則化而爲膿，無熱則爲肉疽。凡此數氣者，其發無常處而有常名也。（《靈樞·刺節眞邪第七十五》）

虛邪中人之病，亦變化無窮之義也。虛邪入於人者既深，則寒與熱相搏，如久留而內者，其寒勝夫熱，則爲骨疼而肉枯，熱勝夫寒，則爲肉爛而肌腐，且爲膿，及內傷其骨也。內傷其骨，則爲骨蝕，骨蝕者，骨有所損也，必有其所。如內傷其筋，而疾在前筋，則筋自屈而不得伸；邪氣居其中而不出，則發爲筋溜，筋溜者，筋有所流注也，亦必有其所。如邪氣有所結，而歸於內，衛氣亦留於內，而不得出，以反於外，所以津液亦久留於其中，則合而爲腸溜。腸溜者，腸有所流注也，久者數歲廼成，以手按之，則可至於柔，然亦必有其所。如或邪氣之結者歸於內，津液留於內，而又有邪氣中之，則凝結易，至於日甚，遂致相連而聚於其內，則爲昔瘤，言非一日而成者也。以手按之，則堅而有定所也。又或結深中骨，則邪氣因於骨，骨與氣並，日以益大，則爲骨疽，亦有其所。若或結氣中之於肉，上焦宗氣正行於其所，被邪氣留而不去，如有熱則化而爲膿，如無熱則止爲肉疽。凡此數等邪氣，其發雖無一定之處，而各有一定之名也。

◎四時八風與賊風邪氣中人

黃帝問於少師曰：余聞四時八風之中人也，故有寒暑。寒則皮膚急，而腠理閉；暑則皮膚緩，而腠理開。賊風邪氣，因得以入乎？將必須八正虛邪，廼能傷人乎？少師答曰：不然。賊風邪氣之中人也，不得以時，然必因其開也，其入深，其內極病，其病人也卒暴，因其閉也，其入淺以留，其病也徐以遲。（《靈樞·歲露論第七十九》）

此言四時八風之中人也，有寒風而有暑風，寒則皮膚急而腠理閉，暑則皮膚緩而腠理開。然賊風邪氣之中人也，蓋因人氣之虛實開闔，而入有淺深，不因寒暑之開閉也。凡四時乖戾不正之氣，是爲賊風邪氣，非如太乙所居八正虛邪之有常候，此則發無定期，亦無定位，故曰不得以時也。然其中人，必因膚腠之開，廼得深入，深則內病極，故其病患也卒暴。若因其閉，雖中必淺，淺而不去，其邪必留，亦致於病，但徐遲耳。

◎兩虛相感

帝曰：星辰八正何候？岐伯曰：星辰者，所以制日月之行也。八正者，所以候八風之虛邪以時至者也。四時者，所以分春秋冬夏之氣所在以時調之也。八正之虛邪，而避之勿犯也。以身之虛而逢天之虛，兩虛相感，其氣至骨。

入則傷五藏，工候救之，弗能傷也。故曰，天忌不可不知也。（《素問·八正神明論第二十六》）

歲有十二月，日有十二辰，子午爲經，卯酉爲緯。周天二十八宿，而一面七星，四七二十八星，房昴爲緯，虛張爲經，是故房至畢爲陽，昴至心爲陰。蓋日月經天，有南陸北陸之行，有朔望虛盈之度，故星辰者，所以制日月之行，而人之榮衛，亦有陰陽虛實之應也。八正者，八方之正位也。八方之氣，以時而至，謂之八風。風從其所居之鄉來，爲實風，主生長，養萬物。如月建在子，風從北方來，冬氣之正也；月建在卯，風從東方來，春氣之正也；月建在午，風從南方來，夏氣之正也；月建在酉，風從西方來，秋氣之正也；如春夏之交，風從東南來；夏秋之交，風從西南來；秋冬之交，風從西北來；春冬之交，風從東北來。此四方四維之正氣，主生長萬物者也。從其衝後來爲虛風，傷人者也，主殺主害。衝後來者，從衝犯之方而來，如太乙居子，風從南方來，火反衝水也；太乙居卯風，從西方來，金來犯木也。故以八方之位，以候八風之正氣，八節之虛邪也。四時之氣所在，如春氣在經脈，夏氣在孫絡，長夏氣在肌肉，秋氣在皮膚，冬氣在骨髓。又如正月二月，人氣在肝；三月四月，人氣在脾；五月六月，人氣在頭；七月八月，人氣在肺；九月十月，人氣在心；十一月十二月，人氣在腎。此皆氣之所在，以時而調之也。八方之虛邪，主殺主害者，謹候而避之，故聖人避虛邪之道，如避矢石然，邪勿能害也。蓋避者，候太乙徙居中宮之日而避之也。身之虛，血氣虛也。天之虛，虛鄉之邪風也。兩虛相感，故邪氣至骨，而入傷五藏，上工調其九候而救之，始弗能傷害其性命。天忌者，謂太乙徙居中宮，迺天道所當避忌之日。太乙，北極也，斗杓所指之辰，謂之月建，即氣令所主之方。如冬至四十六日，月建在北，太乙居葉蟄之宮，葉蟄，坎宮也；立春四十六日居天留，天留，艮宮也；春分四十六日居倉門，倉門，震宮也；立夏四十五日居陰洛，陰洛，巽宮也；夏至四十六日居天宮，天宮，離宮也；立秋四十六日居玄委，玄委，坤宮也；秋分四十六日居倉果，倉果，兌宮也；立冬四十五日居新洛，新洛，乾宮也。明日復居葉蟄之宮，曰冬至矣。此太乙一歲所居之宮也。又太乙日遊，以冬至之日，居葉蟄之宮，數所在日，從一處至九，日復反於一，常如是無已，終而復始。太乙移日者，天必應之以風雨，以其日風雨則吉，歲美民安少病矣。移日者，始移宮之第一日也。如太乙徙立於中宮，迺朝八風以占吉凶，其日大禁者也。徙入中宮日者，迺九日之中第五日也。其日風從南方來，名曰大弱風，其傷人也，內舍於心，外在於脈氣主熱；風從西南方來，名曰謀風，其傷人也，內舍於脾，外在於肌，其氣主爲弱；風從西方來，名曰剛風，其傷人也，內舍於肺，外在於皮膚，其氣主爲燥；風從西北方來，名曰折風，其傷人也，內舍於小腸，外在於手太陽脈，脈絕則溢，脈閉則結不通，善暴死；風從北方來，名曰大剛風，其傷人也，內舍於腎，外在於骨與肩背之膂筋，其氣主爲寒也；風從東北方來，名曰凶風，其傷人也，內舍於大腸，外在於兩脅掖骨，下及支節；風從東方來，名曰嬰兒風，其傷人也，內舍於肝，外在於筋紐，其氣主爲身濕；風從東南方來，名曰弱風，其傷人也，內舍於胃，外在肌肉，其氣主體重。此八風皆從其虛之鄉來，廼能病人。三虛相搏，則爲暴病卒死；兩實一虛，病則爲淋露寒熱，犯其雨濕之地則爲痿，故曰大禁。太乙所在之日，是爲天忌，言太乙所在中宮之日，大宜禁忌，此天時之不可不知也。又身形之應九野，左足應立春，其日戊寅己丑；左脅應春分，其日乙卯；左手應立夏，其日戊辰己巳；膺喉頭首應夏至，其日丙午；右手應立秋，其日戊申己未；右脅應秋分，其日辛酉；右足應立冬，其日戊戌己亥；腰尻下竅應冬至，其日壬子；六府膈下三藏應中州，其大禁。大禁，太乙所在日及諸戊己，是謂天忌，宜避鍼刺，此醫者之不可不知也。

◎邪之中人陰陽有異

黃帝問於岐伯曰：邪氣之中人也，奈何？岐伯答曰：邪氣之中人，高也。黃帝曰：高下有度乎？岐伯曰：身半已上者，邪中之也；身半已下者，濕中之也。故曰：邪之中人也，無有常，中於陰則溜於府，中於陽則溜於經。

邪氣之中人甚高也，故身半已上，而風寒暑皆能中之，故中人高也；身半已下，而濕能中人，則下亦能中於邪。此高下之所以有度也。且邪之中人無常，中於陰經者，則流於陽經之爲府；而中於陽經者，則止流於本經而已。

黃帝曰：陰之與陽也，異名同類，上下相會，經絡之相貫，如環無端。邪之中人，或中於陰，或中於陽，上下左右，無有恆常，其故何也？岐伯曰：諸陽之會，皆在於面。中人也，方乘虛時，及新用力，若飲食汗出，腠理開，而中於邪，中於面則下陽明，中於項則下太陽，中於頰則下少陽，其中於膺背兩脅，亦中其經。

此論皮膚之氣血，與經絡相通，而內連藏腑也。陰之與陽者，謂藏府之血氣雖有陰陽之分，然總屬一氣血耳，故異名而同類。上下相會者，標本之出入也。經絡之相貫，謂榮血之循行，從手太陰出注手陽明，始於肺而終於肝。從肝復上注於肺，環轉之無端也。上下左右，頭面手足也。或在於頭面而中於陽，或在臂胻而中於陰，故無有恆常也。諸陽之會，皆在於面者，精陽之氣，皆上於面而走空竅也。中於面則下陽明，中於項則下太陽，中於頰則下少陽，此手足三陽之絡，皆循項頸而上於頭面。膺背兩脅者，復循頭項而下於胷脅肩背也。此三陽絡脈所循之處，外之皮膚，即三陽之分部。邪之客於人也，必先舍於皮毛。留而不去，入舍於絡脈。下者，謂三陽皮部之邪，下入於三陽之經，故曰“中於陽則溜於經”。

黃帝曰：其中於陰，奈何？岐伯答曰：中於陰者，常從臂胻始。夫臂與胻，其陰皮薄，其肉淖澤，故俱受於風，獨傷其陰。黃帝曰：此故傷其藏乎？岐伯答曰：身之中於風也，不必動藏。故邪入於陰經，則其藏氣實，邪氣入而不能客，故還之於府。故中陽則溜於經，中陰則溜於府。（《靈樞·邪氣

藏府病形第四》)

䯒，足脛也。淖澤，柔潤也。臂䯒內廉曰陰，手足三陰之所行也，其皮薄，其肉柔，故邪中於此，則傷其陰經。邪中陰經，當內連五藏，因問故傷其藏也。然邪入於陰而藏氣固者，邪不能客，未必動藏，則還之於府，仍在表也，故邪中陽者溜於三陽之經，邪中陰者溜於三陰之府。如心之及小腸，脾之及胃，肝之及膽，包絡之及三焦，腎之及膀胱，此以邪中三陰，亦有表證，明者所當察也。

◎因於氣

因於氣，爲腫，四維相代，陽氣迺竭。(《素問・生氣通天論第三》)

因於氣者，凡衛氣榮氣藏府之氣，皆氣也，一有不調，均能致疾。凡怒則傷肝，肝氣有餘，來侮脾土，脾土不能制水，水氣泛溢於四支，而爲腫脹之疾。其手足先後而腫，此四維之所以相代也。四維，四支也。相代，更迭而病也。因氣爲腫，氣道不行也。四支爲諸陽之本，胃氣所在，病甚而至於四維相代，即上文內閉九竅、外壅肌肉、衛氣解散之謂，其爲陽氣之竭也可知。

◎邪在藏府

邪在肝

邪在肝，則兩脅中痛，寒中，惡血在內，行善掣節，時脚腫。(《靈樞・五邪第二十》)

凡邪在於肝，則兩脅中痛，蓋肝之經脈，貫膈中，佈脅肋也。胃中必寒，木旺則土衰也。惡血在內，以肝氣不疏也。行善牽掣其關節，時或脚腫，以肝之經脈，自足大指上行內踝，入陰器，以上季脅及肋也。

邪在心

邪在心，則病心痛，喜悲，時眩僕。(《靈樞・五邪第二十》)

邪在心，邪薄於心之分也。喜爲心志，心氣病則虛，故喜悲，神氣傷，故時眩僕。夫皮脈肉筋骨，五藏之外合也。邪在心而不病脈者，手厥陰心主包絡主脈也。《邪客》曰："心者，五藏六府之大主也，精神之所舍也。其藏堅固，邪勿能容也。容之則傷心，傷心則神去，神去則死矣。故諸邪在於心者，皆在於心之包絡。包絡者，心主之脈也。"故邪在心，邪在於包絡，心之分也。此邪薄於心之分，以致心氣之有餘不足，邪不在心，故不外應於脈。是以邪藏則死，非獨傷於心也。

邪在脾胃

邪在脾胃，則病肌肉痛。陽氣有餘，陰氣不足，則熱中善飢；陽氣不

足，陰氣有餘，則寒中腸鳴腹痛；陰陽俱有餘，若俱不足，則有寒有熱。（《靈樞·五邪第二十》）

脾胃主肌肉，故邪在脾胃，則肌肉痛。脾廼陰中之至陰，胃爲陽熱之府，故陽明從中見太陰之化，則陰陽和平，雌雄相應。陽有餘則陰不足，陽邪入府，病在陽明，故爲熱中善饑。陽不足則陰有餘，陰邪入藏，病在太陰，故爲寒中腸鳴腹痛。若脾胃之邪氣皆盛，陰陽俱有餘也；脾胃之正氣皆虚，陰陽俱不足也。故有寒有熱，隨之而見。

邪在肺

邪在肺，則病皮膚痛，寒熱，上氣喘，汗出，欬動肩背。（《靈樞·五邪第二十》）

凡邪在於肺，皮爲肺之合，故皮膚痛，發爲寒熱，氣上而喘。汗出者，以腠理疏也。欬動肩背者，以肺爲五藏華蓋，而肩廼肺經脈氣所行也。

邪在腎

邪在腎，則病骨痛陰痹，陰痹者，按之而不得，腹脹腰痛，大便難，肩背頸項痛，時眩。（《靈樞·五邪第二十》）

邪在於腎，則病骨痛，以腎主骨，而陰痹當在陰分也。陰痹者，痛無定所，按之而不可得，其小腹脹，以腎脈入小腹也。其腰痛，以腰爲腎之府也。其大便難，腎氣不化也，以腎通竅於二便也。其肩背頸項痛，此皆膀胱經脈所行，以腎與膀胱爲表裏也。且時時眩暈，亦兼膀胱與腎邪也。

邪在胃脘

飲食不下，鬲塞不通，邪在胃脘。（《靈樞·四時氣第十九》）

此邪在胃脘而爲病也。飲食不下，膈塞不通，病在上也。然下焦阻塞，則上焦亦爲之不利。蓋水穀入口，則胃實而腸虚，食下則腸實而胃虚。如下氣閉而食不下，則胃實而上焦膈塞矣。

邪在大腸

腹中常鳴，氣上衝胷，喘不能久立，邪在大腸。（《靈樞·四時氣第十九》）

此邪在大腸而爲病也。大腸爲傳導之官，病則其氣反逆，是以腹中常鳴。氣上衝胷，喘不能久立。

邪在小腸

小腹控睾，引腰脊，上衝心，邪在小腸者，連睾系，屬於脊，貫肝肺，絡心系。氣盛則厥逆，上衝腸胃，熏肝，散於肓，結於臍。（《靈樞·四時氣第十九》）

人有小腹中，控其睾丸，控，引也。睾，陰丸也。陰丸屬肝經。引腰脊間，上衝於心者，邪在小腸也。蓋小腸連睾系，屬於脊，貫肝與肺，絡心之系。今邪氣盛，則厥逆上衝於腸胃，熏於肝，散於任脈，經肓之原，即下氣海穴，結於臍中之神闕，下繫任脈經。

邪在膽

善嘔，嘔有苦，長太息，心中憺憺，恐人將捕之。邪在膽，逆在胃，膽液泄則口苦，胃氣逆則嘔苦，故曰嘔膽。（《靈樞・四時氣第十九》）

此邪在膽而爲病也。嘔有苦，膽氣逆在胃也。膽氣欲昇，故長太息以伸之。其心中憺憺然之靜中，憺憺，心虛貌，似恐有人將捕之，此邪在膽，逆在胃，木乘土也。膽液泄則苦，胃氣逆則嘔，故嘔苦者，謂之嘔膽。

邪在三焦約

小腹痛腫，不得小便，邪在三焦約。（《靈樞・四時氣第十九》）

此邪在三焦而爲病也。三焦下俞出於委陽，並太陽之正，入絡膀胱，約下焦，實則閉癃，虛則遺溺。小腹痛而腹腫，難以小便，其邪在於三焦，而三焦有邪約之也。

九、邪客經絡

◎邪氣在經脈

黄帝問曰：余聞《九鍼》九篇，夫子迺因而九之，九九八十一篇，余盡通其意矣。經言氣之盛衰，左右傾移，以上調下，以左調右。有餘不足，補寫於滎俞，余知之矣。此皆滎衛之傾移，虛實之所生，非邪氣從外入於經也。余願聞邪氣之在經也，其病人何如？取之奈何？岐伯對曰：夫聖人之起度數，必應於天地。故天有宿度，地有經水，人有經脈。天地溫和，則經水安靜；天寒地凍，則經水凝泣；天暑地熱，則經水沸溢。卒風暴起，則經水波湧而隴起。夫邪之入於脈也，寒則血凝泣，暑則氣淖澤，虛邪因而入客，亦如經水之得風也。經之動脈，其至也亦時隴起；其行於脈中，循循然；其至寸口中手也，時大時小，大則邪至，小則平；其行無常處，在陰與陽，不可爲度。（《素問・離合眞邪論第二十七》）

《鍼經》之數，共八十一篇也。滎衛傾移，謂陰陽偏勝，則虛實內生而爲病，非邪氣在經之謂也。此言天有宿度，地有經水，人有經脈，三才相應也。宿，二十八宿也。天之二十八宿，房至畢爲陽，昴至心爲陰。度三百六十五度也。經水者，地之十二經水也。謂清水、渭水、海水、湖水、汝水、澠水、淮水、漯水、江水、河水、濟水、漳水也。以其內合合人之十二經脈。十二經脈者，謂手足三陰三陽之脈，足太陽外合於清水，內屬於膀胱；足少陽外合於渭水，内屬於膽；足陽明外合於海水，内屬於胃；足大陰外合於湖水，内屬於脾；足少陰外合於汝水，内屬於腎；足厥陰外合於澠水，内屬於肝；手太陽外合於淮水，内屬於小腸；手少陽外合於漯水，内屬於三焦；手陽明外合於江水，内屬於大腸；手太陰外合於河水，内屬於肺；手少陰外合於濟水，内屬於心；手心主外合於漳水，内屬於心包。所以言者，以内外參合，人氣應通，故言之也。經水之安靜凝泣，沸溢隴起，人經脈亦應之。循循然，順動貌。言隨順經脈之動息，因循呼吸之往來，但形狀或異耳。人與天地相通，故溫和、寒冷、暑熱，卒風暴至，而經水或靜或動或湧或起者如此，則是邪者，天地之邪也，入於人身，安得不然？寒則血凝澀，暑則氣淖澤，邪因而入，何異經水之得風也。各經動脈，其至也，亦時隆起，而行脈中殆循循然。其應於脈也，時大時小，大則邪至，小則邪平，其行無常處，或在陽經，或在陰經，不可爲度。不可爲度者，隨經脈之流運也。

◎邪客於足陽明之經

邪客於足陽明之經，令人鼽衄，上齒寒。（《素問·繆刺論第六十三》）

足陽明之脈，起於鼻交頞中，上入齒中，環繞脣下，左右相交於承漿。故邪客陽明之經，而令人鼽衄，上齒寒者。

◎邪客於足陽蹻之脈

邪客於足陽蹻之脈，令人目痛從内眥始。（《素問·繆刺論第六十三》）

此言陽蹻之脈，亦左右互交會於睛明，所當繆刺者也。陽蹻者，足太陽之別，起於足外踝下太陽之申脈穴，當踝後遶跟，以僕參爲本，上外踝三寸，以附陽爲郄，循股脅上肩髆，上人迎，俠口吻，至目内眥，會於足太陽之睛明穴。故邪客之，令人目痛從内眥始也。

◎邪客於手足六经脈之絡

邪客於手少陽之絡

邪客於手少陽之絡，令人喉痹舌卷，口乾心煩，臂外廉痛，手不及頭。（《素問·繆刺論第六十三》）

手少陽之別，名曰外關，去腕二寸，外遶臂，注胷中，合心主。夫手少陽廼三焦相火主氣，注胷中而合於心主包絡，故邪客之，令人喉痹舌卷，口乾心煩。脈循臂，故痛不能舉也。

邪客於手陽明之絡（一）

邪客於手陽明之絡，令人氣滿胷中，喘息，而支胠胷中熱。（《素問·繆刺

論第六十三》)

手陽明之絡，名曰偏歷，去腕三寸，別入太陰。故邪客之，令人氣滿胷中喘息，及支胠胸熱。蓋手太陰主氣，以司呼吸，而脈循於胷中也。

邪客於手陽明之絡（二）

邪客於手陽明之絡，令人耳聾，時不聞音。(《素問·繆刺論第六十三》)

手陽明大腸經之絡，即偏歷穴。其經支者，從缺盆上頸貫頰，又其絡支別者，入目會於宗脈。故邪客之，令人耳聾。時不聞音，謂有時聞而有時不聞也。蓋邪客於絡，絡脈閉塞，則有時而不聞，脈氣有時而通，則有時而聞矣。

邪客於足太陽之絡（一）

邪客於足太陽之絡，令人頭項肩痛。(《素問·繆刺論第六十三》)

足太陽之絡，名曰飛揚，去踝七寸，別走少陰。足太陽爲諸陽主氣，其氣上昇於頭項。故邪客於絡，而致頭項肩痛也。

邪客於足太陽之絡（二）

邪客於足太陽之絡，令人拘攣背急，引脅而痛。(《素問·繆刺論第六十三》)

足太陽膀胱之絡，飛揚穴也。以其經，從髆內，左右別下，貫胛，合膕中，故病令人拘攣背急，引脅而痛。

邪客於足少陽之絡（一）

邪客於足少陽之絡，令人脅痛不得息，欬而汗出。(《素問·繆刺論第六十三》)

足少陽之絡，名曰光明，去踝五寸，別走厥陰，下絡足跗。一呼一吸曰息，肺所司也。足少陽厥陰之脈，並循於脅；厥陰之脈，上注肺，循喉嚨。陽邪而走於陰絡，病而及子脈，蓋陰陽經脈之相通也。邪客於少陽之絡，令人脅痛不得息，欬而汗出也。

邪客於足少陽之絡（二）

邪客於足少陽之絡，令人留於樞中痛，髀不可舉。(《素問·繆刺論第六十三》)

足少陽膽經之絡，光明穴也。其脈出氣街，遶毛際，入髀厭中，故痛令人留於髀樞，後痛髀不可舉也。樞，髀樞也。

邪客於足太陰之絡

邪客於足太陰之絡，令人腰痛，引少腹控眇，不可以仰息。(《素問·繆刺論第六十三》)

足太陰之絡，從髀合陽明，上貫尻骨中，與厥陰少陽，結於下髎，而循尻骨內入腹，上絡嗌，貫舌中。故腰痛則引少腹，控於胁中也。胁，謂季脅下之空軟處也。受邪氣則絡拘急，故不可以仰伸而喘息也。

◎邪客於手足少陰太陰足陽明之絡

邪客於手足少陰太陰、足陽明之絡，此五絡皆會於耳中，上絡左角，五絡俱竭，令人身脈皆動，而形無知也，其狀若尸，或曰尸厥。（《素問·繆刺論第六十三》）

此言五絡爲病。邪客於手少陰心經，足少陰腎經，手太陰肺經，足太陰脾經，足陽明胃經，則合心腎肺脾胃之五絡，而皆有邪矣。此五絡者，皆會於耳中，上絡於左耳之額角，惟五絡俱竭，則足經之腎脾胃者，其脈逆於上而不得下，手經之心肺者，其脈逆於上而不得通，令人身脈雖動，而昏暈迷心，其形任人推呼，而無有知覺，狀類於尸，名曰尸厥。

邪客於足少陰之絡（一）

帝曰：願聞繆刺奈何？取之何如？岐伯曰：邪客於足少陰之絡，令人卒心痛，暴脹，胷脅支滿。（《素問·繆刺論第六十三》）

足少陰之絡，名曰大鐘，當踝後遶跟，別走太陽，其別者，並經上走於心包下，外貫腰脊。故邪客之，令人卒心痛暴脹，胷脅支滿。

邪客於足少陰之絡（二）

邪客於足少陰之絡，令人嗌痛，不可內食，無故善怒，氣上走賁上。（《素問·繆刺論第六十三》）

足少陰之絡，其別者，並經上走於心包下。其經脈貫肝膈，循喉嚨。其支者，從肺出絡心，注胸中。邪客於絡而併入於經，迫其心火上炎。故令人嗌痛，不可內食。上逆於肝膈，則無故善怒也。賁者，胃之賁門。腎氣上通於胃，故氣上走賁上。

邪客於足厥陰之絡

邪客於足厥陰之絡，令人卒疝暴痛。（《素問·繆刺論第六十三》）

足厥陰之絡，名曰蠡溝，去內踝五寸，別走少陽。其別者，經莖上睾，結於莖。故邪客之，令人卒疝暴痛，以其絡上睾丸而結於陰莖也。

◎邪客於五藏之間

邪客於五藏之間，其病也，脈引而痛，時來時止。（《素問·繆刺論第六十三》）

此邪客於五藏之閒，而病及於經別也。蓋十二經別，內散通於五藏，外交絡於形身，故邪在五藏之閒，其爲病也，引脈而痛者。時來時止者，邪隨氣而或出或入也。

◎邪客於臂掌之閒

邪客於臂掌之閒，不可得屈。（《素問·刺論第六十三》）

邪客於臂掌之閒，不可得屈者，廼手厥陰心包絡受邪也。蓋臂掌之閒，手厥陰之絡也。厥陰之絡，名曰內關，去腕二寸，出於兩筋之閒，循經以上繫於心包絡。

◎邪常隨四時之氣血而入客

是故春氣在經脈，夏氣在孫絡，長夏氣在肌肉，秋氣在皮膚，冬氣在骨髓中。帝曰：余願聞其故。岐伯曰：春者，天氣始開，地氣始洩，凍解冰釋，水行經通，故人氣在脈。夏者，經滿氣溢，入孫絡受血，皮膚充實。長夏者，經絡皆盛，內溢肌中。秋者，天氣始收，腠理閉塞，皮膚引急。冬者蓋藏，血氣在中，內著骨髓，通於五藏。是故邪氣者，常隨四時之氣血而入客也。至其變化不可爲度，然必從其經氣僻除其邪，除其邪則亂氣不生。（《素問·四時刺逆從論第六十四》）

此言四時之氣，合於人身經脈，當隨時所在也。以春氣在經脈者，正以春時天氣始開，地氣始洩，凍解冰釋，此地之水行，而人之經脈通，所以人氣在於脈也。夏氣在孫絡者，正以夏時經脈甚滿，其氣溢入孫絡，孫絡受血，而外之皮膚皆已充實，所以人氣在孫絡也。長夏者，六月建未之月，其氣在肌肉者，正以長夏經脈絡脈皆盛，內溢於肌中，所以人氣在肌肉也。秋氣在皮膚者，正以秋時天氣始收，人之腠理閉塞，皮膚引急，所以人氣在皮膚也。冬氣在骨髓中者，正以冬主閉藏，血氣在中，著於骨髓之內，通於五藏之閒，所以人氣在骨髓中也。是故風寒暑濕燥火之邪氣者，當隨四時之氣血，而入客於人身。至其變化，不可爲度，然必須四時之經氣以刺之，合經絡皮肉骨而總言之，皆可以經氣言，正合於諸經之氣也。辟除其邪，則亂氣不生矣。

十、違逆天氣

◎違逆天氣之害

蒼天之氣，清淨則志意治，順之則陽氣固，雖有賊邪，弗能害也，此因時之序。故聖人傳精神，服天氣，而通神明。失之則內閉九竅，外壅肌肉，衛氣散解。此謂自傷，氣之削也。（《素問·生氣通天論第三》）

失者，謂逆蒼天清淨之理也。失其度，則九竅內閉，肌肉外壅，衛外之陽氣散解，此不能順天之氣而自傷，以致氣之消削。蓋人氣通乎天，逆天氣則人氣亦逆矣。

十一、違逆攝生

◎今人逆生半百而衰也

今時之人不然也，以酒爲漿，以妄爲常，醉以入房，以欲竭其精，以耗散其眞，不知持滿，不時禦神，務快其心，逆於生樂，起居無節，故半百而衰也。（《素問·上古天眞論第一》）

今時之人不然也者，謂不同於古也。甘於酒，肆乎行，酒色並行也。欲不可縱，縱則精竭。精不可竭，竭則眞散。蓋精能生氣，氣能生神，榮衛一身，莫大乎此。故善養生者，必寶其精，精盈則氣盛，氣盛則神全，神全則身健，身健則病少，神氣堅強，老而益壯，皆本乎精也。持，執持也。禦，統禦也。不知持滿，滿必傾復。不時禦神，神必外馳。快心事過，終必爲殃，是逆於生樂也。起居無節，半百而衰，皆以斫喪精神，事事違道，故不能如上古之盡其天年也。老子曰："生之徒，十有三；死之徒，十有三；民之生動之死地，亦十有三。"其今人之謂歟。

◎違逆四時則傷五藏

春三月，此謂發陳，天地俱生，萬物以榮。夜臥早起，廣步於庭，被髮緩形，以使志生，生而勿殺，予而勿奪，賞而勿罰，此春氣之應，養生之道也。逆之則傷肝，夏爲寒變，奉長者少。

逆，謂逆其生發之氣也。肝屬木，王於春，春生之氣逆則傷肝，肝傷則至夏爲寒變之病，因奉長者少故也。蓋木傷而不能生火，故於夏月火令之時，反變而爲寒病，而夏長者少矣。

夏三月，此謂蕃秀，天地氣交，萬物華實。夜臥早起，無厭於日，使志無怒，使華英成秀，使氣得洩，若所愛在外，此夏氣之應養長之道也。逆之則傷心，秋爲痎瘧，奉收者少，冬至重病。逆之則傷心，秋爲痎瘧，奉收者少，冬至重病。

心屬火，王於夏，逆夏長之氣則傷心矣。心傷，至秋時陰氣上昇，下焦所出之陰，與上焦所逆之陽，陰陽相搏，而爲寒熱之痎瘧也。且夏之陽氣，浮長於外，至秋而收斂於內，夏失其長，秋無以收，收機有礙，則冬無所藏，陽不歸原，是根氣已損，至冬時寒水當令，無陽熱溫配，故冬時爲病，甚重而危殆也。

秋三月，此謂容平，天氣以急，地氣以明。早臥早起，與雞俱興，使志安寧，以緩秋刑，收斂神氣，使秋氣平，無外其志，使肺氣清，此秋氣之應養收之道也。逆之則傷肺，冬爲飧泄，奉藏者少。

肺屬金，王於秋，逆秋收之氣，則傷肺矣。肺傷，至冬爲飧泄之病，因奉藏者少故也。蓋秋收而後冬藏，陽藏於陰，而爲中焦釜底之燃，以腐化水穀，秋失其收，則奉藏者少，至冬寒水用事，陽氣下虛，則水穀不化而爲飧泄矣。

冬三月，此謂閉藏，水冰地坼，無擾乎陽。早臥晚起，必待日光，使志若伏若匿，若有私意，若己有得，去寒就溫，無洩皮膚，使氣亟奪。此冬氣之應養藏之道也。逆之則傷腎，春爲痿厥，奉生者少。（《素問・四氣調神大論第二》）

腎屬水，王於冬，逆冬藏之氣則傷腎，腎氣傷，至春爲痿厥之病，因奉生者少故也。蓋肝木生於冬水，主春生之氣而養筋，筋失其養則爲痿，生氣下逆則爲厥。

◎違逆四時氣之害

逆春氣，則少陽不生，肝氣内變；逆夏氣，則太陽不長，心氣内洞；逆秋氣，則太陰不收，肺氣焦滿；逆冬氣，則少陰不藏，腎氣獨沉。（《素問・四氣調神大論第二》）

一歲之氣，春夏爲陽，秋冬爲陰；春夏主生長，秋冬主收藏。春令屬木，肝膽應之。《藏氣法時論》曰："肝主春，足厥陰少陽主治。"故逆春氣，則少陽之令不能生發，肝氣被鬱，内變爲病。此不言膽而止言肝者，以藏氣爲主也。後倣此。夏令屬火，心與小腸應之。《藏氣法時論》曰："心主夏，手少陰太陽主治。"故逆夏氣，則太陽之令不長，而心虚内洞，諸陽之病生矣。秋令屬金，肺與大腸應之。《藏氣法時論》曰："肺主秋，手太陰陽明主治。"故逆秋氣，則太陰之令不收，而肺熱葉焦，爲脹滿也。冬令屬水，腎與膀胱應之。《藏氣法時論》曰："腎主冬，足少陰太陽主治。"故逆冬氣，則少陰之令不藏，而腎氣獨沉。藏者藏於中，沉者沉於下。腎氣不蓄藏，則注泄沉寒等病生矣。

◎違逆四時陰陽之害（二）

夫四時陰陽者，萬物之根本也。所以聖人春夏養陽，秋冬養陰，以從其根，故與萬物沉浮於生長之門。逆其根，則伐其本，壞其眞矣。故陰陽四時者，萬物之終始也，死生之本也。逆之則災害生，從之則苛疾不起，是謂得道。道者，聖人行之，愚者佩之。從陰陽則生，逆之則死，從之則治，逆之則亂。反順爲逆，是謂内格。（《素問・四氣調神大論第二》）

四時陰陽者，生成之所由也。夫陰根於陽，陽根於陰，陰以陽生，陽以陰長。所以聖人春夏則養陽，以爲秋冬之地，秋冬則養陰，以爲春夏之地，皆所以從其根也。今人有春夏不能養陽者，每因風涼生冷，傷此陽氣，以致秋冬，多患瘧瀉，此陰勝之爲病也。有秋冬不能養陰者，每因縱欲過熱，傷此陰氣，以致春夏，多患火證，此陽勝之爲病也。善養生者，宜切佩之！能順陰陽之性，則能沉浮於生長之門矣。萬物有所生，而獨知守其根，百事有所出，而獨知守其門，則聖人之能事也。陰陽之理，陽爲始，陰爲終。四時之序，春爲始，冬爲終。死生之道，分言之，則得其陽者生，得其陰者死；合言之，則陰陽和者生，陰陽離者死。故爲萬物之始終，死生之本也。苛，殘虐也。聖人與道無違，故能行之；愚者通道不篤，故但佩服而已。夫既佩之，已匪無悟，而尚稱爲愚；今有並陰陽不知而曰醫者，又何如其人哉？！老子曰："上士聞道，勤而行之；中士聞道，若存若亡；下士聞道，大笑之，不笑不足以爲道。"正此謂也。陰陽即道，道即陰陽，從道則生，逆道則死。若反順爲逆，則陰陽內外，皆相格拒。內格者，逆天者也。世有逆天而能生者，吾未之見也。

◎反此三時形廼困薄

故陽氣者，一日而主外，平旦人氣生，日中而陽氣隆，日西而陽氣已虛，氣門廼閉。是故暮而收拒，無擾筋骨，無見霧露，反此三時，形廼困薄。（《素問·生氣通天論第三》）

此下言陽氣之盛衰，由於日之昇降，正以明上文若天與日之義也。一日而主外，晝則陽氣在外也。平旦人氣生，以日初昇也。日中陽氣隆，以日當午也。日西陽氣虛，以日漸降也。人氣應之，故晝則衛氣行於陽分二十五度，至日暮則陽氣之門閉，而行於陰分二十五度矣。氣門，玄府也，所以通行榮衛之氣，故曰氣門。此所以順陽氣也。陽出而出，陽藏而藏，暮時陽氣藏於陰分，故動宜收斂，以拒虛邪。無擾筋骨，則陽不耗於內；無見霧露，則邪不侵於外。若勞擾不分朝暮，反此三時，則陽氣失養，形體勞困衰薄矣。上二節言不但因時之序，雖以一日之間，亦當知所調養如此也。

十二、久逆失和

◎久逆之所生病

帝曰：黃疸，暴痛，癲疾，厥狂，久逆之所生也。（《素問·通評虛實論第二十八》）

此言藏府陰陽，表裏上下，交相輸應者也。如黃疸者，濕熱內鬱，而色病見於外也。暴痛者，五藏之氣不平，卒然而爲痛也。癲疾厥狂，陰陽偏勝之爲病也。此皆陰陽五行之氣，久逆不和之所生也。

十三、藏氣失調

◎主不明則十二官危

主不明則十二官危，使道閉塞而不通，形廼大傷，以此養生則殃，以爲天

下者其宗大危，戒之戒之！（《素問·靈蘭秘典論第八》）

心者，離也，離也者，明也。心爲一身之主，即我之神明，心主不明，則十二官皆不安矣。使道，謂神氣行使之道也。心主包絡爲臣使之官，代君行令而主脈。脈者，血脈也。血者，神氣也。神明昏亂，則血脈凝泣，而使道閉塞矣。血氣者，充膚熱肉，滲皮膚，生毫毛，濡筋骨，利關節者也。血脈不通，而形廼大傷矣。故以此養生，則殃折不壽，在治天下，則其宗大危。正心明德之道，豈不重可戒哉？此言心爲一身之主，夫心不明，則邪正一，邪正一，則損益不分，損益不分，則動之凶咎，陷身於羸瘠矣，故形廼大傷，以此養生則殃也。夫主不明，則委於左右，委於左右，則權勢妄行，權勢妄行，則吏不得奉法，吏不得奉法，則人民失所，而皆受枉曲矣。且人爲邦本，本固邦寧，本不獲安，國將何有？宗廟之立，安有不至於傾危乎！故曰戒之。戒之者，言當深慎也。

◎藏獨主其病

黄帝曰：其時有反者，何也？岐伯曰：是不應四時之氣，藏獨主其病者，是必以藏氣之所不勝時者甚，以其所勝時者起也。（《靈樞·順氣一日分爲四時第四十四》）

反，謂不應前說，病有不應旦慧晝安夕加夜甚者也。是以陰陽喜怒飲食居處者，五藏獨主其病，是必以藏氣之所不勝時者甚，以其所勝時者起也。如肝病，不能勝申酉時之金氣；心病，不能勝亥子時之水氣；脾病，不能勝寅卯時之木氣；肺病，不能勝巳午時之火氣；腎病，不能勝辰戌丑未時之土氣，是藏氣之所不勝時者甚也。如肝病，至辰戌丑未時而起；心病，至申酉時而起；脾病，至亥子時而起；肺病，至寅卯時而起；腎病，至巳午時而起，以其所勝時而起也。

◎邪之所湊其氣必虛

帝曰：願聞其說。岐伯曰：邪之所湊，其氣必虛。陰虛者，陽必湊之，故少氣時熱而汗出也。小便黄者，少腹中有熱也，不能正偃者，胃中不和也。正偃則欬甚，上迫肺也。諸有水氣者，微腫先見於目下也。帝曰：何以言？岐伯曰：水者陰也，目下亦陰也，腹者，至陰之所居，故水在腹者，必使目下腫也。眞氣上逆，故口苦舌乾，臥不得正偃，正偃，則欬出清水也。諸水病者，故不得臥，臥則驚，驚則欬甚也。腹中鳴者，病本於胃也。薄脾，則煩不能食，食不下者，胃脘隔也。身重難以行者，胃脈在足也。月事不來者，胞脈閉也，胞脈者，屬心而絡於胞中，今氣上迫肺，心氣不得下通，故月事不來也。帝曰：善。（《素問·評熱病論第三十三》）

凡邪之所湊於陽經者，其陽經之氣必虛；邪之所湊於陰經者，其陰經之氣必虛。今腎虛者，陰虛也，陰虛則無氣，故爲少氣時熱。陽主散而湊於陰分，故汗出。少腹有熱，邪在陰也，故小便黄。正偃，仰卧也。腎脈貫肝膈入肺中，其支者注胷中，腎邪自下而上，則胃氣逆而不和，故正偃則欬甚而上迫於肺。諸有水氣者，微腫先見於目下也。水者陰也，目下亦陰也。腹廼至陰之所居，故水在腹者，必使目下腫也。心屬火而惡水邪，水氣上乘，則迫其心氣上逆，是以口苦舌乾。不得正偃者，正偃則欬出清水者，此水氣上乘，始胃而脾，脾而心，心而肺也。腎爲本，肺爲末，金水子母之藏，皆積水也。是以水氣上逆於肺，則欬出清水。卧則驚，驚則欬甚者，此腎邪上乘於胃，則胃氣上薄於心，胃氣薄於心，則心氣迫於肺矣。水邪乘胃，故不得卧。胃絡上通於心，陽氣入陰，陰陽相薄，故驚恐也。腹中鳴者，以病本於胃，而隨經下洩，故腹作雷鳴。煩而不能食者，以邪氣薄脾，則煩而不能食也。上焦主納，故不能食也。胃脘阻隔，故食不下。胃主肌肉，其脈行於足，水氣居於肉中，水氣隨經下流，故身重難以行也。夫中焦受氣取汁，變化而赤，此專精而行於經隧之血也。流溢於中，布散於外者，是流溢於胞中，布散於皮膚之血也。胞脈屬心，得心氣下通而爲血，衝脈任脈皆起於胞中，上循腹裏，爲經絡之海，其浮而外者，循腹右上行，會於咽喉，别而絡脣口。血氣盛，則充膚熱肉，血獨盛，則淡滲皮膚，生毫毛，男子至脣口而長髭鬚，女子至胷中而下爲月事，是血之液爲汗者，廼滲於皮膚之血，非經脈之血也，故舉女子之月事，以申明之。氣上迫肺者，眞氣上逆，口苦舌乾，驚則欬甚，是心氣上炎而不下通也。

◎火壯火少則氣病

壯火之氣衰，少火之氣壯。壯火食氣，氣食少火。壯火散氣，少火生氣。（《素問・陰陽應象大論第五》）

火，天地之陽氣也。天非此火，不能生物；人非此火，不能有生。故萬物之生，皆由陽氣。但陽和之火則生物，亢烈之火反害物，故火太過則氣反衰，火和平則氣廼壯。壯火散氣，故云食氣，猶言火食此氣也。少火生氣，故云食火，猶言氣食此火也。此雖承氣味而言，然造化之道，少則壯，壯則衰，自是如此，不特專言氣味者。

◎五藏氣之所病（一）

五氣所病：心爲噫，肺爲欬，肝爲語，脾爲吞，腎爲欠爲嚏。（《素問・宣明五氣第二十三》）

此節與《靈樞・九鍼論》同。五氣所病者，五藏氣逆而爲病也。噫，《釋義》曰："飽食息也。"當爲 噯氣也。遍考本經，絕無噯氣一證，而惟言噫者，蓋即此也。心有不平，氣鬱於心，故噫出之，象火炎上而煙焰出也。《三部九候論》《九鍼論》皆曰"心爲噫"，與此篇同。《痹論》曰："心痹者，嗌乾善噫。"《刺禁論》曰："刺中心，一日死，其動爲噫。"是皆言噫出於心也。《口問》曰："寒氣客於胃，厥逆從下上散，復出於胃，故爲噫。則是噫出於胃。"而足陽明胃經之絡又屬於心，故胃有寒，亦能噫也。然則以爲出於胃耶？出於心耶？《診要經終論》曰："太陰終者，善噫善嘔"。《脈解》曰："太陰所謂上走心爲噫者，陰盛而上走於陽明，陽明絡屬心，故曰上走心爲噫也。"由此觀之，是心脾胃三藏皆有是證，蓋由火土之鬱，而氣有不得舒伸也。肺爲欬者，蓋肺本屬金，扣之當有聲，故邪擊於肺，則爲欬也。《陰陽應象大論》曰："肺在變動爲欬。"按《咳論》一篇論咳甚詳，其曰："五藏六腑皆令人咳，非獨肺也。"又曰："皮毛者，肺之合也，皮毛先受邪氣，邪氣以從其合也。"此外感之邪也。又曰："其寒飲食入胃，從肺脈上至於肺則肺寒，肺寒則外內合，邪因而客之，則爲肺咳。五藏各以其時受病。"如下文"乘秋則肺先受於邪，乘春則肝先受之，乘夏則心先受之，乘至陰則脾先受之，乘冬則腎先受之"之謂也。非其時，則皆是肺咳爲始，而傳以與之。又末云："此皆聚於胃，關於肺。"可知五藏六府俱能爲咳，而終不離乎肺也，故此篇曰"肺爲咳"，學者當與《咳論》考之。肝爲將軍之官，在志爲怒，肝氣欲連則爲語。《診要經終》曰："春刺冬分，邪氣著藏，病不愈，又且欲言語。"此言春令之肝氣不舒故也。肝爲語者，答述曰語，象木有枝條而下宣委曲，故出於肝也。脾爲吞者，脾主爲胃行其津液，脾氣病而不能灌溉於四藏，則津液反溢於脾竅之口，故爲吞嚥之證。王注曰："象土包容，物歸於內，故爲吞也。"欠，哈欠也。嚏，噴嚏也。陽未靜而陰引之，故爲欠。陽欲達而陰發之，故爲嚏。腎爲欠爲嚏者，陰盛於下，氣化於水，所以皆屬乎腎。故凡陽盛者不欠，下虛者無嚏，其由於腎也可知。欠、嚏二義，具《口問》。《靈樞經》曰："陽者主上，陰者主下，陽引而上，陰引而下，陰陽相引，故數欠，當瀉足少陰，補足太陽。"蓋少陰之氣在下，病則反逆於上，而欲引於下，欲引於下則欠，反逆於上則嚏，蓋腎絡上通於胃也。按《口問》岐伯曰："衛氣晝日行於陽，夜半則行於陰，陰者主夜，夜者主臥，陽者主上，陰者主下。故陰氣積於下，陽氣未盡，陽引而上，陰引而下，陰陽相引，故數欠。"又曰："陽氣和利，滿於心，出於鼻，故爲嚏。"今曰爲腎之病者，蓋腎屬乎陰，故欠由之。足太陽之氣，和利於心，而太陽與腎爲表裏，故嚏由之。觀《口問》下文有"補足太陽眉上"等語，則知陽氣爲太陽，而嚏出於鼻，故補眉上也。

◎五藏氣之所病（二）

五藏氣：心主噫，肺主欬，肝主語，脾主吞，腎主欠。（《靈樞·九鍼論第七十八》）

此與《素問·宣明五氣》同，言五藏之氣爲病也。噫者，中焦之逆氣，上走心爲噫，故心主噫。肺在變動爲咳。語者，論難也。肝者，將軍之官，謀慮出焉，故肝主語。吞者，脾主爲胃行其津液者也，脾氣不能灌溉於四藏，則津液反溢於外竅，故爲吞咽之證。欠者，陽者主上，陰者主下，陽引而上，陰引而下，陰陽相引，故爲欠。

◎五竝五藏之所病

五竝：精氣竝肝則憂，竝心則喜，竝肺則悲，竝腎則恐，竝脾則畏，是謂五精之氣竝於藏也。（《靈樞·九鍼論第七十八》）

此與《宣明五氣》同，但彼末有云“虛而相並者也”。此言五藏之精氣，並於所虛之藏也。《陰陽應象大論》曰：“肝在志爲怒，心在志爲喜，腎在志爲恐。”今肝虛而餘藏精氣得以竝之，則爲憂，夫在志爲怒，而此曰憂者，以所勝之氣乘之也。心虛，而餘藏精氣得以並之，則爲喜，蓋喜者固其所志，而太過於喜則爲病也。肺虛，而餘藏精氣得以竝之，則肺舉而液上溢，液上溢則泣出而悲。腎虛，而餘藏精氣得以竝之，其閒有所勝之氣乘之，所不勝侮之，故爲恐。脾虛，土氣灌於四藏，而四藏之精氣反竝於脾，故爲畏。夫在志爲思，而此曰畏，以過思則畏勝也。此廼五藏之氣虛，而餘藏之精氣相並者，皆爲病也。

◎五精所竝之所病

五精所竝：精氣竝於心則喜，竝於肺則悲，竝於肝則憂，竝於脾則畏，竝於腎則恐，是謂五竝，虛而相竝者也。（《素問·宣明五氣第二十三》）

《陰陽應象大論》曰：“肝在志爲怒，心在志爲喜，脾在志爲思，肺在志爲憂，腎在志爲恐。”此言五藏既虛，故精氣竝之，則志不能禁也。五精所竝，謂五藏之精氣相竝也。心虛而餘藏之精氣皆並之則善喜，蓋喜者同其所志，而太過於喜則爲病也。蓋多陽者多喜，心爲陽藏，經曰：“神有餘則笑不休。”肺虛而餘藏精氣竝之則善悲，夫《陰陽應象大論》曰“憂”，而玆曰“悲”者，蓋憂與悲無大相遠也。肝悲哀動中則傷魂，肝虛而餘藏精氣並之則善憂，夫《陰陽應象大論》曰“怒”，而玆曰“憂”者，以肺氣得以乘之也，憂愁不解則傷意。脾虛而餘藏精氣並之則善畏，夫《陰陽應象大論》曰“思”，而玆曰“畏”者，蓋思過則反畏也。腎虛而餘藏精氣並之則善恐，《本經》曰“所謂恐，如人將捕之”者。陰氣少，陽氣入陰，陰陽相薄，故恐也。蓋心腎爲水火陰陽之主宰，是以心虛而陰精並之則喜，腎虛而陽氣並之則恐。此水火二氣上下交竝，其餘三藏，皆所勝之氣相竝，所謂氣不及則所勝妄行。是之爲五竝者，惟其本藏既虛，而餘藏精氣竝之，則本藏之志不能禁，而失之太過者有之。《調經論》以相竝爲實，蓋實亦爲病也。

◎五藏熱之所病

肝熱病者，小便先黃，腹痛，多臥，身熱。熱爭則狂言及驚，脅滿痛，手足躁，不得安臥。庚辛甚，甲乙大汗，氣逆則庚辛死。刺足厥陰少陽。其逆則頭痛員員，脈引衝頭也。

此篇備言刺熱病之法，而先以肝經言之也。言凡五藏成熱病者，未遽熱也。各有先見之證，而及其邪正相爭，則熱病迺加。然其甚其死，必以剋我之日，得汗而愈，必以自得其位之日，在各隨其府藏以治之而已。試以肝經言之，肝主疏洩，故小便赤黄。肝脈環陰器，抵少腹而上，故腹痛也。肝藏魂，魂傷故多臥。木火主氣，故身熱也。此言内因之病，始在氣分，先下而上内而外也。前篇《熱論》所載者，悉言傷寒；此篇名刺熱者，蓋即所以治傷寒也。但前篇分傷寒之六經，此篇詳傷寒之五藏，正彼此相爲發明耳。夫五藏者，五行之所生也。天之十，化生地之五行；人之十二經脈，上應天之六氣。傷寒之邪，病三陰三陽之氣，是以死於三日六日，而愈以十二日也。五藏之熱病，病涉於五行，是以死生皆繫於十也。病六氣者，外因之邪，病在肌形；病五藏者，内因之病，傷五藏之神志。觀後節之復言兩感，概可知矣。凡欲察傷寒之理者，其毋忽此篇之義及《靈樞·熱病》治法。詳《鍼刺類·四十》：熱入於藏，則邪正相勝故曰爭。下同。又肝之脈，從小腹上俠胃，貫膈布脅肋，循喉嚨之後，絡舌本，氣爭於肝，則肝氣亂，故狂言而驚，肝病主驚駭也。肝脈布脅肋，故脅爲滿痛。熱極則生風，風淫四末，故手足躁擾。木邪乘土，必及於胃，胃不和則臥不安。庚辛屬金，金剋木，肝所畏也，故甚而死。甲乙屬木，肝所王也，故汗而愈。少陽爲厥陰之表，皆可瀉其熱邪。肝脈與督脈會於巔，故氣逆於上，則頭痛員員，脈引衝於頭也。員員，靡定貌。

心熱病者，先不樂，數日迺熱。熱爭則卒心痛，煩悶善嘔，頭痛面赤，無汗。壬癸甚，丙丁大汗，氣逆則壬癸死。

此以心熱病者言之也。夫所以任治於物者，謂心。心者，神明之所出，邪不易犯，犯必先覺之，故熱邪將入於藏，則先有不樂之兆。熱與心氣分爭，故卒然心痛而煩悶。心火上炎，故善嘔。頭者，精明之府，手少陰之脈上出於面，故頭痛面赤。汗爲心液，心熱則液亡，故無汗。卒，猝同。壬癸屬水，心所畏也，故甚，死於壬癸也。丙丁屬火，故大汗於丙丁。氣逆之證，經闕其文。

脾熱病者，先頭重頰痛，煩心顔青，欲嘔身熱。熱爭則腰痛不可用俛仰，腹滿泄，兩頷痛。甲乙甚，戊己大汗，氣逆則甲乙死。

此以脾熱病者言之也。脾熱病者，其始先頭重頰痛。脾胃相爲表裏，脾病必及於胃也。陽明胃脈循頰車上耳前，至額顱，故頭重頰痛。脾脈注心中，故煩心。脾病則肝木乘之，故顔上色青。脾胃受邪，則飲食不納，故欲嘔。蓋胃之脈起於鼻交頞中，下循鼻外，入上齒中，還出俠口環脣，下交承漿，卻循頤後下廉，出大迎，循頰車上耳前，過客主人，循髮際至額顱，故先頭重頰痛顔青也。脾之脈其支別者，復循胃別上膈，注心中，其直行者，上膈俠咽，故煩心欲嘔也。太陰陽明主肌肉，故邪盛則身熱。腰者腎之府，熱爭於脾則土邪乘腎，必注於腰，故爲腰痛不可俛仰。俛，俯同。脾主土，甲乙爲木，以甲乙日而甚，木剋土也。以戊己日而大汗，本經氣王之日也。必以甲乙日而死，以其氣逆則死也。

肺熱病者，先淅然厥，起毫毛，惡風寒，舌上黄，身熱。熱爭，則喘欬，

痛走胷膺背，不得太息，頭痛不堪，汗出而寒。丙丁甚，庚辛大汗，氣逆則丙丁死。

此以肺熱病者言之也。肺主皮毛，熱則畏寒，故先淅然惡風寒，起毫毛也。肺脈起於中焦，循胃口，肺熱入胃，則胃熱上昇，故舌上黄而身熱。熱爭於肺，其變動則爲喘爲欬。肺者胸中之藏，背者胸中之府，故痛走胸膺及背，且不得太息也。喘逆在肺，氣不下行，則三陽俱壅於上，故頭痛不堪。熱邪在肺，則皮毛不斂，故汗出而寒。丙丁屬火，剋肺者，以丙丁日而甚，故庚辛日而大汗。肺病者加於丙丁，丙丁不死，起於庚辛，如氣逆，今火爍金故甚，必以丙丁日而死，以其氣甚逆也。

腎熱病者，先腰痛䯒痠，苦渴數飲，身熱。熱爭則項痛而強，䯒寒且痠，足下熱，不欲言，其逆則項痛員員澹澹然。戊己甚，壬癸大汗，氣逆則戊己死。(《素問・刺熱第三十二》)

此以腎熱病者言之也。足少陰之絡貫腰脊，故先爲腰痛。其脈循内踝之後以上䯒内，故爲䯒痠。又其直者循喉嚨挾舌本，邪火耗傷腎水，故苦渴數飲。腎與太陽爲表裏，太陽之脈從巔下背，抵腰走足，故爲身熱。熱爭在表，則太陽經也。太陽之脈別下項，故項痛而強。熱爭在裏，則少陰經也。少陰之脈斜走足心，上踹内，挾舌本，故爲䯒寒且痠，足熱不言等病。員員，義見前。澹澹，精神短少貌。陰虛無氣之候也。戊己土，剋腎者也。壬癸水，腎所王也。

◎腎能聚水而生病

帝曰：腎何以能聚水而生病？岐伯曰：腎者胃之關也，關門不利，故聚水而從其類也。上下溢於皮膚，故爲胕腫。胕腫者，聚水而生病也。(《素問・水熱穴論第六十一》)

關者，門戶要會之處，所以司啟閉出入也。腎主下焦，開竅於二陰，水穀入胃，清者由前陰而出，濁者由後陰而出，腎氣化則二陰通，腎氣不化則二陰閉，腎氣壯則二陰調，腎氣虛則二陰不禁，故曰腎者胃之關也。關閉則氣停，氣停則水積，水之不行，氣從乎腎，所謂從其類也。《脈要精微論》曰："倉廩不藏，是門戶不要也。水泉不止，是膀胱不藏也。"得守者生，失守者死。言關之不固也，不通則癃閉而胕腫，不固則滑洩而脫元，職此之由，總因腎敗。夫胃爲五藏六府之海，而關則在腎，關之爲義，操北門鎖鑰之柄，凡一身元氣消長，約束攸賴。肌膚浮腫曰胕腫。脾主肌肉，足太陰也，寒水侮之，故反聚水而生病。

◎五藏之所病

帝曰：願聞病機，何如？岐伯曰：諸風掉眩，皆屬於肝。

風類不一，故曰諸風。掉，搖也。眩，運也。諸風掉眩，皆屬於肝者，言在天爲風，在地爲木，而在體爲肝，風主動搖，木之化也，故屬於肝。其虛其實，皆能致此。如發生之紀，其動掉眩巔疾，厥陰之復，筋骨掉眩之類者，肝之實也。又如陽明司天，掉振鼓栗，筋痿不能久立者，燥金之盛，肝受邪也；太陰之復，頭頂痛重而掉瘛尤甚者，木不制土，濕氣反勝，皆肝之虛也。故《衛氣》曰："下虛則厥，上虛則眩。"亦此之謂。凡實者宜涼宜瀉，虛則宜補宜溫，反而爲之，禍不旋踵矣。餘治倣此。

諸寒收引，皆屬於腎。

收，謂斂也。引，謂急也。諸寒收引，皆屬於腎者，言腎屬水，水化寒，凡陽氣不達，則榮衛凝聚，形體拘攣，皆收引之謂。如太陽之勝爲筋肉拘苛血脈凝泣，歲水太過爲陰厥，爲上下中寒，水之實也。歲水不及爲足痿清厥，涸流之紀其病癃閉，水之虛也。水之虛實，皆本於腎。

諸氣膹鬱，皆屬於肺。

膹，謂膹滿也。鬱，謂奔迫也。諸氣膹鬱，皆屬於肺也。肺屬金，其化燥，燥金盛則清邪在肺而肺病有餘，如歲金太過，甚則喘咳逆氣之類是也。金氣衰則火邪勝之而肺病不足，如從革之紀其發喘咳之類是也。肺主氣，故諸氣膹鬱者，其虛其實，皆屬於肺。

諸濕腫滿，皆屬於脾。

土薄則水淺，土厚則水深，土平則乾，土高則濕，故濕氣之有，土氣同之。諸濕腫滿，皆屬於脾者，蓋脾屬土，其化濕，土氣實則濕邪盛行，如歲土太過，則飲發中滿食減，四支不舉之類是也。土氣虛則風木乘之，寒水侮之，如歲木太過，脾土受邪，民病腸鳴腹支滿；卑監之紀，其病留滿痞塞；歲水太過，甚則腹大脛腫之類是也。脾主肌肉，故諸濕腫滿等證，虛實皆屬於脾。

諸痛癢瘡，皆屬於心。（《素問·至眞要大論第七十四》）

諸痛癢瘡，皆屬於心，蓋心屬火，其化熱，故瘡瘍皆屬於心也。然赫曦之紀，其病瘡瘍，心邪盛也。太陽司天，亦發爲癰瘍，寒水勝也。火盛則心實，水勝則心虛，於此可見。

◎五藏虛實之所病

肝藏血，血舍魂，肝氣虛則恐，實則怒。

此言五藏之氣血，各有虛實，而其病形亦各異也。五藏各有所藏，五志各有所舍，如五志受傷，則有五志之病，如藏氣不平，則見藏氣之證，故必審五藏之病形以知其氣之虛實也。人身之血藏於肝，而血則爲魂之舍，惟肝氣虛則爲恐，實則爲怒。

脾藏榮，榮舍意，脾氣虛則四支不用，五藏不安，實則腹脹，經溲不利。

榮出中焦，受氣取汁，變化而赤是謂血，故曰脾藏榮。榮舍意，即脾藏意也。脾虛則四支不用，五藏不安，以脾主四支，而脾爲五藏之原也。太陰脈入腹絡胃，故脾實則腹脹經溲不利。《調經論》曰："形有餘則腹脹經溲不利。""經"當作"涇"。

心藏脈，脈舍神，心氣虛則悲，實則笑不休。

人之脈藏於心，而脈則爲神之舍。心藏神，神有餘則笑不休，神不足則悲。《宣明五氣》曰："心主脈。"《調經論》曰："心藏神，神有餘則笑不休，神不足則悲。"

肺藏氣，氣舍魄，肺氣虛則鼻塞不利少氣，實則喘喝胷盈仰息。

人之氣藏於肺，而氣則爲魄之舍，《宣明五氣》曰："肺藏魄。"故肺肺主氣以司呼吸。肺氣虛，則鼻塞不利少氣。《五藏別論》云："心肺有病，而鼻爲之不利。"實則喘喝胷滿，而不得偃息也。喘喝者，氣促聲粗也。胸盈，脹滿也。仰息，仰面而喘也。《調經論》曰："氣有餘則喘咳上氣，不足則息利少氣。"

腎藏精，精舍志，腎氣虛則厥，實則脹。（《靈樞・本神第八》）

人之精藏於腎，而精則爲志之舍。《九鍼論》曰："腎藏精、志也。"腎爲生氣之原，故虛則手足厥冷；腎者，胃之關也，故實則關門不利而爲脹矣。《調經論》曰："腎藏志，志有餘則腹脹飧泄，不足則厥。"

◎五藏氣虛之所病

是以肺氣虛，則使人夢見白物，見人斬血籍籍；得其時，則夢見兵戰。

是故五藏者，陰也，陰氣虛則妄夢形。如肺氣虛，則肺屬金，夢見白物者，金之色也；金爲兵革，故夢見兵戰。斬者，金之用也。籍籍，夢死狀眾多也。虛者必怯，故見人斬血籍籍，多驚惕也。若得秋之時，而金旺助肺，則衰猶未甚，夢見以兵相戰，其藏氣實不安也。此先言秋冬而後言春夏，意謂天地之氣，寒來則暑往，暑往則寒來，日月運行。無有終極，人得天地之和，亦可至秋冬而復歸於春夏也。

腎氣虛，則使人夢見舟船溺人；得其時，則夢伏水中，若有畏恐。

腎屬水，故夢應之。腎氣虛，則夢見舟船溺人也。得其時者，冬三月也。如得冬之時，而水來助，腎衰猶未甚，則夢伏水中，若有畏恐，其藏氣實不安也。

肝氣虛，則夢見菌香生草；得其時，則夢伏樹下不敢起。

肝屬木，夢見菌香生草之類也。菌香，香蕈之小者，蓋雖有生氣而無根。菌香生草，草木之類也。肝合草木，故夢見之。得其時者，春三月也。若得春之時，而木來助，肝衰猶未甚，則夢見伏於樹下，不敢起，其藏器實不安也。夢伏於樹下，得春令之木氣也。不敢起者，雖得時氣之助，而亦不能勝。

心氣虛，則夢救火陽物；得其時，則夢燔灼。

心屬火，故夢見救火屬陽等物，火之象也。陽物，龍也，廼龍雷之火遊行也。得其時氣之助，則君相二火並炎，故夢燔灼。得其時者，夏三月也。若得夏之時，而火來助，心衰猶未甚，則夢見燔灼，其藏氣實不安也。

脾氣虛，則夢飲食不足；得其時，則夢築垣蓋屋。

脾屬土，脾納水穀。脾氣虛，則夢見飲食不足故也。如得四季之時，謂辰戌丑未之月，各王十八日，而土來助，脾衰猶未甚，則夢築垣蓋屋，皆土之用，其藏氣實而不安也。

此皆五藏氣虚，陽氣有餘，陰氣不足。合之五診，調之陰陽，以在《經脈》。(《素問·方盛衰論第八十》)

府者陽氣，藏者陰氣。五藏氣虚，即陰不足也。陰氣不足則虚陽獨浮，故云陽氣有餘。無根之陽，其虚可知，所以爲厥爲夢者，皆陽不附陰之所致。合之五診，則五藏可察。調之陰陽，則六經可和。以在《經脈》，謂義如《靈樞·經脈》也。

◎藏府不和陰陽偏盛之所病

五藏不和，則七竅不通；六府不和，則留爲癰。故邪在府，則陽脈不和，陽脈不和，則氣留之，氣留之，則陽氣盛矣。陽氣太盛，則陰脈不利，陰脈不利，則血留之，血留之，則陰氣盛矣。陰氣太盛，則陽氣不能榮也，故曰關。陽氣太盛，則陰氣弗能榮也，故曰格。陰陽俱盛，不得相榮，故曰關格。關格者，不得盡期而死也。(《靈樞·脈度第十七》)

五藏屬陰主裏，五藏不和，則七竅不通，而爲之不利矣。六府屬陽主表，六府不和，則肌腠留結，而爲之爲癰。陰陽之氣，貴乎和平，邪氣居之，不在於陰，必在於陽。故邪氣在府，則氣留之而陽勝，陽勝則陰病矣；陰病則血留之而陰勝，陰勝則陽病矣。故陰氣太盛，則陽氣不榮而爲關。陽氣太盛，則陰氣不榮而爲格。陰陽俱盛，不得相榮，則陰自陰，陽自陽，不相浹洽而爲關格，故不得盡天年之期而死矣。不能榮，謂陰陽乖亂不能榮行，彼此格拒不相通也。夫此陰經之氣太盛，則手足六陰俱病，而氣口之脈，一盛、二盛、三盛、四盛，其病正在厥陰、少陰、太陰也，致使六陽經之脈氣，不能運而入於内矣，其名曰關。關者，關六陽在外，而使之不得入於内也。陽經之氣太盛，則手足六陽經俱病，而人迎之脈，一盛，二盛、三盛、四盛，其病正在少陽、太陽、陽明也，致使六陰經之脈氣，不能運而出外矣，其名曰格。格者，拒六陰在内，而使之不得出於外也。陰脈陽脈俱盛，不得相榮，其名曰關格。關格者，不得盡其壽期而死。人迎盛者爲格陽，寸口盛者爲關陰。

◎眞藏獨見者病勝藏也

黄帝曰：見眞藏曰死，何也？岐伯曰：五藏者，皆稟氣於胃。胃者，五藏之本也。藏氣者，不能自致於手太陰，必因於胃氣，迺至於手太陰也，故五藏各以其時，自爲而至於手太陰也。故邪氣勝者，精氣衰也。故病甚者，胃氣不能與之俱至於手太陰，故眞藏之氣獨見。獨見者，病勝藏也，故曰死。帝曰：善。(《素問·玉機眞藏論第十九》)

胃爲水穀之海，以養五藏，故爲之本。穀入於胃，以傳於肺，五藏六府皆以受氣，故藏氣必因於胃氣，迺得至於手太陰，而脈則見於氣口，此所以五藏之脈，必賴胃氣以爲之主也。以時自爲，如春而但弦、夏而但鉤之類，皆五藏不因於胃氣，即眞藏之見也。凡邪氣盛而正氣竭者，是病勝藏也，故眞藏之邪獨見。眞藏獨用者，胃氣必敗，故不能與之俱至於手太陰，則胃氣不見於脈，此所以爲危兆也。《平人氣象論》曰："人無胃氣曰逆，逆者死。"

◎六府之所病

黄帝曰：願聞六府之病。岐伯答曰：面熱者，足陽明病；魚絡血者，手陽明病；兩跗之上脈豎陷者，足陽明病，此胃脈也。

此下析六府之病也。足陽明之脈行於面，故爲面熱。手陽明之脈行於手魚之表，故爲魚絡血。足面爲跗，兩跗之上脈，即衝陽也。豎者堅而實，陷者弱而虚，皆足陽明胃脈之病。下文云大腸病者與胃同候，則此胃脈也，蓋兼手陽明而言。

大腸病者，腸中切痛，而鳴濯濯，冬曰重感於寒即泄，當齊而痛，不能久立，與胃同候。

大腸者，傳道之官，大腸經有病者，腸中切痛而鳴濯濯。切痛者，痛之緊也。濯濯者，腸中有水，而往來氣衝則有聲也。陽明稟清金之氣，若冬日重感於寒，則即泄矣。大腸主津液，津液者，淖澤注於骨，故病當齊而痛，不能久立，以大腸正在齊也。下文曰與胃同候，是以巨虚上廉，大腸之合也，故當取之；三里，迺陽明之合，故胃病者當取之。"冬曰"即"冬日"之筆誤。

胃病者，腹䐜脹，胃脘當心而痛，上支兩脅，鬲咽不通，食飲不下。

腹者，腸胃之郛郭，胃脘在鳩尾内，正當心處，胃經有病者，腹必䐜脹，其胃脘當心而痛。上支，心肺之分；兩脅，肝之分也。食飲入胃，散精於肝，濁氣歸心，輸佈於肺，胃病則氣逆而不能轉輸，是以上支兩脅，膈咽不通，食飲不下，當取之三里也。

小腸病者，小腹痛，腰脊控睾而痛，時窘之後，當耳前熱，若寒甚，若獨肩上熱甚，及手小指次指之間熱，若脈陷者，此其候也，手太陽病也。

小腸病者，謂病小腸之府氣也。小腸爲受盛之府，上接於胃，下通大腸，從闌門濟泌別汁，而滲入膀胱，其氣與膀胱相通，是以小腹痛，腰脊控睾而痛。時窘之後，當耳前熱者，病府氣而痛窘之後，則入於手之經脈矣。手太陽之脈，起於小指之端，循臂出肩解，上頰，入耳中，至目眥。脈陷者，此太陽之經脈病也。故首提曰小腸病，末結曰手太陽病，是府氣之從下而上合於手太陽之經，故當取之巨虚下廉。

三焦病者，腹氣滿，小腹尤堅，不得小便，窘急，溢則水留，即爲脹，候在足太陽之外大絡，大絡在太陽少陽之間，亦見於脈。

手少陽三焦經之脈，入缺盆，佈膻中，絡心包，下膈，循屬三焦，故腹氣滿，小腹尤堅也。三焦者，下約膀胱，爲決瀆之官。故三焦受病，則氣不輸化，決瀆失職，水道不利，故爲腹堅滿，爲小便窘急，水溢於上，留於腹中而爲脹也。候在足太陽經外之大絡。大絡在太陽少陽經脈之間，其脈亦見於皮部，當取之委陽。此言六府之氣，皆從足三陽之别絡，而通於經脈者也。故三焦有病，則脈必下陷。

膀胱病者，小腹偏腫而痛，以手按之，即欲小便而不得，肩上熱，若脈陷，及足小指外廉及脛踝後皆熱，若脈陷。

膀胱者，津液之府，氣化則出，府氣病，故小腹腫痛，以手按痛處，即欲小便而不可得。肩上，足小指外廉及脛踝後，廼足太陽經脈之所循，若熱而脈陷，此病府而及於經矣，故當取委中之中央。

膽病者，善太息，口苦，嘔宿汁，心下澹澹，恐人將捕之，嗌中吩吩然，數唾。（《靈樞・邪氣藏府病形第四》）

膽病者，則膽氣不昇。善太息，以太息而伸出之。口苦嘔宿汁，宿汁者，膽汁也。心下澹澹然，澹澹，失意貌。恐人將捕之，蓋以膽氣之虚也。嗌中吩吩然有聲，且數多唾，以膽之有邪也。足少陽經脈之本在下，其末在頸嗌之間，宜灸之以起陷下之脈氣。其寒熱者，少陽之樞證也，當以經取之，少陽之經氣外内出入者也。

◎六府氣之所病（一）

胃爲氣逆，爲噦，爲恐；大腸、小腸爲泄；下焦溢爲水；膀胱不利爲癃，不約爲遺溺；膽爲怒，是謂五病。（《素問・宣明五氣第二十三》）

噦者，呃逆也。噦噦，車鑾聲，言呃聲之有輪序也。蓋胃爲水穀之海，故胃氣不和則氣逆。腎與之爲關，以包容水穀，性喜受寒，寒穀相薄，故爲噦也。《口問》岐伯曰："穀入於胃，胃氣上注於肺。"今有故寒氣與新穀氣俱還入於胃，新故相亂，眞邪相攻，氣並相逆，復出於胃，故爲噦。寒盛則噦起，熱盛則恐生，以胃熱則腎氣微弱，故爲恐也。《陰陽應象大論》曰："腎在志爲恐。"又曰："精氣並於腎則恐。"今以爲胃之病者，蓋胃寒則噦起，胃熱則恐生。何者？胃之逆氣，下並於腎，則爲恐。蓋腎與胃，戊癸相合也。胃屬土，腎屬水，土邪傷腎則爲恐，故皆涉於胃也。蓋腎者胃之關也，關閉不利，則氣逆而上行也。蓋大腸爲傳道之府，小腸爲受盛之府，今受盛之氣既虚，傳道之司不禁，小腸之清濁不分，則大腸之傳道不固，故爲泄利。下焦者，即《榮衛生會》上中下之下焦也。《榮衛生會》："下焦者，别廻腸，注於膀胱而滲入焉。故水穀者常並居於胃中，成糟粕而俱下於大腸，而成下焦，滲而俱下，濟泌别汁，循下焦而滲入膀胱。"故《難經・三十一難》曰："下焦者，在臍下，當膀胱上口，主分别清濁，主出而不納，以傳道也。"下焦爲分注之所，氣窒不瀉，氣不化則津液不行，故溢於肌肉而爲水。《靈蘭秘典論》云："膀胱者，州都之官，津液藏焉，氣化則能出矣。"《三十五難》曰："膀胱者爲黑腸，下焦所治也。"故膀胱爲津液之府，其利與不利皆由氣化。有邪實膀胱，氣不通利而爲癃者；有腎氣下虚，津液不化而爲癃者，此癃閉之有虚實也。若下焦不能約束而爲遺溺者，《靈樞經》曰："足三焦者，太陽之別也，並太陽之正，入絡膀胱，約下焦，實則閉癃，虚則遺溺。"以膀胱不固，其虚可知。今曰不利，則爲癃。癃者，水道不通之病也。不約則爲遣溺，遺溺者，溺不止也。然《本俞》曰："三焦者，太陽之別也，並太陽之正，入絡膀胱，約下焦，實則閉癃，虚則遺溺。"蓋三焦爲中瀆之府，水道之所由出，故三焦亦屬膀胱也。膽者，中正之官，決斷出焉，其性剛決，無私無偏，秉正疾邪，故病爲怒。《陰陽應象大論》曰："肝在志爲怒。"而此云然者，怒爲肝志，而膽亦然者，其氣皆剛，而肝取決於膽也。以其肝膽相爲表裏也。《六節藏象論》曰："凡十一藏取決於膽也。"五病者，藏府各五也，謂病五藏五行之氣，而六府亦配合於五行，是爲五藏之病也。故大腸、小腸、胃、膽、膀胱者，府病同藏，藏病府亦病也。

◎六府氣之所病（二）

六府氣：膽爲怒，胃爲氣逆噦，大腸小腸爲泄，膀胱不約爲遺溺，下焦溢爲水。（《靈樞·九鍼論第七十八》）

《宣明五氣》與此同，此言六府之氣爲病也。膽爲怒者，膽爲中正之官，決斷出焉，故氣逆則爲怒也。胃爲噦者，胃爲氣逆也，蓋胃爲水穀之海，穀入於胃，胃氣上注於肺，今有故寒氣與新穀氣，俱還入於胃，新故相亂，眞邪相攻，氣並相逆，復出於胃，故爲噦也。大腸小腸爲泄者，蓋大腸爲傳道之府，小腸爲受盛之府，今受盛之氣既虚，傳道之司不禁，故爲泄利之證也。膀胱不約爲遺溺者，蓋膀胱者，州都之官，津液藏焉，氣化迺能出矣。若水泉不止者，是膀胱不藏也。今膀胱之氣不足，而不能藏，故爲遺溺如此也。下焦溢爲水者，蓋下焦如瀆，水道出焉，病則反溢而爲水病矣。

◎九竅不利腸胃之所生也

頭痛耳鳴，九竅不利，腸胃之所生也。（《素問·通評虚實論第二十八》）

腸胃二字，實兼六府爲言，蓋六府俱屬三陽，三陽遍於九竅也。六府不和，則九竅爲之不利，蓋藏府陰陽，表裏相應，是以證見於外者，病本於內。閉塞於內者，而外竅爲之不通。蓋言百病之生，總不外乎表裏陰陽，血氣虚實。大腸爲傳導之府，小腸爲受盛之府，胃爲倉廩之府，今腸胃否塞，則氣不順序；氣不順序，則上下中外，昇降出入失和，脈道阻滯，故爲頭痛耳鳴，爲九竅不利，諸證所由生也。

◎五藏不平六府閉塞之所生也

五藏不平，六府閉塞之所生也。（《素問·通評虚實論第二十八》）

六府者，傳化物而不藏，故實而不能滿；五藏者，藏精氣而不瀉，故滿而不能實。五藏本與六府相爲表裏，今飲食失宜，吐利過節，久逆而不得和平，以致六府不能傳其化物，津液無以行，精氣失所養，故五藏有不平，各病自生也。

◎振埃之病

黄帝曰：刺節言振埃，夫子廼言刺外經，去陽病，余不知其所謂也。願卒聞之。岐伯曰：振埃者，陽氣大逆，上滿於胷中，憤䐜肩息，大氣逆上，喘喝坐伏，病惡埃煙，䬪不得息，請言振埃，尚疾於振埃。（《靈樞·刺節眞邪第七十五》）

此承上文而詳言振埃之義也。刺法用振埃者，陽氣者，陽明水穀所生之氣。大氣，宗氣也。以其陽氣大逆，上滿於胷中，氣憤而脹，竦肩而息，大氣逆於上，爲喘爲喝，坐伏不常。病勢内煩，甚惡埃煙，䬪不得息，陽明之氣病也。陽明者，土也。請言振發其陽明之氣，疾如振發其塵埃也。廼行振埃之法，效亦甚捷。䬪，古噎字，食不下也。

◎發蒙之病

黄帝曰：刺節言發蒙，余不得其意。夫發蒙者，耳無所聞，目無所見。夫子廼言刺府俞，去府病，何俞使然？願聞其故。（《靈樞·刺節眞邪第七十五》）

此承上文，而詳言發蒙之義也。蒙者，耳無所聞，目無所見，上竅之不通也。夫發蒙者，其人耳無所聞、目無所見者，刺府俞可愈，故曰發蒙。

◎去爪之病

黄帝曰：刺節言去爪，夫子廼言刺關節支絡，願卒聞之。岐伯曰：腰脊者，身之大關節也。支脛者，人之管以趨翔也。莖垂者，身中之機，陰精之候，津液之道也。故飲食不節，喜怒不時，津液内溢，廼下留於睾，血道不通，日大不休，俛仰不便，趨翔不能，此病滎然有水，不上不下。（《靈樞·刺節眞邪第七十五》）

此詳言去爪之義也。夫去爪之法，所以爲刺關節支絡者，正以腰脊所以立身，故爲身之大關節。支脛所以趨翔，故爲人之管。管者，鍵也。莖垂者，前陰宗筋也。命門元氣盛衰，具見於此，故爲身中之機。精由此泄，故可以候陰精而爲津液之道。飲食不節，病在太陰、陽明。喜怒不時，病在少陰、厥陰。故其津液内溢則下留於睾，爲日大不休、不可蔽匿等證，蓋即㿗疝之類，治之者當察在何經，以取其關節支絡，故命曰去爪者，猶去其贅疣也。

◎徹衣之病

黄帝曰：刺節言徹衣，夫子廼言盡刺諸陽之奇俞，未有常處也，願卒聞之。岐伯曰：是陽氣有餘，而陰氣不足，陰氣不足則内熱，陽氣有餘則外熱，

內熱相搏，熱如懷炭，外畏綿帛，不可近身，又不可近席，腠理閉塞，則汗不出，舌焦脣槁，臘乾嗌燥，飲食不讓美惡。（《靈樞·刺節眞邪第七十五》）

此承上文，而詳言徹衣之義也。夫徹衣之法，以爲盡刺陽經之奇俞。奇俞者，六府之別絡也。正以陽氣有餘，而陰氣不足，陽邪盛而眞陰衰也。惟陰氣不足，則內有熱；如陽氣有餘，則外有熱。蓋陽氣者，火熱之氣；陰氣者，水陰之氣也。津液，生於胃府水穀之精，大腸主津液，小腸主液，膽者，中精之府，膀胱者，州都之官，津液藏焉，是六府之津液，從大絡而外濡於皮膚分肉者也。心爲陽中之太陽，太陽膀胱爲水府，水火上下相濟者也。水液不上滋於心，以致心火盛而熱如懷炭，外畏綿帛，近不欲衣也。不可近身，畏人氣也。津液不外濡於皮毛，以致陽熱盛，而不可近席也。時則腠理閉塞，汗不得出。舌焦脣槁，臘乾嗌燥，心不和，故飲食不知味，美惡莫辨也。或之於其者，謂水穀之津液，皆藏於膀胱，水液隨太陽之氣，運行於膚表，或不必盡刺諸陽之奇俞，取之於其天府、大杼三痏，使膀胱所藏之津，外濡於皮毛。又刺太陽經之中膂，通津液，上滋於心藏，以去其熱。手太陰迺金水之生源，而外主皮毛；足太陰主脾，而外主肌肉，脾主爲胃行其津液者也。

◎解惑之病

黃帝曰：刺節言解惑，夫子迺言盡知調陰陽，補寫有餘不足，相傾移也，惑何以解之？岐伯曰：大風在身，血脈偏虛，虛者不足，實者有餘，輕重不得，傾側宛伏，不知東西，不知南北，乍上乍下，乍反乍復，顛倒無常，甚於迷惑。（《靈樞·刺節眞邪第七十五》）

此承上文，而詳言解惑之義也。夫解惑以補虛瀉實爲法者，正以火爲陽，水爲陰，水火者，陰陽之徵兆也。火之精爲神，水之精爲志，大風在身，血脈偏虛，正不勝邪，其虛者，爲不足而輕；其實者，爲有餘而重。大體當傾側宛伏，陰陽不調，則神志迷惑矣。神志迷惑，是以不知東西，不知南北，而反復顛倒也。夫血者，神氣也，心藏所主，而發原於腎，是以風傷血脈，則陰陽不調，陰陽不調，則神志昏而甚於迷惑也。

十四、經脈失調

◎經脈十二逆亂

黃帝曰：經脈十二者，別爲五行，分爲四時，何失而亂？何得而治？岐伯曰：五行有序，四時有分，相順則治，相逆則亂。

黃帝曰：何謂相順？岐伯曰：經脈十二者，以應十二月。十二月者，分爲四時。四時者，春秋冬夏，其氣各異，榮衛相隨，陰陽已和，清濁不相干，如是則順之而治。

黄帝曰：何謂逆而亂？岐伯曰：清氣在陰，濁氣在陽，榮氣順脈，衛氣逆行，清濁相干，亂於胷中，是謂大悗。故氣亂於心，則煩心密嘿，俛首静伏；亂於肺，則俛仰喘喝，接手以呼；亂於腸胃，則爲霍亂；亂於臂脛，則爲四厥；亂於頭，則爲厥逆，頭重眩僕。（《靈樞·五亂第三十四》）

《邪客》曰："五穀入於胃也，其糟粕津液宗氣，分爲三隧。故宗氣積於胷中，出於喉嚨，以貫心脈，而行呼吸焉。榮氣者，泌其津液，注之於脈，化而爲血，以榮四末，內注五藏六府，以應刻數焉。"此言宗氣積於胷中，上貫心脈，同榮氣行於脈中，以應呼吸漏下。《五味》曰："穀始入於胃，其精微者，先出於胃之兩焦，以溉五藏，別出兩行榮衛之道，其大氣之摶而不行者，積於胷中命曰氣海，出於肺，循喉咽，故呼則出，吸則入。"此言宗氣積於胷中，上出於肺，偕衛氣行於脈外，以應呼吸漏下。此榮行脈中，衛行脈外，宗氣兩行榮衛之道，一呼一吸，脈行六寸，漏下二刻，人二百七十息，脈行十六丈二尺爲一周。漏下百刻，人一萬三千五百息，脈行五十度而大周於身。此清氣在陰，濁氣在陽，榮行脈中，衛行脈外，清濁之不相干也。又曰："衛氣者，出其悍氣之慓疾，而先行於四末分肉皮膚之間，而不休者也。晝日行於陽，夜行於陰，常從足少陰之分間，行於五藏六府。"此榮衛相將，偕行於脈外，晝行陽二十五度，夜行陰二十五度，與榮行脈中，衛行脈外之各走其道，清濁之不相干也。經脈十二以應十二月者，六藏六府之經脈，循度環轉，行十六丈二尺爲一周也。分爲四時者，一日之中有四時，朝則爲春，日中爲夏，日入爲秋，夜半爲冬。衛氣晝行於陽，夜行於陰，其氣各異。榮衛相隨，陰陽相和，而清濁不相干也。夫循脈之榮衛宗氣，從胷而上出於心肺，順脈而行，以榮四末，內注五藏六府，以應刻數。其榮衛相隨，晝行陽而夜行陰者，與脈逆行，從頭注於臂骱，以行三陽之分，夜則內行藏府之陰，與榮行脈中，衛行脈外之氣不相干也。所謂清濁相干者，循脈之榮衛，與行陰行陽之榮衛相干，是以亂於胷，亂於心肺，及亂於腸胃臂骱頭也。

◎一經不通

一經上實下虚而不通者，此必有横絡盛加於大經，令之不通。（《靈樞·刺節眞邪第七十五》）

大經者，經隧也。經隧者，五藏六府之大絡也。胃府所出之氣血，充於皮膚分肉之間者，從藏府之大經，而外出於皮膚横絡者，經脈之支别也。如一經上實下虚而不通者，此必有經脈之横絡，盛加於大經，而令之不通也。

◎陰陽失衡

陰爭於內，陽擾於外。魄汗未藏，四逆而起，起則熏肺，使人喘鳴。陰之所生，和本曰和。是故剛與剛，陽氣破散，陰氣廼消亡。淖則剛柔不和，經

氣迺絶。(《素問・陰陽別論第七》)

内爲陰，外爲陽，藏爲陰，府爲陽。人之經氣，陰陽相貫，外内循環，如陰不得陽氣以和之，則陰爭於内矣；陽不得陰氣以和之，則陽擾於外矣。此言陰陽之氣不和，則爲陽結陰結之病。若夫剛與剛，是陽傳於陽，陰傳於陰，迺陰陽相絶之死候也。陰和於陽，而陰液不宜外洩者也。汗者，血之液也。魄汗，肺之汗也。夫經氣歸於肺，肺朝百脈，輸精於皮毛，皮毛汗出而精血仍藏於陰，如魄汗未藏，是奪汗而傷其精血矣。藏眞高於肺，主行榮衛陰陽，肺藏之陰液外洩，則四藏之陰並逆而起，起則上熏於肺，而使人喘急喉鳴，蓋五藏主藏精者也。精化而爲血，血化而爲汗，百脈雖朝於肺，而五藏相通，移皆有次，四逆而起，則失其次序旋轉之機矣。此言陽和於陰，而後謂之和也。夫外脈爲陽，腑脈爲陽，然皆本於五藏五行而生。故曰陰之所生也。陰之所生之陽脈，與所本之陰脈相和，而始名曰和。蓋陽予之正，陰爲之主，既有所出，當有所入。是故剛與剛，則陽散而陰亡矣。剛與剛，是陽不與陰和矣。陽不歸陰，則陽氣破散，陽氣外散，而孤陰亦内亡矣。淖，和也，陰與陰和而剛柔不和，則陰無所生之陽矣。孤陰不生，則經氣迺絶，經氣已絶，不過三日四日而死也。此言柔與柔而生氣絶也。

◎三陽之病（一）

雷公曰：臣治踈愈，説意而已。帝曰：三陽者，至陽也。積竝則爲驚，病起疾風，至如礔礰，九竅皆塞，陽氣滂溢，乾嗌喉塞。竝於陰，則上下無常，薄爲腸澼。此謂三陽直心，坐不得起，臥者便身全，三陽之病。(《素問・著至教論第七十五》)

治，理數也，言於天地陰陽之理甚疏，止可聞其大意而已。至陽者，謂陽之至盛而無極，有如天之疾風，若礔礰之雷火驟至，陽盛則爲驚也。九竅爲水注之氣，使九竅之水氣皆竭，而陽氣溢於竅中。夫肺屬天而主氣，與腎水上下交通，陽獨盛而水液竭，故使嗌乾喉塞也。竝於陰則使陰氣之上下無常，薄於陰液則爲腸澼下痢，蓋陽甚而血液將絶，即所謂下爲漏泄也。三陽者，太陽也。太陽者，巨陽也，爲諸陽主氣，而與少陰標本相合，故心爲陽中之太陽，是太陽之氣，在表而合於天之氣，在上而合於君火之陽。直，當也。謂三陽竝至，正當於心，是三陽之合併於太陽也。夫三陽之離合也，合則爲一，離則有三，太陽爲開，陽明爲闔，少陽爲樞。起者，太陽之主開也。臥者，陽明之主闔也。坐者，不起不臥，少陽中樞之象也。蓋言三陽之氣，合則正當於心，分出於形身，則爲坐不得起，臥之象便身全，三陽之病矣。此申明三陽者，迺二陽合併於太陽，有離而有合也。上節論三陽之氣，滂溢於外竅，而内薄於陰，此言太陽之氣，正當於心而分出於形身之外。天下者，謂人居天之下。何以別陰陽，以應天之四時，合地之五行。此迺承上啟下之文也。

◎三陽之病（二）

帝曰：子不聞《陰陽傳》乎？曰：不知。曰：夫三陽，天爲業，上下無常，合而病至，偏害陰陽。（《素問·著至教論第七十五》）

《陰陽傳》，古經也。此三陽者，統手足六陽爲言。三陽在上，應天之氣而衛乎周身，故曰天爲業。天爲業者，富有之謂業，業同乎天，言天之大而無外也。三陽主表，而虛邪中之，則應變不定，故其氣上下無常。上下無常，言氣乖通不定在上下也。夫天爲陽，地爲陰，在上爲陽，在下馬陰，日爲陽，夜爲陰，一晝一夜，天道遶地一周，陰陽相貫，上下氣交，晝夜環轉之不息，而人亦應之。氣爲陽，血爲陰，火爲陽，水爲陰，亦晝夜環轉之不息也。一陰一陽，雌雄相應，少陰與太陽相合，太陰與陽明相合，厥陰與少陽相合。故氣從太陰出，注陽明，陽明行於太陽，太陽合於少陰，少陰行於少陽，少陽合於厥陰，厥陰復出於太陰，陰陽相貫，如環無端。合而病至者，謂手足三陽氣相合而爲病至也。陽並至則精氣微，故偏損害陰陽之用也。若三陽相合而病至，陽勝傷陰，則自外而內，偏害陰陽矣。

◎三陽竝至

雷公曰：三陽莫當，請問其解。帝曰：三陽獨至者，是三陽竝至，竝至如風雨，上爲巔疾，下爲漏病。外無期，內無正，不中經紀，診無上下，以書別。（《素問·著至教論第七十五》）

莫當，言氣竝至而不可當也。竝至，謂手三陽足三陽氣竝合而至也。足太陽之脈，起目內眥，上額交巔上；其支別者，從巔至耳上角；其直行者，從巔入絡腦，還出別下項，從肩髆內夾脊抵腰中，入循膂，絡腎屬膀胱。手太陽脈，起於手，循臂上行，交肩上，入缺盆，絡心，循咽下膈，抵胃屬小腸。故上爲巔疾，下爲漏病也。漏病，謂膀胱漏泄，大小便數，不禁守也。所謂並至如風雨者，言無常準也。外無期，內無正，不中經紀者，三陽竝至，上下無常，外無色氣可期，內無正經之常爾。所至之時，皆不中經脈綱紀，所病之證，又復上下無常，以書記銓量，迺應分別爾。

◎陰陽交合

二陽一陰，陽明主病，不勝一陰，脈耎而動，九竅皆沉。

此下言諸經合病有勝制也。二陽，足陽明胃土氣也。一陰，足厥陰肝木氣也。陽明厥陰相薄，木伐其土，土不勝木，則肝邪侮胃，故云陽明主病，不勝一陰。脈耎者，胃氣也。動者，肝氣也。土受木邪，則耎而兼動也。九竅之氣，皆陽明所及，陽明病則胃氣不行，故九竅皆爲沉滯不通利矣。

三陽一陰，太陽脈勝，一陰不能止，內亂五藏，外爲驚駭。

三陽者，足太陽膀胱水之氣也。一陰者，足厥陰肝木之氣也。三陽一陰，膀胱與肝合病也。肝木生火，而膀胱以寒水侮之，故太陽脈勝。一陰肝氣雖強，不能禁止，由是而風寒相挾，內亂五藏，肝氣受傷，故發爲驚駭之病。

二陰二陽，病在肺，少陰脈沉，勝肺傷脾，外傷四支。

二陰，謂手少陰，心之脈也。二陽，足陽明胃脈也。少陰爲心火之藏，火邪則傷金，故病在肺。陽明爲胃土之府，土邪必傷水，故足少陰之脈沉。沉者，氣衰不振之謂。然胃爲脾府，脾主四支，火既勝肺，胃復連脾，脾病則四支亦病矣。

二陰二陽，皆交至，病在腎，罵詈妄行，巔疾爲狂。

二陰爲腎，水之藏也。二陽爲胃，土之府也。水土之邪交至，土氣刑水，則土勝水虧，水虧則陰不勝陽，故病在腎。土勝則陽明邪實，水衰則火盛，罵詈妄行，巔疾與狂之病作矣。巔疾者，火上昇也。狂者，陰不勝陽也。

二陰一陽，病出於腎，陰氣客遊於心脘下，空竅堤閉塞不通，四支別離。

二陰者，足少陰腎經，水之藏也。一陽，謂手少陽三焦，心主火之府也。腎與三焦合病，則相火受水之制，故病出於腎。腎脈之支者，從肺出絡心，注胸中，故陰氣盛則客遊於心脘也。陰邪自下而上，陽氣不能下行，故下焦空竅若有堤障而閉塞不通。清陽實四支，陽虛則四支不爲用，狀若別離於身者矣。

一陰一陽代絕，此陰氣至心，上下無常，出入不知，喉咽乾燥，病在土脾。

此言肝膽爲病者，其氣必至心，而其病必及脾也。一陰，足厥陰肝乙木也。一陽，足少陽膽甲木也。代絕者，二藏氣傷，脈來變亂也。肝膽皆木，本生心火，病以陽衰，則陰氣至心矣。然木病從風，善行數變，故或上或下，無有常處，或出或入，不知由然。其爲喉咽乾燥者，蓋咽爲肝膽之使，又脾脈結於咽也，故病在土脾。正以風木之邪，必克土耳。

二陽三陰，至陰皆在，陰不過陽，陽氣不能止陰。陰陽竝絕，浮爲血瘕，沈爲膿胕。(《素問・陰陽類論第七十九》)

二陽者，足陽明胃也。三陰者，手太陰肺也。至陰者，足太陰脾也。皆在，皆病也。脾胃相爲表裏，病則倉廩不化；肺布氣於藏府，病則治節不行。故致陰不過陽，則陰自爲陰，不過入於陽分也。陽氣不能止陰，則陽自爲陽，不留止於陰分也。若是者，無復交通，陰陽並絕矣。故脈浮者病當在外而爲血瘕，脈沈者病當在內而爲膿胕，正以陰陽表裏不相交通，故脈證之反若此。至若陰陽皆壯，則亢而爲害，或以孤陰，或以孤陽，病之所及，下至陰陽。蓋男爲陽道，女爲陰器，隱曲不調，俱成大病也。

◎三陽發病

曰：三陽爲病，發寒熱，下爲癰腫，及爲痿厥腨痟。(《素問・陰陽別論

第七》）

三陽者，太陽也，爲膀胱小腸二經。太陽之氣主表，邪之中人，始於皮毛，邪正相搏，發爲寒熱之病矣。太陽主開，病則開闔不得，邪氣從之，逆於肉理，廼生癰腫。太陽爲諸陽主氣而主筋，筋傷則爲痿，氣傷則爲厥也。腨，臑股也。痟，痠疼也。痿，無力也。厥，足冷，即氣逆也。此皆太陽筋脈之爲病也。太陽之氣主表，而經脈發原於下，是以始病寒熱之在上在表，而漸爲癰腫痿厥頹疝之在內在下也。

◎二陽發病

曰：二陽之病發心脾，有不得隱曲，女子不月。（《素問・陰陽別論第七》）

二陽，陽明也，爲胃與大腸二經。然大腸小腸皆屬於胃，故此節所言則獨重在胃耳。蓋胃與心，母子也，人之情慾本以傷心，母傷則害及其子。胃與脾，表裏也，人之勞倦本以傷脾，藏傷則病連於府。故凡內而傷精，外而傷形，皆能病及於胃，此二陽之病，所以發於心脾也。不得隱曲，陽道病也。夫胃爲水穀氣血之海，主化榮衛而潤宗筋。《厥論》曰："前陰者，宗筋之所聚，太陰陽明之所合也。"《痿論》曰："陰陽總宗筋之會，會於氣街而陽明爲之長。"然則精血下行，生化之本，惟陽明爲最。今化原既病，則陽道外衰，故爲不得隱曲。男子無精，有不得爲隱曲之事；在女子無血，則月事不得以時下，亦其候也。胃爲水穀血氣之海。隱曲二字，本經見者凡五，皆指陽道爲言，以類察之，可得其義。

◎一陽發病

曰：一陽發病，少氣，善欬，善泄。（《素問・陰陽別論第七》）

一陽，謂少陽膽及三焦之脈也。膽屬風木，三焦屬相火。少陽主初生之氣，病則生氣少，氣少則火壯矣。其爲病也，壯火則食氣，火爍金，肺傷則氣爲咳。木王則侮土，故善泄也。

◎二陽一陰發病

二陽一陰發病，主驚駭，背痛，善噫，善欠，名曰風厥。（《素問・陰陽別論第七》）

二陽，胃與大腸也。一陰，肝與心主也。肝胃二經，皆主驚駭。《金匱眞言論》曰："東方通於肝，其病發驚駭"。《經脈》曰："足陽明病，聞木聲則惕然而驚者是也。"背痛者，手足陽明之筋，皆夾脊也。噫，噯氣也，其主在心。然《邪客》曰："諸邪之在於心者，皆在於心之包絡也。"又《脈解》曰："所謂上走心爲噫者，陰盛而上走於陽明，陽明絡屬心，故曰上走心爲噫也。"欠，呵欠也，欠雖主於腎，而《經脈》曰："足陽明病爲數欠。"此又噫欠之在心包胃經也。肝主風，心包主火，風熱爲邪而陽明受之，故病名風厥。

◎二陰一陽發病

二陰一陽發病，善脹，心滿，善氣。（《素問・陰陽別論第七》）

二陰，謂少陰心腎之脈也。一陽者，少陽膽與三焦之脈也。膽經邪勝則侮脾，故善脹。腎經邪勝則乘心，故心滿。三焦病則上下不行，故善氣也。

◎三陽三陰發病

三陽三陰發病，爲偏枯痿易，四支不舉。（《素問・陰陽別論第七》）

三陽者，太陽膀胱經也，三陰者，太陰脾經也。太陽膀胱之脈，自頭背下行於足，而太陰脾脈主於四支，故二經不足，發爲偏枯，及爲痿易，與四支不舉。痿易者，左右變易爲痿也。

◎三陽藏獨至與三陰藏搏

太陽藏獨至，厥喘虛氣逆，是陰不足陽有餘也，表裏當俱寫，取之下俞。

陽明藏獨至，是陽氣重竝也，當寫陽補陰，取之下俞。

少陽藏獨至，是厥氣也，蹻前卒大，取之下俞。

少陽獨至者，一陽之過也。

太陰藏搏者，用心省眞，五脈氣少，胃氣不平，三陰也。宜治其下俞，補陽寫陰。

一陽獨嘯，少陽厥也，陽竝於上，四脈爭張，氣歸於腎，宜治其經絡，寫陽補陰。

一陰至，厥陰之治也。眞虛痟心，厥氣留薄，發爲白汗，調食和藥，治在下俞。（《素問・經脈別論第二十一》）

此言藏氣不和而有一藏太過者，氣必獨至，諸證不同，鍼治亦異也。太陽者，膀胱經也，太陽獨至，則爲厥逆，爲喘氣，爲虛氣衝逆於上。蓋膀胱與腎爲表裏，皆水藏也。以水藏而陽氣獨至，則陽有餘、陰不足矣。當於二經，取其下俞，膀胱下俞名束骨，腎經之俞名太谿，腎陰不足而亦瀉之，以陽邪俱盛也，故必表裏兼瀉，而後可遏其勢。陽明者，足陽明胃經也。陽明爲十二經脈之海，而行氣於三陽。若其獨至，則陽氣因邪而重並於本藏，故當瀉胃之陽，補脾之陰，而取之下俞也。陽明之俞名陷谷，太陰之俞名太白。少陽者，足少陽膽經也。膽經之病連於肝，其氣善逆，故少陽獨至者，是厥氣也。然厥氣必始於足下，故於蹻前察之。蹻，陽蹻也，屬足太陽經之申脈。陽蹻之前，廼少陽之經，少陽氣盛則蹻前卒大，故當取少陽之下俞，穴名臨泣。卒，猝同。此釋獨至之義，爲一藏之太過。舉少陽而言，則太陽陽明之獨至者，其爲三陽二陽之太過可知矣。

一陽，少陽也。六經次序，詳疾病類七。太陰者，足太陰脾經也。搏，堅強之謂，即下文所謂伏鼓也。太陰脾脈，本貴和緩，今見鼓搏，類乎眞藏，若眞藏果見，不可治也，故當用心省察其眞。今太陰藏搏，即太陰之獨至，太陰獨至，則五藏之脈氣俱少，而胃氣亦不平矣，是爲三陰之太過也，故宜治其下俞，補足陽明之陷谷，瀉足太陰之太白。一陽當作二陰，少陽當作少陰，詳此上明三陽，下明三陰。二陰者，足少陰腎經也。獨嘯，獨熾之謂。蓋嘯爲陽氣所發，陽出陰中，相火上炎，則爲少陰熱厥而陽竝於上，故心肝脾肺四脈爲之爭張，而其氣則歸於腎，故曰獨嘯。宜治其表裏之經絡，而瀉足太陽、補足少陰也。太陽經穴名崑崙，絡穴名飛陽。少陰經穴名復溜，絡穴名大鐘。一陰者，足厥陰肝經也。至，即獨至之義。治，主也。肝邪獨至，眞氣必虛，木火相乾，故心爲痟痛。厥氣，逆氣也。逆氣不散，則留薄於經。氣虛不固，則表爲白汗。調和藥食，欲其得宜，用鍼治之，廼在下俞。厥陰之俞，名曰太衝。痟，酸疼也。

◎結陽結陰之病

結陽者，腫四支。結陰者，便血一昇，再結二昇，三結三昇。陰陽結斜，多陰少陽曰石水，少腹腫。二陽結，謂之消。三陽結，謂之鬲。三陰結，謂之水。一陰一陽結，謂之喉痹。（《素問・陰陽別論第七》）

此歷舉各經之結者，其病有爲腫，爲便血，爲石水，爲消，爲膈，爲水，爲喉痹諸證也。結者，氣血不疏暢也。凡手足陽經爲府，主表，陽經結者，四支必腫，蓋四支爲諸陽之本也。凡手足陰經爲藏，主裏，陰經結者必主便血，蓋榮氣屬陰，榮氣化血以奉生身，惟陰經既結，則心必瘀稸，而初結則一昇，再結則二昇，三結則三昇，結以漸而加，則血以漸而多矣。陰經陽經爲邪所結，陰氣多而陽氣少，即陰盛陽虛也，則陽不能久之陰，而內之所聚者爲石水，其少腹則必腫也。二陽者，足陽明胃也。胃中熱盛，津液枯涸，水穀即消，謂之曰消。心主血，而小腸與心爲表裏者，爲受盛之官；膀胱爲州都之官，津液所藏，今小腸熱結則血脈燥，膀胱熱結則津液涸，故膈塞而不便。三陰者，手太陰肺經足太陰脾經也，肺爲邪結，則不能生腎水，而腎水虛弱，泛溢四支；脾爲邪結，則不能勝水氣，而水氣泛溢，周身浮腫，故水證從是而作焉。一陰者，手厥陰心包絡之脈也；一陽者，手少陽三焦之脈也。二脈並絡於喉，氣熱內結，故爲喉痹。

◎手足經脈上下之病

足陽明脈上下之病

黄帝曰：夫子之言，脈之上下，血氣之候，以知形氣，奈何？岐伯曰：足陽明之上，血氣盛，則髯美長；血少氣多，則髯短。故氣少血多，則髯少；血氣皆少，則無髯，兩吻多畫。足陽明之下，血氣盛，則下毛美長至胸；血

多氣少，則下毛美短至臍，行則善高舉足，足指少肉，足善寒；血少氣多，則肉而善瘃；血氣皆少，則無毛，有則稀枯瘁，善痿厥足痹。(《靈樞·陰陽二十五人第六十四》)

瘃，手足中寒瘡也。悴，瘁同。此言足陽明之體有上下，而氣血多少必見於外形也。足陽明者，胃經也。足陽明胃之上，凡經脈穴道之行於上體者，如巨窌穴挾鼻傍，地倉穴挾口吻，皆謂之上，而髯之所生者也。故血氣皆盛，則髯美且長；如血少氣多，則髯雖有而必短；若氣少血多，則髯雖有而必少；至於血氣皆少，則其髯全無，止兩吻多晝耳。吻者，口傍也。足陽明胃之下，凡經脈穴道之行於下體者，如歸來穴在水道之下，氣衝穴在鼠鼷之上，迺下毛之所生也。故血氣皆盛，則下毛必美且長，至胷亦有之。如血多氣少，則下毛雖美必短，僅生至於臍耳。且行則舉足必高，其足指少肉，且多冷而不溫；若血少氣多，則其分肉善生寒瘡；至於血氣皆少，則下毛全無，有亦稀少枯瘁，而善成痿、厥、痹之三證也。

足少陽脈上下之病

足少陽之上，氣血盛，則通髯美長；血多氣少，則通髯美短；血少氣多，則少髯；血氣皆少，則無鬚；感於寒濕，則善痹，骨痛爪枯也。足少陽之下，血氣盛，則脛毛美長，外踝肥；血多氣少，則脛毛美短，外踝皮堅而厚；血少氣多，則胻毛少，外踝皮薄而耎；血氣皆少，則無毛，外踝瘦無肉。(《靈樞·陰陽二十五人第六十四》)

胻，骭同。此言足少陽之體有上下，而血氣多少，必見於外形也。足少陽者，膽經也。足少陽之上，凡經脈穴道之行於上者，如風池、腦空、正靈之類，皆行於耳後者，今曰通髯，有關於膽經，則所謂通髯者，迺連鬢而生者也，其氣脈本相貫耳。故氣血盛，則通髯美而且長；血多氣少，則通髯雖美而短；若血少氣多，則雖有鬚而少；至於血氣皆少，則其鬚全無。下脣所生者爲鬚，但少陽所生止可言髯，而此曰鬚者，疑誤也。感於寒濕，則善成痹病，其骨必痛，而爪必枯也。足少陽之下，如陽陵泉以至下之絕骨者是也。故血氣盛，則足脛之毛，美而且長，外踝必肥，蓋膽經之脈，行於外踝也；若血多氣少，則足脛之毛，美而必短，其外踝之皮，必堅而厚；若血少氣多，則足胻之毛必少，其外踝之皮，薄而且耎；至於血氣皆少，則脛胻必皆無毛，其外踝亦瘦而無肉也。

足太陽脈上下之病

足太陽之上，血氣盛，則美眉，眉有毫毛；血多氣少，則惡眉，面多少理；血少氣多，則面多肉；血氣和，則美色。足太陽之下，血氣盛，則跟肉滿，踵堅；氣少血多，則瘦，跟空；血氣皆少，則喜轉筋，踵下痛。(《靈樞·陰陽二十五人第六十四》)

此言足太陽之體有上下，而氣血多少，必見於外形也。足太陽者，膀胱經也。足太陽之上，凡經脈穴道之行於上體者，如睛明、攢竹，迺眉之所生也。故血氣盛，則其眉必美，且有毫毛。毫毛者，眉中之長毛；若血多氣少，則其眉雖有而必惡，惡眉者，無華彩而枯瘁也。其面少紋理，“少理”當作“小理”。小理者，多細小之紋理。若血少氣多，則面肉必多；若血氣和，則面色必美也。足太陽之下，凡經脈穴道之行於下體者，如崑崙、僕參，皆在於下跟者也。故血氣盛，則足跟之肉必滿，而其踵必堅；若氣少血多，則跟必瘦而無肉則空；至於血氣皆少，則常有轉筋之疾，而踵下必多痛也。

手陽明脈上下之病

手陽明之上，血氣盛，則髭美；血少氣多，則髭惡；血氣皆少，則無髭。手陽明之下，血氣盛，則腋下毛美，手魚肉以溫；氣血皆少，則手瘦以寒。（《靈樞·陰陽二十五人第六十四》）

此言手陽明之體有上下，而血氣多少必見於外形也。手陽明者，大腸經也。手陽明之上，如禾髎穴在鼻孔之傍，迎香穴在水溝之傍，皆穴道之行於上，而髭之所生者也。承漿穴以下所生者爲髭。故血氣盛，則其髭必美；若血少氣多，則有髭必惡；若血氣皆少，則其髭全無矣。手陽明之下，如肩髃臂臑近於掖，合谷、三間、二間、商陽行於指。故血氣盛，則掖下之毛必美，其手魚際之肉必溫；若氣血皆少，則其手必瘦而冷也。

手少陽脈上下之病

手少陽之上，血氣盛，則眉美以長，耳色美；血氣皆少，則耳焦惡色。手少陽之下，血氣盛，則手卷多肉以溫；血氣皆少，則寒以瘦；氣少血多，則瘦以多脈。（《靈樞·陰陽二十五人第六十四》）

此言手少陽之體有上下，而氣血多少必見於外形也。手少陽者，三焦經也。三焦之脈，行於上者，如翳風、瘈脈、顱顖、角孫皆近於耳，絲竹空則近於眉。故血氣盛，則其眉必美而且長，其耳之色必美，若血氣皆少，則其耳必焦，而色必惡也。手少陽之脈，行於下者，如外關、陽池、中渚、液門，皆行於手背也。故血氣多，則卷手而視之，多肉以溫；若血氣皆少，則手必冷而且瘦；至於氣少血多，則筋脈雖多而亦瘦矣。

手太陽脈上下之病

手太陽之上，血氣盛，則有多鬚，面多肉以平；血氣皆少，則面瘦惡色。手太陽之下，血氣盛，則掌肉充滿；血氣皆少，則掌瘦以寒。（《靈樞·陰陽二十五人第六十四》）

此言手太陽之體有上下，而氣血多少必見於外形也。手太陽小腸之脈行於上體者，循頰上䪼，斜絡於顴，故血氣盛，則其鬚多，面肉且多而平；血氣皆少，則其面瘦，而其色惡也。手太陽之脈行於下體者，循手外側上腕，故血氣盛，則掌肉充滿；血氣皆少，則掌瘦而冷也。

◎手足經脈之病

手巨陽少陰之病

心煩頭痛，病在鬲中，過在手巨陽少陰。（《素問・五藏生成第十》）

手巨陽，小腸脈也。手少陰，心脈也。巨陽之脈，從肩上入缺盆，絡心，循咽，下膈，抵胃，屬小腸。其支別者，從缺盆，循頸上頰，至目鋭眥。手少陰之脈，起於心中，出屬心系，下膈，絡小腸，故心煩頭痛，病在膈中也。《甲乙經》："胷中痛，支痛，腰背相引而痛，過在手少陰太陽也。"

太陽經脈之病

太陽所謂腫腰脽痛者，正月太陽寅，寅太陽也。正月陽氣出在上，而陰氣盛，陽未得自次也，故腫腰脽痛也。

此篇論奇恒之勢，迺六十首。蓋以三陰三陽之氣，各主六十日爲首，六六三百六十日，以終一歲之周。陰陽六氣，各自盛衰，而能爲經脈作病，故名之曰《脈解》。然此篇之論，與諸經之論陰陽，各不相同，迺解奇病之脈也。太陽爲諸陽主氣，生於膀胱水中，故以太陽之氣爲歲首。正月三陽生，主建寅，三陽謂之太陽，故曰寅太陽也。正月雖三陽生，而天氣尚寒，以其尚寒，故曰陰氣盛，陽未得其次。次，謂立王之次也。故腫腰脽痛者，以其脈抵腰中，入貫臀，過髀樞，故爾。脽，謂臀肉也。

病偏虛爲跛者，正月陽氣凍解，地氣而出也。所謂偏虛者，冬寒頗有不足者，故偏虛爲跛也。

有所謂偏虛爲跛者，夫正月三陽用事，正月東風解凍，陽氣尚微，足太陽病有或左或右偏虛爲跛者，應三陽不足於下也。足太陽膀胱下行之脈，循髀膕下出外踝之後，而氣頗有不足，故爲偏虛，而在一足爲跛也。

所謂強上引背者，陽氣大上而爭，故強上也。

強上，謂頸項禁強也，甚則引背矣。有所謂強上引背者，正以膀胱之脈，起目內眥，上額交巔，其支者從巔至耳上角。又直者從巔入絡腦，還出別下項，循肩髆內，俠脊抵腰中，其陽氣大上而爭，與正月之陽氣上昇者同，故邪氣入之，則爲強上引背也。

所謂耳鳴者，陽氣萬物盛上而躍，故耳鳴也。

有所謂耳鳴者，正以陽氣之更盛也。春三月所謂發陳，天地俱生，萬物以榮，天地萬物之氣皆盛上而躍，而人之陽氣亦盛於上，是以經脈上壅而耳鳴也。

所謂甚則狂巔疾者，陽盡在上，而陰氣從下，下虛上實，故狂巔疾也。

巔，癲同。有所謂甚則狂巔疾者，正以陽氣者膀胱也，其脈自頭至足；陰氣者腎氣也，其脈自足至胷。正月以後，陽氣盡出於上，而陰氣在下，其下本虛而上則實。膀胱之脈，上額交巔，上入絡腦，還出別下項；其支別者，從巔至耳上角，故爲狂之病；又爲頂巔之病，如爲頭痛眩冒沈重者，皆是也。

所謂浮爲聾者，皆在氣也。

有所謂浮爲聾者，正以陽實於上，膀胱之脈至耳，故脈浮氣壅則聾，蓋不止於鳴矣。

所謂入中爲瘖者，陽盛已衰，故爲瘖也。

聲由氣發，氣者陽也。有所謂入中爲瘖者，正以陽氣盛，入中而薄於胞腎，則胞絡腎絡氣不通，故瘖也。胞之脈繫於腎，腎之脈俠舌本，故瘖不能言。

內奪而厥，則爲瘖俳，此腎虛也。

俳，廢也。內奪者，謂陽盛於外，內奪其所藏之精氣，則腎虛矣。精奪氣奪而厥也，故聲瘖於上，體廢於下。元陽大虧，病本在腎，腎脈上挾舌本，下走足心，故爲是病。

少陰不至者，厥也。（《素問・脈解第四十九》）

少陰，腎脈也，與太陽爲表裏。若腎氣內脫，則少陰脈不至也。少陰之脈不至，是則太陰之氣逆上而行也。

足太陽脈病

足太陽脈，令人腰痛，引項脊尻背如重狀。（《素問・刺腰痛第四十一》）

按此篇承上章而復言病在形身之外，經絡之間，令人腰痛者，有刺取之法也。夫身半之中，在內爲腹，在外爲腰，腹中之血氣，不循經而灌於膜原郛郭之間，是以爲病則胷滿腹脹，爲治所不宜灸砭。至於陰陽經脈，皆從腰而循轉，是以爲病則痛於有形，爲治皆所當刺取，此形身外內之各有別也。所謂經脈者，足之三陰三陽，及奇經之八脈，皆循腰而上，惟足太陰之脈，從膝股內廉，入腹屬脾，以主腹中，故不論於外也。夫足太陽之脈，從巔別下項，俠脊抵腰中，經脈阻滯於其閒則腰痛，上下不能疏通，故引項脊尻背如重狀也。刺郤中正經出血者，瀉而疏之也。春無見血者，正月太陽寅，故不宜出血，以泄太陽方盛之氣。

手陽明太陰之病

咳嗽上氣，厥在胷中，過在手陽明太陰。（《素問・五藏生成第十》）

手陽明，大腸脈也。太陰，肺脈也。手陽明之脈，自肩髃前廉，上出於柱骨之會上，下入缺盆，絡肺，下膈，屬大腸。手太陰之脈，起於中焦，下絡大腸，還循胃口，上膈，屬肺，從肺系，橫出掖下，故爲咳嗽上氣，厥在胷中也。

陽明脈之病

陽明令人腰痛，不可以顧，顧如有見者，善悲。（《素問・刺腰痛第四十一》）

足陽明脈，起於鼻，交頞中，下循鼻外，入上齒中，還出俠口環脣，下交承漿，卻循頤後下廉，出大迎；其支別者，從大迎前下人迎，循喉嚨，入缺盆；又其支別者，起胃下口，循腹裏至氣街中而合，以下髀，故令人腰痛不可顧，顧如有見者。顧，回視也。

善悲者，神不足則悲也。陽明氣衰而陰邪侮之，故證見如此。

陽明經脈之病

陽明所謂灑灑振寒者，陽明者，午也，五月盛陽之陰也，陽盛而陰氣加之，故灑灑振寒也。

此言胃經諸證，應時合脾者也。胃經之病，有所謂灑灑振寒者，正以足陽明胃經者盛陽也，在人爲陽明，在時爲正午，午者五月也，五月陽氣明盛，故曰陽明。然五月雖盛陽，而夏至一陰方生，故謂五月爲盛陽之陰也。陽氣盛而陰氣加之，故胃經得病者，熱中有寒，當灑灑振寒也。

所謂脛腫而股不收者，是五月盛陽之陰也，陽者衰於五月，而一陰氣上，與陽始爭，故脛腫而股不收也。

所謂脛腫而股不收者，亦以五月爲盛陽之陰也。胃之脈，下髀關，抵伏兔，下入膝臏中，下循脛外廉，下足跗，入中指内間，又其支别者，下廉三寸而别，下入中指外間。天之陽氣，至五月漸下，而一陰初生，人之陽氣，亦至五月而下，而一陰初生，陰氣上與陽氣相爭，故足爲陰，其病在足，所以脛腫而股不收也。

所謂上喘而爲水者，陰氣下而復上，上則邪客於藏府間，故爲水也。

所謂上喘而爲水者，正以足太陰脈，從足走腹，足陽明脈，從頭走足。今陽明土病，則不能制水，陰氣微下，而太陰上行，則陰氣下而復上。陰氣下而復上者，謂冬至一陽初生，陰氣下降，至五月而陰氣復上也。邪，水邪也，謂陰氣下歸於水藏，至陰氣從上而漸盛，則水邪隨氣而上昇，上客於藏府之間，故喘而爲水也。

所謂胷痛少氣者，水氣在藏府也。水者陰氣也，陰氣在中，故胷痛少氣也。

所謂胷痛少氣者，亦以水氣在藏府也。水氣者，陰氣也，水停於下，則氣鬱於上，氣鬱於上則肺滿。陰氣在中，邪氣閉塞，故胷痛少氣也。

所謂甚則厥，惡人與火，聞木音則惕然而驚者，陽氣與陰氣相薄，水火相惡，故惕然而驚也。

所謂甚者，謂陽氣下之甚，陰氣上之甚也，甚則厥氣上行。惡人與火，聞木音則惕然而驚者，薄，氣相迫也。陰陽之氣，正則相和，邪則相惡。陰邪薄於陽明，故惕然而驚也。水火相惡者，蓋言陽氣者胃氣也，陰氣者水氣也，水氣在藏府間，故相惡而驚也。

所謂欲獨閉戶牖而處者，陰陽相薄也，陽盡而陰盛，故欲獨閉戶牖而居。

所謂欲獨閉戶牖而處者，亦以陰氣與陽氣相薄，陽氣盡歸於下，陰氣獨盛於上，胃之陽氣盡，而脾與水氣盛，故陰欲靜，靜則安，所以欲獨閉戶牖而處也。

所謂病至則欲乘高而歌，棄衣而走者，陰陽復爭，而外竝於陽，故使之棄衣而走也。

所謂病至則欲登高而歌，棄衣而走者，脾爲陰氣，往與陽爭，有上下而復有表裏也。陰陽復爭者，謂陰陽之氣上下相薄，而復交爭於外內也。陰陽之氣，外竝於陽，則陽盛而爲病矣。陽盛故使之乘高而歌，棄衣而走也。

所謂客孫脈，則頭痛鼻鼽腹腫者，陽明竝於上，上者則其孫脈太陰也，故頭痛鼻鼽腹腫也。（《素問·脈解第四十九》）

所謂客孫脈則在頭爲痛，在鼻爲鼽，在腹爲腫者，以陰氣上行，而竝於陽明之氣，是太陰爲陽明竝於上也。則陽明之孫絡，皆足太陰脾經之氣，故陽明之經絡，及太陰之經絡，寒邪客於陽明，迫於陽明之孫絡，則頭痛鼻鼽；迫於太陰之經脈，則腹腫也。

足陽明脈之病

帝問曰：足陽明之脈病，惡人與火，聞木音則惕然而驚，鐘鼓不爲動。聞木音而驚，何也？願聞其故。岐伯曰：陽明者，胃脈也，胃者土也。故聞木音而驚者，土惡木也。帝曰：善。其惡火何也？岐伯曰：陽明主肉，其脈血氣盛，邪客之則熱，熱甚則惡火。帝曰：其惡人何也？岐伯曰：陽明厥則喘而悗，悗則惡人。（《素問·陽明脈解第三十》）

此篇論陽明廼陽熱之經，病則熱盛而爲狂也。《陰陽繫日月論》曰：“寅者，正月之生陽也，主左足之少陽。未者，六月，主右足之少陽。卯者，二月，主左足之太陽。午者，五月，主右足之太陽。辰者，三月，主左足之陽明。巳者，四月，主右足之陽明。此兩陽合於前，故曰陽明。”是陽明廼三陽合併，陽熱獨盛之經矣。夫三部九候之道，總不外於藏府陰陽血氣虛實，是以《通評虛實論》曰：“癲疾，曰厥狂，曰癇驚。”蓋癲疾者，三陰之實證也。厥狂者，三陽之熱狂也。癇驚者，陰陽五行之實邪也。是以此篇復論其陽盛之狂焉。陽明之所以熱盛者，廼脈病也。陽明之脈者，廼胃之悍氣，別走陽明，悍熱之氣盛，則胃府之氣虛。胃者，土也，故聞木音而驚者，土惡木也。三陽之氣，主於皮膚肌腠之間，邪客之而易於爲熱也。太陽之氣主皮毛，陽明之氣主肌肉，少陽之氣主胷脅，言三陽之氣，主於膚腠氣分之間者也。夫邪之中人，始於皮毛，次於肌肉，以及於經脈。邪在肌腠，則合於陽明氣分之陽，入於經脈，而陽明又多血多氣，是以邪客之則熱，熱甚則惡火也。胃絡上通於心者也。悗，驚恐貌。厥氣上逆於肺則喘，逆於心則驚。經言陽氣入陰，陰陽相薄則恐，如人將捕之，蓋陽明之熱，上逆於少陰，陰陽相薄，則恐而惡人也。

少陽脈之病

少陽令人腰痛，如以鍼刺其皮中，循循然不可以俛仰，不可以顧。（《素問·刺腰痛第四十一》）

足少陽膽經脈，遶髦際，橫入髀厭中，少陽之氣應風木，陽分受之，故病令人腰痛，有如以鍼刺其皮中，循循然不可俛仰。循循然者，遲滯貌，謂其舉動不便也。其脈起於目鋭眥，上抵頭角，下耳後，循頸，行手少陽之前，至肩上，交出手少陽之後；其支別者，目鋭眥下人迎，合手少陽於䪼，下加頰車，下頣合缺盆，故身不可以俛仰，頭不可以回顧。俛，俯同。

少陽經脈之病

少陽所謂心脅痛者，言少陽盛也。盛者，心之所表也。九月陽氣盡而陰氣盛，故心脅痛也。

少陽之脈下胸中，循脅裏，而心之脈出於掖，爲心之表。心氣宜木，外鑠肺金，故盛者心之所表也。少陽之氣，當主七月八月爲首，九月少陰心藏主氣，少陽爲君火之相，故至九月而爲心之表，其氣更盛者也。然此時天之陽氣盡歸於下，而陰氣正盛，君相之火，爲時所遏，故心脅痛也。蓋少陰主心痛，少陽主脅痛。

所謂不可反側者，陰氣藏物也。物藏則不動，故不可反側也。

所謂不可反側者，正以九月陰氣方盛，陰邪凝滯，萬物之氣俱收藏於陰，物藏則不動矣。今陰盛火衰，少陽之氣，隨萬物收藏，而不能轉運其樞也。故不可反側，不但心脅之痛而已也。

所謂甚則躍者，九月萬物盡衰，草木畢落而墮，則氣去陽而之陰，氣盛而陽之下長，故謂躍。（《素問・脈解第四十九》）

躍，謂跳躍也。所謂甚則躍者，九月萬物盡衰，草木畢落，是天地之氣去陽而之陰也。人身之氣亦應九月之氣然，故盛於陰分則所長在下。其有病爲跳躍者，以足少陽脈下出足之外側，陰復於上陽鼓於下也。

太陰經脈之病

太陰所謂病脹者，太陰，子也，十一月萬物氣皆藏於中，故曰病脹。

足太陰，脾經也。所謂病脹者，正以足太陰脾經者盛陰也，在人爲太陰，在時爲子，子者十一月也，十一月萬物氣藏於中，脾藏既以應之，則脾脈入腹，屬脾絡胃，故病當爲脹也。

所謂上走心爲噫者，陰盛而上走於陽明，陽明絡屬心，故曰上走心爲噫也。

所謂上走心爲噫者，正以陽明爲太陰之表也。太陰爲陰中之至陰，陰極則復，故上走於陽明，陽明絡屬心，故上走心爲噫。噫者，噯氣也。《宣明五氣論》曰“心爲噫”。《口問》曰“寒氣客於胃，厥逆從下上散，復出於胃，故爲噫”。

所謂食則嘔者，物盛滿而上溢，故嘔也。

所謂食則嘔者，脾胃相表裏，胃受水穀，脾不能運，盛滿太過，而爲之上溢，故爲嘔也。

所謂得後與氣則快然如衰者，十一月陰氣下衰，而陽氣且出，故曰得後與氣則快然如衰也。(《素問·脈解第四十九》)

所謂得後與氣，則快然如衰者，時至十一月，一陽下動，冬至候也，廼隆寒之候，陰氣下衰，而陽氣將出，故脾氣應之，所以得後與氣，陽氣出則陰邪散，則快然如衰也。後，謂大便。氣，謂轉失氣。

少陰經脈之病

少陰所謂腰痛者，少陰者腎也，十月萬物陽氣皆傷，故腰痛也。

足少陰者，腎經也，腎脈上股内後廉貫脊，又腰者爲腎之府，故少陰所謂腰痛者，寒邪入腎則爲腰痛。正以少陰者初陰也，主九月十月爲首，十月寒水用事，故主於足少陰腎。少陰之上，君火主之，故九月主手少陰心，然陰陽六氣，止合六經，皆從下而生，故不及於手，惟少陰主水火陰陽之氣，有標本寒熱之化，故九月主手少陰，而十月主足少陰，其餘藏府陰陽，止論足而不論手也。

所謂嘔欬上氣喘者，陰氣在下，陽氣在上，諸陽氣浮，無所依從，故嘔欬上氣喘也。

所謂嘔欬上氣喘者，正以少陰之脈從腎上貫膈，入肺中，今腎之陰氣不能上昇，而膀胱之陽氣不能下降，大凡諸經陽氣皆主於浮，惟膀胱之氣上浮，而下無所依從，故其氣不降。夫陽根於陰，陰根於陽，互相倚也，若陰中無陽，沈而不昇，則孤陽在上，浮而不降，無所依從，上下陰陽之氣，不相交合而爲病也。且少陰寒水在下，君火之氣在上，上下水火不交，則諸陽之氣上浮而無所依從，是以陽熱上逆而爲嘔欬氣喘之病。

所謂色色不能久立久坐，起則目䀮䀮無所見者，萬物陰陽不定，未有主也，秋氣始至，微霜始下，而方殺萬物，陰陽内奪，故目䀮䀮無所見也。

色色，誤也，當作邑邑，不安貌。此節論少陽主七八月爲首，因上章論少陽爲心之表，其氣正盛。在九月，故不復提少陽二字。七月之交，陰氣上昇，陽氣下降，萬物陰陽不定，而未有所主，是以色色不能而亦未有定也。秋氣始至，則陽氣始下，而未盛於内，陰氣正出，而陰氣内虚，則陰陽之氣奪於内矣。陰陽内奪，故目䀮䀮無所見也。是以少陽主甲子，而復主於寅申，在初生之氣，其運風鼓，其化鳴紊啟坼；在相火主氣，其運暑，其化喧囂鬱煩，氣化在申，其運涼，其化霧露清切。陰陽之道，有常有變，此論陰陽之變易者也。

所謂少氣善怒者，陽氣不治。陽氣不治，則陽氣不得出，肝氣當治而未得，故善怒。善怒者，名曰煎厥。

所謂少氣善怒者，時則亥陰已生，陽氣未治，則少陽之氣尚未得出，少陽與肝爲表裏，所以肝氣當治而未治也，故發之爲善怒，名曰煎廠，正以氣逆則怒也。考煎厥一證，在本篇言陽虛陰盛，在《生氣通天論》言陰虛陽盛，可見煎厥有陰陽二證。

所謂恐如人將捕之者，秋氣萬物未有畢去，陰氣少，陽氣入，陰陽相薄，故恐也。

所謂恐如人將捕之者，秋時陽氣雖入，而陰氣尚少，故萬物雖衰，而未盡去，陰氣少則陰氣正出矣，陽氣入則與所出之陰相薄矣。陰陽相薄，則少陽厥陰之氣皆傷，肝氣虛則恐。膽病者，心下澹澹，如人將捕之也。

所謂惡聞食臭者，胃無氣，故惡聞食臭也。

所謂惡聞食臭者，蓋秋深之時，陽盡而陰盛，是以胃無氣，胃氣敗也。胃氣所以敗者，腎爲胃關，腎中眞火不足，不能溫養化原，故胃氣虛而惡聞食臭也。

所謂面黑如地色者，秋氣內奪，故變於色也。

所謂面黑如地色者，正以色以應日，陽氣之華也。陰勝於陽則面黑色變，故應秋氣。秋氣盡而入於內，陽氣出而不能大形於外，所以變之爲黑色。黑爲冬之色也。

所謂欬則有血者，陽脈傷也，陽氣未盛於上而脈滿，滿則欬，故血見於鼻也。（《素問·脈解第四十九》）

所謂欬則有血者，正以上焦之陽脈傷也。陽脈初生，脈當受傷，則陽氣未盛於上而脈滿，則所滿者皆寒邪也。蓋腎脈上貫肝膈入肺中，而陰氣當滿於諸脈，故滿則欬，血留而上逆則見血於鼻也。

足少陰巨陽之病

是以頭痛巔疾，下虛上實，過在足少陰巨陽，甚則入腎。（《素問·五藏生成第十》）

頭痛巔疾，實於上也。上實者因於下虛，其過在少陰腎與巨陽膀胱二經。蓋少陰巨陽，相爲表裏，陽氣生於水藏水府之中，而上出於巔頂，實者邪實，虛者正虛，是以頭痛巔疾，廼邪氣實於上，而使正氣虛於下也。夫邪之中人，始於皮毛氣分，留而不去，則轉入於經，是以過在巨陽少陰之經，而甚則入腎。蓋經絡受邪，則內藏府矣。

足少陰脈之病

足少陰令人腰痛，痛引脊內廉。（《素問·刺腰痛第四十一》）

足少陰之脈，上股內後廉，貫脊屬腎。故令人腰痛，痛引脊內廉也。

厥陰脈之病

厥陰之脈，令人腰痛，腰中如張弓弩弦。……其病令人善言，默默然不慧。（《素問·刺腰痛第四十一》）

足厥陰脈，自陰股環陰器，抵少腹；其支別者，與太陰少陽結於腰髁下俠脊第三第四骨空中，其穴即中髎、下髎，故腰痛則中如張弓弩之弦也。如張弦者，言強急之甚耳。……厥陰之脈，循喉嚨之後，上入頏顙，絡於舌本，故病則善言。默默，安靜貌，謂雖善言而不狂妄也。不慧，語言之不明爽也。風盛則昏冒，故不爽慧也。

厥陰經脈之病

厥陰所謂㿗疝，婦人少腹腫者，厥陰者辰也，三月陽中之陰，邪在中，故曰㿗疝，少腹腫也。

所謂㿗疝，婦人少腹腫者，正以肝爲厥陰，屬木，辰，季春三月也，爲五陽也。五陽一陰，陰氣將盡，故屬厥陰。足厥陰肝經之脈，循股陰，入毛中，環陰器，抵少腹。厥陰是陽中之陰也，陰伏陽中，則邪亦在中，故肝屬下部，邪爲有積，名曰㿗疝，其少腹當爲腫也。

所謂腰脊痛不可以俛仰者，三月一振，榮華萬物，一俛而不仰也。

所謂腰脊痛不可以俛仰者，正以三月一振，陽氣振也。榮華萬物，草木繁茂，枝葉下垂，萬物自然生成，然餘寒尚在。若陰氣或勝則陽屈，俛而不仰。凡俛者不可以仰，仰者不可以俛，故肝應其時，腰痛之病，俛仰似難也。

所謂㿗癃疝膚脹者，曰陰亦盛，而脈脹不通，故曰㿗癃疝也。

所謂㿗癃疝膚脹者，正以陰邪盛，厥陰之氣亦盛於外也。是以陰盛而脈脹不通，陰器腫而不得小便也。故曰㿗曰癃曰疝等病，皆陰病也，從此成矣。

所謂甚則嗌乾熱中者，陰陽相薄而熱，故嗌乾也。（《素問·脈解第四十九》）

所謂甚者，謂陽氣甚盛也。所謂甚則嗌乾熱中者，正以應三月之陽盛也，三月爲五陽，陽邪盛則薄於陰分，厥陰爲一陰，其脈循股陰，入髦中，環陰器，抵少腹。陰陽相薄，而在內爲熱中，在上爲嗌乾也，故爲嗌乾熱中等病。

三焦之病

三焦者，上合手少陽，出於關衝，關衝者手小指次指之端也，爲井金；溜於液門，液門小指次指之閒也，爲滎；注於中渚，中渚本節之後陷者中也，爲俞；過於陽池，陽池在腕上陷者之中也，爲原；行於支溝，支溝上腕三寸兩骨之閒陷者中也，爲經；入於天井，天井在肘外大骨之上陷者中也，爲合，屈肘廼得之。三焦下俞，在於足大指之前，少陽之後，出於膕中外廉，名曰委陽，是太陽絡也。手少陽經也。三焦者，足少陽太陰之所將，太陽之別也，上踝五寸，別入貫腨腸，出於委陽，竝太陽之正，入絡膀胱，約下焦，實則閉癃，虛則遺溺。遺溺則補之，閉癃則寫之。（《靈樞·本輸第二》）

此言三焦經井滎俞原經合之穴也。本經《本藏》言："腎合三焦膀胱。"故曰上合於手之少陽也。出於關衝，在手小指之次指，即手第四指之端也，爲井金，鍼一分，留三呼，灸三壯。流於液門，在小指之次指閒陷中，握拳取之，爲滎水，鍼二分，留二呼，灸三壯。注於中渚，在手小指之次指本節後陷中，爲俞木，液門下一寸，鍼二分，留三呼，灸三壯。過於陽池，在手腕上陷中，爲原木，鍼二分，留六呼，禁灸。行於支溝，上手腕後臂外二寸，兩骨閒陷中，爲經火，一名飛虎，鍼二分，留七呼，灸三壯。入於天井，在肘外大骨之上陷中，屈肘拱胷得之，爲合土，鍼三分，留七呼，灸五壯，此手少陽三焦經穴也。然三焦之經脈，雖行於手，而其府則附於腎而生，故其所附之下俞，又在於足，其穴在足大指之前，即足太陽膀胱經脈氣所行，及足少陽膽經脈氣所行之後，出於膕中外廉，名曰委陽，是足太陽膀胱經之絡脈所別，正手少陽三焦經之下俞也。此三焦者，迺足少陽膽經足太陽膀胱經之所將，將者，相將而行也。此委陽者，正足太陽膀胱經脈，別行之穴也。其上外踝計五寸，名光明穴，又足少陽膽經之絡穴。別行者，三焦與之別入貫腨腸，腨腸者，即足腹也，共出於委陽穴，迺併足太陽膀胱經之正脈，入內絡於膀胱，同約束下焦。實則閉癃，閉癃者，水道不利也，當瀉之；虛則遺溺，當補之。

◎五藏六府是動是主之病

肺手太陰脈之病

肺手太陰之脈……是動，則病肺脹滿，膨膨而喘欬，缺盆中痛，甚則交兩手而瞀，此爲臂厥。

是主肺所生病者，欬上氣喘渴，煩心胷滿，臑臂內前廉痛厥，掌中熱。

氣盛有餘，則肩臂痛，風寒汗出中風，小便數而欠；氣虛則肩臂痛寒，少氣不足以息，溺色變。（《靈樞·經脈第十》）

六藏之脈屬藏絡府，六府之脈屬府絡藏，藏府相連，陰陽相貫，先爲是動，後及所生。是動者，病在三陰三陽之氣，而動見於人迎氣口，病在氣而不在經。故曰：“盛則瀉之，虛則補之，不盛不虛，以經取之。”謂陰陽之氣偏盛，淺刺絕皮益深，絕皮以瀉陰陽之盛，致穀氣以補陰陽之虛，此取皮膚之氣分，而不及於經也。如陰陽之氣，不盛不虛，而經脈不和者，則當取之於經也。所生者，謂十二經脈，迺藏府之所生，藏府之病外見於經證也。夫是動者，病因於外，所生者病因於內。凡病有因於外者，有因於內者，有因於外而及於內者，有因於內而及於外者，有外內之兼病者。本篇統論藏府經氣，故曰肺手太陰之脈，曰是動，曰所生，治病者當隨其所見之證，以別外內之因，又不必先爲是動，後及所生，而病證之畢俱也。膈者，胸內之膈肉，前連鳩尾，後連脊之十一椎，胸旁肋下謂之腋，膊內肱處謂之臑，臑盡處爲肘，肘以下爲臂。廉，側也。寸口，兩寸尺之動脈處。魚際，掌中大指下高起之白肉，有如魚腹，因以爲名。榮氣之道，內穀爲實，穀入於胃，迺傳之肺。故肺脈起於中焦之胃脘，下絡大腸，還循胃口，而復上膈屬肺，橫出腋下之中府雲門，下循臑內，歷天府挾白，行於少陰心主之前，下肘中，抵尺澤，循臂骨之下廉，歷孔最列缺，入寸口之經渠太淵，以上魚，出大指端之少商。其旁而支行者，從列缺分行於腕後，循合谷上行於食指之端，以交於手陽明大腸經之商陽。是動則病，肺脹膨膨而喘欬，缺盆中痛。瞀，目垂貌。甚則交兩手而瞀，此爲臂氣厥逆之所致。蓋三陰三陽之氣，各循於手足之經氣，逆於外，而病見於內也。所生者，肺藏所生之病，而外見於經證。夫五行之氣，五藏所主，而六府爲之合，故在藏，則曰主肺主脾主心主腎主肝；在府，則曰主津主液主氣主血主骨主筋，此皆藏府所生之病，而外見於經證也。是主肺所生之病，故欬喘上氣，渴而煩心。肺主氣而爲水之生原，肺迺心之蓋也。胸滿，臑臂痛，掌中熱，皆經脈所循之部而爲病也。氣之盛虛者，謂太陰之氣也。肺俞在肩背，因氣而痛於俞，所謂氣傷痛也。溺色變者，氣虛而不化也。夫三陰三陽之氣，本於陽明胃府所生，從手陽明之五里，而散行於膚表，肺主氣而外主皮毛，是以手太陰與手足陽明，論氣之盛虛，其餘諸經，略而不論也。夫三陰三陽之氣，有因於本氣之盛虛，有因於外感風寒，以致氣之盛者，故提於十二經之首，曰風寒汗出中風，蓋以申明三陰三陽之氣在表，而合於天之六氣也。是以藏腑之氣，候見於手太陰之寸關尺。人迎氣口，左右之寸口也。候法不同，各有分別，故首提曰肺手太陰之脈，復曰氣有盛虛，曰人迎氣口。書不盡言，義已隱括，讀者當懌思之。要之，肺手太陰之脈是動者，則肺發脹滿，致膨膨然，而喘急欬嗽，缺盆中痛，以肺脹者，虛滿而者，喘咳也。甚則交兩手而掣瞀者，此之謂臂氣厥逆也，以肺脈由中府出掖，循臑下肘入手也。是主肺所生病者，或出本經，或由合經，爲欬，爲上氣，爲喘，爲渴，爲煩心，爲胷滿，以肺脈貫膈而布胷中。爲臑臂內前廉痛，爲厥，掌中熱者，以脈行手少陰心主之前。邪氣有餘者，則爲肩臂痛於風寒，以絡脈交於手，上肩背也。爲汗出中風，爲小便頻數，而發之爲欠，以母病及腎也。正氣不足，則爲肩臂疼痛、寒冷，以絡行手陽明也。爲少氣不足以息者，本經之病也。爲溺色變者，以邪及子也。

大腸手陽明脈之病

大腸手陽明之脈……是動，則病齒痛頸腫。

是主津液所生病者，目黄口乾，鼽衄喉痹，肩前臑痛，大指次指痛不用。

氣有餘，則當脈所過者，熱腫；虛則寒慄不復。（《靈樞·經脈第十》）

大腸手陽明之脈是動者，則爲齒痛，以脈入齒縫也。爲頸腫，以脈上貫也。是主津液所生病者，或出本經，或由合經，爲目黄，以大腸内熱也。爲口乾，以脈挾口。爲鼽爲衄，以脈挾鼻孔也。爲喉痹，以脈出挾口也。爲肩之前臑痛，以脈上臑肩也。爲大指之次指不能舉用者，以井滎五俞，皆由次指而上也。其邪氣有餘而實，則凡脈所經過者，皆熱而腫。其正氣不足而虛，則爲寒慄不能遽復也。

胃足陽明脈之病

胃足陽明之脈……是動則病，灑灑振寒，善呻數欠，顏黑，病至則惡人與

火，聞木聲則惕然而驚，心欲動，獨閉戶塞牖而處，甚則欲上高而歌，棄衣而走，賁響腹脹，是爲骭厥。

是主血所生病者，狂瘧溫淫，汗出鼽衄，口喎脣胗，頸腫喉痹，大腹水腫，膝臏腫痛，循膺乳氣街股伏兔骭外廉足跗上皆痛，中指不用。

氣盛，則身已前皆熱，其有餘於胃，則消穀善饑，溺色黄。氣不足，則身已前皆寒慄，胃中寒則脹滿。（《靈樞·經脈第十》）

胃足陽明之脈是動則病者，則灑灑振寒，善呻，且數數而欠者，以陽明虛則寒慄鼓頷，其顔則黑也。如病至時，則惡人與火，聞木音則惕然而驚，心欲動也，以陽明主肉，其脈血氣盛，邪客之則熱，熱甚則惡火；又陽明厥，則喘而惋，惋則惡人；又胃者，土也，故聞木音而驚者，土惡木也。所謂甚則惡人與火，聞木音則惕然而驚者，陽氣與陰氣相搏，水火相惡，故惕然而驚也。所謂欲獨閉戶牖而處者，陰陽相搏，陽盡而陰盛，故欲獨閉戶牖而處也。甚則欲上高而歌，棄衣而走者，以四支者，諸陽之本也，陽盛則四支實，實則能登高也，熱盛於身，故棄衣而走也。爲賁響腹脹，以陽明火盛而與水相激，故有聲及脹也。其氣厥逆，則從骭而厥者，以脈自足次指，從䯒外廉上行也。是主血所生病者，或出本經，或由合經，爲狂爲瘧，其氣溫熱而淫泆，爲汗出，爲鼽，爲衄者，脈循鼻外也。爲口喎，爲脣胗，以挾口環脣。爲頸腫者，以循頤，出大迎。爲喉痹者，以循喉嚨，入缺盆者。爲大腹水腫者，以循腹裏也。爲膝臏腫痛，膝臏，本經穴，又循膺、膺窻等處。乳，乳中、乳根也。氣街，即氣沖，股，梁丘、陰市等處，伏兔，本經穴，䯒外廉，三里而下等處，足跗上，陷骨、衝陽、解谿等處皆痛，爲足中指不能舉用，以脈行於次指而中指相連也。如邪氣盛，則身已前皆熱，其熱有餘於胃，則消穀善饑，爲溺色黄者，以胃熱，下入膀胱也。如正氣不足，則身已前皆寒慄，如胃中寒，則脹滿也。

脾足太陰脈之病

脾足太陰之脈……是動，則病舌本強，食則嘔，胃脘痛，腹脹善噫，得後與氣，則快然如衰，身體皆重。

是主脾所生病者，舌本痛，體不能動搖，食不下，煩心，心下急痛，溏瘕泄，水閉，黄疸，不能臥，強立，股膝內腫厥，足大指不用。（《靈樞·經脈第十》）

脾足太陰之脈是動者，則病氣而及於經，從經而及於藏府，故爲舌本強、食則嘔、胃脘痛、腹脹諸證。善噫者，脾氣上走心爲噫。得後與氣，則快然如衰者，厥逆從上下散也。身體皆重，太陰之氣逆也。是主脾所生之經脈病者，舌本痛，蓋病太陰之氣，則爲舌本強，食則嘔，氣逆之爲病也。在脾藏所生之經脈病者，則爲舌本痛，食不下，經脈之爲病也。氣主呴之，病在氣，故身體皆重。經脈者，所以濡筋骨而利關節，病在血脈，故體不能動搖。此太陰之是動，脾藏之所生，外內出入，而見證之少有別也。脾脈注心中，故煩心，心下急痛，脾家實，則爲瘕泄水閉黄疸，此藏病之在內也。不能臥，強立膝股內腫，足大指不用，經病之在外也。此太陰經脈脾藏之病，內外出入之見證也。明乎藏府陰陽經氣出入之理，本經大義，思過半矣。

心手少陰脈之病

心手少陰之脈……是動則病，嗌乾，心痛，渴而欲飲，是爲臂厥。

是主心所生病者，目黄脅痛，臑臂內後廉痛厥，掌中熱痛。（《靈樞·經脈第十》）

心手少陰之脈，支者從心繫上挾咽，故是動者，則爲嗌乾心痛。心火炎則心液耗，故渴而欲飲。手少陰循臂內後廉出小指之端，故爲臂厥。其所生病者，以少陰之脈系目系，故目黄。出掖下，故脅痛。循臑臂內入掌內後廉，故爲熱痛諸病是也。

小腸手太陽脈之病

小腸手太陽之脈……是動，則病嗌痛頷腫，不可以顧，肩似拔，臑似折。

是主液所生病者，耳聾目黄，頰腫，頸頷肩臑肘臂外後廉痛。（《靈樞·經脈第十》）

小腸手太陽之脈是動者，則爲嗌痛，爲頷腫，不可以顧，以脈循咽，循頸上頰也。爲肩似拔而痛，以脈出肩解，遶肩胛也。爲臑似折而難舉，以脈循於臑也。是主心液不足所生病者，或出本經，或由合經也。爲耳聾，以脈入耳中，循聽宮也。爲目黄，以支入目鋭眥內眥也。爲頰腫，以支上頰別循頰。爲頸頷肩臑肘臂外後廉痛，皆經脈所過之處而然也。

膀胱足太陽脈之病

膀胱足太陽之脈……是動，則病衝頭痛，目似脱，項如拔，脊痛腰似折，髀不可以曲，膕如結，踹如裂，是爲踝厥。

是主筋所生病者，痔瘧狂癲疾，頭顖項痛，目黄淚出鼽衄，項背腰尻膕踹腳皆痛，小指不用。（《靈樞·經脈第十》）

膀胱足太陽之脈是動者，則爲邪氣衝頭而痛，以脈上額交巔，入絡於腦也。目似脱，以脈起目內眥也。項如拔，以脈還別下項也。脊痛，以脈挾脊也。腰似折，以脈抵腰中也。髀不可以曲，以脈過髀樞也。膕如結，以脈入膕中也。踹如裂，是爲踝厥者，以脈貫踹內外踝脈氣所過之所，氣厥逆上行也。是主筋所生病者，或出本經，或由合經。爲痔，以脈貫臀也。爲瘧，爲狂癲疾，爲頭顖項痛，以脈上額交巔，入腦下項。爲目黄，以脈起目內眥也。爲淚出，爲鼽衄，以內眥近鼻。爲項背腰尻膕踹腳皆痛，爲足小指不能舉用者，以脈氣所經之處。

腎足少陰脈之病

腎足少陰之脈……是動，則病饑不欲食，面如漆柴，欬唾則有血，喝喝而喘，坐而欲起，目䀮䀮如無所見，心如懸，若饑狀，氣不足則善恐，心惕惕如人將捕之，是爲骨厥。

是主腎所生病者，口熱舌乾，咽腫上氣，嗌乾及痛，煩心心痛，黄疸腸澼，脊股内後廉痛，痿厥嗜臥，足下熱而痛。（《靈樞·經脈第十》）

腎足少陰之脈是動者，則病饑而又不欲食，蓋虚火盛則饑，而不欲食者脾氣弱也。面如漆柴，漆則腎之色。黑者形於外，而如漆柴，則腎主骨者瘦矣。欬唾則有血，以脈入肺中則爲欬；而唾中有血，則腎主有損也。喝喝而喘，以脈入肺中，循喉嚨，挾舌本，火盛水虧之疾也。坐而欲起，以陰虚不能寧静也。目䀮䀮無所見，以水虧肝弱也。心如懸，若饑狀，以脈之支者，從肺出絡心也。氣不足則善恐，心惕惕如人將捕之。以腎在志爲恐，恐傷腎。此皆腎主於骨，骨之氣逆而厥也。腎主所生病者，或出本經，或由合經。爲口熱，爲舌乾，爲咽腫，爲上氣，爲嗌乾及痛，以脈循喉嚨，挾舌本也。爲煩心，爲心痛，以脈從肺絡心也。爲黄疸，爲腸澼，爲脊股内後廉痛，以脈所經等處。爲痿，以痿有骨痿，爲厥，爲嗜臥，以骨痿則嗜臥也。爲足下熱而痛，以脈起足心湧泉也。

心主手厥陰心包絡脈之病

心主手厥陰心包絡之脈……是動，則病手心熱，臂肘攣急，掖腫，甚則胷脅支滿，心中憺憺大動，面赤目黄，喜笑不休。

是主脈所生病者，煩心心痛，掌中熱。（《靈樞·經脈第十》）

心主手厥陰心包絡之脈是動者，則爲手心熱，以脈行掌中勞宫也。爲臂肘攣急，爲掖腫，以皆脈所經處。甚則胷脅支滿，以脈循胸出脅也。爲心中憺憺大動，心宜静而反動。以脈出心包也。爲面赤，以心之色爲赤也。爲目黄，以目爲五藏之精，心病則目黄。爲喜笑不休，以心在聲爲笑也。是主脈所生病者，爲煩心，爲心痛，爲掌中熱之諸病也。

三焦手少陽脈之病

三焦手少陽之脈……是動，則病耳聾，渾渾焞焞，嗌腫喉痹。

是主氣所生病者，汗出，目鋭眥痛，頰腫，耳後肩臑肘臂外皆痛，小指次指不用。（《靈樞·經脈第十》）

三焦手少陽之脈是動者，則爲耳聾，渾渾然，焞焞然，甚覺不聰也，以脈從耳後入耳中，出走耳前。爲嗌腫，爲喉痹，以脈下交頰也。是主氣所生病者，爲汗出，以汗爲心液，三焦爲心包絡之表。爲目鋭眥痛，以脈至目鋭眥。爲頰腫，以脈交頰。爲耳後，肩臑，肘臂外皆痛，以脈所經之處，爲手小指次指不能舉用。

膽足少陽脈之病

膽足少陽之脈……是動，則病口苦，善太息，心脅痛，不能轉側，甚則面微有塵，體無膏澤，足外反熱，是爲陽厥。

是主骨所生病者，頭痛頷痛，目鋭眥痛，缺盆中腫痛，腋下腫，馬刀俠癭，汗出振寒，瘧，胷脅肋髀膝外至脛絕骨外踝前，及諸節皆痛，小指次指不用。（《靈樞·經脈第十》）

膽足少陽之脈是動者，爲口苦，以膽汁味苦也。爲善太息，以膽氣不舒也。爲心脅痛，不能轉側，以脈循脅裏，出氣街也。甚則面微有塵，體無膏澤，以脈所歷處，少陽氣鬱爲病也。足外反熱者，以脈循髀陽，出膝外廉，下外輔骨，抵絕骨，下外踝，陽氣上厥也。是主骨所生病者，或出本經，或由合經。爲頭痛，以脈行於頭也。爲頷痛，以脈加頰車也。爲目鋭眥痛，以脈起於目也。爲缺盆中腫痛，以脈入缺盆，支合缺盆也。爲腋下腫，以脈從缺盆下腋，過脅。爲馬刀俠癭，皆頸項腋脅所生之瘡也。爲汗出，以少陽有火。爲振寒，爲瘧，以少陽爲一陽，居陽之裏，內有三陰，廼爲半表半裏故也。爲胷脅肋髀膝外，至脛絕骨外踝，及諸節皆痛，爲足小指之次指，即第四指也，不能舉用者，皆脈所經歷處也。

肝足厥陰脈之病

肝足厥陰之脈……是動，則病腰痛，不可以俛仰，丈夫㿗疝，婦人少腹腫，甚則嗌乾，面塵脱色。

是主肝所生病者，胷滿，嘔逆，飧泄，狐疝，遺溺，閉癃。（《靈樞·經脈第十》）

肝足厥陰之脈是動者，則爲腰痛，不可以俛仰，以肝與腎通，膂筋之脈通於肝也。爲丈夫㿗疝，以睾丸屬肝也。爲婦人少腹腫，以脈抵少腹也。甚則嗌乾，以脈循喉嚨。爲面塵脱色，膽病，面有微塵，肝爲之裏也。是主肝所生之病者。或出本經，或由合經，爲胷滿，以脈上貫膈也。爲嘔逆，以脈挾胃也。爲飧泄，以脈抵小腹。爲狐疝，爲遺溺，爲閉癃者，以脈過陰器，上睾結於莖也。

◎任脈之病

任脈爲病，男子內結七疝，女子帶下瘕聚。（《素問·骨空論第六十》）

任脈、衝脈、督脈者，一源而三歧也。任脈自前陰上毛際，行腹裏，故男女之爲病如此。七疝義詳《疾病類·七十》。帶下，赤白帶下也。瘕，癥瘕也。聚，積聚也。

◎衝脈之病

衝脈爲病，逆氣裏急。（《素問·骨空論第六十》）

此言衝脈之爲病也。言衝脈起於氣衝，並足少陰，夾齊上行，至胷中而散，則裏者其所行之脈絡也。故其氣不順則隔塞逆氣，血不和則胸腹裏急也。

◎督脈之病（一）

督脈爲病，脊強反折。（《素問·骨空論第六十》）

督脈，亦奇經也。蓋背爲陽，督脈循於背，而總督一身之陽，故督脈爲病則脊強反折也。

◎督脈之病（二）

此生病，從少腹上衝心而痛，不得前後，爲衝疝；其女子不孕，癃痔，遺溺，嗌乾。（《素問·骨空論第六十》）

此督脈自臍上貫於心，故其督脈爲病者，又如任脈之病，從少腹上衝心而痛，不得前後，爲衝疝。其女子所生之病，一如任衝之病，爲不孕、爲癃、爲痔、爲遺溺，爲嗌乾也。究而言之，所以謂之任脈者，以女子賴此任養也，故曰女子不孕也。所以謂之衝脈者，以其氣上衝也，故自其生病，少腹上衝心而痛也。所以謂之督脈者，以其督領經脈之海也。由此三用，故其脈相交引，病亦互名耳。

◎足太陰陽明之病

腹滿䐜脹，支鬲胠脅，下厥上冒，過在足太陰陽明。（《素問·五藏生成第十》）

胠，謂之脅上也。下厥上冒者，謂氣從下逆上，而冒於目也。足太陰，脾脈也。陽明，胃脈也。足太陰之脈，自股內前廉入腹，屬脾絡胃，上膈。足陽明之脈，起於鼻，交於頞下，循鼻外，下絡頤頷，從喉嚨，入缺盆，屬胃絡脾。其直行者，從缺盆，下乳內廉，下挾齊，入氣街中。其支別者，起胃下口，循腹裏，至氣街中，而合以下髀關。二經相爲表裏，今腹滿䐜脹，凡支膈胠脅等所，氣從下上，而上焦昏冒，其病正過在足太陰脾足陽明胃經也。

◎足少陽厥陰之病

徇蒙招尤，目冥耳聾，下實上虛，過在足少陽厥陰，甚則入肝。（《素問·五藏生成第十》）

徇，同。蒙，昏冒也。招，掉搖也。尤，甚也。目疾無光不明，頭眩動則招尤不定，甚至目瞑不能視，耳聾無所聞，其過在足厥陰肝足少陽膽之氣，實於下而虛於上也。足厥陰之脈抵小腹，挾胃，屬肝絡膽，上貫膈，布脅助，循喉嚨之後，上入頏額，連目系，上出額，與督脈會於巔；其支者，從目系下頰裏，環脣內。足少陽之脈，起於目鋭眥，上抵頭角，下耳後，循頭入缺盆；其支者，從耳後入耳中，出走耳前，至目銳眥後；其又支者，別銳眥，抵於䪼，加頰車，下頸，合缺盆；以下胸中，貫膈，絡肝屬膽。然肝之脈屬肝絡膽，膽之脈屬膽絡肝，二經相爲表裏，今目暴疾不明，首掉尤甚，目暗耳聾，皆暴病也，正以下焉肝膽之邪有餘，而上部則虛，故爲病若是，其病正系於膽與肝也。且經病不已，當入於藏，故甚則入於肝矣。

◎陷脈之病

陷脈爲瘺，留連肉腠。（《素問·生氣通天論第三》）

陷脈，寒氣自筋絡而陷入脈中也。陽虛不能爲榮血之衛，邪陷於脈中而爲瘻，留連於肉腠之閒也。瘻，鼠瘻之屬也。

◎解脈之病（一）

解脈令人腰痛，痛引肩，目䀮䀮然，時遺溲。（《素問·刺腰痛第四十一》）

解脈者，足太陽經之散行脈也。言不合而別行也。此足太陽之經，起於目內眥，上額交巔上，循肩髆，俠脊抵腰中，入循膂絡腎屬膀胱，下入膕中。故病斯候也。又其支別者，從髆內別下貫胂，循髀外後廉，而下合於膕中，兩脈如繩之解散，故名解脈也。其脈循肩髃，故痛而引肩。其起在目內眥，故目䀮䀮然。其屬膀胱，故令遺溲。

◎解脈之病（二）

解脈令人腰痛如引帶，常如折腰狀，善恐。（《素問·刺腰痛第四十一》）

解脈者，足太陽經之散行脈也。言不合而別行也。足太陽之脈，起於目內眥，上額交巔上，循肩髆，俠脊抵腰中，入循膂，絡腎屬膀胱，下入膕中；又其支別者，從髆內別下貫胛，循髀外後廉，而下合於膕中，兩脈如繩之解散，故名解脈。解者，散行意也，言不合而別行也。故橫絡盛加於大經，是以不通，則令人腰痛如引帶。腰似折者，太陽之氣病也。橫盛於中則上虛下實，下實則氣並於陰，故善恐也。

◎同陰脈之病

同陰之脈，令人腰痛，痛如小鍼居其中，怫然腫。（《素問·刺腰痛第四十一》）

此言同陰之脈，謂膽經之脈同於足厥陰肝經也。足少陽之別，循髀陽，出膝外廉下輔骨，抵絕骨，下出外踝，循足跗，上小指次指；又其支者，別跗上，入大指歧骨閒，故曰同陰之脈也。其腰痛如小鍼居其中，而怫然發腫。

◎陽維脈之病

陽維之脈，令人腰痛，痛上怫然腫。(《素問·刺腰痛第四十一》)

陽維，奇經之一也，陽脈相維交會之脈，總維一身之陽，故曰陽維。其脈陽氣盛令人腰痛，其痛上怫然腫。

◎衡絡脈之病

衡絡之脈，令人腰痛，不可以俛仰，仰則恐僕，得之舉重傷腰，衡絡絕，惡血歸之。(《素問·刺腰痛第四十一》)

衡，横也。帶脈横絡於腰閒，故曰横絡之脈。夫足之三陽，循腰而下，足之三陰，及奇經之脈，皆循腰而上，病則上下不通，陰陽閒阻，而爲腰痛之證。惟帶脈横束於其閒，無上下之相貫，故必因舉重傷腰，以致横絡之脈絕傷，而惡血歸之，令人腰痛不可以俛仰也。

◎會陰脈之病

會陰之脈，令人腰痛，痛上漯漯然汗出，汗乾令人欲飲，飲已欲走。(《素問·刺腰痛第四十一》)

會陰，任脈穴也，在大便前，小便後，任、衝、督三脈所會，故曰會陰。任由此行腹，督由此行背，其脈受邪，亦能使人腰痛也。其所痛之上，漯漯然汗出，汗液既出，則腎燥陰虛，故汗乾即欲飲水以救腎，水既入腹已，陰氣復至，故欲走。

◎飛陽脈之病

飛陽之脈，令人腰痛，痛上怫怫然，甚則悲以恐。(《素問·刺腰痛第四十一》)

飛陽，足太陽之絡穴，別走少陰者也，故爲腰痛。痛上怫怫然，言痛狀如嗔憤也。足太陽之脈絡腎，其別者當心入散，故甚則悲以恐，悲生於心，恐生於腎也。

◎昌陽脈之病

昌陽之脈，令人腰痛，痛引膺，目䀮䀮然，甚則反折，舌卷不能言。(《素問·刺腰痛第四十一》)

昌陽，系足少陰腎經穴名，又名復溜。足少陰之脈，其直行者，從腎上貫肝膈，入肺中，循喉嚨，俠舌本，其支者，從肺出絡心，注胸中。故昌陽之脈，令人腰痛，其痛引膺，以膺即胸之旁也。又，陰蹻爲足少陰之別，循股，入胸裏，入缺盆，出人迎，入頄內廉，屬目內眦，合於太陽。故目䀮䀮然不明，甚則反折，腰不能伸也。舌卷不能言，以脈循喉嚨也。

◎散脈之病

散脈，令人腰痛而熱，熱甚生煩，腰下如有横木居其中，甚則遺溲。（《素問·刺腰痛第四十一》）

散脈，足太陰之別也，散行而上，故以名焉。其脈循股內，入腹中，與少陰少陽結於腰髁下骨空中。故病則腰下如有横木居其中，甚廼遺溲也。

◎肉里脈之病

肉里裏之脈，令人腰痛，不可以欬，欬則筋縮急。（《素問·刺腰痛第四十一》）

肉者，分肉。里者，肌肉之文理也。足少陽脈之所行，陽輔穴也，又名分肉。少陽者筋其應，肉里之脈，令人腰痛，痛則不可以欬，欬則筋縮急，蓋足少陽主筋故也。

◎十五別絡之病

手太陰別絡之病

手太陰之別，名曰列缺，起於腕上分間，竝太陰之經，直入掌中，散入於魚際。其病，實則手鋭掌熱；虛則欠㰦，小便遺數。（《靈樞·經脈第十》）

手太陰之別，其實爲邪熱有餘，故手鋭掌熱。欠㰦，張口伸腰也。其虛因肺氣不足，故爲欠㰦及小便遺而且數。㰦，《通俗文》曰："體倦則伸，志倦則㰦也。"

手少陰別絡之病

手少陰之別，名曰通裏，去腕一寸半，別而上行，循經入於心中，繫舌本，屬目繫。其實則支膈，虛則不能言。（《靈樞·經脈第十》）

手少陰之別，其邪實，則支膈，謂膈閒若有所支而不暢也。其虛則不能言，蓋心主言，而經別絡舌本也。

手心主別絡之病

手心主之別，名曰內關，去腕二寸，出於兩筋之間，循經以上，繫於心包絡。心繫實則心痛，虛則爲頭強。（《靈樞·經脈第十》）

手心主之別，其邪實則心痛，心繫與包絡之相通也。虛則頭強，蓋包絡主行血脈，脈氣虛故頭強不利也。

手太陽別絡之病

手太陽之別，名曰支正，上腕五寸，內注少陰。其別者，上走肘，絡肩

髃。實則節弛肘廢，虚則生肬，小者如指痂疥。(《靈樞・經脈第十》)

手太陽之別，其邪實則脈絡壅滯而節施肘廢，蓋經走肘絡肩。虚則血氣不行，大則爲肬，小則爲指閒痂疥之類。肬，《海篇》釋爲贅，蓋贅瘤之類。

手陽明別絡之病

手陽明之別，名曰偏歷，去腕三寸，別入太陰。其別者，上循臂，乘肩髃，上曲頰偏齒。其別者，入耳合於宗脈。實則齲聾，虚則齒寒痹隔。(《靈樞・經脈第十》)

手陽明之別，其邪實則氣滯，上爲齒痛耳聾，以其經上曲頰偏齒入耳，絡肺下膈。虚則齒寒痹隔，以其經主行血氣於皮膚，以溫肌肉，虚則不行於外故也。

手少陽別絡之病

手少陽之別，名曰外關，去腕二寸，外繞臂，注胷中，合心主。病實則肘攣，虚則不收。(《靈樞・經脈第十》)

手少陽之別，其經繞臂肘。邪氣有餘而實，則爲肘攣；正氣不足而虚，則手不能收。

足太陽別絡之病

足太陽之別，名曰飛揚，去踝七寸，別走少陰。實則鼽窒，頭背痛，虚則鼽衄。(《靈樞・經脈第十》)

足太陽之別，以其經而循於頭背。其邪實則鼽窒頭背痛，虚則鼽衄也。

足少陽別絡之病

足少陽之別，名曰光明，去踝五寸，別走厥陰，下絡足跗。實則厥，虚則痿躄，坐不能起。(《靈樞・經脈第十》)

足少陽之別，以其少陽主初陽之氣，其經下絡足跗，邪實則膽氣不昇，而逆於下，則爲厥；氣虚則爲痿躄，坐不能起。

足陽明別絡之病

足陽明之別，名曰豐隆，去踝八寸，別走太陰；其別者，循脛骨外廉，上絡頭項，合諸經之氣，下絡喉嗌。其病氣逆則喉痹卒瘖，實則狂顛，虚則足不收，脛枯。(《靈樞・經脈第十》)

足陽明之別，其合諸經下絡喉嗌。氣逆則喉痹卒瘖、顛狂，血氣虚則足不收、脛枯。

足太陰別絡之病

足太陰之別，名曰公孫，去本節之後一寸，別走陽明；其別者，入絡腸胃。厥氣上逆則霍亂，實則腸中切痛，虚則鼓脹。(《靈樞・經脈第十》)

足太陰之別，其病，厥氣上逆，則爲霍亂；氣有餘而實，則爲腸中切痛；不足而虚，則爲鼓脹。

足少陰別絡之病

足少陰之別，名曰大鐘，當踝後繞跟，别走太陽；其別者，竝經上走於心包下，外貫腰脊。其病氣逆則煩悗，實則閉癃，虚則腰痛。（《靈樞·經脈第十》）

足少陰之別，其病氣逆則煩悶，水氣上乘於心也。實則閉癃，別走太陽，而膀胱之氣不化也。虚則腰痛，腰者腎之府也。按手少陽三焦手厥陰包絡之氣，皆本於腎藏之所生，故並經上走於心包下。蓋包絡之氣，生於腎藏，注於絡中，併經而上也。

足厥陰別絡之病

足厥陰之別，名曰蠡溝，去内踝五寸，别走少陽；其別者，經脛上睾，結於莖。其病氣逆則睾腫卒疝，實則挺長，虚則暴癢。（《靈樞·經脈第十》）

足厥陰之別，其病氣逆，則睾丸腫脹，而卒成疝氣。邪氣有餘而實，則睾爲挺長。正氣不足而虚，則爲暴癢。

任脈別絡之病

任脈之別，名曰尾翳，下鳩尾，散於腹。實則腹皮痛，虚則癢搔。（《靈樞·經脈第十》）

任脈之別，其病，邪氣有餘而實，則腹皮必痛；正氣不足而虚，則癢而搔之。

督脈別絡之病

督脈之別，名曰長強，挾膂上項，散頭上下，當肩胛左右，別走太陽，入貫膂。實則脊強，虚則頭重，高搖之，挾脊之有過者。（《靈樞·經脈第十》）

督脈之別，其邪氣有餘而實，則脊必強；正氣不足而虚，頭重高搖之，謂力弱不勝而顫掉，此皆挾脊之有病所致也。

脾之大絡之病

脾之大絡，名曰大包，出淵液下三寸，佈胷脅。實則身盡痛，虚則百節盡皆縱。此脈若羅絡之血者。（《靈樞·經脈第十》）

足太陰之大絡者，止並經而行，散血氣於本經之部分，是以足太陰脾藏之有二絡也。如曰脾足太陰之脈，兼是動所生而言也。曰足太陰之大絡，曰脾之大絡，分脾藏經氣而言也。邪氣有餘而實，則一身盡痛；正氣不足而虚，則百節盡皆縱弛。

十五、六經終絕

◎六經脈終

太陽之脈，其終也，戴眼，反折，瘛瘲，其色白，絕皮迺絕汗，絕汗則終矣。

此歸結終始之道，始於五行而終於六氣也。夫足之六經，其終各有所候也。足太陽膀胱之脈，起目內眥，上額交巔，從巔入絡腦，還出別下項，循肩髆內，俠脊抵腰中，入循膂，絡腎屬膀胱。故其終時，其眼反戴而上，其背反折，而爲瘛瘲之狀。色白者，肺絕也，絕汗出而終矣。

少陽終者，耳聾，百節盡縱，目系絕，目系絕一日半則死矣，其死也，色青白迺死。

足少陽膽經之脈，起於目銳眥，上抵頭角，下目後，入耳中，上走耳前。故其終也，時百節盡縱，而目系絕也。色青白者，金木相剋也。

陽明終者，口目動作，喜驚妄言，色黃，其上下之經盛而不行，則終矣。

陽明之脈，起於鼻交頞中，入齒中，還出挾口環脣，下交承漿。口目動作者，陽明之經氣欲絕也。喜驚妄言，色黃，陽明之神氣外出也。上下經者，謂手足陽明之經。盛者，盛於外而絕於內也。夫陽明太陰之言上下者，謂從腰以上手太陰陽明皆主之；從腰以下足太陰陽明皆主之，上下之經，盛而不通則終者，天地陰陽之氣，不交而絕也。

少陰終者，面黑齒長而垢，腹脹閉塞，上下不通而終矣。

足少陰腎經主水，屬腎絡膀胱，上貫肝膈，入肺中，從肺出絡心。腹脹閉塞者，少陰之脈絕不通也。面黑者，氣色外脫也。齒長者，骨氣不藏也。上下不通者，水火不交也。夫少陰之言上下者，少陰之上，君火主之，謂水火陰陽之氣絕也。

厥陰終者，中熱嗌乾，喜溺心煩，甚則舌卷卵上縮而終矣。

足厥陰肝經之脈，循陰股，入毛中，過陰器，循喉嚨，入頏顙。舌卷卵縮，厥陰之脈絕也。厥陰從中見少陽之火化，中熱嗌乾心煩者，化氣上出也。肝主疏泄，喜溺者，肝氣下泄也。

太陰終者，腹脹閉，不得息，氣噫善嘔，嘔則逆，逆則面赤，不逆則上下不通，上下不通，則面黑皮毛焦而終矣。（《靈樞·終始第九》）

閉，閉同。足太陰脾經之脈，循足大指內側，出腨內，上陰股，入腹上膈，俠咽，連舌本，散舌下，復從胃注心中。脈絕不通，是以腹脹不得息，太陰之氣，上走心爲噫氣。噫善嘔，嘔則逆，逆則面赤者，從胃而心，心而外脫也。夫上逆於心則見此證，如不逆，則手足二經皆絕，而上下不通矣。上下不通，則土敗而水氣乘之而色黑矣。手太陰之氣絕，而皮毛夭焦矣，此六氣終而經脈絕也。蓋氣終則脈終，脈絕則氣絕，譬如人之兄弟，生則俱生，急則俱死矣。夫經脈本於藏府五行之所生，而外合陰陽之六氣，故首言終始之道，五鍼爲紀，末結六經之終，謂生於五行而終於六氣也。張開之曰："神在天爲風，風生木，木生肝，是天之六氣，化生地之五行，五行生五藏，五藏生六經，六經合六氣，蓋原本於天之六氣所生，故終於六經，而復歸於天也。

◎手足五陰經氣絶

手太陰氣絶，則皮毛焦。太陰者，行氣溫於皮毛者也。故氣不榮則皮毛焦，皮毛焦則津液去皮節。津液去皮節者，則爪枯毛折。

此下五節與《診要經終論》大同，此論三陰三陽之氣終也。皮脈肉筋骨，藏府之外應也。藏府者，雌雄之內合也。陰陽六氣，本於藏府之五行所生，氣先死於外，而後藏府絶於內也。手太陰之氣，主於皮毛，是以太陰氣絶則皮毛焦。手太陰主氣，氣主熏膚澤毛。故太陰者，行氣溫於皮毛者也。是以氣不榮則皮毛焦。津液者，隨三焦出氣，以溫肌肉，淖澤於骨節，潤澤於皮膚，氣不榮則津液去皮節矣，津液去皮節，則爪枯毛折矣。毛先死者，手太陰之氣，先絶於外也。丙篤丁死，肺藏之氣死於內也。

手少陰氣絶，則脈不通。脈不通則血不流，血不流則髦色不澤。故其面黑如漆柴者。

此言心絶之證候死期也。心主血脈，故手少陰氣絶，則脈不通，脈隨氣行者也。脈不通則血不流，血隨脈氣流行者也。夫心之合脈也，其榮色也。髦者，血氣之所生也，故血脈不流，則髦色不澤。

足太陰氣絶者，則脈不榮肌肉。脣舌者，肌肉之本也。脈不榮則肌肉耎，肌肉耎則肉萎人中滿，人中滿則脣反。

此言脾絶之證候死期也。足太陰之氣生於脾，脾藏榮而外主肌肉，是以太陰氣絶，則脈不榮於肌肉矣。脾開竅於口，主爲衛使之迎糧，故脣舌爲肌肉之本，脈不榮則肉萎脣反，太陰之生氣絶於外也。

足少陰氣絶，則骨枯。少陰者，冬脈也，伏行而濡骨髓者也。故骨不濡，則肉不能著也。骨肉不相親，則肉耎卻，肉耎卻故齒長而垢，髮無澤。

此言腎絶之證候死期也。足少陰之氣主骨，故氣絶則骨枯。冬脈者，謂五藏之脈氣合四時，而外濡於皮肉筋骨者也。夫谿骨屬骨，肉本於骨也，故骨不濡，則肉不能著於骨，而骨肉不相親矣。骨肉不相親，則骨氣外脫而齒長矣。夫腎主藏精而化血，髮者血之餘也，故髮無澤者。

足厥陰氣絶，則筋絶。厥陰者，肝脈也。肝者筋之合也，筋者聚於陰氣，而脈絡於舌本也。故脈弗榮則筋急，筋急則引舌與卵，故脣青舌卷卵縮。（《靈樞·經脈第十》）

此言肝絶之證候死期也。足厥陰之氣主筋，故氣絶則筋絶矣。厥陰者肝脈，肝者筋之合，謂厥陰之氣合於肝脈，肝藏之氣合於筋也。聚於陰氣者，筋氣之會於宗筋也。筋聚於陰器，而絡於舌本，故脈不榮於筋，則筋急而舌卷卵縮矣。

◎五陰氣俱絕

五陰氣俱絕，則目系轉，轉則目運，目運者爲志先死。（《靈樞·經脈第十》）

此總結五藏五行之氣，本於先天之水火也。是以先言手足陰經之絕者，而有病證死期也。五陰者，心肝脾肺腎皆屬陰經也。不言心包絡經者，以手少陰心經統之。五藏之精皆上注於目，故五陰氣絕則目轉而運，志先死矣。

◎六陽氣絕

六陽氣絕，則陰與陽相離，離則腠理發泄，絕汗廼出。（《靈樞·經脈第十》）

此總結五藏五行之氣，本於先天之水火也。此言手足陽經之絕者，亦有病證死期也。六陽者，膽胃大小腸膀胱三焦也。是以六陽將絕，則陰與陽相離矣。離則陽氣外脫，腠理發泄，絕汗廼出，而陽將終也。

十六、三陽三陰根結開闔

◎三陽根結開闔

太陽根於至陰，結於命門，命門者，目也。陽明根於厲兑，結於顙大，顙大者，鉗耳也。少陽根於竅陰，結於窻籠，窻籠者，耳中也。太陽爲開，陽明爲闔，少陽爲樞。故開折，則肉節瀆而暴病起矣，故暴病者，取之太陽，視有餘不足。瀆者，皮肉宛焦而弱也。闔折，則氣無所止息，而痿疾起矣，故痿疾者，取之陽明，視有餘不足。無所止息者，眞氣稽留，邪氣居之也。樞折，即骨繇而不安於地，故骨繇者，取之少陽，視有餘不足。骨繇者，節緩而不收也。所謂骨繇者，搖故也，當窮其本也。（《靈樞·根結第五》）

此言足三陽經之有根結，而成病有由，治病有法也。太陽爲三陽，最在表，故爲關之開；陽明爲二陽，居陽之中，故爲關之闔；少陽爲一陽，最在裏，故爲關之樞。故關之開折，則肉節瀆而暴病起。所謂肉節瀆者，其皮肉宛焦而弱也；關之闔折，則氣無所止息而痿疾起。所謂氣無止息者，正氣稽留，而邪氣反居之也；若關之樞折，則骨繇而不安於地。所謂骨繇者，正以其節緩而不能收，即骨之搖動故也。夫曰瀆，曰氣無所止息，曰骨搖，皆折關敗樞，開闔而走使然也。

◎三陰根結開闔

太陰根於隱白，結於太倉；少陰根於湧泉，結於廉泉；厥陰根於大敦，結於玉英，絡於膻中。太陰爲開，厥陰爲闔，少陰爲樞。故開折，則倉廩無所

輸，鬲洞，鬲洞者，取之太陰，視有餘不足。故開折者，氣不足而生病也。闔折，即氣絕而喜悲，喜悲者，取之厥陰，視有餘不足。樞折，則脈有所結而不通，不通者，取之少陰，視有餘不足。有結者，皆取之不足。（《靈樞·根結第五》）

此言足三陰經之有根結，而成病有由，治病有法也。太陰爲三陰，爲陰之表，故爲關之開。厥陰爲一陰，居陰之裏，故爲關之闔。少陰爲二陰，居陰之中，故爲關之樞。故關之開折，則脾不運化，倉廩無所轉輸，其病爲膈證，爲洞泄。正以開折者，其脾氣不足，而病生膈洞也。關之闔折，則肝氣絕而喜悲。開闔之樞折，則腎脈有所結，而下焦不通。

十七、氣血變化

◎氣有餘不足

帝曰：善。氣有餘不足奈何？岐伯曰：氣有餘，則喘咳上氣；不足，則息利少氣。（《素問·調經論第六十二》）

氣，肺之藏也。肺主氣而司呼吸，故有餘則喘咳上逆，不足則呼吸不利而少氣也。

◎血有餘不足

帝曰：善。血有餘不足奈何？岐伯曰：血有餘則怒，不足則恐。（《素問·調經論第六十二》）

此言血有虛實爲病者，血，肝之藏也。肝志怒，腎志恐，故血有餘，則肝氣盛而主怒；不足，則母氣衰而並於腎，故恐。《本神》言“肝藏血，血舍魄，肝氣虛則恐，實則怒”，正與此同。

◎血氣未竝（一）

帝曰：善。氣有餘不足奈何？岐伯曰：氣有餘，則喘咳上氣；不足，則息利少氣。血氣未竝，五藏安定，皮膚微病，命曰白氣微泄。（《素問·調經論第六十二》）

血未併於氣，氣未併於血，而五藏安定之時，邪來客之，則肺主皮膚，皮膚微病，命曰白氣微泄，蓋肺屬金，爲色之白也。

◎血氣未竝（二）

帝曰：善。血有餘不足奈何？岐伯曰：血有餘則怒，不足則恐。血氣未竝，五藏安定，孫絡外溢，則經有留血。（《素問·調經論第六十二》）

血未並於氣，氣未竝於血，而五藏安定之時，孫絡爲濕所勝，其水泛溢，則入於經而有留血，此廼邪之爲病也。

◎血氣未竝（三）

帝曰：善。形有餘不足奈何？岐伯曰：形有餘，則腹脹，涇溲不利；不足，則四支不用。血氣未竝，五藏安定，肌肉蠕動，命曰微風。（《素問·調經論第六十二》）

血未竝於氣，氣未並於血，而五藏安定之時。脾主肌肉，故微邪未深者，但肌肉閒蠕動，如有蟲之微行也。脾土畏風木，風主動，故命曰微風。

◎血氣未竝（四）

帝曰：善。志有餘不足奈何？岐伯曰：志有餘，則腹脹飧泄；不足，則厥。血氣未竝，五藏安定，骨節有動。（《素問·調經論第六十二》）

其血未竝於氣，氣未竝於血，而五藏安定之時，腎主骨，骨感於邪，則骨節有動，此廼邪之爲病也。

◎氣血以竝

帝曰：善。余已聞虛實之形，不知其何以生？岐伯曰：氣血以竝，陰陽相傾，氣亂於衛，血逆於經，血氣離居，一實一虛。血竝於陰，氣竝於陽，故爲驚狂；血竝於陽，氣竝於陰，廼爲炅中。血竝於上，氣竝於下，心煩惋善怒；血竝於下，氣竝於上，亂而喜忘。（《素問·調經論第六十二》）

此言五者之有餘不足，生於血氣之相併也。血氣者，陰陽也。陰陽者，皮膚氣分爲陽，經脈血分爲陰；表爲陽，裹爲陰；身半以上爲陽，身半以下爲陰。氣亂於衛者，血併於氣也。血逆於經者，氣併於血也。血併於氣，則血離其居。氣併於血，則氣離其居矣。血離其居，則血虛而氣實；氣離其居，則氣虛而血實，故曰“一實一虛”，蓋有者爲實，無者爲虛也，此節論血氣相併之總綱也。夫血分氣分之爲陰陽也，脈外氣分爲陽，脈內血分爲陰，陰血滿之於外，陽氣注之於脈中，是爲陰陽勻平。如血併居於陰，則陰盛而血實，心主血脈，故陰盛則驚。氣併於陽，則陽盛而氣實，陽盛則發狂也。又有外內之陰陽也。炅，熱也。血併於陽，則陰虛而生內熱，氣併於陰，則陽氣內盛而爲熱中矣。故陰陽外內相併，而總屬炅中也。分上下之爲陰陽，血併於上，則脈氣實而心煩惋；氣併於下，則氣不舒而多怒也；血併於下，則血蓄於下而喜忘；氣併於上，則氣逆於上而爲悗亂。血併於下，匪則併於脈中，而兼併於脈外，故其人喜忘。

◎血氣所竝

帝曰：血竝於陰，氣竝於陽，如是血氣離居，何者爲實？何者爲虛？岐伯曰：血氣者，喜溫而惡寒，寒則泣不能流，溫則消而去之。是故氣之所竝爲血虛，血之所竝爲氣虛。

此復申明血氣，血滿於外，氣注於陰，是陰陽相合而爲和平。若血併於陰則陽中無陰，氣併於陽則陰中無陽，陰陽不和，故血氣離居。離，分也。泣，澀也。故血氣喜其溫和相合，而惡其寒澀獨居。如血併於陰，則寒泣而不能流行。血不流行，則氣不得以和之矣。氣併於陽，則氣溫而血消去，氣熱消鑠，則血不得以和之矣。是故氣之所併爲血虛，血之所併爲氣虛也。

帝曰：人之所有者，血與氣耳，今夫子廼言血竝爲虛，氣竝爲虛，是無實乎？岐伯曰：有者爲實，無者爲虛。故氣竝則無血，血竝則無氣。今血氣相失，故爲虛焉。

然而既曰血虛，又曰氣虛，是血氣皆無實乎？殊不知氣竝於陽，氣爲有而血爲無，廼氣實而血虛也；血竝於陰，血爲有而氣爲無，廼血實而氣虛也。故曰有者爲實，無者爲虛也。不唯是也，彼氣血相片者，氣竝於血，則氣盛而血少，是無血也；血竝於氣，則血盈而氣少，是無氣也。惟氣血相失，故名之曰虛也。

絡之與孫脈，俱輸於經，血與氣竝，則爲實焉。血之與氣竝走於上，則爲大厥，厥則暴死。氣復反則生，不反則死。（《素問・調經論第六十二》）

絡者，經脈之支別也。孫脈者，廼孫絡之脈別經者，亦三百六十五脈，內通於十二大絡，外通於膚腠皮毛。五藏之血氣，從大絡而出於孫脈，從孫脈而出於膚表。表陽之氣，從孫絡而入於大絡，從大絡而注於經俞。血與氣竝，並者爲實，不竝者爲虛也。血氣竝走於上則上實下虛，下虛則陰脫，陰脫則根本離絕而下厥上竭，是爲大厥，所以暴死。若氣極而反，則陰必漸回，故可復蘇。其有一去不反者，不能生矣。

◎四海有餘不足

黃帝曰：四海之逆順，奈何？岐伯曰：氣海有餘者，氣滿胸中悗，息面赤；氣海不足，則氣少，不足以言。

此言四海之逆順，先舉氣海之偏勝者言之，見其所以爲逆，反此則爲順。氣有餘者，邪氣實也。氣不足者，正氣虛也。下做此。氣海在胸中而屬陽，故氣海有餘者，氣滿胸中，氣息悗亂。氣上逆，故面赤也。氣海不足，則氣少，氣少故不足於言，甚者言而微，終日廼復言，此奪氣也。

血海有餘，則常想其身大，怫然不知其所病；血海不足，亦常想其身小，狹然不知其所病。

此言血海之偏勝而病者，見其所以爲逆，反此則爲順矣。形以血充，故血有餘則常想其身大。怫，怫鬱也，重滯不舒之貌。血不足則常想其身小。狹，隘狹也，索然不廣之貌。此皆血海不調之爲病，病在血者徐而不顯，故茫然不覺其所病。

水穀之海有餘，則腹滿；水穀之海不足，則飢不受穀食。

此言水穀之海偏勝則病，見其所以爲逆，反此則爲順也。有餘者，水穀留滯於中，故腹爲脹滿。不足者，脾虛則不能運，胃虛則不能納，故雖饑不受穀食。

髓海有餘，則輕勁多力，自過其度；髓海不足，則腦轉耳鳴，脛痠眩冒，目無所見，懈怠安臥。（《靈樞·海論第三十三》）

此言髓海之偏勝而病者，見其所以爲逆，反此則爲順也。髓海充足，即有餘也，故身輕而勁，便利多力，自有過人之度而無病也。若其不足，則在上者爲腦轉，以腦空而運，似旋轉也。爲耳鳴，以髓虛者精必衰，陰虛則耳鳴也。爲脛痠，髓空無力也。爲眩冒忽不知人，爲目無所見，怠惰安臥，皆以髓爲精類，精衰則氣去而諸證以見矣。

十八、生化失調

◎精氣津液血脈有餘不足

黃帝曰：六氣者，有餘不足，氣之多少，腦髓之虛實，血脈之清濁，何以知之？岐伯曰：精脫者，耳聾。氣脫者，目不明。津脫者，腠理開，汗大泄。液脫者，骨屬屈伸不利，色夭，腦髓消，脛痠，耳數鳴。血脫者，色白，夭然不澤，其脈空虛。此其候也。（《靈樞·決氣第三十》）

此言六氣之脫者，各有其候也。蓋精氣津液血脈，無非氣之所化也。腎藏精，耳者腎之竅，故精脫則耳聾。五藏六府精陽之氣，皆上注於目而爲睛，故陽氣脫則目不明。汗，陽津也，汗大泄者津必脫，故曰亡陽。液所以注骨益腦而澤皮膚者，液脫則骨髓無以充，故屈伸不利而腦消脛痠。皮膚無以滋，故色枯而夭。液脫則陰虛，故耳鳴也。血之榮在色，故血脫者色白如鹽。夭然不澤，謂枯濇無神也。脈貴有神，其脈空虛，即六脫之候。

◎津液五別之逆順

五穀之精液，和合而爲高者，內滲入於骨空，補益腦髓，而下流於陰股。

此津液之爲精髓也。高，當作膏，脂膏也。精液和合爲膏，以填補於骨空之中，則爲腦爲髓，爲精爲血，故上至巔頂，得以充實，下流陰股，得以交通也。

陰陽不和，則使液溢而下流於陰，髓液皆減而下，下過度則虛，虛故腰背痛而脛痠。

陰陽不和則精氣俱病，氣病則不攝，精病則不守，精氣不相統攝，故液溢於下而流泄於陰竅。精髓皆減，輸泄過度，則眞陰日虛，故爲腰痛脛痠等病，此勞瘵之所由作也。

陰陽氣道不通，四海閉塞，三焦不寫，津液不化。水穀竝於腸胃之中，別於廻腸，留於下焦，不得滲膀胱，則下焦脹，水溢則爲水脹，此津液五別之逆順也。（《靈樞・五癃津液別第三十六》）

陰陽氣道不通，則津液不得注於海，而四海閉塞矣。三焦不能輸瀉，其精液無自而化，其水穀竝居於腸胃之中，別於廻腸而不入，廻腸者，大腸也，留於下焦而不行，不得滲入膀胱，故下焦脹而水溢，遂使水脹之病所由成也，此津液五別之逆順如此。

十九、四時病變

◎四時善病

故春善病鼽衄，仲夏善病胷脅，長夏善病洞泄寒中，秋善病風瘧，冬善病痹厥。（《素問・金匱眞言論第四》）

春善病鼽衄者，以氣在頭也。《禮記・月令》曰："季秋行夏令，則民多鼽嚏。"仲夏善病胷脅者，心之脈，循胷脅故也。長夏善病洞泄寒中者，土主於中，是爲倉廩，糟粕水穀，故爲洞泄寒中也。秋善病風瘧者，以涼折暑，廼爲是病。《生氣通天論》曰："魄汗未盡，形弱而氣爍，穴俞以閉，發爲風瘧。"此謂以涼折暑之義也。《禮記・月令》曰："孟秋行夏令，則民多瘧疾也。"冬善病痹厥者，血象於水，寒則水凝，以氣薄流，故爲痹厥。

◎瘧不必應

帝曰：論言夏傷於暑，秋必病瘧，今瘧不必應者，何也？岐伯曰：此應四時者也。其病異形者，反四時也。其以秋病者寒甚，以冬病者寒不甚，以春病者惡風，以夏病者多汗。（《素問・瘧論第三十五》）

此言瘧有四時發者，其證不同，不止於秋時之病瘧也。《生氣通天論》《陰陽應象大論》皆言"夏傷於暑，秋必病瘧"，則瘧必以秋而發也，而今不必應於秋者，以四時皆有所應之瘧，其病異狀，正以四時各相反耳。故秋時爲瘧者，熱在肌肉，熱極則寒，故其寒也甚；冬時病瘧者，陽氣伏藏，不與寒爭，故其爲寒不甚；春時病瘧者，陽氣外泄，腠理開發，故惡於風；夏時病瘧者，暑熱熏蒸，津遭外泄，故多汗。其病之異狀如此。

◎四時傷於風

以春甲乙傷於風者，爲肝風。以夏丙丁傷於風者，爲心風。以季夏戊己傷於邪者，爲脾風。以秋庚辛中於邪者，爲肺風。以冬壬癸中於邪者，爲腎風。

(《素問·風論第四十二》)

春與甲乙皆木也，故傷於肝，而爲肝風；夏與丙丁皆火也，故傷於心，而爲心風；季夏與戊己皆土也，故傷於脾，而爲脾風；秋與庚辛皆金也，故中於肺，而爲肺風；冬與壬癸皆水也，故中於腎，而爲腎風，此明風邪內至五藏也。

◎四時所變

四時之變，寒暑之勝，重陰必陽，重陽必陰。故陰主寒，陽主熱。故寒甚則熱，熱甚則寒。故曰寒生熱，熱生寒。此陰陽之變也。故曰：冬傷於寒，春生癉熱；春傷於風，夏生後泄、腸澼；夏傷於暑，秋生痎瘧；秋傷於濕，冬生欬嗽，是謂四時之序也。(《靈樞·論疾診尺第七十四》)

此言陰陽有四時之變，而即四時之病以證之也。夫四時有變，以寒暑之相勝也。重陰，則必變而爲陽，故陰主寒，而寒甚則必熱，故曰寒生熱也。重陽，則必變而爲陰，故陽主熱，而熱甚則必寒，故曰熱生寒也。此廼陰陽之變也。試觀冬傷於寒，而至春變爲癉熱之病；春傷於風，而至夏變爲後泄、腸澼之病，則寒生熱之義可見矣。夏傷於暑，而至秋變爲痎瘧之病，秋傷於濕，而至冬變爲欬嗽之病，則熱生寒之義可見矣。此雖四時之變，要亦四時之序爲之也。

二十、形志苦樂

◎形志苦樂之病（一）

形樂志苦，病生於脈，治之以灸刺；形樂志樂，病生於肉，治之以鍼石；形苦志樂，病生於筋，治之以熨引；形苦志苦，病生於咽嗌，治之以百藥；形數驚恐，經絡不通，病生於不仁，治之以按摩醪藥。是謂五形志也。(《素問·血氣形志第二十四》)

形樂志苦，形樂志樂，貴人也。形苦志樂，形苦志苦，常人也。所謂更貴更賤，以知死生，以決成敗也。形樂者，身無勞也。志苦者，心多慮也。心主脈，深思過慮則脈病矣。脈病者當治經絡，故當隨其宜而灸刺之。形樂者逸，志樂者閑。飽食終日，無所運用，多傷於脾，脾主肌肉，故病生焉。肉病者，或爲衛氣留，或爲膿血聚，故當用鍼石以取之。石，砭石也。形苦者，身多勞。志樂者，心無慮。勞則傷筋，故病生於筋。熨，以藥熨。引，謂導引。形苦志苦，必多憂思，憂則傷肺，思則傷脾，脾肺氣傷，則虛而不行，氣必滯矣。脾肺之脈，上循咽嗌，故病生於咽嗌。如人之悲憂過度，則喉嚨哽咽，食飲難進；思慮過度，則上焦痞隔，咽中核塞，即其徵也。《通評虛實論》曰："隔則閉絕，上下不通，則暴憂之病也。"亦此之謂。病在嗌者，因損於藏，故當以甘藥調補之。驚者氣亂，恐者氣下，數有驚恐，則氣血散亂而經絡不通，故病不仁。不仁者，頑痹耎弱也，故治宜按摩以導氣行血，醪藥以養正除邪。醪藥，藥酒也。

◎形志苦樂之病（二）

形樂志苦，病生於脈，治之以灸刺。形苦志樂，病生於筋，治之以熨引。形樂志樂，病生於肉，治之以鍼石。形苦志苦，病生於咽喝，治之以甘藥。形數驚恐，筋脈不通，病生於不仁，治之以按摩醪藥。是謂形。（《靈樞·九鍼論第七十八》）

"喝"當作"嗝"。此言人有貴賤君子小人之不同，形志有偏苦偏樂之異，故治法亦宜守一勿失也。夫富貴之人，形樂志苦；村野之人，形苦志樂；澹忘舒泰者，形志皆樂；系牽拘畏者，形志皆苦。形樂者，四體不運，則血氣留滯，故當治之以灸刺而通血脈；形苦者，勞其筋骨，故當治之以熨引，以舒其筋；形樂志樂，則心廣體胖，故當治之鍼石以疏其氣，志者，心之所發也。咽廼胃府之門，而胃主肌形，嗝骭也廼蔽心之蔽骨，而內應於心藏，故形志皆苦者，病生於咽喝，此病在不足，故當調之以甘藥也。驚傷心肝，恐則傷腎，是以形數驚恐，則筋脈不通，榮氣不行，則爲不仁，此病因於內，故當治之以按摩醪藥，是謂五形志也。

◎脱榮失精之由

帝曰：凡未診病者，必問嘗貴後賤，雖不中邪，病從內生，名曰脱榮。嘗富後貧，名曰失精。五氣留連，病有所竝，醫工診之，不在藏府，不變軀形，診之而疑，不知病名。身體日減，氣虚無精，病深無氣，灑灑然時驚。病深者，以其外耗於衛，內奪於榮。良工所失，不知病情，此亦治之一過也。（《素問·踈五過論第七十七》）

嘗貴後賤者，其心屈辱，神氣不伸，雖不中邪而病生於內。榮者，陰氣也。榮行脈中，心之所主，心志不舒則血無以生，脈日以竭，故爲脱榮。嘗富後貧者，憂煎日切，奉養日廉，故其五藏之精，日加消敗，是爲失精。精失則氣衰，氣衰則不運，故爲留聚而病有所竝矣。如前二病者，求之內證則藏府無可憑，求之外證則形軀無所據，診者不明其故，則未有不疑而莫識其爲何病也。其病漸深，則體爲瘦減；其氣日虚，則精無以生，《陰陽應象大論》曰"氣歸精，精食氣"故也。及其病深，則眞氣消索，故曰無氣。無氣則陽虚，故灑然畏寒也。陽虚則神不足，故心怯而驚也。精氣俱損，則表裏俱困，故外耗於衛，內奪於榮，此其所以爲深也。雖曰良工，而不能察此，則不得其情，焉知其本，此過誤之一也。

二十一、陰陽失衡

◎陰陽偏勝

帝曰：法陰陽奈何？岐伯曰：陽勝則身熱，腠理閉，喘麤爲之俛仰，汗不出而熱，齒乾，以煩寃腹滿死，能冬不能夏。陰勝則身寒，汗出身常清，數慄而寒，寒則厥，厥則腹滿死，能夏不能冬。此陰陽更勝之變，病之形能也。（《素問·陰陽應象大論第五》）

法，則也，以辨病之陰陽也。陽勝者火盛，故身熱。陽盛者表實，故腠理閉。陽實於胸，則喘麤不得臥，故爲仰。汗閉於外，則熱鬱於內，故齒乾。陽極則傷陰，故以煩寃腹滿死。陰竭者，得冬之助，猶可支持；遇夏之熱，不能耐受矣。寃，鬱而亂也。能，耐同。陰勝則陽衰，故身寒。陽衰則表不固，故汗出而身冷。慄，戰慄也。厥，厥逆也。陰極者，陽竭於中，故腹滿而死。陽衰者，喜煖惡寒，故能夏不能冬也。《脈要精微論》亦曰："陽氣有餘爲身熱無汗，陰氣有餘爲多汗身寒。"更勝，迭爲勝負也，即陰勝陽病、陽勝陰病之義。形，言陰陽之病形。能，言氣令之耐受也。

◎陰陽虛盛（一）

帝曰：經言，陽虛則外寒，陰虛則內熱；陽盛則外熱，陰盛則內寒。余已聞之矣，不知其所由然也。（《素問·調經論第六十二》）

經言，引古經語也。此言陰陽之有虛實，而寒熱之在內外者不同也。陽者，衛氣也。陰者，榮氣也。陽主表，其氣熱。陰主裏，其氣寒。經言陽虛則外寒，陽盛則外熱，陰虛則內熱，陰盛則內寒，是虛實殊而內外分。

◎陰陽虛盛（二）

帝曰：善。陰之生實奈何？岐伯曰：喜怒不節，則陰氣上逆，上逆則下虛，下虛則陽氣走之，故曰實矣。

帝曰：陰之生虛奈何？岐伯曰：喜則氣下，悲則氣消，消則脈虛空。因寒飲食，寒氣熏滿，則血泣氣去，故曰虛矣。（《素問·調經論第六十二》）

此言陰經病有虛實，皆得之於內傷也。陰逆於上則虛於下，陰虛則陽邪湊之，所以爲實。然則實因於虛，此所以內傷多不足也。按：下文以喜則氣下爲虛，而此節所重在怒，故曰實也。觀陰氣上逆之意，言怒可知。又《舉痛論》曰："怒則氣上。"正此之謂。此內傷之生虛也。下，陷也。消，散也。《舉痛論》曰："喜則氣緩。"與此稍異。因寒飲食者，寒氣熏滿中焦，必傷陽氣，故血濇氣去而中爲虛也。若飲食過度，留滯不消，雖亦內傷，此則虛中挾實，是又不可不爲詳辨。

◎陽虚

岐伯曰：陽受氣於上焦，以溫皮膚分肉之間，令寒氣在外，則上焦不通，上焦不通，則寒氣獨留於外，故寒慄。（《素問・調經論第六十二》）

陽，謂諸陽之氣。經云："上焦開發，宣五穀味，熏膚充身澤毛，是謂氣。"是陽受氣於上焦，以溫皮膚分肉，假令寒氣客於外，則上焦之氣不通，而寒氣獨留，故寒慄也。凡傷於寒則爲病熱者，得陽氣以化熱也。寒慄而不能爲熱者，上焦之氣不通也。

◎陰虚

帝曰：陰虚生内熱，奈何？岐伯曰：有所勞倦，形氣衰少，穀氣不盛，上焦不行，下脘不通，胃氣熱，熱氣熏胷中，故内熱。（《素問・調經論第六十二》）

所謂陰虚生内熱者，正以有所勞倦，致形衰氣少，而飲食隨減，所以穀氣不盛也。夫上焦之宗氣，生於穀氣之精微，今飲食倦勞如此，故上焦之氣不能行，而下脘之氣亦不通，則胃氣虚而爲熱，熱氣熏於胷中，故内熱也。此内傷之證也。

◎陽盛

帝曰：陽盛生外熱，奈何？岐伯曰：上焦不通利，則皮膚緻密，腠理閉塞，玄府不通，衛氣不得泄越，故外熱。（《素問・調經論第六十二》）

所謂陽盛生外熱者，正以衛氣本於上焦，今外傷寒毒，陽邪反盛，上焦不通，皮膚腠理，皆緻密而閉塞，玄府不得通利，衛氣不得外越，故外體菀熱，此外感之證也。

◎陰盛

帝曰：陰盛生内寒，奈何？岐伯曰：厥氣上逆，寒氣積於胷中而不寫，不寫則溫氣去，寒獨留，則血凝泣，凝則脈不通，其脈盛大以濇，故中寒。（《素問・調經論第六十二》）

所謂陰盛生内寒者，正以厥氣上逆也。厥氣上逆者，下焦之陰氣厥逆於上也。陰寒之氣，積於胷中而不瀉，則中上二焦之陽氣消，而寒氣獨留於上，寒則血凝泣而脈不通矣。陰盛則脈大，血凝泣，故脈濇也。陽熱去而寒獨留，故中寒也。蓋陰之生虚，曰脈空虚；陰盛生寒，曰血脈凝泣。蓋裏爲陰，而血脈爲陰也。

◎陰陽相勝

陰勝則陽病，陽勝則陰病。陽勝則熱，陰勝則寒。（《素問・陰陽應象大論第五》）

此言陰陽偏勝之爲病也。陰陽不和，則有勝有虧，故皆能爲病。陰勝則陽分不能敵陰，而陽分斯病也。陽勝則陰分不能敵陽，而陰分斯病也。陽勝則熱，陰勝則寒者，是則太過而致也。

◎陰陽互不相勝

岐伯曰：陰者，藏精而起亟也；陽者，衛外而爲固也。陰不勝其陽，則脈流薄疾，竝乃狂；陽不勝其陰，則五藏氣爭，九竅不通。（《素問·生氣通天論第三》）

薄疾，謂極虛而急數也。竝，謂盛實也。狂，謂狂走或妄攀登也。陽竝於四支則狂。《陽明脈解》曰："四支者，諸陽之本也。陽盛則四支實，實則能登高而歌也。熱盛於身，故棄衣欲走也。"夫如是者，皆爲陰不勝其陽也。九竅者，内屬於藏，外設爲官，故五藏氣爭，則九竅不通也。言九竅，謂前陰後陰不通，兼言上七竅也。若兼則目爲肝之官，鼻爲肺之官，口爲脾之官，耳爲腎之官，舌爲心之官，舌非通竅也，《金匱眞言論》曰"南方赤色，入通於心，開竅於耳。北方黑色，入通於腎，開竅於二陰"故也。

◎陰陽異位

帝問曰：太陰陽明爲表裏，脾胃脈也，生病而異者，何也？岐伯對曰：陰陽異位，更虛更實，更逆更從，或從内，或從外，所從不同，故病異名也。帝曰：願聞其異狀也？岐伯曰：陽者，天氣也，主外；陰者，地氣也，主内。故陽道實，陰道虛。故犯賊風虛邪者，陽受之；食飲不節，起居不時者，陰受之。陽受之則入六府，陰受之則入五藏。入六府，則身熱，不時臥，上爲喘呼；入五藏，則䐜滿閉塞，下爲飧泄，久爲腸澼。故喉主天氣，咽主地氣。故陽受風氣，陰受濕氣。故陰氣從足上行至頭，而下行循臂至指端；陽氣從手上行至頭，而下行至足。故曰：陽病者，上行極而下；陰病者，下行極而上。故傷於風者，上先受之；傷於濕者，下先受之。（《素問·太陰陽明論第二十九》）

太陰脾也，陽明胃也，雖皆屬土，然一表一裏，故所受所傷有不同矣。脾爲藏，陰也。胃爲府，陽也。陽主外，陰主内，陽主上，陰主下，是陰陽異位也。陽虛則陰實，陰虛則陽實，是更虛更實也。病者爲逆，不病者爲從，是更逆更從也。凡此者，皆所從不同，故病名亦異。胃屬三陽，故主天氣。脾屬三陰，故主地氣。陽剛陰柔也。又外邪多有餘，故陽道實。内傷多不足，故陰道虛。一曰陰道實則陽道虛矣，所謂更虛更實者，亦通。賊風虛邪，外傷也，故陽受之而入府。飲食起居，内傷也，故陰受之而入藏。不時臥，不能以時臥也。陽邪在表在上，故爲身熱不臥喘呼。陰邪在裏在下，故爲䐜滿飧泄腸澼。喉爲肺系，所以受氣，故上通於天。咽爲胃系，所以受水穀，故下通於地。風，陽氣也，故陽分受之。濕，陰氣也，故陰分受之。各從其類也。《逆順肥瘦》曰："手之三陰，從藏走手；手之三陽，從手走頭。足之三陽，從頭走足；足之三陰，從足走腹。"

即此之謂。蓋陰氣在下，下者必昇；陽氣在上，上者必降。脾陰胃陽，氣皆然也。陽病極則及於下，陰病極則及於上，極則變也。非惟上下，表裏亦然。陽受風氣，故上先受之。陰受濕氣，故下先受之。然上非無濕，下非無風，但受有先後耳。曰先受之，則後者可知矣。

◎陰陽離決

凡陰陽之要，陽密迺固。兩者不和，若春無秋，若冬無夏。因而和之，是謂聖度。故陽強不能密，陰氣迺絕。陰平陽祕，精神迺治。陰陽離決，精氣迺絕。（《素問·生氣通天論第三》）

陰陽交會之要者，正在於陰陽閉密，而不妄泄爾。密不妄泄，迺生氣強固而能久長，此聖人之道也。兩，謂陰陽，和，謂和合，即交會也。若，如也，言絕陰陽和合之道者，如天四時，有春無秋，有冬無夏也。所以然者，絕廢於生成也。故聖人不絕和合之道，但貴於閉密以守，固天眞法也。因而和之者，因陽氣盛發，中外相應，賈勇有餘，迺相交合，則聖人交會之制度也。陽自強而不能閉密，則陰泄瀉而精氣竭絕矣。陰陽和平，陽氣閉密，則精神之用，日益治也。若陰不和平，陽不閉密，強用施瀉，損耗天眞，二氣分離，經絡決憊，則精氣不化，迺絕流通也。

◎陰陽反作

寒極生熱，熱極生寒。寒氣生濁，熱氣生清。清氣在下，則生飧泄；濁氣在上，則生䐜脹。此陰陽反作，病之逆從也。（《素問·陰陽應象大論第五》）

陰寒陽熱，迺陰陽之正氣。寒極生熱，陰變爲陽也，熱極生寒，陽變爲陰也。蓋動之始則陽生，動之極則陰生，靜之始則柔生，靜之極則剛生。此《周易》老變而少不變之義。如人傷於寒，則病爲熱，本寒而變熱也；內熱已極，而反寒慄，本熱而變寒也。故陰陽之理，極則必變。寒氣凝滯，故生濁陰。熱氣昇散，故生清陽。清陽主昇，陽衰於下而不能昇，故爲飧泄；濁陰主降，陰滯於上而不能降，故爲䐜脹。飧泄，完穀而泄也。䐜脹，胷膈滿也。作，爲也。此者，承上文治病必求其本以下而言。如陰云長，陽云殺，寒生熱，熱生寒，清在下，濁在上，皆陰陽之反作，病之逆從也。順則爲從，反則爲逆，逆從雖殊，皆有其本，故必求其本而治之。

二十二、榮衛失調

◎熱食汗出

黄帝曰：人有熱飲食下胃，其氣未定，汗即出，或出於面，或出於背，或出於身半，其不循衛氣之道而出，何也？岐伯曰：此外傷於風，內開腠理，

毛蒸理泄，衛氣走之，固不得循其道。此氣慓悍滑疾，見開而出，故不得從其道，故命曰漏泄。(《靈樞・榮衛生會第十八》)

飲食入胃，其氣各有所行，如《經脈別論》曰"散精於肝，淫氣於筋，濁氣歸心，淫精於脈"之類是也。衛氣之道，晝行於陽，夜行於陰，有常度也。今有熱飲食者，下於胃中，氣尚未定，汗遂外出，或面或背，或於半身，並無定所。彼衛氣之行於分肉者，自有所行之路，而此汗之出，不循衛氣之道者，正以外傷於風，得熱飲食以致內開腠理，毛蒸理泄，衛氣已循分肉而走出。此熱飲食之氣，慓悍滑疾，見腠理之開，而遂出爲汗，不得從衛氣之道也，名之曰漏泄耳。慓，急也。

◎衛氣稸積

黄帝曰：衛氣之留於腹中，稸積不行，菀蘊不得常所，使人支脅胃中滿，喘呼逆息者。(《靈樞・衛氣失常第五十九》)

衛氣者，水穀之悍氣也。其氣循皮膚之中，分肉之間，熏於肓膜，散於胷腹，此衛氣之常也。《痹論》有云："衛者，水穀之悍氣也，其氣慓悍滑利，不能入於脈也，故循皮膚之中，分肉之間，熏於肓膜，散於胷腹。"失其常，則隨邪內陷，留於腹中，搐積不行而菀蘊爲病，使人在傍病於支脅，在中病於胃中，則爲胷爲腹，在其中矣。其病旗滿，發爲喘呼逆息者。故《禁服》曰："衛氣爲百病母也。"菀，鬱同。

二十三、運氣傷害

◎運氣異變

帝曰：有不襲乎？岐伯曰：蒼天之氣，不得無常也。氣之不襲，是謂非常，非常則變矣。帝曰：非常而變奈何？岐伯曰：變至則病，所勝則微，所不勝則甚，因而重感於邪，則死矣。故非其時則微，當其時則甚也。(《素問・六節藏象論第九》)

襲，承襲也。木承水而王於春，火承木而王於夏，土承火而王於長夏，金承土而王於秋，水承金而王於冬。五運之氣，交相沿襲而主治也。蒼天之氣，四時代序，自有經常，然五運之氣，有德化政令變異災眚之不同，設有不襲，是謂反常而變易矣，變易則爲民病之災眚矣。五運相襲，氣之常也，反常則爲變易矣。變常之氣至，則爲民病矣。如春木主時，其變爲驟注，是主氣爲風木，變氣爲濕土，變氣爲主氣之所勝，而民病則微；如變爲肅殺，是主氣爲風木，變氣爲燥金，變氣爲主氣之所不勝，而民病則甚，因而重感於邪則死矣。故變易之氣，至非其尅我之時，爲病則微；當其尅我之時，爲病則甚。

◎氣相得不相得

上下相遘，寒暑相臨，氣相得則和，不相得則病。

此明上下之相逢也。遘，交也。臨，遇也。司天在上，五運在中，在泉在下，三氣之交，是上下相遘而寒暑相臨也。相臨者，謂加臨之六氣也，此總結上文而言，司天在泉之氣，則上下相遇。左右間氣之氣，則四時加臨。如太陽寒水之氣，加臨於上半歲，則少陰少陽暑熱之氣，加臨於下半歲矣。如暑熱之氣，加臨於上半歲，則寒水之氣，加臨於下半歲矣，舉寒暑而六氣自序。蓋以上下主歲，上下左右六氣紀時，如氣相得則和，不相得則病者，言天之右旋遶地方位，而其氣與地方位，氣相遘相臨，其遘同類相生之氣則和，不同類相制之氣則病也。木火相臨，金水相臨，水木相臨，火土相臨，土金相臨，爲相得也。木土相臨，土水相臨，水火相臨，火金相臨，金木相臨，爲不相得也。上臨下爲順，下臨上爲逆，逆亦鬱抑而病生，土臨相火、君火之類者也。

帝曰：氣相得而病者何也？岐伯曰：以下臨上，不當位也。（《素問·五運行大論第六十七》）

氣同類者，本爲相得，而亦不免於病者，以下臨上也。惟相火臨於君火，爲不當位故也。《六微旨大論》云“君位臣則順，臣位君則逆，逆則病近害速，所謂二火也。”者是也。

◎病之生變

帝曰：病之生變何如？岐伯曰：氣相得則微，不相得則甚。（《素問·五運行大論第六十七》）

氣相得則微，不相得則甚者，言非位所立之邪，生變之病，其邪與治令之氣，相得則病微，不相得則病甚也。故木居火位，火居土位，土居金位，金居水位，水居木位，木居火位，如是者爲相得。又木居水位，水居金位，金居土位，土居火位，火居木位，如是者雖爲相得，終以子僭居父母之位，下淩其上，猶爲小逆也。木居金土位，火居金水位，土居水木位，金居火木位，水居火土位，如是者爲不相得，故病甚也。皆先立運氣及司天之氣，則氣之所在，相得與不相得可知矣。

◎主歲之氣有餘不及

帝曰：主歲何如？岐伯曰：氣有餘，則制己所勝而侮所不勝；其不及，則己所不勝侮而乘之，己所勝輕而侮之。侮反受邪，侮而受邪，寡於畏也。帝曰：善。（《素問·五運行大論第六十七》）

主歲，謂五運六氣各有所主之歲也。己所勝，我勝彼也。所不勝，彼勝我也。假令木氣有餘，則制己所勝而土受其克，濕化廼衰；侮所不勝，則金反受木之侮，而風化大行也。木氣不足，則己所不勝者，乘虚來侮，而金令大行；己所勝者，因弱相輕，而土邪反甚也。《六節藏象論》曰："未至而至，此謂太過，則薄所不勝而乘所勝也，命曰氣淫。至而不至，此謂不及，則所勝妄行，而所生受病，所不勝而薄之也，命曰氣迫。運氣相同，舉此可類推矣。若恃己之強，肆行暴侮，有勝必復，反受其邪。"《五常政大論》曰："乘危而行，不速而至，炎威無德，災反及之。"正此謂也。五行之氣，各有相制，畏其所制，迺能守位，寡於畏則肆無忌憚，而勢極必衰，所以反受其邪，此天道之盈虚，自毫髪無容爽者。

◎有至而至至而不至未至而至

帝曰：其有至而至，有至而不至，有至而太過，何也？岐伯曰：至而至者和；至而不至，來氣不及也；未至而至，來氣有餘也。帝曰：至而不至，未至而至何如？岐伯曰：應則順，否則逆，逆則變生，變則病。（《素問·六微旨大論第六十八》）

至，謂天之六氣也。初之氣，起於立春前十五日，餘二三四五終氣次至，而分治六十日餘八十七刻半。如時至而氣至，和平之應，此則爲平歲也。假令甲子歲，氣有餘，於癸亥歲，未當至之期，先期而至也。以丑歲氣不足，於甲子歲當至之期，後時而至也。故曰來氣不及，來氣有餘也。言初氣之至期如此，歲氣有餘，六氣之至皆先期；歲氣不及，六氣之至皆後時。先時後至，後時先至，各差三十日而應也。至而不至，未至而至者，言太過不及歲，當至晚至早之時應也。當期爲應，愆期爲否。天地之氣，生化不息，無止礙也。不應有而有，應有而不有，是造化之氣失常，失常則氣變，變常則氣血紛撓而爲病。天地變而失常，則萬物皆病也。

◎生化大病

帝曰：善。願聞地理之應六節氣位何如？岐伯曰：顯明之右，君火之位也。君火之右，退行一步，相火治之；復行一步，土氣治之；復行一步，金氣治之；復行一步，水氣治之；復行一步，木氣治之；復行一步，君火治之。相火之下，水氣承之；水位之下，土氣承之；土位之下，風氣承之；風位之下，金氣承之；金位之下，火氣承之；君火之下，陰精承之。帝曰：何也？岐伯曰：亢則害，承迺制，制則生化，外列盛衰，害則敗亂，生化大病。（《素問·六微旨大論第六十八》）

亢，過極也。亢則害，承迺制，制則生化，外列盛衰，害則敗亂，生化大病者，言六位之氣，過極則必害作，承氣迺生於下，制之使不過也。故制則從微化著，承者自外列盛，極者自外列衰，而生化循環；害作則敗壞擾亂，而生化大病也。

◎勝復化變（一）

帝曰：善。寒濕相遘，燥熱相臨，風火相值，其有閒乎？岐伯曰：氣有勝復，勝復之作，有德有化，有用有變，變則邪氣居之。（《素問·六微旨大論第六十八》）

此論天地陰陽之變，寒暑相遘，燥濕相臨，風火相值也。其有閒乎者，帝承上文天地初中昇降之義，而問寒暑燥熱風火等氣，其於昇降相遘相臨相值之交接處，有空隙之閒乎否也？伯言氣有勝復者，言天地相遘相臨相值者，凡五氣有盈虛多少，常於昇降之交接處，強弱侵陵，乘勢勝復，無空隙之閒也。故其勝復之作於昇降交接處，有爲敷和、彰顯、溽蒸、清潔、淒滄之德者，有爲生榮、蕃茂、豐備、緊斂、清謐之化者，有爲曲直、燔爍、高下、散落、沃衍之用者，有爲摧拉、炎燥、淫潰、肅殺、凝冽之變者，惟變則邪氣居之，於人爲病死也。

◎勝復化變（二）

帝曰：何謂邪乎？岐伯曰：夫物之生從於化，物之極由乎變，變化之相薄，成敗之所由也。故氣有往復，用有遲速，四者之有，而化而變，風之來也。帝曰：遲速往復，風所由生，而化而變，故因盛衰之變耳。成敗倚伏游乎中何也？岐伯曰：成敗倚伏生乎動，動而不已，則變作矣。（《素問·六微旨大論第六十八》）

凡六氣之不當位者，皆互相爲邪也。物之生，從於化，由化而生也。物之極，由乎變，由極而變也。夫物生謂之化，物極謂之變；氣始而生化，氣終而象變。故變化之薄於物者，生由化而成，其氣進也；敗由變而致，其氣退也，故曰變化之相薄，成敗之所由也。薄，侵迫也。氣有往復，進退也。用有遲速，盛衰也。凡此四者之有，而爲化爲變矣。但從乎化，則爲正風之來；從乎變，則爲邪風之來，而人之受之者，安危系之矣。倚伏者，禍福之萌也。夫物盛則衰，樂極則哀，是福之極而禍之倚也。未濟而濟，否極而泰，是禍之極而福所伏也。故當其成也，敗實倚之；當其敗也，成實伏之，此成敗倚伏遊行於變化之中者也。本節特以爲言者，蓋示人以處變處常之道耳。動靜者，陰陽之用也。所謂動者，即形氣相感也，即上下相召也，即往復遲速也，即昇降出入也，由是而成敗倚伏，無非由動而生也。故《易》曰："吉凶悔吝者，生乎動者也。"然而天下之動，其變無窮，但動而正則吉，不正則凶，動而不已，則災變由之而作矣。

◎五運太過

帝曰：五運之化，太過何如？岐伯曰：歲木太過，風氣流行，脾土受邪，民病飧泄，食減，體重，煩冤，腸鳴，腹支滿，上應歲星。甚則忽忽善怒，

眩冒巔疾。化氣不政，生氣獨治，雲物飛動，草木不寧，甚而搖落，反脅痛而吐甚，衝陽絶者，死不治，上應太白星。

太過，謂歲氣有餘也。此下言五運之太過也。歲運有餘爲太過，如甲丙戊庚壬，五陽年是也。若過而有制，則爲平歲，不在太過之例。歲木太過，六壬歲也。木之化風，木勝則克土，故脾藏受邪。水穀不化，故飧泄。脾虚不運，故食減。脾主肌肉，其氣衰，故體重。脾脈從胃別上膈注心中，故煩冤。冤，抑鬱不舒也。《口問》曰："中氣不足，腸爲之苦鳴。"《藏氣法時論》曰："脾虚則腹滿腸鳴，飧泄食不化。"上應歲星，木星也。木氣勝，則歲星明而專其令。木勝則肝强，故善怒。厥陰隨督脈而會於巔，故眩冒巔疾。化氣，土氣也。生氣，木氣也。木盛則土衰，故化氣不能布政於萬物，而木之生氣獨治也。風不務德，則太虚之中雲物飛動，草木不寧。木勝不已，金則承之，故甚至草木搖落者，金之氣也。肝脈布於脅肋，木强則肝逆，故脅痛也。吐甚者，木邪傷胃也。衝陽者，胃脈也。木亢則胃絶，故死不治。太白星，金星也。木勝而金制之，故太白星光芒以應其氣。是歲木之爲災，先臨宿屬，金氣之復，後及東方；人之應之，則先傷於脾，後傷於肝。《書》曰："滿招損。"《六微旨大論》曰："承迺制。"此之類也。

歲火太過，炎暑流行，肺金受邪，民病瘧，少氣欬喘，血溢血泄注下，嗌燥耳聾，中熱肩背熱，上應熒惑星。甚則胷中痛，脅支滿，脅痛，膺背肩胛間痛，兩臂内痛，身熱骨痛而爲浸淫。收氣不行，長氣獨明，雨水霜寒，上應辰星。上臨少陰少陽，火燔焫，水泉涸，物焦槁，病反譫妄狂越，欬喘息鳴，下甚血溢泄不已，太淵絶者死不治，上應熒惑星。

歲火太過，六戊歲也。火之化暑，火勝則剋金，故肺藏受邪。火邪傷陰，寒熱交爭，故爲瘧。壯火食氣，故少氣。火乘肺金，故欬喘。火逼血而妄行，故上溢於口鼻，下泄於二便。火性急速，故水瀉注下。嗌燥耳聾中熱肩背熱，皆火炎上焦也。《藏氣法時論》曰："肺病者，喘欬逆氣肩背痛，虚則少氣不能報息，耳聾嗌乾。"熒惑星，火星也。火氣勝，則熒惑星明而當其令。胷中痛，脅支滿，脅痛，膺背肩胛間痛，兩臂内痛，身熱骨痛，皆心經及手心主所行之處，火盛爲邪，故有是病。《藏氣法時論》曰："心病者，胷中痛，脅支滿，脅下痛，膺背肩甲間痛，兩臂内痛。"火盛故身熱，水虧故骨痛，熱流周身故爲浸淫。《玉機眞藏論》曰："心脈太過，令人身熱而膚痛，爲浸淫。"收氣，金氣也。長氣，火氣也。火盛則金衰，故收氣不行而長氣獨明也。火不務德，水則承之，故雨水霜寒也。辰星，水星也，火亢而水制之，故辰星光芒以應其氣。是歲火之爲災，先臨宿屬，水氣之復，並及南方；人之應之，則先傷於肺，後傷於心。凡此戊年，皆太過之火，而又遇子午，則上臨少陰君火也。遇寅申，則上臨少陽相火也。皆爲天符，其熱尤甚，故火當燔焫，水泉當涸，物當焦枯也。火盛天符之歲，其在民病，則上爲譫妄狂越欬喘息鳴，下爲血溢血泄不已。太淵，肺脈也。火亢則肺絶，故死不治。其盛其衰，則皆應於熒惑也。

歲土太過，雨濕流行，腎水受邪。民病腹痛，清厥意不樂，體重煩冤，上應鎮星。甚則肌肉萎，足萎不收，行善瘈，脚下痛，飲發中滿，食減，四支不舉。變生得位，藏氣伏，化氣獨治之，泉湧河衍，涸澤生魚，風雨大至，土崩潰，鱗見於陸，病腹滿溏泄腸鳴，反下甚。而太谿絶者，死不治，上應歲星。

歲土太過，六甲年也。土之化濕，雨濕流行。土勝則剋水，故腎藏受邪。腹痛，謂大腹小腹痛也。清厥，四支厥冷也。腹痛，謂大腹小腹痛也。《藏氣法時論》曰："腎病者身重。腎虚者大腹小腹痛，清厥意不樂。"鎮星，土星也。土氣勝，則鎮星明耀主其令。萎，痿同。瘈，抽掣也。甚則土邪有餘，脾經自病，脾主肌肉，外應四支，其脈起於足大趾而上行，故爲病如此。《藏氣法時論》曰："脾病者，善肌肉痿，行善瘈，脚下痛。"又《玉機眞藏論》曰："脾太過則令人四支不舉。"詳太過五運。獨此言變生得位者，蓋土無定位，凡在四季中土邪爲變，即其得位之時也。藏氣，水氣也。化氣，土氣也。衍，溢也。土勝則水衰，故藏氣伏而化氣獨治也。土不務德，濕令大行，故泉湧河衍，涸澤生魚。濕甚不已，風木承之，故爲風雨大至。土崩潰，鱗見於陸者，木氣之復也。病腹滿，溏泄，腸鳴反下，此皆土濕自傷，脾不能制，故爲是證。《藏氣法時論》曰："脾虚則腹滿腸鳴，飧泄食不化。"太谿，腎脈也。土亢則腎絶，故死不治。歲星，木星也，土勝而木承之，故歲星光芒應其氣。是歲土盛爲災，先臨宿屬，木氣之復，後及中宫；人之應之，則先傷於腎，後傷於脾。

歲金太過，燥氣流行，肝木受邪。民病兩脅下少腹痛，目赤痛眥瘍，耳無所聞；肅殺而甚，則體重煩冤，胷痛引背，兩脅滿，且痛引少腹，上應太白星。甚則喘欬逆氣，肩背痛，尻陰股膝髀腨骬足皆病，上應熒惑星。收氣峻，生氣下，草木斂，蒼乾凋隕，病反暴痛，胠脅不可反側，欬逆甚而血溢，太衝絶者死不治，上應太白星。

歲金太過，六庚年也。金之化燥，金勝則剋木，故肝藏受邪。兩脅少腹耳目，皆肝膽經氣所及，金勝則木藏受傷，故爲是病。金氣太過則肅殺甚，故傷及肝經而爲此病。《藏氣法時論》曰："肝病者，兩脅下痛引少腹。肝虚則目䀮䀮無所見，耳無所聞。"又《玉機眞藏論》曰："肝脈不及，則令人胸痛引背，下則兩脅胠滿。"太白星，金星也。金氣勝，則太白星明而當其令。甚則金邪有餘，肺經自病，故喘欬氣逆，肩背痛。金病不能生水，以致腎陰亦病，故尻陰股膝以下皆病也。《藏氣法時論》曰："肺病者，喘欬逆氣肩背痛，尻陰股膝髀骬足皆痛。熒惑星，火星也。金勝則火復，故熒惑光芒而應其氣。是歲金氣太過，宿屬爲災，火氣承之，西方並及；而人之應之，則先傷於肝，後傷於肺。收氣，金氣也。生氣，木氣也。隕，墜落也。金勝木衰，則收氣峻速，生氣下而不伸，故草木多斂而蒼乾彫隕也。病反暴痛脅不可反側，金傷於肝也。欬逆甚而血溢，火復於肺也。太衝，肝脈也。金亢則肝絶，故死不治。其勝其復，皆太白星應之。

歲水太過，寒氣流行，邪害心火。民病身熱煩心，躁悸，陰厥，上下中寒，譫妄心痛，寒氣蚤至，上應辰星。甚則腹大脛腫，喘欬，寢汗出憎風，大雨至，埃霧朦鬱，上應鎮星。上臨太陽，雨冰雪霜不時降，濕氣變物，病反腹滿腸鳴，溏泄食不化，渴而妄冒。神門絶者，死不治，上應熒惑、辰星。（《素問·氣交變大論第六十九》）

歲水太過，六丙歲也。水之化寒，水勝則克火，故心藏受邪。悸，心驚跳也。此皆心藏受邪，故爲是病，而寒當蚤至。辰星，水星也。水氣勝，則辰星明而主其令。甚則水邪有餘，腎藏自病。《藏氣法時論》曰："腎病者，腹大脛腫，喘欬身重，寢汗出憎風。"按：此下當云藏氣行，長氣失政，今獨亡者，闕文也。水盛不已，土則復之，故見斯候，土之氣也。鎮星，土星也。水勝則土復，故鎮星光芒而應其氣。是歲水氣太過，宿屬應災，土氣承之，並及於北；而人之應之，則先傷於心，後傷於腎。此以水運而遇太陽司天，迺丙辰，丙戌歲也，是爲天符，其寒尤甚，故雨冰霜雪不時降，濕氣變物也。水盛天符之歲，陽氣大衰，反剋脾土，故爲腹滿等病。《藏氣法時論》曰："脾虛則腹滿腸鳴，飧泄食不化。若水邪侮火，心失其職，則爲渴而妄冒。"神門，心脈也。水亢則心絶，故死不治。上應熒惑、辰星，勝者明而衰者暗也。按：太過五運，獨水火言上臨者，蓋特舉陰陽之大綱也。且又惟水運言熒惑、辰星者，謂水盛火衰，則辰星明朗，熒惑減耀，五運皆然，舉此二端，餘可從而推矣。

◎五運不及

帝曰：善。其不及何如？岐伯曰：悉乎哉問也！歲木不及，燥迺大行，生氣失應，草木晚榮，肅殺而甚，則剛木辟著，柔萎蒼乾，上應太白星。民病中清，胠脅痛，少腹痛，腸鳴溏泄，涼雨時至，上應太白星。其穀蒼。上臨陽明，生氣失政，草木再榮，化氣迺急，上應太白鎮星，其主蒼蚤。復則炎暑流火，濕性燥柔脆，草木焦槁，下體再生，華實齊化，病寒熱瘡瘍，疿胗癰痤，上應熒惑太白，其穀白堅。白露蚤降，收殺氣行，寒雨害物，蟲食甘黄，脾土受邪，赤氣後化，心氣晚治，上勝肺金，白氣迺屈，其穀不成，欬而鼽，上應熒惑太白星。

此以下言五運不及之化，如乙丁己辛癸，五陰年是也。若不及有助，則爲平歲，不在不及之例。歲木不及，六丁歲也。木不及而金乘之，故燥氣大行。失應者，不能應時，所以晚榮。肅殺而甚，金氣勝也。故剛木辟著，謂碎裂如劈著也。柔木萎而蒼乾，謂色青黑而凋枯也。其上應於星，則太白光芒而主其氣。中清胠脅少腹痛者，金氣乘木，肝之病也。腸鳴溏泄者，木不生火，脾之寒也。金氣清肅，故涼雨時至，亦皆應於太白星之明也。穀之蒼者屬木，麻之類也，金勝而火不復，則蒼穀不成。上臨陽明，丁卯、丁酉歲也。金氣亢甚，故生氣失政。草木再榮者，以木氣既衰，得火土王時，土無所制，化氣迺急，故夏秋再榮也。其上應於星，則金土明耀。其下主於物，則蒼者蚤彫。不及五化，獨紀木上臨陽明，土上臨厥陰，水上臨太陰，不紀木上臨厥陰，土上臨太陰，金上定陽明者，經之旨各紀其甚者也。故於太過運中，只言火臨火，水臨水；此不及運中，只言水臨金，土臨木，水臨土；不言厥陰臨木，太陰臨土，陽明臨金也。復者，子爲其母而報復也。木衰金亢，火則復之，故爲炎暑流火而濕性之物皆燥，柔脆草木皆枝葉焦枯，下體復生。其生既遲，則旋花旋實，是謂齊化。火氣反甚，故其爲病如此。其應於星，則熒惑光芒，太白減曜，而宿屬爲災。其應於穀，則白堅屬金，秀而不實也。是以太過不及之年皆有勝。陽明上臨，金氣清肅，故爲白露蚤降，收殺氣行，寒雨害物。然金勝者火必衰，火衰者土必弱，故蟲食味甘色黄之物，以甘黄皆屬土，而陰氣蝕之，故蟲生焉。觀曬能除蛀，則蟲爲陰物可知。故其在人，又當脾土受邪也。若金勝不已而火復之，則赤氣之物後時而化，而人之心火晚盛，上剋肺金，凡白色屬金之物，其氣迺屈也。金穀，稻也。鼽，鼻塞也。其上應於星，則當熒惑明，太白暗，而災有所屬也。

歲火不及，寒迺大行，長政不用，物榮而下，凝慘而甚，則陽氣不化，迺折榮美，上應辰星。民病胷中痛，脅支滿，兩脅痛，膺背肩胛閒及兩臂內痛，鬱冒朦昧，心痛暴瘖，胷腹大，脅下與腰背相引而痛，甚則屈不能伸，髖髀如別，上應熒惑辰星，其穀丹。復則埃鬱，大雨且至，黑氣迺辱，病鶩溏腹滿，食飲不下，寒中腸鳴，泄注腹痛，暴攣痿痹，足不任身，上應鎮星辰星，玄穀不成。

歲火不及，六癸歲也。火不及而水乘之，故寒迺大行。長政不用，則物不能茂盛於上，而但榮於下。凝慘陽衰，則榮美迺折。其上應天象，辰星當明。冒，若有所蔽也，一曰目無所見也。火不足則陰邪盛而心氣傷，故爲此諸病，皆手心主及心經所行之處。二經雖不行背，然心在膈上，爲背之陽藏，故痛連腰背也。《藏氣法時論》曰："心虛則胷腹大，脅下與腰相引而痛。"甚至陰寒凝滯，陽氣不行，故爲是病。髖髀，臀股之閒也。如別，若有所別而不爲用也。水行乘火，則熒惑無光，辰星增曜，宿屬爲災；丹色之穀，應其氣而不成也。火衰水亢，土則復之，土之化濕，反侵水藏，故爲腹滿食不下、腸鳴泄注、痿痹足不任身等疾。黑氣，水氣也。辱，屈也。鶩，鴨也，言如鴨糞清稀，寒濕所致也。土復於水，故鎮星明潤，辰星減光，玄色之穀不成也。

歲土不及，風迺大行，化氣不令，草木茂榮，飄揚而甚，秀而不實，上應歲星。民病飧泄霍亂，體重腹痛，筋骨繇復，肌肉瞤酸，善怒，藏氣舉事，蟄蟲早附，鹹病寒中，上應歲星鎮星，其穀黅。復則收政嚴峻，名木蒼凋，胷脅暴痛，下引少腹，善太息，蟲食甘黄，氣客於脾，黅穀迺減，民食少失味，蒼穀迺損，上應太白歲星。上臨厥陰，流水不冰，蟄蟲來見，藏氣不用，白迺不復，上應歲星，民迺康。

歲土不及，六已歲也。土不及而木乘之，故風氣行，化氣失令。木專其政，則草木茂榮。然發生在木而成實在土，土氣不充，故雖秀不實。木氣上應，則歲星當明也。繇復，搖動反復也。《根結》曰："所謂骨繇者，搖故也。"即此繇字。瞤，跳動也。酸，酸疼也。凡此飧泄等病，皆脾弱肝強所致。土氣不及，則寒水無畏，故藏氣舉事。蟄蟲蚤附，應藏氣也。咸病寒中，火土衰也。上應歲星、鎮星者，歲星明而鎮星暗也。穀之黄者屬土，不能成實矣。黅，黄也。土衰木亢，金廼復之，故收氣峻而名木凋也。其爲胸脅暴痛、下引少腹者，肝膽病也。蟲食甘黄，氣客於脾，黅穀廼減者，火土衰也。土衰者脾必弱，故民食少，滋味失。金勝者木必衰，故蒼穀損。其上應於星，當太白增明而歲星失色也。己巳己亥歲也。上臨厥陰則少陽相火在泉，故流水不冰，蟄蟲來見。火司於地，故水之藏氣不能用，金之白氣不得復，歲星得專其令，民亦康而無病。

歲金不及，炎火廼行，生氣廼用，長氣專勝，庶物以茂，燥爍以行，上應熒惑星。民病肩背瞀重，鼽嚏，血便注下，收氣廼後，上應太白星，其穀堅芒。復則寒雨暴至，廼零冰雹霜雪殺物，陰厥且格，陽反上行，頭腦戶痛，延及顖頂發熱，上應辰星，丹穀不成，民病口瘡，甚則心痛。

歲金不及，六乙歲也。金運不及，則所勝之火氣廼行，金不能制木，故木之生氣廼用。火之長氣專勝，生長之氣盛，故庶物以茂，火氣專勝，故燥爍以行，上應熒惑，光芒倍大。肺俞在肩背，故民病肩背。低目俯首曰瞀。《經脈》曰："肺是動則病缺盆中痛，甚則交兩手而瞀。"鼽嚏，肺病也。血便注下，火迫血液下注也。金受其制，是以收氣至秋深而後廼行，上應太白失色。收氣廼後，故其穀後成。堅芒，成實也。金弱火亢，水廼復之，故寒雨暴至，繼以冰雹殺物，廼寒水之變也。厥，逆。格，拒也。秋冬之時，陽氣應收藏於陰藏，因寒氣厥逆，且格陽於外，致陽反上行，而頭腦戶痛，延及腦頂發熱，上應辰星倍明。水勝其長氣，是以丹穀不成。水寒之氣上乘，迫其心火外炎，故民病口瘡，甚則心痛。

歲水不及，濕廼大行，長氣反用，其化廼速，暑雨數至，上應鎮星。民病腹滿，身重，濡泄，寒瘍流水，腰股痛發，膕腨股膝不便，煩冤足痿，清厥，腳下痛，甚則胕腫。藏氣不政，腎氣不衡，上應辰星，其穀秬。上臨太陰，則大寒數舉，蟄蟲早藏，地積堅冰，陽光不治，民病寒疾於下，甚則腹滿浮腫，上應鎮星，其主黅穀。復則大風暴發，草偃木零，生長不鮮，面色時變，筋骨並闢，肉瞤瘛，目視䀮䀮，物疎璺，肌肉胗發，氣並鬲中，痛於心腹，黄氣廼損，其穀不登，上應歲星。（《素問·氣交變大論第六十九》）

歲水不及，六辛歲也，水運不及，土廼勝之，故濕氣大行。水弱而不能制火，故長氣反用，火土合化，故土化氣廼速，而暑雨數至。《六元正紀論》曰："太陰所至爲化，爲雲雨。"上應鎮星倍明。爲民病者，爲腹滿，爲身重，爲濡泄，爲寒瘍流水，爲腰股痛發，爲膕腨股膝不便，爲煩冤，爲足痿，爲清厥，爲腳下痛，甚則爲胕腫，此皆病於腎水不足者，正以藏氣不政，腎氣不平故耳。其上應者，當爲辰星之微也。其穀之所生者秬。夫辛爲水氣之不及，而上臨太陰，則爲辛丑、辛未，其歲爲太陽在泉，故大寒數舉，在物則蟄蟲早藏，在地則積有堅冰，在天則陽光不治，在人則下有寒疾，甚則爲腹滿浮腫，此皆水氣不足所致耳。其上應者，當爲鎮星之明，而土氣終有餘也。惟土氣有餘，故穀主於黄。至於木復其土，則風氣大行，而大風暴發，草僕木落。凡生長二氣，皆不鮮明。在人則爲面色時變，爲筋骨併辟，爲肉之瞤瘛，爲目視𥇒𥇒。在物則爲風所裂，而爲疏璺。在肌肉則爲風疹所發，爲肝氣並於膈中，而痛及心腹。凡物受木侮，故黄氣迺損，其穀不登，上之所應者，當在歲星之明耳。

◎五運不及勝復其時

帝曰：善。願聞其時也。

岐伯曰：悉乎哉問也！木不及，春有鳴條律暢之化，則秋有霧露清涼之政；春有慘悽殘賊之勝，則夏有炎暑燔爍之復。其眚東，其藏肝，其病内舍胠脇，外在關節。

木不及，其災眚當主於東方，在人之藏屬於肝。其病内舍胠脅，肝之分也。外在關節，肝主筋也，餘四時同義。

火不及，夏有炳明光顯之化，則冬有嚴肅霜寒之政；夏有慘悽凝冽之勝，則不時有埃昏大雨之復。其眚南，其藏心，其病内舍膺脇，外在經絡。

火不及，其眚南，在人之藏屬於心。其病内舍膺脅，膺脅之内，心之分也。外在經絡，心主血脈也。

土不及，四維有埃雲潤澤之化，則春有鳴條鼓折之政；四維發振拉飄騰之變，則秋有肅殺霖霪之復。其眚四維，其藏脾，其病内舍心腹，外在肌肉四支。

土不及，其眚四維，在人之藏屬於脾。四維者，乾坤艮巽之方。蓋東南西北，水火木金之正位，土王四季月，故在四維。脾之分部，内在心腹，外在肌肉四支，故病見於此耳。

金不及，夏有光顯鬱蒸之令，則冬有嚴凝整肅之應；夏有炎爍燔燎之變，則秋有冰雹霜雪之復。其眚西，其藏肺，其病内舍膺脅肩背，外在皮毛。

金不及，其眚西，在人之藏屬於肺。膺胷之内，肺之分也。脅内迺雲門天府之分，肺脈之所出，肩背，肺俞之分。皮毛，肺所主也。

水不及，四維有湍潤埃雲之化，則不時有和風生發之應；四維發埃昏驟注之變，則不時有飄蕩振拉之復。其眚北，其藏腎，其病内舍腰脊骨髓，外在谿谷踹膝。（《素問·氣交變大論第六十九》）

土不及，其眚北，在人之藏屬於腎。腰脊者，腎之府。骨髓者，腎所主。谿谷者，骨所屬。踹膝者，腎脈之所循也。

◎德化政令變易

帝曰：其病生何如？岐伯曰：德化者氣之祥，政令者氣之章，變易者復之紀，災眚者傷之始。氣相勝者和，不相勝者病，重感於邪則甚也。（《素問·氣交變大論第六十九》）

此言病生於變易也。歲氣之有德有化，廼氣之和祥也；有政有令，廼氣之彰著也。變易者，報復之紀；災眚者，廼民病所傷之始也。氣，謂變易之氣。《六節藏象論》曰："變至則病，所勝則微，所不勝則甚，因而重感於邪則死矣。故非其時則微，當其時則甚也。"蓋謂春時變長夏之氣，長夏變冬氣，冬變夏熱之氣，夏變秋氣，秋變春氣，所謂得五行時之勝，廼時氣相勝變氣，故爲和平。如歲木不及，歲金太過，春時反變爲肅殺；如歲火不及，歲水太過，夏時而反寒氣流行，是時氣與變氣不相勝，則病矣。故非其所勝之時則微，當其所勝之時則甚也。重感於邪者，謂四時不正之邪也。

◎歲有胎孕不育（一）

帝曰：歲有胎孕不育，治之不全，何氣使然？岐伯曰：六氣五類，有相勝制也。同者盛之，異者衰之，此天地之道，生化之常也。

治，謂治歲之氣。五類者，五行所化，各有其類。如毛蟲三百六十，麟爲之長；羽蟲三百六十，鳳爲之長；倮蟲三百六十，人爲之長；介蟲三百六十，龜爲之長；鱗蟲三百六十，龍爲之長。凡諸有形動物，其大小高下五色之異，各有其類，通謂之蟲也。然毛蟲屬木，羽蟲屬火，倮蟲屬土，介蟲屬金，鱗蟲屬水。夫一歲之內，凡胎孕有不育者，而歲氣之同有不能全也。蓋六氣五類，有相勝相制，氣之同者，則其胎孕盛，氣之異者，則其胎孕衰，此廼天地之道，生化之常耳。

故厥陰司天，毛蟲靜，羽蟲育，介蟲不成；在泉，毛蟲育，倮蟲耗，羽蟲不育。

厥陰司天，巳亥年也，厥陰風木司天，則少陽相火在泉。毛蟲同天之氣，故安靜無損。羽蟲同地之氣，故多育。火制金之化，故介蟲不成。在泉，寅申歲也，厥陰風木在泉。毛蟲同其氣，故育。木剋土，故倮蟲耗。木鬱於下，火失其生，故羽蟲雖生而不育。夫此六氣五類，勝制不育，歲有司天在泉之分，故其氣應各有時，而五類之生育亦各有時，以生育之期，而合氣應之候，再以五色五性參其盛衰，無不應者。觀《六元正紀大論》曰："歲半之前，天氣主之；歲半之後，地氣主之；上下交互，氣交主之。則司天之氣，當自大寒節爲始，以主上半年。在泉之氣，當自大暑節爲始，以主下半年。上下交互之氣，則閒於二者之閒，而主乎中也。"

少陰司天，羽蟲靜，介蟲育，毛蟲不成；在泉，羽蟲育，介蟲耗不育。

少陰司天，子午歲也。少陰君火司天，則陽明燥金在泉，故主羽蟲靜，而介蟲育。

毛蟲不成，謂庚子、庚午歲，受金運之勝制，是以木類之蟲不成。少陰在泉，故主羽蟲育。地氣制己勝，故主介蟲耗。少陰在泉，廼陽明司天之歲，如癸卯、癸酉歲，受火運之勝制，當至介蟲不育，故曰介蟲耗不育。蓋謂耗則所勝微，不育則勝制甚，故下文曰："諸乘所不成之運則甚。"謂受五運之所乘制，以致不育不成，廼勝制之甚者也。

太陰司天，倮蟲靜，鱗蟲育，羽蟲不成；在泉，倮蟲育，鱗蟲不成。

太陰司天，丑未歲也。太陰濕土司天，則太陽寒水在泉，故主倮蟲靜而鱗蟲育，如辛丑、辛未歲，受水運之勝制，則火類之蟲不成。太陰在泉，故主倮蟲育。制己所勝，當主鱗蟲耗。如甲辰、甲戌歲，受土運之勝制，當主鱗蟲不成。按太陰濕土司天，太陽寒水在泉，寒濕相合，而無生長之氣，故不曰耗而曰不成。是以鱗蟲生育於歲半以前，不能長成於歲半以後。

少陽司天，羽蟲靜，毛蟲育，倮蟲不成；在泉，羽蟲育，介蟲耗，毛蟲不育。

少陽司天，寅申歲也。少陽相火司天，則厥陰風木在泉，故主羽蟲靜，而毛蟲育。倮蟲不成者，謂壬寅、壬申歲，受木運之勝制，而土類之蟲不成。少陽在泉，故主羽蟲育，制己所勝，故主介蟲耗。如乙巳、乙亥歲，受金運之勝制，則木類之蟲不育。

陽明司天，介蟲靜，羽蟲育，介蟲不成；在泉，介蟲育，毛蟲耗，羽蟲不成。

陽明司天，卯酉歲也。陽明燥金司天，則少陰君火在泉，故主介蟲靜而羽蟲育。如癸卯、癸酉歲，受火運之勝制，則金類之蟲不成。陽明在泉，故主介蟲育，制己所勝，故主毛蟲耗。如逢丙子、丙午歲，受水運之勝制，則火類之蟲不成。

太陽司天，鱗蟲靜，倮蟲育；在泉，鱗蟲耗，倮蟲不育。（《素問・五常政大論第七十》）

太陽司天，辰戌歲也。太陽寒水司天，則太陰濕土在泉，故主鱗蟲靜，而倮蟲育。太陽寒水在泉，廼太陰濕土司天，水濕合化，則土不能制水矣。耗，散也。鱗蟲耗者，土崩潰而鱗見於陸也。如丁丑、丁未歲受木運之勝制，則土類之蟲不成。

◎歲有胎孕不育（二）

諸乘所不成之運，則甚也。故氣主有所制，歲立有所生，地氣制己勝，天氣制勝己，天制色，地制形，五類衰盛，各隨其氣之所宜也。故有胎孕不育，治之不全，此氣之常也。（《素問・五常政大論第七十》）

上文言六氣，此兼五運也。以氣乘運 ，其不成尤甚。故木乘木運，則倮蟲不成；火乘火運，則介蟲不成；土乘土運，則鱗蟲不成；金乘金運，則毛蟲不成；水乘水運，則羽蟲不成。故上文言不成不育者，謂其衰少耳，非全無也。此言甚者，則十全其二三耳。氣主者，六氣主乎天地也。歲立者，子甲相合，歲氣立乎中運也。制者，盛衰相制也。生者，化生所由也。《六微旨大論》曰：“天樞之上，天氣主之；天樞之下，地氣主之；氣交之分，人氣從之。萬物由之。”即氣主所制，歲立所生之義。地氣制己勝，謂以己之勝，制彼之不勝，如以我之木，制彼之土也。天氣制勝己，謂司天之氣，能制夫勝己者也。如丁丑、丁未，木運不及，而上見太陰，則土齊木化，故上宮與正宮同。癸卯、癸酉，火運不及，而上見陽明，則金齊火化，故上商與正商同。乙巳、乙亥，金運不及，而上見厥陰，則木齊金化，故上角與正角同者是也。蓋以司天在上，理無可勝，故反能制勝己者。勝己者猶可制，則己勝者不言可知矣。色化於氣，其象虛，虛本乎天也。形成爲質，其體實，實出乎地也。故司天之氣制五色，在泉之氣制五形。氣之所宜，謂色青形毛者宜於木之類也。有所宜則有所不宜，故胎孕有不育，治化有不全，皆歲氣之常也。

◎三氣之紀之病

平運之紀

帝曰：三氣之紀，願聞其候。

岐伯曰：……敷和之紀……其病裏急支滿。

此下詳言平運之紀也。木之平運，是曰敷和。……其病裏急支滿，厥陰肝氣爲病也。

昇明之紀……其病瞤瘈。

火之平運，是曰昇明。……其病瞤瘈，火性動也。

備化之紀……其病否。

土之平運，是曰備化。……其病否，脾之病也。

審平之紀……其病欬。

金之平運，是曰審平。……其病欬，肺金病也。

靜順之紀……其病厥。（《素問·五常政大論第七十》）

水之平運，是曰靜順。……其病厥，陰氣之逆也。

太過之紀

發生之紀……其動掉眩巔疾……其經足厥陰少陽，其藏肝脾……其病怒，太角與上商同，上徵則其氣逆，其病吐利……邪迺傷肝。

此下詳言太過之紀也。木之太過，是謂發生，陽剛之木，六壬是也。……其動掉眩巔疾者，掉，顫搖也。眩，旋轉也。巔，頂巔也。風木太過，故其爲病如此。……足厥陰肝，足少陽膽，木之應也。其藏肝脾，肝勝脾也。……其病怒者，木強也。太角與上商同者，蓋六壬之年無卯酉，是太角本無上商也。其病吐利者，木氣有餘而上行生火，子居母上，是爲氣逆，故其爲病如此。……至其爲病，則邪反傷肝矣。

赫曦之紀……其經手少陰太陽、手厥陰少陽，其藏心肺……其病笑瘧，瘡

瘍，血流，狂妄，目赤……其病痓……邪傷心也。

火之太過，是謂赫曦。六戊之歲，皆陽剛之火也。……其象應夏，其經合於手少陰心，手太陽小腸，手厥陰心包絡，手少陽三焦四經。其藏心肺者，心勝肺也。……其病笑瘧、瘡瘍血流、狂妄目赤者，皆火盛也。……痓者，口噤如癇，支體拘強也，水火相激而然。……若火不務德，暴烈其政，則金氣受傷，水必復之，故其爲災如此，而寒邪反傷心也。

敦阜之紀……其動濡積竝穡……其經足太陰陽明，其藏脾腎……其病腹滿，四支不舉……邪傷脾也。

土之太過，是謂敦阜，六甲之歲，皆陽剛之土也。……濕則多濡，靜則積穡。穡，聚也。……足太陰脾經，足陽明胃經，土之應也。其藏脾腎者，脾勝腎也。……其病腹滿四支不舉者，土邪有餘則濡積壅滯，故其爲病如此。……大風迅至，邪傷脾也者，土極木復，其變若此，故其爲病，邪反傷脾。

堅成之紀……其動暴折瘍疰……其經手太陰陽明，其藏肺肝……其病喘喝，胷憑仰息……其病欬……邪傷肺也。

金之太過，是謂堅成，六庚之歲，陽金也。……暴折者，金氣爲餘。瘍疰者，皮膚之疾。……手太陰肺經，手陽明大腸經者，皆金之應也。其藏肺肝者，肺勝肝。……其病喘喝胷憑仰息者，肺金邪實也。……火乘肺金，故其病爲欬。……金不務德而暴害乎木，火必報復而金反受傷，故其爲病則邪害於肺。

流衍之紀……其動漂泄沃湧……其經足少陰太陽，其藏腎心……其病脹……邪傷腎也。（《素問·五常政大論第七十》）

水之太過，是謂流衍，陽水之歲，六丙是也。……漂，浮於上也。泄，瀉於下也。沃，灌也。湧，溢也。……足少陰腎經，足太陽膀胱經，皆水之應也。其藏腎心者，腎勝心。……其病脹者，水氣盛也。……水政太過，火受其害，土之化氣，起而復之，故爲埃昏大雨，而濕邪傷於腎也。

不及之紀

委和之紀……其動緛戾拘緩，其發驚駭，其藏肝……其病搖動注恐，從金化也……其病支廢癰腫瘡瘍……邪傷肝也……眚於三，所謂復也。

此下詳言不及之紀也。木氣不及，是謂委和。……緛，縮短也。戾，斜曲也。拘，拘急也。緩，不收也。皆厥陰不及之病。其發驚駭，風木氣衰，肝膽俱病也。其藏肝，木之應也。……搖動者，筋之病。……木被金刑，經筋受病，風淫末疾，故爲支廢。支廢，則谿谷關節多有壅滯，而癰腫瘡瘍所由生也。……木氣不及，則邪傷在肝。……勝復皆因於木，故災眚在三，東方震宮也。

伏明之紀……其發痛，其藏心……其病昏惑悲忘……邪傷心也……眚

於九。

伏明之紀，火不及也。……其發痛，寒勝之也。其藏心，火氣通於心也。……其病昏惑悲忘，火不足而心神潰也。火不及者，從水化也。……火氣不及，故寒邪傷於心。凝慘栗冽，水勝火也。……眚於九者，勝復皆因於火，故災眚於九，南方離宮也。

卑監之紀……其動瘍涌分潰癰腫，其發濡滯，其藏脾……其病留滿痞塞，從木化也……其病飧泄，邪傷脾也……其眚四維。

卑監之紀，土氣不及也。……土藏病則爲涌嘔，肉理病則爲瘡瘍潰爛癰腫。其發濡滯，土不制水也。其藏脾，土氣通於脾也。……其病留滿痞塞者，土不足而脾不運，從木化也。……其病飧泄者，土衰風勝也。土氣不及，故邪傷在脾。……勝復皆因於土，故災眚見於四維。四維者，土位中宮而寄王於四隅，辰戌丑未之位是也。

從革之紀……其動鏗禁瞀厥，其發咳喘，其藏肺……其病嚏咳鼽衄，從火化也……邪傷肺也……眚於七。

從革之紀，金不及也。……金不足者肺應之，肺主氣，故爲是病。鏗然有聲，欬也。禁，聲不出也。瞀，悶也。厥，氣上逆也。其發欬喘，肺病也。其藏肺，金氣通於肺也。……其病嚏咳鼽衄，火有餘而病及肺也。……金不及，故邪傷於肺。……勝復皆因於金，故災眚在七，西方兌宮也。

涸流之紀……其動堅止，其發燥槁，其藏腎……其病痿厥堅下，從土化也……其病癃閟，邪傷腎也……眚於一。（《素問・五常政大論第七十》）

涸流之紀，水不及也。……其動堅止者，土邪留滯，則堅止爲證也。其發燥槁者，陰氣虛也。其藏腎者，水氣通於腎也。……其病痿厥堅下者，陽明實而少陰虛也。從土化也者。……其病癃閟，腎氣不化也。閟，閉同。水不及，故邪傷在腎。……勝復皆因於水，故災眚在一，北方坎宮也。

◎六氣司天之民病（一）

帝曰：善。其歲有不病，而藏氣不應不用者，何也？岐伯曰：天氣制之，氣有所從也。

帝曰：願卒聞之！岐伯曰：少陽司天，火氣下臨，肺氣上從，白起金用，草木眚，火見燔焫，革金且耗，大暑以行。欬嚏鼽衄鼻窒口瘍，寒熱胕腫。風行於地，塵沙飛揚，心痛胃脘痛，厥逆，鬲不通，其主暴速。

少陽司天，寅申之歲候也。其金平之紀，其藏肺，其色白，其類金，皆五運五行之用也。上從者，因司天之氣下臨，畏其勝制而從之也。蓋五運之氣，根於中而運於外，司天之氣，位於上而臨於下。肺氣上從，白起金用，皆上從司天之氣，而不爲五運之所用。金用於上，則草木眚於下，金從火化，則變革而且耗。欬嚏鼽衄鼻窒，皆肺病也；口瘍寒熱胕腫，火熱證也。此金之運氣。而反從火化者也。此論運氣上從天化，與天刑歲運，少有分別。少陽司天，則厥陰在泉，故風行於地；風勝則動，故塵沙飛揚。《靈樞經》曰："厥陰心包絡所生病者，心痛煩心。"胃脘痛者，木剋土也。土位中央，中膈不通，則上下厥逆也。風氣迅速，故其主暴速。按此章重在天氣制之，藏氣上從，有司天則有在泉，故兼論其在泉之氣。

陽明司天，燥氣下臨，肝氣上從，蒼起木用而立，土廼眚，淒滄數至。木伐草萎，脅痛目赤，掉振鼓慄，筋痿不能久立，暴熱至，土廼暑，陽氣鬱發，小便變，寒熱如瘧，甚則心痛，火行於槁，流水不冰，蟄蟲廼見。

陽明燥金司天，卯酉歲也。立者，木之體也。蓋言五行之體在地，而其用上從於天，木從天化，故下爲土眚。金氣下臨，故木伐草萎，脅痛目赤，振掉筋痿，皆肝木之病。陽明司天，則少陰君火在泉，故暴熱至而土廼暑也。鬱，長也。陽熱甚，故小便變而寒熱如瘧，所謂夏傷於暑，秋必痎瘧也。心痛者，火淫於內也。槁，草木枯槁也。謂火行於草木枯槁之時，故流水不冰，而蟄蟲不藏也。夫在泉之氣，主歲半以後，故先言長夏之土，土而秋，秋而冬也。

太陽司天，寒氣下臨，心氣上從，而火且明，丹起，金廼眚，寒清時舉，勝則水冰，火氣高明，心熱煩，嗌乾，善渴，鼽嚏，喜悲數欠。熱氣妄行，寒廼復，霜不時降，善忘，甚則心痛。土廼潤，水豐衍，寒客至，沉陰化濕，氣變物，水飲內稸，中滿不食，皮痹肉苛，筋脈不利，甚則胕腫，身後癰。

太陽寒水司天，辰戌歲也。火者，火之體；明者，火之用也。寒氣下臨，藏氣上從，火性炎上，水性潤下，是以火性高明於上，而水寒冰凝於下也。夫在地爲水，在天爲寒，火氣妄行於上，故霜寒以復之。心熱煩嗌乾善渴，火炎於上也。肺者，心之蓋。鼽嚏善悲，火熱鑠金也。火爲陽，水爲陰，數欠者，陽引而上，陰引而下也。善忘者，寒復而神氣傷也。太陽司天，則太陰濕土在泉，故土廼潤。水豐衍者，土能制水也。按辰戌之歲，太陽司天，則寒水之客氣，加臨於三之氣，濕土之主氣，主於四之氣，故曰寒客至。沉陰化，謂長夏之交，水濕相合，無火土之畏化，是以濕氣變物也。稸，積蓄。痹，痹也。水飲中滿，皮痹肉苛，皆水濕之爲病也。身後癰者，癰發於背也。《本經》曰："諸癰腫者，寒氣之變也。"太陽寒水主氣，而經脈循於背，故爲身後腫。

厥陰司天，風氣下臨，脾氣上從，而土且隆，黃起，水廼眚，土用革，體重，肌肉萎，食減口爽。風行太虛，雲物搖動，目轉耳鳴。火縱其暴，地廼暑，大熱消爍，赤沃下，蟄蟲數見，流水不冰，其發機速。

厥陰司天，巳亥之歲候也。土平之紀，其類土，其藏脾，其色黃。土且隆者，土體豐厚於下也。黃起者，土用上從於天也。土從木化，則受其勝制，故土用變革，而爲體重食減之脾病也。目轉耳鳴，風淫於上也。夫風行太虛，土用革者，謂風斯在上，而土格於下也。勝則水冰，火氣高明者，謂火氣上炎，而水凝於下也。蓋五行之體在地，而五行之氣在天，故雖司天下臨，藏氣上從，而五行又各有從上從下之性。故有下臨上從之太過者，有風下黄起之氣交者。厥陰風木司天，則少陽相火在泉，木火相生，故火縱其暴。地廼暴者，太陰濕土，亦暑熱也。赤沃下者，雖沃若之木葉，亦焦赤而下落矣。至冬令嚴藏之時，而蟄蟲不見，流水不冰。火性速而少陽主樞，故其發機速。夫火從其暴，地廼暑。長夏之時也。赤沃下，秋令也。蓋亦從夏而秋，秋而冬也。

少陰司天，熱氣下臨，肺氣上從，白起金用，草木眚，喘嘔寒熱，嚏鼽衄鼻窒。大暑流行，甚則瘡瘍燔灼，金爍石流。地廼燥，淒滄數至，脅痛善太息，肅殺行，草木變。

少陰君火司天，子午歲也。熱氣下臨，剋彼肺金，而肺氣上從白色，被剋而起，金動則草木受眚，火盛則肺必多病，爲喘嘔，爲寒熱，爲嚏爲鼽，爲衄，爲鼻窒。且大暑流行，甚則爲瘡瘍燔灼，金爍石流之氣也。然少陰司天，則陽明燥金在泉也，故地廼燥。淒滄數至，則民病有爲脅痛，爲善太息，皆肝受金剋之病耳。當是時，肅殺行，則草木變矣。

太陰司天，濕氣下臨，腎氣上從，黑起水變，埃冒雲雨，胷中不利，陰痿氣大衰，而不起不用。當其時，反腰脽痛，動轉不便也，厥逆。地廼藏陰，大寒且至，蟄蟲早附，心下否痛，地裂冰堅，少腹痛，時害於食，乘金則止水增，味廼鹹，行水減也。（《素問·五常政大論第七十》）

太陰濕土司天，丑未歲也。濕土下臨，水之所畏，故腎氣應而上從。黑起水變，用行而體變也。埃冒雲雨，濕土之氣化也。胷中不利，水氣上乘也。陰痿者，腎氣衰於下也。夫陽氣生於腎陰，而運用於膚表，腎氣大衰，故陽氣不起不用。陽氣不起，則手足爲之厥逆，當其冬令之時。腎藏主氣，而反腰脽痛，動轉不便，因腎氣上從而大衰於下也。太陰司天，則太陽寒水在泉，故地廼藏陰而蟄蟲早附也。心下否者，上下水火之氣不交也。地裂冰堅者，寒水之變易也。少腹痛者，腎病於下也。時害於食者，水上乘土也。夫腎爲本，肺爲末，皆積水也。乘金則止者，水氣上乘於肺則止耳。夫心氣通於舌，心和則知五味。水增味廼鹹者，水盛而上乘於心也。此水氣太過之爲病，故行水則病減也。

◎六氣司天之民病（二）

厥陰司天……民病胃脘當心而痛，上支兩脅，鬲咽不通，飲食不下，舌本強，食則嘔，冷泄腹脹，溏泄瘕水閉……病本於脾。

此下言六氣之司天，淫勝爲病者，首言厥陰司天之歲，民病集於中也。其病爲胃脘當心而痛，爲上支兩脅，及膈咽不通，飲食不下，爲舌本強，爲食則嘔，爲冷泄，爲腹脹，爲溏，爲泄瘕，爲水閉，時則蟄蟲不出。凡病皆本於脾，以木來勝土也。《靈樞·經脈篇》以“舌本強，食則嘔，胃脘痛，腹脹，食不下，溏瘕泄，水閉，爲足太陰脾病”。

少陰司天……民病胷中煩熱，嗌乾，右胠滿，皮膚痛，寒熱，欬喘……唾

血血泄，鼽衄嚏嘔，溺色變，甚則瘡瘍胕腫，肩背臂臑，及缺盆中痛，心痛，肺䐜，腹大滿，膨膨而喘欬。病本於肺。

少陰司天之歲，是歲民病集於右，蓋以小腸通心故也。病自肺生，故曰病本於肺。爲胷中煩熱，爲嗌乾，爲右胠滿，爲皮膚痛，爲寒熱，爲欬，爲喘，及大雨且至之候。又民病爲唾血，爲血泄，爲鼽，爲衄，爲嚏，爲嘔，爲溺色變，甚則爲瘡瘍，爲胕腫，爲肩背臂臑及缺盆中痛，爲心痛，爲肺䐜脹，爲腹大滿膨膨而欬喘，皆火來乘金，而病本於肺也。以肺脹，膨膨而喘咳，缺盆中痛，臑臂內前廉痛，肩背病，溺色變，爲肺病；鼽衄，肩前髃痛，爲大腸病。《靈樞·經脈》以"溺色變，肩背臂臑及缺盆中痛、肺脹滿膨膨而喘咳，爲手太陰肺病。鼽衄、肩前臑痛，爲手陽明大腸病"。

太陰司天……胕腫骨痛，陰痹。陰痹者，按之不得，腰脊頭項痛，時眩，大便難，陰氣不用，饑不欲食，欬唾則有血，心如懸。病本於腎。

太陰司天，腎氣受邪。其民病爲胕腫，爲骨痛陰痹，蓋陰痹者，按之不可得而知其處也。又爲腰脊頭項痛，及時爲眩暈，爲大便難，爲陰氣不舉，爲饑不欲食，爲欬唾則有血，爲心如懸，皆土來勝水，而病本於腎也。《靈樞·經脈》以"腰脊頭項痛，爲足太陽膀胱病，以饑不欲食、咳唾則有血、心如懸，爲足少陰腎病"。

少陽司天……民病頭痛，發熱惡寒而瘧，熱上皮膚痛，色變黃赤，傳而爲水，身面胕腫，腹滿仰息，泄注赤白，瘡瘍，欬唾血，煩心胷中熱，甚則鼽衄。病本於肺。

少陽司天之歲，火炎於上，金肺受邪，客熱內燔，水無能救，故化生諸病也，制火之客則已矣。其民病，有爲頭痛，爲發熱惡寒而瘧，爲熱上皮膚痛，及色變黃赤。又傳而爲水，身面胕腫，爲腹滿，爲仰息，爲泄注赤白，爲瘡瘍，爲欬唾血，爲煩心，爲胷中熱，甚則有爲鼽爲衄，皆火，而病本於肺也。

陽明司天……筋骨內變。民病左胠脅痛，寒清於中，感而瘧……欬，腹中鳴，注泄，鶩溏……心脅暴痛，不可反側，嗌乾，面塵，腰痛，丈夫㿗疝，婦人少腹痛，目昧眥瘍，瘡痤癰……病本於肝。

陽明司天，其民病，筋骨變於內，爲左胠脅痛，肝居於左也。爲寒冷於中，爲感而成瘧；及大涼革候，民病又爲欬，爲腹中鳴，爲注泄，爲鶩溏。民病又爲心脅暴痛，不可以反側，爲嗌乾，爲面塵，爲腰痛，爲丈夫㿗疝，爲婦人少腹痛，爲目昧，爲眥生瘡瘍，爲痤爲癰。皆金來勝木，而病本於肝也。《靈樞·經脈》以"心脅痛不能轉側、面微有塵，爲足少陽膽病；腰痛不可俯仰、丈夫㿗疝、婦人少腹痛、嗌乾面塵飧泄，爲足厥陰肝病。此以肝與膽爲表裏，木被金傷，故諸病皆本於肝也"。

太陽司天……血變於中，發爲癰瘍。民病厥心痛，嘔血，血泄，鼽衄，善悲，時眩僕……胷腹滿，手熱，肘攣，掖腫，心澹澹大動，胷脅胃脘不安，面赤目黃，善噫，嗌乾，甚則色炲，渴而欲飲。病本於心。（《素問·至眞要大

論第七十四》）

太陽司天，其民病，集於心脅之中也。爲厥心痛，爲嘔血，爲血泄，爲鼽衄，爲善悲，爲時眩僕運，及火炎烈，而雨暴廼雹，爲胷腹滿，爲手熱，爲肘攣，爲掖腫，爲心澹澹大動，爲胷脅胃脘不安，爲面赤目黄，爲善噫，爲嗌乾，甚則爲色炲，爲渴欲飲，皆水來勝火，而病本於心也。《經脈》以“手心熱、臂肘攣急、掖腫、胸脅支滿、心中澹澹大動、面赤目黄，爲手厥陰心包絡病”。

◎司天政紀之民病

少陰司天之政子午之紀民病

帝曰：善。少陰之政奈何？岐伯曰：子午之紀也。

少陰司天之政子午之紀也。

甲子甲午

少陰、太宫、陽明。甲子、甲午。其運陰雨，其化柔潤時雨，其變震驚飄驟，其病中滿身重。

少陰君火司天。甲爲陽土，爲太宫。陽明燥金在泉。其運陰雨者，甲土也。其化柔潤時雨，《五常政大論》云：“柔潤重淖。”又太宫三運，兩作“柔潤重澤”，此“時雨”二字疑誤。

丙子丙午

少陰、太羽、陽明。丙子歲會**、丙午。其運寒，其化凝慘凓冽，其變冰雪霜雹，其病寒下。**

少陰君火司天。丙爲陽水，爲太羽。陽明燥金在泉。丙子歲會者，丙子皆水也。其運寒者，丙水也。“凝慘凓冽”，《五常政大論》作“凝慘寒雰”。

戊子戊午

少陰、太徵、陽明。戊子天符**、戊午**太乙天符。**其運炎暑，其化暄曜鬱燠，其變炎烈沸騰，其病上熱血溢。**

少陰君火司天。戊爲陽火，爲太徵。《五常政大論》云：“上徵而收氣後。”陽明燥金在泉。其運炎暑者，《新校正》云：“詳太徵運，太陽司天曰熱，少陽司天曰暑，少陰司天曰炎暑，皆兼司天之氣而言運也。”其化暄曜燠鬱者，《五常政大論》作“暄暑鬱燠”，此變“暑”爲“曜”者，以上臨少陰故也。

庚子庚午

少陰、太商、陽明。庚子同天符、**庚午**同天符。**同正商。其運涼勁，其化霧露蕭飋，其變肅殺凋零，其病下清。**

少陰君火司天。庚爲陽金，爲太商。陽明燥金在泉。同正商者，《五常政大論》云："堅成之紀，上徵與正商同。"其運涼勁者，以運合在泉，故云涼勁。其變肅殺彫零，其病下清者，運與在泉皆金也。

壬子壬午

少陰、太角、陽明。壬子、壬午。其運風鼓，其化鳴紊啓坼，其變振拉摧拔，其病支滿。(《素問·六元正紀大論第七十一》)

少陰君火司天。壬爲陽木，爲太角。《五常政大論》云："上徵則與其氣逆。"陽明燥金在泉。其運風鼓者，壬爲風，火以鼓之。其變振拉摧拔者，風火之變也。

少陽司天之政寅申之紀民病

帝曰：善。少陽之政奈何？岐伯曰：寅申之紀也。

寅申屬少陽相火，故以五寅五申爲屬少陽之政。

甲寅甲申

少陽、太宮、厥陰。甲寅、甲申。其運陰雨，其化柔潤重澤，其變震驚飄驟。其病體重胕腫痞飲。

少陽相火司天。甲爲陽土，爲太宫。厥陰風木在泉，其運陰雨，其化柔潤重澤，甲年太宮之正化。其變震驚飄驟，太宮之變。其病體重胕腫痞飲者，感太宮之運而爲脾病也。夫太過之運氣有三,三五十五，爲民病少有異同，蓋以司天在泉之氣化少異耳。

丙寅丙申

少陽、太羽、厥陰。丙寅、丙申。其運寒肅，其化凝慘凓冽，其變冰雪霜雹，其病寒浮腫。

少陽相火司天。丙爲陽水，爲太羽。厥陰風木在泉。其運寒肅者，太羽爲寒水也。詳此運不當言寒肅，已註太陽司天大羽運中。其化凝慘凓冽者，《五常政大論》作"凝慘寒雰。"寒肅慘冽，冰雪霜雹，皆太羽之運化。少陽司天之政寅申之紀丙寅丙申歲，病寒浮腫者，寒水之病也。

戊寅戊申

少陽、太徵、厥陰。戊寅天符、**戊申**天符。**其運暑，其化暄囂鬱燠，其變炎烈沸騰，其病上熱鬱，血溢血泄，心痛。**

少陽相火司天，戊爲陽火，爲太徵。《五常政大論》云："上徵而收氣後。"厥陰風木在泉。其運暑者，運與司天皆熱。其化暄囂鬱燠者，《五常政大論》作"暄暑鬱燠"，此變暑爲囂者，以上臨少陽故也。其病上熱鬱、血溢血泄心痛，火之爲病，內應於心。

庚寅庚申

少陽、太商、厥陰。庚寅、庚申。同正商。其運涼，其化霧露清切，其變肅殺凋零，其病肩背胷中。

少陽相火司天。庚爲陽金，爲太商。厥陰風木在泉。同正商者，《五常政大論》云："堅成之紀，上徵與正商同。"其運涼者，太商之氣涼也。其化霧露清切者，《五常政大論》云："霧露蕭瑟。"又，太商三運，兩言蕭瑟，獨此言請勿切。此下加厥陰，當此蕭瑟言。少陽司天之政寅申之紀庚寅庚申歲，其病肩背胷中者，肺脈出胷中，俞在肩背也。

壬寅壬申

少陽、太角、厥陰。壬寅同天符、**壬申**同天符。**其運風鼓，其化鳴紊啟拆，其變振拉摧拔，其病掉眩支脅驚駭。**（《素問·六元正紀大論第七十一》）

少陽相火司天。太角，中運。厥陰，在泉。壬寅、壬申，俱同天符。乙太角之年而相火司天，子居母上，則其氣逆。其運風鼓，其化鳴紊啟拆，此壬年太角之正化。其變振拉摧拔，太角之變也。少陽司天之政寅申之紀壬寅壬申歲，但其病少異，掉眩支脅驚駭，風木相火合病也。

太陽司天之政辰戌之紀民病

帝曰：太陽之政奈何？岐伯曰：辰戌之紀也。

太陽之政，辰戌之紀也。辰戌之歲，主太陽司天。首太陽者，太陽標陽而本水，即先天始生之精氣也。次陽明者，陽明之右太陽治之。

甲辰甲戌

太陽、太宮、太陰。甲辰歲會同天符、**甲戌**歲會同天符。**其運陰埃，其化柔潤重澤，其變震驚飄驟，其病濕、下重。**

甲屬陽土，故爲太宮。土運臨四季，爲歲會。四季者，辰戌丑未歲也。雲雨昏暝埃，廼濕土之氣，故其運陰埃。後節曰其運陰雨，柔潤重澤，土之化也。土運太過，故其變震驚飄驟。甲辰甲戌歲，土運太過，故其變震驚飄驟，濕重，脾病也。

丙辰丙戌

太陽、太羽、太陰。丙辰天符、**丙戌**天符。**其運寒，其化凝慘凓冽，其變冰雪霜雹，其病大寒留於谿谷。**

辰戌太陽寒水司天，丙廼水運，與司天之氣相合，故爲天符。寒者，水之氣，凝慘凓冽，水令之化也。水運太過，故其變冰雪霜雹。變，盛極而變易也。丙辰丙戌歲，其運寒。水運太過，寒甚氣凝，故爲是病。腎主骨，大寒留於谿谷。谿谷者，屬骨，筋骨支節之會，運氣與藏氣相合而爲病也。

戊辰戊戌

太陽、太徵、太陰。戊辰、戊戌，同正徵。其運熱，其化暄暑鬱燠，其變炎烈沸騰，其病熱鬱。

上太陽水，同前。戊爲陽火，故曰太徵。太陰，同前。本年火運太過，得司天寒水製之，則火得其平，故云同正徵，所謂赫曦之紀、上羽與正徵同者此也。後仿此。此戊年火運之正化也。《五常政大論》“燠”作“熱”。沸騰者，水氣之熏蒸也。戊爲火運太過，則寒水承之，故其變炎烈沸騰。戊辰戊戌歲，其運熱。鬱，鬱蒸也。火熱太過，故爲熱鬱之病。蓋火運上臨太陽，故熱鬱。

庚辰庚戌

太陽、太商、太陰。庚辰、庚戌。其運涼，其化霧露蕭飂，其變肅殺凋零。其病燥，背瞀胷滿。

庚主金運太過，故爲太商。商主秋金，故其運涼，其化蕭飂。金氣太盛，故其變肅殺彫零。庚辰庚戌，金氣太過，故病燥。肺金受病，故背悶瞀而胷脹滿。蓋肺俞在肩背，胸中迺肺之宮城。瞀，目垂貌。

壬辰壬戌

太陽、太角、太陰。壬辰、壬戌。其運風，其化鳴紊啟拆，其變振拉摧拔，其病眩掉目瞑。（《素問·六元正紀大論第七十一》）

辰戌年，上太陽水，太陽寒水司天。司之爲言主也，主行天令，其位在上。後倣此。中太角木運，壬年歲運也。壬爲陽木，故屬太角。運之爲言動也，主氣交之化，其位在中。後倣此。下太陰土，本年濕土在泉也。在泉者主地之化，氣行地中，其位在下。後仿此。風爲木化。鳴，風木聲也。紊，繁盛也。啟拆，萌芽發而地脈開也。此單言壬年風運之正化。後倣此。《五常政大論》曰：“其德鳴靡啟拆。”振，撼動也。拉，支離也。摧，敗折也。拔，發根也。壬爲陽木，風運太過，則金令承之，故其變振拉摧拔。

◎司天之政氣化運行先天後天之民病

太陽司天之政辰戌之紀民病

凡此太陽司天之政，氣化運行先天。天氣肅，地氣靜，寒臨太虛，陽氣不令，水土合德，上應辰星、鎮星。其穀玄黅，其政肅，其令徐，寒政大舉，澤無陽焰，則火發待時。少陽中治，時雨迺涯。止極雨散，還於太陰，雲朝北極，濕化迺布，澤流萬物，寒敷於上，雷動於下，寒濕之氣，持於氣交。民病寒濕發，肌肉萎，足萎不收，濡寫血溢。

此總論太陽司天，太陰在泉，有四時之主氣，有加臨之客氣。斯時民病爲寒濕，發爲肌肉萎，爲足痿不收，爲濡瀉，爲血溢，此皆火發之病也。

初之氣，地氣遷，氣廼大溫，草廼蚤榮。民廼厲，溫病廼作，身熱頭痛嘔吐，肌腠瘡瘍。

初之氣，畏火致之。民病廼爲厲，爲溫病，爲身熱，爲頭痛，爲嘔吐，爲肌腠瘡瘍也。肌腠瘡瘍，赤斑也，是爲肌腠中瘍，在皮內也。

二之氣，大涼反至，民廼慘，草廼遇寒，火氣遂抑；民病氣鬱中滿，寒廼始。

二之氣，因涼而反之於寒氣，故寒氣始來近人。民廼慘者，寒涼之氣，在於氣交之中。氣鬱中滿者，陽氣遏抑於內也。

三之氣，天政布，寒氣行，雨廼降。民病寒，反熱中，癰疽注下，心熱瞀悶，不治者死。

三之氣，當寒反熱，是反天常。民病寒，反爲熱中等證，即人傷於寒而爲病熱之理，亦《五常政大論》所謂太陽司天，寒氣下臨，心氣上從之義。蓋寒水侮陽，則火無不應，若不治之，則陽絕而死矣。按：六氣司天，皆無不治者死之說，而惟此太陽寒水言之，可見人以陽氣爲生之本，有不可罔顧也。

四之氣，風濕交爭，風化爲雨，廼長廼化廼成。民病大熱少氣，肌肉萎足萎，注下赤白。

厥陰木氣，值大暑之時，木能生火。民病大熱少氣者，風熱之病也。肉萎足痿者，濕土之氣也。注下赤白者，濕熱之交感也。萎，痿同。

五之氣，陽復化，草廼長廼化廼成。民廼舒。

民亦舒，爲無病。

終之氣，地氣正，濕令行，陰凝太虛，埃昏郊野，民廼慘淒；寒風以至，反者孕廼死。（《素問・六元正紀大論第七十一》）

民情喜陽惡陰，故慘淒。以濕令而寒風至，風能勝濕，故曰反。反者，孕廼死。所以然者，人爲倮蟲，從土化也。風木非時相加，故土化者當不育也。

陽明司天之政卯酉之紀民病

凡此陽明司天之政，氣化運行後天。天氣急，地氣明。陽專其令，炎暑大行，物燥以堅。淳風廼治，風燥横運，流於氣交，多陽少陰，雲趨雨府，濕化廼敷，燥極而澤。其穀白丹，間穀命太者，其耗白甲品羽。金火合德，上應太白熒惑。其政切，其令暴，蟄蟲廼見，流水不冰。民病欬嗌塞，寒熱發暴，振栗癃閟，清先而勁，毛蟲廼死。熱後而暴，介蟲廼殃。其發燥，勝復之作，擾而大亂，清熱之氣，持於氣交。

此言陽明司天之政，有主氣又加以客氣，而天時、民病、治法因之也。凡此陽明司天之政，則卯酉之紀，曰乙卯、丁卯、己卯、辛卯、癸卯、乙酉、丁酉、己酉、辛酉、癸酉，皆主不及之歲，其氣化運行後天。蓋六步之氣，生長化收藏，皆後天時而至耳。餘歲後天倣此。所謂不及者，其至後。天氣急，燥金司天也。地氣明，君火在泉也。金爲不及，故陽專其令，炎暑大行。及金得其時，物燥以堅，淳風迺治。故風燥橫逆，流於氣交，多陽少陰，雲趨雨府，濕化迺敷，燥極而澤，是爲三氣之分也。其穀白丹，白爲金而丹爲火，金爲天而火爲地，迺正氣所化生也。若間谷，則以太者之間氣命之。夫太年則言其穀某色，並不言間谷；少年則言其穀某色，即所謂歲穀也。蓋若間穀則以太者命之。司天爲少，則在泉必爲太，宜以在泉間氣之色命之也。即如此篇陽明司天，則少陰在泉，司天爲少，在泉爲太。然在泉左爲太陰，其色黄，右爲厥陰，其色蒼，當是蒼黄之色也。後凡少年倣此。其耗竭物類，則有白甲品羽等蟲爲患也。此與厥陰有耗蟲，餘無，未詳。金火合德，上之所應者，太白與熒惑也。金之政切，火之令暴，蟄蟲迺見，流水不冰，民病爲欬，爲嗌塞，爲寒熱發暴，爲振慄，爲癃閉。先清而勁，則金先勝木，木已承害，故毛蟲迺死。後熱而暴，則金不勝，故介蟲迺殃。其發暴，勝復之作，擾而大亂，清熱之氣，持於氣交，正三四氣相交之際也。

初之氣，地氣遷，陰始凝，氣始肅，水迺冰，寒雨化。其病中熱脹，面目浮腫，善眠，鼽衄嚏欠嘔，小便黄赤，甚則淋。

初之氣，太陰之化也。地氣遷者，謂歲前在泉之終氣，交更於今之初氣，餘運倣此。夫卯酉歲初之客氣，迺太陰濕土，故陰凝而雨化。下文曰厥陰所至爲風生，終爲肅氣。始肅者，謂主時之初氣，迺厥陰也。陰凝於外，則陽鬱於內，故民病熱脹便赤諸證，面目浮腫善眠者，濕土之爲氣也。鼽衄嚏欠嘔者，風木之氣也。

二之氣，陽迺布，民迺舒，物迺生榮，厲大至，民善暴死。

二之主客，迺君相二火，陽氣得以敷布，故民迺舒，物得長氣而生榮。如厲大至，則民善暴死。蓋謂二火相交，臣位君上故也。

三之氣，天政布，涼迺行，燥熱交合，燥極而澤。民病寒熱。

三之主氣，本少陽相火司天，而陽明燥金客氣加臨，故天政布，涼迺行。三之主氣，迺少陽相火，故燥熱交合，三氣終而交於四氣之寒水濕土，故燥極而澤。燥濕水火相交，故民病寒熱。

四之氣，寒雨降。病暴僕振慄，譫妄少氣，嗌乾引飲，及爲心痛，癰腫瘡瘍，瘧寒之疾，骨痿血便。

四之主氣，本太陰濕土也，而太陽寒水加臨客氣，迺太陽寒水，主氣迺太陰濕土，故寒雨降。歲半以後，迺少陰君火主氣，反爲寒濕相加，故民病振慄譫妄，嗌乾便血等證，皆因寒凝於外，火鬱於内故也。是以諸禁鼓慄，如喪神守，皆屬於火。及爲心痛者，迺寒邪內淩君火也。故云邪在心則病心痛，時眩僕；諸癰腫筋攣骨痛，此寒氣之腫者是也。

五之氣，春令反行，草廼生榮。民氣和。

五之主氣，本陽明燥金也，而厥陰風木加臨於五氣，故春令反行。草得生氣，故廼生榮。少陰之鬱，得木氣而舒達，故民氣和。

終之氣，陽氣布，候反溫，蟄蟲來見，流水不冰。民廼康平，其病溫。（《素問·六元正紀大論第七十一》）

終之主氣，本太陽寒水也，而少陰君火加臨於終氣，故在泉之陽氣，得以舒布，而冬之時候反溫。冬氣溫煖。故蟄蟲不藏，流水不冰，地氣舒暢，故民廼康平。其有災眚，當主病溫，所謂冬溫病也。冬溫之病，與傷寒大異。蓋冬傷於寒，今感溫熱而爲病，故與傷寒異也。

少陽司天之政寅申之紀民病

凡此少陽司天之政，氣化運行先天。天氣正，地氣擾。風廼暴舉，木偃沙飛，炎火廼流。陰行陽化，雨廼時應。火木同德，上應熒惑、歲星。其穀丹蒼，其政嚴，其令擾，故風熱參布，雲物沸騰，太陰橫流，寒廼時至，涼雨竝起。民病寒中，外發瘡瘍，內爲泄滿，故聖人遇之，和而不爭。往復之作，民病寒熱，瘧泄，聾瞑，嘔吐，上怫腫色變。

寅申歲主太過，六氣皆先天時而至。天氣正，此申明天地陰陽之氣，交相感召，所謂上下交互，氣交主之，歲紀畢矣。夫蒼黅丹素玄之氣，化生地之五行，地之五行，上呈天之六氣。故曰寒暑燥濕風火，天之陰陽也，三陰三陽上奉之。是三陰三陽在下，而六氣之在上也。是以少陽之上，火氣治之，中見厥陰，厥陰之上，風氣治之，中見少陽。正，中也。天氣正者，謂少陽司天，而氣化行於氣交之中，蓋以三陰三陽在下，故雖主司天而氣下行於中也。下節厥陰司天，而曰地氣正者，謂少陽在泉之氣，而亦行於中，蓋少陽爲厥陰之中見也。夫厥陰不從標本，從中見少陽之化，故凡此厥陰之政，諸同正歲，氣化運行同天，謂厥陰同少陽天氣正，地氣正之諸歲，而厥陰之氣，運行同少陽天氣之在中。蓋以少陽司天，則厥陰在中，少陽在泉，則地氣在中，少陽爲厥陰之中見也。厥陰在泉，則地氣在中；厥陰司天，則天氣亦在中，謂厥陰從中見少陽之化也。能明乎司天在泉及左右間氣，再於上下氣交中求之，斯得運化之微妙也。故曰少陽在上，則厥陰在下；少陽在下，則厥陰在上。厥陰在泉，故地氣擾。下文曰厥陰所至，爲撓動，爲迎隨，行令之常也。火，風之氣也。陰行陽化，雨廼時應，謂厥陰之氣上行，而從少陽之化，故雨廼時應。蓋少陽所至爲火生，終爲蒸溽，此德化之常也。火木同德，上應熒惑，歲星倍明也。是以厥陰從少陽之化，故止言少陽之蒸溽，又曰木火同德。其穀丹蒼，感司天在泉之氣而成熟者。嚴者，火之政，擾者，風之令也。風熱參布者，少陽厥陰之氣，交相參合，而布於氣交之中。雲物沸騰者，地氣上昇也。太陰橫流，涼雨並起者，蒸溽而爲雨也。按厥陰風木，上從司天之化，故太陰濕土從之，即風氣下臨，黃起上用之義，畏其勝制而從之也。風熱之氣在外，則寒濕之氣在內，是以外發瘡瘍，內爲寒中泄滿，故聖人遇此之候，和其寒熱，而不使外內交爭，往復出入也。如外內往復交作，則爲寒熱之瘧泄聾嘔吐者，風熱之氣乘於內也。上怫腫色變者，寒濕之氣乘於外也。

初之氣，地氣遷，風勝廼搖，寒廼去，候廼大溫，草木蚤榮，寒來不殺。溫病廼起，其病氣怫於上，血溢目赤，咳逆頭痛，血崩，脅滿，膚腠中瘡。

初之主氣，木厥陰風木也，而少陰君火客氣加之，則地氣遷，風勝廼搖，寒廼去，候廼大溫。草木早榮，寒來不殺，溫病廼起，其病氣怫於上，爲血溢，爲目赤，爲欬逆，爲頭痛，爲血崩，爲脅滿，爲膚腠中瘡也。

二之氣，火反郁，白埃四起，雲趨雨府，風不勝濕，雨廼零。民廼康，其病熱鬱於上，欬逆嘔吐，瘡發於中，胸嗌不利，頭痛身熱，昏憒膿瘡。

二之主氣，本少陰君火也，而太陰濕土客氣加之，則火反鬱，白埃四起，雲趨雨府，風不能勝濕，雨廼零落也。民廼康，其有病者，熱鬱於上爲欬逆，爲嘔吐，爲瘡發於中，爲胷嗌不利，爲頭痛，爲身熱，爲昏憒，爲膿瘡也。

三之氣，天政布，炎暑至，少陽臨上，雨廼涯。民病熱中，聾瞑，血溢，膿瘡，欬嘔，鼽衄，渴，嚏欠，喉痹，目赤，善暴死。

三之主氣，本少陽相火也，而又少陽相火客氣加之，則天政布，炎暑至，少陽臨上，雨廼涯。民病有爲熱中，爲聾，爲瞑，爲血溢，爲膿瘡，爲欬，爲嘔，爲鼽，爲衄，爲渴，爲嚏，爲欠，爲喉痹，爲目赤，爲善暴死也。

四之氣，涼廼至，炎暑閒化，白露降。民氣和平，其病滿，身重。

四之加臨閒氣，廼陽明清涼之氣，故涼廼至，白露降，少陽之火，與風熱之氣，交於氣交之中，故炎暑閒化，風熱主歲，而遇此清涼，故民氣和平。燥勝者肺自病，故胸中滿。濕勝者脾自病，故身體重。其病滿身重者，感主時濕土之氣也。

五之氣，陽廼去，寒廼來，雨廼降，氣門廼閉，剛木蚤彫。民避寒邪，君子周密。

五之主氣，本陽明燥金也，而太陽寒水客氣加之，故陽熱去而寒廼來，以秋冬之交，而行閉藏之冬令，故氣門廼閉，宜周密以避寒邪。曰聖人曰君子，蓋言聖賢之隨時調養，以和其氣，是以暴過不生，苛疾不起。

終之氣，地氣正，風廼至，萬物反生，霜霧以行。其病關閉不禁，心痛，陽氣不藏而欬。（《素問·六元正紀大論第七十一》）

終之主氣，本太陽寒水也，而厥陰風木客氣加之，故風廼至，地氣正者，厥陰從中見少陽之化也。萬物遇生氣而反生，地氣反上昇，而霜霧以行，以閉藏之時，而反行發生之令。故其病關閉不禁，心痛者，腎氣上乘於心也。夫肺主氣，而腎爲生氣之原，故腎爲本，肺爲標。陽氣至冬而歸藏於腎藏，今反上乘於肺故欬也。

太陰司天之政丑未之紀民病

凡此太陰司天之政，氣化運行後天，陰專其政，陽氣退避，大風時起，天氣下降，地氣上騰，原野昏霿，白埃四起，雲奔南極，寒雨數至，物成於差夏。民病寒濕腹滿，身膹憤，胕腫，痞逆，寒厥，拘急。濕寒合德，黄黑埃昏，流行氣交，上應鎮星、辰星。其政肅，其令寂，其穀黅玄，故陰凝於上，寒積於下，寒水勝火，則爲冰雹，陽光不治，殺氣廼行，故有餘宜高，不及宜下，有餘宜晚，不及宜蚤，土之利，氣之化也。民氣亦從之。間穀命其太也。

太陰司天，寒水在泉，故陰專其政，陽氣退避，土令不及，風反勝之。天地之寒濕氣交，是以原野昏霿，寒雨數至也。差夏，長夏之時，秋之交也。民病腹滿諸證，皆感寒濕之氣而成。寒濕合德，是以黄黑埃昏，流行氣交，上應鎮辰二星明耀。肅者，土之政。寂者，水之令。黅玄之穀，感司天在泉之氣而成，蓋水氣南行也。太陰之濕氣凝於上，太陽之寒氣積於下，寒水勝火，則爲冰雹，即所謂火鬱之發，山川冰雪是也。陽氣在上，爲陰凝所勝，則肅殺之氣廼行，此言上下陰陽之氣也。上下皆陽，廼氣之環轉也。若五方之地土，各有高下厚薄之不同也。故歲氣有餘，地土宜高厚；歲氣不及，地土宜卑下。蓋太過之氣宜緩，不及之氣宜先，地土高厚，氣緩於出，地之下者，氣易於昇也。氣有餘，宜至之遲；氣不及，宜至之早。此地利之有高下，氣至之有早晏，而民氣亦從之。此論上下陰陽之氣者，謂天包乎地之外也；地土之有高下者，地居乎天之中也；氣至之有早晏者，氣貫乎地之内也；人氣從之者，人由乎氣交之中也。此當與《五常政大論》合看，間穀命其太也，註見前。

初之氣，地氣遷，寒廼去，春氣至，風廼來，生布萬物以榮。民氣條舒，風濕相薄，雨廼後。民病血溢，筋絡拘強，關節不利，身重筋痿。

初之主氣，本厥陰風木也。而厥陰風木客氣加之。是以歲前之地氣遷，冬令之寒廼去，而春氣正，風廼來，生榮萬物，民氣條舒，主客之氣與司天之氣相薄，故雨廼後至也。民病血溢，筋痿諸證，皆感風濕之氣所致。

二之氣，大火正，物承化，民廼和。其病溫厲大行，遠近咸若，濕蒸相薄，雨廼時降。

二之主氣，本少陰君火也，而少陰君火，客氣加之。故大火氣正，物承其化，民亦和也。火盛氣熱，故民病溫厲。以太陰司天，故濕蒸相薄。時雨應期，故曰時降。

三之氣，天政布，濕氣降，地氣騰，雨廼時降，寒廼隨之。感於寒濕，則民病身重，胕腫，胷腹滿。

三之主氣，本少陽相火也。而太陰濕土客氣加之，則天政下布，濕氣廼降，地氣上騰，時雨廼降，寒亦隨之。故感於寒濕，則民病爲身重，爲胕腫，爲胷腹滿也。

四之氣，畏火臨，溽蒸化，地氣騰，天氣否隔，寒風曉暮，蒸熱相薄，草木凝煙，濕化不流，則白露陰布，以成秋令。民病腠理熱，血暴溢，瘧，心腹滿熱，臚脹，甚則胕腫。

四之主氣，本太陰濕土也，而少陽相火客氣加之，則畏火臨，溽蒸化，地氣上騰，天氣否隔，寒風曉暮，蒸熱相薄，草木凝煙，濕化不流，則白露陰布，以成秋令。民病爲腠理熱，爲血暴溢，爲瘧，爲心腹滿熱，爲臚脹，甚則爲胕腫也。迺寒濕熱三氣雜至，合而爲病也。

五之氣，慘令已行，寒露下，霜迺早降，草木黄落。寒氣及體，君子周密，民病皮腠。

五之主氣，本陽明燥金也，而陽明燥金客氣加之，則慘令已行，霜露下降，草木黄落。寒氣及體，而君子當周密，民病則在皮腠中也。

終之氣，寒大舉，濕大化，霜迺積，陰迺凝，水堅冰，陽光不治。感於寒，則病人關節禁固，腰脽痛，寒濕持於氣交而爲疾也。（《素問·六元正紀大論第七十一》）

終之主氣，本太陽寒水也，而太陽寒水客氣加之，故寒大舉。寒濕之氣，上下相交，故濕大化。霜積陰凝，濕之化也。冰堅陽伏，寒之令也。腎爲冬藏而主骨，關節禁固，骨節不利也。腰脽者，腎之府也。寒濕持於氣交，謂天地之氣上下相持，人在氣交之中而爲病也。

少陰司天之政子午之紀民病

凡此少陰司天之政，氣化運行先天，地氣肅，天氣明，寒交暑，熱加燥，雲馳雨府，濕化迺行，時雨迺降，金火合德，上應熒惑太白。其政明，其令切，其穀丹白，水火寒熱，持於氣交而爲病始也。熱病生於上，清病生於下，寒熱凌犯而爭於中。民病欬喘血溢，血泄，鼽嚏，目赤，眥瘍，寒厥入胃，心痛腰痛，腹大，嗌乾上腫。

少陰司天，太過之歲，氣運皆先天時而至。燥金在泉，故地氣肅。君火在天，故天氣明。歲前之終氣，迺少陽相火，今歲之初氣，迺太陽寒水，故爲寒交暑，而水火寒熱持於氣交，而爲病始也。君火在上，燥金在下，故曰熱加燥。雲馳雨府，濕化迺行，時雨迺降，即少陽臨土，雨迺涯之義。金火合德，上應熒惑太白光明。明者，火之政。切者，金之令也。其穀丹白，感金火之氣而成熟者。寒熱凌犯者，司天在泉之氣交相犯，而爭於中也。欬喘血溢鼽嚏，目赤眥瘍，嗌乾上腫，熱病生於上也。血溢寒厥，清病生於下也。入胃心痛，腰痛腹大，寒熱交爭於中而爲病也。

初之氣，地氣遷，燥將去，寒迺始，蟄復藏，水迺冰，霜復降，風迺至，陽氣鬱。民反周密，關節禁固，腰脽痛，炎暑將起，中外瘡瘍。

初之主氣，本厥陰風木也。而太陽寒水客氣加之。故歲前之燥熱將去，而寒迺始，蟄蟲復藏，冰霜復結也。初之時氣，迺厥陰風木，故風迺至。陽春之氣鬱，而民反周密。太陽主筋而爲腎之府，故關節禁固，而腰脽痛，時交於二氣之君火，故炎暑將至，又當爲中外瘡瘍也。

二之氣，陽氣布，風迺行，春氣以正，萬物應榮，寒氣時至。民迺和，其病淋，目瞑目赤，氣鬱於上而熱。

二之主氣，本少陰君火也，而厥陰風木客氣加之。故陽氣布而風迺行，春氣始正，萬物應生長之氣以榮。按少陰之上，君火主之。少陰標陰而本熱，二氣三氣皆君火司令，而曰寒氣時至者，少陰從本從標也。寒熱氣交，故民迺和，其病淋目瞑者，寒氣之爲病也。經云陽盛則瞋目，陰盛則瞑目。目赤者，君火之氣也。氣鬱於上而熱者，寒氣上乘也。

三之氣，天政布，大火行，庶類蕃鮮，寒氣時至。民病氣厥心痛，寒熱更作，欬喘目赤。

三之主氣，本少陽相火也，而少陰君火客氣加之。故天政布，大火行，衆類得長氣而蕃鮮，在下之寒氣時至，故民病氣厥心痛。蓋君火在上，陰寒在下，寒氣厥逆淩心，則心痛而寒熱更作。乘於肺則爲欬喘，蓋肺迺心之蓋，而又下交於腎也，迫其君火上炎則目赤。當與厥陰從中見之化合參。

四之氣，溽暑至，大雨時行，寒熱互至。民病寒熱，嗌乾，黄癉，鼽衄，飲發。

四之主氣，本太陰濕土也。而太陰濕土客氣加之。故溽暑至，大雨時行，寒熱互至也。民病爲寒熱，爲嗌乾，爲黄癉，爲鼽，爲衄，爲飲發也，皆感溫熱之氣。

五之氣，畏火臨，暑反至，陽迺化，萬物迺生迺長迺榮。民迺康，其病溫。

五之主氣，本陽明燥金也。而少陽相火客氣加之。故畏長氣上臨。間氣司令，故暑反至，陽迺化，萬物得長氣而生榮。涼熱之氣合化，故民迺康。其有災眚，感溫熱而爲溫病。

終之氣，燥令行，餘火內格，腫於上，欬喘，甚則血溢；寒氣數舉，則霧霧翳，病生皮腠，內舍於脅下，連少腹而作寒中，地將易也。（《素問·六元正紀大論第七十一》）

終之主氣，本太陽寒水也。而陽明燥金客氣加之。故燥令行氣交之餘熱內格，而爲欬喘，甚則爲血溢也。且寒氣數舉，則霿霧成翳，外則病生皮腠，內則病舍脅下，連小腹而作寒中，以其地氣之將易也。夫地支始於子而對於午，六氣已終，則在泉之氣，將易而交於丑未矣。

厥陰司天之政巳亥之紀民病

凡此厥陰司天之政，氣化運行後天，諸同正歲，氣化運行同天，天氣擾，地氣正，風生高遠，炎熱從之，雲趨雨府，濕化廼行，風火同德，上應歲星熒惑。其政撓，其令速，其穀蒼丹，閒穀言太者，其耗文角品羽。風燥火熱，勝復更作，蟄蟲來見，流水不冰，熱病行於下，風病行於上，風燥勝復形於中。

厥陰司天不及之歲，氣運皆後天時而至，若厥陰少陽標本之相合也。少陽司天，則天氣正；少陽在泉，則地氣正，謂厥陰同少陽之諸正歲。如厥陰在泉，則厥陰之氣，同少陽司天之運行；厥陰司天，則少陽之氣，同厥陰司天之運行，故曰風生高遠，炎熱從之。蓋厥陰少陽標本相合，而厥陰又從少陽之氣化也。六氣之中，止二氣相合。彼此凡十，故曰諸。風性動搖，故天氣擾。少陽之氣運行於中，故地氣正。風氣在天，故風生高遠。少陽之氣，上與厥陰相合，故炎熱從之。雲趨雨府，濕化廼行者，從風火之勝制也。風火同歸於正，故曰同德，上應歲星熒惑光明。撓者，風之政。速者，火之令也。蒼丹之穀，感司天在泉之氣而成熟者。閒穀者，言左之少陰而下，右之太陽而下，感左右之閒氣而成。文角品羽，感司天在泉之氣而生育者，不過文品之毛蟲羽蟲，又不能生聚而耗散也。勝復更作者，謂炎熱從之於上，而復相乘於氣交之中也。蟄蟲來見，流水不冰，相火之在泉也。感風氣則病行於上，感熱氣則病行於下，風燥勝復相乘，則形見於氣交之中。謂行於上，行於下也。又曰形於中，而不曰病也。蓋謂風火之氣行於上下，而復交於中也。炎熱從之於上者，子從母也。勝復更作者，厥陰之氣，復下歸於正也。故厥陰在泉，則地氣正，今厥陰司天而天氣亦正，斯謂之諸同正歲。蓋丹黅蒼素玄，天之氣色。其穀蒼丹者，謂果穀草木昆蟲，生於天之六氣，而成於地之五行也。又諸上見厥陰，左少陰，右太陽，二氣主太。分而合，合而分者，二氣環轉乎地之外，復貫乎地之中。故曰行於上行於下也。

初之氣，寒始肅，殺氣方至。民病寒於右之下。

初之主氣，本厥陰風木也，而陽明燥金客氣加之。故寒始肅，而殺氣方至。民病寒於右之下，謂陽明之閒氣，在在泉少陽之右也。

二之氣，寒不去，華雪水冰，殺氣施化，霜廼降，名草上焦，寒雨數至，陽復化。民病熱於中。

二之主氣，本少陰君火也，而太陽寒水客氣加之，是以寒不去，而霜廼降。二之主氣，廼少陰君火，而寒水加臨於上，是以名草上焦，而陽復化於下也。民病熱中者，君火之氣，爲寒氣鬱於內也。

三之氣，天政布，風廼時舉。民病泣出，耳鳴，掉眩。

三之主氣，本少陽相火也，而厥陰風木客氣加之。是以天政布，風廼時舉，民病泣出，耳鳴掉眩，迺風病行於上也。

四之氣，溽暑濕熱相薄，爭於左之上。民病黃癉而爲胕腫。

四之主氣，本太陰濕土也，而少陰君火客氣加之，是以溽暑濕熱相薄。爭於左之上者，謂少陰在司天厥陰之左也。按：厥陰司天之間氣，始於下之陽明，而交於太陽；少陽在泉之間氣，始於上之少陰，而交於太陰。故民病寒於右之下者，蓋從下而上也；爭於左之上者，謂從上而下也。是以間穀言太者，言在上左右之少陰太陽，而及於太陰陽明，所謂數之始，起於上而終於下也。故曰食間穀以保其精，謂保四氣主時之精氣也。又曰食間穀以避虛邪，謂避左右間氣之虛邪也。蓋能保其精，則能避其邪矣。民病黃癉胕腫，皆濕熱之爲病。

五之氣，燥濕更勝，沈陰迺布，寒氣及體，風雨迺行。

五之主氣，本陽明燥金也，而太陰濕土客氣加之，是以燥濕更勝。沈陰布而寒及體者，二氣並主清寒也。太陰所至，終爲雨，陽明所至爲悽鳴，故風雨迺行。眉批："四之氣濕熱相薄，五之間氣並於上之四氣而爲病，故不復言病。"

終之氣，畏火司令，陽迺火化，蟄蟲出見。流水不冰，地氣大發，草迺生，人迺舒。其病溫厲。(《素問・六元正紀大論第七十一》)

終之主氣，本太陽寒水也，而少陽相火客氣加之，故畏火司令。客勝其主，是以陽氣大化，流水不冰。少陽在泉之氣大發，草感生長之氣而生，人感溫煖之氣而舒。其病溫厲者，所謂冬溫病也。

◎在泉民病

歲厥陰在泉……民病灑灑振寒，善呻數欠，心痛支滿，兩脅裏急，飲食不下，鬲咽不通，食則嘔，腹脹善噫，得後與氣，則快然如衰，身體皆重。

厥陰在泉之歲，其民病爲灑灑振寒，爲善伸，爲數欠，爲心痛，爲支滿，爲兩脅裹急，爲飲食不下，爲膈咽不通，爲食則嘔，木邪乘胃也。《經脈》云："自灑灑振寒至數欠，爲陽明胃病；自食則嘔至身體皆重，爲太陰脾病。"又曰："脾是動，則病灑灑振寒，善伸數欠。脾氣病則飲食不下，食則嘔，腹脹，善噫，得後與氣則快然如衰，身體俱重。"蓋木淫而土病也。又厥陰肝脈，上貫膈，布脅肋，故爲心痛支滿等證。得後與氣者，後，謂大便；氣，轉矢氣也。

歲少陰在泉……民病腹中常鳴，氣上衝胷，喘不能久立，寒熱，皮膚痛，目瞑，齒痛，䪼腫，惡寒發熱如瘧，少腹中痛，腹大。

少陰在泉之歲，腹中常鳴者，火氣奔動也。氣上胷胸者，火氣炎上也。喘不能久立，寒熱皮膚痛者，火淫肺金也。目瞑者，熱甚陰虛，畏陽光也。齒痛䪼腫，熱乘陽明也。發熱如瘧者，少陰標本之氣病也。熱在下焦，則少腹中痛；熱在中焦，則腹大也。

歲太陰在泉……民病飲積心痛，耳聾渾渾焞焞，嗌腫喉痹，陰病血見，少

腹痛腫，不得小便，病衝頭痛，目似脫，項似拔，腰似折，髀不可以回，膕如結，腨如別。

太陰在泉之歲，飲積心痛，寒濕乘心也。自耳聾至喉痹，按《經脈》爲三焦經病。自陰病至不得小便，以邪濕下流，爲陰虛腎病。自衝頭痛至腨如別，按《經脈》爲膀胱經病。此以土邪淫勝剋水，而腎合三焦膀胱，俱爲水藏，故病及焉。

歲少陽在泉……民病注泄赤白，少腹痛，溺赤，甚則血便，少陰同候。

歲少陽在泉，熱傷血分，則注赤，熱傷氣分，則注白。熱在下焦，故少腹痛而溺赤。血便者，甚則血出於小便也。少陰之火出自水，少陽之火生於地，皆有陰陽寒熱之分，故與少陰同候。

歲陽明在泉……民病喜嘔，嘔有苦，善太息，心脅痛，不能反側，甚則嗌乾面塵，身無膏澤，足外反熱。

歲陽明在泉，《經脈》以"口苦善太息，心脅痛不能轉側，甚則面微有塵，體無膏澤，足外反熱"，爲足少陽膽經病。嗌乾面塵，爲厥陰肝經病。此以金邪淫勝，故肝膽受傷，而爲病如此。

歲太陽在泉……民病少腹控睾，引腰脊，上衝心痛，血見，嗌痛，頷腫。（《素問・至眞要大論第七十四》）

歲太陽在泉，寒淫於下，則膀胱與腎受之，膀胱居於少腹，故少腹痛。腎主陰器，故控引睾丸。太陽之脈，挾脊抵腰中，故引腰脊。腎脈絡心，故上衝心痛。心主血而寒氣逼之，故血見。《經脈》云："嗌痛頷腫，迺小腸經病。"小腸者，心之府也，亦水邪上侮火藏火府而然。

◎五鬱發異之民病

土鬱發異之民病

岐伯曰：土鬱之發……故民病心腹脹，腸鳴而爲數後，甚則心痛脅䐜，嘔吐霍亂，飲發注下，胕腫身重。（《素問・六元正紀大論第七十一》）

木勝制土，土之鬱也。鬱極則怒，怒動則發。岩谷者，土深之處。震驚者，土氣之發也。殷，盛也。氣交者，昇降之中，亦三氣四氣之間。蓋火濕合氣，發而爲雷，故盛於火濕之令。埃昏黃黑，塵霾蔽日也。化爲白氣，濕蒸之氣，嵐之屬也。飄風驟注，衝決高深也。岩崩石走，洪水從而出也。川流漫衍，洇沒郊原也。田牧土駒，以洪水之後，惟餘土石嵬然，若群駒散牧於田野也。土濕之化，鬱而伸也。土氣被鬱，物化皆遲，然土鬱之發，必在三氣四氣之時，故猶能生長化成，不失其時也。故此民病者，皆濕土爲病。濕在上中二焦，故心腹脹。濕在下焦，故數後下利。心爲濕乘，故心痛。肝爲濕侮，故脅䐜。䐜，脹也。有聲爲嘔，有物爲吐。霍亂者，吐利並行，而心目撩亂也。飲，痰飲也。注下，大便暴泄也。濕氣傷肉，則胕腫身重。皆土發濕邪之證。雨府，太陰濕聚之處也。霞擁朝陽，見於旦也。埃昏，土氣之濁也。土主四之氣，在大暑六月中後凡六十日有奇，故土鬱之發，以其四氣。浮游，蜉蝣也，朝生暮死，其出以陰。此言大者爲雲横天山，小者爲浮游生滅，皆濕化也。二者之見，則土鬱將發，先兆彰矣。

金鬱發異之民病

金鬱之發……故民病欬逆，心脅滿引少腹，善暴痛不可反側，嗌乾面陳色惡。（《素問·六元正紀大論第七十一》）

火勝制金，金之鬱也。金氣清明急切，故其發如此。大涼者，金之寒氣。浮煙者，金之斂氣。金風至則燥氣行，陰氣凝則霿霧起。霿霧，厚霧也。殺氣，陰氣也。蒼乾，凋落也。金廼有聲，金氣勁而秋聲發也。欬逆嗌乾，肺病而燥也。心脅滿引少腹，善暴痛不可反側，金氣勝而傷肝也。陳，晦也。金氣肅殺，故面色陳而惡也。燥氣行，故山澤焦枯。土面凝白，鹵結爲霜也。金王五之氣，主秋分八月中後凡六十日有奇，故其發也，在氣之五。夜雪白露，林莽聲淒，二者之見，皆金鬱欲發之先兆。

水鬱發異之民病

水鬱之發……故民病寒客心痛，腰脽痛，大關節不利，屈伸不便，善厥逆痞堅腹滿。（《素問·六元正紀大論第七十一》）

土勝制水，水之鬱也。水鬱而發，寒化大行，故陽氣廼辟。辟，避同。寒雰，寒氣之如霧者。黄，土色。黑，水色。水爲土鬱而發，故二色並見於氣交。祥，災異也，凡吉凶之兆皆曰祥。故民病皆寒水之氣爲病。火畏水故心痛。寒入腎，故腰脽痛。寒則氣血滯，筋脈急，故關節不利，屈伸不便。陰氣勝，陽氣不行，故厥逆痞堅腹滿。二火前後，君火二之氣，相火三之氣，自春分二月中而盡於小暑六月節，凡一百二十日，皆二火之所主。水本王於冬，其氣鬱，故發於火令之時，陰乘陽也。蓋陰精與水，皆上承火，故其發也，在君相二火之前後。深玄，黑色也。麻散，如麻散亂可見，微見而隱也。大都占氣之法，當於平旦候之，其色黑而微黄，黄爲土色，黑爲水色，微黄兼黑，水鬱將發之先兆也。

木鬱發異之民病

木鬱之發……故民病胃脘當心而痛，上支兩脅，鬲咽不通，食飲不下，甚則耳鳴眩轉，目不識人，善暴僵僕。（《素問·六元正紀大論第七十一》）

金勝制木，木之鬱也。木鬱之發，風氣大行，故有埃昏雲擾、發屋折木等候，皆木之爲變也。故此民病皆風木肝邪之爲病。厥陰之脈，挾胃貫膈，故胃脘當心而痛，膈咽不通，食飲不下也。上支兩脅，肝氣自逆也。肝經循喉嚨，入頏顙，連目系，上會於巔，故爲耳鳴眩轉、目不識人等證。風木堅疆，最傷胃氣，故令人善暴僵僕。蒼埃濁色，黄黑鬱若，皆風塵也。風勝濕，故雲雖横而不起雨。風氣之至，動變不定，故其發也，亦無常期。草偃，草尚之風必偃也。呈陰，凡柔葉皆垂，因風翻動而見葉底也。松吟，聲在樹間也。虎嘯則風生，風從虎也。凡見此者，皆木鬱將發之先兆。

火鬱發異之民病

火鬱之發……故民病少氣，瘡瘍癰腫、脅腹胷背面首四支憤臚脹，瘍疿嘔逆，瘛瘲骨痛，節廼有動，注下溫瘧，腹中暴痛，血溢流注，精液廼少，目赤心熱，甚則瞀悶懊憹，善暴死。（《素問·六元正紀大論第七十一》）

水勝制火，火之鬱也。“腫”字誤，當作“曛”。蓋火鬱而發，熱化大行，故太虛曛翳昏昧，大明反不彰也。燔燎騰煙，炎熱甚也。材木流津，汁溶流也。霜鹵，水泉乾涸而鹵爲霜也。止水，蓄積之水也。風行惑言，熱極風生，風熱交熾而人言惑亂也。濕化廼後，雨不至也。故此民病，皆火盛之爲病也。壯火食氣，故少氣。火能腐物，故瘡癰。陽邪有餘，故爲䐜塞憤悶、臚腔脹滿、瘍疿瘡毒等患。火氣上衝，故嘔逆。火傷筋則瘛瘲抽掣，火傷骨則骨痛難支，火伏於節則節廼有動，火在腸胃則注下，火在少陽則溫瘧，火實於腹則腹暴痛，火入血分則血溢流注，火爍陰分則精液廼少，火入肝則目赤，火入心則心熱，火炎上焦則瞀悶，火鬱膻中則懊憹。火性急速，敗絕眞陰則暴死。刻終者，百刻之終也。日之刻數，始於寅初，終於丑未，此陰極之時也，故一日之氣，惟此最涼。刻終大溫而汗濡玄府，他熱可知矣。玄府，汗空也。火本王於夏，其氣鬱，故發於未申之四氣。四氣者，陽極之餘也。上文言濕化廼後，至此則火王生土，故動復則靜，陽極反陰。土氣得行，濕令復至，故萬物得以化成也。群華之發，君火二氣之候也。午澤，南面之澤也。於華髮之時而水凝冰雪，見火氣之鬱也。於面南之澤而焰陽氣見，則火鬱將發之先兆也。

◎六經所至病之常（一）

厥陰所至，爲裏急；少陰所至，爲瘍胗身熱；太陰所至，爲積飲否隔；少陽所至，爲嚏嘔，爲瘡瘍；陽明所至，爲浮虛；太陽所至，爲屈伸不利。病之常也。（《素問·六元正紀大論第七十一》）

厥陰所至，風木用事則病在筋，故爲裏急。少陰所至，君火用事則血脈熱，故瘍胗身熱。太陰所至，濕土用事則脾多濕滯，故爲積飲痞隔。少陽所至，相火炎上，故爲嚏嘔。熱傷皮腠，故爲瘡瘍。陽明所至，燥金用事而浮虛，皮毛爲金之合也。太陽所至，寒水用事則病在骨，故爲屈伸不利。

◎六經所至病之常（二）

厥陰所至，爲支痛；少陰所至，爲驚惑、惡寒戰慄、譫妄；太陰所至，爲稸滿；少陽所至，爲驚躁、瞀昧、暴病；陽明所至，爲鼽、尻陰股膝髀腨骱足病；太陽所至，爲腰痛。病之常也。（《素問·六元正紀大論第七十一》）

厥陰所至而主肝，故兩脅肋支爲痛。少陰所至而主心，故爲驚惑。熱極反兼寒化，故惡寒戰慄。陽亢傷陰，心神迷亂故譫妄。太陰所至而主脾，病在中焦，故畜滿。少陽所至主膽，以以火乘之，故爲驚躁。火外陽而内陰，故瞀昧。相火急疾，故爲暴病。陽明所至，以胃經起於鼻，故爲鼽。會於氣街，總於宗筋，以下於足，故爲尻陰膝足等病。太陽所至，以膀胱之脈，挾脊抵腰中，故爲腰痛。

◎六經所至病之常（三）

厥陰所至，爲緛戾；少陰所至，爲悲妄、衄衊；太陰所至，爲中滿、霍亂吐下；少陽所至，爲喉痹、耳鳴、嘔涌；陽明所至，爲皴揭；太陽所至；爲寢汗痙。病之常也。（《素問·六元正紀大論第七十一》）

厥陰所至，木病在筋，故令支體緛縮，乖戾不支。少陰所至，火病於心而並於肺，故爲悲妄。火逼血而妄行，故鼻血爲衄，汙血爲衊。太陰所至，土濕傷脾也。少陽所至，喉痹耳鳴嘔湧，相火上炎也。涌，湧同。陽明所至，燥金用事則肝木受傷，故脅痛。皮膚甲錯而起爲皴揭，皆燥病也。太陽所至，寒水用事，故爲寢汗，《脈要精微論》曰“陰氣有餘爲多汗身寒者”是也。支體強直、筋急反戾曰痙，陰寒凝滯而陽氣不行也。

◎六經所至病之常（四）

厥陰所至，爲脅痛嘔泄；少陰所至，爲語笑；太陰所至，爲重胕腫；少陽所至，爲暴注瞤瘛，暴死；陽明所至，爲鼽嚏；太陽所至，爲流泄禁止。病之常也。（《素問·六元正紀大論第七十一》）

厥陰所至，木自爲病，故脅痛。肝乘於脾，故嘔泄。少陰所至，少陰主心，心藏神，神有餘則笑不休。太陰所至，土氣濕滯，則身重肉浮而腫，謂之胕腫。少陽所至，相火乘金，大腸受之，則爲暴注而下，乘脾則肌肉瞤動，乘肝則支體筋脈抽瘛。相火急暴，故爲暴死。陽明所至，金氣寒肅而斂，故爲鼽嚏。寒氣下行，能爲瀉利，故曰流泄。太陽所至，陰寒凝結，陽氣不化，能使二便不通，汗竅不解，故曰禁止，以上病候凡四類。

◎降之不下而發病

黄帝曰：昇之不前，余已盡知其旨，願聞降之不下，可得明乎？岐伯曰：悉乎哉問！是之謂天地微旨，可以盡陳斯道，所謂昇已必降也。至天三年，次歲必降，降而入地，始爲左間也。如此昇降往來，命之六紀者矣。

六氣之運，右者昇而左者降也。每氣在天各三年，凡左間一年，司天一年，右間一年。三年周盡，至次歲廼降而入地，爲在泉之左間，亦周三年而復昇於天也。此六氣之紀也。

是故丑未之歲，厥陰降地，主窒地晶，勝而不前。又或遇少陰未退位，即

厥陰未降下，金運以至中，金運承之，降之不下，抑之變鬱。木欲降下，金承之，降而不下，蒼埃遠見，白氣承之，風舉埃昏，清躁行殺，霜露復下，肅殺布令。久而不降，抑之化鬱，即作風躁相伏，暄而反清，草木萌動，殺霜迺下，蟄蟲未見，懼清傷藏。

丑未歲，太陽當遷正在泉，而厥陰風木，以上年司天之右閒，當降爲今歲在泉之左閒，故畏地皛，金氣窒之也。如上年子午歲氣有餘，司天少陰不退位，則右閒厥陰亦不能降下也。抑之變鬱，即乙丑乙未歲也，亦能制抑厥陰，鬱而爲病。木郁金勝，故蒼埃見而殺令佈。清寒勝木，故草木萌動，霜迺殺之而蟄蟲不見，其在民病亦懼清氣之傷肝藏也。舊本無“下”“蟲”二字，必脫簡也，今增補之。

是故寅申之歲，少陰降地，主窒地玄，勝之不入。又或遇丙申、丙寅，水運太過，先天而至。君火欲降，水運承之，降而不下，即彤雲才見，黑氣反生，暄暖如舒，寒常布雪，凜冽復作，天雲慘淒。久而不降，伏之化鬱，寒勝復熱，赤風化疫；民病面赤心煩，頭痛目眩也，赤氣彰而溫病欲作也。

寅申歲，厥陰當遷正在泉，而少陰君火，以上年司天之右閒，當降爲今歲厥陰之左閒，故畏地玄，木勝窒之也。丙以陽水，其氣先天而至，亦能制抑君火，使之不降。降而不下，皆寒水勝火之化。彤，赤也。熱鬱於上，久而不降，故民多溫熱之病。

是故卯酉之歲，太陰降地，主窒地蒼，勝之不入。又或少陽未退位者，即太陰未得降也，或木運以至。木運承之，降而不下，即黃雲見而青霞彰，鬱蒸作而大風，霧翳埃勝，折損迺作。久而不降也，伏之化鬱，天埃黃氣，地布濕蒸。民病四支不舉，昏眩支節痛，腹滿填臆。

卯酉年，少陰當遷正在泉，而太陰濕土，以上年司天之右閒，當降爲今歲少陰之左閒，故畏地蒼，木勝窒之也。如上年寅申，歲氣有餘，司天少陽不退位，則右閒太陰亦不能降下。木運以至，丁卯丁酉年也。降而不下，皆風木勝土之化。土氣久鬱不降，故天爲黃氣，地爲濕蒸，人病在脾胃，故爲四支不舉、滿填胸臆等病。

是故辰戌之歲，少陽降地，主窒地玄，勝之不入。又或遇水運太過，先天而至也。水運承之，降而不下，即彤雲才見，黑氣反生，暄暖欲生，冷氣卒至，甚即冰雹也。久而不降，伏之化鬱，冷氣復熱，赤風化疫。民病面赤心煩，頭痛目眩也，赤氣彰而熱病欲作也。

辰戌年，太陰當遷正在泉，而少陽相火，以上年司天之右閒，當降爲今歲在泉之左閒，故畏地玄，水勝窒之也。先天而至，丙辰丙戌年也。降而不下，皆寒水勝火之化。此與上文寅申歲少陰不降者同義。少陽火鬱爲病，亦與上文少陰不降同。

是故巳亥之歲，陽明降地，主窒地彤，勝而不入。又或遇太陰未退位，即少陽未得降，即火運以至之。火運承之不下，即天清而肅，赤氣迺彰，暄熱反作。民皆昏倦，夜臥不安，咽乾引飲，懊熱內煩；大清朝暮，暄還復作。

久而不降，伏之化鬱，天清薄寒，遠生白氣。民病掉眩，手足直而不仁，兩脅作痛，滿目𥆨𥆨。

巳亥年，少陽當遷正在泉，而陽明燥金，以上年司天之右間，當降爲今歲在泉之左間，故畏地彤，火氣勝之也。如上年辰戌，歲氣有餘，司天太陽不退位，則右間陽明亦不能降下。火運以至，癸巳癸亥年也。金欲降而火承之，故清肅行而熱反作也。熱傷肺氣，故民爲昏倦咽乾等病。金氣久鬱於上，故清寒生而白氣起。其於民病，則肝木受邪，故爲掉眩脅目等證。

是故子午之年，太陽降地，主窒地阜勝之，降而不入。又或遇土運太過，先天而至。土運承之，降而不入，即天彰黑氣，暝暗淒慘，才施黃埃而布濕，寒化令氣，蒸濕復令。久而不降，伏之化鬱，民病大厥，四支重怠，陰痿少力。天布沈陰，蒸濕間作。（《素問・遺篇本病論第七十三》）

此承上文，而詳降之不入，則成五鬱，當有天時民病也。大義見前篇第二節。子午年，陽明當遷正在泉，而太陽寒水，以上年司天之右間，當降爲今歲在泉之左間，故畏地阜，土勝也。甲子甲午，陽土有餘之歲也。水爲土勝，故黑氣才施，黃埃即布，寒化欲行而蒸濕復令也。寒鬱於上而濕制之，則脾腎受邪，故民爲寒厥四支重怠陰痿等病，而沈陰蒸濕間作也。

◎司天不遷正之民病

帝曰：昇降不前，晰知其宗，願聞遷正，可得明乎？岐伯曰：正司中位，是謂遷正位。司天不得其遷正者，即前司天以過交司之日，即遇司天太過有餘日也，即仍舊治天數，新司天未得遷正也。

晰，明也。新舊之交，大寒日也。新舊相遇，而舊者有餘未退，仍治天數，則新者未得遷正。

厥陰不遷正，即風暄不時，花卉萎瘁。民病淋溲，目系轉，轉筋喜怒，小便赤。風欲令而寒由不去，溫暄不正，春正失時。

巳亥年，太陽未退位，則厥陰不遷正，風木失時，故有此變。木失其正，肝經病也。木王於春，其氣不伸，故失時也。

少陰不遷正，即冷氣不退，春冷後寒，暄暖不時。民病寒熱，四支煩痛，腰脊強直。木氣雖有餘，位不過於君火也。

子午年，若厥陰不退位，則少陰不遷正，君火不正，故春多寒冷，暄暖不能及時。陽氣不正，時多寒冷，故民爲寒熱煩痛等病。上年厥陰陰氣，至本年初氣之末，交於春分，則主客君火已皆得位，木雖有餘，故不能過此。

太陰不遷正，即雲雨失令，萬物枯焦，當生不發。民病手足支節腫滿，大腹水腫，填臆不食，飧泄脅滿，四支不舉。雨化欲令，熱猶治之，溫煦於氣，

亢而不澤。

丑未年，若少陰不退位，則太陰不遷正，萬物賴土以生，土氣失正，故當生不發。土氣失和，脾經爲病也。君火有餘，濕化不行也。

少陽不遷正，則炎灼弗令，苗莠不榮，酷暑於秋，肅殺晚至，霜露不時。民病痎瘧骨熱，心悸驚駭，甚時血溢。

寅申年，若太陰不退位，則少陽不遷正，相火失正，故炎灼弗令，苗莠不榮，暑熱肅殺，其至皆晚也。莠，似稷之草。民病，皆相火鬱熱之病。

陽明不遷正，則暑化於前，肅殺於後，草木反榮。民病寒熱鼽嚏，皮毛折，爪甲枯焦，甚則喘嗽息高，悲傷不樂。熱化迺布，燥化未令，即清勁未行，肺金復病。

卯酉年，若少陽不退位，則陽明不遷正，金爲火制，故暑熱在前，肅殺在後。金令衰遲，故草木反榮。相火灼金，肺經受病也。清勁未行，金之衰也。

太陽不遷正，則冬清反寒，易令於春，殺霜在前，寒冰於後，陽光復治，凜冽不作，氛雲待時。民病溫癘至，喉閉嗌乾，煩燥而渴，喘息而有音也。寒化待燥，猶治天氣，過失序，與民作災。（《素問·遺篇本病論第七十三》）

辰戌年，若陽明不退位，則太陽不遷正，水正衰遲，故冬清反寒，易令於春。陰氣不布故陽光復治，凜冽不作。水虧金燥，故民爲溫癘煩燥，喘息有音之病。寒化須待燥去，猶得治天，但過期失序，則與民爲災也。他氣皆然。

◎司天不退位之民病

帝曰：遷正蚤晚，以命其旨，願聞退位，可得明哉？岐伯曰：所謂不退者，即天數未終，即天數有餘，名曰復布政，故名曰再治天也，即天令如故而不退位也。

天數未終，餘氣仍在，雖遇交司，故猶不退位。天數有餘，應退不退，故於新歲，猶行舊歲之令。

厥陰不退位，即大風蚤舉，時雨不降，濕令不化。民病溫疫疵廢風生，民病皆支節痛，頭目痛，伏熱内煩，咽喉乾引飲。

木制土，風勝濕也。疵，黑斑也。廢，支體偏廢也。風氣有餘，故爲此溫疫疼痛伏熱諸病。

少陰不退位，即溫生春冬，蟄蟲蚤至，草木發生。民病膈熱咽乾，血溢驚駭，小便赤澀，丹瘤𤺋瘡瘍留毒。

君火再布溫熱盛行也。民病，皆火盛之病。

太陰不退位，而取寒暑不時，埃昏布作，濕令不去。民病四支少力，食飲不下，泄注淋滿，足脛寒，陰痿閉塞，失溺小便數。

太陰土氣，王在四維，再治不退，故或寒或暑，其至不時，而埃昏布作矣。土氣不退，濕滯在脾，故爲四支少力，食飲不下等病。土邪傷腎，故爲陰痿失溺等病。

少陽不退位，即熱生於春，暑廼後化，冬溫不凍，流水不冰，蟄蟲出見。民病少氣，寒熱更作，便血上熱，小腹堅滿，小便赤沃，甚則血溢。

上年相火不退，故熱生於春，後化遲留不去也。民病少氣，熱傷氣也。赤沃，赤尿也。皆相火之爲病。

陽明不退位，即春生清冷，草木晚榮，寒熱間作。民病嘔吐暴注，食飲不下，大便乾燥，四支不舉，目瞑掉眩。

金氣清肅，陽和不舒，故寒熱間作。嘔吐暴注，食飲不下，清寒犯胃也，大便乾燥，金之氣也，木受金邪，肝筋爲病，故四支不舉，目瞑掉眩。

太陽不退位，即春寒復作，冰雹廼降，沈陰昏翳，二之氣寒猶不去。民病痹厥，陰痿失溺，腰膝皆痛，溫癘晚發。（《素問·遺篇本病論第七十三》）

此下獨缺太陽不退位一條，古文之脫失也。後據金刻本補。

◎位易則大變生而病作矣

帝曰：天地之氣盈虛如何？岐伯曰：天氣不足，地氣隨之；地氣不足，天氣從之，運居其中而常先也。惡所不勝，歸所同和，隨運歸從而生其病也。故上勝則天氣降而下，下勝則地氣遷而上，勝多少而差其分，微者小差，甚者大差，甚位易氣交，易則大變生而病作矣。《大要》曰：甚紀五分，微紀七分，其差可見，此之謂也。（《素問·六元正紀大論第七十一》）

天氣即司天，地氣即在泉，運即歲運。歲運居上下之中，氣交之分，故天氣欲降，則運必先之而降，地氣欲昇，則運必先之而昇也。此亦言中運也。如以木運而遇燥金司其天地，是爲不勝則惡之。遇水火司其天地，是爲同和則歸之。不勝者受其制，同和者助其勝，皆能爲病，故曰隨運歸從而生其病也。上勝者，司天之氣有餘也，上有餘則氣降而下。下勝者，在泉之氣有餘也，下有餘則氣遷而上。即天氣不足，地氣隨之；地氣不足，天氣隨之之謂。勝多少，言氣之微甚也。勝微則遷降少，勝多則遷降多，勝有多少，則氣交之變有多寡之差分矣。小差則小變，大差則大變，甚則上下之位，易於氣交之際，運居其中而常先之，故易則大變生，民病作矣。甚紀五分，勝氣居其半也。微紀七分，勝止十之三也。此天地盈虛之數有大差小差之分，故變病亦有微甚。

◎六氣所勝之病

故風勝則動，熱勝則腫，燥勝則乾，寒勝則浮，濕勝則濡泄，甚則水閉胕腫，隨氣所在，以言其變耳。（《素問·六元正紀大論第七十一》）

此下總言六氣之病應也。風善行而數變，故風勝則動，動，不寧也。瘡瘍癰腫，火之病也。精血津液枯涸於内，皮膚肌肉皴揭於外，皆燥之病也。腹滿身浮，陽不足而寒爲病也。濡泄，水利也。水閉胕腫，水道不利而肌肉腫脹，按之如泥不起也。以上六句，與《陰陽應象大論》同。氣有高下前後中外之異，人之爲病，其氣亦然。故氣勝於高則病在頭項，氣勝於下則病在足膝，氣勝於前則病在面腹手臂，氣勝於後則病在肩背腰臀，氣勝於中則病在藏府筋骨，氣勝於外則病在經絡皮毛，而凡風勝則動、熱勝則腫、燥勝則乾、寒勝則浮、濕勝則濡泄胕腫之類，無不隨氣所在而爲病變也。

◎六氣相勝之病（一）

帝曰：六氣相勝奈何？

此言六氣相勝，各有天時民病也。

岐伯曰：厥陰之勝，耳鳴頭眩，憒憒欲吐，胃鬲如寒，大風數舉，倮蟲不滋，胠脅氣竝，化而爲熱，小便黄赤，胃脘當心而痛，上支兩脅，腸鳴飧泄，少腹痛，注下赤白，甚則嘔吐，鬲咽不通。

相勝者，六氣互有強弱，而乘虛相勝也。厥陰之勝，巳亥之歲，風邪盛也。耳鳴頭眩，肝脈會於頂巔而風主動也。憒憒欲吐，胃膈如寒，以木邪傷胃，胃虛生於寒也。倮蟲不滋，土氣衰也。胠脅氣並，肝邪聚也。化熱而小便黄赤，邪侵小腸也。其在上則胃脘當心而痛，上支兩脅，爲嘔吐，爲膈咽不通。在下則飧泄少腹痛，注下赤白，皆肝經脈氣所及，而木邪乘於腸胃也。所謂風之傷人也，善行而數變。憒，心亂也。

少陰之勝，心下熱，善饑，齊下反動，氣遊三焦，炎暑至，木廼津，草廼萎，嘔逆躁煩，腹滿痛，溏泄，傳爲赤沃。

少陰之勝，子午之歲，君火盛也。少陰之脈起心中，出屬心繫，故心下熱而善饑。少陰之脈絡小腸，而熱乘之，故齊下反痛。心火盛則熱及心包絡，包絡之脈歷絡三焦，故氣遊三焦。其在天則炎暑至，在物則木廼津，草廼萎。火在上焦則嘔逆躁煩，在中焦則腹滿痛，在下焦則溏泄傳爲赤沃。赤沃者，利血尿赤也。齊，臍同。

太陰之勝，火氣内鬱，瘡瘍於中，流散於外，病在胠脅，甚則心痛，熱格頭痛，喉痹項強，獨勝則濕氣内鬱，寒迫下焦，痛留頂，互引眉間，胃滿。雨數至，燥化廼見，少腹滿，腰脽重強，内不便，善注泄，足下溫，頭重，足脛胕腫，飲發於中，胕腫於上。

"燥"當作"濕"。太陰之勝，丑未之歲，濕邪盛也。寒濕外盛，則心火内鬱，故瘡瘍先發於中，而後流散於外。心脈起心中，出掖下，故病在胠脅，甚則心痛。熱格於上，則爲頭痛喉痹項強。若無熱而濕獨勝，則濕氣内鬱，寒迫下焦，故痛留巔頂，互引眉間。胃屬土，不能制濕則爲脹滿。其在天則雨數至，在物則濕化見。濕下流則少腹滿，腰脽重強。内濕不便則清濁不分。故善注泄。濕鬱於下則熱生，故足溫。濕滯於上，故頭重。脾胃不能勝濕，則足脛胕腫，故飲發於中，浮腫於上也。

少陽之勝，熱客於胃，煩心心痛，目赤欲嘔，嘔酸善饑，耳痛溺赤，善驚譫妄。暴熱消爍，草萎水涸，介蟲廼屈，少腹痛，下沃赤白。

少陽之勝，寅申之歲，相火盛也。熱客於胃而上行，則爲煩心心痛、目赤欲嘔、嘔酸善饑、耳痛等病，下行則爲溺赤。火盛則傷陰，故善驚譫妄，暴熱消爍。熱極則害物，故草萎水涸。介蟲屬金，故遇火而屈。熱陷下焦，故少腹爲痛。下沃赤白者，熱在血分則赤，氣分則白，大便曰利，小便曰濁也。

陽明之勝，清發於中，左胠脅痛，溏泄，内爲嗌塞，外發㿗疝。大涼肅殺，華英改容，毛蟲廼殃。胷中不便，嗌塞而欬。

陽明之勝，卯酉之歲，金邪盛也，金氣寒肅，故清發於中。木受其制，故左胠脅痛。清氣在下則爲溏泄，在上則爲嗌塞，在少腹則爲㿗疝，在天則大涼肅殺，在物則華英改容。毛蟲，木蟲也，故受其殃。胷中，肺所居也，燥勝則肺氣斂而失其治節，故有不便而嗌塞爲欬也。

太陽之勝，凝凓且至，非時水冰，羽廼後化。痔瘧發，寒厥入胃，則内生心痛，陰中廼瘍，隱曲不利，互引陰股，筋肉拘苛，血脈凝泣，絡滿色變，或爲血泄，皮膚否腫，腹滿食減，熱反上行，頭項顖頂，腦戶中痛，目如脫，寒入下焦，傳爲濡寫。（《素問・至眞要大論第七十四》）

太陽之勝，辰戌之歲，水邪盛也，故爲凝凓水冰。羽蟲屬火，故後化。太陽經挾脊貫臀，故痔發。寒勝則邪正分爭，故爲瘧。寒氣入胃，厥逆於中，上侵君火，故内生心痛。太陽之脈絡腎屬膀胱，故爲陰瘍，爲隱曲不利而互引陰股，筋肉得寒則爲急爲痺，故筋急肉苛。血脈得寒則榮衛凝澀，經脈不行，故絡滿色變。血滯於經則妄行，故或爲血泄。表寒不行，故皮膚痞腫。裏寒爲滯，故腹滿食減。陰寒在下，則戴陽於上，故熱反上行。頭項囟頂腦戶目内眥，皆太陽經也，寒氣居之，故爲痛如脫。寒入下焦，則命門陽衰，故傳爲大便濡瀉。

◎六氣相勝之病（二）

帝曰：善。六氣之勝，何以候之？岐伯曰：乘其至也，清氣大來，燥之勝也，風木受邪，肝病生焉；熱氣大來，火之勝也，金燥受邪，肺病生焉；寒氣大來，水之勝也，火熱受邪，心病生焉；濕氣大來，土之勝也，寒水受邪，腎病生焉；風氣大來，木之勝也，土濕受邪，脾病生焉，所謂感邪而生病也。（《素問・至眞要大論第七十四》）

此言六氣之勝，氣有可候，候者，候其氣之應見也。而脈有可診也。清氣大來，可以候燥之勝，廼陽明燥金所司也，故金來勝木，則風木受邪，肝病廼生。熱氣大來，可以候火之勝，廼少陰少陽所司也，故火來勝金，則金燥受邪，肺病廼生。寒氣大來，可以候水之勝，廼太陽寒水所司也，故寒來勝火，則心病廼生。濕氣大來可以候土之勝，廼太陰濕土所司也，故土來勝水，腎病廼生。風氣大來，可以候木之勝，廼厥陰風木所司也，故木來勝土，脾病廼生。

◎復而反病

帝曰：復而反病何也？岐伯曰：居非其位，不相得也。大復其勝，則主勝之，故反病也。所謂火燥熱也。（《素問・至眞要大論第七十四》）

復而反病，謂復反自病也。復氣居非其位，則客主之氣不相得，氣不相得而大復其勝，力極必虛，虛則主氣乘之，故反受病也。此即居非其位也，火，少陽也。燥，陽明也。熱，少陰也。少陽少陰在泉，以客之火氣，而居主之水位，火氣大復，則水主勝之。陽明司天，以客之金氣，而居主之火位，金氣大復，則火主勝之。餘氣勝復，則無主勝之反病，故曰所謂火燥熱也。此以復氣反病爲言，然燥在三氣之前，本非復之時也，但言復則勝可知矣，故勝氣不相得者亦當反病，天地之氣皆然也。

◎司天客主勝復生病

帝曰：其生病何如？

岐伯曰：厥陰司天，客勝則耳鳴掉眩，甚則欬；主勝則胸脅痛，舌難以言。

厥陰司天，己亥之歲。初氣本厥陰風木爲主，而陽明燥金客氣加之；二氣本少陰君火爲主，而太陽寒水客氣加之；三氣本少陽相火爲主，而厥陰風木客氣加之。若客勝則木氣上動而風邪盛，故耳鳴掉眩，甚則爲欬。若主勝則火挾木邪，在相火則胸脅痛，心包所居也；在君火則舌難言，心開竅於舌也。

少陰司天，客勝則鼽嚏，頸項強，肩背瞀熱，頭痛，少氣，發熱，耳聾目瞑，甚則胕腫，血溢，瘡瘍，欬喘；主勝則心熱煩躁，甚則脅痛支滿。

少陰司天，子午之歲。初氣本厥陰風木爲主，而太陽寒水客氣加之；二氣本少陰君火爲主，而厥陰風木客氣加之；三氣本少陽相火爲主，而少陰君火客氣加之。如客氣各勝主氣，則爲鼽，爲嚏，爲頸項強，爲肩背瞀熱，爲頭痛，爲少氣，爲發熱，爲耳聾爲目瞑，甚則爲胕腫，爲血溢，爲瘡瘍，爲欬爲喘；如主氣各勝客氣，則爲心熱，爲煩躁，甚則爲脅痛，爲支滿也。

太陰司天，客勝則首面胕腫，呼吸氣喘；主勝則胷腹滿，食已而瞀。

太陰司天，丑未之歲。初氣本厥陰風木爲主，而厥陰風木客氣加之；二氣本少陰君火爲主，而少陰君火客氣加之；三氣本少陽相火爲主，而太陰濕土客氣加之。如客氣各勝主氣，則爲首面胕腫，爲呼吸氣喘；如主氣各勝客氣，則爲胷腹滿，食已而瞀也。

少陽司天，客勝則丹胗外發，及爲丹熛，瘡瘍，嘔逆，喉痹，頭痛，嗌腫，耳聾，血溢，内爲瘛瘲；主勝則胷滿，欬仰息，甚而有血，手熱。

少陽司天，寅申之歲。初氣本厥陰風木爲主，而少陰君火客氣加之；二氣本少陰君火爲主，而太陰濕土客氣加之；三氣本少陽相火爲主，而少陽相火客氣加之。如客氣各勝主氣，則爲丹胗外發，及爲丹熛，爲瘡瘍，爲嘔逆，爲喉痹，爲頭痛，爲嗌腫，爲耳聾，爲血溢，內爲瘛瘲；如主氣各勝客氣，則爲胷滿，爲欬而仰息，甚而爲有血，爲手熱也。

陽明司天，清復內餘，則欬衄嗌塞，心鬲中熱，欬不止而白血出者，死。

陽明司天，卯酉之歲。金居火位，無客勝之理，而陽明爲不及之歲，火來勝之，至在泉之時，金之子爲母復讎，則水復即金復也。故謂之曰清復，其清復內餘，肺尚受傷，民病爲欬，爲衄，爲嗌塞，爲心膈中熱，爲欬不止，而白血出者當死。蓋血出似唾，其色雖白，實謂之血，《榮衛生會》謂榮氣化血。夫榮氣者，陰氣也，陰氣既衰，不能化血，而僅有白血，此世人之所不知者也，但病至於此，深可慨夫。

太陽司天，客勝，則胷中不利，出清涕，感寒則欬；主勝，則喉嗌中鳴。（《素問·至眞要大論第七十四》）

太陽司天，辰戌之歲。初氣本厥陰風木爲主，而少陽相火客氣加之；二氣本少陰君火爲主，而陽明燥金客氣加之；三氣本少陽相火爲主，而太陽寒水客氣加之。如客氣各勝主氣，則爲胷中不利，爲出清涕，感寒則欬；如主氣各勝客氣，則爲喉嗌中鳴也。

◎在泉客主勝復生病

厥陰在泉，客勝則大關節不利，內爲痓強拘瘛，外爲不便；主勝則筋骨繇併，腰腹時痛。

四氣盡終氣，地氣主之也。厥陰在泉，寅申之歲。四氣本太陰濕土爲主，而陽明燥金客氣加之；五氣本陽明燥金爲主，而太陽寒水客氣加之；終氣本太陽寒水爲主，而厥陰風木客氣加之。如客氣各勝主氣，則爲大關節不利，內則爲痓強拘瘛，外爲大小不便；如主氣各勝客氣，則爲筋骨繇併，骨繇，即骨搖，腰腹時痛。

少陰在泉，客勝則腰痛，尻股膝髀腨䯒足病，瞀熱以酸，胕腫不能久立，溲便變；主勝則厥氣上行，心痛發熱，鬲中，衆痹皆作，發於胠脅，魄汗不藏，四逆而起。

卯酉之歲，少陰在泉，四氣本太陰濕土爲主，而太陽寒水客氣加之；五氣本陽明燥金爲主，而厥陰風木客氣加之；終氣本太陽寒水爲主，而少陰君火客氣加之。如客氣各勝主氣，則爲腰痛，及尻股膝髀腨䯒足病，瞀熱以痠，且胕腫不能久立，爲溲便變；如主氣各勝客氣，則爲厥氣上行，爲心痛，爲發熱，爲膈中，爲衆痹皆作，發於胠脅，爲魄汗不藏，爲四支厥逆而起也。魄汗，陰汗也。四逆，厥冷也。

太陰在泉，客勝則足痿下重，便溲不時，濕客下焦，發而濡寫，及爲腫，隱曲之疾；主勝，則寒氣逆滿，食飲不下，甚則爲疝。

太陰在泉，辰戌之歲。四氣本太陰濕土爲主，而厥陰風木客氣加之；五氣本陽明燥金爲主，而少陰君火客氣加之；終氣本太陽寒水爲主，而太陰濕土客氣加之。如客氣各勝主氣，則爲足痿，爲下重，爲便溲不時，爲濕客下焦，發爲濡瀉，及爲腫於隱曲之處也；如主氣各勝客氣，則爲寒氣逆滿，爲飲食不下，甚則爲疝也。

少陽在泉，客勝則腰腹痛，而反惡寒，甚則下白溺白；主勝則熱反上行，而客於心，心痛發熱，格中而嘔。少陰同候。

少陽在泉，巳亥之歲。四氣本太陰濕土爲主，而太陰濕土客氣加之；五氣本陽明燥金爲主，而少陽相火客氣加之；終氣本太陽寒水爲主，而陽明燥金客氣加之。如客氣各勝主氣，則爲腰腹痛，而反惡寒，甚則爲大便下白，而溺亦下白；如主氣各勝客氣，則爲熱反上行而客於心，爲心痛，爲發熱，爲格中而嘔。蓋此廼爲相火，而少陰則爲君火，故與少陰之在泉者同候也。

陽明在泉，客勝則清氣動下，少腹堅滿而數便寫；主勝則腰重腹痛，少腹生寒，下爲鶩溏，則寒厥於腸，上衝胸中，甚則喘不能久立。

陽明在泉，子午之歲。四氣本太陰濕土爲主，而太陽寒水客氣加之；五氣本陽明燥金爲主，而厥陰風木客氣加之；終氣本太陽寒水爲主，而少陰君火客客氣加之。如客氣各勝主氣，則爲清氣動下，少腹堅滿，而數便瀉；如主氣各勝客氣，則爲腰重，爲腹滿，爲少腹生寒，爲下爲鶩溏，爲寒氣厥逆於腸，上衝胷中，甚則爲喘，不能久立也。

太陽在泉，寒復內餘，則腰尻痛，屈伸不利，股脛足膝中痛。（《素問·至眞要大論第七十四》）

太陽在泉，丑未之歲。然太陽以水居水位，不必言客主之勝，其寒氣復勝之餘，則爲腰尻痛，屈伸不利，爲股脛足膝中痛也。

◎火熱復惡寒發熱

帝曰：善。火熱復，惡寒發熱，如有瘧狀，或一日發，或間數日發，其故何也？岐伯曰：勝復之氣，會遇之時，有多少也。陰氣多而陽氣少，則其發日遠；陽氣多而陰氣少，則其發日近。此勝復相搏，盛衰之節，瘧亦同法。（《素問·至眞要大論第七十四》）

凡病寒熱，多由外感，然有不因風寒而火熱內盛者，亦爲惡寒發熱，其作有期，狀雖似瘧而實非瘧證，故特爲問辨也。夫寒熱者，陰陽之氣也。遲速者，陰陽之性也。人之陰陽則水火也，榮衛也。有熱而反寒者，火極似水也。寒而反熱者，陰極似陽也。陰陽和則血氣匀，表裏治；陰陽不和，則勝復之氣，會遇之時，各有多少矣。故陽入之陰，則陰不勝陽而爲熱；陰出之陽，則陽不勝陰而爲寒。又若陰多陽少，則陰性緩而會遇遲，故其發日遠；陽多陰少，則陽性速而會遇蚤，故其發日近。此勝復盛衰之節，雖非瘧證，而多變似瘧，法亦同然。所謂同者，皆陰陽出入之理也。然同中自有不同，則曰是瘧，曰非瘧。是瘧非瘧者，在有邪無邪之辨耳。眞瘧有邪，由衛氣之會以爲止作；似瘧無邪，由水火爭勝以爲盛衰，此則一責在表，一責在裏，一治在邪，一治在正，勿謂法同而治亦同也。同與不同之間，即殺人生人之岐也。

二十四、正氣不足

◎邪之所在皆爲正氣不足

凡此十二邪者，皆奇邪之走空竅者也。故邪之所在，皆爲不足。故上氣不足，腦爲之不滿，耳爲之苦鳴，頭爲之苦傾，目爲之眩；中氣不足，溲便爲之變，腸爲之苦鳴；下氣不足，則迺爲痿厥，心悗。（《靈樞·口問第二十八》）

不同常疾，故曰奇邪。此承上文而言十二邪之走空竅者，惟正氣不足，然後邪得乘之而然也。故邪之所在，皆由正氣不足，而邪得以乘之。惟上氣不足，則腦空耳鳴，頭傾目眩矣；中氣不足，則便變腸鳴矣；下氣不足，則爲痿爲厥，而心爲之悗矣。

二十五、當位

◎當位則正非位則邪（一）

五氣更立，各有所先，非其位則邪，當其位則正。（《素問·五運行大論第六十七》）

五行之氣，化有不同。天干所臨，是爲五運；地支所司，是爲六氣。五運六氣，皆有主客之分。故歲時變遷，五氣更立，五氣，五方之氣也。更立，四時之更換也。各有所先，以主歲氣也。其所先，非其位則邪，當其位則正者，謂前五方之氣，各治一部之令者也。五氣更立治令，皆各有所先，其所先者，風之立非春令，熱之立非夏令，濕之立非長夏令，燥之立非秋令，寒之立非冬令，是皆非其位之立，爲勝復之邪也。風當春令立，熱當夏令立，濕當長夏令立，燥當秋令立，寒當冬令立，是皆當其位之立，爲本氣之正也。蓋必先立其運，然後知非位與當位也。

◎當位則正非位則邪（二）

帝曰：盛衰何如？岐伯曰：非其位則邪，當其位則正；邪則變甚，正則微。（《素問·六微旨大論第六十八》）

盛衰非其位則邪，當其位則正者，復明上文制則生化，外列盛衰之盛衰也。蓋制亢下承生化之盛衰，惟歲氣和平，則其所化，循序漸進，從微至著，而皆當六位之正，其歲氣有太過不及，則其所化無序，或躐等陵節，或乘危往勝，故變或兼化，而爲半非其位之邪；變或復勝而爲全，非其位之邪也。

二十六、五奪

◎五奪之病

黄帝曰：何謂五奪？岐伯曰：形肉已奪，是一奪也；大奪血之後，是二奪也；大汗出之後，是三奪也；大泄之後，是四奪也；新產及大血之後，是五奪也。此皆不可寫。（《靈樞・五禁第六十一》）

此五奪者，皆元氣之大虛者也。

二十七、淫邪泮衍

◎妄夢

是以少氣之厥，令人妄夢，其極至迷。（《素問・方盛衰論第八十》）

少氣之厥，氣虛而上逆也。夢者，魂魄神氣之所遊蕩，是以上行其極而至迷。迷者，遠而迷也。夫有餘之厥，自下而上；少氣之厥，令人妄夢，而合四時。是四時之氣，合五藏之神，五藏之陰陽，下行至足，陽氣起於足五指之表，陰氣起於足五指之裏，循足上行，見於經脈，應於四時。

◎正邪有餘不足發夢

黄帝曰：願聞淫邪泮衍奈何？岐伯曰：正邪從外襲內，而未有定舍，反淫於藏，不得定處，與榮衛俱行，而與魂魄飛揚，使人臥不得安而喜夢。氣淫於府，則有餘於外，不足於內；氣淫於藏，則有餘於內，不足於外。

黄帝曰：有餘不足有形乎？岐伯曰：陰氣盛，則夢涉大水而恐懼；陽氣盛，則夢大火而燔焫；陰陽俱盛，則夢相殺。上盛則夢飛；下盛則夢墮。甚飢則夢取；甚飽則夢予。肝氣盛，則夢怒；肺氣盛，則夢恐懼哭泣飛揚；心氣盛，則夢善笑恐畏；脾氣盛，則夢歌樂，身體重不舉；腎氣盛，則夢腰脊兩解不屬。（《靈樞・淫邪發夢第四十三》）

此明淫邪泮衍之義，先以藏府十二盛之發夢者言之也。淫邪者，非另有其邪，即燥濕寒暑風雨之正邪。從外襲內，而未有定舍，及淫於藏府，即大氣入藏也，與榮爲陰氣，衛爲陽氣者，俱行，而與魂魄飛揚，使人臥不得安，而多發爲夢。此邪淫之於府，則府主外，其外爲有餘，而內則不足；此邪淫之於藏，則藏主內，其內當有餘，而外則不足。試以有餘者觀之，陰氣者，榮氣也，榮氣盛則夢涉大水，而有恐懼之狀，蓋大水屬陰故也；陽氣者，衛氣也，衛氣盛則夢見大火，而有燔焫之勢，蓋大火屬陽故也。若陰陽俱盛，則榮衛二氣皆盛也；內外有餘，陰陽相爭，其夢主於相殺。且手部屬陽，故上部邪盛，則夢飛揚；足部屬陰，故下部邪盛，則夢墮墜。如飢至太甚，則夢有所取；如飽至太甚，則夢有所予。肝之邪盛，則夢多怒，以肝之志爲怒也；肺之邪盛，則夢恐懼哭泣而飛揚，以肺之聲爲哭也；心之邪盛，則夢善笑而恐畏，以心之聲爲笑，而其志主於憂也；脾之邪盛，則夢歌樂及體重不能舉，以脾之聲爲歌，而其體主肉也；腎之邪盛，則夢腰脊兩解，不相連屬，以腰爲腎之府也。

◎厥氣客而發夢

厥氣客於心，則夢見丘山煙火；客於肺，則夢飛揚，見金鐵之奇物；客於肝，別夢山林樹木；客於脾，則夢見丘陵大澤，壞屋風雨；客於腎，則夢臨淵，沒居水中；客於膀胱，則夢遊行；客於胃，則夢飲食；客於大腸，則夢田野；客於小腸，則夢聚邑衝衢；客於膽，則夢鬬訟自刳；客於陰器，則夢接内；客於項，則夢斬首；客於脛，則夢行走而不能前，及居深地窌苑中；客於股肱，則夢禮節拜起；客於胞脜，則夢泄便。(《靈樞·淫邪發夢第四十三》)

此舉藏府之十五不足，而發之爲夢者言之也。厥氣者，陰陽喜怒，飲食居處。凡藏府内傷之邪也。其邪氣客於心，則夢見山林煙火，以心屬火也。邪氣客於肺，則夢飛揚，及金鐵之奇物，以肺屬金也。邪氣客於肝，則夢見山林樹木，以肝屬木也。邪氣客於脾，則夢見丘陵大澤，壞屋風雨，以脾屬土也。邪氣客於腎，則夢臨於深淵，或沒居於水中，以腎屬水也。邪氣客於膀胱，則夢出遊行，以膀胱經偏行頭項背腰骺足也。邪氣客於胃，則夢飲食，以胃主納食也。邪氣客於大腸，則夢田野，以大腸爲傳道之官，其曲折廣大，似田野也。邪氣客於小腸，則夢會聚之邑居，或衝要之道衢，以小腸爲受盛之官，其物之所聚，似邑衢也。邪氣客於膽，則夢鬪訟自刳，以膽屬木，脾主土與肉，木能尅土，而肉傷也。邪氣客於陰器，則夢接内，以陰器爲作強之官也。邪氣客於項，則夢斬首，以項爲邪所傷也。邪氣客於足脛，則夢行走不能前，及居深地儞苑中，以脛爲邪所傷，行走不能也。邪氣客於股肱，則夢禮節拜起，以拜起主於股肱也。邪氣客於胞脜，以膀胱爲胞脜之室，而胞脜在膀胱之内，故邪客之則泄便也。

二十八、墮墜

◎有所墮墜之病

人有所墮墜，惡血留内，腹中滿脹，不得前後，先飲利藥，此上傷厥陰之脈，下傷少陰之絡。(《素問·繆刺論第六十三》)

此言惡血爲病。人以墮墜，而惡血積内，腹中滿脹，前後不通，先曾用通利藥，上傷厥陰肝經之脈，下傷少陰腎經之絡。先飲利藥，先治其標，逐留内之瘀血也。凡墮墜者，必病在筋骨，故上傷厥陰之脈，肝主筋也；下傷少陰之絡，腎主骨也。

二十九、地域五方

◎五方地域民病

岐伯對曰：東方生風，風生木，木生酸，酸生肝，肝生筋，筋生心。肝主目，其在天爲玄，在人爲道，在地爲化。化生五味，道生智，玄生神。神在天爲風，在地爲木，在體爲筋，在藏爲肝，在色爲蒼，在音爲角，在聲爲呼，在變動爲握，在竅爲目，在味爲酸，在志爲怒。怒傷肝，悲勝怒，風傷筋，燥勝風，酸傷筋，辛勝酸。

風迺東方春生之氣，故主生風。寅卯屬木，春氣之所生也。地之五行，生陰之五味，故木生酸。陰之所生，本在五味，故酸生肝。此言內之五藏，外之筋骨皮肉，皆收受四時五行之氣味而相生，故曰："外內之應，皆有表裏也。"肝之精氣生筋，筋之精氣生心，內之五藏，合五行之氣，而自相資生也。肝氣通於目，肝和則目能辨五色，故目爲肝所主。承上文而言，在天之五方五氣，在人之五藏五體，在地之五味五行，皆陰陽變化之爲用也。陰陽變化之道，其在天爲玄。玄，幽遠也。玄生神，神者陰陽不測之謂。是以在天爲六氣，而在地爲五行也。其在人爲道。道者，陰陽五行不易之理也。道生智，智者，五藏之神志魂魄，因思慮而處物，是以人之五藏，生五神，化五志也。其在地爲化，物生謂之化，化生萬物，而五味之美，不可勝極也。按《天元紀論》曰："陰陽不測謂之神，神在天爲風，在地爲木；在天爲熱，在地爲火；在天爲濕，在地爲土；在天爲燥，在地爲金；在天爲寒，在地爲水。故在天爲氣，在地成形，形氣相感，而化生萬物矣。此陰陽不測之變化，是以在天則爲風、爲熱、爲濕、爲燥、爲寒，在地則爲木、爲火、爲土、爲金、爲水，在體則爲筋、爲脈、爲肉、爲皮毛、爲骨，在藏則爲肝、爲心、爲脾、爲肺、爲腎，在聲則爲呼、爲笑、爲歌、爲哭、爲呻，在變動則爲握、爲憂、爲噦、爲欬、爲慄，在竅則爲目、爲舌、爲口、爲鼻、爲耳，在色則爲蒼黃赤白黑，在味則爲酸苦甘辛鹹，在音則爲宮商角徵羽，在志則爲喜怒憂思恐，此皆陰陽應象之神化也。"蒼，薄青色，東方木色也。角，爲木音，和而長也。呼，叫呼也。在志爲怒，故發聲爲呼。變動，藏氣變動於經俞也。握者，拘急之象，筋之證也。目者，肝之官也。酸者，木之味也。肝者，將軍之官，故其志在怒。用志太過，則反傷其體矣，故怒傷肝。悲爲肺志，以情勝情也。風傷筋，是能生我者，亦所能害我也。燥屬西方之金氣，四時五行之氣，有相生而有相制也。酸傷筋，是能養我者，亦能傷我也。辛爲金味，故能勝酸，金勝木也。

南方生熱，熱生火，火生苦，苦生心，心生血，血生脾，心主舌。其在天爲熱，在地爲火，在體爲脈，在藏爲心，在色爲赤，在音爲徵，在聲爲笑，在變動爲憂，在竅爲舌。在味爲苦，在志爲喜。喜傷心，恐勝喜，熱傷氣，寒勝熱。苦傷氣，鹹勝苦。

南方主夏令，故生熱。夫火生熱，今以在天之熱而生火，正陰陽不測之變化。炎上作苦，火生苦味也。苦，心之味也，味爲陰，藏亦陰，故味生藏。血迺中焦之汁，奉心神而化赤，故血者神氣也。血生脾，迺由本藏之所生，而生及相生之藏。心氣通於舌，心和則能知五味，故舌迺心之主。風寒暑濕燥火，天之陰陽也，水火土金水火，地之陰陽也。人有五藏化五氣，以生喜怒悲憂恐，人之陰陽也。在天成象，在地成形，人則參天兩地者也。先言體而後言藏者，人稟天地之生氣，自外而內也。赤，南方之火色。徵爲火音，和而美也。心志喜，故發聲爲笑。心獨無俞，故變動在志，心氣並於肺則憂。舌者，心之官也。苦，火之味也。心中和樂則喜，過於喜則心志自傷。恐爲腎志，水勝火也。熱則氣洩，故熱傷氣。寒勝熱者，有亢害則有承制，陰陽五行之自然也。苦迺火味，故亦傷氣也鹹爲水味，故勝苦。

中央生濕，濕生土，土生甘，甘生脾，脾生肉，肉生肺，脾主口。其在天爲濕，在地爲土，在體爲肉，在藏爲脾，在色爲黃，在音爲宮，在聲爲歌，在變動爲噦，在竅爲口，在味爲甘，在志爲思。思傷脾，怒勝思。濕傷肉，風勝濕。甘傷肉，酸勝甘。

中央主土，而灌溉四傍，故生濕。濕生土者，在天爲氣，在地成形，以氣而生形也。土主稼穡，稼穡作甘。地食人以五味，甘先入脾，故主生脾。脾之精氣，主生肌肉。肉生肺，謂五行之相生者，以所生之氣而相生也。脾氣通於口，脾和則能知穀味，故脾主口。人之形身藏府，由五行五氣而生，五氣五行又歸於神化。黃，中央土色也。宮爲土音，大而和也。脾志思，思而得之，則發聲爲歌。氣逆於肺胃之間，則爲噦。胃之上，肺之下，脾之分也，故脾氣變動則爲噦。脾者，主爲衛，使之迎糧，故脾竅在口。甘，土之味也。因志而存變謂之思。脾主運用，故所志在思。思傷脾者，五藏化五氣，以生五志，用志則傷氣，氣傷則藏傷。怒爲肝志，故能勝思。脾主肉而惡濕，故濕勝則傷肉。風迺木氣，故勝土濕。甘傷肉，味傷形也。酸迺木味，故勝土之甘。

西方生燥，燥生金，金生辛，辛生肺，肺生皮毛，皮毛生腎，肺主鼻。其在天爲燥，在地爲金，在體爲皮毛，在藏爲肺，在色爲白，在音爲商，在聲爲哭，在變動爲欬，在竅爲鼻，在味爲辛，在志爲憂。憂傷肺，喜勝憂，熱傷皮毛，寒勝熱，辛傷皮毛，苦勝辛。

西方主秋金之令，故其氣生燥。燥生金，因氣而生形。金生辛，因形而成味。辛生肺，因味而生藏。肺生皮毛，因藏而生形也。肺氣主於皮毛，因金氣而生腎。肺氣通於鼻，肺和則鼻能知香臭，故肺主開竅在鼻。在天爲氣，在地成形，形氣相感而化生萬物，人爲萬物之靈，在體爲皮毛，在藏爲肺者，感天地之形氣而化生也。白，肺金之色也。商，西方之音，輕而勁也。肺志在悲，故發聲爲哭。藏氣變動，則及於喉而爲欬。鼻者，肺之竅也。辛者，金之味也。精氣並於肺則憂，過則損也。喜則氣散，故能勝憂鬱。秋令燥熱，反傷皮毛。嚴肅之令復，則炎爍之氣消，故寒勝熱。氣主皮毛，辛散氣，故傷皮毛。火味勝金，故苦勝辛。

北方生寒，寒生水，水生鹹，鹹生腎，腎生骨髓，髓生肝，腎主耳。其在天爲寒，在地爲水，在體爲骨，在藏爲腎，在色爲黑，在音爲羽，在聲爲呻，在變動爲慄，在竅爲耳，在味爲鹹，在志爲恐。恐傷腎，思勝恐，寒傷血，燥勝寒，鹹傷血，甘勝鹹。（《素問・異法方宜論第十二》）

北方主水，故生寒也。寒生水者，形生氣而氣生形也。水味鹹，故鹹生於水。而味之鹹者，主生養腎。腎之精氣，生長骨髓，腎之精髓，復生肝木，言五藏之相生由天之五氣，地之五味之所生也。腎氣通於耳，腎和則耳能聞五音，故腎氣所主在耳。五方生五氣，五氣生五行，五行生五味，五味生五體。五藏者，言人本天地之形氣而生成也。其在天爲寒，在地爲水，在體爲骨，在藏爲腎者，言天地人之成象成形者，皆本於陰陽不測之變化也。爲黑爲羽者，色聲有陰陽也。呻者，伸也，腎氣在下，故聲欲太息而伸出之。慄，戰慄貌，寒水之氣變也。腎開竅於耳，鹹水之味也。腎藏志，而爲作強之官，故慮事而時懷惕厲也。《靈樞經》曰："'恐懼而不解，則傷精。"明感腎也。思慮深則處事精詳，故勝恐。寒甚則血凝泣，故傷血。王子芳問曰："'風傷筋，濕傷肉，以本氣而傷本體也。在心則曰熱傷氣，在腎則曰寒傷血者，何也？'曰：'氣爲陽，血爲陰；火爲陽，水爲陰。心主火而爲熱，腎主水而爲寒，是以熱傷氣而寒傷血者，同氣相感也。'"下文曰："陰陽者，血氣之男女也。水火者，陰陽之徵兆也。"心腎爲水火陰陽之主宰，故所論雖與別藏不同，而亦是本氣自傷之意也。燥主秋熱之令，故能勝寒。鹹走血，過食鹹則傷血矣。甘爲土味，故能勝鹹。莫子晉問曰："'五方注釋，曷多不同？'曰：'陰陽之道，變化無窮，是以五方之經文，亦少有差別，愚故引經注經，各盡其義，學者引而伸之，總不外乎陰陽之大道也。'"

◎四極急而動中

帝曰：其有不從毫毛而生，五藏陽已竭也。津液充郭，其魄獨居，孤精於內，氣耗於外，形不可與衣相保，此四極急而動中，是氣拒於內，而形施於外。（《素問・湯液醪醴論第十四》）

不從毫皮生，病生於內也。五藏陽已竭，有陰無陽也。津液，水也。郭，形體胸腹也。《脹論》曰："夫胸腹，藏府之郭也。"凡陰陽之要，陰無陽不行，水無氣不化，故《靈蘭秘典論》曰："氣化則能出矣。"今陽氣既竭，不能通調水道，故津液妄行，充於郭也。魄者陰之屬，形雖充而氣則去，故其魄獨居也。精中無氣，則孤精於內。陰內無陽，則氣耗於外。三焦閉塞，水道不通，皮膚脹滿，身體羸敗，故形不可與衣相保也。四支者諸陽之本，陽氣不行，故四極多陰而脹急也。脹由陰滯，以胃中陽氣不能制水，而肺腎俱病，喘咳繼之，故動中也。此以陰氣格拒於內，故水脹形施於外而爲是病。

三十、虛實

◎虛實之病

夫實者，氣入也；虛者，氣出也。氣實者，熱也；氣虛者，寒也。（《素問·刺志論第五十三》）

此言虛實寒熱之因。氣入者充滿於內，所以爲實；氣出者漏泄於中，所以爲虛。氣爲陽，氣實則陽實，故熱；氣虛則陽虛，故寒。

◎風雨傷人爲實寒濕傷人爲虛

帝曰：風雨之傷人奈何？岐伯曰：風雨之傷人也，先客於皮膚，傳入於孫脈，孫脈滿則傳入於絡脈，絡脈滿則輸於大經脈。血氣與邪竝客於分腠之間，其脈堅大，故曰實。實者，外堅充滿，不可按之，按之則痛。

帝曰：寒濕之傷人奈何？岐伯曰：寒濕之中人也，皮膚不收，肌肉堅緊，榮血泣，衛氣去，故曰虛。虛者，聶辟氣不足，按之則氣足以溫之，故快然而不痛。帝曰：善。（《素問·調經論第六十二》）

此論外因之風雨寒濕，而有虛有實也。夫經脈爲裏，支而橫者爲絡，絡之別者爲孫。風雨之傷人也，先客於皮膚，而次入於裏，血氣與邪竝客於分腠之間，其脈堅大，故曰實。此邪在於分腠之陽，迫及於脈而爲堅大，未入於裏，故按之則痛。寒濕之傷人肌肉也。夫表陽之氣，主於皮膚，寒濕之陰邪傷人陽氣，是以皮膚不收，陽氣不能外禦，致邪入於肌肉，而肌肉堅緊也。榮血泣而不行，衛氣去於膚表，故爲虛也。聶，懾同。辟，積也。《靈樞經》曰："血氣竭枯，腸胃聶辟。"蓋言此虛者，虛於外而僻積於內也。此表氣不足，故按摩之，則裏氣出以溫之，故快然而不痛。此二節論陽受之風雨寒濕，陽氣主於膚表，蓋以陽氣實者爲實，而陽氣虛者爲虛也。

◎陰之生實生虛

帝曰：善。陰之生實奈何？岐伯曰：喜怒不節，則陰氣上逆，上逆則下虛，下虛則陽氣走之，故曰實矣。

帝曰：陰之生虛奈何？岐伯曰：喜則氣下，悲則氣消，消則脈虛空。因寒飲食，寒氣熏滿，則血泣氣去，故曰虛矣。（《素問·調經論第六十二》）

此言陰經病有虛實，皆得之於內傷也，此內傷之生實也。陰逆於上則虛於下，陰虛則陽邪湊之，所以爲實。然則實因於虛，此所以內傷多不足也。按：下文以喜則氣下爲虛，而此節所重在怒，故曰實也。觀陰氣上逆之意，言怒可知。又《舉痛論》曰："怒則氣上。"正此之謂。此內傷之生虛也。下，陷也。消，散也。《舉痛論》曰："喜則氣緩。"與此稍異。因寒飲食者，寒氣熏滿中焦，必傷陽氣，故血澀氣去而中爲虛也。若飲食過度，留滯不消，雖亦內傷，此則虛中挾實，是又不可不爲詳辨。

◎虛盛之病

凡候此者，下虛則厥，下盛則熱；上虛則眩，上盛則熱痛。故石者，絕而止之；虛者，引而起之。（《靈樞·衛氣第五十二》）

虛實者，謂十二絡脈之血氣，有虛而有實也。下虛下盛者，虛實之在本也，是以下虛則厥，下盛則熱。上虛上盛者，虛實之在標也，是以上虛則眩，上盛則熱痛。故石者絕而止之，謂絕之於下，而止之盛於上也。虛者引而起之，謂引之於上而起之出於下也。此候手足之十二絡脈，上出於頭氣胷氣之街者也。夫絕者，絕其經脈之血氣，溢於絡脈之中。起者，起其經脈之血氣，而引出於氣街也。此蓋以申明血脈之貫通，非補瀉之謂也。

◎三虛三實之病

黃帝曰：其有卒然暴死暴病者，何也？少師答曰：三虛者，其死暴疾也。得三實者，邪不能傷人也。

黃帝曰：願聞三虛。少師曰：乘年之衰，逢月之空，失時之和，因爲賊風所傷，是謂三虛。故論不知三虛，工反爲粗。

帝曰：願聞三實。少師曰：逢年之盛，遇月之滿，得時之和，雖有賊風邪氣，不能危之也，命曰三實。黃帝曰：善乎哉論！（《靈樞·歲露論第七十九》）

如言人之暴病死者，以其遇三虛，不得三實也。逢年之虛者，六氣司天在泉之不及也。逢月之空者，月郭空之時也。失時之和者，四時不正之氣也。夫衛氣與天地相參，與日月相應，是年之虛，月之空，時之違和，皆主衛氣失常。蓋衛氣者，衛外而爲固也。衛氣虛則腠理疏，而邪氣直入於內，故爲暴病卒死。夫三虛三實，民所其由。帝曰“此一夫之論”者，謂虛邪賊風，人逢之則中，非比下文之衝風，能傷天下人者也，故聖人避風如避矢石焉。

◎邪氣盛則實精氣奪則虛

黃帝問曰：何謂虛實？岐伯對曰：邪氣盛則實，精氣奪則虛。（《素問·通評虛實論第二十八》）

此先明“虛實”二字之義也。言人非無故而實，以邪氣盛則實耳，邪氣盛者，外感也，風寒暑濕之邪。非無故而虛，以正氣奪則虛耳，正氣虛者，內傷也。精氣者，榮衛之氣也。蓋邪氣有微盛，故邪盛則實；正氣有強弱，故精奪則虛。奪，失也，或爲邪所奪也。

◎神氣血形志有有餘不足

黄帝問曰：余聞《刺法》言：有餘寫之，不足補之。何謂有餘？何謂不足？岐伯對曰：有餘有五，不足亦有五，帝欲何問？帝曰：願盡聞之。岐伯曰：神有餘有不足，氣有餘有不足，血有餘有不足，形有餘有不足，志有餘有不足，凡此十者，其氣不等也。（《素問·調經論第六十二》）

神屬心，氣屬肺，血屬肝，形屬脾，志屬腎。其氣，謂此五者之氣。其氣不等，謂各有虛實也。

◎神有餘不足之病

帝曰：神有餘不足，何如？岐伯曰：神有餘則笑不休，神不足則悲。（《素問·調經論第六十二》）

此言神有虛實爲病者，皆當刺之，而復有刺邪之法也。神者，心之所藏也。《本神》言："心藏脈，脈舍神，心氣虛則悲，實則笑不休。"然則有餘不足者，正虛實之謂也。觀此則知有餘不足，皆能爲病者矣。蓋心在聲爲笑，在志爲喜，故實則笑不休。肺在志爲憂，在聲爲哭，故心氣衰而不能勝肺，則不足而悲。此廼血氣已併，所以爲虛實而成病也。

◎神微之病

帝曰：神有餘不足，何如？岐伯曰：神有餘則笑不休，神不足則悲。血氣未竝，五藏安定，邪客於形，灑淅起於毫毛，未入於經絡也，故命曰神之微。（《素問·調經論第六十二》）

血氣未併，則陰陽勻平。五藏之道，皆入於經隧，以行血氣。故血氣和，則五藏安定矣。邪客於形，尚在於皮膚之閒，灑淅動形，而未入於經絡，此神氣爲病之微者也。夫血氣相併，則有虛有實。邪入深而客於肌肉經脈，亦有虛有實。此血氣平而邪客之淺者也。

◎形有餘不足之病

帝曰：善。形有餘不足奈何？岐伯曰：形有餘，則腹脹，涇溲不利；不足，則四支不用。（《素問·調經論第六十二》）

此言形有虛實爲病也。形者，脾所藏也，《鍼解》："脾氣虛，則四支不用，五藏不安；實則腹脹，涇溲不利。"蓋形成於肉，脾主肌肉故也。此氣血已併，所以爲虛實而成病耳。涇，水名也。溲，溺也。脾濕勝則氣壅不行，故腹脹而涇溲不利。脾主四支，故虛則四支不用。

◎志有餘不足之病

帝曰：善。志有餘不足奈何？岐伯曰：志有餘，則腹脹飧泄；不足，則厥。（《素問·調經論第六十二》）

此言志有虛實爲病也。此言腎藏精，精藏志。故志有餘，則寒氣在腹而爲腹脹飧泄。不足，則陰虛陽勝而爲厥逆上衝。《本神》曰："腎藏精，精舍志，腎氣虛則厥，實則脹。"《解精微論》曰："厥則陽氣併於上，陰氣併於下。陽並於上則火獨光也；陰併於下則足寒，足寒則脹也。"

三十一、標本中氣

◎病有標本

黃帝問曰：病有標本，刺有逆從，奈何？岐伯對曰：凡刺之方，必別陰陽，前後相應，逆從得施，標本相移。故曰有其在標而求之於標，有其在本而求之於本，有其在本而求之於標，有其在標而求之於本。故治有取標而得者，有取本而得者，有逆取而得者，有從取而得者。故知逆與從，正行無問，知標本者，萬舉萬當，不知標本，是謂妄行。（《素問·標本病傳論第六十五》）

標本者，六氣之化。病傳者，五藏相傳。六氣爲病，有四時之順逆，而又有標本之逆從。五藏受傷，有刺中之死期，而又有病傳之日數。蓋謂五藏六氣外內相合，始病在六氣而不亟治之，則傳入五藏而爲不救之死證矣。陰陽者，三陰三陽之六氣也。少陽標陽而本火，太陰標陰而本濕，少陰標陰而本熱，太陽標陽而本寒，陽明標陽而本燥，厥陰標陰而本風。少陽太陰從本，少陰太陽從本從標，陽明厥陰不從標本從乎中也。從本者，化生於本；從標本者，有標本之化；從中者，以中氣爲化也。前後相應者，有先病後病也。逆從得施者，有逆取而得者，有從取而得者。標本相移者，有取標而得者，有取本而得者。故曰者，引經而言也。有其在標而求之於標者，謂病三陰三陽之六氣，即於六經中求之以治標。有其在本而求之於本者，謂病風寒暑濕燥火六淫之邪，即於六氣中求之以治本；有其在本而求之於標者，如寒傷太陽，迺太陽之本病而反得標陽之熱化，即求之於標，而以涼藥治其標熱；有其在標而求之於本者，如病在少陰之標陰，而反得君火之本熱，即求之於本，以急瀉其火。故百病之起，有生於本者，有生於標者，有取本而得者，有取標而得者；有逆取而得者，有從取而得者。逆取而得者，謂寒者熱之，熱者寒之，結者散之，散者收之，留者攻之，燥者濡之。從取而得者，謂熱因寒用，寒因熱用，塞因塞用，通因通用，必伏其所主，而先其所因，其始則同，其終則異，可使破積，可使潰堅，可使氣和，可使必已。

◎百病之起有生於本標中氣不同

是故百病之起，有生於本者，有生於標者，有生於中氣者。有取本而得者，有取標而得者，有取中氣而得者，有取標本而得者，有逆取而得者，有從取而得者。逆，正順也；若順，逆也。故曰：知標與本，用之不殆。明知逆順，正行無問，此之謂也。不知是者，不足以言診，足以亂經。（《素問·至眞要大論第七十四》）

是故百病之生，有生於本者，有生於標者，有生於中氣者，氣化與人身相須也。人之治病者，有取本而得者，有取標而得者，有取中氣而得者，有兼取標本而得者。有逆取而得之者，有寒病治以熱，熱病治以寒，如反其佐以取之者是也。有從取而得者，即寒病治以寒，熱病治以熱，如奇之不去則偶之者是也。但逆取而得之者，人皆以爲逆，而不知寒盛格陽治宜以熱，熱盛格陰治宜以寒，外雖若逆，而中則甚順，正其所以爲順也。若寒格陽而治以寒，熱格寒（陰）而治以熱，則外雖若順，中氣廼逆，此其所以爲逆也。

三十二、似鬼神

◎似鬼神之由

黄帝曰：夫子之所言者，皆病人之所自知也。其毋所遇邪氣，又無怵惕之所志，卒然而病者，其故何也？惟有因鬼神之事乎？岐伯曰：此亦有故邪，留而未發，因而志有所惡，及有所慕，血氣內亂，兩氣相搏。其所從來者微，視之不見，聽而不聞，故似鬼神。（《靈樞·賊風第五十八》）

鬼神之事，蓋自古惑之矣，故帝特以爲問，在欲發明其義以示人也。毋，無同。故邪者，言其先有病邪，如上文之濕氣墮墜喜怒寒溫之類，留而未發之謂也。惡者，惡其所憎也。慕者，慕其所好也。故邪未發而新邪復觸之，則五志爲邪所憑，血氣因而內亂，邪正先後，兩氣相搏，而邪妄之病生矣。但病所從來者，其機甚微，有非聞見可及，故人以鬼神爲疑。不知跡似鬼神，而實非鬼神之所爲也。

三十三、昇降失調

◎諸痿喘嘔之由

諸痿喘嘔，皆屬於上。（《素問·至眞要大論第七十四》）

諸痿者，筋痿肉痿脈痿骨痿之也。諸痿喘嘔，皆屬於上者，從下而上也。上者，謂上焦，心肺氣也。夫在上之陽氣，下逆則爲厥冷；在下之陰氣，上乘則爲痿痹；在上之水液，下行則爲固泄；在下之水液，上行則爲喘嘔。亦猶天地陰陽之氣，上下相乘，而水隨氣之上下也。

◎諸厥固泄之由

諸厥固泄，皆屬於下。（《素問・至眞要大論第七十四》）

厥，逆也。厥有陰陽二證：陽衰於下則爲寒厥，陰衰於下則爲熱厥。固，前後不通也。陰虛則無氣，無氣則清濁不化，寒閉也；火盛則水虧，水虧則精液乾涸，熱結也。泄，二陰不固也。命門火衰則陽虛失禁，寒泄也；命門水衰則火迫注遺，熱泄也。下，言腎氣，蓋腎居五藏之下，爲水火陰陽之宅，開竅於二陰，故諸厥固泄，皆屬於下。蓋腎肝司其下焦，或氣逆而爲厥，或不泄而爲固，或不固而爲泄，皆屬之於下焦也。

三十四、客氣同氣

◎客氣同氣

人有客氣，有同氣。（《素問・標本病傳論第六十五》）

蓋以人之病氣有二，病本不同，而彼此相傳者，謂之客氣；有二病之氣，本相同類，而彼此相傳者，謂之同氣。

三十五、神客

◎神客

神客者，正邪共會也。神者，正氣也。客者，邪氣也。（《靈樞・小鍼解第三》）

神，正也。客，邪也。邪正相干，故曰共會。

岐黄醫道歸眞

——《素問》《靈樞》條分縷析

（下 册）

陳錦明　撰編

中醫古籍出版社
Publishing House of Ancient Chinese Medical Books

總 目 錄

上 冊

下 冊

下冊目錄

第二十章　醫道………………… 779

第二十一章　診道……………… 798

第二十四章　治道（下）……… 974

第二十五章　治未病………… 1116

第二十六章　預測…………… 1128

第二十七章　遺害…… 1204

第三十章　說理

第十八章　疾病

一、病位

◎百病始生之病所（一）

帝曰：人有精氣津液，四支九竅，五藏十六部，三百六十五節，迺生百病。百病之生，皆有虛實。今夫子迺言有餘有五，不足亦有五，何以生之乎？岐伯曰：皆生於五藏也。夫心藏神，肺藏氣，肝藏血，脾藏肉，腎藏志，而此成形。志意通，內連骨髓，而成身形五藏。五藏之道，皆出於經隧，以行血氣，血氣不和，百病迺變化而生，是故守經隧焉。（《素問·調經論第六十二》）

兩神相薄，合而成形，常先身生，是謂精。上焦開發，宣五穀味，熏膚充身澤毛，若霧露之溉，是謂氣。腠理發泄，汗出腠理，是謂津。液之滲於空竅，留而不行者爲液也。十六部者，謂手足二、九竅九、五藏五，合爲十六部也。三百六十五節者，非謂骨節，是神氣出入之處也。所謂節之交，三百六十五會，皆神氣出入遊行之所。五藏，謂五神藏也。言病皆生於五藏者，以內藏五神而成形也。志意者，通言五神之大凡也；骨髓者，通言表裏之成化也。言五神通泰，骨髓化成，身形既立，迺五藏互相爲有矣。隧，潛道也。經脈伏行而不見，故謂之經隧焉。血氣者，人之神，邪侵之則血氣不正，血氣不正，故變化而百病迺生矣。然經脈者，所以決死生，處百病，調虛實，故守經隧焉。

◎百病始生之病所（二）

黃帝問於岐伯曰：夫百病之始生也，皆生於風雨寒暑，清濕喜怒。喜怒不節則傷藏，風雨則傷上，清濕則傷下。三部之氣，所傷異類，願聞其會。岐伯曰：三部之氣各不同，或起於陰，或起於陽，請言其方。喜怒不節則傷藏，藏傷則病起於陰也；清濕襲虛，則病起於下；風雨襲虛，則病起於上，是謂三部。至於其淫泆，不可勝數。（《靈樞·百病始生第六十六》）

百病始生，無非外感內傷，而復有上中下之分也。喜怒不節，五志病也，內傷於藏，故起於陰。清濕襲虚，陰邪之在表也，故起於下。風雨襲虚，陽邪之在表也，故起於上。受病之始，只此三部，至其浸淫流泆，則變有不可勝數矣。

◎四時邪氣之病所（一）

故春氣者，病在頭；夏氣者，病在藏；秋氣者，病在肩背；冬氣者，病在四支。（《素問·金匱眞言論第四》）

詳解見下《五方生風之病所》條。

◎四時病氣之病所（二）

春氣在毛，夏氣在皮膚，秋氣在分肉，冬氣在筋骨。（《靈樞·終始第九》）

此言治法有淺深，當隨時因人而施也。春氣初發在毫毛間，夏氣則出於皮膚，秋氣初入於分肉間，冬氣則入於筋骨。凡刺此病者，春夏則取之毫毛皮膚，而淺其鍼；秋冬則取之分肉筋骨，而深其鍼，所謂隨時以爲劑也。

◎五方生風之病所

東風生於春，病在肝，俞在頸項；南風生於夏，病在心，俞在胷脅；西風生於秋，病在肺，俞在肩背；北風生於冬，病在腎，俞在腰股；中央爲土，病在脾，俞在脊。故春氣者，病在頭；夏氣者，病在藏；秋氣者，病在肩背；冬氣者，病在四支。（《素問·金匱眞言論第四》）

春氣發榮於萬物之上，故肝俞在頸項。《曆忌》曰："甲乙不治頸。"此之謂也。心少陰脈，循胷出脅，故俞在焉。肺處上焦，背爲胷府，肩背相次，故俞在焉。腰爲腎府，股接次之，以氣相連，故兼言也。以脊應土，言居中爾。春氣，謂肝氣也。各隨其藏氣之所應也。《周禮》云："春時有痟首疾。"夏氣病在藏者，心之應也。秋氣病在肩背者，肺之應也。冬氣病在四支者，四支氣少，寒毒善傷，隨所受邪，則爲病處。

◎五時邪氣之病所

帝曰：五藏應四時，各有收受乎？岐伯曰：有。東方青色，入通於肝，開竅於目，藏精於肝，其病發驚駭。其味酸，其類草木，其畜雞，其穀麥，其應四時，上爲歲星，是以春氣在頭也。其音角，其數八，是以知病之在筋也，其臭臊。

收受者，言同氣相求，各有所歸也。此以下五節，言五藏上應四時，而各有所收受也，如曰精曰病曰味之類，皆其所收受者。東方甲乙木，其色青，吾人之肝屬木，故內入通於肝，而外開竅於目，正以目爲肝之外候也，其精則仍藏之於肝耳。木精之氣，其神魂，所謂精者魂也。肝藏魂，病象木而有屈伸，故發爲驚駭。《陰陽應象大論》曰：

"木生酸，酸生肝陰。"故曰味酸。肝性柔而能曲直，故其類爲草木也。《易》曰："巽，爲雞。"木主巽，故其畜雞；麥爲五穀之長，故肝之爲穀曰麥。木之精氣，上爲歲星，故應四時之星，當爲歲星也。歲星十二年而一周天，春氣上昇，故其應在頭。其在五音則爲角，蓋以角者木音也。孟春之月，律中大簇，林鐘所生，三分益一，榮率長八寸，仲春之月，律中夾鐘，夷則所生，三分益一，管率長七寸五分；季春之月，律中姑洗，南呂所生，三分益一，管率長七寸。凡是三管，皆木氣應之。木生數三，成生八，故曰其數八。《易》曰："天三生木，地八成之。"肝主筋，是以知病之在筋也。其在五臭則爲臊，蓋氣因木變則爲臊也。《禮・月令》曰"其臭膻"，膻與臊同。肝之所收受者如此。

南方赤色，入通於心，開竅於耳，藏精於心，故病在五藏。其味苦，其類火，其畜羊，其穀黍，其應四時，上爲熒惑星，是以知病之在脈也。其音徵，其數七，其臭焦。

南方丙丁火，其色赤，吾人之心屬火，故內入通於心，而外開竅於耳。《陰陽應象大論》曰："心在竅爲舌，腎在竅爲耳。"而此又以耳爲心之竅，可見心之爲竅，不但在舌，而又在耳也，《繆刺論》曰："手足少陰太陰、足陽明之絡，皆會於耳中，上絡左角"，則耳信爲心之竅也，其精則仍藏之於心耳。火精之氣，其神神，所謂精者神也。心爲五藏之君主，故心有病，五藏應之。《陰陽應象大論》曰："火生苦，苦生心。"故曰其味苦。心屬火而上炎，故曰其類火。《五常政大論》曰："其畜馬。"而此曰羊者，意以午未皆屬南方耳。黍色赤，故曰其穀黍。南方火星曰熒惑，其應四時之星，當爲熒惑也。熒惑星，七百四十日一周天。心主血脈，是以知病之在脈也。其在五音則爲徵，以徵者火音也。孟夏之月，律中仲呂，無射所生，三分益一，管率長六寸七分；仲夏之月，律中蕤賓，應鐘所生，三分益一，管率長六寸三分；季夏之月，律中林鐘，黃鐘所生，三分減一，管率長六寸。凡此三管，皆火氣應之。火之生數二，成數七，故曰其數七；地二生火，天七成之。凡物火變則爲焦，故其臭焦，心之所收者如此。

中央黃色，入通於脾，開竅於口，藏精於脾，故病在舌本；其味甘，其類土，其畜牛，其穀稷，其應四時，上爲鎮星，是以知病之在肉也。其音宮，其數五，其臭香。

土王四季，位居中央，中央戊己土，其色黃，吾人之脾屬土，故內入通於脾，而外則開竅於口，其精則仍藏之於脾耳。蓋土精之氣，其神意，所謂精者意也。脾之脈上連於舌本，故病在舌本。土爰稼穡，稼穡作甘，故其味甘。脾性安靜而統貫四藏，故曰其類土，土旺四季，而丑牛色黃，故其畜牛。稷之色黃，而其味甘，故其穀稷。土之精氣上爲鎮星，故脾應四時，當爲鎮星也。鎮星二十八年一周天。脾在體爲肉，是以知病之在肉也。宮者，土之音，故其音宮。律書以黃鐘爲濁宮，林鐘爲清宮，以林鐘當六月管也。五音以宮爲主，律呂初起干黃鐘，爲濁宮，林鐘爲清宮。天以五生土，而地以十成之，故其數五。凡物因土變則爲香，故其臭香。脾之所收受者如此。

西方白色，入通於肺，開竅於鼻，藏精於肺，故病在背，其味辛，其類金，其畜馬，其穀稻，其應四時，上爲太白星，是以知病之在皮毛也。其音商，其數九，其臭腥。

西方庚辛金，其色白，吾人之肺屬金，故内入通於肺，而外則開竅於鼻，肺主氣，鼻通氣，故開竅於鼻，其精則仍藏之於肺耳。蓋金精之氣，其神魄，所謂精者魄也。肺在胷中，懸於背，背爲胷中之府，故病在背。《陰陽應象大論》曰："金生辛，辛生肺。"故其味辛。肺主聲而堅勁，故其類金。《易》以"乾"爲金，"乾"爲馬，故其畜馬。稻之性堅而色白，故其穀稻。金之精氣，上爲太白星，故上應四時之星，當爲太白星也。太白星三百六十五日一周天。肺主身之皮毛，是以知病之在皮毛也，時至秋而肅殺，故在音則爲商，孟秋之月，律中夷則，大呂所生，三分減一，管率長五寸七分；仲秋之月，律中南呂，大簇所生，三分減一，管率長五寸三分；季秋之月，律中無射，夾鐘所生，三分減一，管率長五寸。凡是三管，皆金氣應之。地以四生金，而天以九成之，故其數九。凡氣受金變則爲腥，故其臭腥，肺之所收受者如此。

北方黑色，入通於腎，開竅於二陰，藏精於腎。故病在谿，其味鹹，其類水，其畜彘，其穀豆，其應四時，上爲辰星，是以知病之在骨也。其音羽，其數六，其臭腐。（《素問·金匱眞言論第四》）

北方壬癸水，其色黑，吾人之腎屬水，故内入通於腎，而外開竅於二陰。二陰者，前陰後陰也，《五常政大論》云："其主二陰。"以二陰居下，腎主水，實主之，其精則仍藏之於腎耳。水精之氣，其神志，所謂精者志也。《氣穴論》曰："肉之大會爲谷，肉之小會爲谿。"水之流注在谿，故病在谿。《陰陽應象大論》曰："水性鹹，鹹生腎。"故其味鹹。腎主水而性潤，故其類水。《易》曰："坎爲豕。"腎之所屬在坎，故其畜彘。豆主黑色，故其穀豆，本草以豆之黑色者入藥。水之精氣，上爲辰星，故上應四時之星，當爲辰星也。腎主骨，是以知病之在骨也。羽者，水之音，故其音羽。孟冬之月，律中應鐘，姑洗所生，三分減一，管率長四寸七分半；仲冬之月，律中黄鐘，仲呂所生，三分益一，管率長九寸；季冬之月，律中大呂，蕤賓所生，三分益一，管率長八寸四分。凡是三营，皆水氣應之。天以一生水，而地以六成之，故其數六。凡物因水變則爲朽腐之氣，故其臭腐。《禮·月令》云："其臭朽。朽與腐同也。"腎之所收受者如此。

◎邪氣濁氣清氣之病所

夫氣之在脈也，邪氣在上，濁氣在中，清氣在下。（《靈樞·九鍼十二原第一》）

凡風寒暑雨之邪，由上感之，由風府風門而入，故曰邪氣在上也；水穀皆入於胃，其精微之氣，上注於肺，而寒溫不適，飲食不節，則濁氣留獨於腸胃而病生，故曰濁氣在中也；清濕之地氣中人也，必從足始，故曰清氣在下也。

◎奇邪之病所

黃帝曰：願聞其奇邪而不在經者。岐伯曰：血絡是也。（《靈樞·血絡論第三十九》）

《玉版論》曰："人之所受氣者，穀也。穀之所注者，胃也。胃者，水穀血氣之海也。海之所行雲氣者，天下也。胃之所出血氣者，經隧也。經隧者，五藏六府之大絡也。"夫穀入於胃，廼傳之肺，流溢於中，佈散於外。精專者，行於經隧，是水穀所生之血氣，榮行於脈中者也。水穀之精氣，從胃之大絡，注於藏府之經隧，通於孫絡，出於皮膚，以溫肌肉，此水穀所生之氣血，散於脈外者也。夫大絡與經脈繆處，故奇邪而不在經者，血絡是也。《繆刺篇》云："'邪客於皮毛，入舍於孫絡，留而不去，閉塞不通，不得入於經，流溢於大絡而生奇病。'故曰：'奇邪者，血絡是也。'"

◎虛邪之病所

黃帝曰：余固不能數，故問先師，願卒聞其道。岐伯曰：風雨寒熱，不得虛邪，不能獨傷人。卒然逢疾風暴雨而不病者，蓋無虛，故邪不能獨傷人，此必因虛邪之風，與其身形，兩虛相得，廼客其形。兩實相逢，眾人肉堅。其中於虛邪也，因於天時，與其身形，參以虛實，大病廼成。氣有定舍，因處爲名，上下中外，分爲三員。（《靈樞·百病始生第六十六》）

夫虛邪之中人也，灑淅動形。正邪之中人也，微先見於色，不知於其身，若有若無，若亡若存，有形無形，莫知其情，是虛邪傷形而正邪傷氣也。正邪者，天之正氣，風寒暑濕燥火也。蓋天有此六氣，而人亦此六氣，是以正邪中氣，同氣相感也。故曰："風雨寒熱，不得虛邪，不能獨傷人。"傷人者，謂傷人之形也。虛邪者，虛鄉不正之邪風。形者，皮脈肉筋骨，五藏之外合，應地之五行也。地之五行，應天之五時，地之五方。虛風者，春時之風，從西方來；夏時之風，從北方來，此五行不正之氣，故傷人之形。是天之六氣，傷人之六氣；地之五行，傷人之五形。蓋人秉天地之形氣，而生成此形氣也。是以虛邪之風，與其身形，兩虛相搏，廼客於形，傳舍於腸胃之外而成積也。眾人肉堅者，承上文而言二十五形之人，血氣不足，不能充膚熱肉，以致虛邪之客於形，非比眾人之肉堅也。因於天時者，因於春時之西風，夏時之北風也。大病廼成者，大邪著於腸胃之閒而成積也。氣有定舍者，言邪氣淫泆不可勝論，或著於孫絡，或著於經俞，而後有定名也。此論風雨傷上，下節論清濕傷下，末節論喜怒傷中，而分爲三員也。三員者，即虛邪之中人，病因表也；積聚之已成，病因內也；情慾之傷藏，病在陰也，即內外三部之謂也。

◎手屈而不伸伸而不屈之病所

手屈而不伸者，其病在筋；伸而不屈者，其病在骨。（《靈樞·終始第九》）

凡手雖能屈而實不能伸者，正以筋甚拘攣，故屈易而伸難，其病在筋。手雖能伸而實不能屈者，正以骨有所傷，故伸易而屈難，其病在骨。

◎頭重臂重足重之病所

病生於頭者頭重，生於手者臂重，生於足者足重。（《靈樞·終始第九》）

上節論上下之氣交，此論天地之定位。頭以應天，足以應地，手足應四傍。蓋天地四方之氣，各有所生之本位，故生於頭者頭重，生於足者足重，隨其所生而取之。重者，守而不動也。

◎病發之所不同

故曰：病有在毫毛腠理者，有在皮膚者，有在肌肉者，有在脈者，有在筋者，有在骨者，有在髓者。（《素問·刺要論第五十》）

此詳言人身形層之有次第，病有內外之淺深。夫皮肉筋骨，內合五藏，腎主之骨而有髓之深，肺主之皮而有毛之淺，由極淺而至於深也。腠理者，皮膚肌肉之紋理，從大小分肉而至於肌理皮毛之間，皆三焦通會元眞之處。毫毛腠理者，鬼門玄府也。謂氣之理路，內通於藏府，外出於毫毛，雖極淺而可以致氣者也。

◎五發之病所（一）

五病所發：陰病發於骨，陽病發於血，陰病發於肉，陽病發於冬，陰病發於夏，是謂五發。（《素問·宣明五氣第二十三》）

此與《是樞·九鍼論》同，此言五藏之病，各有所發也。陰經之病，發之在骨與肉，以骨屬足少陰，肉屬太陰也。陽經之病，發之於血，以血生於榮氣，榮氣屬陰，陰不勝陽，故陽經有病，而血隨以病焉。冬時陰氣盛，故陽病發於冬，以陽不能敵陰也；夏時陽氣盛，故陰病發於夏，以陰不能敵陽也。

◎五發之病所（二）

五發：陰病發於骨，陽病發於血，陰病發於肉，陽病發於冬，陰病發於夏。（《靈樞·九鍼論第七十八》）

此與《宣明五氣篇》同，此言五藏之病，有所發也。腎爲少陰，主於骨；脾爲太陰，主於肉，故陰分之病，發於骨肉。心爲牡藏，主於血，故陽分之病，發於血。此則以五藏所主言。陽虛不能勝陰，故陽病發於冬；陰虛不能勝陽，故陰病發於夏，此則以五藏之時言也。

◎皮肉氣血筋骨之病所

黄帝曰：病形何如？取之奈何？伯高曰：夫百病變化，不可勝數，然皮有部，肉有柱，血氣有俞，骨有屬。黄帝曰：願聞其故。伯高曰：皮之部，俞於四末；肉之柱，在臂脛諸陽分肉之間，與足少陰分間；血氣之俞，俞於諸絡，氣血留居，則盛而起。筋部無陰無陽，無左無右，候病所在；骨之屬者，骨空之所以受益，而益腦髓者也。（《靈樞·衛氣失常第五十九》）

此言衛氣行於皮肉筋骨之間，各有所主之部屬也。衛氣行於皮，俞於四末，爲所主之部，蓋衛氣出於陽，從頭目而下注於手足之五指，故以四末爲部也。行於肌肉，在臂脛諸陽分肉之間，爲肉之柱，柱之爲言主也。蓋肉之大分爲谷，小分爲谿，分肉之間，谿谷之會，以行榮衛，以會大氣。臂脛之大肉，肉之大分也。榮衛大氣，先會於大分之間，故以臂脛之肉爲主，猶屋宇之有四柱也。足少陰分間，迺足少陰出於氣街，行於分肉之間。衛氣者，後天水穀之所生也，會少陰先天之氣於分間，此氣之大會也。諸絡者，孫脈絡脈也。榮氣從絡而行於經脈，衛氣從絡而出於皮膚，血氣輸轉於諸絡之間，故氣血留居，則絡脈盛而起矣。衛氣之行於骨者，在骨空之所，以受益而益腦髓者也。骨空者，津液淖澤注於骨，骨屬屈伸，補益腦髓，髓空在腦後三分顱際鋭骨之下，蓋髓之所以補益腦者，從尾骶而滲於脊骨，從脊骨而上滲於髓空以入腦。衛氣一日一夜大會於風府，其明日日下一節，二十一日下至尾骶，二十二日入脊内，其行九日出於缺盆，故衛氣之行於骨者，以脊骨爲所屬也。衛氣之行於筋者，無分陰陽左右，如留滯於手足某經之筋，即爲病之所在。蓋衛氣者，應天之氣也。筋者，厥陰風氣之所主也。風者，大塊之噫氣，充滿於天地之間，故與衛氣相合，陰陽左右，無處不有。若夫皮之部、肉之柱，猶天之四方；骨之屬，猶天之道也。凡一身之骨空，其所受益者皆是也。而骨又與腦通，又皆所以益其腦髓耳。

◎以所臨藏位命其病

帝曰：願聞其道也。岐伯曰：厥陰司天，其化以風；少陰司天，其化以熱；太陰司天，其化以濕；太陰司天，其化以濕；少陽司天，其化以火；陽明司天，以化其燥；太陽司天，其化以寒，以所臨藏位命其病者也。（《素問·至眞要大論第七十四》）

此明司天、在泉、間氣之化，隨六氣所在而移之也。五行主歲，歲有少多，故曰盈虚更作也。《天元紀大論》曰："其始也，有餘而往，不足隨之；不足而往，有餘從之。"則其義也。天分六氣，散生大虚，三之氣司天，終之氣監地，天地生化，是爲大紀。故言司天地者，餘四間氣可知矣。天地變化，人神運爲，中外雖殊，然其通應則一也。工之所疑者，謂不知其要，流散無窮也。其化以風者，謂飛揚鼓坼，和氣發生，萬物榮枯，皆因而化變成敗也。其化以熱，謂炎蒸鬱燠，故庶類蕃茂也。其化以濕者，謂雲雨潤澤，津液生成也。其化以火者，謂炎熾赫烈，以爍寒災也。其化以燥者，謂乾化以行，物無濕敗也。其化以寒者，對陽之化也。肝木位東方，心火位南方，脾土位西南及四維方，肺金位西方，腎水位北方，是五藏定位。然六氣所禦，五運所至，氣不相得則病，相得則和，故先以六氣所臨，後言五藏之病也。司天同候，間氣皆然者，謂六氣之本，自有常性，故雖位易，而化治皆同。六氣分化，常以二氣司天地，爲上下吉凶、勝復客主之事，歲中悔吝從而明之，餘四氣散居左右也。故《陰陽應象大論》曰："天地者，萬物之上下；左右者，陰陽之道路。"此之謂也。歲，三百六十五日四分日之一。步，六十日餘八十七刻半也，積步之日而成歲也。

◎病痛病癢之所

病痛者陰也，痛而以手按之不得者陰也，深刺之。病在上者陽也，病在下者陰也。癢者陽也，淺刺之。（《靈樞・終始第九》）

凡病痛者，多由寒邪滯逆於經，及深居筋骨之間，凝聚不散，故病痛者爲陰也。按之不得者，隱藏深處也，是爲陰邪，故刺亦宜深。然則痛在浮淺者，有屬陽邪可知也，但諸痛屬陰者多耳。陽主昇，故在上者爲陽。陰主降，故在下者爲陰。癢者，散動於膚腠，故爲陽。凡病在陽者，皆宜淺刺之。其在下者，自當深刺無疑也。

◎痹行之所無常處

凡痹往來，行無常處者，在分肉間痛。（《素問・繆刺論第六十三》）

此言痹病無常。痹痛往來，行無常處者，即其所痛在何經之絡。

◎周痹之病所

帝曰：善。願聞周痹何如？岐伯曰：周痹者，在於血脈之中，隨脈以上，隨脈以下，不能左右，各當其所。（《靈樞・周痹第二十七》）

周痹者，在於血脈之中，隨脈以上，或隨脈以下，非比衆痹之在於左右，各當一處者之有定所也。是以能上能下，但隨血脈而周遍於身，故曰周痹，非若衆痹之左右移易也。

◎五藏痹之舍

淫氣喘息，痹聚在肺；淫氣憂思，痹聚在心；淫氣遺溺，痹聚在腎；淫氣乏竭，痹聚在肝；淫氣肌絶，痹聚在脾。諸痹不已，亦益内也。其風氣勝者，其人易已也。（《素問・痹論第四十三》）

此申明陰氣躁亡，而痹聚於藏也。淫氣者，陰氣淫佚，不靜藏也。淫氣而致於喘息，則肺氣不藏，而痹聚在肺矣。淫氣而致於憂思，則心氣不藏，而痹聚在心矣。淫氣而致於遺溺，則腎氣不藏，而痹聚在腎矣。淫氣而致於陰血乏竭，則肝氣不藏，而痹聚在肝矣。淫氣而致於肌肉焦絕，則脾氣不藏，而痹聚在脾矣。是以在藏府經俞，諸痹留而不已，亦進益於內，而爲藏府之痹矣。夫寒濕者，天之陰邪，傷人經俞筋骨。風者，天之陽邪，傷人皮膚氣分，是以三邪中於藏府之俞，而風氣勝者，其性善行，可從皮腠而散，故其人易已也。

◎溫瘧與寒瘧之安舍

帝曰：夫病溫瘧與寒瘧，而皆安舍，舍於何藏？岐伯曰：溫瘧者，得之冬中於風寒，氣藏於骨髓之中，至春則陽氣大發，邪氣不能自出，因遇大暑，腦髓爍，肌肉消，腠理發泄，或有所用力，邪氣與汗皆出。此病藏於腎，其氣先從內出之於外也。如是者，陰虛而陽盛，陽盛則熱矣。衰則氣復反入，入則陽虛，陽虛則寒矣。故先熱而後寒，名曰溫瘧。（《素問·瘧論第三十五》）

此詳溫瘧之義也。溫瘧得之冬中於風，其寒氣藏於骨髓之中，正以腎主骨也。至春氣大發，邪氣不能自出，因遇大暑，腦髓爍，肌肉消，腠理發泄，或有所用力，邪氣與汗皆出，蓋亦隨衛氣而出耳。此病始時，何所舍藏？實藏之於腎也。正以腎主於冬，冬時藏邪，由風府下行於伏膂之脈，故曰腎藏之也。又復上行出於缺盆之中，則從內而出之外矣。如是者，始而陰出之陽，則陰虛而陽盛，陽盛則熱矣。既而陽氣逆極，則氣復反入而陽虛，陽虛則寒矣。故先熱而後寒，病名溫瘧也。由此觀之，則溫瘧之所舍者腎耳。

◎癉瘧之舍

帝曰：癉瘧何如？岐伯日：癉瘧者，肺素有熱，氣盛於身，厥逆上衝，中氣實而不外泄，因有所用力，腠理開，風寒舍於皮膚之內，分肉之間而發，發則陽氣盛，陽氣盛而不衰則病矣。其氣不及於陰，故但熱而不寒，氣內藏於心，而外舍於分肉之間，令人消爍脫肉，故命曰癉瘧。帝曰：善。（《素問·瘧論第三十五》）

此詳言癉瘧之義也。肺經素有熱，氣盛於其身，以致氣逆上衝，其中氣頗實而不能外泄，因有所用力之時，腠理廼開，遂使風寒舍於皮膚之內，分肉之間，而熱病廼發。發則陽氣盛，陽氣盛而不衰，病之所以大熱也。與內陰分之氣，甚不相及，故止熱而不寒。此熱氣者，內藏於心肺，而外舍於分肉，令人消爍脫肉，病命曰癉瘧。由此觀之，則癉瘧之所舍者，肺與心耳。

◎男女偏枯之病所

胃脈沉鼓濇，胃外鼓大，心脈小堅急，皆鬲偏枯。男子發左，女子發右。（《素問·大奇論第四十八》）

偏枯者，男子當發於左，以左爲陽也；女子當發於右，以右爲陰也。蓋左右者，陰陽之道路也。男子氣血從左而轉，女子氣血從右而旋，是以男子之病發於左，而女子之病發於右也。

◎脹之病所

黃帝曰：夫氣之令人脹也，在於血脈之中耶？藏府之內乎？岐伯曰：三者皆存焉，然非脹之舍也。黃帝曰：願聞脹之舍！岐伯曰：夫脹者，皆在於藏府之外，排藏府而郭胷脅，脹皮膚，故命曰脹。（《靈樞·脹論第三十五》）

此病在氣而及於藏府血脈之有形，故三者皆存焉，然非脹之舍也。舍，言留止之處也。脹之舍，在內者，皆在於藏府之外，空郭之中；在外者，脹於皮膚腠理之閒，故命曰脹，謂脹在無形之氣分也。

◎癰疽生於五部

五藏，身有五部：伏兔一；腓二，腓者腨也；背三；五藏之俞四；項五。（《靈樞·寒熱病第二十一》）

此言癰疽生於五部者，必死也。五藏在內，而關係於身者有五部：其一在伏兔；其二在腓腹，腓腹者，腨也，其穴名承筋；其三在背，背之中曰督脈，而背傍四行，皆足太陽膀胱經穴；其四在五藏之俞；其五在項中，爲督脈陽維之會，統諸陽之綱領也。

二、病形

◎五藏之病狀

肝之病狀

肝病者，兩脅下痛引少腹，令人善怒。虛則目䀮䀮無所見，耳無所聞，善恐，如人將捕之。取其經厥陰與少陽。氣逆則頭痛，耳聾不聰，頰腫。取血者。（《素問·藏氣法時論第二十二》）

肝厥陰脈，自足而上，環陰器，抵少腹，又上貫肝膈，布胸脅，故兩脅下痛引少腹也。其氣實則善怒。《靈樞經》曰："肝氣實則怒。"肝厥陰脈，自脅肋循喉嚨，入頏顙，連目系。膽少陽脈，其支者，從耳後入耳中，出走耳前，至目鋭眥後。故氣虛則目無所見，耳無所聞也。恐，謂恐懼，魂不安，如人有將捕之也。肝厥陰脈，自目繫上出額，與督脈會於巔，故頭痛。膽少陽脈，支別者，從耳中出走耳前；又支別者，加頰車。又厥陰脈，支別者，從目系下頰裏，故耳聾不聰頰腫也。

心病之病狀

心病者，胷中痛，脅支滿，脅下痛，膺背肩甲閒痛，兩臂內痛，虛則胷腹大，脅下與腰相引而痛。（《素問・藏氣法時論第二十二》）

以心病言之，手少陰心經之脈，其直者從心系卻上肺下出掖下；手厥陰心包絡之脈，其支者循胷中，出脅下掖三寸，上抵掖下，下循臑內，行太陰少陰之閒，入肘中，下循臂行兩筋之閒；又手太陽小腸經之脈，自臂臑上遶肩胛，交肩上，故胷中必痛，脅支必滿，脅下亦痛，膺背肩胛閒兩臂內皆痛，此則邪氣有餘之證也。至於正氣之虛，則胷腹之中，大脅之下，與腰相引而痛。蓋手厥陰之脈，從胷中出屬心包絡，下隔歷絡三焦，其支者循胷出脅。手少陰之脈，自心系下膈絡小腸，故曰胷，曰脅，曰腰背主痛也。

脾病之病狀

脾病者，身重，善肌肉痿，足不收，行善瘛，腳下痛。虛則腹滿腸鳴，飧泄食不化。（《素問・藏氣法時論第二十二》）

以脾病言之，脾象土而主肉，故身重，善肌肉痿無力也。足太陰脾經之脈，起於足大指之端，循指內側，上內踝前廉，上踹內。足陽明胃經之脈，自下髀關，抵伏兔，下膝臏中，下循股外廉，下足跗，入中指閒。足少陰腎經之脈，起於足小指之下，斜趨足心，上腨內出膕內廉。脾病故足不收，行善瘛腳下痛，此則邪氣有餘之證也。至於正內之虛，則腹中滿，腸中鳴，飧泄而食不化。蓋足太陰之脈，從股內前廉，入腹屬脾絡胃；足陽明之脈，入缺盆，下隔屬胃絡脾，其支者，起胃口，下循股裏，故其爲病如此。《靈樞・口問》曰："中氣不足，腸爲之苦鳴。"

肺病之病狀

肺病者，喘欬逆氣，肩背痛，汗出，尻陰股膝髀腨胻足皆痛；虛則少氣不能報息，耳聾嗌乾。（《素問・藏氣法時論第二十二》）

以肺病言之，肺藏氣而主喘息，在變動爲欬，故病則喘欬逆氣。肩近於背，而背爲胷中之府，故肩背痛也。肺主皮毛，邪盛則心液外泄，故汗出也。足少陰之脈，從足下上循腨內，出膕內廉，上股內後廉，貫脊屬腎絡膀胱。今肺病則腎爲之子，亦必受邪，故尻陰股膝髀腨胻足皆痛，此迺邪氣有餘之證也。至於正氣之虛，則少氣不能報息，耳聾嗌乾，蓋手太陰之絡會於耳中，故爲耳聾。腎脈從腎上貫肝膈，入肺中，循喉嚨俠舌本，今肺虛則腎藏不足以上潤於嗌，故嗌乾。

腎病之病狀

腎病者，腹大脛腫，喘欬身重，寢汗出憎風，虛則胷中痛，大腹小腹痛，清厥意不樂。(《素問·藏氣法時論第二十二》)

以腎經言之，足少陰之脈，起於足心，上循腨内，出膕内廉，上股内後廉，貫脊屬腎絡膀胱，其直者從腎上貫肝膈，入肺中，故腹大脛腫喘欬也。腎病則骨不能用，故身重也。腎主五液，在心爲汗，腎邪攻肺，心氣内微，故寢後即有汗也。大凡有汗之疾多惡風，以腠理不密，故汗出而表虛者，必惡風也，此皆邪氣有餘之證耳。至於正氣之虛，則足少陰之脈，從肺出絡心，注胷中，今腎氣既虛，胷中自痛，其大腹小腹亦從而痛，正以腎脈自小腹中行大腹，至俞府而止也。足太陽膀胱經之脈，從項下行而至足，今腎氣既虛，而太陽之氣，不能盛行於足，故足清冷而氣逆也。腎之神爲志，惟志不足，故意不樂也。

◎勞風之病狀

帝曰：勞風爲病何如？岐伯曰：勞風法在肺下，其爲病也，使人強上冥視，唾出若涕，惡風而振寒，此爲勞風之病。(《素問·評熱病論第三十三》)

勞風者，因勞傷風也。肺下者，在内則胷膈之間，在外則四椎五椎之閒也。風受於外則病應於内，凡人之因於勞者必氣喘，此勞能動肺可知。邪在肺下，則爲喘逆，故令人強上不能俛首。風熱上壅，則畏風羞明，故令人冥目而視。風熱傷陰，則津液稠濁，故唾出若涕。肺主皮毛，衛氣受傷，故惡風振寒。

◎腎風之病狀

帝曰：有病腎風者，面胕痝然壅害於言。(《素問·評熱病論第三十三》)

痝然，腫起貌。壅，謂目下壅，如臥蠶形也。腎之脈，從腎上貫肝膈，入肺中，循喉嚨，俠舌本，故妨害於言語。

◎大風之病狀

病大風，骨節重，鬚眉墮，名曰大風。(《素問·長刺節論第五十五》)

大風，厲風也。從肌肉而直傷於骨髓，故骨節重。在肌肉，而傷衝任之血氣，故鬚眉墮也。

◎五藏風之病狀

帝曰：五藏風之形狀不同者何？願聞其診，及其病能。

此舉五藏之風狀也。而詳告之也。凡察病之法，皆謂之診。凡致病之害，皆謂之能。病能者，謂藏氣受邪，能爲形身作病也。

岐伯曰：肺風之狀，多汗惡風，色皏然白，時咳短氣，晝日則差，暮則甚，診在眉上，其色白。

凡內多風氣，則熱有餘，熱則腠理開，故多汗；風薄於內，故惡風。凡五藏之感風，無不多汗而惡風也。肺風之狀，多汗惡風，惟肺藏感風則色皏然而白，以肺屬金之色也；在變動爲咳，主藏氣，風內迫之，故時作咳嗽，其氣短少也。晝則衛氣在表，故風病在表者覺瘥；夜則衛氣行陰，故風病在內者覺甚。眉上迺闕庭之部，所以外司肺候。其色白者，肺風之色也。

肝風之狀，多汗惡風，善悲，色微蒼，嗌乾，善怒，時憎女子，診在目下，其色青。

肝風之狀，多汗惡風。肝病則心藏無養，心氣虛，氣並於肺，肝病而肺氣乘之，故善悲。肝合木，木色蒼，故色微蒼也；肝脈循股陰，入毛中，環陰器，抵少腹，俠胃，屬肝絡膽，上貫膈，布脅肋，循喉嚨之後，入頏顙，上出額，與督脈會於巔。其支別者，從目系下頰裏，環脣內，故嗌乾、善怒，時憎女子，診在目下，其色當青也。

脾風之狀，多汗惡風，身體怠墮，四支不欲動，色薄微黄，不嗜食，診在鼻上，其色黄。

脾風之狀，多汗惡風，脾主肉，故身體怠惰，脾主四肢，故四肢不欲動，脾主肌肉四支也。色薄漸黄，以脾土主黄色也；不嗜食，以脾氣虛也；脾氣合土，主中央，鼻爲面王，主應脾胃，故色診當見於鼻上。黄，脾色也。

腎風之狀，多汗惡風，面痝然浮腫，脊痛不能正立，其色炱，隱曲不利，診在肌上，其色黑。

腎風之狀，多汗惡風，腎者陰也，目下亦陰也，故腎受風，則挾水氣上昇，則面龐然而浮腫，腎脈起於足下，上循腨內，出膕內廉，上股內後廉，貫脊，戰脊痛不能正立也；面色如炲之黑者，腎之色黑也；腎藏精，外應文接，今藏被風薄，精氣內微，故隱蔽委曲之事，不利於所爲也；肌肉本主於脾，今其風水合邪，反侮乎土，故診在肌上，色當黑，乘其所不勝也。

心風之狀，多汗惡風，焦絕，善怒嚇，赤色，病甚則言不可快，診在口，其色赤。（《素問・風論第四十二》）

心風之狀，多汗惡風。心爲火藏，風淫則火盛，故焦絕。焦絕者，脣舌焦燥津液乾絕也。風化木，心屬火，風薄於心，則木火合邪，神志潰亂，故或爲善怒，或爲驚嚇。心主舌，病甚則舌本強，故言不可快。心和則舌能知味，故診當在口。口者兼脣而言，色當赤也。

◎胃風之病狀

胃風之狀，頸多汗，惡風，食飲不下，鬲塞不通，腹善滿，失衣則䐜脹，

食寒則泄，診形瘦而腹大。（《素問·風論第四十二》）

此言胃風之狀也。胃之脈，支別者，從頤後下廉過人迎，循喉嚨，入缺盆，下膈屬胃絡脾；其直行者，從缺盆下乳內廉，下俠齊入氣街中；其支別者，起胃下口，循腹裏，至氣街中而合。故頸多汗，食飲不下，膈塞不通，腹善滿也。然失衣則外寒而中熱，故腹䐜脹。食寒則寒物薄胃而物不內消，故泄利。胃合脾而主肉，胃氣不足則肉不長，故瘦也。胃中風氣畜聚，故腹大也。

◎首風之病狀

首風之狀，頭面多汗，惡風，當先風一日則病甚，頭痛不可以出內，至其風日，則病少愈。（《素問·風論第四十二》）

此言首風之狀也。新沐中風，固爲首風，首風之狀，頭面多汗惡風，蓋頭爲諸陽之會，風客之則皮腠疏，故頭面多汗也。風者，天之陽氣，人之陽氣，以應天之風氣，諸陽之氣，上出於頭，故先當風一日則頭痛甚。內，謂室屋之內也。不可以出屋之內者，以陽邪居於陽分，陽性先而速也。以頭痛甚而不喜外風故也。然病以先風閒甚，則痛亦先風而衰，至其當風之日，則病已少愈矣。

◎漏風之病狀

漏風之狀，或多汗，常不可單衣，食則汗出，甚則身汗，喘息惡風，衣常濡，口乾善渴，不能勞事。（《素問·風論第四十二》）

此言漏風之狀。飲酒中風，固爲漏風，或多汗惡風。脾胃風熱，雖單衣而被卻之；腠理開疏，故食則汗出，甚則風薄於肺，故身汗喘息，汗多故衣常濡，口常乾，又善渴；形勞則喘息，故不能勞事也。

◎泄風之病狀

泄風之狀，多汗，汗出泄衣上，口中乾，上漬其風，不能勞事，身體盡痛則寒。帝曰：善。（《素問·風論第四十二》）

此言泄風之狀。泄風者，表不固也。上漬者，身半以上，汗多如漬也。口中乾，津液涸也。液涸則血虛，故不能勞而身盡痛。汗多則亡陽，故令人寒也。

◎足六經瘧之狀

足太陽之瘧，令人腰痛頭重，寒從背起，先寒後熱，熇熇暍暍然，熱止汗出，難已。（《素問·刺瘧第三十六》）

此下言足六經之瘧也。先言膀胱經之瘧證。足太陽之脈，從巔入絡腦，還出別下項，循肩髆內，俠脊抵腰中。其支剌者，從髆內左右，別下貫臀，過髀樞，腰痛頭重，寒從背起也。其先寒者，固以熱極生寒；而後寒者，亦以寒極則熱。但先寒之寒，則內熱之極耳。熇熇者，甚熱盛狀也。暍暍者，亦熱盛也。熱生本爲眞氣虛，熱止則爲眞氣復，今氣復而汗反出，是迺邪氣盛而眞氣不勝，故此瘧難已。

足少陽之瘧，令人身體解㑊，寒不甚，熱不甚，惡見人，見人心惕惕然，熱多汗出甚。

此言足少陽之瘧，令人身體解㑊，解㑊者，即謂之曰寒則寒不見甚，謂之曰熱則熱不見甚是也。惟惡見人，如見人則此心惕惕然而恐懼也。蓋膽本屬木，木邪盛則胃受之。胃熱盛則惡人，但胃氣虛，見人則有恐懼意耳。熱多汗出甚，正以熱盛則熱多，而中風則汗出。

足陽明之瘧，令人先寒，灑淅灑淅寒甚，久迺熱，熱去汗出，喜見日月光火氣，迺快然。

足陽明之瘧，令人先寒灑淅，其寒最甚，久迺寒變爲熱，蓋以熱盛則外先寒而久，寒久則始變而爲熱。至於熱去則汗出，亦邪氣勝而眞氣不勝故也。喜見日月光，又欲見火氣迺快然，《陽明脈解》謂“陽明之脈病，惡人與火”，蓋陽明本多氣多血，熱邪盛則惡人與火，而今反喜之者，迺胃氣之虛故也。

足太陰之瘧，令人不樂，好太息，不嗜食，多寒熱，汗出，病至則善嘔，嘔已迺衰。

此言足太陰瘧之證也。足太陰之脈，支別者復從胃上膈，注心中，故心之志爲喜，今子既受病，母必憂之，迺不樂，惟不樂，故好太息也。脾主化穀，邪氣薄之，故不嗜食。足太陰之外爲三陽經，之內爲三陰經，正陰陽出入之界，故多寒熱汗出也。足太陰脈入腹，屬脾絡胃，上膈俠咽，故病氣來至則嘔，嘔已病迺衰也。

足少陰之瘧，令人嘔吐甚，多寒熱，熱多寒少，欲閉戶牖而處，其病難已。

此言足少陰瘧之證也。足少陰之脈貫肝膈，入肺中，循喉嚨，故嘔吐皆甚。其寒熱不時，故皆多。但就中論之，腎爲陰藏，陰氣生寒，今陰氣不足，故熱多寒少。胃脈欲獨閉戶牖而處，今土刑其水，胃病反見於腎瘧也。其病難已，正以土刑其水也。

足厥陰之瘧，令人腰痛，少腹滿，小便不利，如癃狀，非癃也，數便意，恐懼，氣不足，腹中悒悒。（《素問·刺瘧第三十六》）

此言足厥陰瘧之證。足厥陰脈，循股陰入毛中，環陰器，抵小腹，故令人腰痛，少腹滿，小便不利而如癃也，然非眞癃也，數欲小便之意耳。志意者，所以禦精神，收魂魄。《經》云：“肝氣虛則恐。”蓋肝者將軍之官，謀慮出焉，今神魂不足，故氣虛則恐懼矣。木主春生之氣，厥陰受邪，故生氣不足。木鬱不達，故腹中悒悒也。

◎五藏瘧之病狀

肺瘧者，令人心寒，寒甚熱，熱間善驚，如有所見者。

上文言足六經之瘧，下言肺肝脾腎心五藏之瘧言之，此節言肺瘧之證也。肺瘧令人心寒者，肺者心之蓋也，以寒邪而乘所不勝，故肺瘧者令人心寒。寒甚復熱而心氣受傷，故善驚，如有所見者，心氣不足，肺邪有餘所致也。

肝瘧者，令人色蒼蒼然，太息，其狀若死者。

此言肝瘧之證也。肝屬木，故色蒼蒼然。肝鬱則氣逆，故太息。木病則堅強，故其狀若死。

脾瘧者，令人寒，腹中痛，熱則腸中鳴，鳴已汗出。

此言脾瘧之證也。脾以至陰之藏而瘧邪居之，故令人寒。脾脈自股入腹，故爲腹中痛。寒已而熱則脾氣行，故腸中鳴。鳴已則陽氣外達，故汗出而解也。

腎瘧者，令人灑灑然，腰脊痛宛轉，大便難，目眴眴然，手足寒。

此言腎瘧之證也。灑灑，寒慄貌。腎脈貫脊屬腎，開竅於二陰，故腰脊之痛苦於宛轉而大便難也。眴眴然，眩動貌。目視不明，水之虧也。手足寒，陰之厥也。

心瘧者，令人煩心甚，欲得清水，反寒多，不甚熱。（《素問·刺瘧第三十六》）

此言心瘧之證也。瘧邪在心，故煩心甚，欲得水以解也。心本陽藏，爲邪所居，則陽虛陰盛，故反寒多而不甚熱。

◎胃瘧之病狀

胃瘧者，令人且病也，善飢而不能食，食而支滿腹大。（《素問·刺瘧第三十六》）

此言胃瘧之證也。府有六而此獨言胃者，以胃爲六府之長也。邪在陽明則胃病及脾，故善饑不能食而支滿腹大也。

◎五藏咳之病狀

帝曰：何以異之？

何以異之者，言欲明其證也。欲明五藏之欬，其狀之不同也。

岐伯曰：肺欬之狀，欬而喘息有音，甚則唾血。

肺主氣，又主息，主氣而司呼吸。今肺受邪，則發而爲喘息有音，以肺屬金，金必有聲也，甚則血隨唾出，肺氣受傷也，肺欬之狀如此也。

肝欬之狀，欬則兩脅下痛，甚則不可以轉，轉則兩胠下滿。

此言肝欬之狀。足厥陰肝脈，上貫膈，佈脅肋，循喉嚨之後，故肝受邪，則兩脅下痛，痛甚則脅不可轉，如轉則兩胠下脹滿也。

脾欬之狀，欬則右脅下痛，陰陰引肩背，甚則不可以動，動則欬劇。

此言脾欬之狀。足太陰脾脈上膈挾咽，其支者復從胃別上膈，故爲胠下痛而陰陰然痛引肩背。脾應土，其性靜，故甚者不可以動，動則增劇也。按脾欬則右下痛者，蓋陰土之氣應於坤，出西南也。觀《平人氣象論》曰："胃之大絡，名曰虛裏，貫膈絡肺，出於左乳下。"蓋陽土之氣應於艮而出東北，人與天地相參也。

腎欬之狀，欬則腰背相引而痛，甚則欬涎。

此言腎欬之狀。足少陰腎脈貫脊系於腰背，故相引而痛。其直者入肺中，循喉嚨，故甚則欬涎。蓋腎爲水藏，主涎飲也。

心欬之狀，欬則心痛，喉仲介介如梗狀，甚則咽腫喉痹。（《素問·咳論第三十八》）

此言心欬之狀。手少陰心脈起於心中，出屬心系，上挾於咽，故病喉中梗介、咽腫喉痹也。介介如有所梗，妨礙之意。

◎六府咳之病狀

帝曰：六府之欬奈何？安所受病？岐伯曰：五藏之久欬，迺移於六府。

此下辨六府之欬不同也。蓋五藏之氣，與天地四時五行之氣相參合，故各以時受病。五藏之久欬不已，病及於府，而六府之病，又從藏氣而轉移，皆各因其合而表裏相移也。而久欬則三焦受之，然合五藏六府之欬，而未有不聚於胃，關於肺者也。

脾欬不已，則胃受之，胃欬之狀，欬而嘔，嘔甚則長蟲出。

此言胃欬之狀。脾之脈屬脾絡胃，胃之脈屬胃絡脾，相爲表裏，故脾欬不已則胃受之，胃脈循喉嚨，入缺盆，下膈屬胃。胃氣反逆故嘔，嘔甚則穀氣消，穀消則蟲上下作，故甚則長蟲出。長蟲，蚘蟲也。

肝欬不已，則膽受之，膽欬之狀，欬嘔膽汁。

此言膽欬之狀。肝之脈屬肝絡膽，膽之脈屬膽絡肝，相爲表裏，故肝欬不已則膽受之，膽脈從缺盆以下胸中，貫膈，故欬則嘔出膽汁，其味苦也。

肺欬不已，則大腸受之，大腸欬狀，欬而遺失。

此言肺欬之狀。肺之脈屬肺絡大腸，大腸之脈，屬大腸絡肺，相爲表裏，故肺欬不已則大腸受之，大腸之脈，入缺盆，絡肺下膈，爲傳導之府，故欬則遺失穢物也。

心欬不已，則小腸受之，小腸欬狀，欬而失氣，氣與欬俱失。

此言心欬之狀。心之脈屬心絡小腸，小腸之脈屬小腸絡心，相爲表裏，故心欬不已，則小腸受之，小腸之下，即大腸也，今欬則下失其氣，其氣與欬而俱失也。

腎欬不已，則膀胱受之，膀胱欬狀，欬而遺溺。

此言腎欬之狀。腎之脈屬腎絡膀胱，胱膀之脈屬膀胱絡腎，相爲表裏，故腎欬不已，則膀胱受之，膀胱爲津液之府，故遺溺也。

久欬不已，則三焦受之，三焦欬狀，欬而腹滿，不欲食飲。

此言三焦欬之狀。六府之欬不已，則三焦受之，三焦者，出納昇降之道，中瀆之府，氣機失和，故腹滿不能食飲。

此皆聚於胃，關於肺，使人多涕唾，而面浮腫氣逆也。（《素問·咳論第三十八》）

然膀胱三焦之欬，皆邪聚於胃，而上關於肺故也。夫三焦爲決瀆之府，膀胱者，津液之所藏，關門不利，則聚水而從其類矣。水聚於胃，則上關於肺而爲欬，欬則肺舉，肺舉則液上溢，故使人涕唾，水氣上乘，故面浮腫而氣逆也。

◎腹滿之病狀

小腹滿大，上走胃至心，淅淅身時寒熱，小便不利。

小腹滿者，小腹也。腹滿者，大腹也。小腹滿者，小便不利；大腹滿者，大便不利。小腹滿者，其滿大上走胃至心，不及胷咽也。身若淅淅然，時發寒熱也。淅淅，寒肅貌。此三陰之經氣厥逆於下，而皆能爲腹滿也。蓋驚怒則傷足厥陰肝，卒恐則傷足少陰腎，飲食不節則傷足太陰脾，藏氣傷則經絡厥絕，脈道不通，而皆爲脹滿也。足厥陰肝脈，抵小腹，挾胃，上貫膈。厥陰之經脈厥逆，故小腹滿大；厥氣上逆，則走胃至心。厥陰者，陰極而一陽初生，故身淅淅然時有寒熱之變。肝主疏泄，小便不利者，厥陰之氣逆也。

腹滿，大便不利，腹大，亦上走胷嗌，喘息喝喝然。

大腹滿者，其滿大亦上走胷咽，不止胃與心也。故喘息喝喝然。腎者，胃之關也，而開竅於二陰，腹脹滿而大便不利者，腎氣逆而關門不利也。足少陰之脈，上貫肝膈，入肺中，循喉嚨，氣逆則及於經，故亦上走胷嗌，而喘息喝喝然，此少陰之氣逆也。

腹滿，食不化，腹響響然，不能大便。（《靈樞·雜病第二十六》）

大腹滿者，其所食不化，腹中響響然佈氣。蓋足太陰主輸運水穀，脾氣厥逆，故腹滿而食飲不化。足太陰是動則病腹脹善噫，得後氣則快然如衰。腹響響然不能大便者，氣逆於中也。

◎腰痛之病狀

腰痛俠脊而痛，至頭几几然，目䀮䀮，欲僵僕。（《素問·刺腰痛第四十一》）

足太陽膀胱經之脈，起於目內眥，上額交巔，其直者從巔入絡腦，還出別下項，循肩髆內，俠脊抵腰中，故腰痛之疾，有俠脊而痛者，至頭几几然。几几然者，伸頸之貌。目䀮䀮然者，以其起於內眥睛明穴，目亂似有不明也。氣並於上，故病在上。

◎厥頭痛之病狀

厥頭痛，面若腫起而煩心。

此言厥頭痛者，厥，逆也。邪氣逆於他經，上干於頭而痛也。此言陽明之氣，上出於面，厥氣上逆於頭，故爲頭痛面腫，陽明是動，則病心欲動，故起而心煩也。

厥頭痛，頭脈痛，心悲善泣。

有厥頭痛者，此少陰之氣，厥逆於上，轉及於太陽之經脈，而爲厥頭痛也。貞貞，固而不移也。

厥頭痛，貞貞頭重而痛。

有厥頭痛者，貞貞，堅固貌，其痛不移也，其頭甚重而痛也。

厥頭痛，意善忘，按之不得。

有厥頭痛者，脾藏意，太陰之氣厥逆，則脾藏之神志昏迷，故意善忘也。頭主天氣，脾主地氣。按之不得者，地氣上乘於天，入於頭之內也。

厥頭痛，項先痛，腰脊爲應。

有厥頭痛者，此太陽之脈，從頭項而下循於腰脊，太陽之厥頭痛，項先痛而腰脊爲應，此逆在氣而應於經也。

厥頭痛，頭痛甚，耳前後脈湧有熱。(《靈樞·厥病第二十四》)

有厥頭痛者，此少陽之氣，厥入於頭項經脈，而爲厥頭痛也。少陽之上，相火主之，火氣上逆，故頭痛甚，而耳前後脈湧有熱。

◎厥心痛之病狀

厥心痛，與背相控，善瘈，如從後觸其心，傴僂者，腎心痛也。

五藏逆氣，上干於心而爲痛者，謂之厥心痛。下倣此。控，引也。善瘈，拘急如風也。傴僂，背曲不伸也。足少陰之經，由股内後廉貫脊屬腎，其直者，從腎上貫肝膈入肺中。凡疼痛如從脊後觸其心而傴僂者，以腎邪干心，是爲腎心痛也。

厥心痛，腹脹胷滿，心尤痛甚，胃心痛也。

有厥心痛者，此言足陽明之經，由缺盆下膈屬胃絡脾，其支者下循腹裏。凡腹脹胷滿而爲痛者，以胃氣上逆，故腹脹胷滿。胃氣上通於心，故心痛尤甚。

厥心痛，痛如以錐鍼刺其心，心痛甚者，脾心痛也。

有厥心痛者，以脾之支脈，注於心中。若脾不能運而逆氣攻心，其痛必甚，有如錐刺者，是爲脾心痛也。

厥心痛，色蒼蒼如死狀，終日不得太息，肝心痛也。

有厥心痛，其色蒼蒼然如死狀者，蒼蒼，肝色也。如死狀，肝氣逆也。終日不得太息，肝系急，氣道約而不利也。是皆肝邪上逆，所謂肝心痛也。

厥心痛，臥若徒居，心痛，閒動作痛益甚，色不變，肺心痛也。（《靈樞·厥病第二十四》）

有厥心痛者，徒，空也。臥若徒居，無倚傍也。閒或動作則益甚者，氣逆不舒，畏於動也。色不變，不在血也。是皆病在氣分，故曰肺心痛也。

◎心痛之病狀

心痛，引腰脊，欲嘔。

此言心痛者，腰脊，腎之外府也。腎與胃戊癸合化，心痛引腰脊而欲嘔者，腎氣上逆而爲心痛也。

心痛腹脹，嗇嗇然，大便不利。

有心痛者，其腹中脹滿，嗇嗇然，大便爲之不利。嗇嗇，畏寒貌。太陰爲陰中之至陰，陰寒，故腹脹而嗇嗇然。大便不化者，土氣不化也，此足太陰之氣厥而爲心痛。

心痛引背，不得息。

有心痛者，其痛後引至背前，則不得喘息也。腎脈從腎貫膈，入肺中，出絡心。心痛引背不得息，少陰之經脈厥逆於上而爲心痛也。不已者，腎藏之氣逆也。少陽屬腎三焦之氣，發源於腎藏，上佈於胷中。

心痛，引小腹滿，上下無定處，便溲難。

有心痛者，其痛引至小腹而滿，或上或下，痛無定處，大小便皆難。足厥陰肝脈，抵小腹，別貫膈，上注肺。心痛引小腹滿者，厥陰之經絡上逆也。上下無定處，溲便難者，厥陰之氣逆也。

心痛，但短氣不足以息。（《靈樞·雜病第二十六》）

有心痛者，短氣不足以息。肺主氣而司呼吸，心系上連於肺，心痛但短氣不足以息者，但逆在肺而爲心痛也。

◎膚脹之病狀

黄帝曰：膚脹何以候之？岐伯曰：膚脹者，寒氣客於皮膚之閒，鼟鼟然不堅，腹大，身盡腫，皮厚，按其腹，窅而不起，腹色不變，此其候也。（《靈樞·水脹第五十七》）

此言膚脹之證也。寒氣客於皮膚之閒，其聲鼟鼟然而不堅，鼟鼟，鼓聲也。寒氣客於皮膚之閒者，陽氣不行，病在氣分，故有聲若鼓。氣本無形，故不堅。故腹大身盡腫。若因於水，則有水處腫，無水處不腫，此爲可辨。然有水則皮澤而薄，無水則皮厚。寒氣在膚腠之閒，按散之則不能猝聚，故窅而不起。腹色不變，即皮厚故也。以手按其腹，隨手而起者屬水，窅而不起者屬氣，此固然也。然按氣囊者，亦隨手而起，又水在肌肉之中，按而散之，猝不能聚，如按糟囊者，亦窅而不起，故未可以起與不起爲水氣之的辨。但當察其皮厚色蒼，或一身盡腫，或自上而下者，多屬氣；若皮薄色澤，或腫有分界，或自下而上者，多屬水也。

◎鼓脹之病狀（一）

黄帝問曰：有病心腹滿，旦食則不能暮食，此爲何病？岐伯對曰：名爲鼓脹。（《素問·腹中論第四十》）

鼓脹者，如鼓革之空脹也。此因脾土氣虚，不能磨穀，故旦食而不能暮食，以致虚脹如鼓也。

◎鼓脹之病狀（二）

鼓脹何如？岐伯曰：腹脹，身皆大，大與膚脹等也，色蒼黄，腹筋起，此其候也。（《靈樞·水脹第五十七》）

此言鼓脹之候也。腹脹而周身皆大，大與膚脹相等，但其色蒼黄，腹中筋起爲候耳。鼓脹與膚脹等，不言按之起與不起，當亦是不起者，惟其腹筋起者爲辨。

◎五藏痹之病狀

凡痹之客五藏者：肺痹者，煩滿喘而嘔；心痹者，脈不通，煩則心下鼓，暴上氣而喘，嗌乾善噫，厥氣上則恐；肝痹者，夜卧則驚，多飲，數小便，上爲引如懷；腎痹者，善脹，尻以代踵，脊以代頭；脾痹者，四支解墮，發欬嘔汁，上爲大塞。（《素問·痹論第四十三》）

此承上文，而遂言五藏之痹，各有其證也。夫以五痹重感乎三氣，固五藏各成其痹矣。試以肺痹言之，彼肺脈起於中焦，下絡大腸，還循胃口，上膈屬肺，又主息，故其爲痹也，煩滿喘息而嘔。又以心痹言之，彼心合脈，今受邪則脈不通，邪氣内擾，故爲煩。手少陰心脈，起於心中，出屬心系，下膈絡小腸，其支别者，從心系上俠咽喉，其直者復從心繫卻上肺；手厥陰心包絡之脈，起於胷中，出屬心包，下膈，故煩則心下鼓戰，暴時上氣而爲喘，又嗌喉乾燥也；心主爲噫，以其鼓滿，故噫之以出氣也。《宣明五氣》云："心主噫。"逆氣上乘於心，神氣不足，若懼淩弱，故爲恐也。《宣明五氣》云："精氣並於腎則恐。"今氣不足，爲水淩耳。又以肝痹言之：肝主驚駭，故夜卧多驚；肝脈循股陰，入毛中，環陰器，抵少腹，俠胃，屬肝絡膽，上貫膈，布脅肋，循喉嚨之後，上入頏顙，故多飲水，而數小便，上引少腹而痛，如懷妊之狀也。又以腎痹言之，腎者胃之關也，關門不利，則胃氣不轉，故善脹。尻，腰尻骨也。踵，足跟也。腎脈起於足小指之下，斜趨足心，出於然骨之下，循内踝之後，别入跟中，以上腨内，出膕内廉，上股内後廉，貫脊，屬腎絡膀胱；其直行者，從腎上貫肝膈，入肺中。氣不足而受邪，故踵本在足，而尻則伏地而不伸，其尻反以代踵也；脊本在中，而頭則俯伏而不上，其脊反以代頭也。又以脾痹言之：土主四季，外主四支，故四支懈墮；又以其脈起於足，循腨骺上膝股，然脾脈入腹，屬脾絡胃，上膈俠咽，故發欬嗽，嘔出清汁也；脾氣養肺，胃復連咽，故上爲大塞也。

◎喉痹之病狀

喉痹，舌卷，口中乾，煩心，心痛，臂内廉痛不可及頭。（《靈樞·熱病第二十三》）

此言喉痹之證也。《陰陽別論》云："一陰一陽結，謂之喉痹。"喉痹係手厥陰心包絡、手少陽三焦經也。心包絡之脈，起於胷中，出屬心包絡，上通於心，下絡三焦，是主脈所生病者，舌卷而短，口中作乾，心煩且痛，臂之内廉亦痛，不能舉之以上及於頭。

◎腸痹之病狀

腸痹者，數飲而出不得，中氣喘爭，時發飧泄。（《素問·痹論第四十三》）

腸痹者，兼大小腸而言。大腸之脈，入缺盆絡肺，下膈，屬大腸。小腸之脈，入缺盆絡心，循咽，下膈，抵胃，屬小腸。今小腸有邪，則脈不下膈，脈不下膈，則腸不行化而胃氣穑熱，故多飲水而不得下出也。腸胃中陽氣與邪氣奔喘交爭，得時通利，以腸氣不化，故時或得通則爲飧泄。

◎胞痹之病狀

胞痹者，少腹膀胱按之内痛，若沃以湯，濇於小便，上爲清涕。（《素問·痹論第四十三》）

此言胞痹之狀也。胞，膀胱之脬也。膀胱爲津液之府，胞内居之少腹處關元之中，内藏胞器。膀胱之脈，起於目内眥，上額交巔上，入絡腦，還出別下項，循肩髆内，俠脊抵腰中，入循脊，絡腎屬膀胱；其支別者，從腰中下貫臀，入膕中。今胞受風寒濕氣，則膀胱太陽之脈不得下流於足。故少腹按之内痛，若沃以湯，濇於小便也。小便既濇，太陽之脈不得下行，故上爍其腦而爲清涕出於鼻竅矣。沃，猶灌也。

◎骨痹之病狀

骨痹，舉節不用而痛，汗注煩心。（《靈樞·寒熱病第二十一》）

《類經》：骨痹者，舉節不用而痛，汗注煩心，病在少陰之氣而入深也，夫經脈爲裏，浮見於皮部者爲絡，上節論三陰之氣而爲寒熱者，病在於膚表，故取之絡。此病氣入深，故取之經。此篇論三陰三陽之經氣爲病，有病在氣而不及於經者，有病在氣而轉入於經者，有經氣兼病者，蓋陰陽六氣，合手足之六經也。

◎風痹淫濼之病狀

風痹淫濼，病不可已者，足如履冰，時如入湯中，股脛淫濼，煩心頭痛，時嘔時悗，眩已汗出，久則目眩，悲以喜恐，短氣不樂。不出三年死也。（《靈樞·厥病第二十四》）

病在陽命曰風，病在陰命曰痹，陰陽俱病，命曰風痹。淫濼者，浸淫日深，病難得愈之謂。足如履冰之寒，又如入湯之熱，寒熱無常。下則股脛，則淫濼不寧；中而心，則煩而不靜；上而頭，則痛不能安。時嘔時悗，眩暈既已則汗出，久則又眩；悲哀既已，則或喜或恐，或短氣，或不樂。有諸證者，不出三年死也。

◎厥痹之病狀

厥痹者，厥氣上及腹。（《靈樞·寒熱病第二十一》）

此言陽氣生於陰中，由下而上也。厥痹者，痹閉於下，以致三陽之氣，厥逆止及於腹，而不能上行於頭項也。

◎四時孟仲季十二痹之病狀

足少陽之筋……其病小指次指支轉筋，引膝外轉筋，膝不可屈伸，膕筋急，前引髀，後引尻，即上乘眇季脅痛，上引缺盆膺乳，頸維筋急，從左之右，右目不開，上過右角，竝蹻脈而行，左絡於右，故傷左角，右足不用，命曰維筋相交。……名曰孟春痹也。

足太陽之筋……其病小指支跟腫痛，膕攣，脊反折，項筋急，肩不舉，腋支缺盆中紐痛，不可左右搖。……名曰仲春痹也。

足陽明之筋……其病足中指支脛轉筋，腳跳堅，伏兔轉筋，髀前腫，㿉疝，腹筋急，引缺盆及頰，卒口僻，急者目不合，熱則筋縱，目不開，頰筋有寒，則急引頰移口，有熱則筋弛縱，緩不勝收，故僻。……名曰季春痹也。

手陽明之筋……其病當所過者，支痛及轉筋，肩不舉，頸不可左右視。……名曰孟夏痹也。

手太陽之筋……其病小指支肘內鋭骨後廉痛，循臂陰入腋下，腋下痛，腋後廉痛，繞肩胛引頸而痛，應耳中鳴痛，引頷目瞑，良久迺得視，頸筋急則爲筋瘻頸腫。……名曰仲夏痹也。

手少陽之筋……其病當所過者即支轉筋舌卷。……名曰季夏痹也。

足太陰之筋……其病足大指支，內踝痛，轉筋痛，膝內輔骨痛，陰股引髀而痛，陰器紐痛，下引臍兩脅痛，引膺中脊內痛。……名曰孟秋痹也。

足少陰之筋……其病足下轉筋，及所過而結者皆痛，及轉筋，病在此者，

主瘨瘈及痙，在外者不能俛，在内者不能仰。故陽病者腰反折不能俛，陰病者不能仰。……名曰仲秋痹也。

足厥陰之筋……其病足大指支内踝之前痛，内輔痛，陰股痛，轉筋，陰器不用，傷於内則不起，傷於寒則陰縮入，傷於熱則縱挺不收。……名曰季秋痹也。

手心主之筋……其病當所過者支轉筋，前及胷痛息賁，名曰孟冬痹也。

手太陰之筋……其病當所過者支轉筋痛，甚成息賁，脅急，吐血……名曰仲冬痹也。

手少陰之筋……其病内急，心承伏梁，下爲肘網。其病當所過者，支轉筋，筋痛。名曰季冬痹也。（《靈樞·經筋第十三》）

◎手足經筋之病狀

足少陽之筋……其病小指次指支轉筋，引膝外轉筋，膝不可屈伸，膕筋急，前引髀，後引尻，即上乘眇季脅痛，上引缺盆膺乳，頸維筋急，從左之右，右目不開，上過右角，竝蹻脈而行，左絡於右。故傷左角，右足不用，命曰維筋相交。……名曰孟春痹也。

足少陽之筋，其病孟春痹也。足少陽之筋，起於小趾次趾，上循脛外廉，結於膝外廉也。其支者上走髀，前者結於伏兔，後者結於尻，其直者上乘及季脅，系於膺乳，結於缺盆，上循耳後也。維者，牽系之謂。從左之右則右目不開，是右病由左也。然則左目不開者，病由於右可知矣。角，額角也。並蹻脈而行者，陰蹻陽蹻，陰陽相交，陽入陰，陰出陽，交於目鋭眥，故左絡於右。傷左角之筋而右足不用，則其從右之左者亦然，蓋筋之維絡相交如此也。寅者，正月之生陽也，主左足之少陽，故名之曰孟春之痹也。

足太陽之筋……其病小指支跟腫痛，膕攣，脊反折，項筋急，肩不舉，掖支缺盆中紐痛，不可左右搖。……名曰仲春痹也。

足太陽之筋，其病仲春痹也。其筋起於足小趾，結於踵上，循跟結於膕也。其別者結於臀上，挾脊上項，其支者結於肩髃，入掖下，上出缺盆，故爲此病。仲春痹者，足太陽之經，應二月之氣也，故名之曰仲春痹也。此與《陰陽系日月》義同，但彼以左足右足分十二經，以主十二月，此以手足十二經分主十二月，蓋以辨陰陽盛衰之義也。

足陽明之筋……其病足中指支脛轉筋，腳跳堅，伏兔轉筋，髀前腫，㿉疝，腹筋急，引缺盆及頰，卒口僻，急者目不合，熱則筋縱，目不開，頰筋有寒，則急引頰移口，有熱則筋弛縱，緩不勝收，故僻。……名曰季春痹也。

足陽明之筋，其病季春痹也。其筋自缺盆上頸頰挾口，上合於太陽，太陽爲目上網，陽明爲目下網。其病支脛伏兔轉筋，腳跳而堅，經筋之爲病也。㿉疝腹中急者，聚於陰器，上佈於腹也。口僻口移者，筋上挾口也。目不開合者，太陽爲目上綱，陽明爲目下綱也。太陽寒水主氣而爲開，故寒則筋急而目不合。陽明燥熱主氣而爲闔，故熱則筋縱而目不開。頰筋有寒，則急引頰移口而爲僻，有熱則筋縱緩不收而爲僻，蓋左筋急則口僻於左，左筋緩則口僻於右也。此證當發於三月之時，故名之曰季春痹也。

手陽明之筋……其病當所過者，支痛及轉筋，肩不舉，頸不可左右視。……名曰孟夏痹也。

手陽明之筋，其病孟夏痹也。手陽明之筋起大指次指之端，結於腕，上結於肘外，上結於髃，其支者遶肩胛挾脊，其直者從肩髃上頸，又支者上頰結於頄，又直者上左角絡頭下右頷，故當所過之處爲支痛轉筋如此。此證當發於四月之時，故名之曰孟夏痹也。

手太陽之筋……小指支肘内鋭骨後廉痛，循臂陰入腋下，腋下痛，腋後廉痛，繞肩胛引頸而痛，應耳中鳴痛，引頷目瞑，良久廼得視，頸筋急則爲筋瘻頸腫。……名曰仲夏痹也。

手太陽之筋，其病爲仲夏痹也。手太陽之筋起於小指，上結於腕，結於肘内鋭骨之後，上結於腋下，上肩循頸結於耳後，結於頷，上屬目外眥，故其痛引耳頷，則瞑目良久方可開視也。筋瘻頸腫，即鼠瘰之屬。本支者，即其直支也。角，耳上角也。凡當其所過之處，皆能轉筋而痛。此證當發於五月之時，故名之曰仲夏痹也。

手少陽之筋……其病當所過者即支轉筋舌卷。……名曰季夏痹也。

手少陽之筋，其病季夏痹也。手少陽之筋起於小指次指之端，結於腕，上循臂結於肘，上繞臑外廉上肩走頸，其支者當曲頰入系舌本，故當所過者爲轉筋而痛。此證當發於六月之時，故名之曰季夏痹也。

足太陰之筋……其病足大指支，内踝痛，轉筋痛，膝内輔骨痛，陰股引髀而痛，陰器紐痛，下引臍兩脅痛，引膺中脊内痛。……名曰孟秋痹也。

此言足太陰經筋之病狀，其病孟秋痹也。足太陰之筋起大趾之端，上結於内踝也。其直者絡於膝内輔骨，上陰股，結於髀，聚於陰器，上臍腹胸脅，其内者著於脊也。及其爲病，則足大指内踝痛，其痛廼轉筋也。爲膝之内輔骨痛，爲陰股引髀而痛，爲陰器之紐痛，爲下引於臍，及兩脅作痛，爲引膺中及脊内痛。此證當發於七月之時，故名之曰孟秋痹也。

足少陰之筋……其病足下轉筋，及所過而結者，皆痛及轉筋，病在此者，主癇瘈及痙，在外者不能俛，在内者不能仰。故陽病者，腰反折不能俛；陰病者，不能仰。……名曰仲秋痹也。

此言足少陰經筋之病狀，其病仲秋痹也。足少陰之筋起於小趾之下，故病足下轉筋。所過而結者，以其並足太陰之筋，斜走内踝之下，結於踵，又與太陽之筋合，而上結於内輔之下，又並太陰之筋而上循陰股，結於陰器，皆能爲痛及轉筋也。癇，癲癇也。瘛，牽急也。痙，堅強反張尤甚於瘛者也。足少陰爲天乙之經，眞陰受傷，故爲此病。在外者，與太陽之筋合，故不能俛。在内者，循脊内挾腽上至項，故不能仰。陽病者，即在外者也。陰病者，即在内者也。俛，俯同。此證當發於八月之時，故名之曰仲秋痹也。

足厥陰之筋……其病足大指支内踝之前痛，内輔痛，陰股痛，轉筋，陰器不用，傷於内則不起，傷於寒則陰縮入，傷於熱則縱挺不收。……名曰季秋痹也。

此言足厥陰經筋之病狀，其病季秋痹也。足厥陰之筋起於大趾之上，結於内踝之前，又結於内輔骨之下，上循陰股也。陰器者，前陰之具也，厥陰之筋結於此，陰器病者，有此三者之異。其病當爲足大指支内踝之前痛，爲内輔骨痛，爲陰股痛，或轉筋，爲陰器不用。若傷於内，則陰器不起；若傷於寒，則陰器縮入；若傷於熱，則陰器縱挺不收。此證當發於九月之時，故名之曰季秋痹也。

手心主之筋……其病當所過者支轉筋，前及胷痛息賁。……名曰孟冬痹也。

此言手心主筋之病狀，其病孟冬痹也。手厥陰之筋起於中指，結於肘内廉，上臂陰，結掖下，下散前後挾脅，其支者入掖散胸中，結於賁。其病當筋之所過結處爲轉筋，而前及胸痛，散於胸中，結於賁門，故成息賁也。此證當發於十月之時，故名之曰孟冬痹也。

手太陰之筋……其病當所過者，支轉筋痛，甚成息賁，脅急，吐血。……名曰仲冬痹也。

手太陰之筋，其病當筋之所過者，其病仲冬痹也。手太陰之筋起於大指，循指上行結於魚後，上循臂入肘中，上臑内廉，入掖下，出缺盆，結肩前髃，上結缺盆，下結胸裏，散貫賁，合賁下，抵季脅，爲支度轉筋，而痛甚則成息賁，脅急吐血。蓋十二經筋，合陰陽六氣，氣逆則爲喘急息賁，甚則爲吐血。此證當發於十一月之時，故名之曰仲冬痹也。

手少陰之筋……其病内急，心承伏梁，下爲肘網。其病當所過者，支轉筋，筋痛。……名曰季冬痹也。

手少陰之筋，其病季冬痹也。手少陰之筋起於小指内側，結於鋭骨，上結肘内廉，上入掖，挾乳裏，結於胸中，下系於臍，故在内則爲内急，爲伏梁，在外則爲肘網，及當其所過之處則爲轉筋、筋痛等病。此證當發於十二月之時，故名之曰季冬痹也。

足之陽明手之太陽筋急，則口目爲僻，眥急不能卒視。（《靈樞·經筋第十三》）

此申言口眼歪僻之證，必系足陽明、手太陽之筋病也。足之陽明胃經，手之太陽小腸經，其筋若急，則口與目皆爲喎僻，其目眥亦急，不能猝然視物也。

◎經筋之病狀

經筋之病，寒則反折筋急，熱則筋弛縱不收，陰痿不用，陽急則反折，陰急則俛不伸。（《靈樞·經筋第十三》）

大凡經筋之病，其病在氣，而爲筋經之病者，寒則反折筋急，熱則筋縱不收。陽急則反折，陰急則俯不能伸。蓋少陰本陰而標陽，故有寒熱陰陽之證，少陰之從本從標也。其病在外，當筋之所過者爲轉筋，筋痛治在燔鍼刧刺。其成伏梁而唾膿者，此病在心藏，故爲死不治。其病在氣，而爲筋經之病者，寒則反折筋急，熱則筋縱不收。陽急則反折，陰急則俯不能伸。蓋少陰本陰而標陽，故有寒熱陰陽之證，少陰之從本從標也。丑者十二月，少陰主氣，故爲季冬之痹。夫天爲陽，地爲陰，日爲陽，月爲陰，歲半以上，天氣主之，歲半以下，地氣主之。故三陽之氣，主於春夏，三陰之氣，主於秋冬。此陰陽之所以系天地日月，而人亦應之。

◎厥之病狀

厥，挾脊而痛者，至頂，頭沉沉然，目䀮䀮然，腰脊強。

此言厥病諸證，今厥逆爲病，挾脊而痛至於其頂，頭則昏沉而不能舉，目則䀮䀮然而不明，腰脊皆強而不能屈伸，此乃足太陽膀胱有邪也。夫足太陽之脈，起於目內眥，上額交巔，從巔入絡腦，還出別下項，挾脊抵腰中。太陽之氣主於膚表，客氣始傷太陽，則經氣厥逆，而爲頭目項脊之病。沉，重也。蓋虛邪之中人也，必先始於皮毛，太陽之氣主表，故首論其太陽。

厥，胸滿面腫，脣漯漯然，暴言難，甚則不能言。

厥逆爲病，胷滿面腫，其脣則漯漯然而有涎出唾下之意，猝暴難言，甚則全不能言，此迺足陽明胃經有邪也。以足陽明之脈，起於鼻，交頞中，挾口環脣，循喉嚨，入缺盆，下膈。邪中於面之皮膚則面腫，下於陽明之經，則爲胷滿脣漯漯諸證。脣漯漯，腫起貌。喉嚨者，氣之所以上下也，陽明之脈循喉嚨，逆則氣機不利，故暴難言，甚則不能言也。

厥，氣走喉而不能言，手足清，大便不利。

厥逆爲病，其氣上走於喉而不能言，手足皆冷，大便不利。此邪病足少陰之氣，而爲厥逆也。足少陰腎脈，循喉嚨，挾舌本，厥氣上逆於喉，故不能言。腎爲生氣之原，氣逆故手足清。腎開竅於二陰，故大便不利，

厥，而腹響響然，多寒氣，腹中穀穀，便溲難。（《靈樞·雜病第二十六》）

厥逆爲病，腹中響響然而氣善走佈，且多有寒氣，又穀穀然而有聲，大小便甚難。此客氣薄於太陰，致太陰之氣厥，而爲此諸證也。腹迺脾土之郛廓，氣厥於內，故腹響響然。太陰濕土主氣，爲陰中之至陰，故寒氣多而穀穀然，如水濕之聲也。地氣不昇，則天氣不降，故溲便難。

◎六經厥之病狀

帝曰：善。願聞六經脈之厥狀病能也。

此言六經脈之厥狀病能也。能，猶形也。病能者，前章言病厥之本，故此下複問其

各經之狀。

岐伯曰：巨陽之厥，則腫首頭重，足不能行，發爲眴僕。

此言巨陽之厥狀病能也。巨陽，太陽也。足太陽脈，起於目內眥，上額交巔上。其支別者，從巔至耳上角；其直行者，從巔入絡腦，還出別下項，循肩膊內，挾脊抵腰中，入循脂絡腎屬膀胱；其支別者，從腰中下貫臀，入膕中；其支別者，從膊內左右別下貫胂，過髀樞，循髀外後廉下合膕中，以下貫腨內，出外踝之後，循京骨至小指之端外側。是以厥逆於上，則爲首腫頭痛；厥逆於下，則爲足不能行，神氣昏亂則爲眴僕。太陽爲諸陽主氣也，此病在經而轉及於氣分，故曰發也。

陽明之厥，則癲疾，欲走呼，腹滿不得臥，面赤而熱，妄見而妄言。

此言足陽明之厥狀病能也。足陽明脈，起於鼻，交頞中，下循鼻外，入上齒中，還出俠口環脣，下交承漿，卻循頤後下廉，出大迎，循頰車上耳前，過客主人，循髮際至額顱；其支別者，從大迎前下人迎，循喉嚨入缺盆，下膈屬胃絡脾；其直行者，從缺盆下乳內廉，下俠齊入氣街；其支別者，起胃下口，循腹裏，下至氣街中而合，以下髀，抵伏兎，下入膝髕中，下循胻外廉，下足跗，入中指內間；其支別者，下廉三寸而別，以下入中指外間；其支別者，跗上入大指間出其端。胃本多氣多血，故邪盛則爲癲疾，而欲走且呼也。腹滿者，胃脈下膈屬胃絡脾也。不得臥者，胃不和則臥不安也。面赤而熱者，其脈起於鼻，下循鼻外，上入齒中，還出俠口環脣，循頤下交承漿循頤下交承漿也。

少陽之厥，則暴聾，頰腫而熱，脅痛，胻不可以運。

此言少陽之厥狀病能也。足少陽之脈，起於目鋭眥，故猝暴而聾。上抵頭角，下耳後，循頸，行手少陽之前，至肩上，交出手少陽之後，入缺盆；其支者，從耳後入耳中，出走耳前，至目鋭眥後；其支別者，目鋭眥下大迎，合手少陽於䪼，下加頰車，故頰腫。下頸合缺盆以下胷中，貫膈，絡肝屬膽，循脅裏，故脅痛也。出氣街，遶髦際，橫入髀厭中；其直行者，從缺盆下掖，循胷過季脅下，下合髀厭中，以下循髀陽，出膝外廉，下外輔骨之前，直下抵絕骨之端，下出外踝之前，循足跗，出小指次指之端。故足胻不可以運行也。

太陰之厥，則腹滿䐜脹，後不利，不欲食，食則嘔，不得臥。

此言太陰之厥狀病能也。足太陰脾經之厥，腹滿䐜脹者，以其脈起於大指之端，上膝股前廉入腹，屬脾絡胃也。後不利者，以其脈之入腹，屬脾絡胃，而厥逆則不利也。不欲食，食則嘔者，以其脈之上膈俠咽，連舌本，散舌下也。不得臥者，胃不和則臥不安，脾與胃同也。

少陰之厥，則口乾溺赤，腹滿心痛。

此言少陰之厥狀病能也。溺赤者，以其脈上股內後廉，貫脊，屬腎絡膀胱也。口乾者，以其脈之上貫肝膈，入肺中，循喉嚨，俠舌本也。腹滿心痛者，以其脈絡心，注胷中也。

厥陰之厥，則少腹腫痛，腹脹，涇溲不利，好臥屈膝，陰縮腫，䯒內熱。（《素問·厥論第四十五》）

此言足厥陰肝經厥之病能也。足厥陰之脈抵少腹挾胃，故厥則少腹腫痛而腹脹。其脈環陰器，故涇溲不利，陰縮而腫。肝主筋，爲罷極之本，故足耎好臥而屈膝。其下者行足脛內側，故䯒內爲熱。涇，水名。

◎骨厥之病狀

骨寒熱者，病無所安，汗注不休。齒未槁，取其少陰於陰股之絡；齒已槁，死不治。骨厥亦然。（《靈樞·寒熱病第二十一》）

骨厥者，謂腎藏爲病，而腎氣厥逆也。夫聖人南面而立，前曰廣明，後曰太衝。太衝之地，名曰少陰；少陰之上，名曰太陽。是少陰爲生陽之本，然腎藏亦爲生氣之原，故曰"骨厥亦然"。蓋以分別骨寒熱者，病少陰之氣也。

◎五逆之病狀

黃帝曰：何謂五逆？岐伯曰：熱病脈靜，汗已出，脈盛躁，是一逆也；病泄，脈洪大，是二逆也；著痹不移，䐃肉破，身熱，脈偏絕，是三逆也；淫而奪形，身熱，色夭然白，及後下血衃，血衃篤重，是謂四逆也；寒熱奪形，脈堅搏，是謂五逆也。（《靈樞·五禁第六十一》）

此詳言五逆之實也。凡熱病者，脈宜洪，今反靜，是邪盛正衰也；汗已出，脈宜靜，今反盛躁，此邪氣猶盛，是一逆也。凡病泄者，脈宜靜，今反洪大，此邪氣猶盛，是二逆也。著痹不能轉移，其䐃肉已破，其身熱，脈宜洪盛，今已偏絕，蓋偏則一手全無，絕則二手全無，是三逆也。人有好淫而形肉已奪，其身發熱，其色夭然而白，又廼去後復有衃血，其血之凝黑者，且多而篤重，是四逆也。人有久發寒熱，而形體已奪，脈耎則邪散，今堅而且搏，是謂五逆也。

◎六經厥逆之病狀

太陰厥逆，䯒急攣，心痛引腹，治主病者。

此言太陰之厥狀病能也。足太陰之脈，起於大指之端，循指內側，上內踝前廉，上踹內，循䯒骨後，上膝股內前廉，入腹；其支別者，復從胃別上膈，注心中。故䯒急攣，心痛引腹。太陰之脈，行有左右，候其有過者，當發取之，故言主病者。

少陰厥逆，虛滿嘔變，下泄清，治主病者。

此言少陰之厥狀病能也。少陰之氣，上與陽明相合，而主化水穀。少陰氣厥，以致中焦虛滿，而變爲嘔逆；上下水火之氣不交，故下泄清冷也。

厥陰厥逆，攣，腰痛，虚滿前閉，譫言，治主病者。

此言厥陰之厥狀病能也。足厥陰厥逆，拘攣腰痛，虚而腹滿，前陰自閉，譫言不次者，以其脈之循股陰，入毛中，環陰器，抵少腹，挾胃上貫膈，布脅肋，循喉嚨，絡舌本也，此亦治本經之主病耳。

三陰俱逆，不得前後，使人手足寒，三日死。

三陰俱逆，是陰與陽别矣。不得前後者，陰關於下也。諸陽之氣，皆生於陰，三陰俱逆則生氣絕滅，是以手足寒而三日死矣。此厥在氣分，故主三日死，謂三陰之氣厥絕也。若厥在經脈，則爲厥狀病能，而不至於死矣。

太陽厥逆，僵僕，嘔血，善衄，治主病者。

此言太陽之厥狀病能也。足太陽之脈起目内眥，從巔入絡腦，挾脊循腨下膕中，貫臑内，爲三陽之大經。太陽則主諸陽之氣，陽氣厥逆，故僵僕也。陽氣上逆則嘔血，陽熱在上則衄血，此太陽之氣厥逆於上，以致迫血妄行也。

少陽厥逆，機關不利，機關不利者，腰不可以行，項不可以顧，發腸癰不可治，驚者死。

此言少陽之厥狀病能也。少陽主樞，是以少陽氣厥，而機關爲之不利。頸項者，乃三陽陽維之會；腰脊者，身之大關節也。故機關不利者，腰不可以轉行，項不可以回顧。少陽相火主氣，火逆於内，故發爲腸癰。不可治者，謂病在氣分，而癰腫在内，非鍼刺之可能治也。若發驚者，其毒氣干藏故死。

陽明厥逆，喘欬，身熱，善驚，衄嘔血。（《素問·厥論第四十五》）

此言陽明之厥狀病能也。陽明之脈循喉嚨入缺盆下膈，故爲喘欬。陽明主肌肉，故爲身熱。風木之邪發驚駭，爲胃所畏，故善驚。陽明之脈起於鼻屬於胃，氣有所逆，故爲衄血嘔血。

◎手六經厥逆之病狀

手太陰厥逆，虚滿而欬，善嘔沫，治主病者。

此下言手六經之厥逆也。先言太陰之厥狀病能也。手太陰之脈，起於中焦，下絡大腸，還循胃口，上膈屬肺。手太陰厥逆，肺氣逆也。肺主氣，故虚滿而欬，不能通布水津，故善嘔沫，此是主肺所生之病，故當治主病之肺氣焉。夫陰陽之氣，皆出於足，此論藏府之氣，故並及於手焉。

手心主少陰厥逆，心痛引喉，身熱死，不可治。

此言手心主厥陰之厥狀病能也。手心主厥陰之脈起於胸中，出屬心包絡；手少陰心脈從心系上挾嗌，皆令人心痛引喉。二經屬火，其主血脈，故爲身熱。心爲五藏六府之大主，故逆之則死，不可治。

手太陽厥逆，耳聾泣出，項不可以顧，腰不可以俛仰，治主病者。

此言手太陽之厥狀病能也。手太陽所生病者，耳聾；小腸主液，故逆則泣出也。夫心主血脈，小腸主液，而爲心之表，小腸氣逆，則津液不能榮養於經脈，是以項不可以顧，腰不可以俛仰，蓋腰項之間，廼絡脈經俞之大會也。

手陽明少陽厥逆，發喉痹，嗌腫，痓，治主病者。（《素問·厥論第四十五》）

此言手陽明之厥狀病能也。手陽明者，肺之府也。手少陽者，手厥陰三焦也。陽明主嗌，肺主喉，兼三焦之火氣並逆，是以發喉痹而嗌腫也。陽明廼燥熱之經，三焦屬龍雷之火，火熱並逆，故發痓也。"痓"作"痙"，謂手臂肩項強直也。

◎風逆之病狀

風逆，暴四支腫，身漯漯，唏然時寒，飢則煩，飽則善變。（《靈樞·癲狂第二十二》）

風感於外，厥氣内逆，是爲風逆，蓋因厥氣上逆而成巔疾也。夫腎爲水藏，風行則水涣。風逆者，因感外淫之風，以致少陰之氣上逆也。風淫末疾，故暴腫四支，漯漯寒濕也。唏然，寒慄貌，廼風動水寒之氣，而見此證也。風傷腎水，則心氣亦虚，故飢則煩；風木之邪，賊傷中土，故飽則善變也。

◎厥逆之病狀（一）

厥逆爲病也，足暴清，胷將若裂，腸若將以刀切之，煩而不能食，脈大小皆濇。（《靈樞·癲狂第二十二》）

此言厥逆之證，廼足少陰之本氣厥逆，而爲病也。少陰之大絡起於腎，下出於氣街，循陰股内廉，斜入膕中，下出内踝之後，入足下。少陰之氣逆於内，故足暴清也。胷將若裂，腸若將以刀切之，煩而不能食者，厥氣從腹而上及於心胷也。血脈資始於腎，脈來或大或小皆濇者，腎氣逆而致經脈之不通也。

◎厥逆之病狀（二）

厥逆，腹脹滿，腸鳴，胷滿不得息。（《靈樞·癲狂第二十二》）

此言厥逆諸證。以厥逆之氣，上乘於太陰陽明，而將成巔疾也。腹脹滿者，乘於足太陰陽明也。腸鳴者，乘於手陽明也。胸滿不得息者，乘於手太陰也。

◎厥逆之病狀（三）

帝曰：善。有病膺腫頸痛，胷滿腹脹，此爲何病？何以得之？岐伯曰：名厥逆。（《素問·腹中論第四十》）

此論厥逆之證。膺，胸之兩傍高處也。頸，項前也。膺腫頸痛，胷滿腹脹，皆在上中二焦，此以陰並於陽，下逆於上，故病名厥逆。

◎肺雍肝雍腎雍之病狀

肺之雍，喘而兩胠滿；肝雍，兩胠滿，臥則驚，不得小便；腎雍，腳下至小腹滿，脛有大小，髀䯒大跛，易偏枯。（《素問・大奇論第四十八》）

雍，壅同。胠，掖下脅也。肺居膈上，其系横出掖下，故肺雍則喘而兩胠滿。肝之脈，循股陰，入毛中，環陰器，抵小腹，上貫肝膈，布脅肋，故肝雍則兩胠滿而不得小便。肝主驚駭，臥則氣愈壅，故多驚也。腎脈循内踝之後上腨，出膕内廉，上股内屬腎絡膀胱而上行，故腎經壅則胠下至少腹脹滿也。足脛或腫或消，是謂大小。自髀至䯒，或爲大，或爲跛，或掉易無力，或偏枯不用，是皆腎經壅滯，不能運行所致。

◎厥熱病之病狀

熱病，頭痛，顳顬目瘈，脈痛，善衄，厥熱病也。……寒熱痔。（《靈樞・熱病第二十三》）

此言熱病名厥熱者，有諸證。此外因之熱，與肝熱交爭也。肝脈上巔頂，熱病頭痛者，表邪之熱交於肝脈也。顳顬目瘈者，口目振戰之貌，此肝藏之熱逆於上也。脈痛善衄者，表邪之熱迫於經也，此厥陰肝經之熱，與外熱交逆而爲病也。經云："風客淫氣，精迺亡，邪傷肝也。因而飽食，筋脈横解，腸澼爲痔。"如外感風淫之熱，内因飽食而熱，外内不解，則往來寒熱而爲痔矣。按外交内爭之熱皆在氣，而不涉於經，此論熱入於經，故曰厥熱。謂外内之熱，厥逆於厥陰之經而爲病也。蓋有熱在氣，而皆出入於氣分者，有病在氣，而轉入於經者，經氣外内之相通也。

◎皮寒熱之病狀

皮寒熱者，不可附席，毛髮焦，鼻槁臘。（《靈樞・寒熱病第二十一》）

此論病三陰三陽之經氣而爲寒爲熱也。病在皮，故不可附席。皮膚之血氣以滋毛髮，皮氣傷故毛髮焦也。臘者，乾也。肺主皮毛，開竅在鼻，故鼻爲之乾槁，此邪在表，而病太陰太陽之氣。

◎肌寒熱之病狀

肌寒熱者，肌痛，毛髮焦而脣槁臘。（《靈樞・寒熱病第二十一》）

脈外之血氣，充膚熱肉生毫毛，故病在肌，則肌肉痛而毛髮焦也。脾主肌肉，開竅於口，故脣口槁臘。

◎骨寒熱之病狀

骨寒熱者，病無所安，汗注不休。（《靈樞·寒熱病第二十一》）

骨寒熱者，病少陰之氣也。病無所安者，陰躁也。少陰爲生氣之原，汗注不休者，生氣外脱也。

◎癲病之病狀

病初發，歲一發；不治，月一發；不治，月四五發，名曰癲病。（《素問·長刺節論第五十五》）

此言刺癲病之法也。病有初得之者，或每歲一發，或每月一發，皆治之可愈。至每月四五次發者，名爲癲病。

◎癲疾始生之病狀

癲疾始生，先不樂，頭重痛，視舉目赤，甚作極，已而煩心，候之於顏。（《靈樞·癲狂第二十二》）

癲狂之疾，迺陰陽之氣，先厥於下，後上逆於巔而爲病。故《通評虛實》曰："癲疾厥狂，久逆之所生也。"又曰："厥成爲癲疾。"夫少陰者先天之水火，太陰者後天之地土，天地水火之氣，上下平交者也，厥則不平而爲病矣。水之精爲志，火之精爲神，先不樂者，神志不舒也。舉視目赤者，心氣上逆也。癲甚作極，已而心煩者，厥逆之氣，上下於太陰陽明，而復乘於少陰之心主也。《五色》曰："庭者，顏也。首面上於闕庭，王宫在於下極。"蓋謂天闕在上，王宫在下，故候之於顏者，候天之氣色也。

◎癲疾始作之病狀（一）

癲疾始作，而引口啼呼喘悸者，候之手陽明太陽。（《靈樞·癲狂第二十二》）

此論厥氣上乘，致開闔不清而爲癲疾也。悸，心動也。啼悸者，太陽之氣混亂也。喘呼者，陽明之氣不清也。太陽主開，陽明主闔，故當候之手陽明太陽。夫天地開闔之氣，左旋而右轉。是以手太陽者，心之表；手陽明者，肺之表。在心爲啼悸，在肺爲喘呼，因開闔不清而啼悸喘呼者，病在表而及於内也。

◎癲疾始作之病狀（二）

癲疾始作，先反僵，因而脊痛。（《靈樞·癲狂第二十二》）

癲疾始作，先反僵者，厥氣逆於寒水之太陽也。因而脊痛者，寒氣乘於地中也。脊，背也。《易》曰："艮其背。"艮爲山，止而不動，迺坤土之高阜者，故當候之足太陽陽明太陰。

◎骨癲疾之病狀

骨癲疾者，顑齒諸俞分肉皆滿，而骨居，汗出煩悗，嘔多沃沫，氣下泄不治。（《靈樞・癲狂第二十二》）

顑，面也。悗，悶也。齒者，骨之餘，分肉屬骨，是以骨癲疾者，顑齒諸分肉皆滿。骨居者，骨肉不相親也。汗者，血之液，汗出煩悗者，病在足少陰腎，而上及於手少陰心也。嘔多沃沫，太陰陽明之氣上脫也。腎爲生氣之原。氣下泄，少陰之氣下泄也。陰陽上下離脫，故爲不治。

◎筋癲疾之病狀

筋癲疾者，身倦攣，急大。（《靈樞・癲狂第二十二》）

筋癲疾者，病在筋也，其身倦怠拘攣，其脈急大。

◎脈癲疾之病狀

脈癲疾者，暴僕，四支之脈，皆脹而縱。（《靈樞・癲狂第二十二》）

經脈者，所以濡筋骨而利關節，脈癲疾，故暴僕也。十二經脈，皆出於手足之井滎，是以四支之脈皆脹而縱。

◎狂始發之病狀

狂始發，少臥不飢，自高賢也，自辯智也，自尊貴也，善罵詈，日夜不休。（《靈樞・癲狂第二十二》）

此言狂有始發之證。凡狂始發時，不欲臥，不言饑，自以爲高賢，辯智而尊貴，其罵詈無有止時，此心氣之實狂也。夫陰氣盛則多臥，陽氣盛則少臥。食氣入胃，精氣歸心，心氣實故不饑。心廼君主之官，虛則自卑下，實則自尊高。陽明實則罵詈不休，心火盛而傳乘於秋金也。肺者心之蓋，火炎上則天氣不清矣。

◎少氣之病狀

少氣，身漯漯也，言吸吸也，骨痠體重，懈惰不能動。（《靈樞・癲狂第二十二》）

此言少氣諸證，以足少陰之氣少而欲爲虛逆也。漯漯，寒慄貌。吸吸，引伸也。蓋心主言，肺主聲，借腎間之動氣而後發，腎氣少，故言語之氣不接續也。腎爲生氣之原而主骨，腎氣少，故骨痠體重，懈惰不能動。

◎短氣之病狀

短氣，息短不屬，動作氣索。（《靈樞·癲狂第二十二》）

此言短氣諸證。以虚氣上乘，而將作虚狂也。所謂少氣者，氣不足於下也。短氣者，氣上而短，故息短而不能連屬，若有動作，則氣更消索矣。

◎偏枯之病狀

偏枯，身偏不用而痛，言不變，志不亂，病在分腠之間。（《靈樞·熱病第二十三》）

此言偏枯之證。偏枯者，半身不隨，風之類也。經曰："虚邪偏客於身半，其入深内居榮衛，榮衛稍衰，故眞氣去，邪氣獨留，故爲偏枯。"是風寒之邪，偏中於形身，則身偏不用而痛。夫心主言，腎藏志，言不變，志不亂，此病在於分腠之閒，而不傷於内也。虚邪偏客於身半，其入深内居榮衛，榮衛稍衰，故眞氣去，邪氣獨留，故爲偏枯。

◎痱之病狀

痱之爲病也，身無痛者，四支不收，智亂不甚。（《靈樞·熱病第二十三》）

此言痱病之證。痱亦風屬，猶言廢也。偏枯者，言身偏不用而痛，痱者，身不知痛而四支不收，是偏枯痱病之辨也。痱者，風熱之爲病也。身無痛者，邪入於裏也。風木之邪，賊傷中土，脾藏智而外屬四支，四支不收。智亂不甚者，邪雖内入，尚在於表裏之閒，藏眞之氣未傷也。

◎五藏脹之病狀

黄帝曰：願聞脹形。岐伯曰：夫心脹者，煩心短氣，臥不安；肺脹者，虚滿而喘欬；肝脹者，脅下滿而痛引小腹；脾脹者，善噦，四支煩悗，體重不能勝衣，臥不安。腎脹者，腹滿引背央央然，腰髀痛。（《靈樞·脹論第三十五》）

五藏六府之脹形，始在無形而及於有形也。此辨五藏之脹病之形證也。心脹肺脹肝脹脾脹腎脹，此衛氣逆於城郭之中，而爲藏府之脹也。悗，悶亂也。央央然，困苦貌。

◎六府脹之病狀

六府脹：胃脹者，腹滿，胃脘痛，鼻聞焦臭，妨於食，大便難；大腸脹者，腸鳴而痛濯濯，冬日重感於寒，則飧泄不化；小腸脹者，少腹䐜脹，引腰而痛。膀胱脹者，少腹滿而氣癃；三焦脹者，氣滿於皮膚中，輕輕然而不堅；膽脹者，脅下痛脹，口中苦，善太息。（《靈樞·脹論第三十五》）

此以六府之脹形言之也。濯濯，腸鳴水聲也。飧泄不化，完穀而泄也。氣癃，膀胱氣閉，小水不通也。

◎水始起之病狀

岐伯答曰：水始起也，目窠上微腫，如新臥起之狀，其頸脈動，時欬，陰股間寒，足脛瘇，腹廼大，其水已成矣。以手按其腹，隨手而起，如裹水之狀，此其候也。（《靈樞·水脹第五十七》）

此言水之證也。病方起時，目之下爲窠，俗云臥蠶。其微有所腫，如新臥起之狀。大抵人之臥起者，其目窠上必腫也。頸脈，即人迎穴也，此脈動於頸，而欬動於內，在陰股則冷，在足脛則腫，在上腹則大，以手按其腹，則隨手而起，如裹水狀，此水病已成而可驗者也。《陰陽別論》云："三陰結謂之水。"三陰結，謂脾肺之脈俱寒結也。脾肺寒結，則氣化爲水。《五癃津液別論》有云："五穀之津液和合而爲膏者，內滲入於骨空，補益腦髓，而下流於陰股。陰陽不和，則使液溢而下流於陰，髓液皆減而下，下過度則虛，虛故腰背痛而脛痠，陰陽氣道不通，四海閉塞，三焦不泄，津液不化，水穀並於腸胃之中，別於回腸，留於下焦，不得滲膀胱，則下焦脹，水溢則爲水脹。"又《論疾診尺》言："風水膚脹，視人之目窠上微腫，如新臥起狀，其頸脈動，時咳，按其手足，窅而不起。"則當知隨手而起，爲有水無風，窅而不起，爲有風有水也。

◎腸覃之病狀

腸覃何如？岐伯曰：寒氣客於腸外，與衛氣相搏，氣不得榮，因有所繫，癖而內著，惡氣廼起，瘜肉廼生。其始生也，大如雞卵，稍以益大，至其成，如懷子之狀。久者離歲，按之則堅，推之則移，月事以時下，此其候也。（《靈樞·水脹第五十七》）

此言腸覃之證也。覃，延佈而深也。寒氣客於腸之外，衛氣有時而入，寒氣與衛氣相搏，衛氣不得運行，彼此相繫，癖而內著於腸，致使惡氣從茲而起，瘜肉廼生。其始生也，大如雞卵，及其成也，如懷子之狀。久者，歲以度歲，非止一歲，用手按之則堅，推之則移，附於腸外，而不在胞中，故月事以時而下，此腸覃之爲候也。

◎石瘕之病狀

石瘕何如？岐伯曰：石瘕生於胞中，寒氣客於子門，子門閉塞，氣不得通，惡血當寫不寫，衃以留止，日以益大，狀如懷子，月事不以時下。皆生於女子，可導而下。（《靈樞·水脹第五十七》）

此言石瘕之證也。石瘕必生於胞中，胞，即子宮也。正以寒氣客於子門，子門，即子宮之門也。子門閉塞，氣不得通於外，惡血之在內者，當瀉不瀉，惡血者，名爲衃血，留止於胞中，日以益大，其狀亦如懷子。蓋石瘕生於胞中，而不在腸外，故月事不以時下，此其所以爲候也。然腸覃、石瘕，皆生於女子。

◎蟲瘕及蛟蛕之病狀

腸中有蟲瘕及蛟蛕，皆不可取以小鍼。心腸痛，憹憹作痛，腫聚，往來上下行，痛有休止。腹熱喜渴，涎出者，是蛟蛕也。以手聚按而堅持之，無令得移，以大鍼刺之，久持之，蟲不動，廼出鍼也。腹憹痛，形中上者。（《靈樞·厥病第二十四》）

此言蟲瘕蛟蛕在腸胃中，亦爲心腹痛也。瘕，結聚也。蛟，即蛔屬。蛕，蛔也。不可取以小鍼，謂其力小不能制也。蟲瘕之證，其痛則憹憹難忍，或肚腹腫起而結聚於內，或往來上下而行無定處，或蟲動則痛，靜則不痛而有時休止，或腹熱喜渴而口涎出者，是皆蛟蛕之爲患也。

◎癰疽五逆之病狀

黄帝曰：多害者，其不可全乎？岐伯曰：其在逆順焉。黄帝曰：願聞逆順。岐伯曰：以爲傷者，其白眼青，黑眼小，是一逆也；內藥而嘔者，是二逆也；腹痛渴甚，是三逆也；肩項中不便，是四逆也；音嘶色脫，是五逆也。除此五者爲順矣。（《靈樞·玉版第六十》）

此言癰疽之難全者，惟驗其病勢之五逆，而五順可反推矣。人之目雖爲肝之外候，然又分屬於五藏。其白眼屬肺，今反青，是肝邪侮所不勝，當爲肺氣衰也；黑眼者，即眼之睛也，屬於肝，今反小，廼肝氣衰也，此一逆也。納藥而嘔，廼脾氣衰也，此二逆也。腹痛者邪盛，渴甚者火盛，此三逆也。肩屬手之三陽，項屬手足六陽及督脈經，今肩項不便，是陽盛陰虛也，此四逆也。音嘶者，肺衰也；色脫者，五藏衰也，此五逆也。若除此五者，則爲順矣。

◎米疽之病狀

發於掖下，赤堅者，名曰米疽。（《靈樞·癰疽第八十一》）

掖者，亦肺藏之部分。米者，言其小也。

◎井疽之病狀

發於胷，名曰井疽，其狀如大豆，三四日起。（《靈樞·癰疽第八十一》）

發於胷者，能熏心肺。胷者膻中之分，宗氣之所居也，宗氣出於陽明。

◎敗疵之病狀

發於脅，名曰敗疵，敗疵者女子之病也。（《靈樞·癰疽第八十一》）

脅在掖之下，肺肝之部分也。此亦發於皮膚，故名曰敗疵。夫肺主氣，肝主血，女子之生，有餘於氣，不足於血，此因氣血不調而生，故爲女子之病。

◎股脛疽之病狀

發於股脛，名曰股脛疽。其狀不甚變，而癰膿搏骨。（《靈樞·癰疽第八十一》）

發於股脛者，股脛，大股也，足少陰之毒也。其狀不甚變者，言外形不顯也，毒附於骨，而不外發如癰狀也。癰膿搏骨，言膿著於骨，即今人之所謂貼骨癰也。

◎鋭疽之病狀

發於尻，名曰鋭疽，其狀赤堅大。（《靈樞·癰疽第八十一》）

此言疽發於尻者。尻，尾骶骨也，穴名長強，廼足太陽之部分，爲督脈之絡。太陽之上，寒水主之。夫腎與膀胱爲水藏水府，腎爲陰而主骨，故癰膿搏骨而不外發，府爲陽，而太陽之氣主於膚表，故其狀赤堅而大。

◎赤施之病狀

發於股陰，名曰赤施。（《靈樞·癰疽第八十一》）

股陰，大股内側也。當足太陰箕門、血海及足厥陰五里、陰包之閒，皆陰氣所聚之處，故不治則死。若兩股俱病，則傷陰之極，其死尤速。

◎疵癰之病狀

發於膝，名曰疵癰。其狀大，癰色不變，寒熱。（《靈樞·癰疽第八十一》）

膝者，筋之會，足少陽之分也。色不變者，色與皮膚相同而不赤也。其狀如大癰而色不變者，毒在外内之閒也。蓋少陽主樞，故其色狀如此而爲寒爲熱也。

◎兔齧之病狀

發於脛，名曰兔齧，其狀赤至骨。（《靈樞·癰疽第八十一》）

脛，足脛也。兔齧，如有所齧傷也。兔廼陰類，發於脛，名曰兔齧者，發於陰脛也。其狀赤至骨者，從外而内也。夫衝脈者，十二經之海也，與少陰之大絡，起於腎下，出於氣街，循陰股内廉，邪入膕中，循脛骨内廉，下入内踝之後，此邪客於衝脈之中，則血泣不通，如有兔齧之微腫也。

◎走緩之病狀

發於内踝，名曰走緩。其狀癰也，色不變。（《靈樞·癰疽第八十一》）

此邪客於足少陰之脈，而爲腫也。夫癰疽之變，有病因於內，而毒走於外者；有腫見於外而毒氣走於內者。此邪留於脈而不行，故名曰走緩，其狀若癰而色不赤也。足少陰之脈，起於小指之下，邪走足心，出然穀之下，循內踝之後，以上腨內，故當數石其俞，去其邪而止其寒熱。蓋足少陰秉先天之水火，故能爲寒爲熱也。

◎馬刀挾纓之病狀

其癰堅而不瘄者，爲馬刀挾纓。（《靈樞・癰疽第八十一》）

"纓"當作"瘻"。其癰堅而不瘄者，癰在膺腋之間。堅而不潰者，此爲馬刀俠瘻。夫馬刀俠瘻，足陽明之證也。四肢爲諸陽之本，勞其四體，則傷陽明，而有是證。

◎四淫之病狀

發於足上下，名曰四淫，其狀大癰。（《靈樞・癰疽第八十一》）

發於足上下，名曰四淫者，邪氣淫於左右之太少也。陽受氣於四末，而大癰淫於其間，陽毒之盛極也。

◎厲癰之病狀

發於足傍，名曰厲癰，其狀不大，初如小指發。（《靈樞・癰疽第八十一》）

此寒邪客於足陽明之脈，而爲癰也。足陽明之脈，起於足大指次指之厲兑，故發於足傍，名曰厲癰。夫在地爲水，在天爲寒。黑者，水之氣色也。夫少陽太陽之氣，生於下焦，故邪客於下，其狀大癰；陽明之氣生於中焦，故邪客於下，其狀不大，蓋經絡傷而氣未傷也。初如小指發者，謂初發如小指，其狀腫而長，迺邪在經絡之形也。衛氣歸之，則圓而墳起矣。

◎脱癰之病狀

發於足指，名曰脱癰。（《靈樞・癰疽第八十一》）

六經原俞皆在於足，所以癰發於足者，多爲凶候。至於足趾，又皆六井所出，而癰色赤黑，其毒尤甚。

三、病因病機

◎百病始生之由（一）

是故百病之始生也，必先於皮毛；邪中之則腠理開，開則入客於絡脈；留而不去，傳入於經；留而不去，傳入於府，廩於腸胃。邪之始入於皮也，泝然起毫毛，開腠理；其入於絡也，則絡脈盛色變；其入客於經也，則感虛迺

陷下；其留於筋骨之閒，寒多則筋攣骨痛，熱多則筋弛骨消，肉爍䐃破，毛直而敗。（《素問·皮部論第五十六》）

廩，積也，聚也。泝然，惡寒也。起，謂毛起豎也。腠理，皆謂皮空及文理也。盛，謂盛滿。變，謂易其常也。經虛邪入，故曰感虛。脈氣虛少，故陷下也。攣，急也。弛，縱緩也。消，爍也。䐃者，肉之標，故肉消則䐃破毛直而敗也。此承上文而言，百病之漸，始於皮毛，入於絡脈，又入於經脈，又入於府，又入於藏，其寒熱異邪，則證候悉分也。由上文觀之，故知百病之始生也，必先入於皮毛。邪中皮毛，則腠理開，開則客於絡脈；留而不去，傳入於經脈；又留而不去，傳入於六府，廩積於腸胃；又入於五藏。方邪之始入皮也，泝然起毫毛，開腠理，其入於絡也，則絡滿色變，如上文有青黑黃赤白等色皆是也。入於經也，由經之虛，故邪從而陷下矣；迺留於筋骨之閒，寒多則有筋攣骨痛之證，熱多則有筋弛骨消肉爍䐃破毛直而敗之證；又由是而傳入於府，傳入於藏矣。

◎百病所生之由（二）

帝曰：人有精氣津液，四支九竅，五藏十六部，三百六十五節，迺生百病。百病之生，皆有虛實。今夫子迺言有餘有五，不足亦有五，何以生之乎？岐伯曰：皆生於五藏也。夫心藏神，肺藏氣，肝藏血，脾藏肉，腎藏志，而此成形。志意通，内連骨髓，而成身形五藏。五藏之道，皆出於經隧，以行血氣，血氣不和，百病迺變化而生，是故守經隧焉。（《素問·調經論第六十二》）

《鍼經》云：“兩神相薄，合而成形，常先身生，是謂精。上焦開發，宣五穀味，熏膚充身澤毛，若霧露之溉，是謂氣。腠理發泄，汗出腠理，是謂津。液之滲於空竅，留而不行者爲液也。”十六部者，謂手足二,九竅九,五藏五，合爲十六部也。三百六十五節者，非謂骨節，是神氣出入之處也。《鍼經》云：“所謂節之交，三百六十五會，皆神氣出入遊行之所，非筋骨也。”言人身所有則多，所舉則少，病生之數何以論之？五藏，謂五神藏也。言病皆生於五藏者，何哉？以内藏五神而成形也。志意者，通言五神之大凡也；骨髓者，通言表裏之成化也。言五神通泰，骨髓化成，身形既立，迺五藏互相爲有矣。隧，潛道也。經脈伏行而不見，故謂之經隧焉。血氣者，人之神，邪侵之則血氣不正，血氣不正，故變化而百病迺生矣。然經脈者，所以決死生，處百病，調虛實，故守經隧焉

◎百病所生之由（三）

帝曰：善。夫百病之生也，皆生於風寒暑濕燥火，以之化之變也。（《素問·至眞要大論第七十四》）

百病之始生也，皆生於風雨寒暑，陰陽喜怒，飲食居處，大驚卒恐，則血氣分離，陰陽破散。風寒暑濕燥火，天之六氣也。氣之正者爲化，氣之邪者爲變，故曰之化之變也。

◎百病始生之由（四）

黄帝閒居，辟左右而問於岐伯曰：余已聞《九鍼》之經，論陰陽逆順六經已畢，願得口問。岐伯避席再拜曰：善乎哉問也！此先師之所口傳也。黄帝曰：願聞口傳！岐伯答曰：夫百病之始生也，皆生於風雨寒暑，陰陽喜怒，飲食居處，大驚卒恐，則血氣分離，陰陽破散，經絡厥絶，脈道不通，陰陽相逆，衛氣稽留，經脈虚空，血氣不次，廼失其常。論不在經者，請道其方。（《靈樞·口問第二十八》）

《九鍼》之經，謂上古之《鍼經》。帝願聞經傳之外，以其不著於經中，而有口傳心受者。伯言百病之生，不出外內二因，外因者，風雨寒暑也；內因者，喜怒驚恐飲食居處。皆傷榮衛血氣，陰陽經脈。若論不在經者，其所在之病既非風寒之外感，又非情志之內傷，論不在經，所當口傳者也，故曰口問。

◎百病始生之由（五）

黄帝問於岐伯曰：夫百病之始生也，皆生於風雨寒暑，清濕喜怒。喜怒不節則傷藏，風雨則傷上，清濕則傷下。三部之氣所傷異類，願聞其會。岐伯曰：三部之氣各不同，或起於陰，或起於陽，請言其方。喜怒不節，則傷藏，藏傷，則病起於陰也；清濕襲虚，則病起於下；風雨襲虚，則病起於上，是謂三部。至於其淫泆，不可勝數。（《靈樞·百病始生第六十六》）

百病始生，無非外感內傷，而復有上中下之分也。喜怒不節，五志病也，內傷於藏，故起於陰。清濕襲虚，陰邪之在表也，故起於下。風雨襲虚，陽邪之在表也，故起於上。受病之始，只此三部，至其浸淫流泆，則變有不可勝數矣。

◎百病始生之由（六）

黄帝曰：夫百病之所始生者，必起於燥濕寒暑風雨，陰陽喜怒，飲食居處，氣合而有形，得藏而有名，余知其然也。夫百病者，多以旦慧晝安，夕加夜甚，何也？岐伯曰：四時之氣使然。

此言百病，皆旦慧晝安夕加夜甚之由也。夫陽氣晝夜出入，應四時之生長收藏。五藏主五運於中，而外合木火土金水之五氣。人之百病，不出於外內二因。燥濕寒暑風雨，外因於天之六氣，氣合於有形而爲病，藉人氣之生長以慧安。蓋六淫之邪，外合於形而病形也。陰陽喜怒飲食居處，內因於人之失調，得之於藏而有病名，如傷喜則得之於心，而有心病矣；傷怒則得之於肝，而有肝病矣；傷悲則得之於肺，而有肺病矣；傷恐則得之於腎，而有腎病矣；傷於飲食則得之脾胃，而有脾胃之病矣。是必以藏氣之所勝時者起，蓋内因之病，得之於藏而病藏也。此論人之正氣，合天地之陰陽五行，人氣盛可以勝天之淫邪，得地之五行，可以起人之藏病，人與天地參合而互相資助者也。然病雖不同，大抵旦慧晝安夕加夜甚，蓋一日之間，亦合於四時之氣也。

黄帝曰：願聞四時之氣。岐伯曰：春生夏長，秋收冬藏，是氣之常也，人亦應之。以一日分爲四時，朝則爲春，日中爲夏，日入爲秋，夜半爲冬。朝則人氣始生，病氣衰，故旦慧；日中人氣長，長則勝邪，故安；夕則人氣始衰，邪氣始生，故加；夜半人氣入藏，邪氣獨居於身，故甚也。（《靈樞・順氣一日分爲四時第四十四》）

燥濕寒暑風雨，外感也。陰陽喜怒飲食居處，内傷也。氣合而有形，脈證可據也。得藏而有名，表裏可察也。雖病有不同，而多以旦慧晝安、夕加夜甚者，諸病皆相類也。春之生，陽氣昇也。夏之長，陽氣盛也。秋之收，陽氣降也。冬之藏，陽氣伏也。是氣之常，皆以陽氣爲言也。天地之交，四時之序，惟陰陽昇降而盡之矣。自子之後，太陽從左而昇，昇則爲陽；自午之後，太陽從右而降，降則爲陰。大而一歲，小而一日，無不皆然，故一日亦分四時也。朝時太陽在寅卯，自下而上，在人應之，陽氣正昇，故病氣衰而旦慧。日中太陽在巳午，自東而中，在人應之，陽氣正盛，故能勝邪而晝安。夕時太陽在申酉，由中而昃，在人應之，陽氣始衰，故邪氣漸盛而暮加重。夜半太陽在戌亥，自上而降，在人應之，陽氣伏藏，邪氣正盛，故夜則甚。蓋邪氣之輕重，由於正氣之盛衰。正氣者，陽氣也。昇則從陽，從陽則生；降則從陰，從陰則死。天人之氣，一而已矣。

◎百疾始期之由

黄帝問於少俞曰：余聞百疾之始期也，必生於風雨寒暑，循毫毛而入腠理，或復還，或留止，或爲風腫汗出，或爲消癉，或爲寒熱，或爲留痹，或爲積聚。奇邪淫溢，不可勝數，願聞其故。夫同時得病，或病此，或病彼，意者天之爲人生風乎？何其異也？少俞曰：夫天之生風者，非以私百姓也。其行公平正直，犯者得之，避者得無，殆非求人，而人自犯之。（《靈樞・五變第四十六》）

此言人之感邪同而病否異者，非天之有私，而人有避不避之異也。天非求人而人自犯之，所以有少病多病者，亦在乎人之慎與不慎耳。殆，危也。

◎百病生於氣之由

帝曰：善。余知百病生於氣也，怒則氣上，喜則氣緩，悲則氣消，恐則氣

下，寒則氣收，炅則氣泄，驚則氣亂，勞則氣耗，思則氣結，九氣不同，何病之生？岐伯曰：怒則氣逆，甚則嘔血及飧泄，故氣上矣。喜則氣和志達，榮衛通利，故氣緩矣。悲則心系急，肺布葉舉，而上焦不通，榮衛不散，熱氣在中，故氣消矣。恐則精卻，卻則上焦閉，閉則氣還，還則下焦脹，故氣不行矣；寒則腠理閉，氣不行，故氣收矣；炅則腠理開，榮衛通，汗大泄，故氣泄矣；驚則心無所倚，神無所歸，慮無所定，故氣亂矣；勞則喘息汗出，外內皆越，故氣耗矣；思則心有所存，神有所歸，正氣留而不行，故氣結矣。（《素問·舉痛論第三十九》）

氣之在人，和則爲正氣，不和則爲邪氣。凡表裏虛實，逆順緩急，無不因氣而至，故百病皆生於氣。炅，熱也。怒，肝志也。怒動於肝，則氣逆而上，氣逼血昇，故甚則嘔血。肝木乘脾，故爲飧泄。肝爲陰中之陽，氣發於下，故氣上矣。氣脈和調，故志暢達。榮衛通利，故氣徐緩。然喜甚則氣過於緩而漸至渙散，故《調經論》曰："喜則氣下。"《本神》曰："喜樂者，神憚散而不藏。"義可知也。悲生於心則心系急，並於肺則肺葉舉，故《宣明五氣》曰："精氣並於肺則悲也。"心肺俱居膈上，故爲上焦不通。肺主氣而行表裏，故爲榮衛不散。悲哀傷氣，故氣消矣。恐懼傷腎則傷精，故致精卻。卻者，退也。精卻則昇降不交，故上焦閉。上焦閉則氣歸於下，病爲脹滿而氣不行，故曰恐則氣下也。《本神》曰："憂愁者，氣閉塞而不行。恐懼者，神蕩憚而不收。"腠，膚腠也。理，肉理也。寒束於外則玄府閉密，陽氣不能宣達，故收斂於中而不得散也。熱則流通，故腠理開。陽從汗散，故氣亦泄。大驚卒恐，則神志散失，血氣分離，陰陽破散，故氣亂矣。疲勞過度，則陽氣動於陰分，故上奔於肺而爲喘，外達於表而爲汗。陽動則散，故內外皆越而氣耗矣。思之無已，則系戀不釋，神留不散，故氣結也。愚按：世有所謂七情者，即本經之五志也。五志之外，尚餘者三。總之曰"喜怒思憂恐驚悲畏"，其目有八，不止七也。然情雖有八，無非出於五藏。如《陰陽應象大論》曰："心在志爲喜，肝在志爲怒，脾在志爲思，肺在志爲憂，腎在志爲恐。"此五藏五志之分屬也。至若五志有互通爲病者，如喜本屬心，而有曰肺喜樂無極則傷魄，是心肺皆主於喜也。蓋喜生於陽，而心肺皆爲陽藏，故喜出於心而移於肺，所謂多陽者多喜也。又若怒本屬肝，而有曰膽爲怒者，以肝膽相爲表裏，肝氣雖強而取決於膽也。有曰血併於上，氣併於下，心煩惋善怒者，以陽爲陰勝，故病及於心也。有曰腎盛怒而不止則傷志，有曰邪客於足少陰之絡、令人無故善怒者，以怒發於陰而侵乎腎也。是肝膽心腎四藏皆能病怒，所謂多陰者多怒，亦曰陰出之陽則怒也。又若思本屬脾，而此曰思則心有所存，神有所歸，正氣留而不行，故氣結矣。蓋心爲脾之母，母氣不行則病及其子，所以心脾皆病於思也。又若憂本屬肺，而有曰心之變動爲憂者，有曰心小則易傷以憂者，蓋憂則神傷，故傷心也。有曰精氣並於肝則憂者，肝勝而侮脾也。有曰脾憂愁而不解則傷意者，脾主中氣，中氣受抑則生意不伸，故鬱而爲憂。是心肺肝脾四藏，皆能病於憂也。又若恐本屬腎，而有曰恐懼則傷心者，神傷則恐也。有曰血不足則恐，有曰肝虛則恐者，以肝爲將軍之官，肝氣不足，則怯而恐也。有曰恐則脾氣乘矣，以腎虛而脾勝之也。有曰胃爲氣逆爲噦爲恐者，以陽明土勝，亦傷腎也。是心腎肝脾胃五藏皆主於恐而恐則氣下也。此外尚有病悲者，如曰肝悲哀動中則傷魂，悲傷於肝也。有曰精氣併於肺則悲，有曰悲則肺氣乘矣，亦金氣傷肝也。有曰心虛則悲，有曰神不足則悲，有曰悲哀太甚則胞絡絕，胞絡絕則陽氣內動，發則心下崩，數溲血者，皆悲傷於心也，此肝肺心三藏皆病於悲而氣爲之消也。有病爲驚者，曰東方色青，入通於肝，其病發驚駭，以肝應東方風木，風主震動而連乎膽也。有曰陽明所謂甚則厥，聞木音則惕然而驚者，肝邪乘胃也。有曰驚則心無所倚，神無所歸者，心神散失也，此肝膽胃心四藏皆病於驚而氣爲之亂也。有病爲畏者，曰精氣併於脾則畏，蓋併於脾則傷於腎，畏由恐而生也。由此言之，是情志之傷，雖五藏各有所屬，然求其所由，則無不從心而發，故《本神》曰："心怵惕思慮則傷神，神傷則恐懼自失。"《邪氣藏府病形》曰："憂愁恐懼則傷心。"《口問》曰："悲哀憂愁則心動，心動則五藏六府皆搖。"可見心爲五藏六府之大主，而總統魂魄，兼該志意。故憂動於心則肺應，思動於心則脾應，怒動於心則肝應，恐動於心則腎應，此所以五志惟心所使也。設能善養此心而居處安靜，無爲懼懼，無爲欣欣，婉然從物而不爭，與時變化而無我，則志意和，精神定，悔怒不起，魂魄不散，五藏俱安，邪亦安從奈我哉？

◎癘風之由（一）

癘者，有榮氣熱胕，其氣不清，故使其鼻柱壞而色敗，皮膚瘍潰。（《素問·風論第四十二》）

此論風傷榮氣而爲癘瘍也。胕，肉也。夫榮衛皆精陽之氣，浮氣之不循於經者爲衛，精氣之榮於經者爲榮，有榮氣熱胕者，言有因風傷榮氣，搏而爲熱，熱出於胕肉之間，則肌脈外內之氣不清矣。鼻者肺之竅，藏眞高於肺，主行榮衛陰陽，風邪與榮熱搏於皮膚之外，則榮衛之氣不清，故使其鼻柱陷壞，面色敗惡，而皮膚潰爛也。

◎癘風之由（二）

風寒客於脈而不去，名曰癘風，或名曰寒熱。（《素問·風論第四十二》）

此言風寒之邪，客於脈中而不去者，亦名曰癘也。風寒，寒風也。風寒之邪，客於脈中而不去，則榮氣受傷，亦名曰癘風。夫榮之生病也，寒熱少氣，故或名曰寒熱，蓋亦或爲寒中熱中之病。以上二節，論風傷榮氣，皆名曰癘。如榮熱搏於脈外者，爲敗壞之癘瘍；風寒留於脈中者，爲寒熱之癘風。故曰："癘者有榮氣熱胕。"言有一種癘者，因榮氣之熱，外出於胕肉之閒，榮衛邪正之氣相搏，陰陽清濁之氣不清，以致鼻柱敗壞，皮膚癘瘍，此毒癘之甚者也。有因風寒客於脈中，久而不去，或爲紫雲白癜之癘風，故爲寒中熱中之榮病，此爲癘之輕者也。夫寒傷榮，故風寒客於脈中而不去。風廼陽熱鼓動之邪，故與榮氣爲熱，而復出於胕肉之外。風傷氣血，風傷榮衛，榮與血氣與衛，各有分別，故爲病不同。

◎偏風之由

風中五藏六府之俞，亦爲藏府之風，各入其門戶所中，則爲偏風。（《素問・風論第四十二》）

此論風中五藏六府之俞，而亦爲藏府之風也。夫五藏之氣，外合於四時，故各以時受病者，病五藏之氣也。如風中於經俞，則內連藏府，故亦爲藏府之風，病五藏之經也。夫藏府之風有二因也。一因隨時而傷藏氣，一因經絡受邪而內連於藏府，是以五藏之風狀，止見色證，而不致如傷藏神之危險者也。風邪偏客於形身，各入其門戶，門戶者，血氣之門戶也，則或左或右，或上或下，偏於一所，是之謂偏風也。

◎腦風之由

風氣循風府而上，則爲腦風。（《素問・風論第四十二》）

此論風氣循風府而上爲腦風也。風府，穴名，在項後中行，正入髮際一寸大筋內宛宛中。廼督脈陽維之會，上循於腦戶。故風氣客於風府，循脈而上，則爲腦風。

◎目風之由

風入系頭，則爲目風，眼寒。（《素問・風論第四十二》）

此論風客於頭，而爲目風也。足太陽之脈者，起於目內眥，上額交巔上，入絡腦還出，正屬目本，名曰眼繫。風入於頭，干太陽之目繫，則爲目風。足太陽寒水主氣，則或痛或癢，或眼寒而畏風羞澁也。

◎漏風之由

飲酒中風，則爲漏風。（《素問・風論第四十二》）

飲酒則熱鬱腠疏，中風汗出，多如液漏，故曰“漏風”，經具名曰“酒風”。酒者，熟穀之液，其性慓悍，善開玄府，其氣先行於皮膚，故飲酒中風，則腠理開，而爲汗泄之漏風也

◎內風之由

入房汗出中風，則爲內風。（《素問・風論第四十二》）

此論入房內耗其精，外開腠理，風邪乘虛入之，故曰中風，而爲內風也。夫內爲陰，外爲陽；精爲陰，氣爲陽；陽爲陰之衛，陰爲陽之守。入房則陰精內竭，汗出則陽氣外

弛，是以中風則風氣直入於内，而爲内風矣。

◎首風之由

新沐中風，則爲首風。（《素問·風論第四十二》）

此論新沐中風，風舍於頭，故曰首風也。以水灌首曰沐，新沐則首之毛腠開，中風則風入於首，遇風則發，是之謂首風矣。

◎酒風之由

帝曰：善。有病身熱解墮，汗出如浴，惡風少氣，此爲何病？岐伯曰：病名曰酒風。（《素問·病能論第四十六》）

酒風，飲酒中風者也。《風論》曰："飲酒中風則爲'漏風'。"是亦名"漏風"也。夫極飲者，陽氣盛而腠理疏，玄府開發，陽盛則筋痿弱，故身體解惰也。腠理疏則風内攻玄府，發則氣外泄，故汗出如浴也。風氣外薄，膚腠理開，汗多内虚，癉熱熏肺，故惡風少氣也。因酒而病，故曰"酒風"。

◎腎風之由

帝曰：有病痝然，如有水狀，切其脈大緊，身無痛者，形不瘦，不能食，食少，名爲何病？岐伯曰：病生在腎，名爲腎風。腎風而不能食，善驚，驚已心氣痿者死。帝曰：善。（《素問·奇病論第四十七》）

痝然，浮腫貌。如有水狀者，水氣上乘，非有形之水也。足少陰寒水主氣，大則爲風，緊則爲寒，故其脈大緊也。夫病風水者，外證骨節疼痛，此病在腎，非外受之風邪，故身無痛也。水氣上乘，故形不瘦，風木水邪，乘侮土氣，故不能食，即食而亦不能多也。腎爲水藏，水生風木，此腎藏自生之風，非外受之邪，故曰病生在腎。水者，火之勝。不能食者，水邪直入於上焦也。善驚者，水氣薄於心下也。夫心不受邪，驚已而心氣痿者，心受邪傷也。心火痿弱，火水俱困，故必死。

◎泄風之由

外在腠理，則爲泄風。（《素問·風論第四十二》）

此論久在肌腠之風，入中則爲腸風飧泄，在外則爲泄風，蓋脾胃之氣，外主肌腠，内主腹中。若久在外之腠理，則陽氣外弛而爲泄風。泄風者，居腠理，則玄府開通，風薄汗泄，故云"泄風"。以上論風氣之善行數變，所中不一其處，而見證各有不同。

◎五藏中風之由

黄帝曰：五藏之中風奈何？岐伯曰：陰陽俱感，邪迺得往。黄帝曰：善

哉！（《靈樞·邪氣藏府病形第四》）

五藏之中風者，亦以陰經陽經中外俱感於邪，而後邪迺得往，則藏府俱傷，邪迺入藏。而邪中於藏也，故聖人避風如避矢石焉。往，言進也。

◎厥之由

帝曰：有癃者，一日數十溲，此不足也。身熱如炭，頸膺如格，人迎躁盛，喘息氣逆，此有餘也。太陰脈微細如髮者，此不足也。其病安在？名爲何病？岐伯曰：病在太陰，其盛在胃，頗在肺，病名曰厥，死不治。此所謂得五有餘，二不足也。（《素問·奇病論第四十七》）

此論陰陽二氣，生於太陰陽明，陰陽不和，而爲死證也。夫水穀入胃，脾主行其津液，太陰爲之行氣於三陰，陽明爲之行氣於三陽，太陰不足則陽明甚盛，太過不及則陰陽不和，陰陽不和，則表裏之氣皆絕矣。夫入胃之飲，上輸於脾，脾氣散精，上歸於肺，通調水道，下輸膀胱，今太陰病而不能轉輸於上，頗在肺，而不能通調於下，則病癃矣。夫地氣昇而爲雲，天氣降而爲雨，今地氣不能上昇而惟下泄，是以一日數十溲，此太陰之不足也。陽明者，表也。身熱如炭，陽明盛也。陽明脈俠喉，其俞在膺中，頸膺如格，胃氣強也。陽明盛強，則人迎躁急，頗關在肺，故喘息氣逆，此陽明之有餘也。陽明盛強，則與脾陰相絕，太陰不得受水穀之精，是以脈微如髮，此太陰之不足也，此病在太陰與胃肺也。夫陽明迺燥熱之經，從中見太陰之濕化，太陰不足，則胃氣熱，而人迎躁盛矣。胃氣上逆，頗關在肺，而爲喘息氣逆矣。胃氣盛強，不能遊溢精氣，而太陰不足矣，太陰不足，則五藏六府皆無所受氣，而爲厥逆之死證也。《傷寒論》云："胃氣生熱，其陽則絕。"蓋胃氣生熱，則陽明與太陰絕，而太陰不足矣。太陰不足，則太陰與陽明絕，而胃中燥盛矣，陰陽表裏之相關也。曰身熱如炭，曰頸膺如格，曰人迎躁盛，曰喘息，曰氣逆，此得五有餘也；曰病癃一日數十溲，曰太陰脈微細如髮，此二不足也。

◎煎厥之由

陽氣者，煩勞則張，精絕，辟積於夏，使人煎厥，目盲不可以視，耳閉不可以聽，潰潰乎若壞都，汩汩乎不可止。（《素問·生氣通天論第三》）

起居不節，致傷陽氣也。辟，病也。人以陽氣爲生，惟恐散失。若煩勞過度，則形氣施張於外，精神竭絕於中，陽擾陰虧，不勝炎熱，故病積至夏，日以益甚，令人五心煩熱，如煎如熬，孤陽外浮，眞陰內奪，氣逆而厥，故名煎厥。目盲耳閉，九竅廢也。潰潰，壞貌。都，城郭之謂。汩汩，逝而不返也。陰以陽虧，精因氣竭，精神日銷，漸至衰敗，眞潰潰乎若都邑之壞，汩汩乎其去不可縮也。

◎薄厥之由

陽氣者，大怒則形氣絕，而血菀於上，使人薄厥。有傷於筋，縱，其若不容。(《素問·生氣通天論第三》)

此下言怒氣傷肝及汗濕肥甘風寒之類，皆足以傷陽氣也。人之陽氣，惟貴充和。若大怒傷肝，則氣血皆逆，甚至形氣俱絕，則經脈不通，故血逆妄行，菀積於上焦也。上，謂心胷也。菀，積也。相迫曰薄，氣逆曰厥，氣血俱亂，故爲薄厥。《舉痛論》曰："怒則氣逆，甚則嘔血。"《邪氣藏府病形》曰："有所大怒，氣上而不下，積於脅下則傷肝。"《靈樞經》曰："盛怒而不止，則傷志。"《陰陽應象大論》曰："喜怒傷氣。"皆此謂也。怒傷形氣，必及於筋，肝主筋也。筋傷則縱緩不收，手足無措，其若不能容者。

◎風厥之由

帝曰：有病身熱，汗出煩滿，煩滿不爲汗解，此爲何病？岐伯曰：汗出而身熱者，風也；汗出而煩滿不解者，厥也。病名曰風厥。帝曰：願卒聞之。岐伯曰：巨陽主氣，故先受邪，少陰與其爲表裏也。得熱則上從之，從之則厥也。(《素問·評熱病論第三十三》)

不爲汗解，謂汗後熱煩不散也。風爲陽邪，故汗雖出而身仍熱也。巨陽主氣，氣言表也。表病則裏應，故少陰得熱，則陰分之氣亦從陽而上逆，逆則厥矣，故名風厥。風厥之義不一，此言太陽少陰病也。在《陰陽別論》者，云二陽一陰發病名曰風厥，言胃與肝也。在《五變》者，曰人之善病風厥漉汗者，肉不堅，腠理疏也，陽邪盛者陰必虛。

◎寒厥之由

帝曰：寒厥何失而然也？岐伯曰：前陰者，宗筋之所聚，太陰陽明之所合也。春夏則陽氣多而陰氣少，秋冬則陰氣盛而陽氣衰。此人者質壯，以秋冬奪於所用，下氣上爭不能復，精氣溢下，邪氣因從之而上也。氣因於中，陽氣衰，不能滲榮其經絡，陽氣日損，陰氣獨在，故手足爲之寒也。(《素問·厥論第四十五》)

厥之將發，手足先寒者，是爲寒厥。前陰者，陰器也。宗筋者，衆筋之所聚也。如足之三陰、陽明、少陽及衝、任、督、蹻，筋脈皆聚於此，故曰宗筋。此獨言太陰、陽明之合者，重水穀之藏也。蓋胃爲水穀氣血之海，主潤宗筋；又陰陽總宗筋之會，會於氣街，而陽明爲之長，故特言之，以發明下文之義。春夏則陽氣多而陰氣少，秋冬則陰氣盛而陽氣衰者，天人之道皆然也。質壯者有所恃，當秋冬陰勝之時，必多情慾之用，以奪腎中之精氣，精虛於下則取足於上，故下氣上爭也。去者太過，生者不及，故不能復也。精溢則氣去，氣去則陽虛，陽虛則陰勝爲邪，故寒氣因而上逆矣。氣，即精氣邪氣也。精氣之原，本於水穀，水穀之化，出於脾胃，故凡病爲寒厥，爲下氣上爭，爲精氣溢下，皆氣因於中也。然水穀在胃，命門在腎。以精氣言，則腎精之化因於胃；以火土言，則土中陽氣根於命門。陰陽顛倒，互有所關，故上文云厥起於下，此云氣因於中，正以明上下相因之義。陽氣者，即陽明胃氣也。四支皆稟氣於胃，故陽虛於中，則不能滲榮經絡而手足寒也。

◎寒厥爲寒之由

帝曰：寒厥之爲寒也，必從五指而上於膝者，何也？岐伯曰：陰氣起於五指之裏，集於膝下，而聚於膝上，故陰氣勝，則從五指至膝上寒。其寒也，不從外，皆從內也。（《素問·厥論第四十五》）

此言寒厥之厥上於膝，以其陰勝陽也。寒厥之寒，宜在足下，反從五指而上於膝者，正以陰脈起於五指之裏，足太陰起於足大指內側之端，足厥陰起於足大指三毛之中，足少陰起於足小指之下，斜趨足心，並循五指之裏而上行，循股陰入腹，其所行者皆膝上膝下之裏也。惟陰經氣勝，則陽經氣衰，陽不能勝其陰，所以寒厥之寒，從五指至膝上寒，但內屬陰分，故其寒也，不從外之所入，而實由於內之所出也。

◎熱厥爲熱之由

帝曰：熱厥之爲熱也，必起於足下者，何也？岐伯曰：陽氣起於足五指之表，陰脈者，集於足下，而聚於足心，故陽氣勝，則足下熱也。（《素問·厥論第四十五》）

此言熱厥之熱在陰分者，以其陽勝陰也。熱厥之熱宜在陽分，而反足下熱者，正以陽脈起於足五指之表，足太陽出於足小指外側之端，足少陽出於足四指之端，足陽明出於足次指之端，並循五指之表而上行；彼肝脾腎之陰脈，集於足指之下，而聚皆聚於足心，其所行者皆陰分也。惟陽經氣勝，則陰經氣衰，陰不能勝其陽，所以熱厥之熱，必起於足下也。

◎熱厥之由

帝曰：熱厥何如而然也？岐伯曰：酒入於胃，則絡脈滿而經脈虛。脾主爲胃行其津液者也，陰氣虛則陽氣入，陽氣入則胃不和，胃不和則精氣竭，精氣竭則不榮於四支也。此人必數醉，若飽以入房，氣聚於脾中不得散，酒氣與穀氣相薄，熱盛於中，故熱遍於身，內熱而溺赤也。夫酒氣盛而慓悍，腎氣有衰，陽氣獨勝，故手足爲之熱也。（《素問·厥論第四十五》）

厥之將發，手足皆熱者，是爲熱厥。酒爲熱穀之液，其氣悍而疾，故先充絡脈。絡滿而經虛者，酒能傷陰，陽盛則陰衰也。酒亦水穀悍熱之液，故從衛氣先行於皮膚，從皮膚而充於絡脈，是不從脾氣而行於經脈，故絡脈滿而經脈虛也。脾主爲胃行其津液，故酒入於胃，必歸於脾。濕熱在脾，則脾陰虛，陽獨亢，而胃不和矣。脾胃俱病則精氣竭，故不能榮其經絡四支也。數醉若飽入房者，既傷其脾，復傷其腎，皆陰虛也，故手足爲熱。本篇寒熱二厥：一由恃壯以秋冬奪於所用，故陽氣衰而爲寒厥；一由數醉若飽入房，故精氣竭而爲熱厥。二者皆因於酒色，致傷眞元，廼爲是病，

◎厥寒熱之由

黄帝問曰：厥之寒熱者，何也？岐伯對曰：陽氣衰於下，則爲寒厥；陰氣衰於下，則爲熱厥。（《素問·厥論第四十五》）

厥者，逆也。氣逆則亂，故忽爲眩僕脫絕，是名爲厥。厥證之起於足者，厥發之始也。甚至猝倒暴厥，忽不知人，輕則漸甦，重則即死，最爲急候。後世不能詳察，但以手足寒熱爲厥。陽，謂足之三陽脈。陰，謂足之三陰脈。此言厥病之分寒熱者，以足之陰陽六經，其氣有偏勝也。蓋足有三陽經：足太陽膀胱經，足少陽膽經，足陽明胃經也；足有三陰經，足太陰脾經，足少陰腎經，足厥陰肝經也。三陽經氣衰於下，則陽氣少陰氣盛，而厥之所以爲寒；三陰經氣衰於下，則陰氣衰陽氣盛，而厥之所以爲熱。下者，足也。

◎厥兼證之由

帝曰：厥，或令人腹滿，或令人暴不知人，或至半日，遠至一日，廼知人者，何也？岐伯曰：陰氣盛於上，則下虛，下虛，則腹脹滿；陽氣盛於上，則下氣重上，而邪氣逆，逆則陽氣亂，陽氣亂，則不知人也。（《素問·厥論第四十五》）

暴不知人，卒然昏憒或傾僕也。半日氣周之半，一日氣行之周。陰氣盛於上，謂中焦之陽氣日損，陰氣獨盛於上也。陰盛於上，則下焦之陽氣亦虛，陽虛於下，是以腹脹滿也。下氣，謂下焦之元陽。邪氣，腎藏水寒之邪也。陽氣盛於上，謂陰氣虛而陽氣獨勝也。陽盛於上，則下氣重上，下氣上乘，則寒邪隨之而上逆，逆則陽氣亂於上，而卒不知人。蓋清濁之氣亂於頭，則爲厥逆眩僕也。此論陰陽二氣之並逆也。

◎厥逆之由

帝曰：人有病頭痛，以數歲不已，此安得之？名爲何病？岐伯曰：當有所犯大寒，内至骨髓，髓者以腦爲主，腦逆，故令頭痛，齒亦痛，病名曰厥逆。帝曰：善。（《素問·奇病論第四十七》）

頭痛不當數歲，故帝怪而爲問。夫髓以腦爲主，諸髓皆屬於腦也，故大寒至髓，則

上入頭腦而爲痛。其邪深，故數歲不已。髓爲骨之充，故頭痛齒亦痛。是因邪逆於上，故名曰厥逆。

◎暴厥而聾之由

暴厥而聾，偏塞閉不通，内氣暴薄也。（《素問・通評虛實論第二十八》）

暴厥而聾，厥氣上逆，上竅不通也；偏塞閉結，厥氣下逆，下竅不通也。薄，侵迫之謂。此因厥氣暴薄，而爲外竅之不通也。

◎痹之由（一）

黄帝問曰：痹之安生？岐伯對曰：風寒濕三氣雜至，合而爲痹也。其風氣勝者爲行痹，寒氣勝者爲痛痹，濕氣勝者爲著痹也。（《素問・痹論第四十三》）

痹者，閉也，邪閉而爲痛也。安，猶何也。言何以生。言風寒濕三氣，錯雜而至，相合而爲痹。風者，善行而數變，故其走注歷節疼痛流行而無定處，爲行痹。寒爲陰邪，痛者陰也，是以客於肌肉筋骨之閒，則凝結不散，陽氣不行，故痛不可當，爲痛痹。濕流關節，支體重著不移，或爲疼痛，或爲頑木不仁，濕從土化，病多發於肌肉，故爲著痹。

◎痹之由（二）

帝曰：善。痹，或痛，或不痛，或不仁，或寒，或熱，或燥，或濕，其故何也？岐伯曰：痛者，寒氣多也，有寒，故痛也；其不痛不仁者，病久入深，榮衛之行濇，經絡時疎，故不通，皮膚不榮，故爲不仁。其寒者，陽氣少，陰氣多，與病相益，故寒也。其熱者，陽氣多，陰氣少，病氣勝，陽遭陰，故爲痹熱。其多汗而濡者，此其逢濕甚也。陽氣少，陰氣盛，兩氣相感，故汗出而濡也。（《素問・痹論第四十三》）

此言痹證有痛，有不痛，有不仁，有寒，有熱，有燥，有濕者，皆各有其故也。夫痹之所以痛者，以其寒氣多也，有寒故痛也，故曰其寒氣勝者，爲痛痹也。痹之所以不痛者，以病久則邪氣日深，榮衛之行濇，經絡之脈有時而疏，故亦不爲痛也。痹之所以不仁者，以其皮膚之中少氣血，以爲之運行，故皮頑不動，而爲不仁也。不仁者，不知痛癢，肌膚頑木之謂。痹之所以體寒者，以衛氣少，榮氣多，惟榮氣多，則與病氣相益，故寒冷也。痹之所以體熱者，以衛氣多，榮氣少，故邪氣勝，則風氣爲陽，陽與榮氣相遭，而陰氣不能勝之，故爲痹熱也。痹之所以濕者，以其遇濕甚也，衛氣少，榮氣盛，兩陰相感，故汗出而濕也。痹之所以燥者，雖未之言，而即濕者以反觀之，則衛氣多，榮氣少，遇熱太甚，兩陽相感，則可以知其爲燥矣。

◎痹之由（三）

帝曰：夫痹之爲病，不痛何也？岐伯曰：痹在於骨，則重；在於脈，則血凝而不流；在於筋，則屈不伸；在於肉，則不仁；在於皮，則寒。故具此五者，則不痛也。凡痹之類，逢寒則蟲，逢熱則縱。帝曰：善。（《素問·痹論第四十三》）

經云："氣傷痛。"此論邪痹骨肉經脈之有形，而不傷其氣者，則不痛也。夫骨有骨氣，脈有脈氣，筋有筋氣，肌有肌氣，皮有皮氣，皆五藏之氣，而外合於形身。如病形而不傷其氣，則止見骨痹之身重，脈痹之血凝不行，筋痹之屈而不伸，肉痹之肌肉不仁，皮痹之皮毛寒冷，故具此五者之形證，而不痛也。凡此五痹之類，如逢吾身之陰寒，則如蟲行皮膚之中；逢吾身之陽熱，則筋骨並皆放縱。又非若病氣之有寒則痛，陽氣多則爲痹熱也。此言形氣之病，各有分別焉。故帝嘉其善焉。夫在外者，皮膚爲陽，筋骨爲陰。凡痹病之類，逢寒則陽亦陰寒，故皮膚則蟲；逢熱則陰亦陽熱，故筋骨弛縱也。

◎五痹之由

帝曰：其有五者，何也？岐伯曰：以冬遇此者，爲骨痹；以春遇比者，爲筋痹；以夏遇此者爲，脈痹；以至陰遇此者，爲肌痹；以秋遇此者，爲皮痹。（《素問·痹論第四十三》）

風寒濕氣各異則三，而痹生有五，以五痹之生，不外於風寒濕之三氣也。特以時有五者，而遇此三氣則異病耳，非復有五氣以入五藏也。故冬遇此三者則爲骨痹，蓋腎主冬，亦主骨，腎氣衰則三氣入骨，故名之曰骨痹；肝主春，亦主筋，肝氣衰則三氣入筋，故名之曰筋痹；心主夏，亦主脈，心氣衰則三氣入脈，故名之曰脈痹；脾主至陰，至陰者六月也，亦主肌肉，脾氣衰則三氣入肌，故名之曰肌痹；肺主秋，亦主皮，肺氣衰則三氣入皮，故名之曰皮痹。然猶在皮脈肌筋骨，而未入於藏府，但痹有在藏在府者。

◎眾痹之由

黄帝問於岐伯曰：周痹之在身也，上下移徙隨脈，其上下，左右相應，間不容空。願問此痛，在血脈之中耶？將在分肉之間乎？何以致是？其痛之移也，間不及下鍼，其慉痛之時，不及定治，而痛已止矣。何道使然？願聞其故！岐伯答曰：此眾痹也，非周痹也。

帝問周痹，而伯指之爲眾痹也。周痹者，周身上下爲痹也。眾痹者，痹在各所爲痛也。經脈者，藏府之十二經脈，循行於上下者也。絡脈者，藏府之十二大絡，陰走陽而陽走陰，左之右而右之左者也。痹者，風寒濕邪，雜合於皮膚分肉之間。邪在於皮膚而流溢於大絡者，爲眾痹；在於分肉而厥逆於經脈者，爲周痹。帝以上下左右血脈分肉概而問之。然雖總屬於陰陽血氣，而有皮膚肌肉之淺深，經脈絡脈之繆處，故伯有周痹眾痹之分焉。慉痛，動而痛也。不及定治者，邪客於左則右病，右盛則左病，左右移易，故不及下鍼也。《玉版》曰："人之所受氣者，穀也。穀之所注者，胃也。胃者，水穀血氣之海也。海之所以行雲氣者，天下也。胃之所以出血氣者，經隧也。經隧者，五藏六府之大絡也。"此言胃府所出之血氣，從大絡而佈於皮膚，猶海之行雲氣於天下，故邪客於皮膚，流溢於大絡者，名曰眾痹，謂邪在天下之廣眾也。

黄帝曰：願聞眾痹！岐伯對曰：此各在其處，更發更止，更居更起，以右應左，以左應右，非能周也，更發更休也。（《靈樞·周痹第二十七》）

各在其處者，邪溢於大絡與經脈繆處也。更發更止更居更起者，左痛未已，而右脈先病也。以右應左，以左應右者，左盛則右病，右盛則左病也。更發更休，故非能周也。病在左而右痛，病在右而左痛。

◎周痹之由（一）

帝曰：善。願聞周痹何如？岐伯曰：周痹者，在於血脈之中，隨脈以上，隨脈以下，不能左右，各當其所。（《靈樞·周痹第二十七》）

周痹者，在於血脈之中，隨脈以上，或隨脈以下，非比眾痹之在於左右，各當一處者之有定所也。

◎周痹之由（二）

帝曰：善。余已得其意矣。此内不在藏，而外未發於皮，獨居分肉之間，眞氣不能周，故命曰周痹。（《靈樞·周痹第二十七》）

周痹者，内不在於五藏，而外不發於皮膚，獨居於分肉之間，所謂迫切爲沫，沫聚爲痛，神歸爲熱，痛解爲厥，厥逆而痹發也。蓋由眞氣不能周於身，而邪氣隨脈以上下，故命曰周痹。

◎風痹之由

故曰：病在陽者名曰風，病在陰者名曰痹，陰陽俱病命曰風痹。病有形而不痛者，陽之類也；無形而痛者，陰之類也。（《靈樞·壽夭剛柔第六》）

故病在陽經者，其名曰風，義見《素問·風論》。病在陰經者，其名曰痹。義見《素問·痹論》。陰陽兩經，俱受其病，其名曰風痹。不特此也，凡病涉有形，而按之不痛，是廼屬之陽經者也；凡病本無形，而不免於痛者，是廼屬之陰經者也。

◎肌痹之由

病在肌膚，肌膚盡痛，名曰肌痹，傷於寒濕。（《素問·長刺節論第五十五》）

邪痹於肌，是以肌膚盡痛，故曰肌痹。此因傷於寒濕也。

◎筋痹之由

病在筋，筋攣節痛，不可以行，名曰筋痹。（《素問·長刺節論第五十五》）

諸筋皆屬於節，故筋痹則筋攣節痛，屈而不伸，故不可行也，名曰筋痹。痹者，閉也，痛也。

◎骨痹之由（一）

病在骨，骨重不可舉，骨髓酸痛，寒氣至，名曰骨痹。（《素問·長刺節論第五十五》）

病在骨，骨重難舉，髓中痠痛，而寒冷氣至，名曰骨痹。腎主骨而寒水主氣也。

◎骨痹之由（二）

帝曰：人有身寒，湯火不能熱，厚衣不能溫，然不凍慄，是爲何病？岐伯曰：是人者，素腎氣勝，以水爲事，太陽氣衰，腎脂枯不長，一水不能勝兩火。腎者水也，而生於骨，腎不生，則髓不能滿，故寒甚至骨也。所以不能凍慄者，肝一陽也，心二陽也，腎孤藏也，一水不能勝二火，故不能凍慄，病名曰骨痹，是人當攣節也。（《素問·逆調論第三十四》）

身寒而湯火不能熱，厚衣不能溫者，太陽氣衰而寒在表也。不凍慄者，二陽火熱之在裏也。腎氣勝者，腎水之氣勝也。以水爲事者，膀胱之水勝也。謂其人水寒之氣偏勝，水寒偏勝，則太陽氣衰，太陽氣衰，則孤陰不長矣。水，精水也。腎藏之精枯不長，而膀胱之一水，不能勝二火矣。夫腎生骨髓，髓生肝，腎脂不生，則髓不能滿於骨，是以寒至骨也，此兼論陰陽水火互相生長之道也。肝者，一陽初生之木火也。心者，地二所生之君火也。腎爲牝藏，孤藏也，孤藏之陰，借太陽標本以合化，太陽氣衰則孤陰不長矣。膀胱之津液，不能勝二火，故其人不能凍慄者，二陽之火熱在內也。病名曰骨痹，病在髓枯而骨痛也，故其人當骨節拘攣。此論表裏陰陽之不調也。心爲陽中之太陽，肝爲陰中之少陽，腎借府氣之化，故爲孤藏。

◎痹痛之由

黃帝曰：善。此痛安生？何因而有名？岐伯對曰：風寒濕氣，客於外分肉之間，迫切而爲沫，沫得寒則聚，聚則排分肉而分裂也，分裂則痛，痛則神歸之，神歸之則熱，熱則痛解，痛解則厥，厥則他痹發，發則如是。（《靈樞·周痹第二十七》）

此言周痹之因，廼邪客於分肉之間，而厥逆於脈也。分肉，肌肉之腠理。沫者，風濕相搏，迫切而爲涎沫也。沫得寒則聚，聚則排分肉而分裂其腠理，故痛。痛則心專在痛處，而神亦歸之。神歸之則熱，熱則痛解，解則厥逆於脈中。厥於脈中，則彼之周痹發，發則如是之隨脈上下也。此內不在藏，而外未發於皮，獨居分肉之間，眞氣不能周，故命曰周痹。

◎榮衛寒痹之由

黄帝曰：榮衛寒痹之爲病奈何？伯高答曰：榮之生病也，寒熱少氣，血上下行；衛之生病也，氣痛時來時去，怫愾賁響，風寒客於腸胃之中；寒痹之爲病也，留而不去，時痛而皮不仁。（《靈樞・壽夭剛柔第六》）

榮主血，陰氣也，病在陰分則陽勝之，故爲寒熱往來。陰病則陽虛，陽虛則無氣，故爲少氣。邪在血，故爲上下妄行。衛屬陽，爲水穀之悍氣，病在陽分，故爲氣痛。氣無定形，故時來時去。怫，鬱怒也。愾，大息也。賁響，腹鳴如奔也。皆氣分之病。風寒外襲而客於腸胃之間，以六府屬表而陽邪歸之，故病亦生於衛氣。寒痹久留不去，則血脈不行，或凝滯而爲痛，或皮膚不知痛癢而爲不仁。

◎乾之由

燥勝則乾。（《素問・陰陽應象大論第五》）

燥勝則津液竭涸，故皮膚乾燥。

◎偏枯之由

汗出偏沮，使人偏枯。（《素問・生氣通天論第三》）

陽氣者，外衛於皮膚，充塞於四體，若天氣之運用於六合九州之外，而爲陰之固也。如汗出而止，半身沮濕者，沮，傷也，壞也，是陽氣虛而不能充身徧澤，必有偏枯之患矣。

◎血枯之由

帝曰：有病胷脅支滿者，妨於食，病至則先聞腥臊臭，出清液，先唾血，四支清，目眩，時時前後血，病名爲何？何以得之？岐伯曰：病名曰血枯，此得之年少時，有所大脫血，若醉入房，中氣竭，肝傷，故月事衰少不來也。（《素問・腹中論第四十》）

清液，清水也，亦謂之清涕。清涕者，謂從窈漏中漫液而下，水出清冷也。眩，謂目視眩轉也。前後血，謂前陰後陰出血也。出血多者，謂之脫血，漏下、鼻衄、嘔吐，出血皆同焉，此論血枯之病。病有胷脅支肋俱滿者，妨害於食，方病將至之時，則先聞腥臊臭，先出清液，先唾血，先四支冷，先目瞑眩，及其病至，則時時前後皆出血，此名爲血枯也，是得之年少之時，曾大脫血，凡鼻衄、便血、吐血者是也。其人不知所愼，醉以入房，致使醉則損傷其中氣而竭絕，入房則勞其肝氣而受傷。蓋司閉藏者腎也，司疏泄皆肝也，故入房不惟傷腎，而且傷肝也。在丈夫則精液衰絕，女子則月事衰少不來也。

◎瘦留著之由

不從内外，中風之病，故瘦留著也。（《素問·通評虛實論第二十八》）

有病不從內，而外中風寒，藏蓄不去，則伏而爲熱，故致燔爍消瘦，此以表邪留薄，而著於肌肉筋骨之間也。

◎痿之由

帝曰：如夫子言可矣。《論》言治痿者，獨取陽明，何也？岐伯曰：陽明者，五藏六府之海，主潤宗筋，宗筋主束骨，而利機關也。衝脈者，經脈之海也，主滲灌谿谷，與陽明合於宗筋。陰陽揔宗筋之會，會於氣街，而陽明爲之長，皆屬於帶脈，而絡於督脈，故陽明虛，則宗筋縱，帶脈不引，故足痿不用也。（《素問·痿論第四十四》）

陽明，胃脈也。胃爲水穀之海。宗筋，謂陰髦中橫骨上下之竪筋也。上絡胷腹，下貫髖尻，又經於背腹上頭項，故云宗筋主束骨而利機關也。然腰者，身之大關節，所以司屈伸，故曰機關。《靈樞經》曰："衝脈者，十二經之海。"尋此橫骨上下臍兩傍竪筋，正宗筋也。衝脈循腹俠臍傍，各同身寸之五分而上，陽明脈亦俠臍傍各同身寸之一寸五分，而上宗筋脈於中，故云與陽明合於宗筋也。以爲十二經海，故主滲灌谿谷。肉之大會爲谷，小會爲谿。宗筋脈會，會於橫骨之端，從上而下，故云陰陽揔宗筋之會也。宗筋俠臍下合於橫，而陽明輔其外，衝脈居其中，故云會之氣街而陽明爲之長也。氣街，則陰髦兩脈動處也。帶脈者，起於季脅，回身一周，而絡於督脈也。督脈者，起於關元上下循腹，故云皆屬於帶脈而絡於督脈也。督脈、任脈、衝脈三脈者，同起而異行，故經文或參差而引之。陽明之脈，從缺盆下乳內廉，下俠齊至氣街中；其支別者，起於胃下口，循腹裏下至氣街中而合以下髀，抵伏兎，下入膝臏中，下循骱外廉，下足跗，入中指內間；其支別者，下膝三寸而別，以下入中指外間。故陽明虛，則宗筋縱緩，帶脈不引，而足痿弱不可用也。引，謂牽引。

◎五痿之由

黄帝問曰：五藏使人痿，何也？

痿者，四支委弱無力，舉動不能，若委棄不用之狀。夫五藏各有所合，痹從外而合病於內，外所因也。痿從內而合病於外，內所因也。故曰藏使人痿也。

岐伯對曰：肺主身之皮毛，心主身之血脈，肝主身之筋膜，脾主身之肌肉，腎主身之骨髓。

五藏所主不同，故痿生亦異。夫五藏各有所合，故五藏熱而成痿，則其所合者，有皮毛焦而爲痿躄，有脈痿，有筋痿，有肉痿，有骨痿也。正以五藏皆有合，肺主身之皮毛，心主身之血脈，肝主身之筋膜，脾主身之肌肉，腎主身之骨髓，然五藏之痿皆始於肺，而後四藏之痿所由成。夫筋膜者，人皮下肉上之筋膜也，膜猶幕也，凡肉理藏府之間，其成片聯繫薄筋，皆謂之膜，所以屏障血氣者也。凡筋膜所在之處，脈絡必分，血氣必聚，故又謂之膜原，亦謂之脂膜。

故肺熱葉焦，則皮毛虛弱急薄，著則生痿躄也。

肺屬金，肺熱則金燥而葉焦矣。肺主皮毛，肺熱葉焦則皮毛虛薄矣。夫食飲入胃，其精液迺傳之肺，肺朝百脈，輸精於皮毛，毛脈合精，行氣於藏府，是五藏所生之精神氣血，所主之皮肉筋骨，皆由肺藏輸布之精液以資養。皮膚薄著，則精液不能轉輸，是以五藏皆熱而生痿躄矣。《靈樞經》云："皮膚薄著，毛腠夭焦。"著者，皮毛燥著而無生轉之氣，故曰："著則生痿躄也。"

心氣熱，則下脈厥而上，上則下脈虛，虛則生脈痿，樞折挈，脛縱而不任地也。

心爲火藏，心氣熱，則心熱盛則火獨光，火獨光則內炎上。心主脈，故脈氣亦厥而上矣。上者，則身半以下之脈虛，而成脈痿也。夫經脈者，所以行氣血而榮陰陽，濡筋骨以利關節，故經脈虛則樞折於下矣。樞折，即骨繇而不安於地。骨繇者，節緩而不收。故筋骨縣挈不收，足脛緩縱而不能任地也。

肝氣熱，則膽泄，口苦，筋膜乾，筋膜乾則筋急而攣，發爲筋痿。

肝痿者，筋痿也。膽者，中精之府，其應在筋，是周身之筋膜，由膽藏之精汁以榮養。膽附於肝，肝氣熱則膽汁泄，而口苦矣。膽汁泄，則筋膜無以榮養，而乾燥矣。筋膜乾，則攣急而發爲筋痿也。

脾氣熱，則胃乾而渴，肌肉不仁，發爲肉痿。

脾痿者，肉痿也。脾與胃以膜相連而開竅於口，故脾氣熱則胃乾而渴。脾主肌肉，今熱蓄於內，則精氣耗傷，故肌肉不仁，發爲肉痿。

腎氣熱，則腰脊不舉，骨枯而髓減，發爲骨痿。（《素問·痿論第四十四》）

腰爲腎府，又腎脈上股內貫脊屬腎，故腎氣熱，則腰脊不舉也。腎主骨髓，故熱則骨枯而髓減，發爲骨痿。夫凡曰痿者，皆有痿躄之義，而唯肺痿名曰痿躄，其餘脈筋肉骨，皆成此痿，亦不免於痿躄，則知痿躄爲病之同，肺氣爲病之本矣。

◎筋痿肉痿骨痿之由

故《下經》曰：筋痿者，生於肝，使內也。有漸於濕，以水爲事，若有

所留，居處相濕，肌肉濡漬，痹而不仁，發爲肉痿。故《下經》曰：肉痿者，得之濕地也。有所遠行勞倦，逢大熱而渴，渴則陽氣内伐，内伐則熱舍於腎，腎者水藏也，今水不勝火，則骨枯而髓虚，故足不任身，發爲骨痿。故《下經》曰：骨痿者，生於大熱也。（《素問·痿論第四十四》）

《下經》，上古之經名。筋痿，生於肝，使内也。使内者，入房也。肝主筋，所願不遂則傷肝，使内太甚，勞役陰力，費竭精氣也。腎主閉藏，肝主疏泄，二藏相須爲用，故筋弛而成筋痿者如此也。漸，有由來也。以水爲事，從事於卑濕之所也。相，並也。脾主肌肉而惡濕，濕著於肉，則衛氣不榮，故肌肉頑痹而爲肉痿。地之濕氣，感則害皮肉筋脈，病生於脾也。有所遠行勞倦，則傷腎，恰逢大熱暑暍，陰液内竭，是以陽熱之氣，内伐其陰，而熱舍於腎矣。腎者，水藏，水盛則能制火，今陽盛陰消，水不勝火，熱舍於腎，腎性惡燥，以致精髓乾涸，足不任用於身，熱反居中，熱薄骨乾，故足不任身，骨痿無力，發爲骨痿故也。

◎痿躃之由

帝曰：何以得之？岐伯曰：肺者，藏之長也，爲心之蓋也。有所失亡，所求不得，則發肺鳴，鳴則肺熱葉焦。故曰：五藏因肺熱葉焦，發爲痿躃，此之謂也。（《素問·痿論第四十四》）

此申明五藏之熱而成痿者，由肺熱葉焦之所致也。藏眞高於肺，朝百脈而行氣於藏府，故爲藏之長也。肺屬乾金而主天，居心主之上，而爲心之華蓋。有所失亡，所求不得，則心志靡寧而火氣炎上，金受火刑，即發喘鳴而肺熱葉焦矣。肺熱葉焦，則津液無從輸布，而五藏皆熱矣，故曰："五藏因肺熱葉焦，而成痿躄者，此之謂也。"躄者，足痿而不能任地。夫心肝脾腎，各有所因而自成痿躄也。

◎瘧始發之由

夫瘧之始發也，陽氣竝於陰，當是之時，陽虚而陰盛，外無氣，故先寒栗也。陰氣逆極，則復出之陽，陽與陰復竝於外，則陰虚而陽實，故先熱而渴。夫瘧氣者，竝於陽則陽勝，竝於陰則陰勝，陰勝則寒，陽勝則熱。瘧者，風寒之氣不常也，病極則復至。病之發也，如火之熱，如風雨不可當也。故經言曰：方其盛時必毁，因其衰也，事必大昌。此之謂也。（《素問·瘧論第三十五》）

瘧之始發也，陽入之陰，則陽氣並於陰。斯時也，三陽虚，則内之陰氣盛，而外全無氣，所以寒慄鼓頷，頭項俱痛也。陰氣逆極，則復出之陽，陰與陽復並於外，則内之陰氣虚，而外之陽氣實，故隨熱而渴，欲得冷飲也。由此而觀，則瘧氣繼焉，並於陽則陽勝；始焉，並於陰則陰勝。陰勝則爲寒，陽勝則爲熱如此。正以瘧迺風寒不常之氣，病齘則復至，不特一發而已。方其發時，熱如火，速如風雨，誰得而止之？故經言“方其盛時而取之，必毀傷其正氣，因其衰也，事必大昌”，此之謂也。《兵法》云：“無迎逢逢之氣，無擊堂堂之陣，避其來鋭。擊其惰歸。”是以如火之烈，陽熱盛也；如風雨不可當，陰寒盛也。

◎風瘧之由（一）

魄汗未盡，形弱而氣爍，穴俞以閉，發爲風瘧。（《素問·生氣通天論第三》）

此言表氣與邪氣，並陷於肌腠之閒而爲瘧也。肺主皮毛，魄汗未盡，表邪未去也。形弱，肌腠虚也，腠理空疏，則表陽邪氣，同陷於其閒，寒邪在表，則隨陽而化熱，故氣爍也。邪雖陷於肌腠，而表氣不入於經，是以穴俞以閉。風瘧，但熱不寒之瘧也。表陽之邪，與衛氣相遇，則發熱也。夫表氣者，太陽之氣也。肌腠之氣者，五藏元眞之氣也。《金匱要略》曰：“腠者，三焦通會元眞之處。”又曰：“五藏元眞通暢，人即安和。”《靈樞經》曰：“三焦膀胱者，腠理毫毛其應。”蓋三焦之氣通腠理，太陽之氣主皮毛，是以表氣邪氣，陷入於肌腠，則傷元眞之氣，而太陽之氣仍在外也。如肌腠之邪，留而不去，則轉入於經俞，蓋五藏經氣之相合也。此節論表氣實而肌氣虚，是以表氣同邪並陷於肌腠之閒，太陽之氣與五藏之經不相合，故穴俞以閉也。

◎風瘧之由（二）

夏暑，汗不出者，秋成風瘧。此平人脈法也。（《素問·金匱眞言論第四》）

夏月伏暑而汗不出，則暑邪內蓄，以至秋涼淒切之時，寒熱相爭，廼病風瘧。故《熱論》曰：“暑當與汗皆出勿止也。”夏不浮長，則暑氣伏藏，至秋成風瘧，陰陽開闔，生長收藏，此平人之脈法也。夫血脈生於陰精，此篇論經脈之道，故曰精者身之本，曰此平人之脈法。

◎寒瘧之由

帝曰：瘧先寒而後熱者，何也？岐伯曰：夏傷於大暑，其汗大出，腠理開發，因遇夏氣淒滄之水寒，藏於腠理皮膚之中，秋傷於風，則病成矣。夫寒者陰氣也，風者陽氣也。先傷於寒，而後傷於風，故先寒而後熱也。病以時作，名曰寒瘧。（《素問·瘧論第三十五》）

此言瘧有寒瘧、溫瘧、癉瘧之殊也。夏時傷於大暑矣，其汗有大出，時腠理開發，因遇夏氣淒滄之水寒。淒滄之水寒，謂浴水乘涼之類也。藏於腠理皮膚之中，猶未遽發瘧也，至秋傷於風則瘧成矣。但其作時，則先寒而後熱耳，正以寒氣屬陰，風氣屬陽，今小寒重感於夏，而風氣又感於秋，則先感陰氣，後感陽氣，此所以先寒而後熱也。然其病雖曰夏傷於暑，而感暑之後，感其小寒，又先於感風，則寒氣以爲之病機，名曰寒瘧。

◎痎瘧之由（一）

夏傷於暑，秋爲痎瘧。（《素問·生氣通天論第三》）

夏傷於暑，暑汗不泄，炎氣伏藏，秋時陰氣外出，於熱相遇，發爲痎瘧。

◎痎瘧之由（二）

夏傷於暑，秋必痎瘧。（《素問·陰陽應象大論第五》）

夏傷於暑，金氣受邪，即病者迺爲暑證，若不即病而暑汗不出，延至於秋，新涼外束，邪郁成熱，金火相拒，寒熱交爭，故病爲痎瘧。

◎痎瘧之由（三）

黃帝問曰：夫痎瘧皆生於風，其畜作有時者，何也？岐伯對曰：瘧之始發也，先起於毫毛，伸欠迺作，寒慄鼓頷，腰脊俱痛。寒去，則內外皆熱，頭痛如破，渴欲冷飲。帝曰：何氣使然？願聞其道。岐伯曰：陰陽上下交爭，虛實更作，陰陽相移也。陽竝於陰，則陰實而陽虛，陽明虛，則寒慄鼓頷也。巨陽虛，則腰背頭項痛；三陽俱虛，則陰氣勝，陰氣勝，則骨寒而痛；寒生於內，故中外皆寒。陽盛則外熱，陰虛則內熱，外內皆熱，則喘而渴，故欲冷飲也。此皆得之夏傷於暑，熱氣盛，藏於皮膚之內，腸胃之外，此榮氣之所舍也。此令人汗空疎，腠理開，因得秋氣，汗出遇風，及得之以浴，水氣舍於皮膚之內，與衛氣竝居。衛氣者，晝日行於陽，夜行於陰。此氣得陽而外出，得陰而內薄，內外相薄，是以日作。（《素問·瘧論第三十五》）

痎，皆也。瘧，殘虐之謂，瘧證雖多，皆謂之虐，故曰痎瘧。蓄，言邪蓄於經，有時而伏也。作，言病見於外，不期而發也。起於毫毛，憎寒而毛豎也。伸者，伸其四體，邪動於經也。欠，哈欠也，陰陽爭引而然。頷，腮頷也。陽氣者，下行極而上。陰氣者，上行極而下。邪氣入之，則陰陽上下交爭矣。陽虛則外寒，陰虛則內熱；陽盛則外熱，陰盛則內寒。邪之所在，則邪實正虛。故入於陰，則陰實陽虛；入於陽，則陽實陰虛。虛實更作者，以陰陽相移易也。陽並於陰則陰邪勝，陰勝則寒也。陽明者胃氣之所出，其主肌肉，其脈循頤頰，故陽明虛則爲寒慄鼓頷。鼓者，振悚之謂。腰背頭項，皆太陽經也。陽虛則寒邪居之，故爲痛。三陽者，兼陽明少陽而言。陰勝則陽氣不行，血脈凝滯，故骨寒而痛。《終始》曰：“病痛者陰也。”中外皆寒者，表裏陰邪皆勝也。此邪自陰分而復並於陽分，並於陽則陽勝，陽勝則外內皆熱，而喘渴喜冷。暑傷於夏，其時則熱盛，其邪則風寒也。《金匱眞言論》曰：“夏暑汗不出者，秋成風瘧。”風寒在表，必鬱而爲熱，其藏於皮膚之內，腸胃之外，蓋即經脈間耳。榮行脈中，故曰此榮氣之所舍也。暑有陰陽之辨，義詳本類前五。暑氣能開肌表也。暑邪內伏者，陰邪也。秋氣，水氣，亦陰氣也。新邪與衛氣並居，則內合伏暑，故陰陽相搏而瘧作矣。傷暑爲瘧，何謂陰邪？蓋陽暑傷氣，其證多汗，感而即發，邪不能留。其留藏不去者，惟陰暑耳，以其無汗也。故凡患瘧者，必因於盛暑之時，貪涼取快，不避風寒，或浴以涼水，或澡以河流，或過食生冷，壯者邪不能居，未必致病，怯者蓄於榮衛，則所不免。但外感於寒者多爲瘧，內傷於寒者多爲痢，使能慎此二者，則瘧痢何由來也？風寒自表而入，則與衛氣並居，故必隨衛氣以爲出入。衛氣一日一周，是以新感之瘧，亦一日一作。然則日作之瘧，邪在衛耳，其氣淺，故其治亦易。

◎痎瘧之由（四）

帝曰：夫子言衛氣每至於風府，腠理迺發，發則邪氣入，入則病作。今衛氣日下一節，其氣之發也，不當風府，其日作者，奈何？岐伯曰：此邪氣客於頭項，循膂而下者也。故虛實不同，邪中異所，則不得當其風府也。故邪中於頭項者，氣至頭項而病；中於背者，氣至背而病；中於腰脊者，氣至腰脊而病；中於手足者，氣至手足而病。衛氣之所在，與邪氣相合，則病作。故風無常府，衛氣之所發，必開其腠理。邪氣之所合，則其府也。（《素問·瘧論第三十五》）

邪有不從風府而入，其病亦以日作者，以邪客於頭項者，謂客於風府也。夫邪入於風府，循脂而下，留其處者，有虛實之不同，若邪中異所，則無有早晏矣。虛實者，早晏也，言衛氣虛而日下，則其發日晏；衛氣實而日上，則其發日早。此邪從風府而留於脊膂之間者也。若邪中異所，則不得當其風府矣。如邪中於頭項，衛氣行至頭項而病作；中於腰背手足，邪即舍於腰背手足之間，衛氣行至腰背，與腰背所舍之邪相遇而病作，衛氣行至手足，與手足所舍之邪，相遇而病作。此或發於早者，每日早發，或發於晏者，每日晏發。非若客於風府之邪，日晏而日早也。故風府循督脈而下，至脊內循衝脈而上，迺衛氣之隧道，故邪留於此內者，遇衛氣之日上日下，而病有早晏之分。曰客曰中，各有分別。衛氣之所在者，謂衛氣行至邪氣所在之處，與邪相合而病作，故風邪或中於頭項，或中於腰背手足，無有常處，非定客於風府也。衛氣之行，至於所在之處而發，必開其腠理，腠理開，然後邪正相合，邪與衛合之處，即其府也。

◎溫瘧之由

帝曰：先熱而後寒者，何也？岐伯曰：此先傷於風，而後傷於寒，故先熱而後寒也。亦以時作，名曰溫瘧。（《素問·瘧論第三十五》）

以其先熱，故謂之溫。有等先傷於風，而後傷於寒，則先感陽氣，後感陰氣，所以先熱而後寒也，此則風氣以爲之病機，名曰溫瘧。

◎癉瘧之由

其但熱而不寒者，陰氣先絕，陽氣獨發，則少氣煩寃，手足熱而欲嘔，名曰癉瘧。（《素問·瘧論第三十五》）

其者，承上文而言。但熱而不寒者，肺氣者，陰氣也，肺氣熱盛於身，厥逆上衝，廼陰氣阻絕也，因有所用力，腠理開，風寒舍於皮膚分肉之間，則陽氣盛而獨發，所以但熱而不寒也。其證少氣者，氣虛也；煩寃者，裏熱也；欲嘔者，胃熱而不和也。癉，熱也。陽邪獨亢，表裏俱熱，名曰癉瘧。蓋凡病熱者，皆可名爲癉也。夫陰氣爲肺氣，而陽氣爲風氣。心肺先熱，而又有風氣之熱，所以爲癉瘧也。

◎瘧發以時之由

黄帝問於岐伯曰：經言夏日傷暑，秋病瘧，瘧之發以時，其故何也？岐伯對曰：邪客於風府，病循膂而下，衛氣一日一夜，常大會於風府，其明日日下一節，故其日作晏。此其先客於脊背也，故每至於風府則腠理開，腠理開則邪氣入，邪氣入則病作，此所以日作尚晏也。衛氣之行風府，日下一節，二十一日下至尾底，二十二日入脊內，注於伏衝之脈，其行九日，出於缺盆之中，其氣上行，故其病稍益至。（《靈樞·歲露論第七十九》）

衛氣充行於皮膚肌腠，爲形身之外衛。晝行陽，夜行陰，應天運之開闔。一日一夜大會於風府，其明日日下一節，二十二日，內注於伏衝之脈，其行九日，上出於缺盆，應月行一月而一周天。海水西盛，人血氣積，肌肉充；海水東盛，人血氣虛。衛氣去，形獨居，應海水之消長。蓋一日一夜，天道遶地一周，水天之氣，上下相通，而月以應水也。衛氣行於肌腠之間，寒則皮膚急而腠理閉，暑則皮膚緩而腠理開，故以夏傷於暑，秋成痎瘧也，以證衛氣之行焉。瘧者，暑邪藏於肌膚，秋時陰氣外出，陰與陽遇，寒與熱爭，邪正相持，而發爲瘧也。風府，督脈穴，在腦後髮際中，邪氣客於風府，循脊膂而下，衛氣一日一夜，大會於風府，其明日日下一節，故其日作晏，此邪先客於脊背也。故衛氣每至於風府，則腠理開，開則邪氣入，而與衛氣相遇，則病作，衛氣日下一節，故作日晏也。蓋衛氣日下一節，則開其下節之腠理，邪氣因開而入，與衛氣相遇，而病廼作。伏衝者，衝脈伏行背裏，爲經絡之海，衛氣循外而下，從內而上，環轉一周，應天道也。

◎痎瘧間日而作之由

帝曰：其間日而作者，何也？岐伯曰：其氣之舍深，內薄於陰，陽氣獨發，陰邪內著，陰與陽爭不得出，是以間日而作也。（《素問·瘧論第三十五》）

此言瘧之所以間日而作也。言間日而作者，由於邪氣之舍深，內薄於榮氣間，與夫五藏之横連募原，其道遠，其氣深，其行遲，彼衛氣每日獨發於外，而此陰邪附著於內，獨發者其行速，而內著者其發難，陰邪方與衛氣相拒而爭，不能與衛氣俱行，而不得皆出也，是以間日而作耳。

◎痎瘧間日而作之由

其間日發者，由邪氣內薄於五藏，横連募原也。其道遠，其氣深，其行遲，不能與衛氣俱行，不得皆出，故間日廼作也。（《素問·瘧論第三十五》）

此重申上文未盡之義也。諸經募原之氣，內連五藏，邪在陰分，故道遠行遲而間日作也。募原，謂膈募之原系。

◎痎瘧作日晏與日早之由

帝曰：善。其作日晏與其日蚤者，何氣使然？岐伯曰：邪氣客於風府，循膂而下，衛氣一日一夜，大會於風府，其明日日下一節，故其作也晏，此先客於脊背也。每至於風府則腠理開，腠理開則邪氣入，邪氣入則病作，以此日作稍益晏也。其出於風府，日下一節，二十五日下至骶骨，二十六日入於脊，內注於伏膂之脈，其氣上行，九日出於缺盆之中，其氣日高，故作日益蚤也。（《素問·瘧論第三十五》）

晏，猶日暮也。風府，穴名，在項上入髮際同身寸之二寸，大筋內宛宛中也。膂，謂脊兩傍。節，謂脊骨之節。然邪氣遠則逢會遲，故發暮也。此承言瘧發有日遲者，以其邪之入者日下，而其後漸至於早者，以其邪之出者日高也。瘧有始發日遲一日，而後至日早一日者，蓋因風寒等邪，初客於風府，即督脈經穴也，自項脊循膂下行，脊兩旁爲膂。衛氣一日一夜，則五十度已畢，而明旦復出於足太陽膀胱經之晴明穴，上至於項，轉行後項，大會於督脈之風府穴。大凡人之項骨有三椎，而三椎以下，廼是大椎，又名百勞。以下至尾骶骨，有二十一節，共爲二十四節，一云應二十四氣。其明日日下一節，故其作也晏矣，蓋此邪先客於脊背也。衛氣每至於風府，則腠理開而邪氣入，邪氣入而病成，不與衛氣相逢，則不先衛氣而出，以此日作稍遲也。及其出之於風府也，始時入於風府，連下項骨三椎，日下一節，至二十五日下至骶骨，則二十六日廼入於脊，內注於伏膂之脈，即膂筋之間，蓋督脈循腰內後廉，貫脊屬腎，其直行者，從腎上貫肝膈，入肺中，以其貫脊循膂伏行，故謂之伏膂之脈也。由是循伏膂之脈而上行，約有九日，此邪上行缺盆之中，即陽明胃經穴也。在前頷下横骨陷中。其氣日高，故瘧之作也，隨衛氣而出者，較之於前而日早耳。

◎瘧休數日廼作

帝曰：時有間二日，或至數日發，或渴或不渴，其故何也？岐伯曰：其間

日者，邪氣與衛氣客於六府，而有時相失，不能相得，故休數日迺作也。瘧者，陰陽更勝也，或甚或不甚，故或渴或不渴。(《素問·瘧論第三十五》)

此言瘧有閒二日而發，有數日而發，有發時必渴，有發時不渴，皆各有其由也。瘧之相閒而發者，正以邪氣之發，必隨衛氣而出，凡衛在六府，而邪亦客於六府，六府者，謂六府之募原也。六府之募原者，連於腸胃之脂膜也。相失者，不與衛氣相遇也。蓋六府之募原，其道更遠，氣有所不到，故有時相失，不能相得，故邪氣不隨衛氣而出也，所以有閒二日，有閒數日而發者耳。至於渴之有甚有不甚者，亦以瘧之爲病，陰出之陽，則陽勝而熱甚，熱甚故渴也，陽入之陰，則陰勝而熱不甚，故不渴也。

◎瘧發不能日作之由

其内搏於五藏，橫連募原，其道遠，其氣深，其行遲，不能日作，故次日迺稸積而作焉。(《靈樞·歲露論第七十九》)

内搏五藏者，邪留於五藏之募原也。募原者，橫連於藏府之脂膜。瘧邪内搏於五藏募原之閒，則其道遠，其氣深，不能與衛氣俱行而外出，故不能日作，而閒日迺作也。此言衛氣夜行於陰者，行於五藏募原之閒也。此節當以《瘧論》參考，《瘧論》云："其閒日發者，由邪氣内薄於五藏，橫連募原也，其道遠，其氣深，其行遲，不能與衛氣俱行，不得皆出，故閒日迺作也。"

◎巔疾之由

帝曰：人生而有病巔疾者，病名曰何？安所得之？岐伯曰：病名爲胎病。此得之在母腹中，時其母有所大驚，氣上而不下，精氣竝居，故令子發爲巔疾也。(《素問·奇病論第四十七》)

凡百病之生，必由外感内傷，人有初生者，未犯邪氣，即有巔疾，故欲以明之。此女子胞之爲病也，有所大驚，則氣暴上而不下。夫精以養胎，而精風並居者也。母有所大驚，則氣亂而逆，故氣暴上不下，氣亂則精亦從之，故精氣竝及於胎，令子爲巔癇疾也。巔疾者，即癲癇也。本經巔、癲通用，凡諸篇有書巔字者，當因此以辨其義。

◎頭痛巔疾之由

氣上不下，頭痛巔疾。求陽不得，求陰不審，五部隔無徵，若居曠野，若伏空室，緜緜乎屬不滿日。(《素問·方盛衰論第八十》)

巔，謂身之上。巔疾，則頭首之疾也。謂之陽，迺脈似陰盛；謂之陰，脈又似陽盛，故曰求陽不得，求陰不審也。五部，謂五藏之部。隔，謂隔遠。無徵，猶言無可驗也。然求陽不得其熱，求陰不審是寒，五藏部分又隔遠而無可驗，故曰求陽不得，求陰不審，五部隔無徵也。夫知是者，迺從氣久逆所作，非由陰陽寒熱之氣所爲也。若居曠野，言心神散越，若伏空室，謂志意沈潛。散越以氣逆而痛甚未止，沈潛以痛定而復恐再來也。綿綿乎，謂動息微也。身雖綿綿乎且存，然其心所屬望，將不得終其盡日也，故曰綿綿乎屬不滿日也。

◎狂之由（一）

陰不勝其陽，則脈流薄疾，竝迺狂。（《素問·生氣通天論第三》）

苟使榮氣不足，衛氣有餘，是陰不勝其陽也，則脈氣之流行者薄疾。薄爲依薄，疾爲急疾。甚則並而爲狂，正以陽氣有餘，故發之而爲熱證者如此。

◎狂之由（二）

帝曰：善。病甚則棄衣而走，登高而歌，或至不食數日，踰垣上屋，所上之處，皆非其素所能也，病反能者，何也？岐伯曰：四支者，諸陽之本也，陽盛則四支實，實則能登高也。帝曰：其棄衣而走者，何也？岐伯曰：熱盛於身，故棄衣欲走也。帝曰：其妄言罵詈，不避親疎而歌者，何也？岐伯曰：陽盛，則使人妄言罵詈，不避親疎，而不欲食，不欲食，故妄走也。（《素問·陽明脈解第三十》）

此復問其病甚而爲狂也。經言："陰者主藏，陽者主府。陽受氣於四末，陰受氣於五藏。"故四支爲諸陽之本，陽盛則四支實，實則能登高矣。蓋陽盛則昇，四傍俱盛，故能昇高。虛者，四支虛；實者，四支實。以津液從四支而滲於脈外，陽氣從四支而合於脈中。陽明之氣主肌肉，故熱盛於身，身熱，故棄衣而走也。《傷寒論》曰："陽明病外證云何？答曰："身熱汗自出，不惡寒，反惡熱也。"蓋熱在外，故不欲衣。胃絡上通於心，陽盛則心神昏亂，故使人妄言罵詈，不避親疏，如熱盛於胃，則不欲食，不欲食，故妄走，蓋四支稟氣於胃故也。

◎狂之由（三）

病在諸陽脈，且寒且熱，諸分且寒且熱，名曰狂。（《素問·長刺節論第五十五》）

夫邪併於陽，則狂邪之中人，始於皮膚肌肉，留而不去，則入於經脈，在肌腠之陽邪，而入於陽脈，所謂重陽則狂矣。血氣相乘，是以在陽脈分肉之間，俱且寒且熱也。

◎狂之由（四）

狂言，驚，善笑，好歌樂，妄行不休者，得之大恐。（《靈樞·癲狂第二十二》）

其證狂言，又驚，又善笑，又好歌樂，又妄行不休，此皆得之大恐。大恐則傷腎，腎病上傳於心，而爲心氣之實，是以陰虚陽盛，故狂言而發驚也。經云："心氣實則善笑，虚則善悲。"實則心志鬱結，故好歌樂以伸舒之。

◎狂之由（五）

狂，目妄見，耳妄聞，善呼者，少氣之所生也。（《靈樞·癲狂第二十二》）

此言狂，目妄見，耳妄聞，而口則善呼，廼生於少氣，正氣衰所致也。夫腎氣少，而致心氣虚狂也。心腎水火之氣，上下相濟，腎氣少則心氣亦虚矣。心腎氣虚，是以目妄見耳妄聞。善呼者，虚氣之所發也。

◎狂之由（六）

狂者，多食，善見鬼神，善笑，而不發於外者，得之有所大喜。（《靈樞·癲狂第二十二》）

此言狂，多食，善見鬼神，善笑，而不發於外者，此廼得之有所大喜也。夫喜傷心志，而爲虚狂也。心氣虚，故欲多食；神氣虚，故善見鬼神也。因得之大喜，故善笑不發於外者，冷笑而無聲也。食氣入胃，濁氣歸心也。

◎狂始生之由

狂始生，先自悲也。喜忘苦怒善恐者，得之憂飢。（《靈樞·癲狂第二十二》）

此論狂疾之始生之證，有得之於憂飢者。蓋神不足則悲，魂傷則狂忘不精，志傷則善忘其前言，肝乘脾則苦怒，血不足則善恐，皆得之憂而且饑，致傷藏氣也。

◎狂生之由

一日一夜五十榮，以榮五藏之精，不應數者名曰狂生。（《靈樞·根結第五》）

榮，運也。人之經脈運行於身者，一日一夜凡五十周，以榮五藏之精氣，如《五十榮》者即此之義。其數則周身上下左右前後凡二十八脈，共長十六丈二尺。人之宗氣積於胸中，主呼吸而行經隧，一呼氣行三寸，一吸氣行三寸，呼吸定息，脈行六寸。以一息六寸推之，則一晝一夜，凡一萬三千五百息，通行五十周於身，則脈行八百一十丈。其有太過不及而不應此數者，名曰狂生。狂，猶妄也，言雖生未可必也。凡此五十榮者，即五藏所受之氣也。但診持脈口而數其至，則藏氣之衰王可知矣。代，更代之義，謂於平脈之中，而忽見耎弱，或乍數乍疏，或斷而復起。蓋其藏有所損則氣有所虧，故變易若此，均名爲代。若五十動而不一代者，五藏受氣皆足，廼爲和平之脈。四十動一代者，是五藏中一藏虧損也。《十一難》曰："經言脈不滿五十動而一止，一藏無氣者，何藏也？然。人吸者隨陰入，呼者因陽出，今吸不能至腎，至肝而還，故知一藏無氣者，腎氣先盡也。然則五藏和者氣脈長，五藏病者氣脈短。"觀此一藏無氣必先乎腎，如下文所謂二藏三藏四藏五藏者，當自遠而近，以次而短，則由腎及肝，由肝及脾，由脾及心，由心及肺。故凡病將危者，必氣促似喘，僅呼吸於胸中數寸之間。蓋其眞陰絕於下，孤陽浮於上，此氣短之極也。醫於此際而尚欲平之散之，未有不隨撲而滅者，良可哀也。夫人之生死由乎氣，氣之聚散由乎陰，而殘喘得以尚延者，賴一線之氣未絕耳，此藏氣之不可不察也。予，與同。短期，死期也。言五藏無氣，可與之定死期矣。《終始》，本經篇名，具十二經終之義。以爲常者，言人之常脈當如是也，故可因此以察五藏之氣。若欲知其短期，則在乎乍疏乍數，此其時相變代，迺與常代者不同，蓋以藏氣衰敗，無所主持而失常如此，故三部九候等論皆云乍疏乍數者死。

◎怒狂之由

帝曰：有病怒狂者，此病安生？岐伯曰：生於陽也。帝曰：陽何以使人狂？岐伯曰：陽氣者，因暴折而難決，故善怒也，病名曰陽厥。（《素問·病能論第四十六》）

此言病怒狂者之病由也。怒不慮禍，故謂之狂，以其陽氣之逆也。怒狂者，多怒而狂也，即罵詈不避親疏之謂。陽氣者，足三陽經，即下陽明、巨陽、少陽之氣也。此人者，因猝暴之頃有所挫折，而事有難決，志不得伸，故三陽之氣厥逆上行，而善怒而狂，故病名陽厥。

◎九竅不通之由

陽不勝其陰，則五藏氣爭，九竅不通。（《素問·生氣通天論第三》）

使衛氣不足，榮氣有餘，是陽不勝其陰也，則五藏在內，其氣與陽氣爭拒，九竅自不通矣，正以陰氣有餘，故發之而爲寒證者如此。

◎鼻不利之由

故五氣入鼻，藏於心肺，心肺有病，而鼻爲之不利也。（《素問·五藏別論第十一》）

心肺居上爲陽，肺迺心之蓋而主氣，開竅於鼻。此言五氣入鼻藏於心肺者，氣爲陽也，鼻爲肺之竅，故心肺有病而鼻爲之不利。《六節藏象論》云："天食人以五氣，地食人以五味，五氣入鼻，藏於心肺，上使五色修明，音聲能彰；五味入口，藏於腸胃，味有所藏，以養五氣，氣和而生，津液相成，神迺自生。"

◎噫之由

黃帝曰：人之噫者，何氣使然？岐伯曰：陽氣和利，滿於心，出於鼻，故爲噫。（《靈樞·口問第二十八》）

此言太陽之氣，與心氣之相和也。太陽之上，寒水主之；少陰之上，君火主之。陰陽互交，標本相合，故心爲陽中之太陽，太陽與心氣之相合也。是以陽氣和利，則上滿於心，出於鼻而爲嚏，鼻廼肺之竅，肺廼心之蓋也。太陽之氣生於膀胱，膀胱廼津液之府，陽氣和利，上滿於心，則陽氣盛矣。

◎嚲之由

黄帝曰：人之嚲者，何氣使然？岐伯曰：胃不實則諸脈虛，諸脈虛則經脈懈惰，筋脈懈惰則行陰用力，氣不能復，故爲嚲。（《靈樞·口問第二十八》）

嚲，下垂貌，垂首斜傾懈惰之態。筋脈皆本於水穀之所資養，故胃不實則諸脈虛，諸脈虛則筋脈懈惰，蓋經脈者，所以濡筋骨而利關節者也。夫陽明主潤宗筋，陽明虛則宗筋縱，是以筋脈懈惰，則陽明之氣行於宗筋，而用力於陰器矣。行陰用力，則陽明氣不能復養於筋脈，陰痿而欲其強，故曰用力，故爲嚲。

◎浮之由

寒勝則浮。（《素問·陰陽應象大論第五》）

寒勝則陰氣結於玄府，玄府閉密，陽氣不行，爲脹滿浮虛之病，即醫和云陰淫寒疾之類。

◎聲如從室中言之由

中盛藏滿，氣勝傷恐者，聲如從室中言，是中氣之濕也。（《素問·脈要精微論第十七》）

中，腹中也。藏，肺藏也。盛滿，脹急也。氣勝，喘息也。恐爲腎志，傷恐者，腎受傷也。聲如從室中言，混濁不清也。是皆水氣上逆之候。蓋腎爲水藏，受五藏之精而藏之，如腎不受藏，故爲中氣之濕證，此脾肺腎三藏之失守也。

◎瞳子高戴眼之由

瞳子高者，太陽不足；戴眼者，太陽已絕。此決死生之要，不可不察也。（《素問·三部九候論第二十》）

心藏神，而爲陽中之太陽，腎爲生氣之原，而膀胱爲之表裏，是以獨候手足之太陽者，太陽主諸陽之氣也。瞳子高者，廼太陽之神氣不足，蓋手太陽之脈，上頰至目鋭眥，其支者，抵鼻至目内眥，虛則經氣急而瞳子高大矣。足太陽之脈，起於目内眥，系氣絕，故死必戴眼。雖然，手足之經氣，交相貫通，手經之不足，緣生氣之衰微，如生氣脱於下，手太陽先絕於上矣，

◎瞋目瞑目之由

足太陽有通項入於腦者，正屬目本，名曰眼繫。頭目苦痛，取之在項中兩筋間，入腦廼別。陰蹻、陽蹻，陰陽相交，陽入陰，陰出陽，交於目鋭眥。陽氣盛則瞋目，陰氣盛則瞑目。（《靈樞·寒熱病第二十一》）

此言頭目痛者，當取玉枕，而又言睛明爲陰陽二蹻之所交，廼寤寐之所以分病也。足太陽膀胱經，有通項入於腦者，名曰玉枕，開督脈一寸半，腦戶枕骨上，入髮際二寸。此正屬於目之根，兩眼中之繫，皆繫於此，故名之曰眼繫。凡苦頭痛，或苦目痛者，皆取之。其脈在項中兩筋間，入於腦，與陰蹻、陽蹻相別，實各陰陽諸經交會之所也。又陽蹻之脈入於陰，陰蹻之脈出於陽，交於目鋭眥之睛明穴。陽蹻之氣盛，則目瞋而不得閉；陰蹻之氣盛，則目瞑而不得開也。

◎目不合之由

黄帝曰：蹻脈安起安止？何氣榮水？岐伯答曰：蹻脈者，少陰之別，起於然骨之後，上内踝之上，直上循陰股入陰，上循胷裏，入缺盆，上出人迎之前，入頄，屬目内眥，合於太陽陽蹻而上行。氣竝相還則爲濡目，氣不榮則目不合。（《靈樞·脈度第十七》）

蹻脈有二：曰陰蹻，曰陽蹻，皆奇經也。何氣榮水者，言蹻脈爲何經之氣，廼亦如經水之榮行也。少陰之別，足少陰腎經之別絡也。然骨之後，照海也，足少陰穴，即陰蹻之所生。本篇止言陰蹻之起而未及陽蹻。蓋陽蹻爲太陽之別，故《二十八難》曰："陽蹻脈者，起於跟中，循外踝上行，入風池。陰蹻者，亦起於跟中，循内踝上行，至咽喉，交貫衝脈。"故陰蹻爲足少陰之別，起於照海，陽蹻爲足太陽之別，起於申脈，庶得其詳也。蹻脈自内踝直上陰股，入陰，循胸裏者，皆並足少陰而上行也。然足少陰之直者，循喉嚨而挾舌本。此則入缺盆，上出人迎之前，入頄屬目内，以合於足太陽之陽蹻，是蹻脈有陰陽之異也。陰蹻陽蹻之氣，並行回還而濡潤於目。若蹻氣不榮，則目不能合。故《寒熱病》曰："陰蹻陽蹻，陰陽相交，陽入陰，陰出陽，交於目鋭眥，陽氣盛則瞋目，陰氣盛則瞑目。"此所以目之瞑與不瞑，皆蹻脈爲之主也。

◎目不瞑之由（一）

黄帝問於伯高曰：夫邪氣之客人也，或令人目不瞑，不臥出者，何氣使然？

衛氣行於形身之外内，宗氣行於經脈之外内，行於脈内者，偕榮氣而行，行於脈外者，隨衛氣而轉，外内自相逆順而行者也。夫邪之感於人身，令人目不得瞑，或不臥而出於外者，以其陽氣獨行於外，而内之陰氣亦虚也。

伯高曰：五穀入於胃也，其糟粕、津液、宗氣，分爲三隧。故宗氣積於胷中，出於喉嚨，以貫心脈而行呼吸焉。榮氣者，泌其津液，注之於脈，化以爲血，以榮四末，內注五藏六府，所應刻數焉。衛氣者，出其悍氣之慓疾，而先行於四末、分肉、皮膚之間，而不休者也。晝日行於陽，夜行於陰，常從足少陰之分，間行於五藏六府。

今厥氣客於五藏六府，則衛氣獨衛其外，行於陽，不得入於陰；行於陽，則陽氣盛，陽氣盛，則陽蹻陷；不得入於陰，陰虛，故目不瞑。（《靈樞·邪客第七十一》）

今邪氣厥逆，客於五藏六府，則衛氣獨衛其外，不得內入於陰，惟其不得內入於陰，則外之陽氣盛，而陽蹻之脈，不得入於陰，致內之榮氣虛，而陰蹻之脈，不得通於陽，陽盛而陰虛，此目之所以不瞑也。

◎目不瞑之由（二）

黄帝曰：病而不得臥者，何氣使然？岐伯曰：衛氣不得入於陰，常留於陽，留於陽則陽氣滿，陽氣滿則陽蹻盛，不得入於陰，則陰氣虛，故目不瞑矣。（《靈樞·大惑論第八十》）

此言因病而不得臥者也。衛氣晝行於陽，夜行於陰，行陽則寤，行陰則寐，此其常也。若病而失常，則或留於陰，或留於陽，留則陰陽有所偏勝，有偏勝則有偏虛而寤寐亦失常矣。

◎少瞑之由

其腸胃小，皮膚滑以緩，分肉解利，衛氣之留於陽也久，故少瞑焉。（《靈樞·大惑論第八十》）

腸胃小，則衛氣周於陰也速，皮膚滑以緩，分肉解利，衛氣之行於陽也久，故少瞑焉。蓋衛氣日行於陽，夜行於陰，陽氣盡則入於陰而臥，陰氣盡則出於陽而寤。如留於陰久則多臥，留於陽久則少瞑焉。

◎老人不夜瞑少壯之人不晝瞑之由

黄帝曰：老人之不夜瞑者，何氣使然？少壯之人不晝瞑者，何氣使然？岐伯答曰：壯者之氣血盛，其肌肉滑，氣道通，榮衛之行，不失其常，故晝精而夜瞑。老者之氣血衰，其肌肉枯，氣道濇，五藏之氣相搏，其榮氣衰少而衛氣內伐，故晝不精，夜不瞑。（《靈樞·榮衛生會第十八》）

此論榮與衛合，偕行於皮膚肌腠之間，分爲晝夜，而外內出入者也。血氣者，充膚熱肉，澹滲皮毛之血氣。肌肉者，在外皮膚之肌肉，在內募原之肌肉。氣道者，肌肉之紋理，三焦通會元眞之處，榮衛之所遊行出入者也。故肌肉滑利，氣道疏通，則榮衛之行不失其出入之常度，故晝精明而夜瞑合。如肌肉乾枯氣道濇滯，則五藏之氣相搏，而不能通調於外内矣。夫榮血者，五藏之精氣也。五藏不和則榮氣衰少，榮氣衰則不能外榮於肌肉，而衛氣内伐矣。衛氣内伐，而不得循行五藏，故晝不精而夜不瞑也。此言榮衛相將，衛隨榮行者也。夫經言榮行脈中，衛行脈外者，論榮衛二氣，分陰陽清濁之道路也。《平脈》曰：“榮爲血，衛爲氣。”本經曰：“化而爲血，命曰榮氣。”蓋經脈之外，有充膚熱肉之血氣，皆爲榮氣，當知脈外有榮，與衛氣相將出入者也。是以本經論榮衛之生始離合，計五篇有奇，《五十榮》論榮氣之行於脈中，《衛氣行》論衛氣之行於脈外，《榮氣》論榮血之榮於六藏六府十二經脈，此篇論榮衛之生，各有所從來，各走其道，而復會合於皮膚肌腠之閒，榮衛相將，偕行出入，《衛氣》論脈内之血氣，從氣街而出於膚表，故與衛氣相合而偕行。夫脈内之血氣順行，則脈外之氣血逆轉，此陰陽離合外内逆順之常也。陰陽之道，通變無窮也。

◎欠與寐寤之由

黄帝曰：人之欠者，何氣使然？岐伯答曰：衛氣晝日行於陽，夜半則行於陰。陰者主夜，夜者臥；陽者主上，陰者主下。故陰氣積於下，陽氣未盡，陽引而上，陰引而下，陰陽相引，故數欠。陽氣盡，陰氣盛，則目瞑；陰氣盡，而陽氣盛，則寤矣。（《靈樞・口問第二十八》）

欠者，張口哈吸，或伸臂展腰，以陰陽相引而然也。夫陽主晝，陰主夜；陽主昇，陰主降。凡人之寤寐，由於衛氣。衛氣者，晝行於陽，則動而爲寤；夜行於陰，則靜而爲寐。故人於欲臥未臥之際，欠必先之者，正以陽氣將入陰分，陰積於下，陽猶未靜，故陽欲引而昇，陰欲引而降，上下相引，而欠由生也。今人有神疲勞倦而爲欠者，即陽不勝陰之候。《大惑》曰：“衛氣不得入於陰，常留於陽。留於陽則陽氣滿，陽氣滿則陽蹻盛，不得入於陰則陰氣虚，故目不瞑矣。衛氣留於陰，不得行於陽。留於陰則陰氣盛，陰氣盛則陰蹻滿，不得入於陽則陽氣虚，故目閉也。”是以覺與陽合，寐與陰並。覺多者魂強，寐久者魄壯。魂強者生之徒，魄壯者死之徒。是皆陰陽盛衰之義。

◎目閉之由

黄帝曰：病目而不得視者，何氣使然？岐伯曰：衛氣留於陰，不得行於陽，留於陰則陰氣盛，陰氣盛則陰蹻滿，不得入於陽則陽氣虚，故目閉也。（《靈樞・大惑論第八十》）

衛氣留於陽，則陽蹻盛，不得入於陰，則陰氣虚，故目不瞑。衛氣留於陰，則陰蹻滿。不得入於陽，則陽氣虚，故目閉也。今人有病而不能開目以視者，正以衛氣留於陰分，而不得行於陽分，則陰氣盛而陰蹻滿，故不得行於陽也，惟陽氣之虚，所以目不得開耳。

◎多臥之由

黄帝曰：人之多臥者，何氣使然？岐伯曰：此人腸胃大而皮膚濕，而分肉不解焉。腸胃大則衛氣留久，皮膚濕則分肉不解，其行遲。夫衛氣者，晝日常行於陽，夜行於陰，故陽氣盡則臥，陰氣盡則寤。故腸胃大，則衛氣行留久，皮膚濕，分肉不解，則行遲。留於陰也久，其氣不精則欲瞑，故多臥矣。（《靈樞·大惑論第八十》）

此言人有不因於病而爲多臥者，正以人之腸胃大，而皮膚濕，分肉不解也。惟腸胃大，則衛氣久留而不得出，皮膚濕而分肉不解，則衛氣之出於身者遲。夫衛氣者，晝日常行於陽經，陽經之氣既盡則臥；夜行於陰經，陰經之氣既盡則寤。今腸胃大，而衛氣之留於內者久，皮膚濕分肉不解，而衛氣之行於外者遲，所以陽氣不精，惟欲瞑目而多臥也。

◎卒然多臥之由

黄帝曰：其非常經也，卒然多臥者，何氣使然？岐伯曰：邪氣留於上膲，上膲閉而不通，已食若飲湯，衛氣久留於陰而不行，故卒然多臥焉。（《靈樞·大惑論第八十》）

十二經爲常經，而陰陽二蹻爲非常經，故云其非常經也。然有等猝然多臥者，必有出於二蹻之外迺宗氣之所積，惟邪氣客於上焦，閉而不通，及已食與飲之後，則愈閉矣。其衛氣久留於下焦，而不得上昇以出，故上氣不出則不精明，而猝然多臥也。

◎臥不安之由

帝曰：善。人有臥而有所不安者，何也？岐伯曰：藏有所傷，及精有所之寄則安，故人不能懸其病也。（《素問·病能論第四十六》）

凡五藏受傷，皆能使臥不安，如七情勞倦、飲食風寒之類皆是也。寄者，藏也。五藏主藏精者也，藏有所傷則精有所失，精有所失則神有不安，故必使精有所寄藏，則臥亦安矣。否則病之既及，又能何所懸置而可使無患哉？

◎不得偃臥之由

帝曰：人之不得偃臥者，何也？岐伯曰：肺者，藏之蓋也，肺氣盛則脈大，脈大則不得偃臥，論在《奇恒》《陰陽》中。（《素問·病能論第四十六》）

偃，仰臥也。不得偃臥者，以肺居高布葉，四藏下之，爲五藏之華蓋，朝百脈而輸精於藏府。若肺氣盛滿，偃臥則氣促喘奔。肺氣逆則脈大，脈大則不得偃臥矣。《奇恒》

《陰陽》，俱古經篇名。

◎目眥盲之由

且子獨不誦不念夫經言乎？厥則目無所見。夫人厥，則陽氣竝於上，陰氣竝於下。陽竝於上，則火獨光也；陰竝於下，則足寒，足寒則脹也。夫一水不勝五火，故目眥盲。（《素問·解精微論第八十一》）

此言神志相守，水火相交者也。厥，謂水火不相交而相逆也。骨之精爲瞳子，腎之精氣，不上貫於目，故目無見也。竝者，謂諸陽之氣合併於上，諸陰之氣合併於下也。心迺陽中之太陽，而爲五藏之專精，故陽竝於上，不得陰氣以和之，則火獨光於上也。腎爲水藏，受藏五藏之精，陰脈集於足下，而聚於足心，故陰竝於下，不得陽氣以和之，則足寒，足寒則藏寒生滿病也。一水，謂太陽之水。五火，五藏之陽氣也。夫太陽之水，隨氣而運行於膚表，猶水之隨天氣而環轉於上下。少陰之水火，以應天之日月，交相會合，而不相離者也。是以陰陽厥逆，則目眥盲。眥者，謂太陽之兩睛明，以應天之日月也。

◎見風則泣下之由

是以衝風，泣下而不止。夫風之中目也，陽氣內守於精，是火氣燔目，故見風則泣下也。有以比之，夫火疾風生，迺能雨，此之類也。（《素問·解精微論第八十一》）

人氣之與天氣相通也。風者，天之氣也。陽氣者，神氣也。火氣者，陽氣也。謂神氣內守於精，陽氣外通於目，見風則氣隨風動，而神不守精，致精神共去於目而泣下也。比者，以天之精氣神，而比類人之精氣神也。風迺天之陽氣，火之精爲神，雨迺水精之上通於天，而復下降者也。火疾風生迺能雨者，謂氣生於神，神生於精，精隨神氣而運者也。夫天之日月精水，隨天氣而運行無息；人之精神，亦隨氣而環轉無端；人之兩目，應天之日月晝夜而開闔者也。

◎哭泣而淚不出者若出而少涕之由

公請問：哭泣而淚不出者，若出而少涕，其故何也？帝曰：在經有也。復問：不知水所從生，涕所從出也？帝曰：若問此者，無益於治也，工之所知，道之所生也。

哭泣而淚不出者，若出而少涕，其故何也？言何藏之所爲而致是乎？在經有也，言古經有悲哀涕泣之義。復問，謂重問也，欲知水涕所生之由也。道之所生者，言涕水皆道氣之所生也，此雖無益於醫治，而工所當知，亦無往非道也。

夫心者，五藏之專精也；目者，其竅也；華色者，其榮也。是以人有德

也，則氣和於目；有亡，憂知於色。是以悲哀則泣下，泣下水所由生。水宗者，積水也。積水者，至陰也。至陰者，腎之精也。宗精之水所以不出者，是精持之也，輔之裹之，故水不行也。夫水之精爲志，火之精爲神，水火相感，神志俱悲，是以目之水生也。故諺言曰：心悲名曰志悲。志與心精，共湊於目也。是以俱悲，則神氣傳於心，精上不傳於志，而志獨悲，故泣出也。泣涕者，腦也；腦者，陰也；髓者，骨之充也，故腦滲爲涕。志者，骨之主也，是以水流而涕從之者，其行類也。夫涕之與泣者，譬如人之兄弟，急則俱死，生則俱生。其志以早悲，是以涕泣俱出而横行也。夫人涕泣俱出而相從者，所屬之類也。雷公曰：大矣！（《素問·解精微論第八十一》）

此言悲則泣下，而泣則淚生涕出者，皆由於心腎之精所使也。蓋心者主悲，而心悲則水生，況腎志亦曰悲也。腎者主水，而志悲則水下，況腦涕亦水類也。心神腎志，哭泣涕淚，相應而至者也。何也？心者，五藏之專精也。目者，專精之外竅也。色者，專精之外榮也。是以人有道德則心和，心和則氣和，氣和則目和。人有失忘則心憂，心憂則氣憂，氣憂則色憂，由內達外者如此。故心悲則泣下，泣下則水生，正以腎者主五藏之液，是水之宗也。水之宗者，水之積也。腎爲陰中之陰，是陰之至陰也。陰之至者，腎之精也。宗精之水，先此未下者，是精持之也；持之者，輔之裹之也，所以水不下也。夫腎屬水，其所藏之精曰志；心屬火，其所藏之精曰神。今者水火相感，神志俱悲，是以目中之水所由生也。夫心悲，又謂志悲，可見腎之志與心之精爲神者，共湊於目，是以心志俱悲，則精皆上傳於心之神，不下傳於腎之志，而志亦專悲，與心相同，所以水從泣下也。涕所生者，屬於腦也。腦者，屬於陰也。以腦爲地氣所生，皆藏陰而象於地。故言腦者陰也。腦爲髓之海，髓爲骨之充，涕爲水之液，故腦滲液爲涕也。況腎之合爲骨，則志亦爲骨之主，由是水流而涕從者，其類同耳。夫涕之從泣，譬如人之兄弟，有急難則俱死，不必赴難則俱生，今曰心志俱悲，是以涕泣俱出而横行，以其所屬之類同也。

◎哭泣淚不出之由

雷公曰：大矣。請問人哭泣而淚不出者，若出而少，涕不從者，何也？帝曰：夫泣不出者，哭不悲也；不泣者，神不慈也。神不慈則志不悲，陰陽相持，泣安能獨來？夫志悲者惋，惋則衝陰，衝陰則志去目，志去則神不守精，精神去目，涕泣出也。（《素問·解精微論第八十一》）

此言淚不出者，由於心志之不悲。驗之人身之病，又譬之天之生雨而自明也。蓋泣隨乎哭，哭本於心悲，心悲則神慈，神慈則志悲，志悲則泣出，泣出則淚下，淚下則涕從，本同類而並至者也。今哭泣而淚不出，或出而少涕者，正以泣不出者，哭不悲也；不哭泣者，心不悲而心之精爲神者不慈也；神不慈者則腎不隨，而腎之爲精者亦不悲也。

心爲火，火爲陽；腎爲氷，水爲陰。兩精相持，則輔之裹之，泣安能獨來？是以不泣則無淚，無淚則無涕矣。彼志之悲者心必悲，水火相感，神志俱悲，火上沖陰，則志往去於目而涕泣俱出也。

◎哀而泣涕出之由

黄帝曰：人之哀而泣涕出者，何氣使然？岐伯曰：心者，五藏六府之主也；目者，宗脈之所聚也，上液之道也；口鼻者，氣之門戶也。故悲哀愁憂則心動，心動則五藏六府皆搖，搖則宗脈感，宗脈感則液道開，液道開，故泣涕出焉。液者，所以灌精濡空竅者也。（《靈樞·口問第二十八》）

此言人之所以泣涕。蓋人泣涕，出於目，本於心，形於口鼻，正以心爲五藏六府之主，目爲宗脈之所聚。宗，總也。又爲液氣上昇之道路，口鼻爲氣之門戶，故凡悲哀愁憂者，則心主動，而五藏六府隨之以搖，搖則宗脈動而液道開，泣涕之所以出也。且此液者，所以灌精濡空竅者也。

◎涎下之由

黄帝曰：人之涎下者，何氣使然？岐伯曰：飲食者，皆入於胃，胃中有熱則蟲動，蟲動則胃緩，胃緩則廉泉開，故涎下。（《靈樞·口問第二十八》）

此言人之所以涎下者，正以飲食入胃，則胃中有熱則蟲動，蟲者，陰類也。陰類動，則腎氣不交於陽明，而胃氣緩矣。氣不上交，則水邪反從任脈而上出於廉泉，廉泉開而涎下。凡目之多淚，鼻之多涕，亦皆因熱而上液之道開也。有謂肺熱甚則鼻涕出者，義亦猶此。

◎耳中鳴之由

黄帝曰：人之耳中鳴者，何氣使然？岐伯曰：耳者，宗脈之所聚也。故胃中空，則脈虛，虛則下，溜脈有所竭者，故耳鳴。（《靈樞·口問第二十八》）

此言人之所以耳鳴者，手足三陽三陰之脈皆入耳中，故耳亦宗脈之所聚也。陽明爲諸脈之海，故胃中空則宗脈虛，宗脈虛則陽氣不昇而下溜，下溜則上竭，輕則爲鳴，甚則爲聾矣。然少陽太盛，壅窒爲鳴者亦有之，但虛者漸而實者暴，虛者多而實者少，其辨在有邪無邪耳。

◎自囓舌囓頰囓脣之由

黄帝曰：人之自囓舌者，何氣使然？此厥逆走上，脈氣輩至也。少陰氣至則囓舌，少陽氣至則囓頰，陽明氣至則囓脣矣。（《靈樞·口問第二十八》）

此言人之所以齧舌，而遂及齧頰、齧脣者，皆氣逆走上所致也，且各經脈氣以輩而至，輩者，類也。故手少朔心經之氣至，則齧舌，以舌爲心經之竅也；手少陽三焦之氣至，則齧頰，以頰爲三焦經之脈路也；手陽明大腸經之氣至，則齧脣，以脣爲大腸經之脈路也。

◎憂恚無音之由

黃帝問於少師曰：人之卒然憂恚，而言無音者，何道之塞？何氣出行，使音不彰？願聞其方。

音聲者，肺屬金，故有聲，五音之聲，嘹喨而有高下者也。語言者，分別清濁字而發言而有語句也。在肺主聲，心主言，肝主語，然由足少陰腎氣之所發。音主長夏。是音聲之道，本於五藏之氣全備，而後能音聲響喨，語句清明。故善治者，審其有音聲而語言不清者，當責之心肝；能語言而無音聲，當責之脾肺；不能語言而無音聲者，此腎氣之逆也。夫憂則傷肺，肺傷則無聲矣。恚怒傷肝，肝傷則語言不清矣。

少師答曰：咽喉者，水穀之道也；喉嚨者，氣之所以上下者也；會厭者，音聲之戶也；口脣者，音聲之扇也。舌者，音聲之機也；懸雍垂者，音聲之關也；頏顙者，分氣之所泄也；橫骨者，神氣所使，主發舌者也。

故人之鼻洞涕出不收者，頏顙不開，分氣失也。是故厭小而疾薄，則發氣疾，其開闔利，其出氣易；其厭大而厚，則開闔難，其氣出遲，故重言也。人卒然無音者，寒氣客於厭，則厭不能發，發不能下，至其開闔不致，故無音。（《靈樞·憂恚無言第六十九》）

鼻洞者，涕液流泄於鼻也。人之鼻洞涕出不收者，因頏顙不開，分氣失也。蓋以申明頏顙迺齶之上竅，口鼻之氣，及涕唾之從此而相通者也。會厭者，爲開爲闔，主聲氣之出入，是以薄小則發聲疾，厚大則開闔難，其氣出遲，故重言也。重言者，口吃而期期也。寒氣者，足少陰寒水之氣也。蓋少陰之脈，上擊於舌，絡於橫骨，終於會厭，其正氣上行，而後音聲迺發。如寒氣客於厭，則厭不能發，謂不能開也。發不能下，謂不能闔也。是以至開闔不致，而無音聲矣。

◎善饑而不嗜食之由

黃帝曰：人之善饑，而不嗜食者，何氣使然？岐伯曰：精氣竝於脾，熱氣留於胃，胃熱則消穀，穀消故善饑；胃氣逆上，則胃脘寒，故不嗜食也。（《靈樞·大惑論第八十》）

此言人之善饑，而不嗜食之由也。夫善饑者宜嗜食，今善饑而不嗜食者，正以精氣並之於脾，而熱氣留之於胃，胃熱則消穀，故善饑也。然胃氣逆上於上脘，則其中脘當冷，故胃不開而不嗜食也。

◎頭傾視深之由

頭者，精明之府，頭傾視深，精神將奪矣。（《素問·脈要精微論第十七》）

頭爲諸陽之首，七竅之會，諸髓之精，上聚於腦，五藏六府之精氣，皆上昇於頭，以成七竅之用，故頭爲精明之府。頭傾者，低垂不能舉也。視深者，目陷無光也。藏氣失強，故精神之奪如此。

◎背曲肩隨之由

背者，胸中之府，背曲肩隨，府將壞矣。（《素問·脈要精微論第十七》）

肩背爲陽，胷腹爲陰，陽爲府，陰爲藏，心肺居於胷中，而俞在肩背，故背爲胷中之府也。背曲肩隨，府將壞矣，亦藏氣之失強也。

◎腰轉搖不能之由

腰者，腎之府，轉搖不能，腎將憊矣。（《素問·脈要精微論第十七》）

腎附於腰之十四椎閒兩傍，相去脊中各一寸半，故腰爲腎之外府，今腰閒轉搖不能，正以兩腎將憊，亦腎藏失強也。

◎僂附之由

膝者，筋之府，屈伸不能，行則僂附，筋將憊矣。（《素問·脈要精微論第十七》）

筋雖主於肝，而維絡關節以立此身者，惟膝膕之筋爲最，故膝爲筋之府。故筋會於陽陵泉，今屈伸不能，行則僂俯，正以筋將憊壞，亦肝藏之精氣衰，肝藏之失強也。

◎身寒如從水中出之由

帝曰：人身非衣寒也，中非有寒氣也，寒從中生者何？岐伯曰：是人多痹氣也。陽氣少，陰氣多，故身寒如從水中出。（《素問·逆調論第三十四》）

身非衣寒，表無寒也。中非有寒氣，裏無寒也。寒從中生者，謂寒從陰中而生也。痹氣者，氣閉也。陽氣少而陰氣多者，因是人多痹氣故也。病在陰者，名曰痹。寒濕之氣閉於裏陰，則火熱不得下交於陰，而陰氣盛，陰氣盛則陽氣漸衰，陰寒之氣過多，故身寒如從水中出，蓋熱出於陽火故煩；寒出於陰水，故如從水中出，此上下水火陰陽之不和也。

◎四支熱如炙如火之由

帝曰：人有四支熱，逢風寒如灸如火者，何也？岐伯曰：是人者，陰氣

虚，陽氣盛。四支者陽也，兩陽相得，而陰氣虚少，少水不能滅盛火，而陽獨治，獨治者不能生長也，獨勝而止耳，逢風而如灸如火者，是人當肉爍也。（《素問·逆調論第三十四》）

此論表裏陰陽之不和也。四支爲諸陽主氣，四支熱者，陽熱之氣在表也。逢風寒而如炙如火者，邪正相搏，因表陽之熱而熱更盛極也。此節論陽生於陰，陰生於陽，陰陽和調，則陽生陰長。逆則孤陰不生，獨陽不長耳。陰陽虛者，裏陰之氣虛也。陽氣盛者，表陽之氣盛也。陽受氣於四支，陰受氣於五藏，四支者，陽明之所主也。兩陽，陽明也，兩陽合明，故曰陽明。相得者，自相得而爲熱也。陰氣少者，少陰之氣少也。少水者，津液少也。津液少而不能還入胃中，則火盛而不能滅矣。夫腎主藏精，陽明之所生也。腎之精氣，復上與陽明相合，戊癸合而化火，火氣盛則陰氣虛少，而陽獨治矣。然獨陽不生，謂不能再生長其陽熱，惟此獨勝而止矣。夫陽明之氣，主於四支，而又所主肌肉也。二陽之氣，在於皮膚肌腠之間，而又逢風熱之陽邪，邪正相搏，則火熱熾而銷爍其肌肉矣。

◎寒熱之由

因於露風，迺生寒熱。（《素問·生氣通天論第三》）

因於露體，觸冒風邪，風氣外侵，陽氣內拒，風陽相薄，故寒熱由生。

◎熱病之由（一）

太陽之脈，色榮顴骨，熱病也。榮未交，曰今且得汗，待時而已。與厥陰脈爭見者，死期不過三日。其熱病，內連腎，少陽之脈色也。（《素問·刺熱第三十二》）

此下言兩感之脈色死期也。榮，發見也。太陽之脈起於目內眥，太陽之筋下結於頄，故太陽熱病者，赤色當榮於顴骨。榮未交者，謂邪猶在衛，未交於榮，其氣不深，故曰今且得汗，可待時而已也。如肝待甲乙，心待丙丁，脾待戊己，肺待庚辛，腎待壬癸，病必已矣。脈義有二：以寸口之脈言，則太陽之脈浮，厥陰之脈弦而細；以經脈之病言，則太陽爲頭項痛、腰脊強，厥陰爲煩滿而囊縮，今以太陽熱病，與厥陰脈證爭見者，陰陽俱病，當不過三日而死矣。蓋因兩感之邪也。《熱論》曰："兩感於寒者，一日則巨陽、少陰俱病，二日則陽明、太陰俱病，三日則少陽、厥陰俱病。"故六經熱病之序，其始太陽，其終厥陰。今終始爭見，則六經兩感俱已傳遍，故當三日而死，證之下文，義尤明顯，此承上文而詳言兩感也。上文言太陽熱病，兼見厥陰之脈證，此言腎經熱病，兼見少陽之脈色，皆兩感也。蓋太陽與少陰爲表裏，少陽與厥陰爲表裏，以太陽而見厥陰，則未有不由少陰者，以腎病而見少陽，則未有不至厥陰者。

◎熱病之由（二）

少陽之脈，色榮頰前，熱病也。榮未交，曰今且得汗，待時而已。與少陰脈爭見者，死期不過三日。（《素問·刺熱第三十二》）

足少陽之脈下頰車，故其熱病，赤色當榮於頰前。少陽之脈弦，少陰之脈沈而微；少陽之證爲胸脅痛而耳聾，少陰之證爲口燥舌乾而渴。今以少陽熱病而與少陰脈證爭見者，亦當三日而死，皆兩感傳遍也。如上文言太陽厥陰爭見者，太陽爲傳表之始，厥陰爲傳裏之終，自始而終也。此以少陽少陰爭見者，少陽爲傳表之終，少陰爲傳裏之始，自終而始也。言始言終，則六經無不遍矣，故不必言陽明太陰之爭見也。

◎溫病之由（一）

冬傷於寒，春必溫病。（《素問·生氣通天論第三》）

冬寒且凝，春陽氣發，寒不爲釋，陽怫於中，寒怫相持，故爲溫病。寒暑溫涼，遞相勝負，故四時之氣，更傷五藏之和也。

◎溫病之由（二）

故曰冬傷於寒，春必病溫。（《素問·陰陽應象大論第五》）

冬傷於寒者，以類相求，其氣入腎，其寒侵骨。其即病者，爲直中陰經之傷寒；不即病者，至春夏則陽氣發越，榮氣漸虛，所藏寒毒，外合陽邪而變爲溫病。然其多從足太陽始者，正以腎與膀胱爲表裏，受於陰而發於陽也。夫傷寒溫疫，多起於冬不藏精，及辛苦饑餓之人。蓋冬不藏精，則邪能深入，而辛苦之人，其身常暖，其衣常薄，暖時竅開，薄時忍寒，兼以饑餓勞倦，致傷中氣，則寒邪易入，待春而發，此所以大荒之後，必有大疫，正爲此也。但此輩疫氣既盛，勢必傳染，又必於虛者先受其氣，則有不必冬寒而病者矣。避之之法，必節欲節勞，仍勿忍饑而近其氣，自可無慮。春傷於風，木氣通於肝膽，即病者廼爲外感。

◎寒慄之由

岐伯曰：陽受氣於上焦，以溫皮膚分肉之間。令寒氣在外，則上焦不通，上焦不通，則寒氣獨留於外，故寒栗。（《素問·調經論第六十二》）

陽，謂諸陽之氣。經云："上焦開發，宣五穀味，熏膚充身澤毛，是謂氣。"是陽受氣於上焦，以溫皮膚分肉，假令寒氣客於外，則上焦之氣不通，而寒氣獨留，故寒慄也。凡傷於寒則爲病熱者，得陽氣以化熱也。寒慄而不能爲熱者，上焦之氣不通也。

◎振寒之由

黄帝曰：人之振寒者，何氣使然？岐伯曰：寒氣客於皮膚，陰氣盛，陽氣虚，故爲振寒寒慄。（《靈樞·口問第二十八》）

振寒者，身怯寒而振慄也。蓋以寒氣客於皮膚，其陰氣盛，陽氣虚，故借陽氣以化熱，則爲振寒戰慄。

◎痛之與否之由

帝曰：風雨之傷人，奈何？岐伯曰：風雨之傷人也，先客於皮膚，傳入於孫脈，孫脈滿則傳入於絡脈，絡脈滿則輸於大經脈。血氣與邪竝客於分腠之間，其脈堅大，故曰實。實者，外堅充滿，不可按之，按之則痛。

帝曰：寒濕之傷人，奈何？岐伯曰：寒濕之中人也，皮膚不收，肌肉堅緊，榮血泣，衛氣去，故曰虚，虚者，聶辟氣不足，按之則氣足以溫之，故快然而不痛。帝曰：善。（《素問·調經論第六十二》）

此論外因之風雨寒暑，而有虚有實也。夫經脈爲裏，支而横者爲絡，絡之别者爲孫。風雨之傷人也，先客於皮膚，而次入於裏，血氣與邪並客於分腠之間，其脈堅大，故曰實。此邪在於分腠之陽，迫及於脈而爲堅大，未入於裏，故按之則痛，寒濕之傷人肌肉也。夫表陽之氣，主於皮膚，寒濕之陰邪傷人陽氣，是以皮膚不收，陽氣不能外禦，致邪入於肌肉，而肌肉堅緊也。榮血泣而不行，衛氣去於膚表，故爲虚也。聶，懾同。辟，積也。此虚者，虚於外而僻積於内也。此表氣不足，故按摩之，則裏氣出以溫之，故快然而不痛。此二節論陽受之風雨寒濕，陽氣主於膚表，蓋以陽氣實者爲實，而陽氣虚者爲虚也。

◎内熱之由

帝曰：陰虚生内熱奈何？岐伯曰：有所勞倦，形氣衰少，穀氣不盛，上焦不行，下脘不通，胃氣熱，熱氣熏胷中，故内熱。（《素問·調經論第六十二》）

所謂陰虚生内熱者，正以有所勞倦，致形衰氣少，而飲食隨减，所以穀氣不盛也。夫上焦之宗氣，生於穀氣之精微，今飲食倦勞如此，故上焦之氣不能行，而下脘之氣亦不通，則胃氣虚而爲熱，熱氣熏於胷中，故内熱也，此内傷之證也。

◎外熱之由

帝曰：陽盛生外熱，奈何？岐伯曰：上焦不通利，則皮膚緻密，腠理閉塞，玄府不通，衛氣不得泄越，故外熱。（《素問·調經論第六十二》）

所謂陽盛生外熱者，正以衛氣本於上焦，今外傷寒毒，陽邪反盛，上焦不通，皮膚腠理，皆緻密而閉塞，玄府不得通利，衛氣不得外越，故外體菀熱，此外感之證也。

◎中寒之由

帝曰：陰盛生内寒奈何？岐伯曰：厥氣上逆，寒氣積於胷中而不寫，不寫則溫氣去，寒獨留則血凝泣，凝則脈不通，其脈盛大以濇，故中寒。(《素問·調經論第六十二》)

所謂陰盛生内寒者，正以厥氣上逆也。厥氣上逆者，下焦之陰氣厥逆於上也。陰寒之氣，積於胷中而不瀉，則中上二焦之陽氣消，而寒氣獨留於上，寒則血凝泣而脈不通矣。陰盛則脈大，血凝泣，故脈濇也。陽熱去而寒獨留，故中寒也。蓋陰之生虚，曰脈空虚；陰盛生寒，曰血脈凝泣。蓋裹爲陰，而血脈爲陰也。

◎熱而煩滿之由

帝問曰：人身非常溫也，非常熱也，爲之熱而煩滿者，何也？岐伯對曰：陰氣少而陽氣勝，故熱而煩滿也。(《素問·逆調論第三十四》)

此論上下陰陽之不和也。非常溫者，謂非常有溫熱之病在表也。非常熱者，謂非常有五藏之熱在裹也。爲之者，廼陽熱之氣爲之也。火爲陽而居上，水爲陰而居下，陰氣少而陽氣勝，故熱而煩滿於上也。

◎飧泄之由

春傷於風，夏生飧泄。(《素問·陰陽應象大論第五》)

冬傷於寒者，若不即病而留連於夏，脾土當令，木邪相侮，變爲飧泄也。飧，完穀而泄也。

◎濡寫之由

濕勝則濡寫。(《素問·陰陽應象大論第五》)

濕勝則内攻於脾胃，脾胃受濕，則水穀不分。水穀相和，故大腸傳道而注瀉也。以濕内盛而瀉，故謂之濡瀉。雨淫腹疾也。

◎洞泄之由

是以春傷於風，邪氣留連，廼爲洞泄。(《素問·生氣通天論第三》)

風氣通肝，春肝木王，木勝脾土，故洞泄生也。《陰陽應象大論》曰："春傷於風，夏生飧泄。"

◎腸風飧泄之由

久風入中，則爲腸風飧泄。（《素問・風論第四十二》）

此論久在肌腠之風，入中則爲腸風飧泄，在外則爲泄風，蓋脾胃之氣，外主肌腠，內主腹中，風邪久在肌腠，而入於中，則脾胃之氣受傷，而爲腸風飧泄，蓋大腸小腸，皆屬於胃也。

◎倉廩不藏之由

倉廩不藏者，是門戶不要也。（《素問・脈要精微論第十七》）

脾胃爲倉廩之官，而魄門則其所出之門戶也。魄門者，肛門也。今倉廩不藏，而竟從下洩，是其門戶不能禁要，亦脾藏之失守也。

◎水泉不止之由

水泉不止者，是膀胱不藏也。（《素問・脈要精微論第十七》）

水泉，謂前陰之流注也。膀胱爲州都之官，津液藏焉，氣化廼能出矣。今水泉下注而不止，是膀胱不能藏耳，亦腎藏之失守也。

◎數溲血之由

悲哀太甚，則胞絡絕，胞絡絕，則陽氣內動，發則心下崩，數溲血也。（《素問・痿論第四十四》）

胞絡者，胞之大絡，即衝脈也。衝脈起於胞中，爲十二經脈之海，心主血脈，是以胞絡絕則心氣虛而內動矣。陽氣，心氣也。心爲陽中之太陽，故曰陽氣。且水之精爲志，火之精爲神，悲哀太甚，則神志俱傷，而上下之氣不交矣。是以胞絡絕而陽氣內動，心氣動則心下崩而數溲血矣。

◎噦之由

黄帝曰：人之噦者，何氣使然？岐伯曰：穀入於胃，胃氣上注於肺。今有故寒氣與新穀氣，俱還入於胃，新故相亂，眞邪相攻，氣竝相逆，復出於胃，故爲噦。（《靈樞・口問第二十八》）

噦，呃逆也。人之穀氣入於胃，胃得穀氣而化之，遂成精微之氣，由胃海之佈散於天下者也。夫胃爲水穀之海，肺屬天而外主皮毛。穀入於胃，廼傳之肺，肺朝百脈，輸精於皮毛，毛脈合精，行氣於府，五藏六府，皆以受氣，是入胃之水穀，借肺氣轉輸於皮毛，行於藏府，如肺有故寒氣而不能輸佈，寒氣與新穀氣俱還入於胃，新故相亂，眞邪相攻，氣竝相逆於胃，而胃府不受，復出於胃，故呃逆也。夫腎者，至陰也。至陰者，盛水也。肺者，太陰也。少陰者，冬脈也。故其本在腎，其末在肺，皆積水也。是在下之寒水，上通於天者也。故當補手太陰以助天之陽氣，瀉足少陰以下肺之寒邪。肺之寒者，迺腎水之寒氣也。此篇論人身之應天地陰陽，奇邪之走空竅，非外因之形寒，亦非飲冷之寒氣也。

◎唏之由

黄帝曰：人之唏者，何氣使然？岐伯曰：此陰氣盛而陽氣虚，陰氣疾而陽氣徐，陰氣盛而陽氣絶，故爲唏。（《靈樞・口問第二十八》）

唏，欷同，嘘欷也，哀痛不泣曰唏，悲泣氣咽而抽息也，一云泣餘聲，一云哀而不泣曰唏。悲憂之氣生於陰慘，故陰陽之不相和也。太陽少陰，迺水火陰陽之本，雌雄相合，標本互交。若陰氣盛而陽氣虚，則陰氣疾而陽氣徐矣；陰氣疾而陽氣徐，則陰陽不能相將，而陰與陽絶矣。

◎噫之由

黄帝曰：人之噫者，何氣使然？岐伯曰：寒氣客於胃，厥逆從下上散，復出於胃，故爲噫。（《靈樞・口問第二十八》）

噫，噯氣也，飽食之息也。噫與噦，皆以寒氣在胃而然。但彼云故寒氣者，以久寒在胃，言其深也；此云寒客於胃者，如客之寄，言其淺也。故厥逆之氣，從下上散，則復出於胃而爲噫。夫土位中央，而氣出於上下也。寒氣客於胃，厥逆之氣上走心爲噫，得後氣則快然如衰，是厥氣出於胃，從脾氣而上下散也。

◎脾癉之由

帝曰：有病口甘者，病名爲何？何以得之？岐伯曰：此五氣之溢也，名曰脾癉。夫五味入口，藏於胃，脾爲之行其精氣，津液在脾，故令人口甘也。此肥美之所發也。此人必數食甘美而多肥也，肥者令人内熱，甘者令人中滿，故其氣上溢，轉爲消渴。（《素問・奇病論第四十七》）

五氣者，土氣也。土位中央，在數爲五，在味爲甘，在味爲香，在藏爲脾，在竅爲口，多食甘美，則臭味留於脾中，脾氣溢而證見於外竅也。癉，熱病也，生因脾熱，故曰脾癉。脾熱内滲，津液在脾，胃穀化餘，精氣隨溢，口通脾氣，故口甘也。津液在脾，是脾之濕，食肥則腠理密，陽氣不得外泄，故肥令人内熱。甘者性氣和緩而發散逆，故甘令人中滿。然内熱則陽氣炎上，炎上則欲飲而嗌乾，中滿則陳氣有餘，有餘則脾氣上溢，故轉變爲消渴之病。

◎膽癉之由

帝曰：有病口苦，取陽陵泉。口苦者，病名爲何？何以得之？岐伯曰：病名曰膽癉。夫肝者，中之將也，取決於膽，咽爲之使。此人者，數謀慮不決，故膽虛，氣上溢，而口爲之苦。（《素問·奇病論第四十七》）

口苦者，病在膽，故病名膽癉。肝者將軍之官，謀慮出焉。膽者中正之官，決斷出焉。夫謀慮在肝，無膽不斷，故肝爲中之將而取決於膽也。又足少陽之脈上挾咽，足厥陰之脈循喉嚨之後上入頏顙，是肝膽之脈皆會於咽，故咽爲之使。數謀慮不決，則肝膽俱勞，勞則必虛，虛則氣不固，故膽氣上溢而口爲之苦。

◎欬嗽之由

秋傷於濕，冬生欬嗽。（《素問·陰陽應象大論第五》）

夏秋之交，土金用事，秋傷於濕，其即病者，濕氣通脾，故爲濡泄等證，若不即病，而濕蓄金藏，久之變熱，至冬則外寒內熱，相搏乘肺，病爲欬嗽。《生氣通天論》亦云："秋傷於濕，上逆而欬。"

◎五藏六府咳之由

黃帝問曰：肺之令人欬，何也？岐伯對曰：五藏六府，皆令人欬，非獨肺也。帝曰：願聞其狀。岐伯曰：皮毛者，肺之合也。皮毛先受邪氣，邪氣以從其合也。其寒飲食入胃，從肺脈上至於肺，則肺寒，肺寒則外內合邪，因而客之，則爲肺欬。五藏各以其時受病，非其時，各傳以與之。人與天地相參，故五藏各以治時，感於寒則受病，微則爲欬，甚則爲泄爲痛。乘秋則肺先受邪，乘春則肝先受之，乘夏則心先受之，乘至陰則脾先受之，乘冬則腎先受之。（《素問·欬論第三十八》）

肺主氣而位居尊高，受百脈之朝會，是欬雖肺證，而五藏六府之邪，皆能上歸於肺而爲欬。此言五藏六府，皆能成欬，然必肺先受邪，而傳之於各經也。皮毛者，爲肺之合，皮毛先受風寒邪氣，而邪氣遂入於所合，則肺當受此風邪也。但風邪雖受於其後，而肺寒則已病於其先，其始因用寒冷飲食，以入於胃，從肺脈上至於肺，則肺寒矣。肺寒則內寒，因外受風邪則外寒，外內皆寒，所以肺之遂成其欬，而傳之他藏府也。大凡五藏各以其所主之時受病，非所主之時，則由別經傳以與之，正以人身與天地相參耳。故五藏各以五時感於寒則受病，感之微者則爲欬，感之甚者則爲泄爲痛。即如肺主於秋，故肺先受邪；肝主於春，故肝先受邪；心主於夏，故心先受邪；脾主於至陰，故脾先受邪；腎主於冬，故腎先受邪，皆因五時而受邪也。惟欬則肺先受邪爲欬，而傳之別藏，斯五藏六俯，皆得以成欬也，豈特肺而已哉？

◎欬痿厥之由

秋傷於濕，上逆而欬，發爲痿厥。（《素問·生氣通天論第三》）

濕，謂地濕氣也。秋濕既勝，冬水復王，水來乘肺，故欬逆病生。《陰陽應象大論》云："秋傷於濕，冬生欬嗽。"濕氣內攻於藏府則欬逆，外散於筋脈則痿弱也。《陰陽應象大論》曰："地之濕氣，感則害皮肉筋脈。"故濕氣之資，發爲痿厥。厥，謂逆氣也。

◎喘之由

黄帝問曰：人之居處，動靜勇怯，脈亦爲之變乎？岐伯對曰：凡人之驚恐恚勞動靜，皆爲變也。是以夜行則喘出於腎，淫氣病肺；有所墮恐，喘出於肝，淫氣害脾；有所驚恐，喘出於肺，淫氣傷心；度水跌僕，喘出於腎與骨。當是之時，勇者氣行則已，怯者則著而爲病也。故曰：診病之道，觀人勇怯，骨肉皮膚，能知其情，以爲診法也。（《素問·經脈別論第二十一》）

脈以經脈血氣統言之也。此言脈有因五藏受傷而變，變，謂變易常候，而診病者當據此以爲法也。居處或動或靜，性情或勇或怯，脈亦爲之變。蓋凡人或驚或恐，或怒或勞，或動或靜，皆爲變也。是以腎屬少陰，衛氣夜行於陰，榮氣以寐而養，設當夜而行，則喘息由出於腎，而肺爲之母者，子氣受淫，上干於肺，肺斯病焉；有所墮墜而恐，則筋既受傷，血亦不納，其喘息內出於肝，而肝氣反餘，淫氣乖土，脾被害焉。有肝驚怖而恐，驚則氣亂，喘息內出於肺，而心無所依，神無所歸，所勝妄行，心反傷焉；渡水跌僕。跌，謂足跌。僕，謂身倒也。水通於腎，跌僕傷，則喘出於腎與骨，斯時也，勇者氣徼則無度，怯者氣著則爲病矣。故診病之道，既觀人之勇怯骨肉皮膚，而又能知病肺害脾傷心著病之詳，則診法備矣。

◎臥息喘有音之由

帝曰：人有逆氣，不得臥，而息有音者；有不得臥，而息無音者；有起居如故，而息有音者；有得臥，行而喘者；有不得臥不能行，而喘者；有不得臥，臥而喘者。皆何藏使然？願聞其故。岐伯曰：不得臥，而息有音者，是陽明之逆也。足三陽者下行，今逆而上行，故息有音也。陽明者，胃脈也，胃者，六府之海，其氣亦下行，陽明逆，不得從其道，故不得臥也。《下經》曰：胃不和，則臥不安，此之謂也。夫起居如故，而息有音者，此肺之絡脈逆也。絡脈不得隨經上下，故留經而不行，絡脈之病人也微，故起居如故，而息有音也。夫不得臥，臥則喘者，是水氣之客也。夫水者，循津液而流也，腎者水藏，主津液，主臥與喘也。帝曰：善。（《素問·逆調論第三十四》）

此言人有逆氣諸證，有關於胃者，有關於肺者，有關於腎者之不同也。言人有不得臥者，是不能安臥也，而鼻息呼吸，喉閒有音，廼胃病也。胃者，足陽明也，凡足之三陽，其脈自頭走足，今足陽明之氣逆而上行，故息有音也。陽明者，胃脈也，胃者六府之海，其氣亦下行，今陽明逆不得從其道，故不得臥也。正《下經》所謂“胃不和，則臥不安”也。人有或臥或行，起居如故，而其息有音者，廼肺病也，肺之絡脈逆也。絡脈者，列缺爲絡穴，其氣傍行於手陽明經，今絡脈不得隨經上下，故留於本經，而不能行之別經，然絡脈之病人也微，故起居如故，而息有音也。人有不得安臥，而臥則必喘者，是腎病也，廼水氣之所客也。水循津液而流，故水客則臥不安，縱臥則喘，正以腎者廼水藏也，主津液，今腎經客水，宜乎其臥則喘也。夫帝之所問者六，而伯之所答者三，有脫簡耳。其所謂不得臥而息無音者，是胃不和，而其氣不甚逆也；有得臥得行而喘者，是胃不病而肺腎病也。肺主氣，故肺病則喘；腎主骨，故行則骨勞，所以至於喘也。有不得臥不能行而喘者，是胃腎肺病也。行臥皆難，喘則甚於有音，此傷之甚者歟。《病能論》有“人有臥而有所不安者”之義，可參看，義與此異。

◎太息之由

黃帝曰：人之太息者，何氣使然？岐伯曰：憂思則心系急，心系急則氣道約，約則不利，故太息以伸出之。（《靈樞・口問第二十八》）

太息者，息長而大，即歎息也。此言人之所以太息者，以上焦之宗氣積於胷中，出於喉嚨，以貫心脈，與下焦之生氣，相通而行呼吸者也。若憂愁思慮，則氣抑不伸而心系急。心系急則氣道約。約者，猶束縛也。約則滿悶於中，此歎息之不容已也。

◎喘息之由

氣滿胷中，喘息。（《靈樞・熱病第二十三》）

凡氣滿於胷中，而其息喘促也，呼吸爲息也。

◎痛之由

寒傷形，熱傷氣。氣傷痛，形傷腫。故先痛而後腫者，氣傷形也；先腫而後痛者，形傷氣也。（《素問・陰陽應象大論第五》）

凡天時物類之寒熱，皆能致吾人之病，故寒者能傷吾人之形，正以寒爲陰，而形亦屬陰，寒則氣收而形斯傷矣，陰化形也。熱者能傷吾人之氣，正以熱爲陽，而氣亦屬陽，炅則氣散，而氣斯病矣，陽化氣也。夫惟熱之傷氣也，則氣之傷者，其痛生焉，所謂諸痛皆屬於火者是也。

◎頭痛之由

頭痛不可取於俞者，有所擊墮，惡血在於內。（《靈樞・厥病第二十四》）

頭痛因於擊墮者，多以惡血在脈絡之內，故傷痛未已。

◎腫之由（一）

寒傷形，熱傷氣。氣傷痛，形傷腫。故先痛而後腫者，氣傷形也；先腫而後痛者，形傷氣也。（《素問·陰陽應象大論第五》）

夫惟寒之傷形也，則形之傷者，其腫生焉，所謂寒則堅凝而腫斯作也。然其爲腫爲痛，復有相因之機，先有是痛而後發腫者，蓋以氣先受傷，而形亦受傷，謂之氣傷形也。先有是腫而後爲痛者，蓋以形先受傷，而氣亦受傷，謂之形傷氣也。形非氣不充，氣非形不生，形氣相爲依附，而病之相因者又如此。

◎腫之由（二）

熱勝則腫。（《素問·陰陽應象大論第五》）

熱勝則陽氣內鬱，故洪腫暴作，甚則榮氣逆於肉理，聚爲癰膿之腫。

◎腫之由（三）

肝滿、腎滿、肺滿，皆實，即爲腫。（《素問·大奇論第四十八》）

滿，謂藏氣充滿也。夫五藏者，藏精氣而不瀉，故滿而不實。如滿而皆實，是爲太過，當即爲腫。然此論藏氣實而爲腫，與氣傷痛、形傷腫之因證不同也。

◎脹之由

黄帝曰：脹者焉生？何因而有？岐伯曰：衛氣之在身也，常然竝脈，循分肉，行有逆順，陰陽相隨，廼得天和；五藏更始，四時有序，五穀廼化。然後厥氣在下，榮衛留止，寒氣逆上，眞邪相攻，兩氣相搏，廼合爲脹也。（《靈樞·脹論第三十五》）

此言脹之所由生，廼衛氣逆行，下焦寒氣之所致也。夫衛氣之行於人身，晝行於陽經，夜行於陰經，竝脈循分肉而行，出入之閒，自有逆順，陰陽相隨，廼得天和。故五藏隨時以更始，五穀自化。惟厥氣從下而逆，則榮衛遂失其常而留止不行，寒邪隨厥氣以上行，眞邪相攻，兩氣相搏，廼合而爲脹耳。上文言衛氣逆爲脈脹，又並脈循分肉爲膚脹者，此可見矣。

◎脈脹膚脹之由

黄帝曰：藏府之在胷脅腹裏之內也，若匣匱之藏禁器也，各有次舍，異名而同處一域之中，其氣各異，願聞其故。[1] **黄帝曰：未解其意，再問。岐伯曰：**

① 此處有闕文——筆者註。

夫胷腹，藏府之郭也；膻中者，心主之宮城也；胃者，太倉也；咽喉小腸者，傳送也；胃之五竅者，閭里門戶也；廉泉玉英者，津液之道也。故五藏六府者，各有畔界，其病各有形狀。榮氣循脈，衛氣逆爲脈脹，衛氣竝脈，循分爲膚脹。（《靈樞·脹論第三十五》）

此言藏府之在胷脅腹裹之內也，若匣匱之藏禁器也，各有次舍，異名而同處一域之中，其氣各異之故也。夫衛氣生於胃府水穀之精，日行於陽，夜行於陰，逆於陽則爲脈脹膚脹，逆於陰則爲空郭之脹，及五藏六府之脹也。以胷腹者，所以保障五內，藏府之郛郭；膻中者，胸中也。肺覆於上，膈膜障於下，爲清虛周密之宮，心主之所居也，故曰宮城。脹者皆在於藏府之外，排藏府而郭胷脅，此衛氣逆於陰，而將爲藏府之脹矣。胃爲水穀之海，主受納水穀，故曰太倉，而居中焦，在上爲咽喉，主傳氣而送水穀，在下口爲小腸，主傳送糟粕津汁，胃之五竅，猶閭里之門戶。閭，巷門也。里，鄰里也。如咽門、賁門、幽門、闌門、魄門，皆胃氣之所行也，蓋水穀入胃，其味有五，津液各走其道，酸先入肝，苦先入心，甘先入脾，辛先入肺，鹹先入腎。五藏主藏水穀之精者也，其流溢於下焦之津液，從任脈而出於廉泉玉英，以濡上之空竅，故五藏六府各有界畔，其病各有形狀也。如榮氣循脈，衛氣逆於脈中則爲脈脹；若竝脈而循行於分肉，則爲膚脹。蓋衛氣雖常，然竝脈循行於分肉，而行有逆順，若竝脈順行而乘於脈中，則爲脈脹，行於膚肉，則爲膚脹，此皆衛氣之逆行，故曰若順逆也。

◎伏梁之由（一）

帝曰：人有身體髀股䯒皆腫，環齊而痛，是爲何病？岐伯曰：病名伏梁，此風根也。其氣溢於大腸，而著於肓，肓之原在齊下，故環齊而痛也。不可動之，動之爲水溺濇之病。（《素問·腹中論第四十》）

本節文見《奇病論四十七》。此節伏梁證與上節絕不相同，可見病有名同而實異者。此論邪留氣分而爲伏梁也。氣行於肌腠之閒，是以身體股䯒皆腫。風爲陽邪，傷人陽氣，此風邪傷氣，而留於齊腹之閒，故曰此風根也。大腸，謂大腸之外，空郭之閒，風邪之氣充溢於大腸之外，而留著於肓，肓迺膏肓，即膜原之屬，肓之原，出於脖胦，正在齊下，故遶齊而痛也。不可動者，不可妄攻以動之也。蓋風邪之根留於齊下，動之則風氣淫佚，而鼓動其水，水溢於上，則小便爲之不利矣。

◎伏梁之由（二）

帝曰：病有少腹盛，上下左右皆有根，此爲何病？可治不？岐伯曰：病名曰伏梁。帝曰：伏梁何因而得之？岐伯曰：裹大膿血，居腸胃之外，不可治，治之，每切按之致死。帝曰：何以然？岐伯曰：此下則因陰，必下膿血，上則迫胃脘，生鬲俠胃脘內癰，此久病也，難治。居齊上爲逆，居齊下爲從。

勿動亟奪，論在《刺法》中。（《素問·腹中論第四十》）

有病少腹盛滿，在上在下，在左在右，皆有根相連，病名曰伏梁。伏，藏伏也。梁，強梁堅硬之謂。伏梁者，裹大膿血，居於腸胃之外，不可輕易以治之，若治之，而每每切按，則痛悶幾死。按，抑也。切按之者，謂過於妄攻也，故必致死。蓋少腹之中，正衝帶二脈之部分，帶脈起於季脅，迴身一周，橫絡於齊下；衝脈與足少陰腎經之脈，起於腎下，出於氣衝，循陰股，其上行者出齊下關元，俠齊直上，循腹各行，會於咽喉。故病當其分，則少腹盛，上下左右皆有根，且其下與足之三陰而相因，必有時亦下有餘之膿血。三陰氣昇，故上則迫近於胃脘，且生膈俠胃脘內之癰。蓋腸胃之外既有膿血，而胃脘之中亦有膿血也，日久所積也，最爲難治。使此積日昇迫胃，而居於齊上，則爲逆；若仍如初時，而居於齊下則爲順。然所以治之者無他法，斷不可輕動之也。如上文切按之謂，必數數瀉以奪之，則可以漸減，而不使之上迫耳。

◎伏梁之由（三）

帝曰：人有身體髀股䯒皆腫，環齊而痛，是爲何病？岐伯曰：病名曰伏梁，此風根也。其氣溢於大腸而著於肓，肓之原在齊下，故環齊而痛也，不可動之，動之爲水溺濇之病也。（《素問·奇病論第四十七》）

此其氣積於大腸之外，而爲伏梁也。大腸爲肺之府，氣逆不通，是以身體髀股䯒皆腫，此根因於風邪傷氣，留溢於大腸之間而著於肓。肓者，即腸外之膏膜，其原出於脖胦，正在齊下，故環齊而痛也。不可動者，不可妄攻以動之。蓋風氣留溢於齊下，與水藏水府相連，動之則風行水渙，而爲水病矣。水逆於上，則小便爲之不利矣。

◎積始生之由

黃帝曰：積之始生，至其已成，奈何？岐伯曰：積之始生，得寒廼生，厥廼成積也。（《靈樞·百病始生第六十六》）

此原積之始生者，必由於寒，而其所成，則由於氣之逆也。厥者，氣逆也。夫風雨者，在天之邪而傷上；清濕者，在地之邪而傷下。在天曰生，在地曰成。故積之始生，得寒而生清濕之邪，厥逆於下而成積也。

◎成積之由

黃帝曰：其成積奈何？岐伯曰：厥氣生足悗，悗生脛寒，脛寒則血脈凝濇，血脈凝濇，則寒氣上入於腸胃，入於腸胃則䐜脹，䐜脹則腸外之汁沫迫聚不得散，日以成積。

卒然多食飲則腸滿，起居不節，用力過度，則絡脈傷。陽絡傷則血外溢，血外溢則衄血；陰絡傷則血內溢，血內溢則後血。腸胃之絡傷，則血溢於腸

外，腸外有寒，汁沫與血相摶，則竝合凝聚，不得散而積成矣。

卒然外中於寒，若内傷於憂怒，則氣上逆，氣上逆，則六俞不通，溫氣不行，凝血藴裹而不散，津液濇滲，著而不去，而積皆成矣。（《靈樞·百病始生第六十六》）

此承上文，而詳言積之始生，至其所以成也。先言寒氣下逆之成積者也。厥氣，逆氣也。寒逆於下，故生足悗，謂支節痛滯不便利也。由是而脛寒，由是而血脈凝濇，由是而寒氣入於腸胃，内爲䐜脹，外則汁沫迫聚，不得散釋，日漸成積。復言食飲起居失節之成積者也。卒多食飲，則腸中益滿；又或起居用力不慎，則絡脈傷。如陽經之絡脈受傷，則血當外溢，而爲衄；如陰經之絡脈受傷，則血當内溢，而去後有血；如腸胃之絡脈受傷，則血當溢於腸外，其腸外有寒，汁沫與此血相摶，所以併合凝聚，不得散釋，而積已成矣。此必縱肆口腹及舉動不慎者多有之。復言情志内傷而挾寒成積者也。或卒然外中於寒，或内傷於憂，有時而怒，則氣上逆，以致六經之俞脈不通，熱氣不行，凝結藴裹而不釋散，津液凝濇著而不去，而積之所由成也。故曰積之始生，得寒迺生，厥迺成積者，此必情性乖戾者多有之也。

◎息積之由

帝曰：病脅下滿，氣逆，二三歲不已，是爲何病？岐伯曰：病名曰息積。此不妨於食。（《素問·奇病論第四十七》）

積不在中而在脅之下者，初起微小，久而至大，則脅滿氣逆，喘促息難，故名息積。積者，漸積而成，是以二三歲不已。蓋以胃之大絡，名曰虛裏，貫膈絡肺，出於左乳下，其動應衣，爲陽明宗氣所出之道也。若飲食過傷，脾不及化，則餘氣留滯而結聚於此，其根正在脅閒，陽明病劇則上連於肺，此其所以爲息積也。積不在胃，故不妨於食。

◎水病之由

故水病下爲胕腫大腹，上爲喘呼不得臥者，標本俱病。故肺爲喘呼，腎爲水腫，肺爲逆不得臥，分爲相輸俱受者，水氣之所留也。（《素問·水熱穴論第六十一》）

水之本在腎，標在肺，標本俱病，故在下則爲胕腫大腹，在上則爲喘呼不得臥。肺主氣，水在上則氣不化，故肺爲喘呼。腎主水，水在下則濕不分，故腎爲水腫。然病水者必自下而昇，上及於肺，其病劇矣，故肺爲逆不得臥也。言水能分行諸氣，相爲輸應而俱受病者，正以水氣同類，水病則氣應，氣病則水應，留而不行，俱爲病也。

◎風水之由

帝曰：諸水皆生於腎乎？岐伯曰：腎者，牝藏也，地氣上者，屬於腎，而

生水液也，故曰至陰。勇而勞甚，則腎汗出，腎汗出逢於風，内不得入於藏府，外不得越於皮膚，客於玄府，行於皮裏，傳爲胕腫，本之於腎，名曰風水。（《素問·水熱穴論第六十一》）

此復言水生於中焦之胃土，然由下焦之氣上昇以合化。夫胃爲陽府，腎爲牝藏，腎氣上交於陽明，戊癸合化，而後入胃之飲，從地土之氣，上輸於肺，肺氣通調而下輸決瀆，故曰："地氣上者，屬於腎，而生水液也。"夫水在地之下，地氣上者，直從泉下之氣而生，故曰至陰，是地氣上通於天，而水氣亦上通於天也。以上論水液生始之原，聚則爲水爲腫，和則清中之濁者，從決瀆而下行；清中之清者，爲精、爲液、爲氣、爲血。生肌肉而充皮膚，濡筋骨而利關節，莫不由此入胃之飲也。醫者知此，能通調其生始出入之原，不惟病之不生，且使其形體不敝，益壽延年，斯可謂之國手。上節論關門不利，水聚於下，溢於上而爲胕腫。其勞動腎液，上出爲汗，逢於風而閉溢於皮膚之閒，則爲胕腫，當知胕腫有二因也。經云："用力過度則傷腎。"又曰："持重遠行，汗出於腎。"蓋勇而勞甚則傷骨，骨即爲腎，腎氣動則水液上昇而爲汗矣。逢於風，則内不得入於藏府，外不得越於皮膚，客於玄府，行於皮裏，傳爲胕腫，本之於腎，名曰風水，蓋因風而致水腫於皮膚閒也。

◎疝之由

病在少腹，腹痛，不得大小便，病名曰疝，得之寒。（《素問·長刺節論第五十五》）

厥陰之脈，環陰器，抵少腹。衝脈與少陰之絡，皆起於腎下，出於氣街，循陰股；其後行者，自少腹以下骨中央。女子入系廷孔，其絡循陰器合篡閒，遶篡後，别遶臀至少陰，與巨陽中絡者，合少陰上股内後廉，貫脊屬腎。其男子循莖下至篡，與女子等。少腹閒痛，而大小便皆難，其病名疝，得之寒氣所致也。

◎動之由

風勝則動。（《素問·陰陽應象大論第五》）

風勝則庶物皆搖，故爲動，風淫末疾也。

◎振掉之由

骨者，髓之府，不能久立，行則振掉，骨將憊矣。（《素問·脈要精微論第十七》）

髓充於骨，故骨爲髓之府。今不能久立，骨弱無力，行則振掉，正以髓竭於内，骨將憊矣，亦腎藏之失強也。

◎中惡風之由

故中惡風者，陽氣受也。（《素問·脈要精微論第十七》）

蓋風爲陽邪，傷人陽氣在於皮膚之間，風之惡厲者，從陽而直入於裏陰，是以去疾下實也。此言内因之病，從内而外，自下而上；外因之邪，從外而内，自上而下也。夫外淫之邪，從陽而陰，自表而裏也。陽氣受邪，則正氣虚傷，故來徐上虚，邪氣内陷，故去疾下實。

◎蹠跛之由

蹠跛，寒風濕之病也。（《素問·通評虛實論第二十八》）

蹠，足也。跛，行不正而偏廢也。此風寒濕邪，皆能爲此疾也。夫陽受風氣，陰受濕氣。傷於風者，上先受之；傷於濕者，下先受之。然陽病者，上行極而下；陰病者，下行極而上。百病之生，皆有虚有實，然總不外乎内因於七情飲食，外因於暑濕風寒，及不内外因之瘦留薄著也。蹠跛，爲風寒濕之病者，迺反結邪氣在上，清氣在下之義。言蹠跛之疾，亦有因風邪之所致者，則知偏枯之亦有濕邪矣。

◎四支不用之由

帝曰：脾病而四支不用，何也？岐伯曰：四支皆稟氣於胃，而不得至經，必因於脾，迺得稟也。今脾病不能爲胃行其津液，四支不得稟水穀氣，氣日以衰，脈道不利，筋骨肌肉，皆無氣以生，故不用焉。（《素問·太陰陽明論第二十九》）

四支不用，言手足之指不能舉用也。脾在内，四支在外，然脾有病而四支不用者，蓋四支皆稟氣於胃，而胃氣不能自至於四支之各經，必因於脾氣之所運，則胃中水穀之氣，化爲精微之氣，迺得至於四支也。今脾經受病，如上文䐜滿閉塞，飧泄、腸澼之類，則不能爲胃化其水穀，行其津液，故四支不得稟水穀所化之氣，而各經之氣，日以衰微，脈道不利，筋骨肌肉，皆無氣以生，故四支不得而舉用也。

◎汗之由

陽加於陰，謂之汗。（《素問·陰陽別論第七》）

陽在下，陰在上，陽氣上搏，陰能固之，則蒸而爲汗。陽加於陰者，亦指尺寸而言也，寸主動，尺主靜，尺部而見陽脈，迺陽加於陰，則陰虚火盛，其汗自泄。《平人氣象論》云“尺濇脈滑，謂之多汗”者是也。

◎諸汗之由（一）

故飲食飽甚，汗出於胃；驚而奪精，汗出於心；持重遠行，汗出於腎；疾走恐懼，汗出於肝；搖體勞苦，汗出於脾。（《素問·經脈別論第二十一》）

此言人之四時藏府生病，皆起於過用，亦診病者所當知也。飲食入胃，太過於飽，食氣蒸迫，故汗出於胃；事有驚怖，致奪精神，心神外越，故汗出於心。所持則重，所行則遠，必骨以當之，惟腎主於骨，故汗出於腎；其走過疾，兼之恐懼，必筋以當之，惟肝主於筋，故汗出於肝。搖動其體，勞苦其形，必肉以當之，惟脾主於肉，故汗出於脾。

◎諸汗之由（二）

諸汗者，至其所勝日，汗出也。（《素問·刺熱第三十二》）

汗出之日，必在於所勝之日也。肝以甲乙日而汗，以木勝也；心以丙丁日而汗，以火勝也；脾以戊己日而汗，以土勝也；肺以庚辛日而汗，以金勝也；腎以壬癸日而汗，以水勝也。本藏雖病，而藏氣未衰，猶能勝邪，故汗出有如此耳。氣王之日，即所勝也。王則勝邪，故汗出而病癒。

◎漏泄之由

黄帝曰：人有熱飲食下胃，其氣未定，汗即出，或出於面，或出於背，或出於身半，其不循衛氣之道而出，何也？岐伯曰：此外傷於風，內開腠理，毛蒸理泄，衛氣走之，固不得循其道。此氣慓悍滑疾，見開而出，故不得從其道，故命曰漏泄。（《靈樞·榮衛生會第十八》）

見下條解。

◎熱食汗出之由

黄帝曰：人有熱飲食下胃，其氣未定，汗即出，或出於面，或出於背，或出於身半，其不循衛氣之道而出，何也？岐伯曰：此外傷於風，內開腠理，毛蒸理泄，衛氣走之，固不得循其道。此氣慓悍滑疾，見開而出，故不得從其道，故命曰漏泄。（《靈樞·榮衛生會第十八》）

飲食入胃，其氣各有所行，如《經脈別論》曰“散精於肝，淫氣於筋，濁氣歸心，淫精於脈”之類是也。衛氣之道，晝行於陽，夜行於陰，有常度也。今有熱飲食者，下於胃中，氣尚未定，汗遂外出，或面或背，或於半身，並無定所。彼衛氣之行於分肉者，自有所行之路，而此汗之出，不循衛氣之道者，正以外傷於風，得熱飲食以致內開腠理，毛蒸理泄，衛氣已循分肉而走出。此熱飲食之氣，慓悍滑疾，見腠理之開，而遂出爲汗，不得從衛氣之道也，名之曰漏泄耳。慓，急也。

◎風水月事不來之由

病名曰風水……月事不來者，胞脈閉也，胞脈者屬心而絡於胞中，今氣上迫肺，心氣不得下通，故月事不來也。（《素問·評熱病論第三十三》）

夫中焦受氣取汁，變化而赤，此專精而行於經隧之血也。流溢於中，佈散於外者，是流溢於胞中，佈散於皮膚之血也。胞脈屬心，得心氣下通而爲血，衝脈任脈皆起於胞中，上循腹裏，爲經絡之海，其浮而外者，循腹右上行，會於咽喉，別而絡脣口。血氣盛，則充膚熱肉，血獨盛，則淡滲皮膚，生毫毛，男子至脣口而長髭鬚。女子至胷中而下爲月事，是血之液爲汗者，廼滲於皮膚之血，非經脈之血也，故舉女子之月事，以申明之。氣上迫肺者，眞氣上逆，口苦舌乾，驚則欬甚，是心氣上炎而不下通也。

◎崩之由

陰虛陽搏，謂之崩。（《素問·陰陽別論第七》）

陰脈不足，陽脈盛搏，則內崩而血流下也。陰虛陽搏者，亦指尺寸而言也，尺脈既虛，陰血已損，寸脈搏擊，虛火愈熾，謂之曰崩，蓋火逼而血妄行也，此則指女子而言耳。婦人血崩之證，其血從胞絡宮而來，血久下行爲熟路，則本宮血乏，其十二經之血，皆從茲而滲漏。然胞絡宮則繫於腎，而上通於心，故此證實關於心腎兩經，宜有陰虛陽搏之脈。《痿論》云："悲哀太甚則胞絡絕，胞絡絕則陽氣內動，發則心下崩，數溲血也。"

◎重身而瘖之由

黄帝問曰：人有重身，九月而瘖，此爲何也？岐伯對曰：胞之絡脈絕也。帝曰：何以言之？岐伯曰：胞絡者，繫於腎，少陰之脈，貫腎，繫舌本，故不能言。（《素問·奇病論第四十七》）

婦人懷孕，則身中有身，故曰重身。瘖，聲啞不能出言也。夫腎足少陰之脈，從腎上貫肝膈，入肺中，循喉嚨，夾舌本。胞中之絡，衝任之絡也。胞絡者，系於腎而上會於咽喉，故重身九月，胞中之絡脈絕，則不能言。此論奇恒之府，而爲奇恒之病也。腦髓骨脈膽女子胞六者，名爲奇恒之府。九月而瘖，及母腹中受驚之女子胞病，皆奇恒之府而爲病也。蓋此六者，地氣之所生，皆藏於陰，而象於地，與氣之通於天。病之變化者之不同，故所謂奇病也。

◎胎病之由

帝曰：人生而有病巔疾者，病名曰何？安所得之？岐伯曰：病名爲胎病。

此得之在母腹中，時其母有所大驚，氣上而不下，精氣竝居，故令子發爲巔疾也。（《素問·奇病論第四十七》）

凡百病之生，必由外感内傷，人有初生者，未犯邪氣，即有巔疾，故欲以明之。此女子胞之爲病也，則氣暴上而不下。夫精以養胎，而精風竝居者也。母有所大驚，則氣亂而逆，故氣暴上不下，氣亂則精亦從之，故精氣並及於胎，令子爲巔癇疾也。巔疾者，即癲癇也。本經巔、癲通用，凡諸篇有書巔字者，當因此以辨其義。

◎善忘之由

黄帝曰：人之善忘者，何氣使然？岐伯曰：上氣不足，下氣有餘，腸胃實而心肺虛，虛則榮衛留於下，久之不以時上，故善忘也。（《靈樞·大惑論第八十》）

此言人之所以善忘也。惟人之下氣有餘，故腸胃居下者實；上氣不足，故心肺居上者虛。心肺虛，則榮衛之氣留於下之腸胃，而久之不以時上，宜乎其心之在上者，善忘也。

◎諸夢之由

是知陰盛則夢涉大水恐懼，陽盛則夢大火燔灼，陰陽俱盛則夢相殺毁傷。上盛則夢飛，下盛則夢墮，甚飽則夢予，甚饑則夢取。肝氣盛則夢怒，肺氣盛則夢哭。（《素問·脈要精微論第十七》）

此言天地之陰陽五行，而合於人之陰陽藏府也。夢者，魂魄神氣之所遊行。肝主血而藏魂，肺主氣而藏魄，心主火而爲陽，腎主水而爲陰。是以陰盛則夢大水，腎藏志，故夢恐懼也。陽盛則夢大火燔灼也。陰陽俱盛，兩不相降，故夢相殺毁傷也。氣上則夢上，故飛。氣下則夢下，故墮。予，與同。有餘故夢予，不足故夢取。言中焦脾胃之氣，有虛有實而形諸夢也。氣並於肝則怒，並於肺則悲，故與夢相合。聚衆毁傷，言府氣實而徵之於夢也。《靈樞·淫邪發夢》與此同。

◎夢短蟲多長蟲多之由

短蟲多則夢聚衆，長蟲多則夢相擊毁傷。（《素問·脈要精微論第十七》）

蟲之短者勢不相爭，故短蟲多，但夢聚衆焉耳；蟲之長者力必相角，故長蟲多，則夢相擊毁傷矣。

◎惑之由（一）

黄帝曰：善。何以解惑？岐伯曰：合之於眞，三合而得。帝曰：善。（《靈樞·脹論第三十五》）

眞者，天乙之眞元也。所受於天，與穀氣並而充身者也。下焦先天之眞元，上與陽明相合，化水穀之精微，生此榮衛二氣，元眞之氣，通會於腠理，與榮衛合並而充行於形身者也。故榮衛二氣，合之於眞元，三合而得其厥逆之因矣。如天眞之氣，厥逆在下，則榮衛之氣，留止於上矣。下焦寒水之氣上逆，則眞邪相攻，榮衛兩氣相搏，廼合而爲脹也。

◎惑之由（二）

黄帝問於岐伯曰：余嘗上於清冷之臺，中階而顧，匍匐而前，則惑。余私異之，竊内怪之，獨瞑獨視，安心定氣，久而不解。獨博獨眩，被髮長跪，俛而視之，後久之不已也。卒然自上，何氣使然？岐伯對曰：五藏六府之精氣，皆上注於目而爲之精，精之窠爲眼，骨之精爲瞳子，筋之精爲黑眼，血之精爲絡，其窠氣之精爲白眼，肌肉之精爲約束，裹擷筋骨血氣之精，而與脈竝爲繫，上屬於腦，後出於項中。故邪中於項，因逢其身之虛，其入深，則隨眼系以入於腦，入於腦則腦轉，腦轉則引目系急，目系急則目眩以轉矣。邪其精，其精所中，不相比也，則精散，精散則視歧，視歧見兩物。目者，五藏六府之精也，榮衛魂魄之所常榮也，神氣之所生也。故神勞，則魂魄散，志意亂。是故瞳子黑眼法於陰，白眼赤脈法於陽也。故陰陽合傳，而精明也。目者，心使也，心者，神之舍也，故神精亂，而不轉，卒然見非常處，精神魂魄，散不相得，故曰惑也。（《靈樞·大惑論第八十》）

此因帝問，而明惑之所由然也。清冷之臺，東苑之所有也。惑者，眩惑也。帝之所言，形容精神惑亂之義盡矣。然此氣卒然而然，殆不可測。伯言人之精神魂魄，散不能收，故以之而惑，然惑本於心，心主五藏六府，五藏六府通於目，目見非常之處，而心遂以惑耳。蓋五藏六府之精氣，皆上注於目而爲之睛，睛之窠爲眼。腎主骨，骨之精爲瞳子；肝主筋，筋之精爲黑眼；心主血，血之精爲絡，所以絡其窠也；肺主氣，氣之精爲白眼；脾主肉，肉之精爲約束，所以裹擷筋骨血氣之精也，而與血脈相併，則爲繫，上屬於腦，後出於項中，故邪中於項。又因逢其身之虛，則邪入深，即隨眼繫以入於腦，由是腦因邪而轉動，至於牽引目系而急，惟目繫急，則目遂眩以轉，其睛自斜，不相比併，精氣自散，視物歧一爲二，而爲惑也。蓋目爲五藏六府之精，榮衛魂魄之所常通，神氣之所内生，今神勞則魂魄散，志意亂，是以不免於惑也。且此目者，有陰陽之義，故瞳子黑眼法於陰，白眼赤脈法於陽，必陰陽相合而傳，斯精且明。今見物歧一爲二，則陰陽不相傳，而不得精明矣。況此目者，固爲五藏六府之精，而實統之於心，是目眞爲心之所使也。惟心爲神之所舍，今心之神精既亂，而目自不能轉，故卒然見非常之處，而精神魂魄散不相得，此惑之所由然也。今帝上清冷之臺而惑者，其見非常之處乎。

◎迷惑之由

黄帝曰：余疑其然。余每之東苑，未曾不惑，去之則復，予唯獨爲東苑勞神乎？何其異也？岐伯曰：不然也。心有所喜，神有所惡，卒然相感，則精氣亂，視誤，故惑，神移廼復。是故聞者爲迷，甚者爲惑。（《靈樞·大惑論第八十》）

夫火之精爲神，水之精爲精，精上傳於神，共湊於目而爲精明，若神感於精，則精氣亂而爲惑矣。蓋精明者，從下而上，從前而後也。是以上文論從後而逆於前，此論上而感於下，皆反逆而爲惑也。心有所喜者，喜之東苑而上清冷之台也。神廼火之精，而惡清冷，故神有所惡。卒然相感者，神志相感也。神廼清冷而有所感，則神反下交於陰矣；神氣下交，則精氣亂矣；精氣亂，則視誤，而爲惑矣；候神移於上，而後廼復也。夫腎藏志而開竅於耳，是故志不上交於神則迷，甚則神反下，交於志則惑也。

◎奪精之由

黄帝曰：人之哀而泣涕出者，何氣使然？岐伯曰：心者，五藏六府之主也。目者，宗脈之所聚也，上液之道也。口鼻者，氣之門戶也。故悲哀愁憂則心動，心動則五藏六府皆搖，搖則宗脈感，宗脈感則液道開，液道開故泣涕出焉。液者，所以灌精濡空竅者也。故上液之道開則泣，泣不止則液竭，液竭則精不灌，精不灌，則目無所見矣，故命曰奪精。（《靈樞·口問第二十八》）

宗脈者，上液之道也。液道開而泣不止，則液竭，而濡空竅之精不能灌於目，而目不明矣，故命曰奪精，謂奪其外濡空竅之精也。夫口鼻耳目皆爲空竅，故曰口鼻者，氣之門戶也。謂津液隨氣而上濡空竅，故精不灌則目不明。

◎奇病之由

黄帝問曰：余聞繆刺，未得其意。何謂繆刺？岐伯對曰：夫邪之客於形也，必先舍於皮毛。留而不去，入舍於孫脈；留而不去，入舍於絡脈；留而不去，入舍於經脈。內連五藏，散於腸胃，陰陽俱感，五藏廼傷，此邪之從皮毛而入，極於五藏之次也，如此則治其經焉。今邪客於皮毛，入舍於孫絡，留而不去，閉塞不通，不得入於經，流溢於大絡，而生奇病也。（《素問·繆刺論第六十三》）

此言繆刺之所以異於巨刺也。繆刺者，謂病在左而取之右，病在右而取之左，如紕繆也。巨刺者，以邪客於經，而必刺其經也。此先言邪氣循序而入於經者，則當治其經也。夫經脈爲裏，支而横者爲絡，絡之別者爲孫。絡脈外見於皮部，經脈內連於藏府。邪之始客於形也，必先舍於皮毛，留而不去，則傳入於孫絡，蓋從孫而絡，絡而經也。

陰陽俱感者，謂皮毛氣分爲陽，經絡血分爲陰，言五藏之血氣外充於形身，有陰而有陽也。夫十二經脈，三陰者屬藏絡府，三陽者屬府絡藏，而云內連五藏，散於腸胃者，謂地之五行以生人之五藏，三陰三陽之六氣，亦由五行之所生，故凡論經脈以五藏五行之氣爲主，而六府爲其合也。極，至也。次，處也。此言邪入於經，而至於五藏之次者，不宜繆刺。夫從大絡而充於皮膚者爲陽，走經絡者爲陰。若邪入於大絡者，當繆刺也。孫絡者，孫脈也。孫絡之脈別經者，亦三百六十五脈，併注於大絡。大絡者，藏府之經隧也。《靈樞經》曰："胃之所出血氣者，經隧也。經隧者，五藏六府之大絡也。"閉塞不通者，絡脈不通也。絡脈閉塞，則皮膚孫絡之邪不得入於經，而流溢於大絡矣。奇病者，謂病氣在左，而證見於右，病氣在右，而證見於左。蓋大絡迺經脈之別，陽走陰而陰走陽者也。按此論迺大絡與皮膚孫絡相通，胃府所出之氣血，從胃絡而注於藏府之大絡，從大絡而先行皮膚，先充絡脈，從絡脈而復入於經，以養五藏氣，此胃氣之所由出也。至於水穀所生之津液，以資養五藏之精者，由脾藏之轉輸也。是津液氣血，皆由水穀之所生，胃府之所出，而各有其道。故曰："孫絡三百六十五穴會，以溢奇邪，以通榮衛。"又曰："肉分之閒，谿谷之會，以行榮衛，以會大氣。"大氣者，宗氣也，是胃府之宗氣血氣，有由經隧而先行於皮膚孫絡之閒，與榮衛交會者也。

◎人不病而卒死之由

雷公曰：人不病卒死，何以知之？黄帝曰：大氣入於藏府者，不病而卒死矣。（《靈樞·五色第四十九》）

人不病而卒死者，此承上文而言外因內因之病，並於血脈而入藏者，皆爲卒死也。大氣，大邪之氣也。大氣入藏者，外淫之邪入於藏府，故不病而卒死矣。不病者，無在外之形證也。若水上乘心，則心先病，故曰病，曰小愈。腎氣上乘，則自虛其本位矣。復爲後應而上出，故不病而卒死。不病者，不爲他藏所乘而自脫也。

◎壞府之由

君王眾庶，盡欲全形。形之疾病，莫知其情，留淫日深，著於骨髓，心私慮之。余欲鍼除其疾病，爲之奈何？岐伯對曰：夫鹽之味鹹者，其氣令器津泄；絃絕者，其音嘶敗；木敷者，其葉發；病深者，其聲噦。人有此三者，是謂壞府，毒藥無治，短鍼無取，此皆絕皮傷肉，血氣爭黑。（《素問·寶命全形論第二十五》）

貴賤雖殊，然其寶命一矣，故好生惡死者，貴賤之常情也。虛邪之中人微，先見於色，不知於身，有形無形，故莫知情狀也。留而不去，淫衍日深，邪氣襲虛，故著於骨髓。鹹，謂鹽之味苦，浸淫而潤物者也。夫鹹爲苦而生，鹹從水而有水也，潤下而苦泄，故能令器中水津液潤滲泄焉。凡虛中而受物者，皆謂之器，其於體外則謂陰囊，其於身中所同，則謂膀胱矣。然以病配於五藏，則心氣伏於腎中而不去，迺爲是矣。以腎象水而味鹹，心合火而味苦，苦流汗液，鹹走胞囊，火爲水持，故陰囊之外，津潤如汗，而滲泄不止也。凡鹹之爲氣，天陰則潤，在上則浮，在人則囊濕而皮膚剝起。陰囊津泄，而脈絃絕者，診當言音嘶嗄，敗易舊聲爾。以肝氣傷也。肝氣傷則金本缺，金本缺則肺氣不全，肺主音聲，故言音嘶嗄。敷，布也，言木氣散佈外榮於所部者，其病當發於肺葉之中，以木氣發散故也。《平人氣象論》曰："藏眞散於肝。"肝又合木也。噦，謂聲濁惡也。肺藏惡血，故如是。府，謂胷也，以肺處胷中故也。壞，謂損壞其府而取病也。三者，謂脈絃絕，肺葉發聲濁噦。病內潰於肺中，故毒藥無治。外不在於經絡，故短鍼無取。是以絕皮傷肉，迺可攻之，以惡血久與肺氣交爭，故當血見而色黑也。人有此三者，是謂壞府，毒藥無治，短鍼無取。此皆絕皮傷肉，血氣爭黑。欲知病徵者，須知其候。鹽之在於器中，津液洩於外，見津而知鹽之有鹹也；聲嘶，知琴瑟之絃將絕；葉落者知陳木之已盡。舉此三物衰壞之徵，以比聲噦識病深之候。人有聲噦同三譬者，是爲府壞之候。中府壞者，病之深也，其病既深，故鍼藥不能取，以其皮肉血氣各不相得故也。

◎陰陽交之由

黃帝問曰：有病溫者，汗出輒復熱，而脈躁疾不爲汗衰，狂言不能食，病名爲何？岐伯對曰：病名陰陽交，交者死也。帝曰：願聞其說。岐伯曰：人所以汗出者，皆生於穀，穀生於精，今邪氣交爭於骨肉而得汗者，是邪卻而精勝也。精勝則當能食而不復熱。復熱者，邪氣也。汗者，精氣也。今汗出而輒復熱者，是邪勝也。不能食者，精無俾也。病而留者，其壽可立而傾也。且夫《熱論》曰：汗出而脈尚躁盛者死。今脈不與汗相應，此不勝其病也，其死明矣。狂言者是失志，失志者死。今見三死，不見一生，雖愈必死也。（《素問·評熱病論第三十三》）

汗者陰之液，身熱脈躁者陽之邪，病溫汗出之後，則當邪從汗解，熱退脈靜矣。今其不爲汗衰者，迺陽勝之極，陰氣不能復也，故爲狂言，爲不食。正以陽邪交入陰分，則陰氣不守，故曰陰陽交，交者死也。穀氣內盛則生精，精氣外達則爲汗。惟精勝邪，所以能汗。邪從汗散，則當能食，不復熱矣。俾，使也。精，陰氣也。五藏所以藏精，藏氣虛則不能使人飲食，故曰精無俾也。病氣留而不退，則元氣日敗，必致損命矣。《熱論》謂上古《熱論》也。凡汗後脈當遲靜，而反躁盛者，直陰竭而邪獨勝也，故病必死。脈不與汗相應者，精氣不勝病氣也，此總五志爲言也。志舍於精，精不勝邪，則五藏之志皆失，故致狂言者多死。汗後輒復熱不能食者，一死；汗後脈尚躁盛者，二死；汗後反狂言失志者三死。有此三者，則必死之候。

◎久病之由

久病者，邪氣入深。（《靈樞·終始第九》）

人之衛氣，晝行於陽，夜行於陰，應天道之遶地一周，晝明夜晦。病久者，邪氣入深。

◎病去而瘠之由

帝曰：其久病者，有氣從不康，病去而瘠，奈何？岐伯曰：昭乎哉，聖人之問也！化不可代，時不可違。夫經絡以通，血氣以從，復其不足，與聚齊同，養之和之，靜以待時，謹守其氣，無使傾移，其形迺彰，生氣以長，命曰聖王。故《大要》曰：無代化，無違時，必養必和，待其來復，此之謂也。帝曰：善。（《素問·五常政大論第七十》）

謂氣已順而身猶不康，病已去而形則瘠瘦也。化，造化也。凡造化之道，衰王各有不同，如木從春化，火從夏化，金從秋化，水從冬化，土從四季之化，以及五運六氣各有所主，皆不可以相代也，故曰化不可代。人之藏氣，亦必隨時以爲衰王，欲復藏氣之虧，不因時氣不可也，故曰時不可違。不違時者，如金水根於春夏，木火基於秋冬，藏氣皆有化原，設不預爲之地，則臨時不易於復元，或邪氣乘虛再至，雖有神手，無如之何矣。是以天地有自然之化，人力不足以代之，故曰化不可代。然則當聽之矣，而曰養之和之者，又非以人力而贊天工者不然也。疾病既去而不求其復，則元氣由衰而瘠矣。養者，養以氣味。和者，和以性情。靜以待時者，預有修爲而待時以復也。如陽虛者喜春夏，陰虛者喜秋冬，病在肝者愈於夏，病在心者愈於長夏，病在脾者愈於秋，病在肺者愈於冬，病在腎者愈於春，皆其義也。謹守其氣，無使傾移，則固有弗失，日新可期，是即復原之道，而生氣可漸長矣。《大要》者，上古書名也。此引古語以明化不可代，時不可失，不可不養，不可不和，以待其來復，未有不復者矣。來復之義，即《易》之復卦，一陽生於五陰之下，陽氣漸回則生意漸長，同此理也。

◎肉苛之由

帝曰：人之肉苛者，雖近衣絮，猶尚苛也，是謂何疾？岐伯曰：榮氣虛，衛氣實也。榮氣虛則不仁，衛氣虛則不用，榮衛俱虛則不仁且不用，肉如故也。人身與志不相有，曰死。（《素問·逆調論第三十四》）

此論榮衛之氣不和也。苛，虐也，謂雖近衣絮，而苛虐如故也。虛實者，不和也。言榮氣不得衛氣之和，則榮氣虛；衛氣不與榮氣相和，則衛氣實也。蓋陽道常實，故曰實，然則過猶不及也。不仁者，不知痛癢。不用者，痿而不勝。蓋言榮衛不和，則兩者皆虛矣。榮衛兩虛者，不仁且不用，不仁不用而肉苛如故者，不和而致虛也。人身者，榮衛之所循行也。志者，五藏之神志也。《本藏》曰："經脈者，所以行氣血而榮陰陽，濡筋骨，利關節者也。衛氣者，所以溫分肉，充皮膚，肥腠理，司關闔者也。志意者，所以禦精神，收魂魄，適寒溫，和喜怒者也。是故氣血和則經脈流行，榮復陰陽，筋骨勁強，關節清利矣。衛氣和則分肉解利，皮膚調柔，腠理緻密矣。志意和則精神專直，魂魄不散，悔怒不起，五藏不受邪矣。寒溫和則六府化穀，經脈通利，支節得安矣。此人之平常也。"是三者之所當和調者也。如三者皆相失而不相有，則氣血不行，魂魄離散而死矣。此言榮氣當與衛氣和調，榮衛之氣又當與神志和調者也。

◎皶痤之由

勞汗當風，寒薄爲皶，鬱廼痤。（《素問·生氣通天論第三》）

形勞汗出，坐臥當風，寒氣薄之，液凝爲皶，即粉刺也。若鬱而稍大，廼成小癤，是名曰痤。凡若此者，皆陽氣不固之使然。皶，酒皶鼻也。

◎痤疿之由

汗出見濕，廼生痤疿。（《素問·生氣通天論第三》）

人當汗出之時，玄府未閉，廼受水濕，則陽氣方泄，寒水制之，熱鬱皮內，濕邪凝結，甚者爲痤，微者爲疿。痤，小癤也。疿，暑疹也。

◎足生大丁之由

高梁之變，足生大丁，受如持虛。（《素問·生氣通天論第三》）

高，膏也。梁，粱也。膏粱，厚味也。味厚傷形，氣傷於味，形氣傷則肌腠虛矣，膏粱所變之熱毒，逆於肉理，而多生大丁。蓋膚腠虛而熱毒乘之，有如持虛器而受之也。

◎大僂之由

開闔不得，寒氣從之，廼生大僂。（《素問·生氣通天論第三》）

開，謂皮腠發洩，闔，謂玄府閉封，皆衛氣爲之主也。若衛氣失所，則當開不開，當閉不閉，不得其宜，爲寒所襲，結於筋絡之閒，緛急不伸，則形爲僂俯矣。《經筋》曰"陽急則反折，陰急則俯不伸"即此之謂。

◎癰腫之由

榮氣不從，逆於肉理，廼生癰腫。（《素問·生氣通天論第三》）

邪氣陷脈，則榮氣不從，榮行脈中也。不從則不順，故逆於肉理，聚爲癰腫也。經曰："陽氣有餘，榮氣不行，廼發爲癰，陰陽不通，兩熱相搏，廼化爲膿。"

◎癰腫筋攣骨痛之由

帝曰：諸癰腫筋攣骨痛，此皆安生？岐伯曰：此寒氣之腫，八風之變也。（《素問·脈要精微論第十七》）

此言癰腫筋攣骨痛之三者，有得病之由，治病之法也。安，何也。安生，言何以生之。八風，八方之風也。《陰陽應象大論》云："寒傷形，形傷腫。"故諸癰腫者，寒氣之所變也。《九宫八風》云："風從東方來，名曰嬰兒風，其傷人也，外在筋紐；風從北方來，名日大剛風，共傷入也，外在於骨。"然八風之變，能使人筋攣骨痛也，

◎癰之由

五藏不和，則七竅不通；六府不和，則留爲癰。（《靈樞·脈度第十七》）

若五藏不和，則五藏主内，不能通此七竅矣。彼六府不和，則六府主表，當留結爲癰。

◎癰疽之由（一）

黄帝曰：病之生時，有喜怒不測，飲食不節，陰氣不足，陽氣有餘，榮氣不行，廼發爲癰疽。陰陽不通，兩熱相搏，廼化爲膿。小鍼能取之乎？岐伯曰：聖人不能使化者，爲其邪不可留也。故兩軍相當，旗幟相望，白刃陳於中野者，此非一日之謀也。能使其民，令行禁止，士卒無白刃之難者，非一日之教也，須臾之得也。夫至使身被癰疽之病，膿血之聚者，不亦離道遠乎？夫癰疽之生，膿血之成也，不從天下，不從地出，積微之所生也。故聖人自治於未有形也，愚者遭其已成也。黄帝曰：其已形不予遭，膿已成不予見，爲之奈何？岐伯曰：膿已成，十死一生。（《靈樞·玉版第六十》）

喜怒不測，則氣有所逆；飲食不節，則藏有所傷；陰氣不足，故榮有不行；陽氣有餘，故熱從而聚，皆足以致癰疽也。邪在天下則爲亂，邪在人身則爲病，及其已成，則雖聖人不能使之化，是以邪不可留也。譬之用兵者，其謀非止於一日，必有夙教，必有定謀，而後可保其無危。況生此癰疽之人，使身被癰疽，而膿血已聚，惟其遠脩養之道耳。詎知癰疽由微而積，聖人自治於未有成形之始，愚者則遭於既已成形之後，所以治之失其時，十死一生也。

◎癰疽之由（二）

余已知血氣之平與不平，未知癰疽之所從生，成敗之時，死生之期有遠近，何以度之？可得聞乎？岐伯曰：經脈流行不止，與天同度，與地合紀。故天宿失度，日月薄蝕。地經失紀，水道流溢，草萓不成，五穀不殖。徑路

不通，民不往來，巷聚邑居，則別離異處，血氣猶然，請言其故。夫血脈榮衛，周流不休，上應星宿，下應經數，寒邪客於經絡之中，則血泣，血泣則不通，不通則衛氣歸之，不得復反，故癰腫。寒氣化爲熱，熱勝則腐肉，肉腐則爲膿，膿不寫則爛筋，筋爛則傷骨，骨傷則髓消，不當骨空，不得泄寫，血枯空虛，則筋骨肌肉不相榮，經脈敗漏，熏於五藏，藏傷故死矣。（《靈樞·癰疽第八十一》）

癰疽之所由生，其成敗死生遠近，殆未可以輕度也。夫經脈流行不止，誠與天地同度合紀者也。故天宿失度，則日月爲之薄蝕；地經失紀，則水道爲之流溢，草萓爲之不成，五穀爲之不殖，徑路爲之不通，而民不能往來，雖巷聚邑居之中，似乎別離異處矣。人身亦然，惟寒邪客於經絡之中，則血濇不通，衛氣歸於內，而不得復反於外，故癰疽迺生。試以其始終言之，其始寒化爲熱，熱勝則肉腐，由是肉之內有筋，筋之內有骨，骨之內有髓者，皆因肉腐則爲膿，而爛筋傷骨消髓，相因而至矣。若不得骨空以瀉之，所以血枯空虛，筋骨肌肉不相榮澤，經脈敗漏，五藏俱傷，而死期至矣。

◎蟲癰之由

黄帝曰：氣爲上鬲者，食飲入而還出，余已知之矣。蟲爲下鬲，下鬲者，食晬時迺出，余未得其意，願卒聞之。岐伯曰：喜怒不適，食飲不節，寒溫不時，則寒汁流於腸中，流於腸中則蟲寒，蟲寒則積聚，守於下管，則腸胃充郭，衛氣不榮，邪氣居之。人食則蟲上食，蟲上食則下管虛，下管虛則邪氣勝之，積聚已留，留則癰成，癰成則下管約。其癰在管內者，即而痛深；其癰在外者，則癰外而痛浮，癰上皮熱。（《靈樞·上鬲第六十八》）

此言汁沫積於腸胃而成癰。鬲者，膈膜也。前齊鳩尾，後齊十一椎，所以遮隔濁氣，不使上熏心肺也。此言膈證有上下之分，而尤詳下膈之義，而復有因氣因蟲之異也。氣在上膈者，上膈，上焦也，爲膻中，名曰氣海。夫上焦者，宗氣之所居。上焦開發，宣五穀味，所以熏膚充身澤毛也。病在上膈者，食飲入而還出。蟲在下膈者，下膈，胃府之所居，名水穀之海，受中焦之氣，泌糟粕，蒸津液，化其精微，隨三焦出氣，以溫肌肉，充皮膚。因於下膈者，食入，晬時迺還。晬時，周時也。膈上膈下者，即膈食證也。夫胃者，水穀血氣之海也。汁沫者，胃府所生之津液，滲出於腸胃之外，募原間之孫脈絡脈，化赤爲血，注於胃之大絡，從藏府之經隧，外出於皮膚。若因於喜怒不適，食飲不節，寒溫不時，有傷胃氣，則陽虛而寒汁流於腸中，蟲寒不行，則聚於下管而腸胃充滿也。衛氣，脾氣也。脾氣不能運行，故邪得聚而居之。管，脘同。郭，廓同。蟲寒聞食，則喜而上求之，上則邪氣居之而乘虛留聚，以致癰於下脘，要約不行，故食入晬時復出也。癰，壅同。管之內外，即言下脘也。邪伏於中，故熱見於皮肉之上。

◎寒熱瘰癧之由

黃帝問於岐伯曰：寒熱瘰癧在於頸掖者，皆何氣使生？岐伯曰：此皆鼠瘻，寒熱之毒氣也，留於脈而不去者也。（《靈樞·寒熱第七十》）

瘰癧者，其狀累然而歷貫上下也，故於頸掖之間，皆能有之。因其形如鼠穴，塞其一，復穿其一，故又名爲鼠瘺。蓋以寒熱之毒，留於經脈，所以聯繫不止。一曰結核，連續者爲瘰癧，形長如蜆哈者爲馬刀。又曰脅肋下者爲馬刀。

四、傳變轉歸

◎傳者乘之名也

傳，乘之名也。（《素問·玉機眞藏論第十九》）

傳者以此傳彼，乘者以強淩弱，故有曰傳曰乘之異名耳。

◎俞氣化薄之傳變

俞氣化薄，傳爲善畏，及爲驚駭。（《素問·生氣通天論第三》）

寒氣自脈漸深，流於經俞，氣化内薄，則侵及藏府，故傳爲恐畏，爲驚駭，以陽氣受傷於内也。

◎病成而變

帝曰：病成而變，何謂？岐伯曰：風成爲寒熱，癉成爲消中，厥成爲巓疾，久風爲飧泄，脈風成爲癘。病之變化，不可勝數。（《素問·脈要精微論第十七》）

成言病之本，變言病之標，標本不同，是謂之變。風，陽邪也，善行而數變。或並於裏則陽虛，陽虛則外寒；或並於表則陽實，陽實生外熱，故《生氣通天論》曰："因於露風，廼生寒熱。"是風成而變爲寒熱也。癉，熱邪也。熱積於內，當病爲消中，善食易饑也。厥，逆氣也。氣逆於上，則或爲疼痛，或爲眩僕，而成頂巓之疾也。一曰氣逆則神亂，而病爲癲狂者，亦通。風從木化，久風不已則脾土受傷，病爲飧泄而下利清穀也。風寒客於血脈，久而不去則膚肉敗壞，其病爲癘。癘，癩也。此舉風熱之邪，以見致病之概，其他變化百出，有不可以數計者，亦猶此也。

◎百病始生之傳變（一）

是故百病之始生也，必先於皮毛；邪中之，則腠理開，開則入客於絡脈；留而不去，傳入於經；留而不去，傳入於府，廩於腸胃。邪之始入於皮也，

泝然起毫毛，開腠理。其入於絡也，則絡脈盛，色變；其入客於經也，則感虛，廼陷下；其留於筋骨之間，寒多則筋攣骨痛，熱多則筋弛骨消，肉爍䐃破，毛直而敗。（《素問·皮部論第五十六》）

廪，積也，聚也。泝然，惡寒也。起，謂毛起竪也。腠理，皆謂皮空及文理也。盛，謂盛滿。變，謂易其常也。經虛邪入，故曰感虛。脈氣虛少，故陷下也。攣，急也。弛，縱緩也。消，爍也。䐃者，肉之標，故肉消則䐃破毛直而敗也。此言百病之漸，始於皮毛，入於絡脈，又入於經脈，又入於府，又入於藏，其寒熱異邪，則證候悉分也。由上文觀之，故知百病之始生也，必先入於皮毛。邪中皮毛，則腠理開，開則客於絡脈；留而不去，傳入於經脈；又留而不去，傳入於六府，廪積於腸胃；又入於五藏。方邪之始入皮也，泝然起毫毛，開腠理，其入於絡也，則絡滿色變，如上文有青黑黄赤白等色皆是也。入於經也，由經之虛，故邪從而陷下矣；廼留於筋骨之間，寒多則有筋攣骨痛之證，熱多則有筋弛骨消肉爍䐃破毛直而敗之證；又由是而傳入於府，傳入於藏矣。

◎百病始生之傳變（二）

帝曰：夫子言皮之十二部，其生病皆何如？岐伯曰：皮者，脈之部也。邪客於皮，則腠理開，開則邪入，客於絡脈，絡脈滿則注於經脈，經脈滿則入舍於府藏也。故皮者，有分部，不與而生大病也。帝曰：善。（《素問·皮部論第五十六》）

脈氣留行，各有陰陽，十二經脈，各有其部，氣隨經所過而部主之，故云脈之部。察之於皮，其脈可知，故曰皮者脈之部。脈行皮中，各有部分，脈受邪氣，隨則病生，非由皮氣而能生也。氣不與經脈和調，則氣傷於外，邪流入於內，必生大病也。

◎百病所生之傳變（三）

黄帝曰：夫百病之所始生者，必起於燥濕寒暑風雨，陰陽喜怒，飲食居處，氣合而有形，得藏而有名，余知其然也。夫百病者，多以旦慧晝安，夕加夜甚，何也？岐伯曰：四時之氣使然。

此言百病，皆旦慧晝安夕加夜甚之由也。夫陽氣晝夜出入，應四時之生長收藏。五藏主五運於中，而外合木火土金水之五氣。人之百病，不出於外內二因。燥濕寒暑風雨，外因於天之六氣，氣合於有形而爲病，藉人氣之生長以慧安。蓋六淫之邪，外合於形而病形也。陰陽喜怒飲食居處，内因於人之失調，得之於藏而有病名，如傷喜則得之於心，而有心病矣；傷怒則得之於肝，而有肝病矣；傷悲則得之於肺，而有肺病矣；傷恐則得之於腎，而有腎病矣；傷於飲食則得之脾胃，而有脾胃之病矣，是必以藏氣之所勝時者起，蓋内因之病，得之於藏而病藏也。此論人之正氣，合天地之陰陽五行，人氣盛可以勝天之淫邪，得地之五行，可以起人之藏病，人與天地參合而互相資助者也。然病雖不同，大抵旦慧晝安夕加夜甚，蓋一日之間，亦合於四時之氣也。

黄帝曰：願聞四時之氣。岐伯曰：春生夏長，秋收冬藏，是氣之常也，人亦應之。以一日分爲四時，朝則爲春，日中爲夏，日入爲秋，夜半爲冬。朝則人氣始生，病氣衰，故旦慧；日中人氣長，長則勝邪，故安；夕則人氣始衰，邪氣始生，故加；夜半人氣入藏，邪氣獨居於身，故甚也。（《靈樞·順氣一日分爲四時第四十四》）

燥濕寒暑風雨，外感也。陰陽喜怒飲食居處，内傷也。氣合而有形，脈證可據也。得藏而有名，表裏可察也。雖病有不同，而多以旦慧晝安、夕加夜甚者，諸病皆相類也。春之生，陽氣昇也。夏之長，陽氣盛也。秋之收，陽氣降也。冬之藏，陽氣伏也。是氣之常，皆以陽氣爲言也。天地之交，四時之序，惟陰陽昇降而盡之矣。自子之後，太陽從左而昇，昇則爲陽；自午之後，太陽從右而降，降則爲陰。大而一歲，小而一日，無不皆然，故一日亦分四時也。朝時太陽在寅卯，自下而上，在人應之，陽氣正昇，故病氣衰而旦慧。日中太陽在巳午，自東而中，在人應之，陽氣正盛，故能勝邪而晝安。夕時太陽在申酉，由中而昃，在人應之，陽氣始衰，故邪氣漸盛而暮加重。夜半太陽在戌亥，自上而降，在人應之，陽氣伏藏，邪氣正盛，故夜則甚。蓋邪氣之輕重，由於正氣之盛衰。正氣者，陽氣也。昇則從陽，從陽則生；降則從陰，從陰則死。天人之氣，一而已矣。

◎病久之傳化（一）

故風者，百病之始也。……故病久則傳化，上下不竝，良醫弗爲。故陽蓄積病死，而陽氣當隔，隔者當寫，不亟正治，粗迺敗之。（《素問·生氣通天論第三》）

竝，陰陽交通也。病始因風，病久者，邪留而不去也。傳者，始傷皮毛，留而不去，則入於肌腠；留而不去，則入於經脈衝俞；留而不去，則入於募原藏府。化者，或化而爲寒，或化而爲熱，或化而爲燥結，或化而爲濕瀉。蓋天有六淫之邪，而吾身有六氣之化也。久必傳化，及至上下不並，則陰陽相離，水火不相濟矣，雖有良醫，弗可爲也。若邪蓄陽分，積而不行，陽亢無陰，其病當死，蓋即上下不竝之謂也。何以驗之？隔塞不通，則其證耳。當瀉不瀉，正以粗工誤之，故致敗亡。《陰陽別論》曰："剛與剛，陽氣破散，陰氣迺消亡。淖則剛柔不和，經氣迺絕。"亦此之謂。

◎病久則傳化（二）

帝曰：内舍五藏六府，何氣使然？岐伯曰：五藏皆有合，病久而不去者，内舍於其合也。故骨痹不已，復感於邪，内舍於腎；筋痹不已，復感於邪，内舍於肝；脈痹不已，復感於邪，内舍於心；肌痹不已，復感於邪，内舍於

脾；皮痹不已，復感於邪，内舍於肺。所謂痹者，各以其時，重感於風寒濕之氣也。（《素問·痹論第四十三》）

五痹在體，五藏在内，至有内舍於五藏者，舍者，藏也。蓋五藏皆有合，即如腎之合在骨，肝之合在筋，心之合在脈，脾之合在肌，肺之合在皮，五痹病久而不去，則内舍於其合矣。故骨痹不已，而又重感於三氣，則内舍於腎；筋痹不已，而又重感於三氣，則内舍於肝；脈痹不已，而又重感於三氣，則内舍於心；肌痹不已，而又重感於三氣，則内舍於脾；皮痹不已，而又重感於三氣，則内舍於肺。所謂五藏之痹者，各以其所主之時。時，謂氣王之月也。肝王春，心王夏，肺王秋，腎王冬，脾王四季之月。感，謂感應也。重感於風寒濕之三氣，故使之入於五藏也。

◎虛邪中人之傳變

是故虛邪之中人也，始於皮膚，皮膚緩，則腠理開，開則邪從毛髮入，入則抵深，深則毛髮立，毛髮立則淅然，故皮膚痛。留而不去，則傳舍於絡脈，在絡之時，痛於肌肉，其痛之時息，大經廼代。留而不去，傳舍於經，在經之時，灑淅喜驚。留而不去，傳舍於俞，在俞之時，六經不通四支，則支節痛，腰脊廼強。留而不去，傳舍於伏衝之脈，在伏衝之時，體重身痛。留而不去，傳舍於腸胃，在腸胃之時，賁響腹脹，多寒則腸鳴飧泄，食不化，多熱則溏出糜。留而不去，傳舍於腸胃之外，募原之間，留著於脈，稽留而不去，息而成積。或著孫脈，或著絡脈，或著經脈，或著俞脈，或著於伏衝之脈，或著於膂筋，或著於腸胃之募原，上連於緩筋，邪氣淫泆，不可勝論。（《靈樞·百病始生第六十六》）

是故虛邪之中人也，始於皮膚，正以皮膚緩則腠理開，開則邪從毛髮入，入則至深，深則毛髮立，立則皮膚淅然而寒，遂因之而爲痛，其始之於皮膚者如此。及留而不去，則傳舍於絡脈，如足太陽膀胱經在飛揚之謂。蓋浮而易見者爲絡，深而不見者爲經，凡各部分肉之絡脈皆是也。此其肌肉盡痛，則深於皮膚矣。其痛之時，呼吸之際，大經之脈不能流通，而閒有脈之代而中止不能自還者，其繼而在絡脈者如此。留而不去，則傳舍於經，如凡各經之脈，其直行者是也，如足太陽膀胱在崑崙之謂，此則灑淅惡寒，喜於多驚。其在經者如此。留而不去，則傳舍於俞穴，如足太陽膀胱經在束骨之謂，時則六經不通於四支，支節皆痛，腰脊廼強。其在俞者又如此。留而不去，則傳舍於伏衝之脈，時則身體重而且痛也。其在於伏衝之脈者如此。留而不去，傳舍於在上之胃，在下之腸，時在腸胃之閒，其聲爲奔響，且爲腹脹，内而寒氣或多，則腸鳴而飧泄，其食不化，内而熱氣或多，則後之所去者必溏，溏者穢之不堅而雜水者也。且所出者爲糜，糜者穀之不化者也。其在腸胃者又如此。留而不去，傳舍於腸胃之外，募原之閒，募原之閒者，即皮裏膜外也，時則留著於脈，若稽留而不去，則息而成積矣。其在於腸胃之外者又如此。由上文觀之，或著於孫脈，或著絡脈，或著於俞脈，或著於伏衝之脈，或著於脂筋，或著於腸胃之募原，上連於緩筋，凡此皆邪氣之所淫泆，其不可勝數者有如此。

◎邪氣從外入內從上之下之傳變

黄帝曰：願盡聞其所由然。岐伯曰：其著孫絡之脈而成積者，其積往來上下，臂手孫絡之居也，浮而緩，不能勾積而止之。故往來移行腸胃之閒，水湊滲注灌，濯濯有音，有寒則䐜滿雷引，故時切痛。

其著於陽明之經，則挾臍而居，飽食則益大，饑則益小。其著於緩筋也，似陽明之積，飽食則痛，饑則安。其著於腸胃之募原也，痛而外連於緩筋，飽食則安，饑則痛。其著於伏衝之脈者，揣之應手而動，發手則熱氣下於兩股，如湯沃之狀。其著於膂筋，在腸後者，饑則積見，飽則積不見，按之不得。其著於俞之脈者，閉塞不通，津液不下，孔竅乾塞。此邪氣之從外入內，從上之下也。（《靈樞·百病始生第六十六》）

此承上文，而詳言積之在於各所者，其狀有不同，而病有所由始也。夫所謂邪之在孫絡而成積者，其積往來上下於臂手孫絡之居，浮而不沉，緩而不急，不能據積而止之，故往來相移其內，而腸胃之閒有水湊聚注灌，濯濯有音，且有寒氣，則䐜滿如雷有聲而相引，時常爲切痛也。其著於陽明經者，即胃經也，其積當挾臍而居，如飽食時則積益大，饑時則積益小也。其著於緩筋也，似前陽明之積，飽食則痛，如益大之謂，饑則安，則如益小之謂也。又其著於腸胃之募原，積痛則外連於緩筋，如飽食則稍安，饑則必痛矣。又其著於伏衝之脈，以手揣摹其積，應手而動，舉手則熱氣下於兩股之閒，如有以湯沃之狀也。其著於膂筋，膂筋在腸之後，故積亦在腸後，方其饑時，則積反見，飽則積不見，按之又不可得也。其著於俞之脈而爲積者，當閉塞不通，津液不下行，故孔竅皆乾壅也。凡所謂積之成者，皆邪氣之從外而入內，從上而之下者也。

◎傷寒之傳變（一）

帝曰：願聞其狀。岐伯曰：傷寒一日，巨陽受之，故頭項痛，腰脊強；二日，陽明受之，陽明主肉，其脈俠鼻絡於目，故身熱目疼而鼻乾，不得臥也；三日，少陽受之，少陽主膽，其脈循脅絡於耳，故脅胷痛而耳聾，三陽經絡皆受其病，而未入於藏者，故可汗而已；四日，太陰受之，太陰脈布胃中，絡於嗌，故腹滿而嗌乾；五日，少陰受之，少陰脈貫腎，絡於肺，繫舌本，故口燥舌乾而渴；六日，厥陰受之，厥陰脈循陰器，而絡於肝，故煩滿而囊縮，三陰三陽，五藏六府皆受病，榮衛不行，五藏不通，則死矣。（《素問·熱論第三十一》）

人身經絡，三陽爲表，三陰爲裏。三陽之序，則太陽爲三陽，陽中之陽也；陽明爲二陽，居太陽之次；少陽爲一陽，居陽明之次，此三陽爲表也。三陰之序，則太陰爲三陰，居少陽之次；少陰爲二陰，居太陰之次；厥陰爲一陰，居少陰之次，此三陰爲裏也。巨陽，足太陽也，爲三陽之表，而脈連風府，故凡病傷寒者，一日太陽受之者，太陽之經從頭項下肩髆，挾脊抵腰中，故陽氣在上，故頭項痛，背爲陽，故腰脊強。自太陽以入陽明，故二日陽明受之，陽明胃經屬土，主肉，身熱者，以肉受邪，胃中熱煩，故不得臥。三日少陽受之，少陽之氣，主樞，主膽，膽氣昇則諸陽之氣皆昇，所謂因於寒，欲如運樞也。諸陽之氣，從樞脅而出於膚表，太陽主表，陽明主肌，少陽主胷脅，胷脅痛而耳聾者，病在氣而見有形之經證也。三陽未入於藏，以病在表，故可汗也。邪在三陽，失於汗解，則自少陽以入太陰，故四日太陰受之。太陰脾經之脈，布胃中，絡於嗌，所以腹滿而嗌乾也。自太陰以入少陰，故五日少陰受之。少陰貫腎絡於肺，繫舌本，故口燥舌乾而渴。自少陰以入厥陰，故六日厥陰受之。厥陰肝經之脈，循陰器而絡於肝，所以煩滿而囊縮也。斯時也，皆三日已滿之後，可泄而已。若非泄之而已者，則三陽三陰，五藏六府，皆以受病，榮衛不行，五藏不通，其人必死，所以其死皆在六七日間者，此也。

◎傷寒之傳變（二）

其不兩感於寒者，七日，巨陽病衰，頭痛少愈；八日，陽明病衰，身熱少愈；九日，少陽病衰，耳聾微聞；十日，太陰病衰，腹減如故，則思飲食；十一日，少陰病衰，渴止不滿，舌乾已而嚔；十二日，厥陰病衰，囊縱，少腹微下，大氣皆去，病日已矣。（《素問・熱論第三十一》）

此由六經而傳，原非兩感於寒，故七日之際，巨陽病衰，頭痛少愈，正以初時所感之邪太甚，既於二日傳之陽明矣，而其未盡傳者尚在太陽，則至此而比之一日之證則少愈焉，非厥陰之邪復出，而傳之足太陽也。八日，陽明病衰，身熱少愈；九日，少陽病衰，耳聾微聞；十日，太陰病衰，腹滿已減如故，且思飲食；十一日，少陰病衰，渴止不滿，其舌乾既已，而且有嚔；十二日厥陰病衰，囊縱，其少腹亦微下。其不兩感於寒者，以邪氣漸退，經氣漸和，故少愈。大氣，謂大邪之氣也。是故其愈皆病十日已上者，以大氣去也，病日已矣。

◎五藏寒熱相移之傳變

脾移熱於肝，則爲驚衄。

此下即五藏之移熱者告之也。脾移熱於肝者，反傳所勝，熱之甚也。肝藏血，病主驚駭，邪熱薄之，則風火交作，故爲驚，爲鼻中出血也。

肝移熱於心，則死。

心屬君火，肝有相火，肝移熱於心，傳其我所生者，然心不受邪，以母傳子，而二火炎熾，病不可支，故死也。

心移熱於肺，傳爲鬲消。

人有膈膜，前齊鳩尾，後齊十一椎，居心肺之下，而有斜膜上與心肺相連。肺屬金，其化本燥，心復以熱移之，則燥愈甚而傳爲膈消。膈消者，膈上焦煩，飲水多而善消也。

肺移熱於腎，傳爲柔痓。

肺主氣，腎主骨，肺熱有餘，傳之於腎，傳其我所生者，則氣與骨皆熱。腎者水也。而生骨。腎藏燥熱，則髓精不生，是以筋骨痿弱，而爲柔痓。

腎移熱於脾，傳爲虛，腸澼，死不可治。（《素問·氣厥論第三十七》）

腎主下焦，象水而冷。脾土制水，腎移熱於脾者，陰火上炎也。邪熱在下，眞陰必虧，故傳爲虛損。腎本水藏而挾熱侮脾。太陰濕土主氣，不能制水，而反受濕熱相乘，脾氣虛傷，則不能磨運水穀，而爲腸澼下利，穀氣已絕，故爲不治之死證。

◎六府寒熱相移之傳變

胞移熱於膀胱，則癃溺血。

此下以六府之移熱者告之也。胞，子宮也，在男則爲精室，在女則爲血室。膀胱，津液之府也，俗名謂之溲胞。命門火盛，則胞宮移熱於膀胱，故小便不利爲癃，甚則爲溺血。常見相火妄動，逆而不通，多患此者，即其證也。

膀胱移熱於小腸，鬲腸不便，上爲口糜。

膀胱上口上連於小腸，膀胱之熱上行，則移於小腸，是水能勝火也。小腸之脈循咽下膈抵胃，其支者循頸上頰，故受熱爲膈腸之病則痞塞不便，受熱於咽頰之間則上爲口糜。糜，爛也。

小腸移熱於大腸，爲虙瘕，爲沈。

虙，伏同。小腸下口，大腸之上口也，小腸移熱於大腸，是傳其所勝也。小腸之熱下行，則移於大腸。熱結不散，則或氣或血，留聚於曲折之處，是爲虙瘕。虙瘕者，謂其隱伏秘匿，深沈不易取也。

大腸移熱於胃，善食而瘦，入謂之食㑊。

胃爲水穀之海，其氣外養肌肉，大腸爲傳導之官。今大腸之熱移之，是傳其生我者也，則胃火愈盛，食已如饑，故雖多食，而肌肉瘦削，又謂之食㑊。

胃移熱於膽，亦曰食㑊。

陽明胃熱而移於膽，是傳其所勝我者，則胃病如故，而膽木生火，亦當善食而瘦也，亦名曰食㑊。

膽移熱於腦，則辛頞鼻淵，鼻淵者，濁涕下不止也。（《素問·氣厥論第三十七》）

辛，酸辛也。頞，鼻莖也。腦液下滲則爲濁涕，涕下不止，如彼水泉，故曰鼻淵也。

膽經之脈起於目鋭眥，上抵頭角，下耳後，曲折布於腦後，故膽移熱於腦，則爲辛頞鼻淵之病。腦熱不已，則傳爲此證。

◎傳爲衄衊瞑目之由

傳爲衄衊瞑目，故得之氣厥也。（《素問·氣厥論第三十七》）

足陽明脈，交頞中，傍約太陽之脈。衄衊，皆爲鼻血，但甚者爲衄，微者爲衊。此皆熱使之然，及其久而傳也。蓋鼻熱既久，血從上湧，故鼻中出血。熱傷陰血，則目無所養，故令瞑目，以羞明不能開也。凡此五藏六府，寒熱相移者如此，皆得之氣逆所致也。厥者，氣逆也。此總結一篇之義，皆由氣逆所致。

◎兩感於寒之傳變

帝曰：其病兩感於寒者，其脈應與其病形何如？岐伯曰：兩感於寒者：病一日，則巨陽與少陰俱病，則頭痛口乾而煩滿；二日，則陽明與太陰俱病，則腹滿身熱，不欲食，譫言；三日，則少陽與厥陰俱病，則耳聾囊縮而厥，水漿不入，不知人，六日死。帝曰：五藏已傷，六府不通，榮衛不行，如是之後，三日迺死，何也？岐伯曰：陽明者，十二經脈之長也，其血氣盛，故不知人；三日，其氣迺盡，故死矣。（《素問·熱論第三十一》）

兩感者，表裏同病也。足太陽與少陰爲表裏，故在太陽則爲頭痛，在少陰則爲口乾煩滿。陽明太陰爲表裏，二經同病也。譫言，妄言也。陽明病則身熱譫言，太陰病則腹滿不欲食。少陽厥陰表裏同病也。少陽病則爲耳聾，厥陰病則爲囊縮而厥。至是則三陰三陽俱受病，故水漿不入，昏不知人，於六日之際當死也。五藏已傷，六府不通，榮衛不行，如此之後，三日迺死，謂兩感傳遍之後，復三日而死也。蓋即六日之義。陽明爲水穀氣血之海，胃氣之所出也，故爲十二經脈之長，且爲多氣多血之經，若感於邪，其邪必甚，故不知人。凡兩感於邪者，三日之後，胃氣迺盡，故當死也。

◎風傳五藏

是故風者，百病之長也。今風寒客於人，使人毫毛畢直，皮膚閉而爲熱，當是之時，可汗而發也。或痹不仁腫痛，當是之時，可湯熨及火灸，刺而去之。

弗治，病人舍於肺，名曰肺痹，發欬上氣。

弗治，肺即傳而行之肝，病名曰肝痹，一名曰厥，脅痛，出食，當是之時，可按若刺耳。

弗治，肝傳之脾，病名曰脾風，發癉，腹中熱，煩心出黄，當此之時，可按可藥可浴。

弗治，脾傳之腎，病名曰疝瘕，少腹冤熱而痛，出白，一名曰蠱，當此之時，可按可藥。

弗治，腎傳之心，病筋脈相引而急，病名曰瘛，當此之時，可灸可藥。

弗治，滿十日，法當死。腎因傳之心，心即復反傳而行之肺，發寒熱，法當三歲死，

此病之次也。（《素問·玉機眞藏論第十九》）

百病之長，言先百病而有之。《生氣通天論》云："風者，百病之始。"客，謂客止於人形。風擊皮膚，寒勝腠理，故毫毛畢直，玄府閉密而熱生也。邪在皮毛，故可汗泄。《陰陽應象大論》曰："善治者，治皮毛。"此之謂也。或痹不仁腫痛，病生而變，故如是也。熱中血氣，則痛痹不仁。寒氣傷形，故爲腫痛。《陰陽應象大論》云："寒傷形，熱傷氣，氣傷痛，形傷腫。"。湯熨火灸刺，皆能釋散寒邪，宣揚正氣。弗治，邪入諸陰病而爲痹，故病入於肺，名曰痹焉。《宣明五氣》曰："邪入於陽則狂，邪入於陰則痹。"肺在變動爲欬，故欬則氣上，故上氣也。肺金伐木，氣下入肝，故曰弗治行之肝也。肝氣通膽，膽善爲怒，怒者氣逆，故一名厥也。肝厥陰脈，從少腹屬肝絡膽，上貫膈，布脅肋，循喉嚨之後，上入頏顙，故脅痛。而食人腹則出，故曰出食。肝氣應風，木勝脾土，土受風氣，故曰脾風。蓋爲風氣通肝而爲名也。脾之爲病，善發黃癉，故發癉也。脾太陰脈，入腹屬脾絡胃，上膈俠咽，連舌本，散舌下；其支別者，復從胃別上膈，注心中，故腹中熱而煩心，出黃色於便瀉之所也。腎少陰脈，自股內後廉，貫脊屬腎，絡膀胱，故少腹冤熱而痛，溲出白液也。冤熱內結，消鑠脂肉，如蠱之食，日內損削，故一名曰蠱。腎不足則水不生，水不生則筋燥急，故相引也。陰氣內弱，陽氣外燔，筋脈受熱而自跳掣，故名曰瘛。弗治，滿十日法當死矣。至心而氣極，則如是矣。若復傳行，當於下說。因腎傳之心，心不受病，即而復反傳與肺金，肺已再傷，故寒熱也。三歲者，肺至腎一歲，腎至肝一歲，肝至心一歲，火又乘肺，故云三歲死。病次，謂傳勝之次第。

◎風雨傷人之傳變

帝曰：風雨之傷人，奈何？岐伯曰：風雨之傷人也，先客於皮膚，傳入於孫脈，孫脈滿則傳入於絡脈，絡脈滿則輸於大經脈。血氣與邪竝客於分腠之間，其脈堅大，故曰實。實者，外堅充滿，不可按之，按之則痛。（《素問·調經論第六十二》）

此論外因之風雨寒暑，而有虛有實也。夫經脈爲裏，支而橫者爲絡，絡之別者爲孫。風雨之傷人也，先客於皮膚，而次入於裏，血氣與邪並客於分腠之閒，其脈堅大，故曰實。此邪在於分腠之陽，迫及於脈而爲堅大，未入於裏，故按之則痛。

◎五藏受氣舍於其所生傳之於其所勝

五藏受氣於其所生，傳之於其所勝，氣舍於其所生，死於其所不勝。病之且死，必先傳行至其所不勝，病廼死。此言氣之逆行也，故死。

肝受氣於心，傳之於脾，氣舍於腎，至肺而死。心受氣於脾，傳之於肺，氣舍於肝，至腎而死。脾受氣於肺，傳之於腎，氣舍於心，至肝而死。肺受氣於腎，傳之於肝，氣舍於脾，至心而死。腎受氣於肝，傳之於心，氣舍於肺，至脾而死。

此皆逆死也。一日一夜五分之，此所以占死生之早暮也。（《素問・玉機眞藏論第十九》）

此言五藏之病氣，有所受，有所傳，有所舍，有所死，始之於我所生，而終之於剋我者也。受氣者，受病氣也。凡五藏之病，以子病方盛，反乘其母，故母受病氣於其所生也，即肝受氣於其心之類。自此而病氣漸盛，輾轉相剋，傳之於其所勝，廼我之所剋者也，即肝來剋脾之類。所傳者，又傳之於所勝，則彼不勝者，廼生我者也，病氣從玆而益盛，已舍居於此藏矣。舍者，居也。即脾往剋腎，而腎本生肝，故肝之病氣，舍於其腎之類。又自是而傳之於其所勝，即腎來剋心，心來剋肺，肺又來剋肝，則肝至是而死矣，蓋凡病之至死，必先傳之至其所不勝而死，此皆五藏相剋，廼爲氣之逆行也，故至於死。此與《難經・五十三難》"七傳者死"相類，但此受氣於其所生，則子來乘母爲始，《難經》則從相尅而始，有不同耳，猶肝之受病始於肺也，論其大義，還以《內經》爲正。其餘傳之於所勝者，悉爲相類。蓋病從心始，則心爲一藏受傷矣；肝受氣於心，則肝爲二藏受傷矣；肝又傳脾，則脾爲三藏受傷矣；脾又尅腎，則腎爲五藏受傷矣；腎又尅心，則心爲五藏受傷矣；心又尅肺，則肺爲六藏受傷矣；又至肝，則爲七傳。試以肝經言之：心經有病來乘其母，則肝之病氣，受之於心，肝木剋土，則傳之於脾；脾土剋水，則氣舍於腎；腎水剋火，則又傳之於心；心火剋金，則又傳之於肺，故曰至肺而死，蓋以肝剋於肺也。由此推之，則肝之受氣在心，心之受氣在脾，脾之受氣在肺，肺之受氣在腎，腎之受氣在肝，皆以母而受之於所生之子也；肝之所傳在脾，心之所傳在肺，脾之所傳在腎，肺之所傳在肝，腎之所傳在心，皆傳於己之所勝者也；肝之所舍在腎，心之所舍在肝，脾之所舍在心，肺之所舍在脾，腎之所舍在肺，皆舍於生己者也。肝之所死在肺，心之所死在腎，脾之所死在肝，肺之所死在心，腎之所死在脾，皆死於所不勝者也。此皆氣逆而剋，必至於死，吾又以一日一夜，計五分而分之，豈特以歲而論，如肝死在秋，以日而論，如肝死庚辛之類也。故朝主甲乙，晝主丙丁，四季主戊己辰戌丑未時，日晡主庚辛，夜主壬癸。今肝至肺而死，則其死在日晡時也；心至腎而死，則其死在壬癸時也。脾至肝而死，則其死在甲乙時也。肺至心而死，則其死在丙丁時也。腎至脾而死，則其死在戊己及辰戌丑未時也。此所以占死生之早暮也。

◎五藏有病傳至所困而死

黄帝曰：五藏相通，移皆有次，五藏有病，則各傳其所勝。不治，法三月若六月，若三日若六日，傳五藏而當死，是順傳所勝之次。故曰：别於陽者，知病從來；别於陰者，知死生之期。言知至其所困而死。（《素問·玉機眞藏論第十九》）

此總結上文，而言五藏相通，有順傳之次序，如逆傳其所勝者，蓋因其病而逆之也。然逆傳所勝之死，有時而有月有日也。如見肝之病，中工不曉傳脾而不治，則脾傳之腎，腎傳之心，心傳之肺，法三月而傳之所勝之次，則死矣。假如心病而欲傳之肺，時值秋三月，而金旺不受邪，法當六月而傳之所勝之次，則死矣。所謂法三月，若六月也。如傳於值死之月，假如肝病傳脾，而戊日受之，眞藏之脈見，則當庚日而死；己日受之，則當辛日而死，此法當三日而死也。如甲乙日受之，眞藏脈見，亦當死於庚辛，此法當六日而死，所謂若三日，若六日也。五藏相傳而當死者，是順傳所勝之次，如甲乙肝木受病，順傳至庚辛而死；丙丁心火受病，順傳至壬癸而死；戊己脾土受病，復傳至甲乙而死，故曰順傳所勝之次而死也。此五藏逆傳，而知死之月、死之日、死之時也。所謂别於陰者，知死生之期也。别於陽者，下文所謂風寒之邪，從皮毛陽分而入，故别於陽者，知病所從來。五藏爲陰，知五藏逆傳而死者，上文之所謂肝病傳脾，至肺而死，脾病傳腎，至肝而死，故别於陰者，知至所困而死也。

◎五藏六府寒熱之相移

黄帝問曰：五藏六府寒熱相移者何？

相移者，以此病而移於彼也。寒熱者，邪正陰陽之氣也。如邪舍於藏府募原之閒，陰陽外内相乘，則爲往來之寒熱。如藏邪傳移於藏，府邪傳移於府，則爲氣厥之變病矣。是以此篇單論五藏六府寒熱相移之病也。

岐伯對曰：腎移寒於肝，癰腫少氣。

全元起及《甲乙經》俱作“脾”者是。腎中寒氣移於脾者，廼爲癰腫。凡癰毒之病，寒熱皆能爲之，熱者爲陽毒，寒者爲陰毒。蓋脾主肌肉，得寒則氣聚而堅，堅而不散，則爲腫爲癰也。一曰癰者壅也，腎以寒水之氣，反傳所勝，侵侮脾土，故壅爲浮腫，其義尤通。少氣者，寒盛則陽虚於下，陽虚則無以化氣也。

脾移寒於肝，癰腫筋攣。

脾中寒勝，移寒於肝，亦傳其所勝己者，其寒盛矣，肉寒而衛氣結聚，故爲癰腫。經曰：“榮氣不行，廼發爲癰。”肝主筋，肉寒而筋脈拘急，故爲筋攣之病。

肝移寒於心，狂，隔中。

肝移寒於心，傳其我所生者，心主火，其藏神，受肝邪之寒逆，故神亂而爲狂。心脈出屬心繫下隔，陽爲陰抑，則氣有不行，故隔塞不通也。

心移寒於肺，肺消，肺消者，飲一溲二，死不治。

心移寒於肺，傳其所不勝之金。心與肺，二陽藏也。心移寒於肺者，君火之衰耳。心火不足則不能溫養肺金，肺氣不溫則不能行化津液，故飲雖一而溲則倍之。夫肺者水之母也，水去多則肺氣從而索矣，故曰肺消。門戶失守，本元日竭，故死不能治。

肺移寒於腎，爲涌水，涌水者，按腹不堅，水氣客於大腸，疾行則鳴濯濯，如囊裹漿，水之病也。（《素問·氣厥論第三十七》）

肺移寒於腎，傳其我所生者，則肺寒入腎，腎邪干母，上奔於肺，故爲湧水。湧水者，水自下而上，如泉之湧也。水者陰氣也，其本在腎，其末在肺。肺移寒於腎，則陽氣不化於下，陽氣不化，則水泛爲邪而客於大腸，以大腸爲肺之合也。但按腹不堅，而腸中濯濯有聲者，即是其候。涌，湧同。

◎藏府發病之傳變（一）

夫病傳者，心病，先心痛，一日而欬，三日脅支痛，五日閉塞不通，身痛體重。三日不已死，冬夜半，夏日中。

此承上文甚者獨行，而言五藏相剋之死期，此以心病言之也。夫傳其所勝，謂之甚。夫病傳者，五藏皆然。試以心言之：心病者，藏眞通於心，故先心痛。火來乘金，一日傳之於肺，即發而爲欬，以肺之變動爲欬也。又三日，則四日矣，肺邪勝木，故脅支痛，以肝脈循脅肋也。又五日，則九日矣，肝邪勝土，故閉塞不通，身痛體重，以脾不運化，及脾主肉，而肉病也。又三日，則十二日矣，其病不已則死。但冬則死於半夜，夏則死於日中耳。蓋夜半爲水，而冬之夜半，其水尤甚，以水來剋火，故死。日中爲火，而夏之日中，其火尤甚，以心火已絕，火不能持，故亦死。

肺病，喘欬，三日而脅支滿痛，一日身重體痛，五日而脹。十日不已死，冬日入，夏日出。

肺病喘咳者，病先發於肺；三日而之肝，則脅支滿痛；一日而之脾，則身重體痛，五日而之胃則脹，再十日不已死。孟冬之中，日入於申之八刻三分。仲冬之中，日入於申之七刻三分。季冬之中，日入於申，與孟月等。孟夏之中，日出於寅之八刻一分。仲夏之中，日出於寅之七刻三分。季夏之中，日出於寅，與孟月等也。

肝病，頭目眩，脅支滿，三日體重身痛，五日而脹，三日腰脊少腹痛，脛痠。三日不已死，冬日入，夏蚤食。

病先發於肝，則頭目眩脅支滿。三日而之脾，則體重身痛，五日而之胃則脹。三日而之腎，則腰脊少腹痛。三日不已死，夏蚤食者，寅卯之時，木氣絕而不生也。冬日入者，申酉之時，金氣旺而木氣絕也。

脾病，身痛體重，一日而脹，二日少腹腰脊痛，脛痠，三日背胆筋痛，小

便閉。十日不已死，冬人定，夏晏食。

病先發於脾，則身痛體重；二日而之胃則脹；二日而之腎，則少腹腰脊痛脛痠；三日而之膀胱。則背胆筋痛小便閉。胆，膂同。十日不已死。冬之人定在亥，謂土敗而水勝也。夏之晏食在寅，木旺而土絕也。

腎病，少腹腰脊痛，䯒痠，三日背胆筋痛小便閉，三日腹脹，三日兩脅支痛。三日不已死。冬大晨，夏晏晡。

病先發於腎，則少腹腰脊痛䯒痠；三日而之胆膀胱則背胆筋痛，小便閉；三日而之胃則腹脹；三日而之肝，則兩脅支痛。冬之大明在辰，土旺而水滅也。夏之晏晡在亥，水絕而不能生也。

胃病，脹滿，五日少腹腰脊痛，䯒痠，三日背胆筋痛，小便閉，五日身體重。六日不已死，冬夜半後，夏日昳。

病先發於胃，故脹滿。五日而之腎，則少腹腰脊痛䯒痠；三日而之胆膀胱，則背胆筋痛，小便閉。五日而之脾，則身體重；再六日不已而死。冬夜半後者土敗而水勝也。夏日昳者，迺陽明所主之時，土絕而不能生也。

膀胱病，小便閉，五日少腹脹，腰脊痛，䯒痠，一日腹脹，一日身體痛。二日不已死。冬雞鳴，夏下晡。（《素問·標本病傳論第六十五》）

膀胱病者，其證當小便閉。五日則自傳於腎，其證當小腹脹，腰脊痛，而䯒痠也；又一日，則六日矣，水來乘火，腎傳之小腸，其證當小腹脹也；又一日，則七日矣，又傳之於心，其證當心痛也；又二日，則九日矣，其病不已死。但冬之雞鳴在丑，土剋水，故冬死於鷄鳴。夏之下晡在申，金衰不能生水，故夏死於下晡也。

◎藏府發病之傳變（二）

黄帝曰：大氣入藏奈何？岐伯曰：病先發於心，一日而之肺，三日而之肝，五日而之脾，三日不已死，冬夜半，夏日中。

此言大氣入藏者，即五藏之相剋爲傳，遂以心之病傳者而先言之也。病發於心而傳於肺，火乘金也。三日而金復乘木，故傳之肝也。五日而木復乘土，故傳之脾也。再三日而邪氣不退，其甚則死。冬月夜半，水王之極也。夏月日中，火王之極也。心火畏水，故冬則死於夜半。陽邪亢極，故夏則死於日中。蓋衰極亦死，盛極亦死，有所偏勝，則有所偏絕也。五行之氣，無不皆然，下文之義皆放此。

病先發於肺，三日而之肝，一日而之脾，五日而之胃。十日不已死，冬日入，夏日出。

病先發於肺，其證當爲喘爲欬。遇三日，則金來乘木，傳之於肝，其證當脅支滿痛；又一日，則四日矣，木來乘土，傳之於脾，其證當身重體痛；又五日，則九日矣，脾邪乘胃，其證當爲脹；又十日，則十九日矣，其病不已則死。但冬之日入在申，時雖屬金，金衰不能扶也，故冬死於日入；夏之日出在寅，木旺火生，肺氣已絕，非火盛而死，故夏死於日出也。

病先發於肝，三日而之脾，五日而之胃，三日而之腎，三日不已死，冬日入，夏蚤食。

病先發於肝，其證當頭目眩，而脅支滿。過三日，則木來乘土，傳之於脾，其證當體重身痛；又五日，則八日矣，脾傳於胃府，其證當爲脹；又三日，則十一日矣，則土來乘水，傳之於腎，其證當腰脊小腹俱痛，脛中覺痠，正以腎脈起於足，循腨內，出膕內廉，貫脊屬腎，絡膀胱，又腰爲腎之府，故病如是也；又三日，則十四日矣，其病不已則死。但冬之日入在申，以金旺木衰，故冬死於日入；夏之早食在卯，以木旺亦不能扶，故夏死於早食也。

病先發於脾，一日而之胃，二日而之腎，三日而之膂膀胱，十日不已死，冬人定，夏晏食。

病先發於脾，其證當身痛體重。一日而自傳於胃府，其證當爲脹；又二日，則三日矣，土來乘水，迺傳於腎，其證當小腹腰脊痛，而脛痠也；又三日，則六日矣，腎自傳於伏膂之脈，膀胱之府，其證當背膂筋痛，而小便亦閉也；又十日，則十六日矣，其病不已，死。但冬之人定在亥，以土不勝水，故冬死於人定；夏之晏食在寅，以木來剋土，故夏死於晏食也。

病先發於胃，五日而之腎，三日而之膂膀胱，五日而上之心。二日不已死，冬夜半，夏日昳。

胃病者，其證當脹滿。五日則胃傳於腎，其證當小腹腰脊痛，而䯒痠也；又三日，則八日矣，腎病自傳於府，其證當背膂筋痛，而小便自閉也；又五日，則十三日矣，又上而傳之於心，其證當心痛也；又二日，則十五日矣，其病不已則死。但冬之半夜屬子，土不勝水，故冬死於夜半；夏之日昃在未，土氣正衰，故夏死於日昳也。昳，日昃也。

病先發於腎，三日而之膂膀胱，三日而上之心，三日而之小腸，三日不已，死，冬大晨，夏晏晡。

腎病者，其證當小腹、腰脊痛，䯒痠。三日則自傳於膀胱之府，其證當背膂筋痛，而小便亦閉也；又三日，則六日矣，水來乘火，膀胱上而之心，其證當心痛也；又三日，則九日矣，心自傳小腸之府，其證當小腹脹也；又二日，則十一日矣，其病不已則死。但冬之天明在寅末，夏之晏晡以向昏，土能剋水，故冬死於大晨，而夏死於晏晡也。

病先發於膀胱，五日而之腎，一日而之小腸，一日而之心，二日不已死，冬雞鳴，夏下晡。

膀胱病者，其證當小便閉。五日則自傳於腎，其證當小腹脹，腰脊痛，而䯒痠也；又一日，則六日矣，水來乘火，腎傳之小腸，其證當小腹脹也；又一日，則七日矣，又傳之於心，其證當心痛也；又二日，則九日矣，其病不已死。但冬之雞鳴在丑，土剋水，故冬死於鷄鳴。夏之下晡在申，金衰不能生水，故夏死於下晡也。

諸病以次相傳，如是者皆有死期。（《靈樞·病傳第四十二》）

五藏相通，移皆有次。五藏有病，則各傳其所勝。病之且死，必先傳行至其所不勝病廼死。

◎五藏之久欬廼移於六府

帝曰：六府之欬奈何？安所受病？岐伯曰：五藏之久欬，廼移於六府。

此下辨六府之咳不同也。蓋五藏之氣，與天地四時五行之氣相參合，故各以時受病。五藏之久欬不已，蓋病及於府，而六府之病，又從藏氣而轉移，皆各因其合而表裏相移也。而久欬則三焦受之，然合五藏六府之欬，而未有不聚於胃，關於肺者也。

脾欬不已，則胃受之，胃欬之狀，欬而嘔，嘔甚則長蟲出。

此言胃欬之狀。脾之脈屬脾絡胃，胃之脈屬胃絡脾，相爲表裏，故脾欬不已則胃受之，胃脈循喉嚨，入缺盆，下膈屬胃。故脾欬不已，胃必受之。胃不能容，則氣逆爲嘔。長蟲，蛔蟲也，居腸胃之中，嘔甚則隨氣而上出。

肝欬不已，則膽受之，膽欬之狀，欬嘔膽汁。

此言膽欬之狀。肝之脈屬肝絡膽，膽之脈屬膽絡肝，相爲表裏，故肝欬不已則膽受之，膽脈從缺盆以下胷中，貫膈，故欬則嘔出膽汁，其味苦也。

肺欬不已，則大腸受之，大腸欬狀，欬而遺失。

此言肺欬之狀。肺之脈屬肺絡大腸，大腸之脈，屬大腸絡肺，相爲表裏，故肺欬不已則大腸受之，大腸之脈，入缺盆，絡肺下膈，爲傳導之府，故欬則遺失穢物也。

心欬不已，則小腸受之，小腸欬狀，欬而失氣，氣與欬俱失。

此言心欬之狀。心之脈屬心絡小腸，小腸之脈層小腸絡心，相爲表裏，故心欬不已，則小腸受之，小腸之下，即大腸也，今欬則下失其氣，其氣與欬而俱失也。

腎欬不已，則膀胱受之，膀胱欬狀，欬而遺溺。

此言腎欬之狀。腎之脈屬腎絡膀胱，胱膀之脈屬膀胱絡腎，相爲表裏，故腎欬不已，則膀胱受之，膀胱爲津液之府，故遺溺也。

久欬不已，則三焦受之，三焦欬狀，欬而腹滿，不欲食飲。

此言三焦欬之狀。六府之欬不已，則三焦受之，此三焦者，非手少陽之三焦，廼上中下之三焦也，上焦在於膻中，中焦在於中脘，下焦在於臍下陰交，皆在於腹。久欬不已，則上中下三焦俱病，出納昇降皆失其和，故腹滿不能食飲。

此皆聚於胃，關於肺，使人多涕唾，而面浮腫氣逆也。（《素問·咳論第三十八》）

此言胃欬之狀。此所受氣者，泌糟粕，蒸津液，化其精微，上注於肺脈，廼化而爲血，故言皆聚於胃，關於肺也。兩焦受病，則邪氣熏肺，而肺氣滿，故使人多涕唾，而面浮腫氣逆也。腹滿不欲食者，胃寒故也。胃脈者，從缺盆下乳內廉，下循腹至氣街；其支者，復從胃下口循腹裹至氣街中而合。今胃受邪，故病如是也。然膀胱三焦之欬，皆邪聚於胃，而上關於肺故也。夫三焦爲決瀆之府，膀胱者，津液之所藏，關門不利，則聚水而從其類矣。水聚於胃，則上關於肺而爲欬，欬則肺舉，肺舉則液上溢，故使人涕唾，水氣上乘，故面浮腫而氣逆也。

◎肌痹之傳變

故《本病》曰：大經空虛，發爲肌痹，傳爲脈痿。思想無窮，所願不得，意淫於外，入房太甚，宗筋弛縱，發爲筋痿，及爲白淫。（《素問・痿論第四十四》）

《本病》，古經論篇名。大經，謂大經脈也，以心崩溲血，故大經空虛，脈空則熱內薄，衛氣盛，榮氣微，故發爲肌痹也。先見肌痹，後漸脈痿，故曰傳爲脈痿也。思想既已無窮，所願又不得遂，其意久淫於外，或至入房太甚，宗筋弛縱，發爲筋痿，及爲白淫。在男子爲精滑，在女子爲白帶。

◎筋痿肉痿骨痿之傳變

故《下經》曰：筋痿者生於肝，使內也。有漸於濕，以水爲事，若有所留，居處相濕，肌肉濡漬，痹而不仁，發爲肉痿。故《下經》曰，肉痿者得之濕地也。有所遠行勞倦，逢大熱而渴，渴則陽氣內伐，內伐則熱舍於腎。腎者水藏也，今水不勝火，則骨枯而髓虛，故足不任身，發爲骨痿。故《下經》曰：骨痿者，生於大熱也。（《素問・痿論第四十四》）

《下經》，上古經名也。使內者，入房也。所願不遂而傷肝，兼之使內太甚也。肝主筋，故使內而筋痿者，故曰生於肝也。漸，有由來也。以水爲事，從事於卑濕之所也。相，並也。脾主肌肉而惡濕，濕著於肉，則衛氣不榮，故肌肉頑痹而爲肉痿。地之濕氣，感則害皮肉筋脈，病生於脾也。遠行勞倦則傷腎，逢大熱則暑暍傷陰，渴則陰液內竭，是以陽熱之氣，內伐其陰，而熱舍於腎矣。腎者，水藏，水盛則能制火，今陽盛陰消，水不勝火，以致骨枯髓虛，足不任用於身，而發爲骨痿也。

◎一陽發病之傳變

曰：一陽發病，少氣，善欬，善泄。其傳爲心掣，其傳爲鬲。（《素問・陰陽別論第七》）

心爲君火，而相火上炎，則同氣相求，邪歸於心。心動不寧，若有所引，名曰心掣。又其傳者，以木乘土，脾胃受傷，廼爲隔證。如《邪氣藏府病形》曰：“脾脈微急爲隔中。”《風論》曰：“胃風之狀，食飲不下，膈塞不通。”《上膈》曰：“食飲入而還出者，皆隔之謂。”

◎三陽發病之傳變

曰：三陽爲病，發寒熱，下爲癰腫，及爲痿厥腨痟。其傳爲索澤，其傳爲頹疝。（《素問·陰陽別論第七》）

陽邪在表爲熱，則皮膚潤澤之氣必皆消散，是爲索澤也。頹疝者，小腹控睾而痛也。按《邪氣藏府病形篇》曰："膀胱病者，小便偏腫而痛。"小腸病者，小腹痛，腰脊控睾而痛。是太陽之傳爲頹疝也。頹，癩同。

◎齒脣寒痛

繆傳引上齒，齒脣寒痛。（《素問·繆刺論第六十三》）

繆傳者，謂手陽明之邪，繆傳於足陽明之脈也。足陽明之脈，入上齒中，還出俠口，左右相交於承漿。此邪客於手陽明之經別，而繆傳於足陽明之脈，致引入上齒，而使齒脣寒痛，

五、鑒別

◎風雨寒濕傷人之別

帝曰：風雨之傷人，奈何？岐伯曰：風雨之傷人也，先客於皮膚，傳入於孫脈，孫脈滿則傳入於絡脈，絡脈滿則輸於大經脈。血氣與邪竝客於分腠之間，其脈堅大，故曰實。實者，外堅充滿，不可按之，按之則痛。

帝曰：寒濕之傷人，奈何？岐伯曰：寒濕之中人也，皮膚不收，肌肉堅緊，榮血泣，衛氣去，故曰虛，虛者，聶辟氣不足，按之則氣足以溫之，故快然而不痛。帝曰：善。（《素問·調經論第六十二》）

此論外因之風雨寒暑，而有虛有實也。夫經脈爲裏，支而橫者爲絡，絡之別者爲孫。風雨之傷人也，先客於皮膚，而次入於裏，血氣與邪並客於分腠之間，其脈堅大，故曰實。此邪在於分腠之陽，迫及於脈而爲堅大，未入於裏，故按之則痛。寒濕之傷人肌肉也。夫表陽之氣，主於皮膚，寒濕之陰邪傷人陽氣，是以皮膚不收，陽氣不能外禦，致邪入於肌肉，而肌肉堅緊也。榮血泣而不行，衛氣去於膚表，故爲虛也。聶，懾同。辟，積也。《靈樞經》曰："血氣竭枯，腸胃聶辟。"蓋此虛者，虛於外而僻積於內也。此表氣不足，故按摩之，則裏氣出以溫之，故快然而不痛。此二節論陽受之風雨寒濕，陽氣主於膚表，蓋以陽氣實者爲實，而陽氣虛者爲虛也。

◎病溫病暑之别

凡病傷寒而成溫者，先夏至日者爲病溫，後夏至日者爲病暑。暑當與汗皆出，勿止。（《素問·熱論第三十一》）

寒邪中人而成溫病暑病者，其在時則以夏至前後言，在病則以熱之微甚言，故凡溫病暑病，皆傷寒也。暑氣侵入，當令有汗，則暑隨汗出，故曰勿止。《陰陽應象》等論曰："冬傷於寒，春爲溫病；夏傷於暑，秋爲痎瘧。"仲景曰："冬時嚴寒，觸冒之者，廼名傷寒。"其傷於四時之氣，皆能爲病，以傷寒爲毒，最成殺厲之氣也。中而即病者，名曰傷寒。不即病者，寒毒藏於肌膚，至春變爲溫病，至夏變爲暑病。暑病者，熱極，重於溫也。是以辛苦之人，春夏多溫熱病，皆由冬時觸寒所致，非時行之氣也。凡時行者，春時應暖而復大寒，夏時應熱而反大涼，秋時應涼而反大熱，冬時應寒而反大溫，此非其時而有其氣，是以一歲之中，長幼之病多相似者，此則時行之氣也。

◎五邪之别

黄帝曰：余聞刺有五邪？何謂五邪？岐伯曰：病，有持癰者，有容大者，有狹小者，有熱者，有寒者，是謂五邪。（《靈樞·刺節眞邪第七十五》）

此節言眞氣通會於皮膚肌腠之閒，而有壅滯大小寒熱之病。邪者，謂不得中正之和調也。

◎風與瘧之别（一）

帝曰：善。夫風之與瘧也，相似同類，而風獨常在，瘧得有時而休者，何也？岐伯曰：風氣留其處，故常在；瘧氣隨經絡，沉以內薄，故衛氣應廼作。（《素問·瘧論第三十五》）

此風字，指風證爲言。風之與瘧，皆因於風，本爲相似同類；然風則無休，瘧有時止，故當知所辨也。風氣留其處，著而不移者也。瘧氣隨經絡，流變不一者也。沈以內薄，言其深也，即上文薄於五藏，橫連募原之謂，故必因衛氣之應而作也。

◎風與瘧之别（二）

黄帝曰：善。夫風之與瘧也，相與同類，而風常在，而瘧特以時依，何也？岐伯曰：風氣留其處，瘧氣隨經絡，沉以內搏，故衛氣應廼作也。帝曰：善。（《靈樞·歲露論第七十九》）

《生氣通天論》曰："夏傷於暑，秋爲痎瘧。"《瘧論》曰："瘧皆生於風。"又曰："瘧者，風寒之氣不常也。"又曰："汗出遇風，及得之以浴，水氣舍於皮膚之內也。"此諸論者，皆以風寒暑濕爲言，而病瘧之因已盡於此。若於此而分其陰陽，則風與暑，陽邪也；

寒與水，陰邪也。然風者，陽中之涼氣也；暑者，熱中之寒邪也。合是四者而言，無非皆屬乎寒。經曰："夏傷於大暑，其汗大出，腠理開發，因遇夏氣淒滄之水寒，藏於腠理皮膚之中，秋傷於風，則病成矣。"是可見其言暑者，言時氣也；言寒者，言病氣也。及邪氣之變，自淺而深，郁寒成熱，然終不免寒爲本、熱爲標耳，安得謂之非寒耶？故其初感，則寒邪先伏於腠理，及遇秋清之令，而新涼束之，則表邪不能外越，於是乎陰欲入而陽拒之，陽欲出而陰遏之，陰陽相搏而病作矣。然其淺者，病在三陽，故隨衛氣以爲出入，而一日一作；其深者，病在三陰，則邪氣不能與衛氣並出，故或間日，或三四日，而作愈遲者，其病癒甚也。是以瘧之輕重，惟在陰陽淺深耳。故於本經則有寒瘧、溫瘧、癉瘧及六經六藏瘧證之分，義無出於此矣。後世瘧名紛雜，亦無非寒邪耳。凡邪自外入，當從汗解。故經曰："夏暑汗不出者，秋成風瘧。"又曰："暑當與汗皆出，勿止。"又曰："體若燔炭，汗出而散。"皆其義也。故治瘧者，但當察其邪之淺深，證之陰陽，必令其自藏而府，自裏而表，引而散之，昇而舉之，使邪氣得出，自然和矣。治法云："有汗要無汗，以扶正爲主而兼散；無汗要有汗，以散邪爲主而兼補。"斯言得之矣。惟是邪在陽者取汗易，邪在陰者取汗難，所以在春夏者爲易，在秋冬者爲難，在上體者爲易，在下體者爲難。必達其陰氣，自然汗及下體。務令由陰而陽，由晏而蚤，方是佳兆，故又以汗之難易爲微甚也。其有外受風寒，內傷生冷，表裏俱病，則瘧痢並作。瘧感由經，痢感由藏，但兼表裏而去其寒濕之本，必皆愈也。至於痰食血氣，內寒內熱等證，不過隨其甚者而兼調之，弗得以此爲主，是治瘧之大法也。然法雖如此，猶有其要，則在乎標本虛實四者而已。蓋標以邪言，邪盛則實；本以正言，正奪則虛。如果有實證實脈之可據，則指其所在而直取之，拔去其邪，諸病自愈，此治標也。如無實脈實證而病不愈者，必其元氣之虛，但當溫補眞元，培其根本，使中氣漸實，則逼邪外出，病必自愈，此治本也。故有標則治標，無標則治本，是得其要矣。或其瘧發既久，表邪已衰，而諸藥不效者，但用人參生薑各一兩，煎湯，於未發二時之前，或發日五鼓，連進二服，無不愈者。或因參貴難以療貧，則白朮、當歸，亦可隨宜擇而代之。若陰虛水虧之人，則以熟地、生薑加倍用之，皆無不應手而效也。然必因脈以知其內，因證以知其外，但知標本之緩急，又何瘧之足慮哉？餘閱瘧門方劑，多不分表裏先後，俱用芩、連、知母及大黄、石膏之類。夫以表邪不解而得此寒涼，則寒邪愈陷。或任用常山、草果及劫截峻厲等劑，若正爲邪傷而受此克伐，則元氣愈虛，故多致綿延不已，輕者變重，重者至危，是皆不得其本耳。得則易如反掌，在察所由而已。

◎水脹六證之別

黄帝問於岐伯曰：水與膚脹、鼓脹、腸覃、石瘕、石水，何以別之？

此帝欲明諸證之義，而問之也。蓋諸證病異，而形相似，故宜有以別之耳。寒水之邪而爲水，是膚脹鼓脹腸覃石瘕諸證。經云："太陽之上，寒水主之。"寒者，水之氣也。

腎與膀胱，皆積水也，故曰石水。石水者，腎水也。如水溢於皮間則爲皮水，寒乘於肌膚則爲膚脹，留於空郭，則爲鼓脹，客於腸外則爲腸覃，客於子門則爲石瘕，皆水與寒氣之爲病也。夫邪之所湊，其正必虚，外之皮膚肌腠，内之藏府募原，腸胃空郭，皆正氣之所循行，氣化則水行，氣傷則水凝聚而爲病。

岐伯答曰：水始起也，目窠上微腫，如新臥起之狀，其頸脈動，時欬，陰股間寒，足脛腫，腹廼大，其水已成矣。以手按其腹，隨手而起，如裹水之狀，此其候也。

此言水之證也，病方起時，目之下爲窠，有云如臥蠶。其微有所腫，如新臥起之狀。大抵人之臥起者，其目窠上必腫也。頸脈，即人迎穴也，此脈動於頸，而欬動於内，在陰股則冷，在足脛則腫，在上腹則大，以手按其腹，則隨手而起，如裹水狀，此水病已成而可驗者也。蓋三陰結謂之水，三陰結，謂脾肺之脈俱寒結也。脾肺寒結，則氣化爲水。五穀之津液和合而爲膏者，内滲入於骨空，補益腦髓，而下流於陰股。陰陽不和，則使液溢而下流於陰，髓液皆減而下，下過度則虚，虚故腰背痛而脛痠，陰陽氣道不通，四海閉塞，三焦不泄，津液不化，水穀並於腸胃之中，别於迴腸，留於下焦，不得滲膀胱，則下焦脹，水溢則爲水脹。若風水膚脹，視人之目窠上微腫，如新臥起狀，其頸脈動，時咳，按其手足，窅而不起。則當知隨手而起，爲有水無風，窅而不起，爲有風有水也。

黄帝曰：膚脹何以候之？岐伯曰：膚脹者，寒氣客於皮膚之間，𪔵𪔵然不堅，腹大，身盡腫，皮厚，按其腹，窅而不起，腹色不變，此其候也。

此言膚脹之證也。寒氣客於皮膚之間，其聲𪔵𪔵然而不堅，𪔵𪔵，鼓聲也。寒氣客於皮膚之間者，陽氣不行，病在氣分，故有聲若鼓。氣本無形，故不堅，故腹大身盡腫。若因於水，則有水處腫，無水處不腫，此爲可辨。然有水則皮澤而薄，無水則皮厚。寒氣在膚腠之間，按散之則不能猝聚，故窅而不起。腹色不變，即皮厚故也。以手按其腹，隨手而起者屬水，窅而不起者屬氣，此固然也。然按氣囊者，亦隨手而起，又水在肌肉之中，按而散之，猝不能聚，如按糟囊者，亦窅而不起，故未可以起與不起爲水氣之的辨。但當察其皮厚色蒼，或一身盡腫，或自上而下者，多屬氣；若皮薄色澤，或腫有分界，或自下而上者，多屬水也。

鼓脹何如？岐伯曰：腹脹，身皆大，大與膚脹等也，色蒼黄，腹筋起，此其候也。

此言鼓脹之候也。腹脹而周身皆大，大與膚脹相等，但其色蒼黄，腹中筋起爲候耳。鼓脹與膚脹等，不言按之起與不起，當亦是不起者，惟其腹筋起者爲辨。

腸覃何如？岐伯曰：寒氣客於腸外，與衛氣相搏，氣不得榮，因有所繫，癖而内著，惡氣廼起，瘜肉廼生。其始生也，大如雞卵，稍以益大，至其成，如懷子之狀。久者離歲，按之則堅，推之則移，月事以時下，此其候也。

此言腸覃之證也。覃，延佈而深也。寒氣客於腸之外，衛氣有時而入，寒氣與衛氣相搏，衛氣不得運行，彼此相繫，癖而內著於腸，致使惡氣從茲而起，瘜肉迺生。其始生也，大如雞卵，及其成也，如懷子之狀。久者，歲以度歲，非止一歲，用手按之則堅，推之則移，附於腸外，而不在胞中，故月事以時而下，此腸覃之爲候也。

石瘕何如？岐伯曰：石瘕生於胞中，寒氣客於子門，子門閉塞，氣不得通，惡血當寫不寫，衃以留止，日以益大，狀如懷子，月事不以時下。皆生於女子，可導而下。(《靈樞·水脹第五十七》)

此言石瘕之證也。石瘕必生於胞中，胞，即子宮也。正以寒氣客於子門，子門，即子宮之門也。子門閉塞，氣不得通於外，惡血之在內者，當瀉不瀉，惡血者，名爲衃血，留止於胞中，日以益大，其狀亦如懷子。蓋石瘕生於胞中，而不在腸外，故月事不以時下，此其所以爲候也。然腸覃、石瘕，皆生於女子。

◎周痹與眾痹之別

黃帝問於岐伯曰：周痹之在身也，上下移徙隨脈，其上下，左右相應，間不容空。願問此痛，在血脈之中耶？將在分肉之間乎？何以致是？其痛之移也，間不及下鍼，其慉痛之時，不及定治，而痛已止矣。何道使然？願聞其故！岐伯答曰：此眾痹也，非周痹也。(《靈樞·周痹第二十七》)

帝問周痹，而伯指之爲眾痹也。周痹者，周身上下爲痹也。眾痹者，痹在各所爲痛也。經脈者，藏府之十二經脈，循行於上下者也。絡脈者，藏府之十二大絡，陰走陽而陽走陰，左之右而右之左者也。痹者，風寒濕邪，雜合於皮膚分肉之間。邪在於皮膚而流溢於大絡者，爲眾痹；在於分肉而厥逆於經脈者，爲周痹。帝以上下左右血脈分肉概而問之。然雖總屬於陰陽血氣，而有皮膚肌肉之淺深，經脈絡脈之繆處，故伯有周痹眾痹之分焉。慉痛，動而痛也。不及定治者，邪客於左則右病，右盛則左病，左右移易，故不及下鍼也。《玉版》曰："人之所受氣者，穀也。穀之所注者，胃也。胃者，水穀血氣之海也。海之所以行雲氣者，天下也。胃之所以出血氣者，經隧也。經隧者，五藏六府之大絡也。"此言胃府所出之血氣，從大絡而佈於皮膚，猶海之行雲氣於天下，故邪客於皮膚，流溢於大絡者，名曰眾痹，謂邪在天下之廣眾也。

黃帝曰：願聞眾痹！岐伯對曰：此各在其處，更發更止，更居更起，以右應左，以左應右，非能周也，更發更休也。

各在其處者，邪溢於大絡與經脈繆處也。更發更止更居更起者，左痛未已，而右脈先病也。以右應左，以左應右者，左盛則右病，右盛則左病也。更發更休，故非能周也。病在左而右痛，病在右而左痛。

◎癰疽之别

黄帝曰：夫子言癰疽，何以别之？岐伯曰：榮衛稽留於經脈之中，則血泣而不行，不行則衛氣從之而不通，壅遏而不得行，故熱；大熱不止，熱盛則肉腐，肉腐則爲膿，然不能陷，骨髓不爲焦枯，五藏不爲傷，故命曰癰。

黄帝曰：何謂疽？岐伯曰：熱氣淳盛，下陷肌肉，筋髓枯，内連五藏，血氣竭，當其癰下，筋骨良肉皆無餘，故命曰疽。

疽者，上之皮夭以堅，上如牛領之皮。癰者，其皮上薄以澤。此其候也。（《靈樞·癰疽第八十一》）

此言癰疽之别，癰輕而疽重也。癰疽本皆熱證，然癰雖肉腐成膿，而不内陷於骨，故髓不爲枯，五藏不爲傷。疽則筋骨良肉皆無餘，而下陷於肌膚，筋髓皆枯，内連五藏，其輕重如此。此又言癰疽之别，即其皮之堅澤可驗也。

◎一脈生數十病之别

黄帝曰：有一脈生數十病者，或痛或癰，或熱或寒，或癢或痹，或不仁，變化無窮，其故何也？岐伯曰：此皆邪氣之所生也。（《靈樞·刺節眞邪第七十五》）

一脈，猶言一經也。此言一脈而生數十病者，皆邪氣之所生也。邪氣者，即下文之虚邪也。蓋虚邪賊風，善行而數變，故爲病之多有如是也。

第十九章　災害疫癘

一、天德不藏

◎天德不藏之害

天氣，清淨光明者也，藏德不止，故不下也。天明則日月不明，邪害空竅。陽氣者閉塞，地氣者冒明，雲霧不精，則上應白露不下。交通不表，萬物命故不施，不施則名木多死。惡氣不發，風雨不節，白露不下，則菀槁不榮。賊風數至，暴雨數起，天地四時不相保，與道相失，則未央絕滅。（《素問・四氣調神大論第二》）

天之氣，至清靜、至光明者也，人稟此氣而生，故特言之，以明人之本質亦猶是也。天德不露，故曰藏德。健運不息，故曰不止。惟其藏德，故應用無窮，惟其健運，故萬古不下，天道無爲故無不爲，天猶若此，可以修身之士而不知所藏德乎？惟天藏德，不自爲用，故日往月來，寒往暑來，以成陰陽造化之道。設使天不藏德，自專其明，是大明見則小明滅，日月之光隱矣，晝夜寒暑之令廢，而陰陽失其和矣。此所以大明之德不可不藏也。所喻之意，蓋謂人之本元不固，發越於外而空竅疏，則邪得乘虛而害之矣。空，孔同。若天氣自用，必孤陽上亢，而閉塞乎陰氣，則地氣隔絕，而冒蔽乎光明矣。霧者雲之類，露者雨之類。《陰陽應象大論》曰："地氣上爲雲，天氣下爲雨；雨出地氣，雲出天氣。"若上下否隔，則地氣不昇，而雲霧不得精於上，天氣不降，而白露不得應於下，是即至陰虛天氣絕，至陽盛地氣不足之謂也。是以人身膻中之氣，猶雲霧也。膻中氣化則通調水道，下輸膀胱。若膻中之氣不化，則不能通調水道，下輸膀胱，而失降下之令，猶之白露不降矣。獨陽不生，獨陰不成，若上下不交，則陰陽乖而生道息，不能表見於萬物之命，故生化不施，不施則名木先應，故多死。惡氣不發，濁氣不散也。風雨不節，氣候乖亂也。白露不下，陰精不降也。氣交若此，則草木之類，皆當抑菀枯槁而不榮矣。央，中半也。陰陽既失其和，則賊風暴雨，數爲殘害。天地四時，不保其常，是皆與道相違，故凡稟化生氣數者，皆不得其半而絕滅矣。

二、地不奉天

◎地不奉天後三年化疫

假令甲子陽年，土運太窒，如癸亥天數有餘者，年雖交得甲子，厥陰猶尚治天，地已遷正，陽明在泉，去歲少陽以作右間，即厥陰之地陽明，故不相和奉者也。癸己相會，土運太過，虛反受木勝，故非太過也，何以言土運太過？況黃鐘不應太窒，木既勝而金還復，金既復而少陰如至，即木勝如火而金復微。如此則甲己失守，後三年化成土疫，晚至丁卯，蚤至丙寅，土疫至也。大小善惡，推其天地，詳乎太乙。又只如甲子年，如甲至子而合，應交司而治天，即下己卯未遷正，而戊寅少陽未退位者，亦甲己下有合也，即土運非太過，而木廼乘虛而勝土也，金次又行復勝之，即反邪化也。陰陽天地殊異爾，故其大小善惡，一如天地之法旨也。

窒，抑塞也，此下皆重明前章剛柔失守之義。癸亥年厥陰司天不退位，則甲子年少陰司天不得遷正，是爲窒也。甲子年在泉，陽明己卯也。甲未遷正於上，己已得位於下，故上年在泉之少陽，退作地之右間矣。以癸亥年之司天，臨甲子年之在泉，則上癸下己，不相和合者也。癸己相會，則甲失其位，雖曰陽土，其氣已虛，土虛則受木勝，尚何太過之有？黃鐘爲太宮之律，陽土運窒則黃鐘不葉，木廼勝之，木勝必金復，金既復而子年司天，少陰忽至，則木反助火剋金，其復必微，而甲己之土皆失守矣。甲己化土，故發爲土疫，即後世所謂濕瘟之類。自甲子至丙寅，三年首也；至丁卯，三年後也。推其天地，察司天在泉之盛衰也。太乙義詳本類前七及三十五。甲與子合，則少陰君火，應交司治天也。甲子年在泉己卯陽明未遷正者，以癸亥年在泉戊寅少陽不退位也。故令甲與戊對，子與寅配，而甲己不能合，是己之陰土窒於下，柔失其守矣。己土不正於下，則亦爲木勝而金復，三年之後，必化土癘，故云邪化也。在上則應天，在下則應地，明天地之法旨，則大小善惡之應可知矣。

假令丙寅，陽年太過，如乙丑天數有餘者，雖交得丙寅，太陰尚治天也，地已遷正，厥陰司地，去歲太陽以作右間，即天太陰而地厥陰，故地不奉天化也。乙辛相會，水運太虛，反受土勝，故非太過，即太簇之管，太羽不應，土勝而雨化，木復即風。此者丙辛失守其會，後三年，化成水疫，晚至己巳，蚤至戊辰，甚即速，微即徐，水疫至也。大小善惡，推其天地數，廼太乙遊宮。又只如丙寅年，丙至寅且合，應交司而治天，即辛巳未得遷正，而庚辰太陽未退位者，亦丙辛不合德也，即水運亦小虛而小勝，或有復，後三年化癘，名曰水癘，其狀如水疫，治法如前。

乙丑司天太陰不退位，則本年少陽亦不得遷正。丙寅少陽雖未司天，辛巳厥陰已正在泉，故上年司地庚辰，當退位作右間也。上乙下辛非合，故地不奉天。丙辛未合，水運虛也，故土勝之。太簇之管，羽音陽律也，丙運失守，故太羽不應，而雨爲之勝，風爲之復也，速即戊辰，徐即己巳也。天地太乙義見前。丙與寅合，則少陽相火應交司而治天。辛巳乃本年在泉，庚辰乃上年在泉，庚辰不退位則辛巳不遷正，有丙無辛，孤立於上，不合其德，亦水運之失守也。凡失守者，即雖小虛，小有勝復，亦不免於爲癘，則甚者可知。水疫水癘，即後世寒疫陰證之類，其治法如前章。

假令庚辰，陽年太過，如己卯天數有餘者，雖交得庚辰年也，陽明猶尚治天，地已遷正，太陰司地，去歲少陰以作右間。即天陽明而地太陰也，故地不奉天也。乙己相會，金運太虛，反受火勝，故非太過也。即姑洗之管，太商不應，火勝熱化，水復寒刑，此乙庚失守，其後三年化成金疫也，速至壬午，徐至癸未，金疫至也。大小善惡，推本年天數及太乙也。又只如庚辰，如庚至辰，且應交司而治天，即下乙未未得遷正者，即地甲午少陰未退位者，且乙庚不合德也，即下乙未干失剛，亦金運小虛也，有小勝，或無復，後三年化癘，名曰金癘，其狀如金疫也，治法如前。

陽明乃己卯年司天，若不退位，則庚辰不能遷正。庚辰在泉，太陰也，既已遷正，則己卯之少陰在泉者，以退作地之右間也。天陽明，己卯也。地太陰，乙未也。己乙非合，故地不奉天。乙庚不合而乙己合，故金運虛而火勝之。庚金失守，則太商不應，姑洗之管，乃其律也。金虛則火勝，火勝則水復，故當先熱而後寒。本年天數及太乙，言所至之年也。又遇其逆則災大，若逢其順則災微。若庚辰既合，則太陽寒水，當於交司之日而治天矣。乙未太陰乃本年在泉，甲午少陰乃上年在泉，若甲午未退則乙未不正，庚雖正於上，乙失守於下，乙庚不合，亦金運之虧也。乙未干失剛，乙柔不正而失其剛也。柔失其正，故金曰小虛。火有小勝及太陰氣至，則水不得行，故或無復也。金疫亦名殺疫，金癘亦名殺癘，其治法皆如前章。

假令壬午，陽年太過，如辛巳天數有餘者，雖交後壬午年也，厥陰猶尚治天，地已遷正，陽明在泉，去歲丙申少陽以作右間，即天厥陰而地陽明，故地不奉天者也。丁辛相合會，木運太虛，反受金勝，故非太過也。即蕤賓之管，太角不應，金行燥勝，火化熱復。甚即速，微即徐，疫至，大小善惡，推疫至之年天數及太乙。又只如壬至午，且應交司而治之，即下丁酉未得遷正者，即地下丙申少陽未得退位者，見丁壬不合德也，即丁柔干失剛，亦木運小虛也，有小勝小復，後三年化癘，名曰木癘，其狀如風疫，治法如前。

辛巳之厥陰當退不退，則壬雖陽木，亦不能正其運。壬午之丁酉陽明遷正在泉，辛巳之丙申少陽，當退作地之右間也。以辛巳之天，臨壬午之地，故不相和奉也。辛不退，壬不正，丁不合壬而會辛，木運失守，金必勝之，亦猶不及也。蕤賓之管，太角之律也。陽木不正，故蕤賓失音，金所以勝，火所以復，而邪至矣。其速其徐，總不出三年之外，而大小善惡，又當推疫至之年神也。壬與午，合其交司之日，則少陰治天矣。丁酉陽明爲本年在泉，丙申少陽迺上年在泉，丙申不退則丁酉不正，有壬無丁，木德不合也。柔不合剛，下不應上，亦爲小虚，故有勝復。木癘風疫，即後世風溫之類。

假令戊申，陽年太過，如丁未天數太過者，雖交得戊申年也，太陰猶尚治天，地已遷正，厥陰在泉，去歲壬戌太陽已退位作右閒，即天丁未，地癸亥，故地不奉天化也。丁癸相會，火運太虚，反受水勝，故非太過也。即夷則之管，上太徵不應。此戊癸失守其會，後三年化疫也，速至庚戌，大小善惡，推疫至之年天數及太乙。又只如戊申，如戊至申，且應交司而治天，即下癸亥未得遷正者，即地下壬戌太陽未退位者，見戊癸未合德也，即下癸柔干失剛，見火運小虚也，有小勝，或無復也。後三年化癘，名曰火癘也，治法如前。治之法可寒之泄之。（《素問・遺篇本病論第七十三》）

丁未之太陰不退位，戊申雖陽年太過，不能正其火運。戊申年天未正而地已正，則上年太陽在泉者，已退作地之右閒矣。是天仍丁未，地則癸亥，癸不得戊，故地不奉天之火化。戊癸不合，火運必虚，故受水之勝。夷則之管，火之律也。上管屬陽，太徵也。下管屬陰，少徵也。戊不得正，故上之太徵不應。速在庚戌，遠在辛亥，三年內外，火氣爲疫也。戊申既合交司之日，少陽當治天也。戊申年當厥陰癸亥在泉，若上年壬戌不退，則癸亥不正，戊癸火運不合其德也。火運不足，水必勝之，水勝則土復，當其復時而厥陰若正，則土或無復也。火癘，即後世所謂溫疫熱病之類，其鍼治之法如前章。此言鍼治之外，又當藥治者如此。火邪爲癘，故宜寒之泄之。由此觀之，則凡上文五剛化疫，五柔化癘，或鍼或藥，皆宜因氣施治，又在不言可知也。

三、神遊失守

◎人虚即神遊失守位

黄帝問曰：人虚即神遊失守位，使鬼神外干，是致夭亡，何以全真？願聞刺法。岐伯稽首再拜曰：昭乎哉問！謂神移失守，雖在其體，然不致死；或有邪干，故令夭壽。（《素問・遺篇刺法論第七十二》）

全其真即保其神，神全則邪不能干也。虚而無邪，未必致死。若神氣既虚，邪復干之，則夭壽矣。

人肝虚厥陰失守

只如厥陰失守，天以虚，人氣肝虚，感天重虚，即魂遊於上，邪干厥大氣。（《素問・遺篇刺法論第七十二》）

厥陰屬木，在人應肝，人之肝虚，復感天虚，則肝不藏魂。魂屬陽，故遊散於上。神光不聚，而白尸鬼犯之，令人暴亡也。厥，逆也。大氣，元氣也。肝木失守，金邪犯之。若神氣未脫，四支雖冷，心腹尚溫，口中無涎，舌卵不縮者，尚可刺救復蘇。後仿此。丘墟穴也。肝膽相爲表裏，故宜刺之。舊註曰："用毫鍼，於人近體暖鍼至溫，以左手按穴，咒曰：'太上元君，常居其左，制之三魂。'誦之三遍。次呼三魂名：'爽靈、胎光、幽精。'誦之三遍。次想青龍於穴下，刺入同身寸之三分，留三呼，徐徐出鍼，令親人授氣於口中，腹中鳴者可治之。"肝俞，足太陽經穴，刺此所以補肝。舊註曰："用毫鍼，著身溫之，左手按穴，咒曰：'太微帝君，元英制魂，眞元反本，令入青雲。'又呼三魂，各如前三遍。刺三分，留三呼，次進二分，留三呼，復取鍼至三分，留一呼，徐徐出之，即氣反而復活。"

人心虛君相二火司天失守

人病心虛，又遇君相二火司天失守，感而三虛，遇火不及，黑屍鬼犯之，令人暴亡。（《素問・遺篇刺法論第七十二》）

人之心虛，而遇司天二火失守，又或驚而奪精，汗出於心，是爲三虛，則神光不聚，邪必犯之。黑爲水色，火運不及則水勝之，故見黑屍鬼。手少陽之所過，陽池穴也。手少陽爲相火之經，故宜補之。舊註曰："用毫鍼，於人身溫暖，以手按穴，咒曰：'太乙帝君，泥丸總神，丹無黑氣，來復其眞。'誦之三遍。想赤鳳於穴下，刺入二分，留七呼，次進一分，留三呼，復退留一呼，徐徐出鍼，手捫其穴，即令復活也。"心俞，足太陽經穴，刺之以補君火。舊註曰："用毫鍼，著身溫暖，以手按穴，咒曰：'丹房守靈，五帝上清，陽和布體，來復黃庭。'誦之三遍。刺入同身寸之二分，留一呼，次進一分，留一呼，退至二分，留一呼，徐徐出鍼，以手捫其穴。"

人脾病太陰司天失守

人脾病，又遇太陰司天失守，感而三虛，又遇土不及，青屍鬼邪犯之於人，令人暴亡。（《素問・遺篇刺法論第七十二》）

土氣重虛，又或汗出於脾胃，是爲三虛，則智意二神失守其位。青屍鬼，木邪也，脾土虛者迺見之。衝陽穴也，刺此所以補胃。舊注曰："用毫鍼，著人身溫暖，以手按穴，咒曰：'常在魂庭，始清太寧，玄和布氣，六甲反眞。'誦之三遍。先想黃庭於穴下，刺入三分，留三呼，次進二分，留一呼，徐徐退出，以手捫之。脾俞，在足太陽經，補脾也。舊注曰："用毫鍼，以手按之，咒曰：'太始乾位，總統坤元，黃庭眞氣，來復來全。'誦之三遍。刺之三分，留二呼，進至五分，動氣至，徐徐出鍼。"

人肺病陽明司天失守

人肺病，遇陽明司天失守，感而三虛，又遇金不及，有赤屍鬼干人，令人暴亡。（《素問・遺篇刺法論第七十二》）

肺與陽明皆屬金，人虛天虛，又或汗出於肺，是爲三虛，而火邪犯之。赤屍鬼，火邪也。金爲火勝，故見赤鬼。手陽明之所過，合谷穴也。肺與大腸爲表裏，故當刺此以補金。舊註曰："用毫鍼，著人身溫暖，先以手按穴。咒曰：'青氣眞全，帝符日元，七魄歸右，今復本田。'誦之三遍。想白氣於穴下，刺入三分，留三呼，次進至五分，留三呼，復退一分，留一呼，徐徐出鍼，以手捫其穴，可復活也。肺俞在足太陽經，用鍼以補肺。舊註曰："用毫鍼，著體溫暖，先以手按穴，咒曰：'左元眞人，六合氣賓，天符帝力，來入其司。'誦之三遍。鍼入一分半，留三呼，次進二分，留一呼，徐徐出鍼，以手捫其穴。"

人腎病太陽司天失守

人腎病，又遇太陽司天失守，感而三虛，又遇水運不及之年，有黃屍鬼干犯人正氣，吸人神魂，致暴亡。（《素問·遺篇刺法論第七十二》）

人之水藏，天之水氣既皆不足，又遇汗出於腎，是爲三虛而腎神失守，土邪必相犯也。黃爲土色，水藏神虛，故見土鬼。神魂散蕩，若爲所吸，多致暴亡。若四支厥冷氣脫，但得心腹微溫，眼色不易，脣口及舌不變，口中無涎，尚可救也。京骨，穴也。腎與膀胱爲表裏，故當刺此以補水藏。舊註曰："用毫鍼，著人身溫暖，以手按穴，咒曰：'元陽育嬰，五老反眞，泥丸玄華，補精長存。'想黑氣於穴下，刺入一分半，留三呼，廼進至三分，留一呼，徐徐出鍼，以手捫其穴。"在足太陽經，用鍼補之。舊註曰："用毫鍼，先以手按穴，咒曰：'天玄日晶，太和昆靈，貞玄內守，持入始清。'誦之三遍。刺之三分，留三呼，次又進至五分，留三呼，徐徐出鍼，以手捫之。"

四、五星災應

◎災應亦各從其化

帝曰：其災應何如？岐伯曰：亦各從其化也，故時至有盛衰，淩犯有逆順，留守有多少，形見有善惡，宿屬有勝負，徵應有吉凶矣。（《素問·氣交變大論第六十九》）

五星之至，相王爲時盛，囚死爲衰。東行淩犯爲順，災輕。西行淩犯爲逆，災重。留守日多則災深，留守日少則災淺。星喜潤則爲見善，星怒躁憂喪，則爲見惡。宿屬，謂所生月之屬二十八宿，及十二辰相分所屬之位也。命勝星不災不害，不勝星爲災小重；命與星相得雖災無害。災者，獄訟疾病之謂也。雖五星淩犯之事，時遇星之囚死時月，雖災不成。然火犯留守逆臨，則有誣譖獄訟之憂。金犯，則有刑殺氣鬱之憂。木犯，則有震驚風鼓之憂。土犯，則有中滿下利跗腫之憂。水犯，則有寒氣衝稸之憂。故曰徵應有吉凶也。

◎災應善惡之病狀

帝曰：其善惡何謂也？岐伯曰：有喜有怒，有憂有喪，有澤有燥，此象之常也，必謹察之。（《素問·氣交變大論第六十九》）

夫五星之見也，從夜深見之。人見之喜，星之喜也；見之畏，星之怒也；光色微曜，乍明乍暗，星之憂也；光色迥然，不彰不瑩，不與衆同，星之喪也；光色圓明，不盈不縮，怡然瑩然，星之喜也；光色勃然臨人，芒彩滿溢，其象懍然，星之怒也。澤，洪潤也。燥，乾枯也。

五、氣交易位

◎氣交遇會勝抑

黃帝問曰：天元九窒，余已知之，願聞氣交，何名失守？岐伯曰：謂其上下昇降，遷正退位，各有經論，上下各有不前，故名失守也。是故氣交失易位，氣交廼變，變易非常，即四時失序，萬化不安，變民病也。

此篇承前篇而詳言左右間氣之昇降不前也。六氣常有三氣在天，三氣在地。每一氣昇天作左間氣，一氣入地作左間氣，一氣遷正作司天，一氣遷正作在泉，一氣退位作天右間氣，一氣退位作地右間氣。氣交有合，常得位所在，至當其時，即天地交，廼變而泰，天地不交，廼作病也。當正不正，當遷不遷，則氣交有變。天地失其常政，則萬民爲病。

帝曰：昇降不前，願聞其故。氣交有變，何以明知？岐伯曰：昭乎問哉！明乎道矣。氣交有變，是爲天地機。但欲降而不得降者，地窒刑之。又有五運太過，而先天而至者，即交不前。但欲昇而不得其昇，中運抑之。但欲降而不得其降，中運抑之。於是有昇之不前，降之不下者；有降之不下，昇而至天者；有昇降俱不前。作如此之分別，即氣交之變，變之有異，常各各不同，災有微甚者也。

氣交之變，吉凶之徵也，故謂天地機。地星勝之不降，義詳下文。五陽年中運太過，亦能抑昇降之氣。甲年土運太過，能抑水之昇降。丙年水運太過，能抑二火之昇降。戊年火運太過，能抑金之昇降。庚年金運太過，能抑木之昇降。壬年木運太過，能抑土之昇降。有天星窒於上者，有地氣窒於下者，有中運抑於中者，凡此三者之分，則氣交之變各各不同，而災有微甚矣。

帝曰：願聞氣交遇會勝抑之由，變成民病，輕重何如？岐伯曰：勝相會，抑伏使然。

六氣有遇有會，有勝有抑，則抑伏者爲變。

是故辰戌之歲，木氣昇之，主逢天柱，勝而不前。又遇庚戌金運先天，中運勝之，忽然不前。木運昇天，金廼抑之，昇而不前，即清生風少，肅殺於春，露霜復降，草木廼萎。民病溫疫蚤發，咽嗌廼乾，四支滿，支節皆痛。久而化鬱，即大風摧拉，折隕鳴紊。民病卒中偏痹，手足不仁。

辰戌歲，太陽當遷正司天，而厥陰風木，以上年在泉之右間，當昇爲今歲司天之左間，故畏天柱，金星勝之也。庚以陽金有餘，其氣先天而至，歲運遇之，又能勝木也。庚戌庚辰皆同。清生風少等候，金勝木衰之化也。金氣肅殺於春，陰盛抑揚，故民病爲溫疫節痛等證。木鬱既久，其極必發，故爲大風摧拉等變，而民病爲中風等證也。

是故巳亥之歲，君火昇天，主窒天蓬，勝之不前。又厥陰未遷正，則少陰未得昇天，水運以至其中者，君火欲昇，而中水運抑之。昇之不前，即清寒復作，冷生旦暮。民病伏陽，而內生煩熱，心神驚悸，寒熱間作。日久成鬱，即暴熱廼至，赤風腫翳，化疫，溫癘暖作，赤氣瘴而化火疫，皆煩而躁渴，渴甚，治之以泄之可止。

巳亥歲，厥陰當遷正司天，而少陰君火，以上年在泉之右間，當昇爲新歲司天之左間，故畏天蓬，水星勝之也。巳亥陰年，氣多不及，故凡司天厥陰不得遷正，則左間少陰亦不得其位，而陽年則不然也。後仿此。辛巳辛亥，皆水運之不及者，而亦能制抑君火，以巳亥陰年，氣本不及，則弱能制弱。然或以天蓬窒之，或以水運抑之，有一於此，皆能勝火不前也。後仿此。天蓬水勝，火昇不前，故氣候清寒，民病則熱鬱不散。火鬱之發，故暴熱至而民爲疫癘溫瘴等病。泄去其火熱，病可止矣。

是故子午之歲，太陰昇天，主窒天衝，勝之不前。又或遇壬子，木運先天而至者，中木運抑之也。昇天不前，即風埃四起，時舉埃昏，雨濕不化。民病風厥涎潮，偏痹不隨，脹滿。久而伏鬱，即黃埃化疫也，民病夭亡，臉支府黃膽滿閉；濕令弗布，雨化廼微。

子午年，少陰當遷正司天，而太陰濕土，以上年在泉之右間，當昇爲新歲少陰之左間，故畏天衝，木星勝之也。壬以陽木有餘，其氣先天而至，歲運遇之，廼能勝土，壬子壬午皆同。土鬱不前，木之勝也，故在天則風起，雨濕不化，在民則肝強脾病。土主脾胃，胃氣受抑，故至夭亡。臉爲陽明之經，四支皆主於脾，府言大腸小腸，皆屬於胃，故爲黃膽滿閉等證。濕令弗布，皆土鬱之化。

是故丑未之年，少陽昇天，主窒天蓬，勝之不前。又或遇太陰未遷正者，即少陽未昇天也。水運以至者，昇天不前，即寒雰反佈，凜冽如冬，水復涸，冰再結，暄暖乍作，冷復布之，寒暄不時。民病伏陽在內，煩熱生中，心神驚駭，寒熱間爭。以久成鬱，即暴熱廼生，赤風氣瞳翳，化成鬱癘，廼化作伏熱內煩，痹而生厥，甚則血溢。

丑未年，太陰當遷正司天，而少陽相火，以上年在泉之右間，當昇爲新歲太陰之左間，故畏天蓬，水勝也。丑未陰年不及，故太陰司天或未遷正，則少陽左間亦不得其位。辛丑辛未，皆水運之年，又遇天蓬，則相火被抑，昇天不前，其氣令民病，較前巳亥年君火不昇者尤甚。此相火鬱發爲病，亦與前君火之鬱者大同。

是故寅申之年，陽明昇天，主窒天英，勝之不前。又或遇戊申、戊寅，火運先天而至，金欲昇天，火運抑之，昇之不前，即時雨不降，西風數舉，鹹鹵燥生。民病上熱，喘嗽血溢。久而化鬱，即白埃翳霧，清生殺氣。民病脅滿悲傷，寒鼽嚏嗌乾，手拆皮膚燥。

寅申年，少陽當遷正司天，而陽明燥金，以上年在泉之右間，當昇爲新歲司天之左間，故畏天英，火勝制之也。戊爲陽火有餘，其氣先天而至，歲運遇之，亦抑陽明。燥金氣鬱於地，故時雨不降、硝鹹白見而燥生。火勝於上，故肺金受傷而喘嗽血溢。金鬱之發，肅殺氣行，民病爲脅滿悲傷，金邪伐肝也。金氣寒斂而燥，故爲寒鼽嚏嗌乾等證。

是故卯酉之年，太陽昇天，主窒天芮，勝之不前。又遇陽明未遷正者，即太陽未昇天也，土運以至，水欲昇天，土運抑之。昇之不前，即濕而熱蒸，寒生兩間。民病注下，食不及化。久而成郁，冷來客熱，冰雹卒至。民病厥逆而噦，熱生於內，氣痹於外，足脛痠疼，反生心悸懊熱，暴煩而復厥。（《素問·遺篇本病論第七十三》）

卯酉年，陽明當遷正司天，而太陽寒水，以上年在泉之右間，當昇爲新歲司天之左間，故畏天芮土勝也。卯酉陰年，氣有不及，凡司天陽明未得遷正，則左間太陽亦不得其位。己卯己酉，皆土運之年，亦能制抑太陽。濕勝於上，寒鬱於下，故氣令民病如此。水鬱之發，寒氣迺行，故民病寒束於外，熱生於中，爲氣痹厥逆等證。

六、出入昇降反常

◎出入昇降反常則災害至

帝曰：有期乎？岐伯曰：不生不化，靜之期也。帝曰：不生化乎？岐伯曰：出入廢則神機化滅，昇降息則氣立孤危。故非出入則無以生長壯老已，非昇降則無以生長化收藏。是以昇降出入，無器不有。故器者生化之宇，器散則分之，生化息矣。故無不出入，無不昇降，化有小大，期有近遠，四者之有，而貴常守，反常則災害至矣。故曰無形無患，此之謂也。（《素問·六微旨大論第六十八》）

陽動陰靜，相爲對待，一消一長，各有其期。如不生不化，靜而後已，蓋言天地之氣，動而不息者也。不生化，言有不生不化之期乎？夫天地開闢，而未有不運動生化者也。出入，闔闢也。機，樞機也。神機者，陰陽不測之變化也。夫闔闢猶戶扇，樞即轉樞。蓋捨樞則不能闔闢，捨闔闢則無從轉樞，是以出入廢，則神機之化滅矣。昇降，寒暑之往來也。夫陰陽昇降，皆出乎地，天包乎地之外，是以昇降息，在外之氣孤危，孤則不生矣。蓋根於外者，命曰氣立，氣止則化絕；根於中者，命曰神機，神去則機息也。已，死也。生長壯老已，指動物而言。生長化收藏，指植物而言。凡有形者謂之器，言人與萬物生於天地氣交之中，有生長老已，皆由乎昇降出入之氣化，是以無器不有此昇降出入也。凡有形之物，無不感此天地四方之氣，而生而化。故器者，廼生化之宇，器散則陽歸於天，陰歸於地，而生化息矣。故萬物無不有此昇降出入，亦由成敗而後已。然天地之氣化動靜，又有小大近遠之分焉。如朝菌不知晦朔，蟪蛄不知春秋，此化之小者也。靈蓂大椿，以千百歲爲春，千百歲爲秋，此化之大者也。夫天地之氣，陽動陰靜，晝動夜靜，此期之近者也。天開於子，地闢於丑，天地開闢，動而不息，至戌亥而復，天地渾元靜而不動，此期之遠者也。靜而不動，生化始息，故曰不生不化，靜之期也。人生於天地之閒，有此昇降出入之氣，而貴常守此形，常懷憂患，如反常則災害並至。故曰無形無患，謂能出於天地之閒，脫履形骸之外，而後能無患也。

◎昇之不前即有甚凶也

黄帝問曰：昇降不前，氣交有變，即成暴鬱，余已知之。如何預救生靈，可得卻乎？岐伯稽首再拜，對曰：昭乎哉問！臣聞夫子言，既明《天元》，須窮《刺法》，可以折鬱扶運，補弱全眞，寫盛蠲餘，令除斯苦。帝曰：願卒聞之。岐伯曰：昇之不前，即有甚凶也。

卻，言預卻其氣，以免病也。夫子，岐伯之師，僦貸季也。《天元》即《天元寶冊》所謂六元等義。六元主歲，周流互遷，其有天星中運抑之不前，則昇不得昇，降不得降，氣交有變，故主甚凶。

木欲昇，而天柱窒抑之，木欲發鬱，亦須待時。

昇者自右而昇於天，凡舊歲在泉之右閒，必昇爲新歲司天之左閒。後倣此。天柱，金星也。辰戌歲，木欲上昇而金勝抑之，則木不能前而暴鬱爲害，木鬱欲發，亦必待其得位之時而後作。故木鬱極廼發，待時而作。

火欲昇，而天蓬窒抑之，火欲發鬱，亦須待時。

天蓬，水正之宮。《本病》云："巳亥之歲，君火昇天，主窒天蓬，勝之不前。又厥陰未遷正，則少陰未得昇天，水運以至其中，君火欲昇，而中水運抑之。"蓋言巳亥之歲，厥陰遷正已作司天，去年辰戌之歲，少陰在地作地之右閒，今歲昇天欲作天之左閒，遇天蓬水司，勝之不前。又或遇厥陰未遙正，則少陰未得昇天，又辛巳辛亥水運抑之，故此篇云："火欲發鬱，待時可散。"君火春分，相火小滿。後《本病》云："丑未之歲，少陽昇天，主窒天蓬，勝之不前。又或遇太陰未遷正，即少陽未昇天，水運以至者，昇天不前。"蓋言丑未之歲，太陰遷正已作司天，去年子午之歲，少陽在地已作地之右閒，今歲昇天欲作天之左閒，遇天蓬水司，窒之不前，又遇太陰未遷正，即少陽未得昇天。

火鬱不昇而爲害，火鬱之發，必待其得位之時也。

土欲昇，而天衝窒抑之，土欲發鬱，亦須待時。

天衝，木正之官。《本病》云："子午之歲，太陰昇天，主窒天衝，勝之不前。又或遇壬子木運先天而至者，中木運抑之，昇天不前。"蓋言子午之歲，少陰遷正已作司天，去年巳亥之歲，太陰在地已作地之右間，今歲昇天欲作天之左間，遇天衝木司，勝之不前。又或遇少陰未遷正，則少陽未得昇天，又遇壬子壬午木運先天而至，中運抑之，故土鬱爲害而發必待時也。

金欲昇，而天英窒抑之，金欲發鬱，亦須待時。

天英，火正之宮。《本病》云："寅申之歲，陽明昇天，主窒天英，勝之不前。又或遇戊寅戊申，火運先天而至，金欲昇天，火運抑之。"蓋言寅申之歲，少陽相火遷正司天，去年丑未之歲，陽明在地已作地之右間，今歲昇天欲作天之左間，遇天英火司抑之，勝之不前。又或少陽未得遷正，則陽明未得昇天，又遇戊寅戊申火運先天而至，則金欲昇天，火運抑之，故金鬱爲害，待時而發也。

水欲昇，而天芮窒抑之，水欲發鬱，亦須待時。（《素問·遺篇刺法論第七十二》）

天芮，土神之應官。《本病》云："卯酉之歲，太陽昇天，主窒天芮，勝之不前。又遇陽明未遷正，即太陽未昇天，又遇己卯己酉，土運以至，水欲昇天，土運抑之。故水鬱爲害，待時而發也。

七、剛柔失守

◎剛柔失守後三年化疫

黃帝問曰：剛柔二干，失守其位，使天運之氣皆虛乎？與民爲病，可得平乎？岐伯曰：深乎哉問！明其奧旨，天地迭移，三年化疫，是謂根之可見，必有逃門。（《素問·遺篇刺法論第七十二》）

此詳言剛柔失守之義也。十干五運，分屬陰陽。陽干氣剛，甲丙戊庚壬也。陰干氣柔，乙丁己辛癸也。故曰剛柔二干。根，致病之本也。逃門，逃生之法。蓋病曰治，疫曰逃也。

假令甲子剛柔失守三年化爲土疫

假令甲子，剛柔失守，剛未正，柔孤而有虧，時序不令，即音律非從，如此三年，變大疫也。

甲與己合，皆土運也。子午則少陰司天，凡少陰司天，必陽明在泉，陽明屬卯酉，而配於土運，則己卯爲甲子年在泉之化。故上甲則下己，上剛則下柔，此天地之合，氣化之常也。甲午己酉，其氣皆同。失守義如下文下章。若上年癸亥，厥陰司天，木不退位，則甲子雖以陽年，土猶不正，甲子剛土未正於上，則己卯在泉亦柔孤而有虧也。甲子陽律，太宫也。己卯陰呂，少宫也。剛失守則律乖音，柔孤虚則呂不應。土氣被抑，至三年後，必發而爲土疫。疫，溫疫也。鬱微則病淺，鬱甚則病深，察其欲至之期，可刺即刺之。腎俞穴，在足太陽經。土疫將至，恐傷水藏，故當先補腎俞。

又有下位己卯不至，而甲子孤立者，次三年作土癘，其法補寫，一如甲子同法也。其刺已畢，又不須夜行及遠行，令七日潔清淨齋戒，所有自來，腎有久病者，可以寅時面向南，淨神不亂思，閉氣不息七遍，以引頸嚥氣順之，如嚥甚硬物，如此七遍後，餌舌下津令無數。(《素問·遺篇刺法論第七十二》)

甲子年在泉，陽明己卯之化也。若己卯之柔不至於下，則甲子之剛亦孤立於上，三年之後，必作土癘。癘，殺癘也，即瘟疫之類，鍼法亦同。凡甲己土運之年上下失守者，其治皆然，此即養氣還精之法也。

假令丙寅剛柔失守三年化爲水疫

假令丙寅，剛柔失守，上剛干失守，下柔不可獨主之，中水運非太過，不可執法而定之，布天有餘，而失守上正，天地不合，即律呂音異，如此即天運失序，後三年變疫。詳其微甚，差有大小，徐至而即後三年，至甚即首三年。

丙與辛合，皆水運也。寅申年少陽司天，必厥陰在泉，厥陰屬巳亥而配於水運，則辛巳爲在泉之化。故上丙則下辛，丙剛辛柔，一有不正，皆失守矣。丙申辛亥，其氣大同。若上年之乙丑司天土不退位，則丙寅之水運雖剛，亦不遷正，其氣反虚。丙不得正，則辛柔在泉獨居於下，亦失守矣。丙雖陽水，若或有制，即非太過，不可謂爲有餘而執其法也。陽年布天雖有餘，若上下失守，則天地不合，在丙寅陽律，則太羽無聲，在辛巳陰呂，則少羽不應。水鬱之發，三年後變爲水疫。氣微則疫小，氣甚則疫大，疫有小大，故至有遲速。

又有下位地甲子、辛巳，柔不附剛，亦名失守，即地運皆虚，後三年變水癘。(《素問·遺篇刺法論第七十二》)

地甲子，總言在泉之化也。後仿此。丙寅年在泉，厥陰辛巳治之。若辛巳不得遷正於下，是謂柔不附剛，三年之後，水鬱發而爲癘。凡丙辛水運之年上下失守者其治皆然。思則神勞，神勞則心虚，水勝之時，尤所當慎。

假令庚辰剛柔失守三年化爲金疫

假令庚辰，剛柔失守，上位失守，下位無合，乙庚金運，故非相招，布天未退，中運勝來，上下相錯，謂之失守，姑洗林鐘，商音不應也。如此即天

運化易，三年變大疫。詳其天數，差有微甚，微即微，三年至，甚即甚，三年至。

乙庚皆金運也。辰戌年太陽司天，必太陰在泉，太陰屬丑未而配於金運，則乙未爲在泉之化。庚剛乙柔，設有不正，則失守矣。庚戌乙丑，其氣皆同。若上年己卯天數有餘，陽明不退位，則本年庚辰失守於上，乙未無合於下，金運不全，非相招矣。上年己卯天數不退，則其在泉之火，來勝今年中運也。庚辰陽律，太商也，其管姑洗。乙未陰呂，少商也，其管林鐘。金氣不調，則商音不應。三年之後，金氣發而爲疫。微則徐，三年後，甚則速，三年首也。

又或在下地甲子、乙未失守者，即乙柔干，即上庚獨治之，亦名失守者，即天運孤主之，三年變癘，名曰金癘，其至待時也，詳其地數之等差，亦推其微甚，可知遲速爾。（《素問·遺篇刺法論第七十二》）

庚辰年在泉，太陰乙未之化也。若乙未不得遷正，而庚辰孤主於上，亦名失守，三年之後，必氣變而爲金癘。癘之至也，其微甚遲速亦如天數。凡乙庚之年上下失守者，保守肝氣，防金勝也。

假令壬午剛柔失守三年化爲木疫

假令壬午，剛柔失守，上壬未遷正，下丁獨然，即雖陽年，虧及不同，上下失守，相招其有期，差之微甚，各有其數也，律呂二角，失而不和，同音有日，微甚如見，三年大疫。

丁壬皆木運也。子午年少陰司天，必陽明在泉，以陽明配合木運，則丁卯丁酉爲在泉之化。剛柔不正，則皆失守矣。若上年辛巳司天有餘，厥陰不退位，則本年壬丁不合，木運太虛，剛不正於上，柔孤立於下，雖曰陽年，虧則不同也。招，合也。得位之日，即其相招之期，微者遠，甚者速，數有不同耳。陽律太角，木音上管，陰呂少角，木音下管，壬丁失守，則二角不和。必上下遷正之日，其音迺同也。微至乙酉，甚在甲申，木疫發也。脾俞，在足太陽經。木疫之至，恐傷土藏，當先補之。

又或地下甲子、丁酉失守其位，未得中司，即氣不當位，下不與壬奉合者，亦名失守，非名合德，故柔不附剛，即地運不合，三年變癘。（《素問·遺篇刺法論第七十二》）

本年丁酉未得遷正於下，則不能上奉壬午，亦名失守，非合德也。三年之後，必氣變而爲木癘。凡諸丁壬之年，上下失守，其刺法皆同前。

假令戊申剛柔失守三年化爲火癘

假令戊申，剛柔失守，戊癸雖火運，陽年不太過也。上失其剛，柔地獨主，其氣不正，故有邪干，迭移其位，差有淺深，欲至將合，音律先同，如

此天運失時，三年之中，火疫至矣。

戊癸皆火運之年，寅申歲必少陽司天，厥陰在泉，以厥陰而配火運，剛癸亥爲在泉之化。戊申之剛在上，癸亥之柔在下，一有不正，俱失守矣。戊寅癸巳，其氣皆同。戊癸雖爲火運，若剛柔失守，即在陽年亦非太過也。若上年丁未司天有餘，太陰不退位，則本年戊申失守於上，癸亥獨主於下，火運不正，水必犯之，故有邪干。氣有微甚，故差有淺深。若剛柔將合，故音律先同。蓋戊申陽律，太徵也。癸亥陰呂，少徵也。其氣和，其音葉矣。戊癸失守，故變火疫，速在庚戌，遲則辛亥當至矣。肺俞，在足太陽經。火疫之至，恐傷金藏，故當先補之。

又或地下甲子、癸亥失守者，即柔失守位也，即上失其剛也，即亦名戊癸不相合德者也，即運與地虛，後三年變癘，名曰火癘。（《素問·遺篇刺法論第七十二》）

又若癸亥在泉不得遷正，下柔失位，上剛無合，戊雖陽火，亦失守矣，後之三年，發而爲病，名曰火癘。

八、四時失常

◎四時失常天地四塞

故生因春，長因夏，收因秋，藏因冬。失常則天地四塞。（《素問·陰陽離合論第六》）

四時陰陽，先後有序，若失其常，則天地四塞矣。四塞者，陰陽否隔，不相通也。故春不生，夏不長，秋不收，冬不藏也。

◎四時不節即生大疫

帝曰：余聞天地二甲子，十干十二支，上下經緯天地，數有迭移，失守其位，可得昭乎？岐伯曰：失之迭位者，謂雖得歲正，未得正位之司，即四時不節，即生大疫。（《素問·遺篇本病論第七十三》）

天地二甲子，言剛正於上，則柔合於下，柔正於上，則剛合於下，如上甲則下己，上己則下甲，故曰二甲子，凡十干十二支上下相合，經緯皆然。應司天而不司天，應在泉而不在泉，是未得正位之司也。四時失其節氣，則大疫必至矣。

九、鬱發

◎鬱發待時

帝曰：五運之氣，亦復歲乎？岐伯曰：鬱極迺發，待時而作也。帝曰：請

問其所謂也。岐伯曰：五常之氣，太過不及，其發異也。帝曰：願卒聞之。岐伯曰：太過者暴，不及者徐。暴者爲病甚，徐者爲病持。（《素問・六元正紀大論第七十一》）

此論五運之化，受司天在泉之勝制，鬱極迺發，以報復其歲氣，故曰折其鬱氣，資其化源。蓋謂歲氣勝制其化運，當以所勝之味折之，而勿使其鬱復也。如丁卯丁酉歲，少商木運，而上臨陽明，則木氣鬱矣。戊辰戊戌歲，太徵火運，而上臨太陽，則火氣鬱矣。己巳己亥歲，少宮土運，而上臨厥陰，則土氣鬱矣。庚子庚午歲，太商金運，而上臨少陰，則金氣鬱矣。辛丑辛未歲，少羽水運，而上臨太陰，則水氣鬱矣。庚寅庚申歲，太商金運，而相火司天，則金氣鬱矣。又如乙巳乙亥歲，少商金運，而相火在泉，則金氣鬱矣。壬子壬午歲，太角木運，而陽明在泉，則木氣鬱矣。癸丑癸未歲，少徵火運，而太陽在泉，則火氣鬱矣。甲寅甲申歲，太宮土運，而厥陰在泉，則土氣鬱矣。乙卯乙酉歲，少商金運，而君火在泉，則金氣鬱矣。丙辰丙戌歲，太羽水運，而太陰在泉，則水氣鬱矣。凡此十二運中，有太有少，並受司天在泉之鬱而後復，故曰："太過者暴，不及者徐。"待時而作者，土鬱發於四之氣，金鬱發於五之氣，水鬱發於二火前後，火鬱發於四之氣，惟木發無時也。太過之運受鬱，其發暴；不及之運受鬱，其發徐。持者，能主持而不甚也，即所謂"持於春""持於秋"之意。

◎五鬱發之狀

土鬱發之狀

帝曰：其發也何如？岐伯曰：土鬱之發，巖谷震驚，雷殷氣交，埃昏黃黑，化爲白氣，飄驟高深，擊石飛空，洪水迺從，川流漫衍，田牧土駒，化氣迺敷，善爲時雨，始生始長，始化始成。故民病心腹脹，腸鳴，而爲數後，甚則心痛脅䐜，嘔吐霍亂，飲發注下，胕腫身重。雲奔雨府，霞擁朝陽，山澤埃昏，其迺發也，以其四氣。雲橫天山，浮游生滅，怫之先兆。（《素問・六元正紀大論第七十一》）

木勝制土，土之鬱也。鬱極則怒，怒動則發。巖谷者，土深之處。震驚者，土氣之發也。殷，盛也。氣交者，昇降之中，亦三氣四氣之閒。蓋火濕合氣，發而爲雷，故盛於火濕之令。埃昏黃黑，塵霾蔽日也。化爲白氣，濕蒸之氣，嵐之屬也。飄風驟注，衝決高深也。巖崩石走，洪水從而出也。川流漫衍，洇沒郊原也。田牧土駒，以洪水之後，惟餘土石嵬然，若群駒散牧於田野也。土濕之化，鬱而伸也。土氣被鬱，物化皆遲，然土鬱之發，必在三氣四氣之時，故猶能生長化成，不失其時也。故此民病者，皆濕土爲病。濕在上中二焦，故心腹脹。濕在下焦，故數後下利。心爲濕乘，故心痛。肝爲濕侮，故脅䐜。䐜，脹也。有聲爲嘔，有物爲吐。霍亂者，吐利並行，而心目撩亂也。飲，痰飲也。注下，大便暴泄也。濕氣傷肉，則胕腫身重。皆土發濕邪之證。雨府，太陰濕聚之處也。霞擁朝陽，見於旦也。埃昏，土氣之濁也。土主四之氣，在大暑六月中後凡六十日有奇，故土鬱之發，以其四氣。浮游，蜉蝣也，朝生暮死，其出以陰。此言大者爲雲横天山，小者爲浮游生滅，皆濕化也。二者之見，則土鬱將發，先兆彰矣。

金鬱發之狀

金鬱之發，天潔地明，風清氣切，大涼迺舉，草樹浮煙，燥氣以行，霜霧數起，殺氣來至，草木蒼乾，金迺有聲。故民病欬逆，心脅滿，引少腹，善暴痛，不可反側，嗌乾，面塵色惡。山澤焦枯，土凝霜鹵，怫迺發也。其氣五，夜零白露，林莽聲悽，怫之兆也。（《素問·六元正紀大論第七十一》）

火勝制金，金之鬱也。金氣清明急切，故其發如此。大涼者，金之寒氣。浮煙者，金之斂氣。金風至則燥氣行，陰氣凝則霜霧起。霜霧，厚霧也。殺氣，陰氣也。蒼乾，凋落也。金迺有聲，金氣勁而秋聲發也。欬逆嗌乾，肺病而燥也。心脅滿引少腹，善暴痛不可反側，金氣勝而傷肝也。陳，晦也。金氣肅殺，故面色陳而惡也。燥氣行，故山澤焦枯。土面凝白，鹵結爲霜也。金王五之氣，主秋分八月中後凡六十日有奇，故其發也，在氣之五。夜雪白露，林莽聲淒，二者之見，皆金鬱欲發之先兆。

水鬱發之狀

水鬱之發，陽氣迺辟，陰氣暴舉，大寒迺至，川澤嚴凝，寒雰結爲霜雪，甚則黄黑昏翳，流行氣交，迺爲霜殺，水迺見祥。故民病寒客心痛，腰脽痛，大關節不利，屈伸不便，善厥逆，痞堅腹滿。陽光不治，空積沈陰，白埃昏暝，而迺發也。其氣二火前後。太虚深玄，氣猶麻散，微見而隱，色黑微黄，怫之先兆也。（《素問·六元正紀大論第七十一》）

土勝制水，水之鬱也。水鬱而發，寒化大行，故陽氣迺辟。辟，避同。寒雰，寒氣之如霧者。黄，土色。黑，水色。水爲土鬱而發，故二色並見於氣交。祥，災異也，凡吉凶之兆皆曰祥。故民病皆寒水之氣爲病。火畏水故心痛。寒入腎，故腰脽痛。寒則氣血滯，筋脈急，故關節不利，屈伸不便。陰氣勝，陽氣不行，故厥逆痞堅腹滿。二火前後，君火二之氣，相火三之氣，自春分二月中而盡於小暑六月節，凡一百二十日，皆二火之所主。水本王於冬，其氣鬱，故發於火令之時，陰乘陽也。蓋陰精與水，皆上承火，故其發也，在君相二火之前後。深玄，黑色也。麻散，如麻散亂可見，微見而隱也。大都占氣之法，當於平旦候之，其色黑而微黄，黄爲土色，黑爲水色，微黄兼黑，水鬱將發之先兆也。

木鬱發之狀

木鬱之發，太虚埃昏，雲物以擾，大風迺至，屋發折木，木有變。故民

病胃脘當心而痛，上支兩脅，鬲不通，食飲不下，甚則耳鳴眩轉，目不識人，善暴僵僕。太虛蒼埃，天山一色，或氣濁色，黄黑鬱若，横雲不起雨，而迺發也。其氣無常，長川草偃，柔葉呈陰，松吟高山，虎嘯巖岫，怫之先兆也。（《素問·六元正紀大論第七十一》）

金勝制木，木之鬱也。木鬱之發，風氣大行，故有埃昏雲擾、發屋折木等候，皆木之爲變也，故此民病皆風木肝邪之爲病。厥陰之脈，挾胃貫膈，故胃脘當心而痛，膈咽不通，食飲不下也。上支兩脅，肝氣自逆也。肝經循喉嚨，入頏顙，連目系，上會於巔，故爲耳鳴眩轉、目不識人等證。風木堅疆，最傷胃氣，故令人善暴僵僕。蒼埃濁色，黄黑鬱若，皆風塵也。風勝濕，故雲雖横而不起雨。風氣之至，動變不定，故其發也，亦無常期。草偃，草尚之風必偃也。呈陰，凡柔葉皆垂，因風翻動而見葉底也。松吟，聲在樹間也。虎嘯則風生，風從虎也。凡見此者，皆木鬱將發之先兆。

火鬱發之狀

火鬱之發，太虛腫翳，大明不彰，炎火行，大暑至，山澤燔燎，材木流津，廣廈騰煙，土浮霜鹵，止水迺減，蔓草焦黄，風行惑言，濕化迺後。故民病少氣，瘡瘍癰腫，脅腹胷背，面首四支，䐜憤臚脹，瘍疿嘔逆，瘈瘲骨痛，節迺有動，注下温瘧，腹中暴痛，血溢流注，精液迺少，目赤心熱，甚則瞀悶懊憹，善暴死。刻終大温，汗濡玄府，其迺發也。其氣四，動復則靜，陽極反陰，濕令迺化迺成，華發水凝，山川冰雪，燄陽午澤，怫之先兆也。（《素問·六元正紀大論第七十一》）

水勝制火，火之鬱也。“腫”字誤，當作“曛”。蓋火鬱而發，熱化大行，故太虛曛翳昏昧，大明反不彰也。燔燎騰煙，炎熱甚也。材木流津，汁溶流也。霜鹵，水泉乾涸而鹵爲霜也。止水，蓄積之水也。風行惑言，熱極風生，風熱交熾而人言惑亂也。濕化迺後，雨不至也。故此民病，皆火盛之爲病也。壯火食氣，故少氣。火能腐物，故瘡癰。陽邪有餘，故爲䐜塞憤悶、臚腔脹滿、瘍疿瘡毒等患。火氣上衝，故嘔逆。火傷筋則瘛瘲抽掣，火傷骨則骨痛難支，火伏於節則節迺有動，火在腸胃則注下，火在少陽則温瘧，火實於腹則腹暴痛，火入血分則血溢流注，火爍陰分則精液迺少，火入肝則目赤，火入心則心熱，火炎上焦則瞀悶，火鬱膻中則懊憹。火性急速，敗絕眞陰則暴死。刻終者，百刻之終也。日之刻數，始於寅初，終於丑末，此陰極之時也，故一日之氣，惟此最涼。刻終大温而汗濡玄府，他熱可知矣。玄府，汗空也。火本王於夏，其氣鬱，故發於未申之四氣。四氣者，陽極之餘也。上文言濕化迺後，至此則火王生土，故動復則靜，陽極反陰。土氣得行，濕令復至，故萬物得以化成也。群華之發，君火二氣之候也。午澤，南面之澤也。於華發之時而水凝冰雪，見火氣之鬱也。於面南之澤而焰陽氣見，則火鬱將發之先兆也。

◎怫應後報之狀

有怫之應，而後報也，皆觀其極，而迺發也，木發無時，水隨火也。謹候其時，病可與期，失時反歲，五氣不行，生化收藏，政無恒也。（《素問·六元正紀大論第七十一》）

報，復也，必有怫之應，而後有所報，皆觀其極而迺發也。如華發水凝，焰陽午澤，怫之應也。陽極反陰，山川冰雪，鬱之極也。風氣行於四時，是以木發無時，水發於二火前後，故水隨火也。按：戊癸化火，火生於水澤之中，水火之相合也。是以華發水凝，水隨火發。謹候其時，則病可期而知，亦可以先期而調之。失時，失五音六氣所主之時。反歲，逆司天在泉之歲，氣不能使之上下合德，無相奪倫。五氣不行者，不能使五運宣行，致乖其生化收藏之常政矣。

◎降而不入抑而鬱發

帝曰：昇之不前，可以預備；願聞其降，可以先防。岐伯曰：既明其昇，必達其降也。昇降之道，皆可先治也。（《素問·遺篇刺法論第七十二》）

此言六元欲入地以作左閒，而逢地星中運抑之，必致發鬱。降者自左而入於地，凡舊歲司天之右閒，必降爲新歲在泉之左閒。其有被抑不降者，亦可以先防也。

木欲降而不下鬱可速矣

木欲降，而地晶室抑之，降而不入，抑之鬱發，散而可得位，降而鬱發，暴如天閒之待時也，降而不下，鬱可速矣。（《素問·遺篇刺法論第七十二》）

地晶，金星也。丑未歲，厥陰當降爲地之左閒，而金勝窒之，降不得入，則鬱發爲變，必待鬱散，木迺得位也。暴如天閒之待時，言與司天之閒氣同也。可速者，當速治之謂。治降之法，當折其所勝，如木鬱則治金、金鬱則治火之類也。與上文昇之不前治其本經者異。木鬱不降，則肝膽受病，當治金之勝。

火欲降而不入抑之鬱發

火欲降，而地玄室抑之，降而不入，抑之鬱發。（《素問·遺篇刺法論第七十二》）

地玄，水星也。寅申歲，少陰當降爲地之左閒，辰戌歲，少陽當降爲地之左閒，而水勝窒之，故鬱發爲變，必散而後可。火鬱不降，則心主受病，當治水之勝也。足少陰之所出，湧泉穴也。刺三分，留三呼，氣至急出之，先左後右。足太陽之所入，委中穴也。刺五分，留七呼，氣至急出之，先左後右。

土欲降而不下抑之鬱發

土欲降，而地蒼窒抑之，降而不下，抑之鬱發。（《素問·遺篇刺法論第七十二》）

地蒼，木星也。卯酉歲，太陰當降爲地之左間，而木勝窒之，欲其鬱散，當速刺也。土鬱不降，則脾胃受病，故當折木之勝。足厥陰之所出，大敦穴也。刺三分，留十呼，氣至急出之。足少陽之所入，陽陵泉也。刺六分，留十呼，得氣急出之。

金欲降而不下抑之鬱發

金欲降，而地彤窒抑之，降而不下，抑之鬱發。（《素問·遺篇刺法論第七十二》）

地彤，火星也。巳亥歲，陽明當降爲地之左間，而火勝窒之，則鬱發爲變也。金鬱不降，則肺與大腸受病，當折火之勝也。心包絡所出，中衝穴也。刺一分，留二呼，氣至急出之。手少陽所入，天井穴也。刺一分，留十呼，得氣急出之。

水欲降而不下抑之鬱發

水欲降，而地阜窒抑之，降而不下，抑之鬱發。（《素問·遺篇刺法論第七十二》）

地阜，土星也。子午歲，太陽當降爲地之左間，而土勝窒之爲鬱，必散之而後降也。水鬱不降，則腎與膀胱受病，故折土之勝，則水鬱可散矣。足太陰之所出，隱白穴也。刺一分，留三呼，氣至急出之。足陽明之所入，三里穴也。刺五分，留十呼，氣至急出之。

十、災變

◎五方德化政令災變

帝曰：夫子之言五氣之變，四時之應，可謂悉矣。夫氣之動亂，觸遇而作，發無常會，卒然災合，何以期之？岐伯曰：夫氣之動變，固不常在，而德化政令災變，不同其候也。帝曰：何謂也？岐伯曰：東方生風，風生木，其德敷和，其化生榮，其政舒啟，其令風，其變振發，其災散落。

五運太過不及之氣，發作無常，以四時之德化政令變災，各有所屬，物必由之，人必應之，觀其所動屬於何時，則可以期之矣。敷，布也。和，和氣也。榮，滋榮也。舒，展也。啟，開也。振，怒也，發，出也。散落，謂物飄零而散落也。《五運行大論》云："其德爲和，其化爲榮，其政爲散，其令宣發，其變摧拉，其眚爲隕。"

南方生熱，熱生火，其德彰顯，其化蕃茂，其政明曜，其令熱，其變銷

爍，其災燔焫。

彰，昭著也。蕃，盛也。燔焫，焚灼也，銷爍緩而燔甚也。《五運行大論》曰："其德爲顯，其化爲茂，其政爲明，其令鬱蒸，其變炎爍，其眚燔焫。"

中央生濕，濕生土，其德溽蒸，其化豐備，其政安靜，其令濕，其變驟注，其災霖潰。

溽蒸，濕熱也。豐備，充盈也。驟注，急雨也。霖，久雨也。潰，崩決也。《五運行大論》曰："其德爲濡，其化爲盈，其政爲謐，其令雲雨，其變動注，其眚淫潰。"

西方生燥，燥生金，其德清潔，其化緊斂，其政勁切，其令燥，其變肅殺，其災蒼隕。

緊斂，收縮也。勁切，鋭急也。肅殺，氣寒肅而殺令行也。蒼隕，草木蒼枯而凋落也。《五運行大論》曰："其德爲清，其化爲斂，其政爲勁，其令霧露，其變肅殺，其眚蒼落。"

北方生寒，寒生水，其德淒滄，其化清謐，其政凝肅，其令寒，其變溧冽，其災冰雪霜雹。

淒滄，寒氣也。謐，靜也。凝肅，堅斂也。溧冽，寒甚也。冰霜雪雹，陰氣所凝，或太陽用事，或以水復火，則非時而見。《五運行大論》曰："其德爲寒，其化爲肅，其政爲靜，其變凝冽，其眚冰雹。"

是以察其動也，有德有化，有政有令，有變有災，而物由之，而人應之也。（《素問・氣交變大論第六十九》）

此節復論五運四時之氣，有德化之常，有災眚之變，必察其動而後知之。蓋言太過之歲有淫勝，不及之歲有勝復，此歲運之常，可與之期者也。然五運之氣生於五方，五方之氣合於四時，在歲運雖有淫勝鬱復之變，在四時又有德化政令之和，與歲運不同其候也。故必察其氣之動也。是德是化，是政是令，是變是災，萬物由之，而或成或敗，人應之而或病或康，此氣運之有歲有時，有常有變，又不能於先期而必者也，故當隨四時而察之。

◎乘危不速而至暴瘧無德災反及之

故乘危而行，不速而至，暴瘧無德，災反及之。微者復微，甚者復甚，氣之常也。（《素問・五常政大論第七十》）

通言五行氣少，而有勝復之大凡也。是以大凡勝氣乘彼孤危而行，恃其強盛。不速而至，暴瘧無德，至於子來復讎，災反及之，其勝微則復微，勝甚則復甚，迺五氣之常也。即如木弱金勝，暴瘧倉卒，是無德也；木被金害，火必讎之，金受火燔，則災及也。勝微則復微，勝甚則復甚，此勝復之常氣也。

◎非氣化者是謂災也

帝曰：勝復之氣，其常在也，災眚時至，候也奈何？岐伯曰：非氣化者，是謂災也。（《素問·六元正紀大論第七十一》）

言勝復之氣，本常有也，而災眚之至，當其位則爲正化，非其位則爲邪化，邪則爲災矣。

第二十章　醫道

一、古今治病

◎上古使僦貸季理色脈而通神明

帝曰：善。余欲臨病人，觀死生，決嫌疑，欲知其要，如日月光，可得聞乎？岐伯曰：色脈者，上帝之所貴也，先師之所傳也。上古使僦貸季，理色脈而通神明，合之金木水火土，四時八風六合，不離其常，變化相移，以觀其妙，以知其要，欲知其要，則色脈是矣。色以應日，脈以應月，常求其要，則其要也。夫色之變化，以應四時之脈，此上帝之所貴，以合於神明也，所以遠死而近生，生道以長，命曰聖王。（《素問·移精變氣論第十三》）

嫌疑者，不能決其死生也。要，要道也。色以應日，脈以應月，言色脈之要道，如日月光，欲其明顯易見也。言明如日月者，無過色脈而已。上帝，上古之帝也。先師，即下文所謂僦貸季也。理色脈，察內外之精微也。通神明，色脈辨而神明見也。色脈之應，無往不合，如五行之衰王，四時之往來，八風之變，六合之廣，消長相依，無不有常度也。五行四時八風之氣，迭有盛衰，則變化相移，色脈隨之而應，故可以觀其妙，知其要。凡人之五藏六府、百骸九竅，脈必由乎氣，氣必合乎天，雖其深微難測，而惟於色脈足以察之，故曰欲知其要，則色脈是矣。色分五行而明晦是其變，日有十干而陰晴是其變，故色以應日。脈有十二經而虛實是其變，月有十二建而盈縮是其變，故脈以應月。常求色脈之要，則明如日月而得其變化之要矣。上帝貴色脈之應，故能見幾察微，合於神明，常遠於死，常近於生，生道永昌，此聖王之治身如此。

◎中古之治病至而治之

中古之治病，至而治之。湯液十日，以去八風五痹之病。十日不已，治以草蘇草荄之枝。本末爲助，標本已得，邪氣廼服。（《素問·移精變氣論第十三》）

此言中古之人，不能移精變氣以通神明，而治以湯藥，亦有法也。病至而治之者，言不如恬惔虛無之世，雖有賊邪，不能爲害，設有病至，而即以湯藥治之。八風者，八方之風，觸五藏邪氣發病。五痹者，五藏之痹也。以春甲乙傷於風者爲肝痹，以夏丙丁傷於風者爲心痹，以秋庚辛傷於風者爲肺痹，以冬壬癸傷於風者爲腎痹，以至陰戊己遇此者爲脾痹。人之五藏，應地之五行，天之十干，化生五行，是以湯液十日，十干已周而五痹可去矣。十日不已，治以草蘇草荄之枝，本末爲助者，此言病有標本。而草有本末也。蘇，莖也。荄，根也。草蘇之枝，莖之傍枝也。草荄之枝，根之傍根也。以蘇荄爲本，而傍枝爲末也。五痹者，五藏之痹也。五藏有經俞之外榮，有筋脈皮毛骨肉之外合，是五藏爲本，而經俞筋骨爲標也。草生五味以養五藏氣，是以五藏有病，則以蘇荄治之，如邪在經脈之外合者，則以草蘇草荄之枝治之，是以本治本而以末治標也。心肺居上爲陽，而治以草蘇，是本乎上者親上也。肝腎居下爲陰，而治以草荄，是本乎下者親下也。以草之本末爲助，而病之標本已得，又何有邪氣之不服哉？此中古用藥之有法也。

◎暮世之治病也故病未已新病復起

暮世之治病也，則不然。治不本四時，不知日月，不審逆從。病形已成，迺欲微鍼治其外，湯液治其内，粗工兇兇，以爲可攻，故病未已，新病復起。（《素問·移精變氣論第十三》）

此言後世治病之失也，言後世治病不本四時。《四時刺逆從論》曰：“春氣在經脈，夏氣在孫絡，長夏氣在肌肉，秋氣在皮膚，冬氣在骨髓。”《診要經終論》曰；“春夏秋冬，各有所刺，法其所在。”《水熱穴論》云：“春取經脈分肉，夏取盛經分腠，秋取經俞，冬取井榮。”《四時氣》云：“春取經，夏取盛經，秋取經俞，冬取井滎。”不知日月，《八正神明論》曰；“凡刺之法，必候日月星辰，四時八正之氣，氣定迺制之。是故天溫日明，則人血淖澤，而衛氣浮，故血易瀉，氣易行。天寒日月，則人血凝泣，而衛氣沉。月始生，則血氣始精，衛氣始行；月郭滿，則血氣實，肌内堅；月郭空，則肌肉減，經絡虛，衛氣去，形獨居。是以四天時而調衛氣也。是故天寒無刺，天溫無凝；月生無瀉，月滿無補，月郭空無治。是謂得天時而調之。”不審逆從，有氣色之逆從，如《玉版論要》曰：“色見上下左右，各在其要。上爲逆，下爲從。女於右爲逆，左爲從，男子左爲逆，右爲從。”又《陰陽二十五人》云：“美眉者，足太陽之脈，氣血多；惡眉者，血氣少。其肥而澤者，血氣有餘；肥而不澤者，氣有餘血不足；瘦而無澤者，血氣俱不足。審察其有餘不是而調之，可以知逆順矣。”有四時之逆從，《平人氣象論》曰：“脈有逆從四時，未有藏形，春夏而脈瘦，秋冬而脈浮大，命曰逆四時也。”《玉機眞藏論》曰：“所謂逆四時者，春得肺脈，夏得腎脈，秋得心脈，冬得脾脈，其至皆懸絕沉澀者，帝命曰逆四時也。”病形已成，欲用微鍼以治其外，湯液以治其内。此粗工者兇兇然，以爲可攻，殊不知舊病未已，而新病又起矣，此後世治病之失其法者如此。

◎法往古者先知《鍼經》也

帝曰：善。其法星辰者，余聞之矣，願聞法往古者。岐伯曰：法往古者，先知《鍼經》也。驗於來今者，先知日之寒溫，月之虛盛，以候氣之浮沉，而調之於身，觀其立有驗也。觀其冥冥者，言形氣榮衛之不形於外，而工獨知之，以日之寒溫，月之虛盛，四時氣之浮沉，參伍相合而調之，工常先見之，然而不形於外。故曰觀於冥冥焉，通於無窮者，可以傳於後世也，是故工之所以異也。然而不形見於外，故俱不能見也。視之無形，嘗之無味，故謂冥冥，若神髣髴。（《素問·八正神明論第二十六》）

法往古者，取法於既往也。此云《鍼經》爲古法，可見是書之傳，其來最遠，似猶有出軒岐之前者。驗於來今，察見在也，觀日月之氣候而調之於身。以古證今，以今合古，知往知來，其用安有不驗？《五色》篇亦曰："積神於心，以知往今。"形氣榮衛，不形於外，故曰冥冥。而工獨知之者，以知日月四時之變化，則天地陰陽之道盡；知參伍相合之妙用，則人身調治之法盡。若是者，不求其神而神無不在，故見於冥冥焉。通於無窮者，無方無體也，故可傳於萬世。其所以異於人者，以人俱不能見而我獨見之，明察秋毫，在於若無若有之際，故謂冥冥，若神髣髴。

◎聖人治病診必副矣

故曰：聖人之治病也，必知天地陰陽，四時經紀，五藏六府，雌雄表裏，刺灸砭石，毒藥所主，從容人事，以明經道，貴賤貧富，各異品理，問年少長，勇怯之理，審於分部，知病本始，八正九候，診必副矣。（《素問·疏五過論第七十七》）

思昔聖人之治病也，則不然。陰陽氣候之變，人身應之，以爲消長，此天道之不可不知也。藏府有雌雄，經絡有表裏，刺灸石藥各有所宜，此藏象之不可不知也。經道，常道也。不從容於人事，則不知常道，不能知常，焉能知變？人事有不齊，品類有同異，知之則隨方就圓，因變而施，此人事之不可不知也。八正，八節之正氣也。副，稱也。能察形色於分部，則病之本始可知；能察邪正於九候，則脈之順逆可據，明斯二者，診必稱矣。此色脈之不可不知也。

二、神轉不迴

◎道在於一神轉不迴

帝瞿然而起，再拜而稽首曰：善。吾得脈之大要，天下至數，五色脈變、揆度奇恆，道在於一，神轉不迴，迴則不轉，迺失其機。至數之要，迫近以

微。（《素問·玉機眞藏論第十九》）

此言五藏受氣於胃，一以貫通，次序環轉，如璿璣五衡，合之玉版，廼揆度奇恆之大要也。瞿然，敬肅貌。至數者，五脈之至數也，蓋天地之間，六合之內，不離於五，人亦應之，故曰：“天下至數，五色脈變，揆度奇恆，道在於一。”一者，五藏之神轉而不回。如逆迴，則失其旋轉之機矣。五藏相通，陰陽並合，脈之至數，迫近以微。以上論眞藏之神，五藏相通，外內環轉，如太過不及，則病。若迴而不轉，廼失其機而死矣。夫天下至數，陰陽之數也。神轉不迴，眞藏之神也。

三、醫則

◎天忌不可不知也

帝曰：星辰八正何候？岐伯曰：星辰者，所以制日月之行也。八正者，所以候八風之虛邪以時至者也。四時者，所以分春秋冬夏之氣所在以時調之也。八正之虛邪，而避之勿犯也。以身之虛而逢天之虛，兩虛相感，其氣至骨。入則傷五藏，工候救之，弗能傷也。故曰，天忌不可不知也。（《素問·八正神明論第二十六》）

歲有十二月，日有十二辰，子午爲經，卯酉爲緯。周天二十八宿，而一面七星，四七二十八星，房昴爲緯，虛張爲經，是故房至畢爲陽，昴至心爲陰。蓋日月經天，有南陸北陸之行，有朔望虛盈之度，故星辰者，所以制日月之行，而人之榮衛，亦有陰陽虛實之應也。八正者，八方之正位也。八方之氣，以時而至，謂之八風。風從其所居之鄉來，爲實風，主生長，養萬物。如月建在子，風從北方來，冬氣之正也；月建在卯，風從東方來，春氣之正也；月建在午，風從南方來，夏氣之正也；月建在酉，風從西方來，秋氣之正也；如春夏之交，風從東南來；夏秋之交，風從西南來；秋冬之交，風從西北來；春冬之交，風從東北來。此四方四維之正氣，主生長萬物者也。從其衝後來爲虛風，傷人者也，主殺主害。衝後來者，從衝犯之方而來，如太乙居子，風從南方來，火反衝水也；太乙居卯風，從西方來，金來犯木也。故以八方之位，以候八風之正氣，八節之虛邪也。四時之氣所在，如春氣在經脈，夏氣在孫絡，長夏氣在肌肉，秋氣在皮膚，冬氣在骨髓。又如正月二月，人氣在肝；三月四月，人氣在脾；五月六月，人氣在頭；七月八月，人氣在肺；九月十月，人氣在心；十一月十二月，人氣在腎，此皆氣之所在，以時而調之也。八方之虛邪，主殺主害者，謹候而避之，故聖人避虛邪之道，如避矢石然，邪勿能害也。蓋避者，候太乙徙居中宮之日而避之也。身之虛，血氣虛也。天之虛，虛鄉之邪風也。兩虛相感，故邪氣至骨，而入傷五藏，上工調其九候而救之，始弗能傷害其性命。天忌者，謂太乙徙居中宮，廼天道所當避忌之日。太乙，北極也，斗杓所指之辰，謂之月建，即氣令所主之方。如冬至四十六日，月建在北，太乙居葉蟄之宫，葉蟄，坎宫也；立春四十六日居天留，天留，艮宫也；春分四十六日居倉門，倉門，震宫也；立夏四十五日居陰洛，陰洛，巽宫也；夏至四十六日居天宫，天宫，離宫也；立秋四十六日居玄委，玄委，坤宫也；秋分四十六日居倉果，倉果，兑宫也；立冬四十五日居新洛，新洛，乾宫也。明日復居葉蟄之宫，曰冬至矣。此太乙一歲所居之宫也。又太乙日遊，以冬至之日，居葉蟄之宫，數所在日，從一處至九，日復反於一，常如是無已，終而復始。太乙移日者，天必應之以風雨，以其日風雨則吉，歲美民安少病矣。移日者，始移宫之第一日也。如太乙徙立於中宫，廼朝八風以占吉凶，其日大禁者也。徙入中官日者，廼九日之中第五日也。其日風從南方來，名曰大弱風，其傷人也，内舍於心，外在於脈氣主熱；風從西南方來，名曰謀風，其傷人也，内舍於脾，外在於肌，其氣主爲弱；風從西方來，名曰剛風，其傷人也，内舍於肺，外在於皮膚，其氣主爲燥；風從西北方來，名曰折風，其傷人也，内舍於小腸，外在於手太陽脈，脈絶則溢，脈閉則結不通，善暴死；風從北方來，名曰大剛風，其傷人也，内舍於腎，外在於骨與肩背之膂筋，其氣主爲寒也；風從東北方來，名曰凶風，其傷人也，内舍於大腸，外在於兩脅掖骨，下及支節；風從東方來，名曰嬰兒風，其傷人也，内舍於肝，外在於筋紐，其氣主爲身濕；風從東南方來，名曰弱風，其傷人也，内舍於胃，外在肌肉，其氣主體重。此八風皆從其虚之鄉來，廼能病人。三虚相搏，則爲暴病卒死；兩實一虚，病則爲淋露寒熱，犯其雨濕之地則爲痿，故曰大禁。太乙所在之日，是爲天忌，言太乙所在中宫之日，大宜禁忌，此天時之不可不知也。又身形之應九野，左足應立春，其日戊寅己丑；左脅應春分，其日乙卯；左手應立夏，其日戊辰己巳；膺喉頭首應夏至，其日丙午；右手應立秋，其日戊申己未；右脅應秋分，其日辛酉；右足應立冬，其日戊戌己亥；腰尻下竅應冬至，其日壬子；六府膈下三藏應中州，其大禁。大禁，太乙所在日及諸戊己，是謂天忌，宜避鍼刺，此醫者之不可不知也。

◎治病必明天道地理

故治病者，必明天道地理，陰陽更勝，氣之先後，人之壽夭，生化之期，廼可以知人之形氣矣。（《素問·五常政大論第七十》）

故治病者，必上明天道，下明地理，西北陰勝而氣厚，東南陽勝而氣先，及壽夭生化之期，則人之形氣可識，而治法可施矣。故不明天道，則不知運氣之變。不明地理，則不知方土之宜。不明陰陽更勝，則本末俱失。不明氣之先後，則緩急倒施。不明壽夭生化之期，則中無確見而輕率招尤。凡此數者，缺一不可，斯足因形以察人之外，因氣以知人之内，而治病之道，庶保萬全矣。

◎上知天文下知地理中知人事可以長久

黄帝坐明堂，召雷公而問之曰：子知醫之道乎？雷公對曰：誦而未能解，

解而未能别，别而未能明，明而未能彰，足以治羣僚，不足治侯王。願得受樹天之度，四時陰陽合之，别星辰與日月光，以彰經術，後世益明，上通神農，著至教疑於二皇。帝曰：善。無失之。此皆陰陽表裏上下雌雄相輸應也。而道上知天文，下知地理，中知人事，可以長久，以教聚庶，亦不疑殆，醫道論篇，可傳後世，可以爲寶。雷公曰：請受道，諷誦用解。（《素問·著至教論第七十五》）

明堂，天子布政之所，聖人向明而治，故曰明堂。頗能解，粗解其義耳。别者，别其條理。明者，明其精微。彰，則利於用矣。夫習道有五：一誦，二解，三别，四明，五彰也。羣僚之情易通，侯王之意難測，所以有不同也。然則膏粱藜藿，其爲難易亦然。樹，立也。天度立則四時陰陽之序可以合，星辰日月之光可以别，用以彰經術，令後世益明，是上通神農之道，著爲至教，則擬德於二皇矣。二皇，伏羲、神農也。陰陽表裏上下雌雄相輸應者，即指上文天度四時陰陽星辰日月光言，所以醫道合於三才，必盡知之，斯可以垂教後世，不致疑殆，永傳爲寶矣。而道上知天文等四句，與《氣交變大論》同。

◎不明不别是世主學盡矣

帝曰：……且以知天下，何以别陰陽，應四時，合之五行？雷公曰：陽言不别，陰言不理，請起受解，以爲至道。帝曰：子若受傳，不知合至道，以惑師教，語子至道之要。病傷五藏，筋骨以消。子言不明不别，是世主學盡矣。腎且絕，惋惋日暮，從容不出，人事不殷。（《素問·著至教論第七十五》）

不别不理，言未明也。公因帝問，故自歉而復請。受傳於師而未明其道，適足以惑師之教，故語以其要也。邪並於陽則陽病，並於陰則陰病，陰陽俱病，故傷五藏。藏傷於內，則筋骨消於外也。醫道司人之命，爲天下之所賴，故曰世主。不明不别，於道何有，是使聖人之學泯矣。腎與足太陽爲表裏，至陰之藏也。《上古天眞論》曰："腎者主水，受五藏六府之精而藏之。"今如上文所云，三陽並至而病傷五藏，則精虛氣竭，筋骨以消矣。且太陽傳裏，必至少陰，是以腎氣受傷，眞陰且絕，故惋惋不已，憂疑終日，宜其窘窘乎從容之不出，岌岌乎人事之不殷也。然則陽邪之至，害必歸陰，五藏之傷，窮必及腎，此所謂陰陽表裏上下雌雄相輸應也，即所謂至道之要也。學者於此知救其原，則回天之手矣。故論名《著至教》者，夫豈徒然也哉。

◎決以明堂審於終始可以横行

治病之道，氣內爲寶，循求其理，求之不得，過在表裏。守數據治，無失俞理，能行此術，終身不殆。不知俞理，五藏菀熱，癰發六府。診病不審，是爲失常，謹守此治，與經相明。《上經》《下經》揆度陰陽，奇恒五中，決以明堂，審於終始，可以横行。（《素問·疎五過論第七十七》）

氣内者，氣之在内者也，即元氣也。凡治病者，當先求元氣之強弱，元氣既明，大意見矣。求元氣之病而無所得，然後察其過之在表在裏以治之，斯無誤也。此下五節，亦皆四德内事。氣有外氣，天地之六氣也。有内氣，人身之元氣也。氣失其和則爲邪氣，氣得其和則爲正氣，亦曰眞氣。但眞氣所在，其義有三，曰上中下也。上者所受於天，以通呼吸者也；中者生於水穀，以養榮衛者也；下者氣化於精，藏於命門，以爲三焦之根本者也。故上有氣海，曰膻中也，其治在肺；中有水穀氣血之海，曰中氣也，其治在脾胃；下有氣海，曰丹田也，其治在腎。人之所賴，惟此氣耳，氣聚則生，氣散則死，故氣内爲寶，此誠最重之辭，醫家最切之旨也。即如本篇始末所言，及《終始》等篇，皆惓惓以精氣重虛爲念，先聖惜人元氣至意，於此可見。奈何今之醫家，但知見病治病，初不識人根本。凡天下之理，亦焉有根本受傷而能無敗者，伐絕生機，其誰之咎？故治人，既察其邪，必觀其正，因而百不失一。凡心存仁愛者，其毋忽於是焉。此承上文而言表裏陰陽，經絡藏府，皆有其數，不可失也。俞理，周身俞穴之理也。殆，危也。菀，積也。不知俞穴之理，妄施刺灸，則五藏菀積，其熱癰廼發於六府矣，是亦上文故傷敗結、留薄歸陽之義。若不詳加審察，必失經常中正之道，故欲謹守治法者，在求經旨以相明也。《經》，即下文《上經》《下經》之謂。《上經》《下經》，古經名也。《病能論》曰：《上經》者，言氣之通天。《下經》者，言病之變化也。揆度，切度之也。奇恒，言奇病也。五中，言五内也。明堂，面鼻部位也。終始，言病之發展有始有終也。凡診病者，能明《上經》《下經》之理以揆度陰陽，能察奇恒五中之色而決於明堂，能審脈候鍼刺之法於終始之辨；夫如是則心通一貫，應用不窮，目牛無全，萬舉萬當，斯則高明無敵於天下，故可横行矣。

◎人之情莫不惡死而樂生

黄帝曰：胃欲寒飲，腸欲熱飲，兩者相逆，便之奈何？且夫王公大人血食之君，驕恣縱欲輕人，而無能禁之。禁之，則逆其志；順之，則加其病，便之奈何？治之何先？岐伯曰：人之情，莫不惡死而樂生，告之以其敗，語之以其善，導之以其所便，開之以其所苦，雖有無道之人，惡有不聽者乎？（《靈樞·師傳第二十九》）

胃中熱者欲寒飲，腸中寒者欲熱飲，緩急之治當有先後，而喜惡之欲難於兩從，且以貴人多任性，此順之所以難，而治之當有法也。從，縱同。惡死樂生，人所同也，故以死生之情動之，則好惡之性，未有不可移者，是即前注所謂處順不順之閒而因順相成之意。

◎刺有大約

黄帝問於伯高曰：余聞氣有逆順，脈有盛衰，刺有大約，可得聞乎？伯高

曰：氣之逆順者，所以應天地陰陽、四時五行也。脈之盛衰者，所以候血氣之虛實，有餘不足也。刺之大約者，必明知病之可刺，與其未可刺，與其已不可刺也。（《靈樞·逆順第五十五》）

人與天地相參，與日月相應，其陰陽昇降盛衰之氣，當其位而和者爲順，不當其位而乖者爲逆。脈之盛衰者，以有力無力言，故可以候血氣之虛實。三刺義俱如下文。又若明知病之可刺者，以其實邪在經也，如《脈度》所謂盛者瀉之，虛者飲藥以補之是也。與其未可刺者，謂有所避忌也，如《終始》所謂新內新勞、已飽已餓、大驚大恐者勿刺，及《八正神明論》所謂天忌，《五禁》所謂五禁之類皆是也。與其已不可刺者，言敗壞無及也，如《本神》所謂五者已傷，鍼不可以治之也。凡此三者，皆本節切近之義。

四、標本

◎病爲本工爲標

帝曰：夫病之始生也，極微極精，必先入結於皮膚。今良工皆稱曰：病成名曰逆，則鍼石不能治，良藥不能及也。今良工皆得其法，守其數，親戚兄弟遠近音聲日聞於耳，五色日見於目，而病不愈者，亦何暇不蚤乎？岐伯曰：病爲本，工爲標，標本不得，邪氣不服，此之謂也。（《素問·湯液醪醴論第十四》）

此節論湯液治病之當有法也。夫察色聽聲，問其情，從其意，此良工得其法矣。如湯液不得其法，而病亦不愈，故詳設此問焉。夫病之始生，極微極細，必先留結於皮膚。如十日不已，良工皆稱曰病已成，名曰逆，雖鍼石不能治，而良藥不能及也。今良工皆得其審證之法，守其數，問其情，親戚兄弟，或遠或近，繫之病者，可謂從其意，得其情矣。音聲日聞於耳，五色日見於目，可謂察其色，知其聲矣，而病不愈者，亦何暇不早治而使病成乎？蓋病爲本，工爲標，以工之治法爲標也。言不得草蘇草荄，本末爲助之法治之，是以邪氣之不服也。上節論鍼石治病，重在得神，此節論湯液治病，貴在得法；下節論湯液治病，重在調服精氣。此三者良工之不可缺一者也。夫審證辨脈，得病之情，固良工之首務，而治病之湯液，又不可不得其法也。

五、明告

◎必察四難而明告之

黃帝曰：凡治病察其形氣色澤，脈之盛衰，病之新故，迺治之，無後其時。形氣相得，謂之可治。色澤以浮，謂之易已。脈從四時，謂之可治。脈

弱以滑，是有胃氣，命曰易治，取之以時。形氣相失，謂之難治。色夭不澤，謂之難已。脈實以堅，謂之益甚。脈逆四時，爲不可治。必察四難，而明告之。（《素問·玉機眞藏論第十九》）

此言凡治病者，察其形氣色澤，脈之盛衰，病之新故者，是即《六十一難》所謂望聞問切之法也，故察形氣色脈可決其生死也。既得病情，便當速治，若後其時，病必日深。形氣色脈四者，其閒有氣盛形盛，氣虛形虛，謂之相得，其病可治。蓋氣盛形盛之氣，主邪氣言，而氣虛形虛之氣，主正氣言，其形則形體也。若形盛氣虛，氣盛形虛，謂之相失，則難治矣。蓋形盛氣虛之氣，主正氣言；而氣盛形虛之氣，主邪氣言，所以曰難治也。色浮而澤，血氣相榮，其病易已，若色夭而晦，枯燥不澤，則難已矣。脈之絃鉤毛石，順於四時，其病可治。若沈濇浮大，逆於四時，則爲不可治矣。脈弱以滑，是有胃氣，又必分時以取之，其病易治，若脈實以堅，是無胃氣，則病爲益甚。此四者，未易明辨，謂之四難，必察此而明告病人可也。

六、不可與言

◎醫有不可與言者與治之無功者

拘於鬼神者，不可與言至德；惡於鍼石者，不可與言至巧；病不許治者，病必不治，治之無功矣。（《素問·五藏別論第十一》）

陽之靈曰神，陰之靈曰鬼。張子曰："鬼神者，二氣之良能也。"程子曰："鬼神祇是一個造化，天尊地卑，乾坤定矣，鼓之以雷霆，潤之以風雨是也。然則鬼神者，即天地之靈耳。禍福有因，惟人自作，天地無私，鬼神焉得而蔽之？彼昧理者，不知鬼神不可媚，而崇尚虛無，不求實濟，何益之有？若此者，即與論天人至德，必不見信，又何足與道哉？故曰信巫不信醫，一不治也。"即此之謂。鍼石之道，法三才而調陰陽，和氣血而通經絡，故曰："知機之道者，不可掛以發。"蓋言其至精至微也；而或有惡於鍼石者，誠不可與言至巧矣。不治已病治未病，聖人之道也。其有已病而尚不許治者，特以偏見不明，信理不篤，如拘於鬼神、惡於鍼石之類皆是也。既不相信，不無掣肘，強爲之治，焉得成功？即有因治而愈者，彼亦猶謂不然，總亦屬之無功也。

七、醫工

◎明神工之謂

黄帝問於岐伯曰：余聞之，見其色，知其病，命曰明；按其脈，知其病，命曰神；問其病，知其處，命曰工。余願聞見而知之，按而得之，問而極之，爲之奈何？岐伯答曰：夫色脈與尺之相應也，如桴鼓影響之相應也，不得相

失也。此亦本末根葉之出候也，故根死則葉枯矣。色脈形肉，不得相失也，故知一則爲工，知二則爲神，知三則神且明矣。（《靈樞·邪氣藏府病形第四》）

見色者，望其容貌之五色也。按脈者，切其寸口之陰陽也。問病者，問其所病之緣因也。知是三者，則曰明曰神曰工，而診法盡矣。《六十一難》曰："望而知之謂之神，聞而知之謂之聖，問而知之謂之工，切脈而知之謂之巧。"是爲神聖工巧，蓋本諸此。色脈形肉，皆當詳察。在色可望，在脈可按，其於形肉，則當驗於尺之皮膚。蓋以尺之皮膚，診時必見，驗於此而形肉之盛衰，概可知矣。夫有諸中必形諸外，故色之與脈，脈之與形肉，亦猶桴鼓影響之相應，本末根葉之候，不相失也。三者皆當參合，故知三則神且明矣。桴，擊鼓槌也。

◎上工中工下工之謂

黄帝曰：調之奈何？岐伯答曰：脈急者，尺之皮膚亦急；脈緩者，尺之皮膚亦緩；脈小者，尺之皮膚亦減而少氣；脈大者，尺之皮膚亦賁而起；脈滑者，尺之皮膚亦滑；脈濇者，尺之皮膚亦濇。凡此變者，有微有甚，故善調尺者不待於寸，善調脈者不待於色。能參合而行之者，可以爲上工，上工十全九；行二者爲中工，中工十全七；行一者爲下工，下工十全六。（《靈樞·邪氣藏府病形第四》）

必能參合三者而兼行之，更爲本末皆得，而萬無一失，斯足稱爲上工而十可全其九；若知二知一者，不過中下之材，故所全者亦惟六七而已。然曰六曰七者，輕易者在前也；曰八曰九者，最難者在後也。易者何難之有，難者豈易言哉！此其等差，雖分上下，而成敗之賢不肖，其相去也天壤矣。

◎隨變而調氣故曰上工

黄帝曰：取之奈何？伯高曰：夫病變化，浮沉深淺，不可勝窮，各在其處。病閒者淺之，甚者深之，閒者少之，甚者眾之。隨變而調氣，故曰上工。（《靈樞·衛氣失常第五十九》）

病變無窮，能隨其變而調治得宜者，故曰上工。

◎上工治未病不治已病

黄帝曰：候其可刺奈何？伯高曰：上工刺其未生者也，其次刺其未盛者也，其次刺其已衰者也。下工刺其方襲者也，與其形之盛者也，與其病之與脈相逆者也。故曰：方其盛也，勿敢毁傷；刺其已衰，事必大昌。故曰：上工治未病，不治已病，此之謂也。（《靈樞·逆順第五十五》）

未生者，治其幾也。未盛者，治其萌也。已衰者，知其有隙可乘也。是皆可刺者也。

刺其方襲者，不避來鋭也。與其形之盛者，見其外不知其内也。病之與脈相逆者，逆有微甚，微逆者防有所傷，未可刺也；甚逆者，陰陽相離，形氣相失，已不可刺也。醫不達此而強刺之，未有不僨事者矣，故曰下工。盛邪當瀉，何懼毀傷？正恐邪之所湊，其氣必虚，攻邪未去，正氣先奪耳，故曰方其盛也，勿敢毀傷。病既已衰，可無刺矣，不知邪氣似平，病本方固，乘勢拔之，易爲力也，故曰刺其已衰，事必大昌。

◎上工之治

睹其色，察其目，知其散復，一其形，聽其動靜者，言上工知相五色，於目有知，調尺寸小大緩急滑濇，以言所病也。知其邪正者，知論虚邪與正邪之風也。（《靈樞·小鍼解第三》）

察形色於外，可以知其散復。察脈於内，可以知其動靜。

◎上工中工下工之治

故曰：上工平氣，中工亂脈，下工絶氣危生。故曰：下工不可不慎也。必審五藏變化之病，五脈之應，經絡之實虚，皮之柔脆，而後取之也。（《靈樞·根結第五》）

上工知陰陽虚實，故能平不平之氣。中工無的確之見，故每多淆亂經脈。下工以假作眞，以非作是，故絶人之氣，危人之生也。五脈，五藏之脈應也。

◎上工救其萌芽下工守其已成

邪氣之中人也，灑淅動形。正邪之中人也，微先見於色，不知於其身，若有若無，若亡若存，有形無形，莫知其情。是故上工之取氣，迺救其萌芽；下工守其已成，因敗其形。（《靈樞·官能第七十三》）

此與《八正神明論》、本經《邪氣藏府病形》，大義俱相同。據兩篇，當以虚邪、正邪爲説。此言邪氣之微，言虚邪也。虚邪之中人也甚，故灑淅動形。正邪之中人也微，故但先見於色而不知於身。灑淅，惡寒貌。動形者，振動其形也。《八正神明論》曰："虚邪者，八正之虚邪氣也。正邪者，身形若用力，汗出腠理開，逢虚風，其中人也微，故莫知其情，莫見其形。"《邪氣藏府病形》曰："虚邪之中身也，灑淅動形。正邪之中人也微，先見於色，不知於身，若有若無，若亡若存，有形無形，莫知其情。"又《八正神明論》曰："上工救其萌茅，必先見三部九候之氣，盡調不敗而救之，故曰上工。下工救其已成者，言不知三部九候之相失，因病而敗之也。"上工論氣不論形，所以預取其氣，而早救其萌芽，彼下工則反是矣。

◎上工救其萌芽下工救其已成救其已敗

上工救其萌芽，必先見三部九候之氣，盡調不敗而救之，故曰上工。下工救其已成，救其已敗。救其已成者，言不知三部九候之相失，因病而敗之也。（《素問·八正神明論第二十六》）

此言虛邪之始中人也，亦起於毫毛，發於腠理，其入深，則搏於筋骨，傷人五藏，故上工救其萌芽，始發見其灑淅動形而即治之，不使有傷三部九候之氣，是爲上工也。夫虛鄉之邪，逢人之虛，則中人也深，而入傷五藏，如人之九候盡調者，亦始傷毫毛，故當救其萌芽，勿使傷敗九候之氣。已成者，入傷榮衛而病已成，已敗者，三部九候之氣已爲邪所傷敗，下工救其已成者，言不知三部九候之相失者，因邪病而敗之也。此言上工救其萌芽，不使邪傷正氣，下工救其已成，則正氣已敗，不亦晚乎？

◎順者爲工逆者爲粗

黃帝曰：其時有反者，何也？岐伯曰：是不應四時之氣，藏獨主其病者，是必以藏氣之所不勝時者甚，以其所勝時者起也。黃帝曰：治之奈何？岐伯曰：順天之時，而病可與期。順者爲工，逆者爲粗。（《靈樞·順氣一日分爲四時第四十四》）

反，謂不應前說，病有不應旦慧晝安夕加夜甚者也。是以陰陽喜怒飲食居處者，五藏獨主其病，是必以藏氣之所不勝時者甚，以其所勝時者起也。如肝病，不能勝申酉時之金氣；心病，不能勝亥子時之水氣；脾病，不能勝寅卯時之木氣；肺病，不能勝巳午時之火氣；腎病，不能勝辰戌丑未時之土氣，是藏氣之所不勝時者甚也。如肝病，至辰戌丑未時而起；心病，至申酉時而起；脾病，至亥子時而起；肺病，至寅卯時而起；腎病，至巳午時而起，以其所勝時而起也。

◎粗工嘻嘻迷診亂經

故《大要》曰：粗工嘻嘻，以爲可知，言熱未已，寒病復始，同氣異形，迷診亂經，此之謂也。（《素問·至眞要大論第七十四》）

嘻嘻，悅也。言心意怡悅，以爲知道終盡也。六氣之用，粗之與工，符其半也。厥陰之化，粗以爲寒，其廼是溫；太陽之化，粗以爲熱，其廼是寒。由此差互，用失其道，故其學問識用不達，工之道半矣。夫太陽少陰，各有寒化熱，量其標本應用則正反矣。何以言之？太陽本爲寒，而標熱；少陰本熱，標爲寒，方之用亦如是也。厥陰、陽明，中氣亦爾。厥陰之中氣爲熱，陽明之中氣爲濕，此二氣亦反，其類太陽、少陰也。然太陽與少陰有標本，用與諸氣不同，故曰同氣異形也。夫一經之標本，寒熱既殊，言本當究其標，論標合尋其本。言氣不窮其標本，論病未辨其陰陽，雖同一氣而生，且阻寒溫之候，故心迷正理，治益亂經，呼曰粗工，允膺其稱爾。

◎粗守關者而無知

粗守關者，守四支而不知血氣正邪之往來也。（《靈樞·小鍼解第三》）

手之兩肘，足之兩膝，謂之四關。

◎不知年之所加不可以爲工矣

故曰：不知年之所加，氣之盛衰，虛實之所起，不可以爲工矣。（《素問·六節藏象論第九》）

年之所加，謂每歲有六氣之加臨，五運之太過不及，氣有盛衰，則虛實之乘侮勝復所由起也。歲氣之盛虛，主民病之生死，故不知氣運者，不可爲良工也。

◎邪僻內生工不能禁也

謹候其時，氣可與期，失時反候，五治不分，邪僻內生，工不能禁也。（《素問·六節藏象論第九》）

蓋我剋者爲“所勝”，剋我者爲“所不勝”，生我者爲“所生”耳。故必謹候其氣至之時，凡候其年，則始於立春之日；候其氣，則始於四氣定期；候其日，則隨於候日，故曰：“謹候其時，氣可與期也。”若失時反候，而五行所治，主統一歲之氣者，不能分之，則邪僻內生，醫工不能禁之矣。

◎工不能治其已發

夫瘧之未發也，陰未竝陽，陽未竝陰，因而調之，眞氣得安，邪氣廼亡，故工不能治其已發，爲其氣逆也。（《素問·瘧論第三十五》）

瘧未發時，陰未竝陽，陽未竝陰，因而調之，眞氣廼安，邪氣廼無，所以必當乘此而治之也。彼良工不能治其已發，謂“非以其氣逆之故哉”。後人用藥，必當在瘧氣未發之前，方爲有效，不但用鍼爲然，若瘧發而用藥，則寒藥助寒，熱藥助熱，反無益而增其病勢矣，此義當與《靈樞·逆順》參看。

◎善爲脈者善於謹察

故善爲脈者，謹察五藏六府，一逆一從，陰陽、表裏、雌雄之紀，藏之心意，合心於精。（《素問·金匱眞言論第四》）

此總結經脈之道，生於五藏，連於六府，外合於五方五行。陰陽六氣，表裏循環，有順有逆。善爲脈者，藏之心意，合於精神，得之於心，應之於手，不可以言語相傳，故曰：“非其眞勿授，是謂得脈之道者也。”

◎善用鍼者見微得過

故善用鍼者，從陰引陽，從陽引陰，以右治左，以左治右，以我知彼，以表知裏，以觀過與不及之理，見微得過，用之不殆。（《素問·陰陽應象大論第五》）

此言善鍼者之有法也。上文言由皮毛而漸入藏府，則在外爲表，在內爲裏，在表爲陽，在裏爲陰。善用鍼者，知陽病必行於陰也，故從陰以引之而出於陽，知陰病必行於陽也，故從陽以引之而入於陰。《難經·六十七難》曰："五藏募皆在陰，而俞在陽者，何謂也？然。陰病行陽，陽病行陰，故令募在陰，俞在陽。"此迺指背腹爲陰陽，特一端耳，然鍼法之從陰引陽，從陽引陰，不止於此。《靈樞·終始·禁服·四時氣》云："人迎脈盛爲陽經病，則瀉陽補陰；氣口脈盛爲陰經病，則瀉陰補陽。補瀉施而陰陽和。"亦從陰引陽，從陽引陰法也。凡人身經絡，左與右同，我與彼同，表與裏同，故以右治左，以左治右，以我知彼，以表知裏，如《繆刺論》以邪之入於經者爲巨刺，流溢於大絡而生奇病者爲繆刺。繆刺者，以左取右，以右取左。其所謂大絡者，十五絡也；巨刺者，正刺也；繆刺者，與經脈異處也。凡病之邪氣盛，則實者失之太過；正氣奪，則虚者失之不及。當觀過與不及之理，所見精微，而知其病在何經，則施以用鍼之法，庶不至於危殆矣。夫以人之有病爲有過。《脈要精微論》云："故迺可診有過之脈。"

◎善診者無過以診

善診者，察色按脈，先別陰陽。審清濁，而知部分；視喘息，聽音聲，而知所苦；觀權衡規矩，而知病所主；按尺寸，觀浮沈滑濇，而知病所生以治，無過以診，則不失矣。（《素問·陰陽應象大論第五》）

此言善診者之有法也。診，視驗也。診之爲義，有自診脈言者，如《脈要精微論》之謂；有自診病言者，如《經脈別論》）之謂。據此節所言，則診之爲義所該者廣，凡望聞問切等法，皆可以言診也。必察其色，以色者神之所形也。按其脈，以脈者血之府也，此語見《脈要精微論》。先別其病之或在陰經，或在陽經，復審其面之氣色清濁，而知其病之在部分者何經。如《五色》曰："庭者，首面也，闕上者，咽喉也。闕中者，肺也，下極者，心也。直下者，肝也。肝左者，膽也。下者，脾也。方上者，胃也。中央者，大腸也。挾大腸者，腎也。當腎者，臍也。面王以上者，小腸也。面王以下者，膀胱子處也。顴者，肩也。顴後者，臂也。臂下者，手也。目內眥上者，膺乳也。挾繩而上者，背也。循牙車以下者，股也。中央者，膝也。膝以下者，脛也。當脛以下者，足也。巨分者，股裏也。巨屈者，膝臏也。此五藏六府支節之部也。沈濁爲內，浮澤爲外，黃赤爲風，青黑爲痛，白爲寒，黃而膏潤爲膿，赤甚者爲血，痛甚爲攣，寒甚爲皮不仁。"視其喘息，聽其音聲，而知其病候之所苦者何經。五藏有聲，而聲有音。肝聲呼，音應角，調而直，音聲相應則無病，角亂則病在肝；心聲笑，音應徵，和而長，音聲相應則無病，徵亂則病在心；脾聲歌，音應宮，大而和，音聲相應則無病，宮亂則病在脾；肺聲哭，音應商，輕而勁，音聲相應則無病，商亂則病在肺；腎聲呻，音應羽，沈而深，音聲相應則無病，羽亂則病在腎也。”觀權衡規矩，而知病時之所主者何經。《脈要精微論》云：“春應中規”，言陽氣柔耎，如規之圓也；“夏應中矩”，言陽氣強盛，如矩之方也；“秋應中衡”，言陰昇陽降，高下必平；“冬應中權”，言陽氣居下，如權之重也。按其尺寸，觀脈之浮沈滑濇，而知病脈之所生以治者何經。《平人氣象論》言：“欲知寸口太過與不及，以診諸病。”《論疾診尺》“可以診尺知病”，然此廼有病之人也。及無病者而皆診以知之，則不至於有所失矣。

◎受術誦書者通合道理

黄帝燕坐，召雷公而問之曰：汝受術誦書者，若能覽觀雜學，及於比類，通合道理，爲余言子所長。五藏六府，膽胃大小腸脾胞膀胱，腦髓涕唾，哭泣悲哀，水所從行，此皆人之所生，治之過失，子務明之，可以十全，即不能知，爲世所怨。雷公曰：臣請誦《脈經·上下篇》甚衆多矣。別異《比類》，猶未能以十全，又安足以明之。（《素問·示從容論第七十六》）

古者論陽氣則曰坐明堂，論陰氣則曰燕坐，史臣緒述，亦有意存。此帝言雷公未能知比類之理，而公果以不明白對也。

◎用鍼者當知年之所加

故用鍼者，不知年之所加，氣之盛衰，虚實之所起，不可以爲工也。（《靈樞·官鍼第七》）

三陰三陽之氣，運行於皮表，以應天之六氣。故用鍼者，不知年之所加，氣之盛衰虚實之所起，不可以爲工也。年之所加者，六氣之加臨。氣之盛衰者，五運之氣有太過不及也。運有太少，氣有盛衰，則人之虛實所由起矣，夫此假邪以明陰陽之氣在於皮表也。

◎治病者必明六化五味五色五藏

故治病者，必明六化分治，五味五色所生，五藏所宜，廼可以言盈虛病生之緒也。（《素問·至眞要大論第七十四》）

故凡治病者，必明司天之六化，在泉之五味，司運之五色，間氣之動灼柔明藏，廼五藏所宜，則可以言每歲盈虛病生之緒。而上文盈虛更作之間，主歲者紀歲之義明矣。

◎刺之道必通十二經絡

黄帝問於岐伯曰：凡刺之道，必通十二經絡之所終始，絡脈之所别處，五俞之所留，六府之所與合，四時之所出入，五藏之所溜處，闊數之度，淺深之狀，高下所至。願聞其解。岐伯曰：請言其次也。（《靈樞·本俞第二》）

此言肺經井滎俞經合之穴也。十二經者，手足經各有三陰三陽也。十二絡者，十二經各有一絡穴，惟脾有公孫、大包二絡，其督脈經之長強，任脈經之尾翳，共有十五絡穴也。五俞者，即每經之井滎俞經合也。六府者，膽胃大小腸膀胱三焦也。凡經脈之所出者爲井，所流者爲滎，所注者爲俞，所行者爲經，所入者爲合，如水之出於谷井，而流之注之經之，始有所合也。陽經則有原穴，遇俞穴並過之，故治原即所以治俞也。陰經止有俞穴，遇俞穴即代之，故治俞即所以治原也。陽經之井屬庚金，以陰經之井以木爲之合。陰經之井屬以木，以陽經之井庚金爲之合。陽井金生陽滎水，陽滎水生陽俞木，陽俞木生陽經火，陽經火生陽合土。陰井木生陰滎火，陰滎火生陰俞土，陰俞土生陰經金，陰經金生陰合水。此五行相生之次也。

◎學之所始工之所止也

夫十二經脈者，人之所以生，病之所以成，人之所以治，病之所以起。學之所始，工之所止也。粗之所易，上之所難也。請問其離合出入奈何？岐伯稽首再拜曰：明乎哉問也！此粗之所過，上之所息也。請卒言之！（《靈樞·經别第十一》）

經脈者，藏府之枝葉；藏府者，經脈之根本。六藏脈屬藏絡府，六府脈屬府絡藏，合曰十二經脈。知十二經脈之道，則陰陽明，表裏悉，氣血分，虛實見，天道之逆從可察，邪正之安危可辨。凡人之生，病之成，人之所以治，病之所以起，莫不由之。故初學人必始於此，工之良者亦止於此而已。第粗工忽之，謂其尋常易知耳；上工難之，謂其應變無窮也。

◎順之之謂

黄帝曰：順之奈何？岐伯曰：入國問俗，入家問諱，上堂問禮，臨病人問所便。（《靈樞·師傳第二十九》）

上以治國，下以治民，治大治小，治國治家，廼修身齊家，治國平天下之道。順，和也。氣之逆順者，陰陽寒暑之往來也。入國問俗，入家問諱，上堂問禮，臨病患問所便，即治國齊家治民之要。志者，心之所之也。驕恣縱欲，惡死樂生，意之所發也，所謂欲治其身者，必先正心誠意，此上醫醫國之道也。

◎久塞其空謂之良工

凡此諸脹者，其道在一。明知逆順，鍼數不失。寫虛補實，神去其室。致邪失正，眞不可定。粗之所敗，謂之夭命。補虛寫實，神歸其室。久塞其空，謂之良工。（《靈樞·脹論第三十五》）

久塞其空，虛則補之，其穴空皆正氣充塞。此言治脹之法，補瀉有得失，而醫工分高下也。其道在一者，謂三合而爲一也。逆順者，謂榮行脈中，衛行脈外，相逆順而爲行也。塞其空者，外無使經脈膚腠疏空，內使藏府之神氣充足，自無厥逆之患。此良工治未病也。

◎審察澤夭謂之良工

審察澤夭，謂之良工。（《靈樞·五色第四十九》）

陰陽既辨，又必能察其潤澤枯夭，以決善惡之幾，庶足謂之良工也。

◎能知六經標本者可以無惑於天下

黃帝曰：五藏者，所以藏精神魂魄者也。六府者，所以受水穀而化行物者也。其氣內於五藏，而外絡支節，其浮氣之不循經者爲衛氣，其精氣之行於經者爲榮氣，陰陽相髓，外內相貫，如環之無端，亭亭淳淳乎，孰能窮之。然其分別陰陽，皆有標本虛實所離之處。能別陰陽十二經者，知病之所生；候虛實之所在者，能得病之高下；知六府之氣街者，能知解結契紹於門戶；能知虛石之堅耎者，知補寫之所在；能知六經標本者，可以無惑於天下。（《靈樞·衛氣第五十二》）

然其分別陰陽，皆有標本虛實所離之處。蓋以經脈所起之處爲本，所出之處爲標。虛實者，謂血氣出於氣街，離經脈而榮於膚腠，則經脈虛而皮膚實矣。高下者，謂本在下，而標出於上也。氣街者，氣之徑路，絡絕則徑通，迺經脈之血氣，從此離絕，而出於脈外者也。契，合也。紹，繼也。門戶者，血氣所出入之門戶。知六府之氣街，則知血氣之結於脈內者，解而通之，脈內之血氣與脈外之血氣，相合相繼而行，則知出於氣街之門戶矣。脈內之血氣，從氣街而出於脈外，脈外之氣血，從井榮而溜於脈中；出於氣街，則經脈虛耎，而皮膚石堅；溜於脈中，則經脈石堅，而皮膚虛耎。故能知虛實，則知補瀉之所在矣。皮膚之氣血，猶海之佈雲氣於天下，經脈之血氣，合經水之流貫於地中，故能知六經之標本，可以無惑於天下。篇名《衛氣》者，謂脈內之榮氣出於氣街，與衛氣相將，晝行陽而夜行於陰也。夫榮衛者，水穀之精氣，榮行脈中，衛行脈外，迺無形之氣也。水穀之津液，化而爲血以奉生身，命曰榮氣，迺有形之血，行於經隧皮膚者，皆謂之榮氣。夫充膚熱肉之血，有從衝脈而散於皮膚者，有從大絡而出於脈外者，有隨三焦出氣之津液，化而爲赤者，皆謂之榮氣。蓋以血爲榮，血之氣爲榮氣，此章論行於脈中之榮氣，出於氣街與衛氣相將而行，故篇名《衛氣》。曰陰陽相隨，外内相貫，血氣之生始出入，陰陽離合，頭緒紛紜，學人當於全經内細心窮究，庶可以無惑矣。夫人之經脈如長江大海，人之絡脈如水之主流，至梢杪而盡絕。

◎末世之刺皆眾工所共知也

今末世之刺也，虛者實之，滿者泄之，此皆眾工所共知也。（《素問·寶命全形論第二十五》）

人稟天地陰陽之氣，而生此形，是以與天地合氣而成九候也。古聖先立《鍼經》，一曰治神，神在秋毫，屬意病者，神屬勿去，知病存亡。二曰知養身，以身之虛，而逢天之虛，兩虛相感，其氣至骨，入則傷五藏。故當知日之寒溫，月之虛盛，四時氣之浮沈，而調之於身，工候救之，勿能傷也。三曰知毒藥爲眞者，毒藥所以攻邪者也，如知之不眞，用之不當，則反傷其正氣矣。四曰制砭石小大者，上古之世，未有冶鑄，以砭石爲鍼，制有大小，隨病所宜，黄帝始造九鍼，以代鑱石。經曰："小之則無内，大之則無外。"蓋治外者，制小其鍼，治内者，制其大也。五曰知府藏血氣之診者，府爲陽，藏爲陰，氣爲陽，血爲陰，人生有形，不離陰陽，故必先知藏府氣血之虛實，而後可以行鍼。上古之世，立此五法，而各有所宜先者。今末世止知瀉有餘，補不足，此粗工之所共知也。若夫法天則地者，必候日月星辰四時八正之氣，隨氣應而用其鍼，是因天地之時而調和氣血也。迎之隨之，以意和之，如響應聲，如影隨形，得心應手，取效若神，而離合出入，自有獨見，不與眾聞。

◎法往古先知《鍼經》也

帝曰：善。其法星辰者，余聞之矣，願聞法往古者。岐伯曰：法往古者，先知鍼經也。驗於來今者，先知日之寒溫，月之虛盛，以候氣之浮沈而調之於身，觀其立有驗也。觀其冥冥者，言形氣榮衛之不形於外，而工獨知之；以日之寒溫，月之虛盛，四時氣之浮沉，參伍相合而調之，工常先見之；然而不形於外，故曰觀於冥冥焉。通於無窮者，可以傳於後世也。是故工之所以異也，然而不形見於外，故俱不能見也，視之無形，嘗之無味，故謂冥冥，若神髣髴。（《素問·八正神明論第二十六》）

此下諸義皆釋鍼經之文。法往古者，取法於既往也。此云《鍼經》爲古法，可見是書之傳，其來最遠，似猶有出軒岐之前者。驗於來今，察見在也，觀日月之氣候而調之於身。以古證今，以今合古，知往知來，其用安有不驗？《五色》亦曰積神於心，以知往今，見《脈色類三十二》。形氣榮衛，不形於外，故曰冥冥。而工獨知之者，以知日月四時之變化，則天地陰陽之道盡；知參伍相合之妙用，則人身調治之法盡。若是者，不求其神而神無不在，故見於冥冥焉。通於無窮者，無方無體也，故可傳於萬世。其所以異於人者，以人俱不能見而我獨見之，明察秋毫，在於若無若有之際，故謂冥冥，若神髣髴。

第二十一章　診道

一、聖人診道

◎聖人持診之道

是以聖人持診之道，先後陰陽而持之。《奇恒》之勢，迺六十首，診《合微》之事，追《陰陽》之變，章《五中》之情；其中之論，取《虛實》之要，定《五度》之事，知此迺足以診。（《素問·方盛衰論第八十》）

惟聖人則持診有道也。地位乎下，爲至陰，若至陰虛，則天氣絕而不降也，以其無所昇也。天位乎上，爲至陽，若至陽盛，則地氣無自而足，以其無所降也。此設言也。故人有陽氣，陽氣者，衛氣也。人有陰氣，陰氣者，榮氣也。能使陰陽二氣，交會於一處者，惟至人迺能行之。所謂並交者，陽氣先至，則陰氣後至，正以陽速而陰遲也。《五十榮篇》所謂交通者，並行一數也。是以聖人於此，有持診之道，先陽後陰而持之耳。《奇恒》者，古經篇名，六十首，古人診法。《合微》《陰陽》《五中》《虛實》《五度》者，皆古經篇名。

◎聖人視其顏色之診

黃帝曰：善乎哉，聖人之通萬物也！若日月之光影，音聲鼓響，聞其聲而知其形，其非夫子，孰能明萬物之精。是故聖人視其顏色，黃赤者，多熱氣；青白者，少熱氣；黑色者，多血少氣；美眉者，太陽多血；通髯極鬚者，少陽多血；美鬚者，陽明多血。此其時然也。（《靈樞·五音五味第六十五》）

日月有光，見影可識，音聲有應，聞響可知。惟聖人者，能明物理之精，故因此可以知彼，因外可以知內也。黃赤者爲陽，青白黑者爲陰也。在頰曰髯，在口下及兩頤者曰鬚，在口上曰髭，夫人道之歸於天道也。青黃赤白黑，五音五行之色也。赤主夏，而黃主長夏，故黃赤者多熱氣，熱氣者，陽氣也；青主春而白主秋，故青白者少熱氣也；黑主冬令之水，而陽氣深藏，故多血而少氣也。三陰三陽者，迺天之六氣，亦合於四時。初之氣，厥陰風木；二之氣，少陰君火；三之氣，少陽相火；四之氣，太陰濕土；五之氣，陽明燥金；終之氣，太陽寒水。在天有此六氣，而人有此六氣者也，合人之藏府經脈，有手足十二之分，在天之陰陽，止有太少之六氣也。故美眉者，太陽多血；通髯極鬚者，少陽多血；美鬚者，陽明多血。此論人歸於天道，而合於天之四時，又無分手與足也。

二、診有十度

◎診有十度

診有十度，度人，脈度，藏度，肉度，筋度，俞度，陰陽氣盡，人病自具。脈動無常，散陰頗陽，脈脱不具，診無常行。診必上下，度民君卿。（《素問·方盛衰論第八十》）

此言持診之道，四時五診之外，而更有十度也。度，度量也。十度者，度人脈、度藏、度肉、度筋、度俞、度陰陽氣、度上下、度民、度君、度卿也。度人脈者，度人合天地而成三部九候也。度藏者，度五藏之奇恒逆從也。度肉者，度人之形與氣相任則壽，不相任則夭；皮與肉相果則壽，不相果則夭；如病而形肉脱者死。度筋者，手足三陰三陽之筋，各有所起，經於形身，病則宜用燔鍼劫刺也。度俞者，五藏五俞，五五二十五俞，六府六俞，六六三十六俞，經脈十二，絡脈十五，凡二十七氣，以上下所出爲井，所溜爲滎，所注爲俞，所行爲經，所入爲合。二十七氣所行，皆在五俞。度陰陽氣者，度藏府表裏陰陽之氣。盡者，謂盡此法而人病自具也。脈動無常，散在陰而又頗在陽，此病在情志，是以陰陽莫測，脈脱不具，必問而後得之。度上下者，度氣之通於天，病之變化也。度民者，度其嘗富後貧，暴樂暴苦也。度君者，度王公大人，驕恣縱欲，禁之則逆其志，順之則加其病，當告之以其敗，語之以其善，導之以其所便，開之以其所苦。人之情，莫不惡死而樂生，惡有不聽者乎？度卿者，度其嘗貴後賤，封君敗傷，故貴脱勢，及欲侯王。

三、診則

◎診法常以平旦

黄帝問曰：診法何如？岐伯對曰：診法常以平旦，陰氣未動，陽氣未散，飲食未進，經脈未盛，絡脈調勻，氣血未亂，故迺可診有過之脈。（《素問·脈要精微論第十七》）

診，視也，察也，候脈也。凡切脈望色，審問病因，皆可言診，而此節以診脈爲言。平旦者，陰陽之交也。陽主晝，陰主夜，陽主表，陰主裹。凡人身榮衛之氣，一晝一夜五十周於身，晝則行於陽分，夜則行於陰分，迨至平旦，復皆會於寸口。故《難經》曰：

"寸口者脈之大會，五藏六府之所終始也。"《榮衛生會》曰："平旦陰盡而陽受氣矣。日中而陽隴，日西而陽衰，日入陽盡而陰受氣矣。"《口問》曰："陽氣盡，陰氣盛，則目瞑；陰氣盡而陽氣盛，則寤矣。"故診法當於平旦初寤之時，陰氣正平而未動，陽氣將盛而未散，飲食未進而穀氣未行，故經脈未盛，絡脈調勻，氣血未至擾亂，脈體未及更改，迺可以診有過之脈。有過，言脈不得中而有過失也。夫脈者氣血之先也，氣血盛則脈盛，氣血衰則脈衰，氣血熱則脈數，氣血寒則脈遲。氣血微則脈弱，氣血平則脈和；又如長人脈長，短人脈短，性急人脈急，性緩人脈緩，此皆其常也。反者爲逆。凡此之類，是皆有過之謂。

◎常以不病調病人

常以不病調病人，醫不病，故爲病人平息以調之爲法。（《素問・平人氣象論第十八》）

蓋醫者一息，則無病之人亦一息，所以知其脈之五動爲不病也。不病者其息勻，病者其息亂。醫者不病，故能爲病患平息以調者，以其息勻也。是爲調診之法。

◎診病之始五決爲紀

診病之始，五決爲紀，欲知其始，先建其母。所謂五決者，五脈也。（《素問・五藏生成第十》）

診，視也。始者，言邪始在三陰三陽之氣分也。五決者，審別五藏陰陽之經氣，以決其病也。欲知其病之始在某經，先分立五藏爲根本，審其邪病某經之氣，某藏之經也。夫五藏之體藏於內，而五藏之經氣行於外，故色見草茲者死，青如翠羽者生，是五藏死生之經氣，發於外而成於色也。診病之始，五決爲紀者，復言邪之始病在氣，氣而經，經而藏也。

◎先立其年以知其時

黄帝曰：余聞病形，已知之矣，願聞其時。少俞答曰：先立其年，以知其時。時高則起，時下則殆。雖不陷下，當年有衝通，其病必起。是謂因形而生病，五變之紀也。（《靈樞・五變第四十六》）

此言所以成病之時，當明五變之紀也。《六元正紀大論》曰："先立其年，以明其氣，金木水火土運行之數，寒暑燥濕風火臨禦之化，則天道可見，民氣可調。"即如太陽之政，迺辰戌之紀也，其天爲太陽司天，太陰在泉，有勝復民病。其初主氣，自厥陰以至太陽，固無所易；其客氣自少陽以至太陽，加於其上，民病隨時而生。故時高則病起，時下則病殆。時高者，方臨方復之時也；時下者，勝者復，而復者又勝也。蓋病始爲起，病危爲殆耳。雖脈不陷下，當年有衝通，其病必起。且其因形而生病，如木形之人，而病於戊癸之年，迺五運以爲五變之紀也，即辰戌之紀，餘歲可推矣。

◎能合色脈可以萬全

夫脈之小大滑澀浮沈，可以指別；五藏之象，可以類推；五藏相音，可以意識；五色微診，可以目察。能合脈色，可以萬全。（《素問·五藏生成第十》）

夫脈，小者細小，大者滿大，滑者往來流利，澀者往來蹇難，浮者浮於手下，沈者按之迺得也。如是，雖眾狀不同，然手巧心諦，而指可分別也。象，謂氣象也，言五藏雖隱而不見，然其氣象性用，猶可以物類推之。蓋肝象木而曲直，心象火而炎上，脾象土而安靜，肺象金而剛決，腎象水而潤下。夫如是皆大舉宗兆，其中隨事變化，象法傍通者，可以同類而推之耳。音，謂五音也。夫肝音角，心音徵，脾音宮，肺音商，腎音羽，此其常應也。然其互相勝負，聲見否臧，則耳聰心敏者，猶可以意識而知之。色，謂顏色也。夫肝色青，心色赤，脾色黄，肺色白，腎色黑，此其常色也，然其氣象交互，微見吉凶，則目明知遠者，可以占視而知之。合色脈者，如色青者其脈弦，色赤者其脈鉤，色黄者其脈代，色白者其脈毛，色黑者其脈堅，此其常色脈也。然其參校異同，斷言成敗，則審而不惑，萬舉萬全。

◎《揆度》《奇恒》所指不同

黄帝問曰：余聞《揆度》《奇恒》，所指不同，用之奈何？岐伯對曰：《揆度》者，度病之淺深也。《奇恒》者，言奇病也。請言道之至數。《五色》《脈變》《揆度》《奇恒》，道在於一，神轉不回，迴則不轉，迺失其機。至數之要，迫近以微，著之玉版，命曰合《玉機》。（《素問·玉版論要第十五》）

《五色》《脈變》《揆度》《奇恒》，俱古經篇名。《揆度》者，揣度也，揣度度病之淺深也。《奇恒》者，異常也，言異常奇病也。奇病者，所指不同，有言疾病者，有言脈色者，有言藏府者，有言陰陽者。病而異常，非揣度淺深之詳，不易知也。凡《五色》《脈變》《揆度》《奇恒》，其經雖異，而其道則歸於一，一者何也？一，謂色脈之應也。知色脈之應，則可以揆度奇恒矣。血氣者，神氣也。夫血氣應順四時，遞遷囚王，循環五氣，無相奪倫，是則神轉不回也。迴，謂卻行也。然血氣隨王，不合卻行，卻行則反常，反常則迴而不轉也。迴而不轉，迺失生氣之機矣。何以明之？夫木衰則火王，火衰則土王，土衰則金王，金衰則水王，水衰則木王，終而復始循環，此之謂神轉不回也。若木衰水王，水衰金王，金衰土王，土衰火王，火衰木王，此之謂回而不轉也。然反天常軌，生之何有耶？至數之要，迫近以微，言五色五脈變化之要道，迫近於天常，而又微妙也。《玉機》，篇名也。言以此回轉之要旨，著之玉版，合同於《玉機論》文也，故曰合玉機也。

◎《奇恒》之法

行《奇恒》之法，以太陰始。(《素問·玉版論要第十五》)

凡揆度《奇恆》之法，先以氣口太陰之脈，定四時之正氣，然後度量奇恒之氣也。以肺爲百脈之朝會，故脈變奇恒之辨，當以太陰始。太陰者，手太陰之氣口也。

◎明引《比類》《從容》是以名之曰《診經》

雷公曰：於此有人四支懈墮，喘嗽血泄，而愚診之以爲傷肺，切脈浮大而緊，愚不敢治。粗工下砭石，病癒多出血，血止身輕，此何物也？帝曰：子所能治，知亦眾多，與此病失矣。譬以鴻飛，亦衝於天。夫聖人之治病，循法守度，援物比類，化之冥冥，循上及下，何必守經？今夫脈浮大虛者，是脾氣之外絕，去胃外歸陽明也。夫二火不勝三水，是以脈亂而無常也。四支懈墮，此脾精之不行也。喘欬者，是水氣竝陽明也。血泄者，脈急血無所行也。若夫以爲傷肺者，由失以狂也，不引比類，是知不明也。夫傷肺者，脾氣不守，胃氣不清，經氣不爲使，眞藏壞決，經脈傍絕，五藏漏泄，不衄則嘔，此二者不相類也。譬如天之無形，地之無理，白與黑相去遠矣。是失吾過矣。以子知之，故不告子。明引《比類》《從容》，是以名曰診經，是謂至道也。(《素問·示從容論第七十六》)

有一病患，四支解墮，喘欬則血泄者；診之以爲傷肺，脈浮大而緊，似肺者。雷公云不敢爲治，然粗工接手，下砭石，病癒，多出血，血止身輕，此爲何物？此何物者，言如此之病，當以何物比類也。帝剖析言：子所能治，人亦皆知，然以此等病而屬之於肺，則失之矣。彼粗工以砭石愈之，譬如鴻飛衝天，亦偶然耳，豈其羽翮之能哉？夫古昔聖人治病，雖循守法度，援物比類，然必托之冥冥，不滯形跡，正所謂觀其冥冥也。循手經以及足經，何必固守經法。今子所言，脈浮大而虛者，是脾氣內傷，外溢內絕，去內胃府，而歸外胃經，故脈之浮大而虛者如此廼傷脾也，非傷肺也。且言人之脈亂無常者，何也？正以二陽藏者，心肺也，在膈上爲陽曰二火。三陰藏者，脾肝腎也，在膈下爲陰，可稱曰三水。惟二火不能勝三水，是以水火相擊，脈亂無常也。子以脾病爲肺病，豈以脈亂之故而誤言歟？若夫所謂四支懈惰者，正以脾主四支，而脾之精氣不行於四支也；喘欬者，正以腎不能主水，水氣並歸於陽明之胃也；喘欬則血泄者，正以欬則氣急，則血不行於經，而泄於外也。此本傷脾，而子以爲傷肺，由其失於狂見，法所失也。而不引比類，知之不明故耳。試以傷肺言之，肺經受傷，土氣被竊，故脾氣不能內守，而胃不能清。肺經經脈之氣，不爲所使，其眞藏已壞，經脈傍絕，肺爲藏長，五藏氣泄，不爲衄而出於鼻，則爲嘔而出於口，比之傷脾，二者大異，不能相比類也。子今所言，譬如天之無形，地之無理，白黑不辨其眞僞，是失之太遠也。析後帝歎悔曰：此吾之過也！吾以爲子曾知此，故不告子，今子不知，非吾不告之故乎？子當明引《比類》《從容》等經大義觀之，是謂至道，其於經脈之論宜輕，而重在天之大道，是以名曰診輕。正謂此也！

◎必知《比類》《奇恒》《從容》

善爲脈者，必以《比類》《奇恒》《從容》知之，爲工而不知道，此診之不足貴，此治之三過也。（《素問·疎五過論第七十七》）

古經有《比類》《奇恒》《從容》諸篇，皆至道之要，如前《示從容論》者，其大略也。凡善診者，必比類相求，故能因陰察陽，因表察裏，因正察邪，因此察彼，是以奇恒異常之脈證，皆自從容之法而知之矣。《易》曰："引而伸之，觸類而長之，天下之能事畢矣。"其即《比類》之謂歟。工不知此，何診之有，此過誤之三也。又《示從容論》曰："脾虚浮似肺，腎小浮似脾，肝急沈散似腎。"此皆工之所時亂也，然《從容》得之。

◎必先知經脈然後知病脈

察其府藏，以知死生之期。必先知經脈，然後知病脈。（《素問·三部九候論第二十》）

死生之期，察府藏剋賊生王，而知死生之期也。府爲陽，藏爲陰，知陽者，知病所從來；知陰者，知死生之期也。《陰陽別論》曰："別於陽者，知病忌時；別於陰者，知死生之期也。"故必先知各經自然之經脈，然後知各經適然之病脈。

◎先問後切

必審問其所始病，與今之所方病，而後各切循其脈，視其經絡浮沈，以上下逆從循之。（《素問·三部九候論第二十》）

凡診病之道，必問其始病者，察致病之由也。求今之方病者，察見在之證也。始病者，病久而深也。方病者，新受之邪，病之淺也。各切循其脈者，切其病之在陰、在陽、在藏、在脈也。夫病久者，其脈沈而逆；方病者，其脈從而浮，故當視其經絡浮沈，以上下之逆從循之。

◎一人之氣病在一藏也

雷公曰：於此有人，頭痛，筋攣，骨重，怯然少氣，噦噫腹滿，時驚，不嗜臥，此何藏之發也？脈浮而弦，切之石堅，不知其解，復問所以三藏者，以知其比類也。帝曰：夫《從容》之謂也。夫年長則求之於府，年少則求之於經，年壯則求之於藏。今子所言皆失，八風菀熱，五藏消爍，傳邪相受。夫浮而弦者，是腎不足也。沈而石者，是腎氣内著也。怯然少氣者，是水道

不行，形氣消索也。欬嗽煩冤者，是腎氣之逆也。一人之氣，病在一藏也。若言三藏俱行，不在法也。(《素問·示從容論第七十六》)

此下言雷公有一腎病之疑似案，向帝請教。云有一病患，頭痛似三陽，筋攣似肝，骨重似脾，怯然少氣似肺，噦噫腹滿不嗜臥似胃與脾，時驚似心與肝；其脈浮而弦似肝，切之石堅似腎。此證脈之難解者，公以三藏而比類之。帝析曰:《從容》中有之。大凡年之長者，過於味，六府所以受物者也，做當求之於府，以知其病；年之少者，難於役，經脈所以任勞者也，故當求之於經，以察其傷；年之壯者，縱於慾，五藏所以藏精者也，故當求之於藏，以驗其衰。此案前述諸證與脈，正當求之於腎藏也。而子以三藏比類，則失之矣。何也？八風菀熱爲外感，五藏消爍爲內傷，內外之邪，轉相傳受。今浮而弦者，是腎不足也，蓋浮脈爲虛，弦則肝風入之，非腎氣不足而何？沈而石者，是腎氣內著也，蓋腎本宜沈，而堅著如石，非腎氣不行而何？其怯然少氣者，是水道不行，形氣消索致然也。欬嗽煩冤者，是腎氣之逆，正以腎脈上通於肺，子虛上竊母氣，故氣逆則然也。至於頭痛者，水虧火炎也。筋攣者，腎水不能滋筋也。骨重者，腎主骨也。噦噫者，腎脈上貫肝膈也。腹滿者，腎脈入腹也。時驚者，腎神爲志，志失則驚也。不嗜臥者，而今非痿厥，則精衰不嗜臥也。此迺一人之氣，病在一藏，若言三藏俱行，非診病之法也。吾告子以《比類》之法，而子欲以無關三藏者比類一藏，眞失之矣。

◎知此迺足以診

是以切陰不得陽，診消亡。得陽不得陰，守學不湛。知左不知右，知右不知左，知上不知下，知先不知後，故治不久。知醜知善，知病知不病，知高知下，知坐知起，知行知止，用之有紀，診道迺具，萬世不殆。(《素問·方盛衰論第八十》)

切陰不得陽，診消亡者，言人生以陽爲主，不得其陽，焉得不亡？如《陰陽別論》曰:“所謂陰者，眞藏也，見則爲敗，敗必死矣。所謂陽者，胃脘之陽也。”《平人氣象論》曰:“人無胃氣死。脈無胃氣死。”是皆言此陽字。湛，明也。若但知得陽而不知陽中有陰及陰平陽祕之道者，是爲偏守其學，亦屬不明。如左右上下先後者，皆陰陽之道也。使不知左右，則不明昇降之理；不知上下，則不明清濁之宜；不知先後，則不明緩急之用，安望其久安長治而萬世不殆哉？凡此數者，皆有對待之理，若差之毫釐，則繆以千里。故凡病之善惡，形之動靜，皆所當辨。能明此義而用之有紀，診道斯備，故可萬世無殆矣。紀，條理也。殆，危也。

◎度事上下脈事因格

起所有餘，知所不足，度事上下，脈事因格。(《素問·方盛衰論第八十》)

起，興起也。言將治其有餘，當察其不足。蓋邪氣多有餘，正氣多不足。若只知有餘，而忘其不足，則取敗之道也。此示人以根本當慎之意。能度形情之高下，則脈事因之可格至而知也。

◎診可十全不失人情

是以診有大方，坐起有常，出入有行，以轉神明，必清必靜，上觀下觀，司八正邪，別五中部，按脈動靜，循尺滑澀，寒溫之意，視其大小，合之病能，逆從以得，復知病名，診可十全，不失人情。（《素問·方盛衰論第八十》）

大方者，醫家之大法也。坐起有常，則舉動不苟而先正其身，身正於外，心必隨之，故診之大方必先乎此。行，德行也。醫以活人爲心，其於出入之時，念念皆眞，無一不敬，則德能動天，誠能格心，故可以轉運周旋，而無往弗神矣。必清必淨，則心專志一而神明見，然後上觀之以察其神色聲音，下觀之以察其形體逆順。司，候也。別，審也。候八節八風之正邪以察其表，審五藏五行之部位以察其裏。按脈動靜，可別陰陽。滑澀寒溫，可知虛實。凡脈滑則尺之皮膚亦滑，脈澀則尺之皮膚亦澀，脈寒則尺之皮膚亦寒，脈溫則尺之皮膚亦溫，故循尺即可以知之。循，揣摩也。大小，二便也。二便爲約束之門戶，門戶不要則倉廩不藏，得守者生，失守者死，故視其大小以合病能。能，情狀之謂。反者爲逆，順者爲從，必得逆從，必知病名，庶有定見而無差謬。診如上法，庶可十全，其於人情，尤不可失也。不失人情者，爲醫家最一難事，而人情之說有三：一曰病患之情，二曰傍人之情，三曰同道人之情。所謂病患之情者，有素稟之情，如五藏各有所偏，七情各有所勝，陽藏者偏宜於涼，陰藏者偏宜於熱，耐毒者緩之無功，不耐毒者峻之爲害，此藏氣之有不同也。有好惡之情者，不惟飲食有憎愛，抑且舉動皆關心，性好吉者危言見非，意多憂者慰安云僞，未信者忠告難行，善疑者深言則忌，此情性之有不同也。有富貴之情者，富多任性，貴多自尊，任性者自是其是，眞是者反成非是，自尊者遇士或慢，自重者安肯自輕，此交際之有不同也。有貧賤之情者，貧者衣食不能周，況乎藥餌，賤者焦勞不能釋，懷抱可知，此調攝之有不同也。又若有良言甫信，謬說更新，多岐亡羊，終成畫餅，此中無主而易亂者之爲害也。有最畏出奇，惟求穩當，車薪杯水，寧甘敗亡，此內多懼而過慎者之爲害也。有以富貴而貧賤，或深情而掛牽，戚戚於心，心病焉能心藥，此得失之情爲害也。有以急性而遭遲病，以更醫而致雜投，皇皇求速，速變所以速亡，此緩急之情爲害也。有偏執者，曰吾鄉不宜補，則虛者受其禍，曰吾鄉不宜瀉，則實者被其傷，夫十室且有忠信，一鄉焉得皆符，此習俗之情爲害也。有參术入脣，懼補心先痞塞；硝黃沾口，畏攻神即飄揚。夫杯影亦能爲祟，多疑豈法之良，此成心之情爲害也。有諱疾而不肯言者，終當自誤；有隱情而不敢露者，安得其詳？然尚有故隱病情，試醫以脈者，使其言而偶中，則信爲明良；言有弗合，則目爲庸劣。抑孰知脈之常體，僅二十四，病之變象，何啻百千？是以一脈所主非一病，一病所見非一脈。脈病相應者，如某病得某脈則吉；脈病相逆者，某脈值某病則兇。然則理之吉凶，雖融會在心；而病之變態，又安能以脈盡言哉？故知一知二知三，神聖諄諄於參伍；曰工曰神曰明，精詳豈獨於指端？彼俗人之淺見，固無足怪，而士夫之明慧，亦每有蹈此弊者。故忌望聞者，診無聲色之可辨；惡詳問者，醫避多言之自慚。是於望聞問切，已舍三而取一，且多有並一未明，而欲得夫病情者，吾知其必不能也。所以志意未通，醫不免爲病困，而朦朧猜摸，病不多爲醫困乎？凡此皆病人之情，不可不察也。所謂傍人之情者，如浮言爲利害所關，而人多不知檢。故或爲自負之狂言，則醫中有神理，豈其能測？或執有據之鑿論，而病情多亥豕，最所難知。或操是非之柄，則同於我者是之，異於我者非之，而眞是眞非，不是眞人不識；或執見在之見，則頭疼者云救頭，脚疼者云救脚，而本標綱目，反爲迂遠庸談。或議論於貴賤之間，而尊貴執言，孰堪違抗，故明哲保身之士，寧爲好好先生；或辯析於親疏之際，而親者主持，牢不可拔，雖眞才實學之師，亦當唯唯而退。又若薦醫爲死生之攸系，而人多不知慎，有或見輕淺之偶中而爲之薦者，有意氣之私厚而爲之薦者，有信其便便之談而爲之薦者，有見其外飾之貌而爲之薦者，皆非知之眞者也。又或有貪得而薦者，陰利其酬；關情而薦者，別圖冀望。甚有斗筲之輩者，妄自驕矜，好人趨奉，薰蕕不辨，擅肆品評，譽之則盜跖可爲堯舜，毀之則鸞鳳可爲鴟鴞，洗垢索瘢，無所不至，而懷眞抱德之士，必其不侔。若此流者，雖其發言容易，欣戚無關，其於淆亂人情，莫此爲甚，多致明醫有掣肘之去，病家起刻骨之疑，此所以千古是非之不明，總爲庸人擾之耳。故竭力爲人任事者，豈不岌岌其危哉！凡此皆傍人之情，不可不察也。所謂同道人之情者，尤爲閃灼，更多隱微。如管窺蠡測，醯雞笑天者，固不足道；而見偏性拗，必不可移者，又安足論？有專恃口給者，牽合支吾，無稽信口，或爲套語以誑人，或爲甘言以悅人，或爲強辯以欺人，或爲危詞以嚇人，儼然格物君子，此便佞之流也。有專務人事者，典籍經書，不知何物，道聽塗説，拾人唾餘，然而終日煢煢，綽風求售，不邀自赴，儇媚取容，偏投好者之心，此阿諂之流也。有專務奇異者，腹無藏墨，眼不識丁，乃詭言神授，僞託秘傳，或假脈以言禍福，或弄巧以亂經常，最覺新奇，動人甚易，此欺詐之流也。有務飾外觀者，誇張侈口，羊質虎皮，不望色，不聞聲，不詳問，一診而藥，若謂人淺我深，人愚我明，此粗疏孟浪之流也。有專務排擠者，陽若同心，陰爲浸潤。夫是曰是，非曰非，猶避隱惡之嫌；第以死生之際，有不得不辨者，固未失爲眞誠之君子。若以非爲是，以是爲非，顛倒陰陽，掀翻禍福，不知而然，庸庸不免，知而故言，此其良心已喪，讒妒之小人也。有貪得無知，藐人性命者，如事已疑難，死生反掌，斯時也，雖在神良，未必其活，故一藥不敢苟，一著不敢亂，而僅僅冀於挽回；忽遭若輩，求速貪功，謬妄一投，中流失楫，以致必不可救，因而嫁謗自文，極口反噬，雖朱紫或被混淆，而蒼赤何辜受害，此貪幸無知之流也。有道不同不相爲謀者，意見各持，異同不決。夫輕者不妨少謬，重者難以略差。故凡非常之病，非非常之醫不能察，用非常之治，又豈常人之所知。故獨聞者不侔於衆，獨見者不合於人，大都行高者謗多，曲高者和寡。所以一齊之傅，何當衆楚之咻，直至於敗，而後群然退散，付之一人，則事已無及矣，此庸庸不揣之流也。又有久習成風，苟且應命者，病不關心，些須惟利。蓋病家既不識醫，則倏趙倏錢；醫家莫肯任怨，則惟苓惟梗。或延醫務多，則互爲觀望；或利害攸系，則彼此避嫌。故爬之不癢，撾之不痛，醫稱隱當，誠然得矣；其於坐失機宜，奚堪耽誤乎！此無他，亦惟知醫者不眞，而任醫者不專耳。詩云："發言盈庭，誰執其咎？築室於道，不潰於成。"此病家醫家近日之通弊也。凡若此者，孰非人情？而人情之詳，尚多難盡。故孔子曰："惡紫之奪朱也，惡鄭聲之亂雅樂也，惡利口之覆邦家者。然則人情之可畏，匪今若是，振古如茲矣。"故聖人以不失人情爲戒，而不失二字最難措力。必期不失，未免遷就；但遷就則礙於病情，不遷就則礙於人情。有必不可遷就之病情，而復有不得不遷就之人情，其將奈之何哉？甚矣，人情之難言也。故余發此，以爲當局者詳察之備。設彼三人者，倘亦有因余言而各爲儆省，非惟人情不難於不失，而相與共保天年，同登壽域之地，端從此始，惟明者鑒之。

◎不失條理

故診之或視息視意，故不失條理。道甚明察，故能長久。不知此道，失經絕理，亡言妄期，此謂失道。（《素問·方盛衰論第八十》）

視息者，察呼吸以觀其氣。視意者，察形色以觀其情。凡此諸法，皆診有大方，診可十全之道，知之者故能不失條理。條者，猶幹之有枝。理者，猶物之有脈，即脈絡綱紀之謂。不知此道，則亡言妄期，亡言者，亡妄之言，不知診道，妄與生死之期，此失經絕理，是謂失道矣。

◎未睹當先知

未睹其疾者，先知邪正何經之疾也。惡知其原者，先知何經之病，所取之處也。（《靈樞·小鍼解第三》）

若不能先知，是爲未睹其疾，故曰惡知其原。

◎上工之診

睹其色，察其目，知其散復，一其形，聽其動靜者，言上工知相五色於目有知，調尺寸小大緩急滑濇，以言所病也。知其邪正者，知論虛邪與正邪之風也。（《靈樞·小鍼解第三》）

察形色於外，可以知其散復。察脈於內，可以知其動靜。

◎守其門戶焉

知其所在者，知診三部九候之病脈處而治之，故曰守其門戶焉。莫知其

情，而見邪形也。（《素問·八正神明論第二十六》）

知其所在者，知病脈之處也。莫知其情，莫見其形。上工知診三部九候之病脈，故能見其邪形。下工不知所診，則亦莫見其形矣。知其所在，即於病脈處而治之，故曰守其門戶焉。言守其眞氣，而邪自去矣。

◎勝復之作不形於診也

帝曰：天地之氣，何以候之？岐伯曰：天地之氣，勝復之作，不形於診也。《脈法》曰：天地之變，無以脈診，此之謂也。（《素問·五運行大論第六十七》）

此言天地之氣，及勝復之作，統貫六位。欲因脈候以察天地之氣也，難以診候。候，診候也。天地之氣，有常有變。其常氣之形於診者，如春弦夏洪秋毛冬石，及厥陰之至其脈弦，少陰之至其脈鉤，太陰之至其脈沈，少陽之至大而浮，陽明之至短而濇，太陽之至大而長者，皆是也。若其勝復之氣，卒然初至，安得遽變其脈而形於診乎？故天地之變，有不可以脈診，而當先以形證求之者。如《氣交變大論》曰："應常不應卒。"亦此之謂。

四、合診

◎神明之診

衣被不斂，言語善惡，不避親疎者，此神明之亂也。（《素問·脈要精微論第十七》）

衣被不知斂束，言語善惡，不避親疏者，此廼神明之亂也。蓋心爲君主之官，神明出焉，非神明之亂，必不至是矣。此心藏之失守也。

◎陽氣之竝之診

其脈滑大以代而長者，病從外來，目有所見，志有所惡，此陽氣之竝也，可變而已。（《靈樞·五色第四十九》）

其脈滑而兼大兼代兼長者，皆陽脈也，廼爲病從外來，其外證目有所妄見，志有所妄惡，廼陽氣之竝於外也。即當先治其陽，後治其陰，使之變焉而病已矣。即此而推，則其脈濇而兼小兼代兼短者，皆陰脈也，廼爲病從內來，其內證而目有所見，志有所獨處，廼陰氣之竝於內也。即當先治其陰，後治其陽，使之變焉而病亦已矣。

◎察目辨色聽聲之診

所以察其目者，五藏使五色循明，循明則聲章，聲章者，則言聲與平生異

也。(《靈樞·小鍼解第三》)

五藏六府之精氣，皆上注於目而爲之精，而使五色循明。所以察其目者，承上文而言也。目色者，五藏之血色。聲章者，五藏之氣也。五色循明則聲章者，血氣之相應也。言聲與平生異者，散敗之聲也。蓋言五藏之氣，已絕於內，不宜重取之陽；五藏之氣，已絕於外，不宜再取之陰。陰陽外内相資，宜藏而不宜盡章著於外也。

◎形色之診

覩其色，察其以知其散復者，視其目色，以知病之存亡也。一其形，聽其動静者，持氣口人迎以視其脈。堅且盛且滑者，病日進；脈耎者，病將下；諸經實者，病三日已。氣口候陰，人迎候陽也。(《靈樞·四時氣第十九》)

神完則氣復，神失則氣散，故察其目色，即可知病之存亡也。脈堅而且盛且滑者，邪氣之熾也，故病日進。脈耎而和者，元氣之來也，故病將下。下，退也。凡邪氣未解者，最忌脈弱無力，如《平人氣象論》曰："病在中脈虚。"《玉機眞藏論》曰："病在外脈不實堅者，皆難治。"《邪客》曰："虚而細者久以持。"皆不實之謂也。若病在諸經而脈實有力者，邪將外達也，故可三日而已矣。氣口在手，太陰肺脈也，氣口獨爲五藏主，故以候陰。人迎在頭，陽明胃脈也，胃爲六府之大源，故以候陽。

◎新病久病之診

帝曰：有故病，五藏發動，因傷脈色，各何以知其久暴至之病乎？岐伯曰：悉乎哉問也！徵其脈小，色不奪者，新病也；徵其脈不奪，其色奪者，此久病也。徵其脈與五色俱奪者，此久病也；徵其脈與五色俱不奪者，新病也。(《素問·脈要精微論第十七》)

此言徵之脈色，可以知有故病暴病之異也。故病者，所謂久病也。暴病者，所謂新病也。言欲知病有久新，必合脈與色而參論之。故徵其脈小，小者虚也，而色則不奪，神氣如故，正以其暫時得病。顔色無改，脈則一時之虚，所以謂之新病也。徵其脈不奪，其色奪者，正以脈氣不奪，故能久延，而色則以病久而奪，所以謂之久病也。徵其脈與五色俱奪者，必其病久所致，此亦謂之久病也。徵其脈與五色俱不奪者，正以病日不久，故脈色俱全，此亦謂之新病也。由此觀之，則脈小色不奪者，雖曰新病，而脈病形不病，未必能易治也。若脈與五色俱不奪者，則新病之易愈者矣。脈與五色俱奪者，既曰久病，則病之難治者也。若形色奪而脈不奪，則久病之易愈者矣。

◎五實五虚之診

黄帝曰：余聞虚實以決死生，願聞其情。岐伯曰：五實死，五虚死。帝曰：願聞五實五虚。岐伯曰：脈盛，皮熱，腹脹，前後不通，悶瞀，此謂五

實。脈細，皮寒，氣少，泄利前後，飲食不入，此謂五虚。帝曰：其時有生者何也？岐伯曰：漿粥入胃，泄注止，則虚者活；身汗，得後利，則實者活，此其候也。（《素問·玉機眞藏論第十九》）

此言五實爲邪氣有餘，五虚爲正氣不足，皆爲死。而正氣復，則虚者可生；邪氣去，則實者亦可生也。《通評虚實論》云："邪氣盛則實，精氣奪則虚。"故實者有五：脈盛者，心也，皮熱者肺也，腹脹者脾也，前後不通者腎也，悶瞀者肝也。五藏有邪，五邪各實，所以曰死，然使身汗而邪從外散，後利而邪從下行，則五實漸去，實者亦有可活也，此即《熱論》所謂"未滿三日，可汗而已；其滿三日者，可泄而已"之義。虚者有五：脈細屬心，皮寒屬肺，氣少屬肝，泄利前後屬腎，飲食不入屬脾，五藏各虚，所以曰死。然使漿粥入胃，胃氣漸復，瀉利漸止，正氣不泄，則五虚漸補，虚者亦有可活也。以理推之，五實自外感而言，五虚自内傷而言，然必五實五虚各備，方可曰死，而虚實止見一證，未可以輕決也。《寶命全形論》亦有"五實五虚"，但彼"虚實"二字就鍼法而言。

◎五官五閲之診

黄帝問於岐伯曰：余聞刺有五官五閲，以觀五氣。五氣者，五藏之使也，五時之副也。願聞其五使當安出？岐伯曰：五官者，五藏之閲也。黄帝曰：願聞其所出，令可爲常。岐伯曰：脈出於氣口，色見於明堂，五色更出，以應五時，各如其藏。經氣入藏，必當治裏。（《靈樞·五閲五使第三十七》）

此言五官爲五藏之外閲，而五色尤驗於明堂也。刺法有五官，如鼻爲肺之官，目爲肝之官，口脣爲脾之官，舌爲心之官，耳爲腎之官者是也。此五官者，可五閲以觀青黄赤白黑之五氣。正以五氣者，廼五藏之所使，如肝青、心赤、脾黄、肺白、腎黑是也。又五時之所別，如春肝、夏心、長夏脾、秋肺、冬腎是也。但五氣所出，可以常驗五藏者，正以脈雖出於氣口，而五色必見於明堂，其五色迭出，以應五時，各如其常。惟外經邪氣入藏，必當從裏以治之。蓋由外固可以知内，而病在於裏，不得以治外也。

◎五色五脈之診

黄帝問於岐伯曰：五藏之所生，變化之病形何如？岐伯答曰：先定其五色五脈之應，其病廼可別也。黄帝曰：色脈已定，別之奈何？岐伯曰：調其脈之緩急小大滑濇，而病變定矣。（《靈樞·邪氣藏府病形第四》）

此論五藏所生之病，別其變化，先當調其五色五脈。色脈已定，而後調其尺膚與尺寸之脈。夫尺膚之氣血，出於胃府；水穀之精，注於藏府之經隧，而外佈於皮膚。寸口尺脈之血氣，出於胃府；水穀之精，榮行於藏府經脈之中，變見於手太陰之兩脈口，皆五藏之血氣所注。夫緩急，以至數言。小大滑濇，以形體言。滑，不濇也，往來流利，如盤走珠。濇，不滑也，虚細而遲，往來覺難，如雨沾沙，如刀刮竹。六者相爲對待，調此六者，則病變可以定矣。

◎持鍼縱舍之診

黄帝曰：持鍼縱舍，奈何？岐伯曰：必先明知十二經脈之本末，皮膚之寒熱，脈之盛衰滑濇。其脈滑而盛者，病日進；虚而細者，久以持；大以濇者，爲痛痹。陰陽如一者，病難治。其本末尚熱者，病尚在；其熱已衰者，其病亦去矣。持其尺，察其肉之堅脆、小大、滑濇、寒温、燥濕，因視目之五色，以知五藏，而决死生。視其血脈，察其色，以知其寒熱痛痹。（《靈樞·邪客第七十一》）

此論審别病氣，在於皮膚經脈之外内，有出入盛衰之别也。本末者，十二經脈之本標，血氣之流行出入者也。皮膚之寒熱，病氣在於皮膚也。脈之盛衰滑濇，病氣在於經脈也。其脈滑而盛者，病日進於經脈之中。虚而細者，病久持於脈外也。夫在外者，皮膚爲陽，筋骨爲陰。脈大以濇者，爲寒熱痛痹也。如左右之陰陽如一者，病難治，謂皮膚筋骨之淺深皆病也。其本末尚熱者，病尚在於血脈之中；其熱已衰者，其病氣隨經脈之血氣，出於氣街而亦去矣。《邪氣藏府》曰："脈滑者，尺之皮膚亦滑；脈濇者，尺之皮膚亦濇。"故持其尺，察其尺膚之堅脆大小滑濇，以知皮膚分肉之寒熱燥濕也。五藏之血色見於目，因視目之五色，以知五藏而决死生，蓋病在藏者，半死半生也。視其血絡，察其皮毛，以知痛痹之寒熱也。《皮部論》曰："凡十二經絡脈者，皮之部也，其色多青則痛，多黑則痹，黄赤則熱，多白則寒，五色皆見，則寒熱也"此篇論榮衛宗氣，榮行出入於經脈之外内，故持鍼縱舍，亦當察病氣之在於皮膚，在於經脈，或在内之五藏也。

◎寒熱之診

黄帝曰：順之奈何？岐伯曰：入國問俗，入家問諱，上堂問禮，臨病人問所便。黄帝曰：便病人奈何？岐伯曰：夫中熱消癉，則便寒。寒中之屬，則便熱。胃中熱，則消穀，令人縣心善飢，臍已上皮熱。腸中熱，則出黄如糜，臍已下皮寒。胃中寒，則腹脹。腸中寒，則腸鳴飧泄。胃中寒，腸中熱，則脹而且泄。胃中熱，腸中寒，則疾飢，小腹痛脹。（《靈樞·師傳第二十九》）

此下皆言治病之所便也。中熱者，中有熱也。消癉者，内熱爲癉，善饑渴而日消瘦也。凡熱在中則治便於寒，寒在中則治便於熱，是皆所以順病情也。消穀者，穀食易消也。懸心者，胃火上炎，心血被爍而懸懸不寧也。胃熱消穀，故令人善饑。臍以上者，胃與小腸之分也。故臍以上皮熱者，腸中亦熱也。出黄如糜者，以胃中濕熱之氣，傳於小腸所致也。糜，腐爛也，上二節皆熱證便寒之類。臍以下皮寒者，以腸胃中寒也。胃中寒，則不能運化而爲腹脹。腸中寒，則陰氣留滯，不能泌別清濁而爲腸鳴飧泄，是皆寒證便熱之類。水穀不化曰飧泄，上文言腸中寒者泄，而此言腸中熱者泄，所以有熱泄寒泄之不同，而熱泄謂之腸垢，寒泄謂之鶩溏也。胃中熱則善消穀，故疾饑。腸中寒則陰氣聚結不行，故小腹切痛而脹。上二節皆當因其寒熱而隨所宜以調之者也。

◎勇怯之診

黄帝問曰：人之居處，動静勇怯，脈亦爲之變乎？岐伯對曰：凡人之驚恐恚勞動静，皆爲變也。是以夜行則喘出於腎，淫氣病肺；有所墮恐，喘出於肝，淫氣害脾；有所驚恐，喘出於肺，淫氣傷心；度水跌僕，喘出於腎與骨。當是之時，勇者氣行則已，怯者則著而爲病也。故曰：診病之道，觀人勇怯，骨肉皮膚，能知其情，以爲診法也。（《素問·經脈別論第二十一》）

脈以經脈血氣統言之也。此言脈有因五藏受傷而變，變，謂變易常候，而診病者當據此以爲法也。居處或動或靜，性情或勇或怯，脈亦爲之變。蓋凡人或驚或恐，或怒或勞，或動或靜，皆爲變也。是以腎屬少陰，衛氣夜行於陰，榮氣以寐而養，設當夜而行，則喘息由出於腎，而肺爲之母者，子氣受淫，上干於肺，肺斯病焉；有所墮墜而恐，則筋既受傷，血亦不納，其喘息內出於肝，而肝氣反餘，淫氣乖土，脾被害焉。有肝驚怖而恐，驚則氣亂，喘息內出於肺，而心無所依，神無所歸，所勝妄行，心反傷焉；渡水跌僕。跌，謂足跌。僕，謂身倒也。水通於腎，跌僕傷，則喘出於腎與骨，斯時也，勇者氣徹則無度，怯者氣著則爲病矣。故診病之道，既觀人之勇怯骨肉皮膚，而又能知病肺害脾傷心著病之詳，則診法備矣。

◎懷子且生之診

帝曰：善。何以知懷子之且生也？岐伯曰：身有病而無邪脈也。（《素問·腹中論第四十》）

此言懷子之將生者，身雖有病而脈則無病也。身有病者，經閉也。無邪脈者，尺中之脈和匀也。大凡婦人懷姙，一月則陰陽之精尚未變化；二月則精氣正變，其氣熏蒸衝胃，而爲惡阻；至三四月則惡阻少止，脈甚滑疾。蓋男女正成形質，其氣未定也。至五六月已後，則形質已定，男女既分，及八九十月，其脈平和，如無娠然。非醫工深明脈理，病家肯明言者，難以診而知也。《脈訣》云："滑疾不散胎三月，但疾而散五月母。"至六月以後，則疾速亦無矣。然亦有始終洪數不變者，其氣甚盛，不可以一例拘也。夫懷子將生者，言身雖有經閉之病，而實無經閉之脈。彼經閉之脈，尺中來而斷絶，或按之全無者是也。此則脈體平和匀靜，迺無病之脈，蓋至於八九十月而然，正懷子將生之候耳。

◎疹筋之診

帝曰：人有尺脈數甚，筋急而見，此爲何病？岐伯曰：此所謂疹筋。是人腹必急，白色黑色見，則病甚。（《素問·奇病論第四十七》）

此言尺數筋急者，不必據其腎之熱，而當據其腹之寒也。尺脈數甚，則腎經有熱，熱宜筋緩，而今掌後尺中，反見筋急者，此所謂病在於筋也。《脈要精微論》曰："尺外以候腎，尺裏以候腹中。"今尺脈雖數，而筋則肝經主之，於腎無與，尺中筋急，其人腹中當有筋急，所謂尺裏以候腹中也。腹中有寒，故急，不可以其腎之熱，而疑其筋之不宜急矣。且其人白黑二色見於面部，則白黑爲寒，其病爲尤甚也。

◎風水膚脹之診

視人之目窠上微癰，如新臥起狀，其頸脈動，時欬，按其手足上，窅而不起者，風水膚脹也。（《靈樞·論疾診尺第七十四》）

"癰"，"壅"同。此驗風水，與膚脹之法也。目窠者，目下也。窅者，沉也。視人之目窠上微有壅起，如新臥起之狀，蓋凡人之臥而起者，目下必有微腫也。其頸脈動時，必有其欬，正以人迎、大迎之脈，皆在頸上，屬足陽明胃經穴，所以脈動，而發之爲欬也。按其手足，窅然不起，此風水與膚脹之證候相同者也。《水脹論》曰："水始起也，目窠上微腫，如新臥起之狀，其頸脈動，時咳，陰股間寒，足脛腫，腹廼大，其水成矣。"以手按其腹，如裹水之狀，此其候也。《水脹論》水證，與此節風水大同。而此節所按在手足，不按其腹。此節按手足窅而不起，《水脹論》按腹如裹水之狀。意者水與風水，其手足腹皆大，而按之之時，窅而不起爲風水，窅而起者止爲水歟？縱觀下節，有"尺膚滑而淖澤、澤脂，皆爲風"，則水證未必然也，此二證之可辨也。又《水脹論》言："膚脹者，寒氣客於皮膚之間，鼟鼟然不堅，腹大，身盡腫，皮厚，按其腹窅而不起，腹色不變，此其候也。夫《水脹論》以按其腹窅而不起，腹色不變爲膚脹，今此節按手足不按腹，蓋言手足而腹在其中矣。

◎以此參伍決死生之分

切脈動靜，而視精明，察五色，觀五藏有餘不足，六府強弱，形之盛衰，以此參伍，決死生之分。（《素問·脈要精微論第十七》）

切者，以指按索之謂。切脈之動靜，診陰陽也。視目之精明，診神氣也。察五色之變見，診生克邪正也。觀藏府虛實以診其內，別形容盛衰以診其外。故凡診病者，必合脈色內外，參伍以求，則陰陽表裏、虛實寒熱之情無所遁，而先後緩急、眞假逆從之治必無差，故可以決死生之分，而況於疾病乎？此最是醫家妙用，不可視爲泛常。夫參伍之義，以三相較謂之參，以伍相類謂之伍。蓋彼此反觀，異同互證，而必欲搜其隱微之謂。如《易》曰：“參伍以變，錯綜其數。通其變，遂成天地之文；極其數，遂定天下之象。非天下之至變，其孰能與於此？”即此謂也。

五、司揣內外

◎以衆人之骨度而視經脈之狀

黄帝問於伯高曰：脈度言經脈之長短，何以立之？伯高曰：先度其骨節之大小廣狹長短，而脈度定矣。

此言人身之脈度，由骨度而定也。脈度，脈之度數。欲知脈度者，必先求骨度以察其詳也。經脈之長短，從骨節之大小廣狹長短，而定其度數，故曰：“骨爲幹，脈爲榮，如藤蔓之榮附於木幹也。”

……此衆人骨之度也，所以立經脈之長短也。是故視其經脈之在於身也，其見浮而堅，其見明而大者，多血，細而沉者，多氣也。（《靈樞·骨度第十四》）

此結言骨度，可以定脈度之長短，而遂言視經脈血氣之法也。經脈之浮而堅，明而大者多血，細而沉者多氣。

◎視其外應以知其內藏

黄帝曰：厚薄美惡皆有形，願聞其所病。岐伯答曰：視其外應，以知其內藏，則知所病矣。（《靈樞·本藏第四十七》）

此言視其外之所應，而可以知內之所病也。外形既明，五內可察，病亦因而可知矣。所謂病者，如上文二十五變之類皆是也。夫六府內合五藏，外應於皮肉筋骨，故視其外應，以知其內藏，則知其所病矣。蓋六府之厚薄緩急大小而爲病者，與五藏之相同也。

◎以身形支節䐃肉候五藏六府之小大

黄帝曰：《本藏》以身形支節䐃肉，候五藏六府之小大焉。今夫王公大人，臨朝即位之君而問焉，誰可捫循之而後答乎？岐伯曰：身形支節者，藏府之蓋也，非面部之閱也。黄帝曰：五藏之氣，閱於面者，余已知之矣。以支節知而閱之，奈何？岐伯曰：五藏六府者，肺爲之蓋，巨肩陷咽，候見其外。黄帝曰：善。岐伯曰：五藏六府，心爲之主，缺盆爲之道，骺骨有餘，以候髑骬。黄帝曰：善。岐伯曰：肝者主爲將，使之候外，欲知堅固，視目小大。黄帝曰：善。岐伯曰：脾者，主爲衛，使之迎糧，視脣舌好惡，以知吉凶。黄帝曰：善。岐伯曰：腎者主爲外，使之遠聽，視耳好惡，以知其性。黄帝曰：善。（《靈樞·師傳第二十九》）

《本藏》，本經篇名。捫，摸也。循，摩也。言王公之尊貴，誰可得而摩摸？將何所據而相答也？身形支節，與面不同，此欲以體貌之形，察其藏府之侯也。五藏之應天者肺，故肺爲五藏六府之蓋。觀巨肩陷咽者，即其外候，而肺之大小高下堅脆偏正可知矣。缺盆居肩之前，骨之上，五藏六府皆稟命於心，故爲之主，而脈皆上出於缺盆，故爲之道。骷，《廣雅》曰髑骬也，髑骬即膝骨之名。髑骬，蔽心之骨，亦名鳩尾，觀乎此而心之小大高下堅脆偏正可知矣。肝者將軍之官，其氣剛強，故能捍禦而使之候外。目者肝之外候，故察於目，則可知肝之狀矣。脾主運化水穀以長肌肉，五藏六府皆賴其養，故脾主爲衛。衛者，藏府之護衛也，《五癃津液別》亦曰脾爲之衛。脾爲倉廩之官，職在轉輸，故曰使之迎糧。謂察其飲食及脣舌之善惡，則脾之吉兇可知也。腎爲作強之官，伎巧所出，故主成形而發露於外。其竅爲耳，故試使遠聽及耳之善惡，則腎藏之象可因而知之矣。

◎察色以知五藏六府支節之部

雷公再拜曰：善哉！其死有期乎？黄帝曰：察色以言其時。雷公曰：善乎！願卒聞之。黄帝曰：庭者，首面也。闕上者，咽喉也。闕中者，肺也。下極者，心也。直下者，肝也。肝左者，膽也。下者，脾也。方上者，胃也。中央者，大腸也。挾大腸者，腎也。當腎者，臍也。面王以上者，小腸也。面王以下者，膀胱子處也。顴者，肩也。顴後者，臂也。臂下者，手也。目內眥上者，膺乳也。挾繩而上者，背也。循牙車以下者，股也。中央者，膝也。膝以下者，脛也。當脛以下者，足也。巨分者，股裏也。巨屈者，膝臏也。此五藏六府支節之部也，各有部分。有部分，用陰和陽，用陽和陰。當明部分，萬舉萬當。能別左右，是謂大道。男女異位，故曰陰陽。（《靈樞・五色第四十九》）

察色以言時，謂五色有衰王，部位有剋賊，色藏部位，辨察明而時可知也。庭者，顔也，相家謂之天庭。天庭最高，色見於此者，上應首面之疾。闕在眉心。闕上者，眉心之上也。其位亦高，故應咽喉之疾。闕中，眉心也，中部之最高者，故應肺。下極者，兩目之間，相家謂之山根。心居肺之下，故下極應心。下極之下爲鼻柱，相家謂之年壽。肝在心之下，故直下應肝。膽附於肝之短葉，故肝左應膽，而在年壽之左右也。年壽之下者，相家謂之準頭，是爲面王，亦曰明堂。準頭屬土。居面之中央，故以應脾。準頭兩傍爲方上，即迎香之上，鼻隧是也，相家謂之蘭臺廷尉。脾與胃爲表裏，脾居中而胃居外，故方上應胃。中央者，面之中央，謂迎香之外，顴骨之下，大腸之應也。挾大腸者，頰之上也。四藏皆一，惟腎有兩；四藏居腹，惟腎附脊。故四藏次於中央，而腎獨應於兩頰。腎與臍對，故當腎之下應臍。面王，鼻准也。小腸爲府，應挾兩側，故面王之上，兩顴之內，小腸之應也。面王以下者，人中也，是爲膀胱子處之應。子處，子宮也。凡人人中平淺而無髭者多無子，是正子處之應。以上皆五藏六府之應也，此下復言支節之應也。顴爲骨之本，而居中部之上，故以應肩。臂接乎肩，故顴後以應臂。手接乎臂也。目内眥上者，闕下兩傍也。胸兩傍高處爲膺。膺乳者，應胸前也。頰之外曰繩，身之後爲背，故背應於挾繩之上。牙車，牙床也。牙車以下主下部，故以應股。中央，兩牙車之中央也。脛接於膝，足接於脛，以次而下也。巨分者，口傍大紋處也。股裏者，股之內側也。巨屈，頰下曲骨也。膝臏，膝蓋骨也。此蓋統指膝部而言。以上藏府支節部位既定，陰陽廼明。陽勝者陰必衰，當助其陰以和之。陰勝者陽必衰，當助其陽以和之。陰陽之用，無往不在，知其盛衰，萬舉萬當矣。陽從左，陰從右。左右者，陰陽之道路也。故能別左右，是謂大道。男女異位者，男子左爲逆右爲從，女子右爲逆左爲從，故曰陰陽。

◎遠者司外揣內近者司內揣外

故遠者司外揣內，近者司內揣外，是謂陰陽之極，天地之蓋。請藏之靈蘭之室，弗敢使泄也。（《靈樞·外揣第四十五》）

此言天地之道而合於人道也。夫六氣主外，天之道也，五運主內，地之道也，而人亦應之。六氣運行於上下，以應十二經脈，如昇降息，則氣立孤危；五運出入於外內，以應五藏之氣，如出入廢，則神機化滅。是以五音五色之彰明於外者，五藏之氣著也。如五藏波蕩於內，則五音不彰，五色不明矣。此外內相襲，若桴鼓影響之相應也。遠者，司外揣內，應天之道也。近者，司內揣外，應地之道也。是謂陰陽之極，天地之蓋，藏之靈蘭秘室，不敢妄泄也。

◎五藏之診（一）

其有不離遮罩室內，無怵惕之恐，然猶不免於病，何也？願聞其故。

岐伯曰：窘乎哉問也！五藏者，所以參天地，副陰陽，而運四時，化五節者也。五藏者，固有小大、高下、堅脆、端正、偏傾者，六府亦有小大、長短、厚薄、結直、緩急。凡此二十五者各不同，或善或惡，或吉或兇，請言其方。

此詳言人之易感於邪者，以藏府之有善惡吉兇也。善惡以體言，吉兇以病言，窘，言難也。參，叅同。副，配也。連，通也。化五節者，應五行之節序而爲之變化也。所以爲強弱者，皆由藏府之氣致然也。有外不離遮罩室內，內無怵惕之恐，然猶不免於病者，此緣藏府有大小厚薄之不同，致有善惡兇吉之變異。蓋五藏六府，本於天地陰陽四時五行之氣，而成此形，故宜中正堅厚，以參副天地陰陽之正氣。

心小，則安，邪弗能傷，易傷以憂；心大，則憂不能傷，易傷於邪。心高，則滿於肺中，悗而善忘，難開以言；心下，則藏外易傷於寒，易恐以言。

心堅，則藏安守固；心脆，則善病消癉熱中。心端正，則和利難傷；心偏傾，則操持不一，無守司也。

此言心有善惡吉兇也。心小則神氣收藏，故邪弗能害，心小故易傷以憂也；心大則神旺而憂不能傷，大則神氣外弛，故易傷於邪也。肺者心之蓋，故心高則滿於肺中，在心主言，在肺主聲，滿則心肺之竅閉塞，故悗而善忘，悗，悶也。難開以言也。經云“心部於表”。故心下則藏外易傷於寒，心卑下故易恐以言也。心堅則藏安守固，心脆則善病消癉熱中。按《邪氣藏府》五藏脈微小爲消癉，蓋五藏主藏精者也，五藏脆弱，則津液微薄，故皆成消癉。消癉，內熱病也。心正則精神和利，而邪病難傷；心偏傾則操持不一，無守司也。

肺小，則少飲，不病喘喝；肺大，則多飲，善病胷痹，喉痹，逆氣。肺高，則上氣肩息欬；肺下，則居賁迫肺，善脅下痛。肺堅，則不病欬上氣；肺脆，則苦病消癉易傷。肺端正，則和利難傷；肺偏傾，則胷偏痛也。

肺主通調水道，故小則少飲，大則多飲。肺居胷中，開竅於喉，以司呼吸，故小則不病喘喝，喘喝，氣喘聲急也。大則善病胷痹喉痹。肺主氣，故高則上氣息肩而欬也。肩息咳，聳肩喘息而咳也。賁廼胃脘之賁門，在胃之上口，下則肺居賁閒，而胃脘迫肺，血脈不通，故脅下痛，脅下廼肺脈所出之雲門中府處也。肺堅，則氣不上逆而欬；肺脆，則苦病消癉，而肺易傷也。肺藏氣，氣舍魄，肺端正，則神志和利，邪不能傷；肺偏傾則胷偏痛也。眉批：“肺傷者，肺燥也。”

肝小，則藏安，無脅下之痛；肝大，則逼胃迫咽，迫咽則苦鬲中，且脅下痛；肝高，則上支賁切，脅悗，爲息賁；肝下，則逼胃，脅下空，脅下空則易受邪；肝堅，則藏安難傷；肝脆，則善病消癉易傷；肝端正，則和利難傷；肝偏傾，則脅下痛也。

肝居脅下，故小則藏安而無脅下之痛；肝居胃之左，故大則逼胃，而胃脘上迫於咽也，肝在膈之下，故大則苦於膈中，且脅下痛。肝脈貫膈，上注肺，故高則上支賁切，脅悗爲息賁。肝居胃旁，故下則逼胃而脅下空，空則易受於邪，蓋脅廼邪正出入之樞部也。肝堅則藏安難傷，脆則善病消癉而易傷也。肝藏血，血舍魂，端正則神志和利；偏傾則脅痛也。

脾小，則藏安，難傷於邪也；脾大，則苦湊𦚍而痛，不能疾行。脾高，則𦚍引季脅而痛；脾下，則下加於大腸，下加於大腸，則藏苦受邪；脾堅，則藏安難傷；脾脆，則善病消癉易傷。脾端正，則和利難傷；脾偏傾，則善滿善脹也。

湊，塞也。𦚍，脅下耎肉處也。脾爲中土，而主於四傍，故小則藏安而難傷於邪也；脾居於腹，在脅骨之𦚍，故大則苦湊𦚍而痛，脾主四支，故不能疾行也。脅在𦚍之上，故高則𦚍引季脅而痛，季脅，小肋也。下則加於大腸，加於大腸，則藏苦受邪，蓋藏虛其本位也。脾堅則藏安難傷；脾脆則善病消癉，而易傷也。脾藏意，意舍榮，端正則神志和利；偏傾則善滿善脹也。

腎小，則藏安難傷；腎大，則善病腰痛，不可以俛仰，易傷以邪。腎高，則苦背膂痛，不可以俯仰；腎下，則腰尻痛，不可以俛仰，爲狐疝。腎堅，則不病腰背痛；腎脆，則苦病消癉易傷。腎端正，則和利難傷；腎偏傾，則苦腰尻痛也。

此言腎有善惡吉兇也。尻，脽尾骶骨也。夫藏者，藏也，故小則藏安難傷；大則善病腰痛，腰廼腎之府也。夫腰脊者，身之大關節也，故腰痛背膂痛腰尻痛，膂，夾脊肉也，皆不可以俯仰。腎附於腰脊閒，故病諸痛也。狐疝者，偏有大小，時時上下，狐廼陰獸，善變化而藏，睾丸上下，如狐之出入無時，此腎藏之疝也。腎堅則不病腰背痛，脆則苦病消癉而易傷也。腎藏精，精舍志，藏體端正，則神志和利而難傷；偏傾則苦腰尻痛也。

凡此二十五變者，人之所苦常病也。（《靈樞·本藏第四十七》）

此結言五藏二十五變者，人之苦於常病也。五變者，曰小大，曰高下，曰堅脆，曰端正，曰偏傾也。人有五藏，藏有五變，是爲二十五變，人所苦於常病也。

◎五藏之診（二）

帝曰：善。然非余之所問也。願聞人之有不可病者，至盡天壽，雖有深憂大恐，怵惕之志，猶不能減也，甚寒大熱，不能傷也。其有不離遮罩室內，又無怵惕之恐，然不免於病者，何也？願聞其故。岐伯曰：五藏六府，邪之舍也。請言其故。五藏皆小者，少病，苦焦心，大愁憂；五藏皆大者，緩於事，難使以憂。五藏皆高者，好高舉措；五藏皆下者，好出人下。五藏皆堅者，無病；五藏皆脆者，不離於病。五藏皆端正者，和利得人心；五藏皆偏傾者，邪心而善盜，不可以爲人平，反復言語也。（《靈樞·本藏第四十七》）

此言人有病有不病者，以五藏之有善惡吉兇也。減，損也。不可病者，病不能入也。不免於病者，常多病也。二者相遠，故以爲問。五藏六府，所以藏精神水穀者也，一有不和，邪廼居之，故曰邪之舍也。不可以爲人平，謂其心邪多昧，便佞不可化也。夫五藏之形不同，而情志亦有別也。五藏者，所以藏精神血氣魂魄志意者也，故小則血氣收藏而少病，小則神志畏怯，故苦焦心大憂愁也；五藏皆大者，神志充足，故緩於事，難使以憂。五藏皆高者，好高舉措；五藏皆下者，好出人下。此皆因形而情志隨之也。和於中則著於外，故得人心。善盜者，貪取之小人，語言反復，不可以爲平正人也。

◎五藏體態之診

黃帝曰：何以知其然也？岐伯曰：赤色小理者，心小；粗理者，心大；無

髃骬者，心高；髃骬小短舉者，心下；髃骬長者，心堅；髃骬弱小以薄者，心脆；髃骬直下不舉者，心端正；髃骬倚一方者，心偏傾也。

此言欲知心之善惡吉兇，當驗之色理與髃骬也。理，肉理也。髃骬，鳩尾骨也。小理者，肌肉之文理細密；粗理者，肉理粗疏。大肉䐃脂，五藏之所生也，故候肉理之粗細，即知藏形之大小。

白色小理者，肺小；粗理者，肺大；巨肩反膺陷喉者，肺高；合掖張脅者，肺下；好肩背厚者，肺堅；肩背薄者，肺脆；背膺厚者，肺端正；脅偏疎者，肺偏傾也。

此言欲知肺之善惡吉凶，當驗之色理、肩背、膺掖、喉脅之類也。胸前兩傍爲膺，胸突而向外者是爲反膺。肩高胸突，其喉必縮，是爲陷喉。合掖張脅者，掖斂脅開也。脅偏疏者，脅骨欹斜而不密也。肺居肩膺之內，脅掖之上，故視其肩背膺掖，即知肺之高下堅脆端傾。

青色小理者，肝小；粗理者，肝大；廣胷反骹者，肝高；合脅兔骹者，肝下；胷脅好者，肝堅；脅骨弱者，肝脆；膺腹好相得者，肝端正；脅骨偏舉者，肝偏傾也。

此言欲知肝之善惡吉凶，當驗之色理胷骹膺腹之類也。骹者，胷脅交分之扁骨。內膈，前連於胷之鳩尾，傍連於脅，後連於脊之十一椎。肝在膈之下，故廣胷反骹者肝高，合脅兔骹者肝下。兔者，骨之藏伏也。肝脈下循於腹之章門，上循於膺之期門，在內者從肝別貫膈，故膺腹好相得者肝端正。

黄色小理者，脾小；粗理者，脾大；揭脣者，脾高；脣下縱者，脾下；脣堅者，脾堅；脣大而不堅者，脾脆；脣上下好者，脾端正；脣偏舉者，脾偏傾也。

此言欲知脾之善惡吉兇，當驗之色理與脣也。脾氣通於口，其榮在脣，故脾之善惡，驗於脣而可知也。

黑色小理者，腎小；粗理者，腎大；高耳者，腎高；耳後陷者，腎下；耳堅者，腎堅；耳薄不堅者，腎脆；耳好前居牙車者，腎端正；耳偏高者，腎偏傾也。

此言欲知腎之善惡吉兇，當驗之色理與耳也。腎氣通於耳，故腎之善惡，驗於耳而可知也。

凡此諸變者，持則安，減則病也。（《靈樞·本藏第四十七》）

此結言上文二十五異者，神志能持則安，減則不免於病也。凡以上諸變，使能因其偏而善爲持守，則可獲安；若少有損減，則不免於病矣。

◎人有八虛以候五藏

黄帝問於岐伯曰：人有八虛，各何以候？岐伯答曰：以候五藏。黄帝曰：候之奈何？岐伯曰：肺心有邪，其氣留於兩肘；肝有邪，其氣留於兩腋；脾有邪，其氣留於兩髀；腎有邪，其氣留於兩膕。凡此八虛者，皆機關之室，眞氣之所過，血絡之所遊，邪氣惡血，固不得住留，住留則傷經絡，骨節機關，不得屈伸，故痀攣也。（《靈樞·邪客第七十一》）

八虛，即《五藏生成》所謂八谿也，是皆筋骨之隙，氣血之所流注者，故曰八虛。以候五藏，謂可因八虛以察五藏之病。人之五藏，惟肺與心居於膈上，其經屬手，脾肝腎俱在膈下，其經屬足，故肺心有邪，乘虛而聚，其氣必留於兩肘，在肺則尺澤，在心則少海之次。肝與膽合，其經自足而上，皆行脅腋之間，故肝邪乘虛而聚者，其氣當流於兩腋，即期門、淵腋等穴之次。脾與胃合，其脈皆自脛股上出衝門、氣衝之間，故邪氣留於髀跨間者，知爲脾經之病。腎與膀胱爲表裏，其經皆出膝後陰谷、委中之間，故邪氣留於兩膕者，知爲腎經之病。機，樞機也。關，要會處也。室，猶房室也。凡此八者，皆氣血之所由行也，正氣居之則爲用，邪氣居之則傷經絡機關，而屈伸爲之不利，此八虛可候五藏也。

◎六府之候

黄帝曰：善。願聞六府之候。岐伯曰：六府者，胃爲之海，廣骸大頸張胷，五穀廼容。鼻隧以長，以候大腸。脣厚人中長，以候小腸。目下果大，其膽廼横。鼻孔在外，膀胱漏泄。鼻柱中央起，三焦廼約。此所以候六府者也。上下三等，藏安且良矣。（《靈樞·師傳第二十九》）

鼻廼肺之竅，大腸者，肺之府，故鼻以候大腸。口廼脾之竅，小腸受盛脾胃之濁，而上屬於胃，故脣與人中以候小腸。目廼肝之竅，故目下以候膽。膀胱者，津液之府，氣化則出，鼻孔在外，謂鼻孔之氣出在外，則膀胱漏泄，蓋上竅通而下竅泄也。三焦者，決瀆之官水道出焉，氣約則止，不約則遺。鼻柱中央起者，謂鼻之吸氣，從中央而起，則三焦廼約。蓋上氣吸入則下約，上氣呼出則下通，上下開闔之相應也。此言藏府之形，外内相應者，亦由氣之所感也。上下三等，謂天地人三部之相等也。

◎六府之外應

黄帝曰：願聞六府之應。岐伯答曰：肺合大腸，大腸者，皮其應；心合小腸，小腸者，脈其應；肝合膽，膽者，筋其應；脾合胃，胃者，肉其應；腎合三焦膀胱，三焦膀胱者，腠理毫毛其應。

黄帝曰：應之奈何？岐伯曰：肺應皮，皮厚者，大腸厚；皮薄者，大腸

薄；皮緩腹裏大者，大腸大而長；皮急者，大腸急而短；皮滑者，大腸直；皮肉不相離者，大腸結。

此言欲知大腸，當驗之皮也。此下皆言六府之外應。肺與大腸爲表裏，肺應皮，故大腸府狀，亦可因皮而知也。不相離者，堅實之謂。夫五藏內合六府，外應於皮脈肉筋骨，是以肺應皮，而皮厚者大腸厚，皮薄者大腸薄，藏府之形氣，外內交相輸應者也。

心應脈，皮厚者，脈厚，脈厚者，小腸厚；皮薄者，脈薄，脈薄者，小腸薄；皮緩者，脈緩，脈緩者，小腸大而長；皮薄，而脈衝小者，小腸小而短；諸陽經脈皆多紆屈者，小腸結。

此言欲知小腸，當驗之脈，而脈又當驗之於皮也。心與小腸爲表裏，心應脈，故小腸府狀，亦可因脈而知也。然脈行皮肉之中，何以知其厚薄？但察其皮肉，即可知也。衝，虛也。諸陽經脈，言脈之浮淺而外見者也。紆屈，盤曲不舒之謂。《邪氣藏府》曰："脈急者尺之皮膚亦急。脈緩者尺之皮膚亦緩。皮脈之相應也，故皮厚者脈厚，脈厚者小腸厚；皮薄者脈薄，脈薄者小腸薄。"

脾應肉，肉䐃堅大者，胃厚；肉䐃幺者，胃薄；肉䐃小而幺者，胃不堅；肉䐃不稱身者，胃下，胃下者，下管約不利；肉䐃不堅者，胃緩；肉䐃無小裹累者，胃急；肉䐃多少裹累者，胃結，胃結者，上管約不利也。

此言欲知胃者，當驗之肉䐃也。此言欲知小腸，當驗之脈，而脈又當驗之於皮也。䐃，肥脂也。幺，亦小也。約，約束也。胃有上脘中脘下管，故胃下則下管約不利，結則上脘約不利也。

肝應爪，爪厚色黃者，膽厚；爪薄色紅者，膽薄；爪堅色青者，膽急；爪濡色赤者，膽緩；爪直色白無約者，膽直；爪惡色黑多紋者，膽結也。

此言欲知膽者，當驗之爪也。肝與膽爲表裏，肝應爪，故膽府之狀，亦可因爪而知也。結者，膽氣不舒之謂。爪者筋之餘，故肝應爪，視爪之好惡，以知膽之厚薄緩急也。五藏六府，皆取決於膽，故稟五藏五行之氣色。

腎應骨，密理厚皮者，三焦膀胱厚；粗理薄皮者，三焦膀胱薄；疎腠理者，三焦膀胱緩；皮急而無毫毛者，三焦膀胱急；毫毛美而粗者，三焦膀胱直；稀毫毛者，三焦膀胱結也。（《靈樞·本藏第四十七》）

此言欲知三焦膀胱者，當驗之皮毫腠理也。腎與膀胱爲表裏，而三焦亦合於腎，故上文曰腎合三焦膀胱，腠理毫毛其應，所以三焦膀胱之狀，可因腠理毫毛而知也。夫太陽之氣主皮毛，三焦之氣通腠理，是以視皮膚腠理之厚薄，則內應於三焦膀胱矣。又津液隨三焦之氣，以溫肌肉，充皮膚。三焦者，少陽之氣也。熏膚充身澤毛，是謂氣。是以皮毛皆應於三焦膀胱。

◎二十五人之診

黄帝曰：二十五人者，刺之有約乎？岐伯曰：美眉者，足太陽之脈氣血多；惡眉者，氣血少；其肥而澤者，血氣有餘；肥而不澤者，氣有餘，血不足；瘦而無澤者，氣血俱不足。審察其形氣有餘不足而調之，可以知逆順矣。(《靈樞·陰陽二十五人第六十四》)

此言足太陽之主脈也。二十五人之形者，皮脈肉筋骨也。以五形之人論之，則當手少陰主脈，今變爲二十有五，合於手足之三陽，故以足太陽主脈。蓋十二經脈之俞，皆會於足太陽之經也。故美眉者，足太陽之脈，氣血多也；惡眉者，足太陽之脈，氣血少也。其肌肉肥而顔色潤澤者，手足三陽之脈，血氣皆有餘也。蓋足太陽爲諸陽主脈，太陽之脈，氣血盛而美眉，則諸陽之脈，血氣皆有餘，而肌肉肥澤矣。故當再審察其皮膚分肉之氣血有餘不足而調之，可以知逆順矣。逆順者，皮膚經脈之血氣，交相逆順而行者也。知逆順之有餘不足，則知所以調之矣。《口問》論足太陽之精氣，行於脈外，以濡空竅，十二奇邪之走空竅，獨取足太陽之外踝。此章論太陽爲諸陽主脈，而諸陽脈之血氣有餘不足，皆以足太陽爲準繩。蓋太陽之上，寒水主之，在天爲陽，在地爲水，在人即爲精氣，是以足太陽爲諸陽主氣，而又爲諸陽主精血也。

六、望診

◎壽百歲而死之診

黄帝曰：人之壽百歲而死，何以致之？岐伯曰：使道隧以長，基牆高以方，通調榮衛，三部三裏起，骨高肉滿，百歲廼得終。(《靈樞·天年第五十四》)

此言人百歲而終者之由也。使道者，五藏所使之道路，如肺氣通於鼻，肝氣通於目，脾氣通於口，心氣通於舌，腎氣通於耳，是即五官之道路也。隧，深邃貌。其隊道以長；基牆，指面部爲基，蕃蔽爲牆，廼高以方；榮衛之氣皆已通調，而面之三部三裏，其骨高，其肉滿。即致壽之道，所以百歲廼得終也。

◎中壽而盡之診

黄帝曰：其不能終壽而死者，何如？岐伯曰：其五藏皆不堅，使道不長，空外以張，喘息暴疾，又卑基牆，薄脈少血，其肉不石，數中風寒，血氣虛，脈不通，眞邪相攻，亂而相引，故中壽而盡也。(《靈樞·天年第五十四》)

此言不能終壽而死之診。人稟先天之氣虛薄，而後天猶可資培，更能無犯賊風虛邪，亦可延年益壽。若稟氣虛弱，而又不能調養，兼之數中風寒，以致中道夭而不能盡其天年矣。五藏不堅者，五藏皆脆，較之五藏堅固者異也。使道不長者，水溝不長，較之使道隊以長者異也。空外以張者，其鼻孔向外而張，鼻爲肺竅，肺氣泄矣。肺主氣，今肺氣不足，或先天之氣不足，故喘息而爲暴疾。又基牆甚卑，較之基牆高以方者異也。又脈薄血少而肉脆，較之骨高肉滿者異也。薄脈少血，其肉不石，又失其飲食起居之調養矣。以其血氣虛，脈道不通，所以眞邪相攻而相引也。眞爲正氣，邪爲邪氣也。數中風寒，又不知虛邪賊風，避之有時，致使眞邪相攻，亂而相引，故中壽而盡也。

◎面部之診

頰下逆顴，爲大瘕。下牙車，爲腹滿。顴後，爲脅痛。頰上者，鬲上也。（《素問·刺熱第三十二》）

此復結内病五藏之熱，不重感於外邪者，無外内之交爭，而止於在内之藏府，自相乘傳也。頰下爲頤，如頰下之色上逆於顴，是腎熱乘肝，當爲大瘕泄。如下於牙車是腎熱乘胃，當主腹滿。逆於顴後，是熱邪乘膽，當爲脅痛。如逆於頰上者，是在膈上，心肺之分也。蓋言五藏之熱，色見於面部，而有外邪之熱者，當治其未病交爭，勿使外内相合，而成不救之死證。如五藏之熱見於面部，而無外因之熱病者，亦當治未病乘傳，勿使其有瘕泄腹滿之病。

◎五官之診

雷公曰：五官之辨奈何？黄帝曰：明堂骨高以起，平以直，五藏次於中央，六府挾其兩側，首面上於闕庭，王宮在於下極，五藏安於胷中，眞色以致，病色不見，明堂潤澤以清，五官惡得無辨乎？（《靈樞·五色第四十九》）

此言五官之有辨也。五官者，五藏之外候也。明堂者，鼻也。鼻之准骨，貴高起而平直者也。五藏次於中央，闕庭之中，肺也。闕下者，心也。直下者，肝也。再下者，脾也。藏爲陰而主中，故候次於中央也。六府挾其兩側，肝左者膽也。方上者，胃也。中次者，大腸也。面王以上者，小腸也。面王以下者，膀胱子處也。府爲陽而主外，故位次於兩側也。腎爲水藏，故挾大腸而位於藩蔽之外，應地居中而海水之在外也。首面上於闕庭，王宮在於下極，應天闕在上，王宮在下，有天地人之三部也。闕庭者，肺也，肺主天而居上也。極下者，脾也，脾主地而居下也，王宮者，心之部也，心爲君主而居中也。五藏安居於胷中，而藏眞之色，致見於外，五官惡得無辨乎？

◎官五色之診

雷公曰：官五色奈何？黄帝曰：青黑爲痛，黄赤爲熱，白爲寒，是爲五官。（《靈樞·五色第四十九》）

此正言五官之色見於何部，可以知其在中之病也。官五色，言五色之所主也。青黑者，風寒之色，故爲痛；黄赤者，火主之色，故爲熱；白者，清肅之氣，故爲寒。是爲五色之所司，而爲外因之病也。

◎五官候五藏之診

黄帝曰：以官何候？岐伯曰：以候五藏。故肺病者，喘息鼻張；肝病者，眥青；脾病者，脣黄；心病者，舌卷短顴赤；腎病者，顴與顔黑。（《靈樞·五閲五使第三十七》）

此言五官可以候五藏之病也。鼻爲肺之官，故肺病者，當病喘息，其鼻迺張也；目爲肝之官，故肝病者，其目眥必青；脣爲脾之官，故脾病者，其脣必黄也；舌爲心之官，故心病者，其舌必卷而短，顴亦必赤也；耳爲腎之官，故腎病者，顴與顔皆黑也。

◎五色之診

黄帝曰：五色之見於明堂，以觀五藏之氣，左右高下，各有形乎？岐伯曰：府藏之在中也，各以次舍，左右上下，各如其度也。（《靈樞·五閲五使第三十七》）

此言面部之左右上下，各如府藏在中之次舍，所以可觀五色於明堂也。五色見於明堂者，可以觀五藏之氣，然左右上下，各有形可驗，於府藏之在中也，各有次舍，而面部之左右上下，悉如其在中之度耳，故可以觀而知也。《五色》曰："庭者，首面也；闕上者，咽喉也；闕中者，肺也。下極者，心也；直下者，肝也；肝左者，膽也；下者，脾也；方上者，胃也；中央者，大腸也；挾大腸者，腎也；當腎者，臍也；面王以上者，小腸也；面王以下者，膀胱子處也；顴者，肩也；顴後者，臂也；臂下者，手也；目内眥上者，膺乳也；挾繩而上者，背也；循牙車以下者，股也；中央者，膝也；膝以下者，脛也；當脛以下者，足也；巨分者，股裏也；巨屈者，膝臏也。此五藏六府之部分也。"

◎五色獨決於明堂之診

帝曰：善。五色獨決於明堂乎？岐伯曰：五官已辨，闕庭必張，迺立明堂。明堂廣大，藩蔽見外，方壁高基，引垂居外，五色迺治。平博廣大，壽中百歲。（《靈樞·五閲五使第三十七》）

此言五色雖決於明堂，然五官諸部，皆當詳辨，不惟察色於明堂也。其闕上者，咽喉也；闕中者，肺也，即兩眉之間也。庭者，額中也，即首面也，顔也。必開而張，迺立明堂以閲之。明堂者，鼻也。其明堂廣大，而爲蕃爲蔽者，又見於外，蓋頰側謂之蕃，耳門謂之蔽耳。四周之壁既方，地角之基又高，引垂向外，五色又順，平博廣大，壽當中百歲也。

◎五色各見其部之診

沉濁爲內，浮澤爲外。黃赤爲風，青黑爲痛，白爲寒。黃而膏潤爲膿，赤甚者爲血。痛甚爲攣，寒甚爲皮不仁。五色各見其部，察其浮沉，以知淺深；察其澤夭，以觀成敗；察其散摶，以知遠近；視色上下，以知病處；積神於心，以知往今。故相氣不微，不知是非；屬意勿去，迺知新故。色明不粗，沉夭爲甚；不明不澤，其病不甚。其色散，駒駒然未有聚，其病散而氣痛，聚未成也。（《靈樞・五色第四十九》）

此言審察部分之澤夭者，可以悉知其病也。部分有潤澤者，有夭衰者，能審察之，謂之良工。其色爲沉爲濁，病迺在藏，故爲在內；其色爲浮爲澤，病迺在府，故爲在外。黃與赤者爲有風，青與黑者爲有痛，白者爲有寒，黃色而如膏之澤者爲有膿，赤甚者爲有血。然青黑雖爲痛，而痛甚者又爲攣；白者雖爲寒，而寒甚者，又爲皮膚之不仁。不仁者，不知痛癢也。此五色者，各見於部分之中，必察其色之浮，而可以知病之淺；察其色之沉，而可以知病之深。察其色之澤，而可以知功之成；若夭，則衰敗矣。察其色之散，而可以知病之近；若摶聚，則久矣。視其色在上，而可以知病於上；若在下，則病在下矣。積神氣於己心，而病之爲已往，爲今病者，皆能知之。故相視氣色，不能至於精微者，不知病之爲是爲非，惟屬意專心，而無所搖奪，則凡病之爲新，爲故者，洞然也。且何以知病之爲甚？其色貴於明，若明不能粗大，而反見沈夭者，病之所以爲甚也。何以知病之不甚？其色雖貴於明澤，然不明不澤，而不至沉夭，病之所以不甚也。若此，則沉夭者，誠可慮耳。此承上文而言五色之散者，其氣雖痛，而聚則未成也。駒駒然者，色散如駒馬之逸也。蓋聚之成否，可即色之散聚以爲驗。故知色散而未有所聚，則其病尚散，所痛者不過氣耳，聚安得而成乎？

◎色在於面王之診

男子色在於面王，爲小腹痛，下爲卵痛，其圜直爲莖痛；高爲本，下爲首，狐疝㿉陰之屬也。

女子在於面王，爲膀胱子處之病，散爲痛，摶爲聚，方員左右，各如其色形。其隨而下至胝爲淫，有潤如膏狀，爲暴食不潔。

此言部分之色，當分男女以知其病也。男子之色在於面王，鼻端。當爲小腹痛；其色見於面王之下，爲陰卵痛；其色現於面王之下，圓而且直，當爲莖垂痛。凡色見於面部，高者爲本，以男子屬陽，陽在上也；下者爲首，其色從上而之下，似物之有首者，向下而行，故病在於內，即如其色，當如狐疝㿉陰之屬也。女子之色在於面王，當爲膀胱經及姙子處之有病，即胞絡宮也。其氣色散者，爲痛而不至成聚，若氣色摶聚不散，則成聚而不止於痛。然其聚之在內者，或方或圓，或左或右，各如其外色之形耳。若其色隨而下行，至於尾骶，則其病之在下者，當有淫浸之物，《痿論》謂之白淫，潤澤如膏之狀者在也。不然則爲暴食，閒即出不潔之物耳。蓋其下行之勢，內外一致也。

左爲左，右爲右，其色有邪，聚散而不端，面色所指者也。

此又言部分之色，當分左右，以知其邪也。凡男女之色見於左者，則病必在左，見於右者，則病必在右，其色有邪氣，或聚散而不端正，一如其面色所指，即可以知其病耳。

色者，青黑赤白黄，皆端滿有別鄉。別鄉赤者，其色亦大如榆莢，在面王，爲不日。

此又言五色各有別名，其色粗者，其病久也。別者，異也。別鄉者，即分部也。所謂色者，即青黑赤白黄之色，皆端正盈滿，各有分部。假如心色主赤，小腸亦赤，其色如榆莢之大，在於面王之部，則是小腸有病，非止於一日也。

其色上鋭，首空上向，下鋭下向，在左右如法。（《靈樞·五色第四十九》）

此又言五色，上鋭則上向，下鋭則下向，而左右亦然也。色者，即上節五色也。鋭，氣色端尖鋭也。首空者，即上文顔爲庭，庭者首面也。首空，猶云腦空也。蓋病從內而外者，其本在下，其首在上；病從外而內者，其本在上，其首在下。是以本沉實而首虛浮，此端滿之色狀也。有邪而不端者，其本在左，其首向右行，其本在右，其首向左行。皆如上鋭首空，下鋭首空之法，此病在府而搏聚爲聚色也。

◎以色言病閒甚之診

雷公曰：以色言病之閒甚奈何？黄帝曰：其色粗以明，沈夭者爲甚；其色上行者，病益甚；其色下行如雲徹散者，病方已。五色各有藏部，有外部，有內部也。色從外部走內部者，其病從外走內；其色從內走外者，其病從內走外。（《靈樞·五色第四十九》）

此言病之閒甚內外，可即色以知之。閒甚，輕重也。粗，顯也。言色有顯而明，若沉夭者，其病必甚也。上行者濁氣方昇而色日增，日增者病日重。下行者滯氣將散而色漸退，漸退者病將已。各有藏部，統言色藏所屬，各有分部也。外部言六府之表，六府挾其兩側也。內部言五藏之裹，五藏次於中央也。故凡病色先起外部而後及內部者，其病自表入裹，是外爲本而內爲標，故當先治其外，後治其內。若先起內部而後及外部者，其病自裹出表，是陰爲本而陽爲標，故當先治其陰，後治其陽。若反之者，皆爲誤治，病必益甚矣。此與標本病傳論文異義同，所當互考。滑大以代而長者，陽邪之脈也。陽邪自外傳裹，故令人目有妄見，志有所惡，此陽並於陰而然。

◎色黄之診

身痛而色微黄，齒垢黄，爪甲上黄，黄疸也，安臥，小便黄赤，脈小而濇

者，不嗜食。(《靈樞·論疾診尺第七十四》)

此論中土之病，統見於五藏之外合，上灌於四藏也。身痛，病見於肉也。色黄，病見於皮也。齒垢黄，病見於骨也。爪甲上黄，病見於筋也。黄疸，脾家病也。脾病故解㑊安臥。小腸爲赤腸，心之府也，心主血脈，小便赤黄，脈小而濇，病見於脈也。小便赤黄，下焦熱也。不嗜食，上焦虚也。蓋土位中央，而上下四傍皆爲之應。

◎五色命藏之診

以五色命藏，青爲肝，赤爲心，白爲肺，黄爲脾，黑爲腎。肝合筋，心合脈，肺合皮，脾合肉，腎合骨也。(《靈樞·五色第四十九》)

此又言五色屬於五藏，而五藏各有所合，廼爲視色之總訣也。赤色出於兩顴，黑色出於庭，赤色在面王，此心腎之色也。若以五色命藏，則五藏各有五者之色矣。至於肩臂膺背膝脛手足之部，俱各有五藏所合之皮脈肉筋骨，視其五色，則知病在内之五藏，在外合之形層，此五藏内合五行，外見五色，若外因風寒暑濕之邪，而見於色者，六氣之應於色也。

◎闕中之診

雷公曰：小子聞，風者，百病之始也；厥逆者，寒濕之起也，別之奈何？黄帝曰：常候闕中，薄澤爲風，衝濁爲痹，在地爲厥，此其常也，各以其色言其病。(《靈樞·五色第四十九》)

此言病有風，有厥，有痹者，候之面部，可知其病，審之五色，可分其藏也。公以風爲百病之始，病廼上部所感，厥逆爲寒濕之起，病廼下部所感，何以別之爲問。帝言欲知風與痹者，常候闕中，其色薄而潤澤，廼爲感風之病，若衝濁而不清，則病之爲痹者也。至於衝濁之色見於地部，面部下停。則厥之爲病也，蓋厥自足經而上逆者耳，此皆其常色可驗者。若夫欲知五藏之分病，則又以青爲肝，以赤爲心，以黄爲脾，以白爲肺，以黑爲腎，各以其色而分五藏之風痹厥也。

◎目色之診

目，赤色者，病在心；白在肺；青在肝；黄在脾；黑在腎；黄色不可名者，病在胷中。(《靈樞·論疾診尺第七十四》)

此以目色，而候五藏之血氣也。五藏之血氣，行於脈中，而變見於寸口；五藏之氣血，變見於色，而出於目中。蓋五藏之精，皆上注於目，而爲之睛也。前節視目窠，以知皮膚之水。此節視目色，以知五藏之陰，皆從外以知内也。胷中，膈中也。黄色不可名者，色黄而有黑白青赤之間色也。病在胷中者，五藏之氣，皆從内膈而出，故所見之色若是。

◎目痛之診

診目痛，赤脈從上下者，太陽病；從下上者，陽明病；從外走內者，少陽病。（《靈樞·論疾診尺第七十四》）

《經筋篇》云："太陽爲目上綱，用明爲目下綱。"此言診目痛之法也。目痛屬火，必有赤脈。然赤脈在目之內，今自上而下者，主病在太陽經。蓋足太陽膀胱經，自目內眥之睛明、攢竹，以上於腦之四行，其經脈在目之上，故自上而下者，迺太陽有邪入於目中也。又，赤脈在目之內，今自下而上者，主病在陽明經，蓋足陽明胃經，自足次指之厲兌，以至目下之四白、承泣，其經脈在目之下，故自下而上者，迺陽明有邪，入於目中也。又，赤脈在目之內，今從外而走於內者，主病在少陽經。蓋足少陽膽經，起於足之四指竅陰，以至於外眥之瞳子髎，其經脈皆在於外眥，故自外而走內者，迺少陽有邪入於目中也。

◎精明五色之診

夫精明五色者，氣之華也。赤欲如白裹朱，不欲如赭；白欲如鵝羽，不欲如鹽；青欲如蒼璧之澤，不欲如藍；黃欲如羅裹雄黃，不欲如黃土；黑欲如重漆色，不欲如地蒼。五色精微象見矣，其壽不久也。夫精明者，所以視萬物，別白黑，審短長。以長爲短，以白爲黑，如是則精衰矣。（《素問·脈要精微論第十七》）

此節復以精明五色之義申之也。夫五色以精明爲主，精明由五色見之，故精明五色者，迺吾人之正氣精華也。故赤欲如帛裹朱，色赤而明潤，不欲如赭，蓋赭則赤帶焦黑矣。白欲如鵝羽，色白而明潤，不欲如鹽，蓋鹽則白帶雜暗矣。青欲如蒼璧之澤，色青而明潤，不欲如藍，蓋藍則青帶沈晦矣。黃欲如羅裹雄黃，色黃而明潤，不欲如黃土，蓋黃土則黃帶沈滯矣。黑欲如重漆，色黑而明潤，不欲如地蒼，蓋地蒼則黑帶沈滯矣。曰赭，曰鹽，曰藍，曰黃土，曰地蒼，皆五色之精微不足。氣象所見，其壽當不久也。觀五色如此，觀精明何如？夫人之精明者，其神在目，所以視萬物，別黑白，審短長，若以長爲短，以白爲黑，則人之精氣衰矣。故凡觀其五色者，必觀其精明也。《六節藏象論》曰："天食人以五氣，五氣入鼻，藏於心肺，上使五色修明。"

◎視而可見之診

帝曰：所謂言而可知者也，視而可見，奈何？岐伯曰：五藏六府，固盡有部，視其五色，黃赤爲熱，白爲寒，青黑爲痛，此所謂視而可見者也。（《素問·舉痛論第三十九》）

言而可知者，言其病而知其處也。視而可見者，觀其色而見其病也。五藏六府之氣色，皆見於面，而各有所主之部位。觀其五色而可見其病矣。中有熱則色見黄赤，寒則血凝泣，故面白脱色也。青黑乃陰寒凝滯之色，故爲痛。

◎耳間青脈之診

耳間青脈起者，掣痛。（《靈樞·論疾診尺第七十四》）

耳者，少陽膽之經。青者，厥陰肝之色。肝膽本爲表裏，青主痛，肝主筋，故爲掣痛。

◎神之診

得神者昌，失神者亡。（《素問·移精變氣論第十三》）

色脈之與疾病，猶形之與影，聲之與應也。故察病之要道，在深明色脈之精微而不至惑亂，即明如日月之大法也。逆從到行，反順爲逆也。標本不得，舍本趨末也。故致亡神失國，而身命又可知也。到，倒同。此戒人以進德修業，無蹈暮世之轍而因循自棄也。去故者，去其舊習之陋。就新者，進其日新之功。新而又新，則聖賢可以學至，而得眞人之道矣。一之爲道大矣，萬事萬物之原也。《易》曰："天一生水"。《堯》曰："惟精惟一，允執厥中。"《老子》曰："道生一，一生二，二生三，三生萬物。"又曰："天得一以清，地得一以寧，神得一以靈，穀得一以盈，萬物得一以生，侯王得一以爲天下貞。"孔子曰："吾道一以貫之。"釋氏曰："萬法歸一。"莊子曰："通於一而萬事畢。"邵子曰："天向一中分造化。"《至眞要等論》曰："知其要者，一言而終，不知其要，流散無窮。"此曰治之極於一，其道皆同也。故人能得一，則宇宙在乎手，人能知一，則萬化歸乎心。一者本也，因者所因也，得其所因，又何所而不得哉。閉戶塞牖，系之病者，欲其靜而無擾也。然後從容詢其情，委曲順其意，蓋必欲得其歡心，則問者不覺煩，病者不知厭，庶可悉其本末之因而治無誤也。夫治之要極，無失色脈；數問其情，以從其意。是亦《邪氣藏府病形篇》所謂："見其色，知其病，命曰明；按其脈，知其病，命曰神；問其病，知其處，命曰工。"故知一則爲工，知二則爲神，知三則神且明矣。與此意同。若必欲得其致病之本，非於三者而參合求之，終不能無失也，此總結上文而言死生之大本也。《天年》曰："失神者死，得神者生。"又《本病論》亦有此二句，俱當互考。

◎皮肉氣血筋骨之診

黄帝問於伯高曰：何以知皮肉、氣血、筋骨之病也？伯高曰：色起兩眉薄澤者，病在皮；脣色青黄赤白黑者，病在肌肉；榮氣濡然者，病在血氣；目色青黄赤白黑者，病在筋；耳焦枯受塵垢，病在骨。（《靈樞·衛氣失常第五十九》）

此言皮肉、氣血、筋骨之病，皆有可驗之處也。欲知皮病，當驗兩眉，蓋兩眉間，即闕中，爲肺之部，而肺合於皮，故觀兩眉閒色起薄澤者，則知病之在皮也。欲知肌肉之病，當驗之脣，蓋脣主於脾，而脾主肌肉，故觀脣色有青黄赤白黑者，則知病之在肌肉也。欲知血氣有病，當觀之於榮氣，但榮氣無形，而濡然多汗，則知病之在血氣也。欲知筋之有病，當驗之於目，蓋肝主筋，而目爲肝之竅，故觀目色有青黄赤白黑者，則知病之在筋也。欲知骨之有病，當驗之於耳，蓋腎主骨，而耳爲腎之竅，故觀其耳之焦枯受垢者，則知病之在骨也。

◎血脈之診

診血脈者，多赤多熱，多青多痛，多黑爲久痹，多赤多黑多青皆見者，寒熱。（《靈樞·論疾診尺第七十四》）

血脈者，言各部之絡脈也。凡診血脈者，必自其各部之分肉而視之。其色多青則痛，多黑則痹，黄赤則熱，多白則寒，五色皆見則寒熱也。

◎經絡之診

黄帝問曰：夫絡脈之見也，其五色各異，青黄赤白黑不同，其故何也？岐伯對曰：經有常色，而絡無常變也。帝曰：經之常色何如？岐伯曰：心赤，肺白，肝青，脾黄，腎黑，皆亦應其經脈之色也。（《素問·經絡論第五十七》）

經行氣，故色見常應於時。絡主血，故絡脈無病之色有常，有病之色無常，皆異於經脈有常之色，而可以驗病也。夫絡脈多青則痛，多黑則痹，黄赤則熱，多白則寒，五色皆見，則爲寒熱之所以異。然心主赤，肺主白，肝主青，脾主黄，腎主黑，故經脈之色，與此相應也。故絡有不常而爲變者，絡兼陰陽之應，或五色各見，或五色俱見，而無常者也。而經合五藏於五行，故五色各有所主，經脈之色亦與本藏相應，是經爲青黄赤白黑之常色也。

◎絡脈之診（一）

帝曰：絡之陰陽，亦應其經乎？岐伯曰：陰絡之色應其經，陽絡之色變無常，隨四時而行也。寒多則凝泣，凝泣則青黑；熱多則淖澤，淖澤則黄赤。此皆常色，謂之無病。五色具見者，謂之寒熱。帝曰：善。（《素問·經絡論第五十七》）

此言絡有陰陽而色與經應亦有同異也。蓋經脈爲裏，支而横者爲絡，絡之别者爲孫。故合經絡而言，則經在裏爲陰，絡在外爲陽；若單以絡脈爲言，則又有大絡孫絡在內在外之别。深而在內者是爲陰絡，陰絡近經，色則應之，故分五行以配五藏而色有常也。淺而在外者，是爲陽絡，陽絡浮顯。色不應經，故隨四時之氣以爲進退，而變無常也。凡大腸、小腸、胃、膽、膀胱、三焦，在春則皆青，在夏則皆赤，在至陰則皆黄，在秋則皆白，在冬則皆黑，不與陰經之絡爲一也。此廼陰絡陽絡之常色，無病之時如此。及其感邪爲病之時，寒多則血氣凝澀，凝澀則色青黑，熱多則血氣淖澤，淖澤則色黄赤。五色具見者，謂之寒熱相兼也。所謂絡有不常，而爲變者如此。

◎絡脈之診（二）

凡診絡脈，脈色青則寒且痛，赤則有熱。胃中寒，手魚之絡多青矣。胃中有熱，魚際絡赤。其暴黑者，留久痹也。其有赤有黑有青者，寒熱氣也。其青短者，少氣也。（《靈樞・經脈第十》）

診，視也。此診絡脈之色可以察病，而手魚之絡尤爲顯淺易見也。寒則氣血凝濇，凝濇則青黑，故青則寒且痛。熱則氣血淖澤，淖澤則黄赤，故赤則有熱。手魚者，大指本節閒之豐肉也。魚雖手太陰之部，而胃氣至於手太陰，故可以候胃氣。五色之病，惟黑爲甚，其暴黑者，以痹之留久而致也。其赤黑青色不常者，寒熱氣之往來也。其青而短者，青爲陰勝，短爲陽不足，故爲少氣也。

◎六經絡脈之診

陽明絡之診

陽明之陽，名曰害蜚，上下同法，視其部中有浮絡者，皆陽明之絡也，其色多青則痛，多黑則痹，黄赤則熱，多白則寒，五色皆見，則寒熱也。絡盛則入客於經，陽主外，陰主内。（《素問・皮部論第五十六》）

此言手足三陽經之皮部也。陽明之陽，名曰害蜚。蜚者，飛也。害蜚者，即後害肩之義推之，則蜚當爲輕揚，而肩當爲沈重也。即後關蟄之義推之，則蜚當與蟄正相應也。夫陽明而曰害蜚者，陽氣自盛，萬物陽極，則有歸陰之義，故曰害蜚。物之飛者，尤爲屬陽也。上者，手也，爲手陽明大腸經，下者，足也，爲足陽明胃經，上下同一法耳，視其上下部中有浮絡者，皆陽明之絡也。大腸經之絡曰偏歷穴，胃經之絡曰豐隆穴，然謂之曰浮絡，則孫絡大絡皆在其中。其色多青則爲痛，多黑則爲痹，黄赤則有熱，多白則有寒，五色皆見，則有寒有熱也。絡盛則方入客於經脈，蓋絡自傍行之脈言，而經自直行之脈言也。大腸與胃主外爲表，而肺與脾主内爲裏，由絡入經，則由經入裏之漸也。

少陽絡之診

少陽之陽，名曰樞持。上下同法，視其部中有浮絡者，皆少陽之絡也，絡盛則入客於經，故在陽者主内，在陰者主出，以滲於内，諸經皆然。（《素問・皮部論第五十六》）

樞，樞機也。持，主持也。少陽居三陽表裏之閒，如樞之運，而持其出入之機，故曰樞持。上者，手少陽三焦經也。下者，足少陽膽經也。凡二經部中有浮絡之見於外者，皆少陽之絡也。其五色爲病，皆與陽明者同。然邪必由絡入經，故其有陽者主內，言自陽分而入於內也。在陰者主出以滲於內，言出於經而滲於藏也。此邪氣之序，諸經之皆然者。

太陽絡之診

太陽之陽，名曰關樞。上下同法，視其部中有浮絡者，皆太陽之絡也，絡盛則入客於經。（《素問·皮部論第五十六》）

太陽之陽之義，名曰關樞，蓋少陽爲樞，而此太陽爲三陽最在外，則此太陽爲關樞也。《陰陽離合論》以陽明爲闔，太陽爲開，而此以太陽爲關，關者闔也。蓋彼就表之表而言，而此對少陽而言耳。手太陽爲小腸經，足太陽爲膀胱經，故上下同一法耳。視其上下部中有浮絡者，皆太陽之絡也。小腸之絡曰支正穴，膀胱之絡曰飛揚穴，然謂之曰浮絡，則孫絡大絡，皆在其中。其色多青則爲痛，多黑則爲痹，黃赤則有熱，多白則有寒，五色皆見，則有寒有熱也。絡盛則方入客於經脈，陽經主外，而心爲小腸之裏，腎爲膀胱之裏者，則在內也。上文言陽明少陽，皆曰陽主外，陰主內，而又曰諸經皆然，故此太陽不言陽外陰內之義耳。及下節陰經，亦不必言也。

少陰絡之診

少陰之陰，名曰樞儒。上下同法，視其部中有浮絡者，皆少陰之絡也，絡盛則入客於經，其入經也，從陽部注於經，其出者，從陰內注於骨。（《素問·皮部論第五十六》）

此言手足陰經之皮部也。少陰之陰之義，名曰樞儒。陰陽離合論以少陰爲樞，則此所謂樞儒者，正以少陰爲初陰，當有柔順之義也。手少陰爲心經，足少陰爲腎經，故上下同一法耳。視其上下部中有浮絡者，皆少陰之絡也。心經之絡曰通裏穴，腎經之絡曰大鐘穴。然謂之曰浮絡，則孫絡大絡皆在其中。其色多青則爲痛，多黑則爲痹，黃赤則有熱，多白則有寒，五色皆見，則有寒有熱也。絡盛則方入客於經脈，其入經也，從小腸膀胱部以入於經脈，其自陽經而出也，則從心少陰經以內注於骨矣。

心主絡之診

心主之陰，名曰害肩。上下同法，視其部中有浮絡者，皆心主之絡也，絡盛則入客於經。（《素問·皮部論第五十六》）

心主之陰，當是厥陰之陰，名曰害肩，肩者重也。萬物從陰而沈，而此陰氣實有以殺之，故曰害肩。手厥陰爲心主包絡經，足厥陰爲肝經，故上下同一法耳。視其上下部中有浮絡者，皆厥陰之絡也。夫曰心主之陰，而又曰上下同法，則肝在所遺耳。心包絡之絡曰內關穴，肝經之絡曰蠡溝穴，然謂之曰浮絡，則孫絡大絡皆在其中。其色多青則爲痛，多黑則爲痹，黄赤則有熱，多白則有寒，五色皆見，則有寒有熱也。絡盛則方入客於經脈。其入於經也，從三焦膽部以入於經脈，其自經而出也，則從心包與肝以內入於血脈矣。

太陰絡之診

太陰之陰，名曰關蟄。上下同法，視其部中有浮絡者，皆太陰之絡也，絡盛則入客於經。（《素問·皮部論第五十六》）

太陰之陰之義，名曰關蟄。蟄，藏也。太陽爲三陽，既目關樞，則此太陰爲三陰，故爲關蟄也。手太陰肺經，足太陰脾經，是以上下同一法耳。視其上下部中有浮絡者，皆太陰之絡也。肺經之絡曰列缺穴，脾經之絡曰公孫穴，然謂之曰浮絡，則孫絡大絡皆在其中。其色多青則爲痛，多黑則爲痹，黄赤則有熱，多白則有寒，五色皆見，則有寒有熱也。絡盛則方入客於經脈。其入於經也，從大腸胃部以入於經，其自經而出也，則從肺脾以入於肌肉矣。

◎十五絡之診

凡此十五絡者，實則必見，虛則必下。視之不見，求之上下。人經不同，絡脈異所別也。（《靈樞·經脈第十》）

此結言取絡穴之有法也。凡此十五絡者，邪氣實則其脈必見，正氣虛則其脈陷下。若陷下而視之不見，則求之上下諸穴，即其不陷下者，而知此穴之爲陷也。蓋人之經脈不見，有十二經之分，故絡脈之異而別行者，亦有十五絡耳。夫以十二經而謂之十五絡者，以督任有二，脾有大包，故謂之十五也。此篇以督之長強，任之尾翳爲十五絡，《難經》以陽蹻陰蹻之絡爲十五絡，殊不知督脈所以統諸陽，任脈所以統諸陰，還以《靈樞》爲的也。

◎血絡之診

黄帝曰：相之奈何？岐伯曰：血脈者，盛堅橫以赤，上下無常處，小者如鍼，大者如筋，則而寫之萬全也，故無失數矣。失數而反，各如其度。（《靈樞·血絡論第三十九》）

此申明血氣之在經脈而外內出入也。盛堅橫以赤者，血盛於脈中也。上下無常處者，血氣之流行也。小者如鍼，留血之在孫絡也。大者如筋，留血之在經隧也。數者，血脈出入之度數，留血之在經絡，則而瀉之，故無失其所出之度數矣。所出之度，從經而脈，脈而絡，絡而孫。如失其所出之數而反者，又從孫而絡，絡而脈，脈而經，各如其度而外內出入者也。夫萬全者，謂血氣流行，外內相貫，如環無端，莫知其紀。

◎五藏所生之外榮

生於心，如以縞裹朱；生於肺，如以縞裹紅；生於肝，如以縞裹紺；生於脾，如以縞裹栝樓實；生於腎，如以縞裹紫。此五藏所生之外榮也。（《素問·五藏生成第十》）

此舉五藏所生之正色，而指其爲外榮也。生，生氣也，言五藏所生之正色也。縞，素練也。彼色之生於心者，如以縞裹朱，此赤之明潤者也；生於肺者，如以縞裹紅，白中有血色，此白之明潤者也；生於肝者，如以縞裹紺，紺者，深青揚赤色，此青之明潤者也；生於脾者，如以縞裹栝樓實，此黄之明潤者也；生於腎者，如以縞裹紫，此黑之明潤者也。此廼五藏所生之外榮，榮，美色也。《脈要精微論》曰："赤欲如帛裹朱，不欲如赭；白欲如鵝羽，不欲如鹽；青欲如蒼璧之澤，不欲如藍；黄欲如羅裹雄黄，不欲如黄土；黑欲如重漆，不欲如地蒼，皆以明潤爲貴也。"

◎五藏熱病之診

肝熱病者，左頰先赤；心熱病者，顏先赤；脾熱病者，鼻先赤；肺熱病者，右頰先赤；腎熱病者，頤先赤。（《素問·刺熱第三十二》）

此言面部五藏之色也。肝屬木，應在東方，故肝熱者，左頰當先赤。心屬火，其應南方。顏，額也，亦曰庭。脾屬土，其應中央，故鼻先赤。肺屬金，其應在西，故右頰先赤。腎屬水，應在北，故兩頤先赤。

◎五藏熱之診

帝曰：何以別之？岐伯曰：肺熱者，色白而毛敗；心熱者，色赤而絡脈溢；肝熱者，色蒼而爪枯；脾熱者，色黄而肉蠕動；腎熱者，色黑而齒槁。（《素問·痿論第四十四》）

此言別五藏之痿，當驗五色五合之證。痿病之因，皆緣五藏熱而精液竭，不能榮養於筋脈骨肉，是以有因肺熱葉焦，致五藏熱而成痿者，有因悲思內傷，勞倦外熬，致精血竭而藏氣熱者，皆當診之於形色也。爪者筋之慮。蠕，微動貌，又曰蟲行貌。齒者骨之餘。

◎腎乘心腎爲應之診

腎乘心，心先病，腎爲應，色皆如是。（《靈樞·五色第四十九》）

水邪剋火，腎乘心也。腎邪乘心，心先病於中，而腎色則應於外，如以下極而見黑色者是也。不惟心腎，諸藏皆然。凡肝部見肺色，肺部見心色，腎部見脾色，脾部見肝色，及六府之相剋者，其色皆如是也。

◎腸中積聚之診

黄帝曰：人之善病腸中積聚者，何以候之？少俞答曰：皮膚薄而不澤，肉不堅而淖澤。如此，則腸胃惡；惡則邪氣留止積聚，廼傷脾胃之閒，寒溫不次，邪氣稍至，稸積留止，大聚廼起。（《靈樞・五變第四十六》）

此言善病腸中積聚者，以其腸胃之惡也。惡者，猶云不好也。蓋欲知腸胃之惡，必驗其皮膚之薄而不潤澤，不潤澤者，無血也。其肉不堅而反爲淖澤，淖澤者，推之則移也。如此，則其在內之腸胃必惡，惡則風寒暑濕之邪氣留止積聚，以傷腸胃；其衣食寒煖，又不以次，所以邪氣漸至，而稸積留止，至於大聚，從此而日成矣。

◎寒熱之診

黄帝曰：人之善病寒熱者，何以候之？少俞答曰：小骨弱肉者，善病寒熱。

黄帝曰：何以候骨之小大，肉之堅脆，色之不一也？少俞答曰：顴骨者，骨之本也，顴大則骨大，顴小則骨小。皮膚薄而其肉無䐃，其臂懦懦然。其地色殆然，不與其天同色，汙然獨異，此其候也。然後臂薄者，其髓不滿，故善病寒熱也。（《靈樞・五變第四十六》）

此言善病寒熱者，以其骨小肉弱，色濁髓枯也。蓋欲知骨小，必驗顴骨。顴骨者，目下高骨，廼骨之本也。即顴有大小，而周身之骨，大小可驗。則骨小者，所以易病寒熱也。欲知肉弱，必驗周身之肉，與兩手之臂。今皮膚既薄，而其肉無䐃，無䐃者，肉無分理也，其臂懦懦然而弱，則肉弱者，所以易病寒熱也。面有天地人三部，其地色殆然不與其天同色，汗然甚濁，獨異於上中二部，則色濁者，所以易病寒熱也。欲知髓之虚滿，又驗臂之厚薄，故臂薄者其骨必小，其髓不滿。惟髓不滿，則腦爲髓之府，凡風池風府內通於腦，而邪易入之，所以易病寒熱也。

◎喘欬水風疸之診

頸脈動喘疾欬，曰水；目裹微腫，如臥蠶起之狀，曰水；溺黄赤安臥者，黄疸；已食如饑者，胃疸；面腫，曰風；足脛腫，曰水；目黄者，曰黄疸。（《素問・平人氣象論第十八》）

頸脈，謂結喉傍動脈，足陽明之人迎也。水氣上逆，反侵陽明，則頸脈動。水溢於肺，則喘急而疾咳。目裹者，目之下胞也，胃脈之所至，脾氣之所主，若見微腫如臥蠶起之狀，是水氣淫及脾胃也。《評熱病論》曰："水者陰也，目下亦陰也，腹者至陰之所居，故水在腹中者，必使目下腫也。"疸，黄病也。《論疾診尺》曰："身痛而色微黄，齒垢黄，爪甲上黄，黄膽也。"安臥，小便黄赤，脈小而澀者，不嗜食。《正理論》謂之勞癉，以女勞得之也。已食如饑者，是胃熱也。善消穀食，故曰胃疸。又《論疾診尺》曰："脈小而澀者，不嗜食。"言中寒也。所以治疸者，當知陰陽之辨。風爲陽邪，故面腫者曰風，陽受風氣也。水爲陰邪，故足脛腫者曰水，陰受濕氣也。目者宗脈之所聚也，諸經有熱則上熏於目，故黃膽者其目必黃。

◎痹之診

黃帝曰：何以候人之善病痹者？少俞答曰：粗理而肉不堅者，善病痹。黃帝曰：痹之高下有處乎？少俞答曰：欲知其高下者，各視其部。（《靈樞·五變第四十六》）

此言善病痹者，其人理粗肉脆，而痹之所成，其高下各視乎分部也。肉不堅，則風寒濕邪易以入也。人之上下左右，虛實自有不同，故當各視其部。蓋心肺之痹在高，肝腎脾痹在下也。

七、聞診

◎聽病者言

刺家不診，聽病者言。（《素問·長刺節論第五十五》）

善刺者不必待診，但聽病者之言，則發無不中，此以得鍼之神者爲言，非謂刺家概不必診也。今後世之士，鍼既不精，又不能診，則虛實補瀉，焉得無誤？故《九鍼十二原》又曰："凡將用鍼，必先診脈，視氣之劇易，廼可以治。"其義爲可知矣。

◎言而微終日廼復言之診

言而微，終日廼復言者，此奪氣也。（《素問·脈要精微論第十七》）

若言微音細，微者，聲氣衰微也。終日復言者，氣不接續也。言之所發者，本非終日之久，而聲不接續，言而復言者，此廼正氣之奪也。《傷寒論》曰："實則譫語，虛則鄭聲。"鄭聲者，重語也，此言五藏之精氣虛而發聲之如是也。

八、問診

◎診病之法

帝曰：凡未診病者，必問嘗貴後賤，雖不中邪，病從內生，名曰脫榮。嘗富後貧，名曰失精。五氣留連，病有所竝，醫工診之，不在藏府，不變軀形，診之而疑，不知病名。身體日減，氣虛無精，病深無氣，灑灑然時驚。病深者，以其外耗於衛，內奪於榮。良工所失，不知病情，此亦治之一過也。

嘗貴後賤者，其心屈辱，神氣不伸，雖不中邪而病生於内。榮者，陰氣也。榮行脈中，心之所主，心志不舒則血無以生，脈日以竭，故爲脱榮。嘗富後貧者，憂煎日切，奉養日廉，故其五藏之精，日加消敗，是爲失精。精失則氣衰，氣衰則不運，故爲留聚而病有所竝矣。如前二病者，求之内證則藏府無可憑，求之外證則形軀無所據，診者不明其故，則未有不疑而莫識其爲何病也。其病漸深，則體爲瘦減；其氣日虚，則精無以生，《陰陽應象大論》曰“氣歸精，精食氣”故也。及其病深，則眞氣消索，故曰無氣。無氣則陽虚，故灑然畏寒也。陽虚則神不足，故心怯而驚也。精氣俱損，則表裏俱困，故外耗於衛，内奪於榮，此其所以爲深也。雖曰良工，而不能察此，則不得其情，焉知其本，此過誤之一也。

凡欲診病者，必問飲食居處，暴樂暴苦，始樂後苦，皆傷精氣，精氣竭絶，形體毁沮。暴怒傷陰，暴喜傷陽，厥氣上行，滿脈去形。愚醫治之，不知補寫，不知病情，精華日脱，邪氣廼竝，此治之二過也。

飲食居處，其有不同，故問之也。《異法方宜論》曰：“東方之域，天地之所始生也。魚鹽之地，海濱傍水，其民食魚而嗜鹹，皆安其處，美其食。西方者，金玉之域，砂石之處，天地之所收引也，其民陵居而多風，水土剛強，其民不衣而褐薦，其民華食而脂肥。北方者，天地所閉藏之域也，其地高陵居，風寒冰洌，其民樂野處而乳食。南方者，天地所長養，陽之所盛處也，其地下，水土弱，霧露之所聚也，其民嗜酸而食胕。中央者，其地平以濕，天地之所以生萬物也眾，其民食雜而不勞。”由此則診病之道，當先問焉。故聖人雜合以法，各得其所宜。此之謂也。暴樂暴苦，始樂後苦者，喜則氣緩，悲則氣消，然悲哀動中者，竭絶而失生，故精氣竭絶，形體殘毁，心神沮喪矣。怒則氣逆，故傷陰，喜則氣緩，故傷陽。厥，氣逆也。逆氣上行，滿於經絡，則神氣殫散，去離形骸矣。愚醫不知喜、怒、哀、樂之殊情，概爲補瀉而同貫，則五藏精華之氣日脱，邪氣薄蝕而廼竝於正眞之氣矣。

……診有三常，必問貴賤，封君敗傷，及欲侯王。故貴脱勢，雖不中邪，精神内傷，身必敗亡。始富後貧，雖不傷邪，皮焦筋屈，痿躄爲攣。醫不能嚴，不能動神，外爲柔弱，亂至失常，病不能移，則醫事不行，此治之四過也。

三常，即常貴賤，常貧富，常苦樂之義。封君敗傷者，追悔已往。及欲侯王者，妄想將來。皆致病之因。抑鬱不伸，故精神内傷。迷而不達，不亡不已也。憂愁思慮，則心肺俱傷，氣血俱損，故爲是病。躄，足不能行也。戒不嚴，則無以禁其欲。言不切，則無以動其神。又其詞色外爲柔弱，而委隨從順，任其好惡，則未有不亂而至失其常者。如是則病不能移，其於醫也何有？此過誤之四也。

凡診者，必知終始，有知餘緒，切脈問名，當合男女，離絶菀結，憂恐喜怒，五藏空虚，血氣離守，工不能知，何術之語。常富大傷，斬筋絶脈，身

體復行，令澤不息。故傷敗結，留薄歸陽，膿積寒炅，粗工治之，亟刺陰陽，身體解散，四支轉筋，死日有期。醫不能明，不問所發，唯言死日，亦爲粗工。此治之五過也。

終始，謂氣色也。《脈要精微論》曰："知外者終而始之。"明知五氣色象，終而復始也。餘緒，謂病發端之餘緒也。切，謂以指按脈也。問名，謂問病證之名也。男子陽氣多而左脈大爲順，女子陰氣多而右脈大爲順，故宜以候，常先合之。離，謂離間親愛。絕，謂絕念所懷。菀，謂菀積思慮。結，謂結固餘怨。夫問親愛者魂遊，絕所懷者意喪，積所慮者神勞，結餘怨者志苦，憂愁者閉塞而不行，恐懼者蕩殫而失守，盛忿者迷惑而不治，喜樂者殫散而不藏。由是八者，故五藏空虛，血氣離守，工不思曉，又何言哉！斬筋絕脈，言非分之過損也。身體雖以復舊而行，且令津液不爲滋息也。蓋精氣減耗也。澤者，液也。陽，謂諸陽脈及六府也。炅，謂熱也。言非分傷敗筋脈之氣，血氣內結，留而不去，薄於陽脈，則化爲膿，久積腹中，則外爲寒熱也。粗工不知寒熱爲膿積所生，以爲常熱之疾，概施其法，數刺陰陽經脈，氣奪病甚，故身體解散而不用，四支廢運而轉筋，如是故知死日有期也。豈謂命不謂醫耶？粗工不必謂解，不備學者，縱備盡三世經法，診不備三常，療不慎五過，不求餘緒，不問持身，亦爲粗略之醫爾。

凡此五者，皆受術不通，人事不明也。（《素問·疎五過論第七十七》）

凡此五者，皆發於五中，而不因於外感。醫者，當知天地陰陽之氣，日用事物之常，莫不各有當然之理，順之則志意和調，逆之則苛疾暴起，此皆受術不通，人事不明，致有五者之責。

◎臨病人問所便

黄帝曰：余聞先師有所心藏，弗著於方。余願聞而藏之，則而行之，上以治民，下以治身，使百姓無病，上下和親，德澤下流，子孫無憂，傳於後世，無有終時，可得聞乎？岐伯曰：遠乎哉問也！夫治民與自治，治彼與治此，治大與治小，治國與治家，未有逆而能治之也，夫惟順而已矣。順者，非獨陰陽脈論氣之逆順也，百姓人民，皆欲順其志也。黄帝曰：順之奈何？岐伯曰：入國問俗，入家問諱，上堂問禮，臨病人問所便。（《靈樞·師傳第二十九》）

此詳言便病人之法也。順之爲用，最是醫家肯綮，言不順則道不行，志不順則功不成，其有必不可順者，亦未有不因順以相成也。嗚呼！能卷舒於順不順之閒者，非通變之士，有未足以與道也。禮云入國問禁，而此云問俗者，以五方風氣有殊，崇尚有異，聖人必因其所宜而爲之治，故不曰禁而曰俗也。諱者，忌也。人情有好惡之偏，詞色有嫌疑之避，犯之者取憎，取憎則不相合，故入家當問諱。禮者，儀文也。交接有體，進止有度，失之者取輕，取輕則道不重，故上堂當問禮。便者，相宜也。有居處之宜否，有動靜之宜否，有陰陽之宜否，有寒熱之宜否，有情性之宜否，有氣味之宜否，臨病患而失其宜，施治必相左矣，故必問病患之所便，是皆取順之道也。

九、切診

◎持脈之大法

是故持脈有道，虛靜爲保。春日浮，如魚之遊在波；夏日在膚，泛泛乎萬物有餘；秋日下膚，蟄蟲將去；冬日在骨，蟄蟲周密，君子居室。故曰：知內者，按而紀之；知外者，終而始之。此六者持脈之大法。（《素問·脈要精微論第十七》）

凡持脈之道，一念精誠，最嫌擾亂，故必虛其心，靜其志，纖微無間，而診道斯爲全矣。保，不失也。脈得春氣，雖浮動而未全出，故如魚之遊在波也。脈得夏氣，則洪盛於外，故泛泛乎如萬物之有餘也。脈得秋氣，則洪盛漸斂，故如欲蟄之蟲將去也。脈得冬氣，沈伏在骨，故如蟄蟲之周密。君子之於斯時，亦當體天地閉藏之道，而居於室也。內言藏氣，藏象有位，故可按而紀之。外言經氣，經脈有序，故可終而始之。然必知此四時內外六者之法，則脈之時動，病之所在，及病變之或內或外，皆可得而知也，故爲持脈之大法。

◎推按外內上下之診

推而外之，內而不外，有心腹積也；推而內之，外而不內，身有熱也。

此言察病之法，推，推求也。當推求於脈以決其疑似也。凡病若在表而欲求之於外矣，然脈則沈遲不浮，是在內而非外，故知其心腹之有積也。凡病若在裏而欲推求於內矣，然脈則浮數不沈，是在外而非內，故知其身之有熱也。

推而上之，上而不下，腰足清也。推而下之，下而不上，頭項痛也。

凡推求於上部，然脈止見於上，而下部則弱，此以有昇無降，上實下虛，故腰足爲之清冷也。凡推求於下部，然脈止見於下，而上部則虧，此以有降無昇，清陽不能上達，故爲頭項痛也。或以陽虛而陰湊之，亦爲頭項痛也。

按之至骨，脈氣少者，腰脊痛而身有痹也。（《素問·脈要精微論第十七》）

按之至骨沈，陰勝也。脈氣少者，血氣衰也。正氣衰而陰氣盛，故病腰脊痛而身有痹。

◎三部九候之診（一）

帝曰：何謂三部？岐伯曰：有下部，有中部，有上部，部各有三候。三候者，有天，有地，有人也。必指而導之，廼以爲眞。

上部天，兩額之動脈；上部地，兩頰之動脈；上部人，耳前之動脈。中部

天，手太陰也；中部地，手陽明也；中部人，手少陰也。下部天，足厥陰也；下部地，足少陰也；下部人，足太陰也。故下部之天以候肝，地以候腎，人以候脾胃之氣。

帝曰：中部之候奈何？岐伯曰：亦有天，亦有地，亦有人。天以候肺，地以候胷中之氣，人以候心。

帝曰：上部以何候之？岐伯曰：亦有天，亦有地，亦有人。天以候頭角之氣，地以候口齒之氣，人以候耳目之氣。

三部者，各有天，各有地，各有人。三而成天，三而成地，三而成人。三而三之，合則爲九，九分爲九野，九野爲九藏，故神藏五，形藏四，合爲九藏。(《素問·三部九候論第二十》)

此詳論人必有三部，各部有三候，而合爲九藏，應於九野，所以爲天地之至數也。上部有天、有地、有人。天者兩額之動脈，即下文天以候頭角之氣，此脈在額兩傍瞳子髎、聽會等處，數應於指，足少陽脈氣所行也；地者兩頰之動脈，即下文地以候口齒之氣，此脈在鼻孔下兩傍，近於巨髎之分，動應於指，足陽明脈氣所行也；人者耳前之動脈，即下文人以候耳目之氣，此脈在耳前陷者中絲竹空、和髎等處，動應於指，手少陽脈氣所行也。凡此者，皆所以候之於頭面，故謂之上部也。中部有天、有地、有人。天者，手太陰肺經也，即下文天以候肺之謂，脈在掌後寸口中，是謂經渠，動應於指，即手太陰脈氣所行也；地者，手陽明大腸經也，即下文地以候胷中之氣，此脈在手大指次指岐骨間合谷之分，動應於指，手陽明脈氣所行也；人者，手少陰心經也，即下文人以候心之謂，此脈在掌後鋭骨之端，神門之分，動應於指，即手少陰脈氣所行也。凡此者皆所以候之於手，故謂之中部也。下部有天、有地、有人，天者，足厥陰肝經也，即下文下部之天以候肝，此脈在毛際外羊矢下一寸半五里之分，臥而取之，動應於指，即足厥陰脈氣所行也。女子取太衝，在足大指本節後二寸陷中。地者，足少陰腎經也，即下文地以候腎，此脈在足內踝後跟骨上陷中太谿之分，動應於指，即足少陰脈氣所行也；人者足太陰脾經也，即下文人以候脾胃之氣，此脈在魚腹上越筋間直五里下箕門之分，動應於指，即足太陰脈氣所行也。凡此者皆所以候之於足，故謂之下部也。頭手足，分上中下爲三部矣，而三部之中，又各有天地人，合則爲九，所以應九野，而九野正合於吾身之九藏，故神藏五，以肝藏魂，心藏神，脾藏意，肺藏魄，腎藏志也；形藏四，即上文頭角、耳目、口齒、胸中也，合爲九藏。人有九藏，地有九野，廼天地之至數有如此者。後世三部法，以手之寸關尺爲主，而此篇脈法，以頭面爲上部，手爲中部，足爲下部。觀下文“手足上去踝五寸”等語，推之可見矣。要之，古人診脈環止於手，而凡頭面手足之動脈無不診之，猶《傷寒論》多以趺陽脈言之者同也，其九候法亦以三部中有天地人，與後世之浮中沈者不同也。

◎三部九候之診（二）

帝曰：善。然眞邪以合，波隴不起，候之奈何？岐伯曰：審捫循三部九候之盛虛而調之。察其左右上下，相失及相減者，審其病藏以期之。不知三部者，陰陽不别，天地不分。地以候地，天以候天，人以候人，調之中府，以定三部。故曰：刺不知三部九候病脈之處，雖有大過且至，工不能禁也。誅罰無過，命曰大惑，反亂大經，眞不可復。用實爲虛，以邪爲眞，用鍼無義，反爲氣賊，奪人正氣。以從爲逆，榮衛散亂，眞氣已失。邪獨内著，絕人長命，予人夭殃。不知三部九候，故不能久長。因不知合之四時五行，因加相勝，釋邪攻正，絕人長命。邪之新客來也，未有定處，推之則前，引之則止，逢而寫之，其病立已。（《素問·離合眞邪論第二十七》）

此言眞邪之有離合也。眞氣者，所受於天與穀氣，竝而充於經脈者也。虛邪者，虛鄉之風，邪賊傷人者也。邪新客於經脈之中，眞邪未合，則如波湧之起，時來時去，無有常處。如眞邪已合，而波隴不起矣，蓋邪正已合，則正氣受傷，榮衛内陷，邪隨正而入深，是以經脈無波隴之象，而三部九候之脈，相失而相減矣。審者，審其病。捫者，切其脈。盛者，邪氣盛。虛者，正氣虛。調之者，補其正而卻其邪也。左右上下，謂左右手足，膺喉頭首腰尻以下也。邪氣入深，則傷五藏，九候之脈，九藏之神氣也，藏氣受傷，是以脈氣減失，審其病在神藏形藏，而以死生期之。蓋在形藏者生，在神藏者，有生而有死期也。夫天爲陽，地爲陰，人則參天兩地者也。故身半以上爲天，身半以下爲地。然陰中有陽，陽中有陰。是以上部有地，下部有天，不知三部者，陰陽不别，天地不分，以上爲天，以下爲地，以中爲人。中府，胃府也。蓋三部陰陽之脈，皆陽明水穀之所資生，太陰爲之行氣於三陰，陽明爲之行氣於三陽。陽者，天氣。陰者，地氣。陰氣從足上行至頭，陽氣從頭下行至足，陰陽異位，外内逆從，土者生萬物而法天地，故當調之中府，以定三部之脈焉。是以三部之中，皆有陽明之胃氣。大過且至者，歲運之氣至也。蓋用鍼之道，當知三部九候，合之四時五行，加臨相勝而各治之。不知三才之合氣，九候之交通，雖有大過之氣且至，而五治不分，邪僻内生，工不能禁也。平氣者，無過者也。蓋太過不及之歲，皆勝氣妄行，故曰大過。平氣之歲爲無過也。粗工不知三部九者，不分眞邪，不知虛實，不審逆從，賊害眞氣，迺與人夭殃也。蓋用鍼之道，有如用兵，務在殺賊，不害良民。無義之兵，徵伐無過，反亂大經。復言不知三部九候者，因而不知合於四時五行之道，六氣之加臨，五運之相勝，邪反釋之，正反攻之，則絕人長命矣。再言新客來者，言乘風邪新客未定之時，即當逢而瀉之，慎勿使眞邪之相合也。

◎九候七獨脈之診

帝曰：何以知病之所在？岐伯曰：察九候，獨小者病，獨大者病，獨疾者病，獨遲者病，獨熱者病，獨寒者病，獨陷下者病。（《素問·三部九候論第二十》）

此言九候之中，而復有七診之法。夫九候之相應也，上下若一，不得相失。如一部獨異，謂脈失其常而獨大者、獨小者、獨疾者、獨遲者、獨寒者、獨熱者、獨陷下者，皆病之所在也。獨寒獨熱，謂其或在上，或在下，或在表，或在裏也。陷下，沈伏不起也。大小者，脈之體象也。疾遲者，脈之氣數也。寒熱者，三部皮膚之寒熱也。陷下者，沈陷而不起也。蓋獨大、獨疾、獨熱者，太過也；獨小、獨遲、獨寒者，不及也。《鍼經》曰："上下左右，知其寒溫，何經所在，審皮膚之寒溫滑濇，知其所苦。"

◎捫而可得之診

帝曰：捫而可得奈何？岐伯曰：視其主病之脈，堅而血及陷下者，皆可捫而得也。（《素問·舉痛論第三十九》）

捫，摸也。以手循摸也。此言捫之而可得者，唯按其主病之脈，堅而不散，及血結脈陷而已。蓋藏府各有主病，必有其脈，而分肉之部，其血必結，其脈必陷，故可捫之而知病也。

◎平人之診（一）

黄帝問曰：平人何如？岐伯對曰：人一呼脈再動，一吸脈亦再動，呼吸定息脈五動，閏以太息，命曰平人。平人者，不病也。（《素問·平人氣象論第十八》）

平人，謂氣候平和之常人也。出氣曰呼，入氣曰吸，一呼一吸，總名一息。動，至也。再動，兩至也。常人之脈，一呼兩至，一吸亦兩至。呼吸定息，謂一息既盡而換息未起之際也，脈又一至，故曰五動。閏，餘也，猶閏月之謂。言平人常息之外，間有一息甚長者，是爲閏以太息，而又不止五至也。此即平人不病之常度。然則總計定息、太息之數，大約一息脈當六至，故《五十榮》曰："呼吸定息，脈行六寸。"廼合一至一寸也。《脈度》："一呼脈行三寸，一吸脈行三寸，一百三十五息，脈行八丈一尺；二百七十息，行十六丈二尺，爲一周，一晝一夜，計一萬三千五百息，脈行八百一十丈，爲五十周，即一十六丈二尺之脈而積之也。"

◎平人之診（二）

所謂平人者不病，不病者，脈口人迎應四時也，上下相應而俱往來也，六

經之脈不結動也，本末之寒溫之相守司也，形肉氣血，必相稱也，是謂平人。（《靈樞·終始第九》）

夫所謂平人者，不病之人也。春夏人迎微大，秋冬寸口微大，應四時也。上謂人迎，下謂脈口，相應往來，即如下編所謂俱往俱來若引繩大小齊等也。結濇則不足，動疾則有餘，皆非平脈也。藏氣爲本，肌體爲末，表裏寒溫，司守不致相失，故必外之形肉、內之血氣皆相稱者，謂之平人。蓋人迎在頭，寸口在手，廼《素》《靈》經文主旨，凡左人迎右寸口廼後人註文及診脈時所變通捷法，全撰編放此，嘗須識此，不復贅述。

◎平人之診（三）

雷公曰：願聞爲工。黄帝曰：寸口主中，人迎主外，兩者相應，俱往俱來，若引繩大小齊等。春夏人迎微大，秋冬寸口微大，如是者名曰平人。（《靈樞·禁服第四十八》）

此言寸口、人迎之脈，各有所主，而合四時者爲無病也。寸口者，居右手寸部，即太淵穴，去魚際一寸，故曰寸口；以其爲脈氣之所會，故又曰脈口，又曰氣口。寸口主中，廼足手六陰經脈所見也。人迎者，居左手寸部，蓋人迎廼足陽明胃經之穴名，而其脈則見於此，故即以人迎稱之，以胃爲六府之先也。人迎主外，故左關爲東爲春，左寸爲南爲夏，所以謂左寸爲外，凡足手六陽經之脈，必見於此；右寸爲秋爲西，右關爲中央爲長夏。其兩尺則爲北爲冬，所以謂右寸爲內，凡右手六陰經之脈，必見於此。然寸口之脈在內，而出於外；人迎之脈在外，而入於內。即如人迎一動，爲足少陽膽經；寸口一動，爲足厥陰肝經，則肝與膽相爲表裏，而一出一入，兩經本相應也。餘經表裏，可以類推。故俱往俱來，若引繩齊等。而春夏之時，則人迎比寸口之脈爲微大；秋冬之時，則寸口比人迎之脈爲微大，廼爲平和無病之人也。蓋曰微大，則是平和之脈耳。

◎平脈之診

帝曰：夫子言察陰陽所在而調之，《論》言：人迎與寸口相應，若引繩小大齊等，命曰平。（《素問·至眞要大論第七十四》）

《禁服》云："寸口主中，人迎主外，兩者相應，俱往供來。若引繩大小齊等，春夏人迎微大，秋冬寸口微大，如是者名曰平人。"此引本論之察陰陽者，以人迎寸口爲言。蓋人迎在頭，寸口在手，陰陽相應，則大小齊等，是爲平也。

◎四時平脈之診（一）

春胃微弦曰平。

春令木王，其脈當弦，但宜微弦而不至太過，是得春胃之充和也，故曰平。弦義見前章。夫春弦夏鉤秋毛冬石，以分四季所屬者，在欲明時令之脈，不得不然也。然脈之迭見，有隨時者，有不隨時者。故或春而見鉤，便是夏脈，春而見毛，便是秋脈，春而見石，便是冬脈，因變知病，圓活在人，故有二十五變之妙。若謂春必弦，夏必鉤，則殊失胃氣之精義矣。弦多者，過於弦也。胃少者，少和緩也，是肝邪之勝，胃氣之衰，故爲肝病。但有弦急而無充和之氣者，是春時胃氣已絕，而肝之眞藏見也，故曰死。毛爲秋脈屬金，春時得之，是爲賊邪，以胃氣尚存，故至秋而後病。春脈毛甚，則木被金傷，故不必至秋，今即病矣。春木用事，其氣昇散，故藏眞之氣散於肝，而肝之所藏則筋膜之氣也。《金匱眞言論》曰："東方青色，入通於肝，是以知病之在筋也。"

……夏胃微鉤曰平。

夏令火王，其脈當鉤，但宜微鉤而不至太過，是得夏胃之和也，故曰平。夫鉤多者，過於鉤也。胃少者，少充和也。是心火偏勝，胃氣偏衰，故爲心病。但有鉤盛而無平和之氣者，是夏時胃氣已絕，而心之眞藏見也，故死。石爲冬脈屬水，夏時得之，是爲賊邪。以胃氣尚存，故至冬而後病。夏脈石甚則無胃氣，火被水傷已深，故不必至冬，今即病矣。夏火用事，其氣炎上，故藏眞之氣通於心，而心之所藏則血脈之氣也。《金匱眞言論》曰："南方赤色，入通於心。"是以知病之在脈也。

……長夏胃微耎弱曰平。

長夏屬土，雖主建未之六月，然實兼辰戌丑未四季之月爲言也。四季土王之時，脈當耎弱，但宜微有耎弱而不至太過，是得長夏胃氣之和緩也，故曰平。耎，軟同。弱多胃少，則過於弱而胃氣不足，以土王之時而得之，故爲脾病。代，更代也。脾主四季，脈當隨時而更，然必欲皆兼和耎，方得脾脈之平。若四季相代，而但弦但鉤但毛但石，是但代無胃，見眞藏也，故曰死。石爲冬脈屬水，長夏陽氣正盛而見沈石之脈，以火土氣衰而水反乘也，故至冬而病。弱，當作石。長夏石甚者，火土大衰，故不必至冬，今即病矣。長夏濕土用事，其氣濡潤，故藏眞之氣濡於脾，而脾之所藏，則肌肉之氣也。《金匱眞言論》曰："中央黃色，入通於脾。"是以知病之在肉也。

……秋胃微毛曰平。

秋令金王，其脈當毛，但宜微毛而不至太過，是得秋胃之和也，故曰平。毛者，脈來浮澀，類羽毛之輕虛也。毛多胃少，是金氣偏勝而少和緩之氣也，故爲肺病。但毛無胃，是秋時胃氣已絕，而肺之眞藏見也，故死。弦爲春脈屬木，秋時得之，以金氣衰而木反乘也，故至春木王時而病。秋脈弦甚，是金氣大衰，而木寡於畏，故不必至春，今即病矣。秋金用事，其氣清肅，肺處上焦，故藏眞之氣高於肺，肺主乎氣而榮行脈中，衛行脈外者，皆自肺宣佈，故以行榮衛陰陽也。

……冬胃微石曰平。（《素問·平人氣象論第十八》）

冬令水王，脈當沈石，但宜微石而不至太過，是得冬胃之和也，故曰平。石者，脈來沈實，如石沈水之謂。石多胃少，是水氣偏勝，反乘土也，故爲腎病。但石無胃，是冬時胃氣已絕，而腎之眞藏見也，故死。鉤爲夏脈屬火，冬時得之，以水氣衰而火反侮也，故至夏火王時而病。冬脈鉤甚，是水氣大衰而火寡於畏，故不必至夏，今即病矣。冬水用事，其氣閉藏，故藏眞之氣下於腎，而腎之所藏，則骨髓之氣也。《金匱眞言論》曰："北方黑色，入通於腎。"是以知病之在骨也。

◎四時平脈之診（二）

黄帝問曰：春脈如弦，何如而弦？岐伯對曰：春脈者肝也，東方木也，萬物之所以始生也，故其氣來，耎弱輕虚而滑，端直以長，故曰弦。

春時東方屬木，萬物始生，肝亦主木，故脈有始生之義。其脈來耎弱輕虚而滑，正直以長。蓋正直以長，其狀似弓弦，而輕虚而滑，則弦而和也。

帝曰：善。夏脈如鉤，何如而鉤？岐伯曰：夏脈者，心也，南方火也，萬物之所以盛長也，故其氣來盛去衰，故曰鉤。

夏時南方屬火，萬物盛長，心亦主火，故脈有盛長之義。其脈舉指來盛，而去勢則似衰，蓋脈上而不下，故其去似衰也。

帝曰：善。秋脈如浮，何如而浮？岐伯曰：秋脈者，肺也，西方金也，萬物之所以收成也，故其氣來，輕虚以浮，來急去散，故曰浮。

秋時西方屬金，萬物收藏，肺亦主金，故肺有收成之義，其脈來輕虚以浮，來雖似急而去則散，又非前來盛，去不盛之比也。

帝曰：善。冬脈如營，何如而營？岐伯曰：冬脈者，腎也，北方水也，萬物之所以合藏也，故其氣來，沈以搏，故曰營。（《素問・玉機眞藏論第十九》）

冬時北方屬水，萬物合藏，腎亦主水，故脈有合藏之義，其氣來沈矣，而沈中帶搏，所謂沈濡而滑，謂之曰營。營者，如將之守營内而不出也。

◎五藏平脈之診

平肝脈來，耎弱招招，如揭長竿末梢，曰肝平，春以胃氣爲本。

耎弱，初生柔和之氣也。以手相呼曰招。招招，乍起乍伏之象，形容其初生之脈象也。長竿末梢，長而耎也。此皆本於胃氣，蓋春以胃氣爲本，故取其弦而且和也。

夫平心脈來，累累如連珠，如循琅玕，曰心平。夏以胃氣爲本。

《類經》：琅玕，按《符瑞圖》曰："玉而有光者。"《說文》曰："琅玕似珠。"脈來中手如連珠，如琅玕者，言其盛滿滑利，即微鉤之義也，是爲心之平脈。蓋夏以胃氣爲本，故取其鉤而且和也。

平脾脈來，和柔相離，如雞踐地，曰脾平。長夏以胃氣爲本。

和柔，雍容不迫也。相離，匀淨分明也。如雞踐地，從容輕緩也。此即充和之氣，亦微耎弱之義，是爲脾之平脈。正以長夏以胃氣爲本，故取其弱而且和也。

平肺脈來，厭厭聶聶，如落榆莢，曰肺平。秋以胃氣爲本。

厭厭聶聶，眾苗齊秀貌。如落榆莢，輕浮和緩貌。即微毛之義也，是爲肺之平脈。蓋秋以胃氣爲本，故取其毛而且和也。

平腎脈來，喘喘累累如鉤，按之而堅，曰腎平，冬以胃氣爲本。（《素問·平人氣象論第十八》）

冬脈沈石，故按之而堅。若過於石，則沈伏不振矣。故必喘喘累累，如心之鉤，陰中藏陽，而得微石之義，是爲腎之平脈。蓋冬以胃氣爲本，故取其堅而微石也。

◎胃者平人之常氣

平人之常氣稟於胃，胃者平人之常氣也。（《素問·平人氣象論第十八》）

土得天地中和之氣，長養萬物，分王四時，而人胃應之。凡平人之常，受氣於穀，穀入於胃，五藏六府皆以受氣，故胃爲藏府之本。胃氣之見於脈者，如《玉機眞藏論》曰："脈弱以滑，是有胃氣。"《終始篇》曰："邪氣來也緊而疾，穀氣來也徐而和。"是皆胃氣之謂。大都脈代時宜無太過無不及，自有一種雍容和緩之狀者，便是胃氣之脈。

◎人迎之診

人迎大一倍於寸口，病在足少陽；一倍而躁，病在手少陽。人迎二倍，病在足太陽；二倍而躁，病在手太陽。人迎三倍，病在足陽明；三倍而躁，病在手陽明。盛則爲熱，虛則爲寒，緊則爲痛痹，代則乍甚乍間……人迎四倍者，且大且數，名曰溢陽，溢陽爲外格，死不治。必審按其本末，察其寒熱，以驗其藏府之病。（《靈樞·禁服第四十八》）

此言人迎大於寸口之脈，可以驗足手六陽經之病。人迎較寸口之脈，大者一倍，則病在足少陽膽經；若一倍而躁，迺手少陽三焦經有病也。躁者，一倍之中而有更躁之意。二倍、三倍、四倍，其躁可以意會。較寸口之脈大者二倍，則病在足太陽膀胱經；若二倍而躁，迺手太陽小腸經有病也。較寸口之脈大者三倍，則病在足陽明胃經；若三倍而躁，迺手陽明大腸經有病也。其各陽經之脈，盛則爲熱，虛則爲寒，脈緊則爲痛痹，脈代則病爲乍甚乍間，即乍痛乍止也。

◎寸口之診

寸口大於人迎一倍，病在足厥陰；一倍而躁，病在手心主。寸口二倍，病在足少陰；二倍而躁，病在手少陰。寸口三倍，病在足太陰；三倍而躁，病在手太陰。盛則脹滿、寒中、食不化；虛則熱中、出糜、少氣、溺色變；緊則痛痹；代則乍痛乍止。……寸口四倍者，名曰內關。內關者，且大且數，死不治。必審察其本末之寒溫，以驗其藏府之病。（《靈樞·禁服第四十八》）

此言寸口大於人迎之脈，可以驗足手六陰經之病也。寸口較人迎之脈大者一倍，則病在足厥陰肝經；若一倍而躁，迺手厥陰心包絡經有病也。較人迎之脈大者二倍，則病在足少陰腎經；若二倍而躁，迺手少陰心經有病也。較人迎之脈大者三倍，則病在足太陰脾經；若三倍而躁，迺手太陰肺經有病也。其各陰經之脈，盛則爲脹滿，其胃中必寒，而食亦不化；虛則其中必熱，而所出之糜亦不化，且氣亦少，溺色亦必變也；脈緊則爲痛痹；脈代則爲乍痛乍止也。

◎寸口不應之診

帝曰：夫子言察陰陽所在而調之，《論》言：人迎與寸口相應，若引繩小大齊等，命曰平。陰之所在，寸口何如？岐伯曰：視歲南北，可知之矣。帝曰：願卒聞之。岐伯曰：北政之歲，少陰在泉，則寸口不應；厥陰在泉，則右不應；太陰在泉，則左不應。南政之歲，少陰司天，則寸口不應；厥陰司天，則右不應；太陰司天，則左不應。諸不應者，反其診則見矣。帝曰：尺候何如？岐伯曰：北政之歲，三陰在下，則寸不應；三陰在上，則尺不應。南政之歲，三陰在天，則寸不應；三陰在泉，則尺不應。左右同。（《素問·至眞要大論第七十四》）

陰，少陰也。少陰所在，脈當不應於寸口，有不可不察也。甲己二歲爲南政，以庚丙辛丁壬戊癸八年爲北政。南政居南而定其上下左右，故於人之脈則南應於寸，北應於尺。北政居北而定其上下左右，故北應於寸而南應於尺。一曰：五運以土爲尊，故惟甲己土運爲南政，其他皆北政也。不應者，脈來沈細而伏，不應於指也。北政之歲，其氣居北以定上下，則尺主司天，寸主在泉。故少陰在泉居北之中，則兩手寸口不應，以丁辛癸卯酉年是也。右，右寸也。北政厥陰在泉，則少陰在右寸，故不應，丙戊庚壬寅申年是也。左，左寸也。北政太陰在泉，則少陰在左寸，故不應，丙戊庚壬辰戌年是也。南政之歲，其氣居南以定上下，則寸主司天，尺主在泉，故少陰司天居南之中，則兩手寸口不應，甲子甲午年是也。右，右寸也。南政厥陰司天，則少陰在右寸，故不應，己巳己亥年是也。左，左寸也。南政太陰司天，則少陰在左寸，故不應，己丑己未年是也。凡南政之應在寸者，則北政應在尺；北政之應在寸者，則南政應在尺。以南北相反而診之，則或寸或尺之不應者，皆可見矣。上文所言，皆兩寸之不應，故此復問兩尺之候也。北政之歲，反於南政，故在下者主寸，在上者主尺。上下，即司天在泉也。南政之歲，反於北政，故在天主寸，在泉主尺也。凡左右寸尺之不應者，皆與前同，惟少陰之所在則其位也。

◎人迎脈口之診

人迎一盛，病在足少陽；一盛而躁，病在手少陽。人迎二盛，病在足太陽；二盛而躁，病在手太陽。人迎三盛，病在足陽明；三盛而躁，病在手陽

明。人迎四盛，且大且數，名曰溢陽，溢陽爲外格。

此言脈口人迎之脈，而決其病在何經，甚至脈爲關格則死也。人迎一盛、二盛、三盛、四盛者，較之脈口之脈，大一倍、二倍、三倍、四倍也。人迎一盛，病在足少陽膽經；若一盛而加之以躁動，則在手少陽三焦經矣。人迎二盛，病在足太陽膀胱經；若二盛而加之以躁動，則在手太陽小腸經矣。人迎三盛，病在足陽明胃經；若三盛而加之以躁動，則在手陽明大腸經矣。蓋人迎主外，左手寸關爲東南，春夏。故足手六陽經之病驗於此也。其人迎甚至四盛，且大且數，是六陽汎溢格拒於外，而在內六陰經之脈，不得運之以出於外矣。夫是之謂外格也。

脈口一盛，病在足厥陰；一盛而躁，在手心主。脈口二盛，病在足少陰；二盛而躁，在手少陰。脈口三盛，病在足太陰；三盛而躁，在手太陰。脈口四盛，且大且數者，名曰溢陰，溢陰爲內關，內關不通，死不治。

脈口一盛、二盛、三盛、四盛者，較之人迎大一倍、二倍、三倍、四倍也。脈口一盛，病在足厥陰肝經；若一盛而躁，則在手厥陰心包絡經矣。脈口二盛，病在足少陰腎經；若二盛而躁，則在手少陰心經矣。脈口三盛，病在足太陰脾經；若三盛而躁，則在手太陰肺經矣。蓋脈口主內，右手寸尺爲西北，秋冬。故足手六陰經之病驗於此也。其脈口甚至四盛，且大且數，是六陰汎溢關閉於內，而在外六陽經之脈，不得運之以入於內矣。夫是之謂內關也。內關不通，當爲死不治。

人迎與太陰脈口，俱盛四倍以上，命曰關格，關格者與之短期。（《靈樞·終始第九》）

且人迎脈口之脈俱盛而四倍以上，是謂關格兼見也，皆與之以短期而已。後世醫籍，皆以飲食不下爲關格；又皆以左爲人迎，右爲氣口，以候三陰三陽之氣。視此大義可深慚云。

◎人迎寸口脈盛之診

故人迎一盛，病在少陽；二盛，病在太陽；三盛，病在陽明；四盛以上，爲格陽。

人迎，足陽明胃脈也，在頸下夾結喉傍一寸五分。一盛二盛，猶言一倍二倍，謂以人迎寸口相較，或此大於彼，或彼大於此，而有三倍四倍之殊也。《禁服》曰："寸口主中，人迎主外，兩者相應，俱往俱來，若引繩大小齊等，春夏人迎微大，秋冬寸口微大，如是者命曰平人。"故人迎寸口而至於盛衰相倍者，廼不免於病矣。然人迎候陽，故一盛在少陽，膽與三焦也。二盛在太陽，膀胱小腸也。三盛在陽明，胃與大腸也。四盛以上者，以陽脈盛極而陰無以通，故曰格陽。

寸口一盛，病在厥陰；二盛，病在少陰；三盛，病在太陰；四盛以上，爲關陰。（《素問·六節藏象論第九》）

寸口，手太陰之兩脈口，以候三陰之氣也。厥陰，主乙木春生之氣，故寸口一盛病在厥陰，二之氣少陰，三之氣太陰。四盛以上者，人之陰陽，惟陰太盛，名曰關陰。蓋陰氣主內，關陰於內，不得三陽中見之化以和之，此三陰之太過也。此論寸口人迎之病脈，以應四時之三陰三陽，即四時之六氣不平，而亦爲三陰三陽之民病也。故《六微旨大論》曰："至而不至，來氣不及；未至而至，來氣有餘，物生其應也，氣脈其應也。"《靈樞經》曰："持其脈口人迎，以知陰陽有餘不足，平與不平，天道畢矣。所謂平人者不病。不病者，脈口人迎應四時也。上下相應而俱往來也。"上下相應者，脈口與人迎平等，所謂陰中有陽，陽中有陰也。此言天地之陰陽，以應人之藏府，藏府之六氣，以應天地之陰陽也。夫太陰爲之行氣於三陰，寸口，亦太陰也。

◎脈與膚之診

黄帝曰：調之奈何？岐伯答曰：脈急者，尺之皮膚亦急；脈緩者，尺之皮膚亦緩；脈小者，尺之皮膚亦減而少氣；脈大者，尺之皮膚亦賁而起；脈滑者，尺之皮膚亦滑；脈濇者，尺之皮膚亦濇。凡此變者，有微有甚，故善調尺者，不待於寸，善調脈者，不待於色。（《靈樞・邪氣藏府病形第四》）

調，察也。此正言脈之與尺，若桴鼓影響之相應，而其爲變，則有微有甚，蓋甚則病深，微則病淺也。《論疾診尺》曰："審其尺之緩急小大滑濇，肉之堅脆，而病形定矣。"義與此同。賁，大也，沸起也。此正本末根葉之義也。以尺寸言，則尺爲根本，寸爲枝葉。以脈色言，則脈爲根本，色爲枝葉。脈急者，尺之皮膚亦急，脈緩者，尺之皮膚亦緩，如桴鼓之相應也。故善調尺者，不待於寸口之脈。善調脈者，不待於五者之色。

◎脹之診

黄帝曰：脈之應於寸口，如何而脹？岐伯曰：其脈大堅以濇者，脹也。黄帝曰：何以知藏府之脹也？岐伯曰：陰爲藏，陽爲府。（《靈樞・脹論第三十五》）

此言據脈可以知脹，陰脈屬藏，而陽脈屬府也。脈見於寸口，其脈大者，以邪氣有餘也；其脈堅者，以邪氣不散也；其脈濇者，以氣血濇滯也，故爲脹。然脈大而堅者爲陽脈，其脹在六府，脈濇而堅者爲陰脈，其脹在五藏也。

◎諸痛之診

刺諸痛者，其脈皆實。（《靈樞・終始第九》）

刺痛而可刺者，脈必皆實者也。然則脈虛者，其不宜刺可知矣。

◎齲齒痛之診

診齲齒痛，按其陽之來，有過者，獨熱。在左左熱，在右右熱；在上上熱，在下下熱。(《靈樞·論疾診尺第七十四》)

此言診齒痛之有法也。齒痛曰齲，上齒屬手陽明大腸經，下齒屬足陽明胃經，故按其陽脈之來，有過者，必爲獨熱。其脈在左右上下，則病熱亦分左右上下也。

◎寸口脈診主諸病之診

欲知寸口太過與不及，寸口之脈，中手短者，曰頭痛；寸口脈，中手長者，曰足脛痛；寸口脈，中手促上擊者，曰肩背痛；寸口脈，沈而堅者，曰病在中；寸口脈，浮而盛者，曰病在外；寸口脈，沈而弱，曰寒熱及疝瘕少腹痛；寸口脈，沉而横，曰脅下有積，腹中有横積痛；寸口脈，沈而喘，曰寒熱。(《素問·平人氣象論第十八》)

寸口，氣口也。短爲陽不及，陽不及則陰湊之，故頭痛。一曰短者，短於下也。脈短於下則邪並於上，故頭痛。長爲陰不足，陰不足則陽湊之，故足脛痛。脈來急促而上部擊手者，陽邪盛於上也，故爲肩背痛。沈爲在裏，堅爲陰實，故病在中。浮爲在表，盛爲陽强，故病在外。沈爲陽虚，弱爲陰虚，陽虚則外寒，陰虚則内熱，故爲寒熱也。然沈弱之脈，多陰少陽，陰寒在下，故爲疝爲瘕，爲少腹痛。下文曰："脈急者曰疝瘕少腹痛。"當與此參看。瘕，積聚也。横，急數也。沉主在内，横主有積，故脅腹有積而痛。仲景曰："積者，藏病也，終不移。聚者，府病也，發作有時，輾轉痛移，爲可治。"《諸積大法》："脈來細而附骨者，迺積也。"寸口，積在胸中；微出寸口，積在喉中；關上，積在臍傍；上關上，積在心下；微下關，積在少腹；尺中，積在氣衝。脈出左，積在左；脈出右，積在右；脈兩出，積在中央。各以其部處之。喘，急促也。脈沈而喘，熱在内也。熱在内而爲寒熱，即"諸禁鼓慄皆屬於火"之謂。

◎尺内外之診

尺内兩傍，則季脅也。尺外以候腎，尺裏以候腹。中附上，左外以候肝，内以候鬲。右外以候胃，内以候脾。上附上，右外以候肺，内以候胷中。左外以候心，内以候膻中。前以候前，後以候後。上竟上者，胷喉中事也。下竟下者，少腹腰股膝脛足中事也。(《素問·脈要精微論第十七》)

尺内，謂尺澤之内也。兩傍，謂尺之外側也。季脅近腎，尺主之，故尺内兩傍則季脅也。尺外，謂尺之外側；尺裏，謂尺之内側也。次尺外下兩傍則季脅之分，季脅之上腎之分，季脅之内則腹之分也。肝主賁，賁，膈也。脾居中，故以内候之，胃爲市，故以外候之。肺葉垂外，故以外候之。胷中主氣管，故以内候之。心，主膈中也。膻中，即氣海也，嗌也。前以候前，後以候後，上前，謂左寸口。下前，謂胷之前膺及氣海也。上後，謂右寸口。下後，謂胷之後背及氣管也。上竟上，至魚際也。下竟下，謂盡尺之脈動處也。少腹，胞氣海，在膀胱。腰股膝脛，足中之氣動靜，皆分其近遠及連接處名目以候之，知其善惡也。

◎尺膚之診

尺膚滑，其淖澤者，風也；尺肉弱者，解㑊，安臥；脫肉者，寒熱，不治；尺膚滑，而澤脂者，風也；尺膚濇者，風痹也；尺膚粗，如枯魚之鱗者，水泆飲也；尺膚熱甚，脈盛躁者，病溫也；其脈盛而滑者，病且出也；尺膚寒，其脈小者，泄，少氣；尺膚炬然，先熱後寒者，寒熱也；尺膚先寒，久大之而熱者，亦寒熱也。（《靈樞・論疾診尺第七十四》）

此詳審尺脈尺肉，可以定諸病也。尺之皮膚滑潤而淖澤者，風也。若其肉弱者，主解㑊安臥。蓋弱不弱，強不強，寒不寒，熱不熱，爲解㑊，不能自寧，故安臥耳。若肉不但弱，而至於脫者，當爲寒熱，不可治之病也。尺之皮膚滑潤而澤脂者，風也。夫言按其手足，窅而不起者，爲風水膚脹，而此言膚滑而澤者爲風。信乎，欲知有風，必其滑而潤澤如脂膏者，眞爲風也。若尺之皮膚濇者，廼風痹也。《痹論》曰："以風氣勝者爲行痹。"尺之皮膚甚粗，如枯魚之鱗者，不但燥濇而已，則爲水泆飲之證也。《邪氣藏府病形》有"肝脈濇甚爲溢飲"。尺膚熱甚，其脈盛躁，當爲溫病也。其脈雖盛，不至於躁，而帶滑者，則病當自出矣。尺之皮膚寒冷，其脈小者，主下泄及正氣衰，故身寒而脈小也。若尺之皮膚炬然如火，而先發其熱，後廼爲寒，及先發其寒，而後廼爲熱者，皆爲寒熱之病也。

◎獨調其尺之診

黃帝問於岐伯曰：余欲無視色持脈，獨調其尺，以言其病，從外知內，爲之奈何？岐伯曰：審其尺之緩急小大滑濇，肉之堅脆，而病形定矣。（《靈樞・論疾診尺第七十四》）

此章以論疾診尺，從外知內。論疾者，謂論其疾而知其證也。診，視也。診尺者，謂視其尺膚而知其內，不待視面王之色，持手太陰之脈，獨調其尺，以知其病也。夫胃者，水穀血氣之海也，故行於脈中者，至於太陰之兩脈口，持其脈以知藏府之病。血氣之行於脈外者，從手陽明之大絡，循經脈之五里，而散行於尺膚，故審其尺之緩急大小滑濇，肉之堅脆，而病形定矣。蓋太陰主陰，陽明主陽，藏府雌雄相合，氣血色脈之相應也，故《藏府邪氣》曰："脈急者，尺之皮膚亦急；脈緩者，尺之皮膚亦緩；脈小者，尺之皮膚亦減而少氣；脈大者，尺之皮膚亦賁而起；脈滑者，尺之皮膚亦滑；脈濇者，尺之皮膚亦濇。"小兒視虎口文，以手陽明之色，與手太陰之脈相應者也。

◎掌臂手肘之診

肘所獨熱者，腰以上熱；手所獨熱者，腰以下熱；肘前獨熱者，膺前熱；肘後獨熱者，肩背熱；臂中獨熱者，腰腹熱；肘後粗以下三四寸熱者，腸中有蟲；掌中熱者，腹中熱；掌中寒者，腹中寒；魚上白肉有青血脈者，胃中有寒。（《靈樞·論疾診尺第七十四》）

此即肘手臂掌諸所之冷熱，而驗其各病，皆承上文調尺言病之意，而並及之也。人之手，自曲池已上爲肘，自曲池以下爲臂。肘在上，應腰已上，手臂在下，應腰已下。故肘所獨熱者，其腰已上必熱。手臂之所獨熱者，其腰已下必熱。肘之前廉，即內廉也，據大體爲在前，故以內廉爲肘前。肘前獨熱者，主膺前有熱，蓋肘之內廉與膺前皆屬陰也。肘之後廉，即外廉也，據大體爲在後，故以外廉爲肘後。肘後獨熱者，主肩背有熱，蓋肘之外廉與肩背皆屬陽也。至於臂中獨熱者，其臂外熱，主腰有熱；臂內熱，主腹有熱。肘後粗大，已下三四寸間，即曲池爲粗大處，而已下則爲三里之所，其間熱者，主腸中有蟲，蓋不上不下之所，正合於腸中也。若掌中熱者，爲掌之內廉熱，主腹中熱，其冷則腹中亦冷也。魚際之上白肉際，屬陰經，內有青血脈來見者，亦主胃中有寒也。

◎關格之診

岐伯曰：反四時者，有餘爲精，不足爲消。應太過，不足爲精；應不足，有餘爲消。陰陽不相應，病名曰關格。（《素問·脈要精微論第十七》）

此言四時陰陽，脈之相反者，亦爲關格也。《禁服》曰："春夏人迎微大，秋冬寸口微大，如是者命曰平人。"以人迎爲陽脈而主春夏，寸口爲陰脈而主秋冬也。若其反者，春夏氣口當不足而反有餘，秋冬人迎當不足而反有餘，此邪氣之有餘，有餘者反爲精也。春夏人迎當有餘而反不足，秋冬寸口當有餘而反不足，此血氣之不足，不足者日爲消也。如春夏人迎應太過，而寸口之應不足者反有餘而爲精，秋冬寸口應太過，而人迎之應不足者反有餘而爲精，是不足者爲精也。春夏寸口應不足，而人迎應有餘者反不足而爲消，秋冬人迎應不足，而寸口應有餘者反不足而爲消，是有餘者爲消也。應不足而有餘者，邪之日盛；應有餘而不足者，正必日消。若此者，是爲陰陽相反，氣不相榮，皆名關格。

◎虛裏主病之診

胃之大絡，名曰虛裏，貫鬲絡肺，出於左乳下，其動應衣，脈宗氣也。盛喘數絕者，則病在中，結而橫有積矣。絕不至曰死。乳之下其動應衣，宗氣泄也。（《素問·平人氣象論第十八》）

若虛裏動甚而如喘，或數急而兼斷絕者，由中氣不守而然，故曰病在中。胃氣之出，必由左乳之下，若有停阻則結横爲積，故凡患癥者多在左肋之下，因胃氣積滯而然。如《五十六難》曰“肝之積名曰肥氣，在左脅下”者，蓋以左右上下分發五行而言耳，而此實胃氣所主也。虚裏脈絶者，宗氣絶也，故必死。前言應衣者，言其微動，似乎應衣，可驗虚裏之胃氣。此言應衣者，言其大動，眞有若與衣俱振者，是宗氣不固而大泄於外，中虚之候也。夫虚裏跳動，最爲虚損病本，故凡患陰虚勞怯，則心下多有跳動，及爲驚悸慌張者，是即此證，人止知其心跳而不知爲虚裏之動也。但動之微者病尚微，動之甚者病則甚，亦可因此以察病之輕重。夫穀入於胃，以傳於肺，五藏六府，皆以受氣，是由胃氣而上爲宗氣也。氣爲水母，氣聚則水生，是由肺氣而下生腎水也。今胃氣傳之肺，而腎虚不能納，故宗氣泄於上，則腎水竭於下，腎愈虚則氣愈無所歸，氣不歸則陰愈虚矣。

◎去踝五寸之診

以左手足上，上去踝五寸按之，庶右手足當踝而彈之。其應過五寸以上，蠕蠕然者不病。其應疾，中手渾渾然者病，中手徐徐然者病。其應上不能至五寸，彈之不應者死。（《素問・三部九候論第二十》）

此言診脈之有定所，正可以施七診而知諸病也。手踝之上，手太陰肺經脈也，應於中部，去踝五寸，手之踝骨在下，而從内廉至太淵穴，計有五寸。足踝之上，足太陰脾經脈也，應於下部，去内踝骨之上五寸，廼三陰交之上，漏谷之下也，蓋漏谷去踝六寸也。以其左手上去踝五寸即太淵穴，左足上去踝五寸即漏谷之下，兩處按其脈，則於右手右足，當踝而彈之。若按右手右足之脈，則於左手左足彈之，蓋使左右相應也。其應過五寸以上，蠕蠕然者不病，蠕者，廼蟲之耎也，今脈耎而和，故曰不病。其脈應而速，中指渾渾然者病。渾渾，濁亂也。中指徐徐然者病，徐徐，遲緩也，不應手也。其應上不能至五寸，左右手足互相彈之不應者死。蓋氣絶，故不應也。凡曰應者，應醫工之指下也。

◎足寒之診

帝曰：虚實何如？岐伯曰：氣虚者肺虚也，氣逆者足寒也，非其時則生，當其時則死。餘藏皆如此。（《素問・通評虚實論第二十八》）

言五藏虚實之大體也。非時，謂年直之前後也。當時，謂正直之年也。五藏同。此舉肺虚一藏，其生死必隨乎時，而可以例諸藏也。肺主氣，氣虚者，肺虚也。氣逆者，氣上行而逆，則在下之足，以無氣而寒，故此肺虚，而非相剋之時則生，如春秋冬是也，如遇相剋之時則死，如夏時之火是也。餘藏虚者，其生死亦如此，可類推矣。

◎右脈沈而緊左脈浮而遲之診

帝曰：有病厥者，診右脈沉而緊，左脈浮而遲，不然，病主安在？岐伯曰：冬診之，右脈固當沉緊，此應四時。左脈浮而遲，此逆四時。在左當主病在腎，頗關在肺，當腰痛也。帝曰：何以言之？岐伯曰：少陰脈貫腎絡肺，今得肺脈，腎爲之病，故腎爲腰痛之病也。（《素問·病能論第四十六》）

此論腎氣逆而爲病也。夫左脈主血當沈，右脈主氣當浮。今脈不然，言不沉也，其所主之病安在。脈合四時，故冬診之，左右脈皆當沉緊，今左脈反浮而遲，是逆四時之氣矣。腎主冬氣，而又反浮在左，故當主病在腎，頗關涉於肺，當爲腰痛之病。行奇恒之法，以太陰始，五藏相通，移皆有次，是水穀所生之精氣，先至於手太陰，太陰肺金，相生而順傳於腎，腎當復傳之於肝，今反見浮遲之肺脈，是腎藏有病，而氣反還逆之於母藏，故當主腎病之腰痛，而頗關涉之於肺也。

◎脈有陰陽

脈有陰陽，知陽者知陰，知陰者知陽。凡陽有五，五五二十五陽。所謂陰者，眞藏也，見則爲敗，敗必死也。所謂陽者，胃脘之陽也。別於陽者，知病處也；別於陰者，知死生之期。三陽在頭，三陰在手，所謂一也。別於陽者，知病忌時；別於陰者，知死生之期。謹熟陰陽，無與衆謀。

知陽者知陰，知陰者知陽，深知則備識其變易。五陽，謂五藏之陽氣也。五藏應時，各形一脈，一脈之內，包揔五藏之陽，五五相乘，故二十五陽也。《玉機眞藏論》云："故病有五變，五五二十五變。"義與此通。五藏爲陰，故曰陰者眞藏也。然見者，謂肝脈至，中外急如循刀刃，責責然，如按琴瑟弦。心脈至，堅而搏，如循薏苡子，累累然。肺脈至，大而虛，如以毛羽中人膚。腎脈至，搏而絕，如以指彈石，辟辟然。脾脈至，弱而乍數乍疏。夫如是脈見者，皆爲藏敗神去，故必死也。胃脘之陽，謂人迎之氣也，察其氣脈動靜大小，與脈口應否也。胃爲水穀之海，故候其氣，而知病處。人迎在結喉兩傍，脈動應手，其脈之動，常左小而右大，左小常以候藏，右大常以候府。一云胃胞之陽，非也。陽者，衛外而爲固，然外邪所中，別於陽，則知病處；陰者藏神而內守，若考眞正成敗，別於陰，則知病者死生之期。《玉機眞藏論》云："別於陽者，知病從來；別於陰者，知死生之期。"頭謂人迎，手謂氣口，兩者相應，俱往俱來，若引繩小大齊等者，名曰平人，此所謂一也。氣口在手魚際之後一寸，人迎在結喉兩傍一寸五分，皆可以候藏府之氣。識氣定期，故知病忌，審明成敗，故知死生之期。謹量氣候，精熟陰陽，病忌之準可知，生死之疑自決，正行無惑，何用衆謀議也。

所謂陰陽者，去者爲陰，至者爲陽；靜者爲陰，動者爲陽；遲者爲陰，數者爲陽。（《素問·陰陽別論第七》）

此言脈體分陰陽，亦診脈者所當知也。凡脈有去來，故即去至而陰陽分；脈有動靜，故即動靜而陰陽分；脈有遲速，故即遲速而陰陽分。其法有如此者，以此而別陰經陽經之病，則藏府表裏，衆不能惑，凡病處忌時死生之期昭然矣。此節陰陽，言陰脈陽脈也。

◎陽明脈動不休之診

黄帝曰：足之陽明，因何而動？岐伯曰：胃氣上注於肺，其悍氣上衝頭者，循咽上走空竅，循眼系，入絡腦，出顑，下客主人，循牙車，合陽明，竝下人迎，此胃氣别走於陽明者也。故陰陽上下，其動也若一。故陽病而陽脈小者爲逆，陰病而陰脈大者爲逆。故陰陽俱静俱動，若引繩相傾者，病。（《靈樞・動俞第六十二》）

足之陽明，胃經脈也。胃氣上注於肺，而其悍氣之上頭者，循咽喉上行，上走空竅，從眼系入絡腦，出顑，下會於足少陽之客主人，以及牙車，廼合於陽明之本經，並下人迎之動脈，此内爲胃氣之所發，而外爲陽明之動也。牙車即曲牙，當是頰車也。此云陰陽上下者，統上文手太陰而言也。蓋胃氣上注於肺，本出一原。雖胃爲陽明，脈上出於人迎，肺爲太陰，脈下出於寸口，而其氣本相貫，故彼此之動，其應若一也。然人迎屬府爲陽，陽病則陽脈宜大，而反小者爲逆。寸口屬藏爲陰，陰病則陰脈宜小，而反大者爲逆。蓋氣口候陰，人迎侯陽也。是以陰陽大小，脈各有體。設陰陽不分，而或爲俱静，或爲俱動，若引繩之匀者，則其陰陽之氣，非此則彼，必有偏傾而致病者矣。

◎諸脈之診（一）

夫脈者，血之府也。長則氣治，短則氣病，數則煩心，大則病進，上盛則氣高，下盛則氣脹，代則氣衰，細則氣少，濇則心痛，渾渾革至如湧泉，病進而色弊；綿綿其去如弦絶，死。（《素問・脈要精微論第十七》）

府，聚也，府庫之謂也。言血之多少，皆聚見於經脈之中，故《刺志論》曰："脈實血實，脈虚血虚。此其常也。反此者病。"由是故也。夫脈長，爲氣和，故治。短，爲不足，故病。數急，爲熱故煩心。大，爲邪盛，故病進也。長脈者，往來長。短脈者，往來短。數脈者，往來急速。大脈者，往來滿大也。上，謂寸口。下，謂尺中。盛，謂盛滿。代脈者，動而中止，不能自還。細脈者，動而蓊蓮。澀脈者，往來時不利而蹇澀也。渾渾，言脈氣濁亂也。革至者，謂脈來弦而大，實而長也。如湧泉者，言脈汩汩，但出而不返也。綿綿，言微微似有，而不甚應手也。如弦絶者，言脈卒斷，如弦之絶去也。若病候日進而色弊惡，如此之脈，皆必死也。

◎諸脈之診（二）

麤大者，陰不足，陽有餘，爲熱中也。

凡脈之麤大者，即洪之脈，乃陽脈也。惟陰氣不足，陽氣有餘，陽實陰虛，故爲內熱，故脈如此，其病當爲熱中也。

來疾去徐，上實下虛，爲厥巔疾。

凡脈之來疾者，其來急也。去徐者，其去緩也。上實者，寸盛也。下虛者，尺弱也。皆陽強之脈，故爲陽厥頂巔之疾。夫察脈須識上下來去至止六字，不明此六字，則陰陽虛實不別也。上者爲陽，來者爲陽，至者爲陽；下者爲陰，去者爲陰，止者爲陰。上者，自尺部上於寸口，陽生於陰也。下者，自寸口下於尺部，陰生於陽也。來者，自骨肉之分而出於皮膚之際，氣之昇也。去者，自皮膚之際而還於骨肉之分，氣之降也。應曰至，息曰止也。

來徐去疾，上虛下實，爲惡風也。故中惡風者，陽氣受也。（《素問·脈要精微論第十七》）

來徐去疾者，來微去盛也。上虛下實者，寸虛尺實也。此陽虛陰盛爲惡風也。蓋風爲陽邪，傷人陽氣在於皮膚之間，風之惡厲者，從陽而直入於裏陰，是以去疾下實也。此言內因之病，從內而外，自下而上；外因之邪，從外而內，自上而下也。夫外淫之邪，從陽而陰，自表而裏也。陽氣受邪，則正氣虛傷，故來徐上虛，邪氣內陷，故去疾下實。

◎諸脈之診（三）

有脈俱沈細數者，少陰厥也。

此論脈因度數，出入之有順逆也。有脈者，言又有厥脈之因，厥脈之象，與上文之上盛下虛之厥脈厥因不同也。夫脈始於足少陰腎，生於足陽明胃，輸於足太陰脾，轉而不回者也。如脈俱沈細而數者，此少陰厥也。少陰之氣，不上合於陽明，轉輸於藏府，故惟見少陰本脈之沈細也。陽明之熱，反下入於陰中，故數也。

沈細數散者，寒熱也。

夫脈沈細爲陰，數散爲陽，陰脈數散，陰不固也。故或入之陰，或出之陽，而爲往來寒熱。

浮而散者，爲眴僕。

夫浮而散者，此復上逆於陽分，故爲眴僕。經曰："清濁之氣相干，亂於頭則爲厥逆眩僕。"此言陰陽之氣不能上下和平，循度環轉。如陽陷於陰中，則爲沈細而數。如陰陽相乘，則爲數散寒熱。如陰反上逆於陽，則爲浮散而眩僕矣。眴，眩運也。

諸浮不躁者，皆在陽，則爲熱；其有躁者在手。諸細而沈者，皆在陰，則爲骨痛；其有靜者在足。

此以浮沈躁靜而分手足之陰陽也。諸浮者，無論左右三部之浮，而皆在於陽分。其浮而躁者，在手之三陽也。《終始》曰："人迎一盛在足少陽，一盛而躁在手少陽。"即此意也。無論左右三部之細而沈者，皆在於陰分；其沈細而有靜者，在足之三陰也。《陰陽繫日月論》曰：“手之十指，以應天之十干。足之十二經脈，以應地之十二支。”故其有靜者，知在足也。太陽少陰，爲水火陰陽之主，故爲熱爲骨痛也。

數動一代者，病在陽之脈也，洩及便膿血。

此申明浮沈之在氣而不在經也。所謂諸浮在陽，諸沈在陰者，在陰陽之氣也。故爲熱，爲骨痛。如在陽之脈，則脈見數動，而爲便膿血之經證矣。陽熱在經，故脈數動；熱傷血分，故便膿血；經血下洩，故一代也。洩，泄同。

諸過者切之，濇者陽氣有餘也，滑者陰氣有餘也。陽氣有餘爲身熱無汗，陰氣有餘爲多汗身寒，陰陽有餘則無汗而寒。（《素問·脈要精微論第十七》）

脈失其常曰過，可因切而知也。陽有餘則血少，故脈澀。陰有餘則血多，故脈滑。陽有餘者，陰不足也，故身熱無汗。陰餘者，陽不足也，故多汗身寒。以汗本屬陰也。陽餘無汗，以表實也。陰餘身寒，以陰盛也。陰陽有餘，陰邪實表之謂也。

◎脈主諸病之診（一）

脈盛滑堅者，曰病在外；脈小實而堅者，病在內。脈小弱以濇，謂之久病；脈滑浮而疾者，謂之新病。脈急者，曰疝瘕少腹痛；脈滑，曰風；脈濇，曰痹；緩而滑，曰熱中；盛而緊，曰脹。（《素問·平人氣象論第十八》）

盛滑爲陽，小實爲陰，陰病病在内，陽病病在外也。小爲氣虛，濇爲無血，血氣虛弱，故云久遠之病。滑浮爲陽足，脈疾爲氣全，陽足氣全，故云新淺之病也。脈急者，此覆疝瘕少腹痛也。言沈弱不必爲疝瘕，沈急廼與診相應也。滑爲陽，陽受病則爲風。濇爲陰，陰受病則爲痹。緩，謂縱緩之狀，非動之遲緩也。陽盛於中，故脈滑緩。寒氣否滿，故脈盛緊也。盛緊，盛滿也。

◎脈主諸病之診（二）

臂多青脈，曰脫血；尺脈緩濇，謂之解㑊；安臥脈盛，謂之脫血；尺濇脈滑，謂之多汗；尺寒脈細，謂之後泄；脈尺麤常熱者，謂之熱中。（《素問·平人氣象論第十八》）

血脫則氣去，氣去則寒凝，凝泣則青黑，故臂見青色。言臂則他可知矣，即診尺之義。尺主陰分，緩爲氣衰，澀爲血少，故當病解㑊。解㑊者，困倦難狀之名也。凡脈盛者邪必盛，邪盛者臥必不安。今脈盛而臥安，知非氣分陽邪，而爲陰虛脫血也。凡尺脈盛者多陰虛，故當脫血。謂尺膚澀而尺脈滑也，尺膚澀者，榮血少也。尺脈滑者，陰火盛也。陽盛陰虛，故爲多汗。《陰陽別論》曰：“陽加於陰謂之汗。”尺膚寒者，脾之陽衰，以脾主肌肉四支也。尺脈細者，腎之陽衰，以腎主二陰下部也。脾腎虛寒，故爲後泄。尺粗爲眞陰不足，常熱爲陰火有餘，故謂之熱中也。

◎五藏脈搏堅長耎散之診

心脈搏堅而長，當病舌卷不能言；其耎而散者，當消環自已。

此言心脈有剛柔，而病亦以異也。搏，謂弦強搏擊於手也。心脈搏堅而長者，肝邪乘心，藏氣虧甚而失和平之氣也。手少陰脈從心系上挾咽，故令舌卷不能言。夫搏擊之脈，皆肝邪盛也。肝本屬木，而何五藏皆畏之？蓋五藏皆以胃氣爲本，脈無胃氣則死，凡木強者土必衰，脈搏者胃多敗，故堅搏爲諸藏所忌。茲心脈搏堅而長者，以心藏之胃氣不足而邪有餘也。搏之微則邪亦微，搏之甚則幾於眞藏矣。故當以搏之微甚，而察病之淺深。後四藏者放此。若證如前而脈則耎散者，心氣將和也。消，盡也。環，周也。謂期盡一周而病自已矣。

肺脈搏堅而長，當病唾血；其耎而散者，當病灌汗，至令不復散發也。

此言肺脈有剛柔，而病亦以異也。肺脈搏堅而長，邪乘肺也，肺系連喉，故爲唾血。若耎而散，則肺虛不斂，汗出如水，故云灌汗，汗多亡陽，故不可更爲發散也。

肝脈搏堅而長，色不青，當病墜若搏，因血在脅下，令人喘逆；其耎而散，色澤者，當病溢飲，溢飲者，渴暴多飲，而易入肌皮腸胃之外也。

此言肝脈有剛柔，而病亦以異也。肝脈搏擊於手，而且堅且長，其色又不青，當病或墜或搏，因血積於脅下，令人喘逆不止也。正以厥陰之脈布脅肋，循喉嚨之後，其支別者，復從肝別貫膈，上注肺，今血在脅下，則血之積氣上熏於肺，故令人喘逆也。其脈若耎而散，其色澤者，當病溢飲。蓋面色浮澤，是爲中濕，血虛中濕，水液不消，故病溢飲。溢飲者，當渴之時，暴多飲水，而水不內消，故易入於肌皮腸胃之外也。

胃脈搏堅而長，其色赤，當病折髀；其耎而散者，當病食痹。

此言胃脈有剛柔，而病亦以異也。胃脈搏堅，木乘土也，加之色赤，則陽明火盛，木火交熾，胃經必傷。陽明下行者，從氣衝下髀抵伏兔，故病髀如折也。若耎而散者，胃氣本虛。陽明支別上行者，由大迎人迎，循喉嚨入缺盆，下膈屬胃絡脾，故食即氣逆，滯悶不行而爲食痹。

脾脈搏堅而長，其色黄，當病少氣；其耎而散，色不澤者，當病足䯒腫，若水狀也。

此言脾脈有剛柔，而病亦以異也。脾脈搏堅於指，而至堅且長，則脾氣虛極，其色之黄者外見。然脾虛則肺無所生，故脾主氣者當少氣也。若脈耎而散，色不潤澤者，當病足䯒浮腫，若水腫之狀。蓋色潤澤廼水腫之候，今色不潤澤，故若水狀，而非眞水也。足太陰之脈所循，自上內踝前廉，上腨內，循䯒骨後，交出厥陰之前，上循膝股內前廉入腹，故病足䯒腫也。

腎脈搏堅而長，其色黄而赤者，當病折腰；其耎而散者，當病少血，至令不復也。（《素問·脈要精微論第十七》）

此言腎脈有剛柔，而病亦以異也。腎脈搏堅於指，而至堅且長，其色黄而且赤，是心脾干腎，腎受客傷，故病腰如折也。若脈之耎而散者，當病少血，蓋腎主水以生津液，今腎氣不化，故當病少血，不能遽復也。

◎五藏脈之緩急大小滑濇之診

心脈之緩急大小滑濇之診

黄帝曰：請問脈之緩急大小滑濇之病形何如？岐伯曰：臣請言五藏之病變也。心脈，急甚者爲瘛瘲；微急爲心痛引背，食不下。緩甚爲狂笑；微緩爲伏梁，在心下，上下行，時唾血。大甚爲喉吤；微大爲心痹引背，善淚出。小甚爲善噦；微小爲消癉。滑甚爲善渴；微滑爲心疝引齊，小腹鳴；濇甚爲瘖；微濇爲血溢，維厥，耳鳴，顛疾。（《靈樞・邪氣藏府病形第四》）

此詳言五藏之病異脈變，而先以心言之也。脈有緩急大小滑濇，則病必隨脈而變也。故急脈屬肝，心得急脈而甚，當爲風邪入心，病成瘛瘲。瘛爲筋脈踡急，而瘲爲筋脈弛縱，即今所謂急慢驚風之意耳。若脈急而微，則其病爲心痛引背，食亦不下。正以急甚病亦甚，病於内而又病於外，故曰瘛瘲；急微則病微，病止在於中也。緩脈屬脾，心得緩脈而甚，當爲土邪相併，病成狂笑。心在聲爲笑，狂則失神矣。若脈緩而微，其病有伏梁之積，在於心下，或昇或降而行，時或唾中有血。正以甚則病成於驟，故曰狂笑；微則病成於素，故曰伏梁也。大脈屬心，故心得大脈而甚，當爲心火充溢，喉中吤然有聲。若脈大而微，其病爲心痹引背，時善淚出。正以心脈繫於喉嚨，附於背，通於目，故甚則病勢有餘而爲喉吤；微則病勢漸成而爲痛引於背，及出淚也。小脈者，大脈之反也。心脈既小，而又小之甚，則心氣不足，無以資土，其病當爲噦。心脈而爲小之微，則血液枯燥，病爲消癉也。滑脈者，濇脈之反也。心脈既滑，而又滑之甚，則心火有餘，病爲善渴；若滑而微，則病爲心疝引齊，小腹必鳴也。濇爲肺脈，心得濇脈而甚，金火相爍，病成爲瘖。若脈濇而微，其血當損而溢，其陰維陽維之脈必厥，其耳必鳴，其疾在巔，正以心火不足，金反乘之，故甚則中外皆不足，微則内證雜見也。

肺脈之緩急大小滑濇之診

肺脈，急甚爲癲疾，微急爲肺寒熱，怠惰，欬唾血，引腰背胷，若鼻息肉不通；緩甚爲多汗，微緩爲痿瘻偏風，頭以下汗出不可止；大甚爲脛腫，微大爲肺痹引胷背，起惡日光；小甚爲泄，微小爲消癉；滑甚爲息賁上氣，微滑爲上下出血；濇甚爲嘔血，微濇爲鼠瘻，在頸支掖之閒，下不勝其上，其應善痠矣。（《靈樞・邪氣藏府病形第四》）

此言肺經之脈異病變也。急爲肝脈，肺得急脈而甚，則木邪反乘所不勝，故爲癲疾。若得急脈而微，則肺爲寒熱，爲怠惰，爲欬，爲唾血，其欬引腰背與胷，又鼻中有息肉不通，皆肺氣不足，風邪有餘所致也。但甚則邪發於驟而爲欬，微則邪積於素而爲諸病耳。緩爲脾脈，肺得緩脈而甚，則血不養脾，脾虛不能生金，當爲虛汗甚多也。若得緩脈而微，則爲痿證，爲鼠瘻，爲偏風，爲頭以下汗出不可止，蓋甚則病發於驟，虛汗其多，而微則病成有日，故諸證悉見也。大爲心脈，肺得大脈而甚，則金爲火爍，腎水隨涸，脛發爲腫。若得脈大而微，則肺痹引於胷背，見火知畏，雖日光亦所惡也。蓋甚則心肺腎之交病，病爲脛腫，內外俱形也。微則肺經之爲病，成於內也。小脈爲大之反，肺得小脈而甚，則中氣大衰，病當爲泄。若得小脈而微，則爲消癉也。正以甚則虛甚，土金皆衰而成泄，小則病微，其消癉之病，止在於肺也。滑爲濇脈之反，肺得滑脈而甚，則火盛病熾，當爲息賁之積，而其氣上逆也。若得滑脈而微，則火逼肺與大腸，當爲上下出血也。蓋滑主氣爲病，氣上而不下，微則主血爲病，血迺上下俱行也。濇爲肺脈，肺得濇脈而甚，則肺邪有餘，血溢而嘔。若得濇脈而微，則爲鼠瘻，在頸輿支掖之閒。身爲上，足爲下，下體不勝其上，故足耎無力，其應善痠矣。正以甚則血爲有傷，微則病積於素，所以有不同耳。

肝脈之緩急大小滑濇之診

肝脈，急甚者爲惡言，微急爲肥氣，在脅下，若覆杯；緩甚爲善嘔，微緩爲水瘕痹也；大甚爲內癰，善嘔衄，微大爲肝痹，陰縮，欬引小腹；小甚爲多飲，微小爲消癉。滑甚爲㿗疝，微滑爲遺溺；濇甚爲溢飲，微濇爲瘈攣，筋痹。（《靈樞·邪氣藏府病形第四》）

此言肝經之脈異病變也。急爲肝脈，肝脈急甚爲惡言，蓋肝主怒，肝氣有餘，則聽言而惡也。微急爲肥氣在脅下若覆杯，蓋肝素有積，其脈雖急而漸微也。緩爲脾脈，肝脈緩甚，則木土相剋，病爲善嘔。肝脈微緩，則土不勝水，當成水瘕而爲痹也。水瘕者，水積也。大爲心脈，肝得大脈而甚，則火氣炎木，內當爲癰，及善嘔血，與鼻中出血爲衄也。若脈得微大，則爲肝痹，爲陰縮，爲欬引小腹，火自陰經而上，而爲諸病，較之甚者，僅血不上溢耳。小爲大脈之反，肝得小脈而甚，則血甚不足，當爲多飲。若得小脈而微，則爲消癉，其病相類而成耳。滑爲濇脈之反，肝得滑脈而甚，則睾丸屬於肝經，㿗疝已成也。若得滑脈而微，則疏泄無束，當爲遺溺也。濇爲肺脈，肝得肺脈而甚，則木爲金勝，邪反干脾，土不勝水，飲溢四支也。若得濇脈而微，則血不養筋，當爲瘈，爲攣、爲筋痹也。

脾脈之緩急大小滑濇之診

脾脈，急甚爲瘈瘲；微急爲鬲中，食飲入而還出，後沃沫。緩甚爲痿厥；微緩爲風痿，四支不用，心慧然若無病。大甚爲擊僕；微大爲疝氣，腹裏大，膿血在腸胃之外。小甚爲寒熱；微小爲消癉。滑甚爲㿗癃；微滑爲蟲毒蛕蠍腹熱。濇甚爲腸㿗；微濇爲內㿗，多下膿血。（《靈樞·邪氣藏府病形第四》）

此言脾經之脈異病變也。急爲肝脈，脾得急脈而甚，則風邪剋土，病成瘛瘲也。若得急脈而微，則木邪侮土，其在上爲膈中，食飲入而還出，脾氣不上通也。《上隔》云："氣爲上膈，食飲入而復出。"在下爲去後沃沫，脾氣不下疏也。緩爲脾脈，脾得緩脈而甚，則土氣大弱，爲痿爲厥，若得緩脈而微，則爲風爲痿，四支不用，心則慧然若無病也。大爲心脈，脾得大脈而甚，病爲擊僕，若擊之而僕地也。若得大脈而微，則脾經成疝，腹中必大，膿血在於腸胃之外。蓋甚則病形於外，微則病積於中也。小爲大脈之反，脾得小脈而甚，則爲寒熱往來，以脾血不足也。若得小脈而微，則爲消癉之證，以血枯津竭也。滑爲濇脈之反，脾得滑脈而甚，則爲㿗疝，爲癃溺。蓋土不勝木則爲㿗，土不運水則爲癃也。若得滑脈而微，則有蟲毒如蛕蠍之類，其腹內當爲熱，蓋以滑爲陽脈，其形如珠，則必有蟲物毒氣爲熱也。濇爲肺脈，脾得濇脈而甚，則肺與大腸爲表裏，今濇脈見於脾土，而又至於甚，則土不能生金，金邪又爲有餘，其大腸當爲內㿗也。若得濇脈而微，則內㿗多下膿血，蓋㿗在內者爲甚，而膿血之下者，爲氣當疏通，反由於微也。

腎脈之緩急大小滑濇之診

腎脈，急甚爲骨癲疾；微急爲沉厥奔豚，足不收，不得前後。緩甚爲折脊；微緩爲洞，洞者食不化，下嗌還出。大甚爲陰痿；微大爲石水，起齊已下，至小腹腄腄然，上至胃脘，死不治。小甚爲洞泄；微小爲消癉。滑甚爲癃㿗；微滑爲骨痿，坐不能起，起則目無所見。濇甚爲大癰；微濇爲不月，沉痔。(《靈樞·邪氣藏府病形第四》)

此言腎經之脈異病變也。急爲肝脈，腎得急脈而甚，則腎主骨，風邪入骨，當爲骨癲疾。若得急脈而微，則爲沉厥。蓋風邪入腎則爲厥，而腎氣不足，則當沉滯而無知也。及爲奔豚，以腎邪漸積而成也。爲足不收，以腎脈行於足也。爲不得前後，以腎通竅於二便也。正以甚則骨癲，自裏達表也。微則病徐，在裏病多也。脾爲緩脈，腎得緩脈而甚，則腎與膀胱爲表裏，膀胱之脈行於脊，爲土邪乘水，腎氣不足，當折脊而不能舉也。若得緩脈而微，則腎氣無束，當爲洞泄不止，其脾氣亦不運行，而所下之食宜不化，或至食飲下嗌而還出也。大爲心脈，腎得大脈而甚，則火盛水衰，當爲陰痿也。若得大脈而微，則齊下當有石水，起齊已下，至少腹覺腄腄然而下垂，及上至胃脘，此證當至死不治耳。《陰陽別論》云："陰陽結邪，多陰少陽爲石水。"又《大奇論》有："腎肝並沉爲石水。"小爲大脈之反，腎得小脈而甚，則腎氣甚衰，無以主下焦而爲洞泄。若得小脈而微，亦水不配火，當爲消癉之證也。滑爲腎脈，腎得滑脈而甚，則腎邪有餘，當病膀胱閉癃及成㿗疝也。若得腎脈而微，則腎氣亦衰，當爲骨痿而不能起牀，起則昏暈目盲矣。濇爲肺脈，腎得濇脈而甚，則精血俱衰，內爲大癰。若得濇脈而微，則精血亦衰，當爲經閉與痔下也。

◎脈小血多脈大血少之診

脈小血多者，飲中熱也；脈大血少者，脈有風氣，水漿不入。此之謂也。（《素問・刺志論第五十三》）

脈小者血應少，而反見其多，必或酒或飲，中於熱而動之也。風爲陽邪，居於脈中，故脈大。水漿不入，則中焦無以生化，故血少。

◎三陽脈體之診

太陽脈至，洪大以長。少陽脈至，乍數乍疎，乍短乍長。陽明脈至，浮大而短。（《素問・平人氣象論第十八》）

此言人之脈氣，必隨天地陰陽之化，而爲之卷舒也。太陽之氣王於穀雨後六十日，是時陽氣太盛，故其脈洪大而長也。少陽之氣，王於冬至後六十日，是時陽氣尚微，陰氣未退，故長數爲陽，疏短爲陰，而進退未定也。陽明之氣，王於雨水後六十日，是時陽氣未盛，陰氣尚存，故脈雖浮大而仍兼短也。此論但言三陽而不及三陰，諸家疑爲古文脫簡者是也。及閱七難所載，則陰陽俱全。其言少陽之至乍大乍小，乍短乍長。陽明之至，浮大而短。太陽之至，洪大而長。與此皆同。至謂太陰之至，緊大而長。少陰之至，緊細而微。厥陰之至，沈短而敦。此三陰三陽之辨，廼氣令必然之理，蓋陰陽有更變，脈必隨乎時也。又曰："其氣以何月各王幾日？然。冬至之後得甲子少陽王，復得甲子陽明王，復得甲子太陽王，復得甲子太陰王，復得甲子少陰王，復得甲子厥陰王。王各六十日，六六三百六十日，以成一歲。此三陽三陰之王時日大要也。"據此二說，則逐節推之可知矣。又《至眞要大論》曰："厥陰之至其脈弦，少陰之至其脈鉤，太陰之至其脈沈，少陽之至大而浮，陽明之至短而濇，太陽之至大而長。"義若與此有不同者，蓋此篇以寒暑分陰陽，彼以六氣分陰陽也。觀者宜各解其義。

◎二陰二陽脈之診

二陰急爲癇厥。二陽急爲驚。（《素問・大奇論第四十八》）

二陰，少陰也。二陽，陽明也。脈急者爲風寒，邪乘心腎，故爲癇爲厥。木邪乘胃，故發爲驚。《陽明脈解篇》曰："胃者土也，故聞木音而驚者，土惡木也。"是亦此義。

◎三陰三陽之診（一）

三陽急爲瘕。三陰急爲疝。（《素問・大奇論第四十八》）

三陽，手足太陽經也。三陰，手足太陰經也。邪聚三陽爲瘕聚，邪聚三陰爲疝氣，凡脈急者，皆邪盛也。前言肝腎心肺而此言脾經，所以五藏皆有疝。

◎三陰三陽之診（二）

帝曰：所謂三陽者，太陽爲經，三陽脈至手太陰，而弦浮而不沈，決以度察以心，合之陰陽之論。

三陽者，太陽也。此言太陽之氣，在表而合於天，在上而應於日，與手太陰少陰之相合也。手太陰者，肺也，肺主表而主天，心廼君火之陽以應日。太陽之氣生於水中，肺主氣而發原於腎，是以三陽脈至於手太陰，則陰陽相合，皆從陰而樞出於陽也。弦者，樞脈也。浮而不沈者，太陽太陰之主開也。決，判斷也。以此而察度之，以心合之，正合於陰陽之類論。蓋太陽主表，肺主皮毛，應天氣之包乎地之外，是太陽與手太陰之同類也。太陽之氣，坎中之滿也。少陰與太陽標本相合，故心爲陽中之太陽，猶日之隨天氣而遶地環轉，是太陽與手少陰之同類也。故以此察其陰陽，斷其行度，正合於陰陽之論。

所謂二陽者，陽明也。至手太陰，弦而沈急不鼓，炅至以病皆死。

二陽者，陽明也，陽明主闔，至手太陰弦而沉急不鼓者，太陰之開，反從陽明之闔，不能鼓動而外出也，是以炅至而爲陽明太陰之病者皆死。蓋太陰之氣，主開而反沈，是天氣之不運行矣。陽明主清涼之金氣，反爲炅熱所傷，是以二氣皆死，廼陰陽類而不相合者也。炅者，日中之火氣也。此言陽明之氣，不與天氣相合，而亦不與太陽之相合也。

一陽者，少陽也，至手太陰，上連人迎，弦急懸不絕，此少陽之病也，專陰則死。

一陽者，少陽也。少陽主樞，樞者，從陰而出於陽，從陽而入於陰，外內出入之無息者也。如至手太陰，上連人迎，弦急不絕者，少陽惟從太陰之開，而不能樞轉復入，此少陽爲太陰之所病也。如專於陰而不能樞出於陽，是少陽之氣絕於內矣。蓋手太陰主氣，而上屬於天。故止與太陽相合，與腎藏膀胱之水相合，與足太陰之地氣相合，與餘氣則不相合矣。

三陰者，六經之所主也，交於太陰，伏鼓不浮，上空志心。

三陰者，太陰也，五藏六經之所主也。五藏內合五行，五行者，木火土金水火地之陰陽也。太陰者，脾土也。三陰之氣，交於太陰，猶六氣之歸於地中，燥勝則地乾，暑勝則地熱，風勝則地動，濕勝則地泥，寒勝則地裂，火勝則地固。故脈伏鼓而不浮，廼六氣伏鼓於地中，而不浮於外，是以上空志心，謂不及於心腎也。蓋先天之氣，從水火而化生五行，是六氣廼心腎之所主，因伏鼓於地中，是以上空志心。

二陰至肺，其氣歸膀胱，外連脾胃。

二陰者，少陰也，少陰主水。二陰之氣，上通於天，下歸於泉，中連於土也。二陰至肺者，肺腎之相合也。其氣歸膀胱者，陰陽雌雄之相應也。外連脾胃者，水津通貫於地中也。上節言太陰之土氣，不及於心腎，此言二陰之氣，復通貫於地中。蓋言少陰之氣，與手足太陰，足太陽陽明之相類也。

一陰獨至，經絶，氣浮不鼓，鉤而滑。

一陰者，厥陰也，厥陰爲陰中之生陽。《經脈別論》曰："一陰至，厥陰之治是也。"是以經絶者，陰脈之伏於内也。氣浮者，生陽之氣浮於外也。不鼓者，厥陰之主闔也。不鉤者，厥陰主相火而非心火也。滑者，陰陽經氣外内出入之相摶也。此承上文而言二陰之氣，與肺藏脾胃膀胱相通，是少陰之有類聚也。厥陰，廼陰中之少陽，爲一陰之獨使。故曰一陰獨至，謂一陰之無類聚也。

此六脈者，乍陰乍陽，交屬相竝，繆通五藏，合於陰陽，先至爲主，後至爲客。（《素問・陰陽類論第七十九》）

六脈者，手足三陰之六脈也。乍陰乍陽者，謂陰中有陽，或陰或陽之交至也。交屬相並，繆通五藏，合於陰陽者，謂六經之氣屬陰屬陽，交相合併，互通五藏，五藏之氣，合於五行之陰陽也。然心腎二藏，並主少陰，脾肺二藏，並主太陰，肝與包絡，並主厥陰，原無手經足經之別。不過以先至爲主，後至爲客。如心之陽脈先至，即以心爲主而腎爲客，腎之陰脈先至，即以腎爲主而心爲客。乍陰乍陽，或先或後，各有主客之類合也。前三陽爲經節，論陽中有陰，此論陰中有陽。

◎三陰三陽有餘不足滑澀之診

厥陰，有餘病陰痹，不足病生熱痹，滑則病狐疝風，濇則病少腹積氣。

厥陰者，風木之氣也。風木有餘則邪並於肝，肝經之脈結於諸陰之分，故病爲陰痹。厥陰之氣不足，則陽邪勝之，故病生熱痹。滑爲陽邪有餘，而病風者，熱則生風也。疝者前陰少腹之病，男女五藏皆有之。狐之晝伏夜出，陰獸也，疝在厥陰，其出入上下不常，與狐相類，故曰狐疝風。此非外入之風，廼以肝邪爲言也。下准此。濇爲氣虛，爲血滯，故邪氣留止而病爲積聚。

少陰，有餘病皮痹隱軫，不足病肺痹，滑則病肺風疝，濇則病積溲血。

少陰者，君火之氣也。火盛則克金，皮者肺之合，故爲皮痹。隱軫，即癮疹也。火不足則金無所畏，燥邪獨勝，故病爲肺痹。滑實則君火爲邪，故乘於肺，病在氣也。濇爲心血不足，故經滯而爲積聚，血亂而爲溲血也。

太陰，有餘病肉痹、寒中，不足病脾痹，滑則病脾風疝，濇則病積，心腹時滿。

太陰者，濕土之氣也。濕邪有餘，故爲肉痹。寒濕在脾，故爲寒中。土弱則脾氣不行也。太陰脈滑，則土邪有餘。脾風疝者，即癩腫重墜之屬，病在濕也。脾脈入腹，上注心中，濇因脾弱，故病脾積及心腹時滿。

陽明，有餘病脈痹，身時熱，不足病心痹，滑則病心風疝，濇則病積，善時驚。

陽明者，燥金之氣也。其合大腸與胃，燥氣有餘，則血脈虚而陰水弱，故病脈痹及身爲時熱。燥氣不足則火勝爲邪，故病爲心痹。滑則燥熱生風，熱則主於心也，故爲心風疝。濇則胃虚而滯，故病積。胃虚者風木乘之，故善驚。

太陽，有餘病骨痹身重，不足病腎痹，滑則病腎風疝，濇則病積，時善巔疾。

太陽者，寒水之氣也。其合腎，其主骨，故太陽寒邪有餘者，主爲骨痹、爲身重。不足則腎氣弱，故病爲腎痹。太陽滑實者風寒挾邪，故病腎風疝。太陽之脈交巔上，絡腎屬膀胱，故其脈濇氣滯，當爲腎積及頂巔之病。

少陽，有餘病筋痹脅滿，不足病肝痹，滑則病肝風疝，濇則病積，時筋急目痛。（《素問·四時刺逆從論第六十四》）

少陽者，相火之氣也。其合肝膽，其主筋，其脈行於脅肋，故少陽之邪有餘者，當病筋痹脅滿。少陽不足則肝藏氣虚，故病爲肝痹。滑實則風熱合邪而爲肝風疝，病在筋也。濇以血滯，故病肝積。肝主筋，開竅於目，故爲筋急目痛。

◎三陽藏象及太陰二陰藏搏之診

帝曰：太陽藏何象？岐伯曰：象三陽而浮也。帝曰：少陽藏何象？岐伯曰：象一陽也。一陽藏者，滑而不實也。帝曰：陽明藏何象？岐伯曰：象大浮也。太陰藏搏，言伏鼓也。二陰搏至，腎沈不浮也。（《素問·經脈別論第二十一》）

此下復明六經獨至之脈象也。太陽之象三陽者，陽行於表，陽之極也，故脈浮於外。少陽之象一陽者，少陽爲陽之裏，陰之表，所謂半表半裏，陽之微也，故雖滑不實。陽明雖太陽之裏，而實少陽之表，比之滑而不實者，則大而浮矣。《傷寒論》曰：“尺寸俱浮者，太陽受病也。尺寸俱長者，陽明受病也。尺寸俱弦者，少陽受病也。”義當參會。伏鼓者，沉伏而鼓擊，即堅搏之謂。《傷寒論》曰：“尺寸俱沉細者，太陰受病也。”二陰，少陰腎經也。二陰搏而獨至者，言腎但沈而不浮也。詳此明言二陰之脈，而前無二陰之至，前有一陰之至，而此無一陰之脈，信爲古經之脱簡，而上文一陽少陽之誤，即此節也。《傷寒論》曰：“尺寸俱沈者，少陰受病也。尺寸俱微緩者，厥陰受病也。”

◎脈動之診

脈之卒然盛者，皆邪氣居之，留於本末，不動則熱，不堅則陷且空，不與衆同。是以知其何脈之動也。（《靈樞·經脈第十》）

飲酒者能致經脈之盛，故脈之平素不甚動而卒然動者，皆邪氣居之，留於經脈之本末而然耳。邪氣者，即指酒氣爲言。酒邪在脈，則浮絡者雖不動，亦必熱也；雖大而不堅，故陷且空也。此浮絡與經脈之不同，故可因之以知其動者爲何經之脈也。此特舉飲酒爲言者，正欲見其動與不動，空與不空，而經脈絡脈爲可辨矣。

◎呼吸脈動之診

人一呼脈一動，一吸脈一動，曰少氣。

脈爲血氣之道路，而脈之運行在乎氣。若一呼一吸，脈各一動，則一息二至，減於常人之半矣，以正氣衰竭也，故曰少氣，《十四難》謂之離經。

人一呼脈三動，一吸脈三動而躁，尺熱曰病溫。尺不熱，脈滑曰病風。脈濇曰痹。（《素問·平人氣象論第十八》）

若不因定息太息而呼吸各三動，是一息六至矣，《難經》謂之離經。躁者，急疾之謂。尺熱，言尺中近臂之處有熱者，必其通身皆熱也。脈數躁而身有熱，故知爲病溫。數滑而尺不熱者，陽邪盛也，故當病風；然風之傷人，其變不一，不獨在於肌表，故尺不熱也。澀爲血不調，故當病痹。《脈法》曰："滑，不澀也，往來流利。澀，不滑也，如雨霑沙。"滑爲血實氣壅，澀爲氣滯血少。

◎脈逆四時之診（一）

所謂逆四時者，春得肺脈，夏得腎脈，秋得心脈，冬得脾脈。其至皆懸絕沉濇者，命曰逆四時。未有藏形，於春夏而脈沉濇，秋冬而脈浮大，名曰逆四時也。（《素問·玉機眞藏論第十九》）

《平人氣象論》云："脈有逆從四時，未有藏形，春夏而脈瘦，秋冬而脈浮大，命目逆四時也。"與此義同。此舉脈逆四時者而申言之也。所謂脈逆四時者，春得肺脈，金剋木也；夏得腎脈，水剋火也；秋得心脈，火剋金也；冬得脾脈，土剋水也。四脈之至，皆懸絕沉濇，是無胃氣，命曰逆四時也。此皆析而言之耳。又嘗統而言之，大凡春夏陽氣漸上，脈宜弦洪，而反沉濇；秋冬陽氣漸下，脈宜沉濇，而反浮大，此謂逆四時之脈也。

◎脈逆四時之診（二）

脈有逆從四時，未有藏形，春夏而脈瘦，秋冬而脈浮大，命曰逆四時也。（《素問·平人氣象論第十八》）

逆，反也。從，順也。凡脈之逆從四時者，雖未有眞藏之形見，若春夏以木火之令，脈當浮大而反見瘦小，秋冬以金水之令，脈當沈細而反見浮大者，是皆逆四時也。

◎往來逆順之診

往者爲逆者，言氣之虛而小，小者逆也。來者爲順者，言形氣之平，平者順也。（《靈樞·小鍼解第三》）

氣去故脈虛而小，氣來故脈平而和。

◎脈從而病反之診

帝曰：脈從而病反者，其診何如？岐伯曰：脈至而從，按之不鼓，諸陽皆然。帝曰：諸陰之反，其脈何如？岐伯曰：脈至而從，按之鼓甚而盛也。（《素問·至眞要大論第七十四》）

謂脈之陰陽必從乎病，其有脈病不應而相反者，陽病見陽脈，脈至而從也。若浮洪滑大之類，本皆陽脈，但按之不鼓，指下無力，便非眞陽之候，不可誤認爲陽。凡諸陽證得此者，似陽非陽皆然也。故有爲假熱，有爲格陽等證，此脈病之爲反也。陰病見陰脈，脈至而從矣。若雖細小而按之鼓甚有力者，此則似陰非陰也。凡諸陰病而得此，有爲假寒，有爲格陰，表裏異形，所以爲反。凡此相反者，皆標本不同也。如陰脈而陽證，本陰標陽也。陽脈而陰證，本陽標陰也。故治病當必求其本。

◎四時脈反之診

黄帝問曰：春脈如弦……反此者病。帝曰：何如而反？岐伯曰：其氣來實而強，此謂太過，病在外；其氣來不實而微，此謂不及，病在中。帝曰：春脈太過與不及，其病皆何如？岐伯曰：太過則令人善忘，忽忽眩冒而巔疾；其不及則令人胷痛引背，下則兩脇胠滿。帝曰：善。

此言五藏有應時之脈，其有所反者，必有所病，而此一節，則先舉肝經以言之也。若與此相反，則脈氣來實而強，弦之過也。其氣來不實而微，弦之不及也。皆爲弦脈之反。太過者病在外，不及者病在中，蓋外病多有餘，內病多不足，此其常也。下准此。忘，當作怒。《本神》曰："肝氣虛則恐，實則怒。"《氣交變大論》曰："歲木太過，甚則忽忽善怒，眩冒巔疾。"皆同此義。忽忽，恍忽不爽也。冒，悶昧也。巔疾，疾在頂巔也。足厥陰之脈會於巓上，貫膈布脅肋，故其爲病如此。胠，掖下脅也。

帝曰：善。夏脈如鉤……反此者病。帝曰：何如而反？岐伯曰：其氣來盛，去亦盛，此謂太過，病在外；其氣來不盛去反盛，此謂不及，病在中。帝曰：夏脈太過與不及，其病皆何如？岐伯曰：太過則令人身熱而膚痛，爲浸淫；其不及則令人煩心，上見欬唾，下爲氣泄。帝曰：善。

此言心經有應時之脈，其有所反者，必有所病也。與此相反，則其脈氣之來盛去亦盛，鉤之過也。其來不盛去反盛，鉤之不及也。皆爲鉤脈之反。去反盛者，非強盛之謂。凡脈自骨肉之分，出於皮膚之際，謂之來；自皮膚之際，還於骨肉之分，謂之去。來不盛、去反盛者，言來則不足，去則有餘，即消多長少之意。故扁鵲於春肝夏心秋肺冬腎，皆以實強爲太過，病在外；虛微爲不及，病在內。辭雖異而意則同也。夏脈太過，則陽有餘而病在外，故令人身熱膚痛，而浸淫流布於形體。不及則君火衰而病在內，故上爲心氣不足而煩心，虛陽侵肺而咳唾，下爲不固而氣泄。以本經脈起心中，出屬心繫，下膈絡小腸，又從心系卻上肺故也。

帝曰：善。秋脈如浮……反此者病。帝曰：何如而反？岐伯曰：其氣來，毛而中央堅，兩傍虛，此謂太過，病在外；其氣來，毛而微，此謂不及，病在中。帝曰：秋脈太過與不及，其病皆何如？岐伯曰：太過，則令人逆氣而背痛，慍慍然；其不及，則令人喘，呼吸少氣而欬，上氣見血，下聞病音。帝曰：善。

此言肺經有應時之脈，其有所反者，必有所病也。若與此相反，則其脈氣之來如毛，而中央堅，浮而中堅也。凡浮而太過，浮而不及，皆浮之反，而病之在內在外，義與前同。肺脈起中焦，下絡大腸，還循胃口，上膈屬肺，其藏附背，故太過則逆氣爲壅而背痛見於外。慍慍，悲鬱貌。其不及則喘咳短氣，氣不歸原，所以上氣。陰虛內損，所以見血。下聞病音，謂喘息則喉下有聲也。

帝曰：善。冬脈如榮……反此者病。帝曰：何如而反？岐伯曰：其氣來如彈石者，此謂太過，病在外；其去如數者，此謂不及，病在中。帝曰：冬脈太過與不及，其病皆何如？岐伯曰：太過，則令人解㑊，脊脈痛而少氣，不欲言；其不及，則令人心懸如病饑，䏚中清，脊中痛，少腹滿，小便變。帝曰：善。（《素問·玉機眞藏論第十九》）

此言腎經有應時之脈，其有所反者，必有所病也。若與此相反，則氣來如彈石者，其至堅強，榮之太過也。其去如數者，動止疾促，榮之不及也。蓋數本屬熱，而此眞陰虧損之脈，亦必緊數。然愈虛則愈數，原非陽強實熱之數，故云如數，則辨析之意深矣。此而一差，禍如反掌也。太過病在外，不及病在中，義俱同前。冬脈太過，陰邪勝也。陰邪勝，則腎氣傷，眞陽虛，故令人四體懈怠，舉動不精，是謂解㑊。脊痛者，腎脈之所至也。腎藏精，精傷則無氣，故少氣不欲言。皆病之在外也。其不及則眞陰虛，虛則心腎不交，故令人心懸而怯如病饑也。季脅下空耎之處曰䏚中，腎之傍也。腎脈貫脊屬腎絡膀胱，故爲脊痛腹滿小便變等證。變者，謂或黄或赤、或爲遺淋、或爲癃閉之類，由腎水不足而然。是皆病之在中也。

◎六氣至之診

帝曰：其脈至何如？岐伯曰：厥陰之至，其脈弦；少陰之至，其脈鉤；太陰之至，其脈沈；少陽之至，大而浮；陽明之至，短而濇；太陽之至，大而長。

六氣之至，必有其脈。厥陰之至，其脈弦，耎虛而滑，端直以長也；少陰之至，其脈鉤，來盛去衰，如偃帶鉤也；太陰之至，其脈沈，沈者不浮也；少陽之至，大而浮，大則不小，浮則不沈也；陽明之至，短而濇，短則不長，濇則不利也；太陽之至，大而長，大則不小，長則不短也。

至而和則平，至而甚則病，至而反者病，至而不至者病，未至而至者病，陰陽易者危。（《素問·至眞要大論第七十四》）

以上六脈之至，各無太過不及，是爲和平之脈，不平則爲病矣。甚，謂過甚而失其中和之氣，如但弦無胃之類是也。反者，反見勝己之脈，如應弦反澀，應大反小之類是也。時已至而脈不應，來氣不足也，故病。時未至而脈先至，來氣太過也，故病。凡南北政之歲，脈象變易皆然。陰陽易，陰陽易者，謂不應天常，氣見交錯，失其恒位，更易見之，陰位見陽脈，陽位見陰脈，是易位而見也。陰陽錯亂，故謂之危。

◎病形六變病之診

黄帝曰：病之六變者，刺之奈何？岐伯答曰：諸急者多寒，緩者多熱；大者多氣少血，小者血氣皆少；滑者陽氣盛，微有熱；濇者多血少氣，微有寒。（《靈樞·邪氣藏府病形第四》）

六變者，五藏之所生，變化之病形，有緩急大小滑濇之六脈。此緣陰陽血氣寒熱之不和，而變見於脈也。

◎差之脈應之診

帝曰：其脈應，皆何如？岐伯曰：差同正法，待時而去也。《脈要》曰：春不沈，夏不弦，冬不澀，秋不數，是謂四塞。沉甚曰病，弦甚曰病，澀甚曰病，數甚曰病。參見曰病，復見曰病，未去而去曰病，去而不去曰病，反者死。故曰：氣之相守司也，如權衡之不得相失也。夫陰陽之氣，清靜則生化治，動則苛疾起，此之謂也。（《素問·至眞要大論第七十四》）

氣至脈亦至，氣去脈亦去，氣有差分，脈必應之，故曰差同正法。四塞者，此即脈之差分也。春脈宜弦，然自冬而至，冬氣猶存，故尚有沉意。夏脈宜數，然自春而至，春氣猶存，故尚有弦意。秋脈宜澀，然自夏而至，夏氣猶存，故尚有數意。冬脈宜沉，然自秋而至，秋氣猶存，故尚有澀意。若春不沉，夏不弦，秋不數，冬不澀，是失其所生之氣，氣不交通，故曰四塞，皆非脈氣之正。曰病者，此又其差之甚者也。故春可帶沈而沉甚則病，夏可帶弦而弦甚則病，秋可帶數而數甚則病，冬可帶澀而澀甚則病，以盛非其時也。參見者，氣脈亂而雜至也。復見者，脈隨氣去而再來也。時未去而脈先去，本氣不足，來氣有餘也。時已去而脈不去，本氣有餘，來氣不足也，皆不免於病。春得秋脈，夏得冬脈，秋得夏脈，冬得長夏脈，長夏得春脈，反見勝己之化，失天和也，故死。權衡，秤也。凡六氣之用，亦猶權衡之平而不可失也。陰陽之氣，平則清靜而生化治，不平則動而苛疾起。動，謂變動常平之候，而爲災眚也。苛，重也。《六微旨大論》曰："成敗倚伏生乎動，動而不已，則變作矣。"

◎客主之診

此六脈者，乍陰乍陽，交屬相竝，繆通五藏，合於陰陽，先至爲主，後至爲客。(《素問·陰陽類論第七十九》)

六脈，手足三陰之六脈也。乍陰乍陽者，謂陰中有陽，或陰或陽之交至也。交屬相並，繆通五藏，合於陰陽者，謂六經之氣屬陰屬陽，交相合併，互通五藏，五藏之氣，合於五行之陰陽也。然心腎二藏，竝主少陰，脾肺二藏，竝主太陰，肝與包絡，竝主厥陰，原無手經足經之別。不過以先至爲主，後至爲客。如心之陽脈先至，即以心爲主而腎爲客，腎之陰脈先至，即以腎爲主而心爲客。乍陰乍陽，或先或後，各有主客之類合也。前三陽爲經節，論陽中有陰，此論陰中有陽。

◎經絡俱實之診

帝曰：經絡俱實何如？何以治之？岐伯曰：經絡皆實，是寸脈急而尺緩也，皆當治之。故曰：滑則從，濇則逆也。夫虛實者，皆從其物類始，故五藏骨肉滑利，可以長久也。(《素問·通評虛實論第二十八》)

經，十二經也。絡，十五絡也。此以脈口寸尺，概察經絡之虛實也。寸脈之直行者爲太陰之經，尺中列缺別走陽明者爲太陰之絡。以上下言，則寸爲陽，尺爲陰；以內外言，則絡爲陽，經爲陰。故寸脈急則邪居於經，尺脈緩則熱盛於絡，是經絡俱實也，皆當治之。治，言瀉也。按《平人氣象論》曰："緩而滑曰熱中。"《邪氣藏府病形》曰："緩者多熱。"故此以尺緩爲實也。滑，陽脈也。澀，陰脈也。實而兼滑，陽氣勝也，故爲從。若見澀，則陰邪勝而陽氣去也，故爲逆。物之生則滑利，死則枯澀，皆由陽氣之存亡耳。脈之逆順，亦猶是也。

◎經絡有餘不足之診

帝曰：絡氣不足，經氣有餘，何如？岐伯曰：絡氣不足，經氣有餘者，脈口熱而尺寒也。秋冬爲逆，春夏爲從，治主病者。(《素問·通評虛實論第二十八》)

絡脈在表，主乎陽也。經脈通裏，主乎陰也。經氣有餘則脈口熱，陰分之邪盛也。絡氣不足則尺中寒，陽分之氣虛也。陽虛者畏陰勝之時，故秋冬爲逆，春夏爲從。治主病者，即下文灸刺之義。按：本節以脈口熱爲經氣有餘，尺寒爲絡氣不足，故王氏以尺寸言陰陽，註曰陰分主絡，陽分主經。然《經脈》《脈度》等篇曰："經脈爲裏，浮而淺者爲絡。"是經本陰也，絡本陽也，難以反言。夫尺寸者，分陰陽之位耳，而陰陽之氣，則五藏上下無所不在。如寸有肺金，陰不在上乎？尺有命門，陽不在下乎？故反言尺寸則可，反言經絡則不可。且本節之義，重在經絡，不在尺寸。

◎經虛絡滿之診

帝曰：經虛絡滿，何如？岐伯曰：經虛絡滿者，尺熱滿，脈口寒濇也。此春夏死，秋冬生也。（《素問・通評虛實論第二十八》）

經虛絡滿者，陰氣不足，陽邪有餘也。陰虛者畏陽勝之時，故春夏死，秋冬生。尺脈熱滿，故主絡滿，脈口寒濇，故主經虛，春夏之氣，生長於外，氣惟外弛，而根本虛脫，故死。秋冬之氣，收藏於內，故生。蓋外因之病，宜神機外運；內因之病，宜根本實堅。

◎五藏脈之診

心脈滿大，癇瘛筋攣。肝脈小急，癇瘛筋攣。

此言癇瘛筋攣之證，心肝二經皆能成之，而以其脈之異者驗之也。癇證似癲，瘛證體緩。筋攣者，筋脈拘攣也。然心屬火，火有餘則脈滿大，其血乾涸，故當發之爲癇瘛筋攣也。肝屬木，木感寒則脈小急，其血窘急，故亦當發之爲癇瘛筋攣也。夫病一也，心肝二經皆有之，一以內熱，一以外寒，故脈證不同有如此。

肝脈鶩暴，有所驚駭，脈不至，若瘖，不治自已。

此言肝脈太過者主於驚，而不及者病易已也。鶩，馳驟也。暴，急疾也。驚駭者肝之病，故肝脈急亂者，因驚駭而然。甚有脈不至而聲瘖者，以猝驚則氣逆，逆則脈不通，而肝經之脈循喉嚨，故聲瘖而不出也。然此特一時之氣逆耳，氣通則愈矣，故不治自已。瘖，聲不出也。

腎脈小急，肝脈小急，心脈小急，不鼓，皆爲瘕。

此言心肝腎脈之小急沈者，皆爲瘕也。瘕者，假也，塊似有形，而隱見不常，故曰瘕。脈本急矣，而其急中甚小，又不鼓擊於手，則是沈也，必有積瘕在中，故脈不和緩空虛耳。今三部之脈如此，皆可以即其本部，而決其爲瘕也。

腎肝竝沈爲石水，竝浮爲風水，竝虛爲死，竝小弦欲驚。

此歷舉腎肝之脈相同者，其病亦無異也。肝脈入陰內，貫少腹；腎脈貫脊中，絡膀胱，兩藏竝，藏氣熏衝脈，自腎下絡於胞，令水不行化，故堅而結。然腎主水，水冬冰，水宗於腎，腎象水而沈，故氣並而沈，名爲石水。脈浮爲風，下焦主水，風薄於下，故名風水。腎爲五藏之根，肝爲發生之主，二者不足，是生主俱微，故死。脈小弦爲肝腎不足，故欲驚。

腎脈大急沉，肝脈大急沉，皆爲疝。

此言腎肝之脈大急沉者，皆爲疝也。疝者，寒氣結聚之所爲也，或結於少腹，或結於睾丸，或結於睾丸之上下兩傍，凡二脈經歷之所皆是也。

心脈搏滑急爲心疝。肺脈沉搏爲肺疝。（《素問・大奇論第四十八》）

此言心肺二部皆有疝，即脈可以知之，不特腎肝爲然也。心脈搏擊於指，而且滑且急，是心經有疝也。肺脈搏擊於指，而按之則沉，是肺經有疝也。積小以高大者曰山，疝有漸積之義，故名。

◎五藏病脈之診

病心脈來，喘喘連屬，其中微曲，曰心病。

鉤多胃少曰心病。喘喘，急疾貌。喘喘連屬，心氣不安也。曲者鉤之象，其中微曲，心氣虚也，故當主心病。

病肺脈來，不上不下，如循雞羽，曰肺病。

毛多胃少曰肺病。不上不下，往來濇滯也，如循雞羽，較之榆莢，更屬輕虚其中，又不得生我之土象，而反有賊我之木體，故主肺病。

病肝脈來，盈實而滑，如循長竿，曰肝病。

弦多胃少曰肝病。盈實而滑，弦之甚過也。如循長竿無末梢之和耎也。亦弦多胃少之義，故曰肝病。

病脾脈來，實而盈數，如雞舉足，曰脾病。

弱多胃少曰脾病。實而盈數，強急不和也。如雞舉足，輕疾不緩也。前言弱多胃少，此言實而盈數，皆失中和之氣，故曰脾病。

病腎脈來，如引葛，按之益堅，曰腎病。（《素問·平人氣象論第十八》）

石多胃少曰腎病。脈如引葛，堅搏牽連也。按之益堅，石甚不和也，亦石多胃少之義，故曰腎病。

◎五脈應象之診

五脈應象：肝脈弦，心脈鉤，脾脈代，肺脈毛，腎脈石，是謂五藏之脈。（《素問·宣明五氣第二十三》）

弦者，耎弱而滑，端直以長，其應春。鉤者，來盛去衰，外實內虚，其應夏。代者，更代也。脾脈和耎，分王四季，如春當和耎而兼弦，夏當和耎而兼鉤，秋當和耎而兼毛，冬當和耎而兼石，隨時相代故曰代，此非中止之謂。毛者，脈來浮虚，輕如毛羽，其應秋。石者，沈堅如石，其應冬。按《九鍼論》有與本篇稍異者。

◎心脈而急之診

帝曰：診得心脈而急，此爲何病？病形何如？岐伯曰：病名心疝，少腹當有形也。帝曰：何以言之？岐伯曰：心爲牡藏，小腸爲之使，故曰少腹當有形也。（《素問·脈要精微論第十七》）

此言脈有心疝之證也。心爲牡藏，氣本屬陽，今脈緊急，陰寒勝也，以陽藏而爲陰勝，故病心疝。心疝者，形在少腹，而實以寒乘少陰所致。牡，陽也。心屬火而居於膈上，故曰牡藏。心與小腸爲表裏，故脈絡相通而爲之使。小腸居於少腹，故少腹當有形也。

◎肝與腎脈竝至之診

肝與腎脈竝至，其色蒼赤，當病毀傷不見血；已見血，濕若中水也。（《素問·脈要精微論第十七》）

此舉色與脈反者，而詳診其病之不同也。上文言病之新故，必以色脈而參之矣。至有色脈相反者，亦必細診而詳參可也。假如肝之脈弦，腎之脈沈，則肝與腎脈併至，宜乎肝之色蒼，腎之色黑，其二色當並見也，今則見其蒼，不見其黑，而見其赤，有心血之義參焉者。何也？須知肝脈而見肝色，必曾有恚怒，當病毀傷之疾，然見腎之沈脈，則色雖見赤，而必不見血也。若赤色不爲徒見，而已曾見血，或口有所吐，或傷處亦有所出，則腎脈亦必不徒見，而中水而濕必有之也，正以沈脈屬水故耳。否則色與脈反，寧無諸經之病互見於其中乎？

◎脾脈獨主之診

帝曰：四時之序，逆從之變異也，然脾脈獨何主？岐伯曰：脾脈者土也，孤藏以灌四傍者也。帝曰：然則脾善惡，可得見之乎？岐伯曰：善者不可得見，惡者可見。帝曰：惡者何如可見？岐伯曰：其來如水之流者，此謂太過，病在外；如鳥之喙者，此謂不及，病在中。帝曰：夫子言脾爲孤藏，中央土，以灌四傍，其太過與不及，其病皆何如？岐伯曰：太過則令人四支不舉；其不及則令人九竅不通，名曰重強。（《素問·玉機眞藏論第十九》）

脈春弦、夏鉤、秋浮、冬榮，爲逆順之變見異狀也。四藏循四時之序，謂之曰從，其有過與不及而爲諸病者，謂之曰逆。然脾脈與四時獨何所主？蓋脾屬土，以孤藏而灌於四藏之中，方脾之無病，其有功於四藏，日常如是，雖有其善，不可得而見。及脾之有病，則四藏亦隨以病，其惡遂可得而見也。故其來如水之流，脾氣降而下也，此謂太過，病當在外，令人四支不舉，以脾主四支也。其來如烏之喙，脾氣濇而傷也，此謂不及，病當在中，令人九竅不通。夫脾不和平，固爲強矣，則九竅不通，則病邪方盛，名曰重強，此皆脾之惡者可見也。

◎手少陰脈動甚之診

女子，手少陰脈動甚者，妊子。（《靈樞·論疾診尺第七十四》）

《平人氣象論》云：“婦人手少陰脈動甚者，妊子也。”與此同。此論人之始生，本於先天之水火也。手少陰者，兩手之少陰腎脈也。蓋胞繫於腎，故少陰之脈動甚也。夫妊始成形，先生兩腎，猶太極中之陰陽，陰陽分而五行備，五行備而形始成，是以女子手少陰脈動甚者，主姙子也。

◎手足十二經脈盛虛之診

肺手太陰脈之診

肺手太陰之脈……盛者寸口大三倍於人迎，虛者則寸口反小於人迎也。（《靈樞·經脈第十》）

寸口主陰，肺爲大腸之藏，手太陰經也。故肺氣盛者，寸口大三倍於人迎，虛則反小也。人迎者，足陽明之動脈，在結喉傍一寸五分，廼三陽脈氣所至也。《陰陽別論》曰“三陽在頭、三陰在手”者，其義即此。下同。人迎脈口一盛二盛三盛，當補當瀉，義具《終始篇》。

大腸手陽明脈之診

大腸手陽明之脈……盛者，人迎大三倍於寸口；虛者，人迎反小於寸口也。（《靈樞·經脈第十》）

人迎主陽，大腸爲肺之府，手陽明經也，故盛者，人迎大三倍於寸口；虛者，人迎反小於寸口也。

胃足陽明脈之診

胃足陽明之脈……盛者人迎大三倍於寸口，虛者人迎反小於寸口也。（《靈樞·經脈第十》）

足陽明爲太陰之表，三陽也，故盛衰見於人迎也。所謂盛者，人迎較寸口之脈，大者三倍，則胃經爲實，如《終始》所謂瀉足陽明胃，而補足太陰脾者是也。虛者，人迎較寸口之脈，小者三倍，則胃經爲虛，如《終始》所謂補足陽明胃，而瀉足太陰脾者是也。

脾足太陰脈之診

脾足太陰之脈……盛者，寸口大三倍於人迎；虛者，寸口反小於人迎也。（《靈樞·經脈第十》）

足太陰爲陽明之裏，三陰也，故脈之盛衰候於氣口。

心手少陰脈之診

心手少陰之脈……盛者，寸口大再倍於人迎；虛者，反小於人迎也。（《靈樞·經脈第十》）

手少陰爲太陽之裏，三陰也，故脈之盛衰見於寸口。所謂盛者，寸口較人迎之脈，大者二倍而躁，則心經爲實。虛者，寸口較人迎之脈小者，二倍而不躁，人迎大二倍而躁。此則心經爲虛。

小腸手太陽脈之診

小腸手太陽之脈……盛者，人迎大再倍於寸口；虛者，反小於寸口也。（《靈樞·經脈第十》）

手太陽爲少陰之表，故候在人迎。所謂盛者，人迎較寸口之脈大者，二倍而躁，則小腸經爲實；人迎較寸口之脈小者，二倍而不躁，則小腸經爲虛也。

膀胱足太陽脈之診

膀胱足太陽之脈……盛者，人迎大再倍於寸口；虛者，反小於寸口也。（《靈樞·經脈第十》）

足太陽爲少陰之表，故候在人迎。所謂盛者，人迎較寸口之脈，大者二倍，則膀胱經爲實也。人迎較寸口之脈，小者二倍，則膀胱經爲虛也。

腎足少陰脈之診

腎足少陰之脈……盛者，寸口大再倍於人迎；虛者，寸口反小於人迎也。（《靈樞·經脈第十》）

足少陰爲太陽之裏，故候在寸口。所謂盛者，寸口較人迎之脈，大者二倍，則腎經爲實也。虛者，寸口較人迎之脈，小者二倍，則腎經爲虛也。

心主手厥陰心包絡脈之診

心主手厥陰心包絡之脈……盛者，寸口大一倍於人迎；虛者，寸口反小於人迎也。（《靈樞·經脈第十》）

手厥陰爲少陽之裏，故候在寸口。然所謂盛者，寸口較人迎之脈，大者，一倍而躁，則心包絡爲實也。虛者，寸口較人迎之脈，小者，一倍而不躁，則心包絡爲虛也。

三焦手少陽脈之診

三焦手少陽之脈……盛者，人迎大一倍於寸口；虛者，人迎反小於寸口也。（《靈樞·經脈第十》）

手少陽爲厥陰之表，故候在人迎。然所謂盛者，人迎較寸口之脈，大者一倍而躁，則三焦經爲實也；人迎較寸口之脈，小者一倍而不躁，則三焦經爲虛也。

膽足少陽脈之診

膽足少陽之脈……盛者，人迎大一倍於寸口；虛者，人迎反小於寸口也。（《靈樞·經脈第十》）

足少陽爲厥陰之表，故候在人迎。所謂盛者，人迎較寸口之脈，大者一倍，則膽經爲實也；虚者，人迎較寸口之脈，小者一倍，則膽經爲虚也。

肝足厥陰脈之診

肝足厥陰之脈……盛者，寸口大一倍於人迎；虚者，反小於人迎也。（《靈樞·經脈第十》）

足厥陰爲少陽之裏，故候在寸口。所謂盛者，寸口較人迎之脈，大者一倍，則肝經爲實也；虚者，寸口較人迎之脈，小者一倍，則肝經爲虚也。

◎胃脈心脈之診

胃脈沉鼓濇，胃外鼓大，心脈小堅急，皆鬲偏枯。（《素問·大奇論第四十八》）

沉鼓濇，陽不足也。外鼓大，陰受傷也。小堅而急，陰邪勝也。胃爲水穀之海，心爲血脈之主，胃氣既傷，血脈又病，故致上下痞膈，半身偏枯也。男子左爲逆，右爲從；女子右爲逆，左爲從。今以偏枯而男子發左，女子發右，是逆證也。若聲不瘖，舌可轉，則雖逆於經，未甚於藏，廼爲可治，而一月當起。若偏枯而瘖者，腎氣內竭而然，其病必甚。如《脈解》曰："內奪而厥，則爲瘖俳，此腎虚也。"正以腎脈循喉嚨挾舌本故耳。若男發於右而不發於左，女發於左而不發於右，皆謂之從。從，順也。然證雖從而聲則瘖，是外輕而內重也，故必三歲而後起。以氣血方剛之年，輒見偏枯癈疾，此稟賦不足，蚤雕之兆也，不出三年死矣。

◎胃脈之診

帝曰：診得胃脈，病形何如？岐伯曰：胃脈實則脹，虚則泄。（《素問·脈要精微論第十七》）

此論診得府脈，而病在於藏也。經曰："脾氣實則腹脹，不足則爲溏泄。"蓋脾與胃以膜相連耳。胃爲陽，脾爲陰，陽病者上行極而下，是以脈見於胃，而病見於脾也。此皆陰陽表裏上下雌雄相輸應也。

◎四時胃脈變化主病之診

春胃微弦曰平，弦多胃少曰肝病，但弦無胃曰死。胃而有毛曰秋病，毛甚曰今病。藏眞散於肝，肝藏筋膜之氣也。

春令木王，其脈當弦，但宜微弦而不至太過，是得春胃之充和也，故曰平。夫春弦夏鉤秋毛冬石，以分四季所屬者，在欲明時令之脈，不得不然也。然脈之迭見，有隨時者，有不隨時者。故或春而見鉤，便是夏脈，春而見毛，便是秋脈，春而見石，便是冬脈，因變知病，圓活在人，故有二十五變之妙。若謂春必弦，夏必鉤，則殊失胃氣之精義矣。弦多者，過於弦也。胃少者，少和緩也，是肝邪之勝，胃氣之衰，故爲肝病。但有弦急而無充和之氣者，是春時胃氣已絕，而肝之眞藏見也，故曰死。毛爲秋脈屬金，春時得之，是爲賊邪，以胃氣尚存，故至秋而後病。春脈毛甚，則木被金傷，故不必至秋，今即病矣。春木用事，其氣昇散，故藏眞之氣散於肝，而肝之所藏則筋膜之氣也。《金匱眞言論》曰："東方青色，入通於肝，是以知病之在筋也。"

夏胃微鉤曰平，鉤多胃少曰心病，但鉤無胃曰死。胃而有石曰冬病，石甚曰今病。藏眞通於心，心藏血脈之氣也。

夏令火王，其脈當鉤，但宜微鉤而不至太過，是得夏胃之和也，故曰平。夫鉤多者，過於鉤也。胃少者，少充和也。是心火偏勝，胃氣偏衰，故爲心病。但有鉤盛而無平和之氣者，是夏時胃氣已絕，而心之眞藏見也，故死。石爲冬脈屬水，夏時得之，是爲賊邪。以胃氣尚存，故至冬而後病。夏脈石甚則無胃氣，火被水傷已深，故不必至冬，今即病矣。夏火用事，其氣炎上，故藏眞之氣通於心，而心之所藏則血脈之氣也。《金匱眞言論》曰："南方赤色，入通於心。"是以知病之在脈也。

長夏胃微耎弱曰平，弱多胃少曰脾病，但代無胃曰死。耎弱有石曰冬病，弱甚曰今病。藏眞濡於脾，脾藏肌肉之氣也。

長夏屬土，雖主建未之六月，然實兼辰戌丑未四季之月爲言也。四季土王之時，脈當耎弱，但宜微有耎弱而不至太過，是得長夏胃氣之和緩也，故曰平。耎，軟同。弱多胃少，則過於弱而胃氣不足，以土王之時而得之，故爲脾病。代，更代也。脾主四季，脈當隨時而更，然必欲皆兼和耎，方得脾脈之平。若四季相代，而但弦但鉤但毛但石，是但代無胃，見眞藏也，故曰死。石爲冬脈屬水，長夏陽氣正盛而見沈石之脈，以火土氣衰而水反乘也，故至冬而病。弱，當作石。長夏石甚者，火土大衰，故不必至冬，今即病矣。長夏濕土用事，其氣濡潤，故藏眞之氣濡於脾，而脾之所藏，則肌肉之氣也。《金匱眞言論》曰："中央黄色，入通於脾。"是以知病之在肉也。

秋胃微毛曰平，毛多胃少曰肺病，但毛無胃曰死。毛而有弦曰春病，弦甚曰今病。藏眞高於肺，以行榮衛陰陽也。

秋令金王，其脈當毛，但宜微毛而不至太過，是得秋胃之和也，故曰平。毛者，脈來浮澀，類羽毛之輕虛也。毛多胃少，是金氣偏勝而少和緩之氣也，故爲肺病。但毛無胃，是秋時胃氣已絕，而肺之眞藏見也，故死。弦爲春脈屬木，秋時得之，以金氣衰而木反乘也，故至春木王時而病。秋脈弦甚，是金氣大衰，而木寡於畏，故不必至春，今即病矣。秋金用事，其氣清肅，肺處上焦，故藏眞之氣高於肺，肺主乎氣而榮行脈中，衛行脈外者，皆自肺宣佈，故以行榮衛陰陽也。

冬胃微石曰平，石多胃少曰腎病，但石無胃曰死。石而有鉤曰夏病，鉤甚曰今病。藏眞下於腎，腎藏骨髓之氣也。（《素問·平人氣象論第十八》

冬令水王，脈當沈石，但宜微石而不至太過，是得冬胃之和也，故曰平。石者，脈來沈實，如石沈水之謂。石多胃少，是水氣偏勝，反乘土也，故爲腎病。但石無胃，是冬時胃氣已絕，而腎之眞藏見也，故死。鈎爲夏脈屬火，冬時得之，以水氣衰而火反侮也，故至夏火王時而病。冬脈鈎甚，是水氣大衰而火寡於畏，故不必至夏，今即病矣。冬水用事，其氣閉藏，故藏眞之氣下於腎，而腎之所藏，則骨髓之氣也。《金匱眞言論》曰："北方黑色，入通於腎。"是以知病之在骨也。

◎五色脈之診

青脈之診

青脈之至也，長而左右彈，有積氣在心下支胠，名曰肝痹，得之寒濕，與疝同法，腰痛足清頭痛。（《素問·五藏生成第十》）

青者，肝色見也。長而左右彈，言兩手俱長而弦強也。彈，搏擊之義。此以肝邪有餘，故氣積心下，及於支胠，因成肝痹。然得之寒濕而積於心下支胠者，則爲肝痹；積於小腹前陰者，則爲疝氣。總屬厥陰之寒邪，故云與疝同法。肝脈起於足大指，與督脈會於巔，故病必腰痛足冷頭痛也。胠，腋下脅也，

赤脈之診

赤脈之至也，喘而堅，診曰有積氣在中，時害於食，名曰心痹，得之外疾，思慮而心虛，故邪從之。（《素問·五藏生成第十》）

赤當脈，脈合心，故曰赤脈之至也。喘，急疾也。堅，牢堅也。心脈之至，急而牢堅，主積氣於中，當時害於食。蓋食氣入胃，濁氣歸心，淫精於脈，有積於中，故害於食也。名曰心痹，積氣痹閉於心下也。此得之外淫之邪，因思慮而心虛，故邪氣乘虛而留於內也。經曰："心怵惕思慮則傷神。神傷則心虛矣。"此節照應"生於心，如以縞裹朱"節，故曰赤脈之至，白脈之至也。前論五藏之色，生於藏而見於外，此言五藏之病，成於內而見於脈也。頭痛巔疾，過在足少陰巨陽，言六淫之邪生於外也，此言五藏之病成於內也。夫節論外邪之病，自外而傳於內。此言內成之積，從內而見於外。故曰赤脈之至曰喘，曰積氣在中。

黄脈之診

黄脈之至也，大而虛，有積氣在腹中，有厥氣，名曰厥疝，女子同法，得之疾使四支汗出當風。（《素問·五藏生成第十》）

黄者，脾色見也。脈大爲邪氣盛，虛爲中氣虛。中虛則脾不能運，故有積氣在腹中。脾虛則木乘其弱，水無所畏，而肝腎之氣上逆，是爲厥氣。且脾肝腎三經皆結於陰器，故名曰厥疝，而男女無異也。四支皆稟氣於脾，疾使之則勞傷脾氣而汗易泄，汗泄則表

虛而風邪客之，故爲是病。

白脈之診

白脈之至也，喘而浮，上虛不實，驚有積氣在胷中，喘而虛，名曰肺痹，寒熱，得之醉而使内也。（《素問・五藏生成第十》）

白者，肺色見也。脈喘而浮者，火乘金而病在肺也。喘爲氣不足，浮爲肺陰虛。肺虛於上，則氣不行而積於下，故上虛則爲驚，下實則爲積。氣在胸中，喘而且虛，病爲肺痹者，肺氣不行而失其治節也。寒熱者，金火相爭，金勝則寒，火勝則熱也。其因醉以入房，則火必更熾，水必更虧，腎虛盜及母氣，故肺病若是矣。

黑脈之診

黑脈之至也，上堅而大，有積氣在小腹與陰，名曰腎痹，得之沐浴清水而卧。（《素問・五藏生成第十》）

黑者，腎色見也。上言尺之上，即尺外以候腎也。腎主下焦，脈堅而且大者，腎邪有餘，故主積氣在小腹與陰處，因成腎痹。其得於沐浴清水而卧者，以寒濕内侵而氣歸同類，故病在下焦而邪居於腎。

◎代而鉤之診

其脈代而鉤者，病在絡脈。（《素問・三部九候論第二十》）

其脈代如鉤者，病在絡脈。鉤爲夏脈，又夏氣在絡，故病在絡脈。絡脈受邪，則經脈自滯，故脈來中止而代也。

◎鉤毛弦石溜之診

鼓一陽曰鉤，鼓一陰曰毛，鼓陽勝急曰弦，鼓陽至而絕曰石，陰陽相過曰溜。（《素問・陰陽别論第七》）

"溜"，作"流"。此舉五藏之脈體言之也。一陽者微陽也，指下鼓動一陽，而脈即來盛去衰者曰鉤，迺微鉤也，心之脈也；一陰者微陰也，指下鼓動一陰，而脈來輕虛以浮者曰毛，迺微毛也，肺之脈也。鼓動陽脈，而其勢勝急不至於太急者曰弦，迺微弦也，肝之脈也。鼓動陽脈，而陽脈似絕曰石，迺微石也，腎之脈也。陰陽二脈相過，無能勝負，正平和之脈，其名曰溜，如水之緩流也，脾之脈也。此曰陰陽，以脈體言，就其浮沈大小之閒，以意而得之者也。

◎摶脈之診

摶脈，痹躄，寒熱之交。（《素問・玉版論要第十五》）

摶脈者，摶擊於手也，爲邪盛正衰、陰陽乘亂之脈，故爲痹爲躄，爲或寒或熱之交也。痹，頑痹也。躄，足不能行也。

◎代脈之診

一日一夜五十榮，以榮五藏之精，不應數者，名曰狂生。所謂五十榮者，五藏皆受氣，持其脈口，數其至也。五十動而不一代者，五藏皆受氣；四十動一代者，一藏無氣；三十動一代者，二藏無氣；二十動一代者，三藏無氣；十動一代者，四藏無氣；不滿十動一代者，五藏無氣。予之短期，要在《終始》。所謂五十動而不一代者，以爲常也。以知五藏之期，予之短期者，乍數乍踈也。（《靈樞·根結第五》）

榮，運也。人之經脈運行於身者，一日一夜凡五十周，以榮五藏之精氣，如《五十榮》者即此之義。其數則周身上下左右前後凡二十八脈，共長十六丈二尺。人之宗氣積於胸中，主呼吸而行經隧，一呼氣行三寸，一吸氣行三寸，呼吸定息，脈行六寸。以一息六寸推之，則一晝一夜，凡一萬三千五百息，通行五十周於身，則脈行八百一十丈。其有太過不及而不應此數者，名曰狂生。狂，猶妄也，言雖生未可必也。凡此五十榮者，即五藏所受之氣也。但診持脈口而數其至，則藏氣之衰王可知矣。代，更代之義，謂於平脈之中，而忽見耎弱，或乍數乍疏，或斷而復起。蓋其藏有所損則氣有所虧，故變易若此，均名爲代。若五十動而不一代者，五藏受氣皆足，廼爲和平之脈。四十動一代者，是五藏中一藏虧損也。《十一難》曰："經言脈不滿五十動而一止，一藏無氣者，何藏也？然。人吸者隨陰入，呼者因陽出，今吸不能至腎，至肝而還，故知一藏無氣者，腎氣先盡也。然則五藏和者氣脈長，五藏病者氣脈短。"觀此一藏無氣必先乎腎，如下文所謂二藏三藏四藏五藏者，當自遠而近，以次而短，則由腎及肝，由肝及脾，由脾及心，由心及肺。故凡病將危者，必氣促似喘，僅呼吸於胸中數寸之間。蓋其眞陰絕於下，孤陽浮於上，此氣短之極也。醫於此際而尚欲平之散之，未有不隨撲而滅者，良可哀也。夫人之生死由乎氣，氣之聚散由乎陰，而殘喘得以尚延者，賴一線之氣未絕耳，此藏氣之不可不察也。予，與同。短期，死期也。言五藏無氣，可與之定死期矣。《終始》，古經名，具十二經終之義。以爲常者，言人之常脈當如是也，故可因此以察五藏之氣。若欲知其短期，則在乎乍疏乍數，此其時相變代，廼與常代者不同，蓋以藏氣衰敗，無所主持而失常如此，故三部九候等論皆云乍疏乍數者死。

◎少氣之診（一）

三陽絕，三陰微，是爲少氣。（《素問·方盛衰論第八十》）

絕者，陽不與陰合也。三陽隔絕則陰虧於上，三陰微弱則陽虧於下，陰陽不相生化，故少氣不足以息。

◎少氣之診（二）

少氣者，脈口人迎俱少，而不稱尺寸也。（《靈樞·終始第九》）

脈口人迎，以候三陰三陽之氣，是以少氣者，脈口人迎俱少，尺以候陰，寸以候陽。不稱尺寸者，陰陽氣虛，而又應於尺寸之脈也。

◎孤虛之診

脈孤，爲消氣，虛泄爲奪血，孤爲逆，虛爲從。（《素問·玉版論要第十五》）

脈孤者，孤陰孤陽也。孤陽者洪大之極，陰氣必消，孤陰者微弱之甚，陽氣必消，故脈孤爲消氣也。脈虛兼泄者必亡其陰，陰亡則血虛，故虛泄爲奪血也。孤者偏絕之謂，絕者不可復生，故爲逆。虛者不足之謂，不足者猶可補，故曰從。

◎重實之診

帝曰：何謂重實？岐伯曰：所謂重實者，言大熱病，氣熱脈滿，是謂重實。（《素問·通評虛實論第二十八》）

證脈皆實，是重實也。大熱者，邪氣盛也。氣爲陽，血脈爲陰。邪盛而氣血皆傷，故爲重實。此論血氣之陰陽虛實也。

◎重虛之診

帝曰：何謂重虛？岐伯曰：脈氣上虛尺虛，是爲重虛。（《素問·通評虛實論第二十八》）

此論脈氣皆虛也。上節論經絡之實，即可類推於虛。此節論氣分之虛，亦可類推於實。血者，神氣也。榮氣宗氣行於脈中，衛氣行於脈外，故曰脈氣，蓋以氣口之脈，可以候血，亦可以候氣也。上虛者，寸口之脈氣虛也。尺虛者，脈氣虛於下也。上下皆虛，故曰重虛。

◎虛實之診

謹奉天道，請言終始。終始者，經脈爲紀，持其脈口人迎，以知陰陽有餘不足，平與不平，天道畢矣。（《靈樞·終始第九》）

天道陰陽，有十二辰次爲之紀；人身血氣，有十二經脈爲之紀。循環無端，終而復始，故曰終始。脈口在手，太陰脈也，可候五藏之陰。人迎在頸，陽明脈也，可候六府之陽。人之血氣經脈，所以應天地陰陽之盛衰者，畢露於此，故曰天道畢矣。

◎氣血形脈虛實之診

黄帝問曰：願聞虛實之要。岐伯對曰：氣實形實，氣虛形虛，此其常也，反此者病；穀盛氣盛，穀虛氣虛，此其常也，反此者病；脈實血實，脈虛血虛，此其常也，反此者病。（《素問·刺志論第五十三》）

形立於外，氣充於内，形氣相合，是謂和平。故氣實者形實，氣虛者形虛，此稟賦之常也。若形氣相反，則偏虛偏實之病生矣。人受氣於穀，穀入於胃以傳於肺，五藏六府皆以受氣，此氣生於穀也，是謂穀氣。故穀氣盛衰，候當相應，不應則爲病矣。脈之盛衰者，所以候血氣之虛實也。故脈之與血，相應者爲常，不相應者反而病也。

◎氣血形脈虛實相反之診

帝曰：如何而反？岐伯曰：氣虛身熱，此謂反也；穀入多而氣少，此謂反也；穀不入而氣多，此謂反也；脈盛血少，此謂反也；脈少血多，此謂反也。（《素問·刺志論第五十三》）

氣虛者陽虛也，當爲身寒，而反病熱者，陰氣虛於内，陽邪盛於外也。形氣相逆，故謂之反。氣盛身寒，得之傷寒，則此節亦當有氣盛身寒四字，必脱簡也。二陽有餘，三陰不足也。胃府受邪，及於肺也。脈盛血少者，陽實陰虛也。脈少血多者，陽虛陰實也。

◎胃脘癰之診

黄帝問曰：人病胃脘癰者，診當何如？岐伯對曰：診此者，當候胃脈，其脈當沉細，沉細者氣逆，逆者人迎甚盛，甚盛則熱。人迎者，胃脈也，逆而盛，則熱聚於胃口而不行，故胃脘爲癰也。（《素問·病能論第四十六》）

此言診胃脘有癰之脈。胃爲多氣多血之府，脈當洪大，而反見沉細，故爲胃氣之逆。胃氣逆而人迎盛，逆在藏而熱在經也，即《終始》等經所云人迎三盛病在陽明之謂。人迎在結喉傍，足陽明動脈也。陽明氣逆而盛，則熱邪聚於胃脘，故留結爲癰。

◎汗之診

陽加於陰，謂之汗。（《素問·陰陽别論第七》）

陽加於陰者，亦指尺寸而言也，寸主動，尺主静，尺部而見陽脈，廼陽加於陰，則陰虛火盛，其汗自泄，《平人氣象論》云“尺濇脈滑，謂之多汗”者是也。

◎崩之診

陰虛陽搏，謂之崩。（《素問·陰陽别論第七》）

陰虚陽搏者，亦指尺寸而言也，尺脈既虚，陰血已損，寸脈搏擊，虚火愈熾，謂之曰崩，蓋火逼而血妄行也，此則指女子而言耳。

◎瘧不發之診

帝曰：瘧不發，其應何如？岐伯曰：瘧氣者，必更盛更虚，當氣之所在也。病在陽，則熱而脈躁；在陰，則寒而脈靜；極則陰陽俱衰，衛氣相離，故病廼休；衛氣集，則復病也。（《素問·瘧論第三十五》）

此言瘧病未發之時，其脈候證候何如而應。瘧氣者，有陰陽更並之盛虚，皆當氣之所在也。如病在陽，則熱而脈躁；在陰，則寒而脈靜。欲知脈與病之相應，但審證之寒熱，脈之躁靜，則知病之在陰在陽也。而陰陽之所以更盛更虚者，衛氣行之也。衛氣者，行陰而行陽者也。是以衛氣相離，其病得休；衛氣集，則復病也。

◎病熱而有所痛之診

帝曰：病熱而有所痛者，何也？岐伯曰：病熱者，陽脈也。以三陽之動也。人迎一盛少陽，二盛太陽，三盛陽明，入陰也。夫陽入於陰，故病在頭與腹，廼䐜脹而頭痛也。帝曰：善。（《素問·腹中論第四十》）

陽脈者，火邪也。凡病熱者，必因於陽，故三陽之脈，其動甚也。人迎，足陽明脈，所以候陽也。如《終始》《禁服》《六節藏象》等篇俱詳明其義。言人迎一盛，病在足少陽；一盛而燥，病在手少陽。人迎二盛，病在足太陽；二盛而燥，病在手太陽。人迎三盛，病在足陽明；三盛而燥，病在手陽明也。凡邪熱在表，三陽既畢，則入於陰分矣。頭主陽，腹主陰，陽邪在頭則頭痛，及其入於陰分，則腹爲䐜脹也。

◎陽厥之診

帝曰：有病怒狂者，此病安生？岐伯曰：生於陽也。帝曰：陽何以使人狂？岐伯曰：陽氣者，因暴折而難決，故善怒也，病名曰陽厥。帝曰：何以知之？岐伯曰：陽明者常動，巨陽少陽不動，不動而動，大疾，此其候也。（《素問·病能論第四十六》）

夫心爲陽中之太陽。巨陽者，心之標陽也。少陽者，肝之表氣也。夫陽明廼胃之悍氣，故獨動而不休。陽明常動者，謂如下關、地倉、大迎、人迎、氣衝、衝陽之類，皆有脈常動者也。巨陽、少陽不動者，謂巨陽惟委中、昆侖，少陽惟聽會、懸鐘，其脈雖微動，而動不甚也。於其不甚動者而動且大疾，則其常動者更甚矣，此即陽厥怒狂之候。

◎動氣之診

所謂動氣，知其藏也。（《素問·至眞要大論第七十四》）

動氣者，氣至脈動也。凡此皆以沖陽、尺譯、太谿、天府、太沖等脈爲驗者，察動脈之有無，則藏氣之存亡可知矣，此總結六氣之變病也。

◎病之益甚與其方衰之診

雷公曰：病之益甚，與其方衰如何？黄帝曰：外内皆在焉。切其脈口，滑小緊以沉者，病益甚，在中；人迎氣大緊以浮者，其病益甚，在外。其脈口浮滑者，病日進；人迎沉而滑者，病日損。其脈口滑以沉者，病日進，在内；其人迎脈滑盛以浮者，其病日進，在外。脈之浮沈及人迎與寸口氣小大等者，疾難已；病之在藏，沉而大者，易已，小爲逆；病在府，浮而大者，其病易已。人迎盛堅者，傷於寒；氣口盛堅者，傷於食。（《靈樞·五色第四十九》）

益甚言進，方衰言退也。外内皆在，表裏俱當察也。脈口者，太陰藏脈也，故曰在中而主五藏。人迎者，陽明府脈也，故曰在外而主六府。脈口滑小緊沉者，陰分之邪盛也。人迎大緊以浮者，陽分之邪盛也，故病皆益甚。脈口爲陰，浮滑者以陽加陰，故病日進。人迎爲陽，沉滑者陽邪漸退，故病日損。損，減也。其脈口滑以沈者，病日進，在内；其人迎脈滑盛以浮者，其病日進，在外。脈口人迎，經分表裏，故其沉滑浮滑而病日進者，有在内在外之辨也。人迎寸口之脈，其浮沉大小相等者，非偏於陰，則偏於陽，故病難已。《禁服》曰："春夏人迎微大，秋冬寸口微大，如是者命曰平人。"則義有可知矣。病在藏者，在六陰也，陰本當沉而大爲有神，有神者陰氣充也，故易已；若沉而細小，則眞陰衰而爲逆矣。病在府者，在六陽也，陽病得陽脈者爲順，故浮而大者病易已；若或浮小，亦逆候也。人迎主表，脈盛而堅者，寒傷三陽也，是爲外感。氣口主裏，脈盛而堅者，食傷三陰也，是爲内傷。

◎死生之色脈之診

黄帝曰：願卒聞之。岐伯答曰：色青者，其脈弦也；赤者，其脈鉤也；黄者，其脈代也；白者，其脈毛；黑者，其脈石。見其色而不得其脈，反得其相勝之脈，則死矣；得其相生之脈，其病已矣。（《靈樞·邪氣藏府病形第四》）

青黄赤白黑，五藏五行之氣色也；弦鉤代毛石，五藏五行之脈象也，如影響之相應者也。故色青者其脈弦，色赤者其脈鉤，見其色而得脈之相應，猶坤道之順承天也。如色青而反見毛脈，色赤而反見石脈，此陰陽五行之反勝，故死。如色青而得石脈，色赤而得代脈，此色生於脈，陽生於陰，得陽生陰長之道，故其病已矣。

◎有子之診

陰搏陽別，謂之有子。（《素問・陰陽別論第七》）

陰，如前手少陰也，或兼足少陰而言亦可。蓋心主血，腎主子宮，皆胎孕之所主也。搏，搏擊於手也。陰搏者，尺脈滑利而搏擊應手也。陽別者，與寸口之陽似乎別出而不相貫，此當主有娠。蓋有諸內，而是以尺脈滑利如珠也。陰陽指尺寸而言。

◎妊子之診

婦人手少陰脈動甚者，任子也。（《素問・平人氣象論第十八》）

手少陰，心脈也。《脈要精微論》曰："上附上，左外以候心。"故心脈當診於左寸。動甚者，流利滑動也。心生血，血王廼能胎，婦人心脈動甚者，血旺而然，故當妊子。夫手少陰脈，謂掌後陷者中，當小指動而應手者也。蓋指心經之脈，即神門穴也，其說甚善，然左寸亦應。任，妊同，孕也。

第二十二章　鍼道

一、鍼具

◎九鍼之名各不同形（一）

九鍼之名，各不同形者，鍼窮其所當補寫也。（《素問·鍼解第五十四》）

九鍼之名，各不同形者，謂長短鋒穎不等。窮其補瀉，謂各隨其療而用之也。此所謂補瀉之時也。又若鍼下氣來謂之開，可以迎而瀉之；鍼下氣去謂之闔，可以隨而補之。此皆鍼與氣開闔相合之義。各不同形，故補瀉各有所用。

◎九鍼之名各不同形（二）

九鍼之名，各不同形。一曰鑱鍼，長一寸六分；二曰員鍼，長一寸六分；三曰鍉鍼，長三寸半；四曰鋒鍼，長一寸六分；五曰鈹鍼，長四寸，廣二分半；六曰員利鍼，長一寸六分；七曰毫鍼，長三寸六分；八曰長鍼，長七寸；九曰大鍼，長四寸。

鑱鍼者，頭大末鋭，去寫陽氣；員鍼者，鍼如卵形，揩摩分間，不得傷肌肉，以寫分氣；鍉鍼者，鋒如黍粟之鋭，主按脈勿陷，以致其氣；鋒鍼者，刃三隅，以發痼疾；鈹鍼者，末如劍鋒，以取大膿；員利鍼者，大如氂，且員且鋭，中身微大，以取暴氣；毫鍼者，尖如蚊虻喙，靜以徐往，微以久留之而養，以取痛痹；長鍼者，鋒利身薄，可以取遠痹；大鍼者，尖如挺，其鋒微員，以寫機關之水也。九鍼畢矣。（《靈樞·九鍼十二原第一》）

九鍼者，有九者之名，有九者之形，各隨其所宜而用之，九鍼之論畢矣。

◎九鍼之取法與主治（一）

黄帝曰：鍼之長短有數乎？岐伯曰：一曰鑱鍼者，取法於巾鍼，去末寸半卒鋭之，長一寸六分，主熱在頭身也。

此下復明九鍼大小之數也。一曰鑱鍼者，鑱，鋭也。卒，尾也。此鍼身大，其近末約寸半許而漸鋭之，共長一寸六分，主瀉去陽氣，故治熱在頭身。按：巾鍼、絮鍼、綦鍼等制，必古鍼名也。

二曰員鍼，取法於絮鍼，箭其身而卵其鋒，長一寸六分，主治分肉間氣。

二曰圓鍼，取法於絮鍼，箭其身而卵其鋒，箭，如竹箭也。卵，圓如卵鋭也。此鍼直其身，長一寸六分，圓其末，故但治分間之氣，而不使傷其肌肉也。

三曰鍉鍼，取法於黍粟之鋭，長三寸半，主按脈取氣，令邪出。

三曰鍉鍼，取法於黍粟之鋭，長三寸半，圓而微尖也。主按脈取氣，令邪氣之出也。

四曰鋒鍼，取法於絮鍼，箭其身，鋒其末，長一寸六分，主癰熱出血。

四曰鋒鍼，取法於絮鍼，其身則箭，其末則鋒，長一寸六分，主癰熱出血也。

五曰鈹鍼，取法於劍鋒，廣二分半，長四寸，主大癰膿，兩熱爭者也。

五曰鈹鍼，取法於劍鋒，廣二分半，長四寸，主大癰膿，熱不調，兩氣相爭者也。

六曰員利鍼，取法於氂鍼，微大其末，反小其身，令可深內也，長一寸六分，主取癰痹者也。

六曰圓利鍼，取法於氂鍼，其末微大，其身反小，令可深納，其鍼長一寸六分，主取癰痹者也。

七曰毫鍼，取法於毫毛，長一寸六分，主寒熱痛痹在絡者也。

七曰毫鍼，取法於毫毛，長一寸六分，主治寒熱痛痹在絡者也。

八曰長鍼，取法於綦鍼，長七寸，主取深邪遠痹者也。

八曰長鍼，取法於綦鍼，長七寸，正主於取深遠之邪痹也。

九曰大鍼，取法於鋒鍼，其鋒微員，長四寸，主取大氣不出關節者也。

九曰大鍼者，取法於鋒鍼，其鋒微圓，正以取大氣不能過關節者也。

鍼形畢矣，此九鍼大小長短法也。（《靈樞・九鍼論第七十八》）

此論九鍼之制，有大小長短之法，而取用各不同也。夫人之氣血，合天地陰陽，晝夜旋轉，無所寧息，少有留滯，則爲痹爲癰。是以九鍼之用，皆取氣取癰取痹，蓋鍼者，所以斡旋天地陰陽之氣。

◎九鍼之取法與主治（二）

黄帝曰：余聞九鍼於夫子，衆多博大矣。余猶不能寤，敢問九鍼焉生？何因而有名？

岐伯曰：九鍼者，天地之大數也，始於一而終於九。

此言九鍼所以應天地之數，而詳其大小長短之法也。

故曰，一以法天，二以法地，三以法人，四以法時，五以法音，六以法律，七以法星，八以法風，九以法野。

黄帝曰：以鍼應九之數，奈何？岐伯曰：夫聖人之起天地之數也，一而九

之，故以立九野，九而九之，九九八十一，以起黄鐘數焉，以鍼應數也。

夫九鍼者，應天地之大數，一以法天，二以法地，三以法人，四以法四時，五以法五音，六以法六律，七以法七星，八以法八風，九以法九野，正以聖人起天地之數，一以至九，故分天下爲九野，若九而九之，則爲八十一，迺黄鐘之數亦然也。以鍼應數，故制之爲九鍼耳。

一者，天也。天者，陽也。五藏之應天者肺，肺者，五藏六府之蓋也。皮者，肺之合也，人之陽也。故爲之治鍼，必以大其頭而鋭其末，令無得深入而陽氣出。

其鍼之曰第一者，所以應天也。天屬陽，而五藏應天者惟肺，肺爲五藏之華蓋，皮則爲肺之合，迺人之陽也，故爲之治鍼者，其頭大，象天之陽也，其末鋭，令無得深入，而使陽氣出也。

二者，地也。人之所以應土者肉也。故爲之治鍼，必筩其身而員其末，令無得傷肉分，傷則氣得竭。

其鍼之曰第二者，所以應地也，地爲土，人之應土者惟肉，故爲之治鍼者，其身雖筩，筩以竹爲之，其體直，故謂之爲筩。其末則圓，令無得傷肉分，則邪得竭。

三者，人也。人之所以成生者血脈也。故爲之治鍼，必大其身而員其末，令可以按脈勿陷，以致其氣，令邪氣獨出。

其鍼之曰第三者，所以應人也。人之所以成其身，而得生者，唯血脈。故爲之治鍼者，其身則大，其末則圓，令可以按脈而勿陷，以致復其正氣，令邪氣獨出耳。

四者，時也。時者，四時八風之客於經絡之中，爲瘤病者也。故爲之治鍼，必筩其身而鋒其末，令可以寫熱出血，而痼病竭。

其鍼之曰第四者，所以應四時也。四時有八風，而客於經絡中，迺爲瘤病。瘤者，留也，痼病也。故爲之治鍼者，必筩其身而鋒其末，令可以瀉其熱，出其血，而使痼病之得竭。

五者，音也。音者，冬夏之分，分於子午。陰與陽別，寒與熱爭，兩氣相搏，合爲癰膿者也。故爲之治鍼，必令其末如劍鋒，可以取大膿。

其鍼之曰第五者，所以應五音也。夫五音主冬夏之分，以子午而分，所以爲病者，陰與陽別，寒與熱爭，兩氣相搏，合爲癰膿。故爲之治鍼者，令其末如劍鋒，可以取大膿也。

六者，律也。律者，調陰陽四時，而合十二經脈。虚邪客於經絡，而爲暴痹者也。故爲之治鍼，必令尖如氂，且員且鋭，中身微大，以取暴氣。

其鍼之曰第六者，所以應六律也。六律所以調陰陽四時，而合於人身十二經脈，令虚邪客於經絡，而爲暴痹。故爲之治鍼者，必令其尖如氂，且圓且鋭，其中身則微大，所以取此暴氣也。

七者，星也。星者，人之七竅。邪之所客於經，而爲痛痹，舍於經絡者也。故爲之治鍼，令尖如蚊虻喙，靜以徐往，微以久留，正氣因之，眞邪俱往，出鍼而養者也。

其鍼之曰第七者，所以應七星也。天有七星，人有七竅，爲邪之所客，則舍於經絡，而爲痛痹。故爲之治鍼者，令尖如蚊蝱之喙，靜以徐往，微以久留，則正氣因之而復，其眞邪雖俱往，以出鍼而可以養其正氣，不使之外泄也。

八者，風也。風者，人之股肱八節也。八正之虛風，八風傷人，內舍於骨解腰脊節腠理之間，爲深痹也。故爲之治鍼，必長其身，鋒其末，可以取深邪遠痹。

其鍼之曰第八者，所以應八風。人之手足，各有股肱關節計八，今八正之虛風，二至、二分、四立爲八，正合於東、西、南、北、東南、西南、西北、東北之八風。即八風以傷人，則內於骨解、腰脊節、腠理之間，爲深痹。故爲之治鍼者，必長其身，鋒其末，而可以取深遠之痹。

九者，野也。野者，人之節解皮膚之間也。淫邪流溢於身，如風水之狀，而溜不能過於機關大節者也。其爲之治鍼，令小大如鋌，其鋒微員，以取大氣之不能過於關節者也。《靈樞·九鍼論第七十八》）

其鍼之曰第九者，所以應九野。人之節解皮膚之間，似地之有九野，而淫邪流泆於身，如風水狀，其流不能通於機關大節。故爲之治鍼者，令小其狀，可大如鋌，其鋒微圓，以取大氣之不能過於關節。

◎官鍼

黃帝曰：官鍼奈何？岐伯曰：刺癰者用鈹鍼，刺大者用鋒鍼，刺小者用員利鍼，刺熱者用鑱鍼，刺寒者用毫鍼也。（《靈樞·刺節眞邪第七十五》）

此言刺五邪之鍼，各有所宜用也。《九鍼論》："五曰鈹鍼，主大癰膿，兩熱爭者也。"故此曰刺癰者用鈹鍼；又："四曰鋒鍼，主癰熱出氣。"故此曰刺大者用鋒鍼。又："六曰圓利鍼，主取遠痹者也。"故此曰刺小者用圓利鍼。"一曰鑱鍼，主熱在頭身。"故此曰刺熱者用鑱鍼。又："七曰毫鍼，主寒熱痛痹在絡。"故此曰刺寒者用毫鍼。

◎小鍼

黃帝曰：余以小鍼爲細物也，夫子廼言上合之於天，下合之於地，中合之於人，余以爲過鍼之意矣。願聞其故。岐伯曰：何物大於天乎？夫大於鍼者，惟五兵者焉。五兵者，死之備也，非生之具。且夫人者，天地之鎮也，其不可不參乎？夫治民者，亦惟鍼焉。夫鍼之與五兵，其孰小乎？（《靈樞·玉版第六十》）

《管子》曰："蚩尤受盧山之銅，而作五兵。則黄帝時即有五兵，二弓，二殳，三矛，四戈，五戟。一云：東方矛，南方弩，中央劍，西方戈，北方鍛也。"此言小鍼合於三才者，以其較之五兵，而其功用爲尤大也。五兵雖大，廼所以備死，而非平日治生之具。小鍼雖小，廼所以治民之生，而不待備死而後用也。較之五兵，其功用合於三才，而非可以小補言者，宜矣。

二、鍼道

◎九鍼各有所主

故一鍼皮，二鍼肉，三鍼脈，四鍼筋，五鍼骨，六鍼調陰陽，七鍼益精，八鍼除風，九鍼通九竅，除三百六十五節氣，此之謂各有所主也。（《素問·鍼解第五十四》）

九鍼者，一鑱鍼，二圓鍼，三鍉鍼，四鋒鍼，五鈹鍼，六圓利鍼，七毫鍼，八長鍼，九大鍼也。故用九鍼以刺之者，亦所以合此九數耳。其一鍼皮，其二鍼肉，其三鍼脈，其四鍼筋，其五鍼骨，其六鍼之以調陰陽，其七鍼之以益精，其八鍼之以除風，其九鍼之以通九竅，除三百六十五節之邪氣，此之謂各有所主也。

◎官鍼功用

黄帝曰：官鍼奈何？岐伯曰：刺癰者用鈹鍼，刺大者用鋒鍼，刺小者用員利鍼，刺熱者用鑱鍼，刺寒者用毫鍼也。（《靈樞·刺節眞邪第七十五》）

此言刺五邪之鍼，各有所宜用也。《九鍼論》："五曰鈹鍼，主大癰膿，兩熱爭者也。"故此曰刺癰者用鈹鍼；又："四曰鋒鍼，主癰熱出氣。"故此曰刺大者用鋒鍼。又："六曰圓利鍼，主取遠痹者也。"故此曰刺小者用圓利鍼。"一曰鑱鍼，主熱在頭身。"故此曰刺熱者用鑱鍼。又："七曰毫鍼，主寒熱痛痹在絡。"故此曰刺寒者用毫鍼。

◎鍼甚駿以配天地

黄帝曰：夫子之言鍼甚駿，以配天地，上數天文，下度地紀，内別五藏，外次六府，經脈二十八會，盡有周紀。能殺生人，不能起死者，子能反之乎？岐伯曰：能殺生人，不能起死者也。黄帝曰：余聞之則爲不仁，然願聞其道，弗行於人。岐伯曰：是明道也，其必然也，其如刀劍之可以殺人，如飲酒使人醉也，雖勿診，猶可知矣。黄帝曰：願卒聞之。岐伯曰：人之所受氣者，穀也。穀之所注者，胃也。胃者，水穀氣血之海也。海之所行雲氣者，天下也。胃之所出氣血者，經隧也。經隧者，五藏六府之大絡也，迎而奪之而已矣。黄帝曰：上下有數乎？岐伯曰：迎之五里，中道而止，五至而已，

五往而藏之氣盡矣，故五五二十五，而竭其俞矣。此所謂奪其天氣者也，非能絕其命，而傾其壽者也。黃帝曰：願卒聞之。岐伯曰：闚門而刺之者，死於家中；入門而刺之者，死於堂上。黃帝曰：善乎方！明哉道！請著之《玉版》，以爲重寶，傳之後世，以爲刺禁，令民勿敢犯也。（《靈樞·玉版第六十》）

駿，大也。二十八會者，手足十二經左右共二十四脈，加以任督兩蹻，共二十八也。此言鍼之能殺生人者，在於奪其五里，以竭經隧之氣，此其所以爲刺禁也。二十八會者，手足十二經，左右相同，共有二十四脈，加以兩蹻督任，共爲二十八會也。世有能於生人則殺之，死人則不能起之，此問之者，固爲不仁，而聞之而弗行，正所以明道也。故能殺生人之繆，眞如刀劍之殺人，如酒之醉人，雖勿診視之，而可以預知也。何也？試觀海之行雲氣者，本於地氣上爲雲，而後雲氣行於天之下也。胃之有氣血，本於穀氣所化，而後血氣行於十二經之隧也。是經隧者，誠五藏六府之大脈絡耳。迎其氣之來，而有以奪之，故能殺生人矣。究其上下各經之數，不必盡藏府之穴以刺之，止即五里穴以奪其氣，按五里系手陽明大腸經穴，肘上三寸，向裏大脈中央，前《本俞》云："尺動脈在五里，五俞之禁也。"《氣穴論》云："大禁二十五，在天府下五寸。"約至中道而止鍼，候其氣之來者，五至而已，鍼凡五往以奪之，而此藏之氣盡矣。及奪至二十五次，而五藏俞穴之氣皆已竭矣。此迺奪其天氣，非由命之自絕，壽之自傾，實所以殺此生人也。又何也？吾窺門而見其刺，其人當死於家中，吾入門而見其刺，其人當死於堂上，死之最易又如是耶。

◎鍼道上合於天下合於地中合於人事

黃帝問於岐伯曰：余聞鍼道於夫子，衆多畢悉矣。夫子之道，應若失，而據未有堅然者也，夫子之問學熟乎，將審察於物而心生之乎？

此論人之形體厚薄，血氣清濁，以應天地之道，逆順而行者也。夫子之道應若失者，謂道之幽遠難尋。堅，確也。察於物者，即物窮理。心生之者，豁然貫通也。蓋聖人之道，通乎天地，而合於事物之常。

岐伯曰：聖人之爲道者，上合於天，下合於地，中合於人事。必有明法，以起度數，法式檢押，迺後可傳焉。故匠人不能釋尺寸而意短長，廢繩墨而起平水也。工人不能置規而爲員，去矩而爲方。知用此者，固自然之物，易用之教，逆順之常也。

黃帝曰：願聞自然奈何？岐伯曰：臨深決水，不用功力，而水可竭也。循掘決衝，而經可通也。此言氣之滑濇，血之清濁，行之逆順也。（《靈樞·逆順肥瘦第三十八》）

聖人之爲鍼道者，合於三才，必有明法以起度數，其法式檢押，迺可傳之後世也。譬之工匠，必用尺寸繩墨規矩，以爲長短平水方圓，此迺自然之道，其爲教易行，其行之逆順有常。能循其法，譬之臨深決水，循掘決衝，而水易竭，經可通也。蓋正以人之氣有滑濇，血有清濁，行有逆順，皆有自然之妙故耳。

◎九鍼上應天地四時陰陽

帝曰：余聞九鍼，上應天地四時陰陽，願聞其方，令可傳於後世，以爲常也。岐伯曰：夫一天、二地、三人、四時、五音、六律、七星、八風、九野，身形亦應之。鍼各有所宜，故曰九鍼。（《素問·鍼解第五十四》）

此詳人與天地相參，無非因九鍼之義而擴推之也。夫天爲一，爲陽爲奇也。地爲二，爲陰爲偶也。人爲三，參天地而爲三也。時有四，音有五，律有六，星有七，風有八，野有九，故象之而有九鍼者此也。九鍼之法，各有所宜也。夫九鍼之應，已詳悉於《鍼經》，故帝曰："余聞九鍼，上應天地四時陰陽。"然應於人之身形，及用鍼之法，有未盡焉。故曰："願聞其方，令可傳於後世，以爲常也。"惜乎！今《鍼經》何在？有云即是某篇，非也，內容可能涉及，絕非即是也。

◎九鍼之玄要在《終始》

岐伯曰：天地相感，寒暖相移，陰陽之道，孰少孰多？陰道偶，陽道奇。發於春夏，陰氣少，陽氣多，陰陽不調，何補何寫？發於秋冬，陽氣少，陰氣多，陰氣盛而陽氣衰，故莖葉枯槁，濕雨下歸，陰陽相移，何寫何補？奇邪離經，不可勝數，不知根結，五藏六府，折關敗樞，開闔而走，陰陽大失，不可復取。九鍼之玄，要在《終始》。故能知《終始》，一言而畢；不知《終始》，鍼道咸絕。（《靈樞·根結第五》）

天地陰陽之道，有相感則有相移，有相移則有相勝，而孰多孰少，斯不齊矣。欲求其道，則陰陽有奇偶之分。奇者數之單，如一三五七九是也。偶者數之拆，如二四六八十是也。奇得其清，偶得其濁，所以成陰陽之象數。四時之氣，陰陽各有盛衰，人氣隨之，故治法當分補瀉。奇邪，弗常之邪也。離經，流傳無定也。下者爲根。上者爲結。疾之中人，不可勝數，而治之者，當審根結之本末，察藏府之陰陽，明開闔樞之淺深出入，斯得其要，否則敗折其關樞，走失其陰陽，不可復取矣。《終始》，古經名，所載皆鍼道，故能知《終始》，則一言而畢之；不知終始，則鍼道咸絕。

◎九鍼者始於一而終於九

黃帝曰：余聞《九鍼》九篇，余親受其調，頗得其意。夫九鍼者，始於一而終於九，然未得其要道也。夫九鍼者，小之則無內，大之則無外，深不可爲下，高不可爲蓋，恍惚無窮，流溢無極，余知其合於天道人事四時之變也。然余願雜之毫毛，渾束爲一，可乎？岐伯曰：明乎哉問也！非獨鍼道焉，夫

治國亦然。

黄帝曰：余願聞鍼道，非國事也。岐伯曰：夫治國者，夫惟道焉。非道，何可小大深淺雜合而爲一乎？（《靈樞·外揣第四十五》）

調，法度也，言頗得其詳也。此言九鍼之要，欲渾束爲一者，惟至明而已。夫九鍼者，其小無內，其大無外，其深不可以爲下，其高不可以爲蓋，恍恍惚惚，其妙無窮，泛溢漫散，其流無極，上合天道四時，中合人事，然而未得其要道，茲欲雜如毫毛之繁者，而渾束爲一。鍼道固然，治國亦然，皆有要道，務使小大深淺合之，而爲一焉可也。

◎鍼道者天地之至數

黄帝問曰：余聞《九鍼》於夫子，衆多博大，不可勝數。余願聞要道，以屬子孫，傳之後世，著之骨髓，藏之肝肺，歃血而受，不敢妄泄，令合天道，必有終始，上應天光，星辰歷紀，下副四時五行，貴賤更互，冬陰夏陽，以人應之奈何？願聞其方！岐伯對曰：妙乎哉問也！此天地之至數。（《素問·三部九候論第二十》）

《九鍼》之道，衆多博大，不可勝數。要道者，以神藏五，合形藏四，以應九候也。著之骨髓者，藏之深隧也。藏之肝肺者，知血氣之診也。歃血而受者，藏之於心也。不敢妄泄者，藏之於中，令合天道，必有終始，上應天光，星辰歷紀也。夫九鍼者，天地之大數也，始於一而終於九。故曰："一以法天，二以法地，三以法人，四以法時，五以法音，六以法律，七以法星，八以法風，九以法野。"夫聖人明天地之數，一而九之，故以立九野，九而九之，九九八十一，以起黄鐘數焉。以鍼應其數。一者，天也，天者，陽也。五藏之應天者肺，肺者，五藏六府之蓋也。皮者，肺之合也，人之陽也。二者，地也，人之所以應土者，肉也。三者，人也，人之所以生成者血脈也。四者，時也，時者四時八風之氣也。五者，音也，音者，冬夏之分，分於子午，陰與陽別，寒與熱爭，兩氣相搏也。六者，律也，律者，調陰陽四時，合於十二經脈也。七者，星也，星者，人之七竅也。八者，風也，風者，人之股肱八節八正之虛風，八風之邪，舍於骨節腠理之間也。九者，野也，野者，人之節解，皮膚之間也。此天地之至數，上應天光星辰歷紀，下副四時五行，中合人之九藏九竅三部九候也。貴賤更互者，四時五行之氣，以王爲貴，而相爲賤也。冬陰夏陽者，所謂"沈細懸絕爲陰，主冬，躁盛喘數爲陽，主夏"是也。

◎九鍼者天地之大數也

黄帝曰：余聞九鍼於夫子，衆多博大矣。余猶不能寤，敢問九鍼焉生？何因而有名？

岐伯曰：九鍼者，天地之大數也，始於一而終於九。

此言九鍼所以應天地之數，而詳其大小長短之法也。

故曰，一以法天，二以法地，三以法人，四以法時，五以法音，六以法律，七以法星，八以法風，九以法野。

黄帝曰：以鍼應九之數，奈何？岐伯曰：夫聖人之起天地之數也，一而九之，故以立九野，九而九之，九九八十一，以起黄鍾數焉，以鍼應數也。

夫九鍼者，應天地之大數，一以法天，二以法地，三以法人，四以法四時，五以法五音，六以法六律，七以法七星，八以法八風，九以法九野，正以聖人起天地之數，一以至九，故分天下爲九野，若九而九之，則爲八十一，廼黄鐘之數亦然也。以鍼應數，故制之爲九鍼耳。

一者，天也。天者，陽也。五藏之應天者肺，肺者，五藏六府之蓋也。皮者，肺之合也，人之陽也。故爲之治鍼，必以大其頭而鋭其末，令無得深入而陽氣出。

其鍼之曰第一者，所以應天也。天屬陽，而五藏應天者惟肺，肺爲五藏之華蓋，皮則爲肺之合，廼人之陽也，故爲之治鍼者，其頭大，象天之陽也，其末鋭，令無得深入，而使陽氣出也。

二者，地也。人之所以應土者肉也。故爲之治鍼，必筩其身而員其末，令無得傷肉分，傷則氣得竭。

其鍼之曰第二者，所以應地也，地爲土，人之應土者惟肉，故爲之治鍼者，其身雖筩，筩以竹爲之，其體直，故謂之爲筩。其末則圓，令無得傷肉分，則邪得竭。

三者，人也。人之所以成生者血脈也。故爲之治鍼，必大其身而員其末，令可以按脈勿陷，以致其氣，令邪氣獨出。

其鍼之曰第三者，所以應人也。人之所以成其身，而得生者，唯血脈。故爲之治鍼者，其身則大，其末則圓，令可以按脈而勿陷，以致復其正氣，令邪氣獨出耳。

四者，時也。時者，四時八風之客於經絡之中，爲瘤病者也。故爲之治鍼，必筩其身而鋒其末，令可以寫熱出血，而痼病竭。

其鍼之曰第四者，所以應四時也。四時有八風，而客於經絡中，廼爲瘤病。瘤者，留也，痼病也。故爲之治鍼者，必筩其身而鋒其末，令可以瀉其熱，出其血，而使痼病之得竭。

五者，音也。音者，冬夏之分，分於子午。陰與陽別，寒與熱爭，兩氣相搏，合爲癰膿者也。故爲之治鍼，必令其末如劍鋒，可以取大膿。

其鍼之曰第五者，所以應五音也。夫五音主冬夏之分，以子午而分，所以爲病者，陰與陽別，寒與熱爭，兩氣相搏，合爲癰膿。故爲之治鍼者，令其末如劍鋒，可以取大膿也。

六者，律也。律者，調陰陽四時，而合十二經脈。虚邪客於經絡，而爲暴痹者也。故爲之治鍼，必令尖如氂，且員且鋭，中身微大，以取暴氣。

其鍼之曰第六者，所以應六律也。六律所以調陰陽四時，而合於人身十二經脈，令虚邪客於經絡，而爲暴痹。故爲之治鍼者，必令其尖如氂，且圓且鋭，其中身則微大，所以取此暴氣也。

七者，星也。星者，人之七竅。邪之所客於經，而爲痛痹，舍於經絡者也。故爲之治鍼，令尖如蚊宝喙，静以徐往，微以久留，正氣因之，眞邪俱往，出鍼而養者也。

其鍼之曰第七者，所以應七星也。天有七星，人有七竅，爲邪之所客，則舍於經絡，而爲痛痹。故爲之治鍼者，令尖如蚊蝱之喙，静以徐往，微以久留，則正氣因之而復，其眞邪雖俱往，以出鍼而可以養其正氣，不使之外泄也。

八者，風也。風者，人之股肱八節也。八正之虚風，八風傷人，内舍於骨解腰脊節腠理之間，爲深痹也。故爲之治鍼，必長其身，鋒其末，可以取深邪遠痹。

其鍼之曰第八者，所以應八風。人之手足，各有股肱關節計八，令八正之虚風，二至、二分、四立爲八，正合於東、西、南、北、東南、西南、西北、東北之八風。即八風以傷人，則内於骨解、腰脊節、腠理之間，爲深痹。故爲之治鍼者，必長其身，鋒其末，而可以取深遠之痹。

九者，野也。野者，人之節解皮膚之間也。淫邪流溢於身，如風水之狀，而溜不能過於機關大節者也。其爲之治鍼，令尖如梃，其鋒微員，以取大氣之不能過於關節者也。（《靈樞・九鍼論第七十八》）

其鍼之曰第九者，所以應九野。人之節解皮膚之間，似地之有九野，而淫邪流泆於身，如風水狀，其流不能通於機關大節。故爲之治鍼者，令其狀尖如梃，其鋒微圓，以取大氣之不能過於關節。

◎迎之隨之以意和之鍼道畢矣

岐伯答曰：臣請推而次之，令有綱紀，始於一，終於九焉。請言其道。小鍼之要，易陳而難入。粗守形，上守神。神乎神，客在門。未覩其疾，惡知其原？刺之微，在遲速。粗守關，上守機，機之動，不離其空，空中之機，清静而微。其來不可逢，其往不可追。知機之道者，不可掛以髮，不知機道，叩之不發。知其往來，要與之期。粗之闇乎。妙哉，工獨有之。往者爲逆，來者爲順。明知逆順，正行無問。迎而奪之，惡得無虚？追而濟之，惡得無實？迎之隨之，以意和之，鍼道畢矣。（《靈樞・九鍼十二原第一》）

九鍼者，聖人起天地之數，始於一而終於九，九而九之，九九八十一，以起黄鐘之數。用九鍼而合小鍼者，以陽數五，陰數五，五位相得，而各有合，以應《河圖》之數也。帝繼伏羲神農氏而作，即以兩儀四象《河圖》奇偶之數，用法於鍼，所以脩身治國平天下，蓋國以民爲本也。易陳難入者，易言而難著於人也。粗守形者，守皮脈肉筋骨之刺。上守神者，守血氣之虛實而行補瀉也。神乎神，甚贊其得神之妙。門者，正氣出入之門。客在門者，邪循正氣出入之所也。未覩其何經之疾，惡知其受病之原？言當先察其邪之所在而取之也。遲速，用鍼出入之疾徐也。粗守關者，守四支之關節。上守機者，守其空而當刺之時，如發弩機之速也。不離其空者，乘空而發也。夫邪正之氣，各有盛衰之時，宜補宜瀉，當靜守其空中之微，不可差之毫髮。如其氣方來，迺邪氣正盛，邪氣盛則正氣大虛，不可乘其氣來，即迎而補之，當避其邪氣之來銳。其氣已往，則邪氣已衰，而正氣將復，不可乘其氣往，追而瀉之，恐傷其正氣，在於方來方去之微，而發其機也。《離合眞邪論》曰："俟邪不審，大氣已過，瀉之則眞氣脫，脫則不復，邪氣復至而病益蓄，故曰'其往不可追。"此之謂也。是以其來不可逢，其往不可追，靜守於來往之閒而補瀉之，少差毫髮之閒則失矣。粗工不知機道，叩之不發，補瀉失時，則血氣盡傷，而邪氣不下。知其往來者，知邪正之盛衰，要與之可取之期而取之也。粗工之闇，而良工獨知之，是故工之所以異也。若氣往則邪正之氣虛小，而補瀉之爲逆。氣來則形氣邪氣相平，而行補瀉爲順。是以"明知順逆，正行無閒"，知往來所處之時而取之也。迎而奪之者，瀉也，故惡得無虛？追而濟之者，補也，故惡得無實？迎之隨之，以意和之，鍼道畢矣。

◎帝之所問鍼道畢矣

黄帝問於岐伯曰：余願聞持鍼之數，内鍼之理，縱舍之意，扞皮開腠理，奈何？脈之屈折，出入之處，焉至而出？焉至而止？焉至而徐？焉至而疾？焉至而入？六府之俞於身者，余願盡聞。少敘別離之處，離而入陰，別而入陽，此何道而從行？願盡聞其方。岐伯曰：帝之所問，鍼道畢矣。黄帝曰：願卒聞之。（《靈樞·邪客第七十一》）

此問用鍼之理，而兼問血氣之行於皮膚經脈之外内，有出入至止離別之處焉。皮腠者，脈外之氣分也。脈之屈折出入之處，焉至而出，焉至而止，謂血氣之行於經脈外内，有至止出入之處。而内鍼之理，何以爲之至止疾徐也。六府之俞於身者，即手足三陽之本標。別離之處者，別經脈而出於氣街之處也。夫皮膚爲陽，經脈爲陰。離而入陰者，脈外之氣血，離皮膚而入於經脈也。別而入陽者，脈内之血氣，別經脈而入於皮膚也。此何道從行，願盡聞其方。伯言帝之所問，迺陰陽血氣之流行，知血氣之外内，則知所以用鍼矣。夫此因鍼道，以明血氣之運行出入，蓋鍼道與血氣之流行，皆合天地之大道。

◎鍼之與五兵其孰小乎

黄帝曰：余以小鍼爲細物也，夫子迺言上合之於天，下合之於地，中合之於人，余以爲過鍼之意矣。願聞其故。岐伯曰：何物大於天乎？夫大於鍼者，惟五兵者焉。五兵者，死之備也，非生之具。且夫人者，天地之鎮也，其不可不參乎？夫治民者，亦惟鍼焉。夫鍼之與五兵，其孰小乎？（《靈樞·玉版第六十》）

《管子》曰："蚩尤受盧山之銅，而作五兵，則黄帝時即有五兵。二弓，二殳，三矛，四戈，五戟。一云：東方矛，南方弩，中央劍，西方戈，北方鎩也。"此言小鍼合於三才者，以其較之五兵，而其功用爲尤大也。五兵雖大，迺所以備死，而非平日治生之具。小鍼雖小，迺所以治民之生，而不待備死而後用也。較之五兵，其功用合於三才，而非可以小補言者，宜矣。

◎凡刺之理

雷公問於黄帝曰：細子得受業通於《九鍼》六十篇，旦暮勤服之，近者編絶，久者簡垢，然尚諷誦弗置，未盡解於意矣。外揣言渾束爲一，未知所謂也。夫大則無外，小則無内，大小無極，高下無度，束之奈何？士之才力或有厚薄，智慮褊淺，不能博大深奥，自强於學若細子，細子恐其散於後世，絶於子孫，敢問約之奈何？

黄帝曰：善乎哉問也！此先師之所禁，坐私傳之也，割臂歃血之盟也。子若欲得之，何不齋乎？雷公再拜而起曰：請聞命於是也。迺齋宿三日而請曰：敢問今日正陽，細子願以受盟。黄帝迺與俱入齋室，割臂歃血。黄帝親祝曰：今日正陽，歃血傳方，敢有背此言者，反受其殃。雷公再拜曰：細子受之。黄帝迺左握其手，右授其書，曰：慎之慎之！吾爲子言之！（《靈樞·禁服第四十八》）

此言凡刺之理，當有渾束爲一之妙，不過以經脈爲始而已（不惟用鍼，用藥亦然）。編者，所以貫簡，故近則編絶（孔子讀《易》，韋編三絶），久則簡垢（古人無紙，以竹簡灸汗，去青書之，故書之者簡，而貫之者編）。外揣，前卷篇名也。帝嘗謂："九鍼者，小之則無内，大之則無外，深不可爲下，高不可爲蓋（大小高深以理言，非鍼形也），恍惚無窮，流溢無極，而欲渾束爲一。"伯迺以至明爲要進之，今雷公述而問之，亦欲得渾束爲一之方耳。帝念其齋宿之誠，遂行割臂歃血之盟，迺以書而授之。

◎九鍼之宜各有所爲

凡刺之要，官鍼最妙。九鍼之宜，各有所爲，長短大小，各有所施也。不

得其用，病弗能移。疾淺鍼深，内傷良肉，皮膚爲癰；病深鍼淺，病氣不寫，支爲大膿。病小鍼大，氣寫太甚，疾必爲害；病大鍼小，氣不泄寫，亦復爲敗；失鍼之宜，大者寫，小者不移，已言其過，請言其所施。病在皮膚無常處者，取以鑱鍼於病所，膚白勿取。病在分肉間，取以員鍼於病所。病在經絡痼痺者，取以鋒鍼。病在脈，氣少當補之者，取之鍉鍼於井滎分俞。病爲大膿者，取以鈹鍼。病痺，氣暴發者，取以員利鍼。病痺，氣痛而不去者，取以毫鍼。病在中者，取以長鍼。病水腫不能通關節者，取以大鍼。病在五藏固居者，取以鋒鍼，寫於井滎分俞。取以四時。（《靈樞·官鍼第七》）

此言九鍼各有所施也。疾淺者，鍼亦宜淺，而反入深，則内之良肉受傷，外之皮膚爲癰。病深者，鍼亦宜深，而反入淺，則内之病氣不瀉，支當作皮，而外之皮爲大膿。至病小而鍼反大，則正氣過瀉；病大而鍼反小，則邪反不泄，此皆失鍼之宜，所以爲過誤也。九鍼之各有所施者何如？病在皮膚無常處者，取以鑱鍼於病所。膚白勿取者，凡皮膚太白，其氣必少故也。病在分肉間者，取以圓鍼於病所。病在經絡痼痺者，取以鋒鍼。病在脈，氣少而當補之者，取之鍉鍼，以刺各經之井滎分俞。病爲大膿者，取之鈹鍼。一名錍鍼。病之痺氣暴發者，取以圓利鍼。病之痺氣痛而不去者，取以毫鍼。病在中者，取以長鍼。病水腫不能通關節者，取以大鍼。病在五藏固痺者，取以鋒鍼，瀉其井滎分俞，取以四時。

◎九者經巽之理

九者，經巽之理，十二經脈陰陽之病也。（《靈樞·周痺第二十七》）

九者，鍼也。巽者，具也。言其意其法，在乎九鍼，而經具其理，凡十二經脈陰陽之病，無不盡於是也。

◎知官九鍼刺道畢矣

黄帝問於岐伯曰：余聞九鍼於夫子衆多矣，不可勝數。余推而論之，以爲一紀。余司誦之，子聽其理，非則語余，請正其道，令可久傳，後世無患。得其人廼傳，非其人勿言。岐伯稽首再拜曰：請聽聖王之道。

黄帝曰：用鍼之理，必知形氣之所在，左右上下，陰陽表裏，血氣多少，行之逆順，出入之合，謀伐有過。知解結，知補虛寫實，上下氣門，明通於四海，審其所在，寒熱淋露，以俞異處，審於調氣，明於經隧，左右支絡，盡知其會。寒與熱爭，能合而調之；虛與實鄰，知決而通之；左右不調，把而行之；明於逆順，廼知可治。陰陽不奇，故知起時，審於本末，察其寒熱，得邪所在，萬刺不殆。知官九鍼，刺道畢矣。（《靈樞·官能第七十三》）

此章論用鍼之理，必明知陰陽血氣之流行出入，逆順淺深，五藏六府之經俞配合，虛實疾徐，而鍼論畢矣。形氣之所在，左右上下，陰陽表裏，血氣多少，此形中之陰陽血氣也。行之逆順者，皮膚經脈之血氣，交相逆順而行也。出入之合者，經脈外內之氣血，有本標之出入，有離而有合也。謀伐有過者，謂有過之脈，宜伐而去之。知解結者，謂契紹之門戶，有所結而不通者，宜解之，此言血氣之流行於經脈外內之閒，或留積於脈內，或阻滯於氣街之門也。知補虛瀉實，上下氣門者，知六府氣街之門戶，虛實之堅耎者，則知補瀉之所在也。明通於四海者，知膻中衝脈胃府腦髓之出入也。寒熱，陰陽血氣也。淋露，中焦所生之津液也。審其所在，以俞異處者，當知膻中之宗氣，俞於經脈之外內，以應呼吸漏下者也。衝脈之血氣，半俞於十二經脈之中，半散於皮膚之外者也。胃府所生之津液，淖澤注於骨而補益腦髓者也。審於調氣，明於經隧者，知胃府所出之血氣，注於經隧，經隧者，五藏六府之大絡也。左右支絡盡知其會者，左注右，而右注左。左右上下，與經相干，佈於四支，出於絡脈，與脈外之氣血，相會於皮膚分肉閒也。蓋中焦出氣如露也。寒與熱爭者，陰陽之氣不和也。故當合而調之。虛與實鄰者，血與氣之不和也，故知決而通之。左右不調者，人迎氣口之不調，故當犯而行之。陰陽不奇者，藏府陰陽交相配合，十二經脈交相貫通也。故知起時者，如乘秋則肺先受邪，乘春則肝先受邪之類也。如春甲乙傷於風者，爲肝風；以夏丙丁傷於風者，爲心風之類也；以冬遇此者，爲骨痹；以春遇此者，爲筋痹之類也。如正月太陽寅，故爲腰脽腫痛；陽明者午也，陽盛而一陰加之，故灑灑振寒之類也。如手太陽之筋病，名曰仲春痹；足少陽之筋病，名曰孟秋痹也。蓋知藏府之陰陽，故知病起之時也。本末，病之本標也。寒熱，陰陽之邪也。用鍼之理，知陰陽血氣之流行出入，則知邪之所在矣。按此篇廼全經之總綱，帝平時詳析諮訪於伯，已得其宗旨，故復宣揚以發明之，故曰："余聞九鍼於夫子眾多矣，不可勝數，余推而論之，以爲一紀。"紀，綱也。

◎用鍼在於調氣

用鍼之類，在於調氣，氣積於胃，以通榮衛，各行其道。宗氣留於海，其下者，注於氣街；其上者，走於息道。故厥在於足，宗氣不下，脈中之血，凝而留止，弗之火調，弗能取之。（《靈樞·刺節眞邪第七十五》）

凡用鍼鍼者，必在調氣，人受氣於穀，故氣積於胃。然氣義有三：曰榮氣，曰衛氣，曰宗氣。清者爲榮，榮在脈中，濁者爲衛，衛在脈外，故各行其道也。宗氣，大氣也。大氣者，留止於上下之氣海。其下者蓄於丹田，注足陽明之氣街而下行於足；其上者積於胸中，出於息道而爲呼吸。凡此三者，皆所謂氣，當各求其屬而調之者也。氣街，即足陽明胃經之氣沖穴也。《衛氣》曰："知六府之氣街者，能知解結契紹於門戶。"當與此參閱，詳《經絡類十二》。厥者，逆也，陰寒之氣也。厥逆在足，則陽道不行，故宗氣不下而血脈凝滯，不以火溫，不能取也。

◎凡刺之法必先本於神

黄帝問於岐伯曰：凡刺之法，必先本於神。血脈榮氣精神，此五藏之所藏也。（《靈樞·本神第八》）

兩神相搏，合而成形，常先身生，是謂精。夫神者，靈明之化也，無非理氣而已。理根據氣行，氣從形見，凡理氣所至，即陰陽之所居，陰陽所居，即神明之所在，故曰"陰陽者，神明之府也。"《天元紀大論》曰："陰陽不測之謂神。"《氣交變大論》曰："善言化言變者，通神明之理。"《易》曰："知變化之道者，其知神之所爲乎！"是皆神之爲義。然萬物之神，隨象而應，人身之神，惟心所主，故"心藏神""心者君主之官，神明出焉。"此即吾身之元神也。外如魂魄志意五神五志之類，孰匪玄神所化而統乎一心乎？是以心正則萬神俱正，心邪則萬神俱邪，迨其變態，莫可名狀。如《八正神明論》曰："神乎神，耳不聞，目明心開而志先，慧然獨悟，口弗能言，俱視獨見，適若昏，昭然獨明，若風吹雲，故曰神。"淮南子曰："'或問神。'曰：'心。請聞之。'曰：'潛天而天，潛地而地，天地神明而不測者也。'"《黄庭經》曰："至道不煩訣存眞，泥丸百節皆有神。"《金丹大要》曰："心爲一身君主，萬神爲之聽命。以故虛靈知覺，作生作滅，隨機應境，千變萬化，瞬息千里，夢寢百般；又能逆料未來，推測禍福，大而天下國家，小而僻陋罅隙，無所不至。然則神至心必至，心住神亦住。"《邪客》曰："心者，五藏六府之大主也，精神之所舍也。心傷則神去，神去則死矣。故曰事其神者神去之，休其神者神居之。則凡治身者，太上養神，其次養形也。"

◎凡將用鍼必先診脈

凡將用鍼，必先診脈，視氣之劇易，迺可以治也。（《靈樞·九鍼十二原第一》）

此又言用鍼之要，必先診脈，而誤治者所以害人也。凡將用鍼，必先診脈，視脈氣之劇易，迺可以治之。

◎凡刺之法必察其形氣

凡刺之法，必察其形氣，形肉未脱，少氣而脈又躁，躁厥者，必爲繆刺之。散氣可收，聚氣可佈。（《靈樞·終始第九》）

此言鍼刺之法，必察其病者之形氣，占其精神而後迺行鍼也。形肉未脱，形氣相得也。夫氣生於下，脈從足而手。少氣者，氣聚於下也。躁者，陰之動象，厥逆也。脈又躁厥者，血氣不調和，而反躁逆於上也。繆刺者，左刺右，右刺左，陽取陰，陰取陽，和其血氣，調其陰陽，使經脈之散氣可收，在下之聚氣可佈也。

◎用鍼之服必知天忌

用鍼之服，必有法則，上視天光，下司八正，以辟奇邪，而觀百姓，審於虛實，無犯其邪，是得天之露，遇歲之虛，救而不勝，反受其殃。故曰：必知天忌，（《靈樞·官能第七十三》）

此言用鍼之事，必當知天忌也。服，事也。上視天光，即《八正神明論》之所謂“天寒無刺，天溫無凝，月生無瀉，月滿無補，月郭空無治”者是也。下司八正，即《八正神明論》之所謂八正者，所以候八風之虛邪，以時至者也。蓋四立、二分、二至，爲八節之正氣，《九宮八風篇》有八風八正，當以避八風，故《八正神明論》謂“八正之虛邪，而避之勿犯也”。所謂得天之露者，本經《歲露》黄帝曰：“願聞歲之所以皆同病者，何因而然？”少師曰：“此八正之候也。候此者，常以冬至之日，太乙立於葉蟄之宮，其至也，天必應之以風雨者矣。風雨從南方來者爲虛風，即從後來者爲虛風也。入客於骨，而不發於外，至其立春，陽氣大發，風從西方來，萬民又皆中於虛風，此兩邪相搏，經氣結代者矣。故諸逢其風而遇其雨者，命曰遇歲露焉。”蓋指天之風雨爲露也。所謂遇歲之虛者，本經《歲露》曰：“乘年之衰，逢月之空，失時之和，因爲賊風所傷，是謂三虛。逢年之盛，遇月之滿，得時之和，雖有賊風邪氣，不能危之也。”故得天之風雨，而又遇歲之虛，則雖救之而不能勝，反受其所害矣，故《八正神明論》又曰“天忌不可不知者”，此也。

迺言鍼意，法於往古，驗於來今，觀於窈冥，通於無窮，粗之所不見，良工之所貴，莫知其形，若神髣髴。

此節與《八正神明論》大義亦相同。此承上文而言鍼意之妙，無形而至神者也。《八正神明論》岐伯曰：“法往古者，先知《鍼經》也。驗於來今者，先知日之寒溫，月之虛盛，以候氣之浮沉，而調之於身，觀其立有驗也。”觀於窈冥者，言形氣榮衛之不形於外，而工獨知之，以日之寒溫，月之虛盛，四時氣之浮沈，參伍相合而調之，工常先見之，然而不形於外，故曰“觀於窈冥焉”。通於無窮者，可以傳於後世也。是故工之所以異也。然而不形見於外，故俱不能見也。視之無形，嘗之無味，故謂冥冥，若神髣髴。

◎氣至迺休

深居靜處，占神往來，閉戶塞牖，魂魄不散，專意一神，精氣之分，毋聞人聲，以收其精，必一其神，令志在鍼，淺而留之，微而浮之，以移其神，氣至迺休。（《靈樞·終始第九》）

深居靜處，養其氣也。閉戶塞牖，無外其志也。魂魄不散，精神內守也。此言治病者，必使病患之血氣調和，精神內守，而後可以行鍼。言醫者當自守其神，令志在鍼也。夫腎主藏精，開竅於耳，精氣之分，惑於聽聞，是以毋聞人聲，以收其精，必一其神，令志在鍼，神志之專一也。淺而留之，微而浮之，以移其病者之神，候鍼下之氣至而休，蓋以己之精神，合病者之脈氣也。

◎易陳難入之義

所謂易陳者，易言也。難入者，難著於人也。（《靈樞·小鍼解第三》）

此解小鍼之義，而九鍼之論不與焉。

第二十三章　治道（上）

一、古今治病

◎往古治病

岐伯對曰：往古，人居禽獸之閒，動作以避寒，陰居以避暑，內無眷慕之累，外無伸宦之形，此恬憺之世，邪不能深入也。故毒藥不能治其內，鍼石不能治其外，故可移精祝由而已。（《素問·移精變氣論第十三》）

古人巢居穴處，故居禽獸之閒。動作者，陽生而暖，故可避寒。陰居者，就涼遠熱，故可避暑。伸，屈伸之情。宦，利名之累。內無眷慕，外無趨求，精神完固，故曰恬憺之世。恬憺則天眞完固，氣血堅實，邪不能入，故無事於毒藥鍼石，但以祝由即可移易精氣而愈其病也。祝，呪同。由，病所從生也。祝說病由，不勞鍼石而已。故曰祝由。

◎先巫者祝而已

黃帝曰：其祝而已者，其故何也？岐伯曰：先巫者，因知百病之勝，先知其病之所從生者，可祝而已也。（《靈樞·賊風第五十八》）

祝者，巫咒之屬，即祝由也。勝者，凡百病五行之道，必有所以勝之者；然必先知其病所從生之由，而後以勝法勝之，則可移精變氣，袪其邪矣。病有藥石所不及，非此不可者，惟先巫知之，故可祝而已也。然則先巫用祝之妙，正不在祝，其機在勝之而已。祝，咒同。知百病之勝者，知精氣神三者，能勝其百病也。知其病之所從生者，知先傷其精氣神，而病之所由生也。可祝而已者，先巫之能移精變氣，而通神明也。夫明朝尚有十三科，祝由迺其一也。先巫者，言上古之能祝由而愈病者，故古之醫字從巫，非今師巫之謂也。

◎古今治病

黃帝問曰：余聞古之治病，惟其移精變氣，可祝由而已。今世治病，毒藥治其內，鍼石治其外，或愈或不愈，何也？（《素問·移精變氣論第十三》）

上古以全德之世，邪不能侵，故凡有疾病，惟用祝由而已，以其病不甚而治亦易也。夫移者，謂移易也，變者，謂變改也，皆使邪不傷正，精神復強而內守也。考明朝，醫術尚有十三科：曰大方脈，曰小方脈，曰婦人，曰傷寒，曰瘡疾，曰鍼灸，曰眼，曰口齒，曰咽喉，曰接骨，曰金鏃，曰按摩，曰祝由者。清始削祝由科，今幾失其傳，惟民間時見之。

◎當今治病

當今之世不然，憂患緣其內，苦形傷其外，又失四時之從，逆寒暑之宜，賊風數至，虛邪朝夕，內至五藏骨髓，外傷空竅肌膚，所以小病必甚，大病必死，故祝由不能已也。帝曰：善。（《素問・移精變氣論第十三》）

當今之世不然者，情慕雲爲，而動遠於道也。心志憂慮則傷神，苦形煩勞則傷精，逆其四時則傷氣。賊風，賊害之風。虛邪，虛鄉不正之氣也。精神內虛，故小病必甚；無正氣以勝邪，故大病必死也。後世必得毒藥以治其內，鍼石以治其外，廼可以已病，而非祝由之所能施也。其不同者如此。

二、聖人之治

◎聖人雜合以治

故聖人雜合以治，各得其所宜，故治所以異，而病皆愈者，得病之情，知治之大體也。（《素問・異法方宜論第十二》）

雜合五方之治而隨機應變，則各得其宜矣。故治法雖異，而病無不愈，知通變之道者，即聖人之能事也。夫天有四時之氣，地有五方之宜，民有居處飲食之殊，治有鍼灸藥餌之異，故聖人或隨天之氣，或合地之宜，或隨人之病，或用鍼灸毒藥，或用導引按摩，雜合以治，各得其宜。所謂病同而異治者，如癰瘍之熱毒盛於外者，治宜鍼砭，毒未盡出者，治宜毒藥。陰毒之內陷者，又宜於艾爇也。又如濕邪之在四支，而病痿厥者，宜於鍼砭；氣血之不能疏通者，宜按蹻導引。所以治異而病皆愈者，得病之情者，知病之因於天時，者因於地氣，或因於人之嗜欲，得病之因情也。或因五方之民，而治以五方之法。或因人氣之生長收藏，而宜於鍼砭艾爇。或宜於毒藥按蹻，是知治之大體，而又不必膠執於東方之治宜砭石，西方之治宜毒藥也。是以聖人雜合以治，而皆得其所宜。再按上古之民，動作以避寒，則陽氣不致陷藏，而無脹滿之病矣。陰居以避暑，則元氣不致外弛，而無攣痹之證矣。形勞而不倦，則氣血得以流通，而無痿厥寒熱之疾矣。是以毒藥不能治其內，鍼石不能治其外，此修養吾身中之精氣，而能勝天地之陰陽者也。

三、治則治法

◎一病各治皆愈

黃帝問曰：醫之治病也，一病而治各不同，皆愈何也？岐伯對曰：地勢使然也。（《素問·異法方宜論第十二》）

不同，謂謂鍼石、灸焫、毒藥、導引、按蹻也。治各不同而皆愈者，以四方地勢不同，所治亦異，故不必拘用一法也。地勢使鍼然者，謂法天地生長收藏及高下燥濕之勢也。蓋九州八方，皆通於天氣。天有春夏秋冬之四時，地有生長化收藏之五氣，而人亦應之。是以東方主春生之令，而人氣亦發生於外，故宜鍼石以治其外；南方主夏長之令，而人氣更發越於外，故宜微鍼以治其皮毛；西方主秋收之令，人氣亦收藏於內，故宜毒藥以治其內；北方主冬藏之令，而人之陽氣亦沈潛於下，故宜艾焫以起陽氣於至陰；中央濕土主生化之令，而人氣亦守於中，故宜導引按蹻使灌通於四末。此地勢有生長收藏之不同，而治法是亦有別也。

◎時必順之犯者治以勝也

帝曰：願聞無病者，何如？岐伯曰：無者生之，有者甚之。帝曰：生者何如？岐伯曰：不遠熱則熱至，不遠寒則寒至。寒至則堅否腹滿，痛急下利之病生矣；熱至則身熱、吐下霍亂，癰疽瘡瘍，瞀鬱注下，瞤瘛腫脹，嘔鼽衄，頭痛，骨節變，肉痛，血溢血泄，淋閉之病生矣。帝曰：治之奈何？岐伯曰：時必順之，犯者治以勝也。（《素問·六元正紀大論第七十一》）

時，謂四時。時必順之，治當順時也。若有所誤犯，則當治之以勝，如犯熱者勝以鹹寒，犯寒者勝以甘熱，犯涼者勝以苦溫，犯溫者勝以辛涼，治以所勝則可解也。

◎眞邪以合之治

帝曰：善。然眞邪以合，波隴不起，候之奈何？岐伯曰：審捫循三部九候之盛虛而調之。察其左右上下，相失及相減者，審其病藏以期之。不知三部者，陰陽不別，天地不分。地以候地，天以候天，人以候人，調之中府，以定三部。故曰：刺不知三部九候病脈之處，雖有大過且至，工不能禁也。誅罰無過，命曰大惑，反亂大經，眞不可復。用實爲虛，以邪爲眞，用鍼無義，反爲氣賊，奪人正氣。以從爲逆，榮衛散亂，眞氣已失。邪獨內著，絕人長命，予人夭殃。不知三部九候，故不能久長。因不知合之四時五行，因加相勝，釋邪攻正，絕人長命。邪之新客來也，未有定處，推之則前，引之則止，逢而寫之，其病立已。（《素問·離合眞邪論第二十七》）

此言眞邪之有離合也。眞氣者，所受於天與穀氣，併而充於經脈者也。虛邪者，虛鄉之風，邪賊傷人者也。邪新客於經脈之中，眞邪未合，則如波湧之起，時來時去，無有常處。如眞邪已合，而波隴不起矣，蓋邪正已合，則正氣受傷，榮衛內陷，邪隨正而入深，是以經脈無波隴之象，而三部九候之脈，相失而相減矣。審者，審其病。捫者，切其脈。盛者，邪氣盛。虚者，正氣虚。調之者，補其正而卻其邪也。左右上下，謂左右手足，膺喉頭首腰尻以下也。邪氣入深，則傷五藏，九候之脈，九藏之神氣也，藏氣受傷，是以脈氣減失，審其病在神藏形藏，而以死生期之。蓋在形藏者生，在神藏者，有生而有死期也。夫天爲陽，地爲陰，人則參天兩地者也。故身半以上爲天，身半以下爲地。然陰中有陽，陽中有陰。是以上部有地，下部有天，不知三部者，陰陽不別，天地不分，以上爲天，以下爲地，以中爲人。中府，胃府也。蓋三部陰陽之脈，皆陽明水穀之所資生，太陰爲之行氣於三陰，陽明爲之行氣於三陽。陽者，天氣。陰者，地氣。陰氣從足上行至頭，陽氣從頭下行至足，陰陽異位，外內逆從，土者生萬物而法天地，故當調之中府，以定三部之脈焉。是以三部之中，皆有陽明之胃氣。大過且至者，歲運之氣至也。蓋用鍼之道，當知三部九候，合之四時五行，加臨相勝而各治之。不知三才之合氣，九候之交通，雖有大過之氣且至，而五治不分，邪僻內生，工不能禁也。平氣者，無過者也。蓋太過不及之歲，皆勝氣妄行，故曰大過。平氣之歲爲無過也。粗工不知三部九候者，不分眞邪，不知虚實，不審逆從，賊害眞氣，迺與人夭殃也。蓋用鍼之道，有如用兵，務在殺賊，不害良民。無義之兵，徵伐無過，反亂大經。復言不知三部九候者，因而不知合於四時五行之道，六氣之加臨，五運之相勝，邪反釋之，正反攻之，則絕人長命矣。再言新客來者，言乘風邪新客未定之時，即當逢而瀉之，慎勿使眞邪之相合也。

◎同病異治

帝曰：善。有病頸癰者，或石治之，或鍼灸治之而皆已，其眞安在？岐伯曰：此同名異等者也。夫癰氣之息者，宜以鍼開除去之。夫氣盛血聚者，宜石而寫之。此所謂同病異治也。（《素問·病能論第四十六》）

此言有病頸癰者，當同病異治也。頸中有癰者，或以石爲鍼治之，或以小鍼治之，或以艾灸之，而病皆愈。其眞安在，言孰爲正治之法也。蓋病名雖同，而實有微甚之異耳。所謂以小鍼開除而去病者，正以癰閒有氣頓息，未至甚也。所謂以石爲鍼而瀉之者，正以氣盛血聚故也。唯其同名異等，此所以同病異治也。

◎衆人之方非一人之所盡行

黄帝曰：余受九鍼於夫子，而私覽於諸方，或有導引行氣，喬摩灸熨，刺焫飲藥之一者，可獨守耶？將盡行之乎？岐伯曰：諸方者，衆人之方也，非一人之所盡行也。黄帝曰：此迺所謂守一勿失，萬物畢者也。（《靈樞·病傳第

四十二》）

此論人之身體，有形層之淺深，有血氣之虛實，是以鍼砭藥灸，各守其一，非一人之所盡行也。病傳者，謂邪從皮毛而發於腠理，從腠理而入於經脈，從經脈而傳溜於五藏。所謂經絡受邪入藏府，爲内所因也。如邪入於藏，不可以致生。故邪在皮毛者，宜砭而去之；在於脈肉筋骨者，宜鍼而瀉之；邪入於中者，宜導引行氣以出之；寒邪之入深者，宜熨而通之；邪在内而虛者，止可飲以甘藥，實者可用毒藥以攻之，陷於下者宜灸以啟之。是以藥石灸刺導引諸方，隨眾人之所病而施之，非一人之所盡行者也。此章教人知病傳之有淺深，如可治之屬，即守一勿失，不使大邪入藏而成不救，利濟萬物之功，畢於此矣。

◎六氣司天政紀之治

太陽司天之政辰戌之紀之治

故歲宜苦以燥之溫之，必折其鬱氣，先資其化源，抑其運氣，扶其不勝，無使暴過而生其疾。食歲穀以全其眞，避虛邪以安其正，適氣同異，多少制之。同寒濕者，燥熱化。異寒濕者，燥濕化，故同者多之，異者少之。用寒遠寒，用涼遠涼，用溫遠溫，用熱遠熱，食宜同法，有假者反常，反是者病，所謂時也。（《素問·六元正紀大論第七十一》）

此言太陽司天之政辰戌紀所治之者。苦廼火味，火能溫寒，苦能勝濕，凡此太陽司天之歲，廼寒濕主氣，故宜燥以勝濕，溫以勝寒，所謂調之正味，而使上下合德也。故曰“食宜同法”是也。化源者，謂五運爲六氣之生源。折其鬱氣者，折其致鬱之氣也。如太徵之歲，太陽司天，則火運受鬱矣。太羽之歲，太陰在泉，則水運受鬱矣。故當燥之以折太陰之土氣，溫之以折太陽之寒邪，六氣同義。下文云：“五運之氣，鬱極復歲。”即此鬱也。凡此太陽司天之歲，運氣皆主太過，故當抑其淫勝之氣，而扶其所不勝，如太角之歲，風木淫勝，則土受其制矣。是當抑其風木之勝，扶其土之不勝。如太徵之歲，火運太過，則金氣受其制矣。是當抑其火之太過，扶其金之不勝。所謂和其運，調其化，無致暴過，而致生民疾也。後少陽少陰歲相同。歲穀者，玄黅之穀，感司天在泉之氣而成熟，食之以全天地之元眞。虛邪者，謂反勝其閒氣之邪。如太陽司天之歲，初之氣，廼少陽相火，而寒反勝之，是寒邪淫勝其初氣矣。二之氣，廼陽明燥金，而熱反勝之，是熱邪淫制其二氣矣。四之氣，廼厥陰風木，而清反勝之，是燥邪制勝其四氣矣。五之氣，廼少陰君火，而寒反勝之，是熱邪制勝其五氣矣。是謂四畏，必謹察之。故曰“食閒穀以辟虛邪”，邪去則正自安矣。夫五運之氣，與司天在泉各有同異，而氣味之多少，亦各有所制也。適，酌也，酌其氣之同異而制之也。同寒濕者，謂太羽太宮主運，是與司天在泉之寒濕相同，故當多用燥熱之氣味以制化。蓋用燥以制濕，用熱以化寒也。如太徵、太角、太商主運，是與寒濕之氣各異，又當少用燥濕之氣以化之。蓋用濕以滋燥熱之氣，用燥以制風木之邪。同者氣盛，故宜多之；異者氣孤，故少制之也。司天在泉，及間氣加臨之六氣，各有寒熱溫涼之宜，而又當無犯者也。如太陽司天，是當用熱以溫之，而初之氣，廼少陽相火用事，又當遠此少陽之熱，而後可用熱也。如少陰在泉，是當用寒以清之，而四之氣，值太陽寒水用事，又當遠此太陽之寒，而後可用寒也。溫涼同義，藥食同法，所謂時興六位是也。有假者反常，是謂邪氣反勝，又不必遠寒而遠熱矣。如太陽寒水司天，初之氣，廼少陽相火，而天氣反寒，是當用熱而不必遠熱矣。如少陰君火在泉，四之氣，廼太陽寒水，而天氣反熱，是當用寒而不必遠寒矣。所謂天氣反時，則可依時是也。反是者，皆爲民病，所謂加臨之時氣也。此篇論調其正味，以和氣運之不和，如以“苦燥之溫之”，所以治司天在泉之太過也。折其鬱氣者，折司天在泉之勝氣也。折其運氣者，抑運氣之太過也。食歲穀以全其眞者，全天地之眞氣也。避虛邪以安其正者，安紀步之正氣也。適氣同異者，酌五運六氣之異同也。用寒遠寒、用熱遠熱者，調上下左右之六氣也。假者反之，逆治四時不正之氣也。蓋天地陰陽之氣，有德化之祥，有政令之章，有勝復之作，有變易之災，人居天地氣交之中，能和其運，調其化，使上下合德，無相奪倫，五運宣行，勿乖其政，安其屈伏，以平爲期，庶暴過不生，苛疾不起，此聖人隨時養生之大道也。蓋在天爲氣，在地爲味，用氣味以調天地不和之氣。

陽明司天之政卯酉之紀之治

故食歲穀以安其氣，食間穀以去其邪。歲宜以鹹以苦以辛，汗之清之散之，安其運氣，無使受邪，折其鬱氣，資其化源。以寒熱輕重少多其制，同熱者多天化，同清者多地化。用涼遠涼，用熱遠熱，用寒遠寒，用溫遠溫，食宜同法。有假者反之，此其道也。反是者，亂天地之經，擾陰陽之紀也。（《素問·六元正紀大論第七十一》）

此言陽明司天之政卯酉紀所治之者，宜食歲穀以安其正氣，食間穀以去其邪氣，必宜以鹹以苦以辛，汗之清之散之。安其運氣，無使受邪，折其鬱氣者，《本病》云：“卯酉之年，太陽昇天，主窒天芮，勝之不前，蓋太陽在地三年，此年昇天，作陽明左間，遇天芮土司窒之，不能昇天，又遇已酉已卯，水欲昇天，土運抑之，昇之不前，則陽明未遷正者，即太陽未昇天也。故《刺法論》於“水欲昇，而天芮窒抑之”者，刺足少陰之合穴湧泉。又《本病》云：“卯酉之歲，太陰降地，主窒地蒼，勝之不入，又少陽未退位，即太陰未得降也，又遇丁酉、丁卯，木運承之，降而不下。”故《刺法》云：“土欲降，而地蒼窒抑之，當刺足厥陰之井穴大敦，足少陽之合穴陽陵泉。”資其化源，蓋金王七月，故於六月迎而取之，以瀉金氣。凡寒熱以輕重而多少其制，即如丁卯、丁酉爲少角，癸卯、癸酉爲少徵，廼歲氣之同爲熱也，用方多以天清之化治之。已卯、已酉爲少宫，乙卯、乙酉爲少商，辛卯、辛酉爲少羽，廼歲氣之同爲清也，用方多以地熱之化治之。司氣有寒熱溫涼，而人之藥食，亦有寒熱溫涼，故用寒熱溫涼者，宜用遠。司氣之寒熱溫涼，而無犯之，彼有假借而用之者，正以主氣不足，客氣勝之，而行之耳。若非假借之法，則亂天地之經，擾陰陽之紀者也。

少陽司天之政寅申之紀之治

抑其運氣，贊所不勝，必折其鬱氣，先取化源，暴過不生，苛疾不起，故歲宜鹹宜辛宜酸，滲之泄之，漬之發之，觀氣寒溫，以調其過。同風熱者多寒化，異風熱者少寒化。用熱遠熱，用溫遠溫，用寒遠寒，用涼遠涼，食宜同法，此其道也。有假者反之，反是者病之階也。（《素問·六元正紀大論第七十一》）

少陽司天之政寅申之紀，然治之者，必抑其運氣之太過，贊其所直之不勝。折其鬱氣者，《本病》云："寅申之年，陽明昇天，主窒天英，勝之不前。"蓋言陽明在地三年，至此年昇天作少陽左間，遇天英火司窒之，故不能昇。"又遇戊寅，戊申火運先天雨至，則金欲昇天，火運抑之。"故《刺法論》云："金欲昇，而天英窒抑之，當刺手大陰之經穴經渠。"又《本病》云："寅申之歲，少陰降地，主窒地玄，勝之不入。又或遇丙申、丙寅水運大過，先天而至，君火故降，水運承之，降而不下。"故《刺法論》云："火欲降，而地玄壘抑之，降而不入，當刺足少陰之井穴湧泉、足太陽之合穴委中。"先取化源，王注以爲年前之十二月，迎而取之。夫"資取化源"，俱往云"取"，其意有四：太陽司天取九月，陽明司天取六月，是二者先取在天之氣也；少陽司天取年前十二月，太陰司天取九月，是二者廼先時取在地之氣也；少陰司天取年前十二月，厥陰司天取四月，義不可解。按《玄珠》之說則不然，太陽、陽明之月與王注合，少陽、少陰俱取三月，太陰取五月，厥陰取年前十二月。《玄珠》之義可解，王注之月疑有誤也。愚按：王注與《新校正》皆名曰取，蓋未考《刺法論》中"大過取之，不及資之"之義耳。暴病不生，重疾不起。詳此不言食歲穀、閒穀者，蓋此歲天地氣正，上下通和，故不言也。故歲宜鹹，宜辛，宜酸，以滲之，泄之，漬之，發之，觀其氣有寒溫者，而調其癘。司天爲熱，在泉爲風，即如壬寅、壬申爲太角，戊寅，戊申爲太徵，廼同風熱者，宜多用寒化；甲寅、甲申爲太宮，庚寅、庚申爲太商，丙寅、丙申爲大羽，廼異風熱者，宜少用寒化。天時有寒熱溫涼，而人用藥食亦有寒熱溫涼，凡用寒熱溫涼者，宜用遠天時之寒熱溫涼，而不可輕犯之也。彼有假借而用之，以主氣不足，臨氣勝之，特假寒熱溫涼以資四正之氣，則可以偶犯之耳。若非假反之法，則與時相違，病必生矣。

太陰司天之政丑未之紀之治

必折其鬱氣，而取化源，益其歲氣，無使邪勝，食歲穀以全其眞，食閒

穀以保其精。故歲宜以苦燥之溫之，甚者發之泄之。不發不泄，則濕氣外溢，肉潰皮拆，而水血交流，必贊其陽火，令竝甚寒，從氣異同，少多其判也。同寒者以熱化，同濕者以燥化。異者少之，同者多之。用涼遠涼，用寒遠寒，用溫遠溫，用熱遠熱，食宜同法，假者反之，此其道也，反是者病也。（《素問·六元正紀大論第七十一》）

太陰司天之政丑未紀治之者，當必折其鬱氣者，《本病》云："丑未之歲，少陽昇天，主窒天蓬，勝之不前，又或遇太陰未遷正者，即少陰未昇天。"辛丑、辛未水運抑之，故《刺法論》云："火欲昇，而天蓬窒抑之。"凡君火相火，同刺包絡之滎穴勞宮。又《本病》云："丑未之歲，厥陰降地，主窒地晶，勝而不前，又或遇少陰未退位，即厥陰未降下。"遇乙丑、乙未金運抑之，降之未下，故《刺法論》云："木欲降，而地晶窒抑之，降而不入。"當刺手太陰之井穴少商，手陽明之合穴曲池。取其化源者，即於九月補之，益其歲氣，無使邪勝。食歲穀、間穀，以全眞保精，宜以苦者燥之溫之，甚者發之泄之。若不發不泄，則濕氣外溢，肉潰皮拆，而水血交流也。又必贊其陽火，以令並其盛寒之氣，從其氣之異同，以少多而判治之。如己丑、己未之歲爲少宮，乙丑、乙未之歲爲少商，辛丑、辛未之歲爲少羽，是同爲寒，宜以熱化治之。己丑、己未之歲爲少宮，又同爲濕，宜以燥化治之。丁丑、丁未之歲爲少角，癸丑、癸未之歲爲少徵，皆平和之歲也，宜以平和處之。其異者則少用，其同者則多用。天有寒熱溫涼，而人之藥食，亦有寒熱溫涼。凡用寒熱溫涼者，宜遠寒熱溫涼而無犯之。或有假借而用之者，特以主氣不足，臨氣勝之，假其寒熱溫涼，以資四正之氣，則可以偶犯之耳。若非假反之法，則與時相違，病必生矣。

少陰司天之政子午之紀之治

必抑其運氣，資其歲勝，折其鬱發，先取化源，無使暴過而生其病也。食歲穀以全眞氣，食間穀以避虛邪，歲宜鹹以耎之，而調其上，甚則以苦發之，以酸收之，而安其下，甚則以苦泄之。適氣同異而多少之，同天氣者，以寒清化；同地氣者，以溫熱化。用熱遠熱，用涼遠涼，用溫遠溫，用寒遠寒，食宜同法。有假則反，此其道也，反是者病作矣。（《素問·六元正紀大論第七十一》）

少陰司天之政子午紀治之者，當必抑其運氣之有餘，資其歲氣之所勝。折其鬱發者，《本病》云："子午之歲，太陰昇天，主窒天衝，勝之不前。"蓋言太陰在地三年，此年昇天，作少陰左間，遇天衝窒之不前。又或遇壬子木運先天而至，昇天不前。故《刺法論》云"上欲昇而天衝窒仰之"，當刺足太陰之俞穴太白。又《本病》云："太陽降地，主窒地阜，勝之不入。又或遇甲子、甲午土運太過，先天而至，土運承之，降而不入。"故《刺法論》云："水欲降，而地阜窒抑之。"當刺足太陰之井穴隱白，足陽明之合穴三里。

又先於年前之十二月，以迎取其化源，無使暴過而生其病也。食歲穀以全其眞，間穀以避虛邪，宜鹹以耎之，而調其上，甚則以苦發之，以酸收之，而安其下，甚則以苦泄之。又必適其氣之同異，而多少其制，如壬子、壬午之爲太角，戊子、戊午之爲太徵，歲同天氣之熱，當以寒清之化治之；甲子、甲午之爲太宮，庚子、庚午之爲太商，丙子、丙午之爲太羽，歲同地氣之寒，當以溫熱之化治之。化者，治也。天有寒熱溫涼，而人之藥食，亦有寒熱溫涼，故凡用寒熱溫涼者，當遠天時之寒熱溫涼，而無犯之。或有假借而用之者，特以主氣不足，臨氣勝之，借其寒熱溫涼，以資四正之氣，則可以偶犯之耳。若非假借之法，則與時相違，病由是而作矣。

厥陰司天之政巳亥之紀之治

必折其鬱氣，資其化源，贊其運氣，無使邪勝。歲宜以辛調上，以鹹調下，畏火之氣，無妄犯之。用溫遠溫，用熱遠熱，用涼遠涼，用寒遠寒，食宜同法，有假反常，此之道也。反是者病。帝曰：善。（《素問・六元正紀大論第七十一》）

厥陰司天之政巳亥之紀治之者，當必折其鬱氣者，《本病》云："巳亥之歲，君火昇天，主窒天蓬，勝之不前。"蓋言君火在地三年，至巳亥之歲昇天作左間，遇天蓬司水窒之，不能上昇。又厥陰未遷正，即少陰未得昇天。又辛巳、辛亥水運抑之，昇之不前。故《刺法論》云："火欲昇，而天蓬窒抑之。"當刺包絡之滎穴勞宮。又《本病》云："巳亥之歲，陽明降地，主窒地彤，勝而不入。"蓋言陽明在天三年，至此年下降入地，作少陽左間，又遇地彤火司勝之，不能入地；又或遇太陰未退位，即少陽未得降；又癸巳、癸亥火運抑之不下。故《刺法論》云："金欲降而地彤窒抑之。"當刺心包絡之井穴中衝，手太陽之合穴天井。迺於四月，即迎而取之，以資其化源。厥陰爲不及，宜贊其運氣，無使邪勝。司天爲木，以辛調之，在泉爲火，以鹹調之。蓋畏火之氣，無妄犯之也。詳此運，何以不言適氣同異，少多其制者，蓋厥陰之政與少陽之政同，六氣分政，惟厥陰之政與少陽之政上下無克伐之異，治化惟一，故不再言同風熱者多寒化，異風熱者少寒化也。天有寒熱溫涼，而人之藥食亦有寒熱溫涼，故用寒熱溫涼者，必遠於天之寒熱溫涼而無犯之。有假其法而用之者，特以主氣不足，臨氣勝之，借其寒熱溫涼，以資四正之氣，故可以偶犯之耳。若非假借之法，則病從茲生矣。

◎六十甲子運氣之治

帝曰：善。五運氣行，主歲之紀，其有常數乎？岐伯曰：臣請次之。

此章與上章大意相同。前以太陽爲始，序三陽三陰之六氣，以角運爲初，序角徵宮商羽之五音，而年歲有所不齊也。故今以天干始於甲，地支始於子，從甲子而至癸巳，三十歲而爲一紀，復從甲午而至癸亥，六十歲而爲一周，斯歲運始順，故復次之。

甲子　甲午歲

上少陰火，中太宮土運，下陽明金。熱化二，雨化五，燥化四，所謂正化日也。其化上鹹寒，中苦熱，下酸熱，所謂藥食宜也。

上少陰火者，子午少陰君火司天也。中太宮土運者，甲爲土運，爲太宮也。下陽明金者，陽明燥金在泉也。夫天乙生水，地六成之；地二生火，天七成之；天三生木，地八成之；地四生金，天九成之；天五生土，地十成之。是以熱化二者，言司天，少陰主熱，正化從本生數，對化從標成數，則甲子之年，屬對化成數。主熱化七，其在泉亦主成數，主燥化九，甲午之年，屬正化生數，主熱化二，其在泉亦主燥化四，雨化五者，此言主運，土爲雨，故雨化五。夫太過者其數成，不及者其數生，土常以生也。今甲年土運太過，故言雨化五,五，土數也。燥化四者，此言在泉也，義見上。正化日者，詳後文有邪氣化日，則凡正化日者，皆正氣所化也。按：太過之年，止有正化日者，即如火主熱，土主雨，金主燥，無勝無復，謂之正氣所化之日。後凡不及之年，有邪化日，又有正化日者，以有勝有復，謂之邪化之日。其正化日，即如下節之乙丑年，丑爲濕，乙爲清，廼正化之日也。此句結上“熱雨燥化”三句，後倣此。上鹹寒，此言司天宜用之藥食也。蓋太過之土勝水，故用鹹寒以扶水，即所謂熱淫所勝，平以鹹寒也。中苦熱，此言土運宜用之藥食也。下酸熱，此言在泉宜用之藥食也，即所謂燥淫於內，治以苦溫，此誤言酸熱。所謂藥食宜也者，廼結上三句，後倣此。

乙丑　乙未歲

上太陰土，中少商金運，下太陽水。熱化寒化勝復同，所謂邪氣化日也。災七宮，濕化五，清化四，寒化六，所謂正化日也。其化上苦熱，中酸和，下甘熱，所謂藥食宜也。

上太陰土者，丑未太陰濕土司天。中少商金運者，乙爲金運，爲少商。下太陽水者，太陽寒水在泉。熱化寒化勝復同者，熱勝寒復，所謂邪氣化日者，因勝而復，廼邪氣所化之日。災七宮者，七宮，西室兌位，天柱司也。災之方，以運之當方言。濕化五者，此言司天，太陰正化於未，對化於丑，其化者五，以生數也。夫土常以生也，不必分太過不及，而皆曰五也。清化四者，此言運也。金之氣清，故言清化。不及者其數生，乙爲不及，故言生數四也。寒化六者，此言在泉，乙丑爲對化，從標成數，當爲寒化，六以未爲正化，從本生數，當爲寒化一也。正化日者，皆正氣所化之日也。上苦熱者，此言司天宜用之藥食。《至眞要大論》云：“濕淫所勝，平以苦熱。”中酸和者，言金運宜用之藥食也。《玄珠》云：“上酸平。”下甘熱，此言在泉宜用之藥食也。《至眞要大論》云：“濕淫所勝，平以苦熱。寒淫於內，治以甘熱。”《玄珠》云：“下甘溫。”

丙寅　丙申歲

上少陽相火，中太羽水運，下厥陰木，火化二，寒化六，風化三，所謂正化日也。其化上鹹寒，中鹹溫，下辛溫，所謂藥食宜也。

上少陽相火者，寅申少陽相火司天也。中太羽水運者，丙爲水運，爲太羽。下厥陰木者，厥陰風木在泉。火化二者，此言司天，丙寅爲正化，從本生數，當爲火化二。丙申爲對化，從標成數，當爲火化七。寒化六者，此言水運太過，主成數，故寒化六。風化三者，此言在泉，丙寅爲正化，從本生數，當云風化三；丙申爲對化，從標成數，當云風化八。舊誤。正化日者，非勝非復，正氣所化之日。上鹹寒者，此言司天宜用之藥食。《至眞要大論》云："火淫於內，平以鹹冷。"中鹹溫者，此言水運宜用之藥食。下辛溫者，此言在泉宜用之藥食。《至眞要大論》云："風淫於內，治以辛涼。"《玄珠》云："下辛涼。"

丁卯歲會　**丁酉歲**

上陽明金，中少角木運，下少陰火。清化熱化勝復同，所謂邪氣化日也。災三宮，燥化九，風化三，熱化七，所謂正化日也。其化上苦小溫，中辛和，下鹹寒，所謂藥食宜也。

丁卯歲會，丁爲木運，卯之年辰，亦爲木運臨加，故曰歲會。詳丁年正月，壬寅爲干德符，便爲平氣，勝復不至，運同正角，金不勝木，木亦不災土。又丁卯年，得卯佐之，即上陽明不能災之。上陽明金者，卯酉陽明燥金司天也。中少角木運者，丁爲木運，爲少角。下少陰火者，少陰君火在泉。清化熱化勝復同者，清勝，熱復。所謂邪化日者，因勝而復，廼邪氣所化之日。災三宮，詳三宮，東室震位，天衝司，災之方，以運之當方言。燥化九者，此言司天，卯酉主燥，正化從本生數，對化從標成數，則丁卯之年，屬對化成數，主燥化九；丁酉之年，屬正化生數，主燥化四。風化三者，此言木運。不及主生數，故風化三。熱化七者，丁卯對化，當云熱化七，丁酉正化，當云熱化二也。正化日者，廼正氣所化之日。上苦小溫者，此言司天宜用之藥食。《至眞要大論》云："燥淫所勝，平以苦溫。"中辛和者，此言木運宜用之藥食。下鹹寒，此言在泉宜用之藥食。《至眞要大論》云："熱淫於內，治以鹹寒。"

戊辰　戊戌歲

上太陽水，中太徵火運，下太陰土。寒化六，熱化七，濕化五，所謂正化日也。其化上苦溫，中甘和，下甘溫，所謂藥食宜也。

上太陽水者，辰戌太陽寒水司天也。中太徵火運者，戊爲火運，爲太徵。下太陰濕土者，太陰濕土在泉。寒化六者，此言司天，戊辰對化，從標成數，當云寒化六；戊戌正化，從本生數，當云寒化一。熱化七者，此言火運。戊辰對化七，戊戌正化二。濕化五者，此言在泉之化，所謂土常以生也。正化日者，正氣所化。上苦溫者，此言司天宜用之藥食。《至眞要大論》云："寒淫所勝，平以辛熱。"中甘和者，此言火運宜用之藥食。下甘溫者，此言在泉宜用之藥食。《至眞要大論》云："濕淫於內，治以苦熱。"

己巳　己亥歲

上厥陰木，中少宮土運，下少陽相火。風化清化勝復同，所謂邪氣化日

也。災五宫，風化三，濕化五，火化七，所謂正化日也。其化上辛涼，中甘和，下鹹寒，所謂藥食宜也。

上厥陰木者，巳亥爲厥陰，風木司天。中少宫土運者，己爲陰土，爲少宫。詳至九月甲戌月，己得甲戌，方還正宫。下少陽相火者，少陽相火在泉。風化清化勝復同者，風勝，清復。所謂邪氣化日者，因勝而復，邪氣所化之日。災五宫者，《五常政大論》云："其眚四維。"《天元玉冊》云："中室，天禽司，非維宫，同正宫，寄位二宫坤位。"風化三者，此言司天，己巳對化，從標成數，當云風化八；己亥正化，從本生數，當云風化三。濕化五者，此言土運也。火化七者，此言在泉，己巳屬對化，從標成數，主熱化七，己亥屬正化，從本生數，主熱化二。所謂正化日者，正氣所化。上辛涼者，此言司天宜用之藥食。《至眞要大論》云："風淫所勝，平以辛涼。"中甘和者，此言土運宜用之藥食。下鹹寒者，此言在泉宜用之藥食。《至眞要大論》云："火淫於内，治以鹹冷。"

庚午同天符　**庚子歲**同天符

上少陰火，中太商金運，下陽明金。熱化七，清化九，燥化九，所謂正化日也。其化上鹹寒，中辛溫，下酸溫，所謂藥食宜也。

上少陰火者，子午爲少陰君火司天。中太商金運者，庚爲陽金，爲太商。詳庚午年，金令減半，以上見少陰君火，年午亦爲火故也。庚子年，子是水，金氣相得，與庚午年又異。下陽明金者，陽明燥金在泉。熱化七者，此言司天。庚午年，屬正化，從本生數，主熱化二；庚子年，屬對化，從標成數，主熱化七。清化九，此言金運。庚午年，亦從正化生數，主清化四；庚子年，亦從對化成數，主清化九。燥化九者，此言在泉。庚午年燥化四；庚子年燥化九，義同上。所謂正化日者，正氣所化。上鹹寒者，此言司天宜用之藥食。《至眞要大論》云："熱淫所勝，平以鹹寒。"中辛溫者，此言金運宜用之藥食。下酸溫者，此言在泉宜用之藥食。《至眞要大論》云："燥淫於内，治以苦溫。"

辛未同歲會　**辛丑歲**同歲會

上太陰土，中少羽水運，下太陽水。雨化風化勝復同，所謂邪氣化日也。災一宫，雨化五，寒化一，所謂正化日也。其化上苦熱，中苦和，下苦熱，所謂藥食宜也。

上太陰土者，丑未太陰濕土司天。中少羽水運者，辛爲水運，爲少羽。下太陽水者，太陽寒水在泉。雨化風化勝復同者，雨勝，風復。所謂邪氣化日者，因勝而復，迺邪氣所化之日。災一宫者，詳一宫，北室坎位，天玄司。雨化五者，此言司天之化，土常以生，故辛未、辛丑年皆土，雨化五。寒化一者，此言在泉。詳此以運與在泉俱水，故只言寒化一。寒化一者，少羽之化氣也。若太陽在泉之化，則辛未寒化一，辛丑寒化六也。正化日者，正氣所化。上苦熱者，此言司天宜用之藥食。《至眞要大論》云："濕淫所勝，平以苦熱。"中苦和者，此言運氣宜用之藥食。下苦熱者，言在泉宜用之藥食。《至眞要大論》云："寒淫於內，治以甘熱。"

壬申同天符　**壬寅歲**同天符

上少陽相火，中太角木運，下厥陰木。火化二，風化八，所謂正化日也。其化上鹹寒，中酸和，下辛涼，所謂藥食宜也。

壬寅同天符，壬申同天符。蓋木運太過，下加厥陰，即厥陰爲在泉也。故曰同天符。上少陽相火者，寅申爲相火司天。中太角木運者，壬爲陽木，爲太角。下厥陰木者，厥陰風木在泉。火化二者，壬申爲對化，從標成數，當云火七化，壬寅爲正化。從本生數，當云火化二。風化八者，詳此以運與在泉俱木，故只有風化八，迺太角之運化也。若厥陰在泉之化，則壬申風化三，壬寅風化八。正化日者，正氣所化。上鹹寒，此言司天宜用之藥食。中酸和者，此言木運宜用之藥食。下辛涼者，此言在泉宜用之藥食。

癸酉同歲會　**癸卯歲**同歲會

上陽明金，中少徵火運，下少陰火。寒化雨化勝復同，所謂邪氣化日也。災九宮，燥化九，熱化二，所謂正化日也。其化上苦小溫，中鹹溫，下鹹寒，所謂藥食宜也。

癸卯同歲會，癸酉歲同歲會。火運不及，下加少陰，以在泉爲火，故曰同歲會。上陽明金者，陽明燥金司天。中少徵火運者，癸爲陰火，爲少徵。下少陰火者，少陰君火在泉。寒化雨化勝復同者，寒勝，雨復。災九宮，詳九宮離位南室，天英司。燥化九者，詳癸酉燥化四，癸卯燥化九。熱化二者，詳此以運與在泉俱火，故只言熱化二。熱化二者，少徵之運化也。若少陰在泉之化，則癸酉熱化七，癸卯熱化二。正化日者，正氣所化。上苦小溫，此言司天宜用之藥食。中鹹溫者，此言火運宜用之藥食。下鹹寒，此言在泉宜用之藥食。

甲戌歲會同天符　**甲辰歲**歲會同天符

上太陽水，中太宮土運，下太陰土。寒化六，濕化五，正化日也。其化上苦熱，中苦溫，下苦溫，所謂藥食宜也。

甲戌歲會，同天符，甲辰歲會，同天符。運與年辰皆土，曰歲會；又土運太過，下加厥陰在泉，曰同天符。上太陽水者，辰戌爲太陽寒水司天。中太宮土運者，甲爲陽土，爲太宮。下太陰土者，濕土在泉也。寒化六者，詳甲戌正化，從本生數，當云寒化一；甲辰對化，從標成數，當云寒化六。濕化五者，詳此以運與在泉俱土，故只言濕化五也。上苦熱者，此言司天宜用之藥食。《至眞要大論》云："寒淫所勝，平以苦熱。"中苦溫者，此言土運宜用之藥食。下苦溫，此言在泉宜用之藥食。《至眞要大論》云："濕淫於內，治以苦熱。"

乙亥　乙巳歲

上厥陰木，中少商金運，下少陽相火。熱化寒化勝復同，邪氣化日也。災七宮，風化八，清化四，火化二，正化度也。其化上辛涼，中酸和，下鹹寒，

所謂藥食宜也。

上厥陰木者，巳亥爲厥陰 風木司天。中少商金運者，乙爲陰金，爲少商。詳乙亥年三月得庚辰，早見干德符，即氣還正商，火未得王而先平，火不勝則水不復。又亥是水得力年，故火不勝也。乙巳歲火來小勝，巳爲火，佐於勝也。即於二月中氣，君火時化日，火來行勝，不待水復，遇三月庚辰月，乙見庚而氣自全，金還正商。下少陽相火者，相火在泉。熱化寒化勝復同者，熱勝，寒復。災七宮者，七爲金方。風化八者，此言司天。詳乙亥正化，從本生數，當云風化三，乙巳對化，從標成數，當云風化八。清化四者，此言金運。乙亥清化四，乙巳清化九。火化二，此言在泉。乙亥熱化二，乙巳熱化七。度，謂日也。上辛涼者，此言司天宜用之藥食。中酸和者，此言金運宜用之藥食。下鹹寒者，此言在泉宜用之藥食。

丙子歲會　**丙午歲**

上少陰火，中太羽水運，下陽明金。熱化二，寒化六，清化四，正化度也。其化上鹹寒，中鹹熱，下酸溫，所謂藥食宜也。

丙子，歲會。丙爲水運，子爲年辰，又爲水，故曰歲會。上少陰火者，子午爲少陰君火司天。中太羽水運者，丙爲陽水，爲太羽。下陽明金者，燥金在泉。熱化二者，此言司天。詳丙子歲熱化七，金之災得其半，以運水太過，勝於天令，天令減半。丙午熱化二，午爲火，少陰君火同天，運雖水，一水不能勝二火，故異於丙子歲。寒化六者，此言水運太過者，其數成，故寒化六。清化四者，此言在泉，丙子燥化九，丙子燥化四。上鹹寒者，此言司天宜用之藥食。中鹹熱者，言水運宜用之藥食。下酸溫者，此言在泉宜用之藥食。《至眞要大論》云："燥淫於內，治以酸溫。"

丁丑　丁未歲

上太陰土，中少角木運，下太陽水。清化熱化勝復同，邪氣化度也。災三宮，雨化五，風化三，寒化一，正化度也。其化上苦溫，中辛溫，下甘熱，所謂藥食宜也。

上太陰土者，丑未爲太陰濕土司天，詳此木運平氣上刑，天令減半也。中少角木運者，丁爲陰木，爲正角。詳丁年正月壬寅爲乾德符，爲正角。下太陽水者，太陽寒水在泉。清化熱化勝復同者，清勝，熱復。災三宮者，三爲木方。雨化五者，此言司天，雨爲濕土，五爲土數。風化三者，此言木運。不及者其數生，故風化三。寒化一者，此言在泉，丁丑寒化六，丁未寒化一。上苦溫者，此言司天宜用之藥食。《至眞要大論》云："濕淫所勝，平以苦熱。"中辛溫者，此言木運宜用之藥食。下甘熱者，此言在泉宜用之藥食。《至眞要大論》云："寒淫於內，治以甘熱。"

戊寅天符　**戊申歲**天符

上少陽相火，中太徵火運，下厥陰木。火化七，風化三，正化度也。其化上鹹寒，中甘和，下辛涼，所謂藥食宜也。

火運上見少陽火，與司天相合，故曰天符。又詳戊申年與戊寅年小異，申爲金，佐於肺，肺受火刑，其氣稍實，民病得半。上少陽火者，寅申爲相火司天。中太徵火運者，戊爲陽火，爲太徵。下厥陰木者，厥陰風木在泉。火化七者，此言司天。詳天符司天與運合，故只言火化七。又火化七者，太徵之運氣也。若少陽司天之氣，則戊寅火化二，戊申火化七。風化三者，此言在泉。戊寅風化八，戊申風化三。上鹹寒者，此言司天宜用之藥食。中甘和者，此言火運宜用之藥食。下辛涼者，此言在泉宜用之藥食。

己卯　己酉歲

上陽明金，中少宮土運，下少陰火。風化清化勝復同，邪氣化度也。災五宮，清化九，雨化五，熱化七，正化度也。其化上苦小溫，中甘和，下鹹寒，所謂藥食宜也。

詳己卯，金與運土相得，子臨父位爲逆。上陽明金者，陽明燥金司天。中少宮土運者，己爲陰土，爲少宮。詳復罷，土氣未正，後九月甲戌月，土還正宮，己酉之年，木勝火微也。下少陰火者，少陰君火在泉。風化清化勝復同者，木勝，金復。災五宮者，五爲中土。清化九者，此言司天。己卯燥化九，己酉燥化四。雨化五者，此言土運。熱化七者，此言在泉。詳己卯熱化二，己酉熱化七。上苦小溫者，此言司天宜用之藥食。中甘和者，此言土運宜用之藥食。下鹹寒，此言在泉宜用之藥食。

庚辰　庚戌歲

上太陽水，中太商金運，下太陰土。寒化一，清化九，雨化五，正化度也。其化上苦熱，中辛溫，下甘熱，所謂藥食宜也。

上太陽水者，辰戌爲太陽寒水司天。中太商金運者，庚爲陽金，爲太商。下太陰土者，濕土在泉。寒化一者，此言司天。詳庚辰寒化六，庚戌寒化一。清化九者，此言金運。太過者其數成。雨化五者，此言在泉也，五爲土數。上苦熱者，此言司天宜用之藥食。中辛溫者，此言金運宜用之藥食。下甘熱者，此言在泉宜用之藥食。

辛巳　辛亥歲

上厥陰木，中少羽水運，下少陽相火。雨化風化勝復同，邪氣化度也。災一宮，風化三，寒化一，火化七，正化度也。其化上辛涼，中苦和，下鹹寒，所謂藥食宜也。

上厥陰木者，巳亥爲厥陰風木司天。中少羽水運者，辛爲陰水，爲少羽。詳辛巳年，未復土罷，至七月丙申月，水還正羽，辛亥年爲水準氣，以亥爲水相佐，爲正羽，與辛巳年小異。下少陽相火者，相火在泉。雨化風化勝復同者，雨勝，風復。邪氣化度者，義見前。災一宮者，一爲水之方。風化三者，此言司天。詳辛巳風化八，辛亥風化三。寒化一者，此言水運，不及者其數生。火化七者，此言在泉。辛巳熱化七，辛亥熱化二。上辛涼者，此言司天宜用之藥食。中苦和者，此言水運宜用之藥食。下鹹寒者，此言在泉宜用之藥食。

壬午　壬子歲

上少陰火，中太角木運，下陽明金。熱化二，風化八，清化四，正化度也。其化上鹹寒，中酸涼，下酸溫，所謂藥食宜也。

上少陰火者，子午爲少陰君火司天。中太角木運者，壬爲陽木，爲太角。下陽明金者，燥金在泉。熱化二者，此言司天。壬午熱化二，壬子熱化七。風化八者，此言木運。太過者，其數成。清化四者，此言在泉。壬午燥化四，壬子燥化九。上鹹寒者，此言司天宜用之藥食。中酸涼者，此言木運宜用之藥食。下酸溫者，此言在泉宜用之藥食。

癸未　癸丑歲

上太陰土，中少徵火運，下太陽水。寒化雨化勝復同，邪氣化度也。災九宮，雨化五，火化二，寒化一，正化度也。其化上苦溫，中鹹溫，下甘熱，所謂藥食宜也。

上太陰土者，丑未爲太陰濕土司天。中少徵火運者，癸爲陰火，爲少徵。詳癸未、癸丑，左右二火爲間相佐，又五月戊午干德符，癸見戊而氣全，水來行勝，爲正徵。下太陽水者，寒水在泉。寒化雨化勝復同者，寒勝，雨復。災九宮者，九爲火之方。雨化五者，此言司天，土之數五。火化二者，此言火運。不及者其數生。寒化一者，癸未寒化一，癸丑寒化六。上苦溫者，此言司天宜用之藥食。《至眞要大論》云："濕熱所勝，平以苦熱。"中鹹溫者，此言火運宜用之藥食。下甘熱者，此言在泉宜用之藥食。《至眞要大論》云："寒淫於內，治以甘熱。"

甲申　甲寅歲

上少陽相火，中太宮土運，下厥陰木。火化二，雨化五，風化八，正化度也。其化上鹹寒，中鹹和，下辛涼，所謂藥食宜也。

上少陽相火者，寅申爲少陽相火司天。中太宮土運者，甲爲陽土，爲太宮。詳甲寅之歲，小異於甲申，以寅木可刑土，氣之平也。下厥陰木者，風木在泉。火化二者，言司天。詳甲申火化七，甲寅火化二。雨化五者，此言土運。土常以生。風化八者，此言在泉。詳甲申歲風化三，甲寅風化八。上鹹寒者，此言司天宜用之藥食。中鹹和者，此言土運宜用之藥食。下辛涼者，此言在泉宜用之藥食。

乙酉太乙天符　**乙卯歲**天符

上陽明金，中少商金運，下少陰火。熱化寒化勝復同，邪氣化度也。災七宮，燥化四，清化四，熱化二。正化度也。其化上苦小溫，中苦和，下鹹寒，所謂藥食宜也。

乙卯，天符。乙酉歲，歲會，太乙天符。上陽明金者，卯酉爲陽明燥金司天。中少商金運者，乙爲陰金，爲少商。詳乙酉爲正商，以酉金相佐，故得平氣。乙卯之年，二之氣，君火分中，火來行勝，水未行復，其氣以平，以三月庚辰，乙得庚合，金運正商，其氣迺平。下少陰者，少陰君火在泉。熱化寒化勝復同者，熱勝，寒復。災七宮者，金之方。燥化四者，此言司天。詳乙酉燥化四，乙卯燥化九。清化四者，此言金運，不及其數生也。熱化二者，此言在泉。詳乙酉熱化七，乙卯熱化二。上苦小溫者，此言司天宜用之藥食。中苦和者，此言金運宜用之藥食。下鹹寒者，此言在泉宜用之藥食。

丙辰天符　**丙戌歲**天符

上太陽水，中太羽水運，下太陰土。寒化六，雨化五，正化度也。其化上苦熱，中鹹溫，下甘熱，所謂藥食宜也。

丙辰、丙戌歲，俱天符。上太陽水者，辰戌爲太陽寒水司天。中太羽水運者，丙爲陽水，爲太羽。下太陰土者，濕土在泉。寒化六者，此言司天與運。詳此以運與司天俱水運，故只言寒化六。寒化六者，太羽之運化也。若太陽司天之化，則丙戌寒化一，丙辰寒化六也。雨化五者，此言在泉。土生數。上苦熱者，此言司天宜用之藥食。《至眞要大論》云："寒淫所勝，平以辛熱。"中鹹溫者，此言水運宜用之藥食。下甘熱者，此言在泉宜用之藥食。《至眞要大論》云："濕淫於內，治以苦熱。"

丁亥歲天符　**丁巳**天符

上厥陰木，中少角木運，下少陽相火，清化熱化勝復同，邪氣化度也。災三宮，風化三，火化七，正化度也。其化上辛涼，中辛和，下鹹寒，所謂藥食宜也。

丁巳、丁亥歲，俱天符。上厥陰木者，巳亥爲厥陰風木司天。中少角木運者，丁爲陰木，爲少角。詳丁年正月壬寅，丁得壬合，爲干德符，爲正角平氣也。下少陽相火者，相火在泉。清化熱化勝復同者，清勝，熱復。災三宮者，木之方三。風化三者，此言司天與運。詳此運與司天俱木，故只言風化三。風化三者，少角之運化也。若厥陰司天之化，則丁亥風化三，丁巳風化八也。火化七，此言在泉。詳丁亥熱化二，丁巳熱化七。上辛涼者，此言司天宜用之藥食。中辛和者，此言木運宜用之藥食。下鹹寒者，此言在泉宜用之藥食。

戊子天符　**戊午歲**太乙天符

上少陰火，中太徵火運，下陽明金。熱化七，清化九，正化度也，其化上鹹寒，中甘寒，下酸溫，所謂藥食宜也。

戊子，天符。戊午歲，太乙天符。上少陰火者，子午爲少陰君火司天。中太徵火運者，戊爲陽火，爲太徵。下陽明金者，燥金在泉。熱化七者，此言司天與運。詳此運與司天俱火，故只言熱化七。熱化七者，太徵之運化。若少陰司天之化，則戊子熱化七，戊午熱化二也。清化九者，此言在泉。詳戊子清化九，戊午清化四。上鹹寒者，此言司天宜用之藥食。中甘寒者，此言火運宜用之藥食。下酸溫者，此言在泉宜用之藥食。《至眞要大論》云："燥淫於內，治以苦溫。"

己丑太乙天符　**己未歲**太乙天符

上太陰土，中少宮土運，下太陽水。風化清化勝復同，邪氣化度也。災五

宮，雨化五，寒化一，正化度也。其化上苦熱，中甘和，下甘熱，所謂藥食宜也。

己丑、己未歲，俱太乙天符。上太陰土者，丑未爲太歲濕土司天也。中少宮土運者，己爲陰土爲少宮也。詳是歲木得初氣而來勝，脾廼病久，土至危，金廼來復，至九月甲戌月，己得甲合，土還正宮也。下太陽水者，寒水在泉也。風化清化勝復同者，風勝清復也。災五宮者，土之方生數也。雨化五，言司天與運，詳此運與司天俱土，故只言雨化五也。寒化一，言在泉詳己丑寒化六，己未寒化一也。上苦熱，言司天宜用之藥食。《至眞要大論》云："濕淫所勝，平以苦熱。"中甘和，言土運宜用之藥食。下甘熱，言在泉宜用之藥食。

庚寅　庚申歲

上少陽相火，中太商金運，下厥陰木。火化七，清化九，風化三，正化度也。其化上鹹寒，中辛溫，下辛涼，所謂藥食宜也。

上少陽相火者，庚申爲少陽相火司天。中太商金運者，庚爲陽金爲太商。詳庚寅歲爲正商，得平氣，以上見少陽相火，下剋於金運，不能太過。庚申之歲，申酉佐之，廼爲太商。下厥陰木者，風木在泉。火化七者，此言司天。詳庚寅熱化二，庚申熱化七也。清化九者，此言金運太過以成數。風化三者，此言在泉詳庚辰風化八，庚申風化三也。上鹹寒者，此言司天宜用之藥食。中辛溫者，此言金運宜用之藥食。下辛涼者，此言在泉宜用之藥食。

辛卯　辛酉歲

上陽明金，中少羽水運，下少陰火。雨化風化勝復同，邪氣化度也。災一宮，清化九，寒化一，熱化七，正化度也。其化上苦小溫，中苦和，下鹹寒，所謂藥食宜也。

上陽明金者，卯酉爲陽明燥金司天。中少羽水運者，辛爲陰水，爲少羽。詳此歲七月丙申，水還正羽。下少陰火者，君火在泉。雨化風化勝復同者，雨勝，風復。災一宮者，水之方。清化九者，此言司天。詳辛卯燥化九，辛酉燥化四。寒化一者，此言水運不及之生數。熱化七者，此言在泉。詳辛卯熱化二，辛酉熱化七。上苦小溫者，此言司天宜用之藥食。中苦和者，此言水運宜用之藥食。下鹹寒者，此言在泉宜用之藥食。

壬辰　壬戌歲

上太陽水，中太角木運，下太陰土。寒化六，風化八，雨化五，正化度也。其化上苦溫，中酸溫，下甘溫，所謂藥食宜也。

上太陽水者，辰戌爲太陽寒水司天。中太角木運者，壬爲陽木，爲太角。下太陰土者，濕土在泉。寒化六者，此言司天。詳壬辰寒化六，壬戌寒化一。風化八者，此言木運太過之成數。雨化五者，此言在泉濕土，常以生數。上苦溫者，此言司天宜用之藥食。《玄珠》云："上甘溫。"《至眞要大論》云："寒淫所勝，平以辛熱。"中酸和者，此言木運宜用之藥食。下甘溫者，此言在泉宜用之藥食。《玄珠》云："下酸平。"《至眞要大論》云："濕淫於內，治以苦熱。"

癸巳同歲會　**癸亥歲**同歲會

上厥陰木，中少徵火運，下少陽相火，寒化雨化勝復同，邪氣化度也。災九宮，風化八，火化二，正化度也。其化上辛涼，中鹹和，下鹹寒，所謂藥食宜也。

癸巳、癸亥歲，俱同歲會。上厥陰木者，巳亥爲厥陰風木司天。中少徵火運者，癸爲陰火，爲少徵。詳癸巳正徵，火氣平。一謂巳爲火，亦名歲會；二謂水未得化；三謂五月戊午月，癸得戊合，故得平氣。癸亥之歲，亥爲水，水得年力，便來行勝，至五月戊午月，火還正徵，其氣始平也。下少陽火者，相火在泉。寒化雨化勝復同者，寒勝，雨復。災九宮者，火之方。風化八者，言司天。詳癸巳風化八，癸亥風化三。火化二者，此言運與在泉。詳此運與在泉俱火，故只言火化二。火化二者，少徵火運之化，若少陽在泉歲之化，則癸巳熱化七，癸亥熱化二也。上辛涼者，此言司天宜用之藥食。中鹹和者，此言火運宜用之藥食。下鹹寒者，此言在泉宜用之藥食。

凡此定期之紀，勝復正化，皆有常數，不可不察。故知其要者，一言而終，不知其要，流散無窮，此之謂也。帝曰：善。（《素問·六元正紀大論第七十一》）

定期之紀，謂天干始於甲，地支始於子，子甲相合，三十歲而爲一紀，六十歲而成一周。勝復者，不及之年；正化者，太過之紀，皆有經常不易之數。要者，總屬陰陽之盛衰耳。此總結上文定期之紀，迺要之當知者。《至眞要大論》亦有"知其要者"四句，彼言南北政。

◎因天之序

黄帝曰：少陰獨無俞者不病乎？岐伯曰：其外經病而藏不病，故獨取其經於掌後鋭骨之端。其餘脈出入屈折，其行之疾徐，皆如手少陰心主之脈行也。故本俞者，皆因其氣之虛實疾徐以取之，是謂因衝而寫，因衰而補。如是者邪氣得去，眞氣堅固，是謂因天之序。（《靈樞·邪客第七十一》）

凡藏府經絡，有是藏則有是經，藏居於內，經行於外。心藏堅固居內，邪弗能容，而經則不能無病，故少陰經病者，當取掌後鋭骨之端，即神門俞也。其餘脈之出入屈折徐疾，皆如手少陰心主之脈行者，言少陰心主之俞，其行相似，故曰本俞者，言少陰本經之俞，非上文皆在心包之謂也。然則邪在心包藏者，當治心主之俞；邪在少陰經者，當治本經之俞。因其虛實以取之，則邪氣去而眞氣固，迺不失諸經天畀之序也。《本俞》所載五藏五俞，六府六俞，獨手少陰經無俞，故此篇特以爲問，正欲明心爲大主，無容邪傷之義。然既曰無俞，而此節復言取其經於掌後鋭骨之端，及如心主脈行本俞等義。

可見心藏無病，則治藏無俞；少陰經有病，則治經有俞。故《甲乙經》備載少陰之俞，云少衝爲井，少府爲滎，神門爲俞，靈道爲經，少海爲合，於十二經之俞始全，其義蓋本諸此。

◎病久傳化之治

故病久則傳化，上下不竝，良醫弗爲。故陽蓄積病死，而陽氣當隔，隔者當寫，不亟正治，粗乃敗之。（《素問·生氣通天論第三》）

竝，陰陽交通也。病始因風，病久者，邪留而不去也。傳者，始傷皮毛，留而不去，則入於肌腠；留而不去，則入於經脈衝俞；留而不去，則入於募原藏府。化者，或化而爲寒，或化而爲熱，或化而爲燥結，或化而爲濕瀉。蓋天有六淫之邪，而吾身有六氣之化也。久必傳化，及至上下不並，則陰陽相離，水火不相濟矣，雖有良醫，弗可爲也。若邪蓄陽分，積而不行，陽亢無陰，其病當死，蓋即上下不並之謂也。何以驗之？隔塞不通，則其證耳。當瀉不瀉，正以粗工誤之，故致敗亡。蓋剛與剛，陽氣破散，陰氣乃消亡。淖則剛柔不和，經氣乃絕也。

◎疾雖久猶可畢也

今夫五藏之有疾也，譬猶刺也，猶汙也，猶結也，猶閉也。刺雖久，猶可拔也；汙雖久，猶可雪也；結雖久，猶可解也；閉雖久，猶可決也。或言久疾之不可取者，非其説也。夫善用鍼者，取其疾也，猶拔刺也，猶雪汙也，猶解結也，猶決閉也。疾雖久，猶可畢也。言不可治者，未得其術也。（《靈樞·九鍼十二原第一》）

此詳喻久疾，猶可治也。百病之始生也，皆生於風雨寒暑，陰陽喜怒，飲食居處，大驚卒恐，則血氣分離，陰陽破散，經絡厥絶，脈道不通。夫風雨寒暑，大驚卒恐，猶刺猶汙，病從外入者也；陰陽喜怒，飲食居處，猶結猶閉，病由內生者也。千般疢難，不出外內二因。是以故善用鍼者，猶拔刺也，去刺於膚，貴輕捷也。猶雪汙也，污染榮衛，貴淨滌也。猶解結也，結留關節，貴釋散也。猶決閉也，閉塞道路，貴開通也。四者之用，各有精妙，要在輕摘其邪，而勿使略傷其正氣耳，故特舉此爲諭。若能效而用之，則疾雖久，未有不愈者也。言不可治者，不得其因，不得其術也。

◎謹候氣宜無失病機

故曰謹候氣宜，無失病機，此之謂也。（《素問·至眞要大論第七十四》）

天地合氣，六節各分，而萬物所由以化生。故本乎天而化者，由於司天之氣；本乎地而化者，由於司地之氣。此在天地爲氣宜，而在人身爲病機，必謹候之，而可以治病矣。

◎審察病機無失氣宜

經言：盛者寫之，虛者補之。余錫以方士，而方士用之，尚未能十全，余欲令要道必行，桴鼓相應，由拔刺雪汙，工巧神聖，可得聞乎？岐伯曰：審察病機，無失氣宜，此之謂也。（《素問·至眞要大論第七十四》）

錫，賜也。十全，無一失也。桴，鼓槌也。由，猶同。拔刺雪汙，去病如拾也。《難經》曰："問而知之謂之工，切脈而知之謂之巧，望而知之謂之神，聞而知之謂之聖。"又曰："以外知之曰聖，以內知之曰神。"病隨氣動，必察其機，治之得其要，是無失氣宜也。夫《氣交變》《五常政》《至眞要》等論，皆詳言五運六氣各有太過不及，而天時民病變必因之，故有淫勝、反勝、客勝、主勝之異。蓋氣太過則亢極而實，氣不及則被侮而虛，此陰陽盛衰自然之理也。本篇隨《至眞要大論》之末，以統言病機，故藏五氣六，各有所主，或實或虛，則亦無不隨氣之變而病有不同也。即如諸風掉眩皆屬於肝矣，若木勝則四支強直而爲掉，風動於上而爲眩，脾土受邪，肝之實也；木衰則血不養筋而爲掉，氣虛於上而爲眩，金邪乘木，肝之虛也。又如諸痛癢瘡皆屬於心矣，若火盛則熾熱爲癰，心之實也；陽衰則陰勝爲疽，心之虛也。五藏六氣，虛實皆然，故本篇首言盛者瀉之，虛者補之；末言有者求之，無者求之，盛者責之，虛者責之。蓋既以氣宜言病機矣，又特以盛虛有無四字，貫一篇之首尾，以盡其義。此正先聖心傳，精妙所在，最爲吃緊綱領。

◎謹守病機各司其屬

故《大要》曰：謹守病機，各司其屬，有者求之，無者求之，盛者責之，虛者責之，必先五勝，疎其血氣，令其調達，而致和平。此之謂也。（《素問·至眞要大論第七十四》）

深乎聖人之言，理宜然也。有無求之，虛盛責之，言悉由也。夫如大寒而甚，熱之不熱，是無火也；熱來復去，晝見夜伏，夜發晝止，時節而動，是無火也，當助其心。又如大熱而甚，寒之不寒，是無水也；熱動復止，倏忽往來，時動時止，是無水也，當助其腎。內格嘔逆，食不得入，是有火也。病嘔而吐，食久反出，是無火也。暴速注下，食不及化，是無水也。溏泄而久，止發無恒，是無火也。故心盛則生熱，腎盛則生寒。腎虛則寒動於中，心虛則熱收於內。又熱不得寒，是無水也。寒不得熱，是無火也。夫寒之不寒，責其無水，熱之不熱，責其無火。熱之不久，責心之虛；寒之不久，責腎之少。有者瀉之，無者補之，虛者補之，盛者瀉之，居其中間者，束者壅塞，令上下無礙，氣血通調，則寒熱自和，陰陽調達矣。是以方有治熱以寒，寒之而水食不入，攻寒以熱，熱之而昏躁以生，此則氣不疏通，壅而爲是也。紀於水火，餘氣可知。故曰有者求之，無者求之，盛者責之，虛者責之，令氣通調，妙之道也。五勝，謂五行更勝也。先以五行寒、暑、溫、涼、濕，酸、鹹、甘、辛、苦相勝爲法也。

◎適事爲故之治

寒者熱之，熱者寒之，微者逆之，甚者從之，堅者削之，客者除之，勞者溫之，結者散之，留者攻之，燥者濡之，急者緩之，散者收之，損者益之，逸者行之，驚者平之，上之下之，摩之浴之，薄之劫之，開之發之，適事爲故。（《素問・至眞要大論第七十四》）

治寒以熱，治熱以寒，此正治法也。夫病之微小者，猶水火也。遇草而焫，得水而燔，可以濕伏，可以水滅，故逆其性氣以折之攻之。病之大甚者，猶龍火也，得濕而焰，遇水而燔，不知其性以水濕折之，適足以光焰詣天，物窮方止矣。識其性者，反常之理，以火逐之，則燔灼自消，焰光撲滅。然逆之，謂以寒攻熱，以熱攻寒。從之，謂攻以寒熱，雖從其性用，不必皆同，故逆者正治，從者反治，從少從多，觀其事也。《神農》曰："藥有君臣佐使，以相宣攝。合和宜用一君二臣，三佐五使；又可一君二臣，九佐使也。"溫之，溫養之也。逸者，奔逸潰亂也。行之，行其逆滯也。平之，安之也。上之，吐之也。摩之，按摩之也。薄之，追其隱藏也。劫之，奪其強盛也。適事爲故，適當其所事之故也。

◎守一勿失萬物畢者也

黄帝曰：余受九鍼於夫子，而私覽於諸方，或有導引行氣，喬摩灸熨，刺焫飲藥之一者，可獨守耶？將盡行之乎？岐伯曰：諸方者，衆人之方也，非一人之所盡行也。黄帝曰：此迺所謂守一勿失，萬物畢者也。（《靈樞・病傳第四十二》）

此論人之身體，有形層之淺深，有血氣之虛實，是以鍼砭藥灸，各守其一，非一人之所盡行也。病傳者，謂邪從皮毛而發於腠理，從腠理而入於經脈，從經脈而傳溜於五藏。所謂經絡受邪入藏府，爲内所因也。如邪入於藏，不可以致生。故邪在皮毛者，宜砭而去之；在於脈肉筋骨者，宜鍼而瀉之；邪入於中者，宜導引行氣以出之；寒邪之入深者，宜熨而通之；邪在内而虛者，止可飲以甘藥，實者可用毒藥以攻之，陷於下者宜灸以啟之。是以藥石灸刺導引諸方，隨衆人之所病而施之，非一人之所盡行者也。此章教人知病傳之有淺深，如可治之屬，即守一勿失，不使大邪入藏而成不救，利濟萬物之功，畢於此矣。

◎平氣之治

帝曰：善。平氣何如？岐伯曰：謹察陰陽所在而調之，以平爲期，正者正治，反者反治。（《素問・至眞要大論第七十四》）

此言歲氣之平，而有所病者，亦視其正反而善治之也。若上淫於下，外淫於內，而爲病，皆以歲氣不平也。然有平氣而民病者，何也？夫陰陽者，尺寸之位。曰陰陽，陰脈陽脈，陰經陽經，皆曰陰陽，當謹察而調之，以平爲期。如陰經病而陽經不病，陽經病而陰經不病，是爲正病也，正則以寒藥治熱，以熱藥治寒，從而正治之耳。若陰位而見陽脈，陽位而見陰脈，是爲反病也，反則以寒藥治寒，以熱藥治熱，從而反治之耳。

◎無問其病以平爲期

帝曰：以候奈何？岐伯曰：必先度其形之肥瘦，以調其氣之虛實。實則寫之，虛則補之，必先去其血脈，而後調之，無問其病，以平爲期。（《素問·三部九候論第二十》）

此言調病之法也。候，謂診候其病情。度，謂度量其虛實。三部九候，固如上文所言矣，然醫工診候之法，必先度其形之肥，則知其氣之實，而實者有餘，可以瀉之。度其形之瘦，則知其氣之虛，而虛者不足，可以補之。凡此病者，皆必有邪，必先去其脈中之結血，以去其邪，而後調其虛實，以行補瀉，且無問其病之何如，惟補之瀉之，而以平爲期可也。此論用鍼之法，而用藥者，亦可以類推矣。

◎取之以時

黄帝曰：凡治病，察其形氣色澤，脈之盛衰，病之新故，迺治之，無後其時。形氣相得，謂之可治。色澤以浮，謂之易已。脈從四時，謂之可治。脈弱以滑，是有胃氣，命曰易治，取之以時。形氣相失，謂之難治。色夭不澤，謂之難已。脈實以堅，謂之益甚。脈逆四時，爲不可治。必察四難，而明告之。（《素問·玉機眞藏論第十九》）

此言凡治病者，察其形氣色澤，脈之盛衰，病之新故者，是即《六十一難》所謂望聞問切之法也。故察形氣色脈可決其生死也。既得病情，便當速治，若後其時，病必日深。形氣色脈四者，其閒有氣盛形盛，氣虛形虛，謂之相得，其病可治。蓋氣盛形盛之氣，主邪氣言，而氣虛形虛之氣，主正氣言，其形則形體也。若形盛氣虛，氣盛形虛，謂之相失，則難治矣。蓋形盛氣虛之氣，主正氣言；而氣盛形虛之氣，主邪氣言，所以曰難治也。色浮而澤，血氣相榮，其病易已，若色夭而晦，枯燥不澤，則難已矣。脈之絃鉤毛石，順於四時，其病可治。若沉濇浮大，逆於四時，則爲不可治矣。脈弱以滑，是有胃氣，又必分時以取之，其病易治，若脈實以堅，是無胃氣，則病爲益甚。此四者，未易明辨，謂之四難，必察此而明告病人可也。詳見《預測·色脈·脈逆四時爲不可治》

◎五位專主之治

帝曰：治寒以熱，治熱以寒，氣相得者逆之，不相得者從之，余已知之

矣。其於正味何如？岐伯曰：木位之主，其寫以酸，其補以辛。

五行氣化，補瀉之味，各有專主，故曰正味。此不特客主之氣爲然，凡治諸勝復者皆同。木之主氣，初之氣也，在春分前六十日有奇，廼厥陰風木所主之時，故曰木位之主。如未至所主之時，而陽春之氣先至，此氣之盛也，宜瀉之以酸；如至而未至，此氣之衰也，宜補之以辛。蓋木性昇，酸則反其性而收之，故爲瀉；辛則助其發生之氣，故爲補。《藏氣法時論》曰："肝欲散，急食辛以散之，用辛補之，酸瀉之。"

火位之主，其寫以甘，其補以鹹。

火之主氣有二：春分後六十日有奇，少陰君火主之，二之氣也；夏至前後各三十日有奇，三之氣也。如未至三月而暄熱之氣先至，未至五月而炎暑之氣先至，此來氣有餘也。宜瀉之以甘，蓋從子而泄其母氣也。如至而不至，此氣之不及也，宜補之以鹹，蓋以水濟火也。《藏氣法時論》曰："心欲耎，急食鹹以耎之，用鹹補之，甘瀉之。"

土位之主，其寫以苦，其補以甘。

土之主氣，四之氣也，在秋分前六十日有奇，廼太陰濕土所主之之時。如主氣之時，埃蒸注雨，氣之盛也，宜苦以泄之，瀉其敦阜之氣；如化氣不令，風寒並興，主氣之不足也，宜補之以甘，蓋氣不足者，補之以味也。《藏氣法時論》曰："脾欲緩，急食甘以緩之，用苦瀉之，甘補之。"

金位之主，其寫以辛，其補以酸。

金之主氣，五之氣也，在秋分後六十日有奇，廼陽明燥金所主之時。如未及時，而清肅之氣早至，此氣之盛也。其瀉以辛散之也。如至秋深而暑熱尚在，氣之不及也。其補以酸，以酸收之也。《藏氣法時論》曰："肺欲收，急食酸以收之，用酸補之，辛瀉之。"

水位之主，其寫以鹹，其補以苦。（《素問・至眞要大論第七十四》）

水之主氣，終之氣也，在冬至前後各三十日有奇，廼太陽寒水所主之時。如未及時，而天氣嚴寒，冰雪霜雹，氣之盛也，宜瀉之以鹹，蓋鹹能泄下，從其類而瀉之也。如已至而天氣尚溫，此氣之不及也，宜補之以苦，蓋苦味陰寒，而炎上作苦，助太陽標本之位也。所謂調之正味，以平爲期，勿使四時不平之氣而爲民病也。《藏氣法時論》曰："腎欲堅，急食苦以堅之，用苦補之，鹹瀉之。"

◎治求其屬之法

帝曰：《論》言治寒以熱，治熱以寒，而方士不能廢繩墨，而更其道也。有病熱者，寒之而熱；有病寒者，熱之而寒。二者皆在，新病復起，奈何治？（《素問・至眞要大論第七十四》）

謂治之而病不衰退，反因藥寒熱，而隨生寒熱病之新者也。亦有止而復發者，亦有藥在而除藥去而發者，亦有全不息者。方士若廢此繩墨，則無更新之法，欲依標格，則病勢不除，合之則阻彼凡情，治之則藥無能驗，心迷意惑，無由通悟，不知其道，何恃而爲，因藥病生，新舊相對，欲求其欲，安可奈何？

岐伯曰：諸寒之而熱者，取之陰；熱之而寒者，取之陽，所謂求其屬也。

諸寒之而熱者，謂以苦寒治熱而熱反增，非火之有餘，廼眞陰之不足也。陰不足則陽有餘而爲熱，故當取之於陰，謂不宜治火也，只補陰以配其陽，則陰氣復而熱自退矣。熱之而寒者，謂以辛熱治寒而寒反甚，非寒之有餘，廼眞陽之不足也。陽不足則陰有餘而爲寒，故當取之於陽，謂不宜攻寒也，但補水中之火，則陽氣復而寒自消也。夫益火之源，以消陰翳；壯水之主，以制陽光。故藏府之原，有寒熱溫涼之主。取心者不必齊以熱，取腎者不必齊以寒；但益心之陽，寒亦通行，強腎之陰，熱之猶可。故或治熱以熱，治寒以寒，萬舉萬全。然求其所謂益與壯者，即溫養陽氣，填補眞陰也。求其所謂源與主者，即所謂求其屬也。屬者根本之謂，水火之本，則皆在命門之中耳。

◎治病必求於本

黄帝曰：陰陽者，天地之道也，萬物之綱紀，變化之父母，生殺之本始，神明之府也。治病必求於本。（《素問·陰陽應象大論第五》）

本，致病之原也。人之疾病，或在表，或在裏，或爲寒，或爲熱，或感於五運六氣，或傷於藏府經絡，皆不外陰陽二氣，必有所本。故或本於陰，或本於陽，病變雖多，其本則一。知病所從生，知亂所由起，而直取之，是爲得一之道。譬之伐木而引其柢，則千枝萬葉，莫得弗從矣。倘但知見病治病，而不求其致病之因，則流散無窮，此許學士所謂廣絡原野，以冀一人之獲，誠哉疏矣。夫萬事萬變既皆本於陰陽，而病機藥性脈息論治則最切於此，故凡治病者在必求於本，或本於陰，或本於陽，求得其本，然後可以施治。蓋以治病之道，所重在本，故特表而冠之，觀者當彼此互閱。是以本者，原也，始也，萬事萬物之所以然也。世未有無源之流，無根之木，澄其源而流自清，灌其根而枝廼茂，無非求本之道。故黄帝曰："治病必求於本。"孔子曰："其本亂而末治者否矣。"此神聖心傳出乎一貫，可見隨幾應變，必不可忽於根本，而於疾病尤所當先，察得其本，無餘義矣。惟是本之一字，合之則唯一，分之則無窮。所謂合之唯一者，即本篇所謂陰陽也，未有不明陰陽而能知事理者，亦未有不明陰陽而能知疾病者，此天地萬物之大本，必不可不知也。所謂分之無窮者，有變必有象，有象必有本，凡事有必不可罔顧者，即本之所在也。姑舉其略曰，死以生爲本，欲救其死，勿傷其生。邪以正爲本，欲攻其邪，必顧其正。陰以陽爲本，陽存則生，陽盡則死。靜以動爲本，有動則活，無動則止。血以氣爲本，氣來則行，氣去則凝。證以脈爲本，脈吉則吉，脈兇則兇。先者後之本，從此來者，須從此去。急者緩之本，孰急可憂，孰緩無慮。內者外之本，外實者何傷，中敗者堪畏。下者上之本，滋苗者先固其根，伐下者必枯其上。虛者實之本，有餘者拔之無難，不足者攻之何忍。眞者假之本，淺陋者只知見在，精妙者疑似獨明。至若醫家之本在學力，學力不到，安能格物致知？而尤忌者，不畏難而自足。病家之本在知醫，遇士無禮，不可以得賢，而尤忌者，好雜用而自專。凡此者。雖未足以盡求本之妙，而一隅三反，從可類推。總之求本之道無他也，求勿傷其生而已。列子曰：“聖人不察存亡，而察其所以然。”淮南子曰：“所以貴扁鵲者，知病之所從生也。所以貴聖人者，知亂之所由起也。”有曰：“見痰休治痰，見血休治血，無汗不發汗，有熱莫攻熱，喘生休耗氣，精遺不澀泄，明得個中趣，方是醫中傑。行醫不識氣，治法從何據，堪笑道中人，未到知音處。”此眞知本之言也。

◎標本逆從之治

夫陰陽逆從標本之爲道也，小而大，言一而知百病之害；少而多，淺而博，可以言一而知百也。以淺而知深，察近而知遠，言標與本，易而勿及。治反爲逆，治得爲從。先病而後逆者治其本，先逆而後病者治其本，先寒而後生病者治其本，先病而後生寒者治其本，先熱而後生病者治其本，先熱而後生中滿者治其標，先病而後泄者治其本，先泄而後生他病者治其本。必且調之，迺治其他病。先病而後生中滿者治其標，先中滿而後煩心者治其本。人有客氣，有同氣。小大不利治其標，小大利治其本。病發而有餘，本而標之，先治其本，後治其標；病發而不足，標而本之，先治其標，後治其本。謹察間甚，以意調之，間者竝行，甚者獨行。先小大不利而後生病者治其本。（《素問·標本病傳論第六十五》）

陰陽逆從者，謂三陰三陽之氣，有勝有復也。著之至也，言別陰陽，知逆順，法明著，見精微，觀其所舉則小，循其所利則大，以斯明著，故言一而知百病之害。言少可以貫多，舉淺可以料大者，何法之明？故非聖人之道，孰能至於是耶！故學之者，猶可以言一而知百病也。博，大也。雖事極深遠，人非咫尺，略以淺近而悉貫之。然標本之道，雖易可爲言，而世人識見，無能及者。相反而治爲逆治，相得而治爲從治。相得者，如熱與熱相得，寒與寒相得也。逆者，勝剋之氣也。先病者，謂吾身中先有其病也。先逆先寒先熱者，謂在天之六氣也。先病而後逆者，如吾身中先有脾土之病，而後復感其風邪，重傷脾土，則當先治其脾土，而後治其風邪；如先感天之風邪，剋傷中土，以致脾藏爲病，是當先治其風邪，而後調其脾土。故曰言標與本，易而勿損。察本與標，氣可令調，明知勝復，爲萬民式，天之道畢矣。先寒者，寒淫所勝也，以吾身感之而生病者，是當治其寒邪。如先病而後生寒者，當治其身之本病，而寒氣自解矣。夫先寒者，客氣，生寒者，同氣。先熱者，熱淫所勝也，以吾身感之而生病者，是當治其本熱；如吾身感之而生中滿者，又當治其中滿。蓋六淫之邪，始傷六氣，若致中滿，則病氣入內，故當治其內。泄者，濕土之病也。他病者，如濕邪所勝，民病心痛耳聾之類，故當先治其虛泄，必且調之脾土，而後治其他病。《至眞要論》曰：“諸脹腹大，皆屬於熱。”如先病熱而後生中滿者，是當治其中滿；如先病中滿而濕熱之氣上乘於心，以致心煩者，亦當治其中滿，而煩自解矣。夫先熱而後生中滿者，感天之熱淫而致生中滿也，先病而後生中滿者，病吾身中之熱而生中滿也。故曰人有客氣，有同氣。客氣者，謂在天之六氣；同氣者，謂吾身中亦有此六氣，而與天氣之相同也。如中滿而小大便不利者，當先利其二便；如小大便利者，仍治其中滿。蓋邪氣入於腹內，必從二便而出。有餘者，邪氣之有餘；不足者，正氣之不足也。邪氣者，風寒暑濕燥火六淫之邪；正氣者，三陰三陽之六氣也。《六微旨論》曰："少陽之上，火氣治之；陽明之上，燥氣治之；太陽之上，寒氣治之；厥陰之上，風氣治之；少陰之上，熱氣治之；太陰之上，濕氣治之，所謂本也。"本之下，氣之標也。此皆以風寒暑濕燥火六氣爲本，而以三陰三陽之六氣爲標。故病發而有餘者，此風寒暑濕之本氣有餘，故當先散其邪氣，而後理其陰陽；如病發而不足，當先調其陰陽，而後治其本氣。蓋邪氣盛則實，精氣奪則虛。是以邪氣有餘者，先散其邪氣；精氣不足者，先補其正虛，此標本之大綱領也。然標本之閒，而又當以意調其閒甚也。夫邪之所湊，其正必虛。閒者，謂邪正之有餘不足，二者兼竝其閒，故當並行其治，蓋以散邪之中，兼補其正，補正之中，兼散其邪。如偏甚者，則當獨行其法，謂邪氣甚者，竟瀉其邪，正虛甚者，竟補其正，此爲治之要道也。如先小大便不利，而後生病者，當專治其小大二便，又無論其邪正之閒甚矣。是以閒甚之中，又分緩急也。

◎病生於標之治

帝曰：善。病生於本，余知之矣。生於標者，治之奈何？岐伯曰：病反其本，得標之病，治反其本，得標之方。（《素問・至眞要大論第七十四》）

此言治標之病，其方即治本者而推之也。夫標本之義，至廣至詳，有天地運氣之標本，有人身藏府之標本，有病體之標本，有治法之標本。《天元紀大論》曰："子午之歲，上見少陰；丑未之歲，上見太陰；寅申之歲，上見少陽；卯酉之歲，上見陽明；辰戌之歲，上見太陽；巳亥之歲，上見厥陰。"少陰，所謂標也，厥陰所謂終也。蓋言子丑卯辰巳申之歲爲對化，對司化令之虛，謂之曰標。午未酉戌亥寅之歲爲正化，正司化令之實，謂之曰終。又曰："厥陰之上，風氣主之；少陰之上，熱氣主之；太陰之上，濕氣主之；少陽之上，相火主之；陽明之上，燥氣主之；太陽之上，寒氣主之，所謂本也。是謂六元。"蓋言三陰三陽爲標，寒暑燥濕風火爲本也。又《六微旨大論》曰："少陽之右，陽明治之；陽明之右，太陽治之；太陽之右，厥陰治之；厥陰之右，少陰治之；少陰之右，太陰治之；太陰之右，少陽治之。此所謂氣之標，蓋南面而待之也。""少陽之上，火氣治之，中見厥陰；陽明之上，燥氣治之，中見太陰；太陽之上，寒氣治之，中見少陰；厥陰之上，風氣治之，中見少陽；少陰之上，熱氣治之，中見太陽；太陰之上，濕氣治之，中見陽明，所謂本也。本之下，中之見也。見之下，氣之標也。本標不同，氣應異象，"蓋言三陰三陽爲治之氣，皆所謂六氣之標也。"少陽之上"十八句，其火燥風寒熱濕爲治之氣，皆所謂六氣之本也。其中見之氣，廼六氣之中氣也。通前六氣之標言之，則本居上，標居下，中氣居本標之中，故曰："本之下，中之見也。見之下，氣之標也。"然中氣者，三陰三陽，各有夫婦之配合相守，而人之藏府經脈皆應之。故少陽本標之中見厥陰，厥陰本標之中見少陽，而互爲中氣相守，而人之膽與三焦爲少陽經，亦絡肝與心包之厥陰經，而肝與心包又絡膽與三焦而互交也；陽明本標之中見太陰，太陰本標之中見陽明，而互爲中氣相守，則人之胃與大腸爲陽明經，亦絡脾肺之太陰經，而脾肺又絡胃與大腸經而互交也；太陽本標之中見少陰，少陰本標之中見太陽，而互爲中氣相守，則人之膀胱小腸爲太陽經，亦絡腎與心之少陰經，而腎與心又絡小腸膀胱而互交也。本標不同，氣應異象者，謂太陽少陰二氣也。太陽之上，寒氣治之，是標陽本寒，不同其氣應，則太陽所至爲寒生，中爲溫，而寒溫異象也；少陰之上，熱氣治之，是標陰本熱，不同其氣應，則少陰所至爲熱生，中爲寒，而熱寒異象也，此廼天地運氣之標本也。又《標本病傳論》及《靈樞·病本》，皆以先病爲本，後病爲標，惟中滿、小大便不利二病，或爲本，或爲標，皆不分標本，而先治其標，其餘百病，皆先治其本也。此廼病體先後分標本也。又《湯液醪醴論》曰："病爲本，工爲標。"此以病人醫人分標本也。此節所謂本者，蓋以風寒暑濕燥火爲本也；所謂標者，以三陰三陽爲標也。如天之本在風，標在厥陰，則人之病在肝，而厥陰之中見少陽，則又在於膽；天之本在火，標在少陽，則人之病在膽，而少陽之中見厥陰，則又在於肝。故病生於本似易知，而治標之方則難必。殊不知病自本始，則知標病之所由來也。治之者，亦即其本而推之，則得標之所，以立其方矣。假如本在於風，則標之方，亦在於風耳。

◎標本之治（一）

夫標本之道，要而博，小而大，可以言一而知百病之害，言標與本，易而勿損，察本與標，氣可令調，明知勝復，爲萬民式，天之道畢矣。（《素問·至眞要大論第七十四》）

此極言標本之用，與《標本病傳論》中大同小異。要而博、小而大者，謂天地之運氣，人身之疾病，變化無窮，無不有標本在也。如三陰三陽，皆由六氣所化，故六氣爲本，三陰三陽爲標。知標本勝復之化，則氣可令調，而天之道畢矣。然疾病之或生於本，或生於標，或生於中氣，凡病所從生，即皆本也。夫本者，一而已矣。故知其要則一言而終，不知其要則流散無窮也。

◎標本之治（二）

先病而後逆者，治其本。先逆而後病者，治其本。先寒而後生病者，治其本。先病而後生寒者，治其本。先熱而後生病者，治其本。先泄而後生他病者，治其本，必且調之，廼治其他病。先病而後中滿者，治其標。先病而後

泄者，治其本。先中滿而後煩心者，治其本。（《靈樞·病本第二十五》）

此别標本外内先後之治法焉。先逆先寒先熱者，先病天之六氣也。先病者，先病人之經氣也。先病而後逆者，人之形體先病，而後致氣之厥逆，故當先治其本病。先逆而後病者，先感天之六氣，病吾身之陰陽，以致氣逆而爲病者，故當先治其天之本氣。先寒而後生病者，先感天之寒邪，而致生六經之病，故當先治其本寒。先病而後生寒者，吾身中先有其病，而後生寒者，當先治其本病。先熱而後生病者，先感天之熱邪，而致生形身之病。故當先治其天之本熱。天之六氣，風寒熱濕燥火也。人之六氣，六經三陰三陽也。人之陰陽，與天之六氣相合，故有病本而及標者，有病標而及本者。此節以先病爲本，後病爲標。夫先病後逆，先逆後病，總論天之六氣，與吾身之陰陽。先寒而後生病，先病而後生寒，先熱而後生病，先病而後生熱，分論天有此寒熱，而吾身中亦有此寒熱也。泄者，脾胃之病也，脾屬四支，而主肌肉。此病者，因脾病於内，而生四支形體之病，故當先治其本病，必且調其脾胃，而後治其他病焉。中滿者，腹中脹滿，脾胃之所生也。先病而後中滿者，因病而致中滿也。則當先治中滿之標病，而後治其本病。先病而後泄者，因病而致飧泄也，當先治其本病，而泄自止矣。脾所生病者，上走心爲噫，先中滿而後煩心者，脾病上逆於心也，故當治其本病。是以人之藏府形骸經脈血氣，皆本於脾胃之所生。上節論天之客氣，與人之陰陽，外内交感而爲病，此論人之本氣爲病，又當以脾胃爲根本也。

◎標本之治（三）

有客氣，有同氣。大小便不利，治其標；大小便利，治其本。病發而有餘，本而標之，先治其本，後治其標。病發而不足，標而本之，先治其標，後治其本。謹詳察間甚，以意調之。間者竝行，甚爲獨行。先大小便不利，而後生他病者，治其本也。（《靈樞·病本第二十五》）

此言所謂先病先逆，先寒先熱，先泄中滿之爲病，有客氣而有同氣者也。客氣者，天之六氣也。同氣者，吾身中亦有此六氣，與天氣之相同也。有客氣之爲病者，有本氣之爲病者，皆傷人之正氣，傷則氣不化，而二便不利矣。故大小便不利者，治其標；大小便利者，治其本。夫在地爲土，在天爲濕，下泄中滿，病濕土之氣也。客氣之病，從外而内；本氣之病，從内而外。大小便不利者，病氣皆入於内，故當治其標而從下解；大小便利者，病氣皆在於外，故當治其外之本病。又論陰陽六氣之標本也。《六微旨論》曰："少陽之上，火氣治之；陽明之上，燥氣治之；太陽之上，寒氣治之；厥陰之上，風氣治之；少陰之上，熱氣治之；太陰之上，濕氣治之。所謂本也。本之下，氣之標也。蓋以風寒暑濕燥火六氣爲本，以三陰三陽六氣爲標。有餘者，邪氣之有餘；不足者，正氣之不足。故病發而有餘，本而標之，先治其風寒暑濕之本氣，而後調其三陰三陽之標，謂當先散其邪，而後調其正氣；如病發而不足，標而本之，當先調其陰陽，而後治其本氣，此標本邪正虛實之治要也。再當謹察其閒甚，以意調之。閒者，邪正虛實之相閒，故當竝行其治。蓋以散邪之中，兼補其正；補正之內，兼散其邪。甚者，謂邪氣獨盛，或正氣獨虛，又當獨行其治。如邪氣甚者，獨瀉其邪；正虛甚者，獨補其正。此補瀉閒甚之要法也。如先大小便不利，而後生他病者，當治其二便之本。又無論其邪正之閒甚矣。蓋人秉天地陰陽五運六氣而成此形，此身中亦有五運六氣，應天道環轉之不息。若感天之客氣，則爲客邪所逆而成病矣。若喜怒暴發，志意不調，飲食失節，居處失宜，則此身中之氣運厥逆而爲病矣。故病客氣者，自外而內；病同氣者，自內而外。有標本外內之出入，有邪正虛實之後先，故曰："標本之道，要而博，小而大，可一言而知百病之害。言標與本，易而勿損，察本與標，氣令可調。明知勝復，爲萬民式，天之道畢矣。"

◎標本之治（四）

黄帝曰：治之奈何？岐伯曰：春夏先治其標，後治其本；秋冬先治其本，後治其標。（《靈樞·師傳第二十九》）

春夏陽氣在外，病亦在外，故先治其後病之標，而後治其先病之本；秋冬陽氣在內，病亦在內，故先治其先病之本，而後治其後病之標。此治之者必有所先，不得以順其志，而可舍法以徇之也。

◎標本中氣之治

是故百病之起，有生於本者，有生於標者，有生於中氣者。有取本而得者，有取標而得者，有取中氣而得者，有取標本而得者，有逆取而得者，有從取而得者。逆，正順也；若順，逆也。故曰：知標與本，用之不殆。明知逆順，正行無問，此之謂也。不知是者，不足以言診，足以亂經。（《素問·至眞要大論第七十四》）

夫百病之生，總不出於六氣之化。如感風寒暑濕燥火而爲病者，病天之六氣也。天之六氣病在吾身，而吾身中又有六氣之化。如中風，天之陽邪也，病吾身之肌表，則爲發熱欬嚏；在筋骨，則爲痛痹拘攣；在腸胃，則爲下利飧泄，或爲燥結閉癃，或直中於內，則爲霍亂嘔逆，或爲厥冷陰寒，此表裏陰陽之氣化也。如感吾身之陽熱，則爲病熱；感吾身之陰寒，則爲病寒；感吾身之水濕，則爲痰喘；感吾身之燥氣，則爲便難。如中於府，則暴僕，而卒不知人；中於藏，舌即難言，而口唾涎沫。又如傷寒，天之陰邪也，或中於陰，或中於陽，有中於陽而反病寒者，有中於陰而反病熱者，是吾身之陰中有陽，陽中有陰，標本陰陽之氣化也。如感吾身中之水濕，則爲青龍五苓之證；如感吾身中之燥熱，又宜於白虎承氣諸湯。此止受天之一邪，而吾身中有表裏陰陽變化之不同也。又如夏月之病，有手足厥冷而成薑桂參附之證者，蓋夏月之陽氣盡發越於外，而裏氣本虛，受天之風暑而反變爲陰寒，皆吾身之氣化，非暑月之有傷寒也。是以神巧之士，知標本之病生，則知有標本之氣化；知標本之氣化，則能用標本之治法矣。故知標與本，用之不殆，明知順逆。正行，執中而行，不偏不倚也。無問，無所疑問以資惑亂也。此之謂也。逆者，以寒治熱，以熱治寒，故曰："逆，正順也。"從者，以熱治熱，以寒治寒，故曰："若順，逆也。"如陰陽寒熱之中，又有病熱而反寒者，如厥深熱亦深之類是也。又有病寒而反熱者，如揭去衣被，欲入水中，此孤陽外脱，急救以參附之證。濕燥之病皆同。經曰："夏傷於暑，冬傷於寒。"即受淒慘寒水之氣，亦不過病瘧；即過食生冷水冰，亦只成下利。若曰夏月傷寒，則當冬時病暑，此皆不知氣化之故耳。

◎病有中外之治（一）

帝曰：善。病之中外何如？岐伯曰：從内之外者，調其内；從外之内者，治其外；從内之外而盛於外者，先調其内而後治其外；從外之内而盛於内者，先治其外而後調其内。中外不相及，則治主病。（《素問·至眞要大論第七十四》）

夫病之有因於外邪者，有因於内傷者；有感於外邪而兼之内有病者，有内有病機而又重感於外邪者。歲運七篇，統論外因之邪病，此章復論内因之病機，然又有外内之兼病者，故帝復有此問焉。從内之外者，内因之病，發於外也，故當調其内。從外之内者，外因之病，而及於内也，故當治其外。從内之外，而盛於外者，此内因之病發於外，而與外邪相合，故盛於外也，是當先調其内病，而後治其外邪。從外之内而盛於内者，此外因之邪及於内，而與内病相合，故盛於内也，又當先治其外邪，而後調其内病。此調治内外之要法也。如止内有病而不感外邪，或止感外邪而無内病，中外不相及者，則當治其主病焉。是以内因之病，藏府之氣病也，故曰調之。外因之病，六淫之邪也，故曰治之。

◎病在中外之治（二）

帝曰：善。病之中外何如？岐伯曰：調氣之方，必别陰陽，定其中外，各守其鄉，内者内治，外者外治，微者調之，其次平之，盛者奪之，汗之下之，寒熱溫涼，衰之以屬，隨其攸利，謹道如法，萬舉萬全，氣血正平，長有天命。帝曰。善。（《素問·至眞要大論第七十四》）

此言病之中外以標本之義，欲明陰陽治法之詳也。方，法也。陰陽之道，凡病治脈藥皆有關係，故必當詳别之。中外，表裏也。微者調之，謂小寒之氣，和之以溫，小熱之氣，和之以涼也。其次平之，謂大寒之氣，平之以熱，大熱之氣，平之以寒也。盛者奪之，謂邪之甚者當攻而取之，如甚於外者汗之，甚於内者下之。凡宜寒宜熱，宜溫宜涼，當各求其屬以衰去之，惟隨其攸利而已。攸，所也。能謹於道而如其法，則舉無不當，而天命可以永昌矣。

◎病生於內生於陽之治

病生於內者，先治其陰，後治其陽，反者益甚；其病生於陽者，先治其外，後治其內，反者益甚。（《靈樞·五色第四十九》）

所謂從內走外者，即病生於內也。內爲陰經，外爲陽經，當先治其陰，後治其陽。若先治其陽，而後治其陰，則病反甚矣。所謂從外走內者，即病生於外也。外爲陽經，內爲陰經，當先治其陽，後治其陰。若先治其陰，而後治其陽，則病反甚矣。既觀其色，又觀其脈，方爲詳審。

◎內外三部所生病之治

黃帝曰：善。治之奈何？岐伯答曰：察其所痛，以知其應，有餘不足，當補則補，當寫則寫，毋逆天時，是謂至治。（《靈樞·百病始生第六十六》）

此總言內外三部之治法也。痛者，爲積之痛於內也。察其所痛，知其所應者，如著於孫絡之積，則外應於手臂之孫絡；著於陽明之經積，則外應於光明；著於腸胃募原之積，則外應於谿谷之穴會；著於伏衝之積，則外應於氣衝、大赫；著於膂筋之積，則應於足少陰太陽之筋；結於緩筋之積，則應於足太陰陽明之筋；成於六俞之積，則外應於內關、外關、通裏、列缺、支正、偏歷；積於空郭之中，則外應於陽明之五里、臂腕之尺膚；積於五藏，察其左右上下，則外應於五藏之經俞。審其有餘不足，當補則補，當瀉則瀉，隨四時之序，氣之所處，病之所舍，藏府之所宜，毋逆天時，是謂至治。

◎人迎脈口孰盛補寫之治

人迎一盛，寫足少陽，而補足厥陰，二寫一補，日一取之，必切而驗之，疎取之上，氣和廼止。人迎二盛，寫足太陽，補足少陰，二寫一補，二日一取之，必切而驗之，疎取之上，氣和廼止。人迎三盛，寫足陽明，而補足太陰，二寫一補，日二取之，必切而驗之，疎取之上，氣和廼止。

此言據人迎脈口之脈，當施補瀉之法也。人迎一盛，病在足少陽膽經，則膽與肝爲表裏，廼膽實而肝虛也，當瀉足少陽膽經，而補足厥陰肝經。瀉者二穴，而補者一穴，瀉倍而補半也。一日刺之者一次，必切其脈，而驗其病之退否，疏而取穴於膽肝二經之上。蓋彼此之穴，相閒之謂疏也，候至氣和廼止鍼。由此推之，則一盛而躁，病在手少陽，當瀉手少陽三焦經，而補手厥陰心包絡經矣。人迎二盛，病在足太陽膀胱經，則膀胱與腎爲表裏，廼膀胱實而腎虛也，當瀉足太陽膀胱經，而補足少陰腎經，瀉者二穴，而補者一穴。二日內止刺一次，則閒日一刺也。必切其脈，而驗其病之退否，疏而取穴於膀胱腎經之上。由此推之，則二盛而躁，病在手太陽，當瀉手太陽小腸經，而補手少陰心經矣。人迎三盛，病在足陽明胃經，則胃與脾爲表裏，廼胃實而脾虛也，當瀉足陽明胃經，而補足太陰脾經。瀉者二穴，而補者一穴。一日之内，二次刺之，必切其脈，而驗其病之退否，疏而取穴於脾胃二經之上，候其氣和，而廼止鍼。下文曰：“謂日二取之者，陽明主胃，大富於穀氣，故可日二取之。”此處缺此語。由此推之，則三盛而躁，病在手陽明，當瀉手陽明大腸經，而補手太陰肺經矣。

脈口一盛，寫足厥陰，而補足少陽，二補一寫，日一取之，必切而驗之，疎而取上，氣和廼止。脈口二盛，寫足少陰，而補足太陽，二補一寫，二日一取之，必切而驗之，疎取之上，氣和廼止。脈口三盛，寫足太陰，而補足陽明，二補一寫，日二取之，必切而驗之，疎而取之上，氣和廼止。所以日二取之者，陽明主胃，大富於穀氣，故可日二取之也。

脈口一盛，病在足厥陰肝經，則肝實而膽虚也，當瀉足厥陰肝經，而補足少陽膽經。補者二穴，而瀉者一穴，補倍而瀉半也。一日刺之者一次，必切其脈，而驗其病之退否，疏而取穴於肝膽之上，候至其氣和，而廼止鍼。由此推之，則一盛而躁，病在手心主，當瀉手厥陰心包絡經，而補手少陽三焦經矣。脈口二盛，病在足少陰腎經，則腎實而膀胱虚也，當瀉足少陰腎經，而補足太陽膀胱經。補者二穴，而瀉者一穴，二日内止刺一次，則間日一刺也，必切其脈，而驗其病之退否，疏而取穴於腎與膀胱之上，候至氣和，而廼止鍼。由此推之，則二盛而躁，病在手少陰，當瀉手少陰心經，而補手太陽小腸經矣。脈口三盛，病在足太陰脾經，則脾實而胃虚也，當瀉足太陰脾經，而補足陽明胃經。補者二穴，而瀉者一穴，一日之内，二次刺之，必切其脈，而驗其病之退否，疏而取穴於脾胃二經之上，候至氣和，而廼止鍼。由此推之，則三盛而躁，病在手太陰，當瀉手太陰肺經，而補手陽明大腸經矣。夫肝膽則曰一日一取之，膀胱與腎則曰間日一刺之，惟胃興脾則曰一日二取之者，正以陽明主胃，大富於穀氣，故一日可二取之耳。

人迎與脈口俱盛三倍以上，命曰陰陽俱溢，如是者不開，則血脈閉塞，氣無所行，流淫於中，五藏内傷。如此者，因而灸之，則變易而爲他病矣。（《靈樞・終始第九》）

人迎與脈口俱盛，皆三倍已上，命曰陰陽俱溢，謂之關格，如此者，而不刺以開之，則血氣閉塞，脈氣不行，邪氣流淫於中，五藏内傷，病至若此，刺之已不可，灸之則愈亡其陰而變生他病，必至不能治也。

◎三形人之治

黄帝曰：善。治之奈何？伯高曰：必先別其三形，血之多少，氣之清濁，而後調之，治無失常經。是故膏人，縱腹垂腴；肉人者，上下容大；脂人者，雖脂不能大也。（《靈樞・衛氣失常第五十九》）

此言人之血氣，當使之無過不及也。三者之人，有肥大之太過，瘦小之不及，故當審其血之多少，氣之清濁，而後調之，無失衛氣之常經，斯爲和平之人矣。此因衛氣失常，是故膏人縱腹垂腴，肉人者上下容大，脂人者雖脂不能大也。蓋衛氣主於皮肉筋骨之間，浮沉淺深，各在其處，若獨充盛於皮膚分肉之間，而使縱腹垂腴，上下容大，或深沉於筋骨之間，以致脂不能大，皆衛氣之失常也。是以浮沉深淺，不可勝窮，隨變而調其氣，命曰上工。此篇論衛氣失常，以明衛氣所出所循之常所，使後學知陰陽血氣之生始出入，爲治道之張本也。

◎治病者之必明

故治病者，必明六化分治，五味五色所生，五藏所宜，廼可以言盈虛病生之緒也。（《素問·至眞要大論第七十四》）

凡治病者必求其本，六化是也；必察其形，五色是也；必分其主治，五味是也；必辨其宜否，五藏是也。明此數者，而後知孰爲氣之盛，孰爲氣之衰，廼可以言盈虛病生之端緒，而治之無失矣。

◎治有輕重適其至所爲故也

帝曰：氣有多少，病有盛衰，治有緩急，方有大小，願聞其約，奈何？岐伯曰：氣有高下，病有遠近，證有中外，治有輕重，適其至所爲故也。（《素問·至眞要大論第七十四》）

此言約方之法。五運六氣，各有太過不及，故曰氣有多少。人之疾病，必隨氣而爲盛衰，故治之緩急，方之大小，亦必隨其輕重而有要約也。歲有司天在泉，則氣有高下；經有藏府上下，則病有遠近。在裏曰中，在表曰外。緩者治宜輕，急者治宜重也。適其至所爲故，言必及於病至之所，而務得其以然之故也。

◎治有奇偶緩急之劑

故曰：近者奇之，遠者偶之，汗者不以奇，下者不以偶。補上治上制以緩，補下治下制以急，急則氣味厚，緩則氣味薄，適其至所，此之謂也。病所遠，而中道氣味之者，食而過之，無越其制度也。（《素問·至眞要大論第七十四》）

奇偶者，天地之數也。近者，謂病之在上而近，故宜用奇方以治之，天氣之在上也。遠者，謂病之在下而遠，故宜用偶數以治之，地氣之在下也。汗廼陰液，故宜用偶而不以奇，蓋直從下而使之上，猶地氣昇而後能爲雲爲雨也。下者宜用奇而不以偶，蓋從上而使之下，從天氣之下降也。補者，補正氣之不足。治者，治邪氣之有餘。在上者，宜緩方；在下者，宜急方。急則用氣味之厚者，緩則用氣味之薄者，蓋厚則沈重而易下，薄則輕清而上浮，奇偶緩急，各適其上下遠近，至其病之所在而已矣。夫上下者，天地之位也。昇降者，天地之氣也。若執於奇上偶下，則昇降息矣。此復申明氣味之由中而上下也。病所遠者，謂病之在上在下，而遠於中胃者也。中道氣味之者，謂氣味之從中道而行於上下也，故當以藥食並用，而制度之。如病之在上而近於中者，當先食而後藥。病在下而遠於中者，當先藥而後食。以食之先後，而使藥味之過於上下也。

◎善治之次

故邪風之至，疾如風雨。故善治者治皮毛，其次治肌膚，其次治筋脈，其次治六府，其次治五藏。治五藏者，半死半生也。（《素問·陰陽應象大論第五》）

《皮部論》岐伯曰："皮者脈之部也，邪入於皮，則腠理開，開則邪入於絡脈，絡脈滿則注經脈，經脈滿則入舍於藏府也。"《繆刺論》曰："邪之客於形也，必先舍於皮毛，留而不去，入舍於經脈，內連五藏，散於腸胃，陰陽相感，五藏廼傷。"至，謂至於身形。治皮毛，止於萌也。治肌膚，救其已生。治筋脈，攻其已病。治六府，治其已甚。治五藏，治其已成。《神農》曰："病勢已成，可得半愈。"然初成者獲愈，固久者伐形，故治五藏者，半死半生也。

◎治當順時

帝曰：願聞無病者，何如？岐伯曰：無者生之，有者甚之。帝曰：生者何如？岐伯曰：不遠熱則熱至，不遠寒則寒至。寒至則堅否腹滿，痛急下利之病生矣；熱至則身熱、吐下霍亂，癰疽瘡瘍，瞀鬱注下，瞤瘛腫脹，嘔，鼽衄，頭痛，骨節變，肉痛，血溢血泄，淋閉之病生矣。帝曰：治之奈何？岐伯曰：時必順之，犯者治以勝也。（《素問·六元正紀大論第七十一》）

時，謂四時。時必順之，治當順時也。春則宜涼，夏則宜寒，秋則宜溫，冬則宜熱，時所當用，不可不順。若有所誤犯，則當治之以勝，如犯熱者勝以鹹寒，犯寒者勝以甘熱，犯涼者勝以苦溫，犯溫者勝以辛涼，治以所勝則可解也。

◎逆從之治（一）

黃帝問曰：病有標本，刺有逆從，奈何？岐伯對曰：凡刺之方，必別陰陽，前後相應，逆從得施，標本相移。故曰：有其在標而求之於標，有其在本而求之於本，有其在本而求之於標，有其在標而求之於本。故治有取標而得者，有取本而得者，有逆取而得者，有從取而得者。故知逆與從，正行無問，知標本者，萬舉萬當，不知標本，是謂妄行。（《素問·標本病傳論第六十五》）

標本者，六氣之化。病傳者，五藏相傳。此篇承上章而言，六氣爲病，有四時之順逆，而又有標本之逆從。五藏受傷，有刺中之死期，而又有病傳之日數。蓋謂五藏六氣外內相合，始病在六氣而不亟治之，則傳入五藏而爲不救之死證矣。陰陽者，三陰三陽之六氣也。少陽標陽而本火，太陰標陰而本濕，少陰標陰而本熱，太陽標陽而本寒，陽明標陽而本燥，厥陰標陰而本風。少陽太陰從本，少陰太陽從本從標，陽明厥陰不從標本從乎中也。從本者，化生於本；從標本者，有標本之化；從中者，以中氣爲化也。前後相應者，有先病後病也。逆從得施者，有逆取而得者，有從取而得者。標本相移者，有取標而得者，有取本而得者。故曰者，引經而言也。有其在標而求之於標者，謂病三陰三陽之六氣，即於六經中求之以治標。有其在本而求之於本者，謂病風寒暑濕燥火六淫之邪，即於六氣中求之以治本；有其在本而求之於標者，如寒傷太陽，乃太陽之本病而反得標陽之熱化，即求之於標，而以涼藥治其標熱；有其在標而求之於本者，如病在少陰之標陰，而反得君火之本熱，即求之於本，以急瀉其火。故百病之起，有生於本者，有生於標者，有取本而得者，有取標而得者；有逆取而得者，有從取而得者。逆取而得者，謂寒者熱之，熱者寒之，結者散之，散者收之，留者攻之，燥者濡之。從取而得者，謂熱因寒用，寒因熱用，塞因塞用，通因通用，必伏其所主，而先其所因，其始則同，其終則異，可使破積，可使潰堅，可使氣和，可使必已。

◎逆從之治（二）

故曰：補上下者從之，治上下者逆之，以所在寒熱盛衰而調之。故曰：上取下取，內取外取，以求其過。能毒者以厚藥，不勝毒者以薄藥，此之謂也。氣反者，病在上，取之下；病在下，取之上；病在中，傍取之。治熱以寒，溫而行之；治寒以熱，涼而行之；治溫以清，冷而行之；治清以溫，熱而行之。故消之削之，吐之下之，補之寫之，久新同法。（《素問·五常政大論第七十》）

此言治法也。補者補其不足，治者治其有餘。上謂司天，下謂在泉。從之謂同其氣，如以辛補肺，以甘補脾之類是也。逆之謂反其氣，如以苦治肺，以酸治脾之類是也。當各以病之所在，隨其寒熱盛衰之宜而調之也。上取下取，察其病之在上在下也。內取外取，察其病之在表在裏也。於此四者而求其過之所在，然後因其強弱，以施厚薄之治。若其人胃厚色黑，骨大肉肥，此能毒者也，宜治以厚藥。若其胃薄色浮，骨小肉瘦，此不能毒者也，宜治以薄藥。能，耐同。氣反者，本在此而標在彼也。其病既反，其治亦宜反。故病在上，取之下，謂如陽病者治其陰，上壅者疏其下也。病在下，取之上，謂如陰病者治其陽，下滯者宣其上也。病在中，傍取之，謂病生於內而經連乎外，則或刺或灸，或熨或按，而隨其所在也，此即《至眞要大論》寒因熱用、熱因寒用之義。凡藥與病逆者，恐不相投，故從其氣以行之，假借之道也。消以去滯，削以攻堅，上實者宜吐，下實者宜下，補因正之不足，瀉因邪之有餘；但此中用有緩急，治有先後，而病之久新同其法也。

◎逆從之治（三）

帝曰：治寒以熱，治熱以寒，氣相得者逆之，不相得者從之，余已知之矣。（《素問·至眞要大論第七十四》）

此承上文而言四時主客之氣。各有本位之正味也。上章論主客之勝，已論治於前，故曰“余已知之矣”。

◎逆從之治（四）

帝曰：何謂逆從？岐伯曰：逆者正治，從者反治，從少從多，觀其事也。（《素問·至眞要大論第七十四》）

以寒治熱，以熱治寒，逆其病者，謂之正治。以寒治寒，以熱治熱，從其病者，謂之反治。從少謂一同而二異，從多謂二同而一異，必觀其事之輕重而爲之增損。然則宜於全反者，自當盡同無疑矣。夫治有逆從者，以病有微甚；病有微甚者，以證有眞假也。寒熱有眞假，虛實亦有眞假，眞者正治，知之無難，假者反治，廼爲難耳。如寒熱之眞假者，眞寒則脈沈而細，或弱而遲，爲厥逆，爲嘔吐，爲腹痛，爲飧泄下利，爲小便清頻，即有發熱，必欲得衣，此浮熱在外而沉寒在內也。眞熱則脈數有力，滑大而實，爲煩燥喘滿，爲聲音壯厲，或大便秘結，或小水赤澀，或發熱掀衣，或脹疼熱渴。此皆眞病，眞寒者宜溫其寒，眞熱者直解其熱，是當正治者也。至若假寒者，陽證似陰，火極似水也，外雖寒而內則熱，脈數而有力，或沉而鼓擊，或身寒惡衣，或便熱祕結，或煩渴引飲，或腸垢臭穢，此則惡寒非寒，明是熱證，所謂熱極反兼寒化，亦曰陽盛隔陰也。假熱者，陰證似陽，水極似火也，外雖熱而內則寒，脈微而弱，或數而虛，或浮大無根，或弦芤斷續，身雖熾熱而神則靜，語雖譫妄而聲則微，或虛狂起倒而禁之即止，或蚊跡假斑而淺紅細碎，或喜冷水而所用不多，或舌胎面赤而衣被不撤，或小水多利，或大便不結，此則惡熱非熱，明是寒證，所謂寒極反兼熱化，亦曰陰盛隔陽也。此皆假病，假寒者清其內熱，內清則浮陰退舍矣；假熱者溫其眞陽，中溫則虛火歸原矣，是當從治者也。又如虛實之治，實則瀉之，虛則補之，此不易之法也。然至虛有盛候，則有假實矣；大實有羸狀，則有假虛矣。總之，虛者正氣虛也，爲色慘形疲，爲神衰氣怯，或自汗不收，或二便失禁，或夢遺精滑，或嘔吐隔塞，或病久攻多，或氣短似喘，或勞傷過度，或暴困失志，雖外證似實而脈弱無神者，皆虛證之當補也。實者邪氣實也，或外閉於經絡，或內結於藏府，或氣壅而不行，或血留而凝滯，必脈病俱盛者，廼實證之當攻也。然而虛實之間，最多疑似，有不可不辨其眞耳。如《通評虛實論》曰：“邪氣盛則實，精氣奪則虛。”此虛實之大法也。設有人焉，正已奪而邪方盛者，將顧其正而補之乎？抑先其邪而攻之乎？見有不的，則死生系之，此其所以宜慎也。夫正者本也，邪者標也。若正氣既虛，則邪氣雖盛，亦不可攻，蓋恐邪未去而正先脫，呼吸變生，則措手無及。故治虚邪者，當先顧正氣，正氣存則不致於害。且補中自有攻意，蓋補陰即所以攻熱，補陽即所以攻寒，世未有正氣復而邪不退者，亦未有正氣竭而命不傾者。如必不得已，亦當酌量緩急，暫從權宜，從少從多，寓戰於守斯可矣，此治虚之道也。若正氣無損者，邪氣雖微，自不宜補，蓋補之則正無與而邪反盛，適足以借寇兵而資盜糧。故治實證者，當直去其邪，邪去則身安，但法貴精專，便臻速效，此治實之道也。要之，能勝攻者，方是實證，實者可攻，何慮之有？不能勝攻者，便是虚證，氣去不返，可不寒心。此邪正之本末，有不可不知也。惟是假虚之證不多見，而假實之證最多也；假寒之證不難治，而假熱之治多誤也。然實者多熱，虚者多寒。故氣有餘，便是火，故實能受寒；氣不足，便是寒，故虚能受熱。

◎同病異治之由

帝曰：善。其病也，治之奈何？岐伯曰：西北之氣，散而寒之；東南之氣，收而溫之，所謂同病異治也。故曰：氣寒氣涼，治以寒涼，行水漬之；氣溫氣熱，治以溫熱，強其內守。必同其氣，可使平也，假者反之。（《素問·五常政大論第七十》）

西北氣寒，寒固於外，則熱鬱於內，故宜散其外寒，涼其內熱。東南氣熱，則陽氣外泄，裏氣虚寒，故宜收其元陽，溫其中冷，所謂爲病雖同，而治法則異也。西北之氣寒涼，則人之陽熱，遏鬱於內，故當治以寒涼。行水漬之者，用湯液浸漬以取汗，開其腠理，以使陽氣通暢。東南之氣溫熱，則人之腠理開，而陽氣外弛，故當治以溫熱，強其元陽，固守於內。是閉者開之，開者閉之。氣之昇長者，收而藏之；氣之收藏者，成而散之，必使其氣之和同而始平也。如西北之人，病寒邪而假熱者，又當治以溫熱；如東南之人，病熱邪而假寒者，又當治以寒涼，所謂假者反之。

◎反治之治

帝曰：反治何謂？岐伯曰：熱因寒用，寒因熱用，塞因塞用，通因通用，必伏其所主，而先其所因，其始則同，其終則異，可使破積，可使潰堅，可使氣和，可使必已。（《素問·至眞要大論第七十四》）

熱因寒用者，如大寒內結，當治以熱，然寒甚格熱，熱不得前，則以熱藥冷服，下嗌之後，冷體即消，熱性便發，情且不違，而致大益。此熱因寒用之法也。寒因熱用者，如大熱在中，以寒攻治則不入，以熱攻治則病增，廼以寒藥熱服，入腹之後，熱氣即消，寒性遂行，情且協和，而病以減，此寒因熱用之法也。《五常政大論》云："治熱以寒，溫而行之；治寒以熱，涼而行之。"亦寒因熱用、熱因寒用之義。塞因塞用者，如下氣虚乏，中焦氣壅，欲散滿則更虚其下，欲補下則滿甚於中。治不知本而先攻其滿，藥入或減，藥過依然，氣必更虚，病必漸甚。廼不知少服則資壅，多服則宣通，峻補其下以疏啟其中，則下虛自實，中滿自除，此塞因塞用之法也。通因通用者，如大熱內蓄，或大寒內凝，積聚留滯，瀉利不止，寒滯者以熱下之，熱滯者以寒下之，此通因通用之法也。以上四治，必伏其所主者，制病之本也。先其所因者，求病之由也。既得其本而以眞治眞，以假治假，其始也類治似同，其終也病變則異矣，是爲反治之法，故可使破積潰堅，氣和而病必已也。

◎氣調而得之治

帝曰：善。氣調而得者何如？岐伯曰：逆之從之，逆而從之，從而逆之，疏氣令調，則其道也。（《素問·至眞要大論第七十四》）

此論調氣之逆從也。氣調而得者，謂得其逆從之道，而使其氣之調也。如氣之從於上下者，宜逆之；逆於上下者，宜從之。蓋陽氣在上，陰氣在下，氣之從也；陽氣下行，陰氣上行，氣之逆也。是氣之不可不從，而又不可不逆者也。是以氣之從者，逆而從之；氣之逆者，從而逆之。令其陰陽之氣，上下和調，此逆從調氣之道也。

◎諸邪之治

黃帝曰：善。治此諸邪，奈何？岐伯曰：先其藏府，誅其小過，後調其氣，盛者寫之，虛者補之，必先明知其形志之苦樂，定迺取之。（《靈樞·大惑論第八十》）

此言治前諸邪之法也。先其藏府者，先調其五藏六府之精氣神志。誅其小過者，去其微邪也。後調其氣者，調其榮衛也。必先明知其形志之苦樂，定其灸刺熨引甘藥醪醴以取之。蓋志者，精神魂魄志意也。形者，榮衛血氣之所榮也。故志苦則傷神，形勞則傷精氣矣。

◎司天邪勝之治

帝曰：其司天邪勝何如？

此言六氣司天反爲邪氣所勝者，而有治之之法也。

岐伯曰：風化於天，清反勝之，治以酸溫，佐以甘苦。

凡巳亥之歲，風化司天，反爲金之清氣所勝，則治以酸溫，佐以甘苦者，與風司於地者同，而彼則又“以辛平之”也。

熱化於天，寒反勝之，治以甘溫，佐以苦酸辛。

凡子午之歲，熱化於天，反爲水之寒氣所勝，則治以甘溫，佐以苦酸辛，與熱司於地者，彼治以甘熱，而此以甘溫，彼佐以苦辛，而此以苦酸辛，彼以鹹平之，而此則不用也。

濕化於天，熱反勝之，治以苦寒，佐以苦酸。

凡丑未之歲，則濕化於天，反爲火之熱氣所勝，當治以苦寒，佐以苦酸，彼濕司於地者，當治以苦冷，佐以鹹甘，以苦平之，與此大異也。

火化於天，寒反勝之，治以甘熱，佐以苦辛。

凡寅申之歲，則火化於天，反爲水之寒氣所勝，當治以甘熱，佐以苦辛，與火司於地，治以甘熱，佐以苦辛者同，而彼則有“以鹹平之”也。

燥化於天，熱反勝之，治以辛寒，佐以苦甘。

凡卯酉之歲，則燥化於天，反爲火之熱氣所勝，當治以辛寒，佐以苦甘，與燥司於地，治以平寒，佐以苦甘者小異，而彼則有“以酸平之，以和爲利”也。

寒化於天，熱反勝之，治以鹹冷，佐以苦辛。（《素問·至眞要大論第七十四》）

凡辰戌之歲，則寒化於天，反爲火之熱氣所勝，當治以鹹冷，佐以苦辛，與寒司於地，治以鹹冷，佐以甘辛者小異，而彼則又“以苦平之”也。

◎六淫所勝之治

帝曰：善。治之奈何？岐伯曰：司天之氣，風淫所勝，平以辛涼，佐以甘苦，以甘緩之，以酸寫之。

此論司天之六氣淫勝，而以所勝之氣味平之。夫在泉之氣曰淫於內而曰治，司天之氣曰所勝而曰平，蓋天氣在外而地氣在內也。故曰治者，治其內而使之外也。曰平者，平其上而使之下也。是以在在泉曰以辛散之，在司天曰以酸瀉之。

熱淫所勝，平以鹹寒，佐以苦甘，以酸收之。

熱淫所勝，則平以鹹寒，佐以苦甘，以酸收之。彼少陰在泉者，其法與此大同，而復有“以苦發之”之一語耳。

濕淫所勝，平以苦熱，佐以酸辛，以苦燥之，以淡泄之。濕上甚而熱，治以苦溫，佐以甘辛，以汗爲故而止。

濕淫所勝，則平以苦熱，佐以酸辛，以苦燥之，以淡泄之。彼太陰在泉者，其法與此大同，而止有“佐以酸淡”，與此“佐以酸辛”者少異。但身半以上，濕氣尚餘，火氣復鬱，鬱濕相薄，則以苦溫甘辛之藥，解表發汗，候其體之如舊而止藥也。

火淫所勝，平以酸冷，佐以苦甘，以酸收之，以苦發之，以酸復之，熱淫同。

火淫所勝，則平以鹹冷，佐以苦甘，以酸收之，以苦發之，以酸復之，與上熱淫所勝者同法。蓋上爲君火，而此爲相火也。又與彼少陽在泉者同法，但無“以酸復之”之一語耳。

燥淫所勝，平以苦濕，佐以酸辛，以苦下之。

燥淫所勝，則平以苦溫，佐以酸辛，以苦下之。彼陽明在泉者，其法與此大同，但彼則“佐以甘辛”，而此則“佐以酸辛”耳。

寒淫所勝，平以辛熱，佐以甘苦，以鹹寫之。（《素問·至眞要大論第七十四》）

寒淫所勝，則平以辛熱，佐以苦甘，以鹹瀉之。彼太陽在泉者，則復有“以辛潤之”、“以苦堅之”之二語耳。

◎邪氣反勝之治

帝曰：善。邪氣反勝，治之奈何？

此言六氣在泉，反爲邪氣所勝者，而有治之之法耳。

岐伯曰：風司於地，清反勝之，治以酸溫，佐以苦甘，以辛平之。

寅申之歲，則厥陰在泉，風司於地，不能勝土，而反爲金氣之清者勝之，故治以酸溫，佐以苦甘，候邪氣既退，正氣尚虛，則以辛補養而平之。

熱司於地，寒反勝之，治以甘熱，佐以苦辛，以鹹平之。

卯酉之歲，則少陰在泉，熱司於地，不能勝金，而反爲水氣之寒者勝之，故治以甘熱，佐以苦辛，候邪氣既退，而正氣尚虛，則以鹹而平之。

濕司於地，熱反勝之，治以苦冷，佐以鹹甘，以苦平之。

辰戌之歲，則太陰在泉，濕司於地，不能勝水，而反爲風熱勝之，則必治似苦冷，佐以鹹甘，候邪氣既退，而正氣尚虛，則以苦而平之。

火司於地，寒反勝之，治以甘熱，佐以苦辛，以鹹平之。

巳亥之歲，則相火司於地，不能勝金，而反爲水氣之寒者勝之，則治法與熱司於地盡同也。

燥司於地，熱反勝之，治以平寒，佐以苦甘，以酸平之，以和爲利。

子午之歲，則陽明在泉，燥司於地，不能勝木，而反爲火氣之熱者勝之，則治以平寒，佐以苦甘，候邪氣既退，而正氣尚虛，則以酸而平之。蓋燥之性，惡熱而畏寒，故其治法如此，而以和平爲順利耳。

寒司於地，熱反勝之，治以鹹冷，佐以甘辛，以苦平之。（《素問·至眞要大論第七十四》）

凡丑未歲太陽寒水在泉而氣有不及，則熱反勝之，故治以鹹冷，抑火邪也。佐以甘辛，甘瀉火而辛能散也。以苦平之，水之正味，其補以苦也。此六氣方治，與前淫勝法殊貫。云治者，瀉客邪之勝氣也。云佐者，皆所利所宜也。云平者，補已弱之正氣也。

◎諸氣在泉六淫於內之治

帝曰：善。天地之氣，內淫而病……帝曰：善。治之奈何？岐伯曰：諸氣在泉，風淫於內，治以辛涼，佐以苦，以甘緩之，以辛散之。

此言在泉淫勝之治。風爲木氣，金能勝之，故治以辛涼。過於辛，恐反傷其氣，故佐以苦甘，苦勝辛，甘益氣也。木性急，故以甘緩之。風邪勝，故以辛散之。《藏氣法時論》曰："肝苦急，急食甘以緩之。肝欲散，急食辛以散之。"此之謂也。

熱淫於內，治以鹹寒，佐以甘苦，以酸收之，以苦發之。

熱爲火氣，水能勝之，故宜治以鹹寒。佐以甘苦，甘勝鹹，所以防鹹之過也；苦能泄，所以去熱之實也。熱盛於經而不斂者，以酸收之。熱鬱於內而不解者，以苦發之。

濕淫於內，治以苦熱，佐以酸淡，以苦燥之，以淡泄之。

濕爲土氣，燥能除之，故治以苦熱。酸從木化，制土者也，故佐以酸淡。以苦燥之者，苦從火化也。以淡泄之者，淡能利竅也，《藏氣法時論》曰："脾苦濕，急食苦以燥之。"即此之謂。

火淫於內，治以鹹冷，佐以苦辛，以酸收之，以苦發之。

相火，畏火也，故宜治以鹹冷。苦能泄火，辛能散火，故用以爲佐。以酸收之，以苦發之，義與上文熱淫治同。

燥淫於內，治以苦溫，佐以甘辛，以苦下之。

燥爲金氣，火能勝之，治以苦溫，苦從火化也。佐以甘辛，木受金傷，以甘緩之；金之正味，以辛瀉之也。燥結不通，則邪實於內，故當以苦下之。按下文燥淫所勝，佐以酸辛，與此甘辛稍異。又如《六元正紀大論》子午年陽明在泉，亦云"下酸溫"，皆與此不同。考之《藏氣法時論》曰："肺苦氣上逆，急食苦以泄之。用酸補之，辛瀉之。"正此之辨。

寒淫於內，治以甘熱，佐以苦辛，以鹹寫之，以辛潤之，以苦堅之。（《素問·至眞要大論第七十四》）

寒爲水氣，土能勝水，熱能勝寒，故治以甘熱，甘從土化，熱從火化也，佐以苦辛等義，如《藏氣法時論》曰："腎苦燥，急食辛以潤之。腎欲堅，急食苦以堅之，用苦補之，鹹瀉之也。"

◎有勝則復之治（一）

治諸勝復，寒者熱之，熱者寒之，溫者清之，清者溫之，散者收之，抑者散之，燥者潤之，急者緩之，堅者耎之，脆者堅之，衰者補之，強者寫之。各安其氣，必清必靜，則病氣衰去，歸其所宗，此治之大體也。（《素問·至眞要大論第七十四》）

此言治勝復之大體也。凡治諸勝復，太陽氣寒，則寒者熱之；少陰少陽氣熱，則熱者寒之；厥陰氣溫，則溫者清之；陽明氣清，則清者溫之；太陰氣濕，則濕者燥之。其正氣散者收之，其邪氣抑者散之，燥者潤之，急者緩之，堅者耎之，脆者堅之，衰者補之，強者瀉之，凡此皆所以各安其氣也。又必清靜善養，則病氣衰去，而各歸其宗矣。

此迺治勝復之大體也。

◎有勝則復之治（二）

帝曰：治之奈何？岐伯曰：夫氣之勝也，微者隨之，甚者制之。氣之復也，和者平之，暴者奪之。皆隨勝氣，安其屈伏，無問其數，以平爲期，此其道也。（《素問·至眞要大論第七十四》）

此總言勝復微甚之治也。微者隨之，順其氣以安之也。甚者制之，制以所畏也。和者平之，調其微邪也。暴者奪之，瀉其強盛也。但隨勝氣以治，則屈伏之氣可安矣。然不必計其數之多少，但以得平爲期，迺氣勝之道。此言皆隨勝氣者，非單以勝氣爲言，而復氣之至，氣亦勝矣，蓋兼言之也。本節治法，迺與前章治諸氣復相參閱。

◎客主勝復生病之治

帝曰：善。治之奈何？岐伯曰：高者抑之，下者舉之，有餘折之，不足補之，佐以所利，和以所宜，必安其主客，適其寒溫，同者逆之，異者從之。（《素問·至眞要大論第七十四》）

高者抑之，謂主氣之逆於上也。下者舉之，謂客氣之乘於下也。有餘者，勝氣也。不足者，所不勝之氣而爲病也。佐以所利者，利其所欲也。如肝欲散，急食辛以散之，是以厥陰之勝，佐以苦辛；心欲耎，急食鹹以耎之，是以少陰之勝，佐以苦鹹；脾欲緩，急食甘以緩之，是以太陰之勝，佐以辛甘；肺欲收，急食酸以收之，是以燥淫所勝，佐以辛酸；腎欲堅，急食苦以堅之，是以寒淫所勝，佐以甘苦，和以所宜者，和其五味之所宜也。如厥陰色青，宜食甘；少陰少陽色赤，宜食酸；太陰色黃，宜食鹹；陽明色白，宜食苦；太陽色黑，宜食辛。安其主客者，使各守其本位也。適其寒溫者，治寒以熱，治熱以寒，治溫以涼，治涼以溫也。同者逆之，謂氣之相得者，宜逆治之。如主客之同司火熱，則當治以鹹寒；如同司寒水，則當治以辛熱；溫涼亦然，此逆治之法也。異者從之，謂不相得者，當從治之。如寒水司天，加臨於二火主氣之上，客勝當從二火之熱以治寒，主勝當從司天之寒以治熱。餘氣皆然，此平治異者之法也。

◎六氣相勝之治

帝曰：治之奈何？

岐伯曰：厥陰之勝，治以甘清，佐以苦辛，以酸寫之。

少陰之勝，治以辛寒，佐以苦鹹，以甘寫之。

太陰之勝，治以鹹熱，佐以辛甘，以苦寫之。

少陽之勝，治以辛寒，佐以甘鹹，以甘寫之。

陽明之勝，治以酸溫，佐以辛甘，以苦寫之。

太陽之勝，治以甘熱，佐以辛酸，以鹹寫之。（《素問·至眞要大論第七十四》）

此治六氣之相勝也。皆先以不勝者瀉之，而後瀉其來勝。故厥陰之勝，治以甘清，佐以苦辛。少陰之勝，治以辛寒，佐以苦鹹。太陰之勝，治以鹹熱，佐以辛甘。少陽之勝，治以辛寒，佐以甘鹹。陽明之勝，治以酸溫，佐以辛甘。太陽之勝，治以甘熱，佐以辛酸。凡此皆以己所不勝者瀉之。如厥朋治以甘清，則金能勝木之類，庶勝氣不盛故耳。又厥陰以酸瀉之，少陰以甘瀉之，大陰以苦瀉之，少陽以甘瀉之，陽明以苦瀉之，太陽以鹹瀉之，凡此皆所以後瀉其往勝之本氣也。詳此爲治，皆先瀉其不勝，而後瀉其來勝，獨太陽之勝，治以甘熱爲異，疑“甘”字，“苦”之誤也。若云治以苦熱，則六勝之治皆一貫也。

◎六氣之復之治

帝曰：善。治之奈何？岐伯曰：厥陰之復，治以酸寒，佐以甘辛，以酸寫之，以甘緩之。少陰之復，治以鹹寒，佐以苦辛，以甘寫之，以酸收之，辛苦發之，以鹹耎之。太陰之復，治以苦熱，佐以酸辛，以苦寫之，燥之，泄之。少陽之復，治以鹹冷，佐以苦辛，以鹹耎之，以酸收之，辛苦發之，發不遠熱，無犯溫涼，少陰同法。陽明之復，治以辛溫，佐以苦甘，以苦泄之，以苦下之，以酸補之。太陽之復，治以鹹熱，佐以甘辛，以苦堅之。（《素問·至眞要大論第七十四》）

此言六氣之復而治也。厥陰之復，治以酸寒，佐以甘辛，內用酸者，所以瀉之也。用甘者，所以緩之也。少陰之復，治以鹹寒，佐以苦辛，以甘瀉之，以酸收之，內用辛苦者，所以發之也。用鹹者，所以耎之也。太陰之復，治以苦熱，佐以酸辛，內用苦者，所以瀉之燥之泄之也。少陽之復，治以鹹冷，佐以苦辛，以鹹耎之，以酸收之，其用辛苦者，所以發其汗也。然其發表者，必其體熱，若已溫涼，則無所犯，蓋溫涼不必汗也。且數奪其汗，則津液竭涸，故以酸收鹹耎也。彼少陰爲君火，而此少陽爲相火，其治法大略同耳。陽明之復，治以辛溫，佐以苦甘，以苦泄之，內用苦者，所以下之也。又用酸者，所以補之也。太陽之復，治以鹹熱，佐以甘辛，又用苦者，所以堅之也。

◎六氣在泉之治

帝曰：願聞其道。岐伯曰：寒熱燥濕，不同其化也。

寒熱燥濕，迺司天在泉之六氣，與五運不同其化，是以五運所主之生化蕃育，因地氣以制之，致有厚薄多少也。氣有六而言其四，舉寒熱燥濕四氣不同，則溫清異化可知之矣。以寒熱燥濕清溫不同其化故耳。

故少陽在泉，寒毒不生，其味辛，其治苦酸，其穀蒼丹。

少陽相火在泉，巳亥歲也。所謂毒者，凡五行暴烈之氣，各有所化，故火在地中，則寒毒之物不生，火氣制金，則味辛之物應之。少陽之上，厥陰主之，下火上木，故其治苦酸，其穀蒼丹。苦丹屬火，地氣所化；酸蒼屬木，天氣所生也。夫在泉六化之治，惟少陽、厥陰不言閒味者，以木火相生，氣無所閒也。其他生化皆有上下克伐，故閒味不能無矣。

陽明在泉，濕毒不生，其味酸，其氣濕，其治辛苦甘，其穀丹素。

陽明燥金在泉，子午歲也。燥在地中，故濕毒之物不生。金克木，故味酸者應之。燥勝濕，故氣濕者應之。陽明之上，少陰主之，下金上火，故其治辛苦，其穀丹素。辛素屬金，地氣所化；苦丹屬火，天氣所生。然治兼甘者，火金之閒味也。甘屬土，爲火之子，爲金之母，故能調和於二者之閒。

太陽在泉，熱毒不生，其味苦，其治淡鹹，其穀黅秬。

太陽寒水在泉，丑未之歲也，寒在地中，故熱毒之物不生。水勝火味，故味苦者不化。太陽之氣，上奉太陰，故其歲化所治者淡鹹，淡屬土而鹹屬水，以淡爲甘之薄味也。夫土氣上主於天，氣遠而高，故甘之化薄而爲淡也。其穀之所生者黅秬，黅屬土而秬屬水。淡黅爲天氣所生，鹹秬爲地氣所生也。

厥陰在泉，清毒不生，其味甘，其治酸苦，其穀蒼赤，其氣專，其味正。

厥陰風木在泉，寅申之歲也，風氣與火氣相合，則溫在地中，故清毒之物不生；木勝其土，故味甘者少化也。厥陰之氣，上合少陽，氣無乖忤，故其歲化所治者酸苦，酸屬木而苦屬火。其穀之所生者蒼赤，蒼屬木而赤屬火，酸蒼爲地氣所生，苦赤爲天氣所生也。氣無勝尅，故不閒氣以甘化耳。惟此厥陰在泉之歲，少陽司天，水火相合，氣化專一，味亦純正，故曰其氣專，其味正。餘歲則有上下相尅之氣，皆有閒氣與閒味矣。

少陰在泉，寒毒不生，其味辛，其治辛苦甘，其穀白丹。

少陰君火在泉，卯酉之歲也，熱在地中，故寒毒之物不生；火勝其金，故味之辛者不化。少陰之火，上奉陽明，上金下火，故其歲化所治者辛苦甘，辛屬金，苦屬火，而甘則閒氣所生也。其穀之所生者白丹，白屬金而丹屬火。苦丹爲地氣所育，辛白爲天氣所生也。

太陰在泉，燥毒不生，其味鹹，其氣熱，其治甘鹹，其穀黅秬。化淳則鹹守，氣專則辛化而俱治。（《素問·五常政大論第七十》）

太陰濕土在泉，辰戌之歲也，濕在地中，故燥毒之物不生。土勝其水，故味之鹹者少化也。寒濕不爲大忤，故閒氣同而氣熱者應之。太陰之氣，上奉太陽，下濕上寒，故其歲化所治者甘鹹，甘屬土而鹹屬水。其穀黅秬，黅屬土而秬屬水。甘黅爲地氣所化，鹹秬爲天氣所化也。凡此諸氣在泉，惟少陽在泉之歲，火來居泉，而反能化育，是水鹹自守，不與火爭化，迺化之至淳者也。淳，厚也。厥陰在泉之歲，木居於水，而復下化，金不受害，故辛復生化，與鹹俱王，是氣之至專者也。上文厥陰在泉，而曰其氣專，其味正，正謂此耳。蓋此兩歲，上下之氣，無剋伐之嫌，故辛得與鹹同應，王而生化，餘歲則上下有勝剋之變，故其中間其味兼化，以緩其制抑，餘苦鹹酸三味不同其生化也。是以天地之間，藥物辛甘者居多耳。

◎六氣之客之治

厥陰之客，以辛補之，以酸寫之，以甘緩之。

此加臨之六氣，而有太過不及之正味也。六氣運行，無有定位。如客之外至，故曰客。常以正月朔日平旦視之，如氣來不及，宜補之以辛；氣來有餘，宜瀉之以酸，以甘緩之。《藏氣法時論》曰："肝苦急，急食甘以緩之。"蓋主氣有餘，則氣行於外，客氣太過，則氣乘於內，故當兼用五藏所欲之味以調之。

少陰之客，以鹹補之，以甘寫之，以鹹收之。

少陰君火之客，與上文火位之主同其治。鹹當作酸。《藏氣法時論》曰："心苦緩，急食酸以收之。"按論主氣先言瀉而後言補，論客氣先曰補而後曰瀉。蓋補瀉之道，有宜補而不宜瀉者，有宜瀉而不宜補者，有宜先補而後瀉者，有宜先瀉而後補者，有補瀉之兼用者，神而明之，在乎其人。

太陰之客，以甘補之，以苦寫之，以甘緩之。

太陰之客氣，以甘補之，以苦瀉之，以甘緩之，蓋其補甘瀉苦者，與主氣同，而補之者，正所以緩之也。《藏氣法時論》曰："脾欲緩，急食甘以緩之。"

少陽之客，以鹹補之，以甘寫之，以鹹耎之。

少陽之客氣，以鹹補之，以甘瀉之，與主氣同，而補之者，正所以耎之也。《藏氣法時論》曰："心欲耎，急食鹹以耎之。"蓋少陽廼心主之包絡也。

陽明之客，以酸補之，以辛寫之，以苦泄之。

陽明之客氣，以酸補之，以辛瀉之，以苦泄之，蓋其酸補辛瀉者，與主氣同，而又必以苦泄之也。《藏氣法時論》曰："肺苦氣上逆，急食苦以泄之。"

太陽之客，以苦補之，以鹹寫之，以苦堅之，以辛潤之，開發腠理，致津液，通氣也。帝曰：善。（《素問·至眞要大論第七十四》）

客之部主，各六十一日，居無常所，隨歲遷移。客勝則瀉客而補主，主勝則瀉主而補客，應隨當緩當急以治之。《藏氣法時論》曰："腎欲堅，急食苦以堅之。腎苦燥，急食辛以潤之。"開腠理，致津液，通氣也。腠者，三焦通會元眞之處；理者，皮膚藏府之紋理也。夫水穀入於口，津液各走其道。故三焦出氣，以溫肌肉，充皮膚，爲其津。蓋氣充肌腠，津隨氣行，辛味入胃，能開腠理，致津液而通氣，故主潤。

◎有假其氣則無禁也

帝曰：假者何如？岐伯曰：有假其氣，則無禁也。所謂主氣不足，客氣勝也。（《素問·六元正紀大論第七十一》）

此言治病有假借之法者，以主氣不足，而客氣勝之也。前言治各司天之政，有用溫遠溫，用涼遠涼，用熱遠熱，用寒遠寒，此治病之正法也。內有假者，反常之法，則用寒熱溫涼，而犯之者有矣。蓋上文不遠熱，不遠寒者，以其發表攻裏，而有邪存也。若假者反常之法，則雖內傷亦有反常者，故每歲六氣，自有主氣，而又有客氣之所加，惟主氣不足，而客氣勝之，則假借其寒熱溫涼之氣，以扶主氣而應客氣，故可以熱犯熱、以寒犯寒而無禁也。溫涼亦然。《五常政大論》曰："假者反之。"《至眞要大論》曰："反者反治。"即無禁之義是也。

◎病其始之治

故曰：病之始起也，可刺而已；其盛，可待衰而已。故因其輕而揚之，因其重而減之，因其衰而彰之。（《素問·陰陽應象大論第五》）

此下皆言治法也。凡病之始起者，邪必在經絡，故可刺之而已。及其既盛，則必待其盛勢衰退而後已。已者，止鍼止藥之謂，即《五常政大論》所謂十去其八、十去其九之意。輕者浮於表，故宜揚之。揚者，散也。重者實於內，故宜減之。減者，瀉也。衰者氣血虛，故宜彰之。彰者，補之益之而使氣血復彰也。於此三者，而表裏虛實之治盡之矣。

◎形精不足之治

形不足者，溫之以氣；精不足者，補之以味。（《素問·陰陽應象大論第五》）

形，謂形體肌肉。精，謂五藏之陰精。夫形歸氣，氣生形，溫熱氣勝者，主補陽氣，故形不足者，當溫之以氣。五藏主藏精者也，五味入口，各歸所喜，津液各走其道，故五味以補五藏之精。《靈樞經》曰："諸部脈小者，血氣皆少，其陰陽形氣俱不足，勿以鍼，而當調以甘和之藥可也。"是不足者，不可妄用其鍼，當溫補其氣味。

◎補寫之治

陰盛而陽虛，先補其陽，後寫其陰而和之。陰虛而陽盛，先補其陰，後寫其陽而和之。（《靈樞·終始第九》）

此論調和經脈之陰陽，所謂盛則瀉之，虛則補之者，調和三陰三陽之氣也。不虛不實以經取之者，謂陰陽之氣已調，無虛實之偏僻，而經脈不調者，又當取之於經也。夫經脈之血氣，本於藏府所生，故當先補其正虛，而後瀉其邪實。用鍼用藥，其道皆然。

◎虛實之治

切而調之，從虛去實，寫則不足，疾則氣減，留則先後。從實去虛，補則有餘，血氣已調，形氣廼持。（《靈樞·癰疽第八十一》）

須知切而調之，其實者，則從虛之之法，以去其實，所以瀉則不足而爲虛也。蓋疾去其鍼，則邪氣減矣。若久留其鍼，先後如一，斯則從實之之法，以去其虛，所以補則有餘而爲實也。由是血氣已調，形氣廼持。

◎高下中外虛實陰陽諸證之治

其高者，因而越之；其下者，引而竭之；中滿者，寫之於內；其有邪者，漬形以爲汗；其在皮者，汗而發之；其慓悍者，按而收之；其實者，散而寫之。審其陰陽，以別柔剛，陽病治陰，陰病治陽，定其血氣，各守其鄉。血實宜決之，氣虛宜掣引之。（《素問·陰陽應象大論第五》）

《類經》：越，發揚也。謂昇散之，吐湧之，可以治其上之表裏也。竭，祛除也。謂滌蕩之，疏利之，可以治其下之前後也。中滿二字，最宜詳察，即痞滿大實堅之謂，故當瀉之於內。若外見浮腫而脹不在內者，非中滿也，妄行攻瀉，必至爲害。此節之要，最在一中字。邪在肌表，故當漬形以爲汗。漬，浸也，言令其汗出如漬也。如許胤宗用黄芪防風湯數十斛置於床下以蒸汗，張苗燒地加桃葉於上以蒸汗，或用藥煎湯浴洗之，皆漬形之法也。前言有邪者，兼經絡而言，言其深也。此言在皮者，言其淺也。均爲表證，故皆宜汗。慓，急也。悍，猛利也。按，察也。此兼表裏而言，凡邪氣之急利者，按得其伏，則可收而制之矣。陽實者宜散之。陰實者宜瀉之。形證有柔剛，脈色有柔剛，氣味尤有柔剛。柔者屬陰，剛者屬陽。知柔剛之化者，知陰陽之妙用矣，故必審而別之。陽勝者陰必病，陰勝者陽必病。如《至眞要大論》曰："諸寒之而熱者取之陰，熱之而寒者取之陽。"啟玄子曰："壯水之主，以制陽光；益火之源，以消陰翳。"皆陽病治陰，陰病治陽之道也。亦上文從陰引陽、從陽引陰之義。病之或在血分，或在氣分，當各察其處而不可亂也。決，謂泄去其血，如決水之義。掣，《甲乙經》作"掣"，挽也。氣虛者，無氣之漸，無氣則死矣，故當挽回其氣而引之使復也。如上氣虛者昇而舉之，下氣虛者納而歸之，中氣虛者溫而補之，是皆掣引之義。

◎病在中而不實不堅且聚且散之治

帝曰：病在中而不實不堅，且聚且散，奈何？岐伯曰：悉乎哉問也！無積者，求其藏，虛則補之，藥以祛之，食以隨之，行水漬之，和其中外，可使畢已。（《素問·五常政大論第七十》）

此論五運之氣爲病，而有治之之法也。病在中者，根於中也。不實不堅，且聚且散者，神機之出入於外内也。如敷和之紀，其藏肝，其病裏急支滿；備化之紀，其藏脾，其病否，蓋五運之氣，内合五藏，故無積者，當求其藏也。藏氣虚則補之，先用藥以祛其邪，隨用食以養其正，行水漬之以取汗，和其中外，使邪從外出，可使畢已矣。是以積者，邪積於五藏之間，無積則邪干藏氣，故當求其藏。

◎虚實補寫之法

凡用鍼者，虚則實之，滿則泄之，宛陳則除之，邪勝則虚之。《大要》曰：徐而疾則實，疾而徐則虚。言實與虚，若有若無。察後與先，若存若亡；爲虚爲實，若得若失。虚實之要，九鍼最妙。補寫之時，以鍼爲之。寫曰必持内之，放而出之，排陽得鍼，邪氣得泄。按而引鍼，是謂内温，血不得散，氣不得出也。補曰隨之，隨之意，若妄之。若行若按，如蚊虻止，如留如還，去如弦絶，令左屬右，其氣故止，外門已閉，中氣乃實，必無留血，急取誅之。（《靈樞·九鍼十二原第一》）

此篇言用鍼之要，全憑虚實以爲補瀉，實即補也，泄即瀉也。宛，鬱同。陳，積也。除之去其滯，虚之泄其邪也。徐出鍼而疾按之爲補，故虚者可實。疾出鍼而徐按之爲瀉，故實者可虚。實之與虚，在有氣無氣耳。氣本無形，故若有若無。善察之者，神悟於有無之間也。察後與先，求病所急而治分先後也。若存若亡，察氣之行與不行，以爲鍼之去留也。欲虚而虚，欲實而實，是得法也。粗工妄爲，則失之矣。虚實之要，九鍼最妙者，各有所宜之要也。當補當瀉，用有其時，在氣會之頃。故凡用瀉者，必持内之，謂持之堅而入之鋭也。放而出之，謂因其氣來，出之疾而按之徐也。故可排開陽道以泄邪氣。凡用補者，必按其穴而引退其鍼，是謂内温，故血不散、氣不出而虚者實矣。此下皆有補法也。隨者，因其氣去，追而濟之也。妄，虚妄也。意若妄之，言意會於有無之間也。若行若按，言行其氣按其處也。若蚊虻止，言當輕巧無跡而用得其精也。留，留鍼也。還，出鍼也。去如弦絶，輕且捷也，故無損而能補。右手出鍼，左手隨而按捫之，是令左屬右也。故門戶閉於外，中氣實於内。凡取血絡者，不可使有留血，宜急去之也。

◎謹候其時氣可與期

謹候其時，氣可與期，失時反候，五治不分，邪僻内生，工不能禁也。（《素問·六節藏象論第九》）

時，謂氣至時也。候其年，則始於立春之日；候其氣，則始於四氣定期；候其日，則隨於候日。故曰謹候其時，氣可與期也。反，謂反背也。五治，謂五行所治，主統一歲之氣也。然不分五治，謬引八邪，天眞氣運，尚未該通，人病之由，安能精達？故曰“工不能禁”也。

◎歲主藏害之治

帝曰：歲主藏害何謂？岐伯曰：以所不勝命之，則其要也。帝曰：治之奈何？岐伯曰：上淫於下，所勝平之；外淫於內，所勝治之。帝曰：善。（《素問·至眞要大論第七十四》）

淫，太過爲害也。故司天之氣，淫於下而藏病生，則以所勝者平之，如木氣淫，則以金制之者是也；至在泉之氣淫於內，而藏病生，則亦以所勝者治之，即木氣淫，而以金制之者是也。所謂制勝者，謂五味寒熱溫涼，隨勝而用之耳。但上淫於下者，淫於三氣已前，有勝無復也；外淫於內者，淫於四氣以後，有勝無復也。夫天氣主歲，但當平調之，故不曰治而曰平也。

◎主歲補寫之治

帝曰：夫子言春秋氣始於前，冬夏氣始於後，余已知之矣。然六氣往復，主歲不常也，其補寫奈何？岐伯曰：上下所主，隨其攸利，正其味，則其要也，左右同法。《大要》曰：少陽之主，先甘後鹹；陽明之主，先辛後酸；太陽之主，先鹹後苦；厥陰之主，先酸後辛；少陰之主，先甘後鹹；太陰之主，先苦後甘。佐以所利，資以所生，是謂得氣。（《素問·至眞要大論第七十四》）

以分至明六氣分位，則初之氣，始於立春前十五日，四之氣，始於立秋前十五日，故春秋氣始於前。三之氣，始於立夏後十五日，終之氣，始於立冬後十五日，故冬夏氣始於後，此不易之次序也。然六氣迭爲進退，舊者去而新者來，往復不常，則其補瀉之味，亦用有先後也。司天在泉，上下各有所主，應補應瀉，但隨所利而用之，其要以正味爲主也。左右間氣，上者同於司天，下者同於在泉，故曰同法。主謂主歲，非客主之主也。按此即六氣補瀉之正味，六氣勝至，必當先去其有餘，後補其不足，故諸味之用，皆先瀉而後補。自補瀉正味之外，而復佐以所利，兼其所宜也。資以所生，助其化源也，是得六氣之和平矣。

◎治病之四要

凡治病，必察其下，適其脈，觀其志意，與其病也。（《素問·五藏別論第十一》）

此治病之四要也。下言二陰，二陰者，腎之竅，胃之關也。《脈要精微論》曰："倉廩不藏者，是門戶不要也。得守者生，失守者死。"故二便爲胃氣之關鎖，而系一身元氣之安危，此下之不可不察也。適，測也。脈爲氣血之先，故獨取寸口以決吉凶之兆。如《平人氣象論》曰："人無胃氣曰逆，逆者死。脈無胃氣亦死"。此脈之不可不察也。志意者，如《本藏》曰："志意和則精神專直，魂魄不散，悔怒不起，五藏不受邪矣。"是志意關乎神氣而存亡系之，此志意之不可不察也。病有標本，不知求本，則失其要矣；病有眞假，不知逆從，則及於禍矣。此病因之不可不察也。合是四者而會觀之，則治病之妙，無遺法矣。

◎五方之治

故東方之域……其治宜砭石，故砭石者亦從東方來。

域，區界也，宇內也。砭石，石鍼也，即磁鋒之屬。東方之民疏理而癰瘍，其病在肌表，故用砭石。砭石者其治在淺。凡後世所用砭石之法，亦自東方來也。

……南方者……其治宜微鍼，故九鍼者亦從南方來。

南方屬火，故其色赤緻密也。病在經絡，故宜用九鍼。凡後世所用鍼法，亦自南方來也。

……西方者……其治宜毒藥，故毒藥者亦從西方來。

病生於內，故非鍼灸按導所能治，而宜用毒藥也。毒藥者，總括藥餌而言，凡能除病者，皆可稱爲毒藥。凡後世所用毒藥之法，亦自西方來也。

……北方者……其治宜灸焫，故灸焫者亦從北方來。

天之陰在北，地氣寒，乳性亦寒，故令人藏寒。藏寒多滯，故生脹滿等病。灸焫，艾灸火灼也，亦火鍼之屬，今北人多用之。故後世所用灸焫之法，亦自北方來也。

……中央者……其治宜導引按蹻，故導引按蹻者亦從中央出也。故聖人雜合以治，冬得其所宜。故治所以異而病皆愈者，得病之情，知治之大體也。（《素問·異法方宜論第十二》）

中央者，四方之氣交相集，故或寒或熱也。導引，謂搖筋骨，動支節，以行氣血也。按，捏按也。蹻，即陽蹻陰蹻之義。蓋謂推拿谿谷蹻穴以除疾病也。病在支節，故用此法。凡後世所用導引按摩之法，亦自中州出也。

◎治之要道

帝曰：願聞要道。岐伯曰：治之要極，無失色脈，用之不惑，治之大則。逆從到行，標本不得，亡神失國，去故就新，廼得眞人。帝曰：余聞其要於夫子矣。夫子言不離色脈，此余之所知也。岐伯曰：治之極於一。帝曰：何謂一？岐伯曰：一者因得之。帝曰：奈何？岐伯曰：閉戶塞牖，繫之病者，數問其情，以從其意，得神者昌，失神者亡。帝曰：善。（《素問·移精變氣論第十三》）

色脈之與疾病，猶形之與影，聲之與應也。故察病之要道，在深明色脈之精微而不至惑亂，即明如日月之大法也。逆從到行，反順爲逆也。標本不得，舍本趨末也。故致亡神失國，而身命又可知也。到，倒同。此戒人以進德修業，無蹈暮世之轍而因循自棄也。去故者，去其舊習之陋。就新者，進其日新之功。新而又新，則聖賢可以學至，而得眞人之道矣。一之爲道大矣，萬事萬物之原也。《易》曰："天一生水"。《堯》曰："惟精惟一，允執厥中。"《老子》曰："道生一，一生二，二生三，三生萬物。"又曰："天得一以清，地得一以寧，神得一以靈，穀得一以盈，萬物得一以生，侯王得一以爲天下貞。"孔子曰："吾道一以貫之。"釋氏曰："萬法歸一。"莊子曰："通於一而萬事畢。"邵子曰："天向一中分造化。"《至眞要等論》曰："知其要者，一言而終，不知其要，流散無窮。"此曰治之極於一，其道皆同也。故人能得一，則宇宙在乎手，人能知一，則萬化歸乎心。一者本也，因者所因也，得其所因，又何所而不得哉。閉戶塞牖，繫之病者，欲其靜而無擾也。然後從容詢其情，委曲順其意，蓋必欲得其歡心，則問者不覺煩，病者不知厭，庶可悉其本末之因而治無誤也。夫治之要極，無失色脈；數問其情，以從其意。是亦《邪氣藏府病形篇》所謂："見其色，知其病，命曰明；按其脈，知其病，命曰神；問其病，知其處，命曰工。"故知一則爲工，知二則爲神，知三則神且明矣。與此意同。若必欲得其致病之本，非於三者而參合求之，終不能無失也，此總結上文而言死生之大本也。《天年篇》曰："失神者死，得神者生。"又《本病論》亦有此二句，俱當互考。

◎去宛陳莝開鬼門潔淨府之治

帝曰：其有不從毫毛而生，五藏陽已竭也。津液充郭，其魄獨居，孤精於內，氣耗於外，形不可與衣相保，此四極急而動中，是氣拒於內，而形施於外，治之奈何？岐伯曰：平治於權衡，去宛陳莝，微動四極，溫衣，繆刺其處，以復其形。開鬼門，潔淨府，精以時服，五陽已布，疎滌五藏，故精自生，形自盛，骨肉相保，巨氣迺平。帝曰：善。（《素問·湯液醪醴論第十四》）

平治之法當如權衡者，欲得其平也。且水脹一證，其本在腎，其標在肺。如五藏陽已竭、魄獨居者，其主在肺，肺主氣，氣須何法以化之？津液充郭，孤精於內，其主在腎，腎主水，水須何法以平之？然肺金生於脾，腎水制於土，故治腫脹者，必求脾肺腎三藏，隨盛衰而治得其平，是爲權衡之道也。宛，積也。陳，久也。莝，斬草也。謂去其水氣之陳積，欲如斬草而漸除之也。四極，四支也。微動之，欲其流通而氣易行也。溫衣，欲助其肌表之陽而陰凝易散也。然後繆刺之，以左取右，以右取左，而去其大絡之留滯也。鬼門，汗空也，肺主皮毛，其藏魄，陰之屬也，故曰鬼門。淨府，膀胱也，上無入孔而下有出竅，滓穢所不能入，故曰淨府。邪在表者散之，在裏者化之，故曰開鬼門、潔淨府也。水氣去則眞精服。服，行也。陰邪除則五陽布。五陽，五藏之胃氣也。由是精生形盛，骨肉相保，而巨氣可平矣。

◎陰陽先後之治

病先起陰者，先治其陰，而後治其陽。病先起陽者，先治其陽，而後治其

陰。（《靈樞·終始第九》）

此言病有所由起，故刺有所先也。陰陽者，以經絡部位言陰陽也。病之在陰在陽，起有先後。先者病之本，後者病之標。治必先其本，即所謂先刺其病所從生之義。

◎三陽藏獨至三陰藏摶之治

太陽藏獨至，厥喘虛氣逆，是陰不足陽有餘也，表裏當俱寫，取之下俞。陽明藏獨至，是陽氣重竝也，當寫陽補陰，取之下俞。少陽藏獨至，是厥氣也，蹻前卒大，取之下俞。少陽獨至者，一陽之過也。太陰藏摶者，用心省眞，五脈氣少，胃氣不平，三陰也。宜治其下俞，補陽寫陰。一陽獨嘯，少陽厥也，陽竝於上，四脈爭張，氣歸於腎，宜治其經絡，寫陽補陰。一陰至，厥陰之治也。眞虛痟心，厥氣留薄，發爲白汗，調食和藥，治在下俞。（《素問·經脈別論第二十一》）

此言藏氣不和而有一藏太過者，氣必獨至，諸證不同，鍼治亦異也。太陽者，膀胱經也，太陽獨至，則爲厥逆，爲喘氣，爲虛氣衝逆於上。蓋膀胱與腎爲表裏，皆水藏也。以水藏而陽氣獨至，則陽有餘、陰不足矣。當於二經，取其下俞，膀胱下俞名束骨，腎經之俞名太谿，腎陰不足而亦瀉之，以陽邪俱盛也，故必表裏兼瀉，而後可遏其勢。陽明者，足陽明胃經也。陽明爲十二經脈之海，而行氣於三陽。若其獨至，則陽氣因邪而重並於本藏，故當瀉胃之陽，補脾之陰，而取之下俞也。陽明之俞名陷谷，太陰之俞名太白。少陽者，足少陽膽經也。膽經之病連於肝，其氣善逆，故少陽獨至者，是厥氣也。然厥氣必始於足下，故於蹻前察之。蹻，陽蹻也，屬足太陽經之申脈。陽蹻之前，迺少陽之經，少陽氣盛則蹻前卒大，故當取少陽之下俞，穴名臨泣。卒，猝同。此釋獨至之義，爲一藏之太過。舉少陽而言，則太陽陽明之獨至者，其爲三陽二陽之太過可知矣。一陽，少陽也。六經次序，詳疾病類七。太陰者，足太陰脾經也。摶，堅強之謂，即下文所謂伏鼓也。太陰脾脈，本貴和緩，今見鼓摶，類乎眞藏，若眞藏果見，不可治也，故當用心省察其眞。今太陰藏摶，即太陰之獨至，太陰獨至，則五藏之脈氣俱少，而胃氣亦不平矣，是爲三陰之太過也。故宜治其下俞，補足陽明之陷谷，瀉足太陰之太白。一陽當作二陰，少陽當作少陰。詳此上明三陽，下明三陰。二陰者，足少陰腎經也。獨嘯，獨熾之謂。蓋嘯爲陽氣所發，陽出陰中，相火上炎，則爲少陰熱厥而陽並於上，故心肝脾肺四脈爲之爭張，而其氣則歸於腎，故曰獨嘯。宜治其表裏之經絡，而瀉足太陽、補足少陰也。太陽經穴名昆侖，絡穴名飛陽。少陰經穴名復溜，絡穴名大鐘。一陰者，足厥陰肝經也。至，即獨至之義。治，主也。肝邪獨至，眞氣必虛，木火相干，故心爲痟痛。厥氣，逆氣也。逆氣不散，則留薄於經。氣虛不固，則表爲白汗。調和藥食，欲其得宜，用鍼治之，迺在下俞。厥陰之俞，名曰太衝。

◎少氣之治

少氣者，脈口人迎俱少，而不稱尺寸也。如是者，則陰陽俱不足，補陽則陰竭，寫陰則陽脫。如是者，可將以甘藥，不可飲以至劑；如此者，弗灸。不已者，因而寫之，則五藏氣壞矣。（《靈樞·終始第九》）

欲補陽經，則陰經愈竭；欲瀉陰經，則陽經愈脫，此鍼之所以不可施也。僅可將理以甘和之藥。甘藥者，調胃之藥，謂三陰三陽之氣，本於中焦胃府所生，宜補其生氣之原，道之流行，故不可飲以至劑，謂甘味太過，反留中也。如此者，弗灸。弗灸者，謂陰陽之氣不足於外，非經脈之陷下也。因而瀉之，則五藏氣壞者，六氣化生五行，五行上呈六氣，五六相得而各有合也。

◎風傳五藏之治

是故風者百病之長也，今風寒客於人，使人毫毛畢直，皮膚閉而爲熱，當是之時，可汗而發也。

或痹不仁腫痛，當是之時，可湯熨及火灸刺而去之。

弗治，肺即傳而行之肝，病名曰肝痹，一名曰厥，脅痛出食，當是之時，可按若刺耳。

弗治，肝傳之脾，病名曰脾風發癉，腹中熱煩心，出黄，當此之時，可按可藥可浴。

弗治，脾傳之腎，病名曰疝瘕，少腹冤熱而痛，出白，一名曰蠱，當此之時，可按可藥。

弗治，腎傳之心，病筋脈相引而急，病名曰瘛，當此之時，可灸可藥。弗治，滿十日，法當死。腎因傳之心，心即復反傳而行之肺，發寒熱，法當三歲死，此病之次也。（《素問·玉機眞藏論第十九》）

百病之長，言先百病而有之。客者，如客之自外而至，居非其常也。畢，盡也。風寒客於皮膚，則腠理閉密，故毫毛盡直。寒束於外，則陽氣無所疏泄，故鬱而爲熱。斯時也，寒邪初中在表，故可取汗而愈。邪在皮毛，不亟去之，則入於經絡，故或爲諸痹，或爲不仁，或爲腫痛，故當用湯熨灸刺之法，以去經絡之病。風寒自表入藏，必先於肺，蓋肺合皮毛，爲藏之長也。邪入於陰則痹，故肺受風寒則病爲肺痹，而其變動爲欬，欬則喘急，故爲上氣。在肺弗治，則肺金乘木，故及於肝，是爲肝痹。肝氣善逆，故一名曰厥。厥在肝經，故脅痛。厥而犯胃，故出食。可按若刺，則厥逆散而肝邪平矣。在肝弗治，則肝木乘土，風熱入脾，病名脾癉。其在内則腹中熱而煩心，在外則肌體出黄，可按可藥可浴，在解其表裏之風熱耳。在脾弗治，則土邪乘腎，病名疝瘕。邪聚下焦，故小腹冤熱而痛，溲出白濁也。熱結不散，虧蝕眞陰，如蠱之吸血，故亦名曰蠱。腎邪克火則傳於心，心主血脈，心病則血燥，血燥則筋脈相引而急，手足攣掣，病名曰瘛。邪氣至心，其病已極，此而弗治，故不出十日當死。若腎傳於心，未至即死而邪未盡者，當復傳於肺，而金火交爭，金勝則寒，火勝則熱，故發寒熱。三歲死者，凡風邪傳遍五藏，本當即死；其不死者，以元氣未敗，勢猶在緩。故肺復受邪，再一歲則肺病及肝，二歲則肝病及脾，三歲則脾病及腎，三陰俱敗，故當死也。此即順傳所勝之次第也。

◎五藏主治

岐伯曰：肝主春，足厥陰少陽主治，其日甲乙。肝苦急，急食甘以緩之。

肝主春，木藏也。厥陰肝，乙木也。少陽膽，甲木也。二藏相爲表裏，故治同。甲爲陽木，乙爲陰木，皆東方之干，內應肝膽，即年月日時無不皆然。他放此。肝爲將軍之官，其志怒，其氣急，急則自傷，反爲所苦，故宜食甘以緩之，則急者可平，柔能制剛也。

心主夏，手少陰太陽主治，其日丙丁；心苦緩，急食酸以收之。

心，火藏也。少陰心，丁火也。太陽小腸，丙火也。二藏表裏，故治同。丙爲陽火，丁爲陰火，南方之乾也。心藏神，其志喜，喜則氣緩而心虛神散，故宜食酸以收之。

脾主長夏，足太陰陽明主治，其日戊己；脾苦濕，急食苦以燥之。

脾，土藏也。陽明胃，太陰脾，戊己土也。表裏治同。戊爲陽土，己爲陰土，中宮之干也。脾以運化水穀，制水爲事，濕勝則反傷脾土，故宜食苦溫以燥之。

肺主秋，手太陰陽明主治，其日庚辛；肺苦氣上逆，急食苦以泄之。

肺，金藏也。太陰肺，辛金也。陽明大腸，庚金也。表裏治同。庚爲陽金，辛爲陰金，西方之干也。肺主氣，行治節之令，氣病則上逆於肺，故宜急食苦以泄之。

腎主冬，足少陰太陽主治，其日壬癸；腎苦燥，急食辛以潤之，開腠理，致津液，通氣也。（《素問·藏氣法時論第二十二》）

腎，水藏也。少陰腎，癸水也。太陰膀胱，壬水也。表裏治同。壬爲陽水，癸爲陰水，北方之干也。腎爲水藏，藏精者也，陰病者苦燥，故宜食辛以潤之。蓋辛從金化，水之母也。其能開腠理致津液者，以辛能通氣也。水中有眞氣，惟辛能達之，氣至水亦至，故可以潤腎之燥。

◎病在五藏之治

病在肝之治

病在肝，愈於夏，夏不愈，甚於秋，秋不死，持於冬，起於春，禁當風。肝病者，愈在丙丁，丙丁不愈，加於庚辛，庚辛不死，持於壬癸，起於甲乙。肝病者，平旦慧，下晡甚，夜半靜。肝欲散，急食辛以散之，用辛補之，酸

寫之。(《素問·藏氣法時論第二十二》)

肝氣受邪，則木鬱而欲散，故急食辛以散之。按歲運，厥陰之勝，以酸瀉之。少陰之勝，以甘瀉之。太陰之勝，以苦瀉之。又曰："木位之主，其瀉以酸，其補以辛；火位之主，其瀉以鹹，其補以鹹；土位之主，其瀉以苦，其補以甘；金位之主，其瀉以辛，其補以酸；水位之主，其瀉以甘，其補以苦。"五味陰陽之用，辛甘發散爲陽，酸苦湧泄爲陰，鹹味湧泄爲陰，淡味滲泄爲陽。六者或收或散，或緩或急，或燥或潤，或耎或堅，以所利而行之，調其氣，使其平也。夫肝病者，厥陰之勝也，邪盛則正虛，故以辛之發散，以散其木鬱，以辛之潤，以補其肝氣；以酸之泄，以瀉其有餘。所謂以所利而行之，調其氣，使其平也。餘藏准此。

病在心之治

病在心，愈在長夏，長夏不愈，甚於冬，冬不死，持於春，起於夏，禁溫食、熱衣。心病者，愈在戊己，戊己不愈，加於壬癸，壬癸不死，持於甲乙，起於丙丁。心病者，日中慧，夜半甚，平旦靜。心欲耎，急食鹹以耎之，用鹹補之，甘寫之。(《素問·藏氣法時論第二十二》)

心火太過則爲躁越，然所以治之者，心欲耎，惟鹹爲能耎堅。故急宜食鹹以耎之，蓋鹹從水化，能相濟也。心欲耎，故以鹹耎爲補。心苦緩，故以甘緩爲瀉。

病在脾之治

病在脾，愈在秋，秋不愈，甚於春，春不死，持於夏，起於長夏。禁溫食飽食，濕地濡衣。脾病者，愈在庚辛，庚辛不愈，加於甲乙，甲乙不死，持於丙丁，起於戊己。脾病者，日昳慧，日出甚，下晡靜。脾欲緩，急食甘以緩之，用苦寫之，甘補之。(《素問·藏氣法時論第二十二》)

土德和厚，故欲緩，病則失其中和之氣矣，故宜食甘以緩之。脾病則土鬱矣，故用苦味之湧泄，以瀉奪之，以甘之緩補之。《金匱要略》曰："五藏病各有所得者愈，五藏病各有所惡。"隨其所不喜者爲病，是以順其所欲之味爲補也。

病在肺之治

病在肺，愈在冬，冬不愈，甚於夏，夏不死，持於長夏，起於秋。禁寒飲食，寒衣。肺病者，愈在壬癸，壬癸不愈，加於丙丁，丙丁不死，持於戊己，起於庚辛。肺病者，下晡慧，日中甚，夜半靜。肺欲收，急食酸以收之，用酸補之，辛寫之。(《素問·藏氣法時論第二十二》)

肺主秋收之令，病則反其常矣，故宜食酸以收之。肺氣宜聚不宜散，故酸收爲補，辛散爲瀉。

病在腎之治

病在腎，愈在春，春不愈，甚於長夏，長夏不死，持於秋，起於冬。禁犯焠㶼熱食，溫炙衣。腎病者，愈在甲乙，甲乙不愈，甚於戊己，戊己不死，持於庚辛，起於壬癸。腎病者，夜半慧，四季甚，下晡靜。腎欲堅，急食苦以堅之，用苦補之，鹹寫之。（《素問·藏氣法時論第二十二》）

腎主閉藏，氣貴周密，故腎欲堅，宜食苦以堅之也。苦能堅，故爲補。鹹能耎堅，故爲瀉。

◎五藏病之治

毒藥攻邪，五穀爲養，五果爲助，五畜爲益，五菜爲充，氣味合而服之，以補精益氣。

此五者，有辛酸甘苦鹹，各有所利，或散或收，或緩或急，或堅或耎，四時五藏，病隨五味所宜也。（《素問·藏氣法時論第二十二》）

藥，謂金玉土石草木菜果蟲魚鳥獸之類，皆可以袪邪養正者也。然攻邪卻病，惟毒乃能，故曰毒藥攻邪。《本草》云："上藥爲君，主養命以應天，無毒，多服久服不傷人。欲輕身益氣，不老延年者，本上經。中藥爲臣，主養性以應人，無毒有毒，斟酌其宜，欲遏病補虛羸者，本中經。下藥爲佐使，主治病以應地，多毒，不可久服，欲除寒熱邪氣，破積聚愈疾者，本下經。"五穀，謂黍稷稻麥菽，以供養五藏之氣。五果，謂桃李杏棗栗，以助其養。五畜，謂牛羊犬豕雞，爲補益五藏者也。五菜，謂葵藿薤韭葱。充實於藏府者也。《五常政大論》曰："大毒治病。十去其六；常毒治病，十去其七；小毒治病，十去其八；無毒治病，十去其九。"蓋毒藥所以攻邪，穀肉果菜，無使過傷，能補精益氣，精氣充足，則邪病自除。此總結上文，而言穀肉果菜皆有五氣五味，宜和合而食之，無使偏勝，以補益精氣。如偏食焦苦之氣味，則增火化。如偏食鹹腐之物，則增寒化。經曰："久而增氣。物化之常也。氣增而久，夭之由也。"故宜氣味和合而食之。五者，謂毒藥穀畜菜果也。言此五者，皆有辛甘之發散，有酸苦鹹之湧泄。又有辛散酸收，苦堅鹹耎，或隨四時之宜散宜收，或隨五藏之所苦所欲，各隨其所利而行之。此篇論察五藏，以知間甚死生之期；審貴賤，以施鍼砭藥食之別。蓋九候之病，由五藏之所生。

◎五藏氣虛之治

此皆五藏氣虛，陽氣有餘，陰氣不足。合之五診，調之陰陽，以在《經脈》。（《素問·方盛衰論第八十》）

府者陽氣，藏者陰氣。此皆五藏氣虛，即陰不足也。陰氣不足，則陽氣有餘。無根之陽，其虛可知，所以爲厥爲夢者，皆陽不附陰之所致。凡此五藏氣虛，廼陽氣有餘，陰氣不足，當合之五診，調之陰陽，以在經脈而合於四時。以在《經脈》，謂義如《靈樞·經脈篇》也。

◎五藏病形知其虛實謹而調之

肝藏血，血舍魂，肝氣虛則恐，實則怒。脾藏榮，榮舍意，脾氣虛則四支不用，五藏不安，實則腹脹，經溲不利。心藏脈，脈舍神，心氣虛則悲，實則笑不休。肺藏氣，氣舍魄，肺氣虛則鼻塞不利少氣，實則喘喝胷盈仰息。腎藏精，精舍志，腎氣虛則厥，實則脹。五藏不安，必審五藏之病形，以知其氣之虛實，謹而調之也。（《靈樞·本神第八》）

五藏之氣，各有太過不及而不得安和。故凡五藏有不安者，必審其病形虛實情志所屬，廼可隨其藏以調之。

◎形志苦樂之治

形樂志苦，病生於脈，治之以灸刺；形樂志樂，病生於肉，治之以鍼石；形苦志樂，病生於筋，治之以熨引；形苦志苦，病生於咽嗌，治之以百藥；形數驚恐，經絡不通，病生於不仁，治之以按摩醪藥。是謂五形志也。（《素問·血氣形志第二十四》）

古曰："君子勞心，小人勞力。"形樂志苦，形樂志樂，貴人也。形苦志樂，形苦志苦，常人也。所謂更貴更賤，以知死生，以決成敗也。形樂者，身無勞也。志苦者，心多慮也。心主脈，深思過慮則脈病矣。脈病者當治經絡，故當隨其宜而灸刺之。形樂者逸，志樂者閑。飽食終日，無所運用，多傷於脾，脾主肌肉，故病生焉。肉病者，或爲衛氣留，或爲膿血聚，故當用鍼石以取之。石，砭石也。形苦者，身多勞。志樂者，心無慮。勞則傷筋，故病生於筋。熨，以藥熨。引，謂導引。形苦志苦，必多憂思，憂則傷肺，思則傷脾，脾肺氣傷，則虛而不行，氣必滯矣。脾肺之脈，上循咽嗌，故病生於咽嗌。如人之悲憂過度，則喉嚨哽咽，食飲難進；思慮過度，則上焦痞隔，咽中核塞，即其徵也。病在嗌者，因損於藏，故當以甘藥調補之。驚者氣亂，恐者氣下，數有驚恐，則氣血散亂而經絡不通，故病不仁。不仁者，頑痹耎弱也，故治宜按摩以導氣行血，醪藥以養正除邪。醪藥，藥酒也。是謂五形志也者，此總結上文，《靈樞九鍼論》文有與此同者。

◎法天則地五法俱立

帝曰：人生有形，不離陰陽。天地合氣，別爲九野，分爲四時。月有小大，日有短長。萬物竝至，不可勝量。虛實呿吟，敢問其方？岐伯曰：木得

金而伐，火得水而滅，土得木而達，金得火而缺，水得土而絕，萬物盡然，不可勝竭。故鍼有懸佈天下者五，黔首共餘食，莫知之也。一曰治神，二日知養身，三曰知毒藥爲眞，四曰制砭石小大，五日知府藏血氣之診。五法俱立，各有所先。今末世之刺也，虛者實之，滿者泄之，此皆眾工所共知也。若夫法天則地，隨應而動，和之者若響，隨之者若影。道無鬼神，獨來獨往。（《素問·寶命全形論第二十五》）

人稟天地陰陽之氣，而生此形，是以與天地合氣而成九候也。別爲九野者，以身形之應九野也。分爲四時者，左足應立春，左脅應春分，左手應立夏，膺喉頭首應夏至，右手應立秋，右脅應秋分，右足應立冬，腰尻下竅應冬至也。月有小大，日有短長者，言氣候之有盈虛，人與天地萬物之氣皆然，而不可勝量也。虛實呿吟者，以呿吟之至微，而知其虛實也。欲法天則地而爲鍼刺之法，故問其方也。伯言鍼石之道，必先定五藏，備九候，而後迺存鍼。然五藏五行之氣，有相勝更立，不可不知。如木得金則伐，火得水則滅，金得火則缺，水得土則絕，此所勝之氣而爲賊害也。如土得木而達，此得所勝之氣而爲制化也。萬物之理皆然，而不可勝竭。眉批："五行有勝剋，有制化，舉四者之剋土亦有勝剋矣；舉土之制化，可類推於四傍矣。"共，供同。黔首，黎民也。懸佈天下者，先立《鍼經》以示人，而百姓止可力田以供租稅，有餘粟以供養，其於治鍼之道，莫之知也。一曰治神，神在秋毫，屬意病者，神屬勿去，知病存亡。二曰知養身，以身之虛，而逢天之虛，兩虛相感，其氣至骨，入則傷五藏。故當知日之寒溫，月之虛盛，四時氣之浮沈，而調之於身，工候救之，勿能傷也。三曰知毒藥爲眞者，毒藥所以攻邪者也，如知之不眞，用之不當，則反傷其正氣矣。四曰制砭石小大者，上古之世，未有冶鑄，以砭石爲鍼，制有大小，隨病所宜，黃帝始造九鍼，以代鑱石。經曰："小之則無內，大之則無外。"蓋治外者，制小其鍼，治內者，制其大也。五曰知府藏血氣之診者，府爲陽，藏爲陰，氣爲陽，血爲陰，人生有形，不離陰陽，故必先知藏府氣血之虛實，而後可以行鍼。上古之世，立此五法，而各有所宜先者。今末世止知瀉有餘，補不足，此粗工之所共知也。若夫法天則地者，必候日月星辰四時八正之氣，隨氣應而用其鍼，是因天地之時而調和氣血也。迎之隨之，以意和之，如響應聲，如影隨形，得心應手，取效若神，而離合出入，自有獨見，不與眾聞。徐公遐曰："來者爲陽，往者爲陰。鬼神者，陰陽之氣也。言道在純一，而若無鬼神矣。"朱子曰："鬼神，天地之功用，造化之跡也。以二氣言，則鬼者陰之靈也，神者陽之靈也；以一氣言，則至而伸者爲神，返而歸者爲鬼，其實一物而已。"

◎順天之時而病可與期

黃帝曰：其時有反者，何也？岐伯曰：是不應四時之氣，藏獨主其病者，是必以藏氣之所不勝時者甚，以其所勝時者起也。黃帝曰：治之奈何？岐伯

曰：順天之時，而病可與期。順者爲工，逆者爲粗。（《靈樞·順氣一日分爲四時第四十四》）

順天之時者，因時氣之盛衰，知陰陽之虛實，故病之兇吉可期，此明哲之事也。彼粗工者，以是作非，以標作本，但有逆之而已，又惡足以知此？

◎上工救其萌芽下工救其已成

上工救其萌芽，必先見三部九候之氣，盡調不敗而救之，故曰上工。下工救其已成，救其已敗。救其已成者，言不知三部九候之相失，因病而敗之也。（《素問·八正神明論第二十六》）

此言虛邪之始中人也，亦起於毫毛，發於腠理，其入深，則搏於筋骨，傷人五藏，故上工救其萌芽，始發見其灑淅動形而即治之，不使有傷三部九候之氣，是爲上工也。夫虛鄉之邪，逢人之虛，則中人也深，而入傷五藏，如人之九候盡調者，亦始傷毫毛，故當救其萌芽，勿使傷敗九候之氣。已成者，入傷榮衛而病已成，已敗者，三部九候之氣已爲邪所傷敗，下工救其已成者，言不知三部九候之相失者，因邪病而敗之也。此言上工救其萌芽，不使邪傷正氣，下工救其已成，則正氣已敗，不亦晚乎？

◎補必用員寫必用方

帝曰：余聞補寫，未得其意。岐伯曰：寫必用方。方者，以氣方盛也，以月方滿也，以日方溫也，以身方定也，以息方吸而內鍼，廼復候其方吸而轉鍼，廼復候其方呼而徐引鍼，故曰寫必用方，其氣而行焉。補必用員。員者，行也，行者移也，刺必中其榮，復以吸排鍼也。故員與方，非鍼也。（《素問·八正神明論第二十六》）

補正瀉邪。各有其法。天包乎地，圓者，天之象也。氣生於地，方者，地之象也。蓋以天地陰陽四時之氣，合人形之虛實，而爲補瀉之法，故曰圓與方非鍼也。氣方盛，月方滿，日方溫，則人之眞氣充而邪氣易瀉也。身方定，陰陽不相錯也。息方吸而內鍼，吸天地之氣以助其氣也。故瀉必用方，其氣盛而行焉。補必用圓者，圓活其氣之周行於外內也。經氣周行，則移其眞氣之隆至矣。必中榮者，刺血脈也。排，推也，候其吸而推運其鍼也。蓋瀉者，候其呼出，而徐引鍼以瀉之；補者，候其吸入，而推內以補之也。方圓之道，非用鍼之妙，在得氣與神也。

◎傷寒之治

帝曰：治之奈何？岐伯曰：治之各通其藏脈，病日衰已矣。其未滿三日者，可汗而已；其滿三日者，可泄而已。（《素問·熱論第三十一》）

此言治之之法也。言三日未滿之前，邪猶在表，故可發汗；三日已滿之後，邪已入裏，故可下泄。此廼所以通其藏府之脈，而病之所以日衰已也。《正理傷寒論》曰："脈大浮數，病爲在表，可發其汗；脈細沈數，病在裏，可下之。故雖日數過多，而但有表證，脈大浮數，猶宜發汗；日數雖少，即有裏證，脈沈細數，猶宜下之。"則汗下之法，又當以脈爲憑，不可執一也。

◎熱病所遺之治

帝曰：熱病已愈，時有所遺者，何也？岐伯曰：諸遺者，熱甚而強食之，故有所遺也。若此者皆病已衰，而熱有所藏，因其穀氣相薄，兩熱相合，故有所遺也。帝曰：善。治遺奈何？岐伯曰：視其虛實，調其逆從，可使必已矣。（《素問·熱論第三十一》）

食滯於中者病之實，脾弱不能運者病之虛，實則瀉之，虛則補之，虛實弗失，則逆從可調，病必已矣。

◎寒熱表裏之治

帝曰：善。《論》言熱無犯熱，寒無犯寒，余欲不遠寒，不遠熱，奈何？岐伯曰：悉乎哉問也！發表不遠熱，攻裏不遠寒。《素問·六元正紀大論第七十一》）

不遠寒、不遠熱，謂有不可遠寒、不可遠熱者，其治當何如也。中於表者多寒邪，故發表之治不能遠熱，夏月亦然。鬱於裏者多熱邪，故攻裏之治，不能遠寒，冬月亦然。蓋此二句大意，全在發攻二字。發者，逐之於外也。攻者，逐之於內也。寒邪在表，非溫熱之氣不能散，故發表者不遠熱；熱鬱在內，非沈寒之物不能除，故攻裏者不遠寒，此必然之理也。

◎風厥之治

帝曰：有病身熱，汗出煩滿，煩滿不爲汗解，此爲何病？岐伯曰：汗出而身熱者，風也；汗出而煩滿不解者，厥也。病名曰風厥。帝曰：願卒聞之。岐伯曰：巨陽主氣，故先受邪，少陰與其爲表裏也。得熱則上從之，從之則厥也。帝曰：治之奈何？岐伯曰：表裏刺之，飲之服湯。（《素問·評熱病論第三十三》）

表裏者，陰陽也。刺表以瀉風熱之陽邪，刺裏以下少陰之逆氣，飲之服湯，以助水津之汗。

◎鼓脹之治

黃帝問曰：有病心腹滿，旦食則不能暮食，此爲何病？岐伯對曰：名爲鼓

脹。帝曰：治之奈何？岐伯曰：治之以雞矢醴，一劑知，二劑已。（《素問·腹中論第四十》）

此論鼓脹之病，而有治之之方也。治之者，取雞屎上之白色者，雞之精也。雞屬陽明秋金，在卦配巽風木，此迺脾土艱於運化，以致脹滿不食。風木制化土氣，陽明燥合太陰，醴迺熟穀之液，釀以稻米，炊之稻薪，主補益中土，而先行於榮衛者也。故一劑則腹中溫和，二劑其病則已。雞屎用乾者八合，炒香，以無灰好酒三碗入之共煎，至乾一半許，用布濾出其汁，五更熱飲，則腹鳴，辰巳時行後二三次，皆黑水也，次日覺足面漸有縐紋；又飲一次，則漸縐至膝上而病癒矣。但雞屎用雄雞者氣全，又山間畜之者更效，要知山間多吞毒蟲，而有以毒攻毒之意。

◎諸脹之治

黄帝問於岐伯曰：《脹論》言無問虛實，工在疾寫。近者一下，遠者三下。今有其三而不下者，其過焉在？岐伯對曰：此言陷於肉肓，而中氣穴者也。不中氣穴，則氣內閉；鍼不陷肓，則氣不行上越；中肉，則衛氣相亂，陰陽相逐。其於脹也，當寫不寫，氣故不下，三而不下，必更其道，氣下迺止，不下復始，可以萬全，烏有殆者乎？其於脹也，必審其胗，當寫則寫，當補則補，如鼓應桴，惡有不下者乎？（《靈樞·脹論第三十五》）

胗，與胗同。此論衛氣逆於內，而爲藏府之脹者，有城郭募原之分也。募原者，藏府之膏肓也。夫衛氣之逆於內而爲脹者，在於宮城空郭之中，故取之三里，三下而已。今有其三而不下者，此陷於肉肓，而中氣穴故也。故鍼不中氣穴，則氣閉於內，而不得外出。鍼不陷肓，則氣不行而不能上越。故三而不下者，必更其道，取之氣穴，惡有不下者乎？按氣穴有三百六十五，以應一歲，即上紀之胃脘，下紀之關元諸穴，非谿谷之會，是以中肉則衛氣相亂，陰陽相逐，蓋衛氣行於皮膚藏府之肉理，今入於氣穴，故不當取之肉也。《金匱玉函》云："腠者，是三焦通會元眞之處。理者，是皮膚藏府之文理也。"夫藏府之文理，迺藏府募原之肉理，而肉理之中有脈系，衛氣陷於肓膜而入於脈絡，故當取之氣穴也。

◎血枯之治

帝曰：有病胷脅支滿者，妨於食，病至則先聞腥臊臭，出清液，先唾血，四支清，目眩，時時前後血，病名爲何？何以得之？岐伯曰：病名曰血枯，此得之年少時，有所大脫血，若醉入房，中氣竭，肝傷，故月事衰少不來也。帝曰：治之奈何？復以何術？岐伯曰：以四烏鰂骨，一藘茹，二物併合之，丸以雀卵，大如小豆，以五丸爲後飯，飲以鮑魚汁，利腸中，及傷肝也。（《素問·腹中論第四十》）

復者，復其血氣之原也。後飯者，先藥後飯也。烏鰂，即烏賊也，骨名海螵蛸，其氣味鹹溫下行，故主女子赤白漏下及血閉血枯，其性濇，故亦能令人有子。藘茹，亦名茹藘，即茜草也，氣味甘寒無毒，能止血治崩，又能益精氣，活血通經脈。雀，即麻雀也。雀卵氣味甘溫，能補益精血，主男子陰痿不起，故可使多精有子，及女子帶下，便溺不利。鮑魚，其氣味辛溫無毒，魚本水中之物，故其性能入水藏，通血脈，益陰氣，煮汁服之，能同諸藥通女子血閉也。以上四藥皆通血脈，血主於肝，故凡病傷肝者，亦皆可用之。夫血枯一證，與血隔相似，皆經閉不通之候；然而枯之與隔，則相反有如冰炭。蓋枯者，枯竭之謂，血虛之極也。隔者，阻隔之謂，血本不虛，而或氣或寒或積有所逆也。隔者病發於暫，其證則或痛或實，通之則血行而愈，可攻者也。枯者其來也漸，衝任內竭，其證無形，必不可通者也。

◎厥逆之治

帝曰：善。有病膺腫、頸痛、胷滿、腹脹，此爲何病？何以得之？岐伯曰：名厥逆。帝曰：治之奈何？岐伯曰：灸之則瘖，石之則狂，須其氣竝，迺可治也。帝曰：何以然？岐伯曰：陽氣重上，有餘於上，灸之則陽氣入陰，入則瘖；石之則陽氣虛，虛則狂。須其氣竝而治之，可使全也。（《素問·腹中論第四十》）

瘖，失音也。石，總鍼石而言。陽氣有餘於上而復灸之，是以火濟火也。陽極乘陰，則陰不能支，故失聲爲瘖。陽並於上，其下必虛，以石泄之，則陽氣隨刺而去，氣去則上下俱虛，而神失其守，故爲狂也。氣並者，謂陰陽既逆之後，必漸通也。蓋上下不交，因而厥逆，當其乖離而強治之，恐致偏絕。故必須其氣竝，則或陰或陽，隨其盛衰，察而調之，可使保全也。

◎正邪有餘不足發夢之治

黄帝曰：願聞淫邪泮衍奈何？

岐伯曰：正邪從外襲內，而未有定舍，反淫於藏，不得定處，與榮衛俱行，而與魂魄飛揚，使人臥不得安而喜夢。氣淫於府，則有餘於外，不足於內；氣淫於藏，則有餘於內，不足於外。

黄帝曰：有餘不足有形乎？岐伯曰：陰氣盛則夢涉大水而恐懼，陽氣盛則夢大火而燔焫，陰陽俱盛則夢相殺。上盛則夢飛，下盛則夢墮。甚飢則夢取，甚飽則夢予。肝氣盛則夢怒，肺氣盛則夢恐懼哭泣飛揚，心氣盛則夢善笑恐畏，脾氣盛則夢歌樂、身體重不舉，腎氣盛則夢腰脊兩解不屬。凡此十二盛者，至而寫之，立已。（《靈樞·淫邪發夢第四十三》）

凡此十二盛者，在府則有餘於外，在藏則有餘於內。凡有夢至時，即知其邪之在何藏府，遂用鍼以瀉之，其邪可立已矣。蓋府夢瀉府，藏夢瀉藏也。

◎厥氣客而發夢之治

厥氣客於心，則夢見丘山煙火；客於肺，則夢飛揚，見金鐵之奇物；客於肝，別夢山林樹木；客於脾，則夢見丘陵大澤壞屋風雨；客於腎，則夢臨淵沒居水中；客於膀胱，則夢遊行；客於胃，則夢飲食；客於大腸，則夢田野；客於小腸，則夢聚邑衝衢；客於膽，則夢鬬訟自刳；客於陰器，則夢接內；客於項，則夢斬首；客於脛，則夢行走而不能前，及居深地窌苑中；客於股肱，則夢禮節拜起；客於胞脯，則夢泄便。凡此十五不足者，至而補之，立已也。（《靈樞·淫邪發夢第四十三》）

凡此十五不足者，在府則不足於內，在藏則不足於外。凡有夢至時，即知其邪之在何藏府，遂用鍼以補之，其邪可立已矣。蓋府夢補藏，藏夢補府也。

◎六經脈厥之治

帝曰：善。願聞六經脈之厥狀病能也。岐伯曰：巨陽之厥，則腫首頭重，足不能行，發爲眴僕。陽明之厥，則癲疾欲走呼，腹滿不得臥，面赤而熱，妄見而妄言。少陽之厥，則暴聾頰腫而熱，脅痛，䯒不可以運。太陰之厥，則腹滿䐜脹，後不利，不欲食，食則嘔，不得臥。少陰之厥，則口乾溺赤，腹滿心痛。厥陰之厥，則少腹腫痛，腹脹，涇溲不利，好臥屈膝，陰縮腫，䯒內熱。盛則寫之，虛則補之，不盛不虛，以經取之。（《素問·厥論第四十五》）

凡此六經之厥，其治法盛則瀉之，虛則補之，不盛不虛，以經取之。按《靈樞·經脈·終始》等篇，皆言“人迎一盛，病在足少陽”，則人迎大於氣口一倍也，廼足少陽膽經爲盛，足厥陰肝經爲虛，即補肝而瀉膽。“氣口一盛，病在足厥陰”，則氣口大於人迎一倍也，廼足厥陰肝經爲盛，足少陽膽經爲虛，即補膽而瀉肝。此所謂盛則瀉之，虛則補之。若不盛不虛，則在膽取膽而不取之肝，在肝取肝而不取之膽，所謂自取其經也。即名之曰經治，又曰經刺，餘經皆然。

◎六經厥逆之治

太陰厥逆，䯒急攣，心痛引腹，治主病者。

此言太陰之厥狀病能也。足太陰之脈，起於大指之端，循指內側，上內踝前廉，上踹內，循䯒骨後，上膝股內前廉，入腹；其支別者，復從胃別上膈，注心中。故䯒急攣，心痛引腹。太陰之脈，行有左右，候其有過者，當發取之，故言主病者。

少陰厥逆，虛滿嘔變，下泄清，治主病者。

此言少陰之厥狀病能也。足少陰厥逆，虛滿嘔變者，以其脈之上貫肝膈，入肺中，循喉嚨也。下泄清者，以其脈之開竅於二便也。此亦治本經之主病者耳。

厥陰厥逆，攣，腰痛，虛滿前閉，譫言，治主病者。

此言厥陰之厥狀病能也。足厥陰厥逆，拘攣腰痛，虛而腹滿，前陰自閉，譫言不次者，以其脈之循股陰，入毛中，環陰器，抵少腹，挾胃上貫膈，布脅肋，循喉嚨，絡舌本也。此亦治本經之主病耳。

太陽厥逆，僵僕，嘔血，善衄，治主病者。（《素問·厥論第四十五》）

此言太陽之厥狀病能也。足太陽之脈起目內眥，從巔入絡腦，挾脊循膂下膕中，貫腨內，爲三陽之大經。太陽則主諸陽之氣，陽氣厥逆，故僵僕也。陽氣上逆則嘔血，陽熱在上則衄血，此太陽之氣厥逆於上，以致迫血妄行也。

◎手六經厥逆之治

手太陰厥逆，虛滿而欬，善嘔沫，治主病者。

此下言手六經之厥逆也。先言太陰之厥狀病能也。手太陰之脈，起於中焦，下絡大腸，還循胃口，上膈屬肺。手太陰厥逆，肺氣逆也。肺主氣，故虛滿而欬，不能通佈水津，故善嘔沫，此是主肺所生之病，故當治主病之肺氣焉。夫陰陽之氣，皆出於足，此論藏府之氣，故並及於手焉。

手太陽厥逆，耳聾泣出，項不可以顧，腰不可以俛仰，治主病者。

此言手太陽之厥狀病能也。手太陽所生病者，耳聾；小腸主液，故逆則泣出也。夫心主血脈，小腸主液，而爲心之表，小腸氣逆，則津液不能榮養於經脈，是以項不可以顧，腰不可以俛仰，蓋腰項之間，迺絡脈經俞之大會也。

手陽明少陽厥逆，發喉痹，嗌腫，痓，治主病者。（《素問·厥論第四十五》）

此言手陽明之厥狀病能也。手陽明者，肺之府也。手少陽者，手厥陰三焦也。陽明主嗌，肺主喉，兼三焦之火氣並逆，是以發喉痹而嗌腫也。陽明迺燥熱之經，三焦屬龍雷之火，火熱並逆，故發痓也。“痓”作“痙”，謂手臂肩項強直也。

◎三焦之治

三焦者，上合手少陽，出於關衝，關衝者手小指次指之端也，爲井金；溜於液門，液門小指次指之間也，爲滎；注於中渚，中渚本節之後陷者中也，爲俞；過於陽池，陽池在腕上陷者之中也，爲原；行於支溝，支溝上腕三寸兩骨之間陷者中也，爲經；入於天井，天井在肘外大骨之上陷者中也，爲合，屈肘迺得之。三焦下俞，在於足大指之前，少陽之後，出於膕中外廉，名曰委陽，是太陽絡也。手少陽經也。三焦者，足少陽太陰之所將，太陽之別也，上踝五寸，別入貫腨腸，出於委陽，竝太陽之正，入絡膀胱，約下焦，實則閉癃，虛則遺溺。遺溺則補之，閉癃則寫之。（《靈樞·本俞第二》）

此言三焦經……別行者，三焦與之別入貫腨腸，腨腸者，即足腹也，共出於委陽穴，廼並足太陽膀胱經之正脈，入內絡於膀胱，同約束下焦。實則閉癃，閉癃者，水道不利也，當瀉之；虛則遺溺，當補之。

◎目不瞑之治

黃帝曰：善。治之奈何？伯高曰：補其不足，寫其有餘，調其虛實，以通其道，而去其邪。飲以半夏湯一劑，陰陽已通，其臥立至。

黃帝曰：善。此所謂決瀆壅塞，經絡大通，陰陽和得者也。願聞其方。伯高曰：其湯方，以流水千里已外者八昇，揚之萬遍，取其清五昇煮之，炊所葦薪，火沸，置秫米一昇，治半夏五合，徐炊，令竭爲一昇半，去其滓，飲汁一小杯，日三，稍益，以知爲度。故其病新發者，覆杯則臥，汗出則已矣；久者，三飲而已也。（《靈樞·邪客第七十一》）

此言治目不瞑而不得臥者，有調其虛實之刺法，飲以湯劑之方法也。陽蹻獨盛於外，則衛氣有餘也。不得入於陰而陰虛，榮氣不足也。當補其不足，而瀉其有餘。蓋不足爲虛，有餘爲實，所以調其虛實，以通內外往來之道耳。然又飲以半夏湯一劑，則陰陽已通，其臥立至。其方以流水來自千里外者八昇。揚之萬遍，濾其清者五昇煮之。炊以葦薪，及火沸之時，又置秫米一昇，治半夏五合。徐徐炊之，令竭至一昇半。去其滓飲汁一小杯，一日之內，服之者三次，稍有所益，自有所覺，則漸可瞑矣。凡病新發者，覆杯則臥，汗出則已。病久者，飲三次而已耳。夫古今度量衡器不同，言其用量，當以古之實物爲准，如博物舘中漢之權也。別以一人之言，如時珍“古之一兩，今用一錢可也”。今人尊爲金律，且將其入法，此舉已束縛醫者手腳，已不利國醫傳承，是爲不爭事實。外此，還當當尊重不同流派傳承習俗爲異，區別對待，如“火神派”之薑桂附之量大，且有九州九野八方高下寒熱之異，豈可閉門而造車耶。

◎怒狂之治

帝曰：有病怒狂者……帝曰：治之奈何？岐伯曰：奪其食即已。夫食入於陰，長氣於陽，故奪其食即已。使之服以生鐵洛爲飲，夫生鐵洛者，下氣疾也。（《素問·病能論第四十六》）

至於所以治之者，亦惟奪其飲食，飲以生鐵洛焉可也。蓋食化於太陰脾經，而氣廼長於陽明胃經，故胃本多氣多血，而又加多食，則陽愈盛，而狂愈甚，所以必減其食也。生鐵洛，即爐冶間錘落之鐵屑，用水研浸，可以爲飲，其屬金，其氣寒而重，最能墜熱開結，平木火之邪，故可以下氣疾、除狂怒也。凡藥中用鐵精、鐵華粉、鍼砂、鐵銹水之類，皆同此意。以其性之能下氣疾，故可爲飲以服之也。

◎酒風之治

帝曰：有病身熱解惰，汗出如浴，惡風少氣，此爲何病？岐伯曰：病名曰酒風。帝曰：治之奈何？岐伯曰：以澤寫、术各十分，麋銜五分，合以三指撮，爲後飯。（《素問·病能論第四十六》）

此言酒風之證，而有治之之方也。治之者，用澤瀉、术各十分，麋銜五分，合以三指撮煎服。其藥後飯而服，謂之後飯也。非先用藥也，蓋此證在表，先服藥則入裏，故後飯者，藥在飯後也。澤瀉，味甘淡，性微寒，能滲利濕熱。白术，味甘苦，氣溫，能補中燥濕止汗。麋銜，即薇銜，一名無心草，南人呼爲吳風草，味苦平，微寒，主治風濕。十分者，倍之也。五分者，減半也。合以三指撮，用三指撮合以約其數而爲煎劑也。

◎鬱甚之治

帝曰：善。鬱之甚者，治之奈何？岐伯曰：木鬱達之，火鬱發之，土鬱奪之，金鬱泄之，水鬱折之，然調其氣，過者折之，以其畏也，所謂寫之。（《素問·六元正紀大論第七十一》）

此詳明五鬱之治也。天地有五運之鬱，人身有五藏之應，鬱則結聚不行，廼致當昇不昇，當降不降，當化不化，而鬱病作矣。故或鬱於氣，或鬱於血，或鬱於表，或鬱於裹，或因鬱而生病，或因病而生鬱。鬱而太過者，宜裁之抑之；鬱而不及者，宜培之助之。大抵諸病多有兼鬱，此所以治有不同也。達，暢達也。凡木鬱之病，風之屬也。其藏應肝膽，其經在脅肋，其主在筋爪，其傷在脾胃、在血分。然土喜調暢，故在表者當疏其經，在裹者當疏其藏，但使氣得通行皆謂之達。諸家以吐爲達者，又安足以盡之？發，發越也。凡火鬱之病，爲陽爲熱之屬也。其藏應心主、小腸、三焦，其主在脈絡，其傷在陰分。凡火所居，其有結聚斂伏者，不宜蔽遏，故當因其勢而解之、散之、昇之、揚之，如開其窗，如揭其被，皆謂之發，非獨止於汗也。奪，直取之也。凡土鬱之病，濕滯之屬也。其藏應脾胃，其主在肌肉四支，其傷在胷腹。土畏壅滯，凡滯在上者奪其上，吐之可也；滯在中者奪其中，伐之可也；滯在下者奪其下，瀉之可也。凡此皆謂之奪，非獨止於下也。泄，疏利也。凡金鬱之病，爲斂爲閉、爲燥爲塞之屬也。其藏應肺與大腸，其主在皮毛聲息，其傷在氣分。故或解其表，或破其氣，或通其便，凡在表在裹、在上在下皆可謂之泄也。折，調製也。凡水鬱之病，爲寒爲水之屬也。水之本在腎，水之標在肺，其傷在陽分，其反剋在脾胃。水性善流，宜防泛溢。凡折之之法，如養氣可以化水，治在肺也；實土可以制水，治在脾也；壯火可以勝水，治在命門也；自強可以帥水，治在腎也；分利可以泄水，治在膀胱也。凡此皆謂之折，豈獨抑之而已哉？然，如是也。用是五法以去其鬱，鬱去則氣自調矣。此承上文而言鬱之甚者，其邪聚氣實則爲太過之病，過者畏瀉，故以瀉爲畏。如《至眞要大論》曰"木位之主，其瀉以酸；火位之主，其瀉以甘；土位之主，其瀉以苦；金位之主，其瀉以辛；水位之主，其瀉以鹹”之類，是即治以所畏也。

◎息積之治

帝曰：病脅下滿氣逆，二三歲不已，是爲何病？岐伯曰：病名曰息積。此不妨於食。不可灸刺，積爲導引服藥，藥不能獨治也。（《素問·奇病論第四十七》）

此病腹中有形，不可灸刺。凡積當日用導引之功，調和之藥，二者並行，斯病可愈，若止用藥而不導引，則藥不能以獨治也。蓋灸之則火熱内爍，氣化爲風，刺之則必瀉其經，轉成虚敗，故不可灸刺。是可積爲導引，使氣流行，久以藥攻，内消瘀穑，則可矣。若獨憑其藥，而不積爲導引，則藥亦不能獨治之也。

◎消渴之治

帝曰：有病口甘者，病名爲何？何以得之？岐伯曰：此五氣之溢也，名曰脾癉。夫五味入口，藏於胃，脾爲之行其精氣，津液在脾，故令人口甘也。此肥美之所發也，此人必數食甘美而多肥也。肥者令人内熱，甘者令人中滿，故其氣上溢，轉爲消渴。治之以蘭，除陳氣也。（《素問·奇病論第四十七》）

此言有脾癉之疾者，當轉爲消渴也，而有治之之法也。治之者，以蘭草除其陳鬱之氣，則辛能發散，病瘉矣。蘭草，性味甘寒，能利水道，辟不祥，除胸中痰癖，其氣清香，能生津止渴，潤肌肉，故可除陳積蓄熱之氣。

◎癰疽之治

黄帝曰：病之生時，有喜怒不測，飲食不節，陰氣不足，陽氣有餘，榮氣不行，廼發爲癰疽；陰陽不通，兩熱相搏，廼化爲膿。小鍼能取之乎？岐伯曰：聖人不能使化者，爲其邪不可留也。故兩軍相當，旗幟相望，白刃陳於中野者，此非一日之謀也。能使其民令行禁止，士卒無白刃之難者，非一日之教也，須臾之得也。夫至使身被癰疽之病，膿血之聚者，不亦離道遠乎？夫癰疽之生，膿血之成也，不從天下，不從地出，積微之所生也。故聖人自治於未有形也，愚者遭其已成也。黄帝曰：其已形不予遭，膿已成不予見，爲之奈何？岐伯曰：膿已成十死一。（《靈樞·玉版第六十》）

喜怒不測，則氣有所逆；飲食不節，則藏有所傷；陰氣不足，故榮有不行；陽氣有餘，故熱從而聚，皆足以致癰疽也。邪在天下則爲亂，邪在人身則爲病，及其已成，則雖聖人不能使之化，是以邪不可留也。譬之用兵者，其謀非止於一日，必有夙教，必有定謀，而後可保其無危。況生此癰疽之人，使身被癰疽，而膿血已聚，惟其遠修養之道耳。詎知癰疽由微而積，聖人自治於未有成形之始，愚者則遭於既已成形之後，所以治之失其時，十死一生也。

◎癰腫筋攣骨痛之治

帝曰：諸癰腫筋攣骨痛，此皆安生？岐伯曰：此寒氣之腫，八風之變也。帝曰：治之奈何？岐伯曰：此四時之病，以其勝治之愈也。（《素問・脈要精微論第十七》）

四時之病，即時氣也。治之以勝，勝，謂勝剋也。如《至眞要大論》曰："治諸勝復，寒者熱之，熱者寒之，溫者清之，清者溫之，散者收之，抑者散之，燥者潤之，急者緩之，堅者耎之，脆者堅之，衰者補之，強者瀉之，各安其氣，必清必靜，則病氣衰去。"此之謂也。以勝治之者，以五行氣味之勝，治之而愈也。如寒淫於內，治以甘熱。如東方生風，風生木，木生酸，辛勝酸之類。

◎頸癰之治

帝曰：善。有病頸癰者，或石治之，或鍼灸治之，而皆已，其眞安在？岐伯曰：此同名異等者也。夫癰氣之息者，宜以鍼開除去之。夫氣盛血聚者，宜石而寫之。此所謂同病異治也。（《素問・病能論第四十六》）

此言有病頸癰者，當同病異治也。頸中有癰者，或以石爲鍼治之，或以小鍼治之，或以艾灸之，而病皆愈。其眞安在，言孰爲正治之法也。蓋病名雖同，而實有微甚之異耳。所謂以小鍼開除而去病者，正以癰閒有氣頓息，未至甚也。所謂以石爲鍼而瀉之者，正以氣盛血聚故也。唯共同名異等，此所以同病異治也。

◎猛疽之治

黄帝曰：願盡聞癰疽之形，與忌日名。岐伯曰：癰發於嗌中，名曰猛疽。猛疽不治，化爲膿，膿不寫，塞咽，半日死。其化爲膿者，寫則合豕膏冷食，三日而已。（《靈樞・癰疽第八十一》）

此言猛疽之勢急，而有瀉之之法也。若膿已瀉，當服豕膏，可以愈之，即豬脂之煉淨者也。

◎疵癰之治

發於肩及臑，名曰疵癰。其狀赤黑，急治之。此令人汗出至足，不害五藏，癰發四五日逞焫之。（《靈樞・癰疽第八十一》）

此言疵癰之當急治也。肩臑廼肺藏之部分，故令人汗出至足，此癰浮淺，如疵在皮毛，故名疵癰，而不害五藏。逞，快也。故速焫灸，則毒隨氣而散矣。以火氣能消肺金之毒。

◎米疽之治

發於掖下，赤堅者，名曰米疽。治之以砭石，欲細而長，疎砭之，塗以豕膏，六日已，勿裹之。（《靈樞・癰疽第八十一》）

此言米疽之有治法也。砭石欲細者，恐傷肉也。欲長者，用在深也。故宜疏不宜密。治之以砭石者，癰亦浮淺也。毒氣在於皮膚之閒，六日則氣已周而來復，故已。勿裹之者，使毒氣外泄也。夫癰發於府部者，反熏藏而死，發於藏部者易已，此皆淺深內外之別。爲瘍醫者，不可不知。

◎甘疽之治

發於膺，名曰甘疽，色青，青狀如穀實菰𧄍，常苦寒熱。急治之，去其寒熱，十歲死，死後出膿。（《靈樞・癰疽第八十一》）

此言甘疽之當急治，而死後有膿也。穀，木名。菰𧄍，即栝蔞也。急治之，以去其寒熱。此疽至十年而後發，廼死。死後出膿者，謂至將死之候，然後出膿而死，此即乳岩石癰之證也。夫寒熱者，厥陰陽明之氣病也。如穀實菰𧄍者，肝藏胃府之鬱毒，留於脈絡之閒，即如鼠瘻寒熱之毒，其本在藏，其末在脈，故不易消而亦不即發也。至十年之久，藏府之氣將衰，則毒氣發而潰爛死矣。

◎敗疵之治

發於脅，名曰敗疵。敗疵者，女子之病也。灸之，其病大癰膿；治之，其中廼有生肉，大如赤小豆。剉蔆蘣草根各一昇，以水一斗六昇煮之，竭爲取三昇，則強飲，厚衣坐於釜上，令汗出至足已。（《靈樞・癰疽第八十一》）

此言女子有敗疵之證，而有治之之法也。其病大癰膿治之者，謂如治大癰之法以灸之也。其中廼有生肉，大如赤小豆，是雖名敗疽，而不至於腐肉爛筋傷骨矣。蔆，芰也。蘣，連翹也。二草之根，俱能解毒，故各用一昇。以水一斗六昇，煮取三昇。強飲，厚衣坐於釜上，令汗出至足廼已。蓋水草能清熱發汗，翹能解毒者也。

◎馬刀挾纓之治

其癰堅而不潰者，爲馬刀挾纓。急治之。（《靈樞・癰疽第八十一》）

此言馬刀挾纓之證，當急治之也。恐遲則傷人也。故宜急治之，以保胃氣。

◎婦人重身之治

黄帝問曰：婦人重身，毒之何如？岐伯曰：有故無殞，亦無殞也。帝曰：

願聞其故，何謂也？岐伯曰：大積大聚，其可犯也，衰其大半而止，過者死。（《素問·六元正紀大論第七十一》）

此言胎孕積聚，亦有陰陽寒熱之分，所當遠寒而遠熱者也。重身，謂妊娠而身重。毒者，大寒大熱之藥也。娠婦始結胎之一月二月，迺木氣司養。三月四月主火，五月六月主土，七月八月主金，九月十月主水。至太陽而五行已周，陰陽水火分，而成後天之形身矣。然未生之前，五行之氣，各有盛有虛，有勝有鬱，宜以寒熱溫涼順逆而調之。設或有病而欲不遠寒，不遠熱，亦無傷於胎氣，所謂有故無殞，然亦無過之而致殞也。即如大積大聚，迺屬藏府之五行，尚其可犯寒而犯熱者也。若過犯之，則死。寒熱溫涼，是謂四畏，可不慎諸！

◎重身而瘖之治

黃帝問曰：人有重身，九月而瘖……帝曰：治之奈何？岐伯曰：無治也，當十月復。《刺法》曰：無損不足益有餘，以成其疹，然後調之。所謂無損不足者，身羸瘦，無用鑱石也。無益其有餘者，腹中有形而泄之，泄之則精出，而病獨擅中，故曰疹成也。（《素問·奇病論第四十七》）

重身，女子妊娠也。瘖，音聲不出也。今妊娠九月而瘖，岐伯言無治也。無治者，無須診治也，待十月胎出，則胞絡通，而音聲復出矣。姙娠九月，筋骨瘦勞，力少身重，又拒於穀，故身形羸瘦，不可以鑱石傷也。蓋《刺法》中有誡言："無損不足益有餘，以成其疹，然後調之。"所謂無損不足者，即如身體羸瘦，無用鑱石以鍼之之謂也。所謂無益有餘者，即如腹中有形，而又用鍼以治之，則反以泄之也。泄之則腎之精氣反出，而胎亦隨損，胎死腹中，著而不下，是迺病獨擅中，故曰疹之已成也。《刺法》者，亦古之《鍼經》也。

◎蟲瘕及蛟蛕之治

腸中有蟲瘕及蛟蛕，皆不可取以小鍼。心腸痛，憹作痛，腫聚，往來上下行，痛有休止，腹熱喜渴涎出者，是蛟蛕也。以手聚按而堅持之，無令得移，以大鍼刺之，久持之，蟲不動，迺出鍼也。恙腹憹痛，形中上者。（《靈樞·厥病第二十四》）

此言蟲瘕蛟蛕在腸胃中，亦爲心腹痛也。瘕，結聚也。蛟，即蛔屬。蛕，蛔也。不可取以小鍼，謂其力小不能制也。蟲瘕之證，其痛則懊憹難忍，或肚腹腫起而結聚於內，或往來上下而行無定處，或蟲動則痛，靜則不痛而有時休止，或腹熱喜渴而口涎出者，是皆蛟蛕之爲患也。

第二十四章　治道（下）

四、刺則刺法

◎凡刺之理

雷公問於黄帝曰：禁脈之言，凡刺之理，經脈爲始，榮其所行，制其度量，內次五藏，外別六府。願盡聞其道。（《靈樞·經脈第十》）

“禁脈”當作“禁服”。此數語又見本經第四十八《禁服》云：“凡刺之理，經脈爲始，榮其所行，知其度量，內刺五藏，外刺六府。”此論凡刺之理，以藏府十二經脈之生始出入也。蓋榮行脈中，衛行脈外，始於手太陰肺，終於足厥陰肝，周而復始，循度環轉之無端也。

◎二十五人之刺約

黄帝曰：二十五人者，刺之有約乎？岐伯曰：美眉者，足太陽之脈氣血多；惡眉者，氣血少。其肥而澤者，血氣有餘；肥而不澤者，氣有餘血不足；瘦而無澤者，氣血俱不足。審察其形氣有餘不足而調之，可以知逆順矣。（《靈樞·陰陽二十五人第六十四》）

此言足太陽之主脈也。二十五人之形者，皮脈肉筋骨也。以五形之人論之，則當手少陰主脈，今變爲二十有五，合於手足之三陽，故以足太陽主脈。蓋十二經脈之俞，皆會於足太陽之經也。故美眉者，足太陽之脈，氣血多也；惡眉者，足太陽之脈，氣血少也。其肌肉肥而顏色潤澤者，手足三陽之脈，血氣皆有餘也。蓋足太陽爲諸陽主脈，太陽之脈，氣血盛而美眉，則諸陽之脈，血氣皆有餘，而肌肉肥澤矣。故當再審察其皮膚分肉之氣血有餘不足而調之，可以知逆順矣。逆順者，皮膚經脈之血氣，交相逆順而行者也。知逆順之有餘不足，則知所以調之矣。《口問》論足太陽之精氣，行於脈外，以濡空竅，十二奇邪之走空竅，獨取足太陽之外踝。此章論太陽爲諸陽主脈，而諸陽脈之血氣有餘不足，皆以足太陽爲準繩。蓋太陽之上，寒水主之，在天爲陽，在地爲水，在人即爲精氣，是以足太陽爲諸陽主氣，而又爲諸陽主精血也。

◎五音人之調

右徵與少徵，調右手太陽上。

此承上篇謂五音之人，血氣不足者，當調之以五穀五畜之五味也。上章云："右徵之人，比於右手太陽，太陽之上鮫鮫然。"又云："手太陽之上，血氣盛，則有多鬚，面多肉以平，血氣皆少，則面瘦惡色，是右徵之人，當調手太陽上矣。"又云："少徵之人，比於右手太陽，太陽之下慆慆然。"又云："手太陽之下，血氣盛，則掌肉充滿；血氣皆少，則掌瘦以寒。是少徵之人，當調手太陽下矣。"今右徵與少徵，同調手太陽上者，謂血氣上下之相通也。

左商與左徵，調左手陽明上。

前篇云："左商之人，比於右手陽明，陽明之上監監然。"又云："手陽明之上，血氣盛，則髭美；血少氣多，則髭惡；血氣皆少，則無髭。"故曰左商之人，當調左手陽明上。蓋言大腸經脈氣穴道之行於上者是也，正以金人而調金部耳。前篇"比於右手陽明之"右"字當作"左"，即此節可證。前篇以"質徵之人，比於左手太陽上"，而此以"左徵調左手陽明上"者，則以火人而調金部，未知其所謂也。

少徵與太宮，調左手陽明上。

前篇以"少徵之人，比於右手太陽，太陽之下慆慆然"，而此以"少徵調左手陽明上"，是以火人而調金部也，上下字必有訛耳。前篇"太宮之人，比於左手陽明，陽明之上婉婉然，"蓋以陽明胃經屬土，宜以太宮屬之也。此以"太宮調左手陽明上"，是以土人而調金部。此言皮膚分肉之血氣，雖各有分部，然通融滲溉，交相往來，審經絡之相聯者，亦可以通融調治也。夫左商之人，調左手陽明上者宜矣。而左徵與少徵，應調手太陽，而同調於手陽明者，謂手太陽與手陽明之脈，並出於巨虛，而上行手足三陽之脈，皆縱橫聯絡於頭面，然雖各有界畔，而皮膚血氣之流行，交相往來，故有經脈相聯者，亦可以同調之也。是以左徵少徵之人，同調於手陽明上，且手陽明主皮膚之氣血者也。手陽明之脈，出於足陽明之巨虛上廉而上行，故太宮之人，當調足陽明上，而亦可調之手陽明上也。

右角與太角，調右足少陽下。

按前章有左角，而無右角，"左右"二字，有誤。前章云："左角之人，比於右足少陽，少陽之下隨隨然。"是右角之人，宜調之右足少陽下也。又云："太角之人，比於左足少陽，少陽之上遺遺然"此以太角之人，同調右足少陽下者，左右上下之相通也。

太徵與少徵，調左手太陽上。

前章云："質徵之人，比於左手太陽，太陽之上肌肌然。"是太徵之人，當調手太陽上矣。又云："少徵之人，比於右手太陽，太陽之下慆慆然。"今以太徵與少徵，同調左手太陽上，亦左右上下之相通也。蓋右角與太角，故從下，少陽之氣從下而上也；太徵與少徵，故從上，太陽之火氣炎上也。

衆羽與少羽，調右足太陽下。

前篇云："衆之爲人，比於右足太陽，太陽之下潔潔然。"又曰："足太陽之下，血氣盛，則跟肉滿踵堅，氣少血多，則瘦跟空；血氣皆少，則善轉筋跟下痛。"此以衆羽之人，而調右足太陽之下，蓋言膀胱經脈氣穴道之行於下者是也，是以水人而調水部耳。前篇"少羽之人，比於左足太陽，太陽之下紆紆然"，今以"右"代"左"，必有訛耳。

少商與右商，調右手太陽下。

前篇以"少商之人，比於右手陽明；右商之人，比於左手陽明"，此以少商與右商調手太陽者，即左徵少徵之調手陽明，廼互相交通之義。

桎羽與衆羽，調右足太陽下。

前篇以"桎之爲人，比於左足太陽，太陽之上安安然"，又云："足太陽之下，血氣盛，則跟肉滿踵堅；氣少血多，則瘦跟空；血氣皆少，則善轉筋踵下痛。"此以"桎羽之人，而調足太陽"者是也，蓋以水形而調水部耳，其以"右"代"左"，必有訛耳。前篇"衆羽之人，比於右足太陽，太陽之下潔潔然"，此以衆羽之人，而調右足太陽之下者是也。

少宮與太宮，調右足陽明下。

前章云："少宮之人，比於右足陽明，陽明之下樞樞然。"又云："足陽明之下，血氣盛則，下毛美長至胷；血多氣少，則下毛美短至臍，行則善高舉足，足指少肉，足善寒；血少氣多，則肉而善瘃；血氣皆少，則無毛，有則稀枯悴，善痿厥足腫。"此以"少宮之人，而調足陽明"。以上而同調之下者，陰陽血氣，皆從下而上足而手也。以足多從下，蓋以下而通於上也。手多從上，蓋以上而通於下也。陰陽血氣，上下環轉之無端也。

判角與少角，調右足少陽下。

前篇以"判角之人，比於左足少陽，少陽之下栝栝然"，又云："足少陽之下，血氣盛，則脛毛長，外踝肥；血多氣少，則脛毛美短，外踝皮堅而厚；血少氣多，則䯒毛少，外踝皮薄而耎；血氣皆少，則無毛，外踝瘦無肉。"此以"判角之人，而調足少陽"者是也，蓋以木人而調木部耳，但以"右"代"左"則異耳。前篇"少角之人，比於右足少陽，少陽之下隨隨然"，此以少角之人，而調右足少陽之下者是也。

鈦商與上商，調右足陽明下。

前篇云："鈦商之人，比於左手陽明，陽明之上廉廉然。"又云："手陽明之上，血氣盛，則髭美；血少氣多，則髭惡；血氣皆少，則無髭。"此以"鈦商之人，而調右足陽明"者，是以金人而調土部也。其"足"字當作"手"字，蓋手陽明則屬金矣。前篇以"少商之人，比於右手陽明，陽明之下嚴嚴然"，又云："手陽明之下，血氣盛，則掖下毛美，手魚肉以溫；氣血皆少，則手瘦以寒。"此"以上商而調右手陽明之下"者是也。但前止有鈦商、少商、右商、左商，並無上商，非此之上爲誤，則彼之少爲誤也。

鈦商與上角，調左足太陽下。（《靈樞·五音五味第六十五》）

前篇以“鈦商之人，比於左手陽明，陽明之上廉廉然”，而此以“鈦商之人，調左足太陽”者，是以金人而調水部，未知其所謂也。據前所屬五音而調各部，正承前篇末節言：“先明二十五人之形，然後可以明經隧而調陰陽。”故此即二十五人之屬於五音者，而指其當調之所在也。但有以別音而互屬，則是太少、左右、上下、陰陽等字，非前篇訛，則此篇必有訛處，正以此書向無明註，而讀者不曉，錄者不慎，故不得改正之。且前後不從本經之調治者，計十有一條，豈差誤之過半耶，學人當從氣交中求之。

◎五音人之同調

太宮與上角，同右足陽明上。

上節論右徵與少徵，調右手太陽上，左商與左徵，調左手陽明上者，論皮膚分肉之氣血，各分手足三陽之上下也。此復論手足三陽之經脈，有上下之相交者，各審其經而調之。上角者，足厥陰肝經也。厥陰肝脈，循喉嚨，入頏顙，連目繫，上出額，與督脈會於巔；足陽明之脈，起於鼻，交頞中，循髮際，至額顱，從大迎下人迎，循喉嚨，入缺盆。夫頏顙者，鼻內之上竅，在頞中之分，口鼻氣涕相通之竅也。足陽明與肝脈，交會於喉嚨頏顙額顱之間，是以太宮與上角，同調於足陽明也。

左角與太角，同左足陽明上。

足少陽之脈，上循於頭者，抵於䪼，下加足陽明之頰車，是足少陽與足陽明之脈絡相通，故左角與太角，同調足陽明上。

少羽與太羽，同右足太陽下。

太陽之上，寒水主之。少羽太羽屬水，故同調足太陽下。

左商與右商，同左手陽明上。

陽明之上，金氣主之。左商與右商屬金，故調手陽明上。以金氣應天，故從上。水氣在泉，故從下。又手多從上，足多從下也。

加宮與太宮，同左足少陽上。

加宮與太宮，比於足陽明也。足陽明之脈，上出於耳前者，會足少陽之客主人，是足陽明少陽之經脈，交通於上，故加宮與太宮，同調足少陽下。

質判與太宮，同左手太陽下。

質判屬火，宜調手太陽者也。木宮屬土，同調手太陽下者，手太陽之脈，循咽下膈抵胃，而所出之經脈，本於足陽明之巨虛上廉，是足陽明與手太陽之經脈，交通於下，故同調手太陽下。

判角與太角，同左足少陽下。

前章云：“太角之人，比於左足少陽，少陽之上遺遺然；判角之人，比於左足少陽，少陽之下推推然。”今同調足少陽下者，上下之相通也。以此經而調彼經者，論經氣之交通也。以本經而調本經者，論左右上下之相通也。

太羽與太角，同右足太陽上。

太羽屬水，宜調足太陽者也。太角屬木，同調足太陽上者，足太陽之脈，抵耳上角，交於足少陽之浮白率谷竅陰諸穴，是足太陽與足少陽之脈絡，交通於上，故太角同調足太陽上，此與二十一篇臂陽明有入頄遍齒節合參。

太角與太宮，同右足少陽上。（《靈樞·五音五味第六十五》）

太角屬木，宜調足少陽者也。太宮屬土，同調足少陽上者，足陽明之脈，上交於足少陽，足少陽之脈，上交於足陽明也。夫皮膚分肉之血氣，所以生鬚毛，溫肌肉，肥腠理，濡筋骨者，本於胃府水穀之精，從胃之大絡，出於藏府之經隧，而外滲於皮膚。是以前節論形中之氣血不足者，宜調此五味，此論脈中之血氣不足者，同調此五味也。夫左角與太角，同足陽明上者，少陽之脈，上交於陽明也。加宮與太宮，同足少陽下者，陽明之脈，上交於少陽也。今復以太角在上，少陽在下，而太宮居中，謂少陽之脈，交於陽明者，亦可謂之少陽；陽明之脈交於少陽者，亦可謂之陽明也。

◎視人五態迺治之

古之善用鍼灸者，視人五態迺治之，盛者寫之，虛者補之。

此結上文，而言善用鍼灸者，必視其五態而治之也。偏陽之人，瀉陽補陰，偏陰之人，瀉陰補陽。此言鍼合天地人三才之道，可以挽回天地陰陽之造化者也。宋衛公曰："陰陽之氣，皆從下而上，古之善灸者，能啟陰陽之氣以上行。"

太陰人之治

黄帝曰：治人之五態奈何？少師曰：太陰之人，多陰而無陽。其陰血濁，其衛氣濇，陰陽不和，緩筋而厚皮。不之疾寫，不能移之。

此言治太陰之人之有法也。多陰而無陽，與少陰之人，多陰而少陽者異矣。無陽則氣少，故血濁不清，而衛氣濇滯也。惟陰多，故陰血濁；惟無陽，故衛氣濇；惟多陰而無陽，故陰陽不和。氣少不行，故其筋緩。陰體重濁，故其皮厚。此陰陽不和之劇，不之疾瀉，不能移易也。

少陰人之治

少陰之人，多陰少陽，小胃而大腸，六府不調。其陽明脈小而太陽脈大，必審調之。其血易脱，其氣易敗也。

此言治少陰之人之有法也。在內者，五藏爲陰，六府爲陽，多陰少陽，故六府不調也。小胃，陽氣生於中焦，生陽之本不足，故足陽明之胃脈亦小。大腸，太陽之氣，生於水中，故手太陽之小腸脈亦大，寒水之氣盛也。此其多陰少陽者，以陽明爲五藏六府之海，小腸爲傳送之府，胃小則藏貯少而氣必微，小腸大則傳送速而氣不蓄，陽氣既少而又不蓄，則多陰少陽矣。多陰無陽，故不疾瀉其陰血，則陰陽不能移易。蓋陰陽不和，自不能交相廝守矣。必當審察而善調之，然其氣少不能攝血，故多致血易脱而氣易敗也。上節論在外之陰陽，此論在内之陰陽，蓋外有陰陽，而内有陰陽也。外不和，必因於内；内不和，必及於外。

太陽人之治

太陽之人，多陽而少陰，必謹調之，無脱其陰，而寫其陽。陰重脱者，易狂；陰陽皆脱者，暴死不知人也。

此言治太陽之人之有法也。惟少陰，故不可脱其陰；惟多陽，故當以瀉其陽。無脱其陰，而瀉其陽者，蓋陽爲陰之固，陰爲陽之守。陽氣生於陰中，陰重脱則陽亦脱矣。若陽氣太瀉，則陽至重脱，其病爲狂，若陰陽皆瀉，而至於脱，則當暴死不知人也。

少陽人之治

少陽之人，多陽少陰，經小而絡大，血在中而氣外，實陰而虚陽，獨寫其絡脈則強。氣脱而疾，中氣不足，病不起也。

此言治少陽之人之有法也。經脈深而屬陰，絡脈淺而屬陽，經脈爲裏，支而横者爲絡。小胃而大腸者，以上爲陽而下爲陰也。經小而絡大者，以裏爲陰而表爲陽也。血在中而氣外者，陰在内而陽在外，血爲陰而氣爲陽也。故少陽之人，多陽而絡大，少陰而經小也。惟絡脈大，故獨瀉其絡脈，則身強，若瀉之太過，以致氣脱而出速則中氣不足，病不能起也。

陰陽和平人之治

陰陽和平之人，其陰陽之氣和，血脈調。謹診其陰陽，視其邪正，安容儀，審有餘不足，盛則寫之，虚則補之，不盛不虚，以經取之。此所以調陰陽，别五態之人者也。（《靈樞·通天第七十二》）

此言治陰陽和平之人之有法也。陰陽之氣和，氣有陰陽也。血脈調謹，診其陰陽，血有陰陽也。視其邪正，安其容儀，形中之陰陽也。不盛不虚以經取之者，言本無盛虚之可據，而或有邪正之不調者，但求所在之經以取其病也。

◎補寫之法（一）

帝曰：補寫奈何？岐伯曰：此攻邪也。疾出以去盛血，而復其眞氣。此邪新客，溶溶未有定處也。推之則前，引之則止，逆而刺之，溫血也。刺出其血，其病立已。（《素問·離合眞邪論第二十七》）

夫邪氣盛，則精氣奪，將先固正氣而補之乎，抑先攻邪氣而瀉之耶？伯言此宜先攻其邪也，疾出其鍼以去其盛滿之血，則邪病自去，邪病去而眞氣即復矣。若先補之，則血下得散，而邪不得出也。溶溶，流貌。言邪之新客於經脈之中，溶溶流轉，未有定處，推之則前，引之則止，蓋流動而易瀉者也。若逆而刺之，是謂內溫，血不得散，氣不得出也。甚言其瀉邪之妙，刺出其血，其病立已，邪病已去而眞氣即復。

◎補寫之法（二）

帝曰：補寫奈何？岐伯曰：氣有餘，則寫其經隧，無傷其經，無出其血，無泄其氣；不足，則補其經隧，無出其氣。（《素問・調經論第六十二》）

氣，謂榮氣也。經隧，大絡也。五藏之所以出血氣者也。瀉其經隧者，謂察其有餘之脈，瀉其邪氣而已；無傷其大經，出其血，泄其正氣，此刺氣之法也。有餘尚爾，不足可知矣。

◎補寫之法（三）

帝曰：補寫奈何？岐伯曰：血有餘，則寫其盛經，出其血；不足，則視其虛經，內鍼其脈中，久留而視，脈大，疾出其鍼，無令血泄。（《素問・調經論第六十二》）

血有餘則盛經滿溢，故當瀉而出之。不足則察其經之虛者，內鍼補之。然補虛之法，必留鍼以候氣，所謂如待所貴，不知日暮者是也。留鍼既久，但視其脈已大，是氣已至，則當疾出其鍼矣。血去則愈虛，故無令血泄也。

◎補寫之法（四）

岐伯曰：天地相感，寒暖相移，陰陽之道，孰少孰多？陰道偶，陽道奇。發於春夏，陰氣少，陽氣多，陰陽不調，何補何寫？發於秋冬，陽氣少，陰氣多，陰氣盛而陽氣衰，故莖葉枯槁，濕雨下歸，陰陽相移，何寫何補？奇邪離經，不可勝數，不知根結，五藏六府，折關敗樞，開闔而走，陰陽大失，不可復取。九鍼之玄，要在終始。故能知終始，一言而畢；不知終始，鍼道咸絕。（《靈樞・根結第五》）

天地陰陽之道，有相感則有相移，有相移則有相勝，而孰多孰少，斯不齊矣。欲求其道，則陰陽有奇偶之分。奇者數之單，如一三五七九是也。偶者數之拆，如二四六八十是也。奇得其清，偶得其濁，所以成陰陽之象數。四時之氣，陰陽各有盛衰，人氣隨之，故治法當分補瀉。奇邪，弗常之邪也。離經，流傳無定也。下者爲根，上者爲結。疾之中人，不可勝數，而治之者，當審根結之本末，察藏府之陰陽，明開闔樞之淺深出入，斯得其要，否則敗折其關樞，走失其陰陽，不可復取矣。終始，本末也，即下文根結開闔之義。有《終始》，所載者皆鍼道，故不知終始，鍼道咸絕。

◎補寫之法（五）

所謂氣至而有效者，寫則益虛，虛者，脈大如其故而不堅也。堅如其故者，適雖言故，病未去也。補則益實，實者，脈大如其故而益堅也。夫如其故而不堅者，適雖言快，病未去也。故補則實，寫則虛，痛雖不隨鍼，病必衰去。必先通十二經脈之所生病，而後可得傳於終始矣。故陰陽不相移，虛實不相傾，取之其經。（《靈樞·終始第九》）

此言補瀉三陰三陽之氣，必俟經脈和調。所謂終始者，經脈爲紀也。瀉者，瀉其盛而益其虛也。堅，實也。虛者，大如其故而不堅也。若堅如其故者，適雖言故已和調，而所生之病未去也。補者，所以益實也。實者，脈大如其故而益堅也。夫如其故而不堅者，適雖言快，廼陰陽之氣和而快，然經脈之病未去也。蓋始在三陰三陽之是動，漸及於經脈之所生，故所謂氣至而有效者，鍼在三陰三陽之氣分，經脈雖不隨鍼，而經脈之病必衰去，經氣之相應也。故必先通十二經脈之所生病，而後可傳於終始矣。故陰陽不相移，虛實不相傾，言陰陽之氣，無虛實之傾，移則當取之其經，所謂不虛不實，以經取之。蓋言陰陽之氣，已無虛實，則脈應和調矣。脈不調者，所生病也，故當取之其經。故曰“脈大如其故者”，謂陰陽之氣，已如其故，而無盛虛。堅不堅者，經脈所生之病尚未平也。是以先爲是動，後病所生，此因氣以及經也。

◎補寫之治（六）

陰盛而陽虛，先補其陽，後寫其陰而和之。陰虛而陽盛，先補其陰，後寫其陽而和之。（《靈樞·終始第九》）

此言陰經陽經之補瀉，其法當有先後也。夫脈口盛而六陰爲病，是陰經盛而陽經虛也，然必先補其陽，而後瀉其陰以和之；人迎盛而六陽爲病，是陽經盛而陰經虛也，必先補其陰，而後瀉其陽以和之。蓋邪氣雖當去，而尤以扶正氣爲先也。

◎補寫之法（七）

黄帝曰：補寫奈何？岐伯曰：徐入徐出，謂之導氣。補寫無形，謂之同精。是非有餘不足也，亂氣之相逆也。黄帝曰：允乎哉道！明乎哉論！請著之玉版，命曰《治亂》也。（《靈樞·五亂第三十四》）

凡行鍼補瀉，皆貴和緩，故當徐入徐出，在導氣復元而已。然補者導其正氣，瀉者導其邪氣，總在保其精氣耳，故曰補瀉無形，謂之同精。言本篇之法，非爲有餘不足而設，特以亂氣相逆，但宜導治之如是耳。

◎補寫之法（八）

宛陳則除之者，去血脈也。邪盛則虛之者，言諸經有盛者，皆寫其邪也。徐而疾則實者，言徐內而疾出也。疾而徐則虛者，言疾內而徐出也。言實與虛若有若無者，言實者有氣，虛者無氣也。察後與先若亡若存者，言氣之虛實，補寫之先後也，察其氣之已下與常存也。爲虛與實若得若失者，言補者佖然若有得也，寫則怳然若有失也。（《靈樞·小鍼解第三》）

此云瀉其邪，與出鍼勿按義同。此二句釋義其用似反，當以《鍼解》者爲得。已下，言已退也。此釋與下編不同，其義皆通。佖，滿也。怳，惚也。

◎補寫之時者與氣開闔相合也

補寫之時者，與氣開闔相合也。（《素問·鍼解第五十四》）

氣當時刻謂之開，已過未至謂之闔。時刻者，然水下一刻，人氣在太陽；水下二刻，人氣在少陽；水下三刻，人氣在陽明；水下四刻，人氣在陰分。水下不已，氣行不已，如是則當刻者謂之開，過刻及未至者謂之闔也。《鍼經》曰："謹候其氣之所在而刺之，是謂逢時。"此所謂補瀉之時也。《新校正》云："詳自篇首至此，文出《靈樞經》《素問》解之，互相發明也。《甲乙經》云：'補瀉之時，以鍼爲之者。'此脫此四字也。"

◎寫之鍼法

吸則內鍼，無令氣忤。靜以久留，無令邪布。吸則轉鍼，以得氣爲故。候呼引鍼，呼盡廼去。大氣皆出，故命曰寫。（《素問·離合眞邪論第二十七》）

此言呼吸補瀉之法也。吸則內鍼，瀉其實也。蓋吸則氣至而盛，迎而奪之，其氣可泄，所謂刺實者，刺其來也。去其逆氣，故令無忤。前氣未除，後氣將至，故當靜留其鍼，俟而瀉之，無令邪氣復布也。邪氣未泄，候病者再吸，廼轉其鍼。轉，搓轉也，謂之催氣。得氣爲故，以鍼下得氣之故爲度也。入氣曰吸，出氣曰呼。引，引退也。去，出鍼也。候呼引至其門，則氣去不能復聚；呼盡廼離其穴，則大邪之氣隨泄而散，經氣以平，故謂之瀉。《調經論》曰："瀉實者氣盛廼內鍼。"鍼與氣俱內，以開其門，如利其戶，鍼與氣俱出，精氣不傷，邪氣廼下，外門不閉，以出其疾，搖大其道，如利其路，是謂大瀉，必切而出，大氣廼屈。

◎寫實之鍼法

帝曰：血氣以竝，病形以成，陰陽相傾，補寫奈何？岐伯曰：寫實者，氣盛廼內鍼，鍼與氣俱內，以開其門，如利其戶；鍼與氣俱出，精氣不傷，邪氣廼下，外門不閉，以出其疾；搖大其道，如利其路。是爲大寫，必切而出，

大氣迺屈。（《素問·調經論第六十二》）

此復論補瀉其虛實焉。虛實者，謂竝者爲實，無者爲虛；邪氣盛則實，精氣奪則虛。氣盛者，謂所竝之氣，所受之邪盛也。蓋候病氣至而內鍼也。鍼與氣俱內者，隨正氣而深之也。以開其門利其戶者，開其門而伏其精氣於內也。鍼與氣俱出者，同病氣俱出也。《鍼經》云："客者，邪氣也。在門者，邪循正氣之所出入也。"是以瀉邪當先歸伏其正氣，而後引邪以出其門，則精氣不傷，而邪氣迺下，故外門勿閉，以出其邪，搖大其鍼孔，如利其所出之道路，是謂大瀉。切，急也。屈，降也。大氣，大邪之氣也。此論瀉邪之中，而兼用內正之法也。

◎補之鍼法

帝曰：不足者補之，奈何？岐伯曰：必先捫而循之，切而散之，推而按之，彈而怒之，抓而下之，通而取之，外引其門，以閉其神，呼盡內鍼，靜以久留，以氣至爲故。如待所貴，不知日暮。其氣以至，適而自護。候吸引鍼，氣不得出，各在其處，推闔其門，令神氣存，大氣留止，故命曰補。（《素問·離合眞邪論第二十七》）

先以手捫摸其處，欲令血氣溫舒也。次以指切捺其穴，欲其氣之行散也。再以指揉按其肌膚，欲鍼道之流利也。以指彈其穴，欲其意有所注則氣必隨之，故脈絡䐜滿如怒起也。用法如前，然後以左手爪甲掐其正穴，而右手方下鍼也。抓，爪同。下鍼之後，必候氣通以取其疾。門，穴門也，此詳言用補之法也。呼盡則氣出，氣出內鍼，追而濟之也，故虛者可實，所謂刺虛者刺其去也。靜以久留，以候氣至，如待貴人，毋厭毋忽也。以，已同。適，調適也。護，愛護也。《寶命全形論》曰："經氣已至，慎守勿失。"即此謂也。候吸引鍼則氣充於內，推闔其門則氣固於外，神存氣留故謂之補。《調經論》曰："補虛者，持鍼勿置，以定其意，候呼內鍼，氣出鍼入，鍼空四塞，精無從去，方實而疾出鍼，氣入鍼出，熱不得還，閉塞其門，邪氣布散，精氣迺得存，動氣候時，近氣不失，遠氣迺來，是謂追之。"

◎補虛之鍼法

帝曰：補虛奈何？岐伯曰：持鍼勿置，以定其意，候呼內鍼，氣出鍼入；鍼空四塞，精無從去；方實而疾出鍼，氣入鍼出；熱不得還，閉塞其門；邪氣布散，精氣迺得存；動氣候時，近氣不失；遠氣迺來，是謂追之。（《素問·調經論第六十二》）

持鍼勿置，謂持鍼在手，勿置之意外，以定其迎隨之意，候其呼出而內鍼，氣出而鍼入，鍼空勿搖，使精氣無從而去，候正氣方實，而疾出其鍼，使正氣內入，而鍼即外出，則熱邪不得還入於內，內之氣門已閉，則邪氣布散於外，而精氣迺得存矣。鍼下動氣，候時而至，使淺近之氣，不散失於外，深遠之氣，來復於其閒，是謂追而濟之之法也。此補正之中，兼瀉散其邪，蓋邪之所湊，其正廼虛也。夫先追實其正氣，次散其邪，再候其時，而使精氣來復，迎之隨之，得出入補瀉之妙，而後能調其經焉。

◎虛盛之治

凡候此者，下虛則厥，下盛則熱；上虛則眩，上盛則熱痛。故石者，絕而止之；虛者，引而起之。(《靈樞·衛氣第五十二》)

虛實者，謂十二絡脈之血氣，有虛而有實也。下虛下盛者，虛實之在本也，是以下虛則厥，下盛則熱。上虛上盛者，虛實之在標也，是以上虛則眩，上盛則熱痛。故石者絕而止之，謂絕之於下，而止之盛於上也。虛者引而起之，謂引之於上而起之出於下也。此候手足之十二絡脈，上出於頭氣胷氣之街者也。夫絕者，絕其經脈之血氣，溢於絡脈之中。起者，起其經脈之血氣，而引出於氣街也。此蓋以申明血脈之貫通，非補瀉之謂也。

◎虛實補寫之法

所謂虛則實之者，氣口虛而當補之也。滿則泄之者，氣口盛而當寫之也。(《靈樞·小鍼解第三》)

此與《鍼解》皆釋前篇之義，但此以氣口言虛實，彼以鍼下氣至言虛實，義雖若異，然互有發明，皆當察也。

◎刺虛實之鍼法（一）

帝曰：何如而虛？何如而實？岐伯曰：刺虛者須其實，刺實者須其虛。經氣已至，慎守勿失，深淺在志，遠近若一，如臨深淵，手如握虎，神無榮於眾物。(《素問·寶命全形論第二十五》)

《玉機眞藏論》此言刺虛刺實，以虛與實爲候，而餘法皆當慎守也。凡刺病人之虛者，必待其實，即《鍼解論》之所謂"陽氣隆至，鍼下熱廼去鍼也"。凡刺病人之實者，必待其虛，即《鍼解論》之所謂"留鍼，陰氣隆至，廼去鍼也"。正以待其各經之氣已至，或虛或實，然後去鍼，此廼慎守其法而勿失，即《鍼解論》之所謂"勿變更也"。不惟是也，病之或淺或深，在吾志以運之，即《鍼解論》之所謂"知病之內外也"。氣來或遠或近，正與病之深淺而若一，即《鍼解論》之所謂"深淺其候等也"。用鍼之際，始終慎守，如臨深淵，心不敢墮，如握虎然，手不敢肆，自始時治神，以迄於今，其神專一凝靜，無敢榮榮於眾物，即《鍼解論》之所謂"靜志以觀病人，無左右視也"。斯則用鍼之法，無有不全，始可乘其已虛已實而出鍼矣。

◎刺虛實之鍼法（二）

入實者，右手開鍼空也；入虛者，左手閉鍼空也。（《素問·刺志論第五十三》）

大凡用鍼之法，右手持鍼，左手掐穴，方其入鍼瀉實之時，則左手掐穴，開鍼空以瀉之；及其去鍼補虛之時，則左手閉穴，開鍼空以補之。先治僞實，而後補眞虛，此要法也。然則今之用藥者，亦惟瀉實補虛如鍼法耳，蓋理之可類推者也。

◎刺虛實之鍼法（三）

黄帝問曰：願聞《九鍼》之解，虛實之道。岐伯對曰：刺虛則實之者，鍼下熱也，氣實廼熱也。滿而泄之者，鍼下寒也，氣虛廼寒也。菀陳則除之者，出惡血也。邪盛則虛之者，出鍼勿按。徐而疾則實者，徐出鍼而疾按之。疾而徐則虛者，疾出鍼而徐按之。（《素問·鍼解第五十四》）

此詳解鍼法之義也。《九鍼》有所謂刺虛則實之也，言氣口虛而當補之也，補之者，即刺虛須其實，候其陽氣隆至，鍼下既熱，廼去鍼也，蓋氣實廼熱，此補法也。滿而泄之者，言氣口盛而當瀉之也，瀉之者，即刺實須其虛，候其陰氣隆至，鍼下已寒，廼去鍼也。蓋氣虛廼寒也，寒者涼也。菀陳則除之者，正以菀者，積也；陳者，久也；除者，去也。言絡脈之中血積而久者，去其血脈以出惡血也。邪盛則虛之者，言諸經邪氣之盛者，皆瀉其邪，出鍼之時，勿按其穴，令邪氣之發泄也。此上皆瀉法也。徐而疾則實者，言得經氣已久，廼徐出之，然鍼既出穴，則速按之，故人之正氣不泄而實矣，此補法也。其疾而徐則虛者，言鍼既入穴，已至於經脈，即疾出之，然鍼既出穴，則徐按之，而人之邪氣泄之而虛矣，此瀉法也。徐而疾則實者，言得經氣已久，廼徐出之，然鍼既出穴，則速按之，故人之正氣可不泄而實矣，此補法也。《小鍼解》曰："徐而疾則實者，言徐納而疾出也。"則以入鍼爲徐，而不以出鍼爲徐，與此解不同。疾而徐則虛者，言鍼既入穴，已至於經脈，即提出之，然鍼既出穴，則徐按之，而人之邪氣，可泄之而虛矣，此瀉法也。《小鍼解》曰："疾而徐則虛者，言其疾緗而徐出也。"亦與此不同。

◎刺虛實之鍼法（四）

言實與虛者，寒溫氣多少也。若有若無者，疾不可知也。察後與先者，知病先後也。爲虛與實者，工勿失其法。若得若失者，離其法也。虛實之要，九鍼最妙者，爲其各有所宜也。（《素問·鍼解第五十四》）

言實與虛者，鍼下寒而氣少者爲虛，邪氣已去也。鍼下熱而氣多者爲實，正氣已復也。若無若有者，其寒溫多少，至疾而速，正恍惚於有無之閒，眞不可易知也。《小鍼解》曰："言實與虛若有若無者，言實者有氣，虛者無氣也。"察後與先者，言知病之虛實先後，然後施以補瀉之法也。此下當有“若存若亡”之解，《小鍼解》曰：“察後與先，若亡若存者，言氣之虛實，補瀉之先後也，察其氣之已下與常存也。”爲虛與實者，言醫工實則虛之，虛則實之，勿失補瀉之法也。若得若失者，言醫工自離其法，誤施補瀉，若有所得，其實若有所失也。《小鍼解》曰：“爲虛與實，若得若失者，言補者佖然若有得也，瀉則怳然若若失也。”義與此亦異。夫虛實之要，九鍼最妙，爲其各有所宜也。熱在頭身，宜鑱鍼；肉分氣滿，宜圓鍼；脈氣虛少，宜鍉鍼，瀉熱出血，發洩固病，宜鋒鍼；破癰腫，出膿血，宜鈹鍼；調陰陽，去暴痹，宜圓利鍼；治經絡中痛痹，宜毫鍼；痹深居骨解腰脊節腠之間，宜長鍼；虛風舍於骨解皮膚之間，宜大鍼。

◎刺虛實之鍼法（五）

刺實須其虛者，留鍼，陰氣隆至，迺去鍼也；刺虛須其實者，陽氣隆至，鍼下熱，迺去鍼也。（《素問·鍼解第五十四》）

刺實須其虛者，留鍼，所以候氣也。陰氣隆至，鍼下寒也，陽氣已退，實者虛矣；陽氣隆至，鍼下熱也，元氣已復，虛者實矣。俱當候其氣至而後迺可去鍼。

◎刺虛實之鍼法（六）

補須一方實，深取之，稀按其痏，以極出其邪氣；一方虛，淺刺之，以養其脈，疾按其痏，無使邪氣得入。邪氣來也緊而疾，穀氣來也徐而和。脈實者，深刺之，以泄其氣；脈虛者，淺刺之，使精氣無得出，以養其脈，獨出其邪氣。（《靈樞·終始第九》）

此言補瀉之法，所以出其邪氣而復其正氣也。補瀉之法，須待其一時方實，則行瀉法，當深其鍼以取之，少按其痏，以極出其邪氣。一時方虛，當淺其鍼以取之，以養其正氣之脈，且急按其痏，無使邪氣又得而入也。蓋邪氣之來，其鍼下必緊而疾，穀氣之來，其鍼下必徐而和，可得而驗者也。況病之虛實，係於脈之虛實，故即脈之虛實，以爲刺之深淺，而泄其邪氣，養其正氣焉耳。

◎刺虛實之鍼法（七）

刺虛者，刺其去也；刺實者，刺其來也。（《靈樞·寒熱病第二十一》）

此總論陰陽寒熱之不調，因邪正虛實之有礙也。虛者正氣之不足，實者邪氣之有餘，蓋邪氣實則正氣虛矣。故刺虛者，刺其氣之方去，所謂追而濟之也。刺實者，刺其氣之方來，所謂迎而奪之也。迎之隨之，以意和之，可使氣調，可使病已也。

◎臨深決水之治

黄帝曰：臨深決水，奈何？岐伯曰：血清氣濁，疾寫之，則氣竭焉。黄帝

曰：循掘決衝奈何？岐伯曰：血濁氣濇，疾寫之，則經可通也。（《靈樞·逆順肥瘦第三十八》）

氣濁當作氣滑。此言臨深決水，循掘決衝之義也。所謂臨深決水者，正以比人之血清氣滑者，疾瀉之，而邪氣遂竭，猶之臨深淵以決放其水，不用功力而水可竭也。所謂循掘決衝者，正以此人之血濁氣濇者，疾瀉之，而經脈可通，猶之循其所掘之處，仍用力以並掘之，而水可通也。皆指瀉法而言，而自然之妙，寓其中矣。

◎大數之治

通其滎俞，廼可傳於大數。大數曰：盛則徒寫之，虛則徒補之，緊則灸刺且飲藥，陷下則徒灸之，不盛不虛以經取之。所謂經治者，飲藥，亦曰灸刺。脈急則引，脈大以弱，則欲安靜，用力無勞也。（《靈樞·禁服第四十八》）

此申明約束爲一之道。通其滎俞者，謂血氣之相合，從滎俞而溜注於脈也。大數者，謂合一之道，通天道也。故知其大數，則曰盛則徒瀉之，虛則徒補之，陷下則徒灸之。蓋謂氣盛者宜瀉，氣虛者宜補，氣陷下者宜灸。今氣與血合，渾束爲一，有病者則當取之於經，氣盛於脈中者，又當引而伸之，血氣和平而相合者，則欲安靜調養，是徒瀉，徒補，徒灸也。所謂經治者，飲藥，亦曰灸刺，此病入於經，所當以經治之。脈急則引者，陰陽偏盛之氣，並於脈中，故脈數急，又當引而伸之，蓋囊滿勿約則輸泄矣。若脈大以弱者，此平和之氣，與血相合而已。和調則欲安靜以調養，無用力以傷其血脈，無煩勞以傷其氣也。此篇假人迎氣口之盛躁，以明氣血之合一，故曰脈急則引者，先言盛躁之氣而合於脈中也。繼言脈大以弱者，廼平和之氣血，渾束於一也。氣併於脈中，故脈大，血氣和調，故柔耎也。《外揣》論渾束爲一，而合於天道，天地有外內上下之氣交，若司外可以揣內，司內可以揣外，此天地之合一也。此篇論陰陽六氣，與血脈渾束爲一，應司天在上，在泉在下，如水鏡之察，不失其形，此水天之合一也。脈中有著血者，亦宜灸，故曰“亦”。

◎終始之治

凡刺之道，畢於《終始》。明知《終始》，五藏爲紀，陰陽定矣。陰者主藏，陽者主府。陽受氣於四末，陰受氣於五藏。故寫者迎之，補者隨之。知迎知隨，氣可令和。和氣之方，必通陰陽。五藏爲陰，六府爲陽。（《靈樞·終始第九》）

此論人之藏府陰陽，經脈氣血，本於天地之所生，有始而有終也。《五運行論》曰：“東方生風，風生木，木生酸，酸生肝。南方生熱，熱生火，火生苦，苦生心。”夫風寒暑濕燥熱，天之六氣也，木火土金水，地之五行也。天食人以五氣，地食人以五味，是天之六氣，化生地之五行五味，五行五味以生人之五藏。五藏內合六府，以應地之五行，外合六經，以應天之六氣。故曰："明知終始，五藏爲紀。"謂人之五藏，本於五行之化也。請言終始，經脈爲紀，平與不平，天道畢矣。謂人之經脈，應天之六氣也。末結曰："太陽之脈，其終也，戴眼反折；太陰終者，腹脹不得息。"是人之陰陽血氣，始於地之五行，天之六氣所生，而終於地之六經，天之六氣也。故曰："其生五，其數三。"謂生於五行，而終於三陰三陽之數也。陰者主藏，陽者主府，藏府陰陽之相合也。陽受氣於四末，陽受天氣於外也；陰受氣於五藏，陰受地氣於內也。故瀉者迎之，迎陰氣之外出也；補者隨之，追陽氣之內交也。故曰："知迎知隨，氣可令和，和氣之方，必通陰陽。"

◎病之始起可刺而已

故曰：病之始起也，可刺而已；其盛，可待衰而已。故因其輕而揚之，因其重而減之，因其衰而彰之。(《素問·陰陽應象大論第五》)

此下皆言治法也。凡病之始起者，邪必在經絡，故可刺之而已。及其既盛，則必待其盛勢衰退而後已。已者，止鍼止藥之謂，即《五常政大論》所謂十去其八、十去其九之意。輕者浮於表，故宜揚之。揚者，散也。重者實於內，故宜減之。減者，瀉也。衰者氣血虛，故宜彰之。彰者，補之益之而使氣血復彰也。於此三者，而表裏虛實之治盡之矣。

◎久病之刺

久病者，邪氣入深。刺此病者，深內而久留之，閒日而復刺之，必先調其左右，去其血脈，刺道畢矣。(《靈樞·終始第九》)

久遠之疾，其氣必深，鍼不深則隱伏之病不能及，留不久則固結之邪不得散也。一刺未盡，故當閒日復刺之。再刺未盡，故再閒日而又刺之，必至病除而後已。然當先察其在經在絡，在經者直刺其經，在絡者繆刺其絡，是謂調其左右，去其血脈也。

◎法天則地合以天光

黄帝問曰：用鍼之服，必有法則焉，今何法何則？岐伯對曰：法天則地，合以天光。帝曰：願卒聞之。岐伯曰：凡刺之法，必候日月星辰四時八正之氣，氣定廼刺之。是故天溫日明，則人血淖液而衛氣浮，故血易寫，氣易行；天寒日陰，則人血凝泣而衛氣沈。月始生，則血氣始精，衛氣始行；月郭滿，則血氣實，肌肉堅；月郭空，則肌肉減，經絡虛，衛氣去，形獨居。是以因天時，而調血氣也。是以天寒無刺，天溫無凝，月生無寫，月滿無補，月郭空無治，是謂得時而調之。因天之序，盛虛之時，移光定位，正立而待之。故曰：月生而寫，是謂藏虛；月滿而補，血氣揚溢，絡有留血，命曰重實；月郭空而治，是謂亂經。陰陽相錯，眞邪不別，沈以留止，外虛內亂，淫邪

廼起。（《素問·八正神明論第二十六》）

服，事也。法，象也。則，準也，約也。法天則地，合以天光，謂合日月星辰之行度。候日月者，謂候日之寒溫，月之空滿也。星辰者，謂先知二十八宿之分，應水漏刻者也。略而言之，常以日加之於宿上，則知人氣在太陽否，日行一舍，人氣在三陽與陰分矣。細而言之，從房至畢十四宿，水下五十刻，半日之度也。從昴至心亦十四宿，水下五十刻，終日之度也。是故從房至畢者爲陽，從昴至心者爲陰，陽主晝，陰主夜也。凡日行一舍，故水下三刻與七分刻之四也。《靈樞經》曰："水下一刻，人氣在太陽；水下二刻，人氣在少陽；水下三刻，人氣在陽明；水下四刻，人氣在陰分。水下不止，氣行亦爾。"又曰："日行一舍，人氣行於身一周與十分身之八；日行二舍，人氣行於身三周與十分身之六；日行三舍，人氣行於身五周與十分身之四；日行四舍，人氣行於身七周與十分身之二；日行五舍，人氣行於身九周。"然日行二十八舍，人氣亦行於身五十周與十分身之四，由是故必候日月星辰也。四時八正之氣者，謂四時正氣，八節之風，來朝於太乙者也。謹候其氣之所在而刺之，氣定廼刺之者，謂八節之風氣靜定，廼可以刺經脈，調虛實也。故《曆忌》云："八節前後各五日，不可刺灸，兇。"是則謂氣未定，故不可灸刺也。八正者，八節之正氣也。四立、二分、二至，曰八正。是故天溫日明，天之陽氣盛矣，而吾人之血淖溢，故血易瀉；衛氣浮，故氣易行。此則可以用鍼之時，所以天溫無凝也。凝者，不使其血氣復凝結也。天寒日陰，天之陰氣盛矣，而吾人之血凝濇，衛氣沈，所以天寒無刺也，刺者補瀉皆不可也。月始生者，上下二弦之時，吾人之血氣始精，衛氣始行，所以月生無瀉也。苟日月生而瀉，是謂藏氣益虛耳；朔望之日，月郭正滿，月之四周爲郭，猶城郭之郭。吾人之血氣實，肌肉堅，所以月滿無補也。苟月滿而補，則血氣揚溢，絡有留血，是謂藏氣重實也。《歲露論》云："月滿則海水西盛，人血氣積，肌內充，皮膚致，毛髮堅，腠理郄，煙垢著。"兩弦之前，月郭正空，吾人之肌肉減，經絡虛，衛氣去，形獨居，所以月郭空無治其病也。苟月郭空而治，是謂亂經。《歲露論》云："月郭空，則海水東盛，人氣血虛，其衛氣去，形獨居，肌肉減，皮膚縱，腠理開，毛髮殘，膲理薄，煙垢落。"故陰陽諸經，至於相錯，眞邪二氣，無所分別，反致沈以留止，而外虛內亂，淫邪廼起矣。由此觀之，則用鍼以天溫日明爲主；而欲行瀉法，宜於朔望月滿之時；欲行補法，宜於兩弦初生之際；若天寒日陰，月郭正空，皆不可用鍼也。蓋陰陽榮衛皆虛，正不勝邪，則邪留不去，而正氣反錯亂矣。氣失紀，故淫邪起。

◎陰陽之刺（一）

黃帝曰：治之奈何？岐伯曰：清者其氣滑，濁者其氣濇，此氣之常也。故刺陰者，深而留之；刺陽者，淺而疾之；清濁相干者，以數調之也。（《靈樞·陰陽清濁第四十》）

此又以鍼下之氣，言清濁陰陽也。清者氣滑，鍼利於速；濁者氣濇，鍼利於遲。陰者在裏，故宜深而留之；陽者在表，故宜淺而疾之。其或清中有濁，濁中有清，廼爲清濁相干，當察其孰微孰甚，而酌其數以調之也。

◎陰陽之刺（二）

黄帝曰：刺其諸陰陽，奈何？岐伯曰：按其寸口人迎，以調陰陽，切循其經絡之凝澀，結而不通者，此於身皆有痛痹，甚則不行，故凝澀。凝澀者，致氣以溫之，血和廼止。其結絡者，脈結血不行，決之廼行。故曰：氣有餘於上者，導而下之；氣不足於上者，推而休之；其稽留不至者，因而迎之。必明於經隧，廼能持之。寒與熱爭者，導而行之；其宛陳血不結者，則而予之。必先明知二十五人，則血氣之所在，左右上下，刺約畢也。（《靈樞・陰陽二十五人第六十四》）

此言手足三陰三陽，皮膚分肉閒之氣血，皆從藏府之經隧，而外出於形身者也。蓋二十五變之形者，皮脈肉筋骨也。是以上節論脈之血氣，此節論皮肉筋骨之氣血焉。諸陰陽者，足之少陰太陰厥陰，手之少陰太陰，以應五音五行之人也。手之太陽陽明，足之少陽太陽陽明，以應左右太少，二十五變之人也。諸陰陽之血氣，所以充膚熱肉，滲澤皮毛，肥腠理，濡筋骨者，皆從本藏本府之經隧，而出於孫絡皮膚，各併本經之脈絡，以分界畔。此非經脈之血氣，故當按其寸口人迎，以知陰陽之有餘不足而調之。切循其經絡之凝濇，結而不通者。此於形身中，皆有邪痹於皮肉筋骨之閒，甚則留而不行，以致經絡之血氣有所凝濇。蓋充膚熱肉之氣血，從內之經隧，而外出於孫絡皮膚，此因邪閉於絡脈之外，氣血不得外行，以致凝濇於經絡而不行，當致諸陽之氣以溫之，則寒痹解，而血得以和於外矣。其結絡者，血氣留結於脈內，以致脈結而血不行，又當決之使行。蓋邪閉於皮腠，而致經絡之凝濇者，當理其氣血，結於脈絡者，當決其血也。故曰："氣有餘於上者，導而下之；不足於上者，推而上之。"蓋氣血之出於皮膚，而又有上下有餘不足之分者，因絡脈所出於上下，有疏通阻滯之不同也。其有稽留於經絡中而不至者，因而迎之，此必明於經隧，廼能持之。經隧者，五藏六府之大絡也。胃海所出之氣血，而佈散於天下者，從藏府之大絡，而出於孫絡皮膚。大絡雖與經脈繆處，然上下左右與經相干，而佈於四末，蓋並經而外出於皮部，各隨本經之脈以分界限。是以足陽明之上，血氣盛則髯美長；足太陽之上，血氣盛則美眉也。寒與熱爭者，陰陽之血氣混亂也，故當導而行之，使各歸於本部。蓋手足三陰三陽之血氣，行於皮膚分肉之閒，如不分界畔，則混亂交爭矣。宛陳者，陳莝之物，宛積於腸胃之內，以致血氣不至，此不因於血結於脈絡而不通，故當則而予之。蓋用逐陳莝之法則，而予奪之也。此手足三陰三陽之血氣，本於胃府之所生，從經隧而外出。故必先明知二十五人，則血氣之所在，左右上下，刺之約法畢矣。如知少宮太宮之人，則知比於足之陽明，而足陽明之脈，其上行者，挾口環脣，則知經隧之絡脈，亦絡於口脣，而皮膚之氣血，亦分部於口脣也。此“皆”爲痛痹之“皆”字，照應“氣有餘於上或不足於上”，蓋十二經隧之絡脈孫絡，與十二藏之經脈絡脈，並行於形身之上下，若此身中皆爲痛痹，則十二經隧之絡脈，皆爲之不通。如止痹於足陽明之上，則陽明之上氣不足，而下氣有餘矣；若止痹於足陽明之下，則陽明之下氣不足，而上氣有餘矣。痹在陽明之部分，則知陽明之氣血結而不通，又不涉於諸陰陽之絡矣。此蓋假痛痹以申明皮膚分肉之氣血，各並本經而出，各從本經經脈所循之上下，而各分界畔者也。

◎陰陽之刺（三）

故曰：病在陰之陰者，刺陰之滎俞；病在陽之陽者，刺陽之合；病在陽之陰者，刺陰之經；病在陰之陽者，刺絡脈。（《靈樞·壽夭剛柔第六》）

此詳言病有陰陽，而刺之者必分陰陽也。是以病有在陰之陰者，即五藏有病，而在於筋骨，當刺陰經之滎俞，如刺手太陰肺經之魚際爲滎、太淵爲俞之類。病有在陽之陽者，即六府有病，而在於皮膚，當刺陽經之合，如刺手陽明大腸經曲池爲合之類。病有在陽之陰者，即六府有病，而在於筋骨，當刺陰經之經，如刺手太陰肺經經渠爲經之類。病有在陰之陽者，即五藏有病，而在於皮膚，當刺陽經之絡，如刺手陽明大腸經偏歷爲絡之類。

◎取陰陽而汗出之止法

臂太陰可汗出，足陽明可汗出，故取陰而汗出甚者，止之於陽；取陽而汗出甚者，止之於陰。（《靈樞·寒熱病第二十一》）

汗迺陰液，生於陽明。太陰主氣行於膚表，水津四佈迺氣化以通調，故臂太陰可汗出。水穀之津液，從腠理發泄，汗出溱溱，故足陽明可汗出。然汗液必由氣之宣發，氣得液而後能充身澤毛，故取陰而汗出甚者，止之於陽，取陽而汗出甚者，止之於陰，蓋陽爲陰之固，陰爲陽之守也。

◎治未病之刺

肝熱病者，左頰先赤；心熱病者，顏先赤；脾熱病者，鼻先赤；肺熱病者，右頰先赤；腎熱病者，頤先赤。病雖未發，見赤色者刺之，名曰治未病。（《素問·刺熱第三十二》）

聖人不治已病治未病，不治已亂治未亂，此之謂也。藏氣熱於內，必先見於色。病雖未發者，謂雖病而未與外熱交爭也。見其色而即刺之，名曰“刺未病”。言藏氣病而形未應者，當先刺之，勿使榮交而爲難治也。

◎邪客於臂掌間之刺

邪客於臂掌之間，不可得屈。刺其踝後，先以指按之痛，廼刺之，以月死生爲數，月生一日一痏，二日二痏，十五日十五痏，十六日十四痏。(《素問·繆刺論第六十三》)

踝後者，以兩踝言，踝中之後，則內關也。內關爲手厥陰之絡，故當取之。月之死生，隨日盈縮以爲數也。故自初一至十五，月日以盈，爲之生數，當日增一痏，一即一刺也，至十五日，漸增至十五痏矣。自十六至三十日，月日以縮，爲之死數，當日減一刺，故十六日止十四痏，減至月終，唯一刺矣。蓋每日一刺，以朔望爲進止也。

◎逆順五體之刺

黄帝曰：逆順五體者，言人骨節之小大，肉之堅脆，皮之厚薄，血之清濁，氣之滑濇，脈之長短，血之多少，經絡之數，余已知之矣，此皆布衣匹夫之士也。夫王公大人，血食之君，身體柔脆，肌肉耎弱，血氣慓悍滑利，其刺之徐疾淺深多少，可得同之乎？岐伯答曰：膏粱菽藿之味，何可同也？氣滑即出疾，其氣濇則出遲。氣悍則鍼小而入淺，氣濇則鍼大而入深。深則欲留，淺則欲疾。以此觀之，刺布衣者，深以留之；刺大人者，微以徐之。此皆因氣慓悍滑利也。(《靈樞·根結第五》)

此言人有貴賤，而刺法因以異也。五體者，即《陰陽二十五人》有五形之人也。布衣匹夫之士，其骨節有小大，肉有堅脆，皮有厚薄，血有清濁，氣有滑濇，脈有長短，血有多少，此皆經絡之數，大抵相類。至於王公大人，血食之君，身體肌肉耎弱，血氣慓悍滑利，必非賤者之可同也，其用鍼之徐疾淺深多少，可以同否？伯言貴者之用膏粱，賤者之用菽藿，難以同也。然當分而論之：凡氣滑者，則疾出其鍼；氣濇者，則遲出其鍼。氣悍者，則鍼小，而所入又淺；氣濇者，則鍼大，而所入又深。入鍼深者，則欲久留其鍼；入鍼淺者，則欲疾去其鍼。以此觀之：則刺布衣者，氣之濇者也，可以鍼大而深入，又當以久留其鍼也；刺大人者，氣之滑且悍者也，可以鍼小而入淺，又當徐以納之也。此皆因其氣之慓悍滑利，異於布衣之士耳。

◎形氣逆順之治

黄帝曰：形氣之逆順奈何？岐伯曰：形氣不足，病氣有餘，是邪勝也，急寫之；形氣有餘，病氣不足，急補之。形氣不足，病氣不足，此陰陽氣俱不足也，不可刺之。刺之則重不足，重不足則陰陽俱竭，血氣皆盡，五藏空虛，筋骨髓枯，老者絕滅，壯者不復矣。形氣有餘，病氣有餘，此謂陰陽俱有餘也，當寫其邪，調其虛實。故曰：有餘者寫之，不足者補之，此之謂也。故

曰：刺不知逆順，眞邪相搏，滿而補之，則陰陽四溢，腸胃充郭，肝肺內䐜，陰陽相錯；虛而寫之，則經脈空虛，血氣竭枯，腸胃㒤辟，皮膚薄著，毛腠夭膲，予之死期。故曰：用鍼之要，在於知調陰與陽，調陰與陽，精氣迺光，合形與氣，使神內藏。（《靈樞·根結第五》）

形氣，謂皮肉筋骨之形氣。病氣，謂三陰三陽之經氣，爲邪所病也。病氣之有餘不足者，陰陽血氣之虛實也。邪氣勝者急瀉之，血氣虛者急補之。刺者，所以取氣也，故陰陽氣俱不足者，不可刺之。血氣皆盡，五藏空虛者，血氣之內榮於五藏也。筋骨髓枯者，血氣之外濡於筋骨也。陰陽俱有餘者，當瀉其邪，調其虛實。蓋邪之所湊，其正必虛，故當瀉其邪，而兼調正氣之虛實也。滿而補之，則陰陽四溢，溢於外也。腸胃充郭，肝肺內䐜，溢於內也。外內皆溢，則陰陽相錯矣。㒤，虛怯也。辟，僻積也。血氣盛則充膚熱肉，血獨盛則澹滲皮膚，生毫毛。經脈空虛，血氣竭枯，是以腸胃㒤辟，皮膚薄著，毛腠夭膲，而可與之死期矣。調陰與陽，精氣迺光，陰陽精氣之相合也。合形與氣，使神內藏，形氣爲神之外固也。言能調其陰陽，則精神形氣外華而內藏矣。夫三陰三陽之經氣，有因於外邪所傷者，有因於五藏之病而變應於脈者。

◎神有餘不足之刺

帝曰：補寫奈何？岐伯曰：神有餘，則寫其小絡之血，出血勿之深斥，無中其大經，神氣迺平。神不足者，視其虛絡，按而致之，刺而利之，無出其血，無泄其氣，以通其經，神氣迺平。（《素問·調經論第六十二》）

血者，神氣也。小絡，孫絡也。瀉其小絡之血，出其血，則有餘之神氣自平。斥，推也。若深推而中其大經，則反傷其血氣矣。心主血脈，視其心之皮部，有虛絡者，按其穴而致其氣，刺其絡而利其血，無泄其血氣，以通其經脈，而神氣迺平矣。夫鍼刺之道，通利經脈，無泄其氣血，即所以補虛也。蓋血氣流通，而形神自生矣。人之爲病，因郁滯而成虛者，十居其半，醫者但知補虛，不知通利之中，更有補虛之妙用。

◎形有餘不足之治

帝曰：補寫奈何？岐伯曰：形有餘，則寫其陽經；不足，則補其陽絡。（《素問·調經論第六十二》）

陽經，陽絡，並胃之經絡也。故形之有餘，則當瀉足陽明胃經；形之不足，則當補足陽明胃絡。

◎志有餘不足之治

帝曰：補寫奈何？岐伯曰：志有餘，則寫然筋血者；不足，則補其復溜。（《素問·調經論第六十二》）

志有餘者，則瀉腎經之滎穴名然谷者，其筋有血，廼刺出之；志不足者，則補腎經之經穴名復溜者，無出血泄氣可也。

◎形氣病之先後外內之治

黄帝問於伯高曰：余聞形氣病之先後，外内之應奈何？伯高答曰：風寒傷形，憂恐忿怒傷氣。氣傷藏，廼病藏。寒傷形，廼應形。風傷筋脈，筋脈廼應。此形氣内外之相應也。黄帝曰：刺之奈何？伯高答曰：病九日者，三刺而已；病一月者，十刺而已。多少遠近，以此衰之。久痹不去身者，視其血絡，盡出其血。黄帝曰：外内之病，難易之治奈何？伯高答曰：形先病而未入藏者，刺之半其日；藏先病而形廼應者，刺之倍其日。此月内難易之應也。（《靈樞·壽夭剛柔第六》）

此言形氣與病之相應，而刺法有難易也。然刺之之法，病有九日，則三次刺之，而病可已；病有一月，則十次刺之，而病可已。其閒人之感病不同，日數各有多少遠近，以此大略，病三日而刺一次者之法，等而殺之。惟久痹而其身不能往來者，則視其血絡，盡出其血，不必拘於三日一刺之法也。然而病有内外，治有難易。風寒傷形，形先病，而未入藏者，其病尚在於表，猶甚淺也，刺之日數，一半而已。如病九日而刺二次，病一月而刺五次之謂也。憂恐喜怒傷氣，氣傷藏，而外形又應者，其病表裏皆然，殊爲深也，刺之日數，必加倍之。如病九日而刺三次，病一月而刺十次之謂也。此廼月内，病有多少遠近，而刺之有難易之應耳。

◎内閉不得溲之刺

厥逆……内閉不得溲，刺足少陰、太陽與骶上以長鍼。

此言不得溲者，而有刺之之法也。……内閉不得小便，當刺足少陰腎經、足太陽膀胱經，及腎脈之骶骨上。其骶骨上，宜用長鍼以刺之。《九鍼論》云："八曰長鍼，取於綦鍼，長七寸，主取深邪遠痹者也。"穴見前。

◎四時之刺（一）

故春刺散俞，及與分理，血出而止，甚者傳氣，閒者環也。

此遂言四時當各有所刺也。散俞，謂閒穴。分理，謂肌肉分理。甚者，病相剋爲甚，傳其所勝也。如心傳肺、肺傳肝之類。閒者，閒其所勝之藏，而傳於所生之藏也。如心當傳肺者，今閒其所勝之肺，而傳其所生之脾之類。《標本病傳論》曰："謹察閒甚，以意調之，閒者並行，甚者獨行。"蓋並者，並也，傳其所閒而病勢並行也；獨者，特也，特傳其所勝也。《難經·五三難》曰："七傳者死，閒藏者生。"七傳者，傳其所勝也，即此所謂甚也。閒藏者，傳其子也，印此所謂閒也。春刺散俞及與分理，散俞者，各經分散之穴也。《四時刺逆從論》云："春氣在經脈"。此散俞者，即經俞也。以義推之，春之經脈當在肝膽經也。分理者，亦肝膽經之分理也。分理者，紋理也。肝之經穴在中封穴，膽之經穴在陽輔穴，候至血出而止鍼，其病之甚者，則氣本傳於所勝，而至此不傳，間藏而傳之者，則環時而病已矣。

夏刺絡俞，見血而止，盡氣閉環，痛病必下。

如夏刺絡俞，以義推之，當在心與小腸之絡穴也。心之絡穴在通裹，或心包絡絡穴在閒使，小腸絡穴在支正也。見血而止鍼，盡氣，謂出血而盡鍼下取所病脈盛邪之氣也。邪氣盡已，穴俞閉密，則經脈循環，而痛病之氣必下去矣。以陽氣大盛，故爲是法刺之。

秋刺皮膚循理，上下同法，神變而止。

秋刺皮膚，《四時刺逆從論》云："秋氣在皮膚。"《水熱穴論》云："取俞以瀉陰邪，取合以虛陽邪。"以義推之，肺經之俞在太淵，太陽之合在合谷也。循理，謂循肌肉之分理也。上，謂手脈。下，謂足脈。神變，謂脈氣變易，與未刺時異也。脈者神之用，故爾言之。

冬刺俞竅於分理，甚者直下，閒者散下。

如冬刺俞竅與分理，蓋腎與膀胱之俞竅分理也。《四時刺逆從論》云："冬氣在骨髓。"正以腎主骨也。其病之甚者，當水剋火，腎傳心也，即直下其鍼以深取之。其病之閒者，當腎傳肝也，廼散佈其鍼以淺刺之，則病自愈矣。

春夏秋冬，各有所刺，法其所在。（《素問·診要經終論第十六》）

凡此春夏秋冬，各有所刺，正以法其人氣之所在，以十二月有氣之昇降，四季有氣之深淺，故各有所刺，法其所在。

◎四時之刺（二）

凡此四時刺者，大逆之病，不可不從也。反之，則生亂氣相淫病焉。故刺不知四時之經，病之所生，以從爲逆，正氣內亂，與精相薄，必審九候，正氣不亂，精氣不轉。（《素問·四時刺逆從論第六十四》）

凡逆刺其四時之經氣，則變生大病，故不可不從也。亂氣者，變亂之氣也。相淫者，血氣淫泆也。此言不從四時之氣，則正氣變亂而爲病也。邪氣者，常隨四時之氣血而入客也。故不知四時之經，病之所生，以從爲逆，使正氣內亂，而邪與精相薄矣。此篇重在六經之氣血，還轉出入，宜順而不宜逆。故上節先論正氣爲病，此始論其邪，下節復論其正氣。若知四時之逆從，則必審察其九候也。九候者，有天，有地，有人，在天主氣，在地主血，在人主脈。知血氣經脈出入之源流，則正氣不致內亂，而精氣不逆回矣。

◎四時之刺（三）

帝曰：春亟治經絡，夏亟治經俞，秋亟治六府，冬則閉塞。閉塞者，用藥

而少鍼石也。所謂少鍼石者，非癰疽之謂也。癰疽不得頃時回。（《素問・通評虛實論第二十八》）

春時治病，治其各經之絡穴。夏則治其各經之俞穴。秋則治其六府。以三時治病，各有所宜，而冬時則用藥而不用鍼也。蓋冬則閉塞，但用藥而不用鍼石。所謂冬時少用鍼石者，非謂冬時癰疽亦不用鍼石也，彼癰疽不得頃刻挽回，若不用鍼石以瀉之，則內爛筋骨藏府，豈得不用鍼石哉？特謂他病則冬時不用鍼石耳。

◎四時之刺（四）

帝曰：春取絡脈分肉，何也？岐伯曰：春者，木始治，肝氣始生，肝氣急，其風疾，經脈常深，其氣少，不能深入，故取絡脈分肉間。

此言春時行刺法者，所以必取絡脈分肉之義也。蓋以春屬木，木始治時，肝屬木，藏氣始生，斯時肝氣雖急，天之風亦疾，然人之經脈常深，而風木之氣常少，不能深入於經脈之內，僅在絡脈分肉之間，故刺之者必取此所也。如列缺爲肺之絡脈，其手腕側後，爲列缺分肉也。

帝曰：夏取盛經分腠，何也？岐伯曰：夏者，火始治，心氣始長，脈瘦氣弱，陽氣留溢，熱熏分腠，內至於經，故取盛經分腠。絕膚而病去者，邪居淺也。所謂盛經者，陽脈也。

此言夏時行刺法者，所以必取盛經分腠之義也。蓋以夏屬火，火始治時，心屬火，藏氣始長，其脈尚瘦，其氣尚弱。火者陽氣也，陽氣留溢於人身，熱氣熏蒸於分腠內，而遂至於盛經，故盛經者，人身陽經之脈也。用刺法者，必取此盛經分腠以治之。先以左手按絕其皮膚，而右手刺之，即病去者，邪尚淺也。然所謂盛經者，廼陽經之脈也。

帝曰：秋取經俞，何也？岐伯曰：秋者，金始治，肺將收殺，金將勝火，陽氣在合，陰氣初勝，濕氣及體，陰氣未盛，未能深入，故取俞以寫陰邪，取合以虛陽邪，陽氣始衰，故取於合。

此言秋時行刺法者，所以必有取於經俞之義也。經俞者，據下節井滎推之，則是各經之經之俞穴也。蓋以秋屬金，金始治時，肺亦屬金，藏氣將收將殺，金氣旺，反欲勝火，正以金旺火衰故也。然而火氣方在陽經之合穴，斯時陰氣初勝，濕氣及體，陰氣未盛，未得深入，故取陰經之俞穴，以瀉陰經之火邪，取陽經之合穴，以瀉陽經之火邪，則陽氣始衰矣。陽氣者，火氣也，所以有取於合穴，取陰穴耳。

帝曰：冬取井滎，何也？岐伯曰：冬者，水始治，腎方閉，陽氣衰少，陰氣堅盛，巨陽伏沈，陽脈廼去，故取井以下陰逆，取滎以實陽氣，故曰：冬取井滎，春不鼽衄，此之謂也。（《素問・水熱穴論第六十一》）

此言冬時行刺法者，所以必有取於井滎之義也。蓋以冬屬水，水始治時，腎亦屬水，其藏方閉，陽經之氣始衰，少陰腎經之氣堅盛，故巨陽者，太陽也，與腎爲表裏，其脈亦伏沈，而陽脈迺下去矣。故取陰經之井穴，以陰邪之欲下逆故也；陽經之滎穴，以實其陽氣，而不使陰邪之下逆故也。經有之曰："冬取井滎，春不鼽衄。"此之謂也。

◎四時之刺（五）

春取絡脈諸滎大經分肉之間，甚者深取之，間者淺取之；夏取諸俞孫絡肌肉皮膚之上；秋取諸合，餘如春法；冬取諸井、諸俞之分，欲深而留之。此四時之序，氣之所處，病之所舍，藏之所宜。（《靈樞·本俞第二》）

此下言經絡淺深兼諸俞而分主四時也。絡脈者，十二經之大絡，如手太陽列缺之類是也。諸滎者，十二經之滎穴，如手太陰魚際之類是也。絡淺滎微，皆應春氣。春以少陽之令，將昇未昇，其氣在中，故刺之者在絡在滎，皆中取於大經分肉之間，因其間甚而可深可淺也。諸俞者，十二經之俞穴，如手太陰經太淵之類是也；絡之小者爲孫絡，皆應夏氣。夏以老陽之令，陽盛於外，故宜淺刺於諸俞孫絡及肌肉皮膚之上也。諸合者，十二經之合穴，如手太陽尺澤之類是也。諸合應秋，故宜取之。秋以少陰之令，將降未降，氣亦在中，故餘如春法，謂亦宜中取於大經分肉之間，而可淺可深也。諸井者，十二經之井穴，如手太陰少商之類是也。諸俞者，藏府之俞，如肺俞心俞之類是也，非上文五俞之謂。諸井諸藏，皆主冬氣。冬以老陰之令，陽氣伏藏，故宜取井俞，欲其深而久留之也。處，謂氣之所居也。

◎四時之刺（六）

春氣在毛，夏氣在皮膚，秋氣在分肉，冬氣在筋骨。刺此病者，各以其時爲齊。故刺肥人者，以秋冬之齊；刺瘦人者，以春夏之齊。（《靈樞·終始第九》）

此言病氣之中人，隨時氣而爲深淺也。《四時刺逆從論》曰："春氣在經脈，夏氣在孫絡，長夏氣在肌肉，秋氣在皮膚，冬氣在骨髓中。"與本篇若異者，以本篇言病邪之應時令，有表有裏，而《四時刺逆從論》言人氣之合天地，有昇有降。義本不同，非矛盾也。齊，劑同，藥曰藥劑，鍼曰砭劑也。春夏陽氣在上，故取毫毛皮膚，則淺其鍼；秋冬陽氣在下，故取分肉筋骨，則深其鍼，是以時爲齊也。四時之中，肥瘦之異。肥人肉厚，淺之則不及，故宜秋冬之齊。瘦人肉薄，深之則太過，故宜春夏之齊也。

◎四時之刺（七）

黃帝問於岐伯曰：夫四時之氣，各不同形。百病之起，皆有所生。灸刺之道，何者爲定？岐伯答曰：四時之氣，各有所在。灸刺之道，得氣穴爲定。故春取經，血脈分肉之間，甚者深刺之，間者淺刺之；夏取盛經孫絡，取分間，絕皮膚；秋取經俞，邪在府，取之合；冬取井滎，必深以留之。（《靈

樞·四時氣第十九》)

此篇論四時之氣，出入於皮膚脈絡，而皮肉筋骨，廼六府之外合。故百病之起，有因於在外之皮膚脈肉筋骨，而及於內之六府者；有因病六府之氣，而及於外合之形層者。內因外因，皆有所生，知其氣之出入，則知所以治矣。四時之氣，各有所在，故春取經脈於分肉之閒，夏取盛經孫絡分肉皮膚，蓋春夏之氣從內而外也。秋取經俞，邪在府，取之合，此秋氣之復從外而內也。冬取井滎，必深而留之，謂冬氣之藏於內也。此人氣之出入，應天地之四時，是以灸刺之道，得氣穴爲定。《本藏》曰："肺合大腸，大腸者皮其應；心合小腸，小腸者脈其應；肝合膽，膽者筋其應；脾合胃，胃者肉其應；腎合三焦膀胱，三焦膀胱者，腠理毫毛其應。"廼藏合府，而府合於形層，是以有病溫瘧皮水之在外者，有腸中不便腹中常鳴之在府者。

◎四時之刺（八）

春取絡脈，夏取分腠，秋取氣口，冬取經俞，凡此四時，各以時爲齊。絡脈治皮膚，分腠治肌肉，氣口治筋脈，經俞治骨髓。(《靈樞·寒熱病第二十一》)

此言四時各有所刺者，以其各有所治也。春取絡脈而刺之者，以絡脈治皮膚也，如肝經蠡溝爲絡之類；夏取分腠而刺之者，以分腠治肌肉也；如夏取心與小腸分肉腠理之類；秋取氣口而刺之者，以氣口治筋脈也，秋屬肺經，故取之；冬取經俞而刺之者，以經俞治骨髓也，如腎經太谿爲俞、復溜爲經之類。本經《四時氣》言："春取經、血脈、分肉之閒。"《素問·水熱穴論》亦云："春取絡脈分肉閒。"《四時氣》言："夏取盛經孫絡，取分閒，絕皮膚。"《水熱穴論》："夏取盛經分腠理。"《四時氣》言："秋取經俞。"《水熱穴論》云："秋取經俞。"《四時氣》言："冬取井滎。"《水熱論》云："冬取井滎。"已前三篇同異如此，當備此以參考之。

◎善用鍼者用之不殆

故善用鍼者，從陰引陽，從陽引陰，以右治左，以左治右，以我知彼，以表知裏，以觀過與不及之理，見微得過，用之不殆。(《素問·陰陽應象大論第五》)

此總結經脈之道，生於五藏，連於六府，外合於五方五行。陰陽六氣，表裏循環，有順有逆。善爲脈者，藏之心意，合於精神，得之於心，應之於手，不可以言語相傳，故曰："非其眞勿授，是謂得脈之道者也。"

◎用鍼必先察其經絡

用鍼者，必先察其經絡之實虛，切而循之，按而彈之，視其應動者，廼後取之而下之。(《靈樞·刺節眞邪第七十五》)

此言用鍼者，有先察後取之義，亦承上文，先熨後行之意，而推廣之也。凡用鍼者，必先察其經絡之或虛或實，則實者當瀉，虛者當補，穴在何經，切而循之，按而彈之，視其氣之來應而動者，然後取其穴，而下鍼，斯可也。

◎持鍼之道

持鍼之道，堅者爲寶。正指直刺，無鍼左右。神在秋毫，屬意病者，審視血脈，刺之無殆。方刺之時，必在懸陽，及與兩衛。神屬勿去，知病存亡。血脈者，在俞橫居，視之獨澄，切之獨堅。（《靈樞·九鍼十二原第一》）

此言持鍼之道，在守醫者之神氣，以視病者之血脈也。持鍼之道，貴於至堅，故堅者爲寶。既以堅持其鍼，廼正指而直刺之，無得輕鍼左右，當自守神氣，不可眩惑，其妙在於秋毫之間而已。上文上守神者，言病者之神氣；此神在秋毫，言神屬勿去，廼指醫工之神氣也。所謂神在秋毫者，須知屬意於病者，審視其血脈之虛實而刺之，則無危殆矣。方刺之時，又在揚吾之衛氣。爲陽氣者，精爽不昧。而病人之衛氣亦陽氣也，當彼此皆揚，使吾之神氣，屬意於病者而勿去，則病之存亡，可得而知也。然血脈者，在於各經俞穴而橫居其中者是也。視之獨澄，切之獨堅，此其爲血脈耳。然必先自守其神，而後可以視病人之血脈，此廼要之要也。

◎刺道之要

刺之而氣不至，無問其數；刺之而氣至，廼去之，勿復鍼。鍼各有所宜，各不同形，各任其所爲。刺之要，氣至而有效。效之信，若風之吹雲，明乎若見蒼天。刺之道畢矣。（《靈樞·九鍼十二原第一》）

此言刺道之要，以氣之至與不至爲度也。凡刺之而氣尚未至，當無問其數者，必以氣至爲度也。即如待貴人，不知日暮之謂。氣至勿復鍼，恐其眞氣脫也。夫皮肉筋骨，病各有處，用鍼各有所宜也。刺以氣爲要，以效爲信，得其要則效，故如風之吹雲。邪氣去則正氣見，故明手若見蒼天也。

◎得氣之由

男内女外，堅拒勿出，謹守勿内，是謂得氣。（《靈樞·終始第九》）

此言病人與醫人，善養善鍼者爲得氣，而反此者爲失氣也。氣，眞氣也。病人善守禁忌，男子則忌内，而謹守勿内；女人則忌外，而堅拒勿出。則未刺之先，或已刺之後，眞氣不失，是之謂得氣也。

◎氣至而去之

睹其色，察其目，知其散復。一其形，聽其動靜，知其邪正。右主推之，

左持而竝之，氣至而去之。（《靈樞·九鍼十二原第一》）

此與後《四時氣篇》相似。此言用鍼之法，察色辨形，以詳審之，然後可以行鍼也。人之五色，皆見於目，故上工覩其色，必察其目，知其正氣之散復。又必一其形，聽其動靜。凡尺之小大緩急滑濇，無不知之，遂以言其所病，然後能知虛邪正邪之風。由是右手主於推之，所以入此鍼也。左手則持鍼而竝之，所以護持也。邪氣去而穀氣至，然後可以出此鍼也。正以候其補瀉已調，氣之已至，始去其鍼也。

◎候氣之法

帝曰：候氣奈何？岐伯曰：夫邪去絡人於經也，舍於血脈之中，其寒溫未相得，如湧波之起也。時來時去，故不常在。故曰方其來也，必按而止之，止而取之，無逢其衝而寫之。眞氣者，經氣也。經氣太虛，故曰其來不可逢，此之謂也。故曰：候邪不審，大氣已過，寫之則眞氣脫，脫則不復，邪氣復至，而病益蓄。故曰其往不可追，此之謂也。不可掛以髪者，待邪之至時，而發鍼寫矣。若先若後者，血氣已盡，其病不可下。故曰知其可取如發機，不知其取如扣椎。故曰知機道者，不可掛以髪，不知機者，扣之不發。此之謂也。（《素問·離合眞邪論第二十七》）

此欲候其邪氣也，非鍼下氣至之謂。邪氣由淺而深，故必自絡，然後入經。舍，居也。邪氣寒，正氣溫，故不相得。血氣本靜而邪擾之，亦猶水本靜而風擾之，故如湧波之起也。邪氣之至，善行數變，或往或來，故無常處。方其來也，邪氣尚微，故可按其處而止之，取而瀉之，蚤遏其勢，則大邪可散，無深害矣。不爲蚤治，其邪必甚。邪氣雖盛，恐其氣未必實，故宜詳審，不可因逢其衝輒瀉之也。眞氣不實，迎而瀉之，邪氣雖去，眞氣必太虛矣，故曰其來不可逢也。《小鍼解》曰：“其來不可逢者，氣盛不可補也。”彼言補，此言瀉，文若相反，各有深義，當兩察之。過，往也。不能審察虛實而瀉其已去之邪，反傷眞氣，邪必乘虛復至而益甚矣。《小鍼解》曰：“其往不可追者，氣虛不可瀉也。”發鍼瀉者，施瀉法也。欲瀉其邪，在氣至之頃。不可掛以髪者，言絲毫之不可失也。若先若後者，先之則邪未至，後之則大氣已過，徒有伐盡其血氣而病不可下。下者，降服之謂。機，弩機也。椎，木椎也。知而取之，必隨撥而應，如發機之易；不知而攻之，則頑鈍莫入，如扣椎之難也。

◎上守機之義

上守機者，知守氣也。機之動不離其空中者，知氣之虛實，用鍼之徐疾也。空中之機清淨以微者，鍼以得氣，密意守氣勿失也。（《靈樞·小鍼解第三》）

往來逆順，至與不至，皆氣之機也。

◎粗守形之義

粗守形者，守刺法也。（《靈樞・小鍼解第三》）

見《靈樞・小鍼解第三》。

◎上守神之義

上守神者，守人之血氣有餘不足，可補寫也。（《靈樞・小鍼解第三》）

見《靈樞・小鍼解第三》。

◎知氣之義

不可掛以髮者，言氣易失也。扣之不發者，言不知補寫之意也，血氣已盡而氣不下也。知其往來者，知氣之逆順盛虛也。要與之期者，知氣之可取之時也。粗之暗者，冥冥不知氣之微密也。妙哉工獨有之者，盡知鍼意也。（《靈樞・小鍼解第三》）

毫釐之差，即失其氣之機也。補瀉不得其法，雖竭盡血氣而病氣不應也。

◎明知逆順正行無問之義

明知逆順正行無問者，言知所取之處也。（《靈樞・小鍼解第三》）

見《靈樞・小鍼解第三》。

◎迎而奪之之義

迎而奪之者，寫也。追而濟之者，補也。（《靈樞・小鍼解第三》）

見《靈樞・小鍼解第三》。

◎推竝之法

右主推之，左持而竝之者，言持鍼而出入也。氣至而去之者，言補寫，氣調而去之也。調氣在於終始一者，持心也。（《靈樞・小鍼解第三》）

補不足，瀉有餘，必得其平，是氣調也，方可去鍼。終始，本經篇名，見下文。一者持心也，釋前文一其形。聽其動靜、知其邪正者，皆主持於心也。

◎凡刺有九之治

凡刺有九，以應九變：一曰俞刺，俞刺者，刺諸經滎俞藏俞也。

此言刺法有九者之異也。變者，異也。一曰俞刺，刺諸經滎俞，凡井滎經合之類皆俞也。藏俞，背閒之藏府俞也。本經俞、輸、腧三字皆通用。

二曰遠道刺，遠道刺者，病在上，取之下，刺府俞也。

二曰遠道刺，凡病在上，反取穴於下，所以刺足三陽經府俞，謂足太陽膀胱經、足陽明胃經、足少陽膽經。十二經中，惟此三經最遠，可以因下取上，故曰遠道刺。

三曰經刺，經刺者，刺大經之結絡經分也。

三曰經刺，刺大經之結絡於經穴之分也。大經者，五藏六府之大絡也。邪客於皮毛，入舍於孫絡，留而不去，閉結不通，則留溢於大經之分，而生奇病，故刺大經結絡者，因其結聚而直取之，所謂解結也。

四曰絡刺，絡刺者，刺小絡之血脈也。

四曰絡刺。絡刺者，見於皮膚之小絡也。《調經論》曰："病在血，調之絡。"《經脈》曰："諸刺絡脈者，必刺其結上，甚血者雖無結，急取之以瀉其邪而出其血，留之發爲痹也。"

五曰分刺，分刺者，刺分肉之間也。

五曰分刺，刺各經分肉之間，谿谷之會，亦有三百六十五穴會，泄肌肉之邪也。

六曰大寫刺，大寫刺者，刺大膿以鈹鍼也。

六曰大瀉刺，用第五鈹鍼以刺大膿也。瀉大膿血，治癰瘍也。

七曰毛刺，毛刺者，刺浮痹皮膚也。

七曰毛刺，刺浮痹之在皮膚也。以邪閉於皮毛之間，浮淺取之，所謂刺毫毛無傷皮，刺皮無傷肉也。

八曰巨刺，巨刺者，左取右，右取左。

八曰巨刺。巨刺者，邪客於十二經別，宜巨刺之，左取右，右取左也。

九曰焠刺，焠刺者，刺燔鍼則取痹也。（《靈樞・官鍼第七》）

九曰焠刺，刺以燔鍼，所以取痹證也。《調經論》曰："病在骨，焠刺藥熨。"焠刺者，謂燒鍼而刺也，即後世火鍼之屬，取寒痹者用之，以上謂之九變。

◎凡刺有五之法

凡刺有五，以應五藏。一曰半刺，半刺者，淺內而疾發鍼，無鍼傷肉，如拔毛狀，以取皮氣，此肺之應也。

此言刺有五法，所以應五藏也。一曰半刺，淺內其鍼，而又速發之，似非全刺，故曰半刺。無深入以傷其肉，如拔毛之狀，所以止取皮閒之氣，蓋肺爲皮之合，故爲肺之應也。

二曰豹文刺，豹文刺者，左右前後鍼之，中脈爲故，以取經絡之血者，此心之應也。

二曰豹文刺，豹文者，言其多也，因多其鍼，左右前後刺之，故曰豹文。中其脈以爲故，悉取經絡中之血，蓋心主血，故爲心之應也。

三曰關刺，關刺者，直刺左右盡筋上，以取筋痹，慎無出血，此肝之應也。或曰淵刺，一曰豈刺。

三曰關刺，直刺左右手足盡筋之上。關，關節也。左右，四支也。盡筋，即關節之處也。所以取筋痹也。慎無出血。蓋肝主筋，故爲肝之應也。外此又有淵刺、豈刺之名。

四曰合谷刺，合谷刺者，左右雞足，鍼於分肉之間，以取肌痹，此脾之應也。

四曰合谷刺，左右用鍼，如雞足然，鍼於分肉之間，以取肌痹，蓋脾主肌肉，故爲脾之應也。

五曰俞刺，俞刺者，直入直出，深内之至骨，以取骨痹，此腎之應也。（《靈樞·官鍼第七》）

五曰俞刺，直入直出，深納其鍼，以至於骨，所以取骨痹，蓋腎主骨，故爲腎之應也。此俞刺，廼上文十二節中之第八刺法也。

◎三刺之法（一）

所謂三刺，則穀氣出者，先淺刺絕皮，以出陽邪；再刺則陰邪出者，少益深；絕皮，致肌肉，未入分肉間也；已入分肉之間，則穀氣出。故《刺法》曰：始刺淺之，以逐邪氣而來血氣；後刺深之，以致陰氣之邪；最後刺極深之，以下穀氣。此之謂也。（《靈樞·官鍼第七》）

絕，透也。淺刺皮腠，故出陽邪。絕皮及肌，邪氣稍深，故曰陰邪。大肉深處，各有分理，是謂分肉間也。穀氣即正氣，亦曰神氣。出，至也。《終始》曰："所謂穀氣至者，已補而實，已瀉而虚，故以知穀氣至也。"凡刺之淺深，其法有三：先刺絕皮，取衛中之陽邪也；再刺稍深，取榮中之陰邪也；三刺最深，及於分肉之間，則穀氣始下。下，言見也。

◎三刺之法（二）

凡刺之屬，三刺至穀氣，邪僻妄合，陰陽易居，逆順相反，沉浮異處，四時不得，稽留淫泆，須鍼而去。故一刺則陽邪出，再刺則陰邪出，三刺則穀氣至，穀氣至而止。所謂穀氣至者，已補而實，已寫而虚，故已知穀氣至也。邪氣獨去者，陰與陽未能調，而病知愈也。故曰補則實，寫則虚，痛雖不隨鍼，病必衰去矣。（《靈樞·終始第九》）

此承上文而言去陰陽偏盛之邪，又當調其經脈也。穀氣者，榮衛血氣生於水穀之精，謂經脈之氣也。陽邪陰邪者，陰陽偏盛之氣也。蓋因邪僻妄合於氣分，使陰陽之氣不和而易居也。逆順者，謂皮膚之氣血，從臂肘而行於手腕之前，經脈之血氣，從指井而行於手腕之後，病則逆順相反矣。浮沉異處者，陰陽之氣與經脈不相合也。四時不得者，不得其昇降浮沉也。此因邪僻淫泆於陰陽之氣分，而致經脈之不調也。故一刺則陽邪出，再刺則陰邪出，而陰陽之氣調矣。三刺則穀氣至，而經脈之血氣和矣。故已補其三陽之虛，則陽脈實矣；已瀉其三陰之實，則陰脈虛矣。已補其三陰之虛，則陰脈實矣；已瀉其三陽之實，則陽脈虛矣，故已知穀氣至而脈已調矣。如氣分之邪獨去，而陰與陽之經脈，雖未能調，而病知愈也，故曰："補則實，瀉則虛，痛雖不隨鍼，病必衰去矣。"《官鍼篇》曰："先淺刺絕皮，以出陽邪，再刺則陰邪出者，少益深絕皮，致肌肉，未入分肉間也。已入分肉之間，則穀氣出。"蓋在皮膚分腠之間，以致穀氣不在脈也，故曰："痛雖不隨鍼。"謂鍼在皮膚，而痛應於脈，非鍼在脈而痛於脈也。夫經脈之血氣。水穀之所生也。病在三陰三陽之氣，故補之瀉之，則陰陽之氣和而經脈未調也。穀氣至而後經脈和調，故曰"凡刺之屬三"。

◎三刺淺深五刺五藏之法

脈之所居，深不見者，刺之微内鍼，而久留之，以致其空脈氣也。脈淺者，勿刺，按絕其脈迺刺之，無令精出，獨出其邪氣耳。（《靈樞·官鍼第七》）

此言脈有淺深，而刺之有法也。凡脈之所居，深不可見者，必微納其鍼而久留之，所以致其空中之脈氣上行也。脈之所居淺者，初時勿即刺之，且以左手按絕其空中之脈，然後以右手刺之，蓋不使精氣出，而獨出其邪氣耳。

◎刺淺深之刺

帝曰：余未知其所謂，願聞其解。岐伯曰：刺骨無傷筋者，鍼至筋而去，不及骨也。刺筋無傷肉者，至肉而去，不及筋也。刺肉無傷脈者，至脈而去，不及肉也。刺脈無傷皮者，至皮而去，不及脈也。（《素問·刺齊論第五十一》）

刺骨無傷筋者，鍼至筋而去，不及於骨，則骨病自治，筋無所傷矣。刺筋無傷肉者，鍼至肉而去，不及於筋，則筋病自治，肉無所傷矣。刺肉無傷脈者，鍼至脈而去，不及於肉，則肉病自治，脈無所傷矣。刺脈無傷皮者，鍼至皮而去，不及於脈，則脈病自治，皮無所傷矣。其治皆以不及爲主耳。

◎陰刺之鍼法

陰刺，入一傍四處，治寒熱。深專者，刺大藏。迫藏刺背，背俞也，刺之迫藏，藏會，腹中寒熱去而止。與刺之要，發鍼而淺出血。（《素問·長刺節論第五十五》）

陰刺，疑誤。《官鍼》云："五曰陽刺，陽刺者，正納一，傍納四，而俘之，以治寒氣之博大者也。""十曰陰刺，陰刺者，左右率刺之，以治寒厥，中寒厥，足踝後少陰也。"今本篇陰刺之法，迺是陽刺，則"陽"誤作"陰"。此言治寒熱之法也。凡腹中有寒熱病者，則陽刺之，正入一，傍入四。若寒熱病氣深而且專，則病在五藏，當刺大藏以治之。惟其邪氣迫藏，故刺五藏之俞在於背者，即肺俞、心俞、肝俞、脾俞、腎俞。蓋五藏爲大藏，而刺五俞，即所以刺大藏也。然刺之迫近於藏，以五俞爲藏氣之所會耳。刺之無問其數，必使腹中寒熱去而止鍼，且刺之要，不宜出血太多，須發鍼而淺，少出其血耳。

◎刺之微之義

刺之微在速遲者，徐疾之意也。（《靈樞・小鍼解第三》）

見《靈樞・小鍼解第三》。

◎刺微之鍼法（一）

帝曰：刺微奈何？岐伯曰：按摩勿釋，著鍼勿斥，移氣於不足，神氣迺得復。（《素問・調經論第六十二》）

言刺神之微者，當按摩其處，勿令釋手。著鍼者，如以布懒著之，迺從單布上刺，謂當刺之極淺，而勿推內其鍼，移其邪氣於不足，而神氣迺自復矣。

◎刺微之鍼法（二）

帝曰：刺微奈何？岐伯曰：按摩勿釋，出鍼視之，曰我將深之。適人必革，精氣自伏，邪氣散亂，無所休息，氣泄腠理，眞氣迺相得。（《素問・調經論第六十二》）

刺微，此刺肺經之微邪也。按摩，亦謂按摩其病處，勿釋其手也。出鍼，出而淺之也。視之，視其淺深之義也。適，至也。革，變也。先行按摩之法，欲皮膚之氣流行也。次出鍼而視之曰："我將深之。"欲其恐懼而精神內伏也。適人必革者，謂鍼之至人，必變革前說而刺仍淺也。如是則精氣既伏於內，以其調適於皮，精氣潛伏，邪無所據，故亂散而無所休息，發泄於腠理也。邪氣既泄，眞氣迺與皮腠相得矣。

◎刺微之鍼法（三）

帝曰：刺微奈何？岐伯曰：取分肉間，無中其經，無傷其絡，衛氣得復，邪氣迺索。（《素問・調經論第六十二》）

衛氣者，所以溫分肉而充皮膚，肥腠理而司開闔。微風傷衛，衛氣行於脈外，故當取之分肉，而無傷其經絡。衛氣復舊，而邪氣盡索散盡也。索，散也，盡也。

◎刺未竝之取

帝曰：刺未竝奈何？岐伯曰：即取之，無中其經，邪所迺能立虛。（《素

問・調經論第六十二》）

血氣未竝之時，感邪而骨中有動，則所以刺未並者，必有法也。即取之者，不求穴俞，而直取居邪之處邪所。無中其大經，則邪所自能立去而虛矣。

◎陰陽血氣以竝之刺

帝曰：陰與陽竝，血氣以竝，病形以成，刺之奈何？岐伯曰：刺此者，取之經隧，取血於榮，取氣於衛，用形哉，因四時多少高下。（《素問・調經論第六十二》）

陰與陽竝者，謂表裏上下陰陽相竝也。血氣以竝者，血竝於氣，氣竝於血也。經隧，大絡也。蓋五藏之神志血氣，生於胃府水穀之精。胃之所出氣血者，經隧也。經隧者，五藏六府之大絡也。故當取之經隧，以調其五藏焉。夫取之經隧，調其神也；取之榮衛，調其氣也。用，以也。言又當以調其形。形者，皮膚肌肉。哉者，未盡之辭。蓋言上守神，粗守形，神氣固當調，而形之小可不用也。因時氣之昇降浮沈，而用之以多少高下。如曰以月生死爲痏數，此多少之謂也。如春時俞在頸項，夏時在胷脅，秋時在肩背，冬時在腰股，高下之謂也。用，取也。形，肉也。心藏神，肺藏氣，肝藏血，脾藏肉，腎藏志，而成此形，既已調之，神志氣血，可不取之形哉。多少高下，皆取之於形。故曰："用形哉，因四時多少高下。"

◎繆刺之鍼法（一）

黄帝問曰：余聞繆刺，未得其意。何謂繆刺？岐伯對曰：夫邪之客於形也，必先舍於皮毛。留而不去，入舍於孫脈；留而不去，入舍於絡脈；留而不去，入舍於經脈。内連五藏，散於腸胃，陰陽俱感，五藏廼傷，此邪之從皮毛而入，極於五藏之次也，如此則治其經焉。今邪客於皮毛，入舍於孫絡，留而不去，閉塞不通，不得入於經，流溢於大絡，而生奇病也。夫邪客大絡者，左注右，右注左，上下左右，與經相干，而布於四末，其病無常處，不入於經俞，命曰繆刺。（《素問・繆刺論第六十三》）

惟其邪客大絡，左注於右，右注於左。上下左右，與經雖相干，其實不得入於經，經，經隧也。而止佈於四末，四末，謂四支也。其氣無常處，當以左病者而取其右絡，右病者而取其左絡，是繆刺之法也。

◎繆刺之鍼法（二）

帝曰：願聞繆刺奈何？取之何如？岐伯曰：邪客於足少陰之絡，令人卒心痛暴脹，胷脅支滿。無積者，刺然骨之前出血，如食頃而已。不已，左取右，右取左。病新發者，取五日已。（《素問・繆刺論第六十三》）

内無積者，無盛血之結也。刺然骨之前，曰然谷者，出血。然谷，在内踝前大骨下陷中，別於太陰蹻脈之郄，鍼三分，留三呼，灸三壯。食頃而病自已。如痛不已，左痛者，當取之右然谷；右痛者，當取之左然谷。病新發者，邪未深也，雖不即愈，亦不過五日而已矣。

◎繆刺巨刺之別

帝曰：願聞繆刺，以左取右，以右取左，奈何？其與巨刺，何以別之？岐伯曰：邪客於經，左盛則右病，右盛則左病，亦有移易者，左病未已，而右脈先病，如此者，必巨刺之，必中其經，非絡脈也。故絡病者，其痛與經脈繆處，故命曰繆刺。（《素問·繆刺論第六十三》）

繆刺巨刺之病，皆左右相注，故問何以別之。邪客於經者，當巨刺也。巨，大也，謂當以長鍼取之，亦左取右而右取左也。夫大絡之邪，由孫絡之流注，故可淺刺絡脈，以取大絡之氣。如邪在經者，必當巨刺以取之，必中其經，非絡脈之比也。經，謂十二經之別，即《經別》之所謂“足太陽之正與足少陰之正爲一合，足少陽之正與足厥陰之正爲二合，足陽明之正與足太陰之正爲三合，手太陽之正與手少陰之正爲四合，手少陽之正與手厥陰之正爲五合，手陽明之正與手太陰之正爲六合”是也。此亦陰陽相貫，左右相交，是以左病則右盛，右病則左盛。亦有移易者，謂有病在陽經而移入陰經者，有病在陰經而移入於陽經者，故左病未已，而右脈先病。如此者，必巨刺之，必中其經，非絡脈也。絡脈者，大絡也。故絡病者，其痛與經脈繆處，故命曰繆刺。此節分別大絡與經脈，各走其道，不相交通，然爲病皆左注右，而右注左，俱宜繆刺者也。故以巨刺之法少分別之，故曰絡病者，其痛與經脈繆處，故命曰繆刺。《經脈》論藏府之十二經脈者也，《經別》，即巨刺之經也。有十五大絡，即繆刺之絡也。在十二經脈，則曰：“盛則瀉之，虛則補之，熱則疾之，寒則留之，陷下則灸之，不盛不虛以經取之。”在十五大絡十二經別，未論其繆刺巨刺之法，故補論於諸刺篇之後，名曰《繆刺論》。當知《靈》《素》二經，皆黄帝之典墳。而《素問》多有補《靈樞》之未盡者，聖人救世之婆心也。蓋血氣之生始，經脈之貫通，迺醫學之根本。學人當合參《靈樞》，細心體會，不可以其刺而忽之。

◎治諸經則繆刺之

治諸經，刺之所過者，不病，則繆刺之。（《素問·繆刺論第六十三》）

此復申明治諸經者，亦有繆刺之法也。經，經別走。足太陽之正別入膕中，其一道下尻五寸，別入於肛，屬於膀胱，散之腎。足少陰之正至膕中，別走太陽而合上至腎。足少陽之正，遶髀入毛際，合於厥陰，別者，入季脅之閒，循胷裏，屬膽，散之上肝。足厥陰之正，別跗上，上至毛際，合於少陽。足陽明之正，上至髀，入於腹裏，屬胃，散之脾。足太陰之正，上至髀，合於陽明。手太陽之正，列於肩解，入腹走心，繫小腸。手少陰之正，別入淵液兩筋之閒，屬於心，上走喉嚨，出於面，合目內眥。手少陽之正，指天別於巔，下走三焦，散於胷中。手心主之正，別下淵液三寸，入胷中，別屬三焦。手陽明之正，從手循膺乳下，走大腸，屬於肺，上循喉嚨。手太陰之正，別入淵液，少陰之前，入走肺，散之太陽，上出缺盆，復合陽明。此十二經之別脈，亦陽走陰，而陰走陽者也，故治在諸經者巨刺之。如邪在所過者不病，是邪盛於左而病反在右，邪在於右而病反在左，或邪在於陽之經而移易於陰經者，或在陰之經而移易於陽經者，又當左取右而右取左也。按以上十二經別，亦皆繫於五藏，是以下文論邪客於五藏之閒，引脈而痛者，當繆取之也。

◎繆刺之數

凡刺之數，先視其經脈，切而從之，審其虛實而調之。不調者，經刺之。有痛而經不病者，繆刺之。因視其皮部有血絡者，盡取之，此繆刺之數也。（《素問·繆刺論第六十三》）

此總結治法，又當先治其經脈也。數，幾也。言凡刺之有幾，而各有所取也。經脈者，藏府之十二經脈，如江河之徑道。絡脈者，如江河之支流。孫絡者，如支流之更有支流也。經者，經別也。如江河之別道，江從此而通於河，河從此而通於江，此陰陽相合之道路，故又曰經正。絡者，大絡也，如江河之外，別有江河，而外與經脈之孫絡相通，然而總歸出於海，海之所以行雲氣於天下者，從大絡而充於皮膚，海之潮汐，從經脈而流溢於支絡，是以始受之邪，從皮膚而入於孫絡，從孫絡而入於絡脈，從絡脈而入於經脈，極於五藏，散於腸胃，故當先治其經脈，切而從之，審其虛實而調之。不調者，以經刺之。如身有痛而經脈不病者，此流溢於大絡，所當繆刺者也。因視其皮部有血絡者盡取之，此繆刺之數也。夫邪氣從外而入，正氣從內而出，知其所出之道路，然後能知邪入之淺深，故爲根本之學。

◎留血之刺

帝曰：刺留血奈何？岐伯曰：視其血絡，刺出其血，無令惡血得入於經，以成其疾。（《素問·調經論第六十二》）

且邪之所感，致有留血，則當視其血在絡時，即刺出其血，無令惡血入經，以成他疾可也。

◎凡刺之道氣調而止

凡刺之道，氣調而止，補陰寫陽，音氣益彰，耳目聰明，反此者氣血不行。（《靈樞·終始第九》）

此言三陰三陽之氣，從五藏之所生。故曰："明知終始。五藏爲紀。"凡刺之道，氣調而止，謂陰陽之氣偏盛，刺之調和則止矣。然又當補陰瀉陽，補陰者，補五藏之裏陰，瀉陽者，導六氣之外出。《六節藏象論》曰："五氣入鼻，藏於心肺，上使五色修明，音聲能彰。"《順氣》曰："五者，音也，音主長夏。"是補其藏陰，則心肺脾藏之氣和，而音聲益彰矣。肝開竅於目，腎開竅於耳，肝腎之氣盛，則耳目聰明矣。補其藏陰，導其氣出，則三陰三陽之氣和調，而無偏盛之患矣。夫陰陽血氣，本於胃府五藏之所生。胃者，水穀血氣之海也。海之所以行雲氣者，天下也。胃之所出氣血者，經隧也。經隧者，五藏六府之大絡也。故不補陰瀉陽，則氣血不行。

◎經刺之取（一）

人迎大一倍於寸口，病在足少陽；一倍而躁，病在手少陽。人迎二倍，病在足太陽；二倍而躁，病在手太陽。人迎三倍，病在足陽明；三倍而躁，病在手陽明。盛則爲熱，虚則爲寒，緊則爲痛痹，代則乍甚乍間。盛則寫之，虚則補之，緊痛則取之分肉，代則取血絡且飲藥，陷下則灸之，不盛不虚以經取之，名曰經刺。（《靈樞·禁服第四十八》）

此言人迎大於寸口之脈，可以驗足手六陽經之病，而有治之之法也。然所以治之者，脈盛，則分經以瀉之；脈虚，則分經以補之；脈緊，爲痛痹，則取其分肉之病在何經；脈代，則取其血絡，使之出血，及飲食以調之；脈陷下者，則血結於中，中有著血，血寒，故宜灸之；若不盛不虚，則止以本經取之，如一盛瀉膽以補肝，二盛瀉膀胱以補腎之類。茲則取之於膽，而不取之肝；取之膀胱，而不取之腎之類也。或用鍼、或用灸、或用藥，止在本經而不求之他經，故名之曰經刺也。

◎經刺之取（二）

寸口大於人迎一倍，病在足厥陰；一倍而躁，病在手心主。寸口二倍，病在足少陰；二倍而躁，病在手少陰。寸口三倍，病在足太陰；三倍而躁，病在手太陰。盛則脹滿、寒中、食不化；虚則熱中、出糜、少氣、溺色變；緊則痛痹；代則乍痛乍止。盛則寫之，虚則補之，緊則先刺而後灸之，代則取血絡而後調之，陷下則徒灸之。陷下者，脈血絡於中，中有著血，血寒，故宜灸之。不盛不虚，以經取之，名曰經刺。（《靈樞·禁服第四十八》）

然所以治之者，盛則分經以瀉之，虚則分經以補之，緊則取其痛痹之分肉在於何經，先刺而後灸之；代則取其血絡，使之出血，及飲藥以調之；脈陷下者，則徒灸之（徒，但也）。脈既陷下，則血結於中，中有著血，血結，故宜灸之。若不盛不虚，則以本經取之，或用藥、或用鍼、或用灸，名之曰經刺也。

◎持鍼縱舍之鍼法

黄帝曰：持鍼縱舍，余未得其意也。岐伯曰：持鍼之道，欲端以正，安以靜，先知虛實，而行疾徐，左指執骨，右手循之，無與肉果。寫欲端以正，補必閉膚，輔鍼導氣，邪得淫泆，眞氣得居。（《靈樞·邪客第七十一》）

此以持鍼縱舍之法言之也。不惟病形輕重有縱捨，而持鍼之際，其進止退留亦有縱捨，未得其詳，因而復問。持鍼之道，宜審而慎，必從和緩從容，庶可無誤。故欲端以正，安以靜，先知病之虛實，以施疾徐之法，左手執之，右手循之，必中其穴，無中其肉而與肉果。果即裹也。瀉者欲端以正，補去必閉其膚，以手輔鍼，導引其氣，必使邪氣淫泆而散，眞氣得復而居，然後可以去鍼，此持鍼縱舍之道也。

◎扞皮開腠理之鍼法

黄帝曰：扞皮開腠理，奈何？岐伯曰：因其分肉，左別其膚，微內而徐端之，適神不散，邪氣得去。（《靈樞·邪客第七十一》）

扞，《說文》："忮也。"謂恐刺傷其皮而開腠理。所謂扞皮開腠理者，因其分肉之在何經，而扞分其皮，以開其腠理而入刺之也。先以左手別其皮膚，然後右手微納其鍼，而徐徐端正其鍼以入之，斯迺扞皮開腠理之法，其神氣自然不散，而邪氣迺得以去矣。

◎用鍼之要無忘其神

是故工之用鍼也，知氣之所在，而守其門戶，明於調氣，補寫所在，徐疾之意，所取之處。寫必用員，切而轉之，其氣迺行，疾而徐出，邪氣迺出，伸而迎之，遙大其穴，氣出迺疾。補必用方，外引其皮，令當其門，左引其樞，右推其膚，微旋而徐推之，必端以正，安以靜，堅心無解，欲微以留，氣下而疾出之，推其皮，蓋其外門，眞氣迺存。用鍼之要，無忘其神。（《靈樞·官能第七十三》）

此節與《八正神明論》略同。遙，搖同。解，懈同。"圓"，當作"方"。"方"，當作"圓"。此承上文而言，上工因氣以行補瀉之法，其要則在於守神也。《八正神明論》曰："知其所在者，知診三部九候之病脈處而治之，故曰守其門戶焉。"正本節之所謂明於調氣，補瀉所在，徐疾之意，所取之處也。瀉必用圓，補必用方，《八正神明論》作"寫必用方，補必用圓"是也。夫瀉必用方者，以氣方盛也，以月方滿也，以日方溫也，以身方定也，以息方吸而納鍼，迺復候其方吸而轉鍼，迺復候其方呼而徐引鍼，故曰瀉必用方，其氣而行焉。補必用圓，圓者行也，行者移也，刺必中其榮，復以吸排鍼也。故圓與方非鍼也。故此節之方圓，誤可知矣。方瀉之時，切而轉之，其氣迺行，即所謂方吸而轉鍼者是也。疾入而徐出之，邪氣迺出，即所謂方呼而徐引鍼者是也。又必搖大其穴，則邪氣之出者自速，此瀉法也。其補之之時，外引其皮，令當其門，左手則引其樞，右手則推其膚，微旋而徐推其鍼，其鍼必端正安靜。堅心無懈，即所謂如待貴人，不知日暮，神無榮於眾物者是也。正欲微留其鍼，候氣下而疾出之，即推其皮，以蓋其外門，則眞氣迺得存矣。《離合眞邪論》曰："推合其門，令神氣存。"此補法也。然補瀉雖殊，而用鍼之要，當無忘人之神。《八正神明論》曰："養神者，必知形之肥瘦，榮衛血氣之盛衰。血氣者，人之神，不可不謹養也。"《小鍼解》云："上守神者，守人之血氣有餘不足，可補寫也。"

◎刺有五節

黃帝問於岐伯曰：余聞刺有五節，奈何？岐伯曰：固有五節：一曰振埃，二曰發蒙，三曰去爪，四曰徹衣，五曰解惑。黃帝曰：夫子言五節，余未知其意。岐伯曰：振埃者，刺外經，去陽病也；發蒙者，刺府俞，去府病也；去爪者，刺關節支絡也；徹衣者，盡刺諸陽之奇俞也；解惑者，盡知調陰陽，補寫有餘不足，相傾移也。（《靈樞·刺節眞邪第七十五》）

此言刺共五節，而先指各經之所用也。振埃者，如振落塵埃也，其法刺其外經，以去陽氣大逆之病耳。發蒙者，開發蒙瞶也，其法刺其府俞，以去其府病耳。去爪者，如脫去其爪也，其法刺其關節支絡耳。徹衣者，如徹去衣服也，其法盡刺諸陽經之奇俞耳。解惑者，如解其迷惑也，其法盡知調陰陽諸經之虛實以移其病也。

◎振埃之刺

黃帝曰：刺節言振埃，夫子迺言刺外經，去陽病，余不知其所謂也，願卒聞之。岐伯曰：振埃者，陽氣大逆，上滿於胷中，憤䐜肩息，大氣逆上，喘喝坐伏，病惡埃煙，䭇不得息，請言振埃，尚疾於振埃。黃帝曰：取之何如？岐伯曰：取之天容。黃帝曰：其欬上氣，窮詘胷痛者，取之奈何？岐伯曰：取之廉泉。黃帝曰：取之有數乎？岐伯曰：取天容者，無過一裏。取廉泉者，血變而止。帝曰：善哉！（《靈樞·刺節眞邪第七十五》）

刺節言振埃者，其法當取之天容，係手太陽小腸經。如有欬而上氣，窮詘胷痛，則當取之廉泉，係任脈經穴。但所取之數在天容者，無過人行一裏許而止；鍼在廉泉者，至其血變而即止鍼耳。

◎發蒙之刺

黃帝曰：刺節言發蒙，余不得其意。夫發蒙者，耳無所聞，目無所見。岐伯曰：妙乎哉問也！此刺之大約，鍼之極也，神明之類也；口說書卷，猶不能及也。請言發蒙耳，尚疾於發蒙也。黃帝曰：善。願卒聞之。岐伯曰：刺

此者，必於日中，刺其聽宫，中其眸子，聲聞於耳，此其俞也。黄帝曰：善。何謂聲聞於耳？岐伯曰：刺邪以手堅按其兩鼻竅，而疾偃其聲，必應於鍼也。黄帝曰：善。此所謂弗見爲之，而無目視；見而取之，神明相得者也。（《靈樞·刺節眞邪第七十五》）

刺刺節言發蒙者，廼刺法之大約，即此一府以觀之，眞足以發蒙也。如耳目無所聞見者，即於日中，刺其手太陽小腸經之聽宫穴，其氣與眸子相通，當中其眸子也。若聲則與耳自相聞矣。以手堅按兩鼻之竅，而急偃其聲，頃則聲必應於耳也。此所謂彼雖弗見所爲，而不必以有目以爲視，吾能見而取之，眞有神明相得之妙也。

◎去爪之刺

黄帝曰：刺節言去爪，夫子廼言刺關節支絡，願卒聞之。岐伯曰：腰脊者，身之大關節也。支脛者，人之管以趨翔也。莖垂者，身中之機，陰精之候，津液之道也。故飲食不節，喜怒不時，津液内溢，廼下留於睾，血道不通，日大不休，俛仰不便，趨翔不能，此病滎然有水，不上不下。鈹石所取，形不可匿，常不得蔽，故命曰去爪。帝曰：善。（《靈樞·刺節眞邪第七十五》）

節言去爪者，若用鈹石之鍼以取之，則形謂前陰，爪者筋之餘，謂形不可藏匿，常不得遮蔽，有若去其宗筋，故命曰去爪。

◎徹衣之刺

黄帝曰：刺節言徹衣，夫子廼言盡刺諸陽之奇俞，未有常處也，願卒聞之。岐伯曰：是陽氣有餘，而陰氣不足，陰氣不足則内熱，陽氣有餘則外熱，内熱相搏，熱如懷炭，外畏綿帛，不可近身，又不可近席，腠理閉塞，則汗不出，舌焦脣槁，臘乾嗌燥，飲食不讓美惡。黄帝曰：善。取之奈何？岐伯曰：或之於其天府、大杼三痏，又刺中膂，以去其熱，補足手太陰，以出其汗，熱去汗稀，疾於徹衣。黄帝曰：善。（《靈樞·刺節眞邪第七十五》）

刺節言徹衣者，以刺之亦惟取其手太陰肺經之天府穴，足太陽膀胱經之大杼穴，各三次，其刺瘡有三，故爲三痏也。又取足太陽膀胱經之中膂内俞，以去其熱；又補足太陰脾經，手太陰肺經，以出其汗，由是熱去而汗少，其速如徹衣也。

◎解惑之刺

黄帝曰：刺節言解惑，夫子廼言盡知調陰陽，補寫有餘不足，相傾移也，惑何以解之？岐伯曰：大風在身，血脈偏虛，虛者不足，實者有餘，輕重不得，傾側宛伏，不知東西，不知南北，乍上乍下，乍反乍復，顛倒無常，甚於迷惑。黄帝曰：善。取之奈何？岐伯曰：寫其有餘，補其不足，陰陽平復，

用鍼若此，疾於解惑。（《靈樞·刺節眞邪第七十五》）

刺節言解惑者，以刺之即其有餘而瀉之，不足而補之，則陰陽諸經，自然平復，眞如解惑之速也。

◎凡刺之眞必先治神

帝曰：願聞其道。岐伯曰：凡刺之眞，必先治神。五藏已定，九候已備，後廼存鍼。眾脈不見，眾凶弗聞。外內相得，無以形先。可玩往來，廼施於人。人有虛實，五虛勿近，五實勿遠。至其當發，間不容瞚。手動若務，鍼耀而勻。靜意視義，觀適之變。是謂冥冥，莫知其形。見其烏烏，見其稷稷，從見其飛，不知其誰。伏如橫弩，起如發機。（《素問·寶命全形論第二十五》）

此以病者之神爲言。神者，正氣也。得神者昌，失神者亡，故刺之眞要，必先以正氣爲主。再定五藏之屬，悉九候之診，得其虛實所在，然後存意於鍼而用之。眾脈眾凶，言其多也，泛求其多，則不得其要。故見眾脈者不見脈之眞，聞眾凶者弗聞兇之本，必因脈以合外，因證以合內，表裏相參，庶乎無失，是外內相得也。不察其跡而察其所以跡，是無以形先也。所謂知其要者一言而終，不知其要流散無窮，其義即此。玩謂精熟，猶玩弄也。往言既往，來言將來，原始反終，惟窮理者能之。必能若是，廼可施治於人。五虛五實，如《調經論》云："神、氣、血、形、志，各有有餘不足。"凡此十者，其氣不等也。《玉機眞藏論》曰："脈盛，皮熱，腹脹，前後不通，悶瞀，此謂五實；脈細，皮寒，氣少，泄利前後，飲食不入，此謂五虛也。"虛病不利於鍼，故五虛勿近。實邪最所當用，故五實勿遠。蓋鍼道難補而易瀉耳。發，出鍼也。瞚，瞬同。言鍼發有期，或遲或速，在氣機之頃，不可以瞬息誤也。動，用鍼也。務，專其務而心無二也。耀，精潔也。勻，舉措從容也。適，至也。變，虛實之變也。觀之以靜，察變之道也。冥冥，幽隱也。莫知其形，言血氣之變不形於外，惟明者能察有於無，即所謂觀於冥冥焉。此形容用鍼之象有如此者。烏烏，言氣至如烏之集也。稷稷，言氣盛如稷之繁也。從見其飛，言氣之或往或來，如烏之飛也。然此皆無中之有，莫測其孰爲之主，故曰不知其誰。血氣未應，鍼則伏如橫弩，欲其強銳也。血氣既應，鍼則退如發機，欲其迅速也。

◎衛氣稸積之治

黃帝曰：衛氣之留於腹中，稸積不行，菀蘊不得常所，使人支脅胃中滿，喘呼逆息者，何以去之？伯高曰：其氣積於胷中者，上取之；積於腹中者，下取之；上下皆滿者，傍取之。黃帝曰：取之奈何？伯高對曰：積於上，寫大迎、天突、喉中；積於下者，寫三里與氣街；上下皆滿者，上下取之，與季脅之下一寸。重者，雞足取之。診視其脈，大而弦急，及絕不至者，及腹皮急甚者，不可刺也。黃帝曰：善。（《靈樞·衛氣失常第五十九》）

《類經》：積於上者爲喘呼逆息，故當瀉之於上，人迎，足陽明經穴，天突、喉中，俱任脈穴，喉中，即廉泉也。積於腹中者，當瀉其下，三里、氣街，俱足陽明經穴。上下皆病，則上下俱當取之，如以上五穴是也，季脅之下一寸，當是足厥陰經章門穴。病之重者仍當雞足取之，謂攢而刺之也，即《官鍼》合谷刺之謂。脈大而弦急，陰虛而眞藏見也。絕不至者，榮氣脫也。腹皮急甚者，中和氣絕而脾元敗也。不宜刺矣。

◎解論之法

治厥者，必先熨，調和其經，掌與掖，肘與腳，項與脊以調之，火氣已通，血脈廼行。然後視其病，脈淖澤者，刺而平之；堅緊者，破而散之，氣下廼止。此所謂以解結者也。（《靈樞·刺節眞邪第七十五》）

此治厥之法。倘天時未溫而必欲用鍼，則必借火氣以熨調其經，凡掌掖肘腳項脊之間，皆谿谷大節之交會，故當熨之溫之，則火氣通而血脈行。然後視其病脈淖澤者，衛氣浮也，故可刺而平之。堅緊者，邪氣實也，故當破而散之。厥逆除而宗氣下，廼可止鍼矣。結者，邪之所聚，刺去其邪，即解結之謂也。

◎解結之法

一經上實下虛而不通者，此必有橫絡盛加於大經，令之不通。視而寫之，此所謂解結也。（《靈樞·刺節眞邪第七十五》）

而一經病者，即用解結之法也。當視而瀉之，此亦所謂解結之法也。

◎諸病之取

刺諸熱者，如以手探湯；刺寒清者，如人不欲行。陰有陽病者，取之下陵三里，正往無殆，氣下廼止，不下復始也。疾高而內者，取之陰之陵泉；疾高而外者，取之陽之陵泉也。（《靈樞·九鍼十二原第一》）

寒熱風雨，寒暑之外襲也。故刺諸熱者，如以手探湯，謂熱在皮膚，所當淺取之也。寒清者，內因之虛寒，宜深取之，靜以守氣，故如人不欲行也。陰有陽疾者，陽邪而入於內也。下陵三里，在膝下三寸，足陽明之經，陽明之主闔也。正往無殆，氣下廼止，使即從下解也。疾高而內者，裏陰之病，見於上也。陰陵泉廼太陰之經，太陰之主開也。使在內之病，從開而上出也。蓋言陽病之入於內者，即從下解，陰病之出於上者，即從外解也。疾高而外者，外邪高而病在外之下也。陽陵泉，廼少陽之經，少陽之主樞也。蓋邪在高而欲下入於內，故使從樞外出，勿使之內入也。

◎邪氣之所客鍼石緣而去之

人有大谷十二分，小谿三百五十四名，少十二俞，此皆衛氣之所留止，邪

氣之所客也，鍼石緣而去之。（《素問·五藏生成第十》）

此言衛氣滿填以行，邪氣不得居止，衛氣虧缺留止，則爲邪氣所客，故言邪氣所客。緣，謂夤緣行去之貌。言邪氣所客，衛氣留止，鍼其谿谷，則邪氣夤緣，隨脈而行去也。谿谷者，分肉之交會處也。《氣穴論》曰："肉之大會爲谷，肉之小會爲谿。分肉之間，谿谷之會，以行榮衛，以會大氣，谿谷三百六十五穴會，亦應一歲。"人有大谷十二分者，肉之大分處也；小谿三百五十四名者，肉之小分處也。分者，肉分而有紋理也。名，穴名也。蓋肉分之間而有交會，交會之處而有穴名也。谿谷之數，以應一歲者，歲止三百六十日，內朔虛六日，止三百五十四日以應小谿之數也。少十二俞者，言大谷十二分，而有十二俞穴也。氣盈五日，九百四十分，朔虛五日，九百四十分，共計十二日以應十二俞也。以歲之三百五十四日，合氣盈朔虛之十二日，共三百六十五日有奇，以成一歲，故曰朞三百有六旬有六日，以閏月定四時而成歲也。衛氣者，行於脈外，溫分肉，充皮膚，肥腠理，司開闔者也。此腠理分肉之間，皆衛氣之所留止，臥出而風吹之，則血凝而爲痹厥矣。鍼石緣而去之者，言分肉之間，亦有三百六十五穴也。《氣穴論》云："氣穴三百六十五，以應一歲，今則三百六十六矣。"曰："歲緣三百六十六日，而少有不足。故合而論之，則曰三百六十五日。今分而論之，則每歲有三百五十四日，而又有氣盈朔虛之十二日也。"

◎十二邪之治（一）

凡此十二邪者，皆奇邪之走空竅者也。故邪之所在，皆爲不足。故上氣不足，腦爲之不滿，耳爲之苦鳴，頭爲之苦傾，目爲之眩。中氣不足，溲便爲之變，腸爲之苦鳴。下氣不足，則迺爲痿厥心悗。補足外踝下留之。（《靈樞·口問第二十八》）

凡此十二邪者，凡於上中下氣虛之病，皆當補足外踝下留之，即足太陽膀胱經崑崙穴是也。凡於上中下氣虛之病，皆可留鍼補之。蓋太陽者，三陽也，三陽者，天之業。膀胱之津水，隨氣運行以濡空竅，故取之崑崙。崑崙迺津水之發原，上通於天者也。

◎十二邪之治（二）

黃帝曰：治之奈何？岐伯曰：腎主爲欠，取足少陰。肺主爲噦，取手太陰、足少陰。唏者，陰與陽絕，故補足太陽，寫足少陰。振寒者，補諸陽。噫者，補足太陰、陽明。嚏者，補足太陽眉本。嚲，因其所在，補分肉間。泣出，補天柱經俠頸，俠頸者，頭中分也。太息，補手少陰心主、足少陰留之。涎下，補足少陰。耳鳴，補客主人，手大指爪甲上與肉交者。自嚙舌，視主病者則補之。目眩頭傾，補足外踝下留之。痿厥心悗，刺足大指間上二寸留之，一曰足外踝下留之。（《靈樞·口問第二十八》）

上節總論膀胱之津液，不能灌濡空竅，以致上中下氣皆爲之不足，此復分論十二邪者，各有補瀉陰陽之法。蓋膀胱者，津液之府，受藏府之津而藏之，復還入胃中以資益藏府，互相交通者也。故各因其邪之所在，而補瀉之。足大指間上二寸，廼足太陰之太白，脾藏之上俞也。此篇論太陽之津水，隨氣運行於膚表，復從中土而上交於心，應司天在泉之氣，運行於地之外，復貫通於地中，是以上氣不足，補足太陽之崑崙。下氣不足，不得從中而上通於心者，刺足太陰之俞以通土氣。然本於足太陽之津氣貫通，故一曰足外踝下留之，仍取太陽之津氣也。夫欠者，足太陽少陰之氣，相引而上下也。噦者，少陰寒水之氣，客於肺也。唏者，太陽與少陰之氣，不和也。振寒者，寒水之氣，客於皮膚，而太陽之陽氣虛於表也。噫者，太陽寒水之氣，客於胃也。嚏者，太陽之陽氣滿於心也。嚲者，筋脈之氣，行陰用力。前陰者，足少陰太陽之會也。哀泣者，太陽之津液竭也。太息者，下焦之生氣不交於上也。涎下者，膀胱之水邪上溢也。耳鳴者，宗脈之氣，溜陷於下焦也。自嚙者，下焦之氣，厥逆走上也。此皆足太陽與少陰之津氣爲病。太陽之氣生於膀胱，少陽之氣發於腎藏，腎與膀胱，雌雄相合，皆爲水藏而爲生氣之原。膀胱之津水，隨太陽之氣運行於膚表，以濡空竅，應六氣之旋轉，腎藏之精氣，貫通於五藏，應五運之神機。此皆不在六經陰陽逆順之論，故帝辟左右而問曰："願聞口傳。"

◎五邪之刺

黄帝曰：余聞刺有五邪，何謂五邪？岐伯曰：病有持癰者，有容大者，有狹小者，有熱者，有寒者，是謂五邪。黄帝曰：刺五邪奈何？岐伯曰：凡刺五邪之方，不過五章，癉熱消滅，腫聚散亡，寒痹益溫，小者益陽，大者必去，請道其方。（《刺節眞邪第七十五》）

凡刺五邪之方，不過《五章》而已。《五章》者，漢史約法三章，猶言五事也。故邪有熱者，今行刺法，則癉熱消滅；邪有持癰者，今行刺法，則腫聚散亡；邪有寒者，今行刺法，則寒痹益溫；邪有狹小者，今行刺法，則小者益陽，蓋小者不使之大，則其在外爲陽者，無害而有陽也；邪有容大者，今行刺法，則大者必去。此《五章》者，所以刺五邪也，見下文大邪、小邪、熱邪、寒邪、癰邪之刺所析言之。

◎大邪之刺

凡刺大邪，日以小，泄奪其有餘，廼益虛，剽其通，鍼其邪，肌肉親視之，毋有反其眞，刺諸陽分肉間。（《靈樞·刺節眞邪第七十五》）

此承上文，而詳言大者，必去之法也。凡刺邪之大者，日漸使之小焉可也。彼大者，成於有餘，當泄奪之，則邪益虛，遂廼剽竊其通流之所，鍼其大邪之移，又即其分部肌肉，以親視之，毋使之反其眞氣可也。其所取之穴，當刺諸陽經之分肉間耳。

◎小邪之刺

凡刺小邪，日以大，補其不足，廼無害。視其所在迎之界，遠近盡至，其不得外侵而行之，廼自費，刺分肉間。（《靈樞·刺節眞邪第七十五》）

此承上文，而詳言小者，益陽之法也。凡刺邪之小者，慮其日以益大，故必補其不足，則眞氣當復而無害。又視其分部所在，以迎其氣來之界而奪之，此廼先補不足之經，而後瀉其有餘之經，是以遠近之眞氣盡至，其邪不得外侵而行之，廼自廢而無留也。所謂小者益陽之義如此。然刺之之法，當取其有邪之分肉間耳。

◎熱邪之刺

凡刺熱邪，越而蒼，出遊不歸，廼無病，爲開闢門戶，使邪得出，病廼已。（《靈樞·刺節眞邪第七十五》）

此承上文，而詳言癉熱消滅之法也。凡刺熱邪，其熱盛則神思外越，而意氣蒼茫，若出遊不歸，廼欲無病。當開辟之，以通其門戶，使熱邪得出，所謂瀉其有餘也，則病廼自已矣。

◎寒邪之刺

凡刺寒邪，日以溫，徐往徐來，致其神，門戶已閉，氣不分，虛實得調，其氣存也。（《靈樞·刺節眞邪第七十五》）

此承上文，而詳言寒痹益溫之法也。凡刺寒邪，一日之內即當除之。用鍼之間，徐往徐來，以致其神氣，使門戶已閉，分氣不泄，則虛實得調，其眞氣自存，而寒者溫矣。

◎邪氣濁氣之鍼法

鍼陷脈則邪氣出者，取之上。鍼中脈則濁氣出者，取之陽明合也。（《靈樞·小鍼解第三》）

諸經孔穴，多在陷者之中，如《刺禁論》所謂刺缺盆中內陷之類是也。故凡欲去寒邪，須刺各經陷脈，則經氣行而邪氣出，廼所以取陽邪之在上者。陽明合穴，足三里也。刺之可以清腸胃，故能取濁氣之在中者。

◎五亂之治

黃帝曰：五亂者，刺之有道乎？岐伯曰：有道以來，有道以去。審知其道，是謂身寶。黃帝曰：善。願聞其道！岐伯曰：氣在於心者，取之手少陰心主之俞；氣在於肺者，取之手太陰滎足少陰俞；氣在於腸胃者，取之足太陰陽明，不下者取之三里；氣在於頭者，取之天柱大杼，不知，取足太陽滎

俞；氣在於臂足，取之先去血脈，後取其陽明少陽之滎俞。（《靈樞·五亂第三十四》）

此言五亂者，而各有刺之之穴也。道者，脈路也。邪之來也，必有其道，則邪之去也，亦必有其道，審知其道，而善去之，斯謂養身之寶。故氣亂於心者，當取之手少陰心經之俞穴神門，掌後稅骨端陷中。鍼三分，留七呼，灸七壯。手心主，即厥陰心包絡經之俞穴大陵。掌後骨下，兩筋間陷中。鍼五分，留七呼，灸三壯。氣亂於肺者，取足太陰脾經滎穴魚際，大指本節後，内側陷中。鍼一分，留三呼，灸三壯。足少陰腎經之俞穴太谿。足内踝後，跟骨上，動脈陷中，人有脈則生。鍼三分，留七呼，灸三壯。氣在於腸胃者，取之足太陰脾經之俞穴太白，足大指内側，内踝前，核骨下。鍼一分，留三呼，灸三壯。足陽明胃經之俞穴陷谷，足次指外間，本節後陷中，去内庭二寸。鍼五分，留七呼，灸三壯。如刺之而邪氣不下，當取足陽明胃經之三里。氣在於頭者，取之足大陽膀胱經之天柱，挾項後髮際，大筋外廉陷中。鍼二分，留三呼，瀉五吸。灸不及鍼，日七壯至百壯。又取於本經之大抒。如取之而病尚不知，又當取本經之滎穴通谷、俞穴束骨。通谷，足小指外側，本節前陷中。鍼二分，留五呼，灸三壯。束骨，足小指外側，本節後，赤白肉際陷中。鍼三分，留三呼，灸三壯。氣在於臂足者，當先去其臂足之血脈；然後，在臂則取手陽明大腸經之滎穴二間、食指本節前内側陷中。鍼三分，留六呼，灸三壯。俞穴三間，食指本節後内側，鍼三分，留三呼，灸三壯。手少陽三焦經之滎穴液門，手四指間陷中，握拳取之，鍼二分，留三呼，灸三壯。俞穴中渚。手四指赤節後陷中，即液門下一寸。鍼二分，留三呼，灸三牡。在足則取足陽明滎穴内庭，足次指外間，内側陷中。灸三壯，鍼三分。俞穴陷谷，足次指本節後陷中，去内庭二寸。鍼五分，留七呼，灸三牡。足少陽膽經之滎穴夾谿，足四指岐骨間，本節前陷中，鍼三分，留三呼，灸三壯。俞穴臨泣，足四指本節後間陷中，去俠谿一寸半。鍼二分，留五呼，灸三壯。

◎諸病相傳之刺

諸病以次，是相傳，如是者，皆有死期，不可刺。間一藏止，及至三四藏者，廼可刺也。（《素問·標本病傳論第六十五》）

間一藏相傳而止，不復再傳別藏者，廼可刺也。假如心病傳肝，肺病傳脾，此廼子行乘母，至肝藏脾藏而止，不復再勝剋相傳於他藏者可刺也。假如心病傳脾，肺病傳腎，廼母行乘子，得母藏之生氣不死之證也。如心病傳腎，肺病傳心，肝病傳肺，此從所不勝來者爲微邪，廼可刺也。故五藏相傳，止可間二藏、三藏，經言四藏者，或藏傳之於府，而後傳於他藏，以府亦可名藏也。

◎病之未生與盛衰之刺

黃帝曰：候其可刺奈何？伯高曰：上工刺其未生者也，其次刺其未盛者也，其次刺其已衰者也。下工刺其方襲者也，與其形之盛者也，與其病之與脈相逆者也。故曰：方其盛也，勿敢毀傷；刺其已衰，事必大昌。故曰：上工治未病，不治已病，此之謂也。（《靈樞·逆順第五十五》）

未生者，治其幾也。未盛者，治其萌也。已衰者，知其有隙可乘也。是皆可刺者也。刺其方襲者，不避來鋭也。與其形之盛者，見其外不知其內也。病之與脈相逆者，逆有微甚，微逆者防有所傷，未可刺也；甚逆者，陰陽相離，形氣相失，已不可刺也。醫不達此而強刺之，未有不僨事者矣，故曰下工。盛邪當瀉，何懼毀傷？正恐邪之所湊，其氣必虛，攻邪未去，正氣先奪耳，故曰方其盛也，勿敢毀傷。病既已衰，可無刺矣，不知邪氣似平，病本方固，乘勢拔之，易爲力也，故曰刺其已衰，事必大昌。此與《四氣調神論》同。

◎病生於頭生於手生於足之治

病生於頭者頭重，生於手者臂重，生於足者足重。治病者，先刺其病所從生者也。（《靈樞·終始第九》）

治病者，先取之頭。至於手病而臂重，足病而足重，其法亦猶是耳，即先刺所從生，必求其本也。

◎諸病以次相傳有可刺者

諸病以次相傳，如是者皆有死期。不可刺也。間一藏及二三四藏者，迺可刺也。（《靈樞·病傳第四十二》）

故如是者，迺逆傳其所勝，皆有死期，不可刺也。如間一藏者，迺心傳之肝，肺傳之脾，子行乘母也。間二藏者，心傳之脾，肺傳之腎，迺母行乘子，子母之氣互相資生者也。間三藏者，心傳之腎，肺傳之心，從所不勝來者，爲微邪也。按五藏間傳，止有間三而無間四，所謂間四藏者，以藏傳之府，而府復傳之於他藏，蓋府亦可以名藏也。

◎刺有三變

黃帝曰：余聞刺有三變，何謂三變？伯高答曰：有刺榮者，有刺衛者，有刺寒痹之留經者。黃帝曰：刺三變者奈何？伯高答曰：刺榮者出血，刺衛者出氣，刺寒痹者內熱。（《靈樞·壽夭剛柔第六》）

刺榮者刺其陰，刺衛者刺其陽，刺寒痹者溫其經，三刺不同，故曰三變。《調經論》亦曰："取血於榮，取氣於衛。"內熱義如下文。榮主血，陰氣也，病在陰分則陽勝之，故爲寒熱往來。陰病則陰虛，陰虛則無氣，故爲少氣。邪在血，故爲上下妄行。所以刺榮者當刺其血分。衛屬陽，爲水穀之悍氣，病在陽分，故爲氣痛。氣無定形，故時來時去。怫，鬱怒也。愾，大息也。賁響，腹鳴如奔也。皆氣分之病。風寒外襲而客於腸胃之間，以六府屬表而陽邪歸之，故病亦生於衛氣。寒痹久留不去，則血脈不行，或凝滯而爲痛，或皮膚不知痛癢而爲不仁。內熱，謂温其經也。布衣血氣濇濁，故當以火焠之，即近世所用雷火鍼及艾蒜蒸灸之類。

◎刺寒痹內熱之法

黄帝曰：刺寒痹內熱奈何？伯高答曰：刺布衣者，以火焠之；刺大人者，以藥熨之。（《靈樞·壽夭剛柔第六》）

此言刺寒痹有內熱之法者，以其有熨之之方也。佈衣氣血濇濁，刺其寒痹之後，當以火焠之。大人氣血清滑，刺其寒痹之後，當以藥熨之。

◎五變以主五俞之治

黄帝曰：以主五俞奈何？岐伯曰：藏主冬，冬刺井；色主春，春刺滎；時主夏，夏刺俞；音主長夏，長夏刺經；味主秋，秋刺合。是謂五變以主五俞。（《靈樞·順氣一日分爲四時第四十四》）

刺五藏而有五變者，以五藏有不同也。夫五變主於五俞者，以五藏主於冬，故凡病在於藏者，必取五藏之井，如肝取大敦，心取少衝之類。色生於春，故凡病在於色者，必取五藏之滎，如肝取行間，心取少府之類。時主於夏，故凡病時閒時甚者，必取五藏之俞，如肝取太衝，心取神門之類。音主於長夏，故凡病在於音者，必取五藏之經，如肝取中封，心取靈道之類。味主於秋，故凡病在於胃及飲食不節得病者，必取五藏之合，如肝取曲泉，心取少海之類。是之謂五變以主五俞，所謂五五二十五俞以應五時也。

◎五變之治

黄帝曰：何謂藏主冬，時主夏，音主長夏，味主秋，色主春？願聞其故！岐伯曰：病在藏者，取之井；病變於色者，取之滎；病時閒時甚者，取之俞；病變於音者，取之經；經滿而血者，病在胃，及以飲食不節得病者，取之於合，故命曰味主合。是謂五變也。（《靈樞·順氣一日分爲四時第四十四》）

此申言五變治五俞之義也。前節論五藏之氣，應於五時，而取之五俞，各有所主。此復論五藏之病，合於五俞，而各有所取也。藏者，陰也，裏也。腎治於裏，故病在藏者，取之井，以泄冬藏之氣。肝應春而主色，故病變於色者，取之滎。時閒時甚者，火之動象，神之變也，故取之俞。脾主土，其數五，其音宫，宫爲五音之主音，故變於音者，取之經。肺與陽明主秋金之令，飲入於胃，上俞於肺，食氣於胃，淫精於脈，脈氣流經，經氣歸於肺，肺朝百脈，俞精於皮毛，毛脈合精，行氣於府，而通於四藏，是入胃之飲食，由肺氣通調俞佈，而生此榮衛血脈，故經滿而血者，病在胃，飲食不節者，肺氣不能轉輸而得病也。按《靈》《素》經中，凡論五藏，必兼論胃府，以胃爲五藏之生原也。肺與陽明，並主秋令，此章以府合藏，而藏合於四時五行，味主秋，則秋令所主之藏府皆橥於中矣。

◎病之變化之治

黄帝曰：取之奈何？伯高曰：夫病變化，浮沉深淺，不可勝窮，各在其處。病間者淺之，甚者深之；間者小之，甚者衆之。（《靈樞·衛氣失常第五十九》）

此承上文，而言皮肉、氣血、筋骨之病，各有病所，及有治法也。故取穴以刺之者，亦惟於皮肉、氣血、筋骨，各視其處。病間，則淺刺之而鍼少；病甚者，則深刺之而鍼多。

◎九變十二節之治

凡刺有十二節，以應十二經。一曰偶刺，偶刺者，以手直心若背，直痛所，一刺前，一刺後，以治心痺。刺此者，傍鍼之也。

此言刺法有十二節，要所以應十二經也。一曰偶刺，以一手直其前心，以一手直其後背，皆以直其痛所。直者當也。遂用一鍼以刺其胷前，用一鍼以刺其後背，正以治其心痺耳。然不可以正取，須斜鍼以傍刺之，恐中心者一日死也。夫前後各用一鍼，有陰陽配合之義，故曰偶刺。

二曰報刺，報刺者，刺痛無常處也。上下行者，直内無拔鍼，以左手隨病所按之，廼出鍼復刺之也。

二曰報刺，重刺也。所以刺其痛無常處也。凡痛時上時下者，當直納其鍼，無拔出之，以左手隨其痛處而按之，然後出鍼，俟其相應，又復刺之，刺而復刺，故曰報刺。

三曰恢刺，恢刺者，直刺傍之，舉之前後，恢筋急，以治筋痺也。

三曰恢刺，恢，恢廓也。筋急者，不刺筋而刺其傍，必數舉其鍼或前或後以恢其氣，則筋痺可舒也。

四曰齊刺，齊刺者，直入一，傍入二，以治寒氣小深者。或曰三刺，三刺者，治痺氣小深者也。

四曰齊刺，用一鍼以直入之，用二鍼以傍入之，三鍼齊用也，故又曰三刺，治寒痺稍深之法也。

五曰揚刺，揚刺者，正内一，傍内四，而浮之，以治寒氣之博大者也。

五曰揚刺，揚，散也，正納其鍼一，傍納其鍼四，而又浮舉其鍼，從中而發揚於四傍也，所以治寒氣之博大者也。

六曰直鍼刺，直鍼刺者，引皮廼刺之，以治寒氣之淺者也。

六曰直鍼刺，先用鍼以引起其皮，直入無避也。引起其皮而刺之，則所用不深，故但治寒氣之淺者。

七曰俞刺，俞刺者，直入直出，稀發鍼而深之，以治氣盛而熱者也。

七曰俞刺，俞，委俞也，言能俞瀉其邪，非上文滎俞之謂。直入直出，用其鋭也。稀發鍼，留之久也。久而且深，故可以去盛熱之氣。

八曰短刺，短刺者，刺骨痹，稍搖而深之，致鍼骨所，以上下摩骨也。

八曰短刺，入之漸也。所以刺其骨痹，稍搖鍼而深入之，以致鍼於骨所，然後上下摩其骨耳。

九曰浮刺，浮刺者，傍人而浮之，以治肌急而寒者也。

九曰浮刺，似前揚刺，但彼有正納傍納，而此則止有傍入之鍼耳。浮，輕浮也。傍入其鍼而浮舉之，故可治肌膚之寒。此與上文毛刺義大同。

十曰陰刺，陰刺者，左右率刺之，以治寒厥，中寒厥，足踝後少陰也。

十曰陰刺，刺陰寒也。率，統也。言治寒厥者，於足踝後少陰經，左右俱取穴以刺之，所以治寒厥也。然中寒厥者，必始於陰經，自下而厥上，故取足踝後少陰經之穴以刺之。名陰刺者，以其刺陰經也。

十一曰傍鍼刺，傍鍼刺者，直刺傍刺各一，以治留痹久居者也。

十一曰傍鍼刺，用鍼一正一傍也。正者刺其經，傍者刺其絡，所以治留痹之久居者也。

十二曰贊刺，贊刺者，直入直出，數發鍼而淺之出血，是謂治癰腫也。（《靈樞·官鍼第七》）

十二曰贊刺，贊，助也。數發鍼而淺之，以後助前，故數發鍼而淺之出血，助癰腫之外散也。按十二刺中，獨提少陰者，少陰主先天之陰陽水火，五運六氣之生原也。

◎六變病之刺

黄帝曰：病之六變者，刺之奈何？岐伯答曰：諸急者多寒，緩者多熱；大者多氣少血，小者血氣皆少；滑者陽氣盛，微有熱；濇者多血少氣，微有寒。是故刺急者，深内而久留之；刺緩者，淺内而疾發鍼，以去其熱；刺大者，微寫其氣，無出其血；刺滑者，疾發鍼而淺内之，以寫其陽氣，而去其熱；刺濇者，必中其脈，隨其逆順，而久留之，必先按而循之，已發鍼，疾按其痏，無令其出血，以和其脈；諸小者，陰陽形氣俱不足，勿取以鍼，而調以甘藥也。（《靈樞·邪氣藏府病形第四》）

急者，弦緊之謂。故凡緊急之脈多風寒，而氣化從乎肝也。緩者，縱緩之狀，非後世遲緩之謂。故凡縱緩之脈多中熱，而氣化從乎脾胃也。大爲陽有餘，陽盛則陰衰，故多氣少血。故脈之大者多浮陽，而氣化從乎心也。小者近於微細，在陽爲陽虛，在陰爲陰弱，脈體屬陰而化從乎腎也。滑脈爲陽，氣血實也，故爲陽氣盛而微有熱。故滑脈從乎胃也。濇爲氣滯，爲血少，氣血俱虛則陽氣不足，故微有寒也。濇脈近毛，故氣化從乎肺也。急者多寒，寒從陰而難去也。內，納同。緩者多熱，熱從陽而易散也。大者多陰虛，故無出其血。滑與刺緩者略同。脈濇者氣血俱少，難於得氣，故宜必中其脈而察其逆順，久留疾按而無出其血。較之諸刺更宜詳慎者，以脈濇本虛而恐傷其眞氣耳。循，摩按也。痏，刺瘢也。脈小者爲不足，勿取以鍼，可見氣血俱虛者，必不宜刺而當調以甘藥也。 夫陰陽形氣俱不足者，調以甘藥，甘之一字，聖人用意深矣。蓋藥食之入，必先脾胃，而後五藏得稟其氣。胃氣強則五藏俱盛，胃氣弱則五藏俱衰。胃屬土而喜甘，故中氣不足者，非甘溫不可。土強則金王，金王則水充，此所以土爲萬物之母，而陰陽俱虛者，必調以甘藥也。雖至《眞要》等論所列五味，各有補瀉，但彼以五行生克之理，推衍而言；然用之者，但當微兼五味而以甘爲主，庶足補中，如四季無土氣不可，五藏無胃氣不可，而春但微弦、夏但微鉤之義皆是也。觀《陰陽應象大論》曰："形不足者溫之以氣，精不足者補之以味。"故氣味之相宜於人者，謂之爲補則可；若用苦劣難堪之味，而求其能補，無是理也。氣味攻補之學，大有妙處，倘不善於調和，則開手便錯，此醫家第一著要義。

◎衛氣在於身之刺

黄帝曰：衛氣之在於身也，上下往來不以期，候氣而刺之，奈何？伯高曰：分有多少，日有長短，春秋冬夏，各有分理，然後常以平旦爲紀，以夜盡爲始。是故一日一夜，水下百刻。二十五刻者，半日之度也。常如是毋已。日入而止，隨日之長短，各以爲紀而刺之。謹候其時，病可與期，失時反候者，百病不治。故曰：刺實者，刺其來也；刺虛者，刺其去也。此言氣存亡之時，以候虛實而刺之。是故謹候氣之所在而刺之，是謂逢時。在於三陽，必候其氣在於陽而刺之；病在於三陰，必候其氣在陰分而刺之。（《靈樞·衛氣行第七十六》）

此論四時晝夜，有長短之分，然各有分理，以定氣之在陽在陰也。如春秋晝夜平分之時，常以平旦爲紀，以夜盡爲始，日出卯初一刻，以一刻人氣在太陽爲始，二刻在少陽，三刻在陽明，四刻在陰分，一日一夜，水下百刻爲一周，二十五刻者，半日之度也，至日入而止爲晝，隨日之長短，皆以卯初一刻，人氣在太陽爲紀而刺之。謹候其人氣在於陽分之時，以刺陽病；人氣在於陰分之時，以刺陰病。此病可與期而愈，如失時反候，百病不治也。實者，邪氣實也。來者，謂氣之始來。如邪在陽分，以水下一刻、五刻、九刻，氣始來於陽而即刺之，所謂迎而奪之也。虛者，正氣虛也。去者，謂氣之已去。

如陽氣虛者，以水下三刻、七刻、十一刻，人氣將去陽而之陰之時以刺之，所謂追而濟之也。如病在陰之虛實者，亦如此法，是謂逢時。如病在於三陽，必候其氣在於陽而刺之；病在於三陰，必候其氣在於陰而刺之。蓋必候其氣在於陽者，在三陽之分也；在於陰者，在三陰之分也。以三陰三陽之爲病，亦候其氣之在於三陰三陽之分治之。

◎司天未得遷正之刺

黄帝問曰：昇降之刺，以知其要，願聞司天未得遷正，使司化之失其常政，即萬化之或其皆妄，然與民爲病，可得先除，欲濟群生，願聞其說。岐伯稽首再拜曰：悉乎哉問！言其至理，聖念慈憫，欲濟群生，臣迺盡陳斯道，可申洞微。

此言司天未得遷正之義，而有刺民病之法也。

太陽復布，即厥陰不遷正，不遷正氣塞於上，當寫足厥陰之所流。

太陽復布，即厥陰不遷正，不遷正氣塞於上者，當瀉足厥陰肝經之榮穴行閒，在足大指動脈應手陷中，刺六分，留七呼，氣至急出之。

厥陰復布，少陰不遷正，不遷正即氣塞於上，當刺心包絡脈之所流。

厥陰復布，少陰不遷正，不遷正氣塞於上者，當刺心包絡經之榮穴勞宮，在掌中央，刺三分，留六呼，氣至急出之。

少陰復布，太陰不遷正，不遷正即氣留於上，當刺足太陰之所流。

少陰復布，太陰不遷正，不遷正即氣留於上者，當瀉足太陰脾經之榮穴大都，在足大指本節後陷中，刺三分，留七呼，氣至急出之。

太陰復布，少陽不遷正，不遷正則氣塞未通，當刺手少陽之所流，

陰復布，少陽不遷正，不遷正則氣塞未通者，當刺手少陽三焦經之榮穴液門，在手四指端陷中，刺二分，留三呼，氣至急出之。

少陽復布，則陽明不遷正，不遷正則氣未通上，當刺手太陰之所流。

少陽復布，則陽明不遷正，不遷正則氣未通上者，當瀉手太陰肺經之榮穴魚際，在手大指本節後内側散脈紋中，刺二分，留七呼，氣至急出之。

陽明復布，太陽不遷正，不遷正則復塞其氣，當刺足少陰之所流。（《素問·遺篇刺法論第七十二》）

陽明復佈，太陽不遷正，不遷正則復塞其氣者，當刺足少陰腎經之榮穴然谷，在足由踝前，起骨下，鍼三分，留七呼，氣至急出之。

◎不退位之治

帝曰：遷正不前，以通其要，願聞不退，欲折其餘，無令過失，可得明乎？岐伯曰：氣過有餘，復作布正，是名不過位也。使地氣不得後化，新司

天未得遷正，故復布化令如故也。

此言不退位之義，而民病有當刺之法也。

巳亥之歲，天數有餘，故厥陰不退位也，風行於上，木化佈天，當刺足厥陰之所入。

巳亥之歲，厥陰不退位，木化布天者，當刺足厥陰肝經之合穴曲泉。在膝內輔骨下，大筋上，小筋下陷中，屈膝力得之，刺六分，留七呼，氣至急出之。

子午之歲，天數有餘，故少陰不退位也，熱行於上，火餘化佈天，當刺手厥陰之所入。

子午之歲，少陰不退位也，火餘化布天者，當刺手厥陰心包絡經之合穴曲澤。在肘內廉下陷中，屈手取之，刺三分，留七呼，氣至急出之。

丑未之歲，天數有餘，故太陰不退位也，濕行於上，雨化佈天，當刺足太陰之所入。

丑未之歲，太陰不退位也，雨化布天者，當刺足太陰脾經之合穴陰陵泉。在內側輔骨下陷中，刺五分，留七呼，氣至急出之。

寅申之歲，天數有餘，故少陽不退位也，熱行於上，火化佈天，當刺手少陽之所入。

寅申之歲，少陽不退位也，火化布天者，當刺手少陽三焦經之合穴天井。在在肘外大骨後，肘上後一寸，兩筋間陷中，屈肘得之，刺三分，留七呼，氣至急出之。

卯酉之歲，天數有餘，故陽明不退位也，金行於上，燥化佈天，當刺手太陰之所入。

卯酉之歲，陽明不退位，燥化布天者，當刺手太陰肺經之合穴尺澤。在肘約紋中，動脈應手，刺三分，留三呼，氣至急出之。

辰戌之歲，天數有餘，故太陽不退位也，寒行於上，凜水化佈天，當刺足少陰之所入。

辰戌之歲，太陽不退位也，凜水化布天者，當刺足少陰之合穴陰谷。在膝下內輔骨後，大筋下，小筋上，屈膝得之，刺三分，留三呼，氣至急出之。

故天地氣逆，化成民病，以法刺之，預可平痾。（《素問·遺篇刺法論第七十二》）

痾，疾苦也。

◎風者百病之始之治

黃帝問曰：余聞風者百病之始也，以鍼治之奈何？岐伯對曰：風從外入，令人振寒，汗出頭痛，身重惡寒。治在風府，調其陰陽，不足則補，有餘則寫。（《素問·骨空論第六十》）

此言感風及有大風疾者，皆可以取風府穴也。人之感風者，有振寒汗出，頭痛身重惡寒之證，則當取風府穴治之，調其陰陽表裏之經，以虛實爲補瀉耳。《長刺節論》有曰："病大風，骨節重，鬚眉墮，名曰大風。此其病名也。"風府，在項後人髮際一寸，大筋內宛宛中，此曰上椎者，大椎之上也，禁灸，鍼三分。

◎從風憎風之刺

從風，憎風，刺眉頭。(《素問·骨空論第六十》)

從風，迎風也。迎風，憎風也，是邪在頭額間，故當取眉間之骨穴，足太陽之攢竹穴也。

◎凡刺寒熱之法

凡刺寒熱者，皆多血絡，必間日而一取之，血盡迺止，迺調其虛實。其青而短者少氣，甚者寫之則悗，悗甚則僕，不得言，悗則急坐之也。(《靈樞·經脈第十》)

凡邪氣客於皮毛，未入於經而爲寒熱者，其病在血絡，故當間日一取以去其血。血盡則邪盡，邪盡則止鍼，而後因其虛實以調治之也。邪自皮毛而入，極於五藏之次。視其絡脈之小而短者，氣少故也，不可刺之。虛甚而瀉，其氣重虛，必致昏悶，甚則運僕暴脫不能出言，急扶坐之，使得氣轉以漸而蘇。若偃臥則氣滯，恐致不救也。

◎寒熱炅汗出之刺

病風，且寒且熱，炅汗出，一日數過，先刺諸分理絡脈。汗出且寒且熱。三日一刺，百日而已。(《素問·長刺節論第五十五》)

《風論》曰："風之傷人也，或爲寒熱，或爲熱中，或爲寒中，或爲癘風，或爲偏枯，或爲風也，即此之謂。"炅汗，熱汗也。刺諸分理絡脈者，貴乎多也。既汗而復寒熱者，邪盛患深，非可以旦夕除也，故當三日一刺，百日始已。

◎熱病之刺（一）

諸治熱病，以飲之寒水，迺刺之，必寒衣之，居止寒處，身寒而止也。(《素問·刺熱第三十二》)

諸熱者，謂表之三陽，裏之五藏，外內之熱交爭也。此言治諸熱病者，必飲之以寒水，衣之以寒衣，居之以寒所也。凡治熱病者，必先以寒水飲之，迺用鍼以刺之，刺之之後，必寒其衣，寒其處，則熱退身涼，迺可以止鍼也。蓋先飲寒水而後刺，欲其陰氣自內達表而熱泄於外也，故必寒衣寒處，皆欲其避溫就涼耳。

◎熱病之刺（二）

熱病先胷脅痛，手足躁，刺足少陽，補足太陰。病甚者爲五十九刺。（《素問·刺熱第三十二》）

此以下皆即熱病先見之證，而分經以治之，此則以先胷脅痛者言之也。熱病先胷脅痛，手足躁，廼足少陽之病也。瀉足少陽之木氣，補足大陰之土氣，恐木傳土也。如病甚者，爲五十九刺。《水熱穴論》言治熱病者五十九俞，頭上五行行五者，以越諸陽之熱逆也。中行謂上星、囟會、前頂、百會、後項；次兩旁謂五處、承光、通天、終卻、王枕；又次兩旁謂臨泣、目窗、正榮、承靈、腦空也。大杼、膺俞、缺盆、背俞、此八者，以瀉胸中之熱也；氣街、三里、巨虛、上下廉，此八者，以瀉胃中之熱也；雲門、髃骨、委中，髓空，此八者，以瀉四肢之熱也；五藏俞旁五，此十者，以瀉五藏之熱也。《熱病》五十九俞，與此同異不一，宜合而詳之。

◎熱病之刺（三）

熱病，先膚痛，窒鼻，充面，取之皮，以第一鍼五十九。苛軫鼻，索皮於肺；不得索之火。火者心也。（《靈樞·熱病第二十三》）

此言熱病之邪在皮者，當取之皮。如病不已，必補心以勝肺也。肺屬金，其合在皮。今熱病之始，膚痛鼻塞，面亦充然而浮，廼病在於皮也，當取之皮以瀉之。所謂刺皮無傷肉之義也。用第一鍼名鑱鍼者，以刺五十九穴之皮。《九鍼論》云："一曰鑱鍼者，取法於巾鍼，去未寸半卒銳之，長一寸六分，主熱在頭身。"且身體苛重，鼻上生疹，皆皮病也。此其求之於皮，即所以求之於肺也。如刺之而病不得退，則當求之於火，所謂火者，心也，補其心經，以致火王則金衰，肺熱自可退耳。

◎熱病之刺（四）

熱病，先身澁，倚而熱，煩悗，乾脣口嗌，取之脈，以第一鍼五十九。膚脹口乾，寒汗出，索脈於心；不得索之水。水者，腎也。（《靈樞·熱病第二十三》）

此言熱病之邪在脈者，當取之脈，如病不已，心補骨以勝心也。心屬火，其合在脈。今熱病之始，其身澁滯，倚著而熱，心則煩悶，脣口與嗌皆乾，廼病在於脈也，當取之脈以瀉之，所謂刺脈無傷皮也。用第一鍼名曰鑱鍼者，以刺五十九穴之脈。正以膚脹，口乾，冷汗出，皆脈病也。此其求之於脈，即所以求之於心也。如刺之而病不得退，則當求之於水。所謂水者，腎也，補其腎經，致水王則火衰，心熱自可退耳。

◎熱病之取（五）

熱病，嗌乾多飲，善驚，臥不能起，取之膚肉，以第六鍼五十九。目眥青，索肉於脾；不得，索之木。木者，肝也。（《靈樞·熱病第二十三》）

此言熱病之邪在肉者，當取之肉，如病不已，必補肝以勝脾也。脾屬土，其合在肉。今熱病而嗌乾，故多飲，且善驚悸，四支懈倦，臥不能起，廼病在於肉也，當取之膚肉以瀉之。所謂刺肉無傷筋也。用第六鍼名曰圓利鍼者，以刺五十九穴之肉。《九鍼論》："六曰圓利鍼，取法於氂鍼，微大其末，反小其身，令可深納，長一寸六分，主取癰痹者也。"正以目眥色青，廼木來剋土，主肉病也。此其求之於肉，即所以求之於脾也。如刺之而病不得退，則當求之於木，所謂木者，肝也。補其肝木，以致木王則土衰，脾熱自可退耳。

◎熱病之刺（六）

熱病，面青腦痛，手足躁，取之筋間，以第四鍼於四逆。筋躄目浸，索筋於肝；不得，索之金。金者，肺也。（《靈樞·熱病第二十三》）

此言熱病之邪在筋者，當取之筋，如病不已，必補肺以勝肝也。肝屬木，其合在筋。今熱病而面青，肝色見也。腦痛，肝邪隨督脈會於巔也。手足躁者，以脾主四支，而肝熱有餘，四支熱也。且木病在四末也。廼病在於筋，當取之筋以瀉之，所謂刺筋無傷骨也。用第四鍼名曰鋒鍼者，以刺四支之厥逆。《九鍼論》："四曰鋒鍼，取法於絮鍼，筩其身，鋒其末，長一寸六分，主癰熱出血。"正以肝主筋，今筋痹，足不能行；肝主目，今目浸，淚出不收也，皆筋病也。此其求之於筋，即所以求之於肝也。如刺之而病不已，則當求之於金。所謂金者，肺也。補其肺金，以致金王則木衰，肝邪自可退耳。

◎熱病之刺（七）

熱病數驚，瘈瘲而狂，取之脈，以第四鍼，急寫有餘者。癲疾毛髮去，索血於心；不得索之水。水者，腎也。（《靈樞·熱病第二十三》）

此言熱病之邪在血脈，當取之血脈，如病不已，必補水以勝心也。心屬火，其合在血脈，故上文已言熱病在脈，而此又言熱病在血者，又當取之血也。熱病數驚，心邪有餘也。瘈瘲者，熱極生風也。狂則邪尤甚矣。其病在脈，當用第四鍼曰鋒鍼者，以急瀉心脈有餘之邪，正以脈病則血病，故發爲狂疾，血之熱也。毛髮亦去，髮爲血餘也。此其求之於血，正所以求之於心也。如刺之而病不退，則當求之於水。所謂水者，腎也，補其腎水，以致水王則火衰，心邪自可退耳。

◎熱病之刺（八）

熱病，身重骨痛，耳聾而好瞑，取之骨，以第四鍼，五十九刺。骨病不食，齧齒耳青，索骨於腎；不得，索之土。土者，脾也。（《靈樞·熱病第二十三》）

此言熱病之邪在骨也，當取之骨。如病不已，必補脾以勝腎也。腎主水，其合在骨。今熱病而身體重，其骨痛，其耳聾，腎開竅於耳。又好瞑目，陰病則目瞑。廼病在於骨也。當取之骨，用第四鍼曰鋒鍼者，以刺五十九穴之骨。且其熱病而不能食，又齧其齒，齒爲骨餘也。耳又青，腎竅在耳，腎衰故耳青。此其求之於骨，正所以求之於腎也。如刺之而病不已，則當求之於土。所謂土者，脾也。補其脾經，以致土王則水衰，腎邪自可退耳。

◎熱病之刺（九）

熱病，頭痛，顳顬，目瘳，脈痛，善衄，厥熱病也。取之以第三鍼，視有餘不足。寒熱痔。（《靈樞·熱病第二十三》）

此言熱病名厥熱者，取之以第三鍼曰鍉鍼者，以刺之。《九鍼論》："三曰鍉鍼，取法於黍粟之鋭，長三寸半，主按脈取氣，令邪出。"視其有餘則瀉，不足則補。且厥熱之病，又必發之而爲寒熱，結之而爲痔疾也。

◎熱病之刺（十）

熱病，體重，腸中熱，取之以第四鍼，於其俞及下諸指間，索氣於胃胳，得氣也。（《靈樞·熱病第二十三》）

胳，《釋文》云："腋下也。"胃之經脈，與腋下無著，疑當作"絡"。此言熱病在胃者，當取之胃，所以去其邪氣也。熱病而身體重，以胃土主肉，故體重也。其腸中必熱，當取之以第四鍼曰鋒鍼者，以刺胃經之俞穴陷谷，在足大指次指外間，本節後陷中，去內庭二寸，鍼五分，留七呼，灸三壯。及下諸指間，即厲兑、內庭等穴也。此其索氣於胃之經絡，則邪氣必因之而泄矣。

◎熱病之刺（十一）

熱病，挾臍急痛，胸脅滿，取之湧泉與陰陵泉，取以第四鍼，鍼嗌裏。（《靈樞·熱病第二十三》）

此言熱病在腎脾者，有諸證，有治法也。熱病挾臍急痛，其胷脅皆滿，廼脾腎二經之邪也。當取腎經之湧泉，脾經之陰陵泉以瀉之。其所用者，廼第四鍼曰鋒鍼者，又須鍼其嗌咽之裏可也。

◎熱病之刺（十二）

熱病，而汗且出，及脈順可汗者，取之魚際太淵大都太白，寫之則熱去，補之則汗出。汗出太甚，取内踝上橫脈以止之。（《靈樞·熱病第二十三》）

此言熱病之汗，可出則出之，可止則止之也。熱病而汗且出，但未甚出也，其脈亦順，非不可治之脈也。故法有可汗者，當取手太陰肺經之魚際、太淵，脾經之大都、太白，瀉此四穴則熱自去，補此四穴則汗自出。若汗出太甚，則又取内踝上橫脈，曰三陰交者以瀉之，則汗自止矣。

◎熱病始手臂痛者之刺

熱病始手臂痛者，刺手陽明太陰，而汗出止。（《素問·刺熱第三十二》）

此言熱病始於手臂痛者，當刺手陽明大腸經井穴商陽，在手大指次指内側，去爪甲角如韭葉，手陽明脈之所出也，刺可入同身寸之一分，留一呼，若灸者可灸三壯。手太陰肺經絡穴列缺，去腕上同身寸之一寸半，別走陽明者也，刺可入同身寸之三分，留三呼，若灸者可灸五壯。而汗出止，言刺之而汗出，痛可止也。

◎熱病始於頭首者之刺

熱病始於頭首者，刺項太陽而汗出止。（《素問·刺熱第三十二》）

此言熱病始於頭者，太陽之爲病也。刺項者，刺天柱也。天柱在俠項後髮際大筋外廉陷者中，足太陽脈氣所發，刺可入同身寸之二分，留六呼，若灸者可灸三壯。而汗出止，言刺之而汗出，熱病迺止也。

◎熱病始於足脛者之刺

熱病始於足脛者，刺足陽明而汗出止。（《素問·刺熱第三十二》）

按此條《素問》本無，《太素》本亦無，按《甲乙經》添入。此言熱病始於足脛者，當刺足陽明胃經也。王注以爲三里主之。《寒熱病篇》曰："足陽明可汗出。"當是内庭、陷谷二穴。蓋陽氣起於足五指之表，熱病始於足脛者，發於陽而始於下也，故當刺足陽明以取汗，汗出，熱病迺止也。

◎熱病先身重骨痛耳聾好瞑之刺

熱病先身重骨痛，耳聾好瞑，刺足少陰，病甚爲五十九刺。（《素問·刺熱第三十二》）

此病發於陰而爲熱病者，腎主骨而爲生氣之原，氣傷故身重。腎開竅於耳，故耳聾。少陰病但欲寐，故好瞑也。當取足少陰也。病甚者，亦當爲五十九刺，《熱病》曰："熱病身重骨痛，耳聾，而好瞑，取之骨，以第四鍼五十九刺骨。”蓋足少陰主骨，故取之骨也。五十九刺骨者，取骨空之穴也。夫少陽少陰主樞，熱在少陽者，可入於裏陰，熱在少陰者，可樞轉而外出。故在陰分陽分之病，甚者，皆當爲五十九刺也。夫少陽之上，火氣治之；少陰之上，熱氣治之。故病在少陽少陰，而皆爲熱甚。

◎熱病先眩冒而熱胷脅滿之刺

熱病先眩冒而熱，胷脅滿，刺足少陰少陽。（《素問·刺熱第三十二》）

此言少陽少陰之二氣相通也。夫陰陽出入，皆從樞轉。熱病先眩冒而熱，病發於少陽也；胷脅滿，將入於裏陰矣。故當刺足少陰少陽，以兩經之井滎穴主之，從樞轉而外出。

◎皮寒熱之取

皮寒熱者，不可附席，毛髮焦，鼻槁臘。不得汗，取三陽之絡，以補手太陰。（《靈樞·寒熱病第二十一》）

此言寒熱不同，而刺之亦異也。如不得汗，當取足太陽膀胱經之絡穴飛揚以瀉之，蓋太陽爲三陽也。又當取手太陰肺經之絡穴列缺以補之，正以太陽主表，故宜瀉其邪，而肺主皮毛，必宜補之於既瀉之後也。

◎肌寒熱之取

肌寒熱者，肌痛，毛髮焦而脣槁臘。不得汗，取三陽於下以去其血者，補足太陰以出其汗。（《靈樞·寒熱病第二十一》）

肌寒熱者，如不得汗，當取足太陽於下，以去其血，又補足太陰脾經，以出其汗也。不言穴者，必俱是絡穴。

◎骨寒熱之取

骨寒熱者，病無所安，汗注不休。齒未槁，取其少陰於陰股之絡；（《靈樞·寒熱病第二十一》）

骨寒熱者，如齒未槁，當取足少陰腎經之絡穴大鐘以刺之。

◎熱病三日之取

熱病三日，而氣口靜，人迎躁者，取之諸陽，五十九刺，以寫其熱而出其汗，實其陰以補其不足者。身熱甚，陰陽皆靜者，勿刺也；其可刺者，急取之，不汗出則泄。所謂勿刺者，有死徵也。（《靈樞·熱病第二十三》）

熱病已三日，而氣口脈靜，其人迎脈躁者，迺病在六陽經也，此正證脈相應，當取之諸陽經以瀉之。《終始》所謂:“人迎一盛，病在足少陽，一盛而躁，病在手少陽；人迎二盛，病在足太陽，二盛而躁病在手太陽；人迎三盛病在足陽明，三盛而躁病在手陽明；人迎四盛，且大且數者，名曰溢陽，溢陽爲外格。”此可見人迎脈躁者，爲病在諸陽也，當取之諸陽經以瀉之。五十九刺者，皆所以瀉其實而出其汗耳。又從而實其陰經，以補其不足者，即《終始》所謂“人迎一盛，瀉足少陽而補足厥陰，一盛而躁，瀉手少陽而補手厥陰；人迎二盛，瀉足太陽而補足少陰，二盛而躁，瀉手太陽而補手少陰；人迎三盛，瀉足陽明而補足太陰，三盛而躁，瀉手陽明而補手太陰”者是也。

◎熱病七日八日之刺

熱病，七日八日，脈口動，喘而短者，急刺之，汗且自出，淺刺手大指間。(《靈樞·熱病第二十三》)

此言熱病而脈口之脈證俱見者，當刺手太陰肺經也。《終始》謂“脈口三盛，病在手太陰”者，此熱病七日八日，而邪仍在表陽者，急從汗解也。表陽之邪，七日來復，八日不解，將作再經而有傳陰之害矣。如脈口動，喘而短者，邪尚在於膚表，急取手太陰之少商，使之汗，則邪自共並而出矣。《素問》有喘脈，喘而短者，謂脈之喘動於寸口，而不及於尺，故知其可汗解也。

◎五藏熱病之刺

肝熱病之刺

肝熱病者，小便先黄，腹痛，多臥，身熱。熱爭則狂言及驚，脅滿痛，手足躁，不得安臥。庚辛甚，甲乙大汗，氣逆則庚辛死，刺足厥陰少陽。其逆則頭痛員員，脈引衝頭也。(《素問·刺熱第三十二》)

肝足厥陰脈與膽足少陽脈爲表裏，故刺此二經之穴耳。

心熱病之刺

熱病者，先不樂，數日迺熱。熱爭則卒心痛，煩悶善嘔，頭痛面赤，無汗。壬癸甚，丙丁大汗，氣逆則壬癸死，刺手少陰太陽。(《素問·刺熱第三十二》)

心手少陰脈與小腸手太陽脈爲表裏，故刺此二經之穴耳。

脾熱病之刺

脾熱病者，先頭重，頰痛，煩心，顏青，欲嘔，身熱。熱爭則腰痛，不可用俛仰，腹滿泄，兩頷痛。甲乙甚，戊己大汗，氣逆則甲乙死，刺足太陰陽明。(《素問·刺熱第三十二》)

先取三里，後取太白章門。心手少陰脈與小腸手太陽脈爲表裏，故刺此二經之穴耳。

肺熱病之刺

肺熱病者，先淅然厥起毫毛，惡風寒，舌上黃，身熱。熱爭則喘欬，痛走胷膺背，不得太息，頭痛不堪，汗出而寒。丙丁甚，庚辛大汗，氣逆則丙丁死。刺手太陰陽明，出血如大豆，立已。（《素問·刺熱第三十二》）

肺手太陰和大腸手陽明二經爲表裏俱當刺之。出血者，取其絡脈之盛者也。

腎熱病之刺

腎熱病者，先腰痛，骺痠，苦渴數飲，身熱。熱爭則項痛而強，骺寒且痠，足下熱，不欲言，其逆則項痛員員澹澹然。戊己甚，壬癸大汗，氣逆則戊己死。刺足少陰太陽。（《素問·刺熱第三十二》）

腎足少陰脈與膀胱足膀胱脈爲表裏，故取此二經之穴耳。

◎熱厥寒厥之刺（一）

刺熱厥者，留鍼反爲寒；刺寒厥者，留鍼反爲熱。刺熱厥者，二陰一陽；刺寒厥者，二陽一陰。所謂二陰者，二刺陰也；一陽者，一刺陽也。（《靈樞·終始第九》）

《厥論》《寒熱病》亦有刺寒厥熱厥法，此言刺厥病之有法也。刺熱厥者，久留其鍼，反能爲寒，而熱可去；刺寒厥者，久留其鍼，反能爲熱，而寒可去。刺熱厥者，補陰經二次，瀉陽經一次，蓋陰盛則陽退，熱當自去也；刺寒厥者，補陽經二次，瀉陰經一次，蓋陽盛則陰退，寒當自去也。所謂二陰者，二次刺陰經也；一陽者，一次瀉陽經也。其二陽一陰可推矣。

◎熱厥寒厥之刺（二）

熱厥，取足太陰少陽，皆留之。

寒厥，取足陽明少陰於足，皆留之。（《靈樞·寒熱病第二十一》）

熱厥者，陽邪有餘，陰氣不足也，故當取足太陰而補之，足少陽而瀉之。寒厥者，陰邪有餘，陽氣不足也，故當取足陽明而補之，足少陰而瀉之。補者，補脾胃二經以實四肢；瀉者，瀉水火二經以泄邪氣。然必皆久留其鍼，則瀉者可去，補者廼至矣。

◎風逆之取

風逆，暴四支腫，身漯漯，唏然時寒，飢則煩，飽則善變。取手太陰表裏，足少陰、陽明之經，肉清取滎，骨清取井經也。（《靈樞·癲狂第二十二》）

此言有風逆者，當取手太陰肺經、手陽明大腸經之爲表裏者而刺之，又取足少陰腎經、足陽明胃經以刺之。其肉冷，則取各經之滎穴；若骨冷，則取各經之井穴、經穴以刺之，蓋亦指上四經而言耳。

◎厥之取

厥，挾脊而痛至頂，頭沉沉然，目𥈿𥈿然，腰脊強，取足太陽膕中血絡。

此言厥病諸證，而各有刺之之法也。有腰脊強者，爲膀胱經病也，故當取膕中血絡，即足太陽之委中穴，以瀉其邪。

厥，胸滿面腫，脣漯漯然，暴言難，甚則不能言，取足陽明。

有胸滿面腫，不能言者，當取胃經之穴以刺之，以瀉其邪。

厥，氣走喉而不能言，手足清，大便不利，取足少陰。

有不能言，手足清，大便不利者，當取足少陰腎經之穴以刺之，以通其逆氣。

厥，而腹響響然多寒氣，腹中穀穀，便溲難。取足太陰。（《靈樞·雜病第二十六》）

有腹響響然多寒氣，腹中穀穀，便溲難者，當取足太陰脾經之穴以刺之。以散厥逆。

◎厥逆之取（一）

厥逆爲病也，足暴清，胷將若裂，腸若將以刀切之，煩而不能食，脈大小皆濇。煖，取足少陰；清，取足陽明。清則補之，溫則寫之。（《靈樞·癲狂第二十二》）

此又言厥逆之證，如身體溫煖，則取足少陰腎經湧泉、然谷以瀉之；如身體清冷，則取足陽明胃經厲兌、內庭、解谿、豐隆以補之。

◎厥逆之取（二）

厥逆，腹脹滿，腸鳴，胷滿不得息。取之下胷二脅欬而動手者，與背俞，以手按之立快者是也。（《靈樞·癲狂第二十二》）

此又言厥逆諸證，當取其胷之下，左右二脅之間，蓋取足厥陰肝經之穴期門、章門也。如病人欬嗽而穴應醫人手者，當取背俞穴以刺之。所謂欬而動手者，若以手按之，其必立快也。

◎氣逆之取

氣逆，則取其太陰陽明厥陰，甚取少陰陽明動者之經也。（《靈樞·癲狂第二十二》）

此言氣逆者，太陰脾經，取隱白、公孫。陽明胃經，取三里、解谿。厥陰肝經，取章門、期門。甚則兼少陰、陽明而取之動者之經，謂察其所病之經而刺之也。

◎振寒之取（一）

振寒灑灑，鼓頷，不得汗出，腹脹煩悗，取手太陰。（《靈樞·寒熱病第二十一》）

此言振寒而灑灑然，鼓其頷間，汗不得出，腹内作脹而煩悶，此廼元氣不足也，當取手太陰肺經以補之。蓋《内經》云："陽加於陰，謂之汗。"膚表爲陽，腹内爲陰，在内之陰液，借表陽之氣，宣發而爲汗。振寒灑灑，鼓頷不得汗出，腹脹煩悗者，表裏之陰陽不和也，故當取手太陰，以疏皮毛之氣，以行其汗液焉。手太陰主通調水液，四佈於皮毛者也。

◎振寒之治（二）

黄帝曰：人之振寒者，何氣使然？岐伯曰：寒氣客於皮膚，陰氣盛，陽氣虚，故爲振寒寒慄。補諸陽。（《靈樞·口問第二十八》）

振寒寒慄，補諸陽者，凡手足三陽之原合及陽蹻等穴，皆可酌而用之。以寒氣即太陽寒水之氣，故當補諸陽。

◎上寒下熱之刺

上寒下熱，先刺其項太陽，久留之，已刺則熨項與肩胛，令熱下合廼止，此所謂推而上之者也。（《靈樞·刺節眞邪第七十五》）

此治上冷下熱之法也。凡上冷下熱者，先刺其項，廼足太陽膀胱經穴也。久留其鍼，候其氣至而熱。且方已入鍼之時，必熨項與肩胛中，令其熱與下合廼止鍼。此其熱在於下者，若或推之而上，所謂推而上之之法也。

◎上熱下寒之取

上熱下寒，視其虚脈而陷之於經絡者取之，氣下廼止，此所謂引而下之者也。（《靈樞·刺節眞邪第七十五》）

此治上熱下冷之法也。上焦所生之氣，從上而下也。上焦開發，宣五穀味，熏膚充身澤毛，是謂氣。此上焦之氣，從上而下。如上熱下寒，當視其虚脈而陷之於經絡者取之，此因脈虚而氣陷於脈内，不能熏膚熱肉，故下寒也。故當取之於經，俟氣下廼止，此所謂引而下之者也。

◎大熱遍身之取

大熱遍身，狂而妄見妄聞妄言，視足陽明及大絡取之，虚者補之，血而實者寫之，因其偃臥，居其頭前，以兩手四指，挾按頸動脈，久持之，卷而切

之，下至缺盆中，而復止如前，熱去迺止。此所謂推而散之者也。（《靈樞・刺節眞邪第七十五》）

此治大熱之法也。上文上寒下熱，上熱下寒，其熱非遍身者也。今大熱遍身，狂而聞見言語，以無爲有，則熱之極也。夫中焦所生之氣，從中而出，散行於上下者也。中焦之氣，陽明水穀之悍氣也。大熱遍身，狂而妄見妄聞，此陽明之氣，逆而爲熱狂也。故當視足陽明之皮部，及大絡取之，虛者補之，如逆於血脈之中，而血實者瀉之。蓋中焦之氣，從大絡而出於皮膚者也。其悍氣之上衝頭者，循咽上走空竅，出顑，下客主人，循牙車，復與陽明之脈相合併，下人迎，從膺胷而下至足跗。故當因其偃臥，居其頭前，以兩手四指，挾按頸中人迎之動脈，久持之。蓋使悍熱之散於脈外，勿使合於脈中，此所謂推而散之者也。以上三節，申明膚表之氣，又有從上中下之三道而出者，是所受於天，與穀氣並而充身者，又有三氣也。學人能明乎陰陽血氣離合出入之道，全經大義，思過半矣。

◎風痙之取

風痙，身反折，先取足太陽及膕中，及血絡，出血。中有寒，取三里。（《靈樞・熱病第二十三》）

痙，強直也。身反折，反張向後也。此風證之在膀胱經者，故當取足太陽經之膕中，即委中穴也；血絡，浮淺之絡也，皆當刺出其血。若中氣有寒，仍當取足陽明之三里，溫補胃氣而風寒可除也。

◎腎風之治

帝曰：有病腎風者，面胕痝然壅害於言，可刺不？岐伯曰：虛不當刺，不當刺而刺，後五日，其氣必至。帝曰：其至何如？岐伯曰：至必少氣時熱，時熱從胷背上至頭，汗出手熱，口乾苦渴，小便黃，目下腫，腹中鳴，身重難以行，月事不來，煩而不能食，不能正偃，正偃則欬，病名曰風水，論在《刺法》中。（《素問・評熱病論第三十三》）

痝然，腫起貌。壅，謂目下壅，如臥蠶形也。腎之脈，從腎上貫肝膈，入肺中，循喉嚨，俠舌本，故妨害於言語。至，病氣來至也。然謂藏配一日，而五日至腎。夫腎已不足，風內薄之，謂腫爲實，以鍼大泄，反傷藏氣，眞氣不足，不可復，故刺後五日，其邪氣必至也。《刺法》，古經名，今亡。考上文所釋之文，未解"熱從胸背上至頭，汗出手熱口乾苦渴"之義，應古論簡脫，而此差謬之爾。蓋腎少陰之脈，從腎上貫肝膈，入肺中，循喉嚨，俠舌本。又膀胱太陽之脈，從目內眥上額交巔上；其支者，從巔至耳上角；其直者，從巔入絡腦，還出別下項，循肩髆，內俠脊抵腰中，入循膂。今陰不足而陽有餘，當邪氣復至之時，必少氣，必時熱，必熱從胷背上至頭皆汗出，必手熱，口必乾苦渴，必小便黄，必目下腫，必腹中鳴，必身重難以行，必月事不來，必煩而不能食，必不能正臥，正臥則欬，此固腎風之病，而其名又曰風水。又以心腎之脈，俱是少陰脈也。

◎大風之刺

病大風，骨節重，鬚眉墮，名曰大風。刺肌肉爲故，汗出百日；刺骨髓，汗出百日。凡二百日，鬚眉生而止鍼。（《素問·長刺節論第五十五》）

病大風，因邪從肌肉而入，故當先刺肌肉，取汗出而至百日，復刺骨髓，取汗出而亦至百日。凡二百日，俟鬚眉生而止鍼。夫風之在分理絡脈，而爲寒熱病者，百日而已。大風而深入骨髓者，倍已。蓋百日者。氣數之大周也。

◎偏枯之取

偏枯，身偏不用而痛，言不變，志不亂，病在分腠之間。巨鍼取之，益其不足，損其有餘，迺可復也。（《靈樞·熱病第二十三》）

此言偏枯之證。宜用巨鍼取之，即第九鍼也。益其正氣之不足，損其邪氣之有餘，而偏傷之，正氣迺可復也。以眞氣去，邪氣獨留，故益其不足，損其有餘，迺可復也。

◎痱之取

痱之爲病也，身無痛者，四支不收，智亂不甚，其言微知，可治；甚則不能言，不可治也。病先起於陽，後入於陰者，先取其陽，後取其陰，浮而取之。（《靈樞·熱病第二十三》）

如病先起於陽經，而後入於陰經者，必先取其陽而後取其陰，當浮其鍼以取之。蓋陽在表，病先起於表，故宜浮而取之。但經文不言病先起於陰，後入於陽者，先取其陰，後取其陽，沈而取之之意。須知病先起於陰者，其病終不可治，故不言之。抑亦即病先起於陽者，終爲不治之證，否則經文言之悉矣，觀前後篇可知也。

◎凡治瘧先發如食頃

凡治瘧，先發如食頃，迺可以治，過之則失時也。（《素問·刺瘧第三十六》）

此言治瘧貴在未發之前，其時候止如食頃，即可以治之也。前篇曰：“無刺熇熇之熱，無刺渾渾之脈，無刺漉漉之汗，爲其氣逆未可治也。”又曰：“自其盛時必毀，因其衰也，事必大昌。”又曰：“瘧之未發也，陽未併陰，陰未併陽，因而調之，眞氣得安，邪氣迺亡。故工不能治其已發，爲其氣逆也。”皆言當治之於未發之先，而不可治之於已發之後耳。此則言治之於未發之先者，其時候止如一食之頃，或用鍼，或用藥，即可以治之矣。若過此食頃，而至於已發，則失時不可爲矣。

◎十二瘧之治

十二瘧者，其發各不同時，察其病形，以知其何脈之病也。先其發時，如食頃而刺之，一刺則衰，二刺則知，三刺則已；不已，刺舌下兩脈出血；不已，刺郤中盛經出血，又刺項已下俠脊者，必已。舌下兩脈者，廉泉也。（《素問・刺瘧第三十六》）

此言刺十二經之瘧者，當曲盡刺之之法也。十二經之瘧，其發各不同時，察其病形，以知其何經脈氣之病，先其發時，如食頃而刺之。一刺則勢衰，二刺則知其甚衰，三刺則病已矣；如不已，當刺舌下兩脈出血，廼任脈經之廉泉穴也；如不已，當刺足太陽膀胱經之委中盛經以出血，又兼刺項已下俠脊者必已。俠脊者，則大杼、風門穴也。廉泉，頷下結喉上四寸中央，鍼一分，留七呼，灸三壯。委中，膕中央約文動脈中，鍼五分，留七呼，灸三壯。大杼，項後第一椎下，兩旁相去脊中各一寸半，鍼三分，留七呼，灸三壯。風門，一名熱府，二椎下兩旁去脊各一寸半，鍼三分，留七呼，灸五壯。

◎痎瘧必須其自衰廼刺之

帝曰：夫經言有餘者寫之，不足者補之。今熱爲有餘，寒爲不足。夫瘧者之寒，湯火不能溫也，及其熱，冰水不能寒也，此皆有餘不足之類。當此之時，良工不能止，必須其自衰廼刺之，其故何也？願聞其說。岐伯曰：經言無刺熇熇之熱，無刺渾渾之脈，無刺漉漉之汗，故爲其病逆，未可治也。（《素問・瘧論第三十五》）

此詳言瘧之諸變，須其自衰廼刺之，不可刺於病發之時。瘧氣未發之時，陰陽未並，邪氣未盛，故當乘此而治之也。帝問大凡有餘者瀉之，不足者補之。人之病熱，其熱似爲有餘；人之病寒，其熱似爲不足，殊不知經言有餘者，廼邪氣之有餘；不足者，廼眞氣之不足。而外感之爲熱爲寒者，皆有餘也，非不足也。但帝所以問之意，全在“須其自衰而刺之”之義，且以有餘不足與寒熱相類，故借其辭以發之。言瘧者之寒也，非湯火之能溫，與不足而相類；及其熱也，非冰水之能寒，與有餘而相類。斯時也，正瘧發之際，雖良工不能止，必待其自衰，而後廼可施以刺之之法者，何也？伯言經謂無刺熇熇之熱，熇熇者，熱盛如火也；無刺渾渾之脈，脈無端緒，以邪盛而亂也；無刺漉漉之汗，漉漉者，汗大出也。茲而無刺之者，爲其病勢正盛，而刺之則逆其病氣，所以未可治也。

◎瘧之未發因而調之

夫瘧之未發也，陰未竝陽，陽未竝陰，因而調之，眞氣得安，邪氣廼亡，故工不能治其已發，爲其氣逆也。（《素問・瘧論第三十五》）

《經》曰："瘧未發時，陰未竝陽，陽未竝陰，因而調之，眞氣廼安，邪氣廼無。"所以必當乘此而治之也。彼良工不能治其已發，謂"非以其氣逆之故哉"。後人用藥，必當在瘧氣未發之前，方爲有效，不但用鍼爲然，若瘧發而用藥，則寒藥助寒，熱藥助熱，反無益而增其病勢矣。此義當與《逆順》參看。

◎瘧之且發之治

帝曰：善。攻之奈何？蚤晏何如？岐伯曰：瘧之且發也，陰陽之且移也，必從四末始也。陽已傷，陰從之，故先其時，堅束其處，令邪氣不得入，陰氣不得出，審候見之，在孫絡盛堅而血者皆取之，此眞往而未得竝者也。（《素問·瘧論第三十五》）

此承上文而言瘧氣未發之時，當有治之之法也。言瘧本可攻，攻之宜早，方瘧之將發，陰陽將移，必從四末而始。四末者，手足之指也。四末爲十二經井滎俞經合之所行，故陰陽相移，必從此始。如手大指屬手太陰肺經，次指屬手陽明大腸經，肺經行於大腸，一陽一陰爲之表裏，故陽已爲邪所行而傷，陰必從之而行。必先於未移之時，堅束其四支之處，使邪氣在此經者，不得入於彼，內之陰氣不得出於外，又必細審詳候，見其邪在孫絡，至盛且堅者，皆刺出其血，此則眞氣自往，而邪未得並，所以堅束刺血之法，皆有可行者如此。

◎瘧之取

瘧，不渴，間日而作，取足陽明；渴而日作，取手陽明。（《靈樞·雜病第二十六》）

此言瘧證者，當審其渴不渴，間作日作，而分經以刺之也。《刺瘧論》曰："瘧不渴，間日而作，刺足太陽；渴而間日作，刺足少陽。"瘧氣隨經絡，沈以內薄，間日而作者，其氣舍深內薄於陰而不得出。足陽明之脈，屬胃絡脾，應地氣之在下，其道遠，故間日而作。地爲陰，故不渴。手陽明之脈，屬大腸絡肺，應天氣之在上，其道近，故日作。天爲陽，故渴也。

◎五經瘧之治

足太陽瘧之治

足太陽之瘧，令人腰痛頭重，寒從背起，先寒後熱，熇熇暍暍然，熱止汗出難已。刺郤中出血。（《素問·刺瘧第三十六》）

此言膀胱經之瘧證，而有刺之之法也。當刺郤中以出其血。郤中者，即本經委中穴，在膕中央約紋中動脈，刺五分，留七呼，灸三壯。

足少陽瘧之治

足少陽之瘧，令人身體解㑊，寒不甚，熱不甚，惡見人，見人心惕惕然，熱多汗出甚。刺足少陽。(《素問·刺瘧第三十六》)

此言足少陽瘧之證，而有刺之之法也。當取足少陽之滎俠谿穴，在足小指次指歧骨間，本節前之陷中，刺入三分，留三呼。

足陽明瘧之治

足陽明之瘧，令人先寒灑淅，灑淅寒甚，久迺熱，熱去汗出，喜見日月光火氣，迺快然。刺足陽明跗上。(《素問·刺瘧第三十六》)

此言足陽明瘧之證也，而有刺之之法也。當刺本經跗上之衝陽穴，在足跗上同身寸之五寸骨間動脈上，去陷谷同身寸之三寸，陽明之原，刺可入同身寸之三分，留十呼，若灸者可灸三壯。

足太陰瘧之治

足太陰之瘧，令人不樂，好太息，不嗜食，多寒熱汗出，病至則善嘔，嘔已迺衰，即取之。(《素問·刺瘧第三十六》)

此言足太陰瘧之證，而有刺之之法也。脾脈入腹，屬脾絡胃，上膈俠咽，故病氣來至則嘔，嘔已病迺衰也。俟其衰後，即取本經之穴公孫，在足大指本節後同身寸之一寸，太陰絡也，刺可入同身寸之四分，留七呼，若灸者可灸三壯。

足厥陰瘧之治

足厥陰之瘧，令人腰痛，少腹滿，小便不利如癃狀，非癃也，數便，意恐懼，氣不足，腹中悒悒。刺足厥陰。(《素問·刺瘧第三十六》)

此言足厥陰瘧之證，而有刺之之法也。當刺足厥陰之穴太沖主之，在足太指本節後二寸動脈陷中，鍼三分，留十呼，灸三壯。足少陰之瘧難治，見《預測》章。

◎五藏瘧之治

肝瘧之治

肝瘧者，令人色蒼蒼然，太息，其狀若死者，刺足厥陰見血。(《素問·刺瘧第三十六》)

此言肝瘧之證，而有刺之之法也。當刺足厥陰中封見血，在內踝，前一寸半陷者中，仰足取之，伸足得之，刺入四分，留七呼。

心瘧之治

心瘧者，令人煩心甚，欲得清水，反寒多不甚熱，刺手少陰。(《素問·刺

瘧第三十六》）

此言心瘧之證，而有刺之之法也。當刺手少陰心經之神門，在掌後鋭骨端陷者中，刺三分，留七呼。

脾瘧之治

脾瘧者，令人寒，腹中痛，熱則腸中鳴，鳴已汗出，刺足太陰。（《素問・刺瘧第三十六》）

此言脾瘧之證，而有刺之之法也。當刺足太陰之商丘，在足內踝下，微前三寸陷者中，刺入三分，留七呼。

肺瘧之治

肺瘧者，令人心寒，寒甚熱，熱閒善驚，如有所見者，刺手太陰陽明。（《素問・刺瘧第三十六》）

此節言肺瘧之證，而有刺之之法也。當刺手太陰肺經之列缺，在腕側上一寸半，鍼二分，留三呼，瀉五吸，灸三壯；大腸經之合谷，在手大指次指岐骨閒陷中，鍼三分，留七呼，灸三壯。

腎瘧之治

腎瘧者，令人灑灑然，腰脊痛宛轉，大便難，目眴眴然，手足寒，刺足太陽少陰。（《素問・刺瘧第三十六》）

此言腎瘧之證，而有刺之之法也。當刺足太陽之委中、足少陰之大鐘、太谿。委中在膕約横紋中央有動脈，大鐘在內踝後街中。刺入二分，留七呼。太谿在足內踝後跟骨上動脈陷者中，刺入三分，留七呼。

◎胃瘧之治

胃瘧者，令人且病也，善飢而不能食，食而支滿腹大，刺足陽明太陰横脈出血。（《素問・刺瘧第三十六》）

此言胃瘧之證，而有刺之之法也，當刺胃經之厲兊解谿三里主之。厲兊，在足大指次指之端，去爪甲如韮葉，陽明井也，刺可入同身寸之一分，留一呼。若灸者，可灸一壯。解谿，在衝陽後同身寸之三寸半腕上陷者中，陽明經也。刺可入同身寸之五分，留五呼。若灸者，可灸三壯。三里，在膝下同身寸之三寸，骱骨外廉兩筋肉分閒，陽明合也。刺可入同身寸之一寸，留七呼。若灸者可灸三壯。然足陽明取此三穴，足太陰刺其横脈出血也。横脈，謂足內踝前斜過大脈，則太陰之經脈也。

◎瘧發身方熱之治

瘧發，身方熱，刺跗上動脈，開其空，出其血，立寒。（《素問·刺瘧第三十六》）

此言瘧發將欲熱者，當有刺之之法也。凡瘧發身方熱，則刺跗上之動脈，當足衝陽穴也。蓋足陽明胃經者，廼五藏六府之長也，故取其穴以刺之。足跗上五寸動脈，鍼三分，留十呼，灸三壯。開其空，出其血，其瘧立可寒矣。

◎瘧方欲寒之治

瘧方欲寒，刺手陽明太陰，足陽明太陰。（《素問·刺瘧第三十六》）

此言瘧發將欲寒者，當有刺之之法也。凡瘧發身方欲寒，雖未發熱，而熱盛將寒也。肺爲氣之主，而胃爲六府之先，脾爲五藏之主，腸胃爲海，當刺此四經，開其空以出其血，則可以無寒矣。夫身半以上爲天，身半以下爲地；手太陰陽明主天，足太陰陽明主地。故從腰以上者，手太陰陽明皆主之；從腰以下者，足太陰陽明皆主之。又陽者，天氣也，主外；陰者，地氣也，主內。瘧方欲寒，是邪將入於裏陰，故當刺手足陽明太陰，使天地陰陽之氣，上下外內和平，而無偏陰之患矣。

◎瘧脈滿大急之治

瘧脈滿大急，刺背俞，用中鍼；傍五胠俞各一，適肥瘦，出其血也。（《素問·刺瘧第三十六》）

此言瘧脈滿大急者，當有刺之之法也。瘧脈滿大急，當刺背俞曰大杼穴者。項後第一椎下兩旁，相去脊中各一寸半，鍼三分，留七呼，灸三壯。又用中鍼，刺傍五胠俞曰譩譆穴者，左右各一。譩譆，去中行開三寸，自附分、魄戸、膏肓、神堂數至譩譆爲第五，故曰五胠俞，去脊中左右各開三寸，正坐取之，以手重按病人，言譩譆應手，鍼六分，留三呼，瀉五吸，灸二七壯。肥者深刺，多出其血。瘦者淺刺，少出其血。此廼刺法之要也。

◎瘧脈小實急之治

瘧脈小實急，灸脛少陰，刺指井。（《素問·刺瘧第三十六》）

此言脈有小實急者，而有灸刺之法也。瘧脈小實急者，當灸足少朋腎經之脛曰復溜穴；又刺足太陽膀胱經，即足小指之井穴至陰。蓋足少陰之井在足心，名湧泉穴，故不曰指。今曰指井，則是足太陽膀胱之井穴，與腎爲表裏，故刺之耳。復溜，足內踝上二寸筋骨陷中，鍼三分，留七呼，灸五壯。至陰，足小指外側，去爪甲如韭葉，鍼一分，留三呼，灸三壯。

◎瘧脈滿大急之治

瘧脈滿大急，刺背俞，用五胠俞、背俞各一，適行至於血也。（《素問・刺瘧第三十六》）

此重言瘧脈滿大急者之刺法也。復申明背俞與胠俞之經氣相通也。曰背俞五胠俞背俞各一者，言背傍之五胠俞，與背俞各刺其一也。背俞者，離脊骨兩傍各一寸五分，廼五藏之俞也。胠俞者，去脊骨兩傍各三寸，近於胠脅，廼五藏神氣之所舍。故曰魄戶者，謂肺藏魄也。曰神堂者，謂心藏神也。曰魂門者，謂肝藏魂也。曰意舍者，謂脾藏意也。曰志室者，謂腎藏志也。此胠俞與背俞之氣相通，故當各取之，適其肥瘦，以行其鍼而至於出血也。此蓋言邪盛於血脈者，取五胠俞，甚而及於五藏者，兼取背俞，是以上節之灸脛，此下之用藥，亦少有別焉。夫血者，神氣也，故病在經脈而邪傷血者，宜取藏神所舍之俞，然經脈內合五藏，故又當兼取其背俞也。

◎諸瘧而脈不見之治

諸瘧而脈不見，刺十指間出血，血去必已，先視身之赤如小豆者，盡取之。（《素問・刺瘧第三十六》）

此言諸瘧之脈不見者，當有刺之之法也。諸瘧而脈不見，邪盛故脈沈，當刺手足十指間井穴出血，血去則瘧可已。蓋所出爲井，廼經氣始相交會之處，故刺之可泄氣分之邪。身有赤如小豆者，邪在膚表，氣分有傷，澹滲皮膚之血，故赤如小豆，當先取而去之。比言邪在經脈之血，與澹滲皮膚之血，所見脈證不同，而取刺亦各有別。

◎瘧之刺

刺瘧者，必先問其病之所先發者，先刺之。先頭痛及重者，先刺頭上及兩額兩眉間出血；先項背痛者，先刺之；先腰脊痛者，先刺郤中出血；先手臂痛者，先刺手少陰陽明十指間；先足脛痠痛者，先刺足陽明十指間出血。（《素問・刺瘧第三十六》）

此言凡刺瘧者，必先問其病之所先發者，以先刺之也。瘧發時，先頭痛及重者，先刺頭上上星、百會穴，及兩額之懸顱穴，兩眉間之攢竹穴，以出其血。先項背痛者，先刺其項之風池、風府穴，背之大杼、神道穴，以出其血：先腰脊痛者，先刺委中出血；先手臂痛者，先刺手少陰心經、手陽明大腸經及十指俱出其血，皆井穴也；先足脛痠痛者，先刺足陽明胃經及足十指間之井穴，以出其血。

◎風瘧之刺

風瘧，瘧發則汗出惡風，刺三陽經背俞之血者。（《素問・刺瘧第三十六》）

此言刺風瘧之法也。風瘧之發，則汗出惡風，當刺足三陽經背俞之血者，即足太陽膀胱俞，足陽明胃俞，足少陽膽俞是也。膀胱俞，十九椎下兩傍，相去脊中各一寸半，鍼三分，留六呼，灸三壯；胃俞，十二椎下兩傍，相去脊中各一寸半，鍼三分，留七呼，灸七壯；膽俞，十椎下兩傍，相去脊中各一寸半，鍼三分，留七呼，灸五壯。

◎風瘧跗髓病之鍼法

風瘧……骱痠痛甚，按之不可，名曰跗髓病，以鑱鍼鍼絕骨出血，立已。（《素問・刺瘧第三十六》）

此言刺骱痠痛甚之法也。骱痠痛甚不可按者，按之益痛也，名曰跗髓有病，當以《九鍼論》中第一鍼曰鑱鍼者，鍼其足少陽膽經之絕骨穴以出其血，則病自已矣。絕骨穴，足外踝上三寸動脈中，鍼二分，留七呼，灸三壯。

◎風瘧身體小痛之刺

風瘧……身體小痛，刺至陰。（《素問・刺瘧第三十六》）

此言刺身體小痛之法也。身體小痛，則邪感太陽經，而其邪未深，當刺足太陽膀胱經之井穴至陰也。至陰，在足小指外側，去爪甲如韭葉，鍼一分，留五呼，灸三壯。

◎諸陰之井無出血之刺

風瘧……諸陰之井，無出血，間日一刺。（《素問・刺瘧第三十六》）

此言凡取諸陰之井，皆不可使之出血，但間日一刺之，則邪氣自泄矣。然則可出血者，惟三陽之井，而眞陰不可傷也。

◎間日瘧不渴與渴之刺

瘧不渴，間日而作，刺足太陽；渴而間日作，刺足少陽。（《素問・刺瘧第三十六》）

此言瘧有間日而作，有渴與不渴者，不渴者，熱未甚也，當刺足太陽膀胱經之穴。而發渴者，熱之甚也，當刺足少陽膽經之穴。蓋邪有淺深，斯有渴不渴之分也。故刺之者，有三陽一陽之異如此。

◎溫瘧汗不出之刺（一）

溫瘧，汗不出，爲五十九刺。（《素問・刺瘧第三十六》）

溫瘧者，得之冬中於風寒，病氣藏於腎，若汗不出，是邪不能出之於陽，故當另有刺之之法五十九刺也。五十九刺者，以第四鍼刺骨也。

◎溫瘧汗不出之刺（二）

溫瘧汗不出，爲五十九痏。（《靈樞·四時氣第十九》）

此外因之邪，病在於骨髓也。《瘧論》曰："溫瘧者，得之冬中於風，寒氣藏於骨髓之中，至春則陽氣大發，邪氣不能自出，因遇大暑，腦髓爍，肌肉消，腠理發泄，或有所用力，邪氣與汗皆出。此病藏於腎，其氣先從內出之於外也。"是以汗不出，則邪不能去，當爲五十九痏，以第四鍼五十九刺骨。

◎五藏六府咳之治

帝曰：治之奈何？岐伯曰：治藏者，治其俞；治府者，治其合；浮腫者，治其經。帝曰：善。（《素問·咳論第三十八》）

此言治欬之法。五藏必治其俞穴，六府必治其合穴，浮腫必治其藏府之經穴也。五藏俞穴者，肺俞太淵，脾俞太白，心俞神門，腎俞太谿，肝俞太衝是也。六府合者，大腸合曲池，胃合三里，小腸合小海，膀胱合委中，三焦合天井，膽合陽陵泉是也。若藏府之欬，而面皆浮腫，則隨藏府之經穴，而各分治之。肺之經穴經渠，大腸之經穴陽谿，胃之經穴解谿，脾之經穴商丘，心之經穴靈道，小腸之經穴陽谷，膀胱之經穴崑崙，腎之經穴復溜，心包絡之經穴閒使，三焦之經穴支溝，膽之經穴陽輔，肝之經穴中封是也。

◎上氣有音及上衝喉之治

其上氣有音者，治其喉中央，在缺盆中者。其病上衝喉者，治其漸，漸者，上俠頤也。（《素問·骨空論第六十》）

此言胸喉閒之督脈爲病者，當取膺頤閒之骨穴也。其氣上逆而呼吸有音者，治其喉中央，在兩缺盆中者之天突穴也。如病上衝喉者，治其漸。漸者，謂督脈之入喉者，上脣齒而漸分兩歧，俠頤入目，當於漸上俠頤之處而刺之。

◎喘息之取

氣滿胷中，喘息，取足太陰大指之端，去爪甲如韭葉。寒則留之，熱則疾之，氣下迺止。（《靈樞·熱病第二十三》）

藏病者，宜刺井滎，從子以泄母也。氣滿胷中，喘息者，故取手足之指井，及血絡焉。太陰居中土，厥逆從上下散，足太陰脾脈，上膈注心中，氣滿胷中喘息者，經氣逆於上也，故取足太陰大指之隱白，使逆氣下行，則快然如衰矣。

◎喘之取

中熱而喘，取足少陰膕中血絡。（《靈樞·雜病第二十六》）

中熱而喘者，熱在中上二焦也。足少陰之脈上行者，貫膈注胷中，入肺絡心；下行者，循陰股內廉，斜入膕中。中熱而喘者，厥逆於下，而不得上交於心。故取足厥陰膕中血絡，以壯水以制火也。

◎少氣之治

少氣，身漯漯也，言吸吸也，骨痠體重，懈惰不能動。補足少陰。（《靈樞·癲狂第二十二》）

此言少氣諸證，此精虛不能化氣，故當補足少陰腎經。

◎短氣之治

短氣，息短不屬，動作氣索。補足少陰，去血絡也。（《靈樞·癲狂第二十二》）

此言短氣諸證，當補足少陰腎經。其有血絡則去之也。

◎喜怒之取

喜怒而不欲食，言益小，取足太陰；怒而多言，取足少陽。（《靈樞·雜病第二十六》）

此論陰陽喜怒，飲食居處，而成內因厥逆之雜病也。暴喜傷心，暴怒傷肝，食氣入胃，散精於心肝，食飲不節，肝心氣逆，故不欲食也。五者，音也。音主長夏，肝心氣逆，則中氣不舒，故言益小也，當取足太陰以疏脾氣，則食氣得以轉輸，而音聲益彰矣。肝主語而在志爲怒，怒而多言，厥陰之逆氣太甚，故當取中見之少陽，以疏厥陰之氣。

◎哀而泣涕出之治

黃帝曰：人之哀而泣涕出者，何氣使然？岐伯曰：心者，五藏六府之主也。目者，宗脈之所聚也，上液之道也。口鼻者，氣之門戶也。故悲哀愁憂則心動，心動則五藏六府皆搖，搖則宗脈感，宗脈感則液道開，液道開故泣涕出焉。液者，所以灌精濡空竅者也。故上液之道開則泣，泣不止則液竭，液竭則精不灌，精不灌則目無所見矣，故命曰奪精。補天柱，經挾頸。（《靈樞·口問第二十八》）

此言人之所以泣涕，而有刺之之法也。當補足太陽膀胱經之天柱穴，挾項後後髮際，大筋外廉陷中。鍼二分，留六呼，灸七壯。

◎憂恚無言之刺

黃帝問於少師曰：人之卒然憂恚，而言無音者……黃帝曰：刺之奈何？岐

伯曰：足之少陰，上繫於舌，絡於横骨，終於會厭，兩寫其血脈，濁氣迺辟。會厭之脈，上絡任脈，取之天突，其厭迺發也。（《靈樞·憂恚無言第六十九》）

此言即人之無音者，而有刺之之法也。足少陰主先天之生氣，留於膻中，上出於肺，以司呼吸者，後天水穀所生之宗氣也。是以呼出心與肺，吸入下通於肝腎，呼吸定息上下之相通也。故寒氣客之，則正氣不通，而會厭失其開闔之機矣。濁氣者，寒水之濁氣也。辟，除也。兩瀉其血脈者，謂脈道有兩歧，一通氣於舌本，一通精液於廉泉玉英，蓋足少陰主藏先天之精氣，而上通於空竅者也。天突，爲陰維任脈之會，取之能治暴瘖。在頸結喉下四寸宛宛中。鍼五分，留三呼，灸三壯。

◎形志苦樂之治

形樂志苦，病生於脈，治之以灸刺。形苦志樂，病生於筋，治之以熨引。形樂志樂，病生於肉，治之以鍼石。形苦志苦，病生於咽喝，治之以甘藥。形數驚恐，筋脈不通，病生於不仁，治之以按摩醪藥。是謂形。（《靈樞·九鍼論第七十八》）

"喝"當作"嗌"。此言人有貴賤君子小人之不同，形志有偏苦偏樂之異，故治法亦宜守一勿失也。夫富貴之人，形樂志苦；村野之人，形苦志樂；澹忘舒泰者，形志皆樂；系牽拘畏者，形志皆苦。形樂者，四體不運，則血氣留滯，故當治之以灸刺而通血脈；形苦者，勞其筋骨，故當治之以熨引，以舒其筋；形樂志樂，則心廣體胖，故當治之鍼石以疏其氣，志者，心之所發也。咽迺胃府之門，而胃主肌形，嗌骭也迺蔽心之蔽骨，而內應於心藏，故形志皆苦者，病生於咽嗌，此病在不足，故當調之以甘藥也。驚傷心肝，恐則傷腎，是以形數驚恐，則筋脈不通，榮氣不行，則爲不仁，此病因於內，故當治之以按摩醪藥，是謂五形志也。

◎狂始生之治

狂始生，先自悲也。喜忘苦怒善恐者，得之憂飢。治之取手太陰陽明，血變而止，及取太陰陽明。（《靈樞·癲狂第二十二》）

狂始生，取手太陰陽明者，逆氣上乘於手太陰陽明，瀉出其血而逆氣散矣。及取足太陰陽明者，補足太陰陽明，資穀精以助腎氣也。以腎爲本，肺爲末，故腎藏之逆氣上乘於手太陰陽明。腎主水火，腎虛則火盛。夫陰虛陽盛，則當瀉陽補陰矣。然陰精生於陽明，而陽氣根於陰中，陰陽互相資生之妙用。

◎狂始發之治

狂始發，少臥不飢，自高賢也，自辯智也，自尊貴也，善罵詈，日夜不休。治之取手陽明太陽太陰、舌下少陰，視之盛者皆取之，不盛釋之也。（《靈

樞·癲狂第二十二》)

狂始發，故當取手太陽之府，以瀉君火之實，取手陽明太陰，以清乘傳之邪。舌下少陰，心之血絡也。此病心之神志，而不在血脈，故當視之。如盛者，並皆取之；如不盛，則釋之而勿取也。蓋病在無形之神志，皆從府以清藏，府爲陽而主氣也。如入於血絡，則取本藏之脈絡矣。

◎狂之治（一）

狂言，驚善笑，好歌樂，妄行不休者，得之大恐。治之取手陽明太陽太陰。(《靈樞·癲狂第二十二》)

此言刺狂之得於大恐者，而有刺之之法也。當取手陽明大腸經、手太陽小腸經、手太陰肺等經以刺之。

◎狂之治（二）

狂，目妄見，耳妄聞，善呼者，少氣之所生也。治之取手太陽太陰陽明，足太陰頭兩顑。(《靈樞·癲狂第二十二》)

此言狂有生於少氣者，而有刺之之法也。當取手太陽太陰陽明，以清狂妄；補足太陰陽明，以資穀精。蓋水穀入胃，津液各走其道，腎爲水藏，受藏五藏之精氣生於精也。夫胃氣上注於肺，其悍氣上衝頭者，循咽上走空竅，循眼繫入絡腦，出顑，下客主人，循牙車，合陽明，並下人迎。此陽明之氣上走空竅，出於頭之兩顑。不曰足陽明而曰頭兩顑者，蓋取陽明中上二焦之氣，以納化水穀也。

◎狂之治（三）

狂者，多食，善見鬼神，善笑而不發於外者，得之有所大喜。治之取足太陰、太陽、陽明，後取手太陰、太陽、陽明。(《靈樞·癲狂第二十二》)

此言狂得於大喜者，而有刺之之法也。故當先補足太陰陽明，以養心精；補足太陽之津，以資神氣；後取手太陰太陽陽明，以清其狂焉。按因於足少陰者，先取手而後取足；因於手少陰者，先取足而後取手，皆上下氣交之妙用。經云“心氣實則笑，心氣虛則悲”。

◎狂之治（四）

狂而新發，未應如此者，先取曲泉左右動脈，及盛者見血，有頃已。不已，以法取之，灸骨骶二十壯。(《靈樞·癲狂第二十二》)

此言狂有新發，而不宜太甚者，而有刺之之法也。狂新發未應如此，當先取足厥陰肝經左右曲泉穴以刺之。及脈之盛者，皆出其血，有頃病當自已。如不已，則灸骨骶二十壯。夫曰以法取之，則如前置血於瓠之中而驗之也。

◎狂之刺（五）

病在諸陽脈，且寒且熱，諸分且寒且熱，名曰狂。刺之虛脈，視分盡熱，病已止。（《素問·長刺節論第五十五》）

刺之虛脈，當先刺其脈，使在脈陽實之邪，已虛而復出於肌肉，視其分肉盡熱，是邪從肌肉而外散矣。

◎癲病之刺

病初發，歲一發；不治，月一發；不治，月四五發，名曰癲病。刺諸分諸脈，其無寒者，以鍼調之，病已止。（《素問·長刺節論第五十五》）

諸分諸脈，刺法如前。若其無寒者，則癲疾亦有陽邪，或瀉或補，當用鍼調之也。上文言病在諸陽脈爲狂，則此當在諸陰脈爲癲。上文言發寒熱，是寒亦熱極所致也。此曰無寒，則病在陰分，但寒而不熱。若至於無寒，則爲病已之兆，此迺陽經陰經之分，熱與寒之異，曰狂曰癲之殊也。《難經》謂諸陽爲狂，諸陰爲癲者，以此。

◎癲疾始生之取（一）

癲疾始生，先不樂，頭重痛，視舉目赤，甚作極已而煩心，候之於顏。取手太陽、陽明、太陰，血變而止。（《靈樞·癲狂第二十二》）

癲疾始生，當取手太陽支正、小海，手陽明偏曆、溫溜，手太陰太淵、列缺等穴，瀉去邪血，必待其血色變而後止鍼也。

◎癲疾始生之取（二）

癲疾始作，而引口啼呼喘悸者，候之手陽明太陽。左強者攻其右，右強者攻其左，血變而止。（靈樞·癲狂第二十二》）

癲疾始生，而引口啼呼喘悸者，左強右強，凡證候脈俱不病也。其不強者爲病，故左強攻右，右強攻左，至血出色變而止鍼。

◎癲疾始生之取（三）

癲疾始作，先反僵，因而脊痛。候之足太陽陽明太陰、手太陽，血變而止。（《靈樞·癲狂第二十二》）

癲疾始生，反僵脊痛，取足太陽之委陽、飛陽、僕參、金門，足陽明三里、解谿，足太陰隱白、公孫等穴皆主之。手陽明經穴同前，血變而止。

◎筋癲疾之刺

筋癲疾者，身倦攣，急大。刺項大經之大杼脈。(《靈樞·癲狂第二十二》)

筋癲疾者，其脈急大，當刺項下足太陽經之大杼穴，項後第一椎下兩旁，去脊中各一寸半。鍼五分，灸七壯。

◎脈癲疾之刺

脈癲疾者，暴僕，四支之脈皆脹而縱。脈滿，盡刺之出血；不滿，灸之挾項太陽，灸帶脈於腰，相去三寸，諸分肉本俞。(《靈樞·癲狂第二十二》)

脈滿者，病在脈，故當盡刺之以出其血。不滿者，病氣下陷也。夫心主脈而爲陽中之太陽，不滿者，陷於足太陽也。十二藏府之經俞，皆屬於太陽，故當灸太陽於項間，以啟陷下之疾。帶脈起於季脅之章門，橫束諸經脈於腰間，相去季脅三寸，廼太陽經俞之處也。諸分肉本俞，谿谷之俞穴也。蓋使脈內之疾，仍從分肉氣分而出。

◎癎驚之刺

刺癎驚脈五，鍼手太陰各五，刺經太陽五，刺手少陰經絡傍者一，足陽明一，上踝五寸，刺三鍼。(《素問·通評虛實論第二十八》)

刺癎驚脈五，謂陽陵泉在膝上外陷者中也。經太陽，謂足太陽也。手太陰五，謂魚際穴，在手大指本節後內側散脈。經太陽五，謂承山穴，在足腨腸下分肉閒陷者中也。手少陰經絡傍者，謂支正穴，在腕後同身寸之五寸骨上廉分肉閒，手太陽絡別走少陰者。足陽明一者，謂解谿穴，在足腕上陷者中也。上踝五寸，謂足少陽絡光明穴。

◎無形而痛有形而不痛之治

無形而痛者，其陽完而陰傷之也，急治其陰，無攻其陽；有形而不痛者，其陰完而陽傷之也，急治其陽，無攻其陰。陰陽俱動，乍有形，乍無形，加以煩心，命曰陰勝其陽。此謂不表不裏，其形不久。(《靈樞·壽夭剛柔第六》)

正以無形而痛者，廼陽經不傷而陰經受傷耳，理當急治其陰經，無攻其陽經；有形而不痛者，廼陰經不傷，而陽經受傷耳，理當急治其陽經，無攻其陰經。病有陰陽俱病，形似有無，而心爲之煩，此廼陰經陽經各受其傷，而陰爲尤甚。欲治其表，陰亦爲病，欲治其裏，陽亦爲病，治之固難，形當不久矣。

◎頭痛之刺（一）

頭痛不可取於俞者，有所擊墮，惡血在於內。若肉傷痛未已，可則刺，不可遠取也。(《靈樞·厥病第二十四》)

若肉傷，痛未已，可則在此痛處而刺之，不可遠取之俞。蓋言痛在頭而取之下者，乃在下之氣，厥逆於上，經氣上下交通，若有所傷而痛者，非經氣之謂也。

◎頭痛之取（二）

頭半寒痛，先取手少陽陽明，後取足少陽陽明。（《靈樞·厥病第二十四》）

此寒邪客於經脈，而爲偏頭痛也。寒傷榮，故爲寒痛。手足三陽之脈，上循於頭，左者絡左，右者絡右，傷於左則左痛，傷於右則右痛，非若厥氣上逆而通應於頭也。手足少陽陽明之脈，皆分絡於頭之左右，先取手而後取足者，手經之脈，上於頭而交於足經也。不取太陽者，太陽之在中也。

◎陽迎頭痛之取

陽迎頭痛，胸滿不得息，取之人迎。（《靈樞·寒熱病第二十一》）

迎，逆也。陽邪逆於陽經而爲頭痛胸滿者，當各隨所逆之經以取之。陽明頭痛，陽明之氣厥逆於腹，不得循人迎而上充於頭，是以頭痛。逆於中焦，故胸滿不得息。當取之人迎以通其氣。

◎頭目苦痛之取

足太陽有通項入於腦者，正屬目本，名曰眼繫。頭目苦痛，取之在項中兩筋間，入腦乃別。陰蹻、陽蹻，陰陽相交，陽入陰，陰出陽，交於目銳眥。陽氣盛則瞋目，陰氣盛則瞑目。（《靈樞·寒熱病第二十一》）

此言頭目痛者，當取玉枕，而又言睛明爲陰陽二蹻之所交，乃寤寐之所以分病也。足太陽膀胱經，有通項入於腦者，名曰玉枕，開督脈一寸半，腦戶枕骨上，入髮際二寸。此正屬於目之根，兩眼中之系，皆繫於此，故名之曰眼繫。凡苦頭痛，或苦目痛者，皆取之。其脈在項中兩筋間，入於腦，與陰蹻、陽蹻相別，實各陰陽諸經交會之所也。又陽蹻之脈入於陰，陰蹻之脈出於陽，交於目銳眥之睛明穴。陽蹻之氣盛，則目瞋而不得閉；陰蹻之氣盛，則目瞑而不得開也。

◎目中赤痛之取

目中赤痛，從内眥始，取之陰蹻。（《靈樞·熱病第二十三》）

此言目中赤痛，從内眥始者，乃足太陽膀胱經之睛明穴也。膀胱與腎爲表裏，當取腎經之照海穴以補之，所謂病在上者取之下，而補陰則陽退也。此穴乃陰蹻脈氣所發，故曰取之陰蹻也。前《癲狂》以目外眥爲銳眥，而眼之上屬於外眥，以内近鼻者爲内眥，而眼之下屬於内眥，此篇以目之赤痛，從内眥始者，刺腎經，正以睛明屬膀胱者，與腎爲表裏也。又《論疾診尺》云："脈從上下者，太陽病。"則眼之上似乎屬膀胱經，推之與眼之下屬內眥者相同矣。殊不知太陽之脈氣盡行於頭，故其病自上而下者如此，非有彼此不同也。至於下文所謂“從下上者陽明病，從外走內者少陽病”，義亦如此。須知從內走外者，亦太陽病也，特未之明言耳。

◎耳聾之刺

耳聾，刺手陽明；不已，刺其通脈出耳前者。(《素問·繆刺論第六十三》)

此言耳聾者，當刺大腸經之商陽穴。商陽，在手大指次指之端，去爪甲如韭葉，鍼三分，留一呼，灸三壯。而不已，則刺其聽宮穴也。聽宮，手太陽小腸經穴，鍼三分，灸三壯。

◎耳聾鳴痛之取

耳聾無聞，取耳中。

此言經氣之厥逆，從經而氣，從足而手，自下而上也。故逆在上之經絡而爲耳聾耳鳴者，取耳中聽宮穴以刺之，係手太陽小腸經。聽宮，名多所聞，耳中珠子，大如赤小豆。鍼三分，灸三壯。

耳鳴，取耳前動脈。

若氣之上逆而爲耳聾耳鳴者，當取手足之指井，先取手而後取足。蓋六氣止合六經，其逆盛而躁者在手，故陰陽二氣厥逆，而爲耳聾耳鳴者，從足而手，手而頭也。

耳聾，取手小指次指爪甲上與肉交者。先取手，後取足。

有耳至聾者，當取手小指之次指爪甲上與肉交者，即手少陽三焦經關衝穴也。先取此手穴，後取足少陽膽經之竅陰以刺之。關沖，鍼一分，留三呼，灸一壯。竅陰，在足四指端，鍼一分，留一呼，灸三壯。

耳鳴，取手中指爪甲上，左取右，右取左。先取手，後取足。(《靈樞·厥病第二十四》)

有耳鳴者，當取手之中指爪甲上，即手厥陰心包絡經中衝穴。左鳴取右，右鳴取左，先取手經，後取足厥陰肝經大敦穴以刺之。

◎齒脣寒痛之鍼法

繆傳引上齒，齒脣寒痛。視其手背脈血者去之，足陽明中指爪甲上一痏，手大指次指爪甲上各一痏，立已。左取右，右取左。(《素問·繆刺論第六十三》)

繆傳引上齒，齒脣寒痛。當刺其手陽明之絡穴，手足陽明之井穴也。視其手背脈之有血者去之，蓋指手陽明之絡穴偏歷也。偏歷，在腕中後三寸，鍼三分，留七呼，灸三壯。足陽明胃經，在足次指，去爪甲上之厲兑穴，及手次指爪甲上之商陽穴，各一痏，其病立已。左病而取右之厲兑、商陽，右病而取左之厲兑、商陽也，此亦自絡脈爲病而言之耳。

◎齒齲之刺

齒齲，刺手陽明。不已，刺其脈入齒中者，立已。（《素問·繆刺論第六十三》）

齒齲，齒痛也。此言邪客於手陽明之經別，而爲齒痛者，則當取之經；如不已，此邪入於脈，即刺其入齒中之脈，舉一經而十二經可類推矣。然獨提手陽明者，以手陽明之脈，交人中而左之右，右之左，如病在耳而取之耳，痛在齒而取之齒，是隨其病之所在而取之。若病在上而取之下，又當以繆刺者也。

◎重舌之刺

重舌，刺舌柱，以鈹鍼也。（《靈樞·終始第九》）

舌下生小舌，謂之重舌。舌柱，即舌下之筋如柱者也，當用第五鍼曰鈹鍼者刺之。蓋心之竅在舌，肝之氣在筋，腎之氣在骨，是五藏之氣虛者，各隨其所在而取之。

◎舌縱之取

舌縱涎下，煩悗，取足少陰。（《靈樞·寒熱病第二十一》）

此言舌縱涎下煩悶者，而有刺之之法也。病有舌縱而不收，其涎自下，內則煩悶者，皆足少陰腎經之衰也，當取腎經之穴以補之。

◎暴瘖氣鞕之取

暴瘖氣鞕，取扶突與舌本，出血。（《靈樞·寒熱病第二十一》）

瘖，聲瘂不能言也。氣鞕，喉舌強硬也。當取手陽明之扶突穴，及出其舌本之血。凡言暴者，皆一時之氣逆，非宿病也，故宜取此諸穴以治其標。鞕，硬同。

◎喉痹之取

喉痹，舌卷，口中乾，煩心，心痛，臂內廉痛不可及頭。取手小指次指爪甲下，去端如韭葉。（《靈樞·熱病第二十三》）

此言喉痹者，有刺之之法也。當取手小指之次指，即第四指也，係手少陽三焦經，其穴在次指之端，名關衝，三焦井穴，去爪甲如韭葉，鍼一分，留三呼，灸一壯。瀉其相火，則諸病自平矣。

◎聾之取

聾而不痛者，取足少陽；聾而痛者，取手陽明。（《靈樞·雜病第二十六》）

此言耳聾者，當審其痛與不痛，而分經以刺之也。足少陽之脈下耳後，支耳中，出耳前，手陽明之別者入耳，故當分痛與不痛而補瀉之。

◎暴聾之取

暴聾氣蒙，耳目不明，取天牖。（《靈樞·寒熱病第二十一》）

手少陽之脈，入耳中，至目銳眥，少陽之氣厥於下，則上之經脈不通，是以暴聾氣蒙，耳目不明，當取之天牖。

◎暴攣癇眩之取

暴攣癇眩，足不任身，取天柱。（《靈樞·寒熱病第二十一》）

足太陽主筋，故氣厥則暴攣而足不任身矣。太陽之脈，起於目內眥之睛明，氣不上通，故癇眩也，當取之天柱。

◎齒痛之取

齒痛，不惡清飲，取足陽明；惡清飲，取手陽明。（《靈樞·雜病第二十六》）

此言齒痛者，當審其惡冷飲不惡冷飲，而分經以刺之也。手足陽明之脈皆入齒中，然胃經多實熱，故不畏寒飲者，當瀉足陽明；大腸經多虛寒，故畏寒飲者，當補手陽明也。此與上文臂陽明節義有所關，當互求之。

◎下齒齲之取

臂陽明有入頄遍齒者，名曰大迎。下齒齲，取之臂，惡寒補之，不惡寒寫之。（《靈樞·寒熱病第二十一》）

此言齒齲者，當即上下齒而分經以治之也。臂陽明，即手陽明大腸經也，以其脈行於臂，故不稱曰手，而曰臂也。手陽明之脈，其支者從缺盆上頸，循天鼎、扶突，上貫於頰，入下齒縫中，還出挾口，交人中，左之右，右之左，上挾鼻孔，循和髎、迎香以交於足陽明，故曰臂陽明有入頄遍齒者，其名曰大迎。正以大迎出足陽明穴，而手陽明之脈，則入而交之也。面顴爲頄，名大迎，在曲頷前一寸五分，骨陷中細脈。又雎口下當兩肩是穴。鍼三分，留七呼，灸三壯。齒有痛病，謂之齲，故下齒病齲者，當取此臂陽明之穴。商陽、二間、三間，皆治痛齒。如惡寒飲者，虛也，宜補之。不惡寒飲者，實也，宜瀉之。

◎上齒齲之取

足太陽有入頄遍齒者，名曰角孫。上齒齲取之，在鼻與頄前。方病之時其脈盛，盛則寫之，虛則補之；一曰取之出鼻外。（《靈樞·寒熱病第二十一》）

足太陽有入頄遍絡於齒者，名曰角孫。角孫，迺手少陽之經穴，此足太陽之氣，貫於手少陽之經，故上齒痛者，當取之鼻與頄前，迺太陽之絡脈也。按榮血宗氣之所榮行者，經脈也，足太陽之絡，不入於齒中，此非經脈，亦非支別，迺微細之系，以通三陽之氣者也。故方病之時，其脈盛，迺氣之太過也。太過則瀉之，不及則補之。夫三陽之氣，分則有三，合則爲一。一陽之氣，下通於泉，遶地環轉，而復通貫於地中，故遍歷於齒，屬口對入。齒者，水藏之所生。口者，土之外候也。

◎懸顱有過者之取

足陽明有挾鼻入於面者，名曰懸顱。屬口對入，繫目本。視有過者取之，損有餘，益不足，反者益甚。（《靈樞·寒熱病第二十一》）

足陽明有挾鼻入於面者，當視其有病者，所以取之。邪氣有餘則損，正氣不足則益。益者補也，正以不足與有餘相反，故益之耳。

◎衄之取

衄而不止，衃血流，取足太陽；衃血，取手太陽。不已，刺宛骨下；不已，刺膕中出血。（《靈樞·雜病第二十六》）

此言衄血者，當審其血之多寡，病之難易，而分經以刺之也。鼻中出血曰衄；血至敗惡凝聚，其色赤黑者，曰衃。衃血成流，則血去多而不止於衃血也，當取足太陽膀胱經以刺之，其膕中出血，仍是膀胱經之委中穴也。若止曰衃血，則不成流，而去之似少也，當取手太陽小腸經穴以刺之。其腕骨下，即手少陰心經之通裏穴，正以心與小腸爲表裏也。

◎頭疾痛之刺

在頭，頭疾痛，爲藏鍼之，刺至骨，病已，上無傷骨肉及皮，皮者道也。（《素問·長刺節論第五十五》）

此言刺頭痛之法也。夫陽氣大逆，故疾痛在頭也。《刺節》首言："陽氣大逆，上滿於胷中。" 今陽氣從胷膈而上昇，或逆滿於胷中，或上逆於巔頂，實補《刺節》之未盡也。藏，隱也，謂隱鍼而藏刺之也，如藏物然，故曰爲藏鍼之，直刺至骨，則病自已也。病所在骨已上，故須無傷骨肉及皮也。蓋皮迺經脈之道，又鍼之道也，鍼必由皮而進，淺則傷之，深則傷骨，在淺深之閒則傷肉，此言淺深在意，而頭刺之更難也。能難其所難，則易其所易矣。

◎厥頭痛之取

厥頭痛，面若腫，起而煩心，取之足陽明太陰。

厥頭痛，面若腫，起而煩心者，足陽明之脈上行於面，其悍氣上衝頭者，循眼繫入絡腦，足太陰支者注心中，故以頭痛而兼面腫煩心者，當取足之陽明、太陰也。

厥頭痛，頭脈痛，心悲善泣。視頭動脈反盛者，刺盡去血，後調足厥陰。

厥頭痛，頭脈痛，心悲善泣者，故當先視頭脈之動而盛者，刺去其血以泄其邪，然後取足厥陰肝經而調補之，以肝脈會於巔也。

厥頭痛，貞貞頭重而痛，寫頭上五行行五，先取手少陰，後取足少陰。

厥頭痛，貞貞頭重而痛者，當瀉頭上之五行，每行有五，共二十五穴。其中行督脈經之上星、顖會、前頂、百會、後頂穴是也。次兩傍，即足太陽膀胱經之五處、承光、通天、絡卻、玉枕穴是也。又次兩傍，即足少陽膽經之臨泣、目窻、正榮、承靈、腦空穴是也。又先取手少陰心經，後取足少陰腎經之穴以刺之。

厥頭痛，意善忘，按之不得，取頭面左右動脈，後取足太陰。

厥頭痛，意善忘，按之不得者，故當先取頭面左右動脈以泄其邪，後取足太陰經以補脾氣也。

厥頭痛，項先痛，腰脊爲應，先取天柱，後取足太陽。

厥頭痛，項先痛，腰脊爲應者，當取足太陽膀胱經之天柱穴，復取本經之他穴以刺之。

厥頭痛，頭痛甚，耳前後脈湧有熱，寫出其血，後取足少陽。（《靈樞·厥病第二十四》）

厥頭痛，頭痛甚，耳前後脈湧有熱者，當瀉其熱脈之血，後取足少陽膽經之穴以瀉之。

◎厥心痛之取

厥心痛，與背相控，善瘈，如從後觸其心，傴僂者，腎心痛也，先取京骨、崑崙；發狂不已，取然谷。

腎心痛者，腎與膀胱爲表裏，當先取膀胱經之京骨崑崙，從府陽而瀉其陰藏之逆氣。如發鍼不已，再取腎經之然谷。此藏氣厥逆，從經脈相乘，與六氣無涉，故不曰太陽少陰，而曰崑崙然谷。

厥心痛，腹脹胷滿，心尤痛甚，胃心痛也，取之大都太白。

胃心痛者，脾與胃以膜相連，而爲胃之轉輸，故取脾經之大都、太白，以俞胃之逆氣。

厥心痛，痛如以錐鍼刺其心，心痛甚者，脾心痛也，取之然谷、太谿。

脾心痛者，當取腎經之然谷、太谿二穴，取此治脾，以濕因寒滯，則相挾乘心，須泄腎邪，當刺此也。

厥心痛，色蒼蒼如死狀，終日不得太息，肝心痛也，取之行間、太衝。

肝心痛者，當取肝經之行間、太衝二穴以刺之。

厥心痛，臥若徒居，心痛間，動作痛益甚，色不變，肺心痛也。取之魚際、太淵。（《靈樞·厥病第二十四》）

肺心痛者，當取肺經之魚際、太淵以瀉其逆。

◎頗痛之刺

顑痛，刺手陽明，與顑之盛脈出血。

此言手足陽明之經氣厥逆，皆能爲頷痛也。手陽明之脈，從缺盆上頸貫頰。足陽明之氣，上走空竅，循眼繫出顑，下客主人，循牙車，合陽明，並下人迎。頷在顋之下，人迎之上，此病陽明之氣，下合陽明之經而爲頷痛，故不曰取足陽明，而曰顑之盛脈，蓋氣逆於顑而致脈盛也。夫足陽明之脈，起於鼻交頞中，入齒中，挾口環脣，交承漿，循頰車，上耳前，從大迎，下人迎。陽明之氣，上衝於頭，走空竅，循眼系，入絡腦，出顑下客主人，循牙車而下，始與陽明之脈相合，而併下人迎。

顑痛，刺足陽明曲周動脈，見血立已。不已，按人迎於經立已。（《靈樞·雜病第二十六》）

顑，面也。顑痛者，邪傷陽明之氣也。陽明之脈，曲折於口鼻頤頰之閒，故取陽明曲周動脈，見血立已。此氣分之邪，隨血而解。如不已，按人迎於經立已。前三句論經氣之相通，所謂中於面，則下陽明是也。後二句論陽明之氣，上沖於頭而走空竅，出顑循牙車而下合於陽明之經，併下人迎，言如不從曲折之絡脈而解，導之入於人迎而下行，其痛可立已也。蓋陽明居中土，爲萬物之所歸，邪入於經，則從腸胃而出矣。

◎項痛之刺

項痛，不可俛仰，刺足太陽；不可以顧，刺手太陽也。（《靈樞·雜病第二十六》）

手足太陽之脈，皆循項而上，故皆能爲項痛。足太陽之脈，挾脊抵腰中，故不可俛仰者，取足太陽。手太陽之脈，繞肩胛，故不可以顧者，取手太陽也。

◎大風頸項痛之刺

大風頸項痛，刺風府，風府在上椎。（《素問·骨空論第六十》）

大風病者，致頸項皆痛，則亦治在此之風府，風府在上椎。上椎，謂大椎上入髮際同身寸之一寸也。

◎癘風之刺

癘風者，素刺其腫上，已刺，以銳鍼鍼其處，按出其惡氣，腫盡廼止。常

食方食，無食他食。（《靈樞・四時氣第十九》）

癘，大風也。《風論》曰："癘者，有榮氣熱，其氣不清，故使鼻柱壞而色敗，皮膚瘍潰，風寒客於脈而不去，名曰癘風也。"其治法，當於常素刺其腫上，已刺之後，又必數以銳鍼鍼其患處，仍用手按出其惡毒之氣，必待腫盡，廼可止鍼。蓋毒深氣甚，非多刺不可也。癘，癩同。食得其法，謂之方食。無食他食，忌動風發毒等物也。

◎失枕之刺

失枕，在肩上橫骨間。（《素問・骨空論第六十》）

失枕者，風入頸項，疼痛不利，不能就枕也。刺在肩上橫骨間，當是後肩骨上，手太陽之肩外俞也。或爲足少陽之肩井穴，亦主頸項之痛。若王氏云缺盆者，其脈皆行於前，恐不可以治失枕。

◎心痛之取

心痛，引腰脊，欲嘔，取足少陰。

心痛而後引腰脊前則欲嘔者，此腎邪上逆也，故當取足少陰經以刺之。

心痛腹脹，嗇嗇然，大便不利，取足太陰。

有心痛者，其腹中脹滿，嗇嗇然，大便爲之不利，當取足之太陰脾經以刺之。

心痛引背，不得息。刺足少陰；不已，取手少陽。

有心痛者，其痛後引至背前，則不得喘息，當取足少陰腎經以刺之。如不已，又取手少陽三焦經以刺之。

心痛，引小腹滿，上下無定處，便溲難，刺足厥陰。

有心痛者，其痛引至小腹而滿，或上或下，痛無定處，大小便皆難，當取足厥陰肝經以刺之。

心痛，但短氣不足以息，刺手太陰。

有心痛者，短氣不足以息，當取手太陰肺經以刺之。

心痛，當九節次之，按已刺，按之立已；不已，上下求之，得之立已。（《靈樞・雜病第二十六》）

有心痛者，其痛當背第九節以刺之，廼督脈經筋縮穴之處也。宜先按之，按已而刺，刺後按之，其痛當立已。如不已，則上而八椎，下而十椎，又復求之，其痛必立已矣。

◎腹痛之刺

腹痛，刺齊左右動脈，已刺，按之立已；不已，刺氣街，已刺，按之立已。（《靈樞・雜病第二十六》）

此言腹痛者，當刺足陽明胃經天樞穴。如不已，又刺本經之氣衝也。氣街，即氣沖，夾臍相去四寸，鼠鼷上一寸，動脈應手宛宛中，沖脈所起。灸七壯，禁鍼。一云："鍼三分，留七呼。"

◎足太陽脈腰痛之刺

足太陽脈令人腰痛，引項脊尻背如重狀。刺其郤中太陽正經出血。（《素問·刺腰痛第四十一》）

此言膀胱經腰痛之狀，而有刺之之法也。刺之者，亦惟即委中以刺之。膕中央約文中，鍼五分，留七呼，灸三壯。及太陽正經出血，迺崑崙爲經穴也，足外踝後跟骨上陷中，細脈應手，鍼三分，灸三壯。

◎足少陽脈腰痛之刺

少陽令人腰痛，如以鍼刺其皮中，循循然不可以俛仰，不可以顧。刺少陽成骨之端出血，成骨在膝外廉之骨獨起者。（《素問·刺腰痛第四十一》）

此言少陽膽經腰痛之狀，而有刺之之法也。刺之者，亦惟刺其成骨之端出血。膝外側之高骨獨起者，迺骭骨之上端，所以成立其身，故曰成骨。其端則陽關穴也。

◎陽明脈腰痛之刺

陽明令人腰痛，不可以顧，顧如有見者，善悲。刺陽明於骭前三痏，上下和之出血。（《素問·刺腰痛第四十一》）

此言胃經腰痛之狀，而有刺之之法也。刺之者，亦惟於府前三里，刺三痏上下和之出血，膝下三寸，骭骨外廉兩筋間，刺一寸，留七呼，灸三壯。

◎足少陰脈腰痛之刺

足少陰令人腰痛，痛引脊内廉。刺少陰於内踝上二痏。（《素問·刺腰痛第四十一》）

此言足少陰腎經腰痛之狀，而有刺之之法也。刺之者，亦惟於内踝上復溜穴刺之二痏。復溜穴，足内踝上二寸筋骨陷中，鍼三分，灸五壯。

◎厥陰脈腰痛之刺

厥陰之脈，令人腰痛，腰中如張弓弩弦。刺厥陰之脈，在腨踵魚腹之外，循之累累然，迺刺之。其病令人善言，默默然不慧，刺之三痏。（《素問·刺腰痛第四十一》）

此言肝經腰痛之狀，而有刺之之法也。刺之者，亦惟在腨之下，踵之上，魚腹之外。蓋腨形本如魚腹，故魚腹即腨也。循其分肉，有血絡累累然，迺刺之，此正當蠡溝穴耳。

蠡溝穴，内踝骨前上五寸，屬肝之絡穴，鍼二分，留三呼，灸七壯。且厥陰之脈，循喉嚨之後，上入頏顙，故病則善言。然風盛則昏冒，故默默然不爽慧也。曰“善”者，猶“善欠善呻”之謂。刺之者，止三痏而已。《經脈》亦云：“足厥陰之脈，令人腰痛不可以俯仰。”

◎解脈腰痛之刺（一）

解脈令人腰痛，痛引肩，目䀮䀮然，時遺溲。刺解脈，在膝筋肉分間，郄外廉之横脈出血，血變而止。（《素問・刺腰痛第四十一》）

此兩言解脈腰痛之狀，而刺之亦異其法也。當刺解脈之在膝後者，即膕中横文兩筋間，弩肉高起之處，則郄中之分，此足太陽之血郄也。若郄之外廉，有血絡横見，盛滿而紫黑者，刺之當見黑血。必候其血色變赤，迺止其鍼，此亦足太陽經之腰痛也。

◎解脈腰痛之刺（二）

解脈令人腰痛如引帶，常如折腰狀，善恐。刺解脈，在郄中結絡如黍米，刺之，血射以黑，見赤血而已。（《素問・刺腰痛第四十一》）

刺解脈者，在郄中，結絡如黍米處刺之，其血射必黑，刺之見赤血而止鍼。上文言郤之外廉横脈，而此曰郄中，此其有不同耳。郄中，即委中穴，膝後曲處，膕中央約纹中，刺五分，留七呼，灸三壯。此節雖言解脈，其實是膀胱經腰痛也。

◎同陰脈腰痛之刺

同陰之脈，令人腰痛，痛如小錘居其中，怫然腫。刺同陰之脈，在外踝上絕骨之端，爲三痏。（《素問・刺腰痛第四十一》）

同陰之脈，令人腰痛，痛如小錘居其中，怫然腫者，當取外踝上絕骨之端，曰陽輔穴者，刺之爲三痏。在足外踝上四寸絕骨端三分，刺五分，留七呼，灸三壯。

◎陽維脈腰痛之刺

陽維之脈，令人腰痛，痛上怫然腫。刺陽維之脈，脈與太陽合腨下間，去地一尺所。（《素問・刺腰痛第四十一》）

陽維之脈，太陽所主，與正經並行而上，至腨下，復與太陽合而上也。取腨腸下肉分間，故云合腨下間。腨下去地正同身寸之一尺，是則承光穴，在鋭腨腸下肉分間陷者中，刺可入同身寸之七分。若灸者，可灸五壯。

◎衡絡脈腰痛之刺

衡絡之脈，令人腰痛不可以俛仰，仰則恐僕，得之舉重傷腰，衡絡絕，惡

血歸之。刺之在郄陽筋之閒，上郄數寸衡居，爲二痏，出血。（《素問·刺腰痛第四十一》）

此言衡絡之脈，有腰痛之狀，而有刺之之法也。刺之者，在郄中外筋之閒，上郄數寸，橫居之穴曰委陽殷門者，平視橫相當也，爲二痏出血。委陽，承扶下六寸六分，鍼七分，留五呼，灸三壯。殷門，承扶下六寸，鍼七分。其六寸與六寸六分，不甚相遠，故總曰數寸。

◎會陰脈腰痛之刺

會陰之脈，令人腰痛，痛上漯漯然汗出，汗乾令人欲飲，飲已欲走。刺直陽之脈上三痏，在蹻上郄下五寸橫居，視其盛者出血。（《素問·刺腰痛第四十一》）

此言會陰之脈，有腰痛之狀，而有刺之之法也。刺之者，當刺直陽之脈上三痏。直陽之脈者，以足太陽之脈，俠脊下行，貫臀，下至膕中，下循腨，過外踝之後而行者，故曰直陽之脈也。蹺爲陽蹺，即申脈穴。郤爲委中，今穴在蹻之上，郄之下，約有五寸，則承筋穴是也，正與上下相半，若樓居然，視其血絡之盛者，出血可也。承筋，一名腨腸，一名直腸，腨腸中央陷中，脛後腳跟上七寸，灸三壯，禁鍼。

◎飛陽脈腰痛之刺

飛陽之脈，令人腰痛，痛上怫怫然，甚則悲以恐。刺飛陽之脈，在內踝上五寸，少陰之前，與陰維之會。（《素問·刺腰痛第四十一》）

此言飛陽之脈，有腰痛之狀，而有刺之之法也。刺之者，亦惟刺內踝上五寸之築賓穴，係足少陰腎經也。在少陰之前，與陰維交合，正所以治飛陽之腰痛耳。內踝上五寸腨分中，陰維之別，鍼四分，留五呼，灸三壯。

◎昌陽脈腰痛之刺

昌陽之脈，令人腰痛，痛引膺，目䀮䀮然，甚則反折，舌卷不能言。刺內筋爲二痏，在內踝上，大筋前太陰後，上踝二寸所。（《素問·刺腰痛第四十一》）

此言昌陽之脈，有腰痛之狀，而有刺之之法也。刺之者，亦惟以復溜在內筋中爲二痏。其穴在內踝上，大筋之前，太陰經之後，踝上二寸所則其正穴也。復溜，在足內踝上二寸筋骨陷中，鍼三分，留七呼，灸五壯，腎虛補之。

◎散脈腰痛之刺

散脈令人腰痛而熱，熱甚生煩，腰下如有橫木居其中，甚則遺溲。刺散脈，在膝前骨肉分間，絡外廉束脈，爲三痏。（《素問·刺腰痛第四十一》）

此言散脈，有腰痛之狀，而有刺之之法也。刺之者，亦唯在膝前，內側骨肉分間，廼輔骨之下廉，腨肉之兩間也。絡外廉者，太陰之絡，色青而見者也。輔骨之下，後有大筋結，束膝胻之骨，令其連屬，取此筋骨繫束之處脈，以去其病，是曰地機，三刺而已，故曰束脈爲之三痏也。膝下五寸，膝內側輔骨下陷中，伸足取之，足太陰郄，別走上一寸有空，鍼五分，灸三壯。

◎肉裏脈腰痛之治

肉裏之脈，令人腰痛不可以欬，欬則筋縮急。刺肉裏之脈爲二痏，在太陽之外，少陽絕骨之後。（《素問·刺腰痛第四十一》）

此言肉裏之脈，有腰痛之狀，而有刺之之法也。刺之者，亦惟取分肉之脈爲二痏，其穴在足太陽膀胱經之外，本經絕骨穴之後，去足外踝四寸，廼其正穴也。足外踝上四寸，輔骨前銳骨端三分，去丘墟七寸，鍼五分，留五呼，灸三壯。

◎腰痛之刺（一）

腰痛俠脊而痛至頭，幾幾然，目䀮䀮，欲僵僕，刺足太陽郄中出血。（《素問·刺腰痛第四十一》）

此言腰痛之證，有關於足太陽者，當即其本經而刺之也。刺之者，亦惟取下郄中穴，即委中也。刺之出血，則氣降而疾愈矣。委中，在膕中央約紋中，動脈陷中，鍼五分，留七呼，灸三壯。

◎腰痛之刺（二）

腰痛，上寒，刺足太陽陽明；上熱，刺足厥陰；不可以俛仰，刺足少陽；中熱而喘，刺足少陰，刺郄中出血。

此言腰痛而可顧者有此四證，當分經以治之也。此故言腰痛而可顧者，其腰痛之上寒，則刺足太陽膀胱經足陽明胃經之穴，而使之熱焉可也；其所痛之上熱，則刺足厥陰肝經之穴，而使之寒焉可也；其痛不可以俛仰，則刺足少陽膽經之穴可也；其痛時中熱而喘，則刺足少陰腎經之湧泉、大鐘二穴，與足太陽膀胱經之郄中出血可也。

腰痛，上寒，不可顧，刺足陽明；上熱，刺足太陰；中熱而喘，刺足少陰。

此言腰痛不可顧者，有此三證，亦當分經以治之也。腰痛不可顧者，其腰痛之上寒，則刺足陽明胃經之穴陰市主之，膝上三寸，伏兔下陷中，拜而取之，鍼三分，禁灸。其所痛之上熱，則刺足太陰脾經之地機主之。其痛時中熱而喘，則刺足少陰腎經之穴湧泉、大鐘主之。湧泉，足心陷中，屈足踡趾宛宛中，跪取之，鍼三分，留三呼，無令出血，灸三壯。大鐘，足跟後踵中，大骨上兩筋間，鍼二分，留七呼，灸三壯。

大便難，刺足少陰。

此言腰痛而大便難者，當刺足少陰腎經之穴地機主之，在膝下五寸，足太陰之郄也。

少腹滿，刺足厥陰。

此言腰痛而少腹滿者，當刺足厥陰肝經之穴太沖主之，足大指本節後二寸陷中，鍼三分，留十呼，灸三壯。

如折，不可以俛仰，不可舉，刺足太陽。

此言腰痛而有此三證者，當刺足太陽膀胱經之穴束骨主之；不可以俯仰，京骨、昆侖悉主之；不可舉，申脈、僕參悉主之，俱系膀胱經穴。昆侖在足外踝後跟骨上陷者中，細脈動應手，足太陽脈之所行也。申脈在外踝下五分，容爪甲，陽蹺之所生也。僕參在跟骨下陷者中，足太陽陽蹺二脈之會。

引脊內廉，刺足少陰。

此言腰痛引脊內廉者，當刺足少陰腎經之穴復溜主之。

腰痛引少腹控眇，不可以仰。刺腰尻交者，兩踝胂上，以月生死爲痏數，發鍼立已，左取右，右取左。（《素問·刺腰痛第四十一》）

此言腰痛而內引少腹，控其眇處，不可以仰者，當有刺之之法也。控，按也。眇，季脅之下空軟處也。腰尻交者，足太陰、厥陰、少陽三脈左右交結於中，故曰腰尻交也。兩踝，即腰骨兩旁起骨也。胂，兩髁骨下隴起肉也。此節備見《繆刺論》，彼云"邪客於足大陰之絡，令人腰痛"，則知此繫脾經腰痛也。足太陰之絡從髀各陽明，上貫尻骨，與撅陰、少陽結於下髎，而循尻骨入腹，上絡嗌，貫舌中，故腰痛則引小腹而皆痛，按其眇則絡脈拘急，不可以仰伸而喘息也。刺之者，亦惟在腰尻之交，兩髁胂之上，即八髎中之第四髎下髎穴也。以月生死爲瘠數者，《繆刺論》云："月生一日一痏，二日二痏，十五日十五痏，十六日十四痏。"蓋望日以前爲月生，漸次加多，望日以後爲月死，漸次加少。左痛則取右，右痛則取左，正所謂繆刺也。

◎腰痛之刺（三）

腰痛不可以轉搖，急引陰卵，刺八髎與痛上。八髎在腰尻分間。（《素問·骨空論第六十》）

此言腰痛不可以轉搖者，當刺八髎穴也。八髎者，上髎、次髎、中髎、下髎也，左右相同，故曰八，係足太陽膀胱經。上髎在第一空，腰髁第一寸俠脊陷中，次髎在第二空，中髎在第三空，下髎在第四空，俱俠脊陷中，鍼三分，灸三壯。

◎腰痛之取（四）

腰痛，痛上寒，取足太陽陽明；痛上熱，取足厥陰；不可以俛仰，取足少陽。（《靈樞·雜病第二十六》）

此言腰痛者，當審其痛處之冷熱，及不可以俛仰，而分經以刺之也。足太陽陽明少陽厥陰之脈，皆循腰脊而上行。太陽陽明主寒水清金之氣，故痛上寒者，取足太陽陽明。厥陰風木主氣，秉中見少陽之火化，故痛上熱者，取足厥陰。不可以俯仰者，少陽之樞折也，故取之少陽。蓋腰脊者，身之大關節也。厥陰主春，少陽主夏，陽明主秋，太陽主冬。寒暑往來之氣厥逆，則爲腰脊之病，故獨取此四經焉。

◎腰以上以下之治

故曰：從腰以上者，手太陰陽明皆主之；從腰以下者，足太陰陽明皆主之。（《靈樞・終始第九》）

此言病有所主之經見，治之者當分經也。《六微旨大論》曰："天樞之上，天氣主之；天樞之下，地氣主之。"天樞，齊傍二寸。《陰陽繫日月》曰："腰以上爲天，腰以下爲地。"故曰從腰以上，手太陰肺經、手陽明大腸經主之，蓋肺經自胷行手，大腸經自手行頭也；從腰以下，足太陰脾經、足陽明胃經主之，蓋脾經自足入腹，胃經自足上面也。四經各有所主，手太陰陽明主天，足太陰陽明主地。身半以上爲天，身半以下爲地。故者承上文而言，言人之形氣，生於六六之內，應天地之上下四傍，故曰天地爲生化之宇。則各經宜各有所取耳。

◎立而暑解之治

立而暑解，治其骸關。（《素問・骨空論第六十》）

暑，熱也，因立暑中而熱，支體散解不收者，當治其骸關，骸關，謂膝解也，謂足少陽之陽關穴也。

◎膝痛連骭若折若別之治

膝痛不可屈伸……連骭若折，治陽明中俞髎。若別，治巨陽少陰榮。（《素問・骨空論第六十》）

膝痛而連骭骨，若折者，謂膝痛不可屈伸，連骭骨痛如折也。治足陽明胃經之俞髎，指三里穴也。在膝下三寸，胻骨外廉大筋內宛宛中，鍼三分，炎七壯。若別，謂連骭若折也。治巨陽少陰滎，謂捨三里穴而欲取別穴，則取足太陽膀胱經之滎穴通谷，足少陰腎經之滎穴然谷也。通谷，在足小指外側，本節前陷者中，刺二分，留五呼，灸三壯，然谷，在足內踝前起大骨下陷中，刺三分，留三呼，灸三壯。

◎痿之治（一）

帝曰：如夫子言可矣。論言治痿者，獨取陽明何也？岐伯曰：陽明者，五藏六府之海，主潤宗筋，宗筋主束骨而利機關也。衝脈者，經脈之海也，主

滲灌谿谷，與陽明合於宗筋。陰陽總宗筋之會，會於氣街而陽明爲之長，皆屬於帶脈而絡於督脈，故陽明虚則宗筋縱，帶脈不引，故足痿不用也。（《素問・痿論第四十四》）

陽明，胃脈也。胃爲水穀之海。宗筋，謂陰髦中横骨上下之竪筋也。上絡胷腹，下貫髖尻，又經於背腹上頭項，故云宗筋主束骨而利機關也。然腰者，身之大關節，所以司屈伸，故曰機關。《靈樞經》曰："衝脈者，十二經之海。"尋此横骨上下臍兩傍竪筋，正宗筋也。衝脈循腹俠臍傍，各同身寸之五分而上，陽明脈亦俠臍傍各同身寸之一寸五分，而上宗筋脈於中，故云與陽明合於宗筋也。以爲十二經海，故主滲灌谿谷。肉之大會爲谷，小會爲谿。宗筋脈會，會於横骨之端，從上而下，故云陰陽揔宗筋之會也。宗筋俠臍下合於横，而陽明輔其外，衝脈居其中，故云會之氣街而陽明爲之長也。氣街，則陰髦兩脈動處也。帶脈者，起於季脅，回身一周，而絡於督脈也。督脈者，起於關元上下循腹，故云皆屬於帶脈而絡於督脈也。督脈、任脈、衝脈三脈者，同起而異行，故經文或參差而引之。陽明之脈，從缺盆下乳内廉，下俠齊至氣街中；其支别者，起於胃下口，循腹裏下至氣街中而合以下髀，抵伏兎，下入膝臏中，下循骺外廉，下足跗，入中指内間；其支别者，下膝三寸而别，以下入中指外間。故陽明虚，則宗筋縱緩，帶脈不引，而足痿弱不可用也。引，謂牽引。

◎痿之治（二）

帝曰：治之奈何？岐伯曰：各補其滎而通其俞，調其虚實，和其逆順，筋脈骨肉，各以其時受月，則病已矣。帝曰：善。（《素問・痿論第四十四》）

諸經之所溜爲滎，所注爲俞，補者所以致氣，通者所以行氣。上文云獨取陽明，此復云各補其滎而通其俞，蓋治痿者當取陽明，又必察其所受之經而兼治之也。如筋痿者取陽明厥陰之滎俞，脈痿者取陽明少陰之滎俞，肉痿骨痿，其治皆然。然筋脈肉骨，則各有所受之時月，如木病者在筋，火病者在脈，土病者在肉，金病者在皮毛，水病者在骨，知所受之淺深以調虚實，知時氣之盛衰以和逆順，則病可已矣。

◎痿厥之刺

痿厥者，張而刺之，可令立快也。（《靈樞・本俞第二》）

痿者，兩臂不舉。厥者，兩足厥逆也。張者，仰臥而張大其四支。立之張之，應天地之上下四傍，四時之氣，得以往來流行而無阻滯矣。故伸舒其四體，則筋脈血氣之厥逆者，可令立快也。此言人之氣血，隨四時之氣流行，阻則爲攣厥之病，故當伸舒四體，以順四時之氣焉。

◎痹之治

帝曰：以鍼治之，奈何？岐伯曰：五藏有俞，六府有合，循脈之分，各有所發，各隨其過，則病瘳也。（《素問·痹論第四十三》）

此言治痹者，五藏取其俞，六府取其合，各分刺之而病瘉也。夫五藏有俞穴，肝之俞曰大沖，心之俞曰大陵，脾之俞曰太白，肺之俞曰太淵，腎之俞曰太谿。六府有合，胃之合曰三里，膽之合曰陽陵泉，大腸之合曰曲池，小腸之合曰小海，三焦之合曰委陽，膀胱之合曰委中。循藏府經脈所行之分，各有所發病之經，迺隨其病之所在而刺之，則或俞或合，其病無有不瘳也。

◎痹行無常處之刺

凡痹往來，行無常處者，在分肉閒痛而刺之，以月死生爲數。用鍼者，隨氣盛衰，以爲痏數，鍼過其日數則脱氣，不及日數則氣不寫。左刺右，右刺左，病已止。不已，復刺之如法。月生一日一痏，二日二痏，漸多之；十五日十五痏，十六日十四痏，漸少之。（《素問·繆刺論第六十三》）

凡痹往來，行無常處者，在分肉閒痛而刺之，謂隨痛所在，求其絡而繆刺之也。以月之死生爲數，正以人之用鍼，當隨氣盛衰以爲痏數，月之死生，迺氣之盛衰所係也。若鍼數過其日數，則脱氣，鍼數不及日數，則邪氣不瀉，此所以必如月之死生爲數也。左痛者，刺右之分肉；右痛者，刺左之分肉。痛已則止鍼，若不已，則復刺之如前法耳。夫所謂以月生數爲鍼數者，初一日一痏。一痏者，一刺也，刺有痏瘡，故不曰刺而曰痏也。初二日二痏，日漸多之，至十五日則十五痏矣；以月死數爲鍼數者，十六日十四痏，十七日十三痏，日漸少之，至三十日則止一痏，如初一日矣。蓋月始生，則血氣始精，衛氣始行；月郭滿，則血氣實，肌肉堅；月郭空，則肌肉減，經絡虛，衛氣去，形獨居。是以邪客於手厥陰心主之血分，客於肌腠分肉之衛分，皆當以月生死盈虧而加減之。

◎眾痹之刺

黄帝問於岐伯曰：周痹之在身也，上下移徙隨脈，其上下左右相應，閒不容空。願問此痛在血脈之中耶？將在分肉之閒乎？何以致是？其痛之移也，閒不及下鍼，其慉痛之時，不及定治，而痛已止矣。何道使然？願聞其故！岐伯答曰：此眾痹也，非周痹也。黄帝曰：願聞眾痹！岐伯對曰：此各在其處，更發更止，更居更起，以右應左，以左應右，非能周也，更發更休也。

黄帝曰：善！刺之奈何？岐伯對曰：刺此者，痛雖已止，必刺其處，勿令復起。（《靈樞·周痹第二十七》）

必刺其處，謂刺其原痛之處也，治從其本，故可勿令復起。

◎周痹之刺（一）

帝曰：善。願聞周痹何如？岐伯曰：周痹者，在於血脈之中，隨脈以上，隨脈以下，不能左右，各當其所。黄帝曰：刺之奈何？岐伯對曰：痛從上下者，先刺其下以過之，後刺其上以脱之。痛從下上者，先刺其上以過之，後刺其下以脱之。（《靈樞·周痹第二十七》）

過者，去之之謂。脱者，拔絕之謂。先刺以過之，去其標也。後刺以脱之，拔其本也。故刺之者，其脈從上而下，當先刺其下之痛處，以遏絕之，後廼刺其上之痛處，以脱痛根，而不使之復下。其痛從下而上，當先刺其上之痛處，以遏絕之，後廼刺其下之痛處，以脱病根，而不使之復上。此則求之上下，而不求之左右，廼治周痹之法也。

◎周痹之刺（二）

帝曰：善。余已得其意矣。此内不在藏，而外未發於皮，獨居分肉之間，眞氣不能周，故命曰周痹。故刺痹者，必先切循其下之六經，視其虛實，及大絡之血結而不通，及虛而脈陷空者而調之，熨而通之。其瘛堅，轉引而行之。黄帝曰：善，余已得其意矣，亦得其事也。（《靈樞·周痹第二十七》）

刺痹者，必先切循其足之三陰三陽，視其虛實，及大絡之血結而不通，及虛而脈陷空中者，或補或瀉而調之，又且熨而通之。其有瘛且堅者，廼轉引而行之，此廼治周痹之法也。帝則通其意而又通其事。意者，病之情也。事者，治之法也。

◎肌痹之刺

病在肌膚，肌膚盡痛，名曰肌痹，傷於寒濕。刺大分小分，多發鍼而深之，以熱爲故，無傷筋骨。傷筋骨，癰發若變。諸分盡熱，病已止。（《素問·長刺節論第五十五》）

蓋寒勝爲痛痹，濕勝爲著痹也。宜刺大小分肉之間，分肉之間有三百六十五穴會，故當多發鍼而深取之。蓋谿谷屬骨，故當深之而又無傷於筋骨也。如刺傷筋骨，而筋骨腫痛，有若風寒之變，故曰癰發若變。候其氣至，而諸分肉盡熱，則病已，而可以止鍼矣。

◎筋痹之刺

痛在筋，筋攣節痛，不可以行，名曰筋痹。刺筋上爲故，刺分肉間，不可中骨也。病起筋炅，病已止。（《素問·長刺節論第五十五》）

故者，因也。爲因於筋，故當刺在筋，筋在分肉閒，而生於骨，故當從分肉内鍼，而不可中骨也。筋舒而病起，筋熱而病已，即當止其鍼。

◎骨痹之取（一）

骨痹舉節不用而痛，汗注煩心。取三陽之經補之。（《靈樞·寒熱病第二十一》）

此言病骨痹者，而有刺之之法也。當取足太陽膀胱之經穴崑崙以補之，蓋膀胱與腎爲表裏也。

◎骨痹之取（二）

病在骨，骨重不可舉，骨髓酸痛，寒氣至，名曰骨痹。深者刺，無傷脈肉爲故，其道大分小分，骨熱病已止。（《素問·長刺節論第五十五》）

此論刺骨痹之法也。病在骨，故當深刺之，以侯骨氣，爲因其鍼道在於大小分肉之閒，故當從其道而無傷脈肉也。候骨氣至而鍼下熱，病即已而可止其鍼。

◎著痹之取

著痹不去，久寒不已，卒取其三里。（《靈樞·四時氣第十九》）

此言刺著痹之法也。《痹論》曰："濕氣勝者爲著痹。"謂其重著難動，故云不去。若寒濕相搏，久而不已，當猝取足陽明之三里穴，溫補胃氣，則寒濕散而痹可愈也。

◎厥痹之取

厥痹者，厥氣上及腹。取陰陽之絡，視主病也，寫陽補陰經也。（《靈樞·寒熱病第二十一》）

此言病厥痹者，而有刺之之法也。當取陰經之絡，即下文手太陰肺經之天府是也。刺陽經之絡，即下文足陽明胃經之人迎，手陽明大腸經之扶突，手少陽三焦經之天牖，足太陽膀胱經之天柱是也。於陽經則瀉之，於陰經則補之。

◎經氣已至慎守勿失

經氣已至，慎守勿失者，勿變更也。深淺在志者，知病之內外也。近遠如一者，淺深其候等也。如臨深淵者，不敢墮也。手如握虎者，欲其壯也。神無營於衆物者，靜志觀病人，無左右視也。義無邪下者，欲端以正也。必正其神者，欲瞻病人目，制其神，令氣易行也。（《素問·鍼解第五十四》）

經氣已至，慎守勿失者，言得各經之氣已至，則當謹慎守之，勿變更用他法治之也。深淺在志者，言病深則鍼深，病淺則鍼淺，分病之在內在外也。近遠如一者，言或深或淺，雖有近遠不同，然其所候者，唯以氣至爲期，其候則相等無二也。如臨深淵者，言候氣已畢，補瀉之法不敢輕怠也。手如握虎者，言持鍼堅定，欲其壯也。神無營於衆物者，醫工之神也，靜志觀病人，無左右視之，以惑亂己之神也。義無斜下者，言正指直鍼，欲端以正，而無使偏斜也。必正其神者，病人之神也，欲瞻病人之目，制其神氣，使之專一，令其氣易行也。

◎經絡之治（一）

帝曰：其可治者奈何？岐伯曰：經病者，治其經。孫絡病者，治其孫絡血。血病身有痛者，治其經絡。其病者在奇邪，奇邪之脈，則繆刺之。留瘦不移，節而刺之。上實下虛，切而從之，索其結絡脈，刺出其血，以見通之。（《素問·三部九候論第二十》）

經脈爲裏，支而橫者爲絡。治其經，謂即其經而刺之也。絡之小者爲孫，即絡脈之別而浮於肌膚者也。《經脈》曰："諸刺絡脈者，急取之以瀉其邪而出其血，留之發爲痹也。"故曰治其血。血病而身痛者，不止於孫絡，而經亦有滯也，當隨其經絡而刺之。奇邪者，不入於經而病於絡也。邪客大絡，則左注右，右注左，其氣無常處，故當繆刺之。留，病留滯也。瘦，形消瘦也。不移，不遷動也。凡病邪久留不移者，必於四支八谿之間有所結聚，故當於節之會處，索而刺之，斯可平也。上實下虛，有所隔也，故當切其脈以求之，從其經以取之，索其絡脈之有結滯者，刺出其血，結滯去而通達見矣。

◎經絡之治（二）

經脈爲裏，支而橫者爲絡，絡之別者爲孫。盛而血者疾誅之，盛者寫之，虛者飲藥以補之。（《靈樞·脈度第十七》）

絡脈有血而盛者，不去之則壅而爲患，故當疾誅之。誅，除也。然必盛者而後可瀉，虛則不宜用鍼。故《邪氣藏府病形》曰："陰陽形氣俱不足，勿取以鍼而調以甘藥。"即虛者飲藥以補之之謂。

◎經絡虛滿之治

帝曰：治此者奈何？岐伯曰：絡滿經虛，灸陰刺陽；經滿絡虛，刺陰灸陽。（《素問·通評虛實論第二十八》）

絡爲陽，經爲陰。刺者，瀉其盛滿之氣；灸者，啟其陷下之陽。蓋不足者病，而太過者亦爲病也。

◎三脈動於足大指間之治

三脈動於足大指之間，必審其實虛。虛而寫之，是謂重虛，重虛病益甚。凡刺此者，以指按之，脈動而實且疾者，疾寫之；虛而徐者，則補之。反此者，病益甚。其動也，陽明在上，厥陰在中，少陰在下。（《靈樞·終始第九》）

此言足之三經，當驗其虛實而補瀉之也。三脈者，足陽明胃經、足厥陰肝經、足少陰腎經也。三脈動於足大指之閒者，正以陽明動於大指次指之閒，凡厲兌、陷谷、衝陽、解谿皆在足跗上也；厥陰動於大指次指之閒，正以大敦、行閒、太衝、中封在足跗內也；少陰則動於足心，其穴湧泉迺足跗之下也。必審其脈之虛實，若虛者而瀉之，是謂重虛，病之所以益甚也。凡刺此者，須以指按之，脈動而實且疾者爲實，宜急瀉之；脈動而虛且徐者爲虛，宜急補之。否則重虛其虛，重實其實，其病當益甚也。且視其脈之所動者，陽明則在於足之上，厥陰則在於二經之中，少陰則在於足之下耳。

◎督脈生病之治

督脈生病治督脈，治在骨上，甚者在齊下榮。（《素問・骨空論第六十》）

此督脈爲病，而欲治之者，治在骨上，謂腰橫骨上髦際中曲骨穴也，任脈足厥陰之會，刺可入同身寸之一寸半，若灸者，可灸三壯。齊下榮，謂齊直下同身寸之一寸陰交穴，任脈陰衝之會，刺可入同身寸之八分，若灸者，可灸五壯。

◎視其寒溫盛衰而調之

黄帝曰：夫經脈之小大，血之多少，膚之厚薄，肉之堅脆，及膕之大小，可爲度量乎？岐伯答曰：其可爲度量者，取其中度也。不甚脫肉，而血氣不衰也。若夫度之人，痟瘦而形肉脫者，惡可以度量刺乎？審切循捫按，視其寒溫盛衰而調之，是謂因適而爲之眞也。（《靈樞・經水第十二》）

此言人之經脈有小大，血有多少，膚有厚薄，肉有堅脆，及膕有大小。故可爲度量者，取其中度也。中度者，即瘦而不甚脫肉，雖弱而血氣不衰，是謂適其中而爲度之眞也。若肌體痟而形肉脫，不得以程度拘泥也。故必當審切循摸，隨其盛衰而善調之。

◎邪氣在經脈之治

黄帝問曰：余聞《九鍼》九篇，夫子迺因而九之，九九八十一篇，余盡通其意矣。經言氣之盛衰，左右傾移，以上調下，以左調右。有餘不足，補寫於滎俞，余知之矣。此皆榮衛之傾移，虛實之所生，非邪氣從外入於經也。余願聞邪氣之在經也，其病人何如？取之奈何？岐伯對曰：夫聖人之起度數，必應於天地。故天有宿度，地有經水，人有經脈。天地溫和，則經水安靜；天寒地凍，則經水凝泣；天暑地熱，則經水沸溢。卒風暴起，則經水波湧而隴起。夫邪之入於脈也，寒則血凝泣，暑則氣淖澤，虛邪因而入客，亦如經水之得風也。經之動脈，其至也亦時隴起；其行於脈中，循循然；其至寸口中手也，時大時小，大則邪至，小則平；其行無常處，在陰與陽，不可爲度。從而察之，三部九候。卒然逢之，蚤遏其路。（《素問・離合眞邪論第二十七》）

醫工當察以三部九候之法，卒然與逢，早絕其路可也。所謂絕其路者，唯瀉法耳。故凡瀉者，必先使病人口吸其氣，而吾方納鍼，無令鍼與氣逆。蓋瀉曰迎之，迎之者，方其氣來未盛，廼逆鍼以奪其氣，正謂無令氣忤也。鍼既入矣，當靜以久留，無易以出鍼，而使邪氣復布於病經也。

◎六經之刺（一）

故曰：刺陽明出血氣，刺太陽出血惡氣，刺少陽出氣惡血，刺太陰出血惡氣，刺厥陰出血惡氣，刺少陰出氣惡血也。（《靈樞·九鍼論第七十八》）

此言陰陽各經，有血氣多少，而刺之者必有其數也。陽明者，手陽明大腸經，足陽明胃經也；太陽者，手太陽小腸經，足太陽膀胱經也；少陽者，手少陽三焦經，足少陽膽經也；太陰者，手太陰肺經，足太陰脾經也；厥陰者，手厥陰心包絡經，足厥陰肝經也；少陰者，手少陰心經，足少陰腎經也。其各經氣血自有多少，故刺之者，凡多者則出之，少者則惡出之也。

◎六經之刺（二）

刺陽明，出血氣；刺太陽，出血惡氣；刺少陽，出氣惡血；刺太陰，出氣惡血；刺少陰，出氣惡血；刺厥陰，出血惡氣也。（《素問·血氣形志第二十四》）

此明三陰三陽血氣各有多少，而刺者之出血出氣當知其約也。陽明常多氣多血，故刺手足陽明經者，並血氣而出之無害也；太陽常多血少氣，故刺手足太陽經者，當出血而惡氣，不可使氣之或出也；少陽常少血多氣，故刺手足少陽經者，當出氣而惡血，不可使血之或出也；太陰常多氣少血，故刺手足太陰經者，當出氣而惡血，不可使血之或出也；少陰常少血多氣，故刺手足少陰經者，當出氣而惡血，不可使血之或出也；厥陰常多血少氣，故刺手足厥陰經者，當出血而惡氣，不可使氣之或出也。由此觀之，則太陽厥陰均當出血惡氣；少陽太陰少陰，均當出氣惡血，惟陽明則氣血皆出也。

◎明於五俞鍼論畢矣

明於五俞，徐疾所在，屈伸出入，皆有條理。言陰與陽，合於五行，五藏六府，亦有所藏；四時八風，盡有陰陽；各得其位，合於明堂，各處色部，五藏六府，察其所痛，左右上下，知其寒溫，何經所在。審皮膚之寒溫滑澁，知其所苦。鬲有上下，知其氣所在，先得其道，稀而疎之，稍深以留，故能徐入之。大熱在上，推而下之。從下上者，引而去之。視前痛者，常先取之。大寒在外，留而補之。入於中者，從合寫之。鍼所不爲，灸之所宜。上氣不足，推而揚之。下氣不足，積而從之。陰陽皆虛，火自當之。厥而寒甚，骨廉陷下，寒過於膝，下陵三里。陰絡所過，得之留止。寒入於中，推而行之。

經陷下者，火則當之。結絡堅緊，火所治之。不知所苦，兩蹻之下，男陰女陽，良工所禁，鍼論畢矣。(《靈樞·官能第七十三》)

五藏有井滎俞經合之五俞，六府有井滎俞原經合之六俞，然六府之原並於俞，則皆可稱爲五俞也。徐疾者，鍼法也。屈伸出入者，經脈往來也。言陰與陽，合於五行者，泛言陰陽分而爲五行也。五藏六府亦有所藏者，指人身有陰陽五行也。如肺爲陰，大腸爲陽；肺爲金，肝爲木之類。四時八風，盡有陰陽者，指天道有陰陽五行也。各得其位，合於明堂各處色部者，言人身之面部，各得其五行之位，合於明堂及各處之色部也。其面部之分爲五藏六府者，可以察其身形之所痛，《五色》云："沈濁爲內，浮澤爲外，黄赤爲風，青黑爲痛，白爲寒，黄而膏潤爲膿，赤甚者爲血，痛甚者爲攣，寒甚爲皮不仁。"其色見於左右上下者，可以知其何經之寒溫。又審皮膚之寒溫滑濇，斯能知其病之所苦也。且膈有上下，心肺居於膈上，脾居中州，肝腎居於膈下。必知其病氣之所在，先得其經脈之道，然後可以用鍼。稀者，鍼之少也。疏者，鍼之闊也。深者，深入其鍼也。留者，久留其鍼也。即如有大熱在上，則當推鍼而使之下，所謂高者抑之也。熱從下而上，則當引鍼而去其邪，所謂外者發之也。視先痛者，常先取穴以刺之，所謂凡病必先治其本也。《素問·標本病傳論》《病傳》，除大小便不利外，皆當治其本。又如大寒在外，則留其鍼以補之；大寒入中，則從合穴以瀉之。凡病有鍼所不當用者，則用灸以治之。又如有上氣不足，則推入其鍼以揚之，而使上氣之足；下氣不足，則積其鍼以順之，而使下氣之足。若陰陽皆虛，而鍼所難用，則用火以灸之。又有厥而寒甚，或骨廉下陷，或寒過於膝，則取下陵三里以補之。下陵三里穴，即三里。又有陰絡所過，爲寒留止，或寒入於中，則必推其鍼而行以散之。又有經脈陷下者，則惟灸以當之。《經脈》云："陷下則灸之。"《禁服》云："陷下則徒灸之。"徒，但也。又有絡脈結而堅緊者，亦用灸以治之。倘不知病之所苦，及男子以陽蹻爲經，陰蹻爲絡，女子以陰蹻爲經，陽蹻爲絡，故男子忌取陰蹻，女子忌取陽蹻，迺良工所禁。此鍼論之所以畢也。

◎少陰獨無俞之治

黄帝曰：少陰獨無俞者，不病乎？岐伯曰：其外經病，而藏不病，故獨取其經於掌後鋭骨之端。其餘脈出入屈折，其行之疾徐，皆如手少陰心主之脈行也。故本俞者，皆因其氣之虛實疾徐以取之，是謂因衝而寫，因衰而補。如是者，邪氣得去，眞氣堅固，是謂因天之序。(《靈樞·邪客第七十一》)

凡藏府經絡，有是藏則有是經，藏居於內，經行於外。心藏堅固居內，邪弗能容，而經則不能無病，故少陰經病者，當取掌後鋭骨之端，即神門俞也。其餘脈之出入屈折徐疾，皆如手少陰心主之脈行者，言少陰心主之俞，其行相似，故曰本俞者，言少陰本經之俞，非上文皆在心包之謂也。然則邪在心包藏者，當治心主之俞；邪在少陰經者，當治本經之俞。因其虛實以取之，則邪氣去而眞氣固，迺不失諸經天畀之序也。《本俞》

所載五藏五俞，六府六俞，獨手少陰經無俞，故此篇特以爲問，正欲明心爲大主，無容邪傷之義。然既曰無俞，而此節復言取其經於掌後鋭骨之端，及如心主脈行本俞等義。可見心藏無病，則治藏無俞；少陰經有病，則治經有俞。故《甲乙經》備載少陰之俞，云少衝爲井，少府爲滎，神門爲俞，靈道爲經，少海爲合，於十二經之俞始全，其義蓋本諸此。

◎四海之治

黄帝曰：余已聞逆順，調之奈何？岐伯曰：審守其俞，而調其虚實，無犯其害。順者得復，逆者必敗。黄帝曰：善。（《靈樞·海論第三十三》）

此言善守四海之俞穴，以善調之，則有利無害，得順而不得逆也。審四海之穴而善守之，以行補瀉之法，虚則補之，實則瀉之，則有利無害，順者可復，否則逆而爲敗矣。

◎氣街之取

請言氣街，胷氣有街，腹氣有街，頭氣有街，脛氣有街。故氣在頭者，止之於腦。氣在胷者，止之膺與背俞。氣在腹者，止之背俞與衝脈於臍左右之動脈者。氣在脛者，止之於氣街與承山踝上以下。取此者，用毫鍼，必先按而在久，應於手，迺刺而予之。（《靈樞·衛氣第五十二》）

毫鍼，即第七鍼也。凡取此四街者，先按所鍼之處久之，俟其氣應於手，迺納鍼而刺之。凡此者，皆四街所治之病。又若以新感之積，知痛而可移者，迺血氣所及，無固結之形也，故治之易已。若其不痛，及堅硬如石不動者，其積結已深，此非毫鍼能治矣。

◎諸刺絡脈之法

故諸刺絡脈者，必刺其結上。甚血者，雖無結，急取之，以寫其邪而出其血。留之發爲痹也。（《靈樞·經脈第十》）

凡刺絡脈者，必刺其結上，此以血之所聚，其結粗突倍常，是爲結上，即當刺處也。苦血聚已甚，雖無結絡，亦必急取之以去其邪血。若將此血留之，必發之而爲痹疾，所以不可留也。

◎邪客手足六經絡之刺

邪客於手少陽絡之鍼法

邪客於手少陽之絡，令人喉痹舌卷，口乾心煩，臂外廉痛，手不及頭。刺手中指次指爪甲上，去端如韭葉，各一痏，壯者立已，老者有頃已。左取右，右取左。此新病，數日已。（《素問·繆刺論第六十三》）

邪客於手少陽之絡，當刺中指心包絡之中衝，次指手少陽之關衝，關衝穴，少陽之井也，刺可入同身寸之一分，留三呼，若灸者，可灸三壯。左右手皆刺之，故言各一痏。痏，瘡也。壯者之氣盛，故立已。老者之氣衰，故有頃，此言手少陽三焦之主氣也。如不已者，廼左注右，而右注左，當繆刺之。此爲新病，當數日已。蓋言邪始客於皮毛孫絡，而流溢於大絡者，非久病也。《經脈》云："六經絡手陽明少陽之大絡，起於五指間，上合肘中。飲酒者，衛氣先行皮膚，先充絡脈，絡脈先盛，故衛氣已平，榮氣廼滿，而經脈大盛。"是胃氣之行於經隧者，布於四末，行於皮膚，而諸井穴。廼經氣之所出，故皆取刺其井焉。

邪客於手陽明絡之鍼法（一）

邪客於手陽明之絡，令人氣滿胷中，喘息而支胠，胷中熱。刺手大指次指爪甲上，去端如韭葉各一痏。左取右，右取左，如食頃已。（《素問·繆刺論第六十三》）

邪客於手陽明之絡，令人氣滿胷中，喘息而支胠，胷中熱。刺手大指之次指爪甲上，去喘如韭葉者，名商陽，手陽明之井也，刺可入同身寸之一分，留一呼。若灸者，可灸一壯。左右各一痏，如不已，左病取右商陽，右病取左商陽，如食頃則病自已。

邪客於手陽明絡之刺（二）

邪客於手陽明之絡，令人耳聾，時不聞音。刺手大指次指爪甲上，去端如韭葉各一痏，立聞；不已，刺中指爪甲上與肉交者，立聞。其不時聞者，不可刺也。耳中生風者，亦刺之如此數，左刺右，右刺左。（《素問·繆刺論第六十三》）

邪客於手陽明之絡，令人耳聾，時不聞音。亦當取手太陰之少商，手陽明之商陽。蓋耳者，宗脈之所聚也，宗脈出於陽明，而合於手太陰，故刺之立聞。如不已，刺中指，心主之中衝。蓋十二經脈，三百六十五絡，皆上於面，而走空竅，心主脈而開竅於耳也。其不時有聞者，廼內傷之聾證，非邪客於絡不可刺也。耳中生風者，耳鳴如風生也。此邪在於絡，從外竅而欲出，故刺之亦如此數。

邪客於足太陽絡之鍼法（一）

邪客於足太陽之絡，令人頭項肩痛。刺足小指爪甲上，與肉交者各一痏，立已；不已，刺外踝下三痏。左取右，右取左，如食頃已。（《素問·繆刺論第六十三》）

邪客於足太陽之絡，令人頭項肩痛，刺足小指爪甲上與肉交者，名至陰穴，太陽之井也，刺可入同身寸之一分，留五呼，若灸者，可灸三壯。左右各一痏，立已。如不已，刺外踝下金門穴，即足太陽之郤，三痏，左痛取右金門，右痛取左金門，如食頃則病自己。

邪客於足太陽絡之刺（二）

邪客於足太陽之絡，令人拘攣背急，引脅而痛。刺之從項始，數脊椎俠脊，疾按之，應手如痛，刺之傍三痏，立已。（《素問·繆刺論第六十三》）

邪客於足太陽之絡，令人拘攣背急，引脅而痛，當有繆刺之法也。刺之者，當從項之大椎爲始，數其脊椎，各開一寸五分，夾脊之處急按之，應手而痛，即刺其痛處。痛處者，廼脊之傍也，左右各三痏，病當自已。

邪客於足少陽絡之刺（一）

邪客於足少陽之絡，令人留於樞中痛，髀不可舉。刺樞中以毫鍼，寒則久留鍼，以月死生爲數，立已。（《素問·繆刺論第六十三》）

邪客於足少陽之絡，令人留於樞中痛，髀不可舉，當有繆刺之法也。當刺髀樞中之環跳穴，環跳者，廼足少陽脈氣所發，刺可入同身寸之一寸，留二十呼，若灸者，可灸三壯。以毫鍼刺之。若寒者，則久留其鍼，以月死生爲數，其病立已。

邪客於足少陽絡之刺（二）

邪客於足少陽之絡，令人脅痛不得息，欬而汗出。刺足小指次指爪甲上，與肉交者，各一痏，不得息立已，汗出立止。欬者溫衣飲食，一日已。左刺右，右刺左，病立已。不已，復刺如法。（《素問·繆刺論第六十三》）

邪客於足少陽之絡，令人脅痛不得息，欬而汗出，當有繆刺之法也。當刺足小指之次指爪甲上與肉交者，即竅陰穴也，少陽之井，刺一分，留一呼，灸二壯。左右各一痏。其不得息之證立已，其汗出之證立止。其欬之證，當溫衣煖食，一日則欬遂已；如不已，左病刺右竅陰，右病刺左竅陰，亦當立已；又不已，當復刺如前法耳。

邪客於足太陰絡之刺

邪客於足太陰之絡，令人腰痛，引少腹控眇，不可以仰息。刺腰尻之解，兩胂之上是腰俞。以月死生爲痏數，發鍼立已。左刺右，右刺左。（《素問·繆刺論第六十三》）

邪客於足太陰之絡，令人腰痛，引少腹控眇，不可以仰息，當有繆刺之法也。腰尻之解，兩胂之上，是腰俞也，繫督脈經。在二十一椎下間宛宛中，鍼三分，留七呼，灸七壯。以月死生爲痏數，所謂一日以至十五日漸多之，自一痏至十五痏也；十六日至三十日漸少之，自十四痏至一痏也。發鍼之時，其病立已，如不已，左病刺腰俞之右曰白環俞，右病刺腰俞之左曰白環俞。開中行一寸半，鍼五分，禁灸。何以知左右爲白環俞？蓋腰俞在中行二十一椎之下，則腰俞無左右，斷是自環俞也。

邪客於足少陰絡之刺

邪客於足少陰之絡，令人嗌痛，不可內食，無故善怒，氣上走賁上。刺足下中央之脈，各三痏，凡六刺，立已。左刺右，右刺左。嗌中腫，不能內唾，時不能出唾者，刺然骨之前，出血立已。左刺右，右刺左。(《素問·繆刺論第六十三》)

邪客於足少陰之絡，令人嗌痛，不可內食，無故善怒，氣上走賁上，當有繆刺之法也。當刺足心下中央之脈，即湧泉也，少陰之井也，在足心陷者中，屈足踡指宛宛中，刺可入同身寸之三分，留三呼，若灸者，可灸三壯。左右各三痏，其病立已。如不已，左痛則刺右足湧泉，右痛則刺左足湧泉。有等嗌中作痛，不但不能納食，雖唾亦不能出納者，當刺本經然骨之前曰然谷者，以出其血，病自立已。如不已，則左病而刺其右之然谷，右病而刺其左之然谷也。

邪客於足厥陰絡之鍼法

邪客於足厥陰之絡，令人卒疝暴痛。刺足大指爪甲上，與肉交者各一痏，男子立已，女子有頃已。左取右，右取左。(《素問·繆刺論第六十三》)

邪客於足厥陰之絡，令人卒疝暴痛。當刺足大指爪甲上，與肉交者足厥陰之井大敦穴。大敦，足大指端去爪甲角如韭葉，厥陰之井也，刺可入同身寸之三分，留十呼，若灸者，可灸三壯。左痛者取右足之大敦，右痛者取左足之大敦。左右各一痏，男子立已，女子少頃亦已。男陽女陰，陽氣至速，陰氣至遲也。

邪客於手足少陰太陰足陽明絡之治

邪客於手足少陰、太陰、足陽明之絡，此五絡皆會於耳中，上絡左角，五絡俱竭，令人身脈皆動，而形無知也，其狀若屍，或曰屍厥。刺其足大指內側爪甲上，去端如韭葉。後刺足心，後刺足中指爪甲上各一痏；後刺手大指內側，去端如韭葉。後刺手心主少陰銳骨之端，各一痏，立已。不已，以竹管吹其兩耳，鬄其左角之髮方一寸，燔治，飲以美酒一杯，不能飲者灌之，立已。(《素問·繆刺論第六十三》)

邪客於手足少陰、太陰、足陽明之絡，此五絡皆會於耳中，上絡左角，五絡俱竭，令人身脈皆動，而形無知也，其狀若屍，或曰屍厥。當有刺治之法也。刺之者，亦惟取五井及神門而已。脾經之井，在足大指內側爪甲上，去端如韭葉，名曰隱白，刺一分，留三呼，灸三壯。腎經之井，在足心，名曰湧泉，刺法同上。胃經之井，在足次指爪甲上，名曰厲兌，刺法同上，左右各一痏；肺經之井，在手大指去爪甲如韭葉，名曰少商，刺三分，留三呼，灸三壯。心包絡之井，在中指端，名曰中沖，刺一分，留三呼，灸一壯。少陰心經，取掌後銳骨之端，名曰神門，刺三分，留二呼，灸三壯。左右各一痏，其病立已。夫自脾以至於心，其刺皆有先後，故皆指之曰後也。如不已，以兩竹管，納入兩耳，以手密壓之，勿令氣泄，左右吹之，令氣入耳内助五絡，令氣可復通也。又剃其左角之髪，内與五絡相通者，方一寸許，燔而治之以爲末，用美酒一杯以送之，如不能飲則灌之。蓋髪爲血餘，而以左髪治左絡，酒行藥勢，且入於心，此病之所以立已也。

◎十五别絡之治

手太陰别絡之治

手太陰之别，名曰列缺，起於腕上分間，竝太陰之經，直入掌中，散入於魚際。其病，實則手鋭掌熱；虚則欠故，小便遺數。取之去腕半寸，别走陽明也。（《靈樞・經脈第十》）

治此者取列缺，謂實可瀉之，虚可補之。後諸經皆准此。半寸當作寸半。此太陰之絡别走陽明，而陽明之絡曰偏曆，亦入太陰，以其相爲表裏，故互爲注絡以相通也。他經皆然。

手少陰别絡之治

手少陰之别，名曰通裏，去腕一寸半，别而上行，循經入於心中，繫舌本，屬目系。其實則支鬲，虚則不能言。取之掌後一寸，别走太陽也。（《靈樞・經脈第十》）

取通裏，當覓掌後一寸，廼别走太陽小腸經之穴，或補或瀉以治之也。正以心與小腸爲表裏也。

手心主别絡病之刺

手心主之别，名曰内關，去腕二寸，出於兩筋之間，循經以上，繫於心包絡。心系實則心痛，虚則爲頭強。取之兩筋間也。（《靈樞・經脈第十》）

手厥陰之絡名内關，在掌後去腕二寸兩筋間，别走手少陽者也。此經系心包，絡心系，又去耳後，合少陽完骨之下。

手太陽别絡之治

手太陽之别，名曰支正，上腕五寸，内注少陰。其别者，上走肘，絡肩髃。實則節弛肘廢，虚則生肬，小者如指痂疥。取之所别也。（《靈樞・經脈第十》）

凡此疾者，取此别穴，即支正也。

手陽明别絡之治

手陽明之别，名曰偏歷，去腕三寸，别入太陰。其别者，上循臂，乘肩

髃，上曲頰偏齒。其別者，入耳合於宗脈。實則齲聾，虛則齒寒痹隔。取之所別也。(《靈樞·經脈第十》)

治此者，當取所別之偏歷也。

手少陽別絡之治

手少陽之別，名曰外關，去腕二寸，外遶臂，注胷中，合心主。病實則肘攣，虛則不收。取之所別也。(《靈樞·經脈第十》)

治此者，當取所別之外關也。

足太陽別絡之治

足太陽之別，名曰飛揚，去踝七寸，別走少陰。實則鼽窒，頭背痛，虛則鼽衄。取之所別也。(《靈樞·經脈第十》)

治此者，當取所別之飛陽也。鼽，鼻塞也。衄，鼻出血也。

足少陽別絡之治

足少陽之別，名曰光明，去踝五寸，別走厥陰，下絡足跗。實則厥，虛則痿躄，坐不能起。取之所別也。(《靈樞·經脈第十》)

皆此者，取此光明穴，以治之耳。

足陽明別絡之治

足陽明之別，名曰豐隆，去踝八寸，別走太陰；其別者，循脛骨外廉，上絡頭項，合諸經之氣，下絡喉嗌。其病氣逆則喉痹卒瘖，實則狂顛，虛則足不收，脛枯。取之所別也。(《靈樞·經脈第十》)

治之者，當取所別之豐隆也。

足太陰別絡之治

足太陰之別，名曰公孫，去本節之後一寸，別走陽明；其別者，入絡腸胃。厥氣上逆則霍亂，實則腸中切痛，虛則鼓脹。取之所別也。(《靈樞·經脈第十》)

治此者，當取所別之公孫也。

足少陰別絡之治

足少陰之別，名曰大鐘，當踝後遶跟，別走太陽；其別者，竝經上走於心包下，外貫腰脊。其病氣逆則煩悗，實則閉癃，虛則腰痛。取之所別也。(《靈樞·經脈第十》)

治此者，當取所別之大鐘也。

足厥陰別絡之治

足厥陰之別，名曰蠡溝，去内踝五寸，別走少陽；其別者，經脛上睾，結於莖。其病氣逆則睾腫卒疝，實則挺長，虚則暴癢。取之所別也。（《靈樞·經脈第十》）

治此者，當取別走少陽之絡，所謂陽取陰而陰取陽，左取右而右取左也。

任脈別絡之治

任脈之別，名曰尾翳，下鳩尾，散於腹。實則腹皮痛，虚則癢瘙。取之所別也。（《靈樞·經脈第十》）

治此者，當取所別之尾翳也。

督脈別絡之治

督脈之別，名曰長強，挾膂上項，散頭上下，當肩胛左右，別走太陽，入貫膂。實則脊強，虚則頭重，高搖之，挾脊之有過者。取之所別也。（《靈樞·經脈第十》）

治此者，當取所別之長強。

脾之大絡之治

脾之大絡，名曰大包，出淵液下三寸，佈胷脅。實則身盡痛，虚則百節盡皆縱。此脈若羅絡之血者。皆取之脾之大絡脈也。（《靈樞·經脈第十》）

治此者，故皆取脾之大絡大包也。

◎十二經脈病之治

肺手太陰脈病之治

肺手太陰之脈……爲此諸病，盛則寫之，虚則補之，熱則疾之，寒則留之，陷下則灸之，不盛不虚，以經取之。（《靈樞·經脈第十》）

手太陰肺脈，其諸痛有如此者。然盛則當瀉之，虚則當補之，熱則瀉者，疾去其鍼；寒則補者，久留其鍼。脈下陷者，則用艾以灸之，若不盛不虚，則止以本經取之，而不必求之手陽明也。所謂盛者，以寸口較人迎之脈三倍而躁，則肺經爲實，如《終始》所謂瀉手大陰肺，而補手陽明大腸者是也。虚者以寸口較人迎之脈三倍而小，則肺經爲虚，如《終始》所謂補手太陰肺，而瀉手陽明大腸者是也。

大腸手陽明脈之治

大腸手陽明之脈……爲此諸病，盛則寫之，虚則補之，熱則疾之，寒則留之，陷下則灸之，不盛不虚，以經取之。（《靈樞·經脈第十》）

大腸手陽明之脈，爲此諸病，盛則當瀉之，虚則當補之。熱則瀉者，疾去其鍼；寒則補者，久留其鍼。脈陷下者，則用艾以灸之。若不盛不虚，則止以本經取之，而不必求之手太陰肺經也。

胃足陽明脈之治

胃足陽明之脈……爲此諸病，盛則寫之，虚則補之，熱則疾之，寒則留之，陷下則灸之，不盛不虚以經取之。（《靈樞·經脈第十》）

胃足陽明之脈，爲此諸病，且邪氣盛則當瀉之，正氣虚則當補之；熱則速去其鍼，而瀉之；寒則久留其鍼，而溫之。脈下陷者，則用艾以灸之。若不盛不虚，則以本經取之，而不必求之於足太陰脾經也。

脾足太陰脈之治

脾足太陰之脈……爲此諸病，盛則寫之，虚則補之，熱則疾之，寒則留之，陷下則灸之，不盛不虚以經取之。（《靈樞·經脈第十》）

脾足太陰之脈，爲此諸病，然邪氣盛者，則瀉之；正氣虚者，則補之，熱則疾去其鍼；寒則久留其鍼，脈陷下者則用艾以灸之。若不盛不虚，則以本經取之，而不必求之足陽明胃經也。所謂盛者以寸口較人迎之脈，大者三倍，則脾經爲實，如《終始》所謂瀉足太陰脾，而補足陽明胃者是也。虚者以寸口較人迎之脈，小者三倍，則脾經爲虚，如《終始》所謂補足太陰脾，而瀉足陽明胃者是也。

心手少陰脈之治

心手少陰之脈……爲此諸病，盛則寫之，虚則補之，熱則疾之，寒則留之，陷下則灸之。不盛不虚，以經取之。（《靈樞·經脈第十》）

心手少陰之脈，爲此諸病，然邪氣之盛者，則當瀉之；正氣之虚者，則當補之。熱則瀉者，疾去其鍼；寒則溫者，久留其鍼。脈陷下者，則用艾以灸之。若不盛不虚，則止取之本經，而不必求之手太陽小腸經也。

小腸手太陽脈之治

小腸手太陽之脈……爲此諸病，盛則寫之，虚則補之，熱則疾之，寒則留之，陷下則灸之，不盛不虚，以經取之。（《靈樞·經脈第十》）

小腸手太陽之脈，爲此諸病，故邪氣盛則瀉之，正氣虚則補之，熱則疾去其鍼，寒則久留其鍼，脈下陷者，則用艾以灸之。若不盛不虚，則止取之本經，而不必求之手少陰心經也。

膀胱足太陽脈之治

膀胱足太陽之脈……爲此諸病，盛則寫之，虚則補之，熱則疾之，寒則留

之，陷下則灸之，不盛不虛，以經取之。（《靈樞·經脈第十》）

膀胱足太陽之脈，爲此諸病，故邪氣盛則瀉之，正氣虛則補之，熱則疾去其鍼以瀉之，寒則久留其鍼以溫之，脈下陷者則用艾以灸之，若不盛不虛，止以本經取之，而不必求之足少陰腎經也。

腎足少陰脈之治

腎足少陰之脈……爲此諸病，盛則寫之，虛則補之，熱則疾之，寒則留之，陷下則灸之，不盛不虛，以經取之。灸則強食生肉，緩帶披髮，大杖重履而步。（《靈樞·經脈第十》）

腎足少陰之脈，爲此諸病，故邪氣盛則瀉之，正氣虛則補之。熱則疾去其鍼，以瀉之；寒則久留其鍼，以溫之。脈陷下者，則用艾以灸之。若不盛不虛，則止取本經，不必求之於足太陽膀胱經也。如灸者，則當勉強食生肉。生，作牲。強食牲肉，以補腎氣，又寬緩其帶（古人腰必束帶）。散披其髮，扶大杖，著重履，以緩步之。蓋不太勞動，以腎氣之衰弱也。餘經不言此法，而唯腎經詳言者，以腎經屬水，爲身之本，而病人多犯其戒，故獨言之詳。

心主手厥陰心包絡脈之治

心主手厥陰心包絡之脈……爲此諸病，盛則寫之，虛則補之，熱則疾之，寒則留之，陷下則灸之，不盛不虛，以經取之。（《靈樞·經脈第十》）

心主手厥陰心包絡之脈，爲此諸病，故邪氣盛則瀉之，正氣虛則補之。熱則瀉者，疾去其鍼；寒則溫者，久留其鍼。脈陷下者，則用艾以灸之。若不盛不虛，則止以本經取之，而不必求之手少陽三焦經也。

三焦手少陽脈之治

三焦手少陽之脈……爲此諸病，盛則寫之，虛則補之，熱則疾之，寒則留之，陷下則灸之，不盛不虛，以經取之。（《靈樞·經脈第十》）

三焦手少陽之脈，爲此諸病，故邪氣盛則當瀉之，正氣虛則當補之，熱則瀉者，疾去其鍼；寒則補者，久留其鍼，脈陷下者，則用艾以灸之。若不盛不虛，則取之本經，而不必求之手厥陰心包絡經也。

膽足少陽脈之治

膽足少陽之脈……爲此諸病，盛則寫之，虛則補之，熱則疾之，寒則留之，陷下則灸之，不盛不虛，以經取之。（《靈樞·經脈第十》）

膽足少陽之脈，爲此諸病，然邪氣盛，則當瀉之，正氣虛則當補之，熱則瀉者，疾去其鍼；寒則溫者，久留其鍼。脈陷下者，則用艾以灸之，若不盛不虛，則以本經取之，而不必求之足厥陰肝經也。

肝足厥陰脈之治

肝足厥陰之脈……爲此諸病，盛則寫之，虚則補之，熱則疾之，寒則留之，陷下則灸之，不盛不虚，以經取之。（《靈樞·經脈第十》）

肝足厥陰之脈，爲此諸病，然邪氣盛則當瀉之，正氣虚則當補之，熱則瀉者，疾去其鍼；寒則溫者，久留其鍼，脈陷下者，則用艾以灸之。若不盛不虚，則止取之本經，而不必求之足少陽膽經也。

邪客於足陽明經之刺

邪客於足陽明之經，令人鼽衄上齒寒。刺足中指次指爪甲上，與肉交者，各一痏。左刺右，右刺左。（《素問·繆刺論篇第六十三》）

邪客於足陽明之經，令人鼽衄上齒寒。當有繆刺之法也。刺足大指之次指上與肉交者，即厲兑穴也，陰陽之井，刺一分，留一呼，灸一壯。左右各一痏。如不已，左病刺右厲兑，右病刺左厲兑也。

◎邪客於足陽蹺脈之刺

邪客於足陽蹻之脈，令人目痛從内眥始。刺外踝之下半寸所各二痏。左刺右，右刺左，如行十里頃而已。（《素問·繆刺論第六十三》）

邪客於足陽蹻之脈，令人目痛從内眥始。當刺外踝下之僕參、申脈，左右各二痏。如痛在左目者，取之右；痛在右目者，取之左。蓋蹻脈俠口吻左右互交，而上於目内眥也。《寒熱》曰："足太陽有通項入於腦者，正屬目本，名曰眼系，廼别陰蹻陽蹻，陰陽相交，陽入陰，陰入陽，交於目鋭眥。"是陰蹻陽蹻，左右交轉於面，故病在上者，當繆取之下也。其時約計，如行十里，則蹻脈之氣已周。

◎邪客於五藏閒之刺

邪客於五藏之閒，其病也，脈引而痛，時來時止。視其病，繆刺之，於手足爪甲上，視其脈，出其血，閒日一刺；一刺不已，五刺已。（《素問·繆刺論第六十三》）

邪客於五藏之閒，其病也，脈引而痛，時來時止。當有繆刺之法也。當視其病，而繆刺其手足爪甲之上，即井穴是也。夫曰繆刺，則亦左取右，右取左也。視其井穴，以出其血，閒日一刺，一刺不已，則五刺之，而病必已矣，此亦自其絡脈爲病者而言之耳。

◎邪客於臂掌閒之刺

邪客於臂掌之閒，不可得屈。刺其踝後，先以指按之痛，廼刺之，以月死生爲數，月生一日一痏，二日二痏，十五日十五痏，十六日十四痏。（《素

問·繆刺論第六十三》）

邪客於臂掌之間，不可得屈。當刺踝後者，以兩踝言，踝中之後，則内關也。内關爲手厥陰之絡，故當取之。月之死生，隨日盈縮以爲數也。故自初一至十五，月日以盈，爲之生數，當日增一痏，一即一刺也，至十五日，漸增至十五痏矣。自十六至三十日，月日以縮，爲之死數，當日減一刺，故十六日止十四痏，減至月終，唯一刺矣。蓋每日一刺，以朔望爲進止也。

◎十二經水合而以刺

黄帝曰：夫經水之應經脈也，其遠近淺深，水血之多少，各不同，合而以刺之奈何？岐伯答曰：足陽明，五藏六府之海也，其脈大血多，氣盛熱壯，刺此者，不深勿散，不留不寫也。足陽明刺深六分，留十呼。足太陽深五分，留七呼。足少陽深四分，留五呼。足太陰深三分，留四呼。足少陰深二分，留三呼。足厥陰深一分，留二呼。手之陰陽，其受氣之道近，其氣之來疾，其刺深者，皆無過二分，其留皆無過一呼，其少長大小肥瘦，以心撩之，命曰法天之常。灸之亦然。灸而過此者，得惡火，則骨枯脈濇。刺而過此者，則脱氣。（《靈樞·經水第十二》）

撩，料同，此言灸刺有多少之數也。足陽明胃經多氣多血，其脈大，其熱壯，刺之者必深六分，留十呼。凡瀉者必先吸入鍼，又吸轉鍼，候呼出鍼。凡補者，必先呼入鍼，又呼轉鍼，又吸出鍼。今曰深六分，則入之至深者也；曰留十呼，是言瀉法有十呼之久。蓋入鍼必吸，轉鍼必吸，至十呼出鍼。但補法不言吸數，以理論之，其吸與呼同數也。後世凡《鍼灸聚英》等書，言吸若干者，皆言補法，先呼後吸；呼若干者，皆言瀉法，先吸後呼。故《鍼賦》有云："補者先呼後吸，瀉者先吸後呼。"正此義也。足太陽膀胱經，多血少氣，故刺之者深五分，較足陽明減一分也；瀉之者留七呼，則呼後出鍼，其呼數較足陽明減三呼矣。足少陽膽經，少血多氣，刺之者，止深四分，較足太陽減一分也；瀉之者留五呼，則呼後出鍼，其呼數較足太陽亦減二呼矣，此迺足三陽經之鍼數也。足太陰脾經，多氣少血，止深三分，較足少陽減一分也；留四呼，則又減一呼矣。足少陰腎經，少血多氣，止深二分，較足太陰減一分也，留三呼，則又減一呼矣。足厥陰肝經，多血少氣，止深一分，較足少陰減一分也；留二呼，則又減一呼矣，此迺足三陰經之刺數也。凡手之陰陽六經，與足經不殊，而鍼法必異，正以手之六經，在上近於肺，故肺受胃之穀氣而行諸經，諸經受肺之大氣而行各經，其受氣之道近，故其氣之來也甚疾，所以刺之者，皆無過二分，其留之者，皆無過一呼也。凡人之少長大小肥瘦，皆當以心料之，命曰法天之常道也。其灸數之多寡亦然。若灸之而過此數者，則非善火，迺惡火也，其骨當枯，其脈當濇。刺之而過此數者，其氣當脱矣。

◎孫絡三百六十五穴會之治

黄帝曰：余已知氣穴之處，遊鍼之居，願聞孫絡谿谷，亦有所應乎？岐伯曰：孫絡三百六十五穴會，亦以應一歲，以溢奇邪，以通榮衛。榮衛稽留，衛散榮溢，氣竭血著，外爲發熱，内爲少氣。疾寫無怠，以通榮衛。見而寫之，無問所會。（《素問·氣穴論第五十八》）

遊鍼者，謂得鍼之道，而以神遇之，若遊刃然，恢恢乎有餘地矣。居，止也，謂鍼所止之處也。孫絡者，其絡尤盛，如子化而爲孫，不特十五絡而已，言孫絡亦會於三百六十五穴，亦以應一歲也。溢，注也，滿也。孫絡滿則流溢於大絡。奇邪者，不正之邪也。蓋大絡之血氣，外出於皮膚，而與孫絡相遇，是以脈外之衛，脈内之榮，相交通於孫絡皮膚之間。孫絡外通於皮膚，内連於經脈，以通榮衛者也。故邪客之，則榮衛稽留，榮衛不能相將而行，則氣竭而血著矣。邪氣在外，則爲發熱，正氣稽留，内爲少氣，當疾瀉無怠，以通榮衛，見其血留色變之處，即刺洩之，無問其穴會之所在也。

◎大寒留於谿谷之治

帝曰：善。願聞谿谷之會也。岐伯曰：肉之大會爲谷，肉之小會爲谿。肉分之間，谿谷之會，以行榮衛，以會大氣。邪溢氣壅，脈熱肉敗，榮衛不行，必將爲膿。内銷骨髓，外破大膕。留於節湊，必將爲敗。積寒留舍，榮衛不居。卷肉貽筋，肋肘不得伸，内爲骨痹，外爲不仁，命曰不足，大寒留於谿谷也。谿谷三百六十五穴會，亦應一歲。其小痹淫溢，循脈往來，微鍼所及，與法相同。（《素問·氣穴論第五十八》）

肉之會依乎骨，骨之會在乎節，故大節小節之間，即大會小會之所，而谿谷出乎其中。凡分肉之間，谿谷之會，皆所以行榮衛之大氣者也，邪客於谿谷之間而爲熱也。夫氣爲陽邪，留於肌腠之氣分，邪正相搏，則爲病熱，故有壅膿消破之敗證矣。邪氣淫溢，則正氣自壅，谿谷之氣，與脈相通。是以脈熱於内，而肉敗於外也。榮衛不行，則血氣留滯而爲癰膿。膕，足之股肉也，節湊，筋骨相連之處，邪留其間，則筋骨必將爲敗矣。此論邪因氣以化熱，故止言熱證而不言熱邪。下論寒邪所客，故曰積寒。谿谷屬骨，蓋骨生筋，而筋生肉，故谿谷之邪，留而不去，必致節湊敗而骨髓銷。寒邪留於谿谷之間，而不爲病熱者也。積寒留舍，致榮衛不能居其間，寒邪凝滯，又不得正氣以和之，以致肉卷而筋縮也。肋肘，廼筋骨之機關，故不得伸舒，邪閉於外，故内爲骨痹。榮衛内逆，故外爲不仁，命曰不足。蓋熱邪淫溢，是屬有餘，寒性凝濇，故爲不足。此大寒之邪，流於谿谷之間，以致筋骨皆爲病也。夫谿谷之間，亦有三百六十五穴會，以應一歲，與孫絡相同，可以微鍼刺取，以瀉其邪。小痹者，謂邪始入於皮膚，未傷筋骨。脈，謂孫絡脈也。邪在皮膚，循脈往來，見而瀉之，與治孫絡之法相同，而亦不必問其穴會之所在也。此言邪之客於人也，必先始於皮膚，次於孫絡，入於肌肉，以及於筋骨，在淺之時，微鍼所及，易於散解，無使其入深而爲大痹也。

◎轉筋之刺（一）

轉筋者，立而取之，可令遂已。（《靈樞·本俞第二》）

轉筋者，病在筋，必拘攣，當立而取此各穴，可令病之遂已也。

◎轉筋之刺（二）

轉筋於陽治其陽，轉筋於陰治其陰，皆卒刺之。（《靈樞·四時氣第十九》）

筋有陰陽，以應四時十二月。此言刺轉筋者，當分陰陽而卒刺之也。凡手足之外廉，皆屬陽經，若轉筋於陽，則治其陽經。凡手足之內廉皆屬陰經，若轉筋於陰，則治其陰經。皆當焠然刺之，焠刺者，燒鍼刼刺也。

◎三陽根結開闔樞折病之刺

太陽根於至陰，結於命門，命門者，目也。陽明根於厲兑，結於顙大，顙大者，鉗耳也。少陽根於竅陰，結於窻籠，窻籠者，耳中也。太陽爲開，陽明爲闔，少陽爲樞。故開折則肉節瀆而暴病起矣，故暴病者，取之太陽，視有餘不足。瀆者，皮肉宛焦而弱也。闔折則氣無所止息而痿疾起矣，故痿疾者，取之陽明，視有餘不足。無所止息者，眞氣稽留，邪氣居之也。樞折即骨繇而不安於地，故骨繇者，取之少陽，視有餘不足。骨繇者，節緩而不收也。所謂骨繇者，摇故也，當窮其本也。（《靈樞·根結第五》）

此言足三陽經之有根結，而成病有由，治病有法也。足太陽膀胱經，其根起於至陰。至陰者，在足小指外側，去爪甲如韭葉，鍼一分，留五呼，灸三壯。結於命門。命門者，目也，謂睛明穴也。睛明穴，在目內眥頭一分宛宛中，鍼一分，留六呼，禁灸。足陽明胃經，根於厲兑。厲兑者，在足大指次指之端，去爪甲如韭葉，鍼一分，灸三壯。結於顙大。顙大者，鉗耳也，謂頭維穴也。頭維穴者，在額角入髮際，本神傍一寸半，神庭傍四寸半，鍼三分，禁灸。足少陽膽經，根於竅陰。竅陰者，在足小指四指之端，去爪甲如韭葉，鍼一分，留一呼，灸三壯。結於窻籠。窻籠者，耳中也，謂聽宫穴也。聽宫穴，在耳微前陷中，上關上一寸動脈宛宛中，張口得之，鍼三分。太陽爲三陽，最在表，故爲關之開；陽明爲二陽，居陽之中，故爲關之闔；少陽爲一陽，最在裏，故爲關之樞。故關之開折，則肉節瀆而暴病起，是以有暴病者，當取足之太陽，視其有餘不足而補瀉之。所謂肉節瀆者，其皮肉宛焦而弱也；關之闔折，則氣無所止息而痿疾起，是以有痿疾者，當取足之陽明，視其有餘不足而補瀉之。所謂氣無止息者，正氣稽留，而邪氣反居之也；若關之樞折，則骨繇而不安於地。是以有骨繇病者，當取足之少陽，視其有餘不足而補瀉之。所謂骨繇者，正以其節緩而不能收，即骨之搖動故也。夫曰瀆，曰氣無所止息，曰骨搖，皆折關敗樞，開闔而走使然也，皆當窮其本以治其病者。

◎三陰根結開闔樞折病之刺

太陰根於隱白，結於太倉。少陰根於湧泉，結於廉泉。厥陰根於大敦，結於玉英，絡於膻中。太陰爲開，厥陰爲闔，少陰爲樞。故開折則倉廩無所俞鬲洞，鬲洞者，取之太陰，視有餘不足。故開折者，氣不足而生病也。闔折即氣絕而喜悲，喜悲者，取之厥陰，視有餘不足。樞折則脈有所結而不通，不通者，取之少陰，視有餘不足。有結者，皆取之不足。（《靈樞·根結第五》）

此言足三陰經之有根結，而成病有由，治病有法也。足太陰脾經，其根起於隱白，隱白者，在大指端內側，去爪甲如韭葉，鍼一分，留三呼，灸三壯。結於太倉，以胃與脾相爲表裏也。太倉即中脘穴，係任脈經，齊上四寸，鍼八分，灸七壯。足少陰腎經，根於湧泉，湧泉者，在足心陷中，鍼三分，留三呼，灸三壯。結於廉泉，廉泉者，一名舌本，在頷下結喉上四寸中央，鍼二分，留七呼，灸三壯。足厥陰肝經，其根起於大敦，大敦者，在足大指端，去爪甲如韭葉三毛中。一云內側爲隱白，外側爲大敦，鍼三分，留十呼，灸三壯。結於玉英，即玉堂穴，係任脈經，在紫宮下一寸六分，鍼三分，灸五壯。絡於膻中，玉堂下一寸六分，兩乳間陷中，禁鍼，灸五壯。太陰爲三陰，爲陰之表，故爲關之開。厥陰爲一陰，居陰之裏，故爲關之闔。少陰爲二陰，居陰之中，故爲關之樞。故關之開折，則脾不運化，倉廩無所轉輸，其病爲膈證，爲洞泄，是以有膈洞病者，當取足之太陰，視其有餘不足而補瀉之。正以開折者，其脾氣不足，而病生膈洞也。關之闔折，則肝氣絕而喜悲，是以氣絕喜悲者，當取足之厥陰，視其有餘不足而補瀉之。開闔之樞折，則腎脈有所結，而下焦不通。是以下焦不通者，當取足之少陰，視其有餘不足而補瀉之。然此有結者，不可以有餘視之，仍以不足取之也。

◎手足三陽根溜注入之刺

足太陽根於至陰，溜於京骨，注於崑崙，入於天柱、飛揚也。足少陽根於竅陰，溜於丘墟，注於陽輔，入於天容、光明也。足陽明根於厲兌，溜於衝陽，注於下陵，入於人迎、豐隆也。手太陽根於少澤，溜於陽谷，注於少海，入於天窗、支正也。手少陽根於關衝，溜於陽池，注於支溝，入於天牖、外關也。手陽明根於商陽，溜於合谷，注於陽谿，入於扶突、偏歷也。此所謂十二經者，盛絡皆當取之。（《靈樞·根結第五》）

"天容"當作"天沖"，"下陵"當作"解谿"。此言手足六陽之經，皆自井而入於絡也。足太陽膀胱經，根於至陰之井，流於京骨之原，注於崑崙之經，入於天柱之在頭者，絡於飛揚之在足者；足少陽膽經，根於竅陰之井，流於丘墟之原，注於陽輔之經，入於天衝之在頭者，絡於光明之在足者；足陽明胃經，根於厲兑之井，流於衝陽之原，注於解谿之經，入於人迎之在頭者，絡於豐隆之在足者；手太陽小腸經，根於少澤之井，流於陽谿之經，注於少海之合，入於天窻之在頭者，絡於支正之在手者；手少陽三焦經，根於關衝之井，流於陽池之原，注於支溝之經，入於天牖之在頭者，絡於外關之在手者；手陽明大腸經，根於商陽之井，流於合谷之原，注於陽谿之經，入於扶突之在頭者，絡於偏歴之在手者。此所謂十二經之盛絡也，皆當取之。

◎十二經筋四季痹之治

足少陽經筋（孟春痹）之治

足少陽之筋……治在燔鍼刦刺，以知爲數，以痛爲俞，名曰孟春痹也。（《靈樞・經筋第十三》）

此言足少陽經之筋，其病爲孟春痹，而刺之有法也。治之者，當以燔鍼刦刺之，以知病爲刺之數，以痛處爲俞穴。

足太陽經筋（仲春痹）之治

足太陽之筋……治在燔鍼刦刺，以知爲數，以痛爲俞，名曰仲春痹也。（《靈樞・經筋第十三》）

此詳言足太陽經之筋，其病爲仲春痹，而刺之有法也。治之者，當以燔鍼刦刺之，刺之而已知，則准其刺之之數，其所取之俞穴，即痛處是也。俗云天應穴，今曰阿是穴是也。

足陽明經筋（季春痹）之治

足陽明之筋……治之以馬膏膏，其急者，以白酒和桂以塗，其緩者，以桑鉤鉤之，即以生桑炭置之坎中，高下以坐等，以膏熨急頰，且飲美酒，噉美炙食，不飲酒者，自強也，爲之三拊而已。治在燔鍼刦刺，以知爲數，以痛爲俞，名曰季春痹也。（《靈樞・經筋第十三》）

此言足陽明之筋，其病爲季春痹而治之有法也。治之者，以馬膏熬膏，馬膏，馬脂也，其性味甘平柔潤，能養筋治痹，故可以膏其急者。白酒辣桂，性味辛溫，能通經絡，行血脈，故可以塗其緩者。桑之性平，能利關節，除風寒濕痹諸痛，故以桑鉤鉤之者，鉤正其口也。復以生桑火炭，置之地坎之中。高下以坐等者，欲其深淺適中，便於坐而得其暖也。然後以前膏熨其急頰，且飲之美酒，啖之美肉，皆助血舒筋之法也。雖不善飲，亦自強之。三拊而已，言再三拊摩其患處，則病自已矣。足陽明正盛之經，應三月之氣也，餘義如前。

手陽明經筋（孟夏痹）之治

手陽明之筋……治在燔鍼刼刺，以知爲數，以痛爲俞，名曰孟夏痹也。（《靈樞·經筋第十三》）

此詳言手陽明之筋，其病爲孟夏痹，而刺之有法也。治之者，用燔鍼以刺之，以知病爲次數，以痛處爲俞穴。此證當發於四月之時，故名之曰孟夏痹也。

手太陽經筋（仲夏痹）之治

手太陽之筋……寒熱在頸者，治在燔鍼刼刺之，以知爲數，以痛爲俞。其爲腫者，復而鋭之。本支者……其病當所過者支轉筋，治在燔鍼刼刺，以知爲數，以痛爲俞，名曰仲夏痹也。（《靈樞·經筋第十三》）

此詳言手太陽之筋，其病爲仲夏痹，而治之有法也。其頸筋如有寒熱，則治之者，當用燔鍼，以刼刺之，以知病爲刺數，以痛處爲俞穴。若頸腫者，刺而又刺曰復，用鋭鍼以刺之。凡筋之爲本支者，上曲牙，又循其耳前，屬於目外眥上頷，以結於耳角，其病當所過之處，則爲支轉筋。治之者用燔鍼以刼刺之，以知病爲刺數，以痛處爲俞穴。此證當發於五月之時，故名之曰仲夏痹也。

手少陽經筋（季夏痹）之治

手少陽之筋……治在燔鍼刼刺，以知爲數，以痛爲俞，名曰季夏痹也。（《靈樞·經筋第十三》）

此詳言手少陽之筋，其病爲季夏痹，而刺之有法也。治之者，用燔鍼以刼刺之，以知病爲刺數，以痛處爲俞穴，此證當發於六月之時，故名之曰季夏痹也。

足太陰經筋（孟秋痹）之治

足太陰之筋……治在燔鍼刼刺，以知爲數，以痛爲俞，名曰孟秋痹也。（《靈樞·經筋第十三》）

此詳言足太陰之筋，其病爲孟秋痹，而刺之有法也。治之者，以燔鍼刼刺之，以知病爲刺數，以痛處爲俞穴。此證當發於七月之時，故名之曰孟秋痹也。

足少陰經筋（仲秋痹）之治

足少陰之筋……治在燔鍼刼刺，以知爲數，以痛爲俞，在內者熨引飲藥，此筋折紐，紐發數甚者，死不治，名曰仲秋痹也。（《靈樞·經筋第十三》）

此言腎經之筋，其病爲仲秋痹，而刺之有法也。治之者，用燔鍼以刼刺之，以知病爲刺數，以痛處爲俞穴。且其在內有病者，當熨之，導引之，飲之以藥，若此筋折紐，而紐痛病發，數數加甚者，當死不治。此證當發於八月之時，故名之曰仲秋痹也。

足厥陰經筋（季秋痹）之治

足厥陰之筋……治在行水清陰氣。其病轉筋者，治在燔鍼刧刺，以知爲數，以痛爲俞。名曰季秋痹也。（《靈樞·經筋第十三》）

此詳言足厥陰之筋，其病爲季秋痹，而刺之有法也。治在行其水，以清陰氣。其病爲轉筋者，治在用燔鍼以刧刺之，以知病爲刺數，以痛處爲俞穴。此證當發於九月之時，故名之曰季秋痹也。

手心主經筋（孟冬痹）之治

手心主之筋……治在燔鍼刧刺，以知爲數，以痛爲俞，名曰孟冬痹也。（《靈樞·經筋第十三》）

此詳言手心主之筋，其病爲孟冬痹，而刺之有法也。治之者，用燔鍼以刧刺之，以知病爲刺數，以痛處爲俞穴。此證當發於十月之時，故名之曰孟冬痹也。

手太陰經筋（仲冬痹）之治

手太陰之筋……治在燔鍼刧刺，以知爲數，以痛爲俞，名曰仲冬痹也。（《靈樞·經筋第十三》）

此詳言手太陰之筋，其病爲仲冬痹，而刺之有法也。治之者，用燔鍼以刧刺之，以知病爲刺數，以痛處爲俞穴。此證當發於十一月之時，故名之曰仲冬痹也。

手少陰經筋（季冬痹）之治

手少陰之筋……治在燔鍼刧刺，以知爲數，以痛爲俞。其成伏梁唾膿血者，死不治，名曰季冬痹也。（《靈樞·經筋第十三》）

此詳言手少陰之筋，其病爲季冬痹，而刺之有法也。治之者，用燔鍼以刧刺之，以知病爲刺數，以痛處爲俞穴。如其已成伏梁，而吐血不止，當死不治。

◎足之陽明手之太陽筋急之治

足之陽明、手之太陽筋急，則口目爲僻，眥急不能卒視，治皆如右方也。（《靈樞·經筋第十三》）

此申言足之陽明、手之太陽二經之筋，其有病當治法如前也。治之者，用燔鍼以刧刺之，以知病爲刺數，以痛處爲俞穴，故曰治法如右方也。前俱詳言，而又申言之，叮嚀之意也。

◎經筋之治

經筋之病……焠刺者，刺寒急也。熱則筋縱不收，無用燔鍼。（《靈樞·經筋第十三》）

筋痹之病屬寒者多，故制爲焠刺者，正爲寒也。焠刺，即燔鍼。彼熱則筋縱不收，不得用此燔鍼。此證當發於十二月之時，故名曰季冬痹也。

◎膺俞背俞虛者取之上

膺俞中膺，背俞中背肩膊，虛者取之上。（《靈樞·終始第九》）

胸之兩傍高處曰膺。凡肩膊之虛耎而痛者，病有陰經陽經之異。陰經在膺，故治陰病者，當取膺俞，而必中其膺。陽經在背，故治陽病者，當取背俞，而必中其背。病在手經，故取之上，上者手也。如手太陰之中府、雲門，手厥陰之天池，皆膺俞也。手少陽之肩髎、天髎，手太陽之天宗、曲垣、肩外俞，皆背俞也，咸主肩膊虛痛等病。

◎痛癢上下之刺

病痛者陰也。痛而以手按之不得者陰也，深刺之。病在上者陽也，病在下者陰也。癢者陽也，淺刺之。（《靈樞·終始第九》）

此言病有陰陽，陰經爲陰，陽經爲陽；痛爲陰，癢爲陽；上爲陽，下爲陰。

◎病在上在下在頭在腰之治

病在上者，下取之；病在下者，高取之。病在頭者，取之足；病在腰者，取之膕。（《靈樞·終始第九》）

此言形身之上下，應天地之氣交。《六微旨論》曰："天氣下降，氣流於地，地氣上昇，氣騰於天，上下相召，昇降相因。"是以病在上者下取之，病在下者高取之，因氣之上下昇降也。《邪客》曰："天圓地方，人頭圓足方以應之。"病在頭者取之足，以頭足之應天地也。病在腰者取之膕，以腎藏膀胱之水氣應天泉之上下也。夫謹奉天道，請言終始，知血氣之生始出入，應天地之五運六氣，上下四傍，天道畢矣。

◎經氣入藏之治

黄帝問於岐伯曰：余聞刺有五官五閱以觀五氣。五氣者，五藏之使也，五時之副也。願聞其五使當安出？岐伯曰，五官者，五藏之閱也。黄帝曰：願聞其所出，令可爲常。岐伯曰：脈出於氣口，色見於明堂。五色更出，以應五時，各如其藏。經氣入藏，必當治裏。（《靈樞·五閱五使第三十七》）

此言五官爲五藏之外閱，而五色尤驗於明堂也。刺法有五官，如鼻爲肺之官，目爲肝之官，口脣爲脾之官，舌爲心之官，耳爲腎之官者是也。此五官者，可五閱以觀青黄赤白黑之五氣。正以五氣者，廼五藏之所使，如肝青、心赤、脾黄、肺白、腎黑是也。又五時之所別，如春肝、夏心、長夏脾、秋肺、冬腎是也。但五氣所出，可以常驗五藏者，正以脈雖出於氣口，而五色必見於明堂，其五色迭出，以應五時，各如其常。惟外經邪氣入藏，必當從裏以治之。蓋由外固可以知內，而病在於裏，不得以治外也。

◎六府爲病之治

黄帝曰：願聞六府之病。岐伯答曰：面熱者足陽明病，魚絡血者手陽明病，兩跗之上脈堅陷者足陽明病，此胃脈也。

大腸病者，腸中切痛而鳴濯濯，冬日重感於寒即泄，當齊而痛，不能久立，與胃同候，取巨虚上廉。胃病者，腹䐜脹，胃脘當心而痛，上支兩脅，鬲咽不通，食飲不下，取之三里也。

此言手足陽明經之病，而有刺之之穴也，當取本經三里穴也。

小腸病者，小腹痛，腰脊控睪而痛，時窘之後，當耳前熱，若寒甚，若獨肩上熱甚，及手小指次指之間熱，若脈陷者，此其候也，手太陽病也，取之巨虚下廉。

此言小腸經之病，而有刺之之穴也。彼胃經有巨虚下廉穴，爲小腸經之合，故當取此以刺之。

三焦病者，腹氣滿，小腹尤堅，不得小便，窘急，溢則水留即爲脹，候在足太陽之外大絡，大絡在太陽少陽之間，亦見於脈，取委陽。

此言三焦之病，而有刺之之穴也，當取此穴以刺之。

膀胱病者，小腹偏腫而痛，以手按之，即欲小便而不得，肩上熱，若脈陷，及足小指外廉及脛踝後皆熱，若脈陷，取委中央。

此言膀胱經之病，而有刺之之穴也。委中者，廼本經之合穴，故當取此穴以刺之。

膽病者，善太息，口苦，嘔宿汁，心下澹澹，恐人將捕之，嗌中吤吤然數唾，在足少陽之本末。亦視其脈之陷下者灸之，其寒熱者，取陽陵泉。（《靈樞·邪氣藏府病形第四》）

此言膽經之病，而有刺之之穴也。蓋以經穴之始爲本，經穴之終爲末也。其本末脈有陷下者，當灸之。若有寒熱往來，則取陽陵泉之合穴而刺之。

◎六府之病取之於合

黄帝曰：余聞五藏六府之氣，滎俞所入爲合，令何道從入？入安連過？願聞其故。岐伯答曰：此陽脈之別入於内，屬於府者也。黄帝曰：滎俞與合，各有名乎？岐伯答曰：滎俞治外經，合治内府。黄帝曰：治内府奈何？岐伯曰：取之於合。黄帝曰：合各有名乎？岐伯答曰：胃合於三里，大腸合入於巨虚上廉，小腸合入於巨虚下廉，三焦合入於委陽，膀胱合入於委中央，膽合入於陽陵泉。（《靈樞·邪氣藏府病形第四》）

五藏六府皆有五俞，五俞之所入爲合，即各經之合穴也。然手之三陽，復有連屬上下。氣脈相通者，亦謂之合，故此以入安連過爲問。六陽之經，内屬於府，因以明手之三陽，下合在足也。滎俞氣脈浮淺，故可治外經之病。合則氣脈深入，故可治内府之病。胃，足陽明也。三里，本經所入爲合也。大腸，手陽明也。本經之合在曲池，其下俞則合於足陽明之巨虛上廉。小腸，手太陽也。本經之合在小海，其下俞則合於足陽明之巨虛下廉。三焦，手少陽也。本經之合在天井，其下俞則合於足太陽之委陽穴。夫大腸小腸三焦，皆手三陽之經。然大小腸爲下焦之府，連屬於胃，其經雖在上，而氣脈不離於下，故合於足陽明之巨虛上下廉。三焦爲孤獨之府，其於三部九候無所不統，故經之在上者屬手，俞之在下者居足。所以十二經中，惟此手之三陽，廼有下俞。故《本俞》曰："大腸小腸，皆屬於胃。三焦下俞，在於足小趾之前，少陽之後，出於俞中外廉，名曰委陽。"即此謂也。膀胱，足太陽也。委中，即本經之合。膽，足少陽也。陽陵泉，即本經之合。

◎邪在五藏之取

邪在肝之取

邪在肝，則兩脅中痛，寒中，惡血在内，行善掣節，時脚腫。取之行間以引脅下，補三里以溫胃中，取血脈以散惡血，取耳間青脈以去其掣。

此言肝邪諸病，而有刺之之法也。當取足厥陰肝經行間穴，以引出脅下之邪，在足大指縫間，動脈應手，鍼三分，灸三壯。補足陽明胃經三里，以溫其胃中之寒，取肝經血脈外見者，以散其在内之惡血；取耳間青脈以去其所行之掣節。

邪在心之取

邪在心，則病心痛，喜悲，時眩僕。視有餘不足，而調之其俞也。

此言心邪諸病，而有刺之之法也。當視其有餘不足而調之，實則瀉而虛則補，皆取其神門之爲俞穴者，以刺之耳。神門，繫心經穴，在掌後鋭骨端陷中，鍼三分，留七呼，灸七壯。《邪客》云："少陰，心脈也，五藏六府之大主也；精神之所舍也。其藏堅固，邪弗能客也，容之則心傷，心傷則神去，神去則死矣。"故諸邪之在心者，皆在心之包絡。包絡者，心主之脈也，故獨無俞焉，其外經病而藏不病，故獨取其經於掌後鋭骨之端。

邪在脾胃之治

邪在脾胃，則病肌肉痛。陽氣有餘，陰氣不足，則熱中善飢。陽氣不足，陰氣有餘，則寒中腸鳴腹痛。陰陽俱有餘，若俱不足，則有寒有熱，皆調於三里。

此言脾胃有邪諸病，而有刺之之法也，當取足陽明胃經三里穴以調之，此足陽明之合，可兼治脾胃之病。有餘則瀉，而不足則補耳。

邪在肺之取

邪在肺，則病皮膚痛，寒熱，上氣喘，汗出，欬動肩背。取之膺中外俞，背三節五藏之傍，以手疾按之，快然，迺刺之，取之缺盆中以越之。

此言肺邪諸病，而有刺之之法也。當取膺中外俞雲門、中府等穴以刺之。雲門，巨骨下，俠氣戶旁二寸陷中，去任脈兩旁相去各六寸。中府，雲門下一寸，乳上三肋間，去中行亦六寸，各灸五壯，鍼三分。又取背三節傍之肺俞，及取五椎傍之心俞穴，俱系足太陽膀胱經穴，去脊中各開一寸五分。鍼三分，留七呼。但心俞禁鍼。然先以手速按其處，自覺快爽，迺刺之耳。又必取缺盆穴，使邪氣從此而上越也。系陽明胃經穴，肩下橫骨陷中。鍼二分，留七呼，不宜太深，深則使人逆息。

邪在腎之取

邪在腎，則病骨痛陰痹。陰痹者，按之而不得，腹脹腰痛，大便難，肩背頸項痛，時眩。取之湧泉崑崙，視有血者盡取之。（《靈樞·五邪第二十》）

此言邪在腎，則病骨痛陰痹，而有刺之之法也。當取腎經之湧泉穴，足心陷中，屈足卷指宛宛中，跪取之，鍼三分，留三呼，灸三壯。又取膀胱經之崑崙穴，足外踝後，跟骨上陷中，細脈動應手，鍼三分，灸三壯，妊婦忌之。視有血者，則二經盡取之可也。

◎五藏病之取

肝病之取

肝病者，兩脅下痛引少腹，令人善怒，虛則目䀮無所見，耳無所聞，善恐，如人將捕之，取其經厥陰與少陽。氣逆則頭痛，耳聾不聰，頰腫，取血者。

取血者，謂取其經之多血者而去之。蓋足少陽與厥陰爲表裏，少陽常少血多氣，厥陰常多血少氣，藏府經氣相通，宜從厥陰之多血者而瀉之。

心病之取

心病者，胷中痛，脅支滿，脅下痛，膺背肩甲間痛，兩臂內痛，虛則胷腹大，脅下與腰相引而痛。取其經少陰太陽舌下血者。其變病，刺郄中血者。

手少陰太陽，心與小腸脈也，當隨其虛實而取之。心主舌，故取舌下血以瀉其實。變病，謂病屬少陰而證有異於前說者。郄中，陰郄穴也，爲手少陰之郄，血去則邪隨而瀉矣。郄，隙同。

脾病之取

脾病者，身重，善肌肉痿，足不收，行善瘛，腳下痛。虛則腹滿腸鳴，飧泄食不化，取其經太陰陽明少陰血者。

脾與胃爲表裏，故當取足太陰、陽明之經。少陰，腎脈也。脾主濕，腎主水，水能助濕傷脾，故當取少陰之血以泄其寒實。榮衛氣血，始於足少陰腎，生於足陽明胃，俞於足太陰脾，故取此三經以通經氣。

肺病之取

肺病者，喘欬，逆氣，肩背痛，汗出，尻陰股膝髀腨胻足皆痛，虛則少氣不能報息，耳聾嗌乾。取其經太陰足太陽之外，厥陰內血者。

太陰，肺之本經也，故當因其虛實取而刺之。更取足太陽之外，外言前也。足厥陰之內，內言後也。正謂內踝後直上腨之內側者，迺足少陰脈次也。視左右足脈，凡少陰部分，有血滿異於常處者，取而去之，以瀉其實。

腎病之取

腎病者，腹大脛腫，喘欬身重，寢汗出憎風，虛則胸中痛，大腹小腹痛，清厥，意不樂，取其經少陰太陽血者。（《素問·藏氣法時論第二十二》）

少陰與太陽爲表裏，藏府之經氣相通，故藏病而兼及於府經也。凡刺之道，自當虛補實瀉，然經絡有血，猶當先去血脈，而後平其有餘不足焉。《三部九候論》曰："必先度其形之肥瘦，以調其氣之虛實，實則瀉之，虛則補之，必先去其血脈而後調之。"此之謂也。

◎心疝暴痛之取

心疝暴痛，取足太陰厥陰，盡刺去其血絡。（《靈樞·熱病第二十三》）

此言心疝者，有刺之之法也。有患心疝而暴時作痛者，當取足太陰脾經、足厥陰肝經，凡有血絡者，盡刺去其血可也。《脈要精微論》曰："診得心脈而急，病名心疝，少腹當有形也。"

◎氣逆上之刺

氣逆上，刺膺中陷者，與下胸動脈。（《靈樞·雜病第二十六》）

此言氣逆者，而有刺之之法也。凡氣逆者，上刺膺中陷者中，即足陽明胃經膺牕穴也。及下胸前之動脈，當是任脈經之膻中穴也。蓋在中謂之胸，胸之傍爲膺耳。膺窗，在巨骨下五寸八分陷中，左右擊中行各四寸。鍼四分，灸五壯。膻中，兩乳間陷中，氣病治此。禁鍼，灸七壯。又曰鍼三分。

◎噦之刺

歲，以草刺鼻嚏，嚏而已。無息而疾迎引之，立已。大驚之，亦可已。（《靈樞·雜病第二十六》）

歲，當作噦，呃逆也。言其發聲，如車鑾之聲而有倫序，故名曰噦。此陽明所受之穀氣，欲從肺而轉達於膚表，肺氣逆還於胃，氣並相逆，復出於胃，故爲噦。故以草刺鼻，取嚏以通肺氣，肺氣疏通，則穀氣得以轉輸而呃逆止矣。無息，鼻息不通也。疾迎引之，連取其嚏也。夫穀入於胃，散精於心肝，大驚則肝心之氣分散，胃之逆氣亦可從之而外達也。

◎欠之治

黄帝曰：人之欠者，何氣使然？岐伯答曰：衛氣晝日行於陽，夜半則行於陰。陰者主夜，夜者臥。陽者主上，陰者主下。故陰氣積於下，陽氣未盡，陽引而上，陰引而下，陰陽相引，故數欠。陽氣盡，陰氣盛，則目瞑。陰氣盡，而陽氣盛，則寤矣。寫足少陰，補足太陽。（《靈樞·口問第二十八》）

衛氣之行於陽者自足太陽始，行於陰者自足少陰始，陰盛陽衰，所以爲欠。故當瀉少陰之照海，陰蹻所出也。補太陽之申脈，陽蹻所出也。少陰太陽標本相合，爲陰陽之主宰。

◎嚏之治

黄帝曰：人之嚏者，何氣使然？岐伯曰：陽氣和利滿於心，出於鼻，故爲嚏。補足太陽榮眉本，一曰眉上也。（《靈樞·口問第二十八》）

凡陽虛於下，則不能上達而爲嚏。故當取足太陽之榮於眉本，使津液上資，則陰陽相平矣。夫太陽之氣，主於膚表。一曰補眉上以取太陽之氣，使氣行於外，則不滿於心矣。

◎噦之治

黄帝曰：人之噦者，何氣使然？岐伯曰：穀入於胃，胃氣上注於肺，今有故寒氣與新穀氣俱還入於胃，新故相亂，眞邪相攻，氣竝相逆，復出於胃，故爲噦。補手太陰，寫足少陰。（《靈樞·口問第二十八》）

手太陰，肺經也。足少陰，腎經也。寒氣自下而昇，逆則爲噦，當補手太陰肺經於上以壯其氣；瀉足少陰腎經於下以引其寒。蓋寒從水化，噦之標在胃，噦之本在腎也。

◎太息之治

黄帝曰：人之太息者，何氣使然？岐伯曰：憂思則心系急，心系急則氣道約，約則不利，故太息以伸出之。補手少陰心主足少陽，留之也。（《靈樞・口問第二十八》）

太息者，當補手少陰心經、手厥陰心包經絡，及足少陽膽經，助木火之藏，則陽氣可舒，抑鬱可解，故皆宜留鍼補之。

◎唏之治

黄帝曰：人之唏者何氣使然？岐伯曰：此陰氣盛而陽氣虚，陰氣疾而陽氣徐，陰氣盛而陽氣絶，故爲唏。補足太陽，寫足少陰。（《靈樞・口問第二十八》）

唏之者，治之者，宜補陽而瀉陰，當於足太陽膀胱經、陽蹻脈氣所出者補之，足少陰腎經、陰蹻脈氣所出者瀉之。

◎噫之治

黄帝曰：人之噫者，何氣使然？岐伯曰：寒氣客於胃，厥逆從下上散，復出於胃，故爲噫。補足太陰、陽明。一曰補眉本也。（《靈樞・口問第二十八》）

腎爲水藏，太陽之上，寒氣主之。噦者寒氣在於肺，噫者寒氣在胃中。補足太陰、陽明二經，使脾胃氣溫，則客寒自散而噫可除。眉本，即足太陽經攢竹穴，是亦補陽氣也。

◎𨅏之治

黄帝曰：人之𨅏者，何氣使然？岐伯曰：胃不實則諸脈虚，諸脈虚則經脈懈惰，筋脈懈惰則行陰用力，氣不能復，故爲𨅏。因其所在，補分肉間。（《靈樞・口問第二十八》）

四體戰𨅏，各有分部，胃者肉其應，因其所在行陰，故補分肉閒，以取陽明之氣外出。

◎涎下之治

黄帝曰：人之涎下者，何氣使然？岐伯曰：飲食者，皆入於胃，胃中有熱則蟲動，蟲動則胃緩，胃緩則廉泉開，故涎下。補足少陰。（《靈樞・口問第二十八》）

涎下者，當取足少陰腎經以補之。蓋補陰則任脈下盛，而上之廉泉通，廉泉通而涎下於內，不下於外矣。

◎嗌乾之取

嗌乾，口中熱如膠，取足少陰。（《靈樞·雜病第二十六》）

此言嗌乾口熱之者，當有刺之之法也。嗌咽乾燥，口中甚熱，其津液如膠之稠，當取足少陰腎經之穴以補之，水王則火衰也。

◎喉痹之取

喉痹，不能言，取足陽明；能言，取手陽明。（《靈樞·雜病第二十六》）

此言喉痹者，當審其能言不能言，而分經以刺之也。手足陽明之脈，皆循喉嚨。能言者輕，但取之上；不能言者重，當瀉其下也。

◎膽癉之治

帝曰：有病口苦，取陽陵泉。口苦者病名爲何？何以得之？岐伯曰：病名曰膽癉。夫肝者中之將也，取決於膽，咽爲之使。此人者數謀慮不決，故膽虛，氣上溢，而口爲之苦。治之以膽募俞。治在《陰陽十二官相使》中。（《素問·奇病論第四十七》）

此言有膽癉之疾也。而有治之之法也。病有口苦，取足少陽膽經之陽陵泉以治之者，不但在陽陵泉也。凡五藏之募穴在腹，今曰膽之募者，即肝之募也，名曰期門。任脈經有巨闕穴，在鳩尾下一寸，其期門開巨闕傍四寸五分，直乳二肋端，不容傍一寸半，又曰乳直下一寸半，鍼四分，灸五壯。凡六府之俞穴在背，今曰膽之俞，即膽俞，十椎下兩旁，相去脊中各一寸半，鍼三分，灸五壯。此所當治者也，大抵治法具《陰陽·十二官相使》中。《陰陽》，古經名，今已亡失。

◎嘔膽之取

善嘔，嘔有苦，長太息，心中憺憺，恐人將捕之。邪在膽，逆在胃，膽液泄則口苦，胃氣逆則嘔苦，故曰嘔膽。取三里，以下胃氣逆，則刺少陽血絡，以閉膽逆，卻調其虛實，以去其邪。（《靈樞·四時氣第十九》）

嘔膽者，胃氣之逆也。刺足陽明經穴三里，故可下胃氣之逆。又刺足少陽血絡以平其木，則膽液不泄，故曰以閉膽逆。然必調其虛實，或補或瀉，皆可以去其邪也。

◎暴攣癇眩之取

暴攣癇眩，足不任身，取天柱。（《靈樞·寒熱病第二十一》）

攣，拘攣也。癇，癲癇也。眩，眩運也。合三證而足弱不能任身者，當取天柱如上文也。

◎暴癉內逆之取

暴癉内逆，肝肺相搏，血溢鼻口，取天府。（《靈樞·寒熱病第二十一》）

癉，消癉。暴癉，暴渴也。肝脈貫肺，故手太陰之氣逆，則肝肺相搏。肺主氣而肝主血，氣逆於中，則血亦留聚而上溢矣。肺廼水之生源，搏則津液不生而暴癉矣。皆當取手太陰之天府，以疏其搏逆。夫暴疾，一時之厥證也。此因於氣厥，故用數“暴”字。

◎邪在胃脘之取

飲食不下，鬲塞不通，邪在胃脘。在上脘，則刺抑而下之；在下脘，則散而去之。（《靈樞·四時氣第十九》）

此言刺邪在胃脘者之法也。如在上脘，臥鍼刺之，當抑而下之，即《上鬲》之所謂“氣爲上膈”，故治之者如此。如在下脘，則刺下脘，當散而去之，《上鬲》之所謂“蟲爲下膈”，故治之者如此。上脘下脘，俱任脈穴，即胃脘也。刺抑而下之，謂刺上脘以瀉其至高之食氣。散而去之，謂溫下脘以散其停積之寒滯也，鍼藥皆然。

◎耳中鳴之治

黄帝曰：人之耳中鳴者，何氣使然？岐伯曰：耳者，宗脈之所聚也。故胃中空則脈虚，虚則下溜，脈有所竭者，故耳鳴。補客主人，手大指爪甲上與肉交者也。（《靈樞·口問第二十八》）

耳鳴者，當補足少陽膽經之客主人穴，一名上關，耳前起骨上廉，開口有空，張口取之廼得。禁深鍼，鍼一分，留七呼，灸三壯。及手大指爪甲上曰少商者，廼手太陰肺經穴也。大指端內側，去爪甲如韭葉，白肉際宛宛陷中，鍼一分，留三呼，不宜灸。

◎自囓舌囓頰囓脣之治

黄帝曰：人之自囓舌者，何氣使然？此厥逆走上，脈氣輩至也。少陰氣至則囓舌，少陽氣至則囓頰，陽明氣至則囓脣矣。視主病者，則補之。（《靈樞·口問第二十八》）

自囓舌囓頰囓脣者，各視主病之經以補之耳。

◎五色獨決於明堂之治

帝曰：善。五色獨決於明堂乎？岐伯曰：五官已辨，闕庭必張，廼立明堂。明堂廣大，藩蔽見外，方壁高基，引垂居外，五色廼治。平博廣大，壽中百歲。見此者，刺之必已。如是之人者，血氣有餘，肌肉堅致，故可苦以鍼。（《靈樞·五閱五使第三十七》）

此言五色雖決於明堂，然五官諸部，皆當詳辨，不惟察色於明堂也。其闕上者，咽喉也；闕中者，肺也，即兩眉之間也。庭者，額中也，即首面也，顔也。必開而張，廼立明堂以閱之。明堂者，鼻也。其明堂廣大，而爲蕃爲蔽者，又見於外，蓋頰側謂之蕃，耳門謂之蔽耳。四周之壁既方，地角之基又高，引垂向外，五色又順，平博廣大，壽當中百歲也。

◎病在身形五藏之刺

帝曰：夫子言虛實者有十，生於五藏，五藏五脈耳。夫十二經脈，皆生其病，今夫子獨言五藏。夫十二經脈者，皆絡三百六十五節，節有病，必被經脈，經脈之病，皆有虛實，何以合之？岐伯曰：五藏者，故得六府與爲表裏，經絡支節，各生虛實，其病所居，隨而調之。病在脈，調之血；病在血，調之絡；病在氣，調之衛；病在肉，調之分肉；病在筋，調之筋；病在骨，調之骨。燔鍼劫刺其下，及與急者；病在骨，焠鍼藥熨；病不知所痛，兩蹻爲上；身形有痛，九候莫病，則繆刺之；痛在於左而右脈病者，巨刺之。必謹察其九候，鍼道備矣。（《素問·調經論第六十二》）

此言藏府虛實之病，相爲表裏，隨病而當施以治法也。神氣血肉志，各有虛實，是計之有十也，生於五藏，則似於十二經脈有所遺也，五藏六府，相爲表裏，所生諸病，各有虛實。其病所在，隨處可以調之；在脈則調之血，以脈者血之腑，脈實則血實，脈虛則血虛也；在血則調之絡，以血病則絡脈結也；在氣則調之衛，以衛爲陽氣也；在肉則調之分肉，以分肉爲肉之部也；在筋則調之筋，用燔鍼以刼刺其下，及其所急處是也，在骨則調之骨，下文用焠鍼及藥熨者是也。《終始》云：“在筋守筋，在骨守骨。”病有不知所痛者，刺兩蹻之上，謂申脈照海二穴也；身形有痛，九候莫病，則用繆刺法以刺其絡穴，左痛刺右，右痛刺左也；痛在於左，而右脈病者，則用巨刺法，以刺其經穴，左痛刺右，右痛刺左者是也。繆刺巨刺，特有經絡之不同耳，必謹察其九候之脈而刺之，鍼道備矣。

◎背與心相控而痛之治

岐伯再拜而起曰：臣請言之。背與心相控而痛，所治天突與十椎及上紀。上紀者，胃脘也。下紀者，關元也。背胷邪系陰陽左右如此。其病前後痛濇，胷脅痛而不得息，不得臥，上氣短氣，偏痛，脈滿起，斜出尻脈絡胷脅，支心貫鬲，上肩加天突，斜下肩交十椎下。（《素問·氣穴論第五十八》）

心，謂心胷也。夫背爲陽，胷腹爲陰。督脈循於背，總督一身之陽。任脈循於腹，統任一身之陰。控，引也。背與心相控而痛者，陰陽相引而痛也。此先論陰陽二氣，總屬任督之所主，而後論藏府陰陽之氣，各有所注之穴焉。天突在結喉下中央，廼陰維任脈之會。十椎在大椎下第七椎，迺督脈至陽之穴，督脈陽維之會也。蓋大椎上尚有三椎，總數之爲十椎也。胃脘，中脘也。中脘者，胃之募也。手太陽少陽足陽明三脈所生，脈氣所發也。關元，在臍下三寸，足三陰任脈之會。此四穴者，迺陰陽氣之交會也。先以胸背分陰陽，後以上下分陰陽。背胷之邪繫於陰陽，引及於左右，偏痛亦如此，蓋左爲陽而右爲陰也。其病前後痛濇者，背胷邪繫陰陽也。胷脅痛者，其脈絡胷脅，故左右如此也。不得息，不得臥，上氣短氣者，督脈上貫心膈入喉，任脈入膻中，上喉嚨也。偏痛者，其脈邪出尻絡脅，上肩而斜下也。陰陽繫邪，胷背相引，由任督之相交，任督之合，又由督之大絡，而交通於任脈也。督之大絡，名曰長強，俠脊上項散頭上下，當肩胛左右，別走太陽，入貫膂。所謂大絡者，若江河之外，別有江河。經脈滿則轉溢於大絡，故督脈滿則斜出於尻脈。蓋督脈之別，斜出於尻絡胷脅也。其絡支心貫膈，上肩胛，而與任脈交會於天突，復斜下肩而與督脈交合於十椎下間，故胷背相控而痛。所治在天突與十椎閒者，迺大絡之通會處也。

◎胷腹之刺

刺胷腹者，必以布憿著之，迺從單布上刺。刺之不愈復刺，刺鍼必肅，刺腫搖鍼，經刺勿搖，此刺之道也。（《素問·診要經終論第十六》）

此下言刺法也。胸腹虛淺近藏，故必以布幭著之而後刺，所以護心腹，慎風寒也。憿，布也。著，被服也。刺之不愈復刺者，以平爲期也。刺鍼必肅者，敬謹毋忽也。刺腫搖鍼者，搖大其竅，瀉之速也。經刺勿搖者，恐泄其氣也。

◎腹滿之取

小腹滿大，上走胃至心，淅淅身時寒熱，小便不利，取足厥陰。

此言小腹滿者，小便不利者，當審其諸證，取足厥陰經以刺之。

腹滿，大便不利，腹大，亦上走胷嗌，喘息喝喝然，取足少陰。

腹滿有大便不利者，此則當取足少陰腎經以刺之。

腹滿，食不化，腹響響然，不能大便。取足太陰。（《靈樞·雜病第二十六》）

大腹滿者，其大便不利，當取足太陰經以刺之。

◎諸脹之治

凡此諸脹者，其道在一。明知逆順，鍼數不失。寫虛補實，神去其室，致邪失正，眞不可定，粗之所敗，謂之夭命。補虛寫實，神歸其室，久塞其空，謂之良工。（《靈樞·脹論第三十五》）

久塞其空，虛則補之，其穴空皆正氣充塞。此言治脹之法，補瀉有得失，而醫工分高下也。其道在一者，謂三合而爲一也。逆順者，謂榮行脈中，衛行脈外，相逆順而爲行也。塞其空者，外無使經脈膚腠疏空，內使藏府之神氣充足，自無厥逆之患。此良工治未病也。

◎脈脹膚脹之治

黄帝曰：藏府之在胷脅腹裹之內也，若匣匱之藏禁器也，各有次舍，異名而同處一域之中，其氣各異，願聞其故。[1] **黄帝曰：未解其意，再問。岐伯曰：夫胷腹，藏府之郭也；膻中者，心主之宮城也；胃者，太倉也；咽喉小腸者，傳送也；胃之五竅者，閭里門戶也；廉泉玉英者，津液之道也。故五藏六府者，各有畔界，其病各有形狀。榮氣循脈，衛氣逆爲脈脹，衛氣竝脈循分爲膚脹。三里而寫，近者一下，遠者三下，無問虛實，工在疾寫。**（《靈樞·脹論第三十五》）

當取足陽明胃經之三里而瀉之。在於膚脈而近者一瀉，在於城郭而遠者三下，無問虛實，工在疾瀉。蓋留之則爲藏府之脹矣。衛氣出於太倉，故瀉胃之三里。

◎膚脹鼓脹之治

黄帝曰：膚脹鼓脹可刺耶？岐伯曰：先寫其脹之血絡，後調其經，刺去其血絡也。（《靈樞·水脹第五十七》）

膚脹者，寒氣客於外；鼓脹者，寒氣客於內。故先瀉其脹之血絡，後調其經，刺其血絡。蓋先瀉其外，後調其內，而復治其外，外內之相通也。夫腸覃石瘕，廼有形之血積，可從氣分而導之；膚脹鼓脹，廼無形之氣脹，可從血絡而瀉之，血氣之相通也。

◎小腹痛腫之取

小腹痛腫，不得小便，邪在三焦約。取之太陽大絡，視其絡脈與厥陰小絡，結而血者，腫上及胃脘，取三里。（《靈樞·四時氣第十九》）

邪在三焦約者，當取足太陽大絡而刺之，即飛揚穴。《本俞》云："三焦者，上踝五寸，光明之別，入貫腨腸，出於委陽，並太陽之正，絡膀胱。"又必視其絡脈與足厥陰肝經有結血者，盡取之。若少腹腫及於胃脘，則取胃經之三里穴以刺之。

◎腹暴滿之取

腹暴滿，按之不下，取太陽經絡者，胃之募也。少陰俞，去脊椎三寸傍五，用員利鍼。（《素問·通評虛實論第二十八》）

此論中焦之虛實也。經云："胃病者，腹脹滿。"腹暴滿而按之不下，胃之實證也，

---

① 有闕文——筆者註。

宜取手太陽之經絡。太陽之絡，廼胃之募也，蓋小腸爲受盛之府，故從手太陽以瀉其胃焉。又腎者，胃之關也，關門不利，則聚水而爲脹，故曰當刺足少陰之俞焉。手太陽之絡，名曰支正，在腕後五寸閒。足少陰之俞，在脊下第十四椎兩傍，各開一寸五分，故曰三寸傍也。圓利鍼者，且圓且利，以取暴氣者也。或曰脊椎兩傍各開三寸，名曰志室，亦足少陰之俞。

◎腸中不便之取

腸中不便，取三里，盛寫之，虛補之。(《靈樞・四時氣第十九》)

此言刺大便不通之法也。腸，大腸也。大腸不通，當取三里穴以刺之。其不便者，由於邪氣之盛，則瀉之；由於正氣之虛者，則補之耳。

◎腹中常鳴之刺

腹中常鳴，氣上衝胷，喘不能久立，邪在大腸。刺肓之原，巨虛上廉三里。(《靈樞・四時氣第十九》)

腹中常鳴，氣上衝胷，喘不能久立，邪在大腸。當刺肓之原，《九鍼十二原》云："肓之原，出於脖胦"者是也。一名下氣海，一名下肓，臍下一寸半，繫任脈絞穴，鍼八分，得氣即瀉，後宜補。又取巨虛上廉及三里穴以刺之。巨虛上廉，一名上巨虛，在三里下三寸。《本俞》云："胃經膝下三寸，三里爲合，復下三里三寸，爲巨虛上廉，復下上廉三寸，爲巨虛下廉。"大腸屬上廉，小腸屬下廉，故此篇邪在大腸，宜刺巨虛上廉。

◎脹飧泄之刺

脹取三陽，飧泄取三陰。(《靈樞・九鍼十二原第一》)

脹，腹脹也。飧泄，完穀不化也。病脹者當取足之三陽，即胃、膽、膀胱三經也。飧泄者當取足之三陰，即脾、肝、腎三經也。

◎飧泄之治

飧泄，補三陰之上，補陰陵泉，皆久留之，熱行廼止。(《靈樞・四時氣第十九》)

此內因之病，在脾而爲飧泄也。脾爲濕土，廼陰中之至陰，脾氣虛寒則爲飧泄，故當補三陰之上，補陰陵泉，皆久留之，候熱氣行至廼止。三陰之上，足三陰交穴。陰陵泉，脾之合穴也。

◎病注下血之取

病注下血，取曲泉。(《靈樞・厥病第二十四》)

病注下血者，此厥在氣而入於經也。厥陰肝經主血，此厥陰之氣，厥於經，故當取本經之曲泉以止血。

◎霍亂之刺

霍亂，刺俞傍五，足陽明及上傍三。（《素問·通評虛實論第二十八》）

邪在中焦則既吐且瀉，藏氣反復，神志撩亂，故曰霍亂。俞傍，即上文少陰俞之傍，志室穴也。亦各刺五痏。足陽明，言胃俞也。再及其上之傍，廼脾俞之外，則意舍也。當各刺三痏。

◎風㽷膚脹之取

風㽷膚脹，爲五十七痏，取皮膚之血者盡取之。（《靈樞·四時氣第十九》）

㽷，即水，以水爲疾也。此外因之邪，病在於皮膚也。㽷，水病也。因汗出遇風，風水之邪，留於皮膚而爲腫脹也。爲五十七痏，取皮膚之血者，盡取之，蓋邪在皮膚，當從膚表而出。

◎㽷水之刺

徒㽷，先取環谷下三寸，以鈹鍼鍼之，已刺而筩之，而內之，入而復之，以盡其㽷，必堅。來緩則煩悗，來急則安靜。間日一刺之，㽷盡廼止。飲閉藥，方刺之時徒飲之，方飲無食，方食無飲，無食他食，百三十五日。（《靈樞·四時氣第十九》）

此泄水之法也。徒，但也。有水無風，故曰徒水。環谷，義無所考，或即足少陽之環跳穴。其下三寸許，垂手著股，中指盡處，惟奇穴中有風市一穴，或者即此，明者察之。鈹鍼，第五鍼也。筩，筩室也。已刺而筩之而內之，入而復之，以盡其㽷，謂用鍼如筩之歸筩，出入頻復，開通其道，以盡其㽷也。然㽷在膚中，其候必堅。若鍼後水來遲緩，則必煩悶；若來急速，則必安靜矣。仍須間日一刺，以水盡而止。《鍼要》曰："凡水氣惟得鍼水溝，若鍼餘穴，水盡即死。"是又不可不知也。凡患水病者，小便多不利，既已刺治如前，仍須飲通閉之藥以拔其本，即方刺之時，亦但飲無礙也。藥食不宜相混，混則難於取效。水腫既消，當忌傷脾發濕等物，至一百三十五日之外，方保其不復矣。

◎癃之取

癃，取之陰蹻，及三毛上及血絡出血。（《靈樞·熱病第二十三》）

小便不通曰癃，當取足少陰之照海穴，廼陰蹻之所生也。及三毛上者，足厥陰之大敦也。蓋腎與膀胱爲表裏，肝經行於少腹，故當取此二經以治之。若其有血絡者，仍當刺之出血。

◎手足陰陽所苦之治

今知手足陰陽所苦，凡治病必先去其血，廼去其所苦，伺之所欲，然後寫有餘，補不足。(《素問・血氣形志第二十四》)

今欲知手足陰經陽經所苦之疾，果在何經，廼去其所苦，如肝苦急，心苦酸，脾苦濕，肺苦氣上逆，腎苦燥之類。又伺其所欲，如肝欲散，心欲耎，肺欲收，脾欲燥，腎欲堅之類。然後於有餘之經而瀉之，不足之經而補之，則用鍼之道盡矣。

◎病始手臂頭首足脛之取

五藏，身有五部：伏兔一；腓二，腓者，腨也；背三；五藏之俞四；項五。此五部有癰疽者死。

病始手臂者，先取手陽明太陰而汗出。

此分別形身上下，各有所主之陰陽也。夫身半以上，手太陰陽明皆主之，故病始手臂者，而有先刺之法也。手臂廼手陽明大腸經、手太陰肺經脈氣所行，故病始手臂者，先取此二經刺之以出汗，則其邪可去矣。

病始頭首者，先取項太陽而汗出。

太陽之氣，生於膀胱，而上出於頭項，病始於頭首者，而有先刺之法也。項上於頭，廼是太陽膀胱經脈氣所行，故病始於頭首者，先取此經刺之以出汗，其邪可去矣。

病始足脛者，先取足陽明而汗出。(《靈樞・寒熱病第二十一》)

病始足脛者，而有先刺之法也。身半以下，足太陰陽明皆主之，故病始足脛者，先取足陽明而汗出。曰始者，謂病始於下者，下行極而上；始於上者，上行極而下。曰先者，謂手足之陰陽，雖各有所主，然三陰三陽之氣，上下昇降，外內出入，又互相交通者也。

◎手屈而不伸伸而不屈之治

手屈而不伸者，其病在筋；伸而不屈者，其病在骨。在骨守骨，在筋守筋。(《靈樞・終始第九》)

此言屈伸可驗筋骨之病，當各守其法以刺之也。屈而不伸者，筋之拘攣也，故治當守筋，不可誤求於骨。伸而不屈者，骨之廢弛也，故治當守骨，不可誤求於筋也。

◎足髀不可舉之取

足髀不可舉，側而取之，在樞合中。(《靈樞・厥病第二十四》)

此言足髀不能舉者，當側臥而取之，在髀樞中，即足少陽膽經之環跳穴也。倒臥，伸下足，屈上足，以右手摸穴，以左手搖撼取之。鍼一分，留二呼，灸三壯。

◎胗絡季脅引少腹而痛脹之刺

胗絡季脅，引少腹而痛脹，刺譩譆。（《素問·骨空論第六十》）

胗絡季脅，肋骨之盡處，少陽厥陰之部署也。痛引少腹者，連及於膀胱也。夫太陽爲諸陽主氣，故陽氣陷下者，灸太陽之譩譆。脅腹引痛者，亦刺譩譆以疏洩。蓋志意和則筋骨強健，而邪病自解矣。蓋心有所憶謂之意，意之所在謂之志。少陽主骨，厥陰太陽主筋，少厥屬木，木生於水，故痛引少腹。

◎少腹積之刺

病在少腹有積，刺皮髓以下，至少腹而止，刺俠脊兩傍四椎間，刺兩髂髎季脅肋間，導腹中氣熱下已。（《素問·長刺節論第五十五》）

“髓”字，編考韻篇皆無，全元起本作“髓”字，於義亦未爲得。《新校正》云當作“皮髓”，“骺”字誤也，《釋義》云：“髓，骨端也。”此言皮髓以下者，蓋謂足厥陰之章門、期門二穴，皆在橫皮肋骨之端也。及下至小腹而止者，如足陽明之天樞、歸來，足太陰之府舍、衝門，足少陰之氣穴。四滿，皆主奔豚積聚等病。俠脊兩傍四椎間，此足太陽之厥陰俞，手心主脈氣所及也。按《脈要精微論》曰：“心爲牡藏，小腸爲之使，故曰少腹當有形也。”然則厥陰俞能主少腹之疾無疑。腰骨曰髂。兩髂髎者，謂腰骨兩傍之居髎也。季脅肋間，京門也。皆足少陽經穴。導，引也。導引腹中熱氣，下入少腹，則病已矣。

◎小腹控睾引腰脊上衝心之取

小腹控睾，引腰脊，上衝心，邪在小腸者，連睾系，屬於脊，貫肝肺，絡心系，氣盛則厥逆，上衝腸胃，熏肝，散於肓，結於臍。故取之肓原以散之，刺太陰以予之，取厥陰以下之，取巨虛下廉以去之，按其所過之經以調之。（《靈樞·四時氣第十九》）

取肓原以散之，散臍腹之結也。刺太陰以予之，補肺經之虛也。取厥陰以下之，瀉肝經之實也。取巨虛下廉以去之，求小腸之所屬也。按其所過之經，謂察其邪之所在以調之也。

◎膝痛之治

坐而膝痛，治其機。（《素問·骨空論第六十》）

坐而膝痛者，屈而不伸也，故當治其機。機關利則屈伸皆利矣。夫屈而不伸者，其病在筋；伸而不屈者，其病在骨。膝者筋之會，而諸筋皆屬於節，故特論其膝焉。機者，俠臀兩傍骨縫之動處。即足少陽之環跳穴也。

◎膝痛及拇指之治

膝痛，痛及拇指，治其膕。（《素問・骨空論第六十》）

拇指，足之拇指，厥陰肝經之井滎。膝痛，痛及拇指者，治其膕。膕，膕中者，即委中也，係足太陽膀胱經穴。膕中央約文動脈應手，鍼五分，灸三壯。

◎坐而膝痛之治

坐而膝痛如物隱者，治其關。（《素問・骨空論第六十》）

坐而膝痛如物隱者，治其關。膕上爲關，蓋關在膕上，當楗之後，今坐而膝痛如膝中有物隱於內者，當治其關，疑是承扶穴也，係足太陽膀胱經。在尻臀下陰紋中，鍼七分，灸三壯。

◎膝痛不可屈伸之治

膝痛不可屈伸，治其背內。（《素問・骨空論第六十》）

膝痛不可屈伸者，治其背內。背內，足太陽經之大杼穴也。在項後第一椎下，兩旁相去脊中各一寸半，鍼三分，禁灸。

◎膝中痛之取

膝中痛，取犢鼻，以員利鍼，發而閒之。鍼大如氂，刺膝無疑。（《靈樞・雜病第二十六》）

此言膝痛者，當取足陽明胃經之犢鼻穴以刺之。膝臏下，骬骨上，挾解大筋陷中，形如牛鼻，故名。鍼三分，灸三壯。其所用之鍼，則第六曰圓利鍼者，必發其鍼而又閒刺之，非止一刺而已也。此鍼取法於氂鍼，微大其末，反小其身，令可深納，長一寸六分，刺膝用之而無疑也。

◎蹇膝伸不屈之治

蹇膝伸不屈，治其楗。（《素問・骨空論第六十》）

此節論膝之爲病，而當治其機楗骸關之骨空也。蹇膝者，謂淹蹇而難於屈伸也。伸不屈，能伸不能屈也。股骨曰楗。治其楗者，謂治其膝輔骨之上，前陰橫骨之下，蓋指股中足陽明髀關等穴也。

◎淫濼脛酸之治

淫濼脛痠，不能久立，治少陽之維，在外上五寸。（《素問・骨空論第六十》）

淫濼，滑精遺瀝也。如《本神》曰：“精傷則骨酸痿厥，精時自下。”即此節之謂。故淫濼脛酸，不能久立者，當治少陽之維。維，絡也，足少陽之絡穴光明，在外踝上五寸。

◎有所墮墜之刺

人有所墮墜，惡血留内，腹中滿脹，不得前後，先飲利藥，此上傷厥陰之脈，下傷少陰之絡。刺足内踝之下，然骨之前血脈出血，刺足跗上動脈；不已，刺三毛上各一痏，見血立已。左刺右，右刺左。善悲驚不樂，刺如右方。（《素問・繆刺論第六十三》）

人有所墮墜，惡血留内，腹中滿脹，不得前後，先飲利藥，此上傷厥陰之脈，下傷少陰之絡。當刺足内踝下厥陰之中封，然谷前少陰之絡脈，血脈出血，以調其經。再刺足跗上陽明之動脈，以消腹脹，如不已，再刺三毛上肝經之大敦。蓋墮墜者，傷筋骨與血，肝主筋而主血也。如悲驚不樂者，亦刺如前法。蓋墮傷血脈筋骨，傷五藏外合之有形，悲驚不樂，傷五藏内藏之神志，皆當以鍼調之。

◎身有所傷之取

身有所傷，血出多，及中風寒，若有所墮墜，四支懈惰不收，名曰體惰。取其小腹齊下三結交。三結交者，陽明太陰也，齊下三寸關元也。（《靈樞・寒熱病第二十一》）

此言病體惰者，而有刺之之法也。當取小腹齊下三結交之穴以刺之。蓋本經爲任脈，而足陽明胃、足太陰脾經之脈，亦結於此，故謂之三結交也，即齊下三寸之關元穴耳。

◎男子如蠱女子如怚之取

男子如蠱，女子如怚，身體腰脊如解，不欲飲食，先取湧泉見血，視跗上盛者，盡見血也。（《靈樞・熱病第二十三》）

怚，《玉篇》云：“驕也。”但義不甚通，疑當作“疽”。此言男女成脹鬱證者，有刺之之法也。男子有脹病，如犯蠱毒相似；女子有鬱病，如成疽疾相似。其身體腰脊俱如解分，不相連屬，又不欲飲食，此病在上者，當取之下，宜先取腎經湧泉穴，以見血，又視足面之爲跗上者，其血絡盛處，盡取之以見血，蓋指足陽明胃經也。

◎疝之刺

病在少腹，腹痛，不得大小便，病名曰疝，得之寒。刺少腹兩股間，刺腰髁骨間，刺而多之，盡炅病已。（《素問・長刺節論第五十五》）

當刺少腹者，去肝腎之寒也。刺兩股間者，去陽明、太陰之邪也。刺腰髁間者，凡腰中在後在側之成片大骨，皆曰髁骨。在後者，足太陽之所行。在側者，足少陽之所行。凡此諸經皆非寒疝，但察邪之所在者，多取其穴而刺之，俟其少腹盡熱，則病已矣。炅，熱也。

◎腐腫之刺

治腐腫者，刺腐上，視癰小大深淺刺。刺大者多血，小者深之，必端內鍼爲故止。（《素問・長刺節論第五十五》）

"小者深之"，疑此誤，此言刺腐腫之法也。腐腫，謂腫中肉腐敗爲膿血者。刺其腐上，癰小者則淺其鍼，大者則深其鍼。蓋刺大，欲其多出血，故深刺之；刺小者，不欲其多出血，故淺刺之也，但端納其鍼，候病去復故則止鍼矣。

◎癰之刺

癰不知所，按之不應手，乍來乍已，刺手太陰傍三痏，與纓脈各二。掖癰大熱，刺足少陽五，刺而熱不止，刺手心主三，刺手太陰經絡者大骨之會各三。暴癰筋緛，隨分而痛，魄汗不盡，胞氣不足，治在經俞。（《素問・通評虛實論第二十八》）

癰疽已生，未知的所，故按之不應手也。乍來乍已，痛無定處也。刺手太陰傍者，太陰之脈，自掖下出中府，中府之傍，迺足陽明氣戶、庫房之次。刺瘢曰痏，三痏，三刺也。纓脈，結纓兩傍之脈，亦足陽明頸中水突、氣舍等穴。刺足少陽五者，少陽近掖之穴，則淵掖、輒筋也。刺手心主三者，天池在掖下也。刺手太陰經絡者，列缺也。大骨之會各三者，謂肩後骨解中，手太陽肩貞穴也。緛，縮也。隨分而痛，隨各經之分也。魄汗，陰汗也。胞氣不足，水道不利也。治在經俞，隨癰所在，以治各經之俞穴，如手太陰之俞，太淵之類是也。

◎癰邪之刺

凡刺癰邪，無迎隴，易俗移性，不得膿，脆道更行，去其鄉，不安處所，迺散亡。諸陰陽過癰者，取之其俞寫之。（《靈樞・刺節眞邪第七十五》）

隴，盛也。《榮衛生會》曰："日中而陽隴。"《生氣通天論》作"隆"，蓋隴、隆通用也。無迎隴者，癰邪之來銳，所當避也。易俗移性，謂宜從緩調和，如移易俗性，不宜欲速。此釋上文腫聚散亡也。脆，柔脆潰堅之謂。凡癰毒不化則不得膿，故或託其內，或溫其外，或刺以鍼，或灸以艾，務化其毒，皆脆道更行也。鄉，向也。安，留聚也。去其毒氣所向，不使安留處所，迺自消散矣。故於諸陰經陽經，但察其過於壅滯者，皆當取俞穴以瀉其銳氣，是即所謂去其鄉也。

◎癰疽已有膿血之治

黄帝曰：其已有膿血，而後遭乎？不道之以小鍼治乎？岐伯曰：以小治小者，其功小；以大治大者，多害。故其已成膿血者，其惟砭石鈹鋒之所取也。（《靈樞・玉版第六十》）

此言癰疽已成膿血者，惟治之以砭石、鈹鍼、鋒鍼而已，以小治小者其功小，故不可用小鍼也。以大治大者多害，故鈹鋒之外，不可輕用也。唯砭石者，以石爲鍼，及鈹鍼、鋒鍼，皆可以取之耳。《九鍼論》："四曰鋒鍼，取法於絮鍼。筒其身，鋒其末，長一寸六分，主癰熱出血。五曰鈹鍼，取法於劍鋒，廣二分半，長四寸，主大癰膿兩熱爭者也。"又見《九鍼十二原》中。

◎蟲癰之刺

黄帝曰：刺之奈何？岐伯曰：微按其癰，視氣所行，先淺刺其傍，稍内益深，還而刺之，毋過三行。察其沉浮，以爲深淺。已刺必熨，令熱入中，日使熱内，邪氣益衰，大癰廼潰。伍以參禁，以除其内，恬惔無爲，廼能行氣，後以鹹苦，化穀廼下矣。（《靈樞・上鬲第六十八》）

毋，無同。伍，互同。澹，儋同。此言刺下脘之癰者，必有其法也。輕按其癰，察其氣所必由以刺之也。先淺刺其傍氣所及之處，稍納其鍼而漸深之，以泄其流行之邪，然後還刺其所病之正穴，以拔其積聚之本；但宜至再至三而止，不可過也。邪沉者深刺之，邪浮者淺刺之，刺後必熨以火而日使之熱，則氣溫於内而邪自潰散也。三相叅爲參，五相伍爲伍。凡食息起居，必參伍宜否，守其禁以除内之再傷。又必恬憺無爲，以養其氣，則正氣廼行，而邪氣庶乎可散。蓋膈證最爲難愈，故當切戒如此。鹹從水化，可以潤下耎堅，苦從火化，可以溫胃，故皆能下穀也。上文云氣爲上膈者，食飲入而還出。夫氣有虛實，實而氣壅，則食無所容，虛而氣寒，則食不得化，皆令食入即出也。至若蟲爲下膈者，蟲上食則下脘虛，其寒汁流於腸中，而後致癰滯不行，則亦因陽氣之虛於下，故食入周時復出也。然余嘗治一中年之婦患此證者，因怒因勞，皆能舉發，發時必在黄昏，既痛且吐，先吐清涎，廼及午食，午食盡，廼及蚤食，循次而盡，方得稍息，日日如是，百藥不效。廼相延視，則脈弦而大。余曰："此下膈證也。"夫弦爲中虛，大爲陰不足。蓋其命門氣衰，則食至下焦，不能傳化，故直至日夕陽衰之時，則逆而還出耳。廼用八味參杞之屬，大補陰中之陽，隨手而應。自後隨觸隨發，用輒隨效，廼囑其加意慎重，調至年餘始愈。可見下膈一證，有食入周日復出而不止時者，有不因蟲癰而下焦不通者矣。此篇特言蟲癰者，蓋亦下膈之一證耳。

◎鼠瘻之刺

黃帝曰：去之奈何？岐伯曰：鼠瘻之本，皆在於藏，其末上出於頸掖之間，其浮於脈中，而未內著於肌肉，而外爲膿血者，易去也。

《素問・骨空論》亦有刺寒熱法，此言刺瘰癧之有法也。瘰癧必起於少陽，而後延及陽明，二經表裏相傳，迺至厥陰、太陰俱能爲病。大抵因鬱氣之積、食味之厚或風熱之毒結聚而成，故其所致之本皆出於藏，而標則見乎頸掖之間也。若其陰藏之毒氣，傳於府陽，而外出於末者，可刺而易已也。夫藏爲本，脈爲末。其毒在藏而上出於頸掖之間，其浮於脈中，而外爲膿血者，此毒氣出於末，而從脈潰，故易已也。

黃帝曰：去之奈何？岐伯曰：請從其本，引其末，可使衰去而絕其寒熱。審按其道以予之，徐往徐來以去之。其小如麥者，一刺知，三刺而已。（《靈樞・寒熱第七十》）

去之者，謂去其致之之本，則外見之末，自可引而衰也。予，與之鍼也。審按其道，審脈氣所由之道也。徐往徐來，即補瀉之法，所謂徐而疾則實，疾而徐則虛也。小如麥者，其初起也，故一刺即知其效，三刺其病可已，所以治在宜蚤，不可因小而忽之。

◎鼠瘺寒熱之刺

鼠瘻寒熱，還刺寒府，寒府在附膝外解榮。（《素問・骨空論第六十》）

鼠瘺，瘰癧也。寒府在附膝外解榮，謂在膝下外輔骨之骨解閒也。凡寒氣自下而上者，必聚於膝，是以膝臏最寒，故名寒府。榮，窟也。當是足少陽經之陽關穴。蓋鼠瘺在頸掖之閒，病由肝膽，故當取此以治之。

五、灸則灸法

◎補寫之灸法

以火補者，毋吹其火，須自滅也；以火寫者，疾吹其火，傳其艾，須其火滅也。（《靈樞・背俞第五十一》）

見下《背俞之灸》。

◎大風汗出之灸

大風汗出，灸譩譆。譩譆在背下俠脊傍三寸所，厭之令病者呼譩譆，譩譆應手。（《素問・骨空論第六十》）

此言感大風而欲汗出者，當灸譩譆穴也。譩譆，系足大陽膀胱經，在背下俠脊第六椎下，兩旁各開一寸五分，共計有三寸所，醫工以手指壓之，令病者呼譩譆譩譆，諺請，則其脈應手者是也。鍼六分，留三呼，瀉五吸，灸二七壯。

◎折之灸

折使揄臂，齊肘正，灸脊中。（《素問·骨空論第六十》）

此言折臂者，當有灸之之法也。凡人折臂者，使人自搖其臂而曲之，上與肘齊，即臂脊之中而灸之，以疏通其肘臂之氣。蓋細詳之，廼三陽絡之所也。

◎寒熱之灸

灸寒熱之法：先灸項大椎，以年爲壯數；次灸橛骨，以年爲壯數，視背俞陷者灸之，舉臂肩上陷者灸之，兩季脅之間灸之，外踝上絕骨之端灸之，足小指次指間灸之，腨下陷脈灸之；外踝後灸之，缺盆骨上切之堅痛如筋者灸之，膺中陷骨間灸之，掌束骨下灸之，齊下關元三寸灸之，毛際動脈灸之，膝下三寸分間灸之，足陽明跗上動脈灸之，巔上一灸之，犬所齧之處灸之三壯，即以犬傷病法灸之。凡當灸二十九處。傷食灸之，不已者，必視其經之過於陽者，數刺其俞而藥之。（《素問·骨空論第六十》）

此下灸寒熱之法，多以虛勞爲言，然當因病隨經而取之也。大椎，督脈穴，灸如患者之年數。尾盡之穴曰橛骨，任脈穴也。背俞，皆足太陽經穴。陷下之處，即經氣之不足者，故當灸之。舉臂肩上陷者，肩髃也，手陽明經穴。兩季脅之間，足少陽京門穴也。外踝上絕骨，足少陽陽輔穴也。足小趾次趾間，足少陽俠谿穴也。腨下陷脈，足太陽承山穴也。外踝後，足太陽昆侖穴也。缺盆骨上切之堅動如筋者，此結聚也，但隨其所有而灸之，不必拘於俞穴。膺中陷骨間，任脈之天突穴也。掌束骨下，手少陽陽池穴也。任脈之關元穴在齊下三寸。毛際動脈，足陽明氣衝穴也。膝下三寸分間，足陽明三里穴也。足陽明跗上動脈，衝陽穴也。巔上，督脈之百會穴也。犬傷令人寒熱者，古有灸法如此，故云然也。自犬齧之上，共計二十九處。犬傷者無定所，故不在數內。傷食而發寒熱者，如上法求陽明經穴灸之。過於陽者，陽邪之盛者也。刺可瀉其陽，藥可瀉其陰，灸之不已，當變其治法如此。

◎癲疾之灸

治癲疾者，常與之居，察其所當取之處，病至，視其有過者寫之，置其血於瓠壺之中，至其發時，血獨動矣。不動，灸窮骨二十壯。窮骨者，骶骨也。（《靈樞·癲狂第二十二》）

此言治癲疾之法也。凡欲治癲疾者，常與之居，察其病在何經？當取何穴？及病已發時，視其有病之經瀉之，即以所刺之血，置之瓠壺之中，至於此病又發，其血當獨動。

如血不動，宜灸脊盡之骶骨長強穴二十壯。欲得長強，伏地取之，鍼二分，留七呼，灸五狀。

◎背俞之灸

黄帝問於岐伯曰：願聞五藏之俞出於背者。岐伯曰：背中大俞在杼骨之端，肺俞在三焦之閒，心俞在五焦之閒，鬲俞在七焦之閒，肝俞在九焦之閒，脾俞在十一焦之閒，腎俞在十四焦之閒，皆挾脊相去三寸所，則欲得而驗之，按其處，應在中而痛解，廼其俞也。灸之則可，刺之則不可。氣盛則寫之，虚則補之。以火補者，毋吹其火，須自滅也；以火寫者，疾吹其火，傳其艾，須其火滅也。（《靈樞·背俞第五十一》）

此言五藏之俞，但可灸而不可刺也。不惟鍼有補瀉，而灸亦有補瀉。凡欲以火補者，勿吹其火致令疾速，必待其從容自滅可也。凡欲以火瀉者，必疾吹其火，欲其迅速，即傳易其艾，須其火之速滅可也。此用火補瀉之法。

六、取穴法

◎五藏俞之取法

欲知背俞，先度其兩乳閒，中折之，更以他草度去半已，即以兩隅相拄也。廼舉以度其背，令其一隅居上，齊脊大椎，兩隅在下，當其下隅者，肺之俞也；復下一度，心之俞也；復下一度，左角肝之俞也，右角脾之俞也；復下一度，腎之俞也。是謂五藏之俞，灸刺之度也。（《素問·血氣形志第二十四》）

此言五藏有俞，而有度之之法也。背俞，即下文五藏俞也，屬足太陽膀胱經，以其在背，故總名之曰背俞也。度，量也。言人欲知背中五藏之俞者，當先度其兩乳之閒，居中相半摺之，正膻中也。其中豎起分爲三隅之象，另以他草量其去半之中，即對半摺之，廼以兩頭對豎下之兩隅，所謂以兩隅相拄也。其兩隅當以三寸爲闊，則各俞正合去脊一寸五分之度，廼舉此草以度量其背，令其一隅居上，齊脊中之大椎穴，又名百勞，系督脈經穴，居於項骨之下，平肩取之。兩隅在下，當其下之兩隅者，即肺俞也，在三椎之傍，左右各開一寸五分。復下一度，將上隅拄第三椎閒，即肺俞之中央，其下兩隅之穴，即心俞也。復下一度，將上隅拄第五椎閒，其下兩隅，左角爲肝俞穴，右角爲脾俞穴。復將上隅拄第七椎閒，其下兩隅，廼腎俞穴也。是謂五藏之俞。欲灸五俞者，可以是法爲準矣。

◎取膝上取足心之法

取膝上外者使之拜，取足心者使之跪。（《素問·骨空論第六十》）

拜，揖也，取膝上外解之委中者，使之拜，則膝挺而後直，其穴易取也。如當再取腎藏之本經者，使之跪，跪則足折，而湧泉之穴，宛在於足心之横紋閒矣。

◎上下內外四關及犢鼻五穴之取法

刺上關者，呿不能欠；刺下關者，欠不能呿。刺犢鼻者，屈不能伸；刺兩關者，伸不能屈。（《靈樞·本俞第二》）

此言取穴之法有所驗也。呿，張口也。欠，張而復合也。上關，足少陽客主人也，在耳前開口有空，張口取之，故刺上關則呿不能欠。下關，足陽明穴也，在客主人下，合口有空，開口則閉，故刺下關則欠不能呿也。犢鼻，足陽明穴也，屈足取之，故刺犢鼻則屈不能伸。兩關，內關外關也，內者手厥陰，外者手少陽，俱伸手取之，故刺兩關則伸不能屈也。

◎六合穴之取法

黄帝曰：取之奈何？岐伯答曰：取之三里者，低跗取之；巨虛者，舉足取之；委陽者，屈伸而索之。委中者，屈而取之。陽陵泉者，正竪膝予之齊，下至委陽之陽取之。取諸外經者，揄申而從之。（《靈樞·邪氣藏府病形第四》）

取穴各有其法，取三里者，將足之跗面低下著地而取之，不使之舉足。取上、下巨虛者，則舉足而取之。取委陽者，屈其體，以覓承扶之陰紋，伸其體以度委陽之分寸，故曰屈伸而索之。委陽在承扶下六寸，承扶在尻臀下陰股上紋中。取委中者，則屈其足而不伸也。在膕中央約紋陷中，必屈足而取之。取陽陵泉者，則正豎其膝，以與其穴，在膝下一寸骱骨外陷中也。然委陽在委中之上，承扶之下，而委陽之外廉，即委陽之陽也。古人謂外爲表，又名之曰陽。彼陽陵泉者，正在委陽之外也。一齊下至此處，以覓至膝下，而取陽陵泉耳。夫取合之法如此。若滎俞治外經，則取外病之經脈，當覓滎穴俞穴以治之，亦必揄揚以申其手足而善取之耳。上文有滎俞治外經之答，而帝未之問，故伯不明言滎俞之名，而告以取穴之法也。

◎刺常人無失常數也

黄帝曰：刺常人奈何？岐伯曰：視其白黑，各爲調之。其端正敦厚者，其血氣和調，刺此者，無失常數也。（《靈樞·逆順肥瘦第三十八》）

此言刺常人之法也。常人者，不肥不瘦之人也。視其人之白者，當調以瘦人之數，黑者則用肥人之數。有等端正敦厚，與上貪於取與之人異，此人血氣必和調也。刺之者，固不如肥人之久而留之，亦不如瘦人之淺而疾之，但無失其常數而已。

◎白黑肥瘦小長之刺

黄帝曰：願聞人之白黑肥瘦小長，各有數乎？岐伯曰：年質壯大，血氣充盈，膚革堅固，因加以邪。刺此者，深而留之，此肥人也。廣肩腋項，肉薄皮厚而黑色，脣臨臨然，其血黑以濁，其氣濇以遲，其爲人也，貪於取與，刺此者，深而留之，多益其數也。（《靈樞·逆順肥瘦第三十八》）

人之形質不同，有白黑肥瘦小長之異。年大者氣血正盛，故與肥壯之人同其法。廣肩腋者，廣闊於四傍也。項迺太陽之所主，項肉薄而皮厚黑色者，太陽之水氣盛也。脣迺脾土之外候，臨臨然者，土氣厚大也。黑者水之色，血黑以濁者，精水之重濁也。氣濇以遲者，肌肉厚而氣道滯也。夫太過則能與，不及則貪取。貪於取與者，不得中和之道，過猶不及也。

◎瘦人之刺

黄帝曰：刺瘦人奈何？岐伯曰：瘦人者，皮薄色少，肉廉廉然，薄脣輕言，其血清氣滑，易脱於氣，易損於血。刺此者，淺而疾之。（《靈樞·逆順肥瘦第三十八》）

此論形體之不及也。皮薄色少，秉天氣之不足也。廉廉，瘦潔貌。肉廉廉然，薄脣輕言，秉地氣之不足也。血清者，水清淺也。氣滑者，肌肉薄而氣道滑利也。

◎壯士眞骨之刺

黄帝曰：刺壯士眞骨者，奈何？岐伯曰：刺壯士眞骨，堅肉緩節監監然。此人重則氣濇血濁，刺此者，深而留之，多益其數；勁則氣滑血清，刺此者淺而疾之。（《靈樞·逆順肥瘦第三十八》）

此言刺壯士眞骨之法也。有等壯士肉少而骨粗者，其肉堅，其節緩，監監然，其勢難動，此人者，其體若重，則氣必濇，而血必濁。刺此者，當深其鍼而久留之，如肥人之數；其體若輕而勁。則氣必滑，而血必清，刺此者，當淺其鍼而疾去之，如瘦人之數也。

◎嬰兒之刺

黄帝曰：刺嬰兒奈何？岐伯曰：嬰兒者，其肉脆，血少氣弱，刺此者，以毫鍼，淺刺而疾發鍼，日再可也。（《靈樞·逆順肥瘦第三十八》）

此言嬰兒未得天眞充盛，其肉脆而血少氣弱也。繈褓乳養曰嬰，蓋男子八歲，女子七歲，腎氣始盛，齒更髮長；男子四八，女子四七，則筋骨隆盛，肌肉滿壯。蓋形肉血氣，雖借後天水穀之所資生，然本於先天之生原也。日再者，導陰陽血氣之生長。夫日出而陽氣隆，日西而陰氣盛也。

第二十五章　治未病

一、聖人治病

◎聖人不治已病治未病

是故，聖人不治已病治未病，不治已亂治未亂，此之謂也。夫病已成而後藥之，亂已成而後治之，譬猶渴而穿井，鬥而鑄錐，不亦晚乎！（《素問·四氣調神大論第二》）

此言聖人預防之道，治於未形，故用力少而成功多，以見其安不忘危也。渴而穿井，無及於飲，鬥而鑄兵，無濟於戰，誠哉晚矣，而病不蚤爲之計者，亦猶是也。觀扁鵲之初見齊桓侯曰："君有疾，在腠理，不治將深。"後五日復見曰："君有疾，在血脈，不治將深。"又五日復見曰："君有疾，在腸胃間，不治將深。"而桓侯俱不能用。再後五日復見，扁鵲望顏而退走曰："疾之居腠理也，湯熨之所及也；在血脈，鍼石之所及也；在腸胃，酒醪之所及也；其在骨髓，雖司命無奈之何矣。"後五日桓侯疾作，使人召扁鵲，而扁鵲已去，桓侯遂死。夫桓侯不蚤用扁鵲之言，及其病深而後召之，是即渴而穿井，鬥而鑄兵也。故在聖人則常用意於未病未亂之先，所以災禍不侵，身命可保。今之人多見病勢已成，猶然隱諱，及至於不可爲，則雖以扁鵲之神，亦云無奈之何，而醫非扁鵲，又將若之何哉？嗟夫！禍始於微，危因於易，能預此者，謂之治未病，不能預此者，謂之治已病，知命者其謹於微而已矣。

二、預備先防

◎昇之不前而發鬱之治

岐伯曰：昇之不前，即有甚凶也。木欲昇而天柱窒抑之，木欲發鬱，亦須待時。當刺足厥陰之井。

木鬱不昇，則人病在肝，故當刺足厥陰之井，大敦穴也。刺三分，留六呼，得氣急出之，先刺左，後刺右。又可於春分日用遠志湯吐之。

火欲昇而天蓬窒抑之，火欲發鬱，亦須待時，君火相火，同刺包絡之滎。

火鬱不昇，則人病在心，當刺手厥陰心包絡宮之滎穴勞宮。手掌中，以手按穴，動脈應手，刺三分，留六呼，得氣急出之，先左手後右手。一法於雨水日後三浴，以藥泄汗。故此篇又云："相火不昇，亦刺手厥陰心包絡之滎穴勞宮也。"

土欲昇而天衝窒抑之，土欲發鬱，亦須待時，當刺足太陰之俞。

土鬱不昇，則人病在脾，故當刺足太陰之俞穴太白。足內側核骨下陷者中，刺二分，留七呼，氣至急出之。

金欲昇而天英窒抑之，金欲發鬱，亦須待時，當刺手太陰之經。

金鬱不昇，則人病在肺，故當刺手太陰肺經之經穴經渠。兩手寸口陷中，動脈應手，刺三分，留七呼，氣至急出之。

水欲昇而天芮窒抑之，水欲發鬱，亦須待時，當刺足少陰之合。（《素問·遺篇刺法論第七十二》）

水鬱不昇，則人病在腎，故當刺足少陰腎經之合穴陰谷。膝內輔骨後，大筋下，小筋上，屈膝迺得，刺四分，留三呼，氣至急出之。

◎降而不入抑而鬱發之治

帝曰：昇之不前，可以預備；願聞其降，可以先防。岐伯曰：既明其昇，必達其降也。昇降之道，皆可先治也。

昇之不前，可以預備，其法各有所刺也。

木欲降，而地晶窒抑之，降而不入，抑之鬱發，散而可得位，降而鬱發，暴如天間之待時也，降而不下，鬱可速矣，降可折其所勝也。當刺手太陰之所出，刺手陽明之所入。

木降不入而鬱發，人肝膽受病，須折其所勝，刺太陰肺經之井穴少商，手大指端內側，去爪甲如韭葉，刺擊一分，留三呼，氣至急出之。陽明大陽經之合穴曲池。肘外輔，屈肘兩骨間陷中，刺一分，氣半至急出之。

火欲降而地玄窒抑之，降而不入，抑之鬱發，散而可矣。當折其所勝，可散其鬱。當刺足少陰之所出，刺足太陽之所入。

火降不入而鬱發，在人心經爲病，須刺足少陰腎經之井穴湧泉，足太陽膀胱經之合穴委中也。足心陷中，刺三分，留三呼，氣至急出之。足大陽膀胱經之合穴委中。膕中央約紋中，刺五分，留七呼，氣至急出之，其刺法一如前少陰之所刺耳。

土欲降而地蒼窒抑之，降而不下，抑之鬱發。散而可入，當折其勝，可散其鬱。當刺足厥陰之所出，刺足少陽之所入。

土降不入而鬱發，在人脾胃受病，當刺足厥陰肝經之井穴大敦，足大趾端外，爪甲如韭葉三毛中，刺三分，留十呼，氣至急出之。足少陽膽經之合穴陽陵泉，膝下一寸，胻骨外廉陷中，刺六分，留十呼，待氣急出之。

金欲降而地彤窒抑之，降而不下，抑之鬱發，散而可入。當折其勝，可散其鬱，當刺心包絡所出，刺手少陽所入也。

金降不入而鬱發，在人肺與大腸受病，當刺手厥陰心包絡經之井穴中衝，中指端去爪甲如韭菜葉，刺一分，留二呼，氣至急出之。手少陽三焦經之合穴天井（肘後大骨後兩筋閒陷中，刺一分，留十呼，氣至急出之。

水欲降而地阜窒抑之，降而不下，抑之鬱發，散而可入。當折其土，可散其鬱，當刺足太陰之所出，刺足陽明之所入。（《素問・遺篇刺法論第七十二》）

水降不入而鬱發，在人賢與膀胱經受病，當刺足太陰脾經之井穴隱白，足大指端內側，去爪甲如韭葉，刺一分，留三呼，氣至急出之。足陽明胃經之合穴三里，膝下三寸，胻骨外廉兩筋閒，刺五分，留十呼，氣至急出之。

◎五運前後與昇降往來有所承抑之治

帝曰：五運之至，有前後與昇降往來，有所承抑之，可得聞乎刺法？岐伯曰：當取其化源也。是故太過取之，不及資之。太過取之，次抑其鬱，取其運之化源，令折鬱氣；不及扶資，以扶運氣，以避虛邪也。資取之法，令出《密語》。（《素問・遺篇刺法論第七十二》）

此言折其鬱氣，資取化源之法也。《六元正紀大論》凡辰戌之紀、陽明之紀等下，有曰“折其鬱氣、取其化源”者，正此之謂也。令出《密語》者，廼《玄珠密語》也。上文言木氣不昇者，刺肝本經，而木氣不降者，刺肺與大腸；火氣不昇者，刺心包絡經，而火氣不降者，刺腎與膀胱；土氣不昇者，刺脾本經，而土氣不降者，刺肝與膽；金氣不昇者，刺肺本經，而金氣不降者，刺三焦與心包絡；水氣不昇者，刺腎本經，而水氣不降者，刺脾與胃者，何也？假如木氣不昇則成鬱，故瀉肝經之鬱；而木氣不降，則瀉勝我者之經，故瀉肺與大腸也。皆折其鬱氣，資其化源耳。其所刺者，則太過取之；其不刺者，廼不及則資之也。

◎神遊失守之治

黄帝問曰：人虛即神遊失守位，使鬼神外干，是致夭亡，何以全眞？願聞刺法。岐伯稽首再拜曰：昭乎哉問！謂神移失守，雖在其體，然不致死；或有邪干，故令夭壽。

只如厥陰失守，天以虛，人氣肝虛，感天重虛，即魂遊於上，邪干厥大氣，身溫猶可刺之，刺其足少陽之所過，次刺肝之俞。

刺足少陽膽經之原穴坵墟，足外踝下如前陷中，去臨泣五寸。用毫鍼，於人近體暖鍼，以左手按穴，咒曰“太上元君，常居其左，制之三魂”三遍，次呼三魂名“爽靈胎光幽精”，三遍。次想青龍於穴下，刺三分，留三呼，徐徐出鍼。親令人按氣於口中，腥中鳴者可治之。次刺肝俞，背第九椎下，兩傍各開一寸半，用毫鍼，著身溫之，左手按穴。咒曰：“大微帝君，元英制魂，眞元及本，令人青雲。”又呼三魂如前三遍，刺三分，留三呼，次進二分，留三呼。復取鍼至三分，留一呼，徐徐出，印氣又而復活。按：古始至明朝，尚有十三科，清始而削之。此章各條乃古人鍼法合“祝由”以避天災發疫易致夭亡之法，是否有效，留待後人高明存照驗證。

人病心虛，又遇君相二火司天失守，感而三虛，遇火不及，黑屍鬼犯之，令人暴亡，可刺手少陽之所過，復刺心俞。

刺手少陽三焦經之原穴者，陽地也，手錶腕上陷中，用毫鍼，溫暖，以左手按穴，咒曰：“大乙帝君，泥丸總神，丹無黑氣，來復其眞。”三遍。想赤鳳於穴下，刺二分，留七呼；次進一分，留三呼；復退，留一呼，徐徐手捫其穴，既令復活也。復刺心俞，背第五椎下，兩旁各一寸半，用毫鍼，著身溫暖，以手按穴，咒曰：“丹房守靈，五帝上青，陽和布體，來入黄庭。”三遍，刺七分，留一呼；次進一分，留一呼；退至二分，留一呼，徐特出鍼，以手捫其穴。

人脾病，又遇太陰司天失守，感而三虛，又遇土不及，青屍鬼邪犯之於人，令人暴亡，可刺足陽明之所過，復刺脾之俞。

刺足陽明胃經之原穴者，衝陽也。在足跗上骨間動脈，去陷谷三寸，用毫鍼，著人身溫暖，以手桉穴，咒曰“常在魂庭，始精太寧，元和布氣，六甲及眞”三遍。先想黄庭於穴下，刺三分，留三呼；次進二分，留一呼；徐徐退，而以手捫之。復刺脾俞，背第十一椎下，兩旁各開一寸半，用毫鍼，人身溫暖，以左手按穴，咒曰：“太始乾位，總統坤元，黄庭眞氣，來復游全。”三遍。刺三分，留二呼，進至五分，動氣至，徐徐出鍼。

人肺病，遇陽明司天失守，感而三虛，又遇金不及，有赤屍鬼干人，令人暴亡，可刺手陽明之所過，復刺肺俞。

刺手陽明大腸之原穴合谷。手大指次指間，用毫鍼，著人身溫暖，以左手按穴，咒曰：“青氣眞全，帝符曰元，七魄歸右，今復本田。”三遍。想白氣於穴下，刺三分，留三呼；次進鍼五分，留三呼；復退一分，留一呼，徐徐出鍼，以手捫其穴，復活也。復刺肺俞。肺俞在背第三椎下，兩旁各一寸半，用毫鍼，著體邊溫暖，先以手按其穴，咒曰：“左元眞人，六合氣實，天符帝力，來入其司。”誦之三遍。鍼入一寸半，留三呼；次進二分，留一呼；徐徐出鍼，以手捫其穴也。

人腎病，又遇太陽司天失守，感而三虛，又遇水運不及之年，有黄屍鬼干犯人正氣，吸人神魂，致暴亡，可刺足太陽之所過，復刺腎俞。（《素問·遺篇刺法論第七十二》）

刺足太陽膀胱經之原穴者，京骨也。在足外踝外側大骨下，赤白肉際陷中，用毫鍼，著人身溫暖，以左手按穴，咒曰：“元陽育嬰，五老及眞，泥丸玄華，補精長存。”想黑氣於穴下，刺一分，留三呼，進至三分，留一呼，徐徐出鍼，以手捫穴。又刺腎命，在背第十四椎下，兩旁各一寸半，用毫鍼，口内溫暖，以左手桉穴。咒曰“天玄日晶，太和昆靈，眞元内守，特入給清”三遍。刺三分，留三呼；次進五分，留三呼；帶徐出鍼，以手捫之。

◎十二藏相使神失位之治

黃帝問曰：十二藏之相使，神失位，使神彩之不員，恐邪干犯，治之可刺，願聞其要。岐伯稽首再拜曰：悉乎哉！問至理，道眞宗，此非聖帝，焉究斯源？是謂氣神合道，契符上天。

心者，君主之官，神明出焉，可刺手少陰之源。

凡刺各經之原者，皆所以補之也。六府以原穴爲原，五藏以俞穴爲原。刺手少陰之原穴者，神門也。掌後鋭骨端陷中，用長鍼，以口銜溫，刺三分，留三呼，進一分，留一呼，徐徐出鍼，以手捫其穴，可復蘇。凡刺各經之原者，皆所以補之也。後准此。

肺者，相傅之官，治節出焉，可刺手太陰之源。

刺手太陰肺經之原穴者，大淵也。掌後大筋一寸半陷中，用長鍼，口中溫之，以左手按穴，刺三分，留三呼，動氣至，徐徐出鍼，以手捫穴。

肝者，將軍之官，謀慮出焉，可刺足厥陰之源。

刺足厥期肝經原穴者，太沖也。尺大指本節後二寸陷中，周長鍼，口中溫之，以左手按穴，刺三分，留三呼，進二分，留二呼，徐徐出鍼，以手捫穴。

膽者，中正之官，決斷出焉，可刺足少陽之源。

刺足少陽膽經之原穴者，丘墟也。足外踝如前陷中，去臨泣五寸，用長鍼，口内溫暖，以左手按穴，刺三分，留三呼，進五分，留二呼，徐徐出鍼，以手捫之。

膻中者，臣使之官，喜樂出焉，可刺心包絡所流。

刺心包絡之滎穴者，勞宫也。手掌中央，動脈應手，用長鍼，口中溫暖，刺三分，留二呼，徐徐出計，以手捫穴。

脾爲諫議之官，知周出焉，可刺脾之源。

刺脾之原穴者，太白也。足大指内踝前，核骨下陷中，用長鍼，口内溫和，以左手按穴，刺三分，留五呼，進三分，留五呼，氣至徐徐出鍼，以手捫之。

胃爲倉廩之官，五味出焉，可刺胃之源。

刺胃之原穴者，沖陽也。在足跗上五寸，去陷谷三寸，骨閒動脈應手，用長鍼，口中溫暖，以左手接穴，刺三分，留三呼，進至二分，徐徐出鍼，以手捫之。

大腸者，傳道之官，變化出焉，可刺大腸之源。

刺大腸之原穴者，合谷也。在手大指次指曲骨閒，用長鍼，口中溫暖，刺入三分，留三呼，徐徐出鍼。

小腸者，受盛之官，化物出焉，可刺小腸之源。

刺小腸之原穴者，腕骨也。手外側腕前起骨下陷中，用長鍼，口中溫暖，以左手按穴，刺三分，留三呼，進一分，留一呼，徐徐出鍼，以手捫其穴。

腎者，作強之官，伎巧出焉，刺其腎之源。

刺腎之原穴者，太谷也。足内踝下，跟骨前陷中，用長鍼，口中溫暖，以左手按穴，刺一分，留一呼，進一分，留一呼，徐徐出鍼，以手按穴。

三焦者，決瀆之官，水道出焉，刺三焦之源。

刺手少陽三焦之原穴者，陽池也。手錶腕上陷中，用長鍼，口中溫暖，以左手按穴，刺三分，留三呼，進一分，留一呼，徐徐出鍼，以手捫穴。

膀胱者，州都之官，精液藏焉，氣化則能出矣，刺膀胱之源。

刺膀胱之原穴者，京骨也。在足外側大骨下，赤白肉際陷中，用長鍼，口中溫暖，以左手按穴，刺三分，留三呼，進二分，留三呼，徐徐出鍼，以手捫穴。

凡此十二官者，不得相失也。

是故刺法有全神養眞之旨，亦法有修眞之道，非治疾也，故要修養和神也。（《素問·遺篇刺法論第七十二》）

宜用刺法以全其眞也。此言鍼法有如此之妙，其要在修養和神而已。

◎五運失守後三年化疫之治

甲己失守後三年化成土疫

假令甲子陽年，土運太窒，如癸亥天數有餘者，年雖交得甲子，厥陰猶尚治天，地已遷正，陽明在泉，去歲少陽以作右間，即厥陰之地陽明，故不相和奉者也。癸己相會，土運太過，虛反受木勝，故非太過也，何以言土運太過？況黃鐘不應太窒，木既勝而金還復，金既復而少陰如至，即木勝如火而金復微。如此則甲己失守，後三年化成土疫，晚至丁卯，蚤至丙寅，土疫至也。大小善惡，推其天地，詳乎太乙。又只如甲子年，如甲至子而合，應交司而治天，即下己卯未遷正，而戊寅少陽未退位者，亦甲己下有合也，即土運非太過，而木迺乘虛而勝土也，金次又行復勝之，即反邪化也。陰陽天地殊異爾，故其大小善惡，一如天地之法旨也。（《素問·遺篇本病論第七十三》）

窒，抑塞也，此下皆重明前章剛柔失守之義。癸亥年厥陰司天不退位，則甲子年少陰司天不得遷正，是爲窒也。甲子年在泉，陽明己卯也。甲未遷正於上，己巳得位於下，故上年在泉之少陽，退作地之右間矣。以癸亥年之司天，臨甲子年之在泉，則上癸下己，不相和合者也。癸己相會，則甲失其位，雖曰陽土，其氣已虛，土虛則受木勝，尚何太過之有？黄鐘爲太宫之律，陽土運窒則黄鐘不葉，木迺勝之，木勝必金復，金既復而子年司天，少陰忽至，則木反助火克金，其復必微，而甲己之土皆失守矣。甲己化土，故發爲土疫，即後世所謂濕溫之類。自甲子至丙寅，三年首也；至丁卯，三年後也。推其天地，察司天在泉之盛衰也。太乙義詳本類前七及三十五。甲與子合，則少陰君火，應交司治天也。甲子年在泉己卯陽明未遷正者，以癸亥年在泉戊寅少陽不退位也。故令甲與戊對，子與寅配，而甲己不能合，是己之陰土窒於下，柔失其守矣。己土不正於下，則亦爲木勝而金復，三年之後，必化土癘，故云邪化也。在上則應天，在下則應地，明天地之法旨，則大小善惡之應可知矣。

乙庚失守後三年化成金疫也

假令庚辰，陽年太過，如己卯天數有餘者，雖交得庚辰年也，陽明猶尚治天，地已遷正，太陰司地，去歲少陰以作右間。即天陽明而地太陰也，故地不奉天也。乙己相會，金運太虛，反受火勝，故非太過也。即姑洗之管，太商不應，火勝熱化，水復寒刑，此乙庚失守，其後三年化成金疫也，速至壬午，徐至癸未，金疫至也。大小善惡，推本年天數及太乙也。又只如庚辰，如庚至辰，且應交司而治天，即下乙未未得遷正者，即地甲午少陰未退位者，且乙庚不合德也，即下乙未干失剛，亦金運小虛也，有小勝，或無復，後三年化癘，名曰金癘，其狀如金疫也，治法如前。（《素問·遺篇本病論第七十三》）

陽明迺己卯年司天，若不退位，則庚辰不能遷正。庚辰在泉，太陰也，既已遷正，則己卯之少陰在泉者，以退作地之右間也。天陽明，己卯也。地太陰，乙未也。己乙非合，故地不奉天。乙庚不合而乙己合，故金運虛而火勝之。庚金失守，則太商不應，姑洗之管，迺其律也。金虛則火勝，火勝則水復，故當先熱而後寒。本年天數及太乙，言所至之年也。又遇其逆則災大，若逢其順則災微。若庚辰既合，則太陽寒水，當於交司之日而治天矣。以未太陰迺本年在泉，甲午少陰迺上年在泉，若甲午未退則乙未不正，庚雖正於上，乙失守於下，乙庚不合，亦金運之虧也。乙未干失剛，乙柔不正而失其剛也。柔失其正，故金曰小虛。火有小勝及太陰氣至，則水不得行，故或無復也。金疫亦名殺疫，金癘亦名殺癘，其治法皆如前章。

丙辛失守其會後三年化成水疫

假令丙寅，陽年太過，如乙丑天數有餘者，雖交得丙寅，太陰尚治天也，地已遷正，厥陰司地，去歲太陽以作右間，即天太陰而地厥陰，故地不奉天化也。乙辛相會，水運太虛，反受土勝，故非太過，即太簇之管，太羽不應，土勝而雨化，木復即風。此者丙辛失守其會，後三年，化成水疫，晚至己巳，蚤至戊辰，甚即速，微即徐，水疫至也。大小善惡，推其天地數，迺太乙遊

宫。又只如丙寅年，丙至寅且合，應交司而治天，即辛巳未得遷正，而庚辰太陽未退位者，亦丙辛不合德也，即水運亦小虛而小勝，或有復，後三年化癘，名曰水癘，其狀如水疫，治法如前。(《素問·遺篇本病論第七十三》)

乙丑司天太陰不退位，則本年少陽亦不得遷正。丙寅少陽雖未司天，辛巳厥陰已正在泉，故上年司地庚辰，當退位作右間也。上乙下辛非合，故地不奉天。丙辛未合，水運虛也，故土勝之。太簇之管，羽音陽律也，丙運失守，故太羽不應，而雨爲之勝，風爲之復也，速即戊辰，徐即己巳也。天地太乙義見前。丙與寅合，則少陽相火應交司而治天。辛巳迺本年在泉，庚辰迺上年在泉，庚辰不退位則辛巳不遷正，有丙無辛，孤立於上，不合其德，亦水運之失守也。凡失守者，即雖小虛，小有勝復，亦不免於爲癘，則甚者可知。水疫水癘，即後世寒疫陰證之類，其治法如前章。

壬午丁柔干失剛小勝小復後三年化爲木癘

假令壬午，陽年太過，如辛巳天數有餘者，雖交後壬午年也，厥陰猶尚治天，地已遷正，陽明在泉，去歲丙申少陽以作右間，即天厥陰而地陽明，故地不奉天者也。丁辛相合會，木運太虛，反受金勝，故非太過也。即蕤賓之管，太角不應，金行燥勝，火化熱復。甚即速，微即徐，疫至，大小善惡，推疫至之年天數及太乙。又只如壬至午，且應交司而治之，即下丁酉未得遷正者，即地下丙申少陽未得退位者，見丁壬不合德也，即丁柔干失剛，亦木運小虛也，有小勝小復，後三年化癘，名曰木癘，其狀如風疫，治法如前。(《素問·遺篇本病論第七十三》)

辛巳之厥陰當退不退，則壬雖陽木，亦不能正其運。壬午之丁酉陽明遷正在泉，辛巳之丙申少陽，當退作地之右間也。以辛巳之天，臨壬午之地，故不相和奉也。辛不退，壬不正，丁不合壬而會辛，木運失守，金必勝之，亦猶不及也。蕤賓之管，太角之律也。陽木不正，故蕤賓失音，金所以勝，火所以復，而邪至矣。其速其徐，總不出三年之外，而大小善惡，又當推疫至之年神也。壬與午，合其交司之日，則少陰治天矣。丁酉陽明爲本年在泉，丙申少陽迺上年在泉，丙申不退則丁酉不正，有壬無丁，木德不合也。柔不合剛，下不應上，亦爲小虛，故有勝復。木癘風疫，即後世風溫之類。

戊癸失守其會後三年化爲火癘

假令戊申，陽年太過，如丁未天數太過者，雖交得戊申年也，太陰猶尚治天，地已遷正，厥陰在泉，去歲壬戌太陽已退位作右間，即天丁未，地癸亥，故地不奉天化也。丁癸相會，火運太虛，反受水勝，故非太過也。即夷則之管，上太徵不應。此戊癸失守其會，後三年化疫也，速至庚戌，大小善惡，推疫至之年天數及太乙。又只如戊申，如戊至申，且應交司而治天，即下癸

亥未得遷正者，即地下壬戌太陽未退位者，見戊癸未合德也，即下癸柔干失剛，見火運小虛也，有小勝，或無復也。後三年化癘，名曰火癘也，治法如前。治之法可寒之泄之。（《素問·遺篇本病論第七十三》）

丁未之太陰不退位，戊申雖陽年太過，不能正其火運。戊申年天未正而地已正，則上年太陽在泉者，已退作地之右間矣。是天仍丁未，地則癸亥，癸不得戊，故地不奉天之火化。戊癸不合，火運必虛，故受水之勝。夷則之管，火之律也。上管屬陽，太徵也。下管屬陰，少徵也。戊不得正，故上之太徵不應。速在庚戌，遠在辛亥，三年內外，火氣爲疫也。戊申既合交司之日，少陽當治天也。戊申年當厥陰癸亥在泉，若上年壬戌不退，則癸亥不正，戊癸火運不合其德也。火運不足，水必勝之，水勝則土復，當其復時而厥陰若正，則土或無復也。火癘，即後世所謂溫疫熱病之類，其鍼治之法如前章。此言鍼治之外，又當藥治者如此。火邪爲癘，故宜寒之泄之。由此觀之，則凡上文五剛化疫，五柔化癘，或鍼或藥，皆宜因氣施治，又在不言可知也。

三、避疫

◎剛柔失守三年化疫之刺

黄帝問曰：剛柔二干，失守其位，使天運之氣皆虛乎？與民爲病，可得平乎？岐伯曰：深乎哉問！明其奧旨，天地迭移，三年化疫，是謂根之可見，必有逃門。

假令甲子，剛柔失守，剛未正，柔孤而有虧，時序不令，即音律非從，如此三年，變大疫也。詳其微甚，察其淺深。欲至而可刺。刺之，當先補腎俞，次三日，可刺足太陰之所注。

蓋疫自天來，癘從地至，即反生邪化也。邪化，義見《六元正紀大論》）。要之，陰陽之分，特有天地之異，然癘之大小善惡，其法與天疫無異，故此篇云："假令甲子，剛柔失守，剛未正，柔孤而有虧云云。所謂剛未正者，即甲子未得遷正司天也；柔孤而虧者，即己卯未得遷正司地也。然土疫至者，其腎必虛，當先補腎俞。在十四椎下兩旁各開一寸半，未刺時，先口銜鍼暖而用之。用圓利鍼。臨刺時咒曰："五帝上眞，六甲玄靈，氣符至陽，百邪閉理。"念三遍，自口中取鍼，先刺二分，留六呼；次入鍼至三分，動氣至，而徐徐出鍼，以手捫之，令受鍼人咽氣三次。又可定神魂也。又次三日，刺足太陰脾經之俞穴太白，所以瀉其土氣也。《本俞》云："所注爲俞。"在內踝核骨下陷中，先以口銜鍼令溫，欲下鍼時，咒曰："帝扶天形，護命成靈。"誦之三遍，廼刺三分，留七呼，動氣至，而急出其鍼。

又有下位己卯不至，而甲子孤立者，次三年作土癘，其法補寫，一如甲子同法也。其刺已畢，又不須夜行及遠行，令七日潔清淨齋戒，所有自來腎

有久病者，可以寅時面向南，淨神不亂思，閉氣不息七遍，以引頸嚥氣順之，如嚥甚硬物，如此七遍後，餌舌下津令無數。

其法補瀉一如甲子同法也。即甲子、甲戌、甲申、甲午、甲辰、甲寅，及己丑、己亥、己酉、己未、己巳、己卯，凡甲己上下先守者，皆此一法也。但其所刺已畢。又必有法，如不須夜行云云也。

假令丙寅，剛柔失守，上剛干失守，下柔不可獨主之，中水運非太過，不可執法而定之，布天有餘，而失守上正，天地不合，即律呂音異，如此即天運失序，後三年變疫。詳其微甚，差有大小，徐至而即後三年，至甚即首三年，當先補心俞，次五日，可刺腎之所入。

當先補心俞，次五日，可刺腎之合穴陰谷。在背第五椎下，兩旁各開寸半，用圓利鍼，在口中銜溫暖，次以手按穴，得氣動，廼咒曰："太始上清，冊元守靈。"誦之三遍。先起火光於穴下，然後刺一寸半，留七呼，得氣，次進鍼三分，以手彈之，令氣至而下鍼，得動氣至，而徐徐出鍼。次又以手捫其穴，令受鍼人閉氣三息而咽氣也。次五日，可刺腎之合穴陰谷。在膝內輔骨之後，大筋之下，小筋之上，按之應手，屈膝而得之，用圓利鍼，口中溫暖，先以手按穴，廼咒曰："大徵帝徵，五氣及眞，六辛都司，符扶黑雲。"誦之一遍，刺四分，得動氣至急出之。

又有下位地甲子、辛巳，柔不附剛，亦名失守，即地運皆虛，後三年變水癘。即刺法皆如此矣。其刺如畢，慎其大喜欲情於中，如不忌，即其氣復散也，令靜七日，心欲實，令少思。

假令庚辰，剛柔失守，上位失守，下位無合，乙庚金運，故非相招，布天未退，中運勝來，上下相錯，謂之失守，姑洗林鍾，商音不應也。如此即天運化易，三年變大疫。詳其天數，差有微甚，微即微，三年至，甚即甚，三年至。當先補肝俞，次三日，可刺肺之所行。刺畢，可靜神七日，慎勿大怒，怒必眞氣卻散之。

當先補肝俞。在背第九椎，兩旁各一寸半，用圓利鍼，以口溫暖，先以手按穴，得動氣即下鍼，咒曰："氣從始清，帝符六丁，左旋蒼城，右入黃庭。"誦之三遍。先想青氣於穴下，然後刺之三分，得氣速鍼，入五分，動氣至徐徐出鍼，以手捫穴，令受鍼人咽氣。次三日，可刺肺之經穴經渠。在手寸口陷中，用圓利鍼，口內溫暖，先以左手按穴。咒曰："太始上眞，五符帝君，元和氣合，司入其神。"誦三遍。刺三分，留二呼，氣至急出鍼。鍼畢，可靜神七日云云也。

又或在下地甲子、乙未失守者，即以柔干，即上庚獨治之，亦名失守者，即天運孤主之，三年變癘，名曰金癘，其至待時也，詳其地數之等差，亦推其微甚，可知遲速爾。諸位乙庚失守，刺法同。肝欲平，即勿怒。

其刺法同，但肝欲平，勿怒可也。

假令壬午，剛柔失守，上壬未遷正，下丁獨然，即雖陽年，虧及不同，上下失守，相招其有期，瘥之微甚，各有其數也，律呂二角，失而不和，同音有日，微甚如見，三年大疫。當刺脾之俞，次三日，可刺肝之所出也。刺畢，靜神七日，勿大醉歌樂，其氣復散，又勿飽食，勿食生物，欲令脾實，氣無滯飽，無久坐，食無太酸，無食一切生物，宜甘宜淡。

治法如前，可大吐而治之，當補脾俞。在背十一椎下，兩傍各開一寸半，動脈應手，用圓利鍼，入口中溫暖刺之，咒曰："五精智精，六甲玄靈，帝符元首，太始受眞。"誦之三遍。先想黄氣於穴下，刺二分，得氣至即進之，又得動氣即進之，二進各一分，留五呼，即徐徐出鍼，以手捫之，令其人不息，三遍咽津。次三日，可刺肝之井穴大敦。足大指端去爪甲如韭葉，用圓利鍼，口中溫暖刺之，咒曰："眞靈至玄，太道冥然，五神各位，氣守三田。"誦三遍，刺三分，留十哆，動氣至出鍼。刺畢，靜神七日云云也。

又或地下甲子、丁酉失守其位，未得中司，即氣不當位，下不與壬奉合者，亦名失守，非名合德，故柔不附剛，即地運不合，三年變癘，其刺法一如木疫之法。

其刺法一如木疫之法耳。

假令戊申，剛柔失守，戊癸雖火運，陽年不太過也。上失其剛，柔地獨主，其氣不正，故有邪干，迭移其位，差有淺深，欲至將合，音律先同，如此天運失時，三年之中，火疫至矣。當刺肺之俞，刺畢，靜神七日，勿大悲傷也。悲傷即肺動，而眞氣復散也，人欲實肺者，要在息氣也。

治法一如前治火疫之法耳，可寒之泄之也。當補肺俞，防火之剋，背後第三椎下，兩傍各開一寸半，動脈應手。用圓利鍼，口中溫暖，先以手按穴廼刺之。咒曰："正邪相搏，氣罐元神，帝符反本，位合其親。"誦之三遍，刺二分，候氣欲至，想白氣於穴下，次進一分，得氣至徐徐出鍼，以手捫之。刺畢，靜神七日云云也。

又或地下甲子、癸亥失守者，即柔失守位也，即上失其剛也，即亦名戊癸不相合德者也，即運與地虛，後三年變癘，名曰火癘。

其刺法一如治大疫之法耳。

是故立地五年，以明失守，以窮法刺，於是疫之與癘，即是上下剛柔之名也，窮歸一體也，即刺疫法只有五法，即總其諸位失守，故只歸五行而統之也。（《素問·遺篇刺法論第七十二》）

上文五年，言天即地在其中矣。雖疫自天來，癘從地至，若乎有辨；然不過上下剛柔之分耳，其窮歸於病，則一體也，故其刺法，亦惟此五者而已。此章以甲丙戊庚壬五陽年爲例，陽剛失守，則陰柔可知，故可以五行爲言而統之也，此下有辟療五疫法。

◎正氣存內邪不可干

黄帝曰：余聞五疫之至，皆相染易，無問大小，病狀相似，不施救療，如何可得不相移易者？岐伯曰：不相染者，正氣存內，邪不可干，避其毒氣，天牝從來，復得其往，氣出於腦，即不邪干。氣出於腦，即室先想心如日。欲將入於疫室，先想青氣自肝而出，左行於東，化作林木；次想白氣自肺而出，右行於西，化作戈甲；次想赤氣自心而出，南行於上，化作焰明；次想黑氣自腎而出，北行而下，化作水；次想黄氣自脾而出，存於中央，化作土。五氣護身之畢，以想頭上如北斗之煌煌，然後可入於疫室。

又一法，於春分之日，日未出而吐之。又一法，於雨水日後，三浴以藥泄汗。又一法，小金丹方：辰砂二兩，水磨雄黄一兩，葉子雌黄一兩，紫金半兩，同入合中，外固，了地一尺築地實，不用爐，不須藥制，用火二十斤煅之也，七日終，候冷七日取，次日出合子，埋藥地中，七日取出，順日研之三日，煉白沙蜜爲丸，如梧桐子大，每日望東吸日華氣一口，冰水下一丸，和氣咽之，服十粒，無疫干也。（《素問·遺篇刺法論第七十二》）

五疫，即五運疫癘之氣。如何可得不相移易者，謂欲禁止其傳染也。疫癘乃天之邪氣，若吾身正氣內固，則邪不可干，故不相染也。天牝，鼻也，鼻受天之氣，故曰天牝，老子謂之玄牝，是亦此義。氣自空虛而來，亦欲其自空虛而去，故曰避其毒氣，天牝從來，復得其往也。蓋以氣通於鼻，鼻連於腦中，流布諸經，令人相染矣。氣出於腦，謂嚏或張鼻泄之，則邪從鼻出，毒氣可令散也。日爲太陽之氣，應人之心，想心如日，即所以存吾之氣，壯吾之神，使邪氣不能犯也。心之所至，氣必至焉，故存想之，則神有所注而氣可王矣。左行於東，化作林木之狀，所以壯肝氣也。次想白氣自肺而出，右行於西，化作戈甲，以壯肺氣也。次想赤氣自心而出，南行於上，化作焰明，以壯心氣也。次想黑氣自腎而出，北行而下，化作水，以壯腎氣也。次想黄氣自脾而出，存於中央，化作土，以壯脾氣也。煌煌，輝耀貌。天行疫癘傳染最速，故當謹避之如此。舊注曰用遠志去心，以水煎之，飲二盞，吐之，不疫。以祛邪散毒之藥，煎湯三浴，以泄其汗也。以金箔同研之，可爲細末。常令火不斷。合子，即瓷罐之屬。順日研之，謂左旋也。

第二十六章　預測

一、陰陽失衡

◎陽氣者失其所則折壽不彰

陽氣者，若天與日，失其所，則折壽而不彰。故天運當以日光明，是故陽因而上，衛外者也。(《素問・生氣通天論第三》)

此發明陽氣之本也。日不明則天爲陰晦，陽不固則人爲夭折，皆陽氣之失所也。天不自明，明在日月，月體本黑，得日廼明，此天運必以日光明也。日即陽也，陽即明也，陽之所在，明必隨之，明之所及，陽之至耳，陽明一體，本無二也。然陽在午則爲晝，而日麗中天，著有象之神明，離之陽在外也；陽在子則爲夜，而火伏水中，化無形之元氣，坎之陽在內也。如《天元紀大論》曰君火以明，正此明也；相火以位，亦此位也。蓋明而在上則爲君火，伏明而在下則爲相火，曰君曰相，無非陽氣之所在耳。然則天之陽氣，惟日爲本，天無此日，則晝夜無分，四時失序，萬物不彰矣。其在於人，則自表自裏，自上自下，亦惟此陽氣而已。人而無陽，猶天之無日，欲保天年，不可得也。內經一百六十二篇，天人大義，此其最要者也，不可不詳察之。清陽爲天，包覆萬物，故因於上而衛於外；人之衛風，亦猶是也。苟不知重，則邪從而入。故《禁服》曰："審察衛氣，爲百病母"。

◎生陽死陰之死期

死陰之屬，不過三日而死；生陽之屬，不過四日而死。所謂生陽死陰者，肝之心，謂之生陽。心之肺，謂之死陰。肺之腎，謂之重陰。腎之脾，謂之辟陰，死不治。(《素問・陰陽別論第七》)

此言藏氣相傳，死生有異也。五藏相剋而傳謂之死陰，相生而傳謂之生陽。屬，類也。如肝之心，心之脾，脾之肺，肺之腎，皆謂之生陽。如心之肺，肺之肝之類，皆謂之死陰也。以陽藏相生而傳，故不過四日之偶數而死；以陰藏相剋而傳，故不過三日之奇數而死也。夫三日者，不過天地之生數；四日者，不能盡五行之數終。之，往也，傳也。夫肝脈傳肺，肺傳大腸，大腸傳胃，胃傳脾，脾傳心，心傳小腸，小腸傳膀胱，膀胱傳腎，腎傳心包絡，包絡傳三焦，三焦傳膽，膽傳肝，一藏一府，一雌一雄，陰陽相同，循環無端，如肝之心，心之肺，肺之腎，腎之脾，此皆經氣絕而死不治者也。肺之腎，亦生陽之屬，因肺腎爲牝藏，以陰傳陰，故名重陰。辟，偏辟也。以水藏而反傳所不勝之脾土，故謂之辟陰。此皆不治之死候也。

◎陰陽虛腸辟死

陰陽虛，腸辟死。（《素問・陰陽別論第七》）

陰陽，指尺寸而言。陰陽虛者，尺寸俱虛也。腸辟，腸澼，澼積下利，利膿血也。胃氣不留，魄門不禁，而陰陽虛者，藏氣竭也，故死。《通評虛實論》曰："滑大者曰生，懸澀者曰死。"

◎三陰三陽摶之死期

三陰俱摶，二十日夜半死。二陰俱摶，十三日夕時死。一陰俱摶，十日死。三陽俱摶且鼓，三日死。三陰三陽俱摶，心腹滿，發盡，不得隱曲，五日死。二陽俱摶，其病溫，死不治，不過十日死。（《素問・陰陽別論第七》）

三陰，手太陰肺、足太陰脾也。摶即眞藏之擊摶也。二十日者，脾肺成數之餘也。夜半陰極，氣盡故死。二陰，手少陰心，足少陰腎也。十三日者，心腎之成數也。夕時者，陰陽相半，水火分爭之會也。一陰，手厥陰心主、足厥陰肝也。十日者，肝心生成之數也。平旦者，木火王極而邪更甚，故死。三陽，手太陽小腸、足太陽膀胱也。水一火二，故死在三日。其死之速者，以既摶且鼓，陽邪之盛極也。三陰三陽，脾肺小腸膀胱也。四藏俱摶則上下俱病，故在上則心腹脹滿，至於發盡。發盡者，脹之極也。在下則不得隱曲，陰道不利也。四藏俱病，惟以胃氣爲主，土數五,五數盡而死矣。二陽，手陽明大腸、足陽明胃也。十日者，腸胃生數之餘也。此篇獨缺一陽摶者，必脫簡也。"三陰俱摶，二十日夜半死"，影印本"二十"作"十三"。

◎陰陽交交者死也

黃帝問曰：有病溫者，汗出輒復熱，而脈躁疾不爲汗衰，狂言不能食，病名爲何？岐伯對曰：病名陰陽交，交者死也。帝曰：願聞其說。岐伯曰：人所以汗出者，皆生於穀，穀生於精，今邪氣交爭於骨肉而得汗者，是邪卻而精勝也。精勝則當能食而不復熱，復熱者邪氣也。汗者，精氣也。今汗出而輒復熱者，是邪勝也。不能食者，精無俾也。病而留者，其壽可立而傾也。且夫《熱論》曰：汗出而脈尚躁盛者死。今脈不與汗相應，此不勝其病也，其死明矣。狂言者是失志，失志者死。今見三死，不見一生，雖愈必死也。

(《素問·評熱病論第三十三》)

汗者陰之液，身熱脈躁者陽之邪，病溫汗出之後，則當邪從汗解，熱退脈靜矣。今其不爲汗衰者，廼陽勝之極，陰氣不能復也，故爲狂言，爲不食。正以陽邪交入陰分，則陰氣不守，故曰陰陽交，交者死也。穀氣內盛則生精，精氣外達則爲汗。惟精勝邪，所以能汗。邪從汗散，則當能食，不復熱矣。俾，使也。精，陰氣也。五藏所以藏精，藏氣虛則不能使人飲食，故曰精無俾也。病氣留而不退，則元氣日敗，必致損命矣。《熱論》，謂上古《熱論》也。凡汗後脈當遲靜，而反躁盛者，直陰竭而邪獨勝也，故病必死。脈不與汗相應者，精氣不勝病氣也。此總五志爲言也。志舍於精，精不勝邪，則五藏之志皆失，故致狂言者多死。汗後輒復熱不能食者，一死；汗後脈尚躁盛者，二死；汗後反狂言失志者三死。有此三者，則必死之候。

二、從逆陰陽

◎從陰陽則生逆之則死

從陰陽則生，逆之則死，從之則治，逆之則亂。反順爲逆，是謂內格。(《素問·四氣調神大論第二》)

格，拒也，謂內性格拒於天道也。

◎決死生之期遂至歲首

陰陽皆壯，下至陰陽。上合昭昭，下合冥冥，診決死生之期，遂至歲首。(《素問·陰陽類論第七十九》)

若陰陽皆壯而相薄不已者，漸下至於陰陽之內，爲大病矣。陰陽者，謂男子爲陽道，女子爲陰器者，以其能盛受，故而缺也。昭昭，謂陽明之上。冥冥，謂至陰之內，幽暗之所也。診決死生之期，遂至歲首者，謂下短期之旨。如甲己之年，丙寅作首，則二月丁卯，三月戊辰；子午之年，君火司天，則初氣太陽，二氣厥陰之類。以次求之，則五行衰王，可得其逆順之期矣。

三、五藏內強

◎五藏得強則生失強則死

得強則生，失強則死。(《素問·脈要精微論第十七》)

此五者得府氣之強則生，失強則府壞而藏將絕矣。以上論觀五藏有餘不足，六府強弱，形之盛衰。夫強者，六府之氣強也。府者，藏之合，府陽而藏陰，陽外而陰內，是以頭背腰膝將憊，猶藉府氣之強，故曰觀六府之強弱。六府之氣強，由五藏之有餘，五藏之不足，又藉府氣之盛強。

四、藏氣失調

◎人身與志不相有曰死

人身與志不相有，曰死。（《素問·逆調論第三十四》）

此論榮衛之氣不和也。苛，虐也，謂雖近衣絮，而苛虐如故也。虛實者，不和也。言榮氣不得衛氣之和，則榮氣虛；衛氣不與榮氣相和，則衛氣實也。蓋陽道常實，故曰實，然則過猶不及也。不仁者，不知痛癢。不用者，痿而不勝。蓋言榮衛不和，則兩者皆虛矣。榮衛兩虛者，不仁且不用，不仁不用而肉苛如故者，不和而致虛也。人身者，榮衛之所循行也。志者，五藏之神志也。蓋經脈者，所以行氣血而榮陰陽，濡筋骨，利關節者也。衛氣者，所以溫分肉，充皮膚，肥腠理，司關闔者也。志意者，所以禦精神，收魂魄，適寒溫，和喜怒者也。是故氣血和則經脈流行，榮復陰陽，筋骨勁強，關節清利矣。衛氣和則分肉解利，皮膚調柔，腠理緻密矣。志意和則精神專直，魂魄不散，悔怒不起，五藏不受邪矣。寒溫和則六府化穀，經脈通利，支節得安矣。此人之平常也。是三者之所當和調者也。如三者皆相失而不相有，則氣血不行，魂魄離散而死矣。此言榮氣當與衛氣和調，榮衛之氣又當與神志和調者也。

◎主不明則十二官危

主不明則十二官危，使道閉塞而不通，形迺大傷，以此養生則殃，以爲天下者，其宗大危，戒之！戒之！（《素問·靈蘭秘典論第八》）

心者，離也，離也者，明也。心爲一身之主，即我之神明，心主不明，則十二官皆不安矣。使道，謂神氣行使之道也。心主包絡爲臣使之官，代君行令而主脈。脈者，血脈也。血者，神氣也。神明昏亂，則血脈凝泣，而使道閉塞矣。血氣者，充膚熱肉，滲皮膚，生毫毛，濡筋骨，利關節者也。血脈不通，而形迺大傷矣。故以此養生，則殃折不壽，在治天下，則其宗大危。正心明德之道，豈不重可戒哉？此言心爲一身之主，夫心不明，則邪正一，邪正一，則損益不分，損益不分，則動之兇咎，陷身於羸瘠矣，故形迺大傷，以此養生則殃也。夫主不明，則委於左右，委於左右，則權勢妄行，權勢妄行，則吏不得奉法，吏不得奉法，則人民失所，而皆受枉曲矣。且人爲邦本，本固邦寧，本不獲安，國將何有？宗廟之立，安有不至於傾危乎！故曰戒之戒之者，言當深慎也。

◎五藏病甚之死期

肝熱病甚之死期

肝熱病者，小便先黃，腹痛，多臥，身熱。熱爭則狂言及驚，脅滿痛，手

足躁，不得安臥。庚辛甚，甲乙大汗，氣逆則庚辛死，刺足厥陰少陽。其逆則頭痛員員，脈引衝頭也。

此篇備言刺熱病之法，而先以肝經言之也。言凡五藏成熱病者，未遽熱也。各有先見之證，而及其邪正相爭，則熱病迺加。然其甚其死，必以剋我之日，得汗而愈，必以自得其位之日，在各隨其府藏以治之而已。試以肝經言之，肝主疏泄，故小便赤黄。肝脈環陰器，抵少腹而上，故腹痛也。肝藏魂，魂傷故多臥。木火主氣，故身熱也。此言内因之病，始在氣分，先下而上内而外也。前篇《熱論》所載者，悉言傷寒；此篇名刺熱者，蓋即所以治傷寒也。但前篇分傷寒之六經，此篇詳傷寒之五藏，正彼此相爲發明耳。夫五藏者，五行之所生也。天之十干，化生地之五行；人之十二經脈，上應天之六氣。傷寒之邪，病三陰三陽之氣，是以死於三日六日，而愈以十二日也。五藏之熱病，病涉於五行，是以死生皆係於十干也。病六氣者，外因之邪，病在肌形；病五藏者，内因之病，傷五藏之神志。觀後節之復言兩感，概可知矣。凡欲察傷寒之理者，其毋忽此篇之義及《靈樞·熱病篇》治法。詳《鍼刺類·四十》。熱入於藏，則邪正相勝故曰爭。下同。又肝之脈，從小腹上俠胃，貫膈布脅肋，循喉嚨之後，絡舌本，氣爭於肝，則肝氣亂，故狂言而驚，肝病主驚駭也。肝脈布脅肋，故脅爲滿痛。熱極則生風，風淫四末，故手足躁擾。木邪乘土，必及於胃，胃不和則臥不安。庚辛屬金，金剋木，肝所畏也，故甚而死。甲乙屬木，肝所王也，故汗而愈。少陽爲厥陰之表，皆可瀉其熱邪。肝脈與督脈會於巔，故氣逆於上，則頭痛員員，脈引衝於頭也。員員，靡定貌。

心熱病甚之死期

心熱病者，先不樂，數日迺熱。熱爭則卒心痛，煩悶善嘔，頭痛面赤，無汗。壬癸甚，丙丁大汗，氣逆則壬癸死，刺手少陰太陽。

此以心熱病者言之也。夫所以任治於物者，謂心。神明之所出，邪不易犯，犯必先覺之，故熱邪將入於經絡，則神不安治，則先有不樂之兆，數日迺熱也。心手少陰脈，起於心中，其支別者，從心系上俠咽。小腸之脈，直行者，循咽下膈抵胃；其支別者，從缺盆循頸上頰至目外眥。熱與心氣分爭，故卒然心痛而煩悶。心火上炎，故善嘔。頭者精明之府，手少陰之脈上出於面，故頭痛面赤。汗爲心液，心熱則液亡，故無汗。心主火，壬癸爲水，水滅火故甚，死於壬癸也。丙丁爲火，心之王也，故大汗於丙丁。氣逆之證，經闕其文。手太陽爲少陰之表，故皆當刺之，以瀉其熱。

脾熱病甚之死期

脾熱病者，先頭重，頰痛，煩心，顔青，欲嘔，身熱。熱爭則腰痛，不可用俛仰，腹滿泄，兩頷痛。甲乙甚，戊己大汗，氣逆則甲乙死。

此以脾熱病者言之也。脾熱病者，其始先頭重頰痛。脾胃相爲表裏，脾病必及於胃也。陽明胃脈循頰車上耳前，至額顱，故頭重頰痛。脾脈注心中，故煩心。脾病則肝木乘之，故顔上色青。脾胃受邪，則飲食不納，故欲嘔。蓋胃之脈起於鼻交頞中，下循鼻外，入上齒中，還出俠口環脣，下交承漿，卻循頤後下廉，出大迎，循頰車上耳前，過客主人，循髮際至額顱，故先頭重頰痛顔青也。脾之脈其支別者，復循胃別上膈，注心中，其直行者，上膈俠咽，故煩心欲嘔也。太陰陽明主肌肉，故邪盛則身熱。腰者腎之府，熱爭於脾則土邪乘腎，必注於腰，故爲腰痛不可俛仰。俛，俯同。脾主土，甲乙爲木，以甲乙日而甚，木剋土也。以戊己日而大汗，本經氣王之日也。必以甲乙日而死，以其氣逆則死也。惟脾與胃爲表裏，故刺此二經之穴耳。

肺熱病甚之死期

肺熱病者，先淅然厥起毫毛，惡風寒，舌上黄，身熱。熱爭則喘欬，痛走胷膺背，不得太息，頭痛不堪，汗出而寒。丙丁甚，庚辛大汗，氣逆則丙丁死。

此以肺熱病者言之也。肺主皮毛，今藏氣熱中於內，熱盛則寒也。故其始先淅然而厥，毫毛皆起，惡風與寒。今肺熱入胃，胃熱上昇，故舌上先黄，然後身廼發熱也。蓋肺居膈上，爲胸中之藏，氣主胷膺，背爲胷中之府，及其邪與正爭，在變動爲欬，故喘欬而痛走胷膺背，不得太息也。五藏之應天者肺，而手陽明之脈上循於頭，肺之絡脈，上會耳中，今熱氣上熏，喘逆在肺，氣不下行，則三陽俱壅於上，故頭痛不堪。熱爭於內，邪在肺，則皮毛不斂，故汗出而身寒。然丙丁屬火，剋肺者，以丙丁日而甚，故庚辛日而大汗。肺病者加於丙丁，丙丁不死，起於庚辛，如氣逆，今火爍金故甚，必以丙丁日而死，以其氣甚逆也。惟肺與大腸爲表裏，當視其絡脈盛者當刺之。出血者，取其絡脈之盛者也。故刺二經。出血如大豆狀，其病當立已也。六經之刺，皆宜瀉而不宜補也。肺廼五藏之長，故舉肺以申明之。

腎熱病之甚之死期

腎熱病者，先腰痛，䯒痠，苦渴數飲，身熱。熱爭則項痛而強，䯒寒且痠，足下熱，不欲言，其逆則項痛員員澹澹然。戊己甚，壬癸大汗，氣逆則戊己死。（《素問·刺熱第三十二》）

此以腎熱病者言之也。足少陰之絡貫腰脊，腎熱病者，其始必先腰痛也。其脈循內踝之後以上䯒內，故爲䯒痠。又其直者循喉嚨挾舌本，邪火耗傷腎水，故苦渴數飲。按五藏之熱病，皆主身熱，蓋內因之熱，從內而外也。五藏之熱爭，多主內證，蓋外淫之熱，交爭於內也。夫外感曰發熱，從內而外曰身熱。外熱在太陽，則頭痛而強，內熱在腎，故䯒寒且痠。足下熱者，熱流陰股也。不欲言者，腎爲生氣之原也。其氣之甚逆，則頭痛員員然而靡定，澹澹然而無意味也。腎主水，戊己爲土，然以戊己日而甚，土剋水也。以壬癸日而大汗，以本經氣王之日也。必以戊己日而死，以氣之甚逆也。惟腎與膀胱爲表裏，故取此二經之穴耳。

◎關格者不得盡期而死也

五藏不和，則七竅不通；六府不和，則留爲癰。故邪在府，則陽脈不和，陽脈不和，則氣留之，氣留之，則陽氣盛矣。陽氣太盛，則陰脈不利，陰脈不利，則血留之，血留之，則陰氣盛矣。陰氣太盛，則陽氣不能榮也，故曰關。陽氣太盛，則陰氣弗能榮也，故曰格。陰陽俱盛，不得相榮，故曰關格。關格者，不得盡期而死也。（《靈樞·脈度第十七》）

五藏屬陰主裏，五藏不和，則七竅不通，而爲之不利矣。六府屬陽主表，六府不和，則肌腠留結，而爲之爲癰。陰陽之氣，貴乎和平，邪氣居之，不在於陰，必在於陽。故邪氣在府，則氣留之而陽勝，陽勝則陰病矣；陰病則血留之而陰勝，陰勝則陽病矣。故陰氣太盛，則陽氣不榮而爲關。陽氣太盛，則陰氣不榮而爲格。陰陽俱盛，不得相榮，則陰自陰，陽自陽，不相浹洽而爲關格，故不得盡天年之期而死矣。不能榮，謂陰陽乖亂不能榮行，彼此格拒不相通也。夫此陰經之氣太盛，則手足六陰俱病，而氣口之脈，一盛、二盛、三盛、四盛，其病正在厥陰、少陰、太陰也，致使六陽經之脈氣，不能運而入於內矣，其名曰關。關者，關六陽在外，而使之不得入於內也。陽經之氣太盛，則手足六陽經俱病，而人迎之脈，一盛，二盛、三盛、四盛，其病正在少陽、太陽、陽明也，致使六陰經之脈氣，不能運而出外矣，其名曰格。格者，拒六陰在內，而使之不得出於外也。陰脈陽脈俱盛，不得相榮，其名曰關格。關格者，不得盡其壽期而死。人迎盛者爲格陽，寸口盛者爲關陰。

◎伏梁之治

帝曰：病有少腹盛，上下左右皆有根，此爲何病？可治否？岐伯曰：病名曰伏梁。帝曰：伏梁何因而得之？岐伯曰：裹大膿血，居腸胃之外不可治，治之每切按之致死。帝曰：何以然？岐伯曰：此下則因陰，必下膿血，上則迫胃脘，生鬲俠胃脘內癰，此久病也，難治。居齊上爲逆，居齊下爲從。勿動亟奪，論在《刺法》中。（《素問·腹中論第四十》）

有病少腹盛滿，在上在下，在左在右，皆有根相連，病名曰伏梁。伏，藏伏也。梁，強梁堅硬之謂。伏梁者，裹大膿血，居於腸胃之外，不可輕易以治之，若治之，而每每切按，則痛悶幾死。按，抑也。切按之者，謂過於妄攻也，故必致死。蓋少腹之中，正衝帶二脈之部分，帶脈起於季脅，迴身一周，橫絡於齊下；衝脈與足少陰腎經之脈，起於腎下，出於氣衝，循陰股，其上行者出齊下關元，俠齊直上，循腹各行，會於咽喉。故病當其分，則少腹盛，上下左右皆有根，且其下與足之三陰而相因，必有時亦下有餘之膿血。三陰氣昇，故上則迫近於胃脘，且生膈俠胃脘內之癰。蓋腸胃之外既有膿血，而胃脘之中亦有膿血也，日久所積也，最爲難治。使此積日昇迫胃，而居於齊上，則爲逆；若仍如初時，而居於齊下則爲順。然所以治之者無他法，斷不可輕動之也。如上文切按之謂，必數數瀉以奪之，則可以漸減，而不使之上迫耳。

五、傳變轉歸

◎上下不竝良醫弗爲

故病久則傳化，上下不竝，良醫弗爲。故陽蓄積病死，而陽氣當隔，隔者當寫，不亟正治，粗廼敗之。（《素問·生氣通天論第三》）

竝，陰陽交通也。病始因風，病久者，邪留而不去也。傳者，始傷皮毛，留而不去，則入於肌腠；留而不去，則入於經脈衡俞；留而不去，則入於募原藏府。化者，或化而爲寒，或化而爲熱，或化而爲燥結，或化而爲濕瀉。蓋天有六淫之邪，而吾身有六氣之化也。久必傳化，及至上下不並，則陰陽相離，水火不相濟矣，雖有良醫，弗可爲也。若邪蓄陽分，積而不行，陽亢無陰，其病當死，蓋即上下不並之謂也。何以驗之？隔塞不通，則其證耳。當瀉不瀉，正以粗工誤之，故致敗亡。蓋剛與剛，陽氣破散，陰氣廼消亡。淖則剛柔不和，經氣廼絕也。

◎五藏病死於其所不勝

五藏受氣於其所生，傳之於其所勝，氣舍於其所生，死於其所不勝。病之且死，必先傳行，至其所不勝，病廼死，此言氣之逆行也，故死。肝受氣於心，傳之於脾，氣舍於腎，至肺而死。心受氣於脾，傳之於肺，氣舍於肝，至腎而死。脾受氣於肺，傳之於腎，氣舍於心，至肝而死。肺受氣於腎，傳之於肝，氣舍於脾，至心而死。腎受氣於肝，傳之於心，氣舍於肺，至脾而死。此皆逆死也。一日一夜五分之，此所以占死生之早暮也。（《素問·玉機眞藏論第十九》）

此言五藏之病氣，有所受，有所傳，有所舍，有所死，始之於我所生，而終之於剋我者也。受氣者，受病氣也。凡五藏之病，以子病方盛，反乘其母，故母受病氣於其所生也，即肝受氣於其心之類。自此而病氣漸盛，輾轉相剋，傳之於其所勝，廼我之所剋者也，即肝來剋脾之類。所傳者，又傳之於所勝，則彼不勝者，廼生我者也，病氣從茲而益盛，已舍居於此藏矣。舍者，居也。即脾往剋腎，而腎本生肝，故肝之病氣，舍於其腎之類。又自是而傳之於其所勝，即腎來剋心，心來剋肺，肺又來剋肝，則肝至是而死矣。蓋凡病之至死，必先傳之至其所不勝而死，此皆五藏相剋，廼爲氣之逆行也，故至於死。試以肝經言之，心經有病來乘其母，則肝之病氣，受之於心，肝木剋土，則傳之於脾；脾土剋水，則氣舍於腎；腎水剋火，則又傳之於心；心火剋金，則又傳之於肺，故曰至肺而死，蓋以肝剋於肺也。由此推之，則肝之受氣在心，心之受氣在脾，脾之受氣在肺，肺之受氣在腎，腎之受氣在肝，皆以母而受之於所生之子也；肝之所傳在脾，心之所傳在肺，脾之所傳在腎，肺之所傳在肝，腎之所傳在心，皆傳於己之所勝者也；肝之所舍在腎，心之所舍在肝，脾之所舍在心，肺之所舍在脾，腎之所舍在肺，皆舍於生己者也。肝之所死在肺，心之所死在腎，脾之所死在肝，肺之所死在心，腎之所死在脾，皆死於所不勝者也。此皆氣逆而剋，必至於死。吾又以一日一夜，計五分而分之，豈特以歲而論，如肝死在秋，以日而論，如肝死庚辛之類也。故朝主甲乙，晝主丙丁，四季主戊己辰戌丑未時，日晡主庚辛，夜主壬癸。今肝至肺而死，則其死在日晡時也；心至腎而死，則其死在壬癸時也。脾至肝而死，則其死在甲乙時也。肺至心而死，則其死在丙丁時也。腎至脾而死，則其死在戊己及辰戌丑未時也，此所以占死生之早暮也。

◎五藏有病傳至所困而死

黄帝曰：五藏相通，移皆有次，五藏有病，則各傳其所勝，不治。法三月，若六月，若三日，若六日，傳五藏而當死，是順傳所勝之次。故曰：別於陽者，知病從來；別於陰者，知死生之期。言知至其所困而死。（《素問·玉機眞藏論第十九》）

此總結上文，而言五藏相通，有順傳之次序，如逆傳其所勝者，蓋因其病而逆之也。然逆傳所勝之死，有時而有月有日也。如見肝之病，中工不曉傳脾而不治，則脾傳之腎，腎傳之心，心傳之肺，法三月而傳之所勝之次，則死矣。假如心病而欲傳之肺，時值秋三月，而金旺不受邪，法當六月而傳之所勝之次，則死矣。所謂法三月，若六月也。如傳於值死之月，假如肝病傳脾，而戊日受之，眞藏之脈見，則當庚日而死；己日受之，則當辛日而死，此法當三日而死也。如甲乙日受之，眞藏脈見，亦當死於庚辛，此法當六日而死，所謂若三日，若六日也。五藏相傳而當死者，是順傳所勝之次，如甲乙肝木受病，順傳至庚辛而死；丙丁心火受病，順傳至壬癸而死；戊己脾土受病，復傳至甲乙而死，故曰順傳所勝之次而死也。此五藏逆傳，而知死之月、死之日、死之時也。所謂別於陰者，知死生之期也。別於陽者，下文所謂風寒之邪，從皮毛陽分而入，故別於陽者，知病所從來。五藏爲陰，知五藏逆傳而死者，上文之所謂肝病傳脾，至肺而死，脾病傳腎，至肝而死，故別於陰者，知至所困而死也。

◎諸病以次相傳皆有死期

黄帝曰：大氣入藏奈何？岐伯曰：病先發於心，一日而之肺，三日而之肝，五日而之脾，三日不已死，冬夜半，夏日中。

此承上文而言大氣入藏者，即五藏之相剋爲傳，遂以心之病傳者而先言之也。病發於心而傳於肺，火乘金也。三日而金復乘木，故傳之肝也。五日而木復乘土，故傳之脾也。再三日而邪氣不退，其甚則死。冬月夜半，水王之極也。夏月日中，火王之極也。

心火畏水，故冬則死於夜半。陽邪亢極，故夏則死於日中。蓋衰極亦死，盛極亦死，有所偏勝，則有所偏絕也。五行之氣，無不皆然，下文之義皆放此。

病先發於肺，三日而之肝，一日而之脾，五日而之胃。十日不已死，冬日入，夏日出。

病先發於肺，其證當爲喘爲欬；遇三日，則金來乘木，傳之於肝，其證當脅支滿痛；又一日，則四日矣，木來乘土，傳之於脾，其證當身重體痛；又五日，則九日矣，脾邪乘胃，其證當爲脹；又十日，則十九日矣，其病不已則死。但冬之日入在申，時雖屬金，金衰不能扶也，故冬死於日入；夏之日出在寅，木旺火生，肺氣已絕，非火盛而死，故夏死於日出也。

病先發於肝，三日而之脾，五日而之胃，三日而之腎，三日不已死，冬日入，夏蚤食。

病先發於肝，其證當頭目眩，而脅支滿；過三日，則木來乘土，傳之於脾，其證當體重身痛；又五日，則八日矣，脾傳於胃府，其證當爲脹；又三日，則十一日矣，則土來乘水，傳之於腎，其證當腰脊小腹俱痛，脛中覺痠，正以腎脈起於足，循腨內，出膕內廉，貫脊屬腎，絡膀胱，又腰爲腎之府，故病如是也；又三日，則十四日矣，其病不已則死。但冬之日入在申，以金旺木衰，故冬死於日入；夏之早食在卯，以木旺亦不能扶，故夏死於早食也。

病先發於脾，一日而之胃，二日而之腎，三日而之膂膀胱，十日不已死，冬人定，夏晏食。

病先發於脾，其證當身痛體重。一日而自傳於胃府，其證當爲脹；又二日，則三日矣，土來乘水，迺傳於腎，其證當小腹腰脊痛，而脛痠也；又三日，則六日矣，腎自傳於伏膂之脈，膀胱之府，其證當背膂筋痛，而小便亦閉也；又十日，則十六日矣，其病不已，死。但冬之人定在亥，以土不勝水，故冬死於人定；夏之晏食在寅，以木來剋土，故夏死於晏食也。

病先發於胃，五日而之腎，三日而之膂膀胱，五日而上之心。二日不已死，冬夜半，夏日昳。

胃病者，其證當脹滿；五日則胃傳於腎，其證當小腹腰脊痛，而䯒痠也；又三日，則八日矣，腎病自傳於府，其證當背膂筋痛，而小便自閉也；又五日，則十三日矣，又上而傳之於心，其證當心痛也；又二日，則十五日矣，其病不已則死。但冬之半夜屬子，土不勝水，故冬死於夜半；夏之日昃在未，土氣正衰，故夏死於日昳也。昳，日昃也。

病先發於腎，三日而之膂膀胱，三日而上之心，三日而之小腸，三日不已，死，冬大晨，夏晏晡。

腎病者，其證當小腹、腰脊痛，䯒痠：三日則自傳於膀胱之府，其證當背膂筋痛，而小便亦閉也；又三日，則六日矣，水來乘火，膀胱上而之心，其證當心痛也；又三日，則九日矣，心自傳小腸之府，其證當小腹脹也；又二日，則十一日矣，其病不已則死。但冬之天明在寅末，夏之晏晡以向昏，土能剋水，故冬死於大晨，而夏死於晏晡也。

病先發於膀胱，五日而之腎，一日而之小腸，一日而之心，二日不已死，冬雞鳴，夏下晡。

膀胱病者，其證當小便閉；五日則自傳於腎，其證當小腹脹，腰脊痛，而骱痠也；又一日，則六日矣，水來乘火，腎傳之小腸，其證當小腹脹也；又一日，則七日矣，又傳之於心，其證當心痛也；又二日，則九日矣，其病不已死。但冬之雞鳴在丑，土剋水，故冬死於鷄鳴。夏之下晡在申，金衰不能生水，故夏死於下晡也。

諸病以次相傳，如是者皆有死期。（《靈樞·病傳第四十二》）

五藏相通，移皆有次。五藏有病，則各傳其所勝。病之且死，必先傳行至其所不勝病廼死。

◎肝移熱於心則死

肝移熱於心，則死。（《素問·氣厥論第三十七》）

心屬君火，肝有相火，肝移熱於心，傳其我所生者，然心不受邪，以母傳子，而二火炎熾，病不可支，故死也。

◎腎移熱於脾則死

腎移熱於脾，傳爲虛，腸澼，死不可治。（《素問·氣厥論第三十七》）

腎主下焦，象水而冷。脾土制水，腎移熱於脾者，陰火上炎也。邪熱在下，眞陰必虧，故傳爲虛損。腎本水藏而挾熱侮脾。太陰濕土主氣，不能制水，而反受濕熱相乘，脾氣虛傷，則不能磨運水穀，而爲腸澼下利，穀氣已絕，故爲不治之死證。

◎邪氣客身傳化之生死

夫邪氣之客於身也，以勝相加，至其所生而愈，至其所不勝而甚，至於所生而持，自得其位而起。必先定五藏之脈，廼可言閒甚之時，死生之期也。（《素問·藏氣法時論第二十二》）

此總結上文之爲病，爲愈爲甚爲持爲起者，必當先定五藏之本脈，而始知之也。肝病始於春，心病始於夏，脾病始於長夏，肺病始於秋，腎病始於冬者，皆由邪氣感於吾身。以勝相加，如肝病由肺而傳，心病由腎而傳，脾病由肝而傳，肺病由心而傳，腎病由脾而傳之謂也。至其所生而愈，如肝病癒於夏，心病癒於長夏，脾病逾於秋，肺病愈於冬，腎病逾於春者，皆我之所生也。至其所不勝而甚，如肝病甚於秋，心病甚於冬，脾病甚於春，肺病甚於夏，腎病甚於長夏者，皆我之所不勝而能剋我也。至其所生而持，如肝病持於冬，心病持於春，脾病持於夏，肺病持於長夏，腎病持於秋者，皆彼能生我也。自得其位而起，如肝病起於春，心病起於夏，脾病起於長夏，肺病起於秋，腎病起於冬者，皆得其自王之時而病復起也。夫五藏之病，由於相生相勝者如此，至於日時可推矣。又當先定五藏之本脈，如春脈弦、夏脈鉤、長夏脈代、秋脈毛、冬脈石，或有胃氣及無胃氣，則彼之生我剋我，我得而知。故凡爲愈者，我所生，持者生乎我，其病爲閒，而爲生之期，爲甚者剋乎我，爲起者得本位，其病爲甚，而爲死之期，可得而言之矣。若不定五藏之脈，則彼於我之相生相剋，胡從而知之哉？

◎腎傳心復反傳肺發寒熱法當三歲死

是故風者，百病之長也。今風寒客於人，使人毫毛畢直，皮膚閉而爲熱，當是之時，可汗而發也。或痹不仁腫痛，當是之時，可湯熨及火灸，刺而去之……弗治，滿十日，法當死。腎因傳之心，心即復反傳而行之肺，發寒熱，法當三歲死，此病之次也。（《素問·玉機眞藏論第十九》）

百病之長，言先百病而有之。客者，如客之自外而至，居非其常也。畢，盡也。風寒客於皮膚，則腠理閉密，故毫毛盡直。寒束於外，則陽氣無所疏泄，故鬱而爲熱。斯時也，寒邪初中在表，故可取汗而愈。邪在皮毛，不亟去之，則入於經絡，故或爲諸痹，或爲不仁，或爲腫痛，故當用湯熨灸刺之法，以去經絡之病。風寒自表入藏，必先於肺，蓋肺合皮毛，爲藏之長也。邪入於陰則痹，故肺受風寒則病爲肺痹，而其變動爲欬，欬則喘急，故爲上氣。在肺弗治，則肺金乘木，故及於肝，是爲肝痹。肝氣善逆，故一名曰厥。厥在肝經，故脅痛。厥而犯胃，故出食。可按若刺，則厥逆散而肝邪平矣。在肝弗治，則肝木乘土，風熱入脾，病名脾癉。其在內則腹中熱而煩心，在外則肌體出黃，可按可藥可浴，在解其表裏之風熱耳。在脾弗治，則土邪乘腎，病名疝瘕。邪聚下焦，故小腹冤熱而痛，溲出白濁也。熱結不散，虧蝕眞陰，如蠱之吸血，故亦名曰蠱。腎邪克火則傳於心，心主血脈，心病則血燥，血燥則筋脈相引而急，手足攣掣，病名曰瘛。邪氣至心，其病已極，此而弗治，故不出十日當死。若腎傳於心，未至即死而邪未盡者，當復傳於肺，而金火交爭，金勝則寒，火勝則熱，故發寒熱。三歲死者，凡風邪傳遍五藏，本當即死；其不死者，以元氣未敗，勢猶在緩。故肺復受邪，再一歲則肺病及肝，二歲則肝病及脾，三歲則脾病及腎，三陰俱敗，故當死也，此即順傳所勝之次第也。

◎五藏病其愈其死其持其起其加之時日

病在肝其愈其死其持其起其加之時日

病在肝，愈於夏，夏不愈，甚於秋，秋不死，持於冬，起於春，禁當風。肝病者，愈在丙丁，丙丁不愈，加於庚辛，庚辛不死，持於壬癸，起於甲乙。

肝病者，平旦慧，下晡甚，夜半靜。（《素問·藏氣法時論第二十二》）

病在肝，愈於夏者，子制其鬼也。夏屬火，木所生也。肝木畏金，火能平之。子制其鬼，故愈。餘同。夏不愈，甚於秋，勝己者也。秋不死，持於冬，得母氣以養之，生我者也，故可執持無害矣。餘持同。起於春，木王之時也。風氣通於肝，故禁之勿犯。愈在丙丁，同前夏氣，能制勝己者也。丙丁不愈，加於庚辛，同前秋氣，金伐木也。庚辛不死，持於壬癸，同前冬氣，得所生也。起於甲乙，同前春氣，逢其王也。平旦寅卯，木王時也，故爽慧。下晡申酉，金之勝也，故加甚。夜半亥子，木得生也，故安靜。

病在心其愈其死其持其起其加之時日

病在心，愈在長夏，長夏不愈，甚於冬，冬不死，持於春，起於夏，禁溫食熱衣。心病者，愈在戊己，戊己不愈，加於壬癸，壬癸不死，持於甲乙，起於丙丁。心病者，日中慧，夜半甚，平旦靜。（《素問·藏氣法時論第二十二》）

病在心，愈於長夏者，子制其鬼也。長夏土，火之子也。甚於冬者，火不勝水也。持於春者，火得所生也。起於夏者，火之王也。禁溫食熱衣者，恐助火邪也。愈在戊己者，應長夏也。加於壬癸者，應冬氣也。持於甲乙者，應春氣也。起於丙丁者，應夏氣也。日中巳午，火王時也，故慧。夜半亥子，水之勝也，故甚。平旦寅卯，火得生也，故靜。

病在脾其愈其死其持其起其加之時日

病在脾，愈在秋；秋不愈，甚於春；春不死，持於夏，起於長夏。禁溫食飽食、濕地濡衣。脾病者，愈在庚辛；庚辛不愈，加於甲乙；甲乙不死，持於丙丁，起於戊己。脾病者，日昳慧，日出甚，下晡靜。（《素問·藏氣法時論第二十二》）

病在脾，愈於秋者，子制其鬼也。秋屬金，土之子也。甚於春者，土不勝木也。持於夏者，土得火生也。持於夏者，土之王也。禁溫食飽食濕地濡衣者，溫言非熱，防滯也，濕地濡衣，陰寒也，皆能病脾，故當禁之。愈在庚辛者，應愈在秋也。加於甲乙者，應甚於春也。持於丙丁者，應持於夏也。起於戊己者，應起於長夏也。日昃曰昳，未土王也，故慧。日出寅卯，木勝土也，故甚。下晡申酉，其子鄉也，故靜。

病在肺其愈其死其持其起其加之時日

病在肺，愈在冬，冬不愈，甚於夏，夏不死，持於長夏，起於秋。禁寒飲食寒衣。肺病者，愈在壬癸；壬癸不愈，加於丙丁；丙丁不死，持於戊己，起於庚辛。肺病者，下晡慧，日中甚，夜半靜。（《素問·藏氣法時論第二十二》）

病在肺，愈於冬者，子制其鬼也。愈在冬者，金之子鄉也。甚於夏者，金所不勝也。持於長夏者，金氣得生也。起於秋者，金氣王也。禁寒飲食寒衣者，形寒飲冷則傷肺也。

愈在壬癸者，應愈在冬也。加於丙丁者，應甚於夏也。持於戊己者，應持於長夏也。起於庚辛者，應起於秋也。下晡金王，故慧。日中火勝之，故甚。夜半水鄉，則子能制邪，故静。

病在腎其愈其死其持其起其加之時日

病在腎，愈在春；春不愈，甚於長夏；長夏不死，持於秋，起於冬。禁犯焠㶼熱食、溫炙衣。腎病者，愈在甲乙；甲乙不愈，甚於戊己；戊己不死，持於庚辛，起於壬癸。腎病者，夜半慧，四季甚，下晡静。（《素問·藏氣法時論第二十二》）

病在腎，愈於春者，子制其鬼也。愈在春者，水之子鄉也。甚於長夏者，水不勝土也。持於秋者，水得生也。起於冬者，水所王也。禁犯焠㶼熱食、溫灸衣者，焠㶼，燒爆之物也。腎惡燥烈，故當禁此。愈在甲乙者，應愈在春也。甚於戊己者，應甚於長夏也。持於庚辛者，應持於秋也。起於壬癸者，應起於冬也。夜半水王，故慧。四季土勝之，故甚。下晡金王，水得所生，故静。

◎五藏及胃病膀胱病之死期

夫病傳者，心病，先心痛。一日而欬；三日脅支痛；五日閉塞不通，身痛體重；三日不已死，冬夜半，夏日中。

此承上文甚者獨行，而言五藏相剋之死期，此以心病言之也。夫傳其所勝，謂之甚。夫病傳者，五藏皆然。試以心言之。心病者，藏眞通於心，故先心痛。火來乘金，一日傳之於肺，即發而爲欬，以肺之變動爲欬也。又三日，則四日矣，肺邪勝木，故脅支痛，以肝脈循脅肋也。又五日，則九日矣，肝邪勝土，故閉塞不通，身痛體重，以脾不運化，及脾主肉，而肉病也。又三日，則十二日矣，其病不已則死。但冬則死於半夜，夏則死於日中耳。蓋夜半爲水，而冬之夜半，其水尤甚，以水來剋火，故死。日中爲火，而夏之日中，其火尤甚，以心火已絕，火不能持，故亦死。

肺病，喘欬。三日而脅支滿痛；一日身重體痛；五日而脹；十日不已死，冬日入，夏日出。

肺病喘欬者，病先發於肺。三日而之肝，則脅支滿痛。一日而之脾，則身重體痛。五日而之胃則脹。再十日不已死。孟冬之中，日入於申之八刻三分。仲冬之中，日入於申之七刻三分。季冬之中，日入於申，與孟月等。孟夏之中，日出於寅之八刻一分。仲夏之中，日出於寅之七刻三分。季夏之中，日出於寅，與孟月等也。

肝病，頭目眩，脅支滿。三日體重身痛；五日而脹；三日腰脊少腹痛，脛痠；三日不已死，冬日入，夏蚤食。

病先發於肝，則頭目眩脅支滿。三日而之脾，則體重身痛。五日而之胃則脹。三日而之腎，則腰脊少腹痛。三日不已死，夏早食者。寅卯之時，木氣絕而不生也。冬日入者，申酉之時，金氣旺而木氣絕也。

脾病，身痛體重。一日而脹；二日少腹腰脊痛，脛痠；三日背胂筋痛，小便閉；十日不已死，冬人定，夏晏食。

病先發於脾，則身痛體重。二日而之胃則脹。二日而之腎，則少腹腰脊痛脛痠。三日而之膀胱，則背胂筋痛小便閉。胂，膂同。十日不已死。冬之人定在亥，謂土敗而水勝也。夏之晏食在寅，木旺而土絕也。

腎病，少腹腰脊痛，骺痠。三日背胂筋痛小便閉；三日腹脹；三日兩脅支痛；三日不已死，冬大晨，夏晏晡。

病先發於腎，則少腹腰脊痛骺痠。三日而之膂膀胱則背胂筋痛，小便閉。三日而之胃則腹脹；三日而之肝，則兩脅支痛。冬之大明在辰，土旺而水滅也。夏之晏晡在亥，水絕而不能生也。

胃病，脹滿。五日少腹腰脊痛，骺痠；三日背胂筋痛，小便閉；五日身體重；六日不已死，冬夜半後，夏日昳。

病先發於胃，故脹滿。五日而之腎，則少腹腰脊痛骺痠；三日而之胂膀胱，則背胂筋痛，小便閉。五日而之脾，則身體重；再六日不已而死。冬夜半後者土敗而水勝也。夏日昳者，廼陽明所主之時，土絕而不能生也。

膀胱病，小便閉。五日少腹脹，腰脊痛，骺痠；一日腹脹；一日身體痛；二日不已死，冬雞鳴，夏下晡。（《素問·標本病傳論第六十五》）

膀胱病者，其證當小便閉。五日則自傳於腎，其證當小腹脹，腰脊痛，而骺痠也。又一日，則六日矣，水來乘火，腎傳之小腸，其證當小腹脹也。又一日，則七日矣，又傳之於心，其證當心痛也。又二日，則九日矣，其病不已死。但冬之雞鳴在丑，土剋水，故冬死於鷄鳴。夏之下晡在申，金衰不能生水，故夏死於下晡也。

六、經脈失調

◎六經調者不病雖病自已也

六經調者，謂之不病；雖病，謂之自已也。（《靈樞·刺節眞邪第七十五》）

六經者，手足三陰三陽也。此言六經調者，爲不病。六經之脈各調和者，雖病亦微，故必自已。

◎二陽發病傳爲風消其傳爲息賁者死不治

曰：二陽之病發心脾，有不得隱曲，女子不月。其傳爲風消，其傳爲息賁者，死不治。（《素問·陰陽別論第七》）

風，木氣也。消，枯瘦也。賁。急迫也。不治，言其深久者也。陽明受病，久而傳變，則木邪勝土，故肌體風消。胃病則肺失所養，故氣息奔急。氣竭於上，由精虧於下，敗及五藏，故死不治。

◎經虛絡滿者春夏死秋冬生也

帝曰：經虛絡滿，何如？岐伯曰：經虛絡滿者，尺熱滿，脈口寒澀也，此春夏死，秋冬生也。（《素問·通評虛實論第二十八》）

經虛絡滿者，陰氣不足，陽邪有餘也。尺脈熱滿，故主絡滿，脈口寒濇，故主經虛，春夏之氣，生長於外，氣惟外弛，而根本虛脫，故死。秋冬之氣，收藏於內，故生。蓋外因之病，宜神機外運；內因之病，宜根本實堅。

◎氣虛尺虛滑則生濇則死也

帝曰：何以治之？岐伯曰：所謂氣虛者，言無常也；尺虛者，行步恇然；脈虛者，不象陰也。如此者，滑則生，濇則死也。（《素問·通評虛實論第二十八》）

氣虛即上虛，氣虛於上，故脈動無常。尺虛者下虛，腎氣不足也，故行步恇然。脈虛者，手太陰寸口所見之脈，按之不應手也。如此三虛，是謂重虛。若帶滑利則生，否則濇滯而死矣。

◎寒氣暴上脈實而滑則生實而逆則死

帝曰：寒氣暴上，脈滿而實，何如？岐伯曰：實而滑則生，實而逆則死。（《素問·通評虛實論第二十八》）

脈氣生於胃府，而發原在於少陰，少陰者腎也。夫腎者主水，在氣爲寒，今寒氣暴上者，水寒之氣，暴上而滿於脈也。實而滑者，得陽明之氣相和，故生。逆者，少陰之生氣已絕，故死。蓋寒氣上乘，則眞氣反下逆矣。《平脈》曰：“少陰脈弱而濇，弱者微煩，濇者厥逆。”謂少陰之氣不生，而手足逆冷也。

◎脈實滿春秋則生冬夏則死

帝曰：脈實滿，手足寒，頭熱，何如？岐伯曰：春秋則生，冬夏則死。（《素問·通評虛實論第二十八》）

此即脈證雜見陰陽者，而以時決其死生也。脈實滿者，是陽脈也；頭熱者，是陽證也，皆邪氣有餘也。手足又寒，是陰證也，廼眞氣又虛也，若此者，眞邪不分，陰陽相雜。然春秋者，陰陽未盛之時也，正平和之候，故生。冬夏者，偏陰偏陽之時也，脈盛頭熱者，不能支於夏；手足寒者，不能支於冬，故死。

◎脈浮而濇身有熱者死

脈浮而濇，濇而身有熱者死。（《素問·通評虛實論第二十八》）

此言證與脈反者死也。脈浮而濇，浮而身熱，陽邪盛也。澀爲氣血虛，陰不足也。外實內虛則孤陽不守，故死。

◎其形盡滿從則生逆則死

帝曰：其形盡滿，何如？岐伯曰：其形盡滿者，脈急大堅，尺濇而不應也。如是者，從則生，逆則死。帝曰：何謂從則生，逆則死？岐伯曰：所謂從者，手足溫也；所謂逆者，手足寒也。（《素問·通評虛實論第二十八》）

形盡滿，謂四形藏盡滿也。此言陽病者，當得陽脈陽證也。身形盡滿，廼陽病也，脈口之脈，急大而堅，是陽脈也。必手足溫者，是陽證也，故有是脈，有是證，則爲從而生。否則脈雖急大堅，而手足反寒，脈急大而堅，是謂逆也，逆者而死也。

◎乳子病熱手足溫則生寒則死

帝曰：乳子而病熱，脈懸小者，何如？岐伯曰：手足溫則生，寒則死。（《素問·通評虛實論第二十八》）

乳子，嬰兒也。病熱脈懸小者，陽證陰脈，本爲大禁。但小而緩者，邪之微也，其愈則易；小而急者，邪之甚也，爲可慮耳，此統言小兒之內外證也。小兒以稚陽之體，而加之病熱，脈不當小。若脈雖小而手足溫者，以四支爲諸陽之本，陽猶在也，故生；若四支寒冷，則邪勝其正，元陽去矣，故死。《通評虛實論》曰："所謂從者，手足溫也。所謂逆者，手足寒也。"

◎乳子中風熱脈實大緩則生急則死

帝曰：乳子中風熱，喘鳴肩息者，脈何如？岐伯曰：喘鳴肩息者，脈實大也，緩則生，急則死。（《素問·通評虛實論第二十八》）

乳子中風發熱，喘鳴肩息者，陽證也，脈當實大，惟實大中而緩，則邪氣漸退，可以得生，若實大中而急，則邪氣愈增，其病當死矣。

◎腸澼脈滑大者曰生懸濇者曰死

帝曰：腸澼便血，何如？岐伯曰：身熱則死，寒則生。帝曰：腸澼下白沫，何如？岐伯曰：脈沉則生，脈浮則死。帝曰：腸澼下膿血，何如？岐伯曰：脈懸絕則死，滑大則生。帝曰：腸澼之屬，身不熱，脈不懸絕，何如？岐伯曰：滑大者曰生，懸濇者曰死，以藏期之。（《素問·通評虛實論第二十八》）

此言腸澼之屬，有便血者，有下白沫者，有下膿血者，隨證隨脈而可以決其死生也。腸澼者，大小腸有所辟積而生諸證，故腸澼爲總名，而下三者爲諸證也。《生氣通天論》曰："因而飽食，筋脈横解，腸澼爲痔。"所以亦用"腸澼"二字。《太陰陽明論》亦云："久爲腸澼。"便血者，大便中下純血也。有等俗名腸風下血，有糞前來者，爲近血，是腎肝有火；糞後來者，爲遠血，是心肺有火。今兹腸澼便血，凡下血皆是。是血爲陰，而下血爲陰證，若身熱則火盛，故主死；身寒則火衰，故主生。其下白沫者，非膿非血，而白沫下行，是肺氣受傷也，然亦陰證之類，故脈沉則生，以陰證宜見陰脈也；若脈浮則死，以陰證見陽脈也。其下膿血者，赤白相兼，氣血俱傷，《邪氣藏府病形》謂之"瘕泄"，《難經》謂之"大瘕泄"，後世日"痢"。然脈以懸絕爲死，正氣不足也；滑大則生，正氣有餘也。凡腸澼之屬，有身不熱，則證不死，脈不懸絕則脈不死。終當以元氣爲主，故脈必滑大則生，若懸濇則死。其死者，以藏期之，所謂肝見庚辛死，心見壬癸死，肺見丙丁死，腎見戊己死，脾見甲乙死是也。

◎癲疾脈虚則可治實則死

帝曰：癲疾何如？岐伯曰：脈搏大滑，久自已；脈小堅急，死不治。帝曰：癲疾之脈，虚實何如？岐伯曰：虚則可治，實則死。（《素問·通評虚實論第二十八》）

此言癲疾之脈，得陽脈虚脈而生也。癲疾者，陽證也，故搏大滑，則陽證得陽脈，所以病久自已。若脈小堅急，則得陰脈，故死不治。然癲疾之脈，當有取於虚也，必搏大滑中帶虚可治，若帶實則邪氣有餘，廼死候也。

◎消癉脈實大病久可治脈懸小堅病久不可治

帝曰：消癉虚實何如？岐伯曰：脈實大，病久可治；脈懸小堅，病久不可治。（《素問·通評虚實論第二十八》）

此言消癉之病，得陽脈而生也。消癉者，熱證也，故脈實大，雖病久亦可治。若懸小堅，又至於病久，則益不可治矣。《脈要精微論》云："癉成爲消中。"《五變》論消癉可參看。

◎四海利害得順者生得逆者敗

黄帝曰：凡此四海者，何利何害？何生何敗？岐伯曰：得順者生，得逆者敗；知調者利，不知調者害。（《靈樞·海論第三十三》）

凡此四海，俱有順逆。得順者，知所養者也，故生。不知所養則逆矣，故敗。

七、經脈終絕

◎十二經脈終絕汗迺出則死矣

帝曰：願聞十二經脈之終奈何？岐伯曰：太陽之脈，其終也，戴眼反折瘛瘲，其色白，絕汗迺出，出則死矣。

十二經脈，即十二藏之氣也。終者，氣盡之謂。戴者，戴於上也。謂目睛仰視而不能轉也。反折，腰脊反張也。瘛者，筋之急也。瘲者，筋之緩也。絕汗者，暴出如油，不能收也。足太陽之脈起於目內眥，上額交巔入絡腦，下項夾脊抵腰中，下至足之小趾；手太陽之脈起於小趾之端，循臂上肩，其支者循頸上頰至目之外眥，故其爲病如此。然太陽爲三陽之表，故主色白汗出。《終始》曰："其色白，絕皮迺絕汗，絕汗則終矣。"亦主表之謂。

少陽終者，耳聾，百節皆縱，目睘絕系，絕繫一日半死。其死也，色先青白，迺死矣。

手足少陽之脈皆入於耳中，亦皆至於目銳眥，故爲耳聾目睘也。睘者，直視如驚貌。因少陽之繫絕，不能旋轉，故如此也。膽者筋其應，少陽氣絕，故百節皆縱也。木之色青，金之色白，金木相賊，則青白先見，此少陽之死候也。

陽明終者，口目動作，善驚妄言，色黃，其上下經盛，不仁則終矣。

手足陽明之脈皆挾口入目，故爲口目動作而牽引歪斜也。聞木音則惕然而驚，是陽明善驚也。罵詈不避親疏，是陽明妄言也。黃者，土色外見也。上下經盛，謂頭頸手足陽明之脈皆躁動而盛，是胃氣之敗也。不知疼痛，謂之不仁，是肌肉之敗也，此皆陽明氣竭之候。

少陰終者，面黑，齒長而垢，腹脹閉，上下不通而終矣。

手少陰氣絕則血敗，足少陰氣絕則色如炲，故面黑也。腎主骨，腎敗則骨敗，故齒根不固，長而垢也。手少陰之脈下膈絡小腸，足少陰之脈絡膀胱貫肝膈，故爲腹脹閉。上下不通則心腎隔絕，此少陰之終也。

太陰終者，腹脹閉，不得息，善噫，善嘔，嘔則逆，逆則面赤，不逆則上下不通，不通則面黑，皮毛焦而終矣。

足太陰脈入腹屬脾，故爲腹脹閉。手太陰脈上膈屬肺而主呼吸，故爲不得息。脹閉則昇降難，不得息則氣道滯，故爲噫爲嘔。嘔則氣逆於上，故爲面赤。不逆則痞塞於中，故爲上下不通。脾氣敗則無以制水，故黑色見於面。肺氣敗則治節不行，故皮毛焦而終矣。

厥陰終者，中熱嗌乾，善溺心煩，甚則舌卷卵上縮而終矣。

手厥陰心主之脈起於胸中，出屬心包絡，下膈歷絡三焦；足厥陰肝脈循喉嚨之後上入頏顙，其下者循股陰入毛中過陰器，故爲中熱嗌乾善溺心煩等病。又舌者心之官也，肝者筋之合也，筋者聚於陰器，而脈絡於舌本，故甚則舌卷卵縮而厥陰之氣終矣。

此十二經之所敗也。（《素問·診要經終論第十六》）

手足六經各分表裏，是十二經也。《終始》文與此同。

◎足太陽氣絕死必戴眼

足太陽氣絕者，其足不可屈伸，死必戴眼。（《素問·三部九候論第二十》）

足太陽脈，起於目內眥，上額交巔上，從巔入絡腦，還出別下項，循肩髆內，俠脊，抵腰中。其支者，復從肩髆別下貫臀，過髀樞，下合膕中，貫腨循踵，至足外側。故太陽氣絕者，血枯筋急，足不可屈伸，而死必戴眼。戴眼者，睛上視而瞪也。

◎手足五陰經氣絕之死期

手太陰氣絕，則皮毛焦。太陰者，行氣溫於皮毛者也。故氣不榮則皮毛焦，皮毛焦則津液去皮節。津液去皮節者，則爪枯毛折。毛折者則毛先死。丙篤丁死，火勝金也。

手太陰氣絕，其病至毛折，其毛已死。丙丁，火也，火日剋金，死可必矣。

手少陰氣絕，則脈不通。脈不通則血不流，血不流則髦色不澤。故其面黑如漆柴者，血先死。壬篤癸死，水勝火也。

手少陰氣絕，其面色如漆柴然，水所刑也。此則血已先死，壬癸，水也，水日剋火，死可必矣。

足太陰氣絕者，則脈不榮肌肉。脣舌者，肌肉之本也。脈不榮則肌肉耎，肌肉耎則肉萎人中滿，人中滿則脣反。脣反者肉先死。甲篤乙死，木勝土也。

足太陰氣絕者，其肉已先死。甲乙，木也，木日剋土，死可必矣。

足少陰氣絕，則骨枯。少陰者，冬脈也，伏行而濡骨髓者也。故骨不濡，則肉不能著也。骨肉不相親，則肉耎卻，肉耎卻故齒長而垢，髮無澤。髮無澤者，骨先死。戊篤己死，土勝水也。

足少陰氣絕，其骨已死。戊己，土也，土日剋木，死可必矣。

足厥陰氣絕，則筋絕。厥陰者，肝脈也。肝者筋之合也，筋者聚於陰氣，而脈絡於舌本也。故脈弗榮則筋急，筋急則引舌與卵，故脣青舌卷卵縮。則筋先死。庚篤辛死，金勝木也。（《靈樞·經脈第十》）

厥陰氣絕，其筋已先死。庚辛，金也，金日剋木，死可必矣。

◎五陰氣俱絕志先死則一日半死矣

五陰氣俱絕，則目繫轉，轉則目運，目運者爲志先死。志先死，則一日半死矣。（《靈樞·經脈第十》）

火之精爲神，水之精爲志，神生於精，火生於水，故志死而神先絕，所謂生則俱生，急則俱死也。天乙生水，地二生火。一日半者，一二日之間，陰陽水火之氣，終於天地始生之數也。

◎六陽氣絕絕汗廼出者死

六陽氣絕，則陰與陽相離，離則腠理發泄，絕汗廼出。故旦占夕死，夕占旦死。(《靈樞·經脈第十》)

六陽者，手足六陽也。六陽應天之氣，是以旦占夕死，夕占旦死，不能終天運之一周。

八、邪客經絡

◎邪客於手足陰陽絡之狀

邪客於足少陰絡之狀

帝曰：願聞繆刺奈何？取之何如？岐伯曰：邪客於足少陰之絡，令人卒心痛暴脹，胷脅支滿。無積者，刺然骨之前出血，如食頃而已。不已，左取右，右取左。病新發者，取五日已。

足少陰之絡，名曰大鐘，當踝後遶跟，別走太陽。其別者，並經上走於心包下，外貫腰脊。故邪客之，令人卒心痛暴脹，胷脅支滿。

邪客於手少陽絡之狀

邪客於手少陽之絡，令人喉痹舌卷，口乾心煩，臂外廉痛，手不及頭。刺手中指次指爪甲上，去端如韭葉，各一痏，壯者立已，老者有頃已。左取右，右取左。此新病，數日已。

手少陽之別，名曰外關，去腕二寸，外遶臂，注胷中，合心主。夫手少陽廼三焦相火主氣，注胷中而合於心主包絡，故邪客之，令人喉痹舌卷，口乾心煩。脈循臂，故痛不能舉也。

邪客於足厥陰絡之狀

邪客於足厥陰之絡，令人卒疝暴痛，刺足大指爪甲上與肉交者各一痏，男子立已，女子有頃已。左取右，右取左。

足厥陰之絡，名曰蠡溝，去內踝五寸，別走少陽。其別者，經莖上睾，結於莖。故邪客之，令人卒疝暴痛。以其絡上睾丸而結於陰莖也。

邪客於足太陽絡之狀

邪客於足太陽之絡，令人頭項肩痛。刺足小指爪甲上與肉交者各一痏，立已。不已，刺外踝下三痏。左取右，右取左，如食頃已。

足太陽之絡，名曰飛揚，去踝七寸，別走少陰。足太陽爲諸陽主氣，其氣上昇於頭項。故邪客於絡，而致頭項肩痛也。

邪客於手陽明絡之狀

邪客於手陽明之絡，令人氣滿胷中，喘息而支胠，胷中熱。刺手大指次指爪甲上，去端如韭葉各一痏。左取右，右取左，如食頃已。（《素問·繆刺論第六十三》）

手陽明之絡，名曰偏歷，去腕三寸，別入太陰。故邪客之，令人氣滿胸中喘息，及支胠胸熱。蓋手太陰主氣，以司呼吸，而脈循於胸中也。

九、絕水穀

◎人絕水穀則死

人以水穀爲本，故人絕水穀則死。（《素問·平人氣象論第十八》）

此言五藏元眞之氣，亦皆胃府水穀之所生也。五藏者，皆稟氣於胃，胃氣者，水穀之所資生，故人以水穀爲本，胃絕水穀則死，脈無胃氣亦死也。所謂無胃氣者，眞藏脈見，而不得微和之氣也。又非惟微和之爲胃氣也，即眞藏之脈，亦胃氣之所生也。故曰藏氣者，不能自致於手太陰，必因於胃氣，廼至於手太陰也。故五藏各以其時，自爲而至於手太陰者。春爲弦，夏爲鉤，秋爲毛，冬爲石，皆得胃氣而爲之也。故曰脈不得胃氣者，肝不弦，腎不石也。是以前章論四時之脈得胃氣之和者，命曰平人。後章論五藏之眞，亦四時以胃氣爲本也。

十、六氣失常

◎四時六氣失常民有病有死

二月丑不風，民多心腹病；三月戌不溫，民多寒熱；四月巳不暑，民多癉病；十月申不寒，民多暴死。（《靈樞·歲露論第七十九》）

二月丑不風者，又常以冬至之日，太乙始居葉蟄之宮，以候天之風雨，以建子之月爲歲首，天開於子也。三月主辰，三月戌不溫者，辰與戌合也。在十二月所主在十二辰，在六氣所主在三陰三陽，故曰三月戌不溫，四月巳不暑，蓋或從六氣或從十二辰也。寅申少陽主氣，十月申不寒者，以六氣之主時也。天干始於甲，地支始於子，如子午之歲，寅申少陽主五氣之九月十月，十月申不寒者，主氣失時，民多暴死。蓋四時主客之氣，三陰三陽之所主也。

十一、年虛月空

◎年虛月空邪甚病危

乘年之虛，則邪甚也。失時之和，亦邪甚也。遇月之空，亦邪甚也。重感於邪，則病危矣。有勝之氣，其必來復也。（《素問·至眞要大論第七十四》）

乘年之虛者，主歲之氣不及也。如木運不及，則清氣勝之；火運不及，則寒氣勝之；土運不及，則風氣勝之；金運不及，則熱氣勝之；水運不及，則濕氣勝之。此歲運之不及，而四時之勝氣又乘而侮之。失時之和者，四時之氣衰也。如春氣不足，則秋氣勝之；夏氣不足，則冬氣勝之；長夏之氣不足，則春氣勝之；秋氣不足，則夏氣勝之；冬氣不足，則長夏之氣勝之。遇月之空者，月廓空之時也。重感於邪者，乘年之虛，失時之和，遇月之空，是謂三虛而感於邪，則病危矣。有勝之氣，其必來復者，春有慘悽殘賊之勝，則夏有炎暑燔爍之復；夏有慘悽凝冽之勝，則不時有埃昏大雨之復；四維發振拉飄騰之變，則秋有肅殺霖霪之復；夏有炎爍燔燎之變，則秋有冰雹霜雪之復；四維發埃昏驟注之變，則不時有飄蕩振拉之復。此四時之勝而必有復也。

十二、候歲之風

◎候歲之風峻傷人者也

黃帝曰：虛邪之風，其所傷貴賤何如？候之奈何？少師答曰：正月朔日，太乙居天留之宮，其日西北風不雨，人多死矣；正月朔日，平旦北風，春民多死；正月朔日，平旦北風行，民病多者，十有三也；正月朔日，日中北風，夏民多死；正月朔日，夕時北風，秋民多死；終日北風，大病死者，十有六。正月朔日，風從南方來，命曰旱鄉，從西方來，命曰白骨，將國有殃，人多死亡；正月朔日，風從東方來，發屋，揚沙石，國有大災也；正月朔日，風從東南方行，春有死亡；正月朔日，天和溫不風，糴賤，民不病；天寒而風，糴貴，民多病。此所以候歲之風，峻傷人者也。（《靈樞·歲露論第七十九》）

此下言歲候之占，重在元旦，正月朔日，元旦也。元旦爲以建寅孟春歲首，蓋人生於寅也。發生之初，北風大至，陰勝陽也，故多傷害。元旦之日，邪風大至，即非吉兆各隨其位，災害有辨也。元旦之氣，所貴者溫和景明，則歲候吉而民眾安，凡四方不和之風，皆非所宜。

十三、遇歲露

◎遇歲露民病而死矣

黄帝曰：願聞歲之所以皆同病者，何因而然？少師曰：此八正之候也。

黄帝曰：候之奈何？少師曰：常以冬至之日，太乙立於葉蟄之宫，其至也，天必應之以風雨者矣。風雨從南方來者，爲虚風，賊傷人者也。其以夜半至也，萬民皆臥而弗犯也，故其歲民少病。其以晝至者，萬民懈怠，而皆中於虚風，故萬民多病。虚邪入客於骨，而不發於外，至其立春，陽氣大發，腠理開，因立春之日，風從西方來，萬民又皆中於虚風，此兩邪相搏，經氣結代者矣。故諸逢其風，而遇其雨者，命曰遇歲露焉。因歲之和，而少賊風者，民少病而少死；歲多賊風邪氣，寒溫不和，則民多病而死矣。（《靈樞·歲露論第七十九》）

四正四隅，謂之八正，即八宫也。八正者，冬至夏至、春分秋分、立春立夏、立秋立冬，定八方之正位，以候八方之風雨也。八正之候，感於冬至，而重感於立春，此賊風之所以傷人也。候此者，常以冬至之日，太乙立於葉蟄之宫，冬至之日，風從南方來；立春之日，風從西方來，此從其衝後來爲虚風，傷人者也。冬至子之半，其氣始蒙，故虚邪入客於骨，而不即發，立春時陽氣大發，腠理開，而立春之日，又逢西方來之衝風，兩邪相搏，則經脈結代矣。風者，天之氣；雨者，天之露，故諸逢其風而遇其雨者，命曰遇歲露焉。一歲之中，得及時之風雨，而少賊風者，是因歲之和，則歲美民安少病。如風雨不時，又多烈風邪氣，而失時之和，則民多病而死矣。

十四、七情傷害

◎五神所傷之死期

是故怵惕思慮者則傷神，神傷則恐懼，流淫而不止。因悲哀動中者，竭絶而失生。喜樂者，神憚散而不藏。愁憂者，氣閉塞而不行。盛怒者，迷惑而不治。恐懼者，神蕩憚而不收。

此節言情志所傷之爲害也。怵，恐也。惕，驚也。流淫，謂流泄淫溢，如下文所云恐懼而不解則傷精，精時自下者是也。思慮而兼怵惕，則神傷而心怯，心怯則恐懼，恐懼則傷腎，腎傷則精不固。蓋以心腎不交，故不能收攝如此。悲則氣消，悲哀太甚則胞絡絶，故致失生。竭者絶之漸，絶則盡絶無餘矣。喜發於心，樂散在外，暴喜傷陽，故神氣憚散而不藏。憚，驚惕也。愁憂則氣不能舒，故脈道爲之閉塞。怒則氣逆，甚者必亂，故致昏迷皇惑而不治。不治，亂也。恐懼則神志驚散，故蕩憚而不收。夫喜樂者，神憚散而不藏，故神不能持而流蕩也；恐懼者，神蕩憚而不收，故神爲恐懼而散失也。

二者略同，然所當詳辨也。

心，怵惕思慮則傷神，神傷則恐懼自失，破䐃脫肉，毛悴色夭，死於冬。

此分論七情傷五藏之神志也。思慮，脾之情也，如心因怵惕思慮，則傷心藏之神，神傷則不能主持，而恐懼自失矣。脾主土而主肌肉，肺主氣而主皮毛，肉之膏肥曰䐃。色者，氣之華也。䐃肉者，地所成之形也。毛色者，天所生之氣也。破䐃脫肉，毛悴色夭，天地所生之命絕矣。死於冬者，五行之氣，死於四時之勝剋也。

脾，愁憂而不解則傷意，意傷則悗亂，四支不舉，毛悴色夭，死於春。

憂本肺之志，而亦傷脾者，母子氣通也。憂則脾氣不舒，不舒則不能運行，故悗悶而亂。四支皆稟氣於胃而不得至經，必因於脾迺得稟也，故脾傷則四支不舉。脾色之夭者，黃欲如羅裹雄黃，不欲如黃土也。土衰畏木，故死於春。

肝，悲哀動中則傷魂，魂傷則狂忘不精，不精則不正，當人陰縮而攣筋，兩脅骨不舉，毛悴色夭，死於秋。

肝藏魂，悲哀過甚則傷魂，魂傷則爲狂爲忘而不精明，精明失則邪妄不正，其人當陰縮攣筋。兩脅骨不舉者，皆肝經之敗也。肝色之夭者，青欲如蒼璧之澤，不欲如藍也。木衰畏金，故死於秋。

肺，喜樂無極則傷魄，魄傷則狂，狂者意不存人，皮革焦，毛悴色夭，死於夏。

喜本心之志，而亦傷肺者，暴喜傷陽，火邪乘金也。肺藏魄，魄傷則神亂而爲狂。意不存人者，傍若無人也。五藏之傷無不毛悴，而此獨云皮革焦者，以皮毛爲肺之合，而更甚於他也。肺色之夭者，白欲如鵝羽，不欲如鹽也。金衰畏火，故死於夏。

腎，盛怒而不止則傷志，志傷則喜忘其前言，腰脊不可以俛仰屈伸，毛悴色夭，死於季夏。

怒本肝之志，而亦傷腎者，肝腎爲子母，其氣相通也。腎藏志，志傷則意失，而善忘其前言也。腰脊不可俯仰屈伸者，腰爲腎之府也。腎色之夭者，黑欲如重漆色，不欲如地蒼也。水衰畏土，故死於季夏。

恐懼而不解則傷精，精傷則骨痠痿厥，精時自下。是故五藏主藏精者也，不可傷，傷則失守而陰虛，陰虛則無氣，無氣則死矣。（《靈樞·本神第八》）

是故五藏皆有氣，則各有精，而五藏各有以藏之，傷則失守而陰氣虛，以五藏皆屬陰也。陰虛則五藏無氣，所以隨時而死耳。

十五、氣血變化

◎血之與氣竝走於上厥則暴死氣復反則生

絡之與孫脈俱輸於經，血與氣竝，則爲實焉。血之與氣竝走於上，則爲大

厥，厥則暴死，氣復反則生，不反則死。（《素問·調經論第六十二》）

此申明血氣共竝之爲實也。絡者，經脈之支別也。孫脈者，迺孫絡之脈別經者，亦三百六十五脈，內通於十二大絡，外通於膚腠皮毛。五藏之血氣，從大絡而出於孫脈，從孫脈而出於膚表。表陽之氣，從孫絡而入於大絡，從大絡而注於經俞。此外內交通血氣之經路也。是絡脈之血氣，孫絡之氣血，俱輸於經，是血與氣共竝於血分則爲實也。上文言血與血竝，氣與氣並，偏虛偏實也。此言血與氣竝，並者爲實，不竝者爲虛也。血氣竝走於上則上實下虛，下虛則陰脫，陰脫則根本離絕而下厥上竭，是爲大厥，所以暴死。若氣極而反，則陰必漸回，故可復甦。其有一去不反者，不能生矣。

十六、氣之逆從

◎春夏秋冬逆從之生死

雷公請問：氣之多少，何者爲逆？何者爲從？黄帝答曰：陽從左，陰從右，老從上，少從下。是以春夏歸陽爲生，歸秋冬爲死；反之，則歸秋冬爲生。是以氣多少，逆皆爲厥。（《素問·方盛衰論第八十》）

此言氣在左右老少，四時皆有順逆，而逆之則爲厥也。氣之屬陽者，在左爲順；氣之屬陰者，在右爲順。老者穀衰，故在上爲順；少者慾甚，故在下爲順。夫四時之氣，春夏爲陽，秋冬爲陰。陽從左者，謂春夏之氣從左而行於右；陰從右者，謂秋冬之氣從右而行於左。老者之氣，從上而下，猶秋氣之從上而方衰於下。少者之氣，從下而上，猶春氣之從下而方盛於上。是以春夏之氣，歸於陽之從左而右，氣之順也，故爲生氣。歸於秋冬之從右而左，氣之逆也，故爲死氣。反之，謂秋冬之氣，歸於陰之從右而左爲生，歸於春夏之從左而右爲逆。是以氣之無論多少，逆者皆爲厥也。此節總提四時老少之氣，而先論其天氣之順逆焉。此與《五常政大論》"春氣始於左，秋氣始於右，春氣始於下，秋氣始於上"同義。

十七、色脈

◎見此五色者死

故色見青如草茲者死，黄如枳實者死，黑如炱者死，赤如衃血者死，白如枯骨者死，此五色之見，死也。（《素問·五藏生成第十》）

此歷舉五藏之五色，而決其爲死生之外見也。五色以黄爲主，黄以明潤爲難。青如草之滋汁，茲，滋同，其色青沈；黄如枳實，其色青黄；黑如炱，炱，煙煤也，其色純黑；赤如衃血，衃者，敗惡凝聚之血，其色赤黑；白如枯骨，其色乾枯。此皆色不明潤者也，故見之則爲死者如此。《三部九候論》曰："五藏已敗，其色必夭，夭必死矣。"此之謂也。

◎見此五色者生

青如翠羽者生，赤如雞冠者生，黃如蟹腹者生，白如豕膏者生，黑如烏羽者生。此五色之見生也。（《素問·五藏生成第十》）

翠羽、雞冠、蟹腹、豕膏、烏羽，此謂光潤也。色雖可愛，若見朦朧尤善矣。青如翠羽，赤如雞冠，黃如蟹腹，白如豕膏，黑如烏羽，此皆五色正而華彩光潤也，故見之則爲生者如此。

◎見此五色有不死者

雷公曰：其不辨者，可得聞乎？黃帝曰：五色之見也，各出其色部。部骨陷者，必不免於病矣。其色部乘襲者，雖病甚，不死矣。（《靈樞·五色第四十九》）

不辨者，色失常度而變易難辨也。五色之見，各有其部，惟其部骨弱陷之處，然後易於受邪而不免於病矣。若其色部雖有變見，但得彼此生王，互相乘襲而無克賊之見者，雖病甚不死。

◎面目不死之色

凡相五色之奇脈，面黃目青，面黃目赤，面黃目白，面黃目黑者，皆不死也。（《素問·五藏生成第十》）

色脈可以決死生，而相色有訣，亦可以決死生，故謂之曰相五色之奇脈。當知色見於面，而五色以黃爲主，故五色皆有黃色來參，是有胃氣，不死也。

◎面目死之色

面青目赤，面赤目白，面青目黑，面黑目白，面赤目青，皆死也。（《素問·五藏生成第十》）

此脈色之皆死者，以無黃色。無黃色則胃氣已絕，故死。上文言合脈色以圖萬全，此二節則單言五色，亦可以決死生也。

◎診瞳有死者

診寒熱，赤脈上下至瞳子，見一脈，一歲死；見一脈半，一歲半死；見二脈，二歲死；見二脈半，二歲半死；見三脈，三歲死。（《靈樞·論疾診尺第七十四》）

此論血脈主於手少陰心主，而本於足少陰腎藏。寒熱者，水火陰陽之氣也。心主包絡之氣，發原於腎，歸於心下之部署，爲一形藏而主脈。瞳子者。腎藏之骨精也。水藏之毒，上交於火藏，而火藏之氣，復下交於陰，所謂陰陽交者，死不治。此論水藏之毒氣，隨正氣相交而死，故凡論疾，皆當體會其正氣焉。

◎容色見上下左右有已有死之色

容色見上下左右，各在其要。其色見淺者，湯液主治，十日已；其見深者，必齊主治，二十一日已；其見大深者，醪酒主治，百日已；色夭面脫，不治，百日盡已，脈短氣絕死。病溫虛甚，死。（《素問·玉版論要第十五》）

天之神機，見於氣候；人之神機，見於脈色。色脈至數之要，不可不察也。色淺則病微，故可以湯液主治而愈亦速也。湯液者，五穀之湯液，蓋調養之道，非後世湯藥之謂。色深則病深，故當以齊主治而愈稍遲。齊，劑同，藥劑也。《湯液醪醴論》曰："必齊毒藥攻其中。"色大深者病尤甚，故必以醪酒主治。醪酒，藥酒也，如《腹中論》雞矢醴之類。色夭面脫者神氣已去，故不可治，百日盡則時更氣易，至數盡而已。脈短氣絕者，中虛陽脫也，故死。病溫邪有餘，虛甚正不足，正不勝邪故死。

◎色見上下左右重陽死重陰死

色見上下左右，各在其要，上爲逆，下爲從。女子右爲逆，左爲從；男子左爲逆，右爲從。易，重陽死，重陰死。陰陽反他，治在權衡相奪。《奇恒》事也，《揆度》事也。（《素問·玉版論要第十五》）

所謂色見上下左右，各在其要者，正以色見於上，病勢方炎，故爲逆，色見於下，病勢已衰，故爲從。《五色》云："其色上行者病益甚，其色下行如雲徹散者病方已。"女子色見於右，則女子屬陰，而右亦屬陰，是爲獨陰也，故爲逆。若在於左，則陽以和陰，故爲從也。男子色見於左，則男子屬陽，而左亦屬陽，是爲獨陽也，故曰逆。若在於右，則陰以和陽，故爲從也。蓋男子色見於左，廼重陽也。故曰死，女子色見於右，廼重陰也，故曰死，此陰陽相反而作此病，治法在於察其脈之浮沉，如權衡然，以相奪之，正《奇恆》《揆度》二篇之事也。《陰陽應象大論》云："陰陽反作，病之逆從也。"正此之謂歟。

◎色夭必死矣

五藏已敗，其色必夭，夭必死矣。（《素問·三部九候論第二十》）

五藏已敗，則其色必夭。夭，死色也，言五藏之神氣，由形藏之資生。五色之外榮，由五藏之所發。此以九藏九候之氣，而復歸重於五藏之神氣焉。

◎死生之色脈

黄帝曰：願卒聞之。岐伯答曰：色青者，其脈弦也；赤者，其脈鉤也；黄者，其脈代也；白者，其脈毛；黑者，其脈石。見其色而不得其脈，反得其相勝之脈，則死矣；得其相生之脈，其病已矣。（《靈樞·邪氣藏府病形第四》）

青黄赤白黑，五藏五行之氣色也；弦鉤代毛石，五藏五行之脈象也，如影響之相應者也。故色青者其脈弦，色赤者其脈鉤，見其色而得脈之相應，猶坤道之順承天也。如色青而反見毛脈，色赤而反見石脈，此陰陽五行之反勝，故死。如色青而得石脈，色赤而得代脈，此色生於脈，陽生於陰，得陽生陰長之道，故其病已矣。

◎五脈五色雖平常殆

黄帝曰：五脈安出？五色安見？其常色殆者，如何？岐伯曰：五官不辨，闕庭不張，小其明堂，藩蔽不見，又埤其牆，牆下無基，垂角去外，如是者，雖平常殆，況加疾哉！（《靈樞·五閱五使第三十七》）

此言諸部狹小者必殆也。五藏之脈，安所從出；五藏之色，安所從見者，言脈色安然無恙也。其常色見者，而又至於危，皆帝之所疑也。伯言人之五官，既不可辨，闕庭又不張，明堂又狹小，藩蔽不可見，其牆又卑，牆下無基，垂角在外，如是者，雖無病，而平常尚有殆者，況加之以有病哉！

◎眞藏脈之死期

凡持眞脈之藏脈者，肝至懸絶急，十八日死；心至懸絶，九日死；肺至懸絶，十二日死；腎至懸絶，七日死；脾至懸絶，四日死。（《素問·陰陽別論第七》）

《素問·陰陽別論》："眞脈之藏脈，即眞藏也。"懸絶急者，全失和平而弦搏異常也。十八日者，爲木金成數之餘，金勝木而死也。此下死期，悉遵王氏之意，以河圖計數，誠爲得理；然或言生數，或言成數，若不歸一，弗能無疑，別有介賓按在《鍼刺六十四》，亦當參正。九日者，爲火水生成數之餘，水勝火也。十二日者，爲金火生成數之餘，火勝金也。七日者，爲水土生數之餘，土勝水也。四日者，爲木生數之餘，木勝土也。凡此者皆不勝克賊之氣，故眞藏獨見者，氣敗而危矣。

◎眞藏見皆死

肝見庚辛死，心見壬癸死，脾見甲乙死，肺見丙丁死，腎見戊己死，是謂眞藏見皆死。（《素問·平人氣象論第十八》）

此言眞藏脈見者，遇剋賊之日而死。庚辛爲金，伐肝木也。壬癸屬水，滅心火也。

甲乙屬木，剋脾土也。丙丁屬火，爍肺金也。戊己屬土，傷腎水也。此即《三部九候論》所謂眞藏脈見者勝死之義。

◎諸眞藏脈見者皆死不治也

眞肝脈至，中外急，如循刀刃責責然，如按琴瑟絃，色青白不澤，毛折迺死。

眞心脈至，堅而搏，如循薏苡子累累然，色赤黑不澤，毛折迺死。

眞肺脈至，大而虛，如以毛羽中人膚，色白赤不澤，毛折迺死。

眞腎脈至，搏而絕，如指彈石辟辟然，色黑黄不澤，毛折迺死。

眞脾脈至，弱而乍數乍疎，色黄青不澤，毛折迺死。

諸眞藏脈見者，皆死不治也。(《素問·玉機眞藏論第十九》)

此即眞藏脈而擬之，又當驗其氣色皮毛而決其死也。眞肝脈至，如循刀刃之形，責責然可畏也；又如琴瑟之絃至急。蓋脈不微絃，非脈來耎弱輕虛而滑，端直以長之本體也，迺但絃而無胃者也。色雖見青，而白來剋之，不復潤澤，金剋木也；其毛已折，玄氣敗也，故曰死。眞心脈至，至堅而搏，如循薏苡子，殊累累然。是脈不微鉤，非來盛去衰之本體也，迺但鉤而無胃者也。色雖見赤，而黑來剋之，不復潤澤，水剋火也；其毛已折，玄氣敗也，故曰死。眞肺脈至，大而虛，過於盛也，如以毛羽中人膚，浮而無著也，蓋脈不微浮，非輕虛以浮來急去散之本體，迺但浮而無胃者也。色雖見白，而赤來乘之，不復潤澤，火剋金也；其毛已折，元氣敗也，故曰死。眞腎脈至，搏擊而絕，如指彈石，殊辟辟然，是脈不微沈，非沈以博之本體，迺但沈而無胃者也。色雖見黑，而黄來剋之，不復潤澤，土剋水也；其毛已折，元氣敗也，故曰死。眞脾脈至，雖云耎弱，而乍數乍疏，是如水之流，如鳥之喙，非和柔相離，如鷄踐地之本體，迺但弱而無胃者也。色雖見黄，而青來剋之，不復潤澤，木剋土也；其毛已折，元氣敗也，故曰死。

◎見眞藏曰死

黄帝曰：見眞藏曰死，何也？岐伯曰：五藏者，皆稟氣於胃。胃者，五藏之本也。藏氣者，不能自致於手太陰，必因於胃氣，迺至於手太陰也，故五藏各以其時自爲而至於手太陰也。故邪氣勝者，精氣衰也。故病甚者，胃氣不能與之俱至於手太陰，故眞藏之氣獨見。獨見者，病勝藏也，故曰死。帝曰：善。(《素問·玉機眞藏論第十九》)

胃爲水穀之海，穀入於胃，以傳於肺，五藏六府皆以受氣。五藏之氣，皆胃府水穀之所資生，故胃爲五藏之本。手太陰者，兩脈口也。藏氣者，五藏之精氣也。五藏之氣，必因於胃氣，迺至於手太陰也。無胃氣者，迺眞藏脈也。脈必始於手太陰肺經，而後行之於諸經，又必有胃氣，而後五藏之氣，始會於手太陰肺經，故五藏各以其所屬之時，而借胃氣以至於手太陰肺經也。彼邪氣勝者，正氣必衰，安得有胃氣以至於手太陰？但見各藏之眞藏脈獨見耳。如春而但弦、夏而但鉤之類，皆五藏不因於胃氣，即眞藏之見也。此其病氣勝於藏氣，所以至於死也。《平人氣象論》曰："人無胃氣曰逆，逆者死。"

◎眞藏脈見者勝死

眞藏脈見者，勝死。（《素問·三部九候論第二十》）

所謂眞藏脈者，眞肝脈至，中外急如循刀刃責責然，如按琴瑟弦。眞心脈至，堅而搏，如循薏苡子累累然。眞脾脈至，弱而乍數乍疏。眞肺脈至，大而虛，如毛羽中人膚。眞腎脈至，搏而絕，如指彈石辟辟然。凡此五者，皆謂得眞藏脈而無胃氣也。《平人氣象論》曰："胃者平人之氣也，人無胃氣曰逆，逆者死。"此之謂也。勝死者，謂勝剋己之時則死也。《平人氣象論》曰"肝見庚辛死，心見壬癸死，脾見甲乙死，肺見丙丁死，腎見戊己死"是謂勝死也。

◎骨枯肉陷眞藏脈見者死

大骨枯槁，大肉陷下，胷中氣滿，喘息不便，其氣動形，期六月死。眞藏脈見，廼予之期日。

大骨枯槁，大肉陷下，胷中氣滿，喘息不便，內痛引肩項，期一月死。眞藏見，廼予之期日。

大骨枯槁，大肉陷下，胷中氣滿，喘息不便，內痛引肩項，身熱脫肉破䐃，眞藏見，十月之內死。

大骨枯槁，大肉陷下，肩髓內消，動作益衰，眞藏來見，期一歲死，見其眞藏，廼予之期日。

大骨枯槁，大肉陷下，胷中氣滿，腹內痛，心中不便，肩項身熱，破䐃脫肉，目匡陷，眞藏見，目不見人，立死。其見人者，至其所不勝之時則死。（《素問·玉機眞藏論第十九》）

大骨大肉，皆以通身而言。如肩脊腰膝，皆大骨也；尺膚臀肉，皆大肉也。肩垂項傾，腰重膝敗者，大骨之枯槁也。尺膚既削，臀肉必枯，大肉之陷下也。腎主骨，骨枯則腎敗矣。脾主肉，肉陷則脾敗矣。肺主氣，氣滿喘息則肺敗矣。氣不歸原，形體振動，孤陽外浮而眞陰虧矣。三陰虧損，死期不出六月。六月者，一歲陰陽之更變也。若其眞藏脈已見，則不在六月之例，可因克賊之日而定其期矣。內痛引肩項，病及心經矣。較前已甚，期一月死。一月者，斗建移而氣易也。身熱者，陰氣去也。脫肉者，肌肉消盡也。破䐃者，臥久骨露而筋肉敗也。是爲五藏俱傷，而眞藏又見，當十日內死。十日者，天干盡而旬氣易也。"月"字誤，當作"日"。䐃，筋肉結聚之處也。䐃，肘膝後肉如塊者。骨枯肉陷，脾腎已虧，兼之肩髓內消，動作益衰，雖諸證未全，眞藏未見，然敗竭已兆，僅支一年，歲易氣新，不能再振矣。若一見眞藏，乃可必其死期也。來見，當作未見。五藏敗證俱見，而目匡陷、眞藏見、目不見人者，神氣已脫，故當立死。若其見人者，神氣猶在，故必待克賊之時而死也。

◎五藏之死脈

死心脈來，前曲後居，如操帶鉤，曰心死。

操，持也。居，不動也。前曲者，謂輕取則堅強而不柔。後居者，謂重取則牢實而不動。如持革帶之鉤，而全失充和之氣，是但鉤無胃也。故曰心死。

死肺脈來，如物之浮，如風吹毛，曰肺死。

如物之浮，空虛無根也。如風吹毛，散亂無緒也。亦但毛無胃之義，故曰肺死。

死肝脈來，急益勁，如新張弓弦，曰肝死。

急益勁，謂勁強，急之甚也。如新張弓弦，弦之甚也。亦但弦無胃之義，故曰肝死。

死脾脈來，鋭堅如烏之喙，如鳥之距，如屋之漏，如水之流，曰脾死。

如烏之喙者，堅止而無柔和，相離之象也。如鳥之距者，較雞舉足更拳急也。如屋之漏者，點滴稀疏而不能灌溉也。如水之流者，濕上之氣四散也。蓋言脾主中和之氣，如太過不及之甚者，皆爲死脈也。

死腎脈來，發如奪索，辟辟如彈石，曰腎死。（《素問·平人氣象論第十八》）

如奪索者，如引葛更堅勁矣。如彈石者，無喘累生動之氣，腎之死象也。蓋弦鉤毛石，胃氣所生之眞象也。眞象現者，謂胃氣已絕，故死。然五藏之眞象，乃胃府精氣之所生，精氣絕則肝不弦，腎不石，而又帶鉤、彈石之死脈見矣。

◎五藏脈病有自已有死者

脾脈外鼓，沉爲腸澼，久自已。

外鼓，謂鼓動於臂外也。此言心肝脾腎皆爲腸澼，而有死生之分者，以脈與證驗之也。腸澼者，腸有所積而下之也。然有下血者，有下白沫者，有下膿血者，病在於腸，均謂之腸澼也，故《通評虛實論》曰："腸澼之屬。"但其脈皆宜沈細，其證皆宜體涼，則火退而邪少也。今脾脈之沉者，必爲腸澼，但沉而外鼓於臂外，則邪氣未滅，當至久而自已也。

肝脈小緩爲腸澼，易治。

肝脈小緩，爲脾乘肝，故易治。肝脈之緩者，必爲腸澼，但緩而小者，則土來乘木，終不能勝，其病即愈，故曰易治也。

腎脈小搏沈，爲腸澼下血，血溫身熱者死。

腎居下部，其脈本沈，若小而搏，爲陰氣不足而陽邪乘之，故爲腸澼下血。若其血溫身熱者，邪火有餘，眞陰喪敗也，故當死。

心肝澼亦下血，二藏同病者可治，其脈小沉澀爲腸澼，其身熱者死，熱見七日死。（《素問·大奇論第四十八》）

心生血，肝藏血，故二藏之澼亦下血，而不獨腎也。然心肝二藏，木火同氣，故同病者爲順而可治。若肝脾同病，是爲土敗木賊，其難治也明矣。心肝之脈，小沉而澀，以陰不足而血傷也，故爲腸澼。然脈沉細者不當熱，今脈小身熱是爲逆，故當死。而死於熱見七日者，六陰敗盡也。

◎人無胃氣者死也

人無胃氣曰逆，逆者死。（《素問·平人氣象論第十八》）

此胃氣者，實平人之常氣，有不可以一刻無也。人無胃氣，則生機已絕，絕則死矣。

◎脈無胃氣者死

人以水穀爲本，故人絕水穀則死，脈無胃氣亦死。所謂無胃氣者，但得眞藏脈，不得胃氣也。所謂脈不得胃氣者，肝不弦，腎不石也。（《素問·平人氣象論第十八》）

此言五藏元眞之氣，亦皆胃府水穀之所生也。五藏者，皆稟氣於胃，胃氣者，水穀之所資生，故人以水穀爲本，胃絕水穀則死，脈無胃氣亦死也。所謂無胃氣者，眞藏脈見，而不得微和之氣也。又非惟微和之爲胃氣也，即眞藏之脈，亦胃氣之所生也。故曰藏氣者，不能自致於手太陰，必因於胃氣，迺至於手太陰也。故五藏各以其時，自爲而至於手太陰者。春爲弦，夏爲鉤，秋爲毛，冬爲石，皆得胃氣而爲之也。故曰脈不得胃氣者，肝不弦，腎不石也。是以前章論四時之脈得胃氣之和者，命曰平人。後章論五藏之眞，亦四時以胃氣爲本也。

◎四時胃脈變化有主死者

春胃微弦曰平，弦多胃少曰肝病，但弦無胃曰死。胃而有毛曰秋病，毛甚曰今病。藏眞散於肝，肝藏筋膜之氣也。

春令木王，其脈當弦，但宜微弦而不至太過，是得春胃之充和也，故曰平。弦義見前章。夫春弦夏鉤秋毛冬石，以分四季所屬者，在欲明時令之脈，不得不然也。然脈之迭見，有隨時者，有不隨時者。故或春而見鉤，便是夏脈，春而見毛，便是秋脈，春而見石，便是冬脈，因變知病，圓活在人，故有二十五變之妙。若謂春必弦，夏必鉤，則殊失胃氣之精義矣。弦多者，過於弦也。胃少者，少和緩也，是肝邪之勝，胃氣之衰，故爲肝病。但有弦急而無充和之氣者，是春時胃氣已絕，而肝之眞藏見也，故曰死。毛爲秋脈屬金，春時得之，是爲賊邪，以胃氣尚存，故至秋而後病。春脈毛甚，則木被金傷，故不必至秋，今即病矣。春木用事，其氣昇散，故藏眞之氣散於肝，而肝之所藏則筋膜之氣也。《金匱眞言論》曰："東方青色，入通於肝，是以知病之在筋也。"

夏胃微鉤曰平，鉤多胃少曰心病，但鉤無胃曰死。胃而有石曰冬病，石甚曰今病。藏眞通於心，心藏血脈之氣也。

夏令火王，其脈當鉤，但宜微鉤而不至太過，是得夏胃之和也，故曰平。夫鉤多者，過於鉤也。胃少者，少充和也。是心火偏勝，胃氣偏衰，故爲心病。但有鉤盛而無平和之氣者，是夏時胃氣已絕，而心之眞藏見也，故死。石爲冬脈屬水，夏時得之，是爲賊邪。以胃氣尚存，故至冬而後病。夏脈石甚則無胃氣，火被水傷已深，故不必至冬，今即病矣。夏火用事，其氣炎上，故藏眞之氣通於心，而心之所藏則血脈之氣也。《金匱眞言論》曰："南方赤色，入通於心。"是以知病之在脈也。

長夏胃微耎弱曰平，弱多胃少曰脾病，但代無胃曰死。耎弱有石曰冬病，弱甚曰今病。藏眞濡於脾，脾藏肌肉之氣也。

長夏屬土，雖主建未之六月，然實兼辰戌丑未四季之月爲言也。四季土王之時，脈當耎弱，但宜微有耎弱而不至太過，是得長夏胃氣之和緩也，故曰平。耎，軟同。弱多胃少，則過於弱而胃氣不足，以土王之時而得之，故爲脾病。代，更代也。脾主四季，脈當隨時而更，然必欲皆兼和耎，方得脾脈之平。若四季相代，而但弦但鉤但毛但石，是但代無胃，見眞藏也，故曰死。石爲冬脈屬水，長夏陽氣正盛而見沈石之脈，以火土氣衰而水反乘也，故至冬而病。弱，當作石。長夏石甚者，火土大衰，故不必至冬，今即病矣。長夏濕土用事，其氣濡潤，故藏眞之氣濡於脾，而脾之所藏，則肌肉之氣也。《金匱眞言論》曰："中央黄色，入通於脾。"是以知病之在肉也。

秋胃微毛曰平，毛多胃少曰肺病，但毛無胃曰死。毛而有弦曰春病，弦甚曰今病。藏眞高於肺，以行榮衛陰陽也。

秋令金王，其脈當毛，但宜微毛而不至太過，是得秋胃之和也，故曰平。毛者，脈來浮澀，類羽毛之輕虚也。毛多胃少，是金氣偏勝而少和緩之氣也，故爲肺病。但毛無胃，是秋時胃氣已絕，而肺之眞藏見也，故死。弦爲春脈屬木，秋時得之，以金氣衰而木反乘也，故至春木王時而病。秋脈弦甚，是金氣大衰，而木寡於畏，故不必至春，今即病矣。秋金用事，其氣清肅，肺處上焦，故藏眞之氣高於肺，肺主乎氣而榮行脈中，衛行脈外者，皆自肺宣佈，故以行榮衛陰陽也。

冬胃微石曰平，石多胃少曰腎病，但石無胃曰死。石而有鉤曰夏病，鉤甚曰今病。藏眞下於腎，腎藏骨髓之氣也。（《素問·平人氣象論第十八》）

冬令水王，脈當沈石，但宜微石而不至太過，是得冬胃之和也，故曰平。石者，脈來沈實，如石沈水之謂。石多胃少，是水氣偏勝，反乘土也，故爲腎病。但石無胃，是冬時胃氣已絕，而腎之眞藏見也，故死。鉤爲夏脈屬火，冬時得之，以水氣衰而火反侮也，故至夏火王時而病。冬脈鉤甚，是水氣大衰而火寡於畏，故不必至夏，今即病矣。

冬水用事，其氣閉藏，故藏眞之氣下於腎，而腎之所藏，則骨髓之氣也。《金匱眞言論》曰：“北方黑色，入通於腎。”是以知病之在骨也。

◎腎肝脈病有自已有死者

肝脈鶩暴，有所驚駭，脈不至若瘖，不治自已。

鶩，疾奔也，又亂馳也。言肝脈之來疾而暴亂者，必有所驚駭故也。此言因驚駭而致肝脈暴亂，非東方肝木，其病發驚駭也。脈絡阻於下，則音不出於上，脈絡疏通，其音自復，故脈不至而瘖者，不須治之，其病自已。此係經脈所阻之病，與邪搏於陰則爲瘖之不同也。

腎肝竝沉爲石水，竝浮爲風水，竝虛爲死，（《素問·大奇論第四十八》）

肝脈入陰內，貫少腹；腎脈貫脊中，絡膀胱，兩藏竝，藏氣熏衝脈，自腎下絡於胞，令水不行化，故堅而結。然腎主水，水冬冰，水宗於腎，腎象水而沉，故氣竝而沈，名爲石水。脈浮爲風，下焦主水，風薄於下，故名風水。腎爲五藏之根，肝爲發生之主，二者不足，是生主俱微，故死。脈小弦爲肝腎不足，故欲驚。

◎關格則死矣

人迎與寸口，俱盛四倍以上，爲關格，關格之脈羸，不能極於天地之精氣，則死矣。（《素問·六節藏象論第九》）

人迎與脈口，俱盛四倍以上，謂盛於平常之脈四倍也。物不可以過盛，盛極則敗。凡脈盛而至於關格者，以陰陽離絕，不能相榮，故至羸敗。極，盡也。精氣，天稟也。言不能盡其天年而夭折也。《脈度》曰：“邪在府則陽脈不和，陽脈不和則氣留之，氣留之則陽氣盛矣。陽氣太盛則陰不利，陰脈不利則血留之，血留之則陰氣盛矣。陰氣太盛則陽氣不能榮也，故曰關。陽氣太盛則陰氣弗能榮也，故曰格。陰陽俱盛，不得相榮，故曰關格。關格者，不得盡期而死也。”夫所謂關格者，陰陽否絕，不相榮運，乖羸離敗之候也。故人迎獨盛者，病在三陽之府也。寸口獨盛者，病在三陰之藏也。蓋太陰行氣於三陰，而氣口之脈，亦太陰也。陽明行氣於三陽，而人迎之脈，在結喉之傍也。故古法診三陽之氣於人迎，診三陰之氣於寸口。如《四時氣》曰：“氣口候陰，人迎候陽。”正此謂也。其於關格之證，則以陰陽偏盛之極，而或見於人迎，或見於氣口，皆孤陽之逆候，實眞陰之敗竭也。故六府之陰脫者曰格陽，格陽者，陽格於陰也。五藏之陰脫者曰關陰，關陰者，陰拒乎陽也。藏府之陰俱脫，故云關格。然既曰陰陽關格，必其彼此痞絕，似當陰陽對言，而餘皆謂之陰脫者何也？正以脈盛之極爲無陰，無陰則無根，而孤陽浮露於外耳，凡犯此者，必死無疑。

◎內關且大且數者死不治

寸口四倍者，名曰內關。內關者，且大且數，死不治。（《靈樞·禁服第四十八》）

夫治法固已如此，及夫寸口之脈大於人迎者四倍，且大且數，則陰經甚盛，名曰內關。內關者，閉六陽在外，而使之不得以入於內也，其證當爲死不可治。凡此者，必宜審按其本末，及察其寒熱，以驗其藏府之病可也。

◎溢陽爲外格死不治

人迎四倍者，且大且數，名曰溢陽，溢陽爲外格，死不治。（《靈樞·禁服第四十八》）

夫治法固已如此，及夫人迎之脈大於寸口者四倍，且大且數，則陽脈甚盛，名曰溢陽，溢陽者爲外格。蓋格者，拒也。拒六陰脈於內，而使不得運於外也，其證當爲死不治。凡此者，必宜審按其本末，蓋先病爲本，而後病爲末，及察其寒熱，以驗其藏府之病何也。

◎急虛身中卒至猶死也

急虛，身中卒至，五藏絕閉，脈道不通，氣不往來，譬於墮溺，不可爲期。其脈絕不來，若人一息五六至，其形肉不脫，眞藏雖不見，猶死也。（《素問·玉機眞藏論第十九》）

此言卒發者，不必治其傳也。夫邪氣勝者，精氣虛，風寒之邪，卒中於身，精氣一時虛奪，故急虛也。此病三陰三陽之氣，而不病於有形，故五藏之氣，一時絕閉，脈道一時不通，而氣不往來，譬若墮溺，廼倉卒一時之病，而生死亦在於時日之間，與風寒之病形藏，弗治而爲肺痹，弗治而傳之肝，肝傳之脾，脾傳之腎，腎傳之心。期以三歲六歲死者，不相同也，故不可以爲期。然倉卒之病，非但不可爲期，併不待形肉脫而眞藏見也。脈絕不來，生氣絕於內也。一息五六至，邪氣盛於外也。此邪氣盛而正氣絕，不必眞藏見而猶死也。

◎脈有生死之別

人一呼脈四動以上曰死，脈絕不至曰死，乍疎乍數曰死。（《素問·平人氣象論第十八》）

一呼脈四動，則一息八至矣，況以上乎？《難經》謂之奪精。四至曰脫精，五至曰死，六至曰命盡，是皆一呼四至以上也，故死。脈絕不至則元氣已竭，乍疏乍數則陰陽敗亂無主，均爲死脈。

◎脈至諸證有死者

脈至而搏，血衄身熱者死。脈來懸鉤浮，爲常脈。

血衄，血出於鼻也。脈搏擊而血衄者，經熱盛而迫血妄行。血脫，故身熱也。脈來懸鉤者，心之脈也。浮者，肺之脈也。心主血脈，肺主皮膚，而開竅在鼻，心脈來盛，上乘於肺，而致衄者，此血衄之常脈也。夫因外感風寒，表陽盛而迫於經絡之衄者自愈，若心脈盛而迫於皮膚之血以致衄者，爲常脈，此表裏陰陽，外內出入，而皆爲衄病之常。若藏氣不守，經血沸騰，脈至而搏擊應手者，此熱盛而血流妄行，一絲不續，則穹壤判矣。

脈至如喘，名曰暴厥，暴厥者不知與人言。

此言病有暴厥暴驚者，其脈與證，當三四日自已也。脈來如喘，如氣之喘，言急促也。氣湧而不和，脈體如之，名曰暴厥。暴厥者，猝暴而厥逆，故脈如此也。惟其猝暴厥逆，所以不知與人言也。

脈至如數，使人暴驚，三四日自已。

數脈主熱，而如數者，實非眞數之脈。蓋以猝動肝心之火，故令人暴驚。然脈非眞數，故俟三四日而氣衰自愈矣。

脈至浮合，浮合如數，一息十至以上，是經氣予不足也，微見九十日死。

此下論藏府經俞之氣不足，而各有死期也。浮合，如浮波之合，後以催前，泛泛無常也。一息十至以上，其狀如數，而實非數熱之脈，是經氣之衰極也。微見，始見也。言初見此脈，便可期九十日而死；若見之已久，則不必九十日矣。所以在九十日者，以時更季易，天道變而人氣從之也。予，與同。夫五藏相通，移皆有次，藏府之氣，各傳與之。如五藏有病，而逆傳其所勝者死。如順傳其所生，而受所與之氣不足者，亦死。故曰："氣予之不足也。"又五藏各以其時，而至於手太陰者，藏氣傳與之俞，輸氣傳與之經脈，脈與之絡，絡與之肌，此經脈之氣，受五藏所與之氣不足，故脈至如此，虛數之極也。

脈至如火薪然，是心精之予奪也，草乾而死。

此言心肝腎氣之不足者，各有脈象死期，廼五藏中之三也。脈來如火薪之燃，是邪氣熱極，心精被奪。火王於夏，猶有可支，至秋盡冬初，心氣全衰，故曰草乾而死也。

脈至如散葉，是肝氣予虛也，木葉落而死。

脈來如葉之散，是肝氣太虛，全無收斂，至如金氣尅極，水氣不能復生，木氣凋謝，肝木亦死矣。

脈至如省客，省客者，脈塞而鼓，是腎氣予不足也，懸去棗華而死。

脈至如省客者，暫去暫來也，正以脈本閉塞，而復有鼓繫於指之時，是腎氣全衰，本源虧極，鼓不常鼓而閉塞自如也。棗華之候，木衰火王，水安勝之？故曰，懸去棗華而死也。懸去者，猶俗云虛度也。

脈至如丸泥，是胃精予不足也，榆莢落而死。

脈來如丸泥者，如泥丸而不滑也。胃爲陽土，位居中央，其性柔，其體圓，故曰脈弱以滑，是有胃氣，蓋往來流利如珠，曰滑如丸泥者，無滑動之象，胃將死敗之徵也。榆莢至春而落，木令之時也。藏府之氣，生於胃府水穀之精，故曰精予不足。

脈至如横格，是膽氣予不足也，禾熟而死。

膽屬甲子，主一陽初生之氣，膽氣昇，十一藏府之氣皆昇。如横格者，如横木之格於指下，長而且堅，是爲木之眞藏，而膽氣之不足而不能昇也。禾熟於秋，金令王也，故木敗而死。

脈至如弦縷，是胞精予不足也，病善言，下霜而死；不言可治。

此言胞氣不足者，有脈象證候死期也。脈來如弓弦之縷，主堅急不和。《奇病論》云"胞脈者，繫於腎"，蓋婦人受胎之所，即胞絡官，而腎之脈俠舌本，故胞氣不足，宜不能言，而反善言者，正虛邪盛也。時至下霜而死，以水衰不能生腎耳。若不能言，則病猶可治。夫自常人觀之，言者爲強，不言爲弱，然自胞氣不足而有病者觀之，則寧不言，無寧善言也。

脈至如交漆，交漆者，左右傍至也，微見三十日死。

脈至如交漆者，如瀉漆之交，左右傍至，纏綿不清也。微見，初見也。三十日爲月建之易，而陰陽偏敗者，不過一月之期而死矣。

脈至如涌泉，浮鼓肌中，太陽氣予不足也，少氣味，韭英而死。

脈至如涌泉，來盛而不返也。浮鼓肌中，無根外脱之象也。太陽者，巨陽也，爲諸陽主氣，而生於膀胱之水中，是以標陽而本寒。夫水爲陰，火爲陽。陽爲氣，陰爲味。少氣味者，太陽之標本皆虛也。蓋言太陽之氣不足，而水府未虛，陽生於陰，尚有根而可復，如標本皆少，不免於死亡矣。至春韭英之時，更疏泄其本氣則死矣。

脈至如頹土之狀，按之不得，是肌氣予不足也，五色先見黑，白壘發死。

頹土，傾頹之頑土也。脾主肌肉，如頹上而按之不得者，無來去上下之象，是肌氣受所予之不足也。土位中央，而分主於四季，當五色具見，而先主黄，若五色之中而先見黑，是土敗而水氣乘之矣。白藟發時，木氣旺，而頹土之氣絕矣。

脈至如懸雍，懸雍者，浮揣切之益大，是十二俞之予不足也，水凝而死。

脈至懸壅者，如懸癰也。揣，度也。先輕浮而度之，再重按而切之，其本益大，有如癰之頭小而本大，此藏府十二經俞氣之不足也。夫經俞之氣，晝夜環轉，輸予之不足，故脈雍滯，而有如癰之象也。天寒地凍，則經水凝泣，雍滯之脈，再爲凝泣，絕無生動之機矣。

脈至如偃刀，偃刀者，浮之小急，按之堅大急，五藏菀熱，寒熱獨竝於腎也，如此，其人不得坐，立春而死。

偃，仰也，脈如仰起之刀口利鋭而背堅厚，是以浮之小急而按之堅大也。夫五藏相通，精氣各循序而傳予之。腎爲水藏，又獨受五藏之精而藏之，是以傳與之外，而又有邪氣獨竝於腎之奇病也。有如此之脈病者，其人當至立春而死。其人不得坐者，腎氣傷也。冬令閉藏，以奉春生之氣，腎氣已傷，再至春而泄之，腎氣絕矣。夫菀熱，久鬱之氣；寒熱，新積之邪。蓋久則寒亦化熱，故曰菀熱。

脈至如丸，滑不直手，不直手者，按之不可得也，是大腸氣予不足也，棗葉生而死。

脈至如丸，滑而不直手者，圓活流利，似於無形，故按之不可得也。大腸爲肺之府，而屬庚金，其脈宜耎弱輕浮，氣予不足，故脈至若此。棗葉生於夏，火旺則金鑠矣，故死。

脈至如華者，令人善恐，不欲坐臥，行立常聽，是小腸氣予不足也，季秋而死。（《素問·大奇論第四十八》）

脈至如華者，如華之輕微也。小腸爲心之府，而屬丙火，其脈當來盛，反如華者，氣予不足也。府氣不足，則藏氣亦虛，神虛則恐懼自失，神志不寧，故坐臥不安也。小腸之脈入耳中，屬聽宮，常有所聽者，如耳作蟬鳴，或如鐘磬聲，皆虛證也。是廼小腸之氣不足所致也。蓋心與小腸爲表裏，小腸之病與心同也。小腸屬火，火王猶可生，至季秋則衰極而死矣。

◎決死生之脈狀

帝曰：決死生奈何？岐伯曰：形盛脈細，少氣不足以息者危。形瘦脈大，胷中多氣者死。形氣相得者生。參伍不調者病。三部九候皆相失者死。上下左右之脈相應，如參舂者病甚。上下左右相失，不可數者死。中部之候雖獨調，與眾藏相失者死。中部之候相減者死。目內陷者死。（《素問·三部九候論第二十》）

此言決死生之法也。形體盛矣，而脈則細，氣則少，呼吸之息不足，是謂之危，危者險也。形體瘦矣，而脈則大，胸中多氣，或喘或滿，是之謂死。凡此者，形氣相失，謂之難治也。若形氣相得，即形盛脈大，形瘦脈細，謂之可治，所以曰生。參之伍之，而眾脈相失，乖其常度，其人必病。三部之中而有九候之法，殊爲相失，是之謂死。夫不調曰病，而相失曰死，則有輕重之別也。上下部中各有左右，其脈相應如參舂者病甚，是謂大數而鼓，如用參舂之杵也。上下左右其脈相失不可數者死，蓋謂一息十至以上也。先曰病甚，日死，亦有別也。三部之不相應者，爲病爲死，故中部之侯，雖獨調和，然與上下二部之脈，彼此相失，其死必也。且中部之候亦至相減，不得調和，則其死亦可必矣。不惟是也，足大陽之脈起於目內眥，主諸陽經之氣，廼衛氣之行，從茲而始者，今曰目已內陷，則亦必死之驗也。

◎病死不病之脈

其脈疾者不病，其脈遲者病，脈不往來者死，皮膚著者死。（《素問·三部九候論第二十》）

夫邪傷經脈，則脈數疾，故其脈疾者，知不病在七診也。陰陽藏氣受傷，則其脈遲，故脈遲者，知其病在七診也。脈不往來者，有七診之病，而脈候亦敗也。皮膚著者，病久而肉脱也。《根結》曰："皮膚薄著，毛腠夭焦，予之死期。"此言方病而傷於形身經絡者不死。病久而傷五藏陰陽之氣者死，故曰："經病者，治其經；孫絡病者，治其孫絡血。"若五藏陰陽之氣，已絶於内，而欲以鍼石治其外者，未之有也。

◎脈之陰陽從逆病有瘉有難已

脈從陰陽，病易已；脈逆陰陽，病難已。（《素問·平人氣象論第十八》）

脈病相應謂之從，脈病相反謂之逆。人有陽病，或外感，或内傷，皆當見陽脈。人有陰病，外感則陰病當見陽脈，内傷則陰病當見陰脈也。故脈順陰陽，則病易已。有等脈逆陰陽，則病外感者，陽病見陰脈，陰病見陽脈；内傷者陽病見陰脈，陰病見陽脈，皆病之難已者也。

◎脈之四時順反病有瘉有難已

脈得四時之順，曰病無他；脈反四時，及不閒藏，曰難已。（《素問·平人氣象論第十八》）

春得弦，夏得鉤，秋得毛，冬得石，謂之順四時，雖曰有病，無他虞也。脈反四時，及不閒藏，皆爲難已。脈與病反者，是亦脈與時反之意也。不閒藏者，如木必乘土則肝病傳脾，土必乘水則脾病傳腎之類，是皆傳其所勝，不相假借，脈證得此，均名鬼賊，其氣相殘，爲病必甚。若閒其所勝之藏而傳其所生，是謂閒藏，如肝不傳脾而傳心，心不傳肺而傳脾，其氣相生，雖病亦微。故《標本病傳論》曰"閒者並行"，指閒藏而言也；甚者獨行，指不閒藏而言也。《五十三難》曰："七傳者死，閒藏者生。"七傳者，傳其所勝也。閒藏者，傳其所生也，皆此之謂。《五十三難》曰："閒藏者，閒其所勝之藏而相傳也。"心勝肺，脾閒之；脾勝腎，肺閒之；肺勝肝，腎閒之；腎勝心，肝閒之；肝勝脾，心閒之。此謂傳其所生也，其説亦通。又《玉機眞藏論》曰："五藏有病，則各傳其所勝。不治，法三月若六月，若三日若六日，傳五藏而當死，是順傳所勝之次。"即此不閒藏之義也。

◎脈反四時病難治

風熱而脈靜，泄而脱血脈實，病在中脈虚，病在外脈濇堅者，皆難治，命

曰反四時也。(《素問·平人氣象論第十八》)

此言脈與病反者，是亦脈與時反之意也。風熱者，陽邪也，脈宜大而反靜；泄而脫血，傷其陰也，脈宜虛而反實；病在藏中，脈當有力而反虛；病在肌表，脈當浮滑而反濇堅者，皆爲相反難治之證，亦猶脈之反四時也。《玉機眞藏論篇》云："病熱脈靜，泄而脈大，脫血而脈實。"是與本篇大義相同。"病在中脈實堅，病在外脈不實堅者，皆難治。"則稍異耳。

◎脈逆四時爲不可治

黄帝曰：凡治病，察其形氣色澤，脈之盛衰，病之新故，迺治之，無後其時。形氣相得，謂之可治。色澤以浮，謂之易已。脈從四時，謂之可治。脈弱以滑，是有胃氣，命曰易治，取之以時。形氣相失，謂之難治。色夭不澤，謂之難已。脈實以堅，謂之益甚。脈逆四時，爲不可治。必察四難，而明告之。(《素問·玉機眞藏論第十九》)

察其形氣色澤，脈之盛衰，病之新故者，是即《六十一難》所謂望聞問切之法也。既得病情，便當速治，若後其時，病必日深，此切戒之詞也。形盛氣盛，形虛氣虛，是相得也。澤，潤也。浮，明也。顏色明潤者，病必易已也。脈順四時者，其氣和，故可治。穀氣來也徐而和，故脈弱以滑者，是得胃氣，命曰易治也。形盛氣虛，氣盛形虛，皆爲相失。此下四節，皆言難治也。夭，晦惡也。不澤，枯焦也。邪氣來也緊而疾，故實以堅者，病必益甚。脈逆四時，形氣色脈之難治者，謂之四難。必察其詳而明告病家，欲其預知吉凶，庶無後怨。

◎脈逆四時皆難治

所謂逆四時者，春得肺脈，夏得腎脈，秋得心脈，冬得脾脈。其至皆懸絕沉濇者，命曰逆四時。未有藏形，於春夏而脈沉濇，秋冬而脈浮大，名曰逆四時也。病熱脈靜，泄而脈大，脫血而脈實，病在中脈實堅，病在外脈不實堅者，皆難治。(《素問·玉機眞藏論第十九》)

皆難治者，以其與證不相應也，此節與《平人氣象論》者略同。蓋言脈與時逆者爲難治，脈與證逆者亦難治也。如病熱脈靜者，陽證得陰脈也。泄而脈大，脫血而脈實者，正衰而邪進也，此義與前大同。惟病在中脈實堅、病在外脈不實堅者皆難治，與上文《平人氣象論》者似乎相反。但上文云病在中脈虛，言內積之實者，脈不宜虛也；此云病在中脈實堅，言內傷之虛者，脈不宜實堅也。前云病在外脈濇堅，言外邪之盛者，不宜濇堅，以濇堅爲沈陰也；此言病在外脈不實堅，言外邪方熾者，不宜無力，以不實堅爲無陽也。四者之分，總皆正不勝邪之脈，故曰難治。

◎中部乍踈乍數者死

中部乍踈乍數者死。(《素問·三部九候論第二十》)

中部，兩手脈也。中部乍數乍疏者，中焦之生氣欲絕也。蓋乍疏乍數，脾胃之氣喪亂也，故死。

◎九候相應有病有危

九候之相應也，上下若一，不得相失。一候後則病，二候後則病甚，三候後則病危，所謂後者應不俱也。(《素問·三部九候論第二十》)

夫人生有形，不離陰陽，天地合氣，別爲九野，是以九候之相應也。上下若一，言遲速大小等也。俱，猶同也，一也。上下若一，不得相失。其有不等者，一候後則病，二候後則病甚，三候後則病危。所謂候後曰病、曰甚、曰危者，脈來應手之際，左右上下不得齊一也。

◎寸口人迎病難已

人病，其寸口之脈，與人迎之脈小大等，及其浮沉等者，病難已也。(《靈樞·論疾診尺第七十四》)

此論人迎氣口，與手太陰兩寸口之脈，各有所候也。寸口者，手太陰之兩脈，分寸關尺三部，以候藏府之血氣者也。人迎氣口者，候三陰三陽之氣也。人病，其寸口之脈與人迎之脈，大小浮沉等者，此表裏陰陽氣血皆病，故爲難已。

◎尺診可知奪血立死者

尺炬然熱，人迎大者，當奪血。尺堅大，脈小甚，少氣，悗有加，立死。(《靈樞·論疾診尺第七十四》)

尺炬然熱，人迎大者，三陽之氣偏盛也，故當主奪血。夫皮膚爲陽，血脈爲陰。尺堅大，脈小甚者，陽盛而陰絕於外也。少氣悗有加者，陽盛而陰絕於內也。悗，悶同。

◎冬陰夏陽之脈有病有死者

帝曰：冬陰夏陽奈何？岐伯曰：九候之脈，皆沉細懸絕者爲陰，主冬，故以夜半死；盛躁喘數者爲陽，主夏，故以日中死。是故寒熱病者，以平旦死；熱中及熱病者，以日中死；病風者，以日夕死；病水者，以夜半死。其脈乍踈乍數，乍遲乍疾者，日乘四季死。(《素問·三部九候論第二十》)

冬陰夏陽，言死時也，此詳言諸病必有死期也。九候之脈，凡沉細弦絕者，皆爲陰脈，其脈宜見於冬，然凡病至於死者，必死以夜半，正以脈與時皆陰也。凡盛躁喘數者，皆爲陽脈，其脈宜見於夏，然凡病至於死者，必死以日中，正以脈與時皆陽也。病發寒熱者，本於感風，風爲足厥陰肝經所感，其死必以平旦，正以平旦屬甲乙木也。《生氣通天論》云："因於露風，廼生寒熱。"則寒熱之病，風氣所惑也。內熱及凡熱病者，本於有火，火爲手少陰心經所屬，其死必以日中，正以日中屬丙丁火也。又凡病風者，必足厥陰肝經感之，不特死於平旦，其死又以日夕，正以日夕屬申酉金，而與木相克也。凡病水者，必足少陰腎經主之，其死必以夜半，正以夜半屬壬癸水也。凡脈乍疏乍數、乍遲乍疾者，脾氣內絕，其死必以日乘四季死，正以四季之時屬辰戌丑未土也。

◎六經脈至有病有死者

帝曰：其脈至何如？岐伯曰：厥陰之至，其脈弦；少陰之至，其脈鉤；太陰之至，其脈沉；少陽之至大而浮；陽明之至短而濇；太陽之至大而長。

六氣之至，必有其脈。厥陰之至，其脈弦，耎虚而滑，端直以長也；少陰之至，其脈鉤，來盛去衰，如偃帶鉤也；太陰之至，其脈沉，沉者不浮也；少陽之至，大而浮，大則不小，浮則不沈也；陽明之至，短而濇，短則不長，濇則不利也；太陽之至，大而長，大則不小，長則不短也。

至而和則平，至而甚則病，至而反者病，至而不至者病，未至而至者病，陰陽易者危。（《素問·至眞要大論第七十四》）

以上六脈之至，各無太過不及，是爲和平之脈，不平則爲病矣。甚，謂過甚而失其中和之氣，如但弦無胃之類是也。反者，反見勝己之脈，如應弦反澀，應大反小之類是也。時已至而脈不應，來氣不足也，故病。時未至而脈先至，來氣太過也，故病。凡南北政之歲，脈象變易皆然。陰陽易，陰陽易者，謂不應天常，氣見交錯，失其恒位，更易見之，陰位見陽脈，陽位見陰脈，是易位而見也。陰陽錯亂，故謂之危。

◎諸脈有病有死者

《脈要》曰：春不沉，夏不弦，秋不數，冬不澀。是謂四塞。沈甚曰病，弦甚曰病，數甚曰病，澀甚曰病，參見曰病，復見曰病，未去而去曰病，去而不去曰病，反者死。（《素問·至眞要大論第七十四》）

氣至脈亦至，氣去脈亦去，氣有差分，脈必應之，故曰差同正法。四塞者，此即脈之差分也。春脈宜弦，然自冬而至，冬氣猶存，故尚有沈意。夏脈宜數，然自春而至，春氣猶存，故尚有弦意。秋脈宜澀，然自夏而至，夏氣猶存，故尚有數意。冬脈宜沈，然自秋而至，秋氣猶存，故尚有澀意。若春不沈，夏不弦，秋不數，冬不澀，是失其所生之氣，氣不交通，故曰四塞，皆非脈氣之正。曰病者，此又其差之甚者也。故春可帶沉而沉甚則病，夏可帶弦而弦甚則病，秋可帶數而數甚則病，冬可帶澀而澀甚則病，以盛非其時也。參見者，氣脈亂而雜至也。復見者，脈隨氣去而再來也。時未去而脈先去，本氣不足，來氣有餘也。時已去而脈不去，本氣有餘，來氣不足也，皆不免於病。春得秋脈，夏得冬脈，秋得夏脈，冬得長夏脈，長夏得春脈，反見勝己之化，失天和也，故死。權衡，秤也。凡六氣之用，亦猶權衡之平而不可失也。陰陽之氣，平則清靜而生化治，不平則動而苛疾起。動，謂變動常平之候，而爲災眚也。苛，重也。《六微旨大論》曰："成敗倚伏生乎動，動而不已，則變作矣。"

◎陽脈至陰有死者

所謂二陽者，陽明也，至手太陰，弦而沉急不鼓，炅至以病皆死。

二陽者，陽明也，陽明主闔，至手太陰弦而沉急不鼓者，太陰之開，反從陽明之闔，不能鼓動而外出也。是以炅至而爲陽明太陰之病者皆死。蓋太陰之氣，主開而反沉，是天氣之不運行矣。陽明主清涼之金氣，反爲炅熱所傷，是以二氣皆死，廼陰陽類而不相合者也。炅者，日中之火氣也。此言陽明之氣，不與天氣相合，而亦不與太陽之相合也。

一陽者，少陽也，至手太陰，上連人迎，弦急懸不絕，此少陽之病也，專陰則死。（《素問·陰陽類論第七十九》）

一陽者，少陽也。少陽主樞，樞者，從陰而出於陽，從陽而入於陰，外內出入之無息者也。如至手太陰，上連人迎，弦急不絕者，少陽惟從太陰之開，而不能樞轉復入，此少陽爲太陰之所病也。如專於陰而不能樞出於陽，是少陽之氣絕於內矣。蓋手太陰主氣，而上屬於天。故止與太陽相合，與腎藏膀胱之水相合，與足太陰之地氣相合，與餘氣則不相合矣。

◎以手診足有病有死之應

以左手足上，上去踝五寸按之，庶右手足當踝而彈之。其應過五寸以上，蠕蠕然者不病。其應疾，中手渾渾然者病，中手徐徐然者病。其應上不能至五寸，彈之不應者死。（《素問·三部九候論第二十》）

此言診脈之有定所，正可以施七診而知諸病也。手踝之上，手太陰肺經脈也，應於中部，去踝五寸，手之踝骨在下，而從內廉至太淵穴，計有五寸。足踝之上，足太陰脾經脈也，應於下部，去內踝骨之上五寸，廼三陰交之上，漏谷之下也，蓋漏谷去踝六寸也。以其左手上去踝五寸即太淵穴，左足上去踝五寸即漏谷之下，兩處按其脈，則於右手右足，當踝而彈之。若按右手右足之脈，則於左手左足彈之，蓋使左右相應也。其應過五寸以上，蠕蠕然者不病，蠕者，廼蟲之耎也，今脈耎而和，故曰不病。其脈應而速，中指渾渾然者病。渾渾，濁亂也。中指徐徐然者病，徐徐，遲緩也，不應手也。其應上不能至五寸，左右手足互相彈之不應者死。蓋氣絕，故不應也。凡曰應者，應醫工之指下也。

◎脫肉身不去者死

是以脫肉身不去者死。(《素問・三部九候論第二十》)

足太陰脾經之脈應在肉，脾胃竭則肌肉消。足少陰脾經之脈應在骨，肝腎敗則筋骨憊。脫肉者，皮肉宛焦而弱也。身不去者，開折而暴病留於身也。言正氣虛而肉脫，邪留於身而不去者，死也。

◎形肉已脫有死有不死

形肉已脫，九候雖調，猶死。七診雖見，九候皆從者，不死。所言不死者，風氣之病，及經月之病，似七診之病而非也，故言不死。若有七診之病，其脈候亦敗者死矣，必發噦噫。(《素問・三部九候論第二十》)

脾主肌肉，爲五藏之本。形肉已脫，九候雖調，猶死，亦謂形氣不相得也，證前脫肉身不去者，九候雖平調亦死也。但死候順四時之令，雖七診互見亦生矣。從，謂順從也。風病之脈，診大而數。經月之病，脈小以微，雖候與七診之狀略同，而死生之證迺異，故不死也。言雖七診見，九候從者不死，若病同七診之狀而脈應敗亂，縱九候皆順猶不得生也。胃精內竭，神不守心，故死之時，發爲噦噫。《宣明五氣》曰:“心爲噫，胃爲噦也。”

◎形氣虛實有生有死者

是以形弱氣虛死；形氣有餘，脈氣不足死；脈氣有餘，形氣不足生。(《素問・方盛衰論第八十》)

此言形氣宜相得，不宜相失，而備此法者，爲十全也。《玉機眞藏論》曰:“形氣相得，謂之可治，形氣相失，謂之難治。”然形，有形者也，氣，無形者也，其氣必於脈乎驗之，是以形弱氣虛者死，蓋二者俱不足也。形氣有餘而脈氣不足者亦死，蓋形以脈爲主也。若脈氣有餘而形氣不足，則血氣足而神氣充，即可以有生矣。

◎五藏氣絕之死由

所謂五藏之氣已絕於內者，脈口氣內絕不至，反取其外之病處，與陽經之合，有留鍼以致陽氣，陽氣至則內重竭，重竭則死矣，其死也無氣以動，故靜。

脈口浮虛，按之則無，是謂內絕不至，藏氣之虛也。外者陽之分，陰氣既虛，復留鍼於外以致陽氣，則陰愈虛而氣竭於內，無氣以動，故其死也靜。

所謂五藏之氣已絕於外者，脈口氣外絕不至，反取其四末之俞，有留鍼以致其陰氣，陰氣至則陽氣反入，入則逆，逆則死矣。其死也陰氣有餘，故躁。

（《靈樞・小鍼解第三》）

脈口沉微，輕取則無，是謂外絕不至，陽之虛也。陽氣既虛，復留鍼四末以致陰氣，則陽氣愈竭，必病逆厥而死。陽並於陰，則陰氣有餘，故其死也躁。

◎五邪皆同命死不治

五邪所見：春得秋脈，夏得冬脈，長夏得春脈，秋得夏脈，冬得長夏脈，名曰陰出之陽，病善怒不治，是謂五邪皆同，命死不治。（《素問・宣明五氣第二十三》）

夫五邪之亂於陰陽者，亂五藏陰陽之氣也。正氣爲賊邪所傷，則五邪之勝氣，外見於脈矣。如春弦、夏鉤、秋毛、冬石，五藏陰陽之正氣也。反得所勝之脈者，邪賊盛而見於脈也。夫內爲陰，外爲陽，在內五藏爲陰，在外皮肉絡脈爲陽。在內所傷之藏氣而外見於脈，故名曰陰出之陽。邪出於脈則血有餘，經曰："血有餘則怒。"此正氣爲邪氣所勝，故爲不治。此言五藏之邪，有所見之脈也。春得秋脈，金尅木也；夏得冬脈，水尅火也；長夏得春脈，木尅土也；秋得夏脈，火尅金也；冬得長夏脈，土尅水也。是謂五邪皆同，名曰死不治耳。

◎瘖有起有死者

胃脈沉鼓濇，胃外鼓大，心脈小堅急，皆鬲偏枯。男子發左，女子發右，不瘖舌轉可治，三十日起。其從者瘖，三歲起。年不滿二十者，三歲死。（《素問・大奇論第四十八》）

偏枯之病，其聲不瘖，其舌可轉，是病猶未甚，一月而起。若男子已發於左而不發於右，女子已發於右而不發於左，是之謂從，從者順也，雖至於瘖，三年可起，不至死也。若年不滿二十，而得此疾者，不問其在左在右，瘖與不瘖，主三年而死。蓋五藏始定，血氣方剛，而蚤得此疾，廼藏府血氣皆損之極也，其欲生也難矣。

◎熱病七日八日脈微小之死期

熱病，七日八日，脈微小，病者溲血，口中乾，一日半而死，脈代者一日死。（《靈樞・熱病第二十三》）

此外熱不解，內傳少陰而爲死證也。六經傳遍，七日來復，八日不解，又作再經矣。微細，少陰之脈也。少陰之上，君火主之，病者溲血，病足少陰之水藏也。口中乾，病手少陰之君火也。一日半死者，死於一二日之間，陰陽水火之氣終也。夫脈始於腎而主於心，脈代者已絕於下，故一日而死也。

◎熱病七日八日脈不躁躁不散數无汗者之死

熱病，七日八日，脈不躁，躁不散數，後三日中有汗，三日不汗，四日死。未曾汗者，勿腠刺之。（《靈樞·熱病第二十三》）

此又言熱病脈證不相應者，爲必死也。熱病已七八日，脈雖不躁，然亦不散，且帶數，是邪尚未退，當再過三日之中，宜有汗出而愈。若不汗出，廼正氣衰，而不能爲汗，至於四日當死也。且未曾汗出，勿刺其膚腠，刺之無益也。

◎熱病之死由

熱病，已得汗出，而脈尚躁，喘且復熱，勿刺膚。喘甚者死。（《靈樞·熱病第二十三》）

此又言熱病脈證不相應者，爲必死也。熱病已得汗出，則邪宜退矣，其脈不宜躁，而今尚躁，其證不宜喘，不宜熱，而今反喘，且復熱。夫躁與熱，則邪氣盛，喘則正氣虛，勿刺其膚，刺之無益也。若至於喘甚，則必死矣。

◎熱病有自已有死者

熱病，已得汗，而脈尚躁盛，此陰脈之極也，死；其得汗，而脈靜者，生。（《靈樞·熱病第二十三》）

此言熱病汗後脈躁者死，反是則生也。熱病已得汗，脈宜靜，今反躁盛者，此廼陰經之脈，衰弱已極，故有陽脈而無陰脈也。其人主於死。若得汗之後，而脈遂能靜，則有陰以配陽，必能以有生矣。此節所重者，脈之順逆也。

◎病小愈而卒死之由

雷公曰：病小愈而卒死者，何以知之？黄帝曰：赤色出兩顴，大如母指者，病雖小愈，必卒死。黑色出於庭，大如母指，必不病而卒死。（《靈樞·五色第四十九》）

此言人有不病而卒死者，有病雖小愈而卒死者，有其由與其驗也。蓋不病而卒死者，以大邪之氣，入於藏府也。病雖小愈而卒死者，以赤色出於兩顴，大如母指者，此其驗也。然不病而卒死者，有黑色見於首面，大如母指，此亦其所驗也。母指，足大指也。然不病而卒死者，有黑色見於首面，大如母指，此亦其所驗也。

◎諸病五逆有死者

黄帝曰：諸病皆有逆順，可得聞乎？岐伯曰：腹脹身熱脈大，是一逆也；腹鳴而滿，四支清泄，其脈大，是二逆也；衄而不止，脈大，是三逆也；欬

且溲血，脱形，其脈小勁，是四逆也；欬，脱形身熱，脈小以疾，是謂五逆也。如是者，不過十五日而死矣。

身熱脈大而加以腹脹，表裹之邪俱盛也，是爲一逆。腹鳴而滿，四支清冷而兼後泄，陰證也，脈不宜大而大者，脈證相反也，是爲二逆。鼻衄在陰，脈大爲陽，陽實陰虚，是謂三逆。欬而溲血脱形者，正氣已衰，脈小而急者，邪氣仍在，邪正不能相當，是爲四逆。脱形身熱，眞陰已虧而火猶不清也，其脈細小疾數，正邪盛正衰之候，是爲五逆。一節之更，時移氣易，客強主弱，則不能勝，故不過十五日而死。

其腹大脹，四末清，脱形，泄甚，是一逆也；腹脹便血，其脈大，時絶，是二逆也；欬，溲血，形肉脱，脈搏，是三逆也；嘔血，胷滿引背，脈小而疾，是四逆也；欬嘔，腹脹，且飧泄，其脈絶，是五逆也。如是者，不過一時而死矣。（《靈樞·玉版第六十》）

此下言五逆之急證也。腹大脹者，最忌中虚，若見四支清冷而脱形泄甚者，脾元敗而陽氣去也，故爲一逆。腹脹便血，陰病也，脈大時絶，孤陽將脱也，故爲二逆。欬而溲血者，氣血俱病，形肉脱者敗在脾，脈搏者眞藏也，敗在胃氣，故爲三逆。嘔血胸滿引於背者，藏氣連乎背也，脈見細小疾數，則眞玄大虧矣，故爲四逆。上爲咳嘔，中爲脹滿，下爲飧泄，三焦俱病，而脈至於絶者，有邪無正也，故爲五逆。不及一時，謂不能周一日之時也。

◎鼠瘻有死者

黄帝曰：決其生死奈何？岐伯曰：反其目視之，其中有赤脈，上下貫瞳子，見一脈，一歲死；見一脈半，一歲半死；見二脈，二歲死；見二脈半，二歲半死；見三脈，三歲而死。赤脈不下貫瞳子，可治也。（《靈樞·寒熱第七十》）

夫腎藏天乙之水，地二之火，此先天始分之兩儀也。少陽厥陰之氣，皆出於腎。厥陰之氣，上舍於心下之包絡，而爲有形之一藏。包絡主脈，而代君行其血焉。少陽之氣，遊行於上中下，出入於肌腠，歸於中焦之部署，而爲有形之一府，與心主包絡之相合也。是厥陰少陽之形藏，在於心下中焦之部分，而二氣皆本於腎藏之所生。瞳子者，水藏之骨睛也。赤脈從上而下貫瞳子者，水藏之毒氣，上交於包絡之火藏，火藏之毒氣，復下交於水藏之骨睛，此爲陰陽交者，死不治。蓋毒氣在於陰陽之藏内往來，不能出於末而從脈潰，故爲不治之惡疾也。夫天一地二，合而爲三。一脈一歲死者，水藏之毒甚也；二脈二歲死者，水藏之毒，傳之於火藏也，三脈三歲死者，毒氣分於二藏之間也。蓋毒之專者重，故死之速，分者死之遲也。一脈半者，一二之間也。二脈半者，二三之間也。夫人秉先天之水火而成此形，有感於正氣，必協於邪淫，是以痘毒發原在腎，先天之火毒也。瘰癧者，先天之水毒也。蓋火有毒而水亦有毒，但火毒多而水毒少也。

◎嬰兒病之死證

嬰兒病，其頭毛皆逆上者，必死。（《靈樞·論疾診尺第七十四》）

此言診嬰兒病之有法也。頭毛逆上，則血枯而不潤，如草之枯者相似，故以死擬之。然曰病，則無病之時，尤宜忌也。

◎嬰兒病有已有難已者

大便赤辦，飧泄，脈小者，手足寒，難已；飧泄，脈小手足溫，泄易已。（《靈樞·論疾診尺第七十四》）

赤辦者，血穢成條成片也。赤辦飧泄，火居血分。若脈小而手足寒，是爲相反，所以難已。若止於飧泄而無赤辦，非火證也，脈雖小而手足溫，以脾主四支而脾氣尚和，所以易已。辦，當作瓣，瓜瓤之類也。

十八、神不使

◎神不使者而病不愈也

帝曰：形弊血盡，而功不立者何？岐伯曰：神不使也。帝曰：何謂神不使？岐伯曰：鍼石，道也。精神不進，志意不治，故病不可愈。今精壞神去，榮衛不可復收，何者？嗜欲無窮，而憂患不止，精氣弛壞，榮泣衛除，故神去之，而病不愈也。（《素問·湯液醪醴論第十四》）

神不使，言神不能使鍼石之妙用，以志意違背於師示故也。精神不進，志意不治，動離於道，耗散天眞故爾。《太素》云："精神越，志意散，故病不可愈。"蓋精神者生之源，榮衛者氣之主，氣主不輔，生源復消，神不內居，故病不能愈也。

十九、神守

◎得神者昌失神者亡

人犯五神易位，即神光不圓也，非但屍鬼，即一切邪犯者，皆是神失守位故也。此謂得守者生，失守者死，得神者昌，失神者亡。（《素問·遺篇本病論第七十三》）

神光，即陽明之氣，凡陽氣不足，則陰邪犯之。《二十難》曰："脫陽者見鬼。"即神失守位之義。此二篇所言五鬼干人，其義最詳。蓋天地間萬物萬殊，莫非五行之化，人之藏氣，鬼之干人，亦惟此耳。故五鬼爲邪，各因所勝，此相制之理，出乎當然者也。夫心神失守，火自爲邪者，多見赤鬼；肺金不足，氣虛茫然者，多見白鬼；腎陰虧損，目光昏暗者，多見黑鬼；肝木亡陽者，多見青鬼；脾濕爲祟者，多見黄鬼。是皆不待勝制，而本藏之邪自見也。至如山野之間，幽隱之處，鬼魅情形，誠有不測。若明本篇之義，則雖千態萬狀，只此五行包羅盡之，治之以勝，將安遁哉？然鬼本無形，廼能形見，既覺其無中之有，獨不能覺其有中之無乎？反之之明，在正心以壯氣，虚明以定神。神定，彼將自滅矣。天命所在，彼亦焉能以非禍加人哉？此全神卻鬼之道也。古云："山鬼之伎倆有限，老僧之不見不聞無窮。斯言至矣。"得守則神全，失守則神散。神全則靈明圓聚，故生；神散則魂魄分離，故死。陽氣爲神，陽盛則神全。陰氣爲鬼，陽衰則鬼見。陰陽合氣，命之曰人。其生在陽，其死在陰，故曰得神者昌，得其陽也。失神者亡，失其陽也。明陰陽聚散之道，則鬼神之妙固不難知，而得失之柄還由於我。古云"人定勝天"，本非虚語。孟子曰："求則得之，舍則失之。"

二十、食飲

◎平人不食飲七日而死

黄帝曰：願聞人之不食，七日而死，何也？伯高曰：臣請言其故。胃大一尺五寸，徑五寸，長二尺六寸，横屈受水穀三斗五昇，其中之穀，常留二斗，水一斗五昇而滿。上焦泄氣，出其精微，慓悍滑疾，下焦下溉諸腸。小腸大二寸半，徑八分分之少半，長三丈二尺，受穀二斗四昇，水六昇三合合之大半；迴腸大四寸，徑一寸寸之少半，長二丈一尺，受穀一斗，水七昇半。廣腸大八寸，徑二寸寸之大半，長二尺八寸，受穀九昇三合八分合之一。腸胃之長，凡五丈八尺四寸，受水穀九斗二昇一合合之大半。此腸胃所受水穀之數也。平人則不然，胃滿則腸虚，腸滿則胃虚，更虚更滿，故氣得上下，五藏安定，血脈和利，精神廼居，故神者，水穀之精氣也。故腸胃之中，常留穀二斗，水一斗五昇。故平人日再後，後二昇半，一日中五昇。七日，五七三斗五昇，而留水穀盡矣。故平人不食飲，七日而死者，水穀精氣津液皆盡故也。(《靈樞·平人絕穀第三十二》)

此詳言平人皆不食而死之故也。平人者，無病之人也。人之藏府形骸，精神氣血，皆藉水穀之所資生。人之藏府形骸，精神氣血，皆藉水穀之所資生，水穀絕則形與氣俱絕矣。胃大一尺五寸，徑五寸，長二尺六寸，横屈受水穀三斗五昇，其中之穀，常留二斗，水一斗五昇而滿。上焦泄氣，出其精微，慓悍滑疾，下焦下溉諸腸。小腸大二寸半，徑八分分之少半，長三丈二尺，受穀二斗四昇，水六昇三合合之大半；迴腸大四寸，徑一寸寸之少半，長二丈一尺，受穀一斗，水七昇半。廣腸大八寸，徑二寸寸之大半，長二尺八寸，受穀九昇三合八分合之一。腸胃之長，凡五丈八尺四寸，受水穀九斗二昇一合合之大半。此腸胃所受水穀之數也。平人則不然，胃滿則腸虚，腸滿則胃虚，更虚更滿，故氣得上下，五藏安定，血脈和利，精神廼居，故神者，水穀之精氣也。故腸胃之中，常留穀二斗，水一斗五昇。故平人日再後，後二昇半，一日中五昇。七日，五七三斗五昇，而留水穀盡矣。故平人不食飲，七日而死者，水穀精氣津液皆盡故也。

二十一、五行乘侮

◎行所不勝則死所勝則活

行所不勝曰逆，逆則死；行所勝曰從，從則活。（《素問・玉版論要第十五》）

木見金脈，金見火脈，火見水脈，水見土脈，土見木脈，如是皆行所不勝也，故曰逆。賊勝不已，故逆則死焉。木見水火土脈，火見金土木脈，土見金水火脈，金見土木水脈，水見金火木脈，如是者皆可勝之脈，故曰從。從則無所剋殺傷敗，故從則活也。行所不勝者，五藏相剋而傳，即回則不轉也。行所勝者，五藏相生而傳，即神轉不回也。故曰五藏相通，移皆有次，五藏有病，則各傳其所勝。

◎邪氣客於身有愈甚持起死之期

夫邪氣之客於身也，以勝相加，至其所生而愈，至其所不勝而甚，至於所生而持，自得其位而起。必先定五藏之脈，廼可言閒甚之時，死生之期也。（《素問・藏氣法時論第二十二》）

見上《傳變轉歸・邪氣客於身之傳化》。

◎諸汗至其所勝日大出也

諸當汗者，至其所勝日，汗大出也。（《素問・刺熱第三十二》）

此言熱病從部所起者，至期當自大汗而病已也。勝日謂本氣勝王之日，如肝之甲乙，心之丙丁。

二十二、虛實

◎五實五虛各有生死

黄帝曰：余聞虛實以決死生，願聞其情。岐伯曰：五實死，五虛死。帝曰：願聞五實五虛。岐伯曰：脈盛，皮熱，腹脹，前後不通，悶瞀，此謂五實。脈細，皮寒，氣少，泄利前後，飲食不入，此謂五虛。帝曰：其時有生者何也？岐伯曰：漿粥入胃，泄注止則虛者活，身汗得後利則實者活，此其候也。（《素問・玉機眞藏論第十九》）

此言五實爲邪氣有餘，五虛爲正氣不足，皆爲死。而正氣復，則虛者可生；邪氣去，則實者亦可生也。《通評虛實論》云：“邪氣盛則實，精氣奪則虛。”故實者有五：脈盛者，心也，皮熱者肺也，腹脹者脾也，前後不通者腎也，悶瞀者肝也。五藏有邪，五邪各實，所以曰死，然使身汗而邪從外散，後利而邪從下行，則五實漸去，實者亦有可活也，此即《熱論》所謂“未滿三日，可汗而已；其滿三日者，可泄而已”之義。虛者有五：脈細屬心，皮寒屬肺，氣少屬肝，泄利前後屬腎，飲食不入屬脾，五藏各虛，所以曰死。然使漿粥入胃，胃氣漸復，瀉利漸止，正氣不泄，則五虛漸補，虛者亦有可活也。以理推之，五實自外感而言，五虛自內傷而言，然必五實五虛各備，方可曰死，而虛實止見一證，未可以輕決也。《寶命全形論》亦有“五實五虛”，但彼“虛實”二字就鍼法而言。

◎虛實各有生死

帝曰：虛實何如？岐伯曰：氣虛者，肺虛也。氣逆者，足寒也。非其時則生，當其時則死。餘藏皆如此。（《素問·通評虛實論第二十八》）

此言五藏虛實之大體也。非時，謂年直之前後也。當時，謂正直之年也。此舉肺虛一藏，其生死必隨乎時，而可以例諸藏也。肺主氣，氣虛者，肺虛也。氣逆者，氣上行而逆，則在下之足，以無氣而寒，故此肺虛，而非相剋之時則生，如春秋冬是也，如遇相剋之時則死，如夏時之火是也。餘藏虛者，其生死亦如此，可類推矣。

◎三虛相搏者暴病卒死

三虛相搏則爲暴病卒死。（《靈樞·九宮八風第七十七》）

三虛者，據《素問·刺法、本病》二篇，則以人憂愁思慮傷心，及汗出於心，驚而奪精，爲人二虛；遇司天失守，爲天之虛，爲三虛。據後《歲露論》，以乘年之虛爲一虛，即司天失守是也；逢月之虛爲一虛，即月郭空則海水東盛是也；失時之和爲一虛，即春應煖而反寒之盛是也。據此篇其人已虛，其風又虛，其歲又虛，是謂三虛，三虛相搏，則爲暴病卒死矣。假如人實、歲實而風虛，則止爲淋露寒熱，蓋人爲露所淋，必發爲寒熱也。或犯其雨濕之地，則爲痿病。故聖人避此虛邪之風，如避矢石，若有三虛而爲邪風偏中之，則又爲擊僕，爲偏枯矣。擊僕者，如擊之而僕暈也。偏枯者，或左或右偏枯也。

◎五有餘二不足亦正死明矣

帝曰：何謂五有餘二不足？岐伯曰：所謂五有餘者，五病氣之有餘也；二不足者，亦病氣之不足也。今外得五有餘，內得二不足，此其身不表不裏，亦正死明矣。（《素問·奇病論第四十七》）

此言有餘不足之皆爲病也。五有餘者，謂身熱如炭、頸膺如格、人迎躁盛、喘息而氣逆，此五病氣之有餘也。二不足者，病癃，一日數十溲，太陰脈微細如髮，亦病氣之不足也。夫在陽明曰五病氣，在太陰曰亦病氣，是先因有餘，而致病不足也。蓋陽明者，表也，外得五有餘，不能行氣於表之三陽矣。太陰主裏，內得二不足，不能行氣於裏之三陰矣。此其身之表裏陰陽，皆爲斷絕，亦正死也明矣

二十三、運氣失常

◎天氣不襲則死矣

帝曰：有不襲乎？岐伯曰：蒼天之氣，不得無常也，氣之不襲，是謂非常，非常則變矣。帝曰：非常而變奈何？岐伯曰：變至則病，所勝則微，所不勝則甚，因而重感於邪，則死矣。故非其時則微，當其時則甚也。（《素問·六節藏象論第九》）

不襲，言五行之氣，有不相承襲者乎？變，謂變易無常也。蒼天布氣，尚不越於五行；人在氣中，豈不應於天道？夫人之氣亂，不順天常，故有病死之徵矣。《左傳》曰："違天不祥。"此之類也。假令木直之年，有火氣至，後二歲病矣；土氣至，後三歲病矣；金氣至，後四歲病矣；水氣至，後五歲病矣。眞氣不足，復重感邪，眞氣內微，故重感於邪則死也。假令非主直年，而氣相干者，宜爲微病，不必內傷於神藏，故非其時則微而且持也。若當所直之歲，則易中邪氣，故當其直時，則病疾甚也。諸氣當其王者，皆必受邪，故曰非其時則微，當其時則甚也。《通評虛實論》曰："非其時則生，當其時則死。"當，謂正直之年也。

◎氣之從違有死生

帝曰：期之奈何？岐伯曰：從其氣則和，違其氣則病。不當其位者病，迭移其位者病，失守其位者危，尺寸反者死，陰陽交者死。先立其年，以知其氣，左右應見，然後迺可以言死生之逆順。（《素問·五運行大論第六十七》）

氣至脈亦至，從其氣也，故曰和。氣至脈不至，氣未至而脈至，違其氣也，故爲病。《至眞要大論》曰："至而和則平，至而甚則病，至而反則病，至而不至者病，未至而至者病，陰陽易者危。"不當其位者，應左而右，應右而左，應上而下，應下而上也。迭，更也。應見不見而移易於他位也。剋賊之見，而本位失守也。此二句之義，一以尺寸言，一以左右言，皆以少陰爲之主也。如陰當在尺，則陽當在寸，陰當在寸，則陽當在尺，左右亦然。若陰之所在，脈宜不應而回應，陽之所在，脈宜應而反不應，其在尺寸則謂之反，其在左右則謂之交，皆當死也。尺寸反者，惟子午卯酉四年有之。陰陽交者，惟寅申巳亥辰戌丑未八年有之。若尺寸獨然，或左右獨然，是爲氣不應，非反非交也。先立其年之南北政，及司天在泉左右間應見之氣，則知少陰君主之所在，脈當不應，而逆

順迺可見矣。

◎五運太過有死不治

帝曰：五運之化，太過何如？岐伯曰：歲木太過……衝陽絕者，死不治。
歲火太過……太淵絕者，死不治。
歲土太過……太谿絕者，死不治。
歲金太過……太衝絕者，死不治。
歲水太過……神門絕者。死不治。（《素問・氣交變大論第六十九》）

衝陽者，胃脈也。木亢則胃絕，故死不治。太淵，肺脈也。火亢則肺絕，故死不治。太谿，腎脈也。土亢則腎絕，故死不治。太衝，肝脈也。金亢則肝絕，故死不治。神門者，係手少陰心經穴，在掌後銳骨端陷中。其脈絕者，心氣絕也，故死不治。

◎中執法者危中行令者持中貴人者死

帝曰：其貴賤何如？岐伯曰：天符爲執法，歲位爲行令，太乙天符爲貴人。帝曰：邪之中也奈何？岐伯曰：中執法者，其病速而危；中行令者，其病徐而持；中貴人者，其病暴而死。（《素問・六微旨大論第六十八》）

言以非常之邪，不時相加而中傷者也。中執法者，犯司天之氣也。天者生之本，故其病速而危。中行令者，犯地支之氣也。害稍次之，故其病徐而持。持者，邪正相持而吉凶相半也。中貴人者，天地之氣皆犯矣，故暴而死。按此三者，地以天爲主，故中天符者甚於歲會；而太乙天符者，迺三氣合一，其盛可知，故不犯則已，犯則無能解也，人而受之，不能免矣。

◎六氣盈虛有太少之異也

帝曰：六位之氣，盈虛何如？岐伯曰：太少異也，太者之至，徐而常，少者暴而亡。《素問・六元正紀大論第七十一》）

六陽年謂之太，六陰年謂之少。太者氣盈，故徐而常。少者氣虛，故暴而亡。如前章六十年運氣之紀，凡六太之年止言正化，而六少之年則有邪化。正以不及之年迺有勝氣，有勝則有復，勝復之氣皆非本年之正化，必乘虛而後至，故其爲病反甚也。夫人之死生，全以正氣爲主。正氣強，邪雖盛者必無害，正氣弱，邪雖微者亦可憂，故欲察病之安危者，但察正氣則吉凶可判矣。觀此云太者徐而常，少者暴而亡，此正盈虛之理也。故凡氣運盈者，人氣亦盈，其爲病則有餘，有餘之病反徐而微，以其正氣盛也。氣運虛者，人氣亦虛，其爲病則不足，不足之病必暴而甚，以其本氣虧也。設不明邪正盈虛之道而攻補倒施，多致氣脫暴亡，是不知太者之易與而少者之可畏也。

◎司天之民病有死者

岐伯曰：厥陰司天……民病胃脘當心而痛，上支兩脅，鬲咽不通，飲食不下，舌本強，食則嘔，冷泄，腹脹，溏泄，瘕，水閉，蟄蟲不出，病本於脾。衝陽絕，死不治。

衝陽，足陽明胃脈也，在足跗上動脈應手。土不勝木，則脾胃氣竭而衝陽絕，故死不治。

少陰司天……民病胷中煩熱，嗌乾，右胠滿，皮膚痛，寒熱，欬喘，大雨且至，唾血，血泄，鼽衄，嚏嘔，溺色變，甚則瘡瘍，胕腫，肩背臂臑，及缺盆中痛，心痛，肺䐜，腹大滿膨膨而喘欬。病本於肺。尺澤絕，死不治。

尺澤，手太陰肺脈也，在肘內廉大文中，動脈應手。金不勝火，則肺氣竭而尺澤絕，故死不治。

太陰司天……胕腫骨痛，陰痹，陰痹者，按之不得，腰脊頭項痛，時眩，大便難，陰氣不用，饑不欲食，欬唾則有血，心如懸。病本於腎。太谿絕，死不治。

太谿，足少陰腎脈也，在足內踝後跟上動脈應手。水不勝土，則腎氣竭而太谿絕，故死不治。

少陽司天……民病頭痛，發熱惡寒而瘧，熱上皮膚痛，色變黃赤，傳而爲水，身面胕腫，腹滿，仰息，泄注赤白，瘡瘍，欬吐血，煩心，胷中熱，甚則鼽衄。病本於肺。天府絕，死不治。

天府，手太陰肺脈也，在臂臑內廉，掖下三寸動脈應手。金不勝火，則肺氣竭而天府絕，故死不治。

陽明司天……筋骨內變，民病左胠脅痛，寒清於中，感而瘧，大涼革候，欬，腹中鳴，注泄，鶩溏，名木斂生菀於下，草焦上首，心脅暴痛，不可反側，嗌乾，面塵，腰痛，丈夫㿗疝，婦人少腹痛，目眛，眥瘍瘡，痤癰，蟄蟲來見。病本於肝。太衝絕，死不治。

太衝，足厥陰肝脈也，在足大趾本節後二寸，動脈應手。木不勝金，則肝氣竭而太衝絕，故死不治。

太陽司天……血變於中，發爲癰瘍，民病厥心痛，嘔血，血泄，鼽衄，善悲，時眩僕運，火炎烈，雨暴迺雹，胷腹滿，手熱，肘攣，掖腫，心澹澹大動，胷脅胃脘不安，面赤目黃，善噫，嗌乾，甚則色炲，渴而欲飲。病本於心。神門絕，死不治。（《素問·至眞要大論第七十四》）

神門，手少陰心脈也，在手掌後銳骨之端，動脈應手。火不勝水，則心氣竭而神門絕，故死不治。

◎陽明司天欬不止而白血出者死

陽明司天，清復內餘，則欬衄嗌塞，心鬲中熱，咳不止而白血出者死。（《素問·至眞要大論第七十四》）

陽明司天，卯酉之歲。金居火位，無客勝之理，而陽明爲不及之歲，火來勝之，至在泉之時，金之子爲母復讎，則水復即金復也。故謂之曰清復，其清復內餘，肺尚受傷，民病爲欬，爲衄，爲嗌塞，爲心膈中熱，爲欬不止，而白血出者當死。蓋血出似唾，其色雖白，實謂之血。《榮衛生會》謂榮氣化血。夫榮氣者，陰氣也，陰氣既衰，不能化血，而僅有白血，此世人之所不知者也。但病至於此，深可慨夫。

◎六氣之復死不治

帝曰：六氣之復何如？

岐伯曰：悉乎哉問也！厥陰之復，少腹堅滿，裏急暴痛，偃木飛沙，倮蟲不榮，厥心痛，汗發，嘔吐，飲食不入，入而復出，筋骨掉眩，清厥，甚則入脾，食痹而吐。衝陽絕，死不治。

此復言六氣之復者，正以明在泉之化，蓋四氣盡終氣，地氣主之，復之常也。衝陽，胃脈也，胃絕則脾亦絕矣。若此脈氣絕，則死不治矣。

少陰之復，燠熱內作，煩躁，鼽嚏，少腹絞痛，火見燔焫，嗌燥。分注時止，氣動於左，上行於右，咳，皮膚痛，暴瘖，心痛，郁冒不知人，廼灑淅惡寒，振栗譫妄，寒已而熱，渴而欲飲，少氣骨萎，隔腸不便，外爲浮腫噦噫，赤氣後化，流水不冰，熱氣大行，介蟲不福，病痱胗瘡瘍，癰疽痤痔，甚則入肺，咳而鼻淵。天府絕，死不治。

天府者，手太陰肺經之穴。若此脈氣絕，則死不治矣。

太陰之復，濕變廼舉，體重中滿，食飲不化，陰氣上厥，胸中不便，飲發於中，咳喘有聲，大雨時行，鱗見於陸，頭頂痛重而掉瘛尤甚，嘔而密默，唾吐清液，甚則入腎，竅寫無度，太谿絕，死不治。

太谿者，足少陰腎經之穴，若此脈氣絕，則死不治矣。

少陽之復，大熱將至，枯燥燔爇，介蟲廼耗，驚瘛咳衄，心熱煩躁，便數憎風，厥氣上行，面如浮埃，目廼瞤瘛，火氣內發，上爲口糜，嘔逆，血溢血泄，發而爲瘧，惡寒鼓栗，寒極反熱，嗌絡焦槁，渴引水漿，色變黃赤，少氣脈萎，化而爲水，傳爲胕腫，甚則入肺，咳而血泄。尺澤絕，死不治。

尺澤者，手太陽肺經之穴，若此脈氣絕，則死不治矣。

陽明之復，清氣大舉，森木蒼乾，毛蟲廼厲，病生胠脅，氣歸於左，善太息，甚則心痛痞滿，腹脹而泄，嘔吐欬噦煩心，病在鬲中，頭痛，甚則入肝，

驚駭筋攣。太衝絕，死不治。

太衝者，足厥陰肝經之穴，若此脈氣絕，則死不治矣。

太陽之復，厥氣上行，水凝雨冰，羽蟲廼死，心胃生寒，胷中不利，心痛痞滿，頭痛善悲，時眩僕食減，腰脽反痛，屈伸不便，地裂冰堅，陽光不治，少腹控睾，引腰脊，上衝心，唾出清水，及爲噦噫，甚則入心，善忘善悲。神門絕，死不治。（《素問·至眞要大論第七十四》）

神門者，手少陰心經之穴，若此脈氣絕，則死不治矣。

◎位易其害有微速

帝曰：位之易也何如？岐伯曰：君位臣則順，臣位君則逆。逆則其病近，其害速；順則其病遠，其害微。所謂二火也。（《素問·六微旨大論第六十八》）

君者，君火也。臣者，相火也。君位臣者，如以少陰之客，而加於少陽之主，是君在上而臣在下，故爲順，順則病期遠而害亦微。臣位君者，如以少陽之客，而加於少陰之主，是臣在上而君在下，故爲逆，逆則病期近而害亦速，此以二火爲言也。蓋五行各一，而其勝復逆順之相加，各有所辨，惟此二火者，雖曰同氣，然亦有君相上下之分，故特舉而辨之。

◎位易則大變生而病作矣

帝曰：天地之氣盈虛如何？岐伯曰：天氣不足，地氣隨之；地氣不足，天氣從之，運居其中而常先也。惡所不勝，歸所同和，隨運歸從而生其病也。故上勝則天氣降而下，下勝則地氣遷而上，勝多少而差其分，微者小差，甚者大差，甚位易氣交，易則大變生而病作矣。《大要》曰：甚紀五分，微紀七分，其差可見，此之謂也。（《素問·六元正紀大論第七十一》）

天氣即司天，地氣即在泉，運即歲運。歲運居上下之中，氣交之分，故天氣欲降，則運必先之而降，地氣欲昇，則運必先之而昇也。此亦言中運也。如以木運而遇燥金司其天地，是爲不勝則惡之。遇水火司其天地，是爲同和則歸之。不勝者受其制，同和者助其勝，皆能爲病，故曰隨運歸從而生其病也。上勝者，司天之氣有餘也，上有餘則氣降而下。下勝者，在泉之氣有餘也，下有餘則氣遷而上。即天氣不足，地氣隨之；地氣不足，天氣隨之之謂。勝多少，言氣之微甚也。勝微則遷降少，勝多則遷降多，勝有多少，則氣交之變有多寡之差分矣。小差則小變，大差則大變，甚則上下之位，易於氣交之際，運居其中而常先之，故易則大變生，民病作矣。甚紀五分，勝氣居其半也。微紀七分，勝止十之三也。此天地盈虛之數有大差小差之分，故變病亦有微甚。

二十四、災害疫癘

◎鬱發待時其病有甚有持

帝曰：五運之氣，亦復歲乎？岐伯曰：鬱極迺發，待時而作也。帝曰：請問其所謂也。岐伯曰：五常之氣，太過不及，其發異也。帝曰：願卒聞之。岐伯曰：太過者暴，不及者徐。暴者爲病甚，徐者爲病持。

復，報復也。此論五運之化，受司天在泉之勝制，鬱極迺發，以報復其歲氣，故曰折其鬱氣，資其化源。蓋謂歲氣勝制其化運，當以所勝之味折之，而勿使其鬱復也。如丁卯丁酉歲，少商木運，而上臨陽明，則木氣鬱矣。戊辰戊戌歲，太徵火運，而上臨太陽，則火氣鬱矣。己巳己亥歲，少宫土運，而上臨厥陰，則土氣鬱矣。庚子庚午歲，太商金運，而上臨少陰，則金氣鬱矣。辛丑辛未歲，少羽水運，而上臨太陰，則水氣鬱矣。庚寅庚申歲，太商金運，而相火司天，則金氣鬱矣。又如乙巳乙亥歲，少商金運，而相火在泉，則金氣鬱矣。壬子壬午歲，太角木運，而陽明在泉，則木氣鬱矣。癸丑癸未歲，少徵火運，而太陽在泉，則火氣鬱矣。甲寅甲申歲，太宫土運，而厥陰在泉，則土氣鬱矣。乙卯乙酉歲，少商金運，而君火在泉，則金氣鬱矣。丙辰丙戌歲，太羽水運，而太陰在泉，則水氣鬱矣。凡此十二運中，有太有少，並受司天在泉之鬱而後復，故曰："太過者暴，不及者徐。"待時而作者，土鬱發於四之氣，金鬱發於五之氣，水鬱發於二火前後，火鬱發於四之氣，惟木發無時也。太過之運受鬱，其發暴；不及之運受鬱，其發徐。持者，能主持而不甚也，即所謂"持於春""持於秋"之意。

帝曰：太過不及，其數何如？岐伯曰：太過者其數成，不及者其數生，土常以生也。（《素問・六元正紀大論第七十一》）

太過者其數成，成者氣之盛也。不及者其數生，生者氣之微也。土氣長生於四季，故常以生數，而不待於成也。《易・系辭》曰："天一生水，地六成之；地二生火，天七成之；天三生木，地八成之；地四生金，天九成之；天五生土，地十成之。"此生成之數所以分也。土常以生者，土位中央，感天干而始化，天地之氣，皆本於五，而終於九，此《洛書》之數也。故曰："天地之閒，不離於五，人亦應之。"王龍谿曰："五行有氣有質，皆藉於土。如天乙生水，水之氣也。一得五而爲六，水之質始成。《洛書》所陳《九疇》，皆帝王治天下之大經大法，每疇之首，不過以數起之。"

◎人神失守者令人暴亡

黄帝曰：人氣不足，天氣如虚，人神失守，神光不聚，邪鬼干人，致有夭亡，可得聞乎？岐伯曰：人之五藏，一藏不足，又會天虚，感邪之至也。

神光，神明也。人氣與天氣皆失守，則陽神不聚，陰鬼干人，致死之兆也。人有不足之藏，與天虚之氣相會者，其邪至甚，如肝遇木虚，心遇火虚之類也。

人憂愁思慮即傷心，又或遇少陰司天，天數不及，太陰作接閒至，即謂天虛也，此即人氣天氣同虛也。又遇驚而奪精，汗出於心，因而三虛，神明失守。心爲君主之官，神明出焉，神失守位，即神游上丹田，在帝太乙帝君泥丸君下，神既失守，神光不聚，卻遇火不及之歲，有黑屍鬼見之，令人暴亡。

少陰司天之年，太陰尚在左閒。若少陰不足，則太陰作接者，未當至而至矣。此以君火之虛，與人心氣同虛也。奪精者，奪心之精也。《本神》曰："五藏主藏精者也，不可傷，傷則失守而陰虛。"。先有憂愁之傷，又有少陰不及，再遇驚而奪精，三虛相會，神明失守矣。人之腦爲髓海，是謂上丹田，太乙帝君所居，亦曰泥丸君，總衆神者也。心之神明失守其位，則浮游於此。心屬火，心神失守，神明衰也，又遇火運不及，故見水色之鬼。非但癸年，即戊年失守亦然，司天二火不及亦然。屍鬼者，魄之陰氣。陽脫陰孤，其人必死，故屍鬼見也。

人飲食勞倦即傷脾，又或遇太陰司天，天數不及，即少陽作接閒至，即謂之虛也，此即人氣虛而天氣虛也。又遇飲食飽甚，汗出於胃，醉飽行房，汗出於脾，因而三虛，脾神失守。脾爲諫議之官，智周出焉，神既失守，神光失位而不聚也，卻遇土不及之年，或己年或甲年失守，或太陰天虛，青屍鬼見之，令人卒亡。

太陰司天之年，少陽尚爲天之左閒。若太陰不足，則接者先至而少陽得政。脾氣既傷，又遇太陰失守，是重虛也。衛氣不固，則五藏汗泄於外，邪得乘而犯之，故致人神失守也。既傷於脾，次遇天虛，再加汗出，是三虛也。脾神失守，意智亂也。土運不及，不止己年，而甲亦有之，又或太陰司天，失守其位，故木邪鬼見，令人卒亡。

人久坐濕地，強力入水即傷腎，腎爲作強之官，伎巧出焉，因而三虛，腎神失守。神志失位，神光不聚，卻遇水不及之年，或辛不會符，或丙年失守，或太陽司天虛，有黄屍鬼至見之，令人暴亡。

諸藏皆言作接閒至及汗出之由，惟此不言，必脫失也。太陽寒水司天之年，厥陰尚爲左閒。若太陽不足，則厥陰作接閒至，此天虛也。《經脈別論》云：持重遠行，汗出於腎，兼之坐濕入水，腎氣必傷，是爲三虛。腎神不守，則精衰志失也。水不及者，土邪犯之，故黄屍鬼見，卒然傷人。

人或恚怒，氣逆上而不下，即傷肝也，又遇厥陰司天，天數不及，即少陰作接閒至，是謂天虛也，此謂天虛人虛也。又遇疾走恐懼，汗出於肝，肝爲將軍之官，謀慮出焉，神位失守，神光不聚，又遇木不及年，或丁年不符，或壬年失守，或厥陰司天虛也，有白屍鬼見之，令人暴亡也。

厥陰司天之年，少陰當爲左閒。若厥陰不足，則少陰預至。肝氣既傷，厥陰又虛，天人俱不足也。天虛人虛，又汗出於肝，是爲三虛。肝藏魂，失守則魂神不聚也。白屍鬼見，金勝木也。

以上五失守者，天虛而人虛也，神遊失守其位，即有五屍鬼干人，令人暴亡也，謂之曰屍厥。(《素問·遺篇本病論第七十三》)

屍鬼干人，則厥逆而死，故謂屍厥。神遊者，神氣雖遊，未離於身，尚不即死。若脈絕身冷，口中涎塞，舌短卵縮，則無及矣，否則速救可蘇也。以上五藏失守，獨缺金虛傷肺，赤屍鬼一證，必脫簡也，惟《邪氣藏府病形》所言五藏之傷俱全，但與此稍有不同。

二十五、治五藏

◎治五藏者半死半生

故邪風之至，疾如風雨。故善治者治皮毛，其次治肌膚，其次治筋脈，其次治六府，其次治五藏。治五藏者，半死半生也。(《素問·陰陽應象大論第五》)

《繆刺論》曰："邪之客於形也，必先舍於皮毛，留而不去，入舍於經脈，內連五藏，散於腸胃，陰陽相感，五藏廼傷。"至，謂至於身形。治皮毛，止於萌也。治肌膚，救其已生。治筋脈，攻其已病。治六府，治其已甚。治五藏，治其已成。神農曰："病勢已成，可得半愈。"然初成者獲愈，固久者伐形，故治五藏者，半死半生也。

二十六、稟賦

◎形氣骨肉皮不同則壽夭有異

黃帝問於伯高曰：余聞形有緩急，氣有盛衰，骨有大小，肉有堅脆，皮有厚薄，其以立壽夭奈何？伯高答曰：形與氣相任則壽，不相任則夭；皮與肉相果則壽，不相果則夭；血氣經絡勝形則壽，不勝形則夭。黃帝曰：何謂形之緩急？伯高答曰：形充而皮膚緩者則壽，形充而皮膚急者則夭。形充而脈堅大者順也，形充而脈小以弱者氣衰，衰則危矣。若形充而顴不起者骨小，骨小而夭矣。形充而大肉，䐃堅而有分者肉堅，肉堅則壽矣。形充而大肉，無分理不堅者肉脆，肉脆則夭矣。此天之生命，所以立形定氣而視壽夭者，必明乎此，立形定氣，而後以臨病人，決死生。黃帝曰：余聞壽夭，無以度之。伯高答曰：牆基卑高，不及其地者，不滿三十而死；其有因加疾者，不及二十而死也。黃帝曰：形氣之相勝，以立壽夭奈何？伯高答曰：平人而氣勝形者壽；病而形肉脫，氣勝形者死，形勝氣者危矣。(《靈樞·壽夭剛柔第六》)

此詳言立形定氣，可以決人之壽夭也。人身之大體爲形，人形之所充者爲氣，形緩而氣盛，是之謂相任也。相任者，相當也，蓋形以寓氣，氣以充形，有是形當有是氣，有是氣當有是形，故表裏相稱者，故曰壽；若形緩而氣反衰，形急而氣反盛，或形急氣衰，則不相當也，其夭必矣。有皮必有肉，皮厚而內堅，是謂之相果也。相果者，如果木之果，肉居皮之裏，皮爲肉之表，肉堅皮固者是爲相果，相果者氣必蓄故壽，故曰壽；若皮厚而肉脆，皮薄而肉堅，或皮薄而肉脆，則不相果也，其夭必矣。人身形體，有血有氣，有經有絡，血氣經絡者，內之根本也。四者能勝其形，如形緩而氣血經絡皆盛也，故曰壽；若四者不能勝其形，形緩而氣血經絡皆衰也，其夭必矣。若形體充大，而皮膚緊急，氣脈促迫者，則必夭矣。凡形體充大，而脈氣堅大者，爲順；若形體充大，而脈氣小弱者，則爲危矣。人之形體，骨爲君，肉爲臣，君勝臣者順，顴者骨之本也，凡形體充大而顴骨起者骨大，蓋顴爲諸骨之宗，顴大則一身之骨皆大，而勝其形體之充大者，故曰壽；若形體充大而顴骨不起，其骨必小，骨小肉充，臣勝君者也，故當夭。形體雖充，又必以肉之堅脆分壽夭，其必驗於大肉者，以大肉爲諸肉之宗也。凡形體充大，而臀爲大肉，其膕脂內堅，外有紋理爲分者，則一身之肉皆堅，蓋大肉爲諸肉之宗，肉堅則有壽；凡形充而臀削者，必非福壽之兆。若形體充大，而大肉無有分理，則肉急，按之不堅則肉脆，肉脆則夭矣，此天造命於有生之初者，立其形，即定其氣。而凡視人之壽夭，亦必立形定氣，而後可決死生於有生之後也。今面部四傍爲牆，其基甚卑，故牆基者，面部四傍骨骼也。地者，面部之肉也。基牆不及其地者，骨衰肉勝也，當不滿三十歲而死也。其有所因，而加之以疾者，蓋不如慎守，而或爲外感內傷致疾，其夭更速，則不滿二十歲而死矣。人之生死由乎氣，氣勝則神全，故平人者，不病之人也。有是形體，必有是元氣，氣勝其形，則爲壽；設外貌雖充而中氣不足者，必非壽器。若病而至於形肉脫，雖其氣尚勝形，形必難復，亦所必死。或形肉未至盡脫，而元氣衰甚，不及於形，是謂形勝其氣，其病必危也。夫曰形者，可以概皮肉骨矣。曰氣者，則凡氣盡於是矣。蓋氣爲陽，形爲陰，陰以配陽，形以寓氣，陰脫則陽無所附，形脫則氣難獨留，故不免於死。

◎人之病有易已難已

黄帝曰：人之病，或同時而傷，或易已，或難已，其故何如？少俞曰：同時而傷，其身多熱者易已，多寒者難已。（《靈樞·論痛第五十三》）

此言人有同病，而有易已難已之分也。蓋多熱則邪氣在表，故易已；多寒則邪入於裏，故難已耳。少陰者，至陰也，先天之精氣，而爲生氣之原，藉後天水穀以資培，兩火並合，故曰陽明。陽明，秉燥熱之氣者也。故其身多熱者，少陰之生氣盛也。少陰之氣盛，受陽明之所資也。多寒者，少陰之生氣虛也。人之形氣，生於後天之水穀，始於先天之陰陽，形氣盛則邪散，形氣虛則邪留，是以病之難易已者。

二十七、疾病

◎傷寒逐日所受之愈之死日

帝曰：願聞其狀。岐伯曰：傷寒一日，巨陽受之，故頭項痛，腰脊強。二日，陽明受之，陽明主肉，其脈俠鼻絡於目，故身熱目疼而鼻乾，不得臥也。三日，少陽受之，少陽主膽，其脈循脅絡於耳，故脅胷痛而耳聾。三陽經絡皆受其病，而未入於藏者，故可汗而已。四日，太陰受之，太陰脈布胃中，絡於嗌，故腹滿而嗌乾。五日，少陰受之，少陰脈貫腎絡於肺，繫舌本，故口燥舌乾而渴。六日，厥陰受之，厥陰脈循陰器，而絡於肝，故煩滿而囊縮。三陰三陽，五藏六府，皆受病，榮衛不行，五藏不通，則死矣。

人身經絡，三陽爲表，三陰爲裹。三陽之序，則太陽爲三陽，陽中之陽也；陽明爲二陽，居太陽之次；少陽爲一陽，居陽明之次，此三陽爲表也。三陰之序，則太陰爲三陰，居少陽之次；少陰爲二陰，居太陰之次；厥陰爲一陰，居少陰之次，此三陰爲裹也。巨陽，足太陽也，爲三陽之表，而脈連風府，故凡病傷寒者，一日太陽受之者，太陽之經從頭項下肩髆，挾脊抵腰中，故陽氣在上，故頭項痛，背爲陽，故腰脊強。自太陽以入陽明，故二日陽明受之，陽明胃經屬土，主肉，身熱者，以肉受邪，胃中熱煩，故不得臥。三日少陽受之，少陽之氣，主樞，主膽，膽氣昇則諸陽之氣皆昇，所謂因於寒，欲如運樞也。諸陽之氣，從樞脅而出於膚表，太陽主表，陽明主肌，少陽主胷脅，胷脅痛而耳聾者，病在氣而見有形之經證也。三陽未入於藏，以病在表，故可汗也。邪在三陽，失於汗解，則自少陽以入太陰，故四日太陰受之。太陰脾經之脈，布胃中，絡於嗌，所以腹滿而嗌乾也。自太陰以入少陰，故五日少陰受之。少陰貫腎絡於肺，系舌本，故口燥舌乾而渴。自少陰以入厥陰，故六日厥陰受之。厥陰肝經之脈，循陰器而絡於肝，所以煩滿而囊縮也。斯時也，皆三日已滿之後，可泄而已。若非泄之而已者，則三陽三陰，五藏六府，皆以受病，榮衛不行，五藏不通，其人必死，所以其死皆在六七日閒者，此也。

其不兩感於寒者：七日，巨陽病衰，頭痛少愈；八日，陽明病衰，身熱少愈；九日，少陽病衰，耳聾微聞，十日，太陰病衰，腹減如故，則思飲食；十一日，少陰病衰，渴止不滿，舌乾已而嚏；十二日，厥陰病衰，囊縱，少腹微下，大氣皆去，病日已矣。（《素問·熱論第三十一》）

此由六經而傳，原非兩感於寒，故七日之際，巨陽病衰，頭痛少愈，正以初時所感之邪太甚，既於二日傳之陽明矣，而其未盡傳者尚在太陽，則至此而比之一日之證則少愈焉，非厥陰之邪復出，而傳之足太陽也。八日，陽明病衰，身熱少愈；九日，少陽病衰，耳聾微聞；十日，太陰病衰，腹滿已減如故，且思飲食；十一日，少陰病衰，渴止不滿，其舌乾既已，而且有嚏；十二日厥陰病衰，囊縱，其少腹亦微下。其不兩感於寒者，以邪氣漸退，經氣漸和，故少愈。大氣，謂大邪之氣也。是故其愈皆病十日已上者，以大氣去也，病日已矣。

◎病熱熱雖甚不死其兩感於寒而病者必不免於死

帝問曰：今夫熱病者，皆傷寒之類也。或愈或死，其死皆以六七日之間，其愈皆以十日以上者，何也？不知其解，願聞其故。岐伯對曰：巨陽者，諸陽之屬也，其脈連於風府，故爲諸陽主氣也。人之傷於寒也，則爲病熱，熱雖甚不死；其兩感於寒而病者，必不免於死。（《素問·熱論第三十一》）

寒者，冬之氣也。冬時嚴寒，萬類深藏，君子固密，不傷於寒。觸冒之者，迺名傷寒。其傷於四時之氣，皆能爲病。以傷寒爲毒者，最乖殺厲之氣。中而即病，名曰傷寒；不即病者，寒毒藏於肌膚，至夏至前變爲溫病，夏至後變爲熱病。然其發起，皆爲傷寒致之。故曰熱病者，皆傷寒之類也。巨，大也。太陽之氣，經絡氣血，榮衛於身，故諸陽氣皆所宗屬。風府，穴名，在項上入髮際同身寸之一寸宛宛中是。足太陽脈浮氣之在頭中者，凡五行，故統主諸陽之氣。寒毒薄於肌膚，陽氣不得散發而內怫結，故傷寒者，反爲病熱。藏府相應而俱受寒，謂之兩感。若夫傷寒之有愈有死者，以有愈者，愈必在十日已上；有死者，死必在六七日間，其故何哉？蓋三陽者，謂之巨陽，即足太陽膀胱經也，迺諸陽經之所屬，其脈自睛明而始，上連於督脈經之風府穴，自頭項至背至足，凡一身手足陽經，皆屬於此。故穴有一百二十六，眞爲諸陽經主氣也。凡五藏六府之穴，無非此經所屬。人之傷於寒也，自足太陽而始，或在本經，或傳陽明少陽，或傳太陰少陰厥陰，皆成熱病。雖曰皆在六七日間。但熱雖已甚，亦有不至於死者，蓋就中亦有可汗可泄而已，此皆謂之不死也。惟兩感於寒而病者，則一日兩經受病，三日六經受病，所以其人必六日而死耳。

◎兩感於寒之死日

帝曰：其病兩感於寒者，其脈應與其病形何如？岐伯曰：兩感於寒者：病一日則巨陽與少陰俱病，則頭痛口乾而煩滿；二日則陽明與太陰俱病，則腹滿身熱，不欲食，譫言；三日則少陽與厥陰俱病，則耳聾囊縮而厥，水漿不入，不知人，六日死。帝曰：五藏已傷，六府不通，榮衛不行，如是之後，三日迺死，何也？岐伯曰：陽明者，十二經脈之長也，其血氣盛，故不知人。三日，其氣迺盡，故死矣。（《素問·熱論第三十一》）

兩感者，表裏同病也。足太陽與少陰爲表裏，故在太陽則爲頭痛，在少陰則爲口乾煩滿。陽明太陰爲表裏，二經同病也。譫言，妄言也。陽明病則身熱譫言，太陰病則腹滿不欲食。少陽厥陰表裏同病也。少陽病則爲耳聾，厥陰病則爲囊縮而厥。至是則三陰三陽俱受病，故水漿不入，昏不知人，於六日之際當死也。五藏已傷，六府不通，榮衛不行，如此之後，三日迺死，謂兩感傳遍之後，復三日而死也。蓋即六日之義。陽明爲水穀氣血之海，胃氣之所出也，故爲十二經脈之長，且爲多氣多血之經，若感於邪，其邪必甚，故不知人。凡兩感於邪者，三日之後，胃氣迺盡，故當死也。

◎熱病至期而已

熱病從部所起者，至期而已。(《素問·刺熱第三十二》)

此申明凡熱病從面部所起者，至期而已。如肝起於左頰，則甲乙日而已；心起於顔，則丙丁日而已；脾起於鼻，則戊己日而已；肺起於右頰，則庚辛日而已；腎起於頤，則壬癸日而已也。

◎熱病有死生

熱病者，脈尚躁，而不得汗者，此陽脈之極也，死；脈盛躁，得汗靜者，生。(《靈樞·熱病第二十三》)

熱病脈尚躁盛者，必當邪解汗出也。若脈雖盛而汗不得出，以陽脈之亢極，而陰虛不能外達也，故死。若得汗而靜，則爲順證，故生。此二節，一曰陰極，一曰陽極，義若有二。然脈之躁盛者，皆陽勝之候也。汗者液之所化，其發在陽，其原在陰也。若既得汗而脈猶躁盛者，以陽無所歸，由陰虛也；脈躁盛而汗不得出者，以陰竭於中，亦陰虛也。故脈之盛與不盛，當責之陽；汗之出與不出，當責之陰。觀《本神》曰："陰虛則無氣，無氣則死矣。"其所重者，正此陰字。陰爲生氣之本，無根則氣脫，故必死也。

◎熱病熱在髓死不可治

熱病，不知所痛，耳聾，不能自收，口乾，陽熱甚，陰頗有寒者，熱在髓，死不可治。(《靈樞·熱病第二十三》)

凡熱病有痛，而不得其所，耳聾寂無所聞，體重不能收持，口液乾涸，值陽勝之時則熱甚，陰勝之時頗有寒者，此以邪居陰分，熱深在髓，迺死證也。

◎太陽熱病之愈之死日

太陽之脈，色榮顴骨，熱病也。榮未交，曰今且得汗，待時而已。與厥陰脈爭見者，死期不過三日。(《素問·刺熱第三十二》)

此下言兩感之脈色死期也。榮，發見也。太陽之脈起於目內眥，太陽之筋下結於頄，故太陽熱病者，赤色當榮於顴骨。榮未交者，謂邪猶在衛，未交於榮，其氣不深，故曰今且得汗，可待時而已也。如肝待甲乙，心待丙丁，脾待戊己，肺待庚辛，腎待壬癸，病必已矣。脈義有二：以寸口之脈言，則太陽之脈浮，厥陰之脈弦而細；以經脈之病言，則太陽爲頭項痛、腰脊強，厥陰爲煩滿而囊縮，今以太陽熱病，與厥陰脈證爭見者，陰陽俱病，當不過三日而死矣。蓋因兩感之邪也。按《熱論篇》曰："兩感於寒者，一日則巨陽、少陰俱病，二日則陽明、太陰俱病，三日則少陽、厥陰俱病。"故六經熱病之序，其始太陽，其終厥陰。今終始爭見，則六經兩感俱已傳遍，故當三日而死，證之下文，義尤明顯。此承上文而詳言兩感也。上文言太陽熱病，兼見厥陰之脈證，此言腎經熱病，兼見少陽之脈色，皆兩感也。蓋太陽與少陰爲表裏，少陽與厥陰爲表裏，以太陽而見厥陰，則未有不由少陰者，以腎病而見少陽，則未有不至厥陰者。詳如下文。

◎少陽熱病之愈之死日

少陽之脈，色榮頰前，熱病也。榮未交，曰今且得汗，待時而已。與少陰脈爭見者，死期不過三日。（《素問·刺熱第三十二》）

足少陽之脈下頰車，故其熱病，赤色當榮於頰前。少陽之脈弦，少陰之脈沈而微；少陽之證爲胸脅痛而耳聾，少陰之證爲口燥舌乾而渴。今以少陽熱病而與少陰脈證爭見者，亦當三日而死，皆兩感傳遍也。如上文言太陽厥陰爭見者，太陽爲傳表之始，厥陰爲傳裏之終，自始而終也。此以少陽少陰爭見者，少陽爲傳表之終，少陰爲傳裏之始，自終而始也。言始言終，則六經無不遍矣，故不必言陽明太陰之爭見也。

◎勞風傷肺則死也

帝曰：勞風爲病何如？岐伯曰：勞風法在肺下。其爲病也，使人強上冥視，唾出若涕，惡風而振寒，此爲勞風之病。帝曰：治之奈何？岐伯曰：以救俛仰。巨陽引精者三日，中年者五日，不精者七日。欬出青黃涕，其狀如膿，大如彈丸，從口中若鼻中出。不出則傷肺，傷肺則死也。（《素問·評熱病論第三十三》）

救，猶止也。俛仰，謂屈伸也。言止屈伸於動作，不使勞氣滋蔓。巨陽者，膀胱之脈也。膀胱與腎爲表裏，故巨陽引精也。巨，大也。然太陽之脈，吸引精氣，上攻於肺者三日，中年者五日，素不以精氣用事者七日，當欬出稠涕，其色青黃如膿狀。平調欬者，從咽而上出於口。暴卒欬者，氣衝突於蓄門而出於鼻。夫如是者，皆腎氣勞竭，肺氣內虛，陽氣奔迫之所爲，故不出則傷肺也。肺傷則榮衛散解，魄不內治，故死。

◎足太陽瘧熱止汗出難已

足太陽之瘧，令人腰痛頭重，寒從背起，先寒後熱，熇熇暍暍然，熱止汗出難已。（《素問·刺瘧第三十六》）

此下言足六經之瘧也。先言膀胱經之瘧證。足太陽之脈，從巔入絡腦，還出別下項，循肩髆內，俠脊抵腰中。其支剌者，從髆內左右，別下貫臀，過髀樞，腰痛頭重，寒從背起也。其先寒者，固以熱極生寒；而後寒者，亦以寒極則熱。但先寒之寒，則內熱之極耳。熇熇者，甚熱盛狀也。暍暍者，亦熱盛也。熱生本爲眞氣虛，熱止則爲眞氣復，今氣復而汗反出，是廼邪氣盛而眞氣不勝，故此瘧難已。

◎足少陰瘧有病難已

足少陰之瘧，令人嘔吐甚，多寒熱，熱多寒少，欲閉戶牖而處，其病難已。（《素問・刺瘧第三十六》）

此言足少陰瘧之證也。足少陰之脈貫肝膈，入肺中，循喉嚨，故嘔吐皆甚。少陰標陰而本熱，故多寒熱。熱多寒少，本氣勝也。大凡病熱多而陽氣勝者，易愈；寒多而陰氣勝者，難已。欲閉戶牖而處者，陰寒甚也，故其病難已。

◎五藏痹風氣勝者其人易已也

淫氣喘息，痹聚在肺；淫氣憂思，痹聚在心；淫氣遺溺，痹聚在腎；淫氣乏竭，痹聚在肝；淫氣肌絕，痹聚在脾。諸痹不已，亦益內也。其風氣勝者，其人易已也。（《素問・痹論第四十三》）

此言因諸證而可驗五藏之痹，其閒有難愈易愈之分焉。夫五藏之痹，其證備見以前矣。然又有他證可驗，而知其痹之在五藏者，難於去也。是故邪氣浸淫，喘息靡寧，正以肺主氣，惟邪聚在肺，故喘息若是。邪氣浸淫，憂思不已，正以心主思，惟痹聚在心，故憂思若是。邪氣浸淫，膀胱遺溺，正以腎與膀胱爲表裏，惟痹聚在腎，故遺溺若是。邪氣浸淫，陰血乏竭，正以肝主血，惟痹聚在肝，故乏竭若是，邪氣浸淫，肌氣阻絕，正以脾主肌，惟痹聚在脾，故肌絕若是。凡此諸痹不已，亦以日深一日而不能愈也。故風寒濕三氣皆能爲病，唯風氣勝者，則較之寒濕二氣，其病易已，蓋風勝爲行痹，而寒濕則爲著痹痛痹，其勢似難愈耳。

◎痹有死有易已者

帝曰：痹，其時有死者，或疼久者，或易已者，其故何也？岐伯曰：其入藏者死，其留連筋骨閒者疼久，其留皮膚閒者易已。（《素問・痹論第四十三》）

此言痹有死生病久之異，皆各有其由也。痹有死者，正以邪氣入於內藏，故藏氣已絕，所以死也。有疼久者，正以邪氣留連筋骨之閒，外不出而內不得入，所以疾久未已也。有易已者，正以邪氣留於皮膚之閒，淺而易散，所以易已也。

◎大痹爲惡可令少愈不可已

頭痛不可刺者，大痹爲惡，日作者，可令少愈，不可已。（《靈樞・厥病第二十四》）

有頭痛不可刺者，以其素成大痹而爲惡患，亦能令人頭痛，若此痛日發者，止可令其略愈，不能使之終已也。

◎風痹淫濼短氣不樂不出三年死也

風痹淫濼，病不可已者，足如履冰，時如入湯中，股脛淫濼，煩心頭痛，時嘔時悗，眩已汗出，久則目眩，悲以喜恐，短氣不樂，不出三年死也。（《靈樞·厥病第二十四》）

風痹淫濼，病不可已者，此陰陽俱病之候，雖尚可支持，然不能出三年也。夫日以應火，月以應水。周天三百六十五度四分度之一，歲三百六十五日有奇，日月一周天而復大會。不出三年死者，不過盡水火陰陽之數周而終也。

◎喘之厥逆連藏則死連經則生

帝曰：或喘而死者，或喘而生者，何也？岐伯曰：厥逆連藏則死，連經則生。（《素問·陽明脈解第三十》）

經，謂經脈。藏，謂五神藏。連，謂藏府經絡之相連也。故連藏者敗及三陰，如干於心肺之藏而爲喘惋者，故死；連經則肌表之疾，如干於心肺之經而爲喘惋者，故生。

◎三陰俱逆少陽陽明厥逆之死由

三陰俱逆，不得前後，使人手足寒，三日死。

三陰俱逆，是陰與陽别矣。不得前後者，陰關於下也。諸陽之氣，皆生於陰，三陰俱逆則生氣絕滅，是以手足寒而三日死矣。此厥在氣分，故主三日死，謂三陰之氣厥絕也。若厥在經脈，則爲厥狀病能，而不至於死矣。

……少陽厥逆，機關不利，機關不利者，腰不可以行，項不可以顧，發腸癰不可治，驚者死。陽明厥逆，喘欬身熱，善驚，衄嘔血。（《素問·厥論第四十五》）

此言少陽之厥狀病能也。少陽主樞，是以少陽氣厥，而機關爲之不利。頸項者，廼三陽陽維之會；腰脊者，身之大關節也。故機關不利者，腰不可以轉行，項不可以回顧。少陽相火主氣，火逆於內，故發爲腸癰。不可治者，謂病在氣分，而癰腫在內，非鍼刺之可能治也。若發驚者，其毒氣干藏故死。

◎手心主少陰厥逆之死由

手心主少陰厥逆，心痛引喉，身熱，死，不可治。（《素問·厥論第四十五》）

此言手心主厥陰之厥狀病能也。手心主厥陰之脈起於胸中，出屬心包絡；手少陰心脈從心系上挾嗌，皆令人心痛引喉。二經屬火，其主血脈，故爲身熱。心爲五藏六府之大主，故逆之則死，不可治。

◎厥五有餘二不足之死由

帝曰：有癃者，一日數十溲，此不足也。身熱如炭，頸膺如格，人迎躁盛，喘息氣逆，此有餘也。太陰脈微細如髮者，此不足也。其病安在？名爲何病？岐伯曰：病在太陰，其盛在胃，頗在肺，病名曰厥，死不治。此所謂得五有餘，二不足也。（《素問·奇病論第四十七》）

癃者，小水不利也。一日數十溲者，數欲便而所出不多也。如炭者，熱之甚也。身熱如炭者，胃主肌肉也。頸言咽喉，膺言胸臆。如格者，上下不通，若有所格也。頸膺如格者，胃脈循喉嚨入缺盆下膈也。人迎躁盛者，足陽明動脈在結喉兩傍，所以候陽也，即《終始》等篇所云人迎一盛二盛三盛四盛且大且數名曰溢陽也。喘息者，呼吸急促也。氣逆者，治節不行也。凡上三者，皆屬陽明，故曰其盛在胃。即喘息氣逆也。陰不入陽，故其盛在胃。陽不入陰，故太陰細微。太陰脈微細者，即兩手寸口之脈，所以候陰也。脾肺二藏皆屬太陰，下文云頗在肺，則此專言脾陰也。故太陰之脈細微者，正以氣口亦太陰也，藏氣不足，則脈見於此。夫中氣不足，溲便爲之變，今其癃而數十溲者，亦由中氣之不足耳，故病在脾陰。病名曰厥者，陰陽皆逆也，故死不可治也。曰身熱如炭，曰頸膺如格，曰人迎躁盛，曰喘息，曰氣逆，此得五有餘也；曰病癃一日數十溲，曰太陰脈微細如髮，此二不足也。

◎五有餘二不足之死由

帝曰：何謂五有餘二不足？岐伯曰：所謂五有餘者，五病氣之有餘也；二不足者，亦病氣之不足也。今外得五有餘，內得二不足，此其身不表不裏，亦正死明矣。（《素問·奇病論第四十七》）

此言有餘不足之皆爲病也。五有餘者，謂身熱如炭、頸膺如格、人迎躁盛、喘息而氣逆，此五病氣之有餘也。二不足者，病癃，一日數十溲，太陰脈微細如髮，亦病氣之不足也。夫在陽明曰五病氣，在太陰曰亦病氣，是先因有餘，而致病不足也。蓋陽明者，表也，外得五有餘，不能行氣於表之三陽矣。太陰主裏，內得二不足，不能行氣於裏之三陰矣。此其身之表裏陰陽，皆爲斷絕，亦正死也明矣。

◎腎風心氣痿者死

腎風而不能食，善驚，驚已心氣痿者死。帝曰：善。（《素問·奇病論第四十七》）

痝然，浮腫貌。如有水狀者，水氣上乘，非有形之水也。足少陰寒水主氣，大則爲風，緊則爲寒，故其脈大緊也。夫病風水者，外證骨節疼痛，此病在腎，非外受之風邪，故身無痛也。水氣上乘，故形不瘦，風木水邪，乘侮土氣，故不能食，即食而亦不能多也。腎爲水藏，水生風木，此腎藏自生之風，非外受之邪，故曰病生在腎。水者，火之勝。不能食者，水邪直入於上焦也。善驚者，水氣薄於心下也。夫心不受邪，驚已而心氣痿者，心受邪傷也。心火痿弱，火水俱困，故必死。

◎寒厥到膝少者秋冬死老者秋冬生

問曰：有餘者，厥耶？答曰：一上不下，寒厥到膝，少者秋冬死，老者秋冬生。(《素問・方盛衰論第八十》)

有其少，必有其多，故以陽厥多陽，陰厥多陰，皆疑其爲有餘也。陽逆於上而不下，則寒厥到膝。老人陽氣從上，膝寒猶可；少年陽氣從下，膝寒爲逆。少年之陽不當衰而衰者，最畏陰勝之時。老人陽氣本衰，是其常也，故於秋冬無慮焉。故少者，以陽氣用事，故秋冬死。老者，以陰氣用事，故秋冬生。

◎骨寒熱齒已槁死不治

骨寒熱者，病無所安，汗注不休。……齒已槁，死不治。(《靈樞・寒熱病第二十一》)

齒已槁，死不治者，此邪病少陰之氣，邪正相搏，故爲寒熱，邪去則愈，正脱則死矣。

◎骨厥齒已槁死不治

骨寒熱者，病無所安，汗注不休。齒未槁，取其少陰於陰股之絡；齒已槁，死不治。骨厥亦然。(《靈樞・寒熱病第二十一》)

骨厥者，謂腎藏爲病，而腎氣厥逆也。夫聖人南面而立，前曰廣明，後曰太衝。太衝之地，名曰少陰；少陰之上，名曰太陽。是少陰爲生陽之本，然腎藏亦爲生氣之原，故曰“骨厥亦然”。蓋以分别骨寒熱者，病少陰之氣也。

◎痿厥不仁無休者病已止

痿厥，爲四末束悗，廼疾解之，日二。不仁者，十日而知。無休，病已止。(《靈樞・雜病第二十六》)

此言痿厥病在四末，四末，四支也。凡痿病厥病，而手足四支攣束悗亂，當刺四支之穴以速解之。每日解之者，必二次。甚有不仁而無知者，切其肉不痛者是也。解之至於十日，則二十次矣，其肉亦當有知。此法行之無休，候病既已而止鍼。

◎厥頭痛手足寒至節死不治

眞頭痛，頭痛甚，腦盡痛，手足寒至節，死不治。（《靈樞・厥病第二十四》）

頭痛有二：上文言厥頭痛者可治，此言眞頭痛者不可治。蓋頭爲諸陽之會，四支爲諸陽之本，若頭痛甚而徧盡於腦，手足寒至節者，以元陽敗竭，陰邪直中髓海，故最爲凶兆。

◎骨癲疾氣下泄者不治

骨癲疾者，顑齒諸俞分肉皆滿，而骨居汗出，煩悗，嘔多沃沫，氣下泄不治。（《靈樞・癲狂第二十二》）

顑，面也。悗，悶也。齒者，骨之餘，分肉屬骨，是以骨癲疾者，病深在骨也。其顑齒諸穴分肉之間，皆邪氣壅閉，故爲脹滿。形則尪羸，惟骨獨居，汗出於外，煩悶於內，已爲危證；若嘔多沃沫，氣泄於下者，尤爲脾腎俱敗，必不可治。

◎筋癲疾氣下泄者不治

筋癲疾者，身倦攣，急大，刺項大經之大杼脈。嘔多沃沫，氣下泄，不治。（《靈樞・癲狂第二十二》）

此言筋癲疾有，有不可治之證也。若在上多嘔沃沫，在下泄氣，此不可治之證也。蓋病有形之藏府，而致陰陽之氣脫也。

◎脈癲疾氣下泄者不治

脈癲疾者，暴僕，四支之脈皆脹而縱。……嘔多沃沫，氣下泄，不治。（《靈樞・癲狂第二十二》）

此言脈癲疾，有不可治之證也。設在上嘔多沃沫，在下泄氣，則不可治矣。

◎癲疾如狂者死不治

癲疾者，疾發如狂者，死不治。（《靈樞・癲狂第二十二》）

癲病發於陰，狂病發於陽。故《二十難》曰："重陽者狂；重陰者癲也。"然陽多有餘，故狂發無時，其狀疾而暴；陰多不足，故癲發有期，其狀靜而徐。此癲狂之辨也。今以癲疾而如狂者，陽邪盛極而陰之竭也，故死不治。

◎眞心痛手足青至節心痛甚者死

眞心痛，手足青至節，心痛甚，旦發夕死，夕發旦死。（《靈樞・厥病第二十四》）

眞心痛者，邪氣直犯心也。毒深陰甚，故手足之清至節，心痛更甚，此迺邪入於心，非由他經之所干也。其死在旦夕閒也。

◎新積痛可移者易已積不痛難已也

請言氣街，胷氣有街，腹氣有街，頭氣有街，脛氣有街。故氣在頭者，止之於腦。氣在胷者，止之膺與背俞。氣在腹者，止之背俞與衝脈於臍左右之動脈者。氣在脛者，止之於氣街與承山踝上以下。取此者用毫鍼，必先按而在久，應於手，迺刺而予之。所治者，頭痛眩僕，腹痛中滿暴脹，及有新積痛可移者，易已也；積不痛，難已也。（《靈樞・衛氣第五十二》）

其所治者，在頭則主頭痛眩僕，在腹則主腹痛中滿暴脹，及有新積。但積痛而可以移之者，其病易已；若有積而不痛，則雖治之亦難已也。

◎肺消飲一溲二死不治

心移寒於肺，肺消。肺消者，飲一溲二，死不治。（《素問・氣厥論第三十七》）

心移寒於肺，傳其所不勝之金。心與肺，二陽藏也。心移寒於肺者，君火之衰耳。心火不足則不能溫養肺金，肺氣不溫則不能行化津液，故飲雖一而溲則倍之。夫肺者水之母也，水去多則肺氣從而索矣，故曰肺消。門戶失守，本元日竭，故死不能治。

◎水泉得守者生失守者死

水泉不止者，是膀胱不藏也，得守者生，失守者死。（《素問・脈要精微論第十七》）

衣被不斂，水泉不止者，皆神氣得居所守則生，失其所守則死也。衣被不斂，言語善惡，不避親疏，是亂之證也，亂甚則不守於藏也。如洩注止而得守者生，失守則死矣。蓋言視精明，發音聲，皆由腎藏所藏之精。如精盛藏滿，則津液上溢，而聲如從室中言，如倉廩不固，則精氣奪而生氣漸絕矣。膀胱主下焦之決瀆，津液雖藏，而氣化則出，然有行有止，有闔有開，而又不可過洩者也。蓋五藏在內而得守，則不至有已前諸證而爲生，唯五藏在內而失守，故有諸證而至死矣。

◎痱其言微知可治不能言者不可治也

痱之爲病也，身無痛者，四支不收，智亂不甚，其言微知，可治；甚則不能言，不可治也。（《靈樞・熱病篇第二十三》）

此言痱病之證，而有刺之之法也。如神智雖亂而不至於甚，人言雖不盡曉，而亦微有所知，此病尚有可治。若智亂太甚，自己全不能言，則不可治也。

◎五部有癰疽者死

五藏，身有五部：伏兔一；腓二，腓者，腨也；背三；五藏之俞四；項五。此五部有癰疽者死。（《靈樞·寒熱病第二十一》）

《本經》曰：“癰疽之發，不從天下，不從地出，積微之所生也。”五部之有癰疽者，廼五藏漸積之鬱毒，外應於血氣之不和而爲癰疽，故五部有此者死。夫癰疽之發，有因於風寒外襲者，有因於喜怒不測，食飲不節，榮衛不和，逆於肉理，廼發爲癰。陰陽不通，兩熱相搏，廼化爲膿。然有發於股臂而死者，有發於項背而生者，此又以邪毒之重輕，正氣之虛實，以別其死生，然病及五藏者必死。故因於外邪者，善治治皮毛，其次治肌肉。因於內傷者，使五藏之鬱氣四散於皮膚，弗使癰腫於一部，所謂始萌可救，膿成則死。此上工之治未病也。

◎癰疽膿已成十死一生

黄帝曰：病之生時，有喜怒不測，飲食不節，陰氣不足，陽氣有餘，榮氣不行，廼發爲癰疽；陰陽不通，兩熱相搏，廼化爲膿。小鍼能取之乎？岐伯曰：聖人不能使化者，爲其邪不可留也。故兩軍相當，旗幟相望，白刃陳於中野者，此非一日之謀也。能使其民令行禁止，士卒無白刃之難者，非一日之教也，須臾之得也。夫至使身被癰疽之病，膿血之聚者，不亦離道遠乎？夫癰疽之生，膿血之成也，不從天下，不從地出，積微之所生也。故聖人自治於未有形也，愚者遭其已成也。黄帝曰：其已形不予遭，膿已成不予見，爲之奈何？岐伯曰：膿已成十死一生。（《靈樞·玉版第六十》）

喜怒不測，則氣有所逆；飲食不節，則藏有所傷；陰氣不足，故榮有不行；陽氣有餘，故熱從而聚，皆足以致癰疽也。邪在天下則爲亂，邪在人身則爲病，及其已成，則雖聖人不能使之化，是以邪不可留也。譬之用兵者，其謀非止於一日，必有夙教，必有定謀，而後可保其無危。況生此癰疽之人，使身被癰疽，而膿血已聚，惟其遠修養之道耳。詎知癰疽由微而積，聖人自治於未有成形之始，愚者則遭於既已成形之後，所以治之失其時，十死一生也。

◎猛疽膿不寫塞咽半日死

黄帝曰：願盡聞癰疽之形，與忌日名。岐伯曰：癰發於嗌中，名曰猛疽。猛疽不治，化爲膿，膿不寫，塞咽，半日死。（《靈樞·癰疽第八十一》）

夫皮脈肉筋骨，五藏之外合也。而藏府之血氣循行，又各有部分，故有輕重死生之別焉。嗌廼呼吸出入之門，發於嗌中，其勢甚猛，故名猛疽，若膿不瀉而塞嗌，則呼吸不通，不待半日而死矣。

◎夭疽熏肝肺十餘日而死矣

發於頸，名曰夭疽，其癰大以赤黑，不急治，則熱氣下入淵液，前傷任脈，內熏肝肺，熏肝肺，十餘日而死矣。（《靈樞·癰疽第八十一》）

頸乃手足少陽陽明血氣循行之部分，故不急治，則熱氣下入淵液，淵液乃足少陽膽經穴，在掖下三寸，蓋從外而將入於內也。任脈居陽明少陽四脈之中，故前傷任脈，內熏肝肺。此在外府經之毒，內熏於藏，故至十餘日而死。

◎腦爍煩心者死不可治

陽氣大發，消腦留項，名曰腦爍，其色不樂，項痛而如刺以鍼。煩心者，死不可治。（《靈樞·癰疽第八十一》）

陽氣大發者，三陽之氣並發也。三陽者，太陽也，爲諸陽主氣。太陽經脈入於腦，出於項，故發於項，名曰腦爍，此盛陽之氣消爍腦髓也。夫心爲陽中之太陽，心與太陽標本相合，心氣受鬱，故其色不樂，若煩心者，府毒干藏，死不可治矣。

◎井疽下入腹不治七日死矣

發於胸，名曰井疽，其狀如大豆，三四日起。不蚤治，下入腹不治，七日死矣。（《靈樞·癰疽第八十一》）

若不蚤治而使之入腹，則下入於腹，而傷陽明胃氣，胃氣傷則七日死矣。

◎甘疽常苦寒熱

發於膺，名曰甘疽，色青，青狀如穀實菰𦼮，常苦寒熱。（《靈樞·癰疽第八十一》）

膺乃足厥陰陽明之部分，故疽發於此，其名曰甘，其色青也。狀如穀實菰𦼮者，如米穀如菰𦼮之子實也。陽明從太陰之化，厥陰從少陽之化，陰陽互交，故往來寒熱也。

◎股脛疽不急治之三十日死矣

發於股脛，名曰股脛疽。其狀不甚變，而癰膿搏骨。不急治之，三十日死矣。（《靈樞·癰疽第八十一》）

此言股脛疽之當急治，若不急治之，三十日死。腎爲水藏，月爲陰而應水，故應月一周而死。

◎鋭疽不治三十日死矣

發於尻，名曰鋭疽。其狀赤堅大。急治之，不治，三十日死矣。（《靈

樞・癰疽第八十一》）

此言鋭疽，其狀赤堅大，當急治，否則三十日當死也。

◎赤施不急治六十日或十日而死

發於股陰，名曰赤施。不急治，六十日死，在兩股之內，不治十日而當死。（《靈樞・癰疽第八十一》）

此言赤施之當急治，而生股內者之有死期也。六十水之成數，十日陰數之終也。

◎疵癰堅石者死其柔者生

發於膝，名曰疵癰。其狀大，癰色不變，寒熱。如堅石，勿石，石之者死；須其柔，廼石之者生。（《靈樞・癰疽第八十一》）

此言疵癰之狀，如堅石者，勿砭石之，石之則死，毒氣入於內也。須其柔耎而石之者生，毒氣出於外也。少陽主樞，可內而可外也。蓋堅石者，毒氣尚未透發，柔則發於外矣，故有外內死生之分焉。

◎諸癰疽發於陽者百日死發於陰者三十日死

諸癰疽之發於節而相應者，不可治也。發於陽者，百日死；發於陰者，三十日死。（《靈樞・癰疽第八十一》）

此言癰疽之發於節者，不分陰陽而皆死也。節者，關節也，其節之外廉爲陽，內廉爲陰。諸節者，神氣之所遊行出入也，皆不宜有癰毒之患。若其相應，則發於上而應於下，發於左而應於右，其害尤甚，爲不可治。然發於三陽之分者，毒淺在府，其死稍緩。發於三陰之分者，毒深在藏，不能出一月也。

◎厲癰百日死

發於足傍，名曰厲癰，其狀不大，初如小指發。急治之，去其黑者；不消輒益，不治，百日死。（《靈樞・癰疽第八十一》）

此言厲癰之當急治，其狀不大，初如小指發，不急治之，以去其黑，則寒淫而土敗矣。

◎脫癰其狀赤黑死不治不赤黑不死

發於足指，名曰脫癰。其狀赤黑，死不治；不赤黑，不死；不衰，急斬之，不則死矣。（《靈樞・癰疽第八十一》）

此言脫癰，其狀赤黑者，水火之淫毒太盛，故爲不治之死證。不赤黑者，其毒氣少衰，故爲不死。如癰腫不衰，急斬去其指，不則毒氣注於諸經之絡而死矣。

◎兔齧不治害人也

發於脛，名曰兔齧，其狀赤至骨。急治之，不治，害人也。（《靈樞·癰疽第八十一》）

此言兔齧，其狀赤至骨者，所當急治，而否則害人也。

◎走緩止其寒熱不死

發於內踝，名曰走緩。其狀癰也，色不變。數石其俞，而止其寒熱，不死。（《靈樞·癰疽第八十一》）

此言走緩之狀，其狀癰也，色不變者，數石其俞，而止其寒熱，可以生也。

◎四淫百日死

發於足上下，名曰四淫，其狀大癰。急治之，百日死。（《靈樞·癰疽第八十一》）

此言四淫，其狀大癰，當急治，否則百日而死也。

二十八、短期

◎四時之病皆有短期

雷公曰：請問短期。黄帝不應。雷公復問，黄帝曰：在《經論》中。

請問短期，黄帝不應者，欲其復問而寶之也。不應者，謂在《經論》中有之，責其卻念《上下經》，而不博覽於羣書也。《經論》廼上古所傳之經，

雷公曰：請聞短期。黄帝曰：冬三月之病，病合於陽者，至春正月，脈有死徵，皆歸出春。冬三月之病，在理已盡，草與柳葉皆殺，春陰陽皆絕，期在孟春。

冬三月者，陰盛時也。病合於陽者，陽證陽脈也。出春，春盡夏初也。以水王之時而病合於陽者，時氣不足，病氣有餘也。及至孟春正月，陽氣發生，則陽邪愈勝，陰氣愈竭。若脈有死徵，則出春交夏而陽盛陰衰俱已至極，無所逃矣。在理已盡，謂察其脈證之理，已無生意也。以冬月之病而得此，則凡草色之青，柳葉之見，陰陽氣易，皆其死期，故云皆殺也。陰陽皆絕，謂陰中無陽，陽中無陰，彼此相絕，不交通也。病由冬月而春猶若此，是生氣之竭也，短期當在孟春矣。

春三月之病，曰陽殺。陰陽皆絕，期在草乾。

此言春三月爲病，陰不勝陽者死，陰陽皆絕者即死也。春三月爲病者，正以其人秋冬奪於所用，陰氣耗散，不能勝陽，故春雖非盛陽，交春即病，爲陽而死，名曰陽殺。

若使其脈陰陽俱絕，則不能滿此三月而始死也。期在舊草尚乾之時，即應其人，無望其草生柳葉之日也。

夏三月之病，至陰不過十日，陰陽交，期在溓水。

脾腎皆爲至陰，夏三月以陽盛之時而脾腎傷極，則眞陰敗絕，天乾易氣不能堪矣，故不過十日也。陰陽交者，陰脈見於陽，則陽氣失守，陽脈見於陰，則陰氣失守。若是者，雖無危證而脈象已逆，見於夏月，則危於仲秋 水之時也。溓，清也。

秋三月之病，三陽俱起，不治自已，陰陽交合者，立不能坐，坐不能起。三陽獨至，期在石水。二陰獨至，期在盛水。（《素問·陰陽類論第七十九》）

秋三月，陽氣漸衰，陰氣漸長，雖三陽脈病俱起，而陽不勝陰，故自已也。秋氣將斂未斂，故有陰陽交合爲病者，則或精或氣必有所傷，而致動止不利。蓋陽勝陰，故立不能坐；陰勝陽，故坐不能起。三陽獨至即三陽並至，陽亢陰竭之候也。陰竭在冬，本無生意，而孤陽遇水，終爲撲滅，故期在冰堅如石之時也。二陰全元起本作三陰。即所謂三陰並至，有陰無陽也。盛水者，正月雨水之候。孤陰難以獨立，故遇陽勝之時，則不能保其存也。

二十九、延誤

◎癲病無寒者以鍼調之可已止

病初發，歲一發；不治，月一發；不治，月四五發，名曰癲病。刺諸分諸脈。其無寒者，以鍼調之，病已止。（《素問·長刺節論第五十五》）

諸分諸脈，刺法如前。若其無寒者，則癲疾亦有陽邪，或瀉或補，當用鍼調之也。上文言病在諸陽脈爲狂，則此當在諸陰脈爲癲。上文言發寒熱，是寒亦熱極所致也。此曰無寒，則病在陰分，但寒而不熱。若至於無寒，則爲病已之兆，此廼陽經陰經之分，熱與寒之異，曰狂曰癲之殊也。《難經》謂諸陽爲狂，諸陰爲癲者，以此。

◎新積有易已有難已

請言氣街，胷氣有街，腹氣有街，頭氣有街，脛氣有街。故氣在頭者，止之於腦。氣在胷者，止之膺與背俞。氣在腹者，止之背俞與衝脈於臍左右之動脈者。氣在脛者，止之於氣街與承山踝上以下。取此者用毫鍼，必先按而在久，應於手，廼刺而予之。所治者，頭痛眩僕，腹痛中滿暴脹，及有新積痛可移者，易已也；積不痛，難已也。（《靈樞·衛氣第五十二》）

其所治者，在頭則主頭痛眩僕，在腹則主腹痛中滿暴脹，及有新積。但積痛而可以移之者，其病易已；若有積而不痛，則雖治之亦難已也。

第二十七章　遺害

一、病成

◎病之始生也良工皆稱曰病成

帝曰：夫病之始生也，極微極精，必先入結於皮膚，今良工皆稱曰病成，名曰逆，則鍼石不能治，良藥不能及也。今良工皆得其法，守其數，親戚兄弟遠近，音聲日聞於耳，五色日見於目，而病不愈者，亦何暇不蚤乎？岐伯曰：病爲本，工爲標，標本不得，邪氣不服，此之謂也。（《素問·湯液醪醴論第十四》）

此節論湯液治病之當有法也。夫察色聽聲，問其情，從其意，此良工得其法矣。如湯液不得其法，而病亦不愈。夫病之始生，極微極細，必先留結於皮膚。如十日不已，良工皆稱曰病已成，名曰逆，雖鍼石不能治，而良藥不能及也。今良工皆得其審證之法，守其數，問其情，親戚兄弟，或遠或近，繫之病者，可謂從其意，得其情矣。音聲日聞於耳，五色日見於目，可謂察其色，知其聲矣，而病不愈者，亦何暇不早治而使病成乎？蓋病爲本，工爲標，以工之治法爲標也。言不得草蘇草荄，本末爲助之法治之，是以邪氣之不服也。上節論鍼石治病，重在得神，此節論湯液治病，貴在得法；下節論湯液治病，重在調服精氣。此三者良工之不可缺一者也。夫審證辨脈，得病之情，固良工之首務，而治病之湯液，又不可不得其法也。

二、病後強食

◎熱甚而強食之故有所遺也

帝曰：熱病已愈，時有所遺者，何也？岐伯曰：諸遺者，熱甚而強食之，故有所遺也。若此者，皆病已衰，而熱有所藏，因其穀氣相薄，兩熱相合，故有所遺也。（《素問·熱論第三十一》）

此言病之所以遺者，由於強食，而有治之之方，復有禁之之要也。熱病已愈，而邪氣不得盡衰，若有所遺而在者，以其熱甚而強食之，則邪氣與穀氣相蒸，兩熱相合，所以病之有所遺也。

三、道之失

◎與道相失則未央絕滅

天氣，清淨光明者也，藏德不止，故不下也。天明，則日月不明，邪害空竅。陽氣者閉塞，地氣者冒明，雲霧不精，則上應白露不下。交通不表，萬物命故不施，不施則名木多死；惡氣不發，風雨不節，白露不下，則菀槁不榮；賊風數至，暴雨數起，天地四時不相保，與道相失，則未央絕滅。（《素問・四氣調神大論第二》）

天之氣，至清靜、至光明者也，人稟此氣而生，故特言之，以明人之本質亦猶是也。天德不露，故曰藏德。健運不息，故曰不止。惟其藏德，故應用無窮，惟其健運，故萬古不下，天道無爲故無不爲，天猶若此，可以修身之士而不知所藏德乎？惟天藏德，不自爲用，故日往月來，寒往暑來，以成陰陽造化之道。設使天不藏德，自專其明，是大明見則小明滅，日月之光隱矣，晝夜寒暑之令廢，而陰陽失其和矣。此所以大明之德不可不藏也。所喻之意，蓋謂人之本元不固，發越於外而空竅疏，則邪得乘虛而害之矣。空，孔同。若天氣自用，必孤陽上亢，而閉塞乎陰氣，則地氣隔絕，而冒蔽乎光明矣。霧者雲之類，露者雨之類。《陰陽應象大論》曰："地氣上爲雲，天氣下爲雨；雨出地氣，雲出天氣。"若上下痞隔，則地氣不昇，而雲霧不得精於上，天氣不降，而白露不得應於下，是即至陰虛天氣絕，至陽盛地氣不足之謂也。是以人身膻中之氣，猶雲霧也。膻中氣化則通調水道，下輸膀胱。若膻中之氣不化，則不能通調水道，下輸膀胱，而失降下之令，猶之白露不降矣。獨陽不生，獨陰不成，若上下不交，則陰陽乖而生道息，不能表見於萬物之命，故生化不施，不施則名木先應，故多死。惡氣不發，濁氣不散也。風雨不節，氣候乖亂也。白露不下，陰精不降也。氣交若此，則草木之類，皆當抑菀枯槁而不榮矣。央，中半也。陰陽既失其和，則賊風暴雨，數爲殘害。天地四時，不保其常，是皆與道相違，故凡稟化生氣數者，皆不得其半而絕滅矣。

四、逆治

◎諸病逆治之死期

黃帝曰：諸病皆有逆順，可得聞乎？岐伯曰：腹脹身熱脈大，是一逆也；腹鳴而滿，四支清泄，其脈大，是二逆也；衄而不止，脈大，是三逆也；咳且溲血，脫形，其脈小勁，是四逆也；欬脫形，身熱脈小以疾，是謂五逆也。

如是者，不過十五日而死矣。

其腹大脹，四末清，脫形泄甚，是一逆也；腹脹便血，其脈大，時絕，是二逆也；欬，溲血，形肉脫，脈搏，是三逆也；嘔血胸滿引背，脈小而疾，是四逆也；欬，嘔腹脹且飧泄，其脈絕，是五逆也。如是者，不過一時而死矣。工不察此者而刺之，是謂逆治。（《靈樞·玉版第六十》）

五逆不可刺而刺之，是謂逆治之耳。此言諸病皆有逆順，有五逆之半月而死者，有五逆之一時而死者，醫工不可以逆治之也。

五、治不循理

◎治不循理愚心自得

是以世人之語者，馳千里之外，不明尺寸之論，診無人事。治數之道，從容之葆，坐持寸口，診不中五脈，百病所起，始以自怨，遺師其咎。是故治不能循理，棄術於市，妄治時愈，愚心自得。（《素問·徵四失論第七十八》）

工之得失，則毀譽之遠聞也。人事治數之道，即前篇貴賤貧富守數據治之謂。從容，周詳也。葆，韜藏也。知周學富，即從容之葆也。若理數未明而徒持寸口，則五藏之脈且不能中，又焉知百病之所起？是以動多過失，廼始知自怨其無術，而歸咎於師傳之未盡，豈其然哉？！語云：學到知羞處，方知藝不精。今之人多有終身不知羞者，果何如其人也？市，多人處也。不能循理，焉能濟人？人不相信，如棄術於市，言見棄於眾人也。然亦有妄施治療，偶或一愈，愚者不知爲僥倖，而忻然信爲心得，則未免以非爲是，而後人踵其害矣。

六、粗工治病

◎粗工凶凶故病未已新病復起

粗工兇兇，以爲可攻，故病未已，新病復起。（《素問·移精變氣論第十三》）

此言後世治病之失也，言後世治病不本四時。《四時刺逆從論》曰：“春氣在經脈，夏氣在孫絡，長夏氣在肌肉，秋氣在皮膚，冬氣在骨髓。”《診要經終論》曰：“春夏秋冬，各有所刺，法其所在。”《水熱穴論》云：“春取經脈分肉，夏取盛經分腠，秋取經俞，冬取井滎。”《四時氣篇》云：“春取經，更取盛經，秋取經俞，冬取井滎。”不知日月，《八正神明論》曰：“凡刺之浩，必候日月星辰，四時八正之氣，氣定廼制之。是故天溫日明，剛人血淖澤，而衛氣浮，故血易瀉，氣易行。天寒日月，則人血凝澀，而衛氣沉。月始生，則血氣始精，衛氣始行；月郭滿，則血氣實，肌內堅；月郭空，則肌肉減，經絡虛，衛氣去，形獨居。是以四天時而調衛氣也。是故天寒無刺，天溫無凝；月生無瀉，月滿無補，月郭空無治。是謂得天時而調之。”不審逆從，有氣色之逆從，如《玉版論要篇》曰：“色見上下左右，各在其要。上爲逆，下爲從。女於右爲逆，左爲從，男子左爲逆，右爲從。”又《陰陽二十五人》云：“美眉者，足太陽之脈，氣血多；惡眉者，血氣少。其肥而澤者，血氣有餘；肥而不澤者，氣有餘血不足；瘦而無澤者，血氣俱不足。審察其有餘不是而調之，可以知逆順矣。”有四時之逆從，《平人氣象論》曰：“脈有逆從四時，未有藏形，春夏而脈瘦，秋冬而脈浮大，命曰逆四時也。”《玉機眞藏論》曰：“所謂逆四時者，春得肺脈，夏得腎脈，秋得心脈，冬得脾脈，其至皆懸絕沉澀者，帝命曰逆四時也。”病形已成，廼欲用微鍼以治其外，湯液以治其內。此粗工者兇兇然，以爲可攻，殊不知舊病未已，而新病又起矣。此後世治病之失其法者如此。

七、治之過

◎不知病情治之五過

不知病情治之一過

帝曰：凡未診病者，必問嘗貴後賤，雖不中邪，病從內生，名曰脫榮。嘗富後貧，名曰失精。五氣留連，病有所竝，醫工診之，不在藏府，不變軀形，診之而疑，不知病名。身體日減，氣虛無精，病深無氣，灑灑然時驚。病深者，以其外耗於衛，內奪於榮。良工所失，不知病情，此亦治之一過也。（《素問·疎五過論第七十七》）

嘗貴後賤者，其心屈辱，神氣不伸，雖不中邪而病生於內。榮者，陰氣也。榮行脈中，心之所主，心志不舒則血無以生，脈日以竭，故爲脫榮。嘗富後貧者，憂煎日切，奉養日廉，故其五藏之精，日加消敗，是爲失精。精失則氣衰，氣衰則不運，故爲留聚而病有所並矣。如前二病者，求之內證則藏府無可憑，求之外證則形軀無所據，診者不明其故，則未有不疑而莫識其爲何病也。其病漸深，則體爲瘦減；其氣日虛，則精無以生，《陰陽應象大論》曰“氣歸精，精食氣”故也。及其病深，則眞氣消索，故曰無氣。無氣則陽虛，故灑然畏寒也。陽虛則神不足，故心怯而驚也。精氣俱損，則表裏俱困，故外耗於衛，內奪於榮，此其所以爲深也。雖曰良工，而不能察此，則不得其情，焉知其本，此過誤之一也。

不知病情治之二過

凡欲診病者，必問飲食居處，暴樂暴苦，始樂後苦，皆傷精氣，精氣竭絕，形體毀沮。暴怒傷陰，暴喜傷陽，厥氣上行，滿脈去形。愚醫治之，不知補寫，不知病情，精華日脫，邪氣廼竝，此治之二過也。（《素問·疎五過論

第七十七》）

飲食居處，其有不同，故問之也。《異法方宜論》曰：“東方之域，天地之所始生也。魚鹽之地，海濱傍水，其民食魚而嗜鹹，皆安其處，美其食。西方者，金玉之域，砂石之處，天地之所收引也，其民陵居而多風，水土剛強，其民不衣而褐薦，其民華食而脂肥。北方者，天地所閉藏之域也，其地高陵居，風寒冰冽，其民樂野處而乳食。南方者，天地所長養，陽之所盛處也，其地下，水土弱，霧露之所聚也，其民嗜酸而食胕。中央者，其地平以濕，天地之所以生萬物也眾，其民食雜而不勞。”由此則診病之道，當先問焉。故聖人雜合以法，各得其所宜。此之謂也。暴樂暴苦，始樂後苦者，喜則氣緩，悲則氣消，然悲哀動中者，竭絕而失生，故精氣竭絕，形體殘毀，心神沮喪矣。怒則氣逆，故傷陰，喜則氣緩，故傷陽。厥，氣逆也。逆氣上行，滿於經絡，則神氣殫散，去離形骸矣。愚醫不知喜、怒、哀、樂之殊情，概爲補瀉而同貫，則五藏精華之氣日脫，邪氣薄蝕而廼並於正眞之氣矣。

不知病情治之三過

善爲脈者，必以《比類》《奇恒》《從容》知之，爲工而不知道，此診之不足貴，此治之三過也。（《素問・疏五過論第七十七》）

古經有《比類》《奇恒》《從容》諸篇，皆至道之要，如前《示從容論》者，其大略也。凡善診者，必比類相求，故能因陰察陽，因表察裏，因正察邪，因此察彼，是以奇恒異常之脈證，皆自從容之法而知之矣。《易》曰：“引而伸之，觸類而長之，天下之能事畢矣。”其即比類之謂歟。工不知此，何診之有，此過誤之三也。又《示從容論》曰：“脾虛浮似肺，腎小浮似脾，肝急沉散似腎。”此皆工之所時亂也，然從容得之。

不知病情治之四過

診有三常，必問貴賤，封君敗傷，及欲侯王。故貴脫勢，雖不中邪，精神內傷，身必敗亡。始富後貧，雖不傷邪，皮焦筋屈，痿躄爲攣。醫不能嚴，不能動神，外爲柔弱，亂至失常，病不能移，則醫事不行，此治之四過也。（《素問・疏五過論第七十七》）

三常，即常貴賤，常貧富，常苦樂之義。封君敗傷者，追悔已往。及欲侯王者，妄想將來。皆致病之因。抑鬱不伸，故精神內傷。迷而不達，不亡不已也。憂愁思慮，則心肺俱傷，氣血俱損，故爲是病。躄，足不能行也。戒不嚴，則無以禁其慾。言不切，則無以動其神。又其詞色外爲柔弱，而委隨從順，任其好惡，則未有不亂而至失其常者。如是則病不能移，其於醫也何有？此過誤之四也。

不知病情治之五過

凡診者，必知終始，有知餘緒，切脈問名，當合男女，離絕菀結，憂恐喜

怒，五藏空虛，血氣離守，工不能知，何術之語。常富大傷，斬筋絕脈，身體復行，令澤不息。故傷敗結，留薄歸陽，膿積寒炅，粗工治之，亟刺陰陽，身體解散，四支轉筋，死日有期。醫不能明，不問所發，惟言死日，亦爲粗工。此治之五過也。（《素問·疏五過論第七十七》）

終始，謂氣色也。《脈要精微論》曰："知外者終而始之。"明知五氣色象，終而復始也。餘緒，謂病發端之餘緒也。切，謂以指按脈也。問名，謂問病證之名也。男子陽氣多而左脈大爲順，女子陰氣多而右脈大爲順，故宜以候，常先合之。離，謂離間親愛。絕，謂絕念所懷。菀，謂菀積思慮。結，謂結固餘怨。夫問親愛者魂遊，絕所懷者意喪，積所慮者神勞，結餘怨者志苦，憂愁者閉塞而不行，恐懼者蕩殫而失守，盛忿者迷惑而不治，喜樂者殫散而不藏。由是八者，故五藏空虛，血氣離守，工不思曉，又何言哉！斬筋絕脈，言非分之過損也。身體雖以復舊而行，且令津液不爲滋息也。蓋精氣減耗也。澤者，液也。陽，謂諸陽脈及六府也。炅，謂熱也。言非分傷敗筋脈之氣，血氣內結，留而不去，薄於陽脈，則化爲膿，久積腹中，則外爲寒熱也。粗工不知寒熱爲膿積所生，以爲常熱之疾，概施其法，數刺陰陽經脈，氣奪病甚，故身體解散而不用，四支廢運而轉筋，如是故知死日有期也。豈謂命不謂醫耶？粗工不必謂解，不備學者，縱備盡三世經法，診不備三常，療不慎五過，不求餘緒，不問持身，亦爲粗略之醫爾。

五過之因

凡此五者，皆受術不通，人事不明也。（《素問·疏五過論第七十七》）

凡此五者，皆發於五中，而不因於外感。醫者，當知天地陰陽之氣，日用事物之常，莫不各有當然之理，順之則志意和調，逆之則苛疾暴起，此皆受術不通，人事不明，致有五者之責。

◎刺之反者有已或死

其刺之反者，三周而已，重逆則死。（《素問·刺熱第三十二》）

反，謂反取其氣。如肝病刺脾，脾病刺腎，腎病刺心，心病刺肺，肺病刺肝者，皆是反刺五藏之氣也。三周，謂三周於三陰三陽之脈狀也。又太陽病而刺瀉陽明，陽明病而刺瀉少陽，少陽病而刺瀉太陰，太陰病而刺瀉少陰，少陰病而刺瀉厥陰，如此，是爲反取三陰三陽之脈氣也。先刺已反，病氣流傳，又反刺之，是爲重逆。一逆刺之，尚至三周迺已，況其重逆而得生邪？

◎刺足少陰脈腰痛出血太多不可復也

足少陰令人腰痛，痛引脊內廉。刺少陰於內踝上二痏，春無見血，出血太多，不可復也。（《素問·刺腰痛第四十一》）

春時出血，則洩其所藏，是以若出血太多，則腰痛如故，腎氣不可復也。

◎灸刺而過之害

黃帝曰：夫經水之應經脈也，其遠近淺深，水血之多少各不同，合而以刺之奈何？岐伯答曰：足陽明，五藏六府之海也，其脈大血多，氣盛熱壯，刺此者不深勿散，不留不寫也。足陽明刺深六分，留十呼。足太陽深五分，留七呼。足少陽深四分，留五呼。足太陰深三分，留四呼。足少陰深二分，留三呼。足厥陰深一分，留二呼。手之陰陽，其受氣之道近，其氣之來疾，其刺深者，皆無過二分，其留皆無過一呼，其少長大小肥瘦，以心撩之，命曰法天之常。灸之亦然。灸而過此者得惡火，則骨枯脈濇。刺而過此者，則脫氣。（《靈樞·經水第十二》）

撩，料同。此言灸刺有多少之數也。足陽明胃經多氣多血，其脈大，其熱壯，刺之者必深六分，留十呼。凡瀉者必先吸入鍼，又吸轉鍼，候呼出鍼。凡補者，必先呼入鍼，又呼轉鍼，又吸出鍼。今曰深六分，則入之至深者也；曰留十呼，是言瀉法有十呼之久。蓋入鍼必吸，轉鍼必吸，至十呼出鍼。但補法不言吸數，以理論之，其吸與呼同數也。後世凡《鍼灸聚英》等書，言吸若干者，皆言補法，先呼後吸；呼若干者，皆言瀉法，先吸後呼。故《鍼賦》有云：“補者先呼後吸，瀉者先吸後呼。”正此義也。足太陽膀胱經，多血少氣，故刺之者深五分，較足陽明減一分也；瀉之者留七呼，則呼後出鍼，其呼數較足陽明減三呼矣。足少陽膽經，少血多氣，刺之者，止深四分，較足太陽減一分也；瀉之者留五呼，則呼後出鍼，其呼數較足太陽亦減二呼矣，此迺足三陽經之鍼數也。足太陰脾經，多氣少血，止深三分，較足少陽減一分也；留四呼，則又減一呼矣。足少陰腎經，少血多氣，止深二分，較足太陰減一分也，留三呼，則又減一呼矣。足厥陰肝經，多血少氣，止深一分，較足少陰減一分也；留二呼，則又減一呼矣，此迺足三陰經之刺數也。凡手之陰陽六經，與足經不殊，而鍼法必異，正以手之六經，在上近於肺，故肺受胃之穀氣而行諸經，諸經受肺之大氣而行各經，其受氣之道近，故其氣之來也甚疾，所以刺之者，皆無過二分，其留之者，皆無過一呼也。凡人之少長大小肥瘦，皆當以心料之，命曰法天之常道也。其灸數之多寡亦然。若灸之而過此數者，則非善火，迺惡火也，其骨當枯，其脈當濇。刺之而過此數者，其氣當脫矣。

◎誤刺之害

凡刺之害，中而不去則精泄，不中而去則致氣。精泄則病甚而恇，致氣則生爲癰疽矣。（《靈樞·寒熱病第二十一》）

泄精者，謂陰陽血氣生於精，過傷則並傷其根原矣。癰疽者，謂陰陽血氣，榮行於皮肉筋骨之間，邪氣留客，致正氣不行，則生癰疽矣。本篇論陰陽寒熱，緣邪正之實虛，故以此節重出於篇末，蓋以戒夫治病者，慎勿再實實而虛虛也。

八、治之失

◎治不法天地則災害至矣

故天有精，地有形，天有八紀，地有五里，故能爲萬物之父母。清陽上天，濁陰歸地，是故天地之動靜，神明爲之綱紀，故能以生長收藏，終而復始。惟賢人上配天以養頭，下象地以養足，中傍人事以養五藏。天氣通於肺，地氣通於嗌，風氣通於肝，雷氣通於心，穀氣通於脾，雨氣通於腎。六經爲川，腸胃爲海，九竅爲水注之氣。以天地爲之陰陽，陽之汗，以天地之雨名之；陽之氣，以天地之疾風名之。暴氣象雷，逆氣象陽。故治不法天之紀，不用地之理，則災害至矣。（《素問·陰陽應象大論第五》）

人之陰陽，無不合乎天地，故賢人者必法天以治身。設不知此，而反天之紀，逆地之理，則災害至矣。此理字與前五里之里不同，蓋彼言廣輿之里，此言理氣之理。

◎治有四失之害

診不知陰陽逆從之理，此治之一失也。

此正以四失示公，而戒其不可以明爲晦也。第一失者，不知陰陽逆順之理也。凡陰陽逆順之理，非止一端。左手人迎爲陽，春夏洪大爲順，沉細爲逆；右手氣口爲陰，秋冬沉細爲順，洪大爲逆，男子左手脈大爲順，女子右手脈大爲順，外感，陽病，見陽脈爲順，陰脈爲逆；陰病，見陽脈爲順，陰脈爲逆。內傷，陽病，見陽脈爲順；陰脈爲逆；陰病，見陰脈爲順，陽脈爲逆。又色見上下左右，各在其要，上爲逆，下爲從。女子，右爲逆，左爲從；男子，左爲逆，右爲從也。

受師不卒，妄作雜術，謬言爲道，更名自功，妄用砭石，後遺身咎，此治之二失也。

受師不卒者，學業未精，苟且自是也。妄作離術者，不明正道，假借異端也。謬言爲道、更名自功者，侈口妄譚，巧立名色以欺人也。及有不宜砭石而妄用者，是不明鍼灸之理，安得免於災咎？此二失也。

不適貧富貴賤之居，坐之薄厚，形之寒溫，不適飲食之宜，不別人之勇怯，不知比類，足以自亂，不足以自明，此治之三失也。

貧賤者勞，富貴者佚，佚則邪不能傷，易傷以勞，勞則易傷以邪。其於勞也，則富者處貴者之半。其於邪也，則貧者居賤者之半。例率如此。然世祿之家，或此殊矣。夫勇者難感，怯者易傷，二者不同，蓋以其神氣有壯弱也。觀其貧賤富貴之義，則坐之薄厚，形之寒溫，飲食之宜，理可知矣。不知比類，用必乖違，則適足以汩亂心緒，豈通明之可望乎？故爲三失也。

診病不問其始，憂患飲食之失節，起居之過度，或傷於毒，不先言此，卒持寸口，何病能中？妄言作名，爲粗所窮，此治之四失也。（《素問・徵四失論第七十八》）

憂，謂憂懼也。患，謂患難也。飲食失節，言甚飽也。起居過度，言潰耗也。或傷於毒，謂病不可拘於藏府相乘之法而爲療也。卒持寸口，謂不先持寸口之脈和平與不和平也。然工巧備識，四術猶疑，故診不能中病之形名，言不能合經而妄作，粗略醫者，尚能窮謬之違背，況深明者見而不謂非乎！故爲四失也。

九、治誤

◎鍼害之狀

夫氣之在脈也，邪氣在上，濁氣在中，清氣在下。故鍼陷脈則邪氣出，鍼中脈則濁氣出，鍼太深則邪氣反沉，病益。故曰：皮肉筋脈，各有所處。病各有所宜，各不同形，各以任其所宜，無實無虛。損不足而益有餘，是謂甚病。病益甚，取五脈者死，取三脈者恇。奪陰者死，奪陽者狂，鍼害畢矣。（《靈樞・九鍼十二原第一》）

陷脈，額顱之脈，顯陷於骨中，故鍼陷脈，則陽之表邪去矣。中脈，足陽明之合，三里穴也。鍼太深則邪氣反沈者，言浮淺之病，不欲深刺也，深則邪氣從之入，故曰反沈也。皮肉筋骨，各有所處者，言經絡各有所主也。故病各有淺深之所宜，形有皮肉筋脈之不同，各隨任其宜而刺之。無實實，無虛虛。若損不足而益有餘，則病益甚矣。五脈，五藏諸陰之脈也。如中氣不足，則血脈之生原已虛，再大瀉其諸陰之脈，是虛於中而脫於外也。三脈，三陽之脈。恇，怯也，言盡瀉三陽之氣，令病人怯然不復也。奪陰者死，言取人之五里五往者也。《玉版》曰：“迎之五里，中道而止，五至而已，五往而藏之氣盡矣。”奪陽者狂，正言取之五里而或奪其陽也。此論鍼之爲害畢矣。夫取尺之五里，取皮膚陽分之氣血也。而曰奪陰者，謂陽分之氣血，生於五藏之陰也。病在中氣不足，而大瀉諸陰之脈者死，謂諸陰之脈，生於中焦之陽明，陽生於陰，而陰生於陽也。

◎鍼太深之害

鍼太深則邪氣反沈者，言淺浮之病，不欲深刺也，深則邪氣從之入，故曰反沉也。（《靈樞・小鍼解第三》）

病淺鍼淺病深鍼深，此鍼之常道。今病淺而鍼深，則邪氣反沈，病益深也。

◎刺不知逆順之害

故曰：刺不知逆順，眞邪相摶，滿而補之，則陰陽四溢，腸胃充郭，肝肺內䐜，陰陽相錯；虛而寫之，則經脈空虛，血氣竭枯，腸胃慴辟，皮膚薄著，毛腠夭膲，予之死期。（《靈樞·根結第五》）

形氣，謂皮肉筋骨之形氣。病氣，謂三陰三陽之經氣，爲邪所病也。病氣之有餘不足者，陰陽血氣之虛實也。邪氣勝者急瀉之，血氣虛者急補之。刺者，所以取氣也，故陰陽氣俱不足者，不可刺之。血氣皆盡，五藏空虛者，血氣之內榮於五藏也。筋骨髓枯者，血氣之外濡於筋骨也。陰陽俱有餘者，當瀉其邪，調其虛實。蓋邪之所湊，其正必虛，故當瀉其邪，而兼調正氣之虛實也。滿而補之，則陰陽四溢，溢於外也。腸胃充郭，肝肺內䐜，溢於內也。外內皆溢，則陰陽相錯矣。慴，虛怯也。辟，僻積也。血氣盛則充膚熱肉，血獨盛則澹滲皮膚，生毫毛。經脈空虛，血氣竭枯，是以腸胃慴辟，皮膚薄著，毛腠夭膲，而可與之死期矣。調陰與陽，精氣廼光，陰陽精氣之相合也。合形與氣，使神內藏，形氣爲神之外固也。言能調其陰陽，則精神形氣外華而內藏矣。夫三陰三陽之經氣，有因於外邪所傷者，有因於五藏之病而變應於脈者。

◎鍼入而氣逆之害

黄帝曰：鍼入而氣逆者，何氣使然？岐伯曰：其氣逆，與其數刺病益甚者，非陰陽之氣浮沈之勢也。此皆粗之所敗，工之所失，其形氣無過焉。（《靈樞·行鍼第六十七》）

此言有鍼入而氣逆者，廼失其鍼法也。凡鍼入而氣逆，與數刺而病益甚，非陰陽之氣有浮沈之勢也。特以榮氣主沈，衛氣主浮，故刺衛當淺，刺榮當深。今鍼入而氣逆者，特以宜淺而反深之，宜深而反淺之，所以鍼入而氣逆也。故凡用鍼者，皆當視其形氣，而弗使過焉可也。

◎九鍼不得其用病弗能移

凡刺之要，官鍼最妙。九鍼之宜，各有所爲，長短大小，各有所施也。不得其用，病弗能移。疾淺鍼深，內傷良肉，皮膚爲癰；病深鍼淺，病氣不寫，支爲大膿。病小鍼大，氣寫太甚，疾必爲害；病大鍼小，氣不泄寫，亦復爲敗；失鍼之宜，大者寫，小者不移，已言其過。（《靈樞·官鍼第七》）

此言九鍼各有所施也。疾淺者，鍼亦宜淺，而反入深，則內之良肉受傷，外之皮膚爲癰。病深者，鍼亦宜深，而反入淺，則內之病氣不瀉，支當作皮，而外之皮爲大膿。至病小而鍼反大，則正氣過瀉；病大而鍼反小，則邪反不泄，此皆失鍼之宜，所以爲過誤也。九鍼之各有所施者何如？病在皮膚無常處者，取以鑱鍼於病所。膚白勿取者，凡皮膚太白，其氣必少故也。病在分肉閒者，取以圓鍼於病所。病在經絡痼痹者，取以鋒鍼。病在脈，氣少而當補之者，取之鍉鍼，以刺各經之井滎分俞。病爲大膿者，取之鈹鍼。一名鈹鍼。病之痹氣暴發者，取以圓利鍼。病之痹氣痛而不去者，取以毫鍼。病在中者，取以長鍼。病水腫不能通關節者，取以大鍼。病在五藏固痹者，取以鋒鍼，瀉其井滎分俞，取以四時。

◎誤刺之遺害（一）

黃帝曰：刺血絡而僕者，何也？血出而射者，何也？血少黑而濁者，何也？血出清而半爲汁者，何也？發鍼而腫者，何也？血出若多若少而面色蒼蒼者，何也？發鍼而面色不變而煩悗者，何也？多出血而不動搖者，何也？願聞其故。

此詳言刺血絡而其應異者之義也。奇邪，不正之邪也。奇邪在各篇不一，《口問》亦有“奇邪”二字。但彼言奇邪走於空竅，而此則奇邪走於血絡也。奇邪不在於經，故在於血絡也。然有刺血絡而僕者，以血絡外之絡脈孫絡，見於皮膚之閒，血氣有所留積，則失其外內出入之機矣。

岐伯曰：脈氣盛而血虛者，刺之則脫氣，脫氣則僕。

此言經脈之血氣，皮膚之氣血，皆出於胃府水穀之精，而分走其道，所當和平者也。若經脈之脈氣盛，而皮膚之血氣虛者，刺之則脫氣，脫氣則僕矣。

血氣俱盛，而陰氣多者，其血滑，刺之則射；陽氣蓄積，久留而不寫者，其血黑以濁，故不能射。

此言經脈之內，皮膚之閒，皆有此血氣，而有陰陽之分焉。經脈爲陰，皮膚爲陽，俱盛者，經脈外内之血氣俱盛也。如脈中之陰氣多者，其血滑，故刺之則射。如皮膚之陽氣蓄積，久留而不瀉者，其血黑以濁，故不能射也。蓋陽氣留積，其血黑濁，血隨氣行者也。

新飲而液滲於絡，而未合和於血也，故血出而汁別焉；

此言絡脈之血，由水穀之津液所化，津液注於皮膚肌腠，滲於孫絡，與血和合而化赤者也。《癰疽》曰：“中焦出氣如露，上注谿谷，而滲孫脈，津液和調，變化而赤爲血，血和則孫脈先滿溢，廼注於絡脈，皆盈廼注於經脈。陰陽已張，因息廼行。”蓋水穀入胃，其津液隨三焦出氣，以溫肌肉，充皮膚，復滲於孫絡，與絡脈之血和合，變化而赤爲血。故新飲而液滲於絡，未和合於血，是津液未變而赤，故刺之血出清而半爲汁也。其不新飲者，身中有水，久則爲腫，蓋言血廼水穀之津液所化，若不新飲而出爲汁者，廼身中之水也。按奇邪而不在經者，謂皮膚之氣血，從別絡而出於孫絡皮膚，與經脈繆處。此節論津液注於皮膚，滲於絡脈，與經脈之血和合，是皮膚孫絡，又與經脈相通，而皮膚絡脈之氣血所從來，又有一道。蓋此篇假鍼以明陰陽血氣之生始出入，學人當於鍼刺之外，細體認其義焉。

其不新飲者，身中有水，久則爲腫。陰氣積於陽，其氣因於絡，故刺之血未出而氣先行，故腫。

此言陽分之氣血，因於大絡孫絡而出也。藏府經脈爲陰，皮膚肌腠爲陽，藏府之陰氣，積於皮膚之陽分者，其氣因於大絡孫絡而出，血未出而氣先行者，謂藏府之氣先行，而血隨氣出者也。上節論脈絡之血，廼皮膚之津液，滲入孫脈絡脈而化赤。此言皮膚之血，因於大絡孫絡而出，是皮膚脈絡之血氣，外內相通。故下文曰："陰陽之氣，其新相得而未和合。"

陰陽之氣，其新相得而未和合，因而寫之，則陰陽俱脫，表裏相離，故脫色而蒼蒼然。

此總結陰陽外內之相合也。皮膚爲表，經脈爲裏，膚表之陽，得脈內之陰氣以和之，經脈之陰，得膚表之陽氣以和之，陰陽表裏之相合也。如陰陽之氣，其新相得而未和合，因而瀉之，則陰陽俱脫，表裏相離，故脫色而蒼蒼然。蒼蒼，青色也。《平脈》曰："榮氣不足，面色青。"陰陽俱脫者，經脈外內之榮氣脫也。

刺之血出多，色不變而煩悗者，刺絡而虛經，虛經之屬於陰者陰脫，故煩悶。

此言陰陽俱脫而色變者，皮膚絡脈之血脫也。如血出多而色不變者，刺其絡而虛其經也，經虛之屬則陰脫矣。心主脈而包絡主血，陰藏之血脫，故煩悶也。蓋言在外之血氣，由藏府之陰而出於經，經而脈，脈而絡也。

陰陽相得而合爲痹者，此爲內溢於經，外注於絡，如是者，陰陽俱有餘，雖多出血而弗能虛也。（《靈樞·血絡論第三十九》）

奇邪，即《繆刺論》所謂奇病也。在絡不在經，行無常處，故曰奇邪。悗，悶亂也。氣雖盛而血則虛者，若瀉其氣，則陰陽俱脫，故爲僕倒。血出而能射者，陰中之氣使之也，故曰血氣俱盛。陽氣久留不瀉，則陽邪日盛，陰血日枯，故血黑以濁，所出不多，不能射也。新飲入胃，未及變化而滲於絡，故血汁相半。水在肌表而因於絡，陰氣積於陽分也；刺之血未出而氣先行，陰滯於陽而不易散也，所以爲腫。新相得而未和合者，言血氣初調，榮衛甫定也。當此之時，根本未固，而妄施以瀉，則陰陽表裏俱致脫離，而衰危之色故見於面也。取血者，刺其絡也。若出血過多，必虛及於經。經之屬陰者主藏，藏虛則陰脫，故爲煩悗。陰陽相得，言表裏之邪相合也。經絡之病俱有餘，雖多出血，皆邪氣耳，故弗能虛。

◎誤治之遺害（二）

病生於內者，先治其陰，後治其陽，反者益甚；其病生於陽者，先治其外，後治其內，反者益甚。（《靈樞·五色第四十九》）

所謂從内走外者，即病生於内也。内爲陰經，外爲陽經，當先治其陰，後治其陽。若先治其陽，而後治其陰，則病反甚矣。所謂從外走内者，即病生於外也。外爲陽經，内爲陰經，當先治其陽，後治其陰。若先治其陰，而後治其陽，則病反甚矣。既觀其色，又觀其脈，方爲詳審。

◎刺禁者從之有福逆之有咎

黄帝問曰：願聞禁數。岐伯對曰：藏有要害，不可不察。肝生於左，肺藏於右，心部於表，腎治於裏，脾爲之使，胃爲之市。鬲肓之上，中有父母，七節之傍，中有小心。從之有福，逆之有咎。（《素問·刺禁論第五十二》）

從之者，順其藏氣之所出，神轉而不回者也。逆之者，逆其藏氣回還，而有回則不轉之咎矣。若刺傷其藏氣，則有死亡之大患焉。蓋藏府之氣，皆從内膈而出，如逆刺其心氣則傷心，逆刺其肝氣則傷肝，非鍼之中心與中肝也，故《診要經終》曰："凡刺胷腹者，必避五藏。避五藏者，知逆從也。所謂從者，膈與脾腎之處，不知者反之。"所謂膈處者，謂内膈前連胸脅之處，及背之膈俞處也。所謂脾處者，膈肉之下，連於腹脅處也。所謂腎處者，十四椎之閒腎注之俞處也。是肝膽之氣出於左脅，肺藏之氣出於右閒，脾氣出於腹，心氣出於俞，腎氣之注於十四椎也。故所謂從者，知藏氣之從此而轉，不知而反逆之，則有死傷之咎矣。

◎厥逆誤治之害

帝曰：善。有病膺腫頸痛，胷滿腹脹，此爲何病？何以得之？岐伯曰：名厥逆。帝曰：治之奈何？岐伯曰：灸之則瘖，石之則狂，須其氣竝，迺可治也。帝曰：何以然？岐伯曰：陽氣重上，有餘於上，灸之則陽氣入陰，入則瘖；石之則陽氣虚，虚則狂。須其氣竝而治之，可使全也。（《素問·腹中論第四十》）

瘖，失音也。石，總鍼石而言。陽氣有餘於上而復灸之，是以火濟火也。陽極乘陰，則陰不能支，故失聲爲瘖。陽並於上，其下必虚，以石泄之，則陽氣隨刺而去，氣去則上下俱虚，而神失其守，故爲狂也。氣竝者，謂陰陽既逆之後，必漸通也。蓋上下不交，因而厥逆，當其乖離而强治之，恐致偏絕。故必須其氣竝，則或陰或陽，隨其盛衰，察而調之，可使保全也。

◎刺之過與不及之害

黄帝問曰：願聞刺要？岐伯對曰：病有浮沉，刺有淺深，各至其理，無過其道。過之則内傷，不及則生外壅，壅則邪從之。淺深不得，反爲大賊，内動五藏，後生大病。（《素問·刺要論第五十》）

刺過其道，則內動五藏，不及其理，則妄傷其外而生壅，壅則血氣不行，而邪氣從之矣。不得其淺深之法，反爲大害矣。皮傷則內動肺，肉傷則內動脾，後生溫瘧腹脹心痛之大病矣。

◎寒熱內賊其病益甚

帝曰：不發不攻，而犯寒犯熱何如？岐伯曰：寒熱內賊，其病益甚。（《素問・六元正紀大論第七十一》）

若非發表而犯熱，則熱賊內而熱反甚；非攻裏而犯寒，則寒賊內而寒反甚矣。彼無病而誤服者，僅足以生病耳，奚止於有病而甚者也。

◎無病犯禁之害

帝曰：願聞無病者何如？岐伯曰：無者生之，有者甚之。帝曰：生者何如？岐伯曰：不遠熱則熱至，不遠寒則寒至。寒至則堅否腹滿，痛急下利之病生矣；熱至則身熱，吐下霍亂，癰疽瘡瘍，瞀鬱注下，瞤瘛腫脹，嘔鼽衄，頭痛，骨節變，肉痛，血溢血泄，淋閉之病生矣。（《素問・六元正紀大論第七十一》）

無病而犯寒熱者，則生寒生熱。有病而犯寒熱者，則寒熱反甚。故犯寒則寒至，凡爲堅否，爲腹滿，爲痛急，爲下利之病生矣。犯熱則熱至，凡爲心熱，爲吐下，爲霍亂，爲癰疽，爲瘡瘍，爲瞀鬱，爲注下，爲瞤瘛，爲腫脹，爲嘔，爲鼽，爲頭痛，爲骨節變，爲肉痛，爲血溢，爲血泄，爲淋閉之病生矣。

◎氣絕而反治之害

凡將用鍼，必先診脈，視氣之劇易，迺可以治也。五藏之氣，已絕於內，而用鍼者反實其外，是謂重竭。重竭必死，其死也靜。治之者，輒反其氣，取腋與膺。五藏之氣，已絕於外，而用鍼者反實其內，是謂逆厥。逆厥則必死，其死也躁。治之者反取四末。

此又言用鍼之要，必先診脈，而誤治者所以害人也。凡將用鍼，必先診脈，視脈氣之劇易，迺可以治之。五藏之氣，已絕於內，則脈口氣內絕不至。內絕不至，重按之而脈不至，當實其內焉可也。而用鍼者，反取其外之病處，與陽經之合穴，有留鍼以致陽氣，陽氣至則內重竭，重竭則死。其死也，無氣以動，故靜。所謂反實其外者，即輒反其氣，取腋與膺。腋與膺者，諸藏穴之標也，外也。五藏之脈，已絕於外，則脈口之氣，外絕不至。外絕不至，輕舉之而脈不至。當實其外焉可也。而用鍼者，反實其內，取其四末之穴，即井滎俞經合諸藏穴之本也，內也。迺留鍼以致其陰氣，則陽氣入，陽氣入則厥逆，厥逆則必死。其死也，陰氣爲陽搏而有餘，故躁。陽氣內入，而陰氣有餘，故陽入則躁也。此節以脈口氣内絕不至爲陰虛，理當補陰，即補藏；脈口氣外絕不至，理當補陽，即補府。

刺之害中而不去則精泄，害中而去則致氣。精泄則病益甚而恇，致氣則生爲癰瘍。（《靈樞·九鍼十二原第一》）

言中而不去，去鍼太遲也。不中而去，去鍼太蚤也。均足爲害。此節與《寒熱病篇》文同，但彼云不中而去則致氣者是，此云害中者誤也。凡刺者瀉實，既中其害，則當去其鍼，而久之不去，則精氣反泄。夫氣生於精，故刺之害，中病而不去其鍼，則過傷其氣，而致泄其生原，故病益甚而恇。刺之害，中而即去其鍼，邪未盡而正氣未復，則致氣留聚而爲癰瘍。

◎奪其天氣者非能絕其命而傾其壽者也

黄帝曰：上下有數乎？岐伯曰：迎之五里，中道而止，五至而已，五往而藏之氣盡矣，故五五二十五而竭其俞矣。此所謂奪其天氣者也，非能絕其命而傾其壽者也。黄帝曰：願卒聞之。岐伯曰：闚門而刺之者，死於家中；入門而刺之者，死於堂上。黄帝曰：善乎方！明哉道！請著之玉版，以爲重寶，傳之後世，以爲刺禁，令民勿敢犯也。（《靈樞·玉版第六十》）

此言鍼之能殺生人者，在於奪其五里，以竭經隧之氣，此其所以爲刺禁也。二十八會者，手足十二經，左右相同，共有二十四脈，加以兩蹻督任，共爲二十八會也。世有能於生人則殺之，死人則不能起之，此問之者，固爲不仁，而聞之而弗行，正所以明道也。故能殺生人之繆，眞如刀劍之殺人，如酒之醉人，雖勿診視之，而可以預知也。何也？試觀海之行雲氣者，本於地氣上爲雲，而後雲氣行於天之下也。胃之有氣血，本於穀氣所化，而後血氣行於十二經之隧也。是經隧者，誠五藏六府之大脈絡耳。迎其氣之來，而有以奪之，故能殺生人矣。究其上下各經之數，不必盡藏府之穴以刺之，止即五里穴以奪其氣，按五里系手陽明大腸經穴，肘上三寸，向裏大脈中央，前《本俞》云："尺動脈在五里，五俞之禁也。"《氣穴論》云："大禁二十五，在天府下五寸。"約至中道而止鍼，候其氣之來者，五至而已，鍼凡五往以奪之，而此藏之氣盡矣。及奪至二十五次，而五藏俞穴之氣皆已竭矣。此廼奪其天氣，非由命之自絕，壽之自傾，實所以殺此生人也。又何也？吾窺門而見其刺，其人當死於家中，吾入門而見其刺，其人當死於堂上，死之最易又如是耶。

◎四時誤刺之害

春刺夏分，脈亂氣微，入淫骨髓，病不能愈，令人不嗜食，又且少氣。

此舉春時所刺者，不能法其所在，而反生他病也。春當刺肝膽之散俞分理矣，若刺夏分，則取心與小腸之絡俞也。心主脈，故脈亂氣微，水受氣於夏，腎主骨，故邪氣入淫骨髓，而前病不能愈。況心火微，則胃土不足，故不嗜食，不嗜食故少氣也。《四時刺逆從論》云："春刺絡俞，血氣外溢，令人少氣也。"

春刺秋分，筋攣，逆氣，環爲欬嗽，病不愈，令人時驚，又且哭。

若春刺秋分，則取肺與大腸之皮膚矣。木受氣於秋，肝木主筋，故刺秋分則筋攣也。肺主氣，故氣逆，旋爲欬嗽，而前病不能愈。況肝主驚，故時驚；肺在聲爲哭，故又且哭也。

春刺冬分，邪氣著藏，令人脹病不愈，又且欲言語。

至若春刺冬分，則取腎與膀胱之俞竅與分理矣。冬主陽氣內藏，故邪氣著藏，邪氣內入，故令人脹病不愈。火受氣於冬，心主言，故欲言語也。《四時刺逆從論》云："春刺筋骨，血氣內著，令人腹脹。"

夏刺春分，病不愈，令人解墮。

此舉夏時所刺者，不能法其所在，而反生他病也。夏當刺心與小腸之絡俞矣。若夏刺春分，則取肝膽之經穴也。肝養筋，肝氣不足，故筋力解墮。《四時刺逆從論》云："夏刺經脈，血氣迺竭，令人解墮也。"

夏刺秋分，病不愈，令人心中欲無言，惕惕如人將捕之。

夏刺秋分，則取肺與大腸之皮膚矣。肺氣不足，故病既不愈，又令人心中欲無言，惕惕如人將捕之，蓋虛之甚故也。

夏刺冬分，病不愈，令人少氣，時欲怒。

夏刺冬分，則取腎與膀胱之俞竅與分理也，腎水洩而心火炎，病既不愈，元氣衰少，火氣內熾，來助母氣，時欲怒也。《四時刺逆從論》云："夏刺筋骨，血氣上逆，令人善怒。"

秋刺春分，病不已，令人惕然，欲有所爲，起而忘之。

此舉秋時所刺者，不能法其所在，而反生他病也。秋當刺肺與大腸之皮膚矣，若秋刺春分，則取肝膽之經穴也。肝氣不足，病不能已，令人惕然，欲有所爲，起而忘之。《四時刺逆從論》云："秋刺經脈，血氣上逆，令人善忘也。"

秋刺夏分，病不已，令人益嗜臥，又且善瘮。

若秋刺夏分，則取心與小腸之絡俞也，病既不已，心氣益少，脾氣亦孤，令人嗜臥。心主夢，故又且善夢也。《四時刺逆從論》云："秋刺絡脈，氣不外行，令人臥不能動。"

秋刺冬分，病不已，令人灑灑時寒。

至若秋刺冬分，則取腎與膀胱之俞竅與分理也，病既不已，陰氣上昇，故令人灑灑時寒。《四時刺逆從論》云："秋刺筋骨，血氣內散，令人寒慄。"

冬刺春分，病不已，令人欲臥，不能眠，眠而有見。

此舉冬時所刺者，不能法其所在，而反生他病也，冬當刺腎與膀胱之俞竅與分理矣。若冬刺春分，則刺肝膽之經穴也。病既不愈，肝氣衰少，故令人欲臥，而臥時又不能眠，雖至眠時，如有所見也。《四時刺逆從論》云："冬刺經脈，血氣皆脫，令人目不明也。"

冬刺夏分，病不愈，氣上，發爲諸痹。

若冬刺夏分，則取心與小腸之絡俞也。病既不愈，而脈氣發洩諸痹當發。《四時刺逆從論》云："冬刺經脈，血氣外泄，留爲大痹。"

冬刺秋分，病不已，令人善渴。(《素問·診要經終論第十六》)

若冬刺秋分，則取肺與大腸之皮膚也。病既不愈，而肺氣不足，令人火燥而善渴也。《四時刺逆從論》云："冬刺肌肉，陽氣竭絕，令人善渴。"

◎逆四時而生亂氣

帝曰：逆四時而生亂氣奈何？岐伯曰：春刺絡脈，血氣外溢，令人少氣；春刺肌肉，血氣環逆，令人上氣；春刺筋骨，血氣內著，令人腹脹。

此言刺逆四時者，必生亂氣而爲病也。春時當刺經脈，若刺絡脈，是以夏時之所刺者，而刺之於春，則血氣溢於外，大氣少於中矣；若刺肌肉，是以長夏之所刺者，而刺之於春，則血氣旋逆，令人氣上逆矣；若刺筋骨，是以冬時之所刺者，而刺之於春，則血氣著於內，腹必有所脹矣。

夏刺經脈，血氣廼竭，令人解㑊；夏刺肌肉，血氣內卻，令人善恐；夏刺筋骨，血氣上逆，令人善怒。

夏時當刺孫絡，若刺經脈，是以春時之所刺者，而刺之於夏，則血氣至於竭，令人當解㑊矣。解㑊者，寒不似寒，熱不似熱，壯不似壯，弱不似弱，故解㑊而不可以名狀也。若刺肌肉，是以長夏之所刺者，而刺之於夏，則血氣卻於內，恐懼之心生矣；若刺筋骨，是以冬時之所刺者，而刺之於夏，血氣當上逆，令人當善怒矣。

秋刺經脈，血氣上逆，令人善忘；秋刺絡脈，氣不外行，令人臥不欲動；秋刺筋骨，血氣內散，令人寒慄。

秋時當刺皮膚，若刺經脈，是以春時之所刺者，而刺之於秋，其氣當上逆，心亂而善忘矣；若刺絡脈，是以夏時之所刺者，而刺之於秋，則氣不外行，令人甚虛，而臥不欲動矣。若刺筋骨，是以冬時之所刺者，而刺之於秋，則血氣當內散，中氣虛而寒慄生矣。

冬刺經脈，血氣皆脫，令人目不明；冬刺絡脈，內氣外泄，留爲大痹；冬刺肌肉，陽氣竭絕，令人善忘。(《素問·四時刺逆從論第六十四》)

冬時當刺骨髓，若刺經脈，是以春時之所刺者，而刺之於冬，則血氣皆脫，令人目不明矣。若刺絡脈，是以夏時之所刺者，而刺之於冬，則內氣當外泄，留而爲大痹矣。若刺肌肉，是以長夏之所刺者，而刺之於冬，陽氣當竭絕，令人當善忘矣。

◎刺毫毛腠理傷皮之害

是故刺毫毛腠理無傷皮。皮傷則內動肺，肺動則秋病溫瘧，泝泝然寒慄。（《素問・刺要論第五十》）

肺主秋收之令，秋時陽氣下降，陰氣外出，妄動其肺，則收令化薄，陰陽之氣反相得於外而爲溫瘧矣。逆流而上曰泝，泝泝然者，氣上逆而寒慄也。動謂動其藏氣也。

◎刺皮傷肉之害

刺皮，無傷肉。肉傷則內動脾，脾動則七十二日四季之月，病腹脹煩，不嗜食。（《素問・刺要論第五十》）

皮在外，肉在內。肉爲脾之合，肉傷則內動於脾。脾土寄王於四季之末各一十八日，共爲七十二日，脾氣既傷，不能運化，故於辰戌丑未之月，當病脹煩不嗜食也。

◎刺肉傷脈之害

刺肉，無傷脈。脈傷則內動心，心動則夏病心痛。（《素問・刺要論第五十》）

蓋肉在外，脈在內，脈傷則脈爲心之合，當內動心，心動則心主夏，至夏當病心痛。正以手少陰之脈起於心中，出手心系，手厥陰心包絡之脈起於胸中，出屬心包絡，故其爲病如此。

◎刺脈傷筋之害

刺脈，無傷筋。筋傷則內動肝，肝動則春病熱而筋弛。（《素問・刺要論第五十》）

蓋脈在外，筋在內，肝之合筋，王於春氣。筋傷則筋爲肝之合，當內動肝，肝動則肝主春，至春當病熱證而筋弛。弛者緩也，正以熱則筋緩也。

◎刺筋傷骨之害

刺筋，無傷骨。骨傷則內動腎，腎動則冬病脹腰痛。（《素問・刺要論第五十》）

蓋筋在外，骨在內，骨傷則骨爲腎之合，當內動腎，腎動則腎主冬，當病腹脹腰痛也。正以腎脈直行，從腎上貫肝膈，而腰又爲腎之府，故其爲病如此。

◎刺骨傷髓之遺害

刺骨，無傷髓。髓傷則銷鑠胻酸，體解㑊然不去也。（《素問・刺要論第五十》）

蓋骨在外，髓在內，髓傷則髓者骨之充，當骨空之內髓消鑠，足胻疲疼，大體解解然㑊㑊然，不能行動而去也，所謂強不強，弱不弱，寒不寒，熱不熱，解㑊然，不可以名狀者耳。《靈樞·海論》曰："髓海不足，則腦轉耳鳴，胻痠眩冒，目無所見，懈怠安臥者是也。"蓋《靈樞》雖言腦，而凡髓皆腦統之也。

◎刺中五藏之死期（一）

刺中心，一日死，其動爲噫；刺中肝，五日死，其動爲語；刺中腎，六日死，其動爲嚏；刺中肺，三日死，其動爲欬；刺中脾，十日死，其動爲吞。（《素問·刺禁論第五十二》）

日爲陽，心爲陽中之太陽，故環轉一周而死。動者，傷其藏眞而變動也。心在氣爲噫，噫則心氣絕矣。肝在志爲語，語則肝氣絕矣。夫聲合五音，五日者，五音之數終也。陰終於六,六日者，腎藏之陰氣終也。夫腎爲本，肺爲末，其動爲嚏者，腎氣從上泄也。藏眞高於肺，主行榮衛陰陽，刺中肺，故死於天地之生數也。肺在氣爲欬，欬則肺氣絕矣。十日者，陰數之極也。吞，吞嚥也。蓋脾主涎，脾氣絕而不能灌溉於四傍，故變動爲吞也。夫心爲陽中之太陽，肺爲陽中之少陰，肝爲陰中之少陽，三者皆爲陽藏，故死於一三五之奇。腎爲陰中之太陰，脾爲陰中之至陰，故死於六、十日之偶。夫天爲陽，地爲陰，天主生，地主成，故陽藏死於生數之始終，陰藏絕於成數之始終也。

◎刺中五藏之死期（二）

凡刺胸腹者，必避五藏。中心者，環死。中脾者，五日死。中腎者，七日死。中肺者，五日死。中鬲者，皆爲傷中，其病雖愈，不過一歲必死。（《素問·診要經終論第十六》）

中心環死者，氣行如環之一周則死也，正謂周十二辰也。《刺禁論》云：" 一日死，其動爲噫。"《四時刺逆從論》同，此經闕刺中肝死日。《刺禁論》云："中肝，五日死，其動爲語。"《四時刺逆從論》同。中脾五日死者，土數五也。《刺禁論》云："中脾十日死，其動爲吞。"《四時刺逆從論》同。中腎，七日死者，水成數六，水數畢，當至七日而死。《刺禁論》云："中腎六日死，其動爲嚏。"《四時刺逆從論》云："中腎六日死，其動爲嚏欠。"中肺五日死者，金生數四，金數畢，當至五日而死。《刺禁論》云："中肺三日死，其動爲欬。"《四時刺逆從論》同。《四時刺逆從論》云："此三論皆岐伯之言，而不同者，傳之誤也。"五藏之氣，同主一年，膈傷則五藏之氣互相剋伐，故不過一歲必死。

◎刺中五藏之死期（三）

帝曰：善。刺五藏，中心一日死，其動爲噫；中肝五日死，其動爲語；中肺三日死，其動爲欬；中腎六日死，其動爲嚏欠；中脾十日死，其動爲吞。

刺傷人五藏必死，其動則依其藏之所變候，知其死也。（《素問·四時刺逆從論第六十四》）

此言誤刺五藏之死期，其變動之候，隨各藏而見之也。凡刺胷腹者，必避五藏，中心者一日死，其動爲噫。《診要經終論》曰："中心者環死。"《刺禁論》曰："一日死，其動對爲噫。"中肝者五日死，其動爲語；《刺禁論》曰："中肝五日死，其動爲語。"中肺者三日死，其動爲咳。《診要經終論》曰："中肺五日死。"《刺禁論》曰："中肺三日死，其動爲咳。"中腎者六日死，其動爲嚏欠。《診要經終論》曰："中腎七日死。"《刺禁論》曰："中腎六日死，其動爲喧。"中脾者十日死，其動爲呑。《診要經終論》曰："中脾五日死。"《刺禁論》曰："中脾十日死，其動爲呑。"蓋以刺者，傷人之五藏，故爲必死也。其各藏變動，則依其藏之所變以候知其死耳。

◎取五脈者死

取五脈者死，言病在中，氣不足，但用鍼盡大寫其諸陰之脈也。取三陽之脈者，唯言盡寫三陽之氣，令病患恇然不復也。奪陰者死，言取尺之五里，五往者也。奪陽者狂，正言也。（《靈樞·小鍼解第三》）

五脈者，五藏五俞也。病在中，氣不足，而復盡瀉其諸陰之脈，故必死。手足各有三陽，六府脈也，六府有六俞。若不知虛實而盡瀉之，令人恇然羸敗，形氣不可復也。奪陰者死，奪藏氣也。尺之五里，尺澤後之五里也，手陽明經穴，禁刺者也。正言，即取三陽之謂。

◎刺中膽之死期

刺中膽，一日半死，其動爲嘔。（《素問·刺禁論第五十二》）

膽屬少陽，迺生氣所在，爲六府之一，然藏而不瀉，又類乎藏，凡十一藏者，皆取決於膽，是謂中正之官，奇恒之府，傷之者其危極速，故本篇不及六府，獨言膽也。嘔出於胃，而膽證忌之，木邪犯土，見則死矣。

◎刺中軀體血脈之害

刺跗上，中大脈，血出不止死。

跗上，足面也。大脈，足陽明衝陽穴，胃經之原也。胃爲五藏六府水穀氣血之海，若刺之過傷，以致血出不止，則海竭氣亡，必致死也。

刺面，中溜脈，不幸爲盲。

溜，流也。凡血脈之通於目者，皆爲溜脈。《大惑論》曰："五藏六府之精氣，皆上注於目而爲之精。"《論疾診尺》曰："赤脈從上下者，太陽病；從下上者，陽明病；從外走內者，少陽病。"此皆溜脈之義。刺面者不知溜脈而誤中之，傷其精氣，故令人盲。

刺頭，中腦戶，入腦，立死。

腦戶，督脈穴，在枕骨上，通於腦中。腦爲髓海，廼元陽精氣之所聚，鍼入腦則眞氣泄，故立死。

刺舌下，中脈太過，血出不止，爲瘖。

舌下脈者，任脈之廉泉穴，足少陰之標也。中脈太過，血出不止則傷腎，腎虛則無氣，故令人瘖。《憂恚無言篇》曰："足之少陰，上系於舌，絡於橫骨，終於會厭。"《脈解》曰："內奪而厥，則爲瘖俳，此腎虛也。"

刺足下布絡，中脈，血不出，爲腫。

足下布絡，足跗下浮淺散見之絡也。邪在布絡而刺中其脈，過於深矣。若血不出，氣必隨鍼而壅，故爲腫也。

刺郄中大脈，令人僕，脫色。

尋此經郄中主治，與《中誥流注經》委中穴正同應。郄中者，以經穴爲名，委中處所名，亦猶寸口、脈口、氣口，皆同一處爾。然郄中大脈者，足太陽經脈也。足太陽之脈，起於目內眥，合手太陽。手太陽脈，自目內眥，斜絡於顴。足太陽脈，上頭下項，又循於足。故刺之過禁，則令人僕倒，而面色如脫去也。

刺氣街，中脈，血不出，爲腫鼠僕。

此言刺氣街，而誤中其脈者，當爲腫也。氣街者，一名氣衝，係足陽明胃經穴，在臍下橫骨端鼠鼷上一寸。刺氣衝者，誤中其脈，而血又不出，則血氣並聚於中，故內結爲腫，在鼠鼷之中也。

刺脊間，中髓，爲傴。

此言刺脊中，而誤中其脊髓者，爲傴也。脊閒者，督脈經脊中穴。一名神宗，一名脊俞，在十一椎下，鍼五分，得氣即瀉，禁灸，灸之亦令人腰傴僂。傴謂傴僂，身踡屈也。一說，凡一切刺脊閒而中其髓，則精氣泄，皆成傴僂，不止脊中一穴而已。

刺乳上，中乳房，爲腫，根蝕。

此言刺乳上，而誤中乳房者，爲腫，其根當自蝕也。乳上之穴，名曰乳中，其肉爲乳房，其下爲乳根穴，皆屬尺陽明胃經，刺其乳上，內中乳房，則病當爲腫，其下爲乳根者，當有膿自蝕，代爲膿水而久不愈也。

刺缺盆中，內陷，氣泄，令人喘欬逆。

缺盆，在肩前橫骨上陷者中，爲五藏六府之道。凡刺缺盆過深，中其內陷之脈，致傷藏氣者，令人爲喘爲欬逆，蓋五藏皆能動喘及爲欬逆也。

刺手魚腹，內陷，爲腫。

此言刺手魚腹，而內陷者，當爲腫也。魚腹者，魚際之腹，手太陰經之脈也。刺之大深而內陷，則當爲腫之疾也。

刺陰股中大脈，血出不止，死。

此言刺陰股，而誤中大脈者，爲死也。陰股之中，脾之脈也，脾主中央土，孤藏以灌四傍。今血出不止，脾氣將竭，故死。

刺客主人，内陷中脈，爲内漏，爲聾。

此言刺客主人，而内陷中脈者，爲内漏，爲耳聾也。客主人者，一名上關，足少陽膽經之穴，在耳上廉起骨，開口有空，手足少陽足陽明三脈之會。内陷者，刺太深也。刺太深以中其脈，則交脈破決，故爲耳内之漏，及氣不榮而爲聾也。

刺膝髕，出液，爲跛。

此言刺膝髕，而出液者，當爲跛也。犢鼻在膝髕之下，則犢鼻兩傍之上爲膝髕也。刺之者出液，則液出筋乾，當爲跛也。

刺臂太陰脈，出血多，立死。

此言刺肺脈，而出血過多者，當立死也。臂太陰，即手太陰肺經之脈，按《寒熱病》亦有臂太陰，以其脈行於臂，故既可曰手，又可曰臂也。肺主行榮衛陰陽，治節由之，今血出多則榮衛絕，故立死也。

刺足少陰脈，重虚出血，爲舌難以言。

此言刺腎經而使之重虚出血者，當爲瘖也。足少陰腎經之脈，從腎上貫肝膈，入肺中，循喉嚨，俠舌本，故腎既虚而刺之出血，則爲重虚，其舌必難以言也。

刺膺中陷，中肺，爲喘逆仰息。

此言刺膺中，而誤中其肺者，當爲喘逆仰息也。刺膺中，如足陽明胃經氣戶、庫房，屋翳、膺窗，足少陰腎經俞府、彧中之類。及誤中肺經雲門、中府，則肺氣上泄，故爲病喘急而逆，仰首而息也。

刺肘中内陷，氣歸之，爲不屈伸。

此言刺尺澤，而誤中陷脈者，爲不屈伸也。肘中者，尺澤穴，繫手太陰肺經，刺之而内陷，結氣歸之，則手不能屈伸也。

刺陰股下三寸内陷，令人遺溺。

陰股之脈，足三陰也，皆上聚於陰器；惟少陰之在股間者，有經無穴。其在氣衝下三寸者，足厥陰之五里也，主治腸中熱滿不得溺。若刺深内陷，令人遺溺不禁，當是此穴。然厥陰之陰包，陽明之箕門，皆治遺溺；若刺之太深，則溺反不止矣。

刺掖下脅間，内陷，令人欬。

此言刺肺脈，而誤使内陷者，當爲欬也。掖下當爲天府穴，在掖下三寸，肺脈也。肺脈從肺系横出掖下，今刺之而内陷其脈，則當爲欬也。

刺少腹，中膀胱，溺出，令人少腹滿。

此言刺少腹而誤中膀胱，則溺出而少腹滿也。胞氣外泄，膀胱虚脹，故溺出而少腹痛也。

刺腨腸，内陷爲腫。

此言刺腨腸而誤使内陷者，當爲腫也。腨腸者，足魚腹中承筋穴，繫足太陽膀胱經。内陷則氣泄，故爲腫。

刺匡上，陷骨中脈，爲漏，爲盲。

此言刺目眶而誤中其脈者，當爲漏爲盲也。匡，目眶也。陷骨，謂眶骨也。脈廼目之系也，誤中之則眼系絕，故爲漏與盲也。漏者，淚下不止也。

刺關節中，液出，不得屈伸。(《素問·刺禁論第五十二》)

此言刺關節中，而使之液出者，當不能屈伸也。凡刺手足關節之所，即臂肘股膝之交也，使之液出，則筋膜漸乾，故不分手足，皆不得屈伸耳。

◎奪血者無汗奪汗者無血

黄帝曰：夫血之與氣，異名同類，何謂也？岐伯答曰：榮衛者，精氣也。血者，神氣也。故血之與氣，異名同類焉。故奪血者無汗，奪汗者無血。故人生有兩死而無兩生。(《灵枢·榮衛生會第十八》)

榮衛之氣，雖厘清濁，然皆水穀之精華，故曰榮衛者精氣也。血由化而赤，莫測其妙，故曰血者神氣也。然血化於液，液化於氣，是血之與氣，本爲同類，而血之與汗，亦非兩種；但血主榮，爲陰爲裏，汗屬衛，爲陽爲表，一表一裏，無可並攻，故奪血者無取其汗，奪汗者無取其血。若表裏俱奪，則不脱於陰，必脱於陽，脱陽亦死，脱陰亦死，故曰人生有兩死。然而人之生也，陰陽之氣皆不可無，未有孤陽能生者，亦未有孤陰能生者，故曰無兩生也。

◎刺大醉大怒之害

無刺大醉，令人氣亂；無刺大怒，令人氣逆；無刺大勞人，無刺新飽人，無刺大饑人，無刺大渴人，無刺大驚人。(《素問·刺禁論第五十二》)

此論要害之外，而又有禁刺之人也。飲酒大醉，衛氣先充絡脈，先行皮膚，刺之則令人氣亂矣。怒則氣上，刺之則逆其氣矣。大勞則陽氣外張，刺之則泄其氣矣。飲食未進，則絡脈調勻。新飽者，穀氣盛滿，榮衛未舒也。穀入於胃，脈道廼行，饑則脈道虚濇矣。水入於經，而血廼成，渴則血液燥竭矣。驚則氣亂，必定其氣，而後可刺之。夫鍼刺之道，通其經脈，調其氣血，是以神氣不定，血氣不調者，皆當避忌者也。《終始》云："凡刺之禁，新内勿刺，新刺勿内；已醉勿刺，已刺勿醉；新怒勿刺，已刺勿怒；新勞勿刺，已刺勿勞；已飽勿刺，已刺勿飽；已饑勿刺，已刺勿饑；已渴勿刺，已刺勿渴；大驚大恐，必定其氣廼刺之。"較此更詳。此歷舉不可輕刺之人，無非刺禁之大義也。大醉者，脈數過度，刺之則脈氣愈亂；大怒者氣逆，刺之則令人氣愈逆；大勞者氣乏，刺之則氣愈耗；新飽者氣滿，刺之則氣不行；大饑者氣虚，刺之則氣愈散；大渴者血乾，刺之則血愈涸；大驚者氣亂，刺之則氣愈越也。

十、鍼出氣獨行

◎鍼已出而氣獨行

黃帝曰：鍼已出，而氣獨行者，何氣獨然？岐伯曰：其陰氣多，而陽氣少，陰氣沉，而陽氣浮，沉者內藏，故鍼已出，氣迺隨其後，故獨行也。（《靈樞·行鍼第六十七》）

此言多陰之人，鍼已出而陰氣獨行也。其陰氣多而陽氣少者，陰氣沉而陽氣浮，陰陽之相離也。故鍼已出，則微陽之氣，隨鍼外泄，陰氣獨行於內，此陰陽不和，不能交相廝守，而微陽之易脫也。

十一、肉著

◎鍼入而肉著

黃帝曰：鍼入而肉著，何也？岐伯曰：熱氣因於鍼，則鍼熱，熱則肉著於鍼，故堅焉。（《靈樞·血絡論第三十九》）

此言鍼入，而肉之所以著也。蓋以鍼入於內，肉中熱氣溫之於鍼，則鍼熱，鍼熱則肉著於鍼，故不惟熱，而又堅不可拔也。

第二十八章　禁忌

一、年忌

◎年忌者無爲姦事

黄帝曰：得其形，不得其色，何如？岐伯曰：形勝色，色勝形者，至其勝時年加，感則病行，失則憂矣。形色相得者，富貴大樂。黄帝曰：其形色相勝之時，年加可知乎？岐伯曰：凡年忌，下上之人大忌，常加七歲，十六歲，二十五歲，三十四歲，四十三歲，五十二歲，六十一歲，皆人之大忌，不可不自安也，感則病行，失則憂矣。當此之時，無爲姦事，是謂年忌。（《靈樞·陰陽二十五人第六十四》）

此言形色貴於相得，或有相勝者，而復加年忌，則輕者病，而重者憂也。五行二十五之形，則已得其形也。但形與色必有相得，若得其形，而猶未得其色，如木形人而黄色現也；有色勝形者，如木形人而白色現也。但此等之人，不以本形之本色以見，而有他色來見，至其形色相勝之時，值有年忌相加，則感之而病行，倘有疏失，則甚可憂矣。所謂年忌者，廼各經下上之人大忌，其常加也。如得本形本色相得者，其年當富貴大樂也。又以形色相勝之時，年忌相加者，如太角之人，比於左足少陽之上，判角之人，比於左足少陽之下，是屬木之人也，遇下文所值之年，而其色青，是謂形色相得者，富貴大樂。其色黄者，是謂形勝色；其色白者，是謂色勝形，而復有年忌相加，此感則病行，而失則可憂也。年忌何如？大凡人方七歲，是陽之少也，再加九歲，廼十六歲；再加九歲，廼二十五歲；再加九歲，廼三十四歲；再加九歲，廼四十三歲；再加九歲，廼五十二歲；再加九歲，廼六十一歲，蓋九爲老陽，而陽極必變，故此皆爲人之大忌，不可不自安其分也。當此各年之時，毋爲姦淫之事，猶可自免，否則形色不相得而相勝，值此年忌加之，斯感則病行，而失則憂矣。

二、天忌日

◎身形應九野無以天忌日治之

黄帝曰：願聞身形應九野，奈何？岐伯曰：請言身形之應九野也。左足應立春，其日戊寅己丑；左脅應春分，其日乙卯；左手應立夏，其日戊辰己巳；膺喉首頭應夏至，其日丙午；右手應立秋，其日戊申己未；右脅應秋分，其日辛酉；右足應立冬，其日戊戌己亥；腰尻下竅應冬至，其日壬子。六府鬲下三藏應中州，其大禁，大禁太乙所在之日，及諸戊己。凡此九日，善候八正所在之處，所主左右上下身體，有癰腫者，欲治之，無以其所直之日潰治之，是謂天忌日也。(《靈樞・九鍼論第七十八》)

天忌，見《素問・八正神明論》、前《官能》，此節當參前《九宮八風圖》看。此言身形之應九野，而天忌廼所當知也。人之左脅，應春分，而乙卯日屬木居左，故應之；右脅應秋分，而辛酉日屬金居右，故應之。膺喉首頭應夏至，而丙丁日屬火居南，故應之；腰尻下竅應冬至，而壬子日屬水居北，故應之；至於左足應立春，戊寅己丑日應之，蓋戊己主土兼四方，而寅丑則居東北方也；右足應立冬，戊戌己亥日應之，蓋戊己主土兼四方，而戌亥則應西北方也；左手應立夏，戊辰己巳日應之，蓋戊己主土兼四方，而辰巳則應東南方也；右手應立秋，戊申己未日應之，蓋戊己主土兼四方，而申未則居西南方也；六府與膈下之脾肝腎三藏應於中州，廼大禁者也。蓋大禁在諸戊己之日，而太乙所在之日，即如冬至居葉蟄、立春居天留之類是也，亦宜禁之。凡此九者，善候八正所在之處，則主左右上下身體有癰腫者，苟欲治之，無以其所值之日治而潰之，是廼天忌之日，不可以輕犯也。《大乙神人身形應九野天忌歌》按：後世鍼灸法，最忌九官尻神、九部尻神、十二都尻神，此固當遵，然前《九宮八風》内有大乙所在九宮，及此篇身形應九野，廼神聖所言，尤合五行、九宮、八卦大義。

今舊有《大乙神人歌》，凡鍼灸破癰者，切宜忌之。

立春艮土起天留，戊寅己丑左足求；春分左脅倉門震，乙卯日見定爲仇；
立夏戊辰己巳巽，陰洛宮中左手愁；夏至上天丙午日，正值膺喉離首頭；
立秋玄委宮右手，戊申己未坤上游；秋分倉果西方兑，辛酉還從右脅謀；
立冬右足加新洛，戊戌己亥乾位收；冬至坎方臨葉蟄，壬子腰尻下竅流；
五藏六府並臍腹，招搖諸戊己中州。

三、刺忌

◎工不能治其已發

夫瘧之未發也，陰未竝陽，陽未竝陰，因而調之，眞氣得安，邪氣廼亡，

故工不能治其已發，爲其氣逆也。（《素問·瘧論第三十五》）

瘧未發時，陰未竝陽，陽未竝陰，因而調之，眞氣迺安，邪氣迺無，所以必當乘此而治之也。彼良工不能治其已發，謂“非以其氣逆之故哉”。後人用藥，必當在瘧氣未發之前，方爲有效，不但用鍼爲然，若瘧發而用藥，則寒藥助寒，熱藥助熱，反無益而增其病勢矣，此義當與《靈樞·逆順》參看。

◎刺有大禁二十五

大禁二十五，在天府下五寸。（《素問·氣穴論第五十八》）

大禁者，禁刺之穴，謂手陽明五里也，在手太陰天府穴下五寸，左右共二穴。《鍼經》《玉版》曰：“迎之五里，中道而止，五至而已，五注而藏之氣盡矣，故五五二十五而竭其俞矣。”《本俞》云：“尺動脈在五里，五俞之禁也。”

◎凡刺有十二禁者

凡刺之禁：新內勿刺，已刺勿內；已醉勿刺，已刺勿醉；新怒勿刺，已刺勿怒；新勞勿刺，已刺勿勞；已飽勿刺，已刺勿飽；已饑勿刺，已刺勿饑；已渴勿刺，已刺勿渴。大驚大恐，必定其氣，迺刺之；乘車來者，臥而休之，如食頃，迺刺之；出行來者，坐而休之，如行十里頃迺刺之。凡比十二禁者，其脈亂氣散，逆其榮衛，經氣不次，因而刺之，則陽病入於陰，陰病出於陽，則邪氣復生，粗工勿察，是謂伐身，形體淫泆，迺消腦髓，津液不化，脫其五味，是謂失氣也。（《靈樞·終始第九》）

此論刺有十二禁也。內者，入房也，新內則失其精矣。酒者，熟穀之液，其氣慓悍，已醉則氣亂矣。肝主藏血，怒則氣上，新怒則氣上逆，而血妄行矣。煩勞則神氣外張，精氣內絕矣。《脈要精微論》曰：“飲食未進，經脈未盛，絡脈調勻，血氣未亂，故迺可診有過之脈。”是以已飽勿刺。《平脈篇》曰：“穀入於胃，脈道迺行，水入於經，其血迺成”是又已饑勿刺、已渴勿刺也。驚傷神，恐傷精，故必定其氣迺刺之，則存養其精氣神矣。久坐傷肉，故乘車來者，臥而休之。久行傷筋，故出行來者，坐而休之。凡此十二禁者，其脈亂氣散，榮衛逆行，經氣不次，因而刺之，則陽病入於陰，陰病出於陽，邪氣復生，是謂戕伐其身，而形體淫泆矣。淫泆，蕩散也。腦爲精髓之海，津液者，補益腦髓，潤澤皮膚，濡養筋骨，犯此禁者，則津液不化，而腦髓消鑠矣。五味入口，藏於腸胃，味有所藏，以養五氣，氣和而生，津液相成，神迺自生。鍼刺之道，貴在得神致氣，犯此禁者，則脫其五味所生之神氣，是謂失氣也，故《刺禁論》有云：“無刺大醉，令人氣亂，無刺大怒，令人氣逆；無刺大勞人，無刺新飽人，無刺大饑人，無刺大渴人，無刺人驚人。”

◎天干十日刺有五禁

黄帝曰：何謂五禁？願聞其不可刺之時。岐伯曰：甲乙日自乘，無刺頭，無發蒙於耳内；丙丁日自乘，無振埃於肩喉廉泉；戊己日自乘四季，無刺腹，去爪寫水；庚辛日自乘，無刺關節於股膝；壬癸日自乘，無刺足脛。是謂五禁。（《靈樞·五禁第六十一》）

天之十干，始於甲乙，終於壬癸。合之於人身者，故甲乙以應頭，壬癸以應足，丙丁應身半以上，庚辛應身半以下，配天之四時也。戊己屬土，故乘於四季。夫甲爲陽木，以爲陰木，日自乘者，言其日之所直也。陰陽自合，非化氣也。發蒙振埃者，所以通氣也。天之十干，化生地之五行。通氣者，通五運之化氣。此天干自乘，故爲取氣之禁，皆無刺之。發蒙振埃去爪，論神氣之所出。鍼取神氣，謂毋犯尻神。

◎十二月中有無刺之處所

黄帝曰：以治奈何？岐伯曰：正月二月三月，人氣在左，無刺左足之陽；四月五月六月，人氣在右，無刺右足之陽；七月八月九月，人氣在右，無刺右足之陰；十月十一月十二月，人氣在左，無刺左足之陰。（《靈樞·陰陽繫日月第四十一》）

此言足之十二經應十二月，其左右足各有陰陽所屬，人氣所在，不可以刺，恐傷其王氣也。刺之者當知所慎也。正月二月三月，人氣在左足之少陽太陽陽明，故用鍼者，無刺左足之三陽經也。四月五月六月，人氣在右足之陽明太陽少陽，故用鍼者，無刺右足之三陽經也。七月八月九月，人氣在右足之少陰太陰厥陰，故用鍼者，無刺右足之三陰經也。十月十一月十二月，人氣在左足之厥陰太陰少陰，故用鍼者，無刺左足之三陰經也。夫足之十二經，當知慎刺於十二月者如此，則甲乙丙日，不可以刺左手之少陽太陽陽明；丁戊己日，不可以刺右手之陽明太陽少陽；庚辛日，不可以刺右手之少陰太陰；壬癸日，不可以刺左手之太陰少陰者，可類推矣。夫陰陽二氣，皆從足而生，自下而上，故止言足而不言手，蓋以從其根也。

◎治有四無刺

黄帝曰：候之奈何？伯高曰：《兵法》曰：無迎逢逢之氣，無擊堂堂之陣。《刺法》曰：無刺熇熇之熱，無刺漉漉之汗，無刺渾渾之脈，無刺病與脈相逆者。（《靈樞·逆順第五十五》）

此言刺法有如兵法，當避其來鋭，擊其惰歸。按《史記》軒轅之時，神農時世衰，諸侯相侵伐，及蚩尤作亂，軒轅廼慣用干戈，以征不享，故即以用兵之法，而爲刺之大約。夫戰，勇氣也，一鼓作氣，再而衰，三而竭，是以無迎逢逢之氣，逢逢之氣，勢來迫而甚盛者也。無擊堂堂之陣，堂堂之陣，陣方整而甚衆者也。故無迎者，當避其來鋭耳；無擊者，當擊其惰歸耳。俟其氣衰陣亂，然後擊之，無有不剋者矣。熇熇之熱，熱盛於皮膚也。漉漉之汗，邪盛在肌腠，汗之甚多也。渾渾之脈，邪入於經脈，脈之未清也。此皆邪盛，眞邪相攻之時，病勢與脈氣相逆，所以皆不可刺也。《離合眞邪論》曰："夫邪去絡入於經也，舍於血脈之中，其寒溫未相得，如湧波之起也，時來時去。方其來也，必按而止之，無逢其衝而瀉之，知機之道，不可掛以髮。"蓋邪之方盛不可迎，邪之已往不可追，俟其來去之時，如發機之速，不可差之毫髮者也。自上工至下工，有此四等，正見不可刺而刺者，之爲下工也。

◎治有七無刺

無刺大醉，令人氣亂；無刺大怒，令人氣逆；無刺大勞人，無刺新飽人，無刺大饑人，無刺大渴人，無刺大驚人。（《素問・刺禁論第五十二》）

此論要害之外，而又有禁刺之人也。飲酒大醉，衛氣先充絡脈，先行皮膚，刺之則令人氣亂矣。怒則氣上，刺之則逆其氣矣。大勞則陽氣外張，刺之則泄其氣矣。飲食未進，則絡脈調勻。新飽者，穀氣盛滿，榮衛未舒也。穀入於胃，脈道迺行，饑則脈道虛濇矣。水入於經，而血迺成，渴則血液燥竭矣。驚則氣亂，必定其氣，而後可刺之。夫鍼刺之道，通其經脈，調其氣血，是以神氣不定，血氣不調者，皆當避忌者也。《終始》云："凡刺之禁，新內勿刺，新刺勿內；已醉勿刺，已刺勿醉；新怒勿刺，已刺勿怒；新勞勿刺，已刺勿勞；已飽勿刺，已刺勿飽；已饑勿刺，已刺勿饑；已渴勿刺，已刺勿渴；大驚大恐，必定其氣迺刺之。"較此更詳。此歷舉不可輕刺之人，無非刺禁之大義也。大醉者，脈數過度，刺之則脈氣愈亂；大怒者氣逆，刺之則令人氣愈逆；大勞者氣乏，刺之則氣愈耗；新飽者氣滿，刺之則氣不行；大饑者氣虛，刺之則氣愈散；大渴者血乾，刺之則血愈涸；大驚者氣亂，刺之則氣愈越也。

◎刺有七無傷

所謂刺皮無傷肉者，病在皮中，鍼入皮中，無傷肉也。刺肉無傷筋者，過肉中筋也。刺筋無傷骨者，過筋中骨也。此之謂反也。（《素問・刺齊論第五十一》）

此誡刺之過分太深也。刺皮止於皮，則肉不傷，過深而中肉者，傷其脾氣也；刺肉止於肉，則筋不傷，過深而中筋者，伐其肝氣也；刺筋止於筋，則骨不傷，過深而中骨者，傷其腎氣也。此言不當深而深者之害，是皆所謂反也。

◎刺之淺深有七無傷

黄帝問曰：願聞刺淺深之分。岐伯對曰：刺骨者無傷筋，刺筋者無傷肉，

刺肉者無傷脈，刺脈者無傷皮，刺皮者無傷肉，刺肉者無傷筋，刺筋者無傷骨。(《素問·刺齊論第五十一》)

淺深之分，謂皮肉筋脈骨之分位也。此言刺有淺深之分也。前四句之法，自内而之外者，宜深者勿淺言之也。彼治其内，止及其外，則内病治而外無傷矣。後三句之法，自外而之内者言宜淺者勿深之也。欲治其外，無傷其内，則外病治而内無傷矣。

◎以爲刺禁令民勿敢犯也

黄帝曰：夫子之言鍼甚駿，以配天地，上數天文，下度地紀，内别五藏，外次六府，經脈二十八會，盡有周紀。能殺生人不能起死者，子能反之乎？岐伯曰：能殺生人，不能起死者也。黄帝曰：余聞之則爲不仁，然願聞其道，弗行於人。岐伯曰：是明道也，其必然也，其如刀劍之可以殺人，如飲酒使人醉也，雖勿診猶可知矣。黄帝曰：願卒聞之。岐伯曰：人之所受氣者穀也。穀之所注者胃也。胃者，水穀氣血之海也。海之所行雲氣者，天下也。胃之所出氣血者經隧也。經隧者，五藏六府之大絡也，迎而奪之而已矣。黄帝曰：上下有數乎？岐伯曰：迎之五里，中道而止，五至而已，五往而藏之氣盡矣，故五五二十五而竭其俞矣。此所謂奪其天氣者也，非能絶其命而傾其壽者也。黄帝曰：願卒聞之。岐伯曰：闚門而刺之者，死於家中；入門而刺之者，死於堂上。黄帝曰：善乎方！明哉道！請著之《玉版》，以爲重寶，傳之後世，以爲刺禁，令民勿敢犯也。(《靈樞·玉版第六十》)

此言鍼之能殺生人者，在於奪其五里，以竭經隧之氣，此其所以爲刺禁也。二十八會者，手足十二經，左右相同，共有二十四脈，加以兩蹻督任，共爲二十八會也。世有能於生人則殺之，死人則不能起之，此問之者，固爲不仁，而聞之而弗行，正所以明道也。故能殺生人之繆，眞如刀劍之殺人，如酒之醉人，雖勿診視之，而可以預知也。何也？試觀海之行雲氣者，本於地氣上爲雲，而後雲氣行於天之下也。胃之有氣血，本於穀氣所化，而後血氣行於十二經之隧也。是經隧者，誠五藏六府之大脈絡耳。迎其氣之來，而有以奪之，故能殺生人矣。究其上下各經之數，不必盡藏府之穴以刺之，止即五里穴以奪其氣，按五里系手陽明大腸經穴，肘上三寸，向裏大脈中央，前《本俞》云："尺動脈在五里，五俞之禁也。"《氣穴論》云："大禁二十五，在天府下五寸。"約至中道而止鍼，候其氣之來者，五至而已，鍼凡五往以奪之，而此藏之氣盡矣。及奪至二十五次，而五藏俞穴之氣皆已竭矣。此廼奪其天氣，非由命之自絶，壽之自傾，實所以殺此生人也。又何也？吾窺門而見其刺，其人當死於家中，吾入門而見其刺，其人當死於堂上，死之最易又如是耶。

◎刺有五禁五奪五過五逆九宜

黃帝問於岐伯曰：余聞刺有五禁。何謂五禁？岐伯曰：禁其不可刺也。

黃帝曰：余聞刺有五奪。岐伯曰：無寫其不可奪者也。

黃帝曰：余聞刺有五過。岐伯曰：補寫無過其度。

黃帝曰：余聞刺有五逆。岐伯曰：病與脈相逆，命曰五逆。

黃帝曰：余聞刺有九宜。岐伯曰：明知九鍼之論，是謂九宜。（《靈樞·五禁第六十一》）

刺有五禁、五奪、五過、五逆，以爲刺禁，令民勿犯者也。五過者，補之過度，資其邪氣，瀉之過度，竭其正氣，是五過也。五藏外合之皮脈肉筋骨，有邪正虛實，宜平調之。九宜者，九鍼之論各有所宜，神而明之，是爲九宜。

◎五俞之禁

陰尺動脈在五里，五俞之禁也。（《靈樞·本俞第二》）

此論藏府之陰陽血氣，循手太陰陽明之經，從内而外，外而内，往來逆順之不息也。尺動脈，手太陰之兩脈口。五里，手陽明之經穴，在肘上三寸。五俞，五藏之井滎俞經合也。夫五藏之血氣，行於脈中者，變見於手太陰之兩脈口。五藏之氣血，從經別而行於脈外者，循手陽明變見於尺膚。手太陰脈中之血氣，從指腕而行於肘臂；手陽明脈外之氣血，從臂肘而行於尺膚，往來逆順於皮膚經脈之外内。蓋手太陰主周身之氣而朝百脈，手陽明廼其府也。府爲陽，故行氣血於脈外；藏爲陰，主行血氣於脈中。充於周身皮膚經脈之血氣，往來逆順之不息者，從手太陰陽明始也。是以迎之五里，中道而止，若五往而取之，則五俞之血氣皆絕，故曰“尺動脈在五里，五俞之禁也”。謂尺中所動之氣血，從五里之脈外而來者也。上節論陽氣之上下，以應天氣之昇降。此論血氣之出入，以應天地之精水，佈雲氣於天下，復通貫於地中也。按皮膚之氣血，從手足之指井，溜注於脈中，而合於肘膝閒。故曰：“尺動脈在五里，五俞之禁也。”《氣穴論》云：“大禁二十五，在天府下五寸。”

◎刺胸腹者必避五藏

凡刺胷腹者，必避五藏。（《素問·診要經終論第十六》）

五藏者，心肺在膈上，腎肝在膈下，脾象土而居中，所以藏精神血氣魂魄意志也。五藏之神氣，從内膈上連於胷，中連於腹，下連於膂藏，而環轉於形身。故刺胷腹必避之。刺不避五藏者，各有死期，損之則五神去，神去則死至，故不可不慎也。

◎刺避五藏知逆從

刺避五藏者，知逆從也。所謂從者，鬲與脾腎之處，不知者反之。（《素問·診要經終論第十六》）

刺避五藏者，避五藏神氣之所出也。凡刺五藏者，在乎知其逆從也。所謂逆從者，五藏之氣所從而出，膈與脾腎之處也。膈者，胷膈之上鳩尾之處也。脾處者，胸骨兩分之下交腹之處也。腎處者，兩脅之下也。五藏之氣，從膈外出，旋轉不迴，腎著於脊，脾藏居中，膈連於脅際。故知膈與脾腎有上中下之異處者爲順，不知而反刺之者謂之逆耳，則逆其氣而傷其藏矣。

◎無刺熇熇之熱無刺渾渾之脈無刺漉漉之汗

帝曰：夫經言有餘者寫之，不足者補之。今熱爲有餘，寒爲不足。夫瘧者之寒，湯火不能溫也，及其熱，冰水不能寒也，此皆有餘不足之類。當此之時，良工不能止，必須其自衰廼刺之，其故何也？願聞其說。岐伯曰：經言無刺熇熇之熱，無刺渾渾之脈，無刺漉漉之汗，故爲其病逆，未可治也。（《素問·瘧論第三十五》）

此詳言瘧之諸變，須其自衰廼刺之，不可刺於病發之時。瘧氣未發之時，陰陽未並，邪氣未盛，故當乘此而治之也。帝問大凡有餘者瀉之，不足者補之。人之病熱，其熱似爲有餘；人之病寒，其熱似爲不足，殊不知經言有餘者，廼邪氣之有餘；不足者，廼眞氣之不足。而外感之爲熱爲寒者，皆有餘也，非不足也。但帝所以問之意，全在“須其自衰而刺之”之義，且以有餘不足與寒熱相類，故借其辭以發之。言瘧者之寒也，非湯火之能溫，與不足而相類；及其熱也，非冰水之能寒，與有餘而相類。斯時也，正瘧發之際，雖良工不能止，必待其自衰，而後廼可施以刺之之法者，何也？伯言經謂無刺熇熇之熱，熇熇者，熱盛如火也；無刺渾渾之脈，脈無端緒，以邪盛而亂也；無刺漉漉之汗，漉漉者，汗大出也。茲而無刺之者，爲其病勢正盛，而刺之則逆其病氣，所以未可治也。

◎刺無過其道

黄帝問曰：願聞刺要？岐伯對曰：病有浮沈，刺有淺深，各至其理，無過其道。（《素問·刺要論第五十》）

刺要者，刺之要法也。理者，皮膚肌肉之紋理也。道者，血氣循行之道路也。蓋脈肉筋骨之間，各有淺深之理路，隨病之浮沈而取之，無使其過與不及也。應淺不淺，應深不深，皆過其道也。

◎足太陽脈腰痛春刺無見血

足太陽脈令人腰痛，引項脊尻背如重狀。刺其郤中太陽正經出血。春無見血。(《素問・刺腰痛第四十一》)

太陽合腎，王於冬，衰於春，春時木旺，子旺母休，故刺太陽經者，春無見血也。春無見血者，正月太陽寅。故不宜出血，以泄太陽方盛之氣也。按此篇記經脈爲病，而痛於腰之實證，與内傷肝腎外病筋骨之虚痛者不同也。

◎足少陽脈腰痛夏刺無見血

少陽令人腰痛，如以鍼刺其皮中，循循然不可以俛仰，不可以顧。刺少陽成骨之端出血，成骨在膝外廉之骨獨起者。夏無見血。(《素問・刺腰痛第四十一》)

少陽合肝，爲木，王於春，衰於夏，子旺母休也。少陽爲心之表，主夏之三氣，故夏無見血。

◎陽明脈腰痛秋刺無見血

陽明令人腰痛，不可以顧，顧如有見者，善悲。刺陽明於骱前三痏，上下和之出血。秋無見血。(《素問・刺腰痛第四十一》)

陽明合脾，脾土王於長夏，衰於秋，子旺母休也。陽明主秋令，故秋無見血也。

◎足少陰脈腰痛冬刺無見血

足少陰令人腰痛，痛引脊内廉。刺少陰於内踝上二痏，春無見血。(《素問・刺腰痛第四十一》)

足少陰腎，腎水王於冬，衰於春，春時木旺，子旺母休，故刺少陰經者，春無見血也。與足太陽同。

◎刺毫毛腠理無傷皮

是故刺毫毛腠理，無傷皮。(《素問・刺要論第五十》)

刺毫毛腠理，刺之極淺者也。然此其淺以應於肺，腠理毫毛，猶應更淺，當取髮根淺深之半爾。故曰無傷皮也。

◎刺皮無傷肉

刺皮，無傷肉。(《素問・刺要論第五十》)

此言刺皮者，無傷肉也。

◎刺肉無傷脈

刺肉，無傷脈。（《素問・刺要論第五十》）

此言刺肉者，無傷脈也。

◎刺脈無傷筋

刺脈，無傷筋。（《素問・刺要論第五十》）

此言刺脈者，無傷筋也。

◎刺筋無傷骨

刺筋，無傷骨。（《素問・刺要論第五十》）

此言刺筋者，無傷骨也。

◎刺骨無傷髓

刺骨，無傷髓。（《素問・刺要論第五十》）

此言刺骨者，無傷髓也。

◎用鍼不審反還內著

黄帝曰：刺之有道乎？岐伯答曰：刺此者，必中氣穴，無中肉節。中氣穴則鍼染於巷，中肉節即皮膚痛，補寫反則病益篤。中筋則筋緩，邪氣不出，與其眞相搏，亂而不去，反還內著。用鍼不審，以順爲逆也。（《靈樞・邪氣藏府病形第四》）

此言刺穴有道，而反之者有害也。氣穴者，府氣所注之經穴也。凡刺上節所述諸穴，必中其經氣所至之氣穴，無中肉節也，肉節者，肉相連處之節界也。蓋中氣穴，則鍼遊於巷，而氣脈相通，即《素問・氣穴論》遊鍼之居也。如名氣沖穴爲氣街，而《衛氣》有胸氣、腹氣、頭氣、脛氣，皆有街，則巷即街之義。中肉節，則皮膚徒痛。若當補而瀉，當瀉而補，補瀉相反，病當益篤。若中於筋，則筋緩無束，是以邪氣不出，與眞氣相搏而亂。邪反內著，此皆用鍼不審，以順爲逆之故，殊非刺穴之道也。

◎卒發者不必治於傳

然其卒發者，不必治於傳。（《素問・玉機眞藏論第十九》）

病有發於倉卒者，隨氣爲患，不以次而入，亦不必依次以治其傳。此又於逆傳順傳之外，而復有不次相乘者矣。卒，猝同。五志之發無常，隨觸而動，故生病亦不以其次。喜則氣下，故傷心，心傷而大虛，則腎氣乘之，水勝火也。怒則氣逆於肝而乘於脾，木勝土也。悲則氣並於肺而乘於肝，金勝木也。恐傷腎而腎氣虛，則脾氣乘之，土勝水也。憂傷肺則心氣乘之，火勝金也。或以有餘而乘彼，或以不足而被乘，皆乘所不勝，此不次之道也。藏惟五，而五藏之傳，又能各兼五藏，則有二十五變。傳者以此傳彼，乘者以強淩弱，故有曰傳曰乘之異名耳。

◎諸病相傳有不可刺者

諸病以次，是相傳，如是者，皆有死期，不可刺。（《素問·標本病傳論第六十五》）

諸病如是相勝剋而傳者，皆有速死之期，非刺之可能救也。五藏相移皆如此，有緩傳者，有急傳者。緩者或一歲、二歲、三歲而死，其次或三月若六月而死。急者一日、二日、三日、四日或五六日而死，則此類也。尋此病傳之法，皆五行之氣，考其日數，理不相應。夫以五行爲紀，以不勝之數，傳於所勝者，謂火傳於金，當云一日；金傳於木，當云二日；木傳於土，當云四日；土傳於水，當云三日；水傳於火，當云五日也。若以已勝之數，傳於不勝者，則木三日傳於土，土五日傳於水，水一日傳於火，火二日傳於金，金四日傳於木，經之傳日，似法三陰三陽之氣。《玉機眞藏論》曰："五藏相通，移皆有次，不治。若三月，若六月，若三日，若六日，傳而當死。"此與同也。

◎熱病有死徵勿刺

熱病，三日，而氣口靜，人迎躁者，取之諸陽，五十九刺，以寫其熱而出其汗，實其陰以補其不足者。身熱甚，陰陽皆靜者，勿刺也；其可刺者，急取之，不汗出則泄。所謂勿刺者，有死徵也。（《靈樞·熱病第二十三》）

證脈不相應者，不必刺也。若身本熱，而脈口固靜，人迎不躁，廼陰經陽經皆靜也，是謂證脈不相應，刺之無益，勿刺之可也。所謂氣口靜，人迎躁者，宜急取諸陽經以瀉之，急取諸陰經以補之。夫其急取諸陽者，縱不汗出，其邪亦從此而泄矣。今所謂身熱甚而陰陽皆靜，爲不必刺者，以其有死徵也。蓋邪盛脈宜躁，今邪盛而熱甚，正以正氣衰而脈不能躁，謂之死徵也。

◎熱病不可刺者有九

熱病，不可刺者有九：一曰汗不出，大顴發赤，噦者死；二曰泄而腹滿，甚者死；三曰目不明，熱不已者死；四曰老人嬰兒，熱而腹滿者死；五曰汗不出，嘔，下血者死；六曰舌本爛，熱不已者死；七曰欬而衄，不可刺也，汗不出，出不至足者死；八曰髓熱者死；九曰熱而痓者死。腰折瘛瘲，齒噤齘也。凡此九者，不可刺也。（《靈樞·熱病第二十三》）

此言熱病不可刺者有九，以其必至於死也。其一曰：汗不得出者，外淫之熱，不得從汗解也；《刺熱論》曰："肝熱病者，左頰先赤；心熱病者顏先赤；脾熱病者，鼻先赤；肺熱病者，右頰先赤；腎熱病，頤先赤。"大顴骨之上，發而爲赤，此五藏之熱甚也。噦，呃逆也。噦者，外內之熱，穀氣與邪氣相爭，而致胃氣絕也，此其所以死也。其二曰：泄者，熱病下則爲泄。泄而腹滿尤甚者，正氣陰液不泄，而外熱之邪填於內，不以泄減，脾氣之衰也，此其所以死也。其三曰：目不明，熱不已者，內熱甚而外內不清也。目以熱而不明，熱又甚而不已，肝氣衰也，此其所以死也。其四曰：凡老人，熱病而腹滿者，外內之血氣已衰，而脾邪盛也。嬰兒者，表裏之陰陽未足，腹滿者，熱逆於中，不得從外內散也。此其所以死也。其五曰：汗不出者，熱病而汗既不出，心氣衰也；血或嘔或下，外熱不解，而入於陰之經也。此其所以死也。其六曰：舌本已爛，熱猶不已，內熱盛而逆於上之心，邪盛也，此其所以死也。其七曰：欬者，內熱上逆於肺也；衄者，表熱外迫於經也。熱病欬而且衄，肺邪盛也，其熱已極。夫肺主皮毛而朝百脈，外內之熱，咸從肺氣以汗解。汗不出者，氣絕於上也。汗猶不出，心氣衰也；縱汗出，而不至足，氣絕於下也。此即上節陽脈之衰，所以至於死也。其八曰：髓熱者，熱病而髓甚熱，熱則髓枯，腎氣衰也，此其所以至於死也。其九曰：熱而痙者，熱病發而爲痙也，蓋熱極生風而爲強病也。太陽氣終則腎氣亦絕，其病發爲瘛瘲，其齒必噤且齘。太陽少陰，陰陽生氣之根原也。夫刺者，所以致氣而卻邪也。此其所以至於死也。凡此九者，邪熱甚而正氣已絕，不可刺，刺之無益也。

◎用寒遠寒用熱遠熱

帝曰：夫子言用寒遠寒，用熱遠熱，余未知其然也，願聞何謂遠？岐伯曰：熱無犯熱，寒無犯寒，從者和，逆者病，不可不敬畏而遠之，所謂時興六位也。《素問·六元正紀大論第七十一》）

遠，避忌之謂，即無犯也。凡用熱者，無犯司氣之熱，用寒者，無犯司氣之寒，是謂熱無犯熱，寒無犯寒也。時，謂四時，即主氣也。位謂六步，即客氣也。主客之氣，皆當敬畏，不犯爲從，犯則爲逆矣。興，起也。此總言一歲之中，有應時而起之六位，各主六十日零八十七刻半，各有寒熱溫涼之四氣，皆宜遠而無犯之。如初之氣，天氣尚寒，是宜用熱，時值少陽相火司令，又當遠此一位而無犯也。如二之氣，天氣已溫，是宜用涼，時值太陽寒水司令，又當遠此一位而用涼也。每歲之六氣皆然。從則和，逆則病，不可不敬畏而遠之。寒熱廼太陽之總綱，故總論六位，止言寒熱。寒熱溫涼，有不可犯者，以司氣爲本，有小可犯者，以間氣所加之客氣，與主氣異也。四時氣王之月，藥及食衣寒熱溫涼四者，皆宜避之。差四時同犯，則以水濟水，以火助火，病必生也。

◎用寒熱溫涼有四畏

帝曰：溫涼何如？岐伯曰：司氣以熱，用熱無犯；司氣以寒，用寒無犯；

司氣以涼，用涼無犯；司氣以溫，用溫無犯。閒氣同其主無犯，異其主則小犯之，是謂四畏，必謹察之。（《素問·六元正紀大論第七十一》）

溫涼，稍次於寒熱也。司氣，司天司地之氣也。司氣之寒熱溫涼，如辰戌太陽寒水司天，太陰濕上在泉之類，則不可輕犯之。閒氣者，天地左右二閒之氣也。《至眞要大論》謂："司天地者主歲，主歲者紀歲；司左右者爲閒氣，閒氣者紀步。"故天地左右二閒之氣，客氣與主氣同，則無犯之，若客氣與主氣異，則小犯之，此四畏所在，不可不察。此分論司天在泉及閒氣之無犯也。如少陰在上，司氣以熱，而用熱者，又當遠此少陰之熱而無犯也。如陽明在泉，司氣以涼，而用涼者，又當遠此陽明之涼而無犯也。餘氣皆然。如閒氣與司天在泉之主氣相同者，不可犯，與主氣異者，則小犯之。假如少陽司天，初氣廼少陰君火，是與司天之氣相同，無犯其熱。如少陰在泉，四之氣廼太陽寒水，是與主氣相異，可少用熱而小犯之。是謂寒熱溫涼之四畏，不可不謹察也。

◎治以平爲期而不可過

帝曰：善。其犯者何如？岐伯曰：天氣反時，則可依時，及勝其主則可犯，以平爲期，而不可過，是謂邪氣反勝者。故曰：無失天信，無逆氣宜，無翼其勝，無贊其復，是謂至治。（《素問·六元正紀大論第七十一》）

其犯者，謂須犯，言有必不得已而犯之者也。天氣即客氣，時即主氣，客不合主，是謂反時，反時者則可依時，以主氣之循環有常，客氣之顯微無定，故姑從乎主也。勝其主者，客氣太過也。如司氣以熱，而寒反勝之，是當依時而用溫矣；如司氣以溫，而天氣反涼，是當依時而用溫矣。可犯者，如夏而寒甚，客水勝也。冬而熱甚，客火勝也。春涼秋溫，其氣皆然。故可以熱犯熱、以寒犯寒、以溫犯溫、以涼犯涼而從其變，廼所謂從治也。小犯者，正以天氣雖反，僅可佐其不及。寒氣不甚，則不可犯之。不可過者，謂氣平則止，過則傷正氣而增病矣。氣動有勝是謂邪，反勝於主，不可不禦也。六步之氣，於六位中，應寒反熱，應熱反寒，應溫反涼，應涼反溫，是謂六步之邪勝也。差冬反溫，差夏反冷，差秋反熱，差春反涼，是謂四時之邪勝也。勝則反其氣以平之。客主氣運，至必應時而至者，天之信也；不知時氣，失其天信矣。寒熱溫涼，用之必當，氣之宜也；不知逆從，逆氣宜矣。知而弗犯，是謂至妙之治。

◎治其王氣是以反也

帝曰：善。服寒而反熱，服熱而反寒，其故何也？岐伯曰：治其王氣，是以反也。（《素問·至眞要大論第七十四》）

服寒而反熱，服熱而反寒之所以然也。物體有寒熱，氣性有陰陽，觸王之氣，則強之用者，謂治其王氣也。病有陰陽，氣有衰王，不明衰王，則治之反甚。此言正治而病不愈者，以其不求之所屬，或專治王氣，或偏用五味也。如陽盛陰衰者，陰虛火王也，治之者不知補陰以配陽，而專用苦寒治火之王，豈知苦寒皆沈降，沈降皆亡陰，陰愈亡則火愈盛，故服寒反熱者，陰虛不宜降也。又如陽衰陰盛者，氣弱生寒也，治之者不知補陽以消陰，而專用辛溫治陰之王，豈知辛溫多耗散，耗散則亡陽，陽愈亡則寒愈甚，故服熱反寒者，陽虛不宜耗也。此無他，皆以專治王氣，故其病反如此。又如夏令本熱，而伏陰在內，故每多中寒；冬令本寒，而伏陽在內，故每多內熱。設不知此而必欲用寒於夏，治火之王，用熱於冬，治寒之王，則有中寒隔陽者，服寒反熱，中熱隔陰者，服熱反寒矣。是皆治王之謂，而病之所以反也。春秋同法。夫肝氣溫和，心氣暑熱，肺氣寒冽，脾氣兼併之。故春以清治肝而反溫，夏以冷治心而反熱，秋以溫治肺而反清，冬以熱治腎而反寒，蓋由補益王氣太甚也。補王太甚，則藏之寒熱氣自多矣。人有五藏，腎經屬水爲陰，今寒之而仍熱者，當取之陰經，所謂壯水之主，以制陽光者是也。心經屬火爲陽，今熱之而仍寒者，當取之陽經，所謂益火之源，以消陰翳者是也，此皆求之以本經之所屬也。然有治其所屬病不愈者，心王於夏而復補其王氣，則熱太過而水不生，故雖用寒藥而熱不去也。腎王於冬而復補其王氣，則寒太過而火不生，故雖用熱藥而寒不去也。

◎不治王而然

帝曰：不治王而然者，何也？岐伯曰：悉乎哉問也。不治五味屬也。夫五味入胃，各歸所喜攻，酸先入肝，苦先入心，甘先入脾，辛先入肺，鹹先入腎，久而增氣，物化之常也。氣增而久，夭之由也。（《素問·至眞要大論第七十四》）

夫不治王氣，而病不愈者，廼不治五味之所屬也。《宣明五氣》云："酸入肝，辛入肺，苦入心，鹹入腎，甘入脾，是謂五入也。"五味入胃，各歸於所喜攻之藏。喜攻者，謂五味五藏各有所屬也。故酸先入肝，爲溫；苦先入心，爲熱；甘先入脾，爲至陰而四氣兼之；辛先入肺，爲清；鹹先入腎，爲寒。惟五味偏用，則五藏互傷。故久服黄連、苦參而反熱者，此其類也。《生氣通天論》曰："味過於酸，肝氣以津，脾氣廼絕；味過於鹹，大骨氣勞，短肌，心氣抑；味過於甘，心氣喘滿，色黑，腎氣不衡；味過於苦，脾氣不濡，胃氣廼厚；味過於辛，筋脈沮弛，精神廼央。"故凡日久而增其氣者，物化之常也。今服藥氣增，而又久服之，則藥氣偏勝者，必致藏氣偏絕，而暴夭者，有由然矣。《九鍼論》曰："病在筋，無食酸；病在氣，無食辛；病在骨，無食鹹；病在血，無食苦；病在肉，無食甘。"犯之者，即所謂不治五味屬也。

◎補寫有不可

其來不可逢者，氣盛不可補也。其往不可追者，氣虛不可寫也。（《靈樞·小鍼解第三》）

邪氣來時爲邪盛，正因邪盛，不可以補法，故云不可逢也；邪氣去時爲邪衰，然此時正氣未復，亦爲衰，尚若此時欲乘機瀉邪，恐亦傷正，故云不可追也。否則，是犯虛虛實實之戒。

◎五奪者皆不可寫

黄帝曰：何謂五奪？岐伯曰：形肉已奪，是一奪也；大奪血之後，是二奪也；大汗出之後，是三奪也；大泄之後，是四奪也；新產及大血之後，是五奪也。此皆不可寫。（《靈樞·五禁第六十一》）

此五奪者，皆元氣之大虛者也，若再瀉之，必置於殆，不惟用鍼，用藥亦然。

◎精神魂魄之存亡鍼不可以治之

是故用鍼者，察觀病人之態，以知精神魂魄之存亡得失之意，五者已傷，鍼不可以治之也。（《靈樞·本神第八》）

此承篇首之問而言，是故用鍼者，當察觀病人之形態，以酌其可刺不可刺也。以知精神魂魄意志，或存或亡，或得或失，若五神已傷，則毛悴色夭，死期將至，鍼不能以治之也。《五藏別論》曰："病不許治者，病必不治，治之無功矣。"故《五閱五使》曰："血氣有餘，肌肉堅致，故可苦以鍼。"《邪氣藏府病形》曰："諸小者陰陽形氣俱不足，勿取以鍼而調以甘藥也。"《根結》曰："形氣不足，病氣不足，此陰陽氣俱不足也，不可刺之。"觀此諸篇之訓，可見鍼能治有餘而不可治虛損明矣。凡用鍼者，當知所慎也。思鍼不可用，藥亦不可妄投也。

◎心痛中有盛聚不可刺也

心痛不可刺者，中有盛聚，不可取於俞。（《靈樞·厥病第二十四》）

有心痛不可取於俞穴者，以其中有盛聚也。中有盛聚，謂有形之癥，或積或血，停聚於中，病在藏而不在經，當從內以調治之也。與外之俞穴無涉，故不可取於俞穴也。

◎耳痛不可刺

耳痛不可刺者，耳中有膿，若有乾耵聹，耳無聞也。（《靈樞·厥病第二十四》）

有耳痛不可刺者，以耳中有膿故也，膿垢去而耳自愈矣。若膿積而爲乾耵聹，則耳必無聞，須出此乾耵聹，而痛可止。耵聹，耳垢也。此又與經氣無涉，故不可刺耳閒之絡脈，及手足之指井也。

◎足髀不可舉者大鍼不可刺也

足髀不可舉，側而取之，在樞合中，以員利鍼，大鍼不可刺。（《靈樞·厥病第二十四》）

足髀不可舉，側而取之，在樞合中者，用第六圓利鍼以刺之，其第九大鍼不可刺也。此逆在氣而不在經，故當淺刺膚腠之閒以疏氣，不必深取於經穴也。圓利鍼，大鍼，見本經《九鍼論》。

◎諸病以次相傳皆有死期不可刺

諸病以次相傳，如是者皆有死期。不可刺也。（《靈樞·病傳第四十二》）

此言諸病以次相傳而爲甚者，廼逆傳其所勝，相剋之次，是相傳爲病之甚，甚者獨行，故有死期，不可刺。閒藏而爲生者，可刺之也。如閒一藏者，廼心傳之肝，肺傳之脾，子行乘母也。閒二藏者，心傳之脾，肺傳之腎，廼母行乘子，子母之氣互相資生者也。閒三藏者，心傳之腎，肺傳之心，從所不勝來者，爲微邪也。按五藏閒傳，止有閒三而無閒四，所謂閒四藏者，以藏傳之府，而府復傳之於他藏，蓋府亦可以名藏也。若閒傳而爲相生，則閒一藏爲始，及二三四藏，是廼相生之次，所謂閒者並行，廼可刺以治之也。

◎衛氣之留積有不可刺者

黄帝曰：衛氣之留於腹中，稸積不行，菀藴不得常所，使人支脅胃中滿，喘呼逆息者，何以去之？伯高曰：其氣積於胷中者，上取之；積於腹中者，下取之；上下皆滿者，傍取之。黄帝曰：取之奈何？伯高對曰：積於上，寫大迎、天突、喉中；積於下者，寫三里與氣街；上下皆滿者，上下取之，與季脅之下一寸。重者，雞足取之。診視其脈，大而弦急，及絶不至者，及腹皮急甚者，不可刺也。黄帝曰：善。（《靈樞·衛氣失常第五十九》）

積於上者爲喘呼逆息，故當瀉之於上，人迎，足陽明經穴，天突、喉中，俱任脈穴，喉中，即廉泉也。積於腹中者，當瀉其下，三里、氣街，俱足陽明經穴。上下皆病，則上下俱當取之，如以上五穴是也，季脅之下一寸，當是足厥陰經章門穴。病之重者仍當雞足取之，謂攢而刺之也，即《官鍼》合谷刺之謂。脈大而弦急，陰虚而眞藏見也。絶不至者，榮氣脫也。腹皮急甚者，中和氣絶而脾元敗也。不宜刺矣。

◎病在筋氣骨血肉者有五裁也

五裁：病在筋，無食酸；病在氣，無食辛；病在骨，無食鹹；病在血，無食苦；病在肉，無食甘。口嗜而欲食之，不可多也，必自裁也，命曰五裁。

（《靈樞·九鍼論第七十八》）

此言五味之有五裁，即上節之義也，此與《宣明五氣》同。裁者，酌其適中而不可多也。夫五味入口，內養五藏，外濡形身，病則嗜食，故宜裁之。

◎伏梁此風根也不可動之

帝曰：人有身體髀股骱皆腫，環齊而痛，是爲何病？岐伯曰：病名伏梁，此風根也。其氣溢於大腸，而著於肓，肓之原在齊下，故環齊而痛也。不可動之，動之爲水溺濇之病。（《素問·腹中論第四十》）

本節文見《奇病論四十七》。此節伏梁證與上節絕不相同，可見病有名同而實異者。此論邪留氣分而爲伏梁也。氣行於肌腠之間，是以身體股骱皆腫。風爲陽邪，傷人陽氣，此風邪傷氣，而留於齊腹之間，故曰此風根也。大腸，謂大腸之外，空郭之間，風邪之氣充溢於大腸之外，而留著於肓，肓廼膏肓，即膜原之屬，肓之原，出於脖胦，正在齊下，故繞齊而痛也。不可動者，不可妄攻以動之也。蓋風邪之根留於齊下，動之則風氣淫佚，而鼓動其水，水溢於上，則小便爲之不利矣。

◎熱中消中不可服高粱芳草石藥

帝曰：夫子數言熱中、消中，不可服高粱、芳草、石藥。石藥發瘨，芳草發狂。夫熱中、消中者，皆富貴人也，今禁高粱，是不合其心；禁芳草、石藥，是病不愈。願聞其說。岐伯曰：夫芳草之氣美，石藥之氣悍，二者其氣急疾堅勁，故非緩心和人，不可以服此二者。帝曰：不可以服此二者，何以然？岐伯曰：夫熱氣慓悍，藥氣亦然，二者相遇，恐內傷脾。脾者，土也，而惡木，服此藥者，至甲乙日更論。（《素問·腹中論第四十》）

多飲數溲，謂之熱中。多食數溲，謂之消中。故不可多服膏粱之味，與芳草石藥也。芳香，氣濃味美也。石藥，英乳者也。多喜曰瘨，癲同。多怒曰狂。故石藥發瘨，芳草發狂也。熱中消中者，脾氣之上溢，甘肥之所致，廼富貴人之疾。夫富貴人者，驕恣縱欲輕人，無能禁之，禁之則逆其志，順之則加其病也。芳香，氣濃味美也。石藥，英乳也，氣悍，悍，利也，疾也。二者皆能助熱，亦能銷陰，皆急疾堅勁。堅，定也，固也。勁，剛也。言其芳草石藥之氣，堅定固久，剛烈而不歇滅是也。慓，熱氣慓盛則木氣內餘。正以熱消二證，熱氣在內者慓悍，而藥氣急疾堅勁，苟輕服之，則二者相遇，恐傷脾氣。故凡服此藥者，故心非和緩，則躁怒數起，躁怒數起，則熱氣因木以傷脾，甲乙爲木，故至甲乙日，則木必勝土，藥之爲害，不容掩也。更論脾病之增減也。

◎瘧脈緩大虛之治

瘧脈緩大虛，便宜用藥，不宜用鍼。（《素問·刺瘧第三十六》）

此言瘧脈緩大虛者，當用藥而不用鍼也。蓋瘧脈緩大，與前滿大急小實急者異矣，而又兼虛，則便宜用藥以調理之，不宜輕用鍼以出血也。若出血則益虛矣。《脈度》曰："盛者寫之，虛者飲藥以補之。"即此之謂。

◎癘風之刺禁

癘風者，素刺其腫上，已刺，以銳鍼鍼其處，按出其惡氣，腫盡迺止。常食方食，無食他食。（《靈樞·四時氣第十九》）

癘，大風也。《風論》曰："癘者，有榮氣熱，其氣不清，故使鼻柱壞而色敗，皮膚瘍潰，風寒客於脈而不去，名曰癘風也。"其治法，當於常素刺其腫上，已刺之後，又必數以銳鍼鍼其患處，仍用手按出其惡毒之氣，必待腫盡，迺可止鍼。蓋毒深氣甚，非多刺不可也。癘，癩同。食得其法，謂之方食。無食他食，忌動風發毒等物也。

◎蟲瘕及蛟蛕皆不可取以小鍼

腸中有蟲瘕及蛟蛕，皆不可取以小鍼。心腸痛，憹作痛，腫聚，往來上下行，痛有休止，腹熱喜渴涎出者，是蛟蛕也。以手聚按而堅持之，無令得移，以大鍼刺之，久持之，蟲不動，迺出鍼也。恭腹憹痛，形中上者。（《靈樞·厥病篇第二十四》）

此言蟲瘕蛟蛕在腸胃中，亦爲心腹痛也。瘕，結聚也。蛟，即蛔屬。蛕，蛔也。不可取以小鍼，謂其力小不能制也。蟲瘕之證，其痛則懊憹難忍，或肚腹腫起而結聚於內，或往來上下而行無定處，或蟲動則痛，靜則不痛而有時休止，或腹熱喜渴而口涎出者，是皆蛟蛕之爲患也。

第二十九章　方藥湯液醪醴

一、三品

◎君臣佐使非上下三品之謂也

帝曰：善。方制君臣，何謂也？岐伯曰：主病之謂君，佐君之謂臣，應臣之謂使，非上下三品之謂也。(《素問・至眞要大論第七十四》)

此明君臣佐使之義，所以制方，而非如《神農本草經》善惡上中下三品之謂也。《本經》所用氣味，或用補以和調其血氣，或用瀉以平治其淫邪。帝以方制君臣爲疑，伯言用藥以治病，其主病而最多者爲君，主病者，對證之要藥也，故謂之君。君者，味數少而分兩重，賴之以爲主也。佐君而數少者爲臣，味數稍多而分兩稍輕，所以匡君之不迨也。應臣而又少者爲使，數可出入而分兩更輕，所以備通行向異之使也。李東垣云："主病者爲君，假令治風者，防風爲君；治上焦熱，黄芩爲君；治中焦熱，黄連爲君；治濕，防已爲君；治寒，附子爲君主類。兼見何證，以佐使藥分治之。此制方之要也。"此君臣佐使，非如三品之謂也。

◎三品之謂

帝曰：三品何謂？岐伯曰：所以明善惡之殊貫也。(《素問・至眞要大論第七十四》)

三品者，謂《神農本草經》之上中下三品也。《神農本草經》云："上藥爲君，主養命以應天；中藥爲臣，主養性以應人；下藥爲佐使，主治病以應地也。"《神農本草》計三百六十種，以上品一百二十種爲君，主養命以應天，無毒，多服久服不傷，人欲益氣延年，輕身神仙者，本上品。以中品一百二十種爲臣，主養性以應人，有毒無毒，斟酌其宜，欲治病補虛羸者，主中品。以下品一百二十種爲佐使，以應地，多毒，不可久服，欲除寒熱邪氣，破積聚除固疾者，本下品。《本草經》分爲三品者，所以明善惡之殊貫也。殊貫者，異等也。善惡之殊貫者，謂藥有有毒無毒之分。今曰君臣佐使，特爲制方云耳，豈同於《神農》之説哉！夫神農炎帝嘗百草，著《本草經》，爲設藥之鼻祖；軒轅黄帝授教於天師，述作《内經》，爲醫理之典基。二帝各有其妙用焉。

二、方藥

◎雞矢醴

黄帝問曰：有病心腹滿，旦食則不能暮食，此爲何病？岐伯對曰：名爲鼓脹。帝曰：治之奈何？岐伯曰：治之以雞矢醴，一劑知，二劑已。（《素問·腹中論第四十》）

此論鼓脹之病，而有治之之方也。治之者，取雞屎上之白色者，雞之精也。雞屬陽明秋金，在卦配巽風木，此廼脾土艱於運化，以致脹滿不食。風木制化土氣，陽明燥合太陰，醴廼熟穀之液，釀以稻米，炊之稻薪，主補益中土，而先行於榮衛者也。故一劑則腹中溫和，二劑其病則已。雞屎用乾者八合，炒香，以無灰好酒三碗入之共煎，至乾一半許，用布濾出其汁，五更熱飲，則腹鳴，辰巳時行後二三次，皆黑水也。次日覺足面漸有縐紋，又飲一次，則漸縐至膝上而病癒矣。但雞屎用雄雞者氣全，又山閒畜之者更效，要知山閒多呑毒蟲，而有以毒攻毒之意。

◎四烏鰂骨一藘茹丸

帝曰：有病胷脅支滿者，妨於食，病至則先聞腥臊臭，出清液，先唾血，四支清，目眩，時時前後血，病名爲何？何以得之？岐伯曰：病名曰血枯，此得之年少時，有所大脫血，若醉入房，中氣竭，肝傷，故月事衰少不來也。帝曰：治之奈何？復以何術？岐伯曰：以四烏鰂骨，一藘茹，二物併合之，丸以雀卵，大如小豆，以五丸爲後飯，飲以鮑魚汁，利腸中及傷肝也。（《素問·腹中論第四十》）

復者，復其血氣之原也。後飯者，先藥後飯也。烏鰂，即烏賊也，骨名海螵蛸，其氣味鹹溫下行，故主女子赤白漏下及血閉血枯，其性澀，故亦能令人有子。藘茹，亦名茹藘，即茜草也，氣味甘寒無毒，能止血治崩，又能益精氣，活血通經脈。雀，即麻雀也。雀卵氣味甘溫，能補益精血，主男子陰痿不起，故可使多精有子，及女子帶下，便溺不利。鮑魚，其氣味辛溫無毒，魚本水中之物，故其性能入水藏，通血脈，益陰氣，煮汁服之，能同諸藥通女子血閉也。以上四藥皆通血脈，血主於肝，故凡病傷肝者，亦皆可用之。夫血枯一證，與血隔相似，皆經閉不通之候；然而枯之與隔，則相反有如冰炭。蓋枯者，枯竭之謂，血虛之極也。隔者，阻隔之謂，血本不虛，而或氣或寒或積有所逆也。隔者病發於暫，其證則或痛或實，通之則血行而愈，可攻者也。枯者其來也漸，衝任内竭，其證無形，必不可通者也。

◎生鐵洛飲

有病怒狂者……帝曰：治之奈何？岐伯曰：奪其食即已。夫食入於陰，長氣於陽，故奪其食即已。使之服以生鐵洛爲飲，夫生鐵洛者，下氣疾也。（《素問・病能論第四十六》）

至於所以治之者，亦惟奪其飲食，飲以生鐵洛焉可也。蓋食化於太陰脾經，而氣迺長於陽明胃經，故胃本多氣多血，而又加多食，則陽愈盛，而狂愈甚，所以必減其食也。生鐵洛，即爐冶間錘落之鐵屑，用水研浸，可以爲飲，其屬金，其氣寒而重，最能墜熱開結，平木火之邪，故可以下氣疾、除狂怒也。凡藥中用鐵精、鐵華粉、鍼砂、鐵銹水之類，皆同此意。以其性之能下氣疾，故可爲飲以服之也。

◎酒風方

病名曰酒風。帝曰：治之奈何？岐伯曰：以澤寫、术各十分，麋銜五分，合以三指撮，爲後飯。（《素問・病能論第四十六》）

此言酒風之證，而有治之之方也。治之者，用澤瀉、术各十分，麋銜五分，合以三指撮煎服。其藥後飯而服，謂之後飯也。非先用藥也，蓋此證在表，先服藥則入裏，故後飯者，藥在飯後也。术，即蒼术，《大觀本草》："主風寒濕痹、死肌，止汗。"主風濕痹、歷節、賊風。澤瀉，主風痹益氣也。

◎蘭

帝曰：有病口甘者，病名爲何？何以得之？岐伯曰：此五氣之溢也，名曰脾癉……轉爲消渴。治之以蘭，除陳氣也。（《素問・奇病論第四十七》）

此言有脾癉之疾者，當轉爲消渴也，而有治之之法也。治之者，以蘭草除其陳鬱之氣，則辛能發散，病瘉矣。蘭草性味甘寒，能利水道，辟不祥，除胸中痰澼，其氣清香，能生津止渴，潤肌肉，故可除陳積蓄熱之氣。

◎秫米半夏湯

黄帝曰：善。治之奈何？伯高曰：補其不足，寫其有餘，調其虛實，以通其道而去其邪。飲以半夏湯一劑，陰陽已通，其臥立至。黄帝曰：善。此所謂決瀆壅塞，經絡大通，陰陽和得者也。願聞其方。伯高曰：其湯方以流水千里已外者八昇，揚之萬遍，取其清五昇煮之，炊所葦薪，火沸，置秫米一昇，治半夏五合，徐炊，令竭爲一昇半，去其滓，飲汁一小杯，日三，稍益，以知爲度。故其病新發者，覆杯則臥，汗出則已矣；久者，三飲而已也。（《靈樞・邪客第七十一》）

此言治積之法也。痛者，爲積之痛於内也。察其所痛，知其所應者，如著於孫絡之積，則外應於手臂之孫絡；著於陽明之經積，則外應於光明；著於腸胃募原之積，則外應於谿谷之穴會；著於伏衝之積，則外應於氣衝、大赫；著於膂筋之積，則應於足少陰太陽之筋；結於緩筋之積，則應於足太陰陽明之筋；成於六俞之積，則外應於内關、外關、通裏、列缺、支正、偏歷；積於空郭之中，則外應於陽明之五里、臂腕之尺膚；積於五藏，察其左右上下，則外應於五藏之經俞。審其有餘不足，當補則補，當瀉則瀉，隨四時之序，氣之所處，病之所舍，藏府之所宜，毋逆天時，是謂至治。

◎蔆藕草根湯

發於脅，名曰敗疵。敗疵者，女子之病也。灸之，其病大癰膿；治之，其中迺有生肉，大如赤小豆。剉蔆藕草根各一昇，以水一斗六昇煮之，竭爲取三昇，則強飲，厚衣坐於釜上，令汗出至足已。（《靈樞·癰疽第八十一》）

此言女子有敗疵之證，而有治之之法也。其病大癰膿治之者，謂如治大癰之法以灸之也。其中迺有生肉，大如赤小豆，是雖名敗疽，而不至於腐肉爛筋傷骨矣。蔆，芰也。藕，連翹也。二草之根，俱能解毒，故各用一昇。以水一斗六昇，煮取三昇。強飲，厚衣坐於釜上，令汗出至足迺已。蓋水草能清熱發汗，翹能解毒者也。

三、五味陰陽

◎五味陰陽之功用

帝曰：善。五味陰陽之用，何如？岐伯曰：辛甘發散爲陽，酸苦湧泄爲陰；鹹味湧泄爲陰，淡味滲泄爲陽。六者，或收或散，或緩或急，或燥或潤，或耎或堅，以所利而行之，調其氣，使其平也。（《素問·至眞要大論第七十四》）

湧，吐也。泄，瀉也。滲泄，利小便及通竅也。五味陰陽之用，調五藏者也。六者，辛甘酸苦鹹淡也。或收或散，或緩或急，或燥或潤，或耎或堅者，辛主散主潤，甘主緩，酸主收主急，苦主燥主堅，鹹主耎，淡主滲泄也。《藏氣法時論》云："肝苦急，急食甘以緩之；心苦緩，急食酸以收之；脾苦濕，急食苦以燥之；肺苦氣上逆，急食苦以泄之；腎苦燥，急食辛以潤之。"者是也。《藏氣法時論》又云："辛散，酸收，甘緩，苦堅，鹹耎。"又云："辛酸甘苦鹹，各有所利，或散或收，或緩或急，或要或堅，四時五藏，病隨五味所宜也。"

四、歲物

◎司歲備物則無遺主矣

帝曰：其主病何如？岐伯曰：司歲備物，則無遺主矣。（《素問・至眞要大論第七十四》）

主病，謂主治病之藥物。天地之氣，每歲各有所司，藥備歲物者，爲天地之專精，而司氣者其氣偏，非歲物者其氣散也。司歲備物，謂從六氣五運以備之。如少陰少陽二火司歲，則收附子薑桂之熱物；如陽明燥金司歲，則收桑皮蒼朮之燥物；如厥陰風氣主歲，則收防風羌活之風物；如太陽寒水司歲，則收芩通大黄之寒物；如太陰土氣司歲，則收山藥黄精之類甘平甘溫之品，以及蒼丹黅素玄之穀，所謂藥食宜也。

◎先歲物天地之專精也

帝曰：先歲物何也？岐伯曰：天地之專精也。（《素問・至眞要大論第七十四》）

先歲物者，即先備司歲之物也。蓋歲物者，得天地精專之化，正以每歲之司天在泉，物從其化，而天地之專精儲焉，氣全力厚，又於使用，當其正氣味，故備所不可不先之也。

◎司氣者主歲同然有餘不足也

帝曰：司氣者何如？岐伯曰：司氣者主歲同，然有餘不足也。（《素問・至眞要大論第七十四》）

司氣，司運氣也。五運主歲者，如甲己爲土運，乙庚爲金運，然太過則有餘，不及則不足，比之歲物，物力恐淺薄有餘之歲藥專精也。

◎非司歲備物者故質同而異等也

帝曰：非司歲物何謂也？岐伯曰：散也，故質同而異等也。氣味有薄厚，性用有躁靜，治保有多少，力化有淺深，此之謂也。（《素問・至眞要大論第七十四》）

非司歲物，謂非主歲之物也。散者，謂六氣之序，不司天地而司四閒，故物生之應，亦當隨氣散見於四方，而各有所稟也。非專精則散氣。散氣則物不純也。故形質雖同，而氣味有淺深厚薄之異。治保有多少者，謂治病保眞之藥食，或宜多用，或宜少用也。按中古之世，不能司歲備物，用炮製以代天地之助，如制附子曰炮，制蒼朮、桑皮曰炒，蓋以火助火，而以燥助燥也。近有制附子以水煮曰陰制，制桑皮以蜜拌曰潤燥，是猶用鷹犬而去其爪牙，則驅之搏蹇兔而不能，又安望韓盧之技哉？

五、毒

◎有毒無毒之治則

帝曰：有毒無毒，服有約乎？岐伯曰：病有久新，方有大小，有毒無毒，固宜常制矣。大毒治病，十去其六；常毒治病，十去其七；小毒治病，十去其八；無毒治病，十去其九。穀肉果菜，食養盡之。無使過之，傷其正也。不盡，行復如法。必先歲氣，無伐天和。無盛盛，無虛虛，而遺人夭殃。無致邪，無失正，絕人長命。（《素問·五常政大論第七十》）

凡藥有毒無毒，服之者有所約。約，規則也。《禁服》云："約方者，猶約囊也，囊滿而弗約則輸泄，方成而弗約則神與弗俱。"病有久新者，謂病之能毒，不能勝毒也。方有大小者，謂有可以厚藥，止可以薄藥也。毒者，有大毒，大毒之性烈，猶《本經》下品藥毒，毒之大也，其爲傷也甚矣。常毒者，其性減大毒之一等，加小毒之一等，謂中品藥毒，次於下也。小毒者，其性和，謂上品之藥毒，毒之小也，小毒之性和，其上品、中品、下品無毒藥，悉謂之平。蓋大寒大熱及燥濕偏勝之毒氣，故止可攻疾，中病即止，過則傷正矣。是以大毒之藥治病，病去其六，即止後服；常毒治病，病去其七，即止之；小毒治病，病去其八，即止之；即無毒之藥，亦不可太過，所謂久而增氣，物化之常也；氣增而久，夭之由也。所傷可知也。故至約必止之，以待來證爾。然無毒之藥，性雖和平，久而多之，則氣有偏勝，則有偏絕，久攻之則藏氣偏弱，既弱且困，不可長也，故十去其九而止服至約已，則以五穀、五肉、五果、五菜，隨五藏宜者食之，已盡其餘病，藥食兼行亦通也。《藏氣法時論》曰："毒藥攻邪，五穀爲養，五果爲助，五畜爲益，五菜爲充，氣味合而服之，以補精益氣。"故以藥石治病，穀肉食養，使病盡去之，又無使過之，傷其正也。然毒藥雖有約制，而飲食亦貴得宜，皆不可使之太過，過則反傷其正也。如此而猶有未盡，則再行前法以漸除之，寧從乎慎也。五運有紀，六氣有序，四時有令，陰陽有節，皆歲氣也。人氣應之以生長收藏，即天和也。又必先知歲運之盛衰，衰則補之，盛則瀉之，補則從之，瀉則逆之。設不知歲氣變遷，而妄呼寒熱，則邪正盛衰無所辨，未免於犯歲氣、伐天和矣，夭折之由，此其爲甚。又有治其王氣義，邪氣實者復助之，盛其盛矣。正氣奪者復攻之，虛其虛矣。不知虛實，妄施攻補，以致盛者愈盛，虛者愈虛，眞氣日消，則病氣日甚，遺人夭殃，醫之咎也。盛其盛，是致邪也。虛其虛，是失正也。重言之者，所以深戒夫，伐天和而絕人長命，以見歲氣不可不慎也。

◎有毒無毒所治爲主適大小爲制也

帝曰：非調氣而得者，治之奈何？有毒無毒，何先何後？願聞其道。岐伯曰：有毒無毒，所治爲主，適大小爲制也。（《素問·至眞要大論第七十四》）

夫病生之類，其有四焉，一者，始因氣動而內有所成；二者，不因氣動而外有所成；三者，始因氣動而病生於內；四者，不因氣動而病生於外。夫因氣動而內成者，謂積聚、癥瘕、瘤氣、癭氣、結核、癲癇之類也。外成者，謂癰腫、瘡瘍、痂疥、疽痔、掉瘛、浮腫、目赤、瘭胗、胕腫、痛癢之類也。不因氣動而生於內者，謂留飲、澼食、飢飽、勞損、宿食、霍亂、悲恐、喜怒、想慕、憂結之類也。生於外者，謂瘴氣、賊魅、蟲蛇、蠱毒、蜚尸鬼擊、衝薄墜墮、風寒暑濕、斫射刺割捶撲之類也。如是四類，有獨治內而愈者，有兼治內而愈者，有獨治外而愈者，有兼治外而愈者，有先治內後治外而愈者，有先治外後治內而愈者，有須齊毒而攻擊者，有須無毒而調引者。凡此之類，方法所施，或重或輕，或緩或急，或收或散，或潤或燥，或耎或堅，方士之用，見解不同，各擅己心，好丹非素，故復問之者也。但能破積愈疾，解急脫死，則爲良方，非必要言以先毒爲是，後毒爲非，無毒爲非，有毒爲是，必量病輕重，大小制之者也。

六、方制

◎君臣佐使之謂也

帝曰：善。方制君臣，何謂也？岐伯曰：主病之謂君，佐君之謂臣，應臣之謂使，非上下三品之謂也。（《素問·至眞要大論第七十四》）

此明君臣佐使之義，所以制方，而非如《神農本草經》善惡上中下三品之謂也。《本經》所用氣味，或用補以和調其血氣，或用瀉以平治其淫邪。夫用藥以治病，其主病而最多者爲君，主病者，對證之要藥也，故謂之君。君者，味數少而分兩重，賴之以爲主也。佐君而數少者爲臣，味數稍多而分兩稍輕，所以匡君之不迨也。應臣而又少者爲使，數可出入而分兩更輕，所以備通行向異之使也。李東垣云："主病者爲君，假令治風者，防風爲君；治上焦熱，黄芩爲君；治中焦熱，黄連爲君；治濕，防己爲君；治寒，附子爲君主類。兼見何證，以佐使藥分治之。此制方之要也。"此君臣佐使，非如三品之謂也。

◎方有奇偶之制

《大要》曰：君一臣二，奇之制也；君二臣四，偶之制也；君二臣三，奇之制也；君二臣六，偶之制也。（《素問·至眞要大論第七十四》）

《大要》者，古醫方也。制方之大要，不過奇偶二法而已。奇者，陽數，即古所謂單方也。偶者，陰數，即古所謂復方也。單復一制，皆有小大，故君一臣二其數三，君二臣三其數五，皆奇之制也。君二臣四其數六，君二臣六其數八，皆偶之制也。病有小大，氣有遠近，治有輕重所宜，奇方屬陽而輕，偶方屬陰而重，故云制也。夫主病之謂君，君當倍用；佐君之謂臣。君用其一而臣佐以二，君用其二而臣佐以三，是數在三五，皆奇之制；君用其二而臣佐以四，君用其二而臣佐以六，是數在六八，皆偶之制。

◎制有小中大之分

帝曰：非調氣而得者，治之奈何？有毒無毒，何先何後？願聞其道。岐伯曰：有毒無毒，所治爲主，適大小爲制也。帝曰：請言其制。岐伯曰：君一臣二，制之小也；君一臣三佐五，制之中也；君一臣三佐九，制之大也。（《素問・至眞要大論第七十四》）

主病之謂君，佐君之謂臣，應臣之謂使。故君用其一，而臣輔以二；或輔之以三，佐則有五；或臣輔以三，佐則有九，此其制有大小之分也。

◎治有輕重適其至所爲故也

帝曰：氣有多少，病有盛衰，治有緩急，方有大小，願聞其約，奈何？岐伯曰：氣有高下，病有遠近，證有中外，治有輕重，適其至所爲故也。（《素問・至眞要大論第七十四》）

此言約方之法。五運六氣，各有太過不及，故曰氣有多少。人之疾病，必隨氣而爲盛衰，故治之緩急，方之大小，亦必隨其輕重而有要約也。歲有司天在泉，則氣有高下；經有藏府上下，則病有遠近。在裏曰中，在表曰外。緩者治宜輕，急者治宜重也。適其至所爲故，言必及於病至之所，而務得其以然之故也。

◎適其至所無越其制度

故曰：近者奇之，遠者偶之，汗者不以奇，下者不以偶。補上治上制以緩，補下治下制以急，急則氣味厚，緩則氣味薄，適其至所，此之謂也。病所遠，而中道氣味之者，食而過之，無越其制度也。（《素問・至眞要大論第七十四》）

奇偶者，天地之數也。近者，謂病之在上而近，故宜用奇方以治之，天氣之在上也。遠者，謂病之在下而遠，故宜用偶數以治之，地氣之在下也。汗廼陰液，故宜用偶而不以奇，蓋直從下而使之上，猶地氣昇而後能爲雲爲雨也。下者宜用奇而不以偶，蓋從上而使之下，從天氣之下降也。補者，補正氣之不足。治者，治邪氣之有餘。在上者，宜緩方；在下者，宜急方。急則用氣味之厚者，緩則用氣味之薄者，蓋厚則沉重而易下，薄則輕清而上浮，奇偶緩急，各適其上下遠近，至其病之所在而已矣。夫上下者，天地之位也。昇降者，天地之氣也。若執於奇上偶下，則昇降息矣。此復申明氣味之由中而上下也。病所遠者，謂病之在上在下，而遠於中胃者也。中道氣味之者，謂氣味之從中道而行於上下也，故當以藥食並用，而制度之。如病之在上而近於中者，當先食而後藥。病在下而遠於中者，當先藥而後食。以食之先後，而使藥味之過於上下也。

◎平氣之治

是故平氣之道，近而奇偶，制小其服也；遠而奇偶，制大其服也。大則數少，小則數多，多則九之，少則二之。奇之不去，則偶之，是謂重方。偶之不去，則反佐以取之。所謂寒熱溫涼，反從其病也。（《素問·至眞要大論第七十四》）

平氣之道，平其不平之謂也。如在上爲近，在下爲遠，遠者近者，各有陰陽表裏之分，故遠方近方，亦各有奇偶相兼之法。如方奇而分兩隅，方隅而分兩奇，皆互用之妙也。故近而奇偶，制小其服，小則數多，而盡於九。蓋數多則分兩輕，分兩輕則性力薄而僅及近處也。遠而奇偶，制大其服，大則數少而止於二，蓋少則分兩重，分兩重則性力專而直達深遠也。是皆奇偶兼用之法。若病近而大其制，則藥勝於病，是謂誅伐無過。病遠而小其制，則藥不及病，亦猶風馬牛不相及耳。上文云近者奇之，遠者偶之，言法之常也。此云近而奇偶，遠而奇偶，言用之變也。知變知常，則應變可以無方矣。此示人以圓融通變也。如始也用奇，奇之而病不去，此其必有未合，廼當變而爲偶，奇偶迭用，是曰重方，即後世所謂復方也。若偶之而又不去，則當求其微甚眞假而反佐以取之。反佐者，謂藥同於病而順其性也。如以熱治寒而寒拒熱，則反佐以寒而入之；以寒治熱而熱格寒，則反佐以熱而入之。又如寒藥熱用，借熱以行寒，熱藥寒用，借寒以行熱，是皆反佐變通之妙用，蓋欲因其勢而利導之耳。夫熱與寒背、寒與熱違。微小之熱，爲寒所折，微小之冷，爲熱所消。甚大寒熱，則必能與違性者爭雄，能與異氣者相格，聲不同不相應，氣不同不相合，如是則且憚而不敢攻之，攻之則病氣與藥氣抗衡，而自爲寒熱以開閉固守矣。是以聖人反其佐以同其氣，令聲氣應合，復令寒熱參合，使其始同終異，淩潤而敗，堅剛必折，柔脆同消爾。

七、方藥湯液醪醴

◎馬膏制法及主治服用

足陽明之筋……治之以馬膏膏，其急者，以白酒和桂以塗，其緩者，以桑鈎鈎之，即以生桑炭置之坎中，高下以坐等，以膏熨急頰，且飲美酒，噉美炙食，不飲酒者自強也，爲之三拊而已。治在燔鍼刼刺，以知爲數，以痛爲俞。（《靈樞·經筋第十三》）

此言足陽明之筋，其病爲季春痹而治之有法也。治之者，以馬膏熬膏，馬膏，馬脂也，其性味甘平柔潤，能養筋治痹，故可以膏其急者。白酒辣桂，性味辛溫，能通經絡，行血脈，故可以塗其緩者。桑之性平，能利關節，除風寒濕痹諸痛，故以桑鈎鈎之者，鈎正其口也。復以生桑火炭，置之地坎之中。高下以坐等者，欲其深淺適中，便於坐而得其暖也。然後以前膏熨其急頰，且飲之美酒，啖之美肉，皆助血舒筋之法也。雖不善飲，亦自強之。三拊而已，言再三拊摩其患處，則病自已矣。。足陽明正盛之經，應三月之氣也。餘義如前。

◎豕膏制法及主治服用

黃帝曰：願盡聞癰疽之形，與忌日名。岐伯曰：癰發於嗌中，名曰猛疽。猛疽不治，化爲膿，膿不寫，塞咽，半日死。其化爲膿者，寫則合豕膏冷食，三日而已。（《靈樞·癰疽第八十一》）

此言猛疽之勢急，而有瀉之之法也。若膿已瀉，當服豕膏，可以愈之，即豬脂之煉淨者也。觀《萬氏方》有治肺熱暴暗者，用豬脂一斤煉過，入白蜜一斤，再煉少頃，濾淨冷定，不時挑服一匙即愈。若無疾服此，最能潤肺潤腸。即是豕膏之屬。

八、藥熨

◎藥熨之製作與功用

黃帝曰：藥熨奈何？伯高答曰：用淳酒二十斤，蜀椒一斤，乾薑一斤，桂心一斤，凡四種，皆㕮咀，漬酒中；用綿絮一斤，細白布四丈，竝內酒中；置酒馬矢熅中，蓋封塗，勿使泄。五日五夜，出布綿絮，曝乾之，乾復漬，以盡其汁。每漬必晬其日，迺出乾。乾，竝用滓與綿絮，復布爲復巾，長六七尺，爲六七巾，則用之生桑炭炙巾，以熨寒痹所刺之處，令熱入至於病所，寒復，炙巾以熨之，三十遍而止。汗出，以巾拭身，亦三十遍而止。起步內中，無見風。每刺必熨，如此病已矣，此所謂內熱也。（《靈樞·壽夭剛柔第六》）

夫肺主皮毛，飲酒者先行皮膚，先充絡脈，用淳酒者，使肺腎之相通也；蜀椒形色像心，皮紅子黑，具中虛之象，用蜀椒者，使心腎之相通也；脾爲陰中之至陰，乾薑主理中之君品，用乾薑者，使脾腎之相通也；桂爲百木之長，用桂心者，使肝腎之相通也；蠶食桑而成綿，三者皆白，肺之品也。用綿絮一斤、白布四丈，熨之三十遍者，使在地之陰邪，從天表以終散，所謂熱於內而使之外散也。夫王公大人，固不可以火焠，而布衣獨不可以藥熨乎？此蓋假大人布衣，以明藏府相通，陰陽交互，是以治法之有通變也。學者當體法先聖之用意周密，取法精微，不可圖安苟簡也。上古用分兩品數，湯丸散劑，各有精義。君一臣二，奇之制也；君二臣四，偶之制也；君二臣三；奇之制也；君二臣六，偶之制也。近者奇之，遠者偶之；汗者不以奇，下者不以偶；近而奇偶，制小其服；遠而偶奇，制大其服。大則數少，小則數多；多則九之，少則二之，此品數奇偶多少之有法也。凡治中土者，多用五數，欲下行者，多用三數；欲從陰而上昇，有用至一兩一分者。又如芫花亂髮，熬如雞子，石脂戎鹽，大如彈丸，此分兩用法之精微也。夫理中者用丸，行散者用散，行於藏府經絡皮膚者用湯。又如抵當丸、陷胸丸、乾薑散、敗醬散之類。擣爲丸爲散，而復以水煎服，此湯丸散劑之各有所取也。㕮咀，以口碎藥如豆粒也。後世雖以刀代，而猶有㕮咀之稱者，本此。漬，浸也。馬矢熅中，以馬屎燥乾而燒之也。晬，周日也。復佈爲復巾，重布爲之，如今之夾袋，所以入藥滓與綿絮也。用此法者，所以熱其內也。咀，古人以口嚼藥，碎如豆粒而用之。後世雖用刀切，而猶稱㕮咀者，其義本此。漬，浸也。馬矢熅中者，燃乾馬屎而煨之也，此西北方所常用者。塗，鹽泥封固也。晬，周日也。復布爲復巾者，重布爲巾，如今之夾袋，所以盛貯綿絮藥滓也。滓，柤也。炙巾以生桑炭者，桑能利關節，除風寒濕痹諸痛也。大人血氣清滑，故當於未刺之先，及既刺之後，但以藥熨，則經通汗出而寒痹可除矣。內，納同。矢，屎同。刺後起步於密室內中，欲其血氣行而慎避風寒也。凡此者皆所謂內熱之法。

九、湯液醪醴

◎五穀湯液及醪醴之製作與功效

黃帝問曰：爲五穀湯液及醪醴奈何？岐伯對曰：必以稻米，炊之稻薪。稻米者完，稻薪者堅。帝曰：何以然？岐伯曰：此得天地之和，高下之宜，故能至完，伐取得時，故能至堅也。（《素問·湯液醪醴論第十四》）

五穀者，謂黍、稷、稻、麥、菽五行之穀，以養五藏者也。五穀皆可爲湯液醪醴，以養五藏。湯者，熱水也。液者，汁也，瀋也，氣液也。醪者，醅酒也，濁酒也。醴者，甘濁而不泲之酒也。凡五穀經炊煮而成爲汁爲液者曰湯液，爲酒者曰醪醴。後世歷代，凡本草諸品經炊煮而成之汁液，亦統曰湯液。湯液醪醴之制做，必以中央之稻米，炊以稻薪，蒸煮熟透，而後依法而制也。堅，謂資其堅勁。完，謂取其完全。完全則酒清冷，堅勁則氣迅疾而效速也。蓋稻者，生於陰水之精，首戴天陽之氣，二者和合，然廼化成，故云得天地之和，而能至完。天地之政令，春生秋殺，秋氣勁切，霜露凝結，稻以秋冬而採，故云伐取得時而能至堅也。中穀之液，可以灌養四藏，生養精氣神也。暮世之人，止知毒藥攻內，鍼石治外，不知精氣壞弛，其功不立，以神去故也。

◎湯液醪醴古今異用

帝曰：上古聖人，作湯液醪醴，爲而不用，何也？岐伯曰：自古聖人之作湯液醪醴者，以爲備耳。夫上古作湯液，故爲而弗服也，中古之世，道德稍衰，邪氣時至，服之萬全。帝曰：今之世不必已，何也？岐伯曰：當今之世，必齊毒藥攻其中，鑱石鍼艾治其外也。（《素問·湯液醪醴論第十四》）

上古聖人，滑念生靈，先防萌漸，陳其法制，制湯液醪醴，以備不虞耳，然無邪則不必服。蓋上古之世，道全德盛，性不嗜酒，邪亦弗能害，且聖人本不治已病，治未病，故但爲備用而不服也。中古之世，雖道德稍衰，天眞或損，邪氣時至，然猶不失於道，故但服湯液醪醴而可萬全矣，故服用萬全。當今之世，不必如中古之世也。蓋道德已衰，邪氣太甚，疾病已甚，非毒藥鍼灸以治之不可也。然後世有用醪醴者，入之以藥，而上古之醪醴，迺以五穀成之，其性頗醇，故不能治後世之邪，所謂世代漸遠，而治法漸加，只知攻疾，而不知調養其正氣也。齊毒藥，以毒藥爲劑也。鑱，鍼也。《九鍼》論：一曰鑱鍼。故非毒藥不能攻其中，非鍼艾不能治其外。齊，劑同。鑱，銳也。

◎以竹管吹其兩耳飲以美酒

邪客於手足少陰太陰足陽明之絡……不已，以竹管吹其兩耳，鬄其左角之髮方一寸，燔治，飲以美酒一杯，不能飲者灌之，立已。（《素問·繆刺論第六十三》）

邪客於手足少陰、太陰、足陽明之絡，此五絡皆會於耳中，上絡左角，五絡俱竭，令人身脈皆動，而形無知也，其狀若屍，或曰屍厥。當有刺治之法也。刺之者，亦惟取五井及神門而已。脾經之井，在足大指內側爪甲上，去端如韭葉，名曰隱白，刺一分，留三呼，灸三壯。腎經之井，在足心，名曰湧泉，刺法同上。胃經之井，在足次指爪甲上，名曰厲兌，刺法同上。左右各一痏；肺經之井，在手大指去爪甲如韭葉，名曰少商，刺三分，留三呼，灸三壯。心包絡之井，在中指端，名曰中沖，刺一分，留三呼，灸一壯。少陰心經，取掌後銳骨之端，名曰神門，刺三分，留二呼，灸三壯。左右各一痏，其病立已。夫自脾以至於心，其刺皆有先後，故皆指之曰後也。如不已，以兩竹管，納入兩耳，以手密壓之，勿令氣泄，左右吹之。令氣入耳內助五絡，令氣可復通也。又剃其左角之髮，內與五絡相通者，方一寸許，燔而治之以爲末，用美酒一杯以送之，如不能飲則灌之。蓋髮爲血餘，而以左髮治左絡，酒行藥勢，且入於心，此病之所以立已也。

第三十章　說理

一、設喻

◎道之喻

黄帝曰：嗚呼遠哉！閔閔乎若視深淵，若迎浮雲，視深淵尚可測，迎浮雲莫知其際。（《素問·疎五過論第七十七》）

嗚呼遠哉！嘆至道之不及也。閔閔乎，言妙用之不窮也。深淵清澄，見之必定，故可測。浮雲飈浮，寓際無定，故莫知。此與《六微旨大論》文重，蓋此言醫道，彼言天道也。視深淵尚可測，迎浮雲莫知其極，言天道之難明也。

◎天道之喻

黄帝問曰：嗚呼遠哉！天之道也，如迎浮雲，若視深淵，視深淵尚可測，迎浮雲莫知其極。（《素問·六微旨大論第六十八》）

深淵淨瀅而澄澈，故視之可測其深淺；浮雲飄泊而合散，故迎之莫詣有邊涯。言蒼天之象如淵，可視乎鱗介；運化之道，猶雲莫測其去留。六氣深微，其於運化，當如是喻矣。道者，運化生成之道也。

◎法天則地之喻

若夫法天則地，隨應而動，和之者若響，隨之者若影，道無鬼神，獨來獨往。（《素問·寶命全形論第二十五》）

若夫法天則地者，必候日月星辰四時八正之氣，隨氣應而用其鍼，是因天地之時而調和氣血也。迎之隨之，以意和之，如響應聲，如影隨形，得心應手，取效若神，而離合出入，自有獨見，不與衆聞。徐公遐曰："來者爲陽，往者爲陰。鬼神者，陰陽之氣也。言道在純一，而若無鬼神矣。"朱子曰："鬼神，天地之功用，造化之跡也。以二氣言，則鬼者陰之靈也，神者陽之靈也；以一氣言，則至而伸者爲神，返而歸者爲鬼，其實一物而已。"

◎太乙移日之喻

太乙在冬至之日有變，占在君；太乙在春分之日有變，占在相；太乙在中宮之日有變，占在吏；太乙在秋分之日有變，占在將；太乙在夏至之日有變，占在百姓。（《靈樞·九宮八風第七十七》）

冬至爲一歲之首，位在正北，君居宸極，南面而治，其象應之，故占在君。春分爲卯之中，位在正東，相持文衡，職司教化，其象應春，故占在相。中宮屬土，王在四維，吏有分任，其象應之，故占在吏。秋分爲酉之中，位居正西，將在威武，職司殺伐，其象應秋，故占在將。夏至爲午之中，位在正南，兆民眾庶，如物蕃盛，其象應夏，故占在百姓。

◎至數之機之喻

帝曰：夫子之言，上終天氣，下畢地紀，可謂悉矣。余願聞而藏之，上以治民，下以治身，使百姓昭著，上下和親，德澤下流，子孫無憂，傳之後世，無有終時，可得聞乎？鬼臾區曰：至數之機，迫迮以微，其來可見，其往可追，敬之者昌，慢之者亡，無道行私，必得夭殃，謹奉天道，請言眞要。帝曰：善言始者，必會於終。善言近者，必知其遠。是則至數極而道不惑，所謂明矣。願夫子推而次之，令有條理，簡而不匱，久而不絕，易用難忘，爲之綱紀。至數之要，願盡聞之。鬼臾區曰：昭乎哉問！明乎哉道！如鼓之應桴，響之應聲也。（《素問·天元紀大論第六十六》）

至數者，太過不及之定數。機者，先期而動也。至數之機者，即五六相合之類也。迫，近。迮，起也。迫迮以微者，謂天地之氣數，其精微切近，無物不然也。其來可見，其往可追者，謂因氣可以察至，因至可以求數也。然至數之微，爲安危所系，故敬畏者，則災眚可避。忽慢者，必罹夭殃。敬者，如《攝生類》諸章所載，凡合同於道者皆是也。設或無道行私，而逆天妄爲，夭殃必及之矣，可不慎哉！無道，謂不修養生之道。行私，謂放縱嗜慾也。眞要，至眞之要道也。簡，省要也。匱，乏也。必精明於道者，庶能言始以會終，自始至終，由近至遠，簡而明，易而難，有條有理，有紀有綱也。然至道者，昭也，明也，能明乎斯道，如桴鼓聲響，未有不相應者矣。

◎聖人通萬物之喻

黃帝曰：善乎哉，聖人之通萬物也！若日月之光影，音聲鼓響，聞其聲而知其形，其非夫子孰能明萬物之精。是故聖人視其顏色，黃赤者多熱氣，青白者少熱氣，黑色者多血少氣。美眉者太陽多血，通髯極鬚者少陽多血，美鬚者陽明多血。此其時然也。（《靈樞·五音五味第六十五》）

日月有光，見影可識，音聲有應，聞響可知。惟聖人者，能明物理之精，故因此可以知彼，因外可以知內也。黃赤者爲陽，青白黑者爲陰也。在頰曰髯，在口下及兩頤者曰鬚，在口上曰髭。夫人道之歸於天道也。青黃赤白黑，五音五行之色也。赤主夏，而黃主長夏，故黃赤者多熱氣，熱氣者，陽氣也；青主春而白主秋，故青白者少熱氣也；黑主冬令之水，而陽氣深藏，故多血而少氣也。三陰三陽者，廼天之六氣，亦合於四時。初之氣，厥陰風木；二之氣，少陰君火；三之氣，少陽相火；四之氣，太陰濕土；五之氣，陽明燥金；終之氣，太陽寒水。在天有此六氣，而人有此六氣者也，合人之藏府經脈，有手足十二之分，在天之陰陽，止有太少之六氣也。故美眉者，太陽多血；通髯極鬚者，少陽多血；美鬚者，陽明多血。此論人歸於天道，而合於天之四時，又無分手與足也。

◎聖人不能使化者爲其邪不可留之喻

黃帝曰：病之生時，有喜怒不測，飲食不節，陰氣不足，陽氣有餘，營氣不行，廼發爲癰疽；陰陽不通，兩熱相搏，廼化爲膿。小鍼能取之乎？岐伯曰：聖人不能使化者，爲其邪不可留也。故兩軍相當，旗幟相望，白刃陳於中野者，此非一日之謀也。能使其民令行禁止，士卒無白刃之難者，非一日之教也，須臾之得也。夫至使身被癰疽之病，膿血之聚者，不亦離道遠乎？夫癰疽之生，膿血之成也，不從天下，不從地出，積微之所生也。故聖人自治於未有形也，愚者遭其已成也。黃帝曰：其已形不予遭，膿已成不予見，爲之奈何？岐伯曰：膿已成十死一生。（《靈樞·玉版第六十》）

喜怒不測，則氣有所逆；飲食不節，則藏有所傷；陰氣不足，故榮有不行；陽氣有餘，故熱從而聚，皆足以致癰疽也。邪在天下則爲亂，邪在人身則爲病，及其已成，則雖聖人不能使之化，是以邪不可留也。譬之用兵者，其謀非止於一日，必有夙教，必有定謀，而後可保其無危。況生此癰疽之人，使身被癰疽，而膿血已聚，惟其遠修養之道耳。詎知癰疽由微而積，聖人自治於未有成形之始，愚者則遭於既已成形之後，所以治之失其時，十死一生也。

◎主明主不明之喻

故主明則下安，以此養生則壽，歿世不殆，以爲天下則大昌。主不明則十二官危，使道閉塞而不通，形廼大傷，以此養生則殃，以爲天下者，其宗大危，戒之戒之！（《素問·靈蘭秘典論第八》）

心者，離也，離也者，明也。心爲一身之主，即我之神明，心主不明，則十二官皆不安矣。使道，謂神氣行使之道也。心主包絡爲臣使之官，代君行令而主脈。脈者，血脈也。血者，神氣也。神明昏亂，則血脈凝泣，而使道閉塞矣。血氣者，充膚熱肉，滲皮膚，生毫毛，濡筋骨，利關節者也。血脈不通，而形迺大傷矣。故以此養生，則殃折不壽，在治天下，則其宗大危。正心明德之道，豈不重可戒哉？此言心爲一身之主，夫心不明，則邪正一，邪正一，則損益不分，損益不分，則動之兇咎，陷身於羸瘠矣，故形迺大傷，以此養生則殃也。夫主不明，則委於左右，委於左右，則權勢妄行，權勢妄行，則吏不得奉法，吏不得奉法，則人民失所，而皆受枉曲矣。且人爲邦本，本固邦寧，本不獲安，國將何有？宗廟之立，安有不至於傾危乎！故曰戒之戒之者，言當深慎也。

◎貴賤之喻

帝曰：其貴賤何如？岐伯曰：天符爲執法，歲位爲行令，太乙天符爲貴人。（《素問·六微旨大論第六十八》）

貴賤何如？執法者位於上，猶執政也。行令者位乎下，猶諸司也。貴人者，統乎上下，猶君主也。夫如是，天符爲執法，歲位爲行令，太乙天符爲貴人。

◎明神工之喻

黄帝問於岐伯曰：余聞之，見其色，知其病，名曰明；按其脈，知其病，命曰神。問其病，知其處，命曰工。余願聞見而知之，按而得之，問而極之，爲之奈何？岐伯答曰：夫色脈與尺之相應也，如桴鼓影響之相應也，不得相失也。此亦本末根葉之出候也，故根死則葉枯矣。色脈形肉不得相失也，故知一則爲工，知二則爲神，知三則神且明矣。（《靈樞·邪氣藏府病形第四》）

見色者，望其容貌之五色也。按脈者，切其寸口之陰陽也。問病者，問其所病之緣因也。知是三者，則曰明曰神曰工，而診法盡矣。《六十一難》曰："望而知之謂之神，聞而知之謂之聖，問而知之謂之工，切脈而知之謂之巧。"是爲神聖工巧，蓋本諸此。色脈形肉，皆當詳察。在色可望，在脈可按，其於形肉，則當驗於尺之皮膚。蓋以尺之皮膚，診時必見，驗於此而形肉之盛衰，概可知矣。夫有諸中必形諸外，故色之與脈，脈之與形肉，亦猶桴鼓影響之相應，本末根葉之候，不相失也。三者皆當參合，故知三則神且明矣。桴，擊鼓槌也。

◎陰陽不和之喻

凡陰陽之要，陽密迺固。兩者不和，若春無秋，若冬無夏，因而和之，是爲聖度。（《素問·生氣通天論第三》）

陰陽交會之要者，正在於陰陽閉密，而不妄泄爾。密不妄泄，迺生氣強固而能久長，此聖人之道也。兩，謂陰陽，和，謂和合，即交會也。若，如也，言絕陰陽和合之道者，如天四時，有春無秋，有冬無夏也。所以然者，絕廢於生成也。故聖人不絕和合之道，但貴於閉密以守，固天眞法也。因而和之者，因陽氣盛發，中外相應，賈勇有餘，迺相交合，則聖人交會之制度也。陽自強而不能閉密，則陰泄瀉而精氣竭絶矣。陰陽和平，陽氣閉密，則精神之用，日益治也。若陰不和平，陽不閉密，強用施瀉，損耗天眞，二氣分離，經絡決憊，則精氣不化，迺絶流通也。

◎陰陽逆從標本爲道之喻

夫陰陽逆從標本之爲道也，小而大，言一而知百病之害，少而多，淺而博，可以言一而知百也。以淺而知深，察近而知遠，言標與本，易而勿及。（《素問·標本病傳論第六十五》）

言别陰陽，知逆順，法明著，見精微，觀其所舉則小，尋其所利則大，以斯明著，故言一而知百病之害。言少可以貫多，舉淺可以料大者，何法之明？故非聖人之道，孰能至於是耶？故學之者，猶可以言一而知百病也。博，大也。雖事極深玄，人非咫尺，略以淺近，而悉貫之。然標本之道，雖易可爲言，而世人識見無能及者。本先病，標後病，必謹察之。本而標之，謂有先病復有後病也。以其有餘，故先治其本，後治其標也。標而本之，謂先發輕微緩者，後發重大急者，以其不足，故先治其標，後治其本也。

◎察陰陽所在之喻

帝曰：夫子言察陰陽所在而調之，《論》言：人迎與寸口相應，若引繩小大齊等，命曰平。（《素問·至眞要大論第七十四》）

《禁服》云："寸口主中，人迎主外，兩者相應，俱往俱來。若引繩大小齊等，春夏人迎微大，秋冬寸口微大，如是者名曰平人。"此引本論之察陰陽者，以人迎寸口爲言。蓋人迎在頭，寸口在手，陰陽相應，則大小齊等，是爲平也。

◎三陽之喻

雷公曰：臣治疎愈，説意而已。帝曰：三陽者，至陽也。積竝則爲驚，病起疾風，至如礔礪，九竅皆塞，陽氣滂溢，乾嗌喉塞。竝於陰則上下無常，薄爲腸澼。此謂三陽直心，坐不得起，臥者便身全，三陽之病。（《素問·著至教論第七十五》）

然公以疏其自任，僅能説意自歉。帝言三陽者，至盛之陽也。二經積竝，即手太陽之裏爲心，足太陽之裏爲腎，心失神，腎失志，則皆爲驚。大勢如疾風，如礔礰，速暴之謂。九竅閉塞，陽氣滂溢，其嗌乾，其喉塞，正以心腎之脈，皆上通於嗌喉也。此則上竝於陽，故病在上。陰，藏也。陽邪自表入藏，竝聚於陰，則或上或下，亦無定診。若留薄下焦，則爲腸澼而下利。直心，謂邪氣直衝心膈也。手太陽之脈，循臂外廉出繞肩胛交肩上，入缺盆絡心；足太陽之脈，夾脊貫臀入膕中，其别者散之腎，循膂當心入散，故凡病邪氣直心，及坐不得起，起不得臥者，便身全三陽之病也。

◎刺虛刺實之喻

岐伯曰：刺虛者須其實，刺實者須其虛，經氣已至，慎守勿失，深淺在志，遠近若一，如臨深淵，手如握虎，神無營於衆物。（《素問·寶命全形論第二十五》）

《玉機眞藏論》此言刺虛刺實，以虛與實爲候，而餘法皆當慎守也。凡刺病人之虛者，必待其實，即《鍼解論》之所謂“陽氣隆至，鍼下熱迺去鍼也”。凡刺病人之實者，必待其虛，即《鍼解論》之所謂“留鍼，陰氣隆至，迺去鍼也”。正以待其各經之氣已至，或虛或實，然後去鍼，此迺慎守其法而勿失，即《鍼解論》之所謂“勿變更也”。不惟是也，病之或淺或深，在吾志以運之，即《鍼解論》之所謂“知病之內外也”。氣來或遠或近，正與病之深淺而若一，即《鍼解論》之所謂“深淺其候等也”。用鍼之際，始終慎守，如臨深淵，心不敢墮，如握虎然，手不敢肆，自始時治神，以迄於今，其神專一凝靜，無敢營營於衆物，即《鍼解論》之所謂“靜志以觀病人，無左右視也”。斯則用鍼之法，無有不全，始可乘其已虛已實而出鍼矣。

◎急虛之喻

急虛，身中卒至，五藏絕閉，脈道不通，氣不往來，譬於墮溺，不可爲期。其脈絕不來，若人一息五六至，其形肉不脫，眞藏雖不見，猶死也。（《素問·玉機眞藏論第十九》）

此言卒發者，不必治其傳也。夫邪氣勝者，精氣虛，風寒之邪，卒中於身，精氣一時虛奪，故急虛也。此病三陰三陽之氣，而不病於有形，故五藏之氣，一時絕閉，脈道一時不通，而氣不往來，譬若墮溺，迺倉卒一時之病，而生死亦在於時日之閒，與風寒之病形藏，弗治而爲肺痹，弗治而傳之肝，肝傳之脾，脾傳之腎，腎傳之心。期以三歲六歲死者，不相同也，故不可以爲期。然倉卒之病，非但不可爲期，併不待形肉脫而眞藏見也。脈絕不來，生氣絕於內也。一息五六至，邪氣盛於外也。此邪氣盛而正氣絕，不必眞藏見而猶死也。

◎寫必用員補必用方之喻

是故工之用鍼也，知氣之所在，而守其門戶，明於調氣，補寫所在，徐疾之意，所取之處。寫必用員，切而轉之，其氣迺行，疾而徐出，邪氣迺出，伸而迎之，遙大其穴，氣出迺疾。補必用方，外引其皮，令當其門，左引其樞，右推其膚，微旋而徐推之，必端以正，安以靜，堅心無解，欲微以留，氣下而疾出之，推其皮，蓋其外門，眞氣迺存。用鍼之要，無忘其神。（《靈樞·官能第七十三》）

知氣之所在者，知病氣之所在，而守其門戶，門者，邪循正氣之所出入也。明於調氣者，知氣之虚實，而爲補瀉，以疾徐之意而取之也。瀉必用圓者，圓活而轉之，其氣廼行也。疾內而徐出者，疾而徐則虚也。邪氣廼出，則實者虚矣。搖大其穴，以出其鍼，則邪氣廼疾出矣。補必用方者，外引其皮，令當其穴門，左手引其樞轉，右手推其膚，微旋轉其鍼而徐推之，其鍼必端以正，安靜以候氣至，堅心而無懈惰，微留其鍼，候氣下而疾出之，推其皮以蓋其外門，則眞氣廼存於內矣。用鍼之要，貴在得神，蓋存己之神，以俟彼之神也。

◎盛者寫虚者補之喻

經言盛者寫之，虚者補之，余錫以方士，而方士用之尚未能十全。余欲令要道必行，桴鼓相應，猶拔刺雪汙，工巧神聖，可得聞乎？岐伯曰：審察病機，無失氣宜，此之謂也。（《素問·至眞要大論第七十四》）

錫，賜也。十全，無一失也。桴，鼓槌也。由，猶同。拔刺雪汙，去病如拾也。《難經》曰："問而知之謂之工，切脈而知之謂之巧，望而知之謂之神，聞而知之謂之聖。"又曰："以外知之曰聖，以內知之曰神。"病隨氣動，必察其機，治之得其要，是無失氣宜也。夫《氣交變》《五常政》《至眞要》等論，皆詳言五運六氣各有太過不及，而天時民病變必因之，故有淫勝、反勝、客勝、主勝之異。蓋氣太過則亢極而實，氣不及則被侮而虚，此陰陽盛衰自然之理也。本篇隨《至眞要大論》之末，以統言病機，故藏五氣六，各有所主，或實或虚，則亦無不隨氣之變而病有不同也。即如諸風掉眩皆屬於肝矣，若木勝則四支強直而爲掉，風動於上而爲眩，脾土受邪，肝之實也；木衰則血不養筋而爲掉，氣虚於上而爲眩，金邪乘木，肝之虚也。又如諸痛癢瘡皆屬於心矣，若火盛則熾熱爲癰，心之實也；陽衰則陰勝爲疽，心之虚也。五藏六氣，虚實皆然，故本篇首言盛者瀉之，虚者補之；末言有者求之，無者求之，盛者責之，虚者責之。蓋既以氣宜言病機矣，又特以盛虚有無四字，貫一篇之首尾，以盡其義。此正先聖心傳，精妙所在，最爲吃緊綱領。

◎治寒以熱治熱以寒之喻

帝曰：《論》言治寒以熱，治熱以寒，而方士不能廢繩墨而更其道也。有病熱者寒之而熱，有病寒者熱之而寒，二者皆在，新病復起，奈何治？（《素問·至眞要大論第七十四》）

謂治之而病不衰退，反因藥寒熱，而隨生寒熱病之新者也。亦有止而復發者，亦有藥在而除藥去而發者，亦有全不息者。方士若廢此繩墨，則無更新之法，欲依標格，則病勢不除，合之則阻彼凡情，治之則藥無能驗，心迷意惑，無由通悟，不知其道，何恃而爲，因藥病生，新舊相對，欲求其欲，安可奈何？

◎五行生克之喻

岐伯曰：木得金而伐，火得水而滅，土得水而達，金得火而缺，水得土而絕，萬物盡然，不可勝竭。（《素問·寶命全形論第二十五》）

然五藏五行之氣，有相勝更立，不可不知。如木得金則伐，火得水則滅，金得火則缺，水得土則絕，此所勝之氣而爲賊害也。如土得木而達，此得所勝之氣而爲制化也。萬物之理皆然，而不可勝竭。是以五行有勝剋，有制化也。

◎五運施政之喻

夫五運之政猶權衡也，高者抑之，下者舉之，化者應之，變者復之，此生長化成收藏之理，氣之常也，失常則天地四塞矣。（《素問·氣交變大論第六十九》）

夫天地陰陽之道，亦猶權衡之平，而不能少有損益也。故高而亢者，必有所抑，因太過也。卑而下者，必有所舉，因不及也。正而爲化，則有以應之，不相悖也。邪而爲變，則有以復之，承廼制也。此所以生長化成收藏，皆不失其物理之常，失常則高下不相保，而天地閉塞矣。如《玉版論要》曰："回則不轉，廼失其機。"即此之謂。應天之氣，動而不息；應地之氣，靜而守位。神明爲之紀，則九星懸朗，七曜周旋也。陰陽寒暑，即動靜神明之用也。此承上文而總言盛衰勝復，即天地之動靜；生長化成收藏，即陰陽之往復。動靜不可見，有神有明，則有紀可察矣。陰陽不可測，有寒有暑，則有兆可知矣。天地之道，此之謂也。

◎治未病之喻

夫病已成而後藥之，亂已成而後治之，譬猶渴而穿井，鬭而鑄錐，不亦晚乎！（《素問·四氣調神大論第二》）

此承前篇而言聖人預防之道，治於未形，故用力少而成功多，以見其安不忘危也。渴而穿井，無及於飲，鬥而鑄兵，無濟於戰，誠哉晚矣，而病不蚤爲之計者，亦猶是也。觀扁鵲之初見齊桓侯曰："君有疾，在腠理，不治將深。"後五日復見曰："君有疾，在血脈，不治將深。"又五日復見曰："君有疾，在腸胃間，不治將深。"而桓侯俱不能用。再後五日復見，扁鵲望顏而退走曰："疾之居腠理也，湯熨之所及也；在血脈，鍼石之所及也；在腸胃，酒醪之所及也；其在骨髓，雖司命無奈之何矣。"後五日桓侯疾作，使人召扁鵲，而扁鵲已去，桓侯遂死。夫桓侯不蚤用扁鵲之言，及其病深而後召之，是即渴而穿井，鬥而鑄兵也。故在聖人則常用意於未病未亂之先，所以災禍不侵，身命可保。今之人多見病勢已成，猶然隱諱，及至於不可爲，則雖以扁鵲之神，亦云無奈之何，而醫非扁鵲，又將若之何哉？嗟夫！禍始於微，危因於易，能預此者，謂之治未病，不能預此者，謂之治已病，知命者其謹於微而已矣。

◎同時得病其病各異之喻

黄帝曰：一時遇風，同時得病，其病各異，願聞其故。少俞曰：善乎哉問！請論以比匠人。匠人磨斧斤礪刀，削斲材木，木之陰陽，尚有堅脆，堅者不入，脆者皮弛，至其交節，而缺斤斧焉。夫一木之中，堅脆不同，堅者則剛，脆者易傷。況其材木之不同，皮之厚薄，汁之多少，而各異耶？夫木之蚤花先生葉者，遇春霜烈風，則花落而葉萎；久曝大旱，則脆木薄皮者，枝條汁少而葉萎；久陰淫雨，則薄皮多汁者，皮漬而漉；卒風暴起，則剛脆之木，枝折杌傷；秋霜疾風，則剛脆之木，根搖而葉落。凡此五者，各有所傷，況於人乎？

黄帝曰：以人應木奈何？少俞答曰：木之所傷也，皆傷其枝，枝之剛脆而堅，未成傷也。人之有常病也，亦因其骨節皮膚腠理之不堅固者，邪之所舍也，故常爲病也。（《靈樞·五變第四十六》）

此借木之材質以方人之稟賦也。又借木之彫殘，各有所因，以方人之疾病，亦無不有所致之也。此總言人之感邪成病者，以骨節皮膚腠理之不堅固也。帝問一時遇風，同時得病，而病有各異，除不病者言也。少俞言：人之所以感於邪者，亦因其骨節皮膚腠理之不堅固耳。試觀一木之中，尚有堅脆，故匠人斲削之有斧斤所不能入者，蓋以堅者必剛也，有斧斤所加，而木皮即弛者，蓋以弛者必脆也。不惟一木堅脆不同，凡木生之皮有厚薄，汁有多少者，寧能同哉？是以木之有花與葉，而早發先生者，不惟四時之難歷也，遇春霜烈風，亦花落而葉萎矣；木之質脆皮薄者，遇久曝大旱，亦枝枯而葉萎矣；木之皮薄汁多者，遇久陰淫雨，亦皮漬而漉矣；時或有卒風暴起，則不分剛脆之木，亦枝折而杌傷矣；時逢秋霜疾風，則不分剛脆之木，亦根搖而葉落矣。凡此五者，尚爲風所傷，況於人乎。然以人應木者，正以木之所傷，皆傷其枝，枝有堅脆，而堅者不至於有傷，蓋必先傷其枝，而後皮汁漸傷也。人有常病於風者，亦因其骨節皮膚腠理之不堅固，而後漸入於府藏耳，何以異於木之先傷其枝者哉？

◎五藏有疾及其治之喻

今夫五藏之有疾也，譬猶刺也，猶汙也，猶結也，猶閉也。刺雖久，猶可拔也；汙雖久，猶可雪也；結雖久，猶可解也；閉雖久，猶可決也。或言久疾之不可取者，非其說也。夫善用鍼者，取其疾也，猶拔刺也，猶雪汙也，猶解結也，猶決閉也。疾雖久，猶可畢也。言不可治者，未得其術也。（《靈樞·九鍼十二原第一》）

此詳喻久疾，猶可治也。百病之始生也，皆生於風雨寒暑，陰陽喜怒，飲食居處，大驚卒恐，則血氣分離，陰陽破散，經絡厥絕，脈道不通。夫風雨寒暑，大驚卒恐，猶刺猶汙，病從外入者也；陰陽喜怒，飲食居處，猶結猶閉，病由內生者也。千般疢難，不出外內二因。是以故善用鍼者，猶拔刺也，去刺於膚，貴輕捷也。猶雪汙也，污染榮衛，貴淨滌也。猶解結也，結留關節，貴釋散也。猶決閉也，閉塞道路，貴開通也。四者之用，各有精妙，要在輕摘其邪，而勿使略傷其正氣耳，故特舉此爲諭。若能效而用之，則疾雖久，未有不愈者也。言不可治者，不得其因，不得其術也。

◎眞藏脈見之喻

眞肝脈至，中外急，如循刀刃責責然，如按琴瑟絃，色青白不澤，毛折廼死。眞心脈至，堅而搏，如循薏苡子累累然，色赤黑不澤，毛折廼死。眞肺脈至，大而虛，如以毛羽中人膚，色白赤不澤，毛折廼死。眞腎脈至，搏而絕，如指彈石辟辟然，色黑黃不澤，毛折廼死。眞脾脈至，弱而乍數乍踈，色黃青不澤，毛折廼死。諸眞藏脈見者，皆死不治也。（《素問·玉機眞藏論第十九》）

此即眞藏脈而擬之，又當驗其氣色皮毛而決其死也。眞肝脈至，如循刀刃之形，責責然可畏也；又如琴瑟之絃至急。蓋脈不微絃，非脈來耎弱輕虛而滑，端直以長之本體也，廼但絃而無胃者也。色雖見青，而白來剋之，不復潤澤，金剋木也；其毛已折，玄氣敗也，故曰死。眞心脈至，至堅而搏，如循薏苡子，殊累累然。是脈不微鉤，非來盛去衰之奉體也，廼但鉤而無胃者也。色雖見赤，而黑來剋之，不復潤澤，水剋火也；其毛已折，玄氣敗也，故曰死。眞肺脈至，大而虛，過於盛也，如以毛羽中人膚，浮而無著也，蓋脈不微浮，非輕虛以浮來急去散之本體，廼但浮而無胃者也。色雖見白，而赤來乘之，不復潤澤，火剋金也；其毛已折，元氣敗也，故曰死。眞腎脈至，搏擊而絕，如指彈石，殊辟辟然，是脈不微沉沉，非以博之本體，廼但沉而無胃者也。色雖見黑，而黃來剋之，不復潤澤，土剋水也；其毛已折，元氣敗也，故曰死。眞脾脈至，雖云耎弱，而乍數乍疏，是如水之流，如鳥之喙，非和柔相離，如鷄踐地之本體，廼但弱而無胃者也。色雖見黃，而青來剋之，不復潤澤，木剋土也；其毛已折，元氣敗也，故曰死。

◎目盲耳閉之喻

陽氣者，煩勞則張，精絕，辟積於夏，使人煎厥，目盲不可以視，耳閉不可以聽，潰潰乎若壞都，汨汨乎不可止。（《素問·生氣通天論第三》）

起居不節，致傷陽氣也。辟，病也。人以陽氣爲生，惟恐散失。若煩勞過度，則形氣施張於外，精神竭絕於中，陽擾陰虧，不勝炎熱，故病積至夏，日以益甚，令人五心煩熱，如煎如熬，孤陽外浮，眞陰內奪，氣逆而厥，故名煎厥。目盲耳閉，九竅廢也。潰潰，壞貌。都，城郭之謂。汨汨，逝而不返也。陰以陽虧，精因氣竭，精神日銷，漸至衰敗，眞潰潰乎若都邑之壞，汩汩乎其去不可縮也。

◎壞府之喻

岐伯對曰：夫鹽之味鹹者，其氣令器津泄；弦絕者，其音嘶敗；木敷者，其葉發；病深者，其聲噦。人有此三者，是謂壞府。（《素問·寶命全形論第二十五》）

貴賤雖殊，然其寶命一矣，故好生惡死者，貴賤之常情也。虛邪之中人微，先見於色，不知於身，有形無形，故莫知情狀也。留而不去，淫衍日深，邪氣襲虛，故著於骨髓。鹹，謂鹽之味苦，浸淫而潤物者也。夫鹹爲苦而生，鹹從水而有水也，潤下而苦泄，故能令器中水津液潤滲泄焉。凡虛中而受物者，皆謂之器，其於體外則謂陰囊，其於身中所同，則謂膀胱矣。然以病配於五藏，則心氣伏於腎中而不去，廼爲是矣。蓋腎象水而味鹹，心合火而味苦，苦流汗液，鹹走胞囊，火爲水持，故陰囊之外，津潤如汗，而滲泄不止也。凡鹹之爲氣，天陰則潤，在上則浮，在人則囊濕而皮膚剝起。陰囊津泄，而脈絃絕者，診當言音嘶嗄，敗易舊聲爾。蓋肝氣傷也。肝氣傷則金本缺，金本缺則肺氣不全，肺主音聲，故言音嘶嗄。敷，布也，言木氣散佈外榮於所部者，其病當發於肺葉之中也，蓋以木氣發散故也。藏眞散於肝，肝又合木也。噦，謂聲濁惡也。肺藏惡血，故如是。府，謂胷也，以肺處胷中故也。壞，謂損壞其府而取病也，由此則胷可啟之而取病矣。三者，謂脈絃絕，肺葉發聲濁噦。病內潰於肺中，故毒藥無治。外不在於經絡，故短鍼無取。是以絕皮傷肉，廼可攻之，以惡血久與肺氣交爭，故當血見而色黑也。人有此三者，是謂壞府，毒藥無治，短鍼無取。此皆絕皮傷肉，血氣爭黑。三字與此經不同，而注意大異。

◎湧水之喻

肺移寒於腎，爲涌水。湧水者，按腹不堅，水氣客於大腸，疾行則鳴濯濯，如囊裹漿，水之病也。（《素問·氣厥論第三十七》）

肺移寒於腎，傳其我所生者，則肺寒入腎，腎邪干母，上奔於肺，故爲湧水。湧水者，水自下而上，如泉之湧也。水者陰氣也，其本在腎，其末在肺。肺移寒於腎，則陽氣不化於下，陽氣不化，則水泛爲邪而客於大腸，以大腸爲肺之合也。但按腹不堅，而腸中濯濯有聲者，即是其候。涌，湧同。

◎脹之喻

其於脹也，必審其胗，當寫則寫，當補則補。如鼓應桴，惡有不下者乎？（《靈樞·脹論第三十五》）

胗，與胗同。此論衛氣逆於內，而爲藏府之脹者，有城郭募原之分也。募原者，藏府之膏肓也。夫衛氣之逆於內而爲脹者，在於宮城空郭之中，故取之三里，三下而已。今有其三而不下者，此陷於肉肓，而中氣穴故也。故鍼不中氣穴，則氣閉於內，而不得外出。鍼不陷肓，則氣不行而不能上越。故三而不下者，必更其道，取之氣穴，惡有不下者乎？按氣穴有三百六十五，以應一歲，即上紀之胃脘，下紀之關元諸穴，非谿谷之會，是以中肉則衛氣相亂，陰陽相逐，蓋衛氣行於皮膚藏府之肉理，今入於氣穴，故不當取之肉也。《金匱玉函》云："腠者，是三焦通會元眞之處。理者，是皮膚藏府之文理也。"夫藏府之文理，廼藏府募原之肉理，而肉理之中有脈繫，衛氣陷於肓膜而入於脈絡，故當取之氣穴也。

◎胷脅腹之喻

黄帝曰：藏府之在胷脅腹裏之內也，若匣匱之藏禁器也，各有次舍，異名而同處一域之中，其氣各異，願聞其故。（《靈樞・脹論第三十五》）

藏府在於胷腹之內，如匣匱所藏之禁器，而各有界畔，五藏六府，其氣各異。

◎五部隔無徵之喻

求陽不得，求陰不審，五部隔無徵，若居曠野，若伏空室，緜緜乎屬不滿日。（《素問・方盛衰論第八十》）

巔，謂身之上。巔疾，則頭首之疾也。謂之陽，廼脈似陰盛；謂之陰，脈又似陽盛，故曰求陽不得，求陰不審也。五部，謂五藏之部。隔，謂隔遠。無徵，猶言無可驗也。然求陽不得其熱，求陰不審是寒，五藏部分又隔遠而無可驗，故曰求陽不得，求陰不審，五部隔無徵也。夫知是者，廼從氣久逆所作，非由陰陽寒熱之氣所爲也。若居曠野，言心神散越，若伏空室，謂志意沉潛。散越以氣逆而痛甚未止，沉潛以痛定而復恐再來也。緜緜乎，謂動息微也。身雖緜緜乎且存，然其心所屬望，將不得終其盡日也。故曰緜緜乎屬不滿日也。

◎哭泣而淚之喻

故諺言曰：心悲名曰志悲。志與心精共湊於目也。是以俱悲，則神氣傳於心，精上不傳於志而志獨悲，故泣出也。泣涕者，腦也，腦者，陰也，髓者，骨之充也，故腦滲爲涕。志者，骨之主也，是以水流而涕從之者，其行類也。夫涕之與泣者，譬如人之兄弟，急則俱死，生則俱生。其志以早悲，是以涕泣俱出而橫行也。夫人涕泣俱出而相從者，所屬之類也。（《素問・解精微論第八十一》）

夫心悲，又謂志悲，可見腎之志與心之精爲神者，共湊於目，是以心志俱悲，則精皆上傳於心之神，不下傳於腎之志，而志亦專悲，與心相同，所以水從泣下也。涕所生者，屬於腦也。腦者，屬於陰也。以腦爲地氣所生，皆藏陰而象於地。故言腦者陰也。腦爲髓之海，髓爲骨之充，涕爲水之液，故腦滲液爲涕也。況腎之合爲骨，則志亦爲骨之主，由是水流而涕從者，其類同耳。夫涕之從泣，譬如人之兄弟，有急難則俱死，不必赴難則俱生，今曰心志俱悲，是以涕泣俱出而橫行。以其所屬之類同也。

◎見風則泣下之喻

是以氣衝風，泣下而不止。夫風之中目也，陽氣內守於精，是火氣燔目，故見風則泣下也。有以比之，夫火疾風生迺能雨，此之類也。（《素問·解精微論第八十一》）

人氣之與天氣相通也。風者，天之氣也。陽氣者，神氣也。火氣者，陽氣也。謂神氣內守於精，陽氣外通於目，見風則氣隨風動，而神不守精，致精神共去於目而泣下也。比者，以天之精氣神，而比類人之精氣神也。風迺天之陽氣，火之精爲神，雨迺水精之上通於天，而復下降者也。火疾風生迺能雨者，謂氣生於神，神生於精，精隨神氣而運者也。夫天之日月精水，隨天氣而運行無息；人之精神，亦隨氣而環轉無端；人之兩目，應天之日月晝夜而開闔者也。

◎刺諸熱刺寒清之喻

刺諸熱者，如以手探湯；刺寒清者，如人不欲行。（《靈樞·九鍼十二原第一》）

寒熱風雨，寒暑之外襲也。故刺諸熱者，如以手探湯，謂熱在皮膚，所當淺取之也。寒清者，內因之虛寒，宜深取之，靜以守氣，故如人不欲行也。

◎約方之喻

黄帝曰：……凡刺之理，經脈爲始，榮其所行，知其度量，內刺五藏，外刺六府，審察衛氣，爲百病母，調其虛實，虛實迺止，寫其血絡，血盡不殆矣。雷公曰：此皆細子之所以通，未知其所約也。黄帝曰：夫約方者，猶約囊也。囊滿而弗約，則輸泄，方成弗約，則神與弗俱。

雷公曰：願爲下材者，弗滿而約之。黄帝曰：未滿而知約之以爲工，不可以爲天下師。（《靈樞·禁服第四十八》）

經脈爲始，必先明經絡也。榮其所行，榮行有終始也。知其度量，脈度有短長也。內刺五藏，外刺六府，分表裏出入也。此六句與《經脈》略同。衛氣者，陽氣也，衛外而爲固者也。陽氣不固，則衛氣失常，而邪從衛入，迺生疾病，故爲百病母。瀉實則虛，補虛則實，故虛實迺止。病在血者調之絡，邪血去盡，則不殆矣。約者，要也。約方約囊，其道同也。囊滿弗約則輸泄而傾，方成弗約則不切於用，蓋雜則不精也。《易》曰：

精義入神，以致用也。不得其精，焉能入神？有方無約，即無神也，故曰神與弗俱。所謂約者，即前《外揣》渾束爲一之義。滿言欲博，約言欲精，弗滿而約之，謂亦有不由博學而可得其快捷方式者否也，故曰願爲下材。因滿而約，約之善也。由博而精，精之至也。未滿而知約，何約之有？未博而言精，何精之有？若是者謂之爲工，安足爲天下師？是以言約者非滿不可，言精者非博不可也。

◎刺道之喻

黄帝曰：候之奈何？伯高曰:《兵法》曰：無迎逢逢之氣，無擊堂堂之陣。《刺法》曰：無刺熇熇之熱，無刺漉漉之汗，無刺渾渾之脈，無刺病與脈相逆者。（《靈樞·逆順篇第五十五》）

此言刺法有如兵法，當避其來鋭，擊其惰歸。按《史記》軒轅之時，神農時世衰，諸侯相侵伐，及蚩尤作亂，軒轅廼慣用干戈，以征不享，故即以用兵之法，而爲刺之大約。夫戰，勇氣也，一鼓作氣，再而衰，三而竭，是以無迎逢逢之氣，逢逢之氣，勢來迫而甚盛者也。無擊堂堂之陣，堂堂之陣，陣方整而甚衆者也。故無迎者，當避其來鋭耳；無擊者，當擊其惰歸耳。俟其氣衰陣亂，然後擊之，無有不剋者矣。熇熇之熱，熱盛於皮膚也。漉漉之汗，邪盛在肌腠，汗之甚多也。渾渾之脈，邪入於經脈，脈之未清也。此皆邪盛，眞邪相攻之時，病勢與脈氣相逆，所以皆不可刺也。《離合眞邪論》曰："夫邪去絡入於經也，舍於血脈之中，其寒溫未相得，如湧波之起也，時來時去。方其來也，必按而止之，無逢其衝而瀉之，知機之道，不可掛以髪。"蓋邪之方盛不可迎，邪之已往不可追，俟其來去之時，如發機之速，不可差之毫髪者也。自上工至下工，有此四等，正見不可刺而刺者，之爲下工也。

◎氣至之喻

刺之要，氣至而有效。效之信，若風之吹雲，明乎若見蒼天。（《靈樞·九鍼十二原第一》）

此言刺道之要，以氣之至與不至爲度也。凡刺之而氣尚未至，當無問其數者，必以氣至爲度也。即如待貴人，不知日暮之謂。氣至勿復鍼，恐其眞氣脱也。夫皮肉筋骨，病各有處，用鍼各有所宜也。刺以氣爲要，以效爲信，得其要則效，故如風之吹雲。邪氣去則正氣見，故明乎若見蒼天也。

◎九鍼之玄之喻

岐伯曰：天地相感，寒暖相移，陰陽之道，孰少孰多？陰道偶，陽道奇。發於春夏，陰氣少，陽氣多，陰陽不調，何補何寫？發於秋冬，陽氣少，陰氣多，陰氣盛而陽氣衰，故莖葉枯槁，濕雨下歸，陰陽相移，何寫何補？奇

邪離經，不可勝數，不知根結，五藏六府，折關敗樞，開闔而走，陰陽大失，不可復取。九鍼之玄，要在《終始》。故能知《終始》，一言而畢；不知《終始》，鍼道咸絕。（《靈樞・根結第五》）

天地陰陽之道，有相感則有相移，有相移則有相勝，而孰多孰少，斯不齊矣。欲求其道，則陰陽有奇偶之分。奇者數之單，如一三五七九是也。偶者數之拆，如二四六八十是也。奇得其清，偶得其濁，所以成陰陽之象數。四時之氣，陰陽各有盛衰，人氣隨之，故治法當分補瀉。奇邪，弗常之邪也。離經，流傳無定也。下者爲根。上者爲結。疾之中人，不可勝數，而治之者，當審根結之本末，察藏府之陰陽，明開闔樞之淺深出入，斯得其要，否則敗折其關樞，走失其陰陽，不可復取矣。終始，本末也，即下文根結開闔之義。有《終始》，所載者皆鍼道，故不知《終始》，鍼道咸絕。

◎鍼道之喻（一）

黃帝問於岐伯曰：余聞鍼道於夫子，衆多畢悉矣。夫子之道，應若失而據未有堅然者也，夫子之問學熟乎？將審察於物而心生之乎？

岐伯曰：聖人之爲道者，上合於天，下合於地，中合於人事。必有明法，以起度數，法式檢押，廼後可傳焉。故匠人不能釋尺寸而意短長，廢繩墨而起平水也。工人不能置規而爲員，去矩而爲方。知用此者，固自然之物，易用之教，逆順之常也。

黃帝曰：願聞自然奈何？岐伯曰：臨深決水，不用功力而水可竭也。循掘決衝而經可通也。此言氣之滑濇，血之清濁，行之逆順也。（《靈樞・逆順肥瘦第三十八》）

此論人之形體厚薄，血氣清濁，以應天地之道，逆順而行者也。夫子之道應若失者，謂道之幽遠難尋。堅，確也。察於物者，即物窮理。心生之者，豁然貫通也。蓋聖人之道，通乎天地，而合於事物之常。夫聖人之爲鍼道者，合於三才，必有明法以起度數，其法式檢押，廼可傳之後世也。譬之工匠，必用尺寸繩墨規矩，以爲長短平水方圓，此廼自然之道，其爲教易行，其行之逆順有常。能循其法，譬之臨深決水，循掘決衝，而水易竭，經可通也。蓋正以人之氣有滑濇，血有清濁，行有逆順，皆有自然之妙故耳。伯言天地之道，出於自然，不待勉強，雖幽遠難明，而不出乎規矩方圓之外。臨深決水者，決之去也。循掘決衝者，導之來也，此逆順之行也。規矩方圓，天地之象也。逆順者，地氣左遷，天道右旋也。不用工力者，造化之自然也。

◎鍼道之喻（二）

黃帝曰：願卒聞之。岐伯曰：日與月焉，水與鏡焉，鼓與響焉。夫日月之明，不失其影；水鏡之察，不失其形；鼓響之應，不後其聲。動搖則應和，

盡得其情。

黄帝曰：窘乎哉，昭昭之明不可蔽。其不可蔽，不失陰陽也。合而察之，切而驗之，見而得之，若清水明鏡之不失其形也。五音不彰，五色不明，五藏波蕩，若是則內外相襲，若鼓之應桴，響之應聲，影之應形。（《靈樞·外揣第四十五》）

觀之日月之明，不失其影；水鏡之察，不失其形；鼓響之應，不失其聲。故一動搖之間，則相應相和，而盡得其情矣。道者一也，一生二，陰陽而已。不失陰陽，則昭昭之明不可蔽矣。合而察之，參合陰陽而詳察也。切而驗之，從其切要而辨證也。故可見可得，如清水明鏡之無所失也。五音五色見於外，因藏氣而彰明也。五藏之氣藏於內，因形聲而發露也。外之不彰不明者，知內之波蕩也。即如鼓非桴也，得桴而後鳴；響非聲也，得聲而後應；影非形也，得形而後見，是皆內外相襲而然。襲，因也。

◎小鍼爲細物之喻

黄帝曰：余以小鍼爲細物也，夫子迺言上合之於天，下合之於地，中合之於人，余以爲過鍼之意矣。願聞其故。岐伯曰：何物大於天乎？夫大於鍼者，惟五兵者焉。五兵者，死之備也，非生之具。且夫人者，天地之鎮也，其不可不參乎？夫治民者，亦惟鍼焉。夫鍼之與五兵，其孰小乎？（《靈樞·玉版第六十》）

過鍼之意，謂其言之若過也。五兵即五刃，刀劍矛戟矢也。五兵雖大，但備殺戮之用，置之死者也。小鍼雖小，能療萬民之病，保其生者也。夫天地之間，唯人最重，故爲天地之鎮，而治人之生，則又唯鍼最先。蓋鍼之爲用，從陽則上合乎天，從陰則下合乎地，從中則變化其間而動合乎人，此鍼道之所以合乎三才，功非小鍼，較之五兵，其孰大孰小爲可知矣。

◎鍼甚駿之喻

黄帝曰：夫子之言鍼甚駿，以配天地，上數天文，下度地紀，內別五藏，外次六府，經脈二十八會，盡有周紀。能殺生人不能起死者，子能反之乎？岐伯曰：能殺生人，不能起死者也。黄帝曰：余聞之則爲不仁，然願聞其道，弗行於人。岐伯曰：是明道也，其必然也，其如刀劍之可以殺人，如飲酒使人醉也，雖勿診猶可知矣。黄帝曰：願卒聞之。岐伯曰：人之所受氣者穀也。穀之所注者胃也。胃者，水穀氣血之海也。海之所行雲氣者，天下也。胃之所出氣血者經隧也。經隧者，五藏六府之大絡也，迎而奪之而已矣。黄帝曰：上下有數乎？岐伯曰：迎之五里，中道而止，五至而已，五往而藏之氣盡矣，故五五二十五而竭其俞矣。此所謂奪其天氣者也，非能絕其命而傾其壽者也。

黄帝曰：願卒聞之。岐伯曰：闚門而刺之者，死於家中；入門而刺之者，死於堂上。黄帝曰：善乎方！明哉道！請著之《玉版》，以爲重寶，傳之後世，以爲刺禁，令民勿敢犯也。（《靈樞・玉版第六十》）

此言鍼之能殺生人者，在於奪其五里，以竭經隧之氣，此其所以爲刺禁也。二十八會者，手足十二經，左右相同，共有二十四脈，加以兩蹻督任，共爲二十八會也。世有能於生人則殺之，死人則不能起之，此問之者，固爲不仁，而聞之而弗行，正所以明道也。故能殺生人之繆，眞如刀劍之殺人，如酒之醉人，雖勿診視之，而可以預知也。何也？試觀海之行雲氣者，本於地氣上爲雲，而後雲氣行於天之下也。胃之有氣血，本於穀氣所化，而後血氣行於十二經之隧也。是經隧者，誠五藏六府之大脈絡耳。迎其氣之來，而有以奪之，故能殺生人矣。究其上下各經之數，不必盡藏府之穴以刺之，止即五里穴以奪其氣，按五里系手陽明大腸經穴，肘上三寸，向裏大脈中央，前《本俞》云："尺動脈在五里，五俞之禁也。"《氣穴論》云："大禁二十五，在天府下五寸。"約至中道而止鍼，候其氣之來者，五至而已，鍼凡五往以奪之，而此藏之氣盡矣。及奪至二十五次，而五藏俞穴之氣皆已竭矣。此廼奪其天氣，非由命之自絕，壽之自傾，實所以殺此生人也。又何也？吾窺門而見其刺，其人當死於家中，吾入門而見其刺，其人當死於堂上，死之最易又如是耶。

二、一言而終

◎知其要者一言而終（一）

凡此定期之紀，勝復正化皆有常數，不可不察。故知其要者，一言而終，不知其要，流散無窮，此之謂也。帝曰：善。（《素問・六元正紀大論第七十一》）

《至眞要大論》亦有"知其要者"四句，彼言南北政。此總結上文定期之紀，廼要之當知者。

◎知其要者一言而終（二）

故曰：知其要者，一言而終，不知其要，流散無窮。此之謂也。（《素問・至眞要大論第七十四》）

要，即陰陽之所在也。知則不惑，不知則致疑，所以流散無窮而莫測其要也。凡此脈之見，尤於時氣爲病者最多，雖其中有未必全合者，然遇有不應之脈，便當因此以推察其候。知其要者數句，與《六元正紀大論》同，但彼言六元之紀，此言陰陽之要也。

◎知其要者一言而終（三）

節之交，三百六十五會。知其要者，一言而終，不知其要，流散無窮。所

言節者，神氣之所遊行出入也，非皮肉筋骨也。（《靈樞·九鍼十二原第一》）

此言節之交，計三百六十五會。所謂節者，神氣之所遊行出入，實經絡滲灌諸節者，非皮肉筋骨之謂也。此節者，迺要之所在，故能知其要，可一言而終，不知其要，則流散無窮矣。則欲行鍼者，當守其神，而欲守神者，當知其節。

◎能知《終始》一言而畢

岐伯曰：天地相感，寒暖相移，陰陽之道，孰少孰多？陰道偶，陽道奇。發於春夏，陰氣少，陽氣多，陰陽不調，何補何寫？發於秋冬，陽氣少，陰氣多，陰氣盛而陽氣衰，故莖葉枯槁，濕雨下歸，陰陽相移，何寫何補？奇邪離經，不可勝數，不知根結，五藏六府，折關敗樞，開闔而走，陰陽大失，不可復取。九鍼之玄，要在《終始》。故能知《終始》，一言而畢；不知《終始》，鍼道咸絕。（《靈樞·根結第五》）

天地陰陽之道，有相感則有相移，有相移則有相勝，而孰多孰少，斯不齊矣。欲求其道，則陰陽有奇偶之分。奇者數之單，如一三五七九是也。偶者數之拆，如二四六八十是也。奇得其清，偶得其濁，所以成陰陽之象數。四時之氣，陰陽各有盛衰，人氣隨之，故治法當分補瀉。奇邪，弗常之邪也。離經，流傳無定也。下者爲根。上者爲結。疾之中人，不可勝數，而治之者，當審根結之本末，察藏府之陰陽，明開闔樞之淺深出入，斯得其要，否則敗折其關樞，走失其陰陽，不可復取矣。終始，本末也，即下文根結開闔之義。有《終始》，所載者皆鍼道，故不知《終始》，鍼道咸絕。

第三十一章　教化傳承

一、法往古

◎法往古者先知《鍼經》也

帝曰：善。其法星辰者，余聞之矣，願聞法往古者。岐伯曰：法往古者，先知《鍼經》也。驗於來今者，先知日之寒溫，月之虛盛，以候氣之浮沉而調之於身，觀其立有驗也。觀其冥冥者，言形氣榮衛之不形於外，而工獨知之；以日之寒溫，月之虛盛，四時氣之浮沉，參伍相合而調之，工常先見之；然而不形於外，故曰觀於冥冥焉。通於無窮者，可以傳於後世也。是故工之所以異也，然而不形見於外，故俱不能見也，視之無形，嘗之無味，故謂冥冥，若神髣髴。（《素問・八正神明論第二十六》）

此下諸義皆釋《鍼經》之文。法往古者，取法於既往也。此云《鍼經》爲古法，可見是書之傳，其來最遠，似猶有出軒岐之前者。驗於來今，察見在也，觀日月之氣候而調之於身。以古證今，以今合古，知往知來，其用安有不驗？《五色》亦曰積神於心，以知往今，見《脈色類三十二》。形氣榮衛，不形於外，故曰冥冥。而工獨知之者，以知日月四時之變化，則天地陰陽之道盡；知參伍相合之妙用，則人身調治之法盡。若是者，不求其神而神無不在，故見於冥冥焉。通於無窮者，無方無體也，故可傳於萬世。其所以異於人者，以人俱不能見而我獨見之，明察秋毫，在於若無若有之際，故謂冥冥，若神髣髴。

二、聖人之術

◎聖人之術爲萬民式

黃帝曰：嗚呼遠哉！閔閔乎若視深淵，若迎浮雲。視深淵，尚可測；迎浮雲，莫知其際。聖人之術，爲萬民式。論裁志意，必有法則，循經守數，按循醫事，爲萬民副。故事有五過四德，汝知之乎？雷公避席再拜曰：臣年

幼小，蒙愚以惑，不聞五過與四德，比類形名，虛引其經，心無所對。（《素問·疎五過論第七十七》）

嗚呼遠哉！嘆至道之不及也。閔閔乎，言妙用之不窮也。深淵清澄，見之必定，故可測。浮雲飃浮，寓際無定，故莫知。此與《六微旨大論》文重，蓋此言醫道，彼言天道也。視深淵尚可測，迎浮雲莫知其極，言天道之難明也。惟聖人從容得之，施於仁術，垂於後世，故爲萬民式。裁，度也。循經之循，因也。按循之循，察也。副，助也。此論診道，亦當合於天道也。夫人之氣爲陽，精水爲陰；衛爲陽，榮血爲陰。陰陽和平，而後血氣迺行，經脈迺勻，故當先度其志意之得失，飲食居處，陰陽喜怒，然後察其色脈，斯得萬舉萬全，而無過失之咎。副，功也。慎五過，則敬順四時之德氣矣。然德者，道之用，生之主，故不可不敬順之也。四德，謂天之四時，有生長收藏之德化。如不知四時陰陽逆從之理，是謂四失矣。

三、聖人教化

◎上古聖人之教下也

夫上古聖人之教下也，皆謂之虛邪賊風，避之有時，恬惔虛無，眞氣從之，精神內守，病安從來！是以志閑而少欲，心安而不懼，形勞而不倦。氣從以順，各從其欲，皆得所願。故美其食，任其服，樂其俗，高下不相慕，其民故曰樸。是以嗜欲不能勞其目，淫邪不能惑其心，愚智賢不肖，不懼於物，故合於道。所以能年皆度百歲而動作不衰者，以其德全不危也。（《素問·上古天眞論第一》）

上古聖人使人行者，身先行之，爲不言之教。不言之教，勝有言之教，故下百姓倣行者衆，故曰下皆爲之。邪乘虛入，是謂虛邪。竊害中和，謂之賊風。避之有時，謂八節之日，及太乙徙立於中宮，朝八風之日也。故聖人之畏虛邪，如避矢石然，此治外之道也。恬，安靜也。憺，樸素也。虛，湛然無物也。無，窅然莫測也。恬憺者，泊然不願乎其外；虛無者，漠然無所動於中也。所以眞氣無不從，精神無不守，又何病之足慮哉？此治內之道也。志閑而無貪，何欲之有？心安而無慮，何懼之有？形勞而神逸，何倦之有？氣得所養，則必從順。惟其少欲，迺能從欲，故無所往而不遂。精粗皆甘也。美惡隨便也。與天和者，樂天之時；與人和者，樂人之俗也。高忘其貴，下安其分，兩無相慕，皆歸於樸，知止所以不殆也。嗜欲，人欲也。目者，精神之所注也。心神既樸，則嗜欲不能勞其目；目視不妄，則淫邪焉能惑其心？無論愚智賢不肖，但有養於中，則無懼於物，故皆合養生之道矣。以上古聖人教下有法，而在下者從之，故皆能度百歲而不衰也。執道者德全，德全者形全，形全者聖人之道也，又何危焉？

◎上古聖人論理人形

帝曰：余聞上古聖人，論理人形，列別藏府，端絡經脈，會通六合，各從其經。氣穴所發，各有處名。谿谷屬骨，皆有所起。分部逆從，各有條理。四時陰陽，盡有經紀。外內之應，皆有表裏。其信然乎？（《素問·陰陽應象大論第五》）

論理，講求也。列別，分辨也。端，言經脈之發端。絡，言支脈之横絡。兩經交至謂之會。他經相貫謂之通。十二經之表裏，謂之六合。帝言人之藏府形身，與天之四時陰陽外内相應，惟上古聖人能論理人形，與天地參合，是以岐伯論天之五方、五氣，五色，五音，地之五行、五味，以應人之五體、五藏、五竅、五志也。六合，謂十二經脈之合也。足太陽與足少陰爲一合，足少陽與足厥陰爲二合，足陽明與足太陰爲三合，手太陽與手少陰爲四合，手少陽與手厥陰爲五合，手陽明與手太陰爲六合者，各從其經正而相通也。氣穴者，經氣所注之穴，有三百六十五穴，以應一歲，而各有定處，各有定名也。谿谷者，大小之分肉，連於骨而生起也。分部者，皮之分部也。皮部中之浮絡，分三陰三陽，有順有逆，各有條理也。言天地之四時陰陽，盡有經緯紀綱，應人形之外内，皆有表有裏也。

◎聖人之術爲萬民式

黄帝曰：嗚呼遠哉！閔閔乎若視深淵，若迎浮雲。視深淵，尚可測；迎浮雲，莫知其際。聖人之術，爲萬民式。論裁志意，必有法則，循經守數，按循醫事，爲萬民副。故事有五過四德，汝知之乎？雷公避席再拜曰：臣年幼小，蒙愚以惑，不聞五過與四德，比類形名，虛引其經，心無所對。（《素問·疎五過論第七十七》）

嗚呼遠哉！嘆至道之不及也。閔閔乎，言妙用之不窮也。深淵清澄，見之必定，故可測。浮雲飃浮，寓際無定，故莫知。此與《六微旨大論》文重，蓋此言醫道，彼言天道也。視深淵尚可測，迎浮雲莫知其極，言天道之難明也。惟聖人從容得之，施於仁術，垂於後世，故爲萬民式。裁，度也。循經之循，因也。按循之循，察也。副，助也。此論診道，亦當合於天道也。夫人之氣爲陽，精水爲陰；衛爲陽，榮血爲陰。陰陽和平，而後血氣廼行，經脈廼匀，故當先度其志意之得失，飲食居處，陰陽喜怒，然後察其色脈，斯得萬舉萬全，而無過失之咎。副，功也。慎五過，則敬順四時之德氣矣。然德者，道之用，生之主，故不可不敬順之也。四德，謂天之四時，有生長收藏之德化。如不知四時陰陽逆從之理，是謂四失矣。

◎黄帝坐明堂召雷公而問之

黄帝坐明堂，召雷公而問之曰：子知醫之道乎？雷公對曰：誦而頗能解，解而未能别，别而未能明，明而未能彰，足以治羣僚，不足治侯王。願得受樹天之度，四時陰陽合之，别星辰與日月光，以彰經術，後世益明，上通神農，著至教，疑於二皇。帝曰：善。無失之。此皆陰陽表裏，上下雌雄相輸應也。而道上知天文，下知地理，中知人事，可以長久，以教聚庶，亦不疑殆，醫道論篇，可傳後世，可以爲寶。雷公曰：請受道，諷誦用解。（《素問·著至教論第七十五》）

明堂，天子布政之所，聖人向明而治，故曰明堂。頗能解，粗解其義耳。别者，别其條理。明者，明其精微。彰，則利於用矣。夫習道有五：一誦，二解，三别，四明，五彰也。羣僚之情易通，侯王之意難測，所以有不同也。然則膏粱藜藿，其爲難易亦然。樹，立也。天度立則四時陰陽之序可以合，星辰日月之光可以别，用以彰經術，令後世益明，是上通神農之道，著爲至教，則擬德於二皇矣。二皇，伏羲、神農也。陰陽表裏上下雌雄相輸應者，即指上文天度四時陰陽星辰日月光言，所以醫道合於三才，必盡知之，斯可以垂教後世，不致疑殆，永傳爲寶矣。而道上知天文等四句，與《氣交變大論》同。

◎黄帝問雷公何藏最貴

孟春始至，黄帝燕坐，臨觀八極，正八風之氣，而問雷公曰：陰陽之類，經脈之道，五中所主，何藏最貴？雷公對曰：春，甲乙，青，中主肝，治七十二日，是脈之主時，臣以其藏最貴。帝曰：卻念《上下經》《陰陽》《從容》，子所言貴，最其下也。

孟春始至，謂立春之日也。燕，安也。觀八極，謂視八方遠際之色。正八風，謂候八方所至之風，朝會於太乙者也。五中，謂五藏。詳八風朝太乙，具《天元玉冊》中。夫天爲陽，地爲陰，人爲和。陰無其陽，衰殺無已，陽無其陰，生長不止。生長不止則傷於陰，陰傷則陰災起。衰殺不已則傷於陽，陽傷則陽禍生矣。故須聖人在天地間，和陰陽氣，令萬物生也。和氣之道，謂先修身爲德，則陰陽氣和。陰陽氣和，則八節風調。八節風調，則八虛風止。於是疵癘不起，嘉祥競集，此亦不知所以然而然也。故黄帝問身之經脈貴賤，依之調攝，修德於身，以正八風之氣。東方甲乙，春氣主之，自然青色内通於肝，《金匱眞言論》曰："東方青色，入通於肝。"故青，中主肝也。然五行之氣，各王七十二日，五積而乘之，則終一歲之數三百六十日，故云治七十二日也。夫四時之氣，以春爲始，五藏之應，肝藏合之，公故以其藏爲最貴。從容，謂安緩比類也。帝念者廼《上經》《下經》《陰陽》《從容》三經，而雷公所言最貴者，卻是最下也。

雷公致齋七日，旦復侍坐。

悟己之非，積誠復請也。七日取七日來復，天道運轉之義。

帝曰：三陽爲經，二陽爲維，一陽爲遊部，此知五藏終始。三陽爲表，二陰爲裏，一陰至絕，作朔晦，卻具合以正其理。雷公曰：受業未能明。（《素問・陰陽類論第七十九》）

按上文雷公以肝爲最貴，而不知肝屬一陰，爲陰之盡，帝謂最其下者以此，故公曰受業未能明也。

◎雷公請問有不在經者

黃帝在明堂，雷公請曰：臣授業傳之行教，以經論《從容》《形法》《陰陽》，刺灸湯藥所滋，行治有賢不肖，未必能十全。若先言悲哀喜怒，燥濕寒暑，陰陽婦女。請問其所以然者，卑賤富貴，人之形體所從，群下通使，臨事以適道術，謹聞命矣。請問有毚愚僕漏之問，不在經者，欲聞其狀。帝曰：大矣。（《素問・解精微論第八十一》）

此雷公言己授業於帝，復傳行教於弟子，奈行治有賢不肖，雖經之所傳者，猶未必能十全可用。故欲聞而經之未備者，若毚愚僕漏其狀也。帝曰：大矣。大矣者，言人之所大要也。

◎黃帝哀萬民有疾病先立《鍼經》

黃帝問於岐伯曰：余子萬民，養百姓，而收其租稅。余哀其不給，而屬有疾病。余欲勿使被毒藥，無用砭石，欲以微鍼，通其經脈，調其血氣，榮其逆順出入之會。令可傳於後世，必明爲之法，令終而不滅，久而不絕，易用難忘，爲之經紀；異其章，別其表裏，爲之終始。令各有形，先立《鍼經》。願聞其情。（《靈樞・九鍼十二原篇第一》）

此文記述黃帝問於岐伯曰“余子萬民，養百姓，而收其租稅。余哀其不給，而屬有疾病。余欲勿使被毒藥，無用砭石，欲以微鍼，通其經脈，調其血氣，榮其逆順出入之會”。考《本紀・記帝》：“經土設井，立步制畝，藝五穀，撫萬民。”深信“老吾老，以及人之老；幼吾幼，以及人之幼”。迺中華民族優良傳統，始自鼻祖炎黃始也。深明神農嘗百草、黃帝岐伯著《內經》之史實。不能以今人政爲政、醫爲醫分工爲業，而疑古聖爲通才，且體恤百姓之苦心。

四、太古經典

◎《太始天元冊》(一)

帝曰：請聞其所謂也。鬼臾區曰：臣稽考《太始天元冊》文曰：太虛寥廓，肇基化元，萬物資始，五運終天，布氣眞靈，總統坤元，九星懸朗，七曜周旋，曰陰曰陽，曰柔曰剛，幽顯既位，寒暑弛張，生生化化，品物咸章。(《素問·天元紀大論第六十六》)

《太始天元冊》，古經也。五運主時者，主四時之令也。各終期日，謂五運各主朞年以終其日，如甲己之歲，土運統之之類是也，非獨主四時而已。“太虛寥廓，肇基化元”者，《太始天元冊》文，蓋太古之文，所以紀天元者也。太虛，即周子所謂無極，張子所謂由太虛有天之名也。廖廓，空而無際之謂。肇，始也。基，立也。化元，造化之本原也。資始者，萬物借化元而始生。終天者，五行終天運而無已也。布者，布天元之氣，無所不至也。氣有眞氣，化幾是也。物有靈明，良知是也。雖萬物形氣稟乎天地，然地亦天中之物，故《易》曰：“大哉乾元，萬物資始，廼統天。至哉坤元，萬物資生，廼順承天。”又曰：“成象之謂乾，效法之爲坤。”然則坤之元，不外乎乾之元也，故曰總統坤元。九星者：天蓬一，天芮二，天衝三，天輔四，天禽五，天心六，天任七，天柱八，天英九也。見補遺本病論，及詳九宮星野圖，今奇門陰陽家皆用之。七曜，日月五星也，《舜典》謂之七政。七者如緯，運行於天，有遲有速，有順有逆，故曰周旋。陰陽者，天道也。柔剛者，地道也。《易·系》曰：“立天之道，曰陰與陽；立地之道，曰柔與剛。”邵子曰：“天之大，陰陽盡之；地之大，剛柔盡之。”故天道資始，陰陽而已；地道資生，剛柔而已。然剛即陽之道，柔即陰之道，故又曰動靜有常，剛柔斷矣。此又以陰陽剛柔，合天地而總言之也。陽主晝，陰主夜，一日之幽顯也。自晦而朔，自弦而望，一月之幽顯也。春夏主陽而生長，秋冬主陰而收藏，一歲之幽顯也。幽顯既定其位，寒暑從而弛張矣。弛張，往來也。《易》曰：“雲行雨施，品物流形。”又曰：“天地 ，萬物化醇。”此所以生生不息，化化無窮，而品物咸章矣。章，昭著也。

◎《太始天元冊》(二)

帝曰：願聞其所始也。岐伯曰：昭乎哉問也！臣覽《太始天元冊》文，丹天之氣，經於牛女戊分；黅天之氣，經於心尾己分；蒼天之氣，經於危室柳鬼；素天之氣，經於亢氐昴畢；玄天之氣，經於張翼婁胃。(《素問·五運行大論第六十七》)

《太始天元冊》，古經也。

◎《天元冊》

帝曰：土運之歲，上見太陰；火運之歲，上見少陽、少陰；金運之歲，上見陽明；木運之歲，上見厥陰；水運之歲，上見太陽。奈何？岐伯曰：天之與會也。故《天元冊》曰天符。（《素問·六微旨大論第六十八》）

《天元冊》，即《太始天元冊》，古經也。

◎《玄珠密語》

注《玄珠密語》云：陽年三十年，除六年天刑，計有太過二十四年。（《素問·遺篇本病論第七十三》）

《玄珠密語》者，古經也。

◎《密語》

帝曰：五運之至，有前後與昇降往來，有所承抑之，可得聞乎刺法？岐伯曰：當取其化源也。是故太過取之，不及資之。太過取之，次抑其鬱，取其運之化源，令折鬱氣；不及扶資，以扶運氣，以避虛邪也。資取之法令出《密語》。（《素問·遺篇刺法論第七十二》）

《密語》者，廼《玄珠密語》，古經也。

◎《陰陽傳》

帝曰：子不聞《陰陽傳》乎？曰：不知。（《素問·著至教論第七十五》）

《陰陽傳》，古經也。

◎《陰陽十二官相使》

帝曰：有病口苦，取陽陵泉。口苦者病名爲何？何以得之？岐伯曰：病名曰膽癉……治之以膽募俞。治在《陰陽十二官相使》中。（《素問·奇病論第四十七》）

《陰陽十二官相使》，古經篇名。

◎《奇恒》《陰陽》

帝曰：人之不得偃臥者，何也？岐伯曰：肺者，藏之蓋也，肺氣盛則脈大，脈大則不得偃臥，論在《奇恒》《陰陽》中。（《素問·病能論第四十六》）

《奇恒》《陰陽》，俱古經篇名，《經脈別論》有"《陰陽》《揆度》以爲常"句，則《陰陽》信古經篇名，其《揆度》之義見本篇末節。偃，仰臥也。不得偃臥者，肺居高布葉，四藏下之，爲五藏之華蓋，朝百脈而輸精於藏府，肺氣逆則氣盛而脈大，脈大則不得偃臥矣。

◎《揆度》《奇恒》《五色》《脈變》《玉機》(一)

黄帝問曰：余聞《揆度》、《奇恒》，所指不同，用之奈何？岐伯對曰：《揆度》者，度病之淺深也。《奇恒》者，言奇病也。請言道之至數。《五色》《脈變》《揆度》《奇恒》，道在於一，神轉不回，回則不轉，迺失其機。至數之要，迫近以微，著之玉版，命曰合《玉機》。(《素問·玉版論要第十五》)

《五色》《脈變》《揆度》《奇恆》，俱古經篇名。揆度者，揣度也，揣度度病之淺深也。奇恆者，異常也，言異常奇病也。奇病者，所指不同，有言疾病者，有言脈色者，有言藏府者，有言陰陽者。病而異常，非揣度淺深之詳，不易知也。凡《五色》《脈變》《揆度》《奇恆》，其經雖異，而其道則歸於一。

◎《揆度》《奇恒》《五色》《脈變》《玉機》(二)

帝瞿然而起，再拜而稽首曰：善。吾得脈之大要，天下至數，《五色》《脈變》《揆度》《奇恆》，道在於一，神轉不迴，迴則不轉，迺失其機。至數之要，迫近以微。著之玉版，藏之藏府，每旦讀之，名曰《玉機》。(《素問·玉機眞藏論第十九》)

此條同《素問·玉版論要篇第十五》，可參其解。

◎《上經》《下經》《金匱》《揆度》《奇恒》

所謂深之細者，其中手如鍼也，摩之切之。聚者堅也，博者大也。《上經》者，言氣之通天也;《下經》者，言病之變化也;《金匱》者，決死生也;《揆度》者，切度之也;《奇恒》者，言奇病也。所謂奇者，使奇病不得以四時死也。恒者，得以四時死也。所謂揆者，方切求之也，言切求其脈理也。度者，得其病處，以四時度之也。(《素問·病能論第四十六》)

《上經》《下經》《金匱》《揆度》《奇恒》，俱古經篇名，今皆失之。《上經》者，必以衛氣爲論，如《生氣通天論》之義，故曰言氣之通天也。《下經》者，言病之變化。《金匱》者，疑是藏之金匱，如《金匱眞言論》之類，然其義則決死生也。《揆度》，以度病爲義。奇病，不得以四時而死，如《奇病論》《大奇論》之類。恒病，得以四時而死，如《藏氣法時論》合於四時而死之類。揆以切求其脈理，度以得其病處，遂以四時度之，此皆古經篇之義也。

◎《上經》《下經》《揆度》《陰陽》《奇恒》《五中》

《上經》《下經》《揆度》《陰陽》《奇恒》《五中》，決以明堂，審於終始，可以橫行。(《素問·疎五過論第七十七》)

《上經》《下經》《揆度》《陰陽》《奇恒》《五中》，皆古經也。

◎《奇恒之勢》

是以聖人持診之道，先後陰陽而持之。《奇恒之勢》，廼六十首，診合微之事，追陰陽之變，章五中之情；其中之論，取虛實之要，定五度之事，知此廼足以診。(《素問·方盛衰論第八十》)

《奇恒之勢》，古經也。

◎《上經》

岐伯曰：請遂言之也。《上經》曰：夫道者，上知天文，下知地理，中知人事，可以長久。此之謂也。帝曰：何謂也？岐伯曰：本氣位也。位天者，天文也。位地者，地理也。通於人氣之變化者，人事也。故太過者先天；不及者後天，所謂治化而人應之也。(《素問·氣交變大論第六十九》)

《上經》謂上世先師所傳之經。能知天地人三才之道，即天文、地理、人事咸通也。大無不通，細無不得，合同於道，永保天年，故可以長久矣。

◎《下經》

帝曰：人有逆氣，不得臥而息有音者，有不得臥而息無音者，有起居如故而息有音者，有得臥行而喘者，有不得臥不能行而喘者，有不得臥臥而喘者。皆何藏使然？願聞其故。岐伯曰：不得臥而息有音者，是陽明之逆也。足三陽者下行，今逆而上行，故息有音也。陽明者胃脈也，胃者六府之海，其氣亦下行，陽明逆不得從其道，故不得臥也。《下經》曰：胃不和則臥不安，此之謂也。夫起居如故而息有音者，此肺之絡脈逆也。絡脈不得隨經上下，故留經而不行。絡脈之病人也微，故起居如故而息有音也。夫不得臥臥則喘者，是水氣之客也。夫水者循津液而流也，腎者水藏，主津液，主臥與喘也。帝曰：善。(《素問·逆調論第三十四》)

《下經》，上古經也。

◎《經》(一)

帝曰：夫《經》言：有餘者寫之，不足者補之。今熱爲有餘，寒爲不足。

夫瘧者之寒，湯火不能溫也，及其熱，冰水不能寒也，此皆有餘不足之類。當此之時，良工不能止，必須其自衰迺刺之，其故何也？願聞其說。岐伯曰：《經》言無刺熇熇之熱，無刺渾渾之脈，無刺漉漉之汗，故爲其病逆，未可治也。（《素問・瘧論第三十五》）

《經》，上古經也。

◎《經》（二）

帝曰：《經》言：陽虛則外寒，陰虛則內熱；陽盛則外熱，陰盛則內寒。余已聞之矣，不知其所由然也。（《素問・調經論第六十二》）

《經》，古經也，陽虛則外寒，陰虛則內熱；陽盛則外熱，陰盛則內寒之義。

◎《經論》

雷公曰：請問短期。黃帝不應。雷公復問。黃帝曰：在《經論》中。（《素問・陰陽類論第七十九》）

《經論》，古經也。

◎《經脈》

此皆五藏氣虛，陽氣有餘，陰氣不足。合之五診，調之陰陽，以在《經脈》。（《素問・方盛衰論第八十》）

《經脈》古經也。

◎《脈經・上下篇》《比類》

黃帝燕坐，召雷公而問之曰：汝受術誦書者，若能覽觀雜學，及於比類，通合道理，爲余言子所長。五藏六府，膽胃大小腸脾胞膀胱，腦髓涕唾，哭泣悲哀，水所從行，此皆人之所生，治之過失，子務明之，可以十全，即不能知，爲世所怨。雷公曰：臣請誦《脈經・上下篇》甚衆多矣。別異《比類》，猶未能以十全，又安足以明之。（《素問・示從容論第七十六》）

《脈經・上下篇》《比類》，俱古經也。

◎《比類》《從容》《診經》

雷公曰：於此有人四支解墮，喘嗽血泄，而愚診之以爲傷肺，切脈浮大而緊，愚不敢治。粗工下砭石，病癒多出血，血止身輕，此何物也？帝曰：子所能治，知亦衆多，與此病失矣。譬以鴻飛，亦衝於天。夫聖人之治病，循法守度，援物比類，化之冥冥，循上及下，何必守經？今夫脈浮大虛者，是

脾氣之外絕，去胃外歸陽明也。夫二火不勝三水，是以脈亂而無常也。四支懈墮，此脾精之不行也。喘欬者，是水氣竝陽明也。血泄者，脈急血無所行也。若夫以爲傷肺者，由失以狂也，不引比類，是知不明也。夫傷肺者，脾氣不守，胃氣不清，經氣不爲使，眞藏壞決，經脈傍絕，五藏漏泄，不衄則嘔，此二者不相類也。譬如天之無形，地之無理，白與黑相去遠矣。是失吾過矣。以子知之，故不告子。明引《比類》《從容》，是以名曰《診經》，是謂至道也。（《素問·示從容論第七十六》）

《比類》《從容》《診經》，均古經也。

◎《脈法》

帝曰：天地之氣，何以候之？岐伯曰：天地之氣，勝復之作，不形於診也。《脈法》曰：天地之變，無以脈診，此之謂也。（《素問·五運行大論第六十七》）

《脈法》，古經也。

◎《脈要》

《脈要》曰：春不沈，夏不弦，秋不數，冬不澀。是謂四塞。沈甚曰病，弦甚曰病，數甚曰病，澀甚曰病，參見曰病，復見曰病，未去而去曰病，去而不去曰病，反者死。（《素問·至眞要大論第七十四》）

《脈要》，古經也。

◎《大要》（一）

故《大要》曰：無代化，無違時，必養必和，待其來復。此之謂也。（《素問·五常政大論第七十》）

《大要》，古經也。

◎《大要》（二）

帝曰：天地之氣盈虛如何？岐伯曰：天氣不足，地氣隨之；地氣不足，天氣從之，運居其中而常先也。惡所不勝，歸所同和，隨運歸從而生其病也。故上勝則天氣降而下，下勝則地氣遷而上，勝多少而差其分，微者小差，甚者大差，甚位易氣交，易則大變生而病作矣。《大要》曰：甚紀五分，微紀七分，其差可見，此之謂也。（《素問·六元正紀大論第七十一》）

《大要》，古經也。

◎《大要》（三）

故《大要》曰：粗工嘻嘻，以爲可知，言熱未已，寒病復始，同氣異形，迷診亂經，此之謂也。（《素問·至眞要大論第七十四》）

《大要》，古經也。

◎《大要》（四）

故《大要》曰：彼春之暖，爲夏之暑，彼秋之忿，爲冬之怒，謹按四維，斥候皆歸，其終可見，其始可知，此之謂也。（《素問·至眞要大論第七十四》）

《大要》，古經也。

◎《大要》（五）

《大要》曰：少陽之主，先甘後鹹；陽明之主，先辛後酸；太陽之主，先鹹後苦；厥陰之主，先酸後辛；少陰之主，先甘後鹹；太陰之主，先苦後甘。佐以所利，資以所生，是謂得氣。（《素問·至眞要大論第七十四》）

《大要》，古經也。

◎《大要》（六）

故《大要》曰：謹守病機，各司其屬，有者求之，無者求之，盛者責之，虛者責之，必先五勝，疎其血氣，令其調達，而致和平。此之謂也。（《素問·至眞要大論第七十四》）

《大要》，古經也。

◎《大要》（七）

《大要》曰：徐而疾則實，疾而徐則虛。言實與虛，若有若無。察後與先，若存若亡。爲虛爲實，若得若失。虛實之要，九鍼最妙。補寫之時，以鍼爲之。寫曰必持內之，放而出之，排陽得鍼，邪氣得泄。按而引鍼，是謂內溫，血不得散，氣不得出也。補曰隨之隨之，意若妄之。若行若按，如蚊虻止，如留而還，去如弦絕，令左屬右，其氣故止。外門已閉，中氣迺實，必無留血，急取誅之。（《靈樞·九鍼十二原第一》）

《大要》，古經也。

◎《論》（一）

帝曰：夫子言察陰陽所在而調之，《論》言：人迎與寸口相應，若引繩小

大齊等，命曰平。(《素問・至眞要大論第七十四》)

《論》，古經也。

◎《論》(二)

帝曰：善。《論》言：天地者，萬物之上下；左右者，陰陽之道路，未知其所謂也。(《素問・五運行大論第六十七》)

《論》，古經也。

◎《論》(三)

帝曰:《論》言：治寒以熱，治熱以寒，而方士不能廢繩墨而更其道也。有病熱者寒之而熱，有病寒者熱之而寒，二者皆在，新病復起，奈何治?(《素問・至眞要大論第七十四》)

《論》，古經也。

◎《熱論》

且夫《熱論》曰：汗出而脈尚躁盛者死。今脈不與汗相應，此不勝其病也，其死明矣。狂言者是失志，失志者死。今見三死，不見一生，雖愈必死也。(《素問・評熱病論第三十三》)

《熱論》謂上古《熱論》也。凡汗後脈當遲靜，而反躁盛者，直陰竭而邪獨勝也，故病必死。脈不與汗相應者，精氣不勝病氣也。此總五志爲言也。志舍於精，精不勝邪，則五藏之志皆失，故致狂言者多死。汗後輒復熱不能食者，一死；汗後脈尚躁盛者，二死；汗後反狂言失志者三死。有此三者，則必死之候。

◎《九鍼》

三部九候爲之原，《九鍼》之論不必存也。(《素問・八正神明論第二十六》)

《九鍼》，古之鍼經也。

◎《九鍼》《經》

黄帝問曰：余聞《九鍼》九篇，夫子迺因而九之，九九八十一篇，余盡通其意矣。《經》言：氣之盛衰，左右傾移，以上調下，以左調右。有餘不足，補寫於榮俞，余知之矣。此皆榮衛之傾移，虛實之所生，非邪氣從外入於經也。(《素問・離合眞邪論第二十七》)

《九鍼》，古之鍼經也。《經》，或指《九鍼》也。

◎《九鍼》《外揣》

雷公問於黄帝曰：細子得受業通於《九鍼》六十篇，旦暮勤服之，近者編絕，久者簡垢，然尚諷誦弗置，未盡解於意矣。《外揣》言渾束爲一，未知所謂也。夫大則無外，小則無内，大小無極，高下無度，束之奈何？士之才力或有厚薄，智慮褊淺，不能博大深奧，自強於學若細子，細子恐其散於後世，絕於子孫，敢問約之奈何？（《靈樞·禁服第四十八》）

《九鍼》《外揣》者，古經也。

◎《兵法》《刺法》

黄帝曰：候之奈何？伯高曰:《兵法》曰：無迎逢逢之氣，無擊堂堂之陣。《刺法》曰：無刺熇熇之熱，無刺漉漉之汗，無刺渾渾之脈，無刺病與脈相逆者。（《靈樞·逆順第五十五》）

《兵法》《刺法》者，古經也。

◎《刺法》（一）

帝曰：病有少腹盛，上下左右皆有根，此爲何病？可治否？岐伯曰：病名曰伏梁。帝曰：伏梁何因而得之？岐伯曰：裹大膿血，居腸胃之外不可治，治之每切按之致死。帝曰：何以然？岐伯曰：此下則因陰，必下膿血，上則迫胃脘，生鬲俠胃脘内癰，此久病也，難治。居齊上爲逆，居齊下爲從。勿動亟奪，論在《刺法》中。（《素問·腹中論第四十》）

《刺法》，古之鍼經也。

◎《刺法》（二）

《刺法》曰：無損不足，益有餘，以成其疹，然後調之。所謂無損不足者，身羸瘦，無用鑱石也。無益其有餘者，腹中有形而泄之，泄之則精出而病獨擅中，故曰疹成也。（《素問·奇病論第四十七》）

《刺法》者，古之鍼經也。

◎《刺法》（三）

黄帝問曰：余聞《刺法》言：有餘寫之，不足補之。（《素問·調經論第六十二》）

《刺法》者，古之鍼經也。

◎《終始》

岐伯曰：天地相感，寒暖相移，陰陽之道，孰少孰多？陰道偶，陽道奇。發於春夏，陰氣少，陽氣多，陰陽不調，何補何寫？發於秋冬，陽氣少，陰氣多，陰氣盛而陽氣衰，故莖葉枯槁，濕雨下歸，陰陽相移，何寫何補？奇邪離經，不可勝數，不知根結，五藏六府，折關敗樞，開闔而走，陰陽大失，不可復取。九鍼之玄，要在《終始》。故能知《終始》，一言而畢；不知《終始》，鍼道咸絕。（《靈樞·根結第五》）

《終始》者，古經也。

◎《禁脈》

雷公問於黄帝曰：《禁脈》之言，凡刺之理，經脈爲始，榮其所行，制其度量，內次五藏，外別六府。願盡聞其道。（《靈樞·經脈第十》）

《禁脈》者，古之鍼經也。

五、太古經文

◎《素問·脈解》復原之太古經文

太陽，腫腰脽痛，病偏虛爲跛，強上引背，耳鳴，甚則狂巔疾，浮爲聾，入中爲瘖，內奪而厥，則爲瘖俳。

《素問·脈解第四十九》經文曰：太陽所謂腫腰脽痛者，正月太陽寅，寅太陽也。正月陽氣出在上，而陰氣盛，陽未得自次也，故腫腰脽痛也。病偏虛爲跛者，正月陽氣凍解，地氣而出也。所謂偏虛者，冬寒頗有不足者，故偏虛爲跛也。所謂強上引背者，陽氣大上而爭，故強上也。所謂耳鳴者，陽氣萬物盛上而躍，故耳鳴也。所謂甚則狂巔疾者，陽盡在上，而陰氣從下，下虛上實，故狂巔疾也。所謂浮爲聾者，皆在氣也。所謂入中爲瘖者，陽盛已衰，故爲瘖也。內奪而厥，則爲瘖俳，此腎虛也。少陰不至者，厥也。今依古人注經體例，將《素問·脈解第四十九》全文剔去注文部份，即得古經《素問·脈解》原文；再將《素問·脈解第四十九》全文作爲古經《素問·脈解》注文。兩者對照而審閱，廬山面目全晰矣。

少陽，心脅痛，不可反側，甚則躍。

《素問·脈解第四十九》經文曰：少陽所謂心脅痛者，言少陽盛也。盛者，心之所表也。九月陽氣盡而陰氣盛，故心脅痛也。所謂不可反側者，陰氣藏物也。物藏則不動，故不可反側也。所謂甚則躍者，九月萬物盡衰，草木畢落而墮，則氣去陽而之陰，氣盛而陽之下長，故謂躍。

陽明，灑灑振寒，脛腫而股不收，上喘而爲水，胷痛少氣，甚則厥，惡人與火，聞木音則惕然而驚，欲獨閉戶牖而處，病至則欲乘高而歌，棄衣而走，客孫脈則頭痛鼻鼽腹腫。

《素問·脈解第四十九》經文曰：陽明所謂灑灑振寒者，陽明，午也，五月盛陽之陰也，陽盛而陰氣加之，故灑灑振寒也。所謂脛腫而股不收者，是五月盛陽之陰也，陽者衰於五月，而一陰氣上，與陽始爭，故脛腫而股不收也。所謂上喘而爲水者，陰氣下而復上，上則邪客於藏府閒，故爲水也。所謂胷痛少氣者，水氣在藏府也。水者陰氣也，陰氣在中，故胷痛少氣也。所謂甚則厥，惡人與火，聞木音則惕然而驚者，陽氣與陰氣相薄，水火相惡，故惕然而驚也。所謂欲獨閉戶牖而處者，陰陽相薄也。陽盡而陰盛，故欲獨閉戶牖而居。所謂病至則欲乘高而歌，棄衣而走者，陰陽復爭，而外並於陽，故使之並衣而走也。所謂客孫脈則頭痛鼻鼽腹腫者，陽明並於上，上者則其孫脈太陰也，故頭痛鼻鼽腹腫也。

太陰，病脹，上走心爲噫，食則嘔，得後與氣則快然如衰。

《素問·脈解第四十九》經文曰：太陰所謂病脹者，太陰子也，十一月萬物氣皆藏於中，故曰病脹。所謂上走心爲噫者，陰盛而上走於陽明，陽明絡屬心，故曰上走心爲噫也。所謂食則嘔者，物盛滿而上溢，故嘔也。所謂得後與氣則快然如衰者，十一月陰氣下衰，而陽氣且出，故曰得後與氣則快然如衰也。

少陰，腰痛，嘔欬上氣喘，色色不能久立久坐，起則目𥉂𥉂無所見，少氣善怒，恐如人將捕之，惡聞食臭，面黑如地色，欬則有血。

《素問·脈解第四十九》經文曰：少陰所謂腰痛者，少陰腎也，十月萬物陽氣皆傷，故腰痛也。所謂嘔欬上氣喘者，陰氣在下，陽氣在上，諸陽氣浮，無所依從，故嘔欬上氣喘也。所謂色色不能久立久坐，起則目𥉂𥉂無所見者，萬物陰陽不定，未有主也，秋氣始至，微霜始下，而方殺萬物，陰陽內奪，故目𥉂𥉂無所見也。所謂少氣善怒者，陽氣不治，陽氣不治，則陽氣不得出，肝氣當治而未得，故善怒。善怒者，名曰煎厥。所謂恐如人將捕之者，秋氣萬物未有畢去，陰氣少，陽氣入，陰陽相薄，故恐也。所謂惡聞食臭者，胃無氣，故惡聞食臭也。所謂面黑如地色者，秋氣內奪，故變於色也。所謂欬則有血者，陽脈傷也，陽氣未盛於上而脈滿，滿則欬，故血見於鼻也。

厥陰，㿗疝，婦人少腹腫，腰脊痛不可以俛仰，㿗癃疝膺脹，甚則嗌乾熱中。（《素問·脈解第四十九》）

《素問·脈解第四十九》經文曰：厥陰所謂㿗疝，婦人少腹腫者，厥陰辰也，三月陽中之陰，邪在中，故曰㿗疝少腹腫也。所謂腰脊痛不可以俛仰者，三月一振，榮華萬物，一俛而不仰也。所謂㿗癃疝膺脹者，曰陰亦盛而脈脹不通，故曰㿗癃疝也。所謂甚則嗌乾熱中者，陰陽相薄而熱，故嗌乾也。

◎《素問·鍼解》復原之太古經文

刺虛則實之，滿而泄之。菀陳則除之，邪盛則虛之。徐而疾則實，疾而徐則虛。

《素問·鍼解第五十四》經文曰：黃帝問曰：願聞九鍼之解，虛實之道。岐伯對曰：刺虛則實之者，鍼下熱也，氣實廼熱也。滿而泄之者，鍼下寒也，氣虛廼寒也。菀陳則除之者，出惡血也。邪盛則虛之者，出鍼勿按。徐而疾則實者，徐出鍼而疾按之。疾而徐則虛者，疾出鍼而徐按之。

實與虛，若有若無。察後與先，爲虛與實，若得若失。虛實之要，九鍼最妙。

《素問·鍼解第五十四》經文曰：言實與虛者，寒溫氣多少也。若有若無者，疾不可知也。察後與先者，知病先後也。爲虛與實者，工勿失其法。若得若失者，離其法也。虛實之要，九鍼最妙者，爲其各有所宜也。

補寫之時，九鍼之名各不同形。

《素問·鍼解第五十四》經文曰：補瀉之時者，與氣開闔相合也。九鍼之名各不同形者，鍼窮其所當補瀉也。

實與虛，若有若無。察後與先，爲虛與實。若得若失。虛實之要，九鍼最妙。

《素問·鍼解第五十四》經文曰：言實與虛者，寒溫氣多少也。若有若無者，疾不可知也。察後與先者，知病先後也。爲虛與實者，工勿失其法。若得若失者，離其法也。虛實之要，九鍼最妙者，爲其各有所宜也。

補寫之時，九鍼之名，各不同形。

《素問·鍼解第五十四》經文曰：補瀉之時者，與氣開闔相合也。九鍼之名各不同形者，鍼窮其所當補瀉也。

刺實須其虛，刺虛須其實。

《素問·鍼解第五十四》經文曰：刺實須其虛者，留鍼陰氣隆至，廼去鍼也。刺虛須其實者，陽氣隆至，鍼下熱廼去鍼也。

經氣已至，愼守勿失，深淺在志，近遠如一。如臨深淵，手如握虎。神無營於衆物，義無邪下，必正其神。

《素問·鍼解第五十四》經文曰：經氣已至，愼守勿失者，勿變更也。深淺在志者，知病之內外也。近遠如一者，淺深其候等也。如臨深淵者，不敢墮也。手如握虎者，欲其壯也。神無營於衆物者，靜志觀病人，無左右視也。義無邪下者，欲端以正也。必正其神者，欲瞻病人目，制其神，令氣易行也。

三里、跗上、巨虛、下廉。（《素問·鍼解第五十四》）

《素問·鍼解第五十四》經文曰：所謂三里者，下膝三寸也。所謂跗上者，舉膝分，易見也。巨虛者，蹻足骱獨陷者。下廉者，陷下者也。

◎《靈樞·小鍼解》復原之太古經文

易陳，難入。粗守形，上守神。神客，在門。未覩其疾，惡知其原。刺之微，在數遲；粗守關，上守機。機之動不離其空中，空中之機，清靜以微。其來不可逢，其往不可追。不可掛以髪，扣之不發。知其往來，要與之期。粗之闇，妙哉工獨有之。往者爲逆，來者爲順。明知逆順，正行無間。迎而奪之，追而濟之。

《靈樞·小鍼解第三》經文曰：所謂易陳者，易言也。難入者，難著於人也。粗守形者，守刺法也。上守神者，守人之血氣有餘不足，可補瀉也。神客者，正邪共會也。神者，正氣也。客者，邪氣也。在門者，邪循正氣之所出入也。未覩其疾者，先知邪正何經之疾也。惡知其原者，先知何經之病所取之處也。刺之微在數遲者，徐疾之意也。粗守關者，守四支而不知血氣正邪之往來也，上守機者，知守氣也。機之動不離其空中者，知氣之虛實，用鍼之徐疾也。空中之機，清靜以微者，鍼以得氣，密意守氣勿失也。其來不可逢者，氣盛不可補也。其往不可追者，氣虛不可瀉也。不可掛以髪者，言氣易失也。扣之不發者，言不知補瀉之意也，血氣已盡而氣不下也。知其往來者，知氣之逆順盛虛也。要與之期者，知氣之可取之時也。粗之闇者，冥冥不知氣之微密也。妙哉工獨有之者，盡知鍼意也。往者爲逆者，言氣之虛而小，小者逆也。來者爲順者，言形氣之平，平者順也。明知逆順正行無間者，言知所取之處也。迎而奪之者，瀉也。追而濟之者，補也。

虛則實之，滿則泄之，宛陳則除之，邪勝則虛之。徐而疾則實，疾而徐則虛。言實與虛，若有若無；察後與先，若存若亡；爲虛與實，若得若失。

《靈樞·小鍼解第三》經文曰：所謂虛則實之者，氣口虛而當補之也。滿則泄之者，氣口盛而當瀉之也。宛陳則除之者，去血脈也。邪勝則虛之者，言諸經有盛者皆瀉其邪也。徐而疾則實者，言徐內而疾出也。疾而徐則虛者，言疾內而徐出也。言實與虛若有若無者，言實者有氣、虛者無氣也。察後與先若存若亡者，言氣之虛實補瀉之先後也，察其氣之已下與常存也。爲虛與實若得若失者，言補者佖然若有得也，瀉則怳然若有失也。

夫氣之在脈也，邪氣在上，濁氣在中，清氣在下。鍼陷脈，則邪氣出；鍼中脈，則濁氣出；鍼太深，則邪氣反沉，皮肉筋脈各有所處。取五脈者死，取三陽脈者恇。奪陰者死，奪陽者狂。

《靈樞·小鍼解第三》經文曰：夫氣之在脈也，邪氣在上者，言邪氣之中人也高，故邪氣在上也。濁氣在中者，言水穀皆入於胃，其精氣上注於肺，濁溜於腸胃，言寒溫不適，飲食不節，而病生於腸胃，故命曰濁氣在中也。清氣在下者，言清濕地氣之中人也，必從足始，故曰清氣在下也。鍼陷脈則邪氣出者，取之上。鍼中脈則邪氣出者，取之陽明合也。鍼太深則邪氣反沉者，言淺浮之病，不欲深刺也。深則邪氣從之入，故曰反沉也。皮肉筋脈各有所處者，言經絡各有所主也。取五脈者死，言病在中氣不足，但用鍼盡大瀉其諸陰之脈也。取三陽之脈者，唯言盡瀉三陽之氣，令病人恇然不復也。奪陰者死，言取尺之五里五往者也。奪陽者狂，正言也。

覩其色，察其目，知其散復，一其形，聽其動靜，知其邪正。右主推之，左持而禦之。氣至而去之；調氣在於終始。一節之交，三百六十五會。

《靈樞·小鍼解第三》經文曰：覩其色，察其目，知其散復，一其形，聽其動靜者，言上工知相五色於目，有知調尺寸小大緩急滑濇以言所病也。知其邪正者，知論虛邪與正邪之風也。右主推之，左持而禦之者，言持鍼而出入也。氣至而去之者，言補瀉氣調而去之也。調氣在於終始。一節之交，三百六十五會者，絡脈之滲灌諸節者也。

五藏之氣，已絕於內，反取其外，其死故靜。五藏之氣，已絕於外，反取其四末，其死故躁。

《靈樞·小鍼解第三》經文曰：所謂五藏之氣已絕於內者，脈口氣內絕不至。反取其外之病處與陽經之合，有留鍼以致陽氣，陽氣至則內重竭，重竭則死矣，其死也無氣以動，故靜。所謂五藏之氣已絕於外者，脈口氣外絕不至。反取其四末之俞，有留鍼以致其陰氣，陰氣至則陽氣反入，入則逆，逆則死矣，其死也陰氣有餘，故躁。

所以察其目，五色循明，則聲章。（《靈樞·小鍼解第三》）

《靈樞·小鍼解第三》經文曰：所以察其目者，五藏使五色循明。循明則聲章。聲章者，則言聲與平生異也。

◎太古《太始天元冊》之節段經文（一）

帝曰：請聞其所謂也。鬼臾區曰：臣稽考《太始天元冊》文曰：太虛寥廓，肇基化元，萬物資始，五運終天，布氣眞靈，總統坤元，九星懸朗，七曜周旋，曰陰曰陽，曰柔曰剛，幽顯既位，寒暑弛張，生生化化，品物咸章。（《素問·天元紀大論第六十六》）

《太始天元冊》，古經也。五運主時者，主四時之令也。各終期日，謂五運各主朞年以終其日，如甲己之歲，土運統之之類是也，非獨主四時而已。“太虛寥廓，肇基化元”者，《太始天元冊》文，蓋太古之文，所以紀天元者也。太虛，即周子所謂無極，張子所謂由太虛有天之名也。廖廓，空而無際之謂。肇，始也。基，立也。化元，造化之本原也。資始者，萬物借化元而始生。終天者，五行終天運而無已也。布者，布天元之氣，無所不至也。氣有眞氣，化幾是也。物有靈明，良知是也。雖萬物形氣稟乎天地，然地亦天中之物，故易曰：“大哉乾元，萬物資始，廼統天。至哉坤元，萬物資生，廼順承天。”又曰：“成象之謂乾，效法之爲坤。”然則坤之元，不外乎乾之元也，故曰總統坤元。九星者：天蓬一，天芮二，天衝三，天輔四，天禽五，天心六，天任七，天柱八，天英九也。見補遺本病論，及詳九宮星野圖，今奇門陰陽家皆用之。七曜，日月五星也，舜典謂之七政。七者如緯，運行於天，有遲有速，有順有逆，故曰周旋。陰陽者，天道也。柔剛者，地道也。《易・系》曰：“立天之道，曰陰與陽；立地之道，曰柔與剛。”邵子曰：“天之大，陰陽盡之；地之大，剛柔盡之。”故天道資始，陰陽而已；地道資生，剛柔而已。然剛即陽之道，柔即陰之道，故又曰動靜有常，剛柔斷矣。此又以陰陽剛柔，合天地而總言之也。陽主晝，陰主夜，一日之幽顯也。自晦而朔，自弦而望，一月之幽顯也。春夏主陽而生長，秋冬主陰而收藏，一歲之幽顯也。幽顯既定其位，寒暑從而弛張矣。弛張，往來也。《易》曰：“雲行雨施，品物流形。”又曰：“天地 ，萬物化醇。”此所以生生不息，化化無窮，而品物咸章矣。章，昭著也。

◎太古《太始天元冊》之節段經文（二）

帝曰：願聞其所始也。岐伯曰：昭乎哉問也！臣覽《太始天元冊》文：丹天之氣，經於牛女戊分；黅天之氣，經於心尾己分；蒼天之氣，經於危室柳鬼；素天之氣，經於亢氐昴畢；玄天之氣，經於張翼婁胃。（《素問・五運行大論第六十七》）

《太始天元冊》，古經也。

◎太古《玄珠密語》之節段經文

注《玄珠密語》云：陽年三十年，除六年天刑，計有太過二十四年。（《素問・遺篇本病論第七十三》）

《玄珠密語》者，古經也。

◎太古《本病》之節段經文

故《本病》曰：大經空虛，發爲肌痹，傳爲脈痿。（《素問・痿論第四 十四》）

《本病》，古經論篇名。大經，謂大經脈也，以心崩溲血，故大經空虛，脈空則熱內薄，衛氣盛，榮氣微，故發爲肌痹也。先見肌痹，後漸脈痿，故曰傳爲脈痿也。

◎太古《上經》之節段經文

岐伯曰：請遂言之也。《上經》曰：夫道者，上知天文，下知地理，中知人事，可以長久。此之謂也。帝曰：何謂也？岐伯曰：本氣位也。位天者，天文也。位地者，地理也。通於人氣之變化者，人事也。故太過者先天；不及者後天，所謂治化而人應之也。（《素問・氣交變大論第六十九》）

《上經》謂上世先師所傳之經。能知天地人三才之道，即天文、地理、人事咸通也。大無不通，細無不得，合同於道，永保天年，故可以長久矣。故昔人云："能明內經之理而不壽者，未之有也。"即此之謂。三才氣位，各有所本。位天者爲天文，如陰陽五星、風雨寒暑之類是也。位地者爲地理，如方宜水土、草木昆蟲之類是也。通於人氣之變化者爲人事，如表裏血氣、安危病治之類是也。運太過者，氣先天時而至；運不及者，氣後天時而至。是以天之治化運於上，則人之安危應於下也。

◎太古《下經》之節段經文（一）

思想無窮，所願不得，意淫於外，入房太甚，宗筋弛縱，發爲筋痿，及爲白淫。故《下經》曰：筋痿者生於肝，使內也。有漸於濕，以水爲事，若有所留，居處相濕，肌肉濡漬，痹而不仁，發爲肉痿。故《下經》曰：肉痿者得之濕地也。有所遠行勞倦，逢大熱而渴，渴則陽氣內伐，內伐則熱舍於腎。腎者水藏也，今水不勝火，則骨枯而髓虛，故足不任身，發爲骨痿。故《下經》曰：骨痿者，生於大熱也。（《素問·痿論第四十四》）

思想既已無窮，所願又不得遂，其意久淫於外，或至入房太甚，宗筋弛縱，發爲筋痿，及爲白淫。在男子爲精滑，在女子爲白帶。《下經》，上古之經名。筋痿，生於肝，使內也。使內者，入房也。肝主筋，所願不遂則傷肝，使內太甚，勞役陰力，費竭精氣也。腎主閉藏，肝主疏泄，二藏相須爲用，故筋弛而成筋痿者如此也。漸，有由來也。以水爲事，從事於卑濕之所也。相，並也。脾主肌肉而惡濕，濕著於肉，則衛氣不榮，故肌肉頑痹而爲肉痿。地之濕氣，感則害皮肉筋脈，病生於脾也。有所遠行勞倦，則傷腎，恰逢大熱暑暍，陰液內竭，是以陽熱之氣，內伐其陰，而熱舍於腎矣。腎者，水藏，水盛則能制火，今陽盛陰消，水不勝火，熱舍於腎，腎性惡燥，以致精髓乾涸，足不任用於身，熱反居中，熱薄骨乾，故足不任身，骨痿無力，發爲骨痿故也。

◎太古《下經》之節段經文（二）

帝曰：人有逆氣，不得臥而息有音者，有不得臥而息無音者，有起居如故而息有音者，有得臥行而喘者，有不得臥不能行而喘者，有不得臥臥而喘者。皆何藏使然？願聞其故。岐伯曰：不得臥而息有音者，是陽明之逆也。足三陽者下行，今逆而上行，故息有音也。陽明者胃脈也，胃者六府之海，其氣亦下行，陽明逆不得從其道，故不得臥也。《下經》曰：胃不和則臥不安，此之謂也。夫起居如故而息有音者，此肺之絡脈逆也。絡脈不得隨經上下，故留經而不行。絡脈之病人也微，故起居如故而息有音也。夫不得臥臥則喘者，是水氣之客也。夫水者循津液而流也，腎者水藏，主津液，主臥與喘也。帝曰：善。（《素問·逆調論第三十四》）

《下經》，上古經也。

◎太古《經》之節段經文（一）

帝曰：夫《經》言：有餘者寫之，不足者補之。今熱爲有餘，寒爲不足。夫瘧者之寒，湯火不能溫也，及其熱，冰水不能寒也，此皆有餘不足之類。當此之時，良工不能止，必須其自衰迺刺之，其故何也？願聞其說。岐伯曰：《經》言無刺熇熇之熱，無刺渾渾之脈，無刺漉漉之汗，故爲其病逆，未可治也。（《素問·瘧論第三十五》）

《經》，上古經也。

◎太古《經》之節段經文（二）

帝曰:《經》言：陽虛則外寒，陰虛則內熱；陽盛則外熱，陰盛則內寒。余已聞之矣，不知其所由然也。（《素問·調經論第六十二》）

《經》，古經也，陽虛則外寒，陰虛則內熱；陽盛則外熱，陰盛則內寒之義。

◎太古《脈法》之節段經文

帝曰：天地之氣，何以候之？岐伯曰：天地之氣，勝復之作，不形於診也。《脈法》曰：天地之變，無以脈診。此之謂也。（《素問·五運行大論第六十七》）

《脈法》，古經也。

◎太古《脈要》之節段經文

《脈要》曰：春不沈，夏不弦，秋不數，冬不澀，是謂四塞。沈甚曰病，弦甚曰病，數甚曰病，澀甚曰病，參見曰病，復見曰病，未去而去曰病，去而不去曰病，反者死。（《素問·至眞要大論第七十四》）

《脈要》，古經也。

◎太古《大要》之節段經文（一）

故《大要》曰：無代化，無違時，必養必和，待其來復。此之謂也。（《素問·五常政大論第七十》）

《大要》，古經也。

◎太古《大要》之節段經文（二）

帝曰：天地之氣盈虛如何？岐伯曰：天氣不足，地氣隨之；地氣不足，天

氣從之，運居其中而常先也。惡所不勝，歸所同和，隨運歸從而生其病也。故上勝則天氣降而下，下勝則地氣遷而上，勝多少而差其分，微者小差，甚者大差，甚位易氣交，易則大變生而病作矣。《大要》曰：甚紀五分，微紀七分，其差可見。此之謂也。（《素問·六元正紀大論第七十一》）

《大要》，古經也。

◎太古《大要》之節段經文（三）

故《大要》曰：粗工嘻嘻，以爲可知，言熱未已，寒病復始，同氣異形，迷診亂經。此之謂也。（《素問·至眞要大論第七十四》）

《大要》，古經也。

◎太古《大要》之節段經文（四）

故《大要》曰：彼春之暖，爲夏之暑，彼秋之忿，爲冬之怒，謹按四維，斥候皆歸，其終可見，其始可知。此之謂也。（《素問·至眞要大論第七十四》）

《大要》，古經也。

◎太古《大要》之節段經文（五）

《大要》曰：少陽之主，先甘後鹹；陽明之主，先辛後酸；太陽之主，先鹹後苦；厥陰之主，先酸後辛；少陰之主，先甘後鹹；太陰之主，先苦後甘。佐以所利，資以所生，是謂得氣。（《素問·至眞要大論第七十四》）

《大要》，古經也。

◎太古《大要》之節段經文（六）

故《大要》曰：謹守病機，各司其屬，有者求之，無者求之，盛者責之，虛者責之，必先五勝，疏其血氣，令其調達，而致和平。此之謂也。（《素問·至眞要大論第七十四》）

《大要》，古經也。

◎太古《大要》之節段經文（七）

《大要》曰：徐而疾則實，疾而徐則虛。言實與虛，若有若無。察後與先，若存若亡。爲虛爲實，若得若失。虛實之要，九鍼最妙。補寫之時，以鍼爲之。寫曰必持内之，放而出之，排陽得鍼，邪氣得泄。按而引鍼，是謂内溫，血不得散，氣不得出也。補曰隨之，隨之意，若妄之。若行若按，如蚊虻止，如留而逞，去如弦絕，令左屬右，其氣故止。外門已閉，中氣迺實，

必無留血，急取誅之。（《靈樞・九鍼十二原第一》）

《大要》，古經也。

◎太古《論》之節段經文（一）

帝曰：夫子言察陰陽所在而調之，《論》言：人迎與寸口相應，若引繩小大齊等，命曰平。（《素問・至眞要大論第七十四》）

《論》，古經也。

◎太古《論》之節段經文（二）

帝曰：善。《論》言：天地者，萬物之上下；左右者，陰陽之道路。未知其所謂也。（《素問・五運行大論第六十七》）

《論》，古經也。

◎太古《論》之節段經文（三）

帝曰:《論》言：治寒以熱，治熱以寒，而方士不能廢繩墨而更其道也。有病熱者寒之而熱，有病寒者熱之而寒，二者皆在，新病復起，奈何治?（《素問・至眞要大論第七十四》）

《論》，古經也。

◎太古《熱論》之節段經文

且夫《熱論》曰：汗出而脈尚躁盛者死。今脈不與汗相應，此不勝其病也，其死明矣。狂言者是失志，失志者死。今見三死，不見一生，雖愈必死也。（《素問・評熱病論第三十三》）

《熱論》謂上古《熱論》也。凡汗後脈當遲靜，而反躁盛者，直陰竭而邪獨勝也，故病必死。脈不與汗相應者，精氣不勝病氣也。此總五志爲言也。志舍於精，精不勝邪，則五藏之志皆失，故致狂言者多死。汗後輒復熱不能食者，一死；汗後脈尚躁盛者，二死；汗後反狂言失志者三死。有此三者，則必死之候。

◎太古《九鍼》《經》之節段經文

黃帝問曰：余聞《九鍼》九篇，夫子迺因而九之，九九八十一篇。余盡通其意矣。《經》言：氣之盛衰，左右傾移，以上調下，以左調右。有餘不足，補寫於滎俞。余知之矣。此皆榮衛之傾移，虛實之所生，非邪氣從外入於經也。（《素問・離合眞邪論第二十七》）

《九鍼》，古之鍼經也。《經》，或指《九鍼》也。

◎太古《兵法》《刺法》之節段經文

黄帝曰：候之奈何？伯高曰:《兵法》曰：無迎逢逢之氣，無擊堂堂之陣。《刺法》曰：無刺熇熇之熱，無刺漉漉之汗，無刺渾渾之脈，無刺病與脈相逆者。（《靈樞・逆順第五十五》）

《兵法》《刺法》者，古經也。

◎太古《刺法》之節段經文（一）

《刺法》曰：無損不足，益有餘，以成其疹，然後調之。所謂無損不足者，身羸瘦，無用鑱石也。無益其有餘者，腹中有形而泄之，泄之則精出而病獨擅中，故曰疹成也。（《素問・奇病論第四十七》）

《刺法》者，古之鍼經也。

◎太古《刺法》之節段經文（二）

黄帝問曰：余聞《刺法》言：有餘寫之，不足補之。（《素問・調經論第六十二》）

《刺法》者，古之鍼經也。

六、黄帝囑著珍藏之經典

◎《天元紀》

帝曰：光乎哉道！明乎哉論！請著之玉版，藏之金匱，署曰《天元紀》。（《素問・天元紀大論第六十六》）

《天元紀》者，言帝囑將本《天元紀》著之玉版藏之金匱，企垂永久，示珍重也。

◎《六元正紀》

帝曰：至哉，聖人之道！天地大化，運行之節，臨禦之紀，陰陽之政，寒暑之令，非夫子孰能通之！請藏之靈蘭之室，署曰《六元正紀》，非齋戒不敢示，愼傳也。《素問・六元正紀大論第七十一》）

《六元正紀》者，言帝囑將本《六元正紀》著之玉版藏之靈蘭之室之篇名，非齋戒不敢示，企垂永久，以示珍重愼傳也。

◎《玉機》（一）

黄帝問曰：余聞《揆度》《奇恒》，所指不同，用之奈何？岐伯對曰:《揆

度》者，度病之淺深也。《奇恒》者，言奇病也。請言道之至數。《五色》、《脈變》《揆度》《奇恒》，道在於一，神轉不回，回則不轉，廼失其機。至數之要，迫近以微，著之玉版，命曰合《玉機》。（《素問·玉版論要第十五》）

《五色》《脈變》《揆度》《奇恒》，俱古經篇名。揆度者，揣度也，揣度度病之淺深也。奇恆者，異常也，言異常奇病也。奇病者，所指不同，有言疾病者，有言脈色者，有言藏府者，有言陰陽者。病而異常，非揣度淺深之詳，不易知也。凡《五色》《脈變》《揆度》《奇恒》，其經雖異，而其道則歸於一，神轉不回，回則不轉，廼失其機。至數之要，迫近以微，帝囑著之玉版，命曰合《玉機》，企垂永久，以示珍重慎傳也。

◎《玉機》（二）

帝瞿然而起，再拜而稽首曰：善。吾得脈之大要，天下至數，《五色》《脈變》《揆度》《奇恒》，道在於一，神轉不迴，迴則不轉，廼失其機。至數之要，迫近以微。著之玉版，藏之藏府，每旦讀之，名曰《玉機》。（《素問·玉機眞藏論第十九》）

《五色》《脈變》《揆度》《奇恒》，道在於一，神轉不迴，迴則不轉，廼失其機。至數之要，迫近以微。帝囑著之玉版，藏之藏府，每旦讀之，名曰《玉機》，企垂永久，以示珍重慎傳也。

◎《治亂》

黃帝曰：補寫奈何？岐伯曰：徐入徐出，謂之導氣。補寫無形，謂之同精。是非有餘不足也，亂氣之相逆也。黃帝曰：允乎哉道！明乎哉論！請著之玉版，命曰《治亂》也。（《靈樞·五亂第三十四》）

帝囑著之玉版藏，命曰《治亂》，企垂永久，以示珍重慎傳也。

◎《氣穴所在》

帝廼辟左右而起，再拜曰：今日發蒙解惑，藏之金匱，不敢復出。廼藏之金蘭之室，署曰《氣穴所在》。（《素問·氣穴論第五十八》）

帝曰：今日發蒙解惑，囑著《氣穴所在》，藏之金匱，不敢復出。廼藏之金蘭之室，企垂永久，以示珍重慎傳也。

◎《鍼經》

黃帝問於岐伯曰：余子萬民，養百姓，而收其租稅。余哀其不給，而屬有疾病。余欲勿使被毒藥，無用砭石，欲以微鍼通其經脈，調其血氣，榮其逆順出入之會。令可傳於後世，必明爲之法。令終而不滅，久而不絕，易用難

忘，爲之經紀；異其章，別其表裏，爲之終始。令各有形，先立《鍼經》。願聞其情。（《靈樞·九鍼十二原第一》）

帝念萬民，先立《鍼經》，企垂永久，以示珍重慎傳也。

◎《氣交變》

帝曰：善。所謂精光之論，大聖之業，宣明大道，通於無窮，究於無極也。余聞之，善言天者，必應於人；善言古者，必驗於今；善言氣者，必彰於物；善言應者，同天地之化；善言化言變者，通神明之理。非夫子孰能言至道歟！迺擇良兆而藏之靈室，每旦讀之，命曰《氣交變》，非齋戒不敢發，慎傳也。（《素問·氣交變大論第六十九》）

帝囑《氣交變》，迺擇良兆而藏之靈室，每旦讀之，非齋戒不敢發，慎傳也。

七、受師

◎受師不卒使術不明

受師不卒，使術不明，不察逆從，是爲妄行，持雌失雄，棄陰附陽，不知併合，診故不明，傳之後世，反論自章。（《素問·方盛衰論第八十》）

卒，盡也。受師不卒者，言醫工受師，不盡終其業，故使傳術不明。不察逆從，是爲妄行，持雌失雄，棄陽附陰，雌雄，謂陰陽也。不知併合，不知血氣之合併也。學不該備，故診之所以不明也。章，露也。理既不明，而妄傳後世，則其謬言反論，終必自章露也。

八、傳授珍藏

◎上帝所秘先師傳之

帝曰：余已聞六六九九之會也，夫子言積氣盈閏，願聞何謂氣？請夫子發蒙解惑焉。岐伯曰：此上帝所秘，先師傳之也。（《素問·六節藏象論第九》）

蒙者，蒙昧於目。惑者，疑惑於心也。此言宣揚旨要，啓所未聞，解疑惑者之心，開蒙昧者之耳，令其曉達，咸使深明。上帝，上古聖帝也。先師，岐伯之師，僦貸季也。上帝貴道而秘密，師所以傳教者也。

◎經傳之外而有口傳心受者

黃帝閒居，辟左右而問於岐伯曰：余已聞《九鍼》之經，論陰陽逆順六經已畢，願得口問。岐伯避席再拜曰：善乎哉問也！此先師之所口傳也。黃

帝曰：願聞口傳！岐伯答曰：夫百病之始生也，皆生於風雨寒暑，陰陽喜怒，飲食居處，大驚卒恐，則血氣分離，陰陽破散，經絡厥絕，脈道不通，陰陽相逆，衛氣稽留，經脈虛空，血氣不次，迺失其常。論不在《經》者，請道其方。（《靈樞·口問第二十八》）

《九鍼》之經，謂上古之《鍼經》。帝願聞《經》傳之外，以其不著於《經》中，而有口傳心受者。伯言百病之生，不出外內二因，外因者，風雨寒暑也；內因者，喜怒驚恐飲食居處。皆傷榮衛血氣，陰陽《經》脈。若論不在經者，其所在之病既非風寒之外感，又非情志之內傷，論不在《經》，所當口傳者也，故曰口問。

◎先師有所心藏弗著於方

黃帝曰：余聞先師有所心藏，弗著於方。余願聞而藏之，則而行之，上以治民，下以治身，使百姓無病，上下和親，德澤下流，子孫無憂，傳於後世，無有終時，可得聞乎？岐伯曰：遠乎哉問也！夫治民與自治，治彼與治此，治大與治小，治國與治家，未有逆而能治之也。夫惟順而已矣。順者，非獨陰陽脈論氣之逆順也，百姓人民，皆欲順其志也。（《靈樞·師傳第二十九》）

帝聞先師有內心有所秘訣，而未著書立言於世，今欲得而收藏，上以治國治民，下以修身齊家，以使百姓無病，上下和親，惠德恩澤，傳於後世，無有終時，祈保子孫無憂無患。岐伯言治民與自治，治彼與治此，治大與治小，治國與治家，未有逆而能治之也。夫惟順而已矣。順，和也。氣之逆順者，陰陽寒暑之往來也。順之爲用，最是醫家肯綮，言不順則道不行，志不順則功不成，其有必不可順者，亦未有不因順以相成也。能卷舒於順不順之閒者，非通變之士，有未足以與道也。志者，心之所之也。驕恣縱欲，惡死樂生，意之所發也。所謂欲治其身者，必先正心誠意，此上醫醫國之道也。《禮》云入國問禁，而此云問俗者，以五方風氣有殊，崇尚有異，聖人必因其所宜而爲之治，故不曰禁而曰俗也。諱者，忌也。人情有好惡之偏，詞色有嫌疑之避，犯之者取憎，取憎則不相合，故入家當問諱。禮者，儀文也。交接有體，進止有度，失之者取輕，取輕則道不重，故上堂當問禮。入國問俗，入家問諱，上堂問禮，臨病患問所便。便者，相宜也。有居處之宜否，有動靜之宜否，有陰陽之宜否，有寒熱之宜否，有情性之宜否，有氣味之宜否，臨病患而失其宜，施治必相左矣，故必問病患之所便，是皆取順之道也。即治國齊家治民之要。

◎先師之所禁坐私傳之也

雷公問於黃帝曰：細子得受業，通於《九鍼》六十篇，旦暮勤服之，近者編絕，久者簡垢，然尚諷誦弗置，未盡解於意矣。《外揣》言渾束爲一，未知所謂也。夫大則無外，小則無內，大小無極，高下無度，束之奈何？士之才

力，或有厚薄，智慮褊淺，不能博大深奧，自強於學若細子，細子恐其散於後世，絕於子孫，敢問約之奈何？

黄帝曰：善乎哉問也！此先師之所禁，坐私傳之也，割臂歃血之盟也。子若欲得之，何不齋乎？雷公再拜而起曰：請聞命於是也。迺齋宿三日而請曰：敢問今日正陽，細子願以受盟。黄帝迺與俱入齋室，割臂歃血。黄帝親祝曰：今日正陽，歃血傳方，敢有背此言者，反受其殃。雷公再拜曰：細子受之。黄帝迺左握其手，右授其書，曰：慎之慎之！吾爲子言之！（《靈樞·禁服第四十八》）

此言凡刺之理，當有渾束爲一之妙，不過以經脈爲始而已（不惟用鍼，用藥亦然）。編者，所以貫簡，故近則編絕（孔子讀《易》，韋編三絕），久則簡垢（古人無紙，以竹簡灸汗，去青書之，敢書之者簡，而貫之者編）。外揣，前卷篇名也。帝嘗謂：“九鍼者，小之則無内，大之則無外，深不可爲下，高不可爲蓋（大小高深以理言，非鍼形也），恍惚無窮，流溢無極，而欲渾束爲一。”伯迺以至明爲要進之，今雷公述而問之，亦欲得渾束爲一之方耳。帝念其齋宿之誠，遂行割臂歃血之盟，迺以書而授之。

◎色脈者上帝之所貴先師之所傳

帝曰：善。余欲臨病人，觀死生，決嫌疑，欲知其要，如日月光，可得聞乎？岐伯曰：色脈者，上帝之所貴也，先師之所傳也。上古使僦貸季理色脈而通神明，合之金木水火土，四時八風六合，不離其常，變化相移，以觀其妙，以知其要，欲知其要，則色脈是矣。色以應日，脈以應月，常求其要，則其要也。夫色之變化，以應四時之脈，此上帝之所貴，以合於神明也，所以遠死而近生，生道以長，命曰聖王。（《素問·移精變氣論第十三》）

上帝，謂上古之帝。先師，謂岐伯祖世之師僦貸季也。言上古之師，理色脈，察内外之精微也。通神明，色脈辨而神明見也。

◎非其人勿教非其眞勿授

非其人勿教，非其眞勿授，是謂得道。（《素問·金匱眞言論第四》）

隨其所能而與之，是謂得師資教授之道也。《靈樞經》曰：“明目者可使視色；耳聰者可使聽音；捷疾辭語者可使論語；徐而安靜，手巧而心審諦者，可使行鍼艾，理血氣而調諸逆順，察陰陽而兼諸方論；緩節柔筋而心和調者，可使導引行氣；疾毒言語輕人者，可使唾癰咒病；爪苦手毒爲事善傷者，可使按積抑痹。由是則各得其能，方迺可行，其名迺彰。”故曰，非其人勿教，非其眞勿授也。不得賢智而教之，適足以害道；不得眞人而授之，適足以亂眞。《氣交變大論》曰：“得其人不教，是謂失道；傳非其人，慢泄天寶。”《移精變氣論篇》曰：“色脈者，上帝之所貴也，故非學道之人勿教，非眞誠之人勿傳。”

◎得其人不教是謂失道傳非其人慢泄天寶

此上帝所貴，先師傳之，臣雖不敏，往聞其旨。帝曰：余聞得其人不教，是謂失道；傳非其人，慢泄天寶。余誠非德，未足以受至道；然而衆子哀其不終，願夫子保於無窮，流於無極，余司其事，則而行之奈何？（《素問·氣交變大論第六十九》）

道者，天地萬物之所由，故曰至道。至道者，非傳之難，非知之艱行之難。然古今相傳，惟聖人廼知聖人，而道統之傳自有其眞，故傳道非難而得人爲難。得而不教，則失其人，非人而教，則失其道，均可惜也。此帝雖借己爲言，而實深慨夫紹統者之難耳。聖人滑念蒼生，同居永壽，故屈身降志，請受於天師。黄帝欲仁慈惠遠，博愛流行，尊道下身，拯乎黎庶，廼曰余司其事，則而行之也。惟聖人知之，故能合於道。太上貴德，故後己先人，苟非其人，則道無虛授。今人守之，故可不失道。垂教後世，以保子孫黎民於無窮無極者，大聖之業也。事，陰陽通變之事。則，法也。

◎得其人廼傳非其人勿言

雷公問於黄帝曰:《鍼論》曰：得其人廼傳，非其人勿言。何以知其可傳？黄帝曰：各得其人，任之其能，故能明其事。雷公曰：願聞官能奈何？黄帝曰：明目者，可以視色。聰耳者，可以聽音。捷疾辭語者，可使傳論；語徐而安靜，手巧而心審諦者，可使行鍼艾，理血氣而調諸逆順，察陰陽而兼諸方；緩節柔筋，而心和調者，可使導引行氣：疾毒言語輕人者，可使唾癰呪病；爪苦手毒，爲事善傷人者，可使按積抑痹。各得其能，方廼可行，其名廼彰。不得其人，其功不成，其師無名。故曰：得其人廼言，非其人勿傳。此之謂也。手毒者，可使試按龜，置龜於器下，而按其上，五十日而死矣。手甘者，復生如故也。（《靈樞·官能第七十三》）

官之爲言司也，言各因其所能而分任之，以司其事，故曰官能。如目之明者，可使之察色；耳之聰者，可使之聽音；手巧者，可使行鍼艾者，任之以艾鍼之能；可使導引行氣者，任之以導引之能；口毒者，可使唾癰呪病；手毒者，可使按積抑痹。各得其能，方廼可行，其名廼彰，不得其人，其功不成。蓋聖人欲得其人，量材而官，授任而治，己不與於其閒，而總司其成也。試按龜者，言手毒之人，不可使之行鍼，即靈壽之物，亦遭其毒手，而況病人乎？惟手巧而甘美者，能活人也。夫五十者，廼大衍之數，謂不能盡百歲之天年。《陰陽別論篇》論五藏氣絕，亦合五十之數，此皆出於理數之自然也。夫麟鳳龜龍，謂之四靈，聖人制九鍼之法，所以救民之災異，豈試以毒手而傷其靈瑞乎？蓋以深戒夫非其人勿傳，非其人勿任耳。

◎無道行私必得夭殃

凡刺之道，畢於《終始》。明知《終始》，五藏爲紀，陰陽定矣。陰者主藏，陽者主府。陽受氣於四末，陰受氣於五藏。故寫者迎之，補者隨之。知迎知隨，氣可令和。和氣之方，必通陰陽。五藏爲陰，六府爲陽。傳之後世，以血爲盟。敬之者昌，慢之者亡。無道行私，必得夭殃。(《靈樞·終始第九》)

此言凡刺之道，當知此《終始》之大義也。告誡後世之傳人，首當以歃血爲盟。敬重此道，則能發揚昌盛；若輕視怠慢者，則將使之消亡。甚之無道私意妄行，必將遭受夭折禍害。

◎正其道令可久傳

黄帝問於岐伯曰：余聞九鍼於夫子衆多矣，不可勝數。余推而論之，以爲一紀。余司誦之，子聽其理，非則語余，請正其道，令可久傳，後世無患。得其人迺傳，非其人勿言。岐伯稽首再拜曰：請聽聖王之道。(《靈樞·官能第七十三》)

詳見《鍼道·知官九鍼刺道畢矣》

◎非齋戒擇吉日不敢受也

黄帝曰：善哉。余聞精光之道，大聖之業，而宣明大道，非齋戒擇吉日，不敢受也。黄帝迺擇吉日良兆，而藏靈蘭之室，以傳保焉。(《素問·靈蘭秘典論第八》)

精光之道者，精，純粹也，光，光明也，言正心明德之道也。大聖之業者，能正心修身，以及於治國平天下也。齋戒擇吉日者，洗心曰齋，遠欲曰戒。蓋深敬大道，而示人以珍重之甚也。良，善。兆，吉也。靈蘭之室，黄帝藏書之所。迺擇其良善吉日，而藏之靈蘭之室以傳保。以傳保者，言保於無窮，流於無極，守而勿失，秘之至也。

◎非齋戒不敢發愼傳也

帝曰：善。所謂精光之論，大聖之業，宣明大道，通於無窮，究於無極也。余聞之，善言天者，必應於人；善言古者，必驗於今；善言氣者，必彰於物；善言應者，同天地之化；善言化言變者，通神明之理。非夫子孰能言至道歟！迺擇良兆而藏之靈室，每旦讀之，命曰《氣交變》，非齋戒不敢發，愼傳也。(《素問·氣交變大論第六十九》)

聖人知周萬物，故能通於無窮，究於無極，因天以應人，因古以知今，因氣應變化以通神明之理。帝所以極言讚美用示珍藏者，重之甚也。靈室，謂靈蘭之室，黄帝之書府也。蓋天地陰陽之道，上帝所貴也，非齋戒不敢發，敬謹之至，恐傳非其人，慢泄天寶也。

◎不明不別是世主學盡矣

帝曰：……且以知天下，何以別陰陽，應四時，合之五行？雷公曰：陽言不別，陰言不理，請起受解以爲至道。帝曰：子若受傳，不知合至道，以惑師教，語子至道之要。病傷五藏，筋骨以消。子言不明不別，是世主學盡矣。腎且絕，惋惋日暮，從容不出，人事不殷。（《素問·著至教論第七十五》）

帝對雷公言：知天之道，而後能理別陰陽。合至道者，謂人合天地之道也。人之陰陽，合天之四時水火，人之五藏，合地之五方五行五藏之氣，外合於皮肉筋骨。雷公言：不能辨別至道之明言晦理。故帝言：子若受傳，不知合至道，甚至疑惑師傳之教。如病傷五藏，則在外之筋骨以消。是以不明別陰陽之氣，則傳世之主學盡矣。

◎猶未能以十全又安足以明之

黃帝燕坐，召雷公而問之曰：汝受術誦書者，若能覽觀雜學，及於比類，通合道理，爲余言子所長。五藏六府，膽胃大小腸，脾胞膀胱，腦髓涕唾，哭泣悲哀，水所從行，此皆人之所生，治之過失，子務明之，可以十全，即不能知，爲世所怨。雷公曰：臣請誦《脈經》（上下篇），甚衆多矣。別異《比類》，猶未能以十全，又安足以明之。（《素問·示從容論第七十六》）

此篇論精水並至，而陽氣傷也。上章論陽氣盛，而精水絕，此篇論精水盛，而陽氣傷。陰陽水火之不可偏者也。夫五藏主藏精者也，腎爲水藏，受五藏之精而藏之，故曰腎且絕。腎雖藏精，而爲水藏，然津液之生，原出於胃府水穀之精微，脾主爲胃行其津液，大腸主津，小腸主液。膀胱者，津液之所藏，與腎藏雌雄相合，通於腦髓，出於上竅，而爲涕唾哭泣。此人之津水所從行，亦如天之精水，在泉而上通於天也。膽主藏津汁，通於廉泉玉英者，津液之道也。胞者，水之所由洩也。悲哀者，謂心悲志悲，故泣出也。此言腎液之上通於心，而出於上竅也。天連水而包乎之外，復貫乎地中，而地天相交，水火相濟。論陽氣則曰坐明堂，論陰氣則曰燕坐，史臣緒述，亦有意存。

◎發蒙解惑

帝問曰：余聞善言天者，必有驗於人；善言古者，必有合於今；善言人者，必有厭於己。如此則道不惑而要數極，所謂明也。今余問於夫子，令言而可知，視而可見，捫而可得，令驗於己而發蒙解惑，可得而聞乎？（《素問·舉痛論第三十九》）

天與人一理，其陰陽氣數，無不相合，故善言天者必有驗於人，善言古者，必有合於今也。善言人者，故曰必有厭於己也。明此三者，“知一爲工，知二爲上，知三爲神。”知斯三者，望見其色，按其脈，問其病也。此帝欲知望色按脈問病三者之應驗，而開發於未明。尚何所不明哉？發蒙者，如去其蒙蔽也。夫如此者，是知道要數之極，悉無疑惑，深明至理，而廼能然矣。言如開發童蒙之耳，解於凝惑者之心，令一一條理，而目視手循，驗之可得也。

◎藏靈蘭之室以傳保焉

黃帝曰：善哉。余聞精光之道，大聖之業，而宣明大道，非齋戒擇吉日，不敢受也。黃帝廼擇吉日良兆，而藏靈蘭之室，以傳保焉。（《素問·靈蘭秘典論第八》）

精光之道者，精，純粹也，光，光明也，言正心明德之道也。大聖之業者，能正心修身，以及於治國平天下也。齋戒擇吉日者，洗心曰齋，遠欲曰戒。蓋深敬大道，而示人以珍重之甚也。良，善。兆，吉也。靈蘭之室，黃帝藏書之所。廼擇其良善吉日，而藏之藏靈蘭之室以傳保。以傳保者，言保於無窮，流於無極，守而勿失，秘之至也。

◎藏之金匱不敢復出

黃帝問曰：余聞氣穴三百六十五，以應一歲。未知其所，願卒聞之。岐伯稽首再拜對曰：窘乎哉問也！其非聖帝，孰能窮其道焉！因請溢意，盡言其處。帝捧手逡巡而卻曰：夫子之開余道也，目未見其處，耳未聞其數，而目以明，耳以聰矣。岐伯曰：此所謂聖人易語，良馬易禦也。帝曰：余非聖人之易語也。世言眞數開人意，今余所訪問者眞數，發蒙解惑，未足以論也。然余願聞夫子溢志盡言其處，令解其意，請藏之金匱，不敢復出。（《素問·氣穴論第五十八》）

此帝欲聞氣穴之眞數，而詳問之也。人身孔穴，皆氣所居，本篇言穴不言經，故曰氣穴。周身三百六十五氣穴，周歲三百六十五日，故以應一歲。所，謂氣穴所在之處。卒，盡也。窘，窮而難也。孰，誰也。《鍼經》曰：“天至高，不可度。地至廣，不可量。夫人生於天地之閒，六合之內，此天之高，地之廣也，非人力之所能度量而至也。若夫八尺之士，皮肉在此。外可度量切循而得之，其死可解剖而視之。其藏之堅脆，府之大小，穀之多少，脈之長短，血之清濁，氣之多少。”非聖者孰能窮其道，是以岐伯稽首再拜曰：“窘乎哉，問也。”溢，暢達也。逡巡，退讓貌。未見未聞，而耳聰目明者，神志會通也。聖人者聞聲知情，無所不達，故聖人易語。良馬者，不稱其力，稱其德也，故良馬易禦。眞數，格物窮理之數也。發蒙解惑，未足以論者，蓋帝自謙非聖人，言不有眞數，不足以論也。藏之金匱者，謂非其人勿教，非其眞勿授，廼金匱之眞言，上帝之所貴也。

◎傳之後世無有終時

帝曰：夫子之言，上終天氣，下畢地紀，可謂悉矣。余願聞而藏之，上以治民，下以治身，使百姓昭著，上下和親，德澤下流，子孫無憂，傳之後世，無有終時，可得聞乎？（《素問·天元紀大論第六十六》）

上終天氣，下畢地紀，天地至眞之要旨也。聞而藏之，上以治民，下以治身，使百姓昭著，上下和親，德澤下流，子孫無憂，傳之後世，無有終時者，安不忘危，存不忘亡，大聖之至教也。求民之瘼，恤民之隱，大聖之深仁也。

◎可傳後世可以爲寶

黃帝坐明堂，召雷公而問之曰：子知醫之道乎？雷公對曰：誦而頗能解，解而未能別，別而未能明，明而未能彰，足以治羣僚，不足治侯王。願得受樹天之度，四時陰陽合之，別星辰與日月光，以彰經術，後世益明，上通神農，著至教，疑於二皇。帝曰：善。無失之。此皆陰陽表裏，上下雌雄相輸應也。而道上知天文，下知地理，中知人事，可以長久，以教聚庶，亦不疑殆，醫道論篇，可傳後世，可以爲寶。雷公曰：請受道，諷誦用解。（《素問·著至教論第七十五》）

明堂，布政之宮也，八窗四達，上圓下方，在國之南，故稱明堂。夫求民之瘼，恤民之隱，大聖之用心，故召引雷公，問拯濟生靈之道。公不敢自高其道，然則布衣與血食，主療亦殊矣。羣僚之情易通，侯王之心難必，故治有難易也樹天之度，言高遠之可及也。四時陰陽合之，言順氣序也。別星辰與日月光，言別者二明大小異也。雷公所對，言所知解，但得法守數而已，猶未能深盡精微之妙用也。解，粗解也。解有當否，別有分緒，明則不惑，彰則通顯。由誦而解，解而別，別而明，明而彰，皆漸積日進之功。蓋天縱之聖，自能先知先覺，以明此道。在羣僚之賢者，羣僚之情易通，侯王之心難必，故治有難易也。非講習討論，不能貫通於心。故止可主於臣僚之位，而不能至聖人之聰明睿智也。樹天之度者，所謂立端於始，表正於中。蓋立端表，以測天之四時陰陽星辰日月之度，以著於經書，廼傳於後世。二皇，謂伏羲神農。言能通天之道，可以上通於神農。以彰著至教。而疑於二皇。《易·系》曰：“神農氏沒，黃帝堯舜氏作，通其變，使民不倦，神而化之，使民宜之，易窮則變，變則通，通則久。是以自天佑之，吉無不利。黃帝堯舜，垂衣裳而天下治，蓋取諸乾坤。”故曰：“疑於二皇者，謂上合於伏羲神農，取天地之道，以垂教後世。上下，謂天運之環轉於上下，以應人之腰以上爲天，腰以下爲地。表裏，中外也。即所謂根於中，而運於外也。雌雄，陰陽之相合也。言明乎陰陽之道，則上知天文，下知地理，中知人事，可以垂永久，以教眾庶，合於醫道論篇，可傳於後世，可以爲寶者，以明著故。以爲保命養生之大寶。意言非生知之聖，必諷誦講解而後能明此道。帝言醫道合於三才，必盡知之，斯可以繼先而傳後矣。

◎令終不滅久而不易

岐伯稽首再拜對曰：昭乎哉問也！此天地之綱紀，變化之淵源，非聖帝孰能窮其至理歟！臣雖不敏，請陳其道，令終不滅，久而不易。（《素問·六元正紀大論第七十一》）

五運陰陽者，天地之道也，萬物之綱紀，變化之父母，生殺之本始，神明之府也。令，善也。謂能調其氣運，得令終而無殄滅之患，垂永久而無變易之災。

◎可著於竹帛不可傳於子孫

今余聞陰陽之要，虛實之理，傾移之過，可治之屬。願聞病之變化淫傳，絕敗而不可治者，可得聞乎？岐伯曰：要乎哉問道，昭乎其如日醒，窘乎其如夜瞑。能被而服之，神與俱成。畢將服之，神自得之。生神之理，可著於竹帛，不可傳於子孫。（《靈樞·病傳第四十二》）

帝問：病有陰陽虛實，及傾移之過，可治之屬，余皆聞之。然有變化不測，浸淫相傳，以至於絕敗而不可治者，廼余之未聞也。是帝本以大病難知爲疑，而伯廼以上文守一之旨爲答，遂嘆道之有要，明者爲醒，而暗者爲瞑。果能佩而服之，則神自生，而與道俱成；又能終身服之，則神自生，而與法相得。然此生神之理，可著於竹帛，以傳之天下後世。蓋上達必出心悟，可以待其人而後行也，雖子孫亦不可傳之，猶梓匠輪輿，能使人規矩，不能使人巧，故父不得以私諸子也。

◎藏之靈蘭之室弗敢使泄也

黄帝曰：窘乎哉，昭昭之明不可蔽。其不可蔽，不失陰陽也。合而察之，切而驗之，見而得之，若清水明鏡之不失其形也。五音不彰，五色不明，五藏波蕩，若是則內外相襲，若鼓之應桴，響之應聲，影之應形。故遠者司外揣內，近者司內揣外，是謂陰陽之極，天地之蓋。請藏之靈蘭之室，弗敢使泄也。（《靈樞·外揣第四十五》）

靈蘭之室，廼藏經之室。此廼陰陽之極，天地之蓋，不可以輕泄者也。

◎著之竹帛傳之後世無有終時

黄帝曰：病之生時，有喜怒不測，飲食不節，陰氣不足，陽氣有餘，榮氣不行，廼發爲癰疽；陰陽不通，兩熱相搏，廼化爲膿。小鍼能取之乎？岐伯曰：聖人不能使化者，爲其邪不可留也。故兩軍相當，旗幟相望，白刃陳於中野者，此非一日之謀也。能使其民令行禁止，士卒無白刃之難者，非一日

之教也，須臾之得也。夫至使身被癰疽之病，膿血之聚者，不亦離道遠乎？夫癰疽之生，膿血之成也，不從天下，不從地出，積微之所生也。故聖人自治於未有形也，愚者遭其已成也。黄帝曰：其已形不予遭，膿已成不予見，爲之奈何？岐伯曰：膿已成十死一生。故聖人弗使已成，而明爲良方，著之竹帛，使能者踵而傳之後世，無有終時者，爲其不予遭也。（《靈樞·玉版第六十》）

彼小鍼者，雖可以治民，而非可以治癰疽也亦明矣。然而不得與聖人相遭相見，而聖人慮其膿血已成，多死少生，迺著爲良方以傳之。

◎藏之靈蘭之室不敢妄出

黄帝曰：刺節言解惑……岐伯曰：寫其有餘，補其不足，陰陽平復，用鍼若此，疾於解惑。黄帝曰：善。請藏之靈蘭之室，不敢妄出也。（《靈樞·刺節眞邪第七十五》）

刺節言解惑者，以刺之即其有餘而瀉之，不足而補之，則陰陽諸經，自然平復，眞如解惑之速也。

◎藏之金匱

黄帝曰：其有卒然暴死暴病者，何也？少師答曰：三虛者，其死暴疾也。得三實者，邪不能傷人也。黄帝曰：願聞三虛。少師曰：乘年之衰，逢月之空，失時之和，因爲賊風所傷，是謂三虛。故論不知三虛，工反爲粗。帝曰：願聞三實。少師曰：逢年之盛，遇月之滿，得時之和，雖有賊風邪氣，不能危之也，命曰三實。黄帝曰：善乎哉論！明乎哉道！請藏之金匱。然此一夫之論也。（《靈樞·歲露論第七十九》）

此迺一人之所病也，非衆人同病也。

◎帝責雷公之學淺

帝曰：子別試通五藏之過，六府之所不和，鍼石之敗，毒藥所宜，湯液滋味，具言其狀，悉言以對，請問不知。雷公曰：肝虛腎虛脾虛，皆令人體重煩冤，當投毒藥、刺灸、砭石、湯液，或已或不已，願聞其解。帝曰：公何年之長而問之少，余眞問以自謬也。吾問子窈冥，子言《上下編》以對，何也？夫脾虛浮似肺，腎小浮似脾，肝急沉散似腎，此皆工之所時亂也，然從容得之。若夫三藏土木水參居，此童子之所知，問之何也？（《素問·示從容論第七十六》）

帝以五藏之過，六府之所不和，鍼石之敗，毒藥所宜，湯液滋味，問於雷公，求述病狀。雷公卻以肝虛腎虛脾虛，皆令人體重煩冤，當投毒藥、刺灸、砭石、湯液，或已或不已作答且願聞其解。帝斥公何年之長而問之少，言問之不相應也。以問之不相應，故言余眞發問以自招謬誤之對也。帝故曰吾問子窈冥也。然肝虛、腎虛、脾虛，則《上下編》之旨也，帝故曰子言《上下編》以對何也耳。三藏之有氣也，肝腎脾者，太陰少陰厥陰之三陰也。脾虛浮似肺者，太陰之爲開也；腎小浮似脾者，少陰之爲樞也；肝急沉散似腎，厥陰之爲闔也。蓋因氣而見於脈，此皆工之所時亂，而不能知其因也，然須從容得之。從容者，天之道也。天道者，陰陽之道也。五藏者，應地之五行也。此言天道而不論地之五行，若夫以五藏之五行，而木火土參居於下，此童子之所知。又何問之有？何以然？以三藏相近，故脈象參差而相類也。是以工惑亂之，爲治之過失矣。雖爾乎，猶宜從容安緩，審比類之而，得三藏之形候矣。若能知《從容》之道而比類求之，則窈冥之妙可得矣。何以取之？然浮而緩曰脾，浮而短曰肺，小浮而滑曰心，急緊而散曰肝，搏沉而滑曰腎，不能比類，則疑亂彌甚。脾合土，肝合木，腎合水，三藏皆在膈下，居止相近也。

◎黄帝欲雷公試言得失

黄帝在明堂，雷公侍坐。黄帝曰：夫子所通書受事衆多矣，試言得失之意，所以得之，所以失之。雷公對曰：循經受業，皆言十全，其時有過失者，願聞其事解也。帝曰：子年少，智未及邪？將言以雜合邪？夫經脈十二，絡脈三百六十五，此皆人之所明知，工之所循用也。所以不十全者，精神不專，志意不理，外内相失，故時疑殆。（《素問・徵四失論第七十八》）

明堂，王者南面以朝諸侯、布政令之所，非前篇明堂之謂。得失之意者，言學力功用之何如也。公言依經受學，謂已十全，而用以延醫，則時有過失，莫知所以，願聞其事之解説也。年少智未及而不得十全耶？爲復且以言而雜合衆人之用耶？帝疑先知而反問也。智未及，謂計慮之未周也。言以雜合，謂已無定見，故雜合衆説而不能獨斷也。然則皆言十全者，正以其未全耳。邪，耶同。循，依順也。此言經絡之略，誰不能知？即循經受業之謂耳。既已循經受業，而猶不能十全者何也？蓋道統之傳，載由經籍，圓通運用，妙出吾心。使必欲按圖索驥，則後先易轍，未有不失者矣。故精神不能專一者，以中無主而雜合也。志意不分條理者，以心不明而紛亂也。外内相失者，以彼我之神不交，心手之用不應也。故時有疑惑，致乎危殆。孟子曰："梓匠輪輿，能與人規矩，不能使人巧。"然則循經受業，徒讀父書奚益哉？此過失之解也。

九、衆人之方

◎衆人之方非一人之所盡行

黄帝曰：余受九鍼於夫子，而私覽於諸方，或有導引行氣，喬摩灸熨，刺焫飲藥之一者，可獨守耶？將盡行之乎？岐伯曰：諸方者，衆人之方也，非一人之所盡行也。黄帝曰：此迺所謂守一勿失，萬物畢者也。（《靈樞·病傳第四十二》）

帝言，得夫子所教之九鍼，又私覽諸方，有導引行氣，有喬，有摩，有灸，有熨，有刺，有焫，或飲藥者，問守一而用，抑各法盡行之？岐伯曰，諸方者，可行於衆病之方也，隨衆人之所病而施之，非一人之所盡行者也。蓋病傳之有淺深，所謂病傳者，謂邪從皮毛而發於腠理，從腠理而入於經脈，從經脈而傳溜於五藏。所謂經絡受邪入藏府，爲内所因也。如邪入於藏，不可以致生。病有不同，治之亦異也。故邪在皮毛者，宜砭而去之；在於脈肉筋骨者，宜鍼而瀉之；邪入於中者，宜導引行氣以出之；寒邪之入深者，宜熨而通之；邪在内而虚者，止可飲以甘藥，實者可用毒藥以攻之，陷於下者宜灸以啟之。是以藥石灸刺導引諸方，隨衆人之所病而施之，豈必於一人之病而盡用之哉？故帝感歎之而言曰，諸方雖行於衆病，而醫工當知乎守一，其一勿失，可以禦萬，得其一，則萬變之道可畢矣。蓋一者，合諸方而盡明之，庶乎萬物之病，可以畢治而無誤矣。

第三十二章　醫案剖析

◎病在一藏若言三藏俱行不在法也

雷公曰：於此有人，頭痛，筋攣，骨重，怯然少氣，噦噫腹滿，時驚，不嗜臥，此何藏之發也？脈浮而弦，切之石堅，不知其解，復問所以三藏者，以知其比類也。帝曰：夫從容之謂也，夫年長則求之於府，年少則求之於經，年壯則求之於藏。今子所言皆失，八風菀熱，五藏消爍，傳邪相受。夫浮而弦者，是腎不足也；沉而石者，是腎氣内著也；怯然少氣者，是水道不行，形氣消索也；欬嗽煩冤者，是腎氣之逆也。一人之氣，病在一藏也。若言三藏俱行，不在法也。（《素問·示從容論第七十六》）

此言雷公有一腎病之疑似案，向帝請教。云有一病患，頭痛似三陽，筋攣似肝，骨重似脾，怯然少氣似肺，噦噫腹滿不嗜臥似胃與脾，時驚似心與肝；其脈浮而弦似肝，切之石堅似腎。此證脈之難解者，公以三藏而比類之。帝析曰：《從容》中有之。大凡年之長者，過於味，六府所以受物者也，做當求之於府，以知其病；年之少者，難於役，經脈所以任勞者也，故當求之於經，以察其傷；年之壯者，縱於慾，五藏所以藏精者也，故當求之於藏，以驗其衰。此案前述諸證與脈，正當求之於腎藏也。而子以三藏比類，則失之矣。何也？八風菀熱爲外感，五藏消爍爲内傷，内外之邪，轉相傳受。今浮而弦者，是腎不足也，蓋浮脈爲虛，弦則肝風入之，非腎氣不足而何？沉而石者，是腎氣内著也，蓋腎本宜沉，而堅著如石，非腎氣不行而何？其怯然少氣者，是水道不行，形氣消索致然也。欬嗽煩冤者，是腎氣之逆，正以腎脈上通於肺，子虛上竊母氣，故氣逆則然也。至於頭痛者，水虧火炎也。筋攣者，腎水不能滋筋也。骨重者，腎主骨也。噦噫者，腎脈上貫肝膈也。腹滿者，腎脈入腹也。時驚者，腎神爲志，志失則驚也。不嗜臥者，而今非痿厥，則精衰不嗜臥也。此廼一人之氣，病在一藏，若言三藏俱行，非診病之法也。吾告子以比類之法，而子欲以無關三藏者比類一藏，眞失之矣。

◎二火不勝三水

雷公曰：於此有人，四支懈墮，喘欬血泄。而愚診之，以爲傷肺，切脈

浮大而緊，愚不敢治。粗工下砭石，病愈，多出血，血止身輕，此何物也？帝曰：子所能治，知亦眾多，與此病失矣。譬以鴻飛，亦衝於天。夫聖人之治病，循法守度，援物比類，化之冥冥，循上及下，何必守經？今夫脈浮大虛者，是脾氣之外絕，去胃外歸陽明也。夫二火不勝三水，是以脈亂而無常也。四支懈墮，此脾精之不行也。喘欬者，是水氣竝陽明也。血泄者，脈急，血無所行也。若夫以爲傷肺者，由失以狂也。不引比類，是知不明也。夫傷肺者，脾氣不守，胃氣不清，經氣不爲使，眞藏壞決，經脈傍絕，五藏漏泄，不衄則嘔，此二者不相類也。譬如天之無形，地之無理，白與黑相去遠矣。是失吾過矣。以子知之，故不告子。明引《比類》《從容》，是以名曰《診經》，是謂至道也。（《素問·示從容論第七十六》）

有一病患，四支解墮，喘欬則血泄者；診之以爲傷肺，脈浮大而緊，似肺者。雷公云不敢爲治，然粗工接手，下砭石，病愈，多出血，血止身輕，此爲何物？此何物者，言如此之病，當以何物比類也。帝剖析言：子所能治，人亦皆知，然以此等病而屬之於肺，則失之矣。彼粗工以砭石愈之，譬如鴻飛衝天，亦偶然耳，豈其羽翮之能哉？夫古昔聖人治病，雖循守法度，援物比類，然必托之冥冥，不滯形跡，正所謂觀其冥冥也。循手經以及足經，何必固守經法。今子所言，脈浮大而虛者，是脾氣內傷，外溢內絕，去內胃府，而歸外胃經，故脈之浮大而虛者如此迺傷脾也，非傷肺也。且言人之脈亂無常者，何也？正以二陽藏者，心肺也，在膈上爲陽曰二火。三陰藏者，脾肝腎也，在膈下爲陰，可稱曰三水。惟二火不能勝三水，是以水火相擊，脈亂無常也。子以脾病爲肺病，豈以脈亂之故而誤言歟？若夫所謂四支懈惰者，正以脾主四支，而脾之精氣不行於四支也；喘欬者，正以腎不能主水，水氣並歸於陽明之胃也；喘欬則血泄者，正以欬則氣急，則血不行於經，而泄於外也。此本傷脾，而子以爲傷肺，由其失於狂見，法所失也。而不引比類，知之不明故耳。試以傷肺言之，肺經受傷，土氣被竊，故脾氣不能內守，而胃不能清。肺經經脈之氣，不爲所使，其眞藏已壞，經脈傍絕，肺爲藏長，五藏氣泄，不爲衄而出於鼻，則爲嘔而出於口，比之傷脾，二者大異，不能相比類也。子今所言，譬如天之無形，地之無理，白黑不辨其眞僞，是失之太遠也。析後帝歎悔曰：此吾之過也！吾以爲子曾知此，故不告子，今子不知，非吾不告之故乎？子當明引《比類》《從容》等篇大義觀之，是謂至道，是以名曰《診經》。正謂此也！

第三十三章　錯束衍文

◎錯束衍文（一）

（未至而至，此謂太過，則薄所不勝，而乘所勝也，命曰氣淫。）不分，邪僻內生，工不能禁。（至而不至，此謂不及，則所勝妄行，而所生受病，所不勝薄之也，命曰氣迫。）（《素問·六節藏象論第九》）

他義見《五運六氣·五時所勝·五行時所勝氣淫氣迫》

◎錯束衍文（二）

手指及手外踝上五指留鍼。（《素問·三部九候論第二十》）

《素問集注》言此復申明瞳子高者，太陽不足於上也，而另三家云系錯簡脫簡文。

◎錯束衍文（三）

帝曰：形度骨度脈度筋度，何以知其度也？（《素問·通評虛實論第二十八》）

今帝以爲問，而下文無答語，多家云迺他篇之錯簡也。

◎錯束衍文（四）

九竅三百六十五。人一，以觀動靜。天二，以候五色，七星應之，以候髮母澤。五音，一以候宮商角徵羽，六律有餘不足應之。二地，一以候高下有餘，九野一節俞應之，以候閉節。三人，變一分，人候齒泄多血少；十分，角之變；五分，以候緩急；六分，不足三分，寒關節第；九分，四時人寒溫燥濕，四時一應之，以候相反一，四方各作解。（《素問·針解第五十四》）

《重廣補注》言此一百二十四字，蠹簡爛文，義理殘缺，莫可尋究，而上古書，故且載之，以佇後之具本也。新校正云：“詳王氏云‘一百二十四字’，今有一百二十三字，又亡一字。”

跋

黃帝咨岐伯作《內經》，醫法源流，自此而起，然其言簡，其義博，其理奧。注家繁多，能得其眞義者，少也！

仲景立法，做《傷寒雜病論》一書，言顯而理晦，非精於《靈》《素》之理者，不能解也。

觀之，古今醫書，汗牛充棟，讀不勝數。

不遵經旨，各抒己見，究其源流，瀉火之論，發於河間，補陰之說，倡於丹溪。

怪今醫士，頭痛醫頭，腳痛醫腳，不究病原。更可惡者，一人之病，中西同治，華洋合拳，多科輪醫，眾醫投藥；一日之藥，非兩是斤，藥物已飽，蔬穀何容？

婦人經閉，中醫破血；大崩危急，西醫刮宮。惡性循環，無有休止。

閩民間傳統中醫陳錦明先生，幼承家訓，飽讀經書，謹遵聖旨。每於識證中，得其眞義，救人無數。

如治一老人，外感住院，高熱三日，氧氣掛瓶，持續不退，汗蒸面赤，欲用冰枕。延治先生，一煎而解，兩診而瘥，康復出院。何以神速？觀其奇方，附子薑桂也。

如治一婦人，產後七月，漏達五月。婦科世家，多人愁容，甚有建言，切宮可瘥。婦人雖懼，料難赦免，喜逢友薦，兩劑而瘳，何須動刀。

如治一眩暈，天旋地轉，臥床稍動，翻倉倒櫃，嘔吐苦膽。一劑中病，次日起坐，大廳迎診。病機何在？脾清胃濁，昇降顛倒也。

如治一女子，身癢發疹，浴後抓搔，身如紅薯。激素控制，無有休止，婚後六年，不敢孕育。經治一年，脫離西藥。何知其效？孩兒三歲矣。

如治一男子，西醫定論，精神分裂，進口西藥，壓制三年，心動百餘，苦不堪言。診程遵囑，遞減西藥，一年痊愈。憑何見證？時過五年，工作正常也。

如治一婦女，陰癢生蟲，其癢難忍，自欲割其肉。中西名醫，內外施藥，束手無策。延請先生，僅藥六劑，功成告就。其後何如？未見復發，三十年矣！

如治一懸飲，“左胸積液，心影右移”“結核治療”，半年無果，建議住院，抽水觀察。先生接手，二十八劑，“胸水消退，胸膜略厚”。如今何如？三十四載，未云複作焉！

如治一女性，少腹隱痛，時有劇烈，多云腸癰，非刀莫治。中醫效何？二十八秋，未云有痛也！

如治一小女，肛周癤腫，其父外科，不忍操刀，延請先生，膏藥外用。其效何如？何須贅言。縱觀醫史，千年而降，自有仲景，不傳華佗，其情可諒也！

《靈樞·九鍼十二原》："今夫五藏之有疾也，譬猶刺也，猶污也，猶結也，猶閉也。刺雖久，猶可拔也；污雖久，猶可雪也；結雖久，猶可解也；閉雖久，猶可決也。或言久疾之不可取者，非其說也。夫善用鍼者，取其疾也，猶拔刺也，猶雪污也，猶解結也，猶決閉也。疾雖久，猶可畢也。言不可治者，未得其術也。"

先生古稀有餘，活人之術，非秘無私，全秉經典。

耗時八年，撰著《岐黄醫道歸眞·〈素問〉〈靈樞〉條分縷析》一書，選歷史名家衆言，擇其論述精當者，潤色淺注於末。雖內經之言晦，定能從中得益也。

岐黄後學，得此不易，切莫等閑而視之。

丁酉六月嫡孫子炫謹識

參考書目

［1］黄帝内經素問 . 北京：人民衛生出版社，1963.

［2］欽定四庫全書・子部・黄帝内經素問 . 文淵閣四庫全書電子版 . 北京：人民衛生出版社，2005.

［3］黄帝内經素問校釋 . 北京：人民衛生出版社，1982.

［4］黄帝内經素問註證發微 . 北京：學苑出版社，2003.

［5］黄帝内經素問集註 . 哈爾濱：北方文藝出版社，2007.

［6］欽定四庫全書・子部・黄帝内經靈樞 . 文淵閣四庫全書電子版 . 北京：人民衛生出版社，2005.

［7］黄帝内經靈樞 . 北京：人民衛生出版社，1963.

［8］黄帝内經靈樞校釋 . 北京：人民衛生出版社，1982.

［9］黄帝内經靈樞註證發微 . 學苑出版社，2003.

［10］黄帝内經靈樞集註 . 哈爾濱：北方文藝出版社，2007.

［11］類經 . 北京：人民衛生出版社，1965.